# HANDBUCH DER HAUT= UND GESCHLECHTSKRANKHEITEN

BEARBEITET VON

A. ALEXANDER · G. ALEXANDER · J. ALMKVIST · K. ALTMANN · L. ARZT · J. BARNEWITZ
S. C. BECK † · C. BENDA · FR. BERING · H. BIBERSTEIN · K. BIERBAUM · G. BIRNBAUM
A. BITTORF · B. BLOCH · FR. BLUMENTHAL · H. BOAS · H. BOEMINGHAUS · R. BRANDT · F. BREINL
C. BRUCK · C. BRUHNS · ST. R. BRÜNAUER · A. BUSCHKE · F. CALLOMON · E. DELBANCO
F. DIETEL · O. DITTRICH · J. DÖRFFEL · S. EHRMANN † · C. EVELBAUER · O. FEHR · J. v. FICK †
E. FINGER · H. FISCHER · F. FISCHL · P. FRANGENHEIM† · R. FRANZ · W. FREI · W. FREUDENTHAL
M. v. FREY · R. FRÜHWALD · D. FUCHS · H. FUHS · F. FÜLLEBORN · E. GALEWSKY · O. GANS
A. GIGON · H. GOTTRON · A. GROENOUW · K. GRÖN · K. GRÜNBERG · O. GRÜTZ · H. GUHRAUER
J. GUSZMANN · E. GUTTMANN · R. HABERMANN · L. HALBERSTAEDTER · F. HAMMER
L. HAUCK · H. HAUSTEIN · H. HECHT · J. HELLER† · G. HERXHEIMER · K. HERXHEIMER
W. HEUCK · W. HILGERS · R. HIRSCHFELD · C. HOCHSINGER · H. HOEPKE · C. A. HOFFMNAN
E. HOFFMANN · H. HOFFMANN · V. HOFFMANN · E. HOFMANN · J. IGERSHEIMER · F. JACOBI
F. JACOBSOHN · H. JACOBY · J. JADASSOHN · W. JADASSOHN · F. JAHNEL · A. JESIONEK
M. JESSNER · S. JESSNER † · A. JOSEPH · F. JULIUSBERG · V. KAFKA · C. KAISERLING
PH. KELLER · W. KERL · O. KIESS · L. KLEEBERG · W. KLESTADT · V. KLINGMÜLLER · FR. KOGOJ
A. KOLLMANN · H. KÖNIGSTEIN · P. KRANZ · A. KRAUS † · C. KREIBICH · O. KREN · L. KUMER
E. KUZNITZKY · E. LANGER · R. LEDERMANN · C. LEINER† · F. LESSER · A. LIECHTI · A. LIEVEN
P. LINSER · B. LIPSCHÜTZ† · H. LÖHE · S. LOMHOLT · W. LUTZ · A. v. MALLINCKRODT - HAUPT
P. MANTEUFEL · H. MARTIN · E. MARTINI · R. MATZENAUER · R. L. MAYER · M. MAYER
J. K. MAYR · E. MEIROWSKY · L. MERK† · M. MICHAEL · G. MIESCHER · C. MONCORPS
G. MORAWETZ · A. MORGENSTERN · F. MRAS · V. MUCHA · ERICH MÜLLER · HUGO
MÜLLER · RUDOLF MÜLLER · P. MULZER · E. G. NAUCK · O. NAEGELI · G. NOBL · M. OPPENHEIM
K. ORZECHOWSKI · E. PASCHEN · B. PEISER · A. PERUTZ · E. PICK · W. PICK † · F. PINKUS
H. v. PLANNER · K. PLATZER · F. PLAUT · A. POEHLMANN · J. POHL · R. POLLAND
C. POSNER† · H. L. POSNER · L. PULVERMACHER† · H. REIN · P. RICHTER · E. RIECKE
G. RIEHL · H. RIETSCHEL · H. DA ROCHA LIMA · K. ROSCHER · O. ROSENTHAL · R. ROSNER.
G. A. ROST · ST. ROTHMAN · A. RUETE · P. RUSCH · E. SAALFELD † · U. SAALFELD · H. SACHS
O. SACHS † · W. SACK · F. SCHAAF · G. SCHERBER · H. SCHLESINGER · E. SCHMIDT
S. SCHOENHOF · W. SCHOLTZ · W. SCHÖNFELD · H. TH. SCHREUS · R SIEBECK · C. SIEBERT
H. W. SIEMENS · B. SKLAREK · G. SOBERNHEIM · W. SPALTEHOLZ · R. SPITZER · O. SPRINZ
R. O. STEIN · G. STEINER · K. STEINER · G. STICKER · J. STRANDBERG · H. STREIT · A. STÜHMER
G. STÜMPKE · P. TACHAU · G. THEISSING · L. TÖRÖK · K. TOUTON · K. ULLMANN · P. G. UNNAT
P. UNNA · E. URBACH · F. VEIEL · R. VOLK · C. WEGELIN · W. WEISE · L. WERTHEIM
J. WERTHER · P. WICHMANN · F. WINKLER · M. WINKLER · R. WINTERNITZ · FR. G. M. WIRZ
W. WORMS · H. ZIEMANN · F. ZINSSER · L. v. ZUMBUSCH · E. ZURHELLE

IM AUFTRAGE
DER DEUTSCHEN DERMATOLOGISCHEN GESELLSCHAFT
HERAUSGEGEBEN GEMEINSAM MIT

B. BLOCH · A. BUSCHKE · E. FINGER · E. HOFFMANN · C. KREIBICH
F. PINKUS · G. RIEHL · L. v. ZUMBUSCH

VON

## J. JADASSOHN

SCHRIFTLEITUNG: O. SPRINZ

### VIERTER BAND · ERSTER TEIL

BERLIN
VERLAG VON JULIUS SPRINGER
1932

# ANGEBORENE ANOMALIEN LICHTDERMATOSEN · PFLANZENGIFTE THERMISCHE SCHÄDIGUŃGEN EINFLUSS INNERER STÖRUNGEN AUF DIE HAUT

BEARBEITET VON

J. BARNEWITZ · F. BERING · S. JESSNER†
W. LUTZ · K. STEINER · K. TOUTON
K. ULLMANN

MIT 189 ZUM TEIL FARBIGEN ABBILDUNGEN

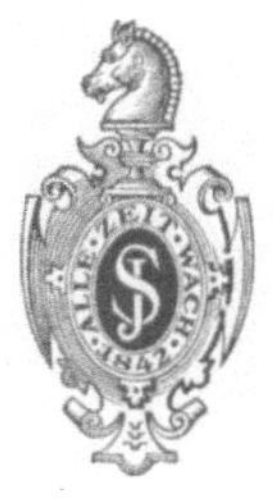

BERLIN
VERLAG VON JULIUS SPRINGER
1932

ISBN 978-3-7091-5273-7     ISBN 978-3-7091-5421-2  (eBook)
DOI 10.1007/978-3-7091-5421-2

# Inhaltsverzeichnis.

## Angeborene Anomalien der Haut.

Von Dr. K. Steiner-Wien. (Mit 30 Abbildungen.)

## Aktinische Dermatosen.

Von Professor Dr. FR. BERING-Köln und Dr. J. BARNEWITZ-Schwerin i. M.
(Mit 3 Abbildungen.)

## Thermische Schädigungen.
### (Verbrennungen und Erfrierungen.)

Von Obermedizinalrat Privatdozent Dr. K. ULLMANN. (Mit 129 Abbildungen.)

---

## Inhalt von Bd. IV/2.

**Toxicodermien.**

Von Professor Dr. F. PINKUS-Berlin und Dr. L. KLEEBERG-Berlin, Dr. R. L. MAYER-Breslau.

**Pellagra.**

Von Professor Dr. L. MERK †-Innsbruck. Mit einem Nachtrag von Geheimrat Professor Dr. J. JADASSOHN-Breslau.

**Pigmentanomalien.**

Von Professor Dr. E. MEIROWSKY-Köln.

**Nerven und Hautkrankheiten.**

Von Dr. E. GUTTMANN-Breslau.

**Psyche und Haut.**

Von Dr. W. SACK-Baden-Baden.

## Inhalt von Bd. IV/3.

**Allgemeine pathologische Anatomie der Hautkrankheiten.**

Von Professor Dr. O. GANS-Frankfurt a. M.

**Diagnostik der Hautkrankheiten.**

Von Hofrat Professor Dr. G. RIEHL-Wien.

**Amyloid der Haut.**

Von Professor Dr. H. KÖNIGSTEIN-Wien.

**Kalkablagerung.**

Von Professor Dr. O. NAEGELI-Bern.

**Pseudoxanthome.**

Von Privatdozent Dr. W. FREUDENTHAL-Breslau.

**Fremdkörper.**

Von Professor Dr. R. POLLAND-Graz.

# Angeborene Anomalien der Haut.

Von

**KARL STEINER**-Wien.

Mit 30 Abbildungen[1].

## Einleitung.

Angeborene Anomalien der Haut werden in verschiedenen Abschnitten dieses Handbuches erwähnt und zum Teile ausführlich behandelt. Man vergleiche vor allem die Abhandlungen über Keratosen, Tumoren, Naevi, Erkrankungen der Epidermisanhänge, Anatomie der Haut, Vererbung von Hautkrankheiten usw.

Eine Reihe von angeborenen Hautanomalien liegt nun außerhalb des Rahmens der genannten Artikel. Diese Anomalien sollen hier besprochen werden.

Hierdurch erscheint vorerst der Zweck dieses Artikels erfüllt. Doch ergibt sich bereits bei den ersten Anfängen einer in diesem Sinne erfolgenden Darstellung des Gebietes eine weitere, wichtige Aufgabe: Die kongenitalen Anomalien der Haut lassen sich nur entwicklungsgeschichtlich verstehen. Aus diesem Grunde müssen die allgemein-entwicklungsgeschichtlichen Grundlagen gesondert und ausführlich besprochen werden. Daraus aber entwickeln sich Möglichkeiten und öfters sogar die Notwendigkeit, zu verschiedenen Anomalien grundsätzlich Stellung zu nehmen, die in eigenen Abschnitten dieses Handbuches eingehend behandelt werden.

Diese Darstellungsart besitzt ihre Vor- und Nachteile. Nachteil ist der zwangsweise hypothetische oder skizzenhafte Charakter vieler Ausführungen und ist ferner ihre aus diesem Umstande hervorgehende Unabgeschlossenheit. Diese Nachteile sind in der geringen Menge der Kenntnisse begründet, die zur Zeit hinsichtlich des Wesens der angeborenen Hautanomalien vorhanden sind und leiten sich auch davon ab, daß Grenzgebiete zur Sprache gelangen müssen. Der Vorzug der geschilderten Darstellungsart ist die Einheitlichkeit der Betrachtungsweise und dieser Vorzug läßt es geboten erscheinen, trotz ihrer formalen Fehler die eingeschlagene Methode zu verfolgen.

## A. Allgemein-entwicklungsgeschichtliche Grundlagen zur Kenntnis der angeborenen Hautanomalien.

### I. Fehlbildung, Variation, Anomalie.

#### Fehlbildungen als Störungen der Differenzierung.

Unter dem Begriffe „angeborene Anomalie der Haut" können drei Arten von Abweichungen des Hautaufbaues von der Norm verstanden werden: *Anomalien im engeren Sinne, gewebliche Fehlbildungen*[2] und *Variationen*. Zwischen

---

[1] Für die gütige Überlassung von Abbildungen zur Reproduktion in diesem Artikel gestatte ich mir, auch an dieser Stelle meinem ehemaligen und meinem gegenwärtigen Chef, Herrn Prof. FISCHEL, bzw. Herrn Prof. KREN, ferner Herrn Prof. ARZT und Herrn Doz. FUHS, meinen ergebensten Dank auszusprechen.

[2] Nach KAMMERER soll statt des Ausdruckes „Miß"bildung, da er ein abfälliges Werturteil beinhaltet, der Ausdruck „Fehl"bildung verwendet werden.

diesen drei Formen gibt es allerdings keine scharfen Grenzen, sondern es bestehen zwischen ihnen vielfach fließende Übergänge.

Allen angeborenen Anomalien ist eine *Abweichung der fetalen Entwicklung von der Norm* gemeinsam (Fischel, 1929). Die Natur dieser Abweichung kann verschieden sein. Der an typischen Erscheinungen reichste Fall liegt dann vor, wenn *die embryonalen Hautgewebe von einer Differenzierungsstörung betroffen* wurden. In diesem Falle besteht eine *gewebliche Fehlbildung.* Hierher zählen viele Verhornungsanomalien wie Ichthyosis, Keratodermia palmaris et plantaris, Anonychie, ferner Behaarungsanomalien (Hypo- und Hypertrichosen usw.), Anomalien der Bindegewebsdifferenzierung, z. B. die Cutis laxa, und ähnliches mehr.

In vielen Fällen läßt sich die Entscheidung, ob eine solche Fehlbildung oder eine *Variation* vorliegt, nicht mit Sicherheit fällen. Man wird geneigt sein, die Zuordnung der betreffenden Anomalie zur einen oder zur anderen Gruppe von ihrer Häufigkeit und von ihrem Ausbildungsgrade abhängig zu machen. Je häufiger eine Anomalie ist und je weniger sie von der Norm abweicht, um so eher wird sie als Variation bezeichnet werden. Bei dieser Auffassung des Begriffes „Variation" finden sich nun Fälle, die an der Grenze zwischen Fehlbildung und Variation stehen. Man kann zwar in solchen Fällen oft die Erblichkeit als Unterscheidungsmerkmal anführen; im allgemeinen läßt sich bei Variationen häufiger ein regelmäßiger Erbgang feststellen als bei Fehlbildungen. Doch gibt es bekanntlich auch zahlreiche vererbbare Fehlbildungen, weshalb dieses Merkmal nach keiner Seite hin charakteristisch ist. *Immerhin läßt sich bei Kenntnis des Ausbildungsgrades, der Häufigkeit und der Erbverhältnisse eine Fehlbildung meist von einer Variation unterscheiden.*

Eine Schwierigkeit der Begriffsbildung der Variation liegt noch in der Unmöglichkeit, ausreichende Kriterien der Norm aufzustellen. Rasseeigenschaften unterscheiden sich z. B. oft in mehr oder minder hohem Maße voneinander, so daß sie als Variationen bezeichnet werden müssen. Innerhalb einer Rasse sind sie aber so häufig, daß man sie als normal ansprechen kann. Hier sind z. B. verschiedene Haarmerkmale wie Länge, Dichte, Typus, Menge der Haare usw. anzuführen (Landauer, 1926, 1929). Aus embryologischen Gründen umstritten ist neuerdings in dieser Beziehung auch die Stellung des Mongolenfleckes (El Bahrawy, 1922, u. a., s. S. 15).

Wenn man für die Entstehung der angeborenen Fehlbildungen und Variationen Faktoren verantwortlich macht, die in den Hautgeweben selbst oder in ihrer Differenzierungsweise gelegen sind, so müssen unter den *angeborenen Hautanomalien im engeren Sinne des Wortes jene abnormen Veränderungen oder Zustände an der Haut verstanden werden, bei denen außerhalb der fetalen Haut gelegene Entstehungsfaktoren* die Hauptrolle spielen. Es handelt sich bei solchen Anomalien z. B. um Hautanhänge, angeborene Fisteln der Haut usw., kurz, hauptsächlich um Veränderungen der äußeren Körperform. Die Ursachen ihrer Entstehung können *endogener* Natur sein, wie z. B. Fehlbildungen der verschiedenen fetalen Organe oder Körperteile oder des ganzen Fetus, Fehlbildungen der Eihüllen usw. In allen genannten Fällen müssen *abnorme Veränderungen der Erbmasse* bestehen. Aus diesem Grunde ergeben sich manchmal wieder Zweifel, ob eine angeborene Anomalie der Haut zu den Fehlbildungen oder zu den Anomalien im engeren Sinne gezählt werden soll.

Als durch endogene Faktoren bedingt, sind auch *Hautkrankheiten auf angeborener Grundlage* aufzufassen.

Neben den endogenen Faktoren spielen bei den angeborenen Hautanomalien *exogene Faktoren* vielleicht eine gewisse Rolle. Es sind dies physikalische chemische oder infektiöse Reize wie akut- oder chronisch-traumatische sowie thermische Einwirkungen, Krankheiten des Fetus, speziell fetale Hautkrankheiten, ferner Erkrankungen der Eihüllen oder der Mutter (vgl. hierzu auch BROMAN, 1926). Eine Vererbung kommt bei Anomalien, die durch exogene Faktoren hervorgerufen wurden, nur in den seltensten Fällen in Frage (z. B. vielleicht bei Röntgenstrahlenschädigungen).

## II. Die formale Genese der Hautanomalien.

### a) Die Differenzierungsweise des Gesamtorgans Haut in ihrer Bedeutung für die Entstehung von Hautanomalien.

#### 1. Die Selbstdifferenzierung der embryonalen Haut.

Die Auffassung der Hautfehlbildungen als Differenzierungsstörungen ermöglicht bei dem heutigen Stande der experimentellen Embryologie („Entwicklungsmechanik") eine Reihe von Erkenntnissen zur Lehre der Genese dieser Fehlbildungen. Hierzu erweist es sich als notwendig, einige

*Fragestellungen und Begriffe der Entwicklungsmechanik*

auf das Gebiet der normalen und abnormen Hautentwicklung anzuwenden.

Die Entwicklungsmechanik arbeitet fast ausschließlich experimentell. Dort, wo für sie aus technischen oder anderen Gründen Versuche nicht durchführbar sind, trachtet sie darnach, durch die Analyse von „Naturexperimenten", d. h. Fehlbildungen, Kenntnis von den normalen und abnormen Entwicklungsbedingungen zu erlangen. Dies ist auch bei der menschlichen Haut der Fall. da zur Zeit, mit wenigen und relativ unbedeutenden Ausnahmen noch keine Möglichkeit besteht, an der Haut lebender menschlicher, bzw. Säugerembryonen Experimente durchzuführen [1].

Aus diesem Umstande ergibt sich die Bedeutung, die den Fehlbildungen der Haut für die Kenntnis der normalen Entwicklungsfaktoren zukommt, so wie ja die Teratologie auch sonst der Lehre von der normalen Entwicklung wertvolle Beiträge zu liefern vermag.

Bevor hier in dieser Hinsicht Beispiele angeführt werden, sind einige entwicklungsmechanische Grundbegriffe zu besprechen.

In erster Linie ist es natürlich notwendig, eine Definition des Begriffes „Differenzierung" zu geben. *Differenzierung ist die Sonderung einer Embryonalanlage in Organe und Gewebe.* Die Art, in der diese Sonderung vor sich geht, die Bedingungen besonders, unter denen sie verläuft, können verschiedener Natur sein. Wenn man annimmt, daß die einzelnen Organe *in ihrer Anlage* in den verschiedenen Abschnitten der befruchteten Eizelle, *als in organbildenden Keimbezirken, präformiert* sind, so geht daraus hervor, daß schon diese Teilstücke des Eies voneinander verschiedene Entwicklungsfähigkeiten, *Potenzen,* besitzen müssen. Selbstverständlich kommt in jedem Falle dem betreffenden organbildenden Keimbezirke die „*prospektive Bedeutung*" des Organes zu. das sich unter normalen Bedingungen aus ihm entwickelt, andererseits sind aber in ihm noch abnorme Möglichkeiten zur Erzeugung von Fehlbildungen enthalten, weshalb er eine größere „*prospektive Potenz*" besitzt, als es seiner prospektiven Bedeutung entspricht. Wenn z. B. die beiden ersten Tochterzellen (Blastomeren) eines befruchteten Seeigeleies durch Schnürung voneinander getrennt werden, so entwickelt sich aus jeder dieser beiden Eihälften nicht etwa nur eine Körperhälfte des Seeigels, sondern ein vollkommener, kleinerer Seeigel. In analoger Weise kann durch das Walten abnormer Einflüsse auch in einem

---

[1] Eine derartige Methode, die aber nur grobere Eingriffe gestattet, wurde vor einigen Jahren (1925) von BORS durchgeführt und publiziert.

fetalen menschlichen Hautbezirke ein Gebilde entstehen, das sich normalerweise dort nicht vorfindet, z. B. ein rudimentäres Brustdrüsenorgan in der Achselhöhle. Die Seeigelblastomere, bzw. die Achselhöhlenhaut, besitzen eben größere prospektive Potenzen als es ihren prospektiven Bedeutungen zukommt.

Der Seeigelversuch lehrt auch, daß sich die beiden Blastomeren trotz des Ausfalls ihrer gegenseitigen Einflüsse aufeinander entwickeln können. Die Differenzierung jedes organbildenden Keimbezirkes ist demnach, wenigstens bis zu einem gewissen Grade, von der Differenzierung der anderen Keimbezirke unabhängig (*„unabhängige oder Selbstdifferenzierung"*). Es wird ein Keimbezirk im Verlaufe seiner normalen Differenzierung zum Organe oder Gewebe nur diejenigen Potenzen zu entfalten brauchen, die seiner prospektiven Bedeutung entsprechen *(Neo-Evolutions-Theorie)*.

Die embryonale Anlage ist also in der befruchteten Eizelle bereits bis zu einem bestimmten Maße vorausbestimmt. Diese *Determination* ist eine der Vorbedingungen für die normale Entwicklung der Keimblätter, des Ekto-, des Meso und des Entoderms. Während der Entwicklung der Keimblätter sind nun ursprünglich, wie zahlreiche Experimente gelehrt haben, alle ihre Zellen bzw. Zellgruppen zu den gleichen Leistungen befähigt, demnach mit den gleichen Potenzen ausgestattet. Die Zellen der in Bildung befindlichen Keimblätter sind *multipotent* und gleichzeitig *äquipotent*.

In den Keimblättern kommt es dann, gleichzeitig mit dem Verluste bestimmter Potenzen in verschiedenen ihrer Zellgruppen, zur Determinierung jener Organe, die aus dem betreffenden Keimblatte hervorgehen (beim Ektoderm z. B. der epithelialen Anteile der Haut-, Gehirn-, Sinnesorganeanlage usw.). Jede dieser Zellgruppen, die ursprünglich *alle* dem gleichen Keimblatte entstammenden Organe hätte liefern können, hat durch die Determinierung zu einem bestimmten Organ zwar an Potenzen verloren, wird aber dadurch zur Entwicklung dieses Organes fähig, und zwar unabhängig von den übrigen Zellbezirken des betreffenden Keimblattes. Diese Zellgruppe kann sich daher selbständig (unabhängig) differenzieren. Bis zu diesem Zeitpunkte hingegen können die einzelnen Bezirke des betreffenden Keimblattes, da sie noch nicht in einer bestimmten Richtung determiniert sind, durch die verschiedensten Reize in alle möglichen normalen, aber auch abnormen Entwicklungsrichtungen gelenkt werden. Sie sind demnach von gewissen Determinanten abhängig und können sich nur auf dem Wege der *„abhängigen Differenzierung"* entwickeln.

Solche Determinanten wurden in den letzten Jahren z. B. in bestimmten Zellgruppen gefunden, die eine differenzierende Wirkung auf undifferenzierte Zellen ausüben. Spemann und seine Schule, welche diese Verhältnisse hauptsächlich erforschten, bezeichneten diese Zellgruppen als *Organisatoren* oder *Organisationszentren*. Einen solchen Organisator stellt u. a. die dorsale Urmundlippe gewisser Amphibienlarven dar, was durch zahlreiche Experimente bewiesen wurde. Es ist zu betonen, daß eine Übertragung dieser Ergebnisse von Versuchen an Amphibienlarven auf die Verhältnisse bei menschlichen Embryonen nicht ohne weiteres zulässig ist. Doch sprechen mancherlei Umstände dafür, daß auch beim menschlichen Embryo gewisse Zellbezirke als Organisatoren wirksam sind.

Nach Beendigung der Keimblattbildung hört wegen der Organdetermination die Möglichkeit zur Entstehung von Anomalien eines Organes in bestimmter Hinsicht auf, und zwar insoferne, als sich nach diesem Zeitpunkte aus einer bestimmten Zellgruppe eines Keimblattes nur mehr Fehlbildungen *eines* Organes entwickeln können, nicht mehr aber, so wie früher, abnorme oder heterotope andere Organe. Dieser Zeitpunkt muß daher als der Endtermin für die Möglichkeit der Genese solcher eben genannter Fehlbildungen angesehen und als *teratogenetischer Terminationspunkt,* die Zeitspanne, die er ungefähr begrenzt, als *teratogenetische Terminationsperiode* bezeichnet werden.

Eine solche teratogenetische Terminationsperiode gibt es nun selbstverständlich für jede Fehlbildung und sie läßt sich meist mit Hilfe der genaueren Kenntnis der normalen Entwicklung feststellen. Umgekehrt kann aber wieder aus der Art mancher Fehlbildungen auf die teratogenetische Terminationsperiode und damit ungefähr auf den Zeitpunkt der Determination des betroffenen Organes oder Merkmales geschlossen werden. So z. B. ist aus gewissen Hautfehlbildungen zu folgern, daß sie sich jedenfalls erst zu einem Zeitpunkte auszubilden beginnen, der nach beginnender Hautentwicklung, vielleicht sogar z. B. nach beginnender Haarentwicklung zu suchen ist, wenn sich in ihnen bereits unzweifelhafte Hautmerkmale bzw. Haare oder deren Entwicklungsstufen vorfinden. Dieses Beispiel zeigt, daß die Selbstdifferenzierung eines Keimblattes, z. B. des Ektoderms, nach seiner Determination, z. B. zu Hautepithel, zwar vorhanden ist, daß aber späterhin verschiedene, abnorme Einflüsse noch im Stande sein können, in ihm andere, seiner prospektiven Bedeutung nicht entsprechende *latente Potenzen (Restpotenzen)* zu entfalten. Es hat zwar jeder zu einem bestimmten Organe determinierte Keimblattbezirk durch die Determinierung an Potenzen eingebüßt, ist jedoch immer noch *multipotent* und gewisse Zeit befähigt, alle dem betreffenden Organe zugehörigen Eigenschaften und Merkmale (in abnormer Weise) zu produzieren. *Die früheste Differenzierung der Organe aus den Keimblättern, auch die des Hautepithels aus dem Ektoderm, geschieht demnach als ein Vorgang der Selbstdifferenzierung.* Späterhin kommt die abhängige Differenzierung wieder stärker zur Geltung.

Je weiter die Differenzierung eines Organes fortschreitet, desto mehr von den Potenzen des Keimblattbezirkes, dem es entstammt, gehen verloren. Je differenzierter demnach ein Organ ist, desto geringer wird auch die Fähigkeit seiner einzelnen Elemente (Differenzierungsprodukte) zur Entfaltung abnormer Potenzen. *Daher haben leichtere Fehlbildungen eine späte, schwerere eine frühe teratogenetische Terminationsperiode.* Konsequenterweise müßte man aus dieser Tatsache schließen, daß ein völlig ausdifferenziertes Organ in bezug auf seine Entwicklungsfähigkeit *nullipotent* geworden ist. Dies darf naturgemäß aus leicht einsehbaren Gründen nicht angenommen werden, nämlich wegen der immer noch bestehenden Möglichkeit der Entstehung von Fehlbildungen, an der Haut z. B. Naevi, ferner wegen der Regenerationsfähigkeit eines Organes usw. Doch ist jede Entwicklung, sowohl die normale, als auch vor allem die abnorme, nach einem bestimmten, jeweils verschiedenen Zeitpunkte unwahrscheinlich.

Aus alledem können für das Verständnis von Fehlbildungen der Haut einige wichtige Tatsachen abgeleitet werden:

Eine Hautfehlbildung, die Merkmale eines anderen Keimblattes als des Ektoderms oder des Hautmesoderms trägt, muß bereits *vor dem Abschlusse der Keimblattdetermination* entstanden und schon in der befruchteten Eizelle oder während eines der ersten Entwicklungsvorgänge verursacht worden sein. Solche *Keimfehlbildungen* sind schwerer Natur und sehr ausgebreitet, ihre Träger daher meist nicht lebensfähig. Dies findet seine Erklärung darin, daß die abnormen Bedingungen, unter denen die betreffende Fehlbildung entsteht, in dem noch sehr wenig differenzierten Keime die verschiedenartigsten Potenzen betreffen können. Solche Fehlbildungen werden hier fast nicht zur Sprache gebracht, da bei ihnen die Abnormität der Haut neben den Störungen anderer Organe meist vollkommen in den Hintergrund tritt und nur geringe Bedeutung besitzt.

Für den vorliegenden Artikel wichtiger erscheinen jene *Fehlbildungen, die sich bereits nach erfolgter Keimblattbildung, jedoch vor der Determinierung der Organe des Ektoderms (bzw. des Hautmesoderms) zu entwickeln beginnen.* Diese *Keimblattfehlbildungen* müssen Kennzeichen anderer, jedenfalls aber dem Ektoderm entstammender Organe aufweisen oder es müssen solche Organe an ihnen beteiligt sein. Sie sind auf den ersten Blick anscheinend selten, doch werden manche der hier anzuführenden Beobachtungen (z. B. hypotrichotische Anhidrose mit Hypodontie) ihre Existenz erweisen. Es handelt sich auch bei den Keimblattfehlbildungen immer um schwere und ausgebreitete Anomalien, welche jedoch das Leben des Trägers meist nur mehr oder weniger stören, kaum jemals aber unmöglich machen. Die teratogenetische Terminationsperiode muß auch in diesen Fällen sehr früh angesetzt werden, nämlich, was Tierexperimente bestätigt haben, auf die Zeit kurz nach erfolgter Keimblattbildung.

Schließlich ist eine dritte Gruppe von Fehlbildungen anzuführen, und zwar diejenigen, die *Eigenschaften oder Merkmale des befallenen Organes in abnormer Form aufweisen.* Es sind z. B. Hautmerkmale oder -eigenschaften in abnormer Weise oder am abnormen Orte, jedoch immer nur an der Haut allein vorhanden (Hypotrichose, Nagelfehlbildungen, Naevi usw.). Diese *Organfehlbildungen* sind die weitaus häufigsten und zugleich auch leichtesten, oftmals praktisch sogar bedeutungslos. Ihre teratogenetische Terminationsperiode liegt jedenfalls erst in der Zeit nach den ersten Entwicklungsvorgängen und muß jeweils, je nach dem Charakter der in Frage kommenden Fehlbildung verschieden, auf irgendeinen Zeitpunkt, bis zum Ende der Entwicklung überhaupt, angesetzt werden.

Ein genauer Termin für die teratogenetische Terminationsperiode läßt sich in keinem der genannten drei Fälle angeben, da menschliche Keime auf Entwicklungsstadien vor der Keimblattbildung, ja sogar noch vor beginnender Organentwicklung nicht bekannt sind. Wahrscheinlich dürften die ersten beiden Wochen oder sogar schon die ersten Tage nach der Befruchtung für das Zustandekommen von Keim- oder Keimblattfehlbildungen entscheidend sein.

Demnach läßt sich über die Determination der Hautanlage vor dem frühesten Beginne ihrer Entwicklung nichts Sicheres aussagen. Schon für die Zeit der beginnenden und naturgemäß mehr noch für die der relativ fortgeschrittenen Sonderung der Anlagen des Zentralnervensystems bzw. der Sinnesorgane von der epithelialen Hautanlage liegen jedoch entwicklungsgeschichtliche, experimentelle und teratologische Ergebnisse vor, welche die Kenntnisse der normalen und der abnormen Differenzierungsweise der Haut zu begründen und zu erweitern vermögen.

### Die Selbstdifferenzierung der embryonalen Hautanlage.

Es wurde bereits kurz erwähnt, daß die frühesten Entwicklungsvorgänge an der Hautanlage durch Selbstdifferenzierung zustande kommen, während späterhin eine gewisse Abhängigkeit der Differenzierung wieder stärker in den Vordergrund tritt. Dies soll nun näher ausgeführt werden.

Bereits auf sehr frühen Entwicklungsstadien bestehen derartig ausgeprägte, regionäre Verschiedenheiten, sowohl des Hautekto- wie auch des -mesoderms (Steiner, 1929, siehe Abb. 1), daß mit größter Wahrscheinlichkeit die Annahme eines Einflusses anderer als in der Haut selbst gelegener Faktoren bei der Genese dieser verschiedenen Differenzierungsprodukte abzulehnen ist. Dadurch wird die Auffassung der regionären Verschiedenheiten der frühembryonalen Hautanlage als Produkt einer Selbstdifferenzierung gerechtfertigt (loco ibid.). Mit Sicherheit konnte die Bedeutung mechanischer Faktoren zur Erklärung einer

besonderen, regionär umschriebenen Form der Hautanlage dieser Zeit ausgeschlossen werden. Auf solche Faktoren (Druck stärker wachsender Organe

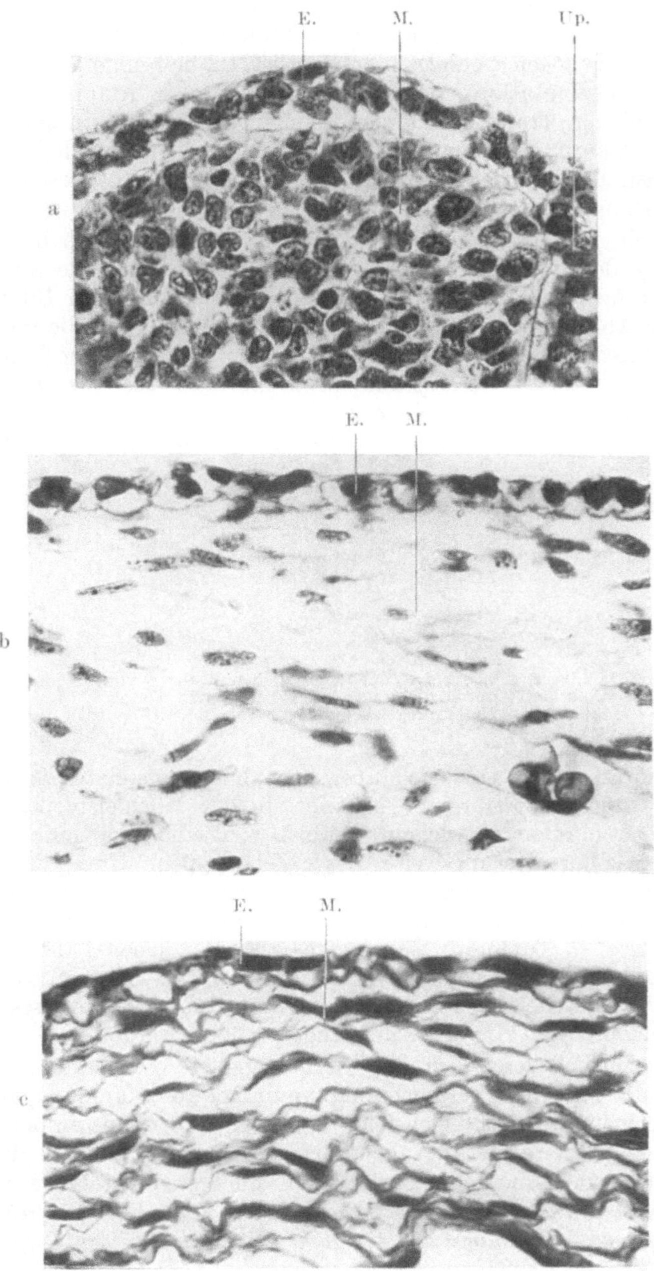


Abb. 1. Menschlicher Embryo, 16 mm größte Länge. a Querschnitt durch den Geschlechtshocker,
b Querschnitt durch die seitliche Leibeswand, c Querschnitt durch die Hautanlage über dem
Medullarrohre. Verg. 480 : 1. E. ektodermales Epitheliom, M. Mesoderm, Up. Urethralplatte.

wie z. B. des Gehirns) hat u. a. HÄGGQVIST (1921) gewisse Eigentümlichkeiten
der Hautanlage bei Säugetieren bezogen.

Mit diesen, auf deskriptiv-entwicklungsgschichtlichem Wege gewonnenen Beweisen für die Unabhängigkeit der Entwicklung frühembryonal-menschlicher Haut stimmen tierexperimentelle Befunde überein. Eine Übertragung derartiger Ergebnisse bei Tieren auf die Verhältnisse beim Menschen ist allerdings, wie nochmals hervorgehoben sei, nur mit Einschränkung gestattet. Unter der Voraussetzung, daß ein solcher Vergleich zulässig ist, sei hier angeführt, daß Taube bei der Autotransplantation von Hautbezirken junger Amphibienlarven die Unabhängigkeit der Transplantatentwicklung von der Wirtsregion erweisen konnte. Von Weigl stammen in ähnlichem Sinne sprechende Versuche an allerdings meist älteren Embryonen höherer Tierarten. Zu diesen Versuchen kämen noch Experimente anderer Autoren mit reifer Haut.

Von ungleich größerer Bedeutung für die Demonstration einer unabhängigen Differenzierung der frühembryonalen, menschlichen Hautanlage sind manche Anomalien der menschlichen Haut, z. B. die supranummerären Bildungen der Mamma (siehe Abb. 2). Es muß allerdings betont werden, daß die im folgenden dargelegte Auffassung dieser Erscheinungen mit der Ansicht vieler Autoren nicht übereinstimmen dürfte. *Die supranummerären, mehr oder weniger rudimentären Mammarorgane entwickeln sich aus überschüssigen Organanlagen auf Grund abnormer Reize.* Soweit diese Reize in Betracht kommen, liegt Abhängigkeit

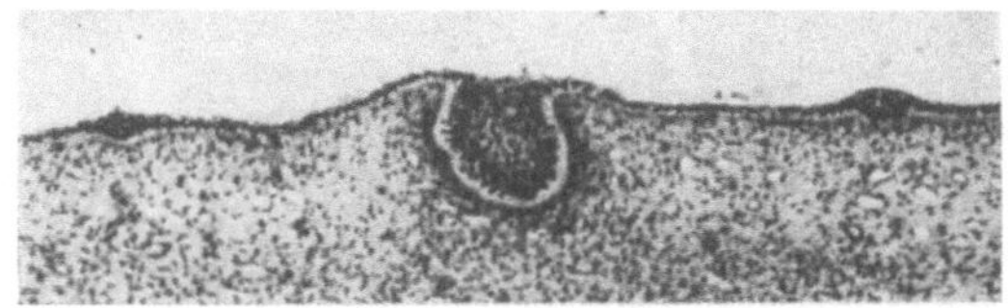

Abb. 2. Dreifache Brustdrüsenanlage bei einem menschlichen Embryo von 22 mm größter Länge. Sagittalschnitt durch die Gegend der Milchlinie. Vergr. 80 : 1. (Präparat des Embryologischen Universitätsinstituts Wien.)

der Differenzierung vor. Daß sich aber aus abnorm gereizten, embryonalen Hautzellen — und nicht nur, wie bekannt, in der Milchleiste oder -linie — immer Milchdrüsenorgane entwickeln, beweist wohl eine organgerichtete Unabhängigkeit der Differenzierungsweise dieser Zellgruppen. Unter der Annahme einer abhängigen Differenzierung ließe sich ja vorstellen, daß aus den betreffenden Zellbezirken auch andere Produkte als gerade Milchdrüsenorgane hervorgehen könnten (z. B. Tumoren). Kommt es aber in solchen Fällen auf Grund „unspezifischer" Reize ausschließlich zur Entwicklung von Milchdrüsen, so muß den in Frage stehenden Bezirken der Hautanlage ein gewisses Maß von Selbständigkeit in der Differenzierung zugesprochen werden.

Besonders deutlich zeigt sich die Unabhängigkeit der Differenzierung bei den nicht in der Milchlinie gelegenen supranummerären Mammaorganen. Hier fallen alle ortseigenen Bedingungen fort, deren Einfluß zugunsten der Annahme einer abhängigen Differenzierung angeführt werden kann, so daß die Beweiskraft der entstehenden Anomalien gleich jener von Transplantaten wirkt. *Ergibt sich aber in einem Transplantationsversuche die Unabhängigkeit des Transplantates von der Wirtsgegend, so ist damit die Annahme einer selbständigen Differenzierung unzweifelhaft bewiesen.*

Der Vergleich zwischen atypisch lokalisierten, supranummerären Mammarorganen und Transplantaten soll aber nicht sagen, daß die genannten Brustdrüsenanomalien „natürliche" Transplantate (sog. Keimversprengungen) darstellen. Am ehesten kann dies noch bei solchen überzähligen Mammarudimenten der Fall sein, die in Gegenden lokalisiert sind, in denen sich in frühembryonaler

Zeit größere Wachstumsverschiebungen, Verlagerungen und Verwerfungen von Keimbezirken abgespielt haben, wie z. B. am caudalen Pole des Embryonalkörpers im Bereiche des hinteren Medullarrohrendes und der Afteranlage („Rumpfschwanzknospe", siehe weiter unten S. 14). Gerade in dieser Gegend sind aber, wie eine Betrachtung des bekannten Schemas von Surmont (1926) über die Verteilung supranummerärer Milchdrüsen lehrt, solche Anomalien verhältnismäßig selten (vgl. den Beitrag von Pinkus über die Hautanatomie in diesem Handbuche, Bd. I, Abb. 291). Aber auch ein häufigeres Vorkommen überzähliger Mammarorgane an Orten besonderer embryonaler Wachstumsvorgänge kann die Auffassung solcher Mammae als natürliche Transplantate noch nicht rechtfertigen.

Durch diese Feststellung wird die Bedeutung der Existenz überzähliger Brustdrüsenrudimente für die Annahme einer unabhängigen Differenzierung der menschlichen Haut nicht vermindert. Daß es überhaupt zur Entwicklung von Mammarorganen in abnormer Weise kommen kann, ist ja bereits ein Beweis für das Selbstdifferenzierungsvermögen der embryonalen Hautzellen. In ähnlicher Weise läßt sich aus dem Vorhandensein der meisten Hautfehlbildungen überhaupt die Unabhängigkeit der Hautdifferenzierung für bestimmte Fälle beweisen. Es wird auf diesen Punkt noch zurückzukommen sein. An dieser Stelle sollen vorerst verschiedene Faktoren besprochen werden, die auf die Differenzierung der Haut Einfluß nehmen und bei abnormer Einwirkung zu Fehlbildungen Anlaß geben können, demnach also (von ihnen) abhängige Differenzierungsvorgänge hervorrufen.

### 2. Die Rolle der abhängigen Differenzierung der Haut bei der Entstehung von Hautanomalien.

*Die embryonale Hauttopographie. Theorien der Lokalisation von Hautanomalien.*

Wenn in vielen Fällen die Tatsache, daß eine Fehlbildung der Haut besteht, als Beweis für die Unabhängigkeit der Differenzierung anzusehen ist, so muß andererseits oftmals *der Ort, an dem bestimmte Hautfehlbildungen entstehen, als von determinierenden Faktoren abhängig* betrachtet werden. *Die Existenz einer Hautfehlbildung überhaupt beweist meist die Unabhängigkeit der Hautdifferenzierung, die Lokalisation vieler Hautfehlbildungen stellt einen Umstand dar, der oftmals die Abhängigkeit der Hautdifferenzierung zu zeigen vermag.* Daß die regelmäßig auftretenden Lokalisationen mancher Hautanomalien seit jeher als bedeutsame Befunde bei der Genese der betreffenden Fehlbildungen aufgefaßt wurden, geht aus der großen Zahl von *Lokalisationstheorien* der Hautanomalien hervor. Umgekehrt erklärt sich diese große Zahl von Lokalisationstheorien aus dem Umstande, daß regelmäßige Lokalisationen dringend nach einer Erklärung verlangen. Diese Erklärungsversuche stützen sich nur zum kleinsten Teile auf tatsächliche embryonale Verhältnisse. Gerade in dieser Richtung aber liegt eine ergiebige Quelle zur Erklärung der Lokalisation zahlreicher Hautanomalien.

### *Die Theorie der embryonalen Hauttypen (Steiner).*

Es wurde bereits erwähnt, daß schon in frühembryonaler Zeit (bei Embryonen von 4 mm größter Länge) regionäre Verschiedenheiten der Hautanlage aufgefunden wurden. Späterhin bilden sich diese Verschiedenheiten deutlicher aus und lassen ihre spezifischen Kennzeichen ungefähr im 2. Embryonalmonate am besten erkennen. Man findet um diese Zeit drei Typen der Hautanlage: Einen Typus, der die Gesichts- und die Kiemenbogengegend (Abb. 3) sowie die Gegend um die äußeren Geschlechtsteile und um den After bedeckt (Abb. 4),

einen zweiten Typus über der Gehirn- und in einer länglichen Platte über
der Rückenmarkanlage sowie über dem Herz-Leberwulste und einen dritten

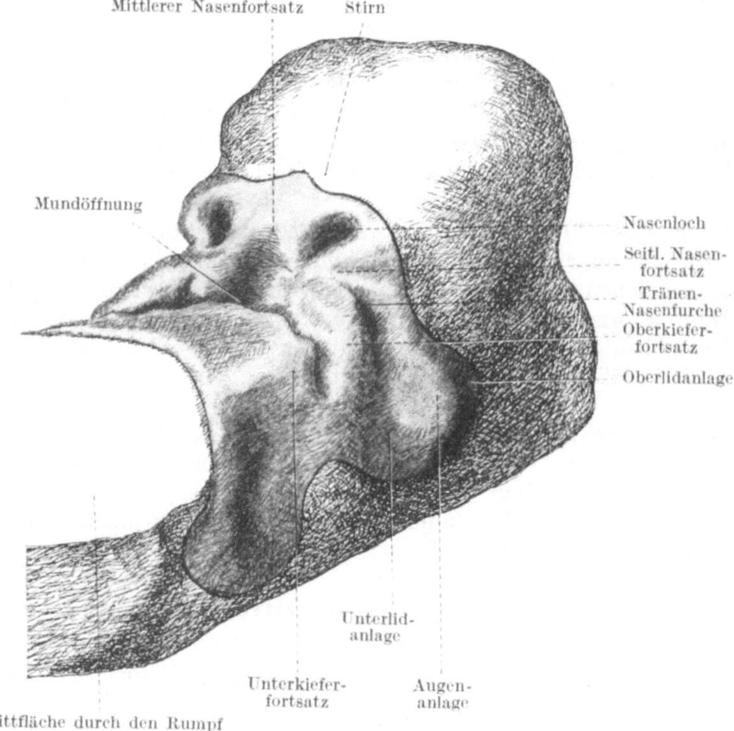



Abb. 3. Modell eines Teiles des Kopfes und Rumpfes eines menschlichen Embryo von 12 mm größter
Länge, von vorne-oben-seitlich gesehen. Hergestellt bei 50facher Vergrößerung. Das Gebiet des
„Hauttypus 1" ist in dunklerer Tonung wiedergegeben.

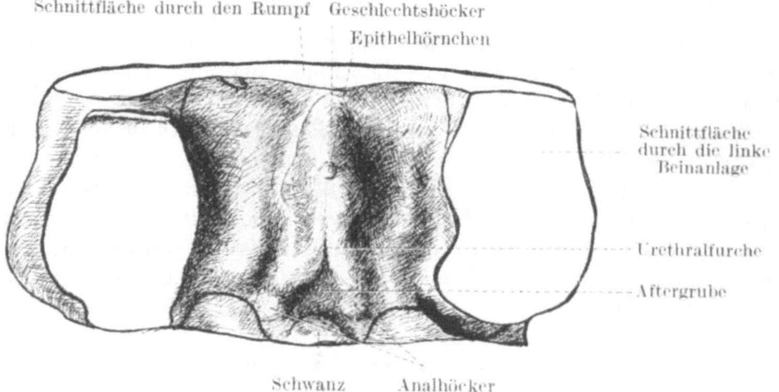



Abb. 4. Modell eines Teiles der kaudalen Körpergegend eines menschlichen Embryo von 21 mm
größter Länge, von vorne gesehen. Hergestellt bei 36facher Vergrößerung. Wiedergabe des
„Hauttypus 1" wie in Abb. 3.

Typus, der die übrigen Körperpartien bekleidet. Dem ersten Typus („Typus 1"
der embryonalen Hautanlage, STEINER, 1930) gehören auch frühe Entwicklungsstufen der Extremitätenanlagen und die Milchleiste bzw. die Milchlinie an.

Dieser Typus zeichnet sich durch hochzylindrisches, mehrschichtiges Epithel und zellreiches, faserarmes Bindegewebe aus, der Typus über der Anlage des Zentralnervensystems und über dem Herz-Leberwulste durch einschichtiges, plattes Epithel und faserreiches, zellarmes Bindegewebe, die restlichen Körperpartien werden von einem kubischen Epithel bedeckt, das einem embryonalen Bindegewebe aufliegt, welches in bezug auf seine Struktur eine Mittelstellung zwischen den Bindegewebsarten der beiden anderen Typen einnimmt.

In den Gebieten des „Typus 1" entstehen im weiteren Verlaufe der Entwicklung epitheliale Hörnchen, Pfröpfe, Platten, Nähte und Wülste (Epithelhörnchen der Eichel [Abb. 5], Nasenpropf, Glandarlamelle, Lid- und Hodensacknaht usw.) sowie mesodermale Falten, Höcker und Wülste (Lidfalten, Ohrhöcker, Geschlechtswülste usw.). In physiologischer Hinsicht stellt demnach der „Typus 1" eine

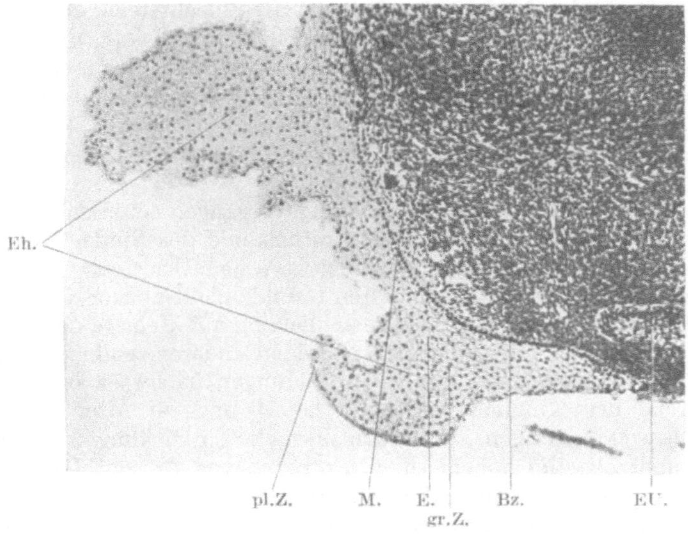


Abb. 5. Menschlicher Embryo, 10,5 cm Scheitel-Fersen-Länge. Epithelhörnchen der Eichel. Längsschnitt. Vergr. 80:1. Bz. Basalzellen, gr.Z. Intermediarzellen, pl.Z. Peridermalzellen. Eh. Epithelhörnchen, E. Epithel, M. Mesoderm, EU. Epithel der Harnröhrenmündung.

Form der menschlichen Hautanlage dar, die zu epithelialer und bindegewebiger Zellwucherung neigt. In Übereinstimmung damit findet sich dieser Typus an solchen Körperpartien, in denen starke Wachstumsvorgänge ablaufen und die in ihrer Differenzierung ein reiches Relief erlangen. Die beiden anderen Typen der frühembryonalen Hautanlage dagegen bedecken Gebiete mit einfachem Relief und relativ geringgradigen Wachstumsvorgängen, speziell der Typus mit flachem Epithel.

*Es ist nun auffallend, daß in den Gebieten des „Typus 1" solche Anomalien häufig sind, deren Hauptmerkmal eine Hyperplasie darstellt, während Anomalien im Bereiche des flach-epithelialen Hauttypus oft einen hypoplastischen Charakter tragen.* Auch aus der normalen Weiterentwicklung der verschiedenen embryonalen Hauttypen lassen sich in dieser Beziehung Beispiele anführen:

An der Grenze zwischen embryonalem Leben und Kindheit beginnt die Ausbildung der Reteleisten bzw. Coriumpapillen, die in den Gebieten des „Typus 1" besonders mächtig entwickelt sind. Während der Kindheit, in direkter Fortsetzung des embryonalen Differenzierungsgeschehens, kommt es fast immer zu einer relativen Hyperplasie der „freien" Talgdrüsen der Mundschleimhaut

(am „Wangensaum" und an den Lippen), der kleinen Schamlippen und der
Vorhaut (Beginn der Entwicklung im 4. Lebensjahre) und zur Entwicklung
der großen Meibomschen Drüsen der Lider (vgl. Schumacher, 1925, Audry.
Delbanco, 1899, Ramm, 1905, Wail und Wassiljew, 1928; Delbanco, 1901.
1904, 1905, Lavatelli, 1914 u. a.). In der Pubertät entwickeln sich die charakteristischen Haare des männlichen Bartes und des Schnurrbartes, der äußeren
Geschlechtsteile und beim männlichen Geschlechte häufig auch der After-
gegend. Um die gleiche Zeit gehen Wucherungsvorgänge an den großen apokrinen Schweißdrüsen der Achselhöhlen, der Leistenbeugen und des Hoden-
sackes bzw. der großen Schamlippen vor sich, ferner der Milchdrüse (die ja
nach Schiefferdecker (1922) eine besondere Abart der apokrinen Schweißdrüsen darstellt), und zwar auch in deren spezifischem, epithelialem Gewebe
durch Aussprossung zahlreicher neuer Drüsengänge. Das Hautpigment des
Warzenhofes, der Achselhöhlen, der äußeren Geschlechtsteile und des Afters
nimmt gleichzeitig bedeutend zu. Alle diese Gebilde umfassen die sekundären
Geschlechtsmerkmale, die bekanntlich durch endokrine Einflüsse mitbedingt
werden (vgl. hierzu auch S. 29). Im Alter schließlich entstehen bei vielen
Männern in den Gebieten des ehemaligen „Typus 1" besondere Terminalhaare,
die Vibrissae der Nasenöffnungen und der Ohrmuscheln, die ebenfalls „hyperplastische" Formen darstellen.

Diese Beispiele von normalen Entwicklungsvorgängen erweisen die Berechtigung, von einer Wucherungstendenz des Epithels und des Bindegewebes in den
Gebieten des embryonalen „Hauttypus 1" zu sprechen. Einerseits ist der relativ
hyperplastische Charakter der aufgezählten Gebilde nicht anzuzweifeln, andererseits beschränkt sich ihr Vorkommen ausschließlich auf Gebiete des ehemaligen
„Typus 1", während in den Gebieten der beiden anderen, embryonalen Hauttypen keine gleichartigen oder ähnlichen Bildungen nachweisbar sind.

Die während der Kindheit, in der Pubertät und im Alter entstehenden
Hautanteile beweisen übrigens, daß auch normale Entwicklungsvorgänge noch
im späteren und sogar im hohen Alter in progressiver Weise ablaufen können.
ebenso wie dies bei vielen Anomalien auf angeborener Grundlage der Fall ist.

Was abnorme Wucherungsvorgänge im Bereiche des fetalen Hauttypus 1
betrifft, so ist beispielsweise an die Häufigkeit maligner Blastome (Epitheliom)
der Gesichtshaut oder der ektodermalen Anteile der Mundhöhle zu erinnern.

Im speziellen Teile dieses Artikels wird die Bedeutung der drei frühembryonalen Hauttypen und besonders des „Typus 1" für die Entstehung von Anomalien angeborener Art noch öfters hervorgehoben werden. Es ist selbstverständlich, daß die lokalisatorische „Theorie der embryonalen Hauttypen"
ihrem Wesen nach keine unbeschränkte Geltung als Erklärungsmethode für
die Entstehung aller Anomalien verlangen kann oder verlangt. Doch sind
sicherlich eine Reihe von angeborenen Anomalien durch sie besser als durch
andere Theorien zu verstehen. An dieser Stelle soll als instruktives Beispiel
dafür nur noch die in der großen Mehrzahl aller Fälle typische Lokalisation
der sog. Haut„defekte" am behaarten Kopfe, in der Scheitelgegend, genannt
werden (siehe S. 55), also die Etablierung in einem embryonalen Hautgebiete
mit flachem, einschichtigem Epithel, das eine nur sehr geringe Wachstums-
und Zellvermehrungstendenz besitzt.

Die oben erwähnte Lieblingslokalisation von Blastomen im Gesichtsgebiete des
Hauttypus 1 führt zur Besprechung einer anderen lokalisatorischen Theorie, der

*fissuralen Theorie*

angeborener Anomalien. Die bereits von Virchow vertretene Anschauung,
daß gerade die Umgebung von Körperöffnungen und ehemaligen embryonalen

Spalten (z. B. Kiemen- oder Gesichtsspalten usw.) zur Ausbildung von Anomalien, Fehlbildungen und Blastomen prädisponiert sei, kann in bezug auf
*Haut*anomalien in mancher Hinsicht gestützt werden. Es seien hierzu die fissuralen Angiome genannt (an Lidern, Ohrmuscheln, Nase, Lippen; VIRCHOW.
Fälle von LEVIN, 1894 u. a.), ferner verschiedene Naevusfälle (OPPENHEIMER-
MAERKLIN, 1898, verruköser Naevus BURIS, 1899) usw. Man muß sich die Entwicklung von abnormen Gebilden an solchen Orten in der Weise vorstellen,
daß es in den betreffenden Gegenden zu mannigfaltigen Wachstumsverschiebungen und damit zur Verwerfung und zur Verlagerung embryonaler Zellen

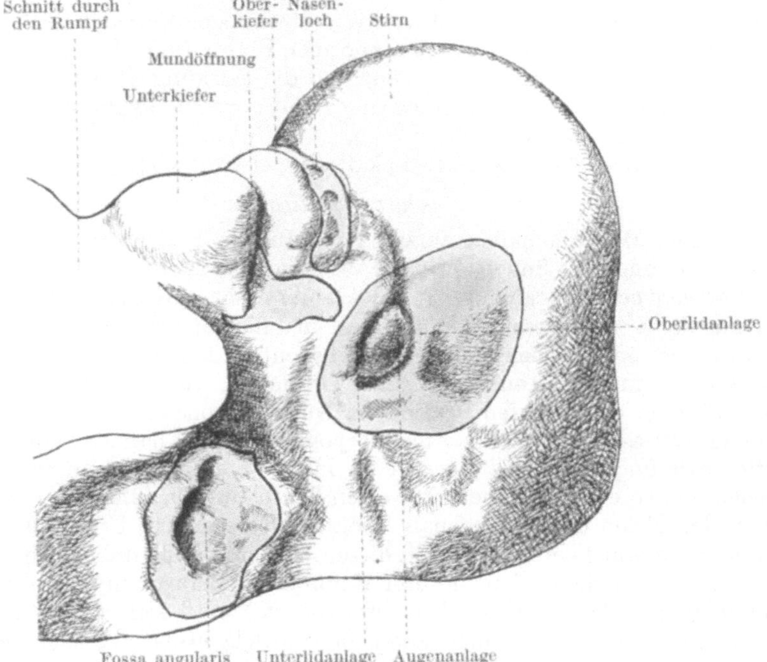


Abb. 6. Modell eines Teiles des Kopfes und Rumpfes eines menschlichen Embryos von 27 mm
größter Länge, von vorne-oben-seitlich gesehen. Hergestellt bei 18facher Vergrößerung.
Wiedergabe des „Hauttypus 1" wie in Abb. 3.

kommt (COHNHEIM), welche, wenn sie ihre Potenzen am abnormen Orte zu entfalten beginnen, durch fremde Einflüsse gereizt, zu abnormen Bildungen führen.
Auf diese Art mögen sich auch aus den betreffenden Zellen tumorartige, blastoide
oder blastomatöse Gewebe entwickeln, die man dann im Sinne ALBRECHTs
als *Choristome* bezeichnen darf. Niemals können jedoch solche Zellen etwa,
wie dies auch heute noch vielfach angenommen wird, als „embryonale", „indifferente" Zellen im Gewebe liegen bleiben und erst in späterer Zeit, infolge abnormer Reize, zu Blastomen oder zu Fehlbildungen abarten. Mit Recht betonen
die meisten Embryologen die Tatsache, daß solche „indifferent-embryonale"
Zellen im reifen Gewebe noch von niemandem nachgewiesen werden konnten.

Zwingende Beweise für die Geltung der fissuralen Theorie lassen sich demnach nicht erbringen. Sie darf daher zur Erklärung der Lokalisation irgendeiner
Anomalie stets nur dann herangezogen werden, wenn eine andere Erklärungsmethode nicht zur Verfügung steht. Es scheint aber, daß die Theorie der embryonalen Hauttypen auf fast alle Fälle, die durch die Annahme fissuraler Einflüsse

erklärt werden, angewendet werden kann. Vergegenwärtigt man sich nämlich, daß die Gebiete des embryonalen „Typus 1" alle und sogar vorzugsweise fissurale Gegenden umfassen (in späterer Embryonalzeit beschränkt sich sogar der Hauttypus 1 auf ein „Augen"-, „Nasen"-, „Ohren"- und „Lippen"- Feld (Abb. 6) und auf die perigenitale und perianale Region, siehe Steiner, 1930), so ist daraus ersichtlich, daß die „fissuralen" Lokalisationen auch durch Rückführung auf die topographisch-histologischen Eigenschaften der betreffenden Gebiete deutbar sind. Nur in den — übrigens seltenen — Fällen, in denen eine fissural lokalisierte Anomalie hypoplastische Merkmale aufweist, läßt sich die Theorie der embryonalen Hauttypen an Stelle oder zur Ergänzung der fissuralen Theorie nicht zur Anwendung bringen. Hier muß weiterhin die Annahme gelten, daß durch Wachstumsverschiebungen verworfene Zellgruppen in embryonaler Zeit von besonderen abnormen Reizen betroffen wurden. In dieser Beziehung ist überhaupt zu betonen, daß die Wirkung derartiger fehlbildender Faktoren auch bei Anerkennung der embryonalen Typentheorie nicht auszuschließen ist.

Als ein Sonderfall fissuraler Lokalisation ist die sog.

polare Lokalisation

angeborener Hautanomalien aufzufassen. In den Fällen, die in dieser Lokalisation vorkommen, finden sich die betreffenden Fehlbildungen vorzugsweise am cranialen oder am caudalen Pole des (embryonalen) Körpers, also in Gegenden, die ungefähr den Verschlußstellen des Medullarrohres (vorderer und hinterer Neuroporus) entsprechen. Diese Orte bedeuten demnach auch nichts anderes als Körperöffnungen, nur sind diese Öffnungen vergänglicher Natur, da sie bloß während einer kurzen Periode der frühembryonalen Entwicklung bestehen. Gerade weil es sich aber um frühembryonale Gebilde handelt, können abnorme Differenzierungsvorgänge, die sich an ihnen, z. B. bei ihrem Verschlusse, abspielen, um so eher zu bemerkenswerten Fehlbildungen führen. Hierzu kommen an beiden Polen des Embryonalkörpers noch besondere Umstände, welche die Etablierung von Fehlbildungen in diesen Gebieten außerordentlich begünstigen. Am cranialen Pole stoßen die drei Keimblätter derart unmittelbar aneinander (Medullarrohr, Darmrohr und Kopfmesoderm), daß sich an dieser Stelle ein aus verschiedenartigen Zellen bestehendes Mischgewebe, die sog. „Ergänzungsplatte" ausbildet. Am caudalen Pole befindet sich die sog. „Rumpfschwanzknospe", eine Ansammlung indifferenter Zellen, die ihren undeterminierten Charakter verhältnismäßig lange bewahrt. An beiden Polen finden sich also Gewebe mit einer sehr großen Zahl von Potenzen vor. Es ist klar, daß je größer die Zahl von Potenzen ist, die einem bestimmten Embryonalbezirke zukommt, um so eher auch irgendeine Potenz in abnormer Weise entwickelt werden kann; daraus aber erklärt sich ohne weiteres die häufige Lokalisation von Anomalien an den embryonalen Körperpolen (vgl. bezüglich verschiedenartiger Entwicklungsstörungen an den Polen die Ausführungen über die Spina bifida auf S. 28 dieses Artikels).

Als Beispiel einer polar lokalisierten Anomalie ist hier der sog.

Mongolenfleck

zu nennen. Diese Anomalie wurde ursprünglich fast nur bei Säuglingen der mongolischen Rasse beschrieben (Japaner usw., v. Bälz, 1885 u. f.). Infolge der erhöhten Aufmerksamkeit, die man ihr in der Folge zuwandte, gelang es dann, sie auch bei Säuglingen und Kleinkindern anderer Rassen aufzufinden. Einige Zahlen aus der Literatur mögen diese Tatsache illustrieren.

Bei Japanern und Chinesen, aber auch bei Indianern, Eskimos, Negern und anderen nichtweißen Rassen finden sich die Mongolenflecke in ungefähr

$90\%$ aller Fälle. Eine Statistik von den Philippinen spricht von $84,2\%$, aus Burma von $94,7\%$ (GUTIERREZ und HIZON, 1928, FINK, 1912). Dagegen konnten MAYERHOFER und LYPOLT-KRAINOWICZ (1928) in Zagreb nicht mehr als $3\%$ von Kindern mit Mongolenflecken auffinden, trotzdem sie dieser Erscheinung ihre Aufmerksamkeit zugelenkt hatten. ZARFL (1921, 1926) hat in Wien in 14 Jahren nur 30 Fälle von Mongolenflecken beobachten können. Eine ältere deutsche Statistik aus Berlin (TUGENDREICH, 1903) spricht von einem Vorkommen der Mongolenflecke im Verhältnisse von $1 : 600$, ebenso eine Statistik aus Prag (EPSTEIN, 1906).

Diese Zahlen wurden angeführt, um die zu Beginn des vorliegenden Abschnittes angeführte Behauptung zu erhärten, daß gerade der Mongolenfleck einen Befund darstellt, der je nach der Auffassung der Begriffe Anomalie bzw. Variation zur einen oder zur anderen dieser beiden Gruppen zu zählen ist. Bei Weißen stellt der Mongolenfleck jedenfalls eine *Anomalie* dar, vor allem weil er bei ihnen von großer Seltenheit ist. Geht man nämlich den Verhältnissen genauer nach, so stellt sich heraus, daß das Vorkommen des Mongolenfleckes auch bei sog. weißen Kindern noch viel seltener sein dürfte, als es die Statistiken beinhalten, da die betroffenen Kinder oft Mischlinge sind. So führt z. B. ROLLE-STONE (1928) zwei Fälle von Mongolenflecken bei den beiden Kindern eines Chinesen mit einer Engländerin an. In Südamerika, wo Mischlinge verhältnismäßig häufig sind, wurden in Uruguay $7,5\%$, in Bolivien $16,5\%$ von „weißen" Kindern mit Mongolenflecken gefunden. Die relative Häufung der Mongolenflecke in Zagreb läßt sich zwanglos mit dem Mischcharakter der dortigen Bevölkerung in Zusammenhang bringen (siehe MAYERHOFER und LYPOLT-KRAI-NOWICZ). Im strengen Sinne des Wortes lassen sich daher nur solche Fälle bei weißen Kindern als Anomalien auffassen, die beiderseits weiße Eltern besitzen, was z. B. in einer Beobachtung von G. LÉVY (1929) der Fall war (Mongolenfleck beim Kinde einer Schweizerin und eines Lothringers).

An der Auffassung des Mongolenfleckes bei weißen Kindern als Anomalie und nicht als Variation ändert der Umstand nichts, daß EL BAHRAWY (1922) mikroskopisch die „Mongolenpigmentzellen" bei älteren Embryonen (ungefähr vom 5. Monate an), bei Neugeborenen und bei Kindern (bis ungefähr zum 9.—12. Lebensjahre) der weißen Rasse in allen Fällen auffand.

Auf nähere Einzelheiten in der Frage des Mongolenfleckes einzugehen ist hier nicht der Ort (man vergleiche diesbezüglich die Kapitel Naevi und Pigmentanomalien in diesem Handbuche). Es soll nur, im Zusammenhange mit den Ausführungen über die Bedeutung der Lokalisation von Hautfehlbildungen darauf hingewiesen werden, daß sich der Mongolenfleck typischerweise in der Sakralgegend vorfindet, also ungefähr entsprechend dem caudalen Körperende der Embryonalzeit. Allerdings gibt es blaue Geburtsflecke (übrigens häufig an einem Kinde in größerer Zahl) auch an anderen Körperpartien, meist jedoch in der Gegend des Afters, des Kreuzbeines oder des Genitales. Sie werden an anderen Stellen häufig „blaue Naevi" genannt (siehe bei EL BAHRAWY), doch können sie dann, wie u. a. SIEMENS hervorhebt, mit den „Naevi coerulei" verwechselt werden und es wäre deshalb der Name „blauer Naevus" besser zu vermeiden.

Trozt der Möglichkeit verschiedenartiger Lokalisation kann die Entstehung des Mongolenfleckes doch mit seiner polaren Lokalisation im Gebiete der multipotenten Rumpfschwanzknospe in Zusammenhang gebracht werden, wenn sich auch ein deskriptiver oder experimenteller Beweis für eine solche Annahme zur Zeit nicht erbringen läßt. Übrigens hat schon EPSTEIN betont, daß die Prädilektionsstelle des Mongolenfleckes der Sitz vieler Fehlbildungen ist und hat diesen Umstand mit ihrer Genese in Verbindung gebracht.

Jedenfalls scheint diese Hypothese der Entstehung des Mongolenfleckes bei weitem wahrscheinlicher als eine Annahme, die, so wenig beweisbar sie auch ist, doch noch vielfach zur Erklärung der Genese des Mongolenfleckes herangezogen wird. Diese Erklärung soll hier als Beispiel eines immer wieder und immer mit Unrecht zitierten, teratogenen Faktors erwähnt werden.

Adachi (1913) faßte den Mongolenfleck als einen „Atavismus" von Hyperpigmentierungen der Affenhaut auf. Diese Ansicht wird noch in neuerer Zeit von vielen Autoren geteilt und zu stützen versucht (man vgl. z. B. die ausführliche Arbeit von El Bahrawy). Um die richtige Stellung zu einer solchen Auffassung zu gewinnen, ist es notwendig, sich im allgemeinen, wenn auch nur kurz, über

die Rolle phylogenetischer Einflüsse

und über den sog. *Atavismus* bei der Entstehung von Fehlbildungen zu orientieren.

Phylogenetische Verhältnisse werden oftmals zur Erklärung angeborener Anomalien herangezogen. Man spricht dann von solchen Anomalien als Rückschlägen der Entwicklung oder Atavismen. Die Voraussetzung für einen derartigen Atavismus wäre nun ein so großes „Zellgedächtnis", eine so große Persistenz bestimmter Vererbungsfaktoren, wie sie bisher noch nicht nachgewiesen werden konnte. Man kann sich auch schwer vorstellen, daß in irgendwelchen Zellgruppen zu einem beliebigen Zeitpunkte plötzlich Potenzen zum Vorschein kommen könnten, die während einer überaus langen Zeit anscheinend vollständig fehlten und daß dies gerade zu diesem Zeitpunkte und an diesem Orte geschehen sollte. Die Erklärung wäre ja außerordentlich einfach, jedoch ist sie völlig unbewiesen und vielleicht auch niemals beweisbar. Gerade in ihrer Einfachheit liegt zudem noch ein weiterer Fehler der phylogenetischen Betrachtungsweise: Wenn man sich bereits von dieser Theorie befriedigt fühlt, so kann das Interesse für Einzelheiten des Entwicklungsvorganges erlöschen, womit die weitere Forschung unterbunden wird und damit auch die Möglichkeit, neue Kenntnisse zu gewinnen. Dies hat sich am klarsten daran gezeigt, daß gerade jene Forschungsrichtungen bemerkenswerte Resultate zu erzielen vermochten, die nicht von phylogenetischen Überlegungen ausgingen. Auf diese Weise ist z. B. die Entwicklungsmechanik in die Lage gekommen, das Auftreten überschüssiger Mammarorgane auch außerhalb der Milchlinie zu erklären, was bei einem phylogenetischen Deutungsversuche nicht gelingt.

Ein realer, genetischer Zusammenhang zwischen der Pigmentierung der Affenhaut und der Entwicklung von Mongolenpigmentzellen ist wohl kaum vorstellbar. Die gleichartige Anordnung des Pigmentes und das ähnliche, chemische Verhalten (cutane Melanoblasten, Dopa) in beiden Fällen können eine solche Vorstellungsweise noch nicht rechtfertigen. — Ein besonders instruktives Beispiel der Widersinnigkeit einer Annahme phylogenetischer Faktoren ist auch die Cutis verticis gyrata (man vgl. S. 94).

In allen jenen Fällen, in denen phylogenetische Verhältnisse zur Erklärung ontogenetischer Prozesse und Zustände herangezogen wurden, wäre es gegebenenfalls vorsichtiger, nur davon zu sprechen, daß eine Deutung der betreffenden Erscheinungen nicht möglich ist. Keinesfalls dürfen „analoge" Erscheinungen bei Tieren als „Ursachen" aufgefaßt werden. Die Unhaltbarkeit derartiger phylogenetischer Hypothesen wird sich im speziellen Teile öfters zeigen lassen.

Der Mongolenfleck sollte jedenfalls als eine durch polare Einflüsse im Gebiete der multipotenten Rumpfschwanzknospe entstandene Anomalie und nicht als Atavismus aufgefaßt werden.

Wenn zwar die Genese vieler angeborener Anomalien auf Grund einer lokalisatorischen Theorie verständlicher wird, so ist doch andererseits damit noch

nicht gesagt, daß jede solche Theorie allgemeinere Geltung beanspruchen darf.
So z. B. läßt sich die bekannte

### Drucktheorie Unnas

zur Erklärung nur weniger Anomalien verwerten. Diese Theorie basiert auf
der Annahme, daß manche Anomalien durch den *Druck des mütterlichen Beckens
auf zueinander korrespondierende Anteile des fetalen Körpers* zustande kommen.
Als diametral gelegene Punkte, die einer Druckwirkung des mütterlichen Beckens
besonders ausgesetzt sind, führt Unna speziell das Gesicht und das Hinterhaupt
an und bringt damit jene Angiome in Verbindung, die sich in diesen Lokalisationen in größerer Häufigkeit vorfinden. Sie sollen durch eine, bei Wegfall
des Druckes nach der Geburt entstehende Gefäßlähmung zustande kommen,
die von einer Dilatation und dadurch hervorgerufenen Hyperämie begleitet ist,
auf welche dann eine reaktive Gefäßwandverdickung folgt.

Gerade an zueinander korrespondierenden, fetalen Körperpartien finden sich
aber außer den genannten Gefäßnaevi selten Anomalien, die eine Erklärung durch
Druckwirkung zulassen. Dadurch wird die Geltung der Unnaschen Theorie sehr
eingeschränkt. Abgesehen davon führte bereits Meirowsky (1919) gegen die
Drucktheorie an, daß die Angiome meist scharf begrenzt seien, der Druck aber
diffus einwirke und daß Gefäßmäler auch an anderen Organen als an der
Haut vorhanden wären [Mundhöhle, Hirnhäute usw. Hanes (1908), Kalischer,
Cushing (1906) u. a.]. Siemens (1924) betonte, daß die relative Seltenheit,
der entsprechenden intrauterinen Lage des Fetus in keine Übereinstimmung mit
der Zahl der Gefäßnaevi zu bringen sei. Gegen die Unnasche Theorie läßt
sich ferner noch ein Argument anführen; das mütterliche Becken kann auf den
fetalen Schädel erst in einer späten Periode der Schwangerschaft, vielleicht
im 8., mit Sicherheit erst im 9. Graviditätsmonate einen stärkeren Druck ausüben. Vor dieser Zeit ist nicht nur der fetale Schädel zu klein, als daß er durch
die Beckenknochen mechanisch geschädigt werden könnte, sondern es ist auch der
Embryo in Hinsicht auf eine schwerere Schädigung durch einen konstanten
Druck zu beweglich. In der angegebenen, späten Zeit aber ist die Entwicklung
so mächtiger Gefäßmäler, wie sie häufig vorliegen, allein auf Grund eines Druck-
reizes, unwahrscheinlich. Hier müssen noch andere Faktoren mitwirken, durch
welche diese Angiome bereits in einem früheren Zeitpunkte verursacht werden.
Genaue Daten über den Beckenstatus und die Maße des kindlichen Schädels in
allen Fällen von größeren Angiomen des Kopfes und des Gesichtes würden diese
Frage bald klären. Im übrigen sei bezüglich der Angiome auf den Artikel von
Wertheim in diesem Handbuche verwiesen.

Allen bisher besprochenen, lokalisatorischen Theorien ist gemeinsam, daß sie
histologisch, entwicklungsmechanisch oder topographisch gekennzeichnete Orte
des embryonalen Körpers in den Vordergrund der Betrachtungsweise rücken.
Es bestehen nun aber auch solche lokalisatorische Theorien, die auf der Annahme
regelmäßig in der gesamten Haut angeordneter, die Differenzierung beein-
flussender Faktoren basieren. Diese Auffassungsweisen leiten zur Betonung
von Momenten über, die nicht mehr rein lokalisatorischer Natur sind. In erster
Linie ist hier die

### Theorie der Grenzlinien (Voigt-Philippson)

zu besprechen. Voigt hat im Jahre 1856 Grenzlinien von Nervenausbreitungs-
bezirken an der Haut beschrieben, die bei Störungen in der Entwicklung der
Innervation nach Philippson (1890) loci minoris resistentiae darstellen und Prädilektionsstellen für die Entwicklung von Hautanomalien, speziell Naevi, bilden
sollen. Diese älteste lokalisatorische Theorie ist heute, trotzdem sie manche

Fälle strichförmiger Naevi scheinbar zu erklären vermag, im allgemeinen durch neuere Ergebnisse der Embryologie widerlegt und sollte nur mehr des historischen Interesses halber zitiert und nicht, wie es relativ häufig noch geschieht, überhaupt diskutiert werden. Es wird hier, da die Theorie hauptsächlich zur Erklärung der Naevusentwicklung herangezogen wurde, auf sie nur kurz eingegangen werden.

Die Schwierigkeiten, die sich einer Rückführung von Krankheiten der reifen Haut auf nervöse Einflüsse entgegenstellen, sind zur Genüge bekannt. Dabei aber sind die gegenseitigen Beziehungen zwischen Haut und Nervensystem beim Erwachsenen weit besser erforscht als beim Fetus. In Berücksichtigung dieses Umstandes wird man sich von vornherein gezwungen sehen, einzugestehen, daß eine Theorie der Entwicklung von Hautfehlbildungen, die sich auf die Annahme gestörter Innervationsverhältnisse stützt, einen außerordentlich zweifelhaften Charakter besitzen muß.

Die wenigen Resultate, die uns die Entwicklungsgeschichte in neuerer Zeit über den Einfluß der Nerven auf die fetale Entwicklung geliefert hat, lassen auch tatsächlich die Verhältnisse, mit denen die Voigtsche Theorie arbeitet, bedeutend komplizierter und meist ganz anders erscheinen, als ursprünglich angenommen wurde. Wenn Bettmann noch 1912 in seinem Werke über die „Mißbildungen der Haut" die Ergebnisse von Arbeiten Sherringtons und anderer (Patterson, Bolk usw.) als mit der Theorie der Grenzlinien teilweise für vereinbar hält, so ist diese Stellungnahme heute, nach den Resultaten der neueren entwicklungsmechanischen Arbeiten, nicht mehr möglich. Forschungen von Harrison (1925 u. a. O.) und anderen amerikanischen Autoren (Swett, 1923 u. a. O., Detwiler, 1929 u. a. O. u. a., siehe Balinsky, 1931), ferner auch deutscher Forscher (vgl. Gräper, 1927), haben die Einflüsse des Nervensystems auf die Wachstumsrichtung und -art der Haut in einer Weise dargestellt, die sich mit der Theorie der Grenzlinien nicht in Einklang bringen läßt. Zudem wurde auch durch die Ergebnisse über die Entwicklungsmechanik des peripheren Nervensystems gezeigt, daß das Wachstum dieser Nerven sicherlich nicht in der Art vor sich geht, wie es sich Voigt, Philippson und die Vertreter ihrer Theorie vorgestellt haben. Da es sich um allzu spezielle, entwicklungsmechanische Dinge handelt, kann an diesem Orte auf die Einzelheiten der genannten Arbeiten nicht näher eingegangen werden; es sei nur bemerkt, daß auch die Übereinstimmung, die Voigt zwischen der Lage der Grenzlinien und den „Rändern" der ursprünglichen, „plattenförmigen" Anlage des Embryo feststellte, seit der genaueren Erforschung einer größeren Zahl von jüngsten Entwicklungsstadien menschlicher Embryonen nicht mehr anerkannt werden kann.

Die Annahme, daß die peripheren Nervenanlagen die Entwicklung der einzelnen Hautanteile beeinflussen sollen, hat verschiedene Autoren zu dem Gedanken geführt, auch Wachstumsvorgänge anderer embryonaler Hautanteile miteinander zu koordinieren und aus einer hypothetischen Störung solcher Verknüpfungen Anomalien abzuleiten. Daß es während der Entwicklung der embryonalen Hautanlage tatsächlich Vorgänge gibt, die einen in mancher Hinsicht „parallelen" Verlauf erkennen lassen und zu „analogen" Ergebnissen führen, scheint durch die bis zu einem bestimmten Grade gleichartige *Wachstumsrichtung* einzelner Hautanteile (in manchen Perioden der Fetalzeit) bewiesen. In dieser Beziehung ist es bekannt, daß z. B. die Papillen, die Haar-, Gefäß- und Nervenanlagen der embryonalen Haut und besonders die Bindegewebsfasern zu bestimmten Zeiten gesetzmäßige Wachstumsrichtungen aufweisen. Aus dieser Tatsache hat auch Simon (1872) den Verlauf der strichförmigen Naevi abzuleiten versucht, indem er die verschiedenen, naevusbildenden Hautgewebe in ihrem Wachstum von der Richtung der Bindegewebsfasern abhängig erklärte und diese wieder auf lokale Spannungsverhältnisse zurückführte. Doch läßt sich in Hinsicht auf das Verhalten der Bindegewebsfasern bzw. der LANGER-schen Spaltrichtungen aus Ergebnissen BURKARDs (1903) der Nachweis führen, daß normalerweise, also ohne daß es deshalb zu Anomalien käme, die Wachstumsrichtungen einzelner Hautanteile wechseln, anderer dagegen zur selben Zeit gleich bleiben. Die Spaltrichtungen z. B. wechseln während des Fetal-lebens zweimal und auch noch nach der Geburt, dagegen ändern sich die Wachstumsrichtungen der Gefäße, der Nerven usw. nicht. Es dürfte deshalb auch die Rolle einer Störung in der „Harmonie der Wachstumsrichtungen" der Hautanteile im Gegensatze zu der Ansicht mancher älterer Forscher (z. B. KAPOSI, 1899) bei der Entstehung von Fehlbildungen (Naevi) nicht zu hoch einzuschätzen sein.

Es soll hier noch einer ähnlichen, allgemeine Geltung beanspruchenden Theo-rie gedacht werden, die für die Differenzierungsweise der Haut von Bedeutung sein könnte. Insbesondere amerikanische Autoren haben die Behauptung aufgestellt, daß die embryonale Differenzierung in cranio-caudaler Richtung vor sich gehe, derart, daß zwischen weiter cranial und weiter caudal gelegenen Partien des Embryonalkörpers ein Unterschied in der Differenzierungshöhe bestände, also ein „Differenzierungsgefälle" (v. UBISCH, 1923) „axial gradient" (CHILD, 1929 u. a. O.). Diese Art des Differenzierungsgeschehens könnte man sich mit der eigenartigen, embryonalen Gefäßversorgung erklären; doch konnte gezeigt werden (STEINER, 1929), daß zumindest für die menschliche, embryo-nale Haut ein cranio-caudales Differenzierungsgefälle nicht in Betracht kommt.

Die Gewebsernährung bzw. Gefäßversorgung spielt auch bei MAYERHOFERs Theorie der „fraktionierten Absättigung" (1929) die Hauptrolle, die von manchen Seiten auf embryonale Verhältnisse übertragen wurde. Nach dieser Theorie werden die peripheren Teile schlechter ernährt als die zentralen und bleiben daher in allen Funktionen, auch in ihrer Wachstums- und Entwicklungsfunktion, zurück. Daraus aber läßt sich die Lokalisation gewisser Anomalien ableiten. Man darf jedoch nicht vergessen, daß die Gefäßversorgung im Embryonalleben anders eingerichtet ist als postfetal und daß aus den Verhältnissen der letzteren die in Betracht kommenden Schlüsse gezogen und auf den Embryonalkörper übertragen wurden.

Beachtenswerter als die zuletzt genannten Theorien sind gewisse Ergebnisse, die von HAECKER in jüngerer Zeit (1918, 1922) auf Grund vergleichend-ent-wicklungsgeschichtlicher Studien zusammenfassend dargestellt wurden. Auch die Untersuchungen HAECKERs betreffen hauptsächlich die Frage der Wachs-tumsrichtungen der embryonalen Haut.

### Die HAECKERsche Wachstumstheorie der Haut

nimmt, in einfachen Zügen wiedergegeben, ein rhythmisches Wachstum flächen-hafter Organe, also im speziellen auch der Haut, verbunden mit rhythmischer Differenzierung an. Dieses Wachstum geht in polyzentrischer Weise und, in zeitlicher Beziehung, vergleichsweise wellenförmig vor sich. Es kann nun zwei verschiedene Typen einer solchen Wachstumsart geben; einen davon, den sog. Schachbrettypus, weist die Haut der Wirbeltiere auf. Bei diesem Typus be-sitzen bestimmte, schachbrettartig angeordnete Teilfelder eine teilungsrythmische Differenzierung in einen Wachstumskern und einen Wachstumsrand. Durch lokale Krümmungsverhältnisse können Regelmäßigkeiten, die sich aus dieser Wachstumsart ergeben, modifiziert werden.

Diese Theorie, die von HAECKER aus den Verhältnissen der tierischen Pigment-zeichnung und des Haarstriches abgeleitet wurde, läßt sich zum großen Teile mit

neueren Ergebnissen von Krieg (1922) über die Pigmentierung der Säuger
(vor allem der Pferde, der Zebra usw.) in Einklang bringen und würde sich auch,
was den wellenförmigen Ablauf des Differenzierungsgeschehens betrifft, sehr
gut in die Resultate einfügen lassen, die in den letzten Jahren bei den Fragen
der Mitosenverteilung (Kornfeld, 1925) und Mitosenanregung („mitogenetische
Strahlung", Gurwitsch, 1926) gewonnen wurden. Aus diesen Gründen wird
wohl die Schachbrett-Theorie des Hautwachstums bei konsequenter Anwendung
die Lokalisation vieler Fehlbildungen zu erklären imstande sein. Vorläufig
dürfte sie allerdings nur bei verschiedenen systemisierten Naevusformen mit
Erfolg zur Deutung herangezogen werden können. Mit der Theorie der embryonalen Hauttypen steht sie nicht in Widerspruch, vielmehr ergänzen sich die
beiden Auffassungen. —

Auf Grund der in den letzten Seiten gegebenen Darstellung der wichtigsten
Lokalisationstheorien kann die am Beginne dieser Besprechung aufgestellte
Behauptung bestätigt werden, daß *das Differenzierungsvermögen der Haut
in gewissem Sinne von Einwirkungen örtlicher Faktoren beeinflußt wird, ja sogar
von ihnen abhängig ist*. Die verschiedenartigen Faktoren, welche die Lokalisation
einer Hautfehlbildung bestimmen, sind zwar in den meisten Fällen endogener
Natur (Hauttypus, Wachstumsart der Haut usw.) und wohl nur selten in exogenen Einwirkungen zu suchen (z. B. Druck des mütterlichen Beckens), doch
ist der Ort, an dem sich eine Hautanomalie etabliert, so wie es der Annahme
einer abhängigen Differenzierung entspricht, stets und jedenfalls von bestimmten
Faktoren determiniert. Hierbei war von einer Anzahl von Hypothesen, welche
diese Regel gleichfalls bestätigen, gar nicht die Rede (neurogene und meta-
merale Theorien von Blaschko, 1901 u. a. O., Lymphgefäßhypothese Hellers
1910, Theorie der Haarströme von Jadassohn, 1895, u. a.), da auch sie,
so wie viele der besprochenen Theorien, speziell zur Erklärung von Naevus-
lokalisationen geschaffen wurden, dieses Thema aber den Artikeln von Kaiserling und von Scholtz in diesem Handbuche vorbehalten bleibt.

Nachdem bisher die abhängige Differenzierungsweise der Haut am Beispiele
der Lokalisation von Hautanomalien besprochen wurde, sollen nunmehr die
Beziehungen der hautbildenden Keimblätter zueinander, besonders mit Rücksicht auf die gegenseitige Beeinflussung ihrer Differenzierung, erörtert werden.

### b) Die Differenzierungsweise der ektodermalen und der mesodermalen Hautanteile in ihrem Verhältnisse zueinander.

Die Bedeutung der Keimblättertheorie für die Erklärung der
Genese von Hautanomalien.

Bei der Besprechung der Wachstumstheorien wurden bereits bestimmte,
hypothetische Wechselbeziehungen zwischen verschiedenen Hautanteilen (Papillen, Gefäße, Nerven, Bindegewebsfasern usw.) erwähnt. An dieser Stelle sind
nicht etwa ähnliche Entwicklungskorrelationen zu besprechen, vielmehr bestimmte Beziehungen zwischen einzelnen Hautgeweben, denen tatsächliche
Beobachtungen zugrunde liegen, und die deshalb imstande sein können, zur
Kenntnis der Genese angeborener Hautanomalien wesentlich beizutragen.

Wenn man am menschlichen Neugeborenen Anomalien der Haut sieht,
die ein bestimmtes Hautgewebe in elektiver Weise betreffen, wie z. B. die
Keratosen der Handteller und Fußsohlen, so wird man geneigt sein, eine
*gegenseitige Differenzierungsselbständigkeit der beiden Hautkeimblätter voneinander*
anzunehmen.

Als Beispiele, die im Sinne dieser Annahme sprechen, lassen sich eine Reihe von angeborenen Hautanomalien anführen, und zwar sowohl solche, die in elektiver Weise das Ektoderm in einzelnen oder mehreren seiner Derivate, wie auch solche, die nur Abkömmlinge des Mesoderms betreffen. Von diesen Anomalien, die alle später noch ausführlicher besprochen werden, seien hier die wichtigsten genannt.

Die Epidermis, ihre Drüsen und die Haare werden von der sog. „hypotrichotischen Anhidrose" betroffen. Die Haar- und Nageldystrophien beschränken sich, so wie die eben genannte Anomalie, auf Produkte des Ektoderms. Eine Störung in der Entwicklung des gleichen Keimblattes muß auch für die „kongenitale Dyskeratose" (SCHÄFER) angenommen werden, die auf die Nägel, die Haare, die Hornschichte der Epidermis und das Epithel der Mundschleimhaut lokalisiert ist. Dagegen stellt z. B. die Cutis laxa eine Differenzierungsstörung des Bindegewebes dar, ebenso die Dermatochalasis, die als Anomalie der Elastica aufzufassen ist und die Elephantiasis congenita, bei der die abnormen Veränderungen das Gefäßsystem, speziell die Lymphgefäße der Haut, bevorzugen. Wie weit die Elektivität reicht, die bei den genannten Anomalien in bezug auf das Keimblatt besteht, lehrt das Beispiel der hypotrichotischen Anhidrose. Bei diesem Zustandsbilde sind neben den oben genannten Erscheinungen häufig Anomalien der ektodermalen Zahnanteile vorhanden (also des Zahnschmelzes), ferner Fehlbildungen der äußeren Form der Nase und der Ohrmuscheln, schließlich Intelligenzstörungen, die als Korrelate abnormer Hirnentwicklungsvorgänge gedeutet werden können und somit gleichfalls das Ektoderm betreffen. Es ist also nicht nur die Epidermis mit ihren Anhängen an der hypotrichotischen Anhidrose beteiligt, sondern es erweisen sich auch der Haut nicht angehörende Derivate des Ektoderms als fehlerhaft entwickelt. Dagegen sind Fehlbildungen anderer Keimblätter als des Ektoderms bei dieser Anomalie, zumindest als Störungen der Differenzierung, niemals nachgewiesen worden. — Auch die Cutis laxa zeigt die elektive Betroffenheit des in Frage kommenden Keimblattes (Mesoderm) in eindeutiger Weise. Neben den Veränderungen des Hautbindegewebes wurden bei dieser Anomalie häufig Fehlbildungen der Gefäße, der Muskeln und der Gelenke beschrieben, niemals aber Anomalien irgendwelcher nichtmesodermaler Gebilde (man vergleiche die Ausführungen über diesen Gegenstand, S. 82).

Gerade das eine der beiden genannten Beispiele, nämlich die hypotrichotische Anhidrose, scheint aber andererseits zu beweisen, daß auch Anomalien an solchen Gebilden bestehen können, die nicht dem betroffenen Keimblatte entstammen. Sind hier doch beispielsweise die Zähne in ihrer Gesamtheit, also auch was ihren knochenbildenden, mesodermalen Anteil betrifft, in ihrer Entwicklung gestört oder vollkommen gehemmt. Dieser Umstand müßte also als ein Beispiel dafür gelten, daß die Entwicklung der Keimblätter doch nicht in so völlig voneinander unabhängiger Weise vor sich geht, als es den Anschein hat. Die Beteiligung der mesodermalen Zahnanteile an einer sonst rein ektodermalen Fehlbildung wie der hypotrichotischen Anhidrose, kann ja nur durch die Annahme erklärt werden, daß während der Entwicklung, zum wenigsten bei der Zahnanlage, gewisse Beziehungen zwischen diesen beiden Keimblättern bestehen.

Diese Beziehungen werden nun, was sich mit tierexperimentelle Studien hat beweisen lassen, durch einen

*formativen Einfluß des Ektoderms auf das Mesoderm*

dargestellt. FISCHEL konnte in dieser Hinsicht bereits 1917 zeigen, daß die Linse von Amphibienlarven, an eine beliebige Stelle unter die Haut dieser Keime verpflanzt, das Epithel über sich zu einem Cornealepithel umzuwandeln vermag. Damit ist der Nachweis erbracht, daß dem ektodermalen Epithel ein formativer Einfluß zukommt. Bedenkt man nun noch die Versuchsergebnisse, die beispielsweise Sternberg (1925) bei der Transplantation embryonaler Ohrbläschen, also ebenfalls ektodermaler Gebilde, in eine fremde, mesodermale Umgebung erzielen konnte, so läßt sich damit der Beweis für den formativen Einfluß des Ektoderms auf das Mesoderm führen. In diesen Experimenten bildeten sich nämlich im präsumptiven Hautbindegewebe Knorpelanlagen, gleich den Knorpeln der Labyrinthkapsel. Ein anderes, experimentelles Beispiel für den Einfluß des Ektoderms auf das Mesoderm konnte Steiner (1928) erbringen, indem er die Wachstumshemmung der Gliedmaßenanlage von Amphibienkeimen bei Entfernung bestimmter ektodermaler Gebiete der Extremitätenknospe („Ektodermkappe") demonstrierte (siehe hierzu auch Versuche Balinskys, 1931).

Aus allen diesen Versuchsergebnissen läßt sich der Schluß ziehen, daß die Aplasie der Zähne bei der hypotrichotischen Anidrose auf den Mangel des formativen Einflusses zurückzuführen ist, den das ektodermal-epitheliale Schmelzorgan normalerweise auf das präsumptive Zahnbindegewebe ausübt (vgl. hierzu die Ausführungen Fischels in seinem Lehrbuche, S. 300/301). Es besteht hier eine *funktionelle Beziehung* zwischen den beiden Keimblättern, die sich im gegebenen Falle naturgemäß nicht nur an Organen, die nicht der Haut angehören, sondern in ähnlicher Weise auch in der Hautanlage selbst vorfinden kann. Derartige funktionelle Beziehungen, speziell der formative Einfluß des Ektoderms auf das Mesoderm, dürfen daher zur Erklärung mancher sonst unverständlicher Verhältnisse bei der Fehlbildung eines bestimmten Keimblattes herangezogen werden.

Man kann sich nun mit Rücksicht auf diese Sachlage die Frage vorlegen, ob nicht auch

*morphologische Beziehungen zwischen den beiden hautbildenden Keimblättern*

bestehen. Die Entwicklungsgeschichte lehrt in dieser Hinsicht, daß zu bestimmten Zeiten des Fetallebens tatsächlich derartige Beziehungen zu beobachten sind. In den Ausführungen auf S. 11 dieses Artikels ist von der „Parallelität" die Rede, welche die Ausbildung des Ektoderms und des Mesoderms der Haut in gewissen Gegenden und während einer bestimmten Zeitspanne aufweist, insofern, als ein- und derselbe Epitheltypus überall ein- und denselben Bindegewebstypus bedeckt. Selbstverständlich kann dieser Umstand allein durch funktionelle Bedingungen, etwa durch formative Einflüsse, erklärt werden; doch sprechen manche Beobachtungen dafür, daß die Annahme einer funktionellen Abhängigkeit des Mesoderms vom Ektoderm zur Erklärung nicht immer ausreicht. Auf die diesbezüglichen Einzelheiten kann hier nicht näher eingegangen werden. Sie finden sich bei Steiner (1930). Jedenfalls sind morphologische Verhältnisse bekannt, die ein Zusammenspiel bzw. eine Abhängigkeit der beiden Hautkeimblätter voneinander aufzeigen.

In diesem Fall aber, wenn sich im Embryonalleben normalerweise solche Beziehungen nachweisen lassen, ist es naheliegend, auch nach abnormen morphologischen Erscheinungen zu suchen, die eine Differenzierungsabhängigkeit der beiden Hautkeimblätter voneinander erkennen lassen. Hierbei ergibt sich nun, daß es derartige Anomalien anscheinend nicht gibt, zumindest nicht in ebenso beweisender Art wie bei den als Beispielen angeführten Anomalien *eines* Keimblattes. Die angeborenen Haut„defekte" z. B., die sich am Scheitel von Neugeborenen relativ häufig vorfinden und alle Schichten der Haut umfassen, dürfen, wie ihre Pathogenese lehrt (siehe S. 57 ff.), nicht allein auf Ursachen bezogen werden, die in der Haut selbst liegen, weshalb sie bei dem in Frage stehenden Problem nicht angeführt werden können. Das gleiche ist auch bezüglich der sog. „kongenitalen Hautaplasien" zu bemerken (vgl. S. 63). Die „naevogene", idiopathische Hautatrophie (BUCHWALD-HELLER, siehe S. 64) lokalisiert sich zwar sowohl auf das Epithel wie auch auf das Bindegewebe der Haut und könnte somit hier erwähnt werden, doch ist ihr Charakter als Differenzierungsstörung nicht sichergestellt und eher sogar unwahrscheinlich (vgl. S. 65). Die RECKLINGHAUSENsche Neurofibromatose gestattet, soweit sie die Haut betrifft, ebenfalls nur eine unsichere Beurteilung der Keimblätterverhältnisse, denn es ist weder die ektodermale Abkunft der Nervenbindegewebszellen einwandfrei sichergestellt, noch auch besteht zur Zeit schon völlige Einigkeit über den Mutterboden der Hautpigmentzellen. Nur wenn man sich z. B. der Skeletanomalien bei der RECKLINGHAUSENschen Krankheit erinnert (vgl. z. B. aus der letzten Zeit den von GORLITZER, 1930, ausführlich beschriebenen Fall), erscheint das gleichzeitige Nebeneinanderbestehen von Fehlbildungen des Ektoderms und des Mesoderns bei Hautanomalien erwiesen, doch nicht in der Haut selbst. Zudem ist die Frage aufzuwerfen, ob die genannten Fehlbildungsgruppen der RECKLINGHAUSENschen Neurofibromatose „syngenetische" oder „akzidentelle" Fehlbildungen sind (siehe S. 28, 31), in welch letzterem Falle die Neurofibromatose als Beispiel einer gesetzmäßigen, ekto-mesodermalen Fehlbildungskombination nicht in Betracht käme. Diese Frage soll jedoch hier nicht besprochen werden, da die Kombinationen von Fehlbildungen der Haut mit solchen anderer Organe erst später zur Erörterung gelangen.

Ein abschließendes Urteil in bezug auf die Existenz kombiniert ekto-mesodermaler Anomalien der Haut ist nach alldem nicht möglich. Doch scheint es zur Zeit eher, als ob es solche Fehlbildungen nicht gäbe. Es muß nun in diesem Punkte noch ein Umstand berücksichtigt werden, der, bei einer allerdings ganz andersartigen Betrachtung der Sachlage, die Problemstellung verschiebt und die Keimblätterfrage in absolut verschiedener Weise lösen würde.

Schon früher, besonders aber in neuerer Zeit, wurden öfters Stimmen laut, welche die gegenseitige Unabhängigkeit und

*die morphologische Selbständigkeit der Keimblätter*

überhaupt leugneten. Es kann an dieser Stelle auf die allgemein-theoretischen Grundlagen dieses Problems nicht näher eingegangen werden. Lediglich soweit bestimmte Verhältnisse der Hautentwicklung und der Hautfehlbildungen dadurch berührt werden, sollen sie hier zur Sprache gelangen.

VEIT und ESCH haben 1922 eine Auswanderung von Ektodermzellen eines menschlichen Embryo von 8 Urwirbelpaaren in das präsumptive Hautmesoderm und die Umwandlung dieser Zellen in embryonale Bindegewebszellen („Desmoplasie") beschrieben. Andere Untersucher haben hier und da ähnliche Vorgänge in der Haut zu sehen vermeint oder sind der Ansicht gewesen, daß die Annahme einer Vermischung von ekto- und mesodermalen Zellen zur Erklärung mancher Einzelheiten des feineren Aufbaues embryonaler oder reifer Haut besonders geeignet sei (VEIT, 1911, VOIT, 1907 u. a.). FRIEBOES z. B. hat in einer Reihe von Arbeiten (1919—1923) u. a. den Standpunkt eingenommen, daß sich im Epithel der Haut faserbildende Zellen, die sog. „Epithelfasermutterzellen" vorfinden, und zwar als Reste einer großen Gruppe von ehemals epithelialen Zellen, welche im Verlaufe der Embryonalentwicklung aus dem Epithel „herausrutschen" und in das bindegewebige Faser„syncytium" „hinabgleitend" die Bindegewebszellen bilden. KROMAYER hat bekanntlich schon 1899 von einer „Parenchymhaut" gesprochen, mit welcher Bezeichnung er eine entwicklungsgeschichtliche Identität von Epidermis und Cutis meinte. Von dem gleichen Autor stammt auch der Ausdruck Desmoplasie, da er in der Haut des Erwachsenen die

Wanderung von Epithelzellen in das Bindegewebe und ihre ortsgemäße Umwandlung zu beobachten glaubte. Auch Retterer (1904, 1906 u. a. O.) u. a. veröffentlichten in zahlreichen Arbeiten ähnliche Beobachtungen. Retterer betrachtet die ganze Haut als Produkt des Stratum spinosum. Alle diese Beschreibungen und Ansichten entbehren nun bisher jeder einwandfreien Bestätigung und sind mit Recht von vielen Seiten angezweifelt worden (vgl. die Arbeiten von Steiner und Steiner und Hitschmann über die Entwicklung der Basalmembran des Hautepithels, 1928, 1927). Auch das tatsächliche Bestehen ähnlicher Verhältnisse bei Fisch- und Vogelembryonen kann die Lehre von den Keimblättern als morphologische Einheiten nicht zu Fall bringen; abgesehen hiervon lassen sich auch an den genannten Tierembryonen gewonnene, morphologische Ergebnisse nicht ohne weiteres auf die Verhältnisse beim Menschen übertragen, um so mehr, als auch bei diesen Tieren die beschriebenen Bilder verschieden gedeutet wurden. Es muß deshalb zur Zeit an der Theorie von der morphologischen Selbständigkeit der Keimblätter zumindest in bezug auf die Hautanlage festgehalten werden; doch ist zu betonen, daß vielleicht künftige, deskriptive und speziell experimentelle Studien in dieser Hinsicht die herrschenden Ansichten wenigstens teilweise modifizieren könnten, so wie auch tatsächlich die allgemeine Gültigkeit der Theorie der Spezifität der Keimblätter an manchen Stellen bereits heute durchbrochen erscheint (siehe hierzu Patzelt, 1925).

Besonders ein Zweig der experimentellen Biologie scheint berufen, in diesen Dingen Erkenntnisse zu vermitteln. Es ist dies

die künstliche Gewebszüchtung.

Wenn auch zur Zeit durch diese Forschungsmethode für die Dermatologie noch keine besonderen Ergebnisse erzielt wurden — was zum Teil mit der verhältnismäßig geringen Resistenz von Hautkulturen zusammenhängen mag (vgl. die Arbeiten von Roffo und Degiorgi, Gins, 1927), so ist doch anzunehmen, daß sich solche Ergebnisse noch einstellen können. Daß die Gewebszüchtung zur Erweiterung der Kenntnisse von den Lebensprozessen der Haut beitragen kann, lehren die Arbeiten, die von verschiedenen Seiten mit Benutzung von in vitro-Kulturen zu den Problemen der Pigmentbildung und der Verhornung geliefert wurden (vgl. Rothman, 1929). Eine Entscheidung in der Frage der Umwandlung epithelialer in bindegewebige Zellen der Haut ist aber bisher auch durch die Gewebszüchtung nicht herbeigeführt worden. Kreibich und Losee und Ebeling (1924) sowie Ishikawa und Asaki (1927) beobachteten nur Neubildung von Epithelzellen oder von Fibroblasten, ferner Epithelwanderung in Kulturen fetaler und reifer Haut. In Kulturen, die von Börnstein in jüngster Zeit (1930) angelegt wurden, ließen sich dagegen aus einem Material von spitzen Condylomen neben Epithelzellen auch Fibroblasten züchten, ebenso aus der Haut eines menschlichen Embryo von 3 Monaten; ob hierbei Umwandlungsvorgänge an Epithelzellen eine Rolle spielten, ist allerdings nicht sicher, eher sogar unwahrscheinlich. Kulturen derselben Untersucherin aus normaler, reifer Haut und aus Warzen verhielten sich gleich wie die erwähnten Züchtungen von Kreibich usw. Es kann somit auch auf Grund von Explantationsergebnissen gegenwärtig noch keine Stellung zur Frage der Desmoplasie genommen werden.

Alle Tatsachen und Forschungsresultate, die im vorigen angeführt wurden, sprechen gegen das Bestehen normaler morphologischer Beziehungen zwischen den hautbildenden Keimblättern bzw. ihren Zellen und gestatten es auch nicht, evtl. hierfür in Betracht kommende Anomalien als koordinierte, morphologische Entwicklungsstörungen sowohl des Ekto- wie auch des Mesoderms der Haut aufzufassen. Da aber die beiden Hautkeimblätter in frühen Embryonalperioden zumindest in einer gewissen Abhängigkeit in funktioneller Beziehung zueinander stehen („formativer Einfluß des Epithels auf das Bindegewebe"), so gelangt man zu dem Schlusse, daß diese Einflüsse in späterer Embryonalzeit schwinden und die einzelnen Keimblattanteile eine erhöhte Selbständigkeit gewinnen müssen. Für diese Annahme spricht auch das morphologische Verhalten des Mesoderms im Bereiche des embryonalen Hauttypus 1 bei älteren menschlichen Embryonen. Während nämlich das Epithel dieses Typus während der ersten Hälfte der Fetalzeit seine charakteristischen Eigenschaften beibehält und sogar in immer ausgeprägterer Weise erkennen läßt (STEINER, 1930), gehen die typischen Kennzeichen des ihm zugeordneten Bindegewebes sehr bald verloren, so daß sich die verschiedenen Hauttypen in bezug auf das embryonale Bindegewebe zu einer Zeit, in der noch bedeutende Epithelunterschiede bestehen, immer mehr angleicht. Der formative Einfluß der embryonalen Epidermis auf das Bindegewebe scheint in relativ früher Embryonalzeit zu erlöschen.

Dieser Umstand aber kann zur Erklärung der Tatsache herangezogen werden, daß viele Anomalien der Haut auf die epithelialen Anteile allein beschränkt sind. Die teratogenetische Terminationsperiode dieser Anomalien ist ja oft, wie im speziellen Teile ausgeführt wird, verhältnismäßig spät anzusetzen, so daß in diesen Fällen die teratogene Schädigung in einen Zeitpunkt fallen dürfte, in dem der formative Einfluß des Epithels bereits aufgehört hat. Dies gilt allerdings nur für jene Anomalien, die außer der Haut nicht noch anderen Derivaten des betreffenden Keimblattes anhaften, da sonst die hierbei bestehende Schädigung eines Keimblattes in seiner Gänze auf eine sehr frühe teratogenetische Terminationsperiode hinweist (siehe S. 6).

Für alle Fehlbildungen, die verschiedene Derivate eines Keimblattes betreffen, muß demnach unbedingt die Unabhängigkeit der teratogenen Schädigung von Einflüssen des anderen Keimblattes angenommen werden. *Die angeborenen Anomalien der Haut entstehen also auf Grund von Schädigungen eines Keimblattes, wobei nur ausnahmsweise funktionelle Einflüsse auch Störungen in der Entwicklung des anderen Keimblattes hervorrufen, im allgemeinen aber keinerlei abnorme Beziehungen zwischen den beiden hautbildenden Keimblättern zur Geltung gelangen.* Eine Ausnahme hiervon bilden möglicherweise, was aber noch erörtert werden muß, Beziehungen zwischen den beiden Keimblättern, soweit sie sich nicht auf die Haut allein beschränken, d. h. soweit die Frage der Verursachung oder Bedingtheit einer Hautanomalie durch die gestörte Entwicklung eines anderen Organes in Betracht kommt, das nicht dem in der Haut betroffenen Keimblatte angehört. Diese Frage gehört jedoch bereits dem Problemenkreise der kausalen Genese der Hautanomalien an und kann daher nicht an dieser Stelle, sondern nur im Zusammenhange mit der folgenden Besprechung des eben genannten Themas behandelt werden.

Vorher sollen aber hier die Ergebnisse der Erörterung über die formale Genese der Hautanomalien nochmals übersichtlich zusammengefaßt werden. *Bestimmte Tatsachen der normalen Hautentwicklung sprechen für eine selbständige Differenzierungsweise des gesamten embryonalen Hautorgans. Da sich auch die Entstehungsart mancher Hautfehlbildungen, z. B. der supranummerären Bildungen der Mamma, in diesem Sinne deuten läßt, so ist in Hinsicht auf die Entstehung der Hautanomalien ebenfalls die Annahme der Selbstdifferenzierung gestattet. Auch in bezug auf die beiden hautbildenden Keimblätter besteht, wie zahlreiche Tatsachen beweisen, mit wenigen Ausnahmen, eine Unabhängigkeit ihrer Differenzierung voneinander, so daß für die Entstehung abnormer Bildungen eines Hautkeimblattes das andere Keimblatt, wenigstens in formalgenetischer Hinsicht, nicht verantwortlich zu machen ist. Abhängige Differenzierung findet sich in der Haut, soweit bis heute bekannt, bei der Entstehung von Anomalien nur in bezug auf die Lokalisation der betreffenden Fehlbildungen.*

## III. Die kausale Genese der Hautanomalien.

### a) Endogene Ursachen von Hautanomalien.

In den zuletzt erfolgten Ausführungen wurden Entwicklungsstörungen verschiedener Organe im Zusammenhange mit Ursachen angeborener Hautanomalien erwähnt. Derartige Entwicklungsstörungen müssen bei der Besprechung der *endogenen* Ursachen angeborener Hautanomalien näher berücksichtigt werden.

Eine endogene Ätiologie kommt ebenso wie für die geweblichen Fehlbildungen der Haut auch für die angeborenen Anomalien im engeren Sinne des Wortes in Betracht. Endogene Faktoren sind ja z. B. sowohl bei der Entstehung der Cutis gyrata wie auch bei jener von angeborenen Hautdefekten wirksam. Hierbei stellt die Cutis gyrata eine Gewebsfehlbildung dar, der angeborene Hautdefekt eine Anomalie. Man darf daher keinesfalls nur für eine bestimmte Gruppe aller angeborenen Anomalien endogene Ursachen annehmen; aus diesem Grunde ist auch eine ätiologische Trennung verschiedener Hautanomalien auf diese Weise unmöglich.

Doch lassen sich gewebliche Fehlbildungen von anderen Anomalien der Haut trotzdem in ätiologischer Hinsicht unterscheiden. *Die endogenen ätiologischen Faktoren aller Hautanomalien können nämlich in drei Gruppen eingeteilt werden: In Faktoren, die in der Hautanlage selbst gelegen sind, in solche, die sich von anderen Organen des Embryonalkörpers herleiten und in diejenigen, die von seiten der fetalen Eihüllen auf die Hautanlage einwirken.* Hierbei geschieht die Einreihung der letztgenannten Gruppe unter die endogenen und nicht unter die exogenen Faktoren auf Grund der entwicklungsgeschichtlichen Verhältnisse, welche bekanntlich lehren, daß die fetalen Eihüllen und ihre Anhänge (Chorion, Amnion, Dottersack usw.) ebenso der befruchteten Eizelle entstammen wie der Embryonalkörper selbst; daher sind auch von den Eihüllen ausgehende, abnorme Einflüsse als endogen zu werten.

In der Hautanlage selbst gelegene, teratogenetische Faktoren geben nun niemals zur Bildung einer Anomalie im engeren Sinne des Wortes Anlaß; diese Anomalien werden nur durch außerhalb der Haut gelegene Faktoren bedingt, also entweder durch Einflüsse von seiten anderer embryonaler Organe oder von seiten der Eihüllen. Daraus ergibt sich die Möglichkeit, durch die kausalgenetische Erforschung einer Hautanomalie die Unterscheidung zwischen geweblicher Fehlbildung und Anomalie zu treffen. Es darf z. B. niemals eine nach außen offene, cervicale Hautfistel als Fehlbildung der Hautgewebe angesehen werden, da die Ursache für diese Anomalie nicht in der Hautanlage, sondern in abnormen Entwicklungsvorgängen des Kiemendarms zu suchen ist. Doch sind auch in diesem Falle endogene Faktoren die Ursachen der Anomalie.

Aus solchen Erwägungen geht hervor, daß *alle jenen teratogenetischen Faktoren als endogen zu bezeichnen sind, die ihre Voraussetzungen in Eigentümlichkeiten der befruchteten Eizelle besitzen, die also keimplasmatisch fixiert* sind. Diese Faktoren hat Bettmann aus „Vitia primae formationis" abgeleitet, wobei er jedoch Anomalien der Eihüllen nicht zu diesen Bildungsfehlern rechnet.

### Das Wesen der endogenen Faktoren. Vererbung als endogener Faktor.

Endogene, in der Hautanlage selbst gelegene Faktoren, die an der Entstehung von Hautanomalien beteiligt sind, wurden bereits bei der Besprechung der formalen Genese erörtert. Kausalgenetische Faktoren dieser Art sind nun allerdings bei dem gegenwärtigen Stande der Forschung mit einer einzigen Ausnahme unbekannt. Diese Ausnahme ist die Vererbung. Man kann heute immer noch viele Hautfehlbildungen (z. B. Verhornungsanomalien, Ichthyosis usw.) in kausaler Hinsicht nur durch die Vererbung erklären. Dort, wo andere endogene oder exogene Einflüsse auszuschließen sind, besteht in diesen Fällen in ätiologischer Hinsicht keine weitere Deutungsmöglichkeit. Daraus ergibt sich, daß immer dann, wenn bei einer Hautfehlbildung keine Erblichkeit nachgewiesen werden kann, überhaupt jede Kenntnis der kausalen Genese fehlen muß, unter der Voraussetzung, daß diese Fehlbildung durch in der Haut selbst gelegene Ursachen erklärt werden soll. Auch in diesen Fällen aber wird man trotzdem auf der Annahme endogener Faktoren beharren müssen. Einzelne Forscher, in neuerer Zeit z. B. BARGE (1930), leugnen „Keimesvariationen" aus endogenen Ursachen überhaupt, mit der Begründung, daß über ihr Wesen „nichts" bekannt ist. Gegen diese Auffassung lassen sich mancherlei Argumente anführen, welche zwar keine Erklärungsmöglichkeit der kausalen Genese der betreffenden Fälle gewähren, jedoch unbedingt auf endogene Faktoren hinweisen. So sind wohl systematisierte Fehlbildungen (z. B. halbseitige oder strichförmige Naevi) oder Keimblattfehlbildungen (hypotrichotische Anhidrose, Cutis laxa usw.) nicht anders als durch die Annahme endogener, und zwar meist in der Haut selbst gelegener Faktoren erklärlich. Es muß in diesem Falle bei ihnen Vererbung nicht nachgewiesen sein und auch nichts Näheres über das Wesen endogener Faktoren ausgesagt werden können. VALENTIN (1930) führt z. B. berechtigterweise auch das „Gesetz der Prädisposition bestimmter Konstitutionstypen für bestimmte Mißbildungen und der Prädilektion bestimmter Organe für Mißbildungen" zur Stütze einer endogenen Theorie der kausalen Genese von Fehlbildungen an.

### Kombinationsfehlbildungen und endogene Ätiologie.

Erscheinen demnach die endogenen Faktoren, die in der Haut selbst gelegen sind, noch nicht genügend bekannt und ihre Annahme daher, wenn auch notwendig, so doch nicht für alle Fälle gesichert, so ist dagegen die Existenz jener endogenen Ursachen von Hautanomalien unbestritten, die Zusammenhänge mit Entwicklungsstörungen anderer, embryonaler Organe erkennen lassen. Allein die Tatsache, daß viele Fälle von Hautanomalien mit Fehlbildungen anderer Organe kombiniert sind, zwingt dazu, die Möglichkeit einer exogenen Ätiologie in diesen Fällen oft abzulehnen. Man könnte sich ja nur selten vorstellen, daß gleiche oder gar verschiedene exogene Schädigungen an oft weit voneinander entfernten Orten des embryonalen Körpers, zudem auch vielleicht noch zu verschiedenen Zeiten und in verschiedenem Sinne, angreifen sollten.

Bekannte Beispiele für solche Kombinationsfehlbildungen sind die Neurofibromatosis Recklinghausen und andere Naevi, ferner sind hier zu erwähnen kongenitale Hautdefekte, verschiedene Verhornungsdysplasien auf angeborener Grundlage usw. Gerade die Neurofibromatose kommt ja bekanntlich fast immer mit den verschiedensten anderen Fehlbildungen kombiniert vor. Neben den bereits erwähnten, fast typischen Skeletverbildungen (s. o. Fall GORLITZER, ferner HALLOPEAU und JEANSELME, 1905 u. v. a.), die sowohl segmental ausgebreitet sein können (bei GORLITZER linke obere Extremität, linke Brusthälfte, untere Hals- und obere Brustwirbelsäule) wie auch anscheinend unregelmäßig (Schädel, Rippen, Radius, Fibula, HALLOPEAU und JEANSELME) finden sich Fehlbildungen des Genitalsystems (Epispadie, Kryptorchismus, Ektopie des Hodens, Polyorchidie, Atresia vaginae, Uterus bicornis usw.), ferner Darmanomalien (Defekt des Colon descendens, partielles Riesenwachstum des Darmes usw.), partielle Muskeldefekte (Pectoralis major usw.) und viele andere, die verschiedensten Organe betreffenden Veränderungen. Interessant sind besonders die Kombinationen mit anderen Fehlbildungen der Haut,

von denen die Gynäkomastie und die Polythelie relativ häufig vorkommen,
ferner naeviforme Anomalien (Morbus Pringle usw.). Die angeborenen Hautdefekte zeigen öfters Anomalien des Extremitäten-, besonders des Hand- und
Fußskelets, ferner Hasenscharten, Wolfsrachen usw. Auch bei kongenitalen
Dyskeratosen, bei der Cutis laxa, bei der Cutis gyrata, bei der Elephantiasis
congenita, bei der Ichthyosis kommen bekanntlich mehr oder minder typische
Kombinationen mit anderen Fehlbildungen vor. Hierbei können mehrere Anomalien miteinander vergesellschaftet sein, und zwar so, wie es für die Neurofibromatosis Recklinghausen auseinandergesetzt wurde, entweder an verschiedenen Organen oder an der Haut allein. Es gibt kaum eine Anomalie
der Haut, die nicht in dem einen oder in dem anderen Falle mit Fehlbildungen
anderer Organe oder einer zweiten Anomalie zusammen vorkommen könnte.
Es ist daher unmöglich, hier Einzelheiten wiederzugeben.

### Gesetzmäßigkeiten bei Kombinationsfehlbildungen als Beweise für eine endogene Ätiologie. Syngenese.

Es lassen sich jedoch einzelne Gesetzmäßigkeiten bei der Kombination von
Hautanomalien mit anderen Fehlbildungen feststellen, auf die hier näher einzugehen ist. Es sind dies die *Typizität* von Kombinationen und die *Gleichsinnigkeit der Entwicklungsstörung* der einzelnen Befunde dieser Kombinationen.
Einige Beispiele sollen dies näher erläutern. Bekanntlich deutet eine Hyper-
trichosis sacralis auf das Vorhandensein einer Spina bilfida occulta hin. Es
ist nun nach den Untersuchungen von Winkler (1930) allerdings nicht bei jeder
Spina bifida eine Hypertrichose vorhanden und umgekehrt; aus diesem Grunde
dürfte man von keiner Gesetzmäßigkeit der Kombination sprechen. Nun
kommen aber bei der Spina bifida noch eine Reihe anderer Anomalien *in
der gleichen Lokalisation* vor, an der Haut z. B. Pigmentnaevi, Teleangiektasien, Brustdrüsenrudimente usw., ferner Fibrome, Lipome, Myome usw., so
daß in jedem Falle von Spina bifida occulta irgendeine Anomalie neben der
Skeletfehlbildung besteht. Es ist daher die Kombination am gleichen Orte
in diesem Falle etwas Gesetzmäßiges, weshalb auch die Kombination Spina
bifida-Hypertrichosis sacralis als eine Gesetzmäßigkeit aufzufassen ist. Diese
Gesetzmäßigkeit ist im gegebenen Falle auf eine lokalisierte Entwicklungsstörung der betroffenen Region zurückzuführen, welche alle Gewebe, die mesodermalen sowohl wie auch die ektodermalen, betreffen kann, und in jedem Falle
irgendein Gewebe stärker, die anderen schwächer oder gar nicht betrifft. Sonder-
fälle gesetzmäßiger Lokalisation sind auch in einer halbseitigen oder symmetrischen Anordnung von Anomalien zu erblicken, ferner in der Beschränkung von
Fehlbildungen auf die obere bzw. untere Körperhälfte.

Die Typizität einer Kombination ist oft nur aus ihrer besonderen oder relativen *Häufigkeit* abzuleiten. Es sei z. B. an die Kombination von Angiomen
mit Augenfehlbildungen (Hydrophthalmus, Buphthalmus, Glaukom usw.) erinnert. Die Häufigkeit bestimmter Kombinationen ist allerdings kein zwingendes
Argument für ihre Typizität, vielmehr nur ein Wahrscheinlichkeitsbeweis.

In höherem Grade Typizität beweisend ist eine dritte Gruppe von Fehlbildungskombinationen, die neben dem Kriterium der Häufigkeit auch die
*Gemeinsamkeit des Keimblattes* besitzt, wie z. B. die Anomalien der Haare
und der Nägel bei der sog. kongenitalen Haar- und Nageldystrophie. Hierher
gehören die meisten im speziellen Teile besprochenen Anomalien.

Die zweite bedeutungsvolle Gesetzmäßigkeit, die man bei Fehlbildungskombinationen häufig antrifft, der gleichartige Entwicklungsmechanismus der
verschiedenen Anomalien, ist beispielsweise bei der hypotrichotischen Anhidrose

besonders stark ausgeprägt. Bei dieser Anomalie zeigen in allen Fällen die Haare, die Hautdrüsen und die Zähne, meist auch noch andere Ektodermabkömmlinge eine Hemmung der Entwicklung bzw. Mangel der Anlage. Die Gleichsinnigkeit der Entwicklungsstörung in diesen Fällen deutet unbedingt auf eine Gesetzmäßigkeit der Genese hin. Derartig gleichsinnige Entwicklungsstörungen kommen nun ebenfalls, so wie die anderen Arten typischer Fehlbildungskombinationen, häufig vor.

In allen diesen Fällen, *wenn also entweder Typizität oder gleichsinnige Entwicklungsstörung von Fehlbildungskombinationen besteht, ist man berechtigt, für den betreffenden Anomalienkomplex eine einzige, gemeinsame Ursache verantwortlich zu machen,* Die Entwicklung der einzelnen Anomalien einer solchen Kombination geht unter solchen Umständen *syngenetisch* vor sich, d. h. *in gegenseitiger Beziehung und aus der gleichen Ursache heraus.*

### Spezielle endogene Ursachen.
#### 1. Innere Sekretion.

Der Weg, auf dem es zur Syngenese von Fehlbildungen an verschiedenen Organen kommt, kann naturgemäß sehr verschieden sein. Es mag sich hierbei um physikalische, speziell mechanische, chemische Einflüsse usw. handeln. Man wird trachten müssen, in jedem einzelnen Falle die im Sinne der Syngenese wirksamen Faktoren für sich ausfindig zu machen. Vielleicht spielen hier innersekretorische Vorgänge bereits im Embryonalkörper eine gewisse Rolle.

Der Einfluß der inneren Sekretion auf das Zustandekommen von Hautfehlbildungen ist noch ziemlich unbekannt. Es werden zwar immer wieder Fälle von Hautanomalien beschrieben, die auf einer innersekretorischen Störung basieren sollen (z. B. Cutis laxa, Atrophien usw.), doch läßt sich niemals ein zwingender Beweis für einen ursächlichen Zusammenhang zwischen der Fehlbildung und der Inkretstörung feststellen. Man wird bei den betreffenden Anomalien vor allem darauf achten müssen, ob eine tatsächlich bestehende Störung der inneren Sekretion als *Ursache* der Fehlbildung in Betracht kommen kann oder ob sie nicht der betreffenden Anomalie *koordiniert,* vielleicht sogar syngenetisch mit ihr, durch eine dritte Ursache hervorgerufen wurde. Es ist anzunehmen, daß meist gerade die letztgenannten Verhältnisse bestehen. Anders wird sich die Sache allerdings dann verhalten, wenn Fehlbildungen zu einem Zeitpunkte auftreten, welcher durch inkretorische Umstellungen besonders charakterisiert ist, z. B. in der Pubertät. Die Wahrscheinlichkeit, daß inkretorischen Einflüssen in diesen Fällen zumindest die Rolle des auslösenden Faktors bei bestehender Disposition zufällt, ist hier sehr groß. Von manchen Seiten (z. B. MOEHLIG, 1927) ist sogar eine elektive Wirkung bestimmter endokriner Drüsen auf die einzelnen Gewebe, je nach ihrer embryonalen Abstammung, behauptet worden [z. B. elektiver Einfluß der Thyreoidea auf ektodermale Gewebe, vgl. auch die interessanten Versuche von SAINTON und SIMMONET (1931)]. Sichere, konkrete Beispiele lassen sich aber auch hier nicht anführen; vielleicht sind besonders Bindegewebsanomalien (manche Fälle von Dermatochalasis usw.. siehe weiter unten) kausalgenetisch in dieser Weise aufzufassen. Die Ähnlichkeit der klinisch-histologischen Verhältnisse bei diesen Bindegewebsanomalien mit manchen, als inkretorischen Störungen bekannten Krankheiten (Myxödem. vorzeitige Altersatrophie) stützt diese Annahme. Auch die Existenz mancher. von innersekretorischen Einflüssen in Gang gebrachter, normaler Entwicklungsvorgänge (sekundäre Geschlechtsmerkmale usw.) begünstigt selbstverständlich die Annahme, daß Störungen der inneren Sekretion auch als Ursachen abnormer Entwicklung in Betracht kommen können.

Wichtiger als bei diesen „tardiven" Hautfehlbildungen dürften innersekretorische Einflüsse (allerdings in einem erweiterten Sinne des Wortes) bei angeborenen Hautanomalien sein. Speziell bei kombinierten Fehlbildungen könnten chemische Stoffe, die auf dem Wege der Blutbahn vom einen zum anderen befallenen Organe transportiert werden, die Syngenese der verschiedenen Fehlbildungen hervorrufen. Auch dies ist allerdings nur eine Hypothese, doch ist in einzelnen Fällen eine andere Erklärung gewisser Entwicklungsvorgänge kaum möglich. Hierüber kann an dieser Stelle nicht mehr ausgesagt werden, es muß vielmehr auf die entwicklungsmechanische Spezialliteratur verwiesen werden. Sicherlich wird man sich auch Kombinationsanomalien der Haut auf solche Weise entstanden denken können.

Auch bei der Entstehung von Einzelfehlbildungen der Haut sind innerhalb der befallenen Gewebe chemische Stoffe tätig, welche die Koordination der Entwicklung gewährleisten. Solche Stoffe, die sich selbstverständlich auch bei der normalen Entwicklung in allen Geweben vorfinden müssen, sind nun allerdings nur mehr in einem — wie oben erwähnt — sehr erweiterten Sinne des Wortes als Inkrete anzusprechen, doch stellen sie jedenfalls Repräsentanten der sog. *Gewebshormone* dar, die in der normalen Physiologie zur Zeit bereits unzweifelhaft festgestellt wurden. Man stellt sich vielleicht die Rolle solcher Gewebshormone, auch bei Wachstums- und Entwicklungsvorgängen, heute noch nicht genügend groß vor; es wären hier zahlreiche Beispiele anzuführen, in welchen solche Hormone wirksam sein könnten. Vielleicht ist dies z. B. bei der Differenzierung der ektodermalen und der mesodermalen Hautanteile in der frühembryonalen Periode der Fall. Doch soll auf diese Verhältnisse nicht näher eingegangen werden, da es sich ja bei allen hier angeführten Erörterungen über die Rolle der inneren Sekretion in der normalen und abnormen Entwicklung nur um Annahmen handelt.

### 2. Das Amnion als Ursache von Hautanomalien.

Gewisse Einwirkungen, die immer wieder und auch in der neuesten Zeit noch häufig für die Syngenese von Kombinationsfehlbildungen der Haut und als Ursachen von Hautanomalien überhaupt angeführt werden, gehören in die Gruppe der *mechanisch*-endogenen Faktoren. Es sind dies die Anomalien des Amnions.

Es soll hier über die amniogene Entstehung von Fehlbildungen nur im Zusammenhange mit der Syngenese von Anomalienkombinationen gesprochen werden, da sich eine ausführlichere Darstellung der Amnionfrage zweckmäßiger bei der Besprechung der angeborenen Hautdefekte einfügen läßt. Man vergleiche deshalb bezüglich der Grundlagen der hier erfolgenden Ausführungen den speziellen Teil, S. 58.

In Hinsicht auf die Rolle des Amnion bei der Entstehung kombinierter Fehlbildungen läßt sich folgendes sagen: Wenn dieser Eihaut bei der Entstehung einzelner, leichterer Anomalien noch eine gewisse Bedeutung zuzubilligen ist (siehe Hautdefekte!), so dürfte ihr Anteil am Zustandekommen kombinierter Fehlbildungen äußerst gering sein. Für diese Auffassung sprechen bereits von vornherein alle jene Umstände, welche die Typizität einer Anomalienkombination ausmachen (Häufigkeit, gleichbleibende Lokalisation, Keimblattidentität; vgl. oben, S. 28). Um eine Übereinstimmung zwischen der Typizität einer Anomalienkombination und der Rückführung dieser Kombination auf das Amnion zu erzielen, müßte man annehmen, daß auch das Amnion typische Fehlbildungen aufweisen kann, z. B. in bezug auf ihre Lokalisation, und ferner auch in nicht allzu geringer Zahl. Dies ist nun aber keineswegs der Fall. Die Fehlbildungen des Amnion (abnorme Enge, Bänder, Strangbildungen usw.) besitzen fast immer einen von Fall zu Fall verschiedenartigen und wechselnden Charakter (vgl. S. 110 und Abb. 12, 14), was sich daraus erklärt, daß alle jene Amnionanomalien, die leichtere Entwicklungsstörungen verursachen sollen, auf verschiedenartige Weise entstanden sein können, durch Krankheiten, Traumen usw.; man vergleiche bezüglich einer ausführlicheren Darstellung die Arbeiten GROSSERS (1927 u. a. O.) über die Eihäute. Abgesehen davon nun, daß die Rolle des Amnion bei der Entstehung syngenetischer Anomalienkombinationen auf Grund dieser Erwägungen bereits wesentlich eingeschränkt erscheint, ist das Amnion auch sonst für die Ätiologie von Fehlbildungen anscheinend fast bedeutungslos, was besonders durch die auf experimentellem Wege erfolgte Kenntnisnahme anderer, endogener Ursachen in neuerer Zeit immer mehr erkannt wurde. In vielen Fällen lehrt schon die Kenntnis der normalen Entwicklung und die genauere Betrachtung der einzelnen Anomalien die Unmöglichkeit ihrer Verursachung durch das Amnion. So haben besonders in letzter Zeit STREETER (1930) in einer großen Arbeit, ferner POLITZER (1931), VALENTIN (1930) u. a. von neuem gezeigt, daß gerade bei den am meisten für eine amniogene Entstehung in Anspruch genommenen Extremitätenverbildungen nur die wenigsten Fälle wirklich amniogener Natur sind. Auch für die sog. Nabelschnurumschlingungen konnte dies STREETER an seinem großen Materiale erweisen. Unter 8000 Embryonen, welche dieser Forscher zu untersuchen Gelegenheit hatte, konnte er in 6 Fällen verschiedene Gliedmaßenamputationen feststellen, wobei sich in keinem dieser Fälle amniotische Bänder oder Nabelschnurumschlingungen vorfanden. Auf Einzelheiten in dieser Frage soll später eingegangen werden. Hier möge nur nochmals vor einer zu häufigen Anführung des Amnion oder der Nabelschnur usw. als Ursachen für die Entstehung von Anomalien gewarnt werden. Es sollte z. B. selbstverständlich sein, daß auch in jenen Fällen, in denen nur ganz allgemein eine „endogene" Ursache angenommen werden kann, das Amnion nicht in gezwungener Weise zur Erklärung herangezogen wird. Selbst wenn auch nach FISCHEL (1909) eine Rückführung von Anomalien auf keimplasmatisch fixierte, nicht näher bekannte Faktoren „. . . keine völlige Aufklärung, sondern nur eine Verschiebung der Fragestellung" bedeutet, so ist doch „. . . diese Begrenzung der Fragestellung bei dem heutigen Stande unseres Wissens für alle tieferen Fragen der Ontogenese gegeben und es scheint daher immerhin ein Gewinn zu sein, wenn wir an Stelle der unhaltbaren Hypothesen . . . zu einer Anschauung gelangt sind, welche nicht im Widerspruch mit den Tatsachen selbst steht und sie außerdem von einem einheitlichen Standpunkte aus erfassen läßt".

### b) Exogene Ursachen von Hautanomalien.

*Traumen.*

Gleiche und ähnliche Argumente wie gegen die Bedeutung des Amnion lassen sich auch gegen die Annahme von Traumen als Ätiologie von Fehlbildungen anführen. Außerdem können gegen diese, bereits zur Gruppe der exogenen Faktoren gehörenden Schädigungen, noch andere Umstände angeführt werden (Elastizität der Eikammer usw.), die auf S. 57 des vorliegenden Artikels (bei der Besprechung der Ätiologie der angeborenen Hautdefekte) erörtert werden.

*Akzidentelle Fehlbildungen.*

Es ist jedenfalls so gut wie ausgeschlossen, daß sich infolge von Traumen, die auf den schwangeren Uterus einwirken, syngenetische Fehlbildungen der Frucht entwickeln können. Anomalienkombinationen, die teilweise auf traumatische Einflüsse zurückzuführen sind, gibt es zwar wahrscheinlich, doch stellen

sie charakteristische Beispiele „*akzidenteller*" Kombinationen dar, d. h. es handelt
sich bei ihnen um Fehlbildungen, die in keinem genetischen oder ursächlichen
Zusammenhange miteinander stehen, vielmehr nur zufällig am gleichen Individuum nebeneinander vorkommen. Die Entscheidung, ob in einem bestimmten
Falle eine syngenetische oder eine akzidentelle Fehlbildungskombination vorliegt, ist nicht immer leicht; sie muß jedenfalls so getroffen werden, daß man
nur dann von einer akzidentellen Kombination sprechen darf, wenn eine Syngenese mit Sicherheit auszuschließen ist. Jedenfalls sind bei jedem einzelnen
derartigen Befunde genauestens alle morphologischen und formalgenetischen
Umstände zu untersuchen, bevor man eine Entscheidung treffen darf.

Es könnte nun den Anschein erwecken, als ob syngenetische Fehlbildungskombinationen ausnahmslos eine endogene, akzidentelle eine exogene Ätiologie
besäßen. Dies ist aber keineswegs der Fall. Es können im Gegenteil auch syngenetische Fehlbildungskombinationen durch exogene Ursachen entstehen und
andererseits werden oft verschiedene Anomalien, die zueinander in einem akzidentellen Verhältnis stehen, jede für sich endogen bedingt sein.

### *Physiko-chemische Ursachen.*

Neben den Traumen kommen als exogene Ursachen bei der Entstehung angeborener Hautanomalien noch andere physikalische und chemische Einflüsse
in Betracht, wie z. B. thermische, aktinische, toxische Reize (vgl. Broman und
S. 2). Da über diese Schädigungen und ihre Effekte für die menschliche Teratologie nur wenig bekannt ist, so kann über sie hier nichts Näheres gesagt
werden. Sie spielen aber sicherlich bei der Entstehung von Fehlbildungen
menschlicher Embryonen, speziell von Hautfehlbildungen, eine nur sehr untergeordnete Rolle. Daß sie als teratogen prinzipiell in Betracht kommen können,
haben die vielfachen entwicklungsmechanischen Versuche mit derartigen Reizen
an tierischen, speziell Amphibienkeimen, gelehrt. Es muß auch in dieser Beziehung
auf die betreffende, entwicklungsmechanische Literatur verwiesen werden.

### *Krankheiten.*

Zu den exogenen Ursachen von Hautanomalien müssen schließlich noch
Krankheiten gezählt werden. Diese Krankheiten können sowohl den Fetus
wie die Eihüllen oder die Mutter betreffen. Was fetale Erkrankungen anbelangt,
so sind diesbezüglich nur so spärliche Kenntnisse vorhanden, daß es nicht
gestattet erscheint, einen ursächlichen Zusammenhang zwischen ihnen und
Fehlbildungen anzunehmen.· Die Problemstellung liegt jedoch in diesem Falle
anders. Wenn fetale Krankheiten bei irgendeiner Abnormität des Neugeborenen
in Betracht gezogen werden, ist meist zu entscheiden, ob es sich bei der betreffenden Anomalie um eine Erkrankung handelt, die bereits im Fetalleben begonnen
hat oder um eine Anomalie. Hierfür lassen sich zahlreiche Beispiele anführen,
von denen einige in einem anderen Zusammenhange weiter unten genannt werden
sollen. Erkrankungen der Eihüllen, speziell des Amnion, werden ebenfalls
immer wieder als Ursachen angeborener Fehlbildungen angeführt. Nun ist
die Frage, ob es überhaupt eine Entzündung des Amnion gibt, noch nicht gelöst
(Gefäßlosigkeit des Amnion!); andere Krankheiten als Entzündungen kommen
aber beim Amnion wegen ihrer unverhältnismäßig großen Häufigkeit überhaupt kaum in Betracht (Carunkel- und Knötchenbildungen usw., Holzapfel,
1904, Sitzenfrey, 1909, v. Franqué, 1897). Außerdem ist nach dem oben
Gesagten die Rolle des Amnion bei der Genese von Fehlbildungen wahrscheinlich so gering, daß Erkrankungen dieser Eihaut schon von diesem Standpunkte aus keine besondere Bedeutung für die Entstehung von Fehlbildungen

haben dürften. Größerer Wert wurde in früherer Zeit auch auf den Einfluß mütterlicher Krankheiten auf die Entwicklung der Frucht gelegt. Hauptsächlich FOURNIER vertrat bekanntlich die Ansicht, daß der Syphilis eine dominierende Bedeutung beim Zustandekommen von Fehlbildungen zuzuschreiben sei. Diese Theorie ist heute wohl vollkommen verlassen, wenn sie auch hin und wieder in klinischen Arbeiten über Fehlbildungen in Betracht gezogen wird, jedoch meist in ablehnendem Sinne. Zu einer derartigen und allen ähnlichen Theorien ist prinzipiell zu bemerken, daß bei ihnen Verwechslungen zwischen offensichtlichen Erkrankungen des Embryo und Fehlbildungen vorliegen, wie z. B. „Elephantiasis congenita", in Wirklichkeit Ödeme bei Nephropathie und Kreislaufinsuffizienz der Mutter. Ferner muß man sich darüber im klaren sein, daß eine Abänderung der Gene und Potenzen eines Keimes durch Infektionen, Intoxikationen, Kachexien, Kreislaufstörungen usw., kurz durch alle jene Einwirkungen, die als „Keimschädigungen" bezeichnet werden, nur zum kleinsten Teile, z. B. bei Röntgenstrahlen, bewiesen sind, daß dagegen bei allen solchen, angeblich teratogenen Schädigungen niemals in vielen Tausenden von Fällen echte Fehlbildungen gefunden wurden. Wo dies scheinbar der Fall war, stellte sich nachträglich, bei besserer Erforschung der betreffenden Anomalie in formal- und kausal-genetischer Hinsicht heraus, daß die Annahme der Keimschädigung als Ursache dieser Anomalie unhaltbar sei (z. B. Gaumenspalte!).

## IV. Vererbung und Anlage als Grundlagen für Entwicklungsstörungen der Haut. Krankheit und Fehlbildung.

Im Zusammenhange mit der Besprechung des Einflusses von Krankheiten auf die embryonale Haut wurde bereits kurz die Bedeutung des Faktors „Keimschädigung" für die Entstehung von Anomalien gestreift. Es könnte nun den Anschein erwecken, als ob die Feststellung einer Keimschädigung bereits ausreiche, um eine gegebene Anomalie als Entwicklungsstörung und nicht als Krankheit aufzufassen. Dies würde aber einen Widerspruch gegen die im Beginne dieses Abschnittes gegebene Definition einer Hautfehlbildung als Differenzierungsstörung bedeuten; denn es gibt zwar sicherlich *keine Fehlbildung der Haut ohne Keimschädigung*, andererseits aber gibt es ebenso gewiß *Keimschädigungen, die nicht zu Fehlbildungen führen*, d. h. zu Differenzierungsstörungen der Embryonalanlage. In diesen Fällen kommt es zu *Hautkrankheiten auf konstitutioneller Grundlage* bzw. zur Bildung von *Dispositionen für bestimmte Hautkrankheiten*.

Die klarsten Beispiele solcher Hautkrankheiten stellen während des Fetallebens sich ausbildende Erkrankungen dar (z. B. Erythrodermia congenitalis ichtyosiformis, Epidermolysis hereditaria bullosa). In diesen Fällen müssen ja, abgesehen von den relativ wenigen Ausnahmen, in denen sicher exogene Ursachen zur Entwicklung von Krankheiten geführt haben (z. B. bei kongenital-luetischen Erscheinungen) Fehler der Anlage für die Entstehung der Krankheit verantwortlich gemacht werden. Bei solchen Erkrankungen erschließt sich auch am besten der Unterschied zwischen der angeborenen Fehlbildung und der Hautkrankheit auf konstitutioneller oder dispositioneller bzw. angeborener Grundlage: *Die Fehlbildung ist* — und hier ergibt sich am Ende dieses Abschnittes erneut die anfänglich gegebene Definition — *Störung der Entwicklungs- und Differenzierungsfunktion* der embryonalen Haut, *die Krankheit auf angeborener Grundlage dagegen, bzw. die angeborene Krankheit ist eine Störung anderer Funktionen* der (evtl.) embryonalen Haut. Es mögen dies sekretorische, regeneratorische oder irgendwelche sonstige Funktionen sein, jedenfalls sind Vorgänge oder Zustände, die als Krankheiten oder Leiden auf angeborener Grundlage bezeichnet werden, niemals Störungen der Entwicklungs- oder Differenzierungs-funktion.

Diese Erkenntnis vermittelt nun nicht nur die Abgrenzungsmöglichkeit von Anomalien gegenüber Krankheiten, die am Beginne dieses Abschnittes, wo nur die Fehlbildungen für sich allein zu betrachten waren, noch nicht gegeben wurde, sondern sie stellt auch eine grundsätzliche Definition des Begriffes der auf angeborener Grundlage entstandenen Krankheit dar. Allerdings sind hierzu noch zwei wichtige Ergänzungen notwendig.

Vorerst ist festzustellen, daß über die Funktionen der Haut noch zu wenig Exaktes bekannt ist, als daß man immer Störungen jeder dieser Funktionen für sich separat erkennen könnte. Gilt dies schon von der Haut des Kindes oder des reifen Menschen, so noch viel mehr von der embryonalen Haut, deren Funktionen ja noch so gut wie gar nicht erforscht sind. Nur die Entwicklungsfunktionen der Haut sind relativ gut bekannt und es ist aus diesem Grunde meist möglich zu sagen, ob es sich in einem bestimmten Falle um eine Anomalie oder um eine Krankheit handelt. Immer ist dies allerdings auch nicht zu eruieren. Hier-für werden im speziellen Teile Beispiele angeführt werden (Dermatochalasis, Atrophia Buchwald-Heller [?]).

Es ist nun aber auch notwendig — und dies ist speziell bei den postfetal entstehenden Krankheiten auf angeborener Grundlage von größter Bedeutung — eine Unterteilung zwischen den paratypischen, d. h. nicht in der Anlage begrün-deten und den idiotypischen, d. h. den anlagemäßig fixierten Krankheiten zu finden. Dieser Unterschied liegt in allen Fällen in der Vererbung, auch dann, wenn es den Anschein hat, als ob bei einer gegebenen Beobachtung keine Ver-erbung bestünde. Dies kann nämlich vor allem dann der Fall sein, wenn es sich um sog. „idiodispositionelle" Krankheiten handelt (Siemens), d. h. um Krankheiten, die zwar auf Grundlage einer angeborenen Disposition, aber erst bei Hinzutritt besonderer äußerer Umstände und Bedingungen entstehen, so wie z. B. Varicenbildungen bei angeborener „Schwäche" der Venenwand und hinzukommenden Berufsschädigungen zustande kommen. Die Rezessivität oder Geschlechtsbeschränktheit eines Erbganges usw. darf selbstverständlich nicht zur Leugnung der Vererbung bei einer bestimmten Krankheit verleiten. Die Kriterien der Erblichkeit festzustellen, ist nun nicht mehr Aufgabe dieses Artikels.

Es sei hier in dieser Beziehung z. B. auf die Resultate der *Zwillingsforschung* verwiesen, die in den letzten Jahren von Siemens begründet und ausgebaut wurde. Die Möglichkeit, die Vererbung einer Hautkrankheit aus der Art ihres Auftretens bei eineiigen Zwillingen zu erschließen, muß selbstverständlich für die Beurteilung der Ätiologie dieser Krankheit von großer Bedeutung sein[1].

Das in dieser Hinsicht prinzipiell und besonders dermatologisch Wichtige wurde von Siemens in seinem Beitrage über die Vererbung in der Ätiologie der Hautkrankheiten, Bd. 3 dieses Handbuches, besprochen. Dort sind auch alle auf angeborener Grundlage entstehenden, vererbbaren und idio-dispositionellen Krankheiten angeführt. Hier soll nur nochmals festgestellt werden, daß die Vererbbarkeit gerade die Krankheiten der Haut auf angeborener Grundlage charakterisiert und daß weder die sonstigen Hautkrankheiten, bei denen sich niemals irgendeine Form von Vererbung vorfindet, noch auch die angeborenen oder auf angeborener Grundlage entstehenden Anomalien der Haut, gerade diese Eigenschaft überhaupt oder zumindest in charakteristischer Weise besitzen.

---

[1] Vgl. u. a. Siemens, H. W.: Die Zwillingspathologie. Berlin: Julius Springer 1924 u. a. O.

Mit dieser Darlegung des Begriffes der kongenital bedingten Hautkrankheiten können die Ausführungen über die allgemein-entwicklungsgeschichtlichen Grundlagen angeborener Hautanomalien beendet werden und es kann die Besprechung der einzelnen Anomalien beginnen.

Vorher aber soll abschließend betont werden, daß der Versuch einer zusammenfassenden Sichtung dieser Ausführungen zeigt, wie gering die derzeitigen Kenntnisse des Wesens der angeborenen Hautanomalien noch sind. Um so mehr muß es Aufgabe zukünftiger Forschung sein, vermittels der deskriptiven und experimentellen Entwicklungslehre auf diesem Gebiete zu neuen Resultaten zu gelangen; nur durch diese Methoden wird sich eine ausreichende Einsicht in die in Frage kommenden Verhältnisse gewinnen lassen. Hierzu ist aber die Zusammenarbeit von Dermatologen und Embryologen unbedingt notwendig, und zwar in höherem Maße als bisher. In diesem Sinne scheint es ein Zeichen guter Vorbedeutung zu sein, wenn W. PICK 1929 in einem Referate über das Lehrbuch der Entwicklung des Menschen von FISCHEL schreibt:

„Immer wieder stoßen wir bei der Betrachtung der Hautkrankheiten auf die engen Grenzen, die unserer Kenntnis von den Beziehungen der Haut zu den inneren Organen gesetzt sind. Was wir von der Haut ablesen, sind ja in den meisten Fällen nur Reaktionen auf Vorgänge, die sich im Körperinnern abspielen, und um unser Wissen über den eigentlichen Sitz der Störung ist es meist schlecht bestellt. Wenn etwas imstande ist, Licht in dieses Dunkel zu bringen, so ist es die Entwicklungsgeschichte, welche die Organe von dem Zustande ihrer engsten Verbindung bis zu dem ihrer weitgehenden Differenzierung verfolgt."

## B. Angeborene Hypoplasien der Haut.

### Definition. Nomenklatur.

In diese Gruppe sind alle jenen, oft schon bei der Geburt bestehenden, abnormen Veränderungen einzureihen, die eine *Hemmungsbildung* der Haut im entwicklungsgeschichtlichen Sinne zeigen, bei denen also entweder *die einzelnen Gewebe der Haut eine quantitative, bis zum völligen Fehlen gehende, anatomische oder genetische Unterentwicklung oder Verminderung* aufweisen oder bei denen *Defekte der Haut in ihrer Gesamtheit* vorhanden sind. In der Literatur werden diese Zustandsbilder unter den Bezeichnungen „Aplasie", „Agenesie", „Atrophie", „Hypoplasie" oder „Defekt" geführt. Diese Namen werden oft unrichtig angewendet. Eine „Aplasie" oder „Agenesie" der Haut gibt es überhaupt nicht. Diese Fehlbildung, die einen vollkommenen Mangel der Haut auf Grund einer fehlenden Anlage bedeuten müßte, ist an sich nicht vorstellbar, soweit zumindest ein universelles Bild damit gemeint ist.

Bei Tieren sind zwar vereinzelte Fälle bekannt geworden, in denen ein sehr weitgehender Mangel der Haut bestand. Es ist hier der als „Perodermie" bezeichnete Fall eines von SIEDAMGROCKI beschriebenen Kalbes zu nennen, welches nur einen von der Maul-Nasenöffnung zum After ziehenden Streifen normaler Haut besaß, sonst jedoch einen fast völligen Defekt der Epidermis und der Haare und Drüsen aufwies. Außerdem waren an diesem Tiere nur noch Haut„kanäle" nachweisbar, in deren Innerem sich angeblich Epidermis mit Haaren und Drüsen vorfand, während außen das von keinem Epithel bedeckte Corium in die oberhautlose Umgebung überging. Eine Deutung dieses merkwürdigen Befundes ist nicht möglich. Ein ähnlicher Fall wird von JOEST angeführt. Ausführlicheres über beide Fälle bringt JOEST, sowie HELLER in seiner Arbeit über Hautkrankheiten bei Tieren in diesem Handbuche (Bd. XIV). Bei

Menschen gibt es, wie erwähnt, keine totale Aplasie der Haut. Trotzdem ist diese Bezeichnung nicht selten für universelle Hautfehlbildungen gewählt worden. Es existieren jedoch auch keine sicheren Berichte über *lokalisierte* Hautaplasie; vielmehr liegt den so benannten Fällen oft nur eine Hypoplasie zugrunde, und auch dann, wenn von einem „Defekte" die Rede ist, handelt es sich häufig um Hypoplasie. Ebenso verhält es sich meist mit der angeborenen Haut„atrophie"; doch ist hier tatsächlich manchmal eine Atrophie vorhanden, allerdings nur in ihrer lokalisierten und fast immer in circumscripter Form, meist als Narbenatrophie, also selten als echte Fehlbildung. Dagegen sind Fälle von *universeller* Atrophie aller Hautgebilde, wie schon Finger und Oppenheim (1910) betont haben, kaum nachweisbar. Die seltenen, hierhergehörigen Befunde, die so bezeichnet wurden, waren nicht Folgezustände einer Rückbildung bereits entwickelter Gewebe („Atrophie") sondern Hemmungsbildungen, d. h. Haut*hypoplasien*.

Auch manche sog. „Aplasien" stellen in Wirklichkeit atrophische Narben dar. Selbstverständlich verhält es sich bei jenen Formen der circumscripten, *idiopathischen* Hautatrophie anders, die als naevusartige, angeborene Anomalien aufgefaßt werden (vgl. hierzu weiter unten, Oppenheim, Heller).

Zu all dem kommt, daß öfters, und zwar besonders in der fremdsprachigen Literatur, unter „Aplasia cutis" congenita oder „Atrophia cutis" congenita fast überhaupt nur solche Anomalien verstanden werden, die weder genetisch noch auch anatomisch eine Hypoplasie, sondern fast immer eine Dysplasie der Haut darstellen. Beispielsweise ist diese Sachlage bei vielen Fällen des „ectodermal defect" der englischen und amerikanischen Literatur gegeben (u. a. bei der kongenitalen Dystrophie der Haare und Nägel).

Schließlich werden die Begriffe „Aplasie der Haut" und manchmal sogar auch „Atrophie" selbst dort angewendet, wo es sich nur um eine Hypoplasie bestimmter Haut*anteile* handelt, z. B. bei der Anhidrose und Hypohidrose bzw. bei der Alopecie und Hypotrichose.

Abgesehen von diesen Nomenklaturverwirrungen ist im einzelnen Falle die Entscheidung darüber, ob eine angeborene Anomalie als Hemmungs-(Defekt)-bildung, also als Hypoplasie, oder als Dysplasie, vielleicht sogar als Hyperplasie (Exzeßbildung) aufgefaßt werden soll, nicht einfach oder überhaupt unmöglich. Besonders bei Anomalien der Haare und des Hautbindegewebes sind derartige Schwierigkeiten häufig. Diese Fälle dürfen selbstverständlich nicht einheitlich, sondern müssen jeder für sich, nach bester Möglichkeit, eingeteilt werden.

## I. Universelle Hauthypoplasien.

Als angeborene, universelle Hypoplasie wäre ein Zustand der Haut von Neugeborenen zu bezeichnen, bei dem *dieses Organ zur Gänze und in seiner strukturellen Gesamtheit,* d. h. die Epidermis mit allen ihren Anhängen und auch die Cutis und die Subcutis, eine *Entwicklungshemmung, d. h. Persistenz auf bestimmter, embryonaler Stufe* aufweist; diese Veränderung müßte sich schon makroskopisch in charakteristischer Weise bemerkbar machen (siehe weiter unten), dürfte jedoch erst bei *mikroskopischer Feststellung der entsprechenden histologischen Struktur* als angeborene Hauthypoplasie im strengsten Sinne der hier gegebenen Definition konstatiert werden. Berichte über sichere derartige Hauthypoplasien sind bis heute nicht bekannt geworden, weshalb man annehmen darf, daß solche Fehlbildungen tatsächlich nicht existieren. Es finden sich in der Literatur nur einige Beschreibungen vor, die an eine angeborene, universelle Hauthypoplasie erinnern. Meist verhält es sich auch bei diesen Fällen so, daß nur einzelne oder mehrere Derivate des Hautektoderms und nicht auch das Bindegewebe hypoplastisch sind.

Hierzu ist übrigens zu bemerken, daß sich vielleicht auch Entwicklungshemmungen des Hautbindegewebes eher finden ließen — sowohl für sich allein, wie auch in Verbindung mit solchen der ektodermalen Abkömmlinge —, wenn eine Hypoplasie des Mesoderms klinisch bzw. histologisch überhaupt leichter erkennbar wäre. Doch darf man bei Berücksichtigung der charakteristischen Merkmale der Bindegewebsstruktur eine mesodermale, gewebliche Hypoplasie nur sehr selten mit Sicherheit annehmen.

In den wenigen Fällen universeller Haut„hypoplasien", die an eine echte Hemmungsbildung erinnern, bestehen auch nur manche, morphologische Ähnlichkeiten mit solchen Anomalien. Diese Fälle mögen vorerst hier angeführt werden.

### Fälle fraglicher, universeller Hauthypoplasie.

Bei einem Patienten von HOFFMANN (zit. nach BETTMANN, 1912), soll angeborene „Schwäche" der Epidermis, Mangel des gesamten Haarapparates und „sklerotische" Beschaffenheit des Hautbindegewebes bestanden haben. Es erscheint darnach sehr fraglich, ob man diesen Fall als Hypoplasie auffassen darf.

Eine, die Stellung ähnlicher Fälle beleuchtende Beobachtung veröffentlichte 1929 ANTOINE von einem untergewichtigen und 3 Wochen zu früh geborenen Kinde (Abb. 7). Dieses wies eine dünne, wie bei „Feten des 4. und 5. Monates" durchscheinende Haut auf, die am Stamme kleine, zarte Fältchen bildete, an den Extremitäten und am Schädel straff, eng und fast unverschieblich, „zu kurz" erschien. Die Farbe war rot, die ganze Haut glatt und glänzend, etwas feucht. Am Halse und an den Schenkelbeugen bestanden kleine Einrisse. Die Nase war spitz, sclerodermieartig, die Augenlider ein wenig ektropioniert, die Ohren scharfkantig, „verknittert", wie „angebügelt". Die Finger zeigten Arachnodaktylie, die Nägel waren spitz, uhrglasförmig. Die Palmae und Plantae wiesen zarte Schuppung auf. Drei Tage nach der Geburt starb das Kind an einer Lobulärpneumonie. Vom histologischen Befunde sei hervorgehoben, daß die spärlichen Papillen eine geringe Entwicklung aufwiesen und daß die Schweißdrüsen und Haare sowie der obere Gefäßplexus nur schwach ausgebildet waren. Am Kopfe fehlte trotz sorgfältiger, technischer Behandlung die Epidermis, nach ANTOINE wahrscheinlich infolge schwerer Veränderungen.

Die Schilddrüse des Kindes wies eine Vermehrung des Kolloids und des Stromas auf. Es wurde nur *ein* Epithelkörperchen aufgefunden.

Differentialdiagnostisch zog ANTOINE hauptsächlich eine Erythrodermia congenitalis ichthyosiformis BROCQ in Betracht, doch bestand in seinem Falle neben anderen Unstimmigkeiten (im Gegensatze zur Erythrodermia ichthyosiformis angeborener Zustand, Störung des Befindens, Universalisierung usw.) keine Hyperepidermotrophie, weshalb er die BROCQsche Dermatose ausschließen mußte. Auch anderen congenitalen Anomalien gegenüber (Ichthyosis congenita und congenita larvata RIECKE, Keratosis rubra congenitalis RILLE, Hyperkeratosis neonatorum benigna REUSS), die ja zum Teile der Gruppe der Erythrodermia congenitalis ichthyosiformis zuzuzählen sind, bestanden mehr oder weniger Unterschiede, so daß ANTOINE den Fall als angeborene Hautatrophie oder als Erythrodermia congenitalis ichthyosiformis *atrophicans* bezeichnete. Tatsächlich waren ja der Hautatrophie bzw. ihren sclerodermieartigen Bildern gleichende, makroskopische Erscheinungen vorhanden; trotzdem kann man vielleicht von einer echten Hypoplasie sprechen, wenigstens mit Rücksicht auf einen großen Teil der histologischen Veränderungen. Ätiologisch und pathogenetisch war der Fall unklar. ANTOINE nahm eine endogen-inkretorische, auf Keim-

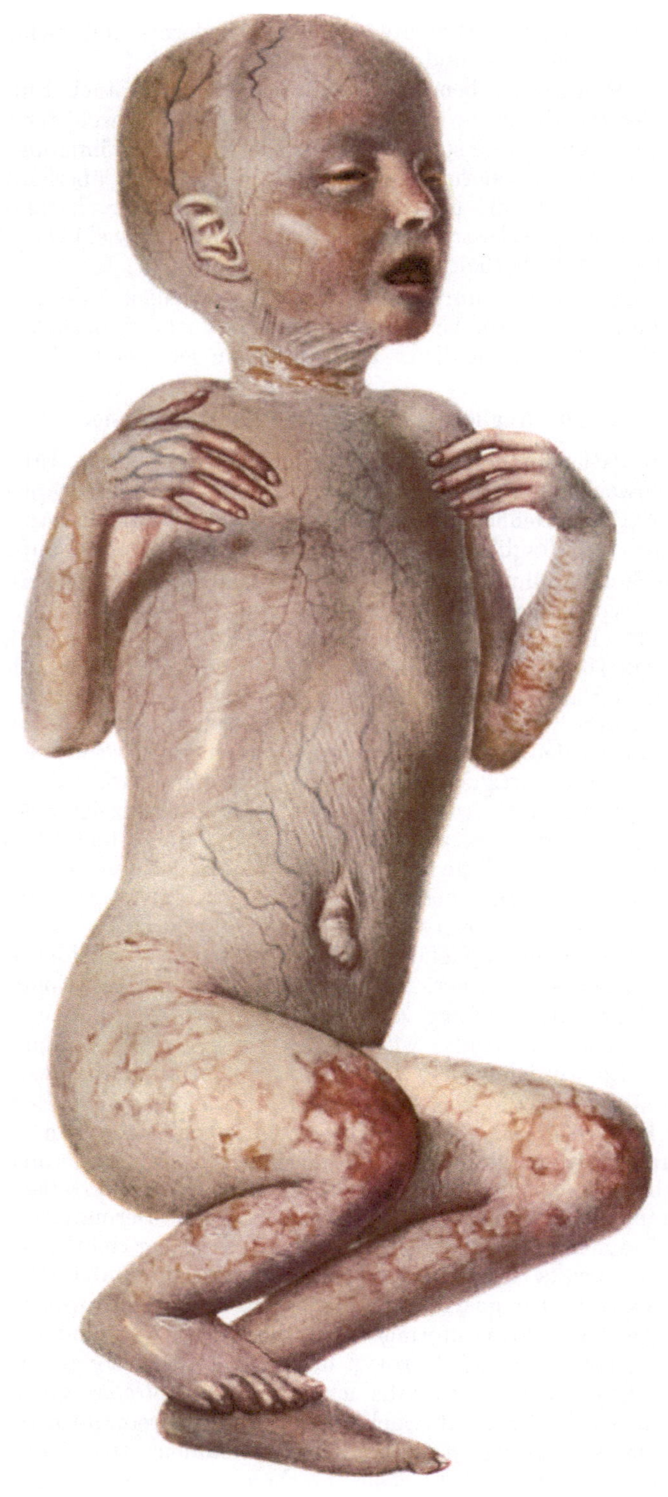

Abb. 7. „Allgemeine, angeborene Hautatrophie" (ANTOINE). Universelle Hypoplasie der Haut?

plasmaschädigung beruhende Ursache an. Es erscheint diese Annahme jedoch kaum ausreichend gestützt, auch nicht durch die von ANTOINE zitierte Tatsache mehrerer ähnlicher Erythrodermia congenitalis-Fälle mit angeborenen Anomalien von Hormondrüsen. Über die Möglichkeit der Einreihung des ANTOINEschen Falles in die Gruppe der fetalen Krankheiten vergleiche man den ersten Abschnitt.

Ein Befund, der von BAIS (1929) beschrieben wurde, ist in seiner Deutung als Hauthypoplasie noch viel zweifelhafter. Es handelte sich nämlich bei dem totgeborenen Kinde einer latent-luetischen Javanerin um eine vollkommene, fixierte Intrauterinhaltung des Rumpfes, Kopfes und der Extremitäten, d. h. Beugestellung der Gelenke, die ihren Grund in einer erhöhten Spannung der zu „engen" Haut besaß. Mikroskopisch war angeblich keine Anomalie festzustellen. Der Autor nahm bezüglich der Genese an, daß die Haut durch ein verhältnismäßig zu geringes Flächenwachstum „zu eng" geworden sei. Ob die Lues der Mutter in diesem Falle eine Rolle gespielt haben könnte und ob irgendwelche, darauf hindeutende Veränderungen, besonders an den Eihäuten, vorhanden waren, wird in der Arbeit von BAIS nicht gesagt. Es ist jedenfalls eine echte Entwicklungshemmung in diesem Falle schwer vorstellbar; unter der Voraussetzung eines normalen histologischen Befundes handelt es sich sicher nicht um eine wahre Hauthypoplasie.

Als Repräsentant einer Gruppe von Fällen, die eher zu den Dysplasien als zu den Hypoplasien der Haut zu zählen sind, soll ein Fall von OLIVER angeführt werden. Dieser Autor veröffentlichte 1929 eine Beobachtung von einem 13jährigen Mädchen, das eine allgemeine Haut„atrophie", sehr dünne Haare und Atrophie oder Dystrophie sämtlicher Nägel aufwies. Die Mutter und die Großmutter des Kindes zeigten dieselben Anomalien. Unter der Bezeichnung „Atrophie" wäre selbstverständlich auch hier, so wie in anderen Fällen bei Neugeborenen, bei denen eine narbenbildende Krankheit als Ursache der Hautveränderungen nicht in Betracht kommt, eine Verdünnung der Haut zu verstehen, möglicherweise als Hypoplasie. Es ist nochmals zu betonen, daß oftmals angeborene „Atrophien" der Haut nicht vorliegen, wenn diese Bezeichnung mißverständlicherweise verwendet wird und daß es sich in diesen Fällen meist um eine Entwicklungsstörung (-hemmung?) und nicht um eine Rückbildung schon entwickelter Gewebsstrukturen handelt (siehe auch FINGER-OPPENHEIM).

Als tatsächliche Atrophie der Haut sei die *vorzeitige Altersatrophie* erwähnt, bei der eine kongenitale Disposition angenommen werden muß. Andererseits ist die Senilitas praecox der Haut meist mit Störungen der inneren Sekretion oder mit anderen Krankheiten in Beziehung zu bringen (vgl. hierzu PINKUS, besonders im Handbuche „Die Biologie der Person", 1929) und darf somit nur bedingt zu den Anomalien auf angeborener Grundlage gezählt werden.

Eine Hemmungsbildung der Haut stellt teilweise und in gewissem Sinne vielleicht auch die *dystrophische Form der Epidermolysis bullosa hereditaria* dar. So hat z. B. BETTMANN in seinem Werke über die „Mißbildungen der Haut" (1912) der Atrophie im Rahmen der dystrophischen Epidermolyse besondere Bedeutung beigelegt. Es handelt sich jedoch bei dieser Krankheit sicherlich nicht um eine typische Entwicklungshemmung.

Zu den angeborenen, universell-hypoplastischen Zuständen der Haut muß dagegen jedenfalls eine Gruppe von Fehlbildungen gezählt werden, die in der Literatur meist als kongenitaler oder kombinierter, ektodermaler Defekt, richtiger als

### Anhidrosis hypotrichotica mit Hypodontie (SIEMENS)

beschrieben wird. Es sind hier vor allem die charakteristischen neun Fälle von TENDLAU (1902) und von WECHSELMANN und LÖWY (1911) zu nennen, die alle einer einzigen Familie entstammten und schon aus diesem Grunde besonderes Interesse beanspruchen dürfen; drei von diesen Fällen konnten genau untersucht werden.

Es handelt sich nach TENDLAU um eine *Verdünnung der gesamten Haut*, um eine *starke Verminderung der Haare und der Talgdrüsen* und um einen *vollkommenen Mangel der Schweißdrüsen*. Ferner bestanden Defekte der Brust-

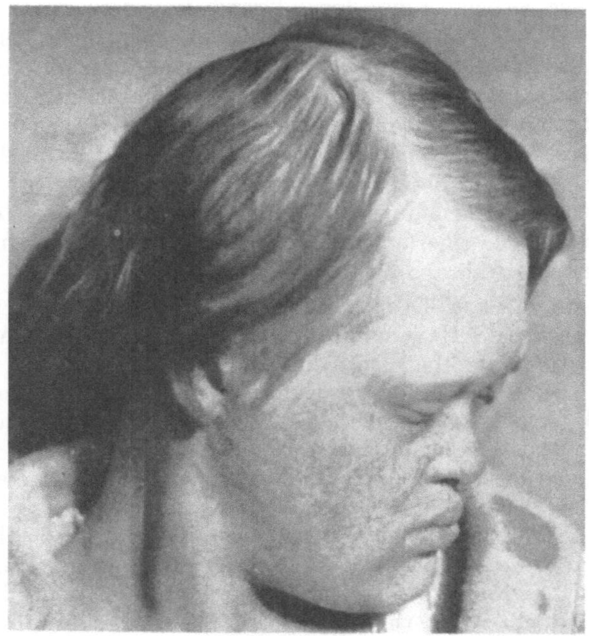

Abb. 8. „Hypotrichotische Anhidrose". Schutteres Kopfhaar, Sattelnase, wulstige Lippen, mongoloider Gesichtsausdruck. (Nach GORDON und JAMIESON.)

warzen und Milchdrüsen, *Mangel fast aller Zähne, Störungen im Zahnwechsel* und *herabgesetzte Intelligenz.*

Der Defekt der Schweißdrüsen hatte in diesem, wie auch selbstverständlich in allen anderen Fällen mit totaler Anhidrose eine starke *Hitzeintoleranz* zur Folge; dieser Umstand wurde von MCKEE und ANDREWS (1924) zur Untersuchung der Wärmeregulation durch die Haut benützt.

TENDLAU beschreibt den „atrophischen" Zustand der Haut des von ihm untersuchten Patienten. An vielen Stellen, besonders am Kopfe, an den Augenlidern, an den Vorderarmen und Händen und an den Unterschenkeln war die Haut sehr dünn, öfters seidenpapierähnlich; sie ließ sich leicht in Falten abheben, die längere Zeit stehen blieben. Die subcutanen Venen schimmerten überall deutlich durch. Die Behaarung fehlte am Rumpfe und an den Oberarmen völlig und war an allen anderen Stellen sehr dürftig und fein. Außerdem bestand auch ein Mangel der meisten Hautporen. Schließlich führt TENDLAU einen Defekt der Nasenbeine (Sattelnase) an.

Nach WECHSELMANN und LÖWY waren bei zwei anderen Patienten aus der gleichen Familie (Stiefneffen des von TENDLAU beschriebenen Falles) Cutis laxa (?), Hypotrichose, Defekt fast aller Zähne, keine Schweiß- und Talgsekretion, verminderte Intelligenz, Satyrohren und Sattelnase vorhanden.

Histologisch konnten sowohl von Tendlau wie auch von Wechselmann und Löwy sämtliche Befunde verifiziert werden. Nur war es Wechselmann und Löwy nicht möglich die von Tendlau erhobene „Atrophie" der Haut nachzuweisen.

Daß in den beschriebenen Fällen eine *Keimblatt*fehlbildung und nicht eine Entwicklungsstörung der Hautanlage allein vorlag, ergibt sich aus der Beteiligung der Zähne an der Anomalie und vielleicht auch aus der herabgesetzten Intelligenz und der Rhinitis atrophicans. Die Verhältnisse an den Zähnen, ferner besonders das Fehlen der Schweißdrüsen und schließlich die mangelhafte Entwicklung der Haare und der Talgdrüsen gestatten auch einen Schluß auf die *teratogenetische Terminationsperiode* der Anomalie. Der Beginn der

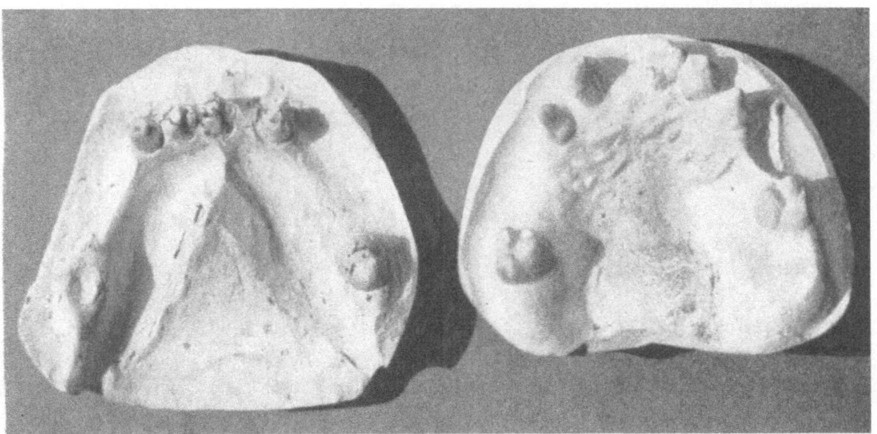

Abb. 9. „Hypotrichotische Anhidrose". Modelle des Gebisses der in Abb. 8 dargestellten Patientin. Hochgradige Hypodontie. (Nach Gordon und Jamieson.)

Entwicklungsstörung muß vor der 9. Embryonalwoche angesetzt werden, da bereits um diese Zeit die ersten Schweißdrüsenanlagen (an den Handtellern und Fußsohlen) entstehen. Wechselmann und Löwy sehen als teratogenetische Terminationsperiode den 3. oder 4. Schwangerschaftsmonat an.

Im Zusammenhange mit der Einreihung der hypotrichotischen Anhidrose unter die *Keimblatt*fehlbildungen sei der Frage der *Syngenese der verschiedenen Erscheinungen* bei dieser Anomalie gedacht. Es müssen nämlich, wie die Ausführungen auf S. 32 des allgemeinen Teiles lehren, auch wenn eine Keimblattfehlbildung vorliegt, die verschiedenen Störungen an dem betreffenden Keimblatte noch nicht syngenetischer Natur sein. Doch wird die Annahme einer Syngenese bei der hypotrichotischen Anhidrose außer durch die Keimblattidentität auch durch die Gleichsinnigkeit und durch die Typizität der einzelnen Fehlbildungen gerechtfertigt.

Einzelne der angeführten Befunde bei der hypotrichotischen Anhidrose scheinen nicht in das Bild einer rein ektodermalen Hypoplasie zu passen, da es sich bei ihnen um Entwicklungsstörungen mesodermaler Gebilde handelt. Soweit dabei das Bindegewebe der *Haut* in Frage kommt, lassen sich diese Verhältnisse leicht erklären. Dies ist z. B. bei der „Cutis laxa" der Fall, die von Wechselmann und Löwy an ihren Patienten beschrieben wurde. Hier ist es mit Rücksicht auf den im 1. Abschnitte dieses Beitrages erwähnten formativen

Einfluß des Ektoderms auf das Mesoderm verständlich, daß tiefgreifende Störungen bei der Entwicklung des Hornblattes sich auch bei der Differenzierung des Hautbindegewebes geltend machen. Auch zur Erklärung der Ohrmuschelverbildungen in den von Wechselmann und Löwy beobachteten Fällen läßt sich die Bedeutung des ektodermalen Einflusses auf die Entwicklung des Mesoderms anführen. In dieser Beziehung ist ebenfalls auf den 1. Abschnitt des vorliegenden Artikels zu verweisen, in dem die besondere Stellung der Entwicklungsvorgänge in den Hautgebieten des „Typus 1" erwähnt wird (S 9ff.). Gerade in bezug auf die embryonale Ohrmuschel, die ja auch in einem der Gebiete des „Typus 1" liegt, wurde nun von Streeter (1922) der Einfluß des ektodermalen Epithels auf die Gestaltung und Entwicklung der embryonalen Ohrhöckerchen hervorgehoben. Man vergleiche diesbezüglich auch den noch folgenden

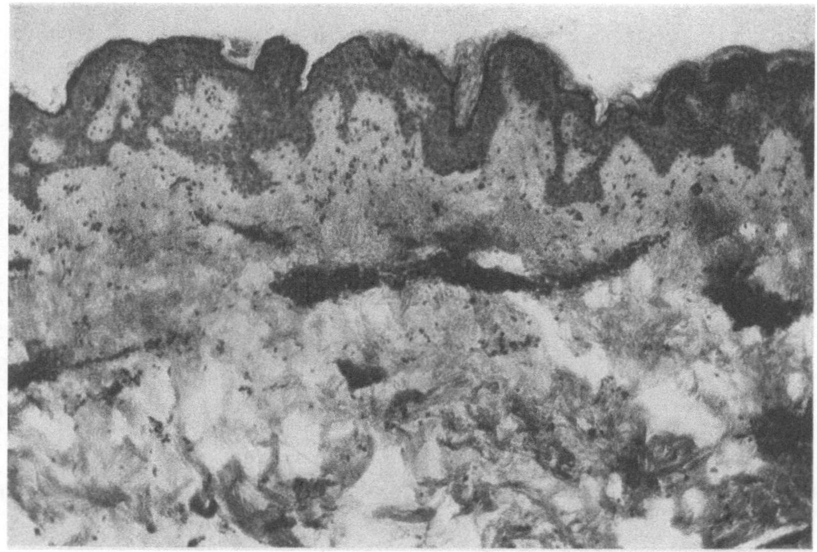

Abb. 10. „Hypotrichotische Anhidrose". Schnitt durch ein Hautstück vom Stamme. Mangel der Haare und Drüsen. (Nach Gordon und Jamieson.)

Abschnitt über Entwicklungsstörungen der äußeren Körperform. In Hinsicht auf die formale Genese der Zahnanomalien bei der hypotrichotischen Anhidrose sei an die Ausführungen auf S. 22 erinnert.

Kaum möglich erscheint die Deutung der in den bisher beschriebenen und auch in den meisten anderen Fällen von „ektodermalem Defekt" vorhandenen Sattelnase (Defekt der Nasenbeine), die fast immer mit einer atrophisierenden Rhinitis (Ozaena) kombiniert war. Man kann daran denken, die Ozaena, soweit sie den ektodermalen Anteil der Nasenschleimhaut betraf, auf eine Entwicklungsstörung des Ektoderms zurückzuführen und einen genetischen, in der Erbanlage fixierten Zusammenhang („Koppelung"?) zwischen ihr und dem Defekte der Nasenbeine zu konstruieren. Trotzdem manche Rhinologen an eine Anlageanomalie als Ursache der Ozaena denken (Fleischmann, 1931) erscheint diese Annahme aber doch gewagt. Jedenfalls ist, was auch schon Siemens (1921) erwähnt hat, die Behauptung Wolffs (1921) abzulehnen, daß es sich bei der Sattelnase des „ektodermalen Defektes" um ein Symptom von kongenitaler Lues handelt und daß das Gesamtbild der hypotrichotischen Anhidrose eine Manifestation von „Erbsyphilis" darstellt. Es braucht gegen Wolff nur angeführt zu werden, daß die Wassermannsche Reaktion in allen Fällen von „ektodermalem Defekt", in denen sie untersucht wurde (bis auf den Fall von Siebert, siehe weiter unten) negativ war, und daß keine der betreffenden Personen Erscheinungen aufwies, die für eine angeborene Lues charakteristisch gewesen wären.

Die Erwähnung der Wolffschen Anschauung führt zur Frage der *kausalen Genese* der hypotrichotischen Anhidrose. Eine bestimmte Ursache für den „kombinierten, ektodermalen Defekt" hat sich bisher nicht finden lassen. Es können nur endogene Faktoren in Betracht kommen und in dieser Beziehung ist höchstens die *Vererbbarkeit* der Anomalie auffallend. Die Heredität, die man ihres regelmäßigen Vorkommens halber als eine charakteristische Eigenschaft des „ektodermalen Defektes" auffassen muß, ist so typisch, daß man berechtigt ist, Fälle mit einem, der hypotrichotischen Anhidrose gleichen Syndrom ohne sicher nachweisbaren und *charakteristischen* Erbgang aus der in Frage stehenden Anomaliengruppe auszuschließen. Daß auch besonderer Wert auf das charakteristische Verhalten der Vererbung gelegt werden muß, hat seinen Grund darin, daß sich bei der typischen, hypotrichotischen Anhidrose immer ein *recessiv-geschlechtsgebundener Erbgang* vorfindet. Es liegen diesbezüglich einige Stammbäume vor, die von Siemens zusammengestellt und besprochen wurden. Wegen näherer Einzelheiten sei auf den Beitrag dieses Autors im vorliegenden Handbuche (Bd. III, S. 60/61) und auf seine 1921 erschienene Arbeit über recessiv-geschlechtsgebundene Vererbung bei Hautkrankheiten verwiesen. Es möge nur erwähnt werden, daß von dem typischen „ektodermalen Defekte" ausschließlich Männer befallen sein sollen, daß aber das Vorkommen der echten Anomalie in sehr seltenen Fällen doch auch bei Frauen zugegeben werden müßte (siehe z. B. bei Goeckermann, weiter unten). Jedenfalls muß man einer vererbbaren Anlage die Hauptrolle bei der kausalen Genese der „ektodermalen Defekte" zusprechen.

Es sollen nun die wichtigsten Fälle aus der älteren Literatur und möglichst alle in ungefähr den letzten 10 Jahren beschriebenen angeführt werden. Auf den erstveröffentlichten Bericht hat bereits Darwin hingewiesen. Er stammt von Wedderburn (1838) und betraf eine Hindufamilie, in der 10 Männer Hypotrichose, Anhidrose und fast völlige Anodontie aufwiesen. Gerade in Indien scheint die Anomalie verhältnismäßig häufig vorzukommen, da in jüngerer Zeit wieder Thadani (1921) über Hindufälle berichten konnte. Es handelt sich hier um Bewohner eines bestimmten Landstriches, so daß Inzucht vorliegen dürfte. Auf einen von Hutchinson beobachteten Fall aus der älteren Literatur (1886) wurde bereits von Tendlau (1902) verwiesen. Der betreffende Patient, bei dem allerdings keine Heredität festzustellen war, zeigte, so wie der von Tendlau beschriebene Fall, Defekte der Mamillen. Vor Hutchinson hat schon Guilford (1883) über einen 48jährigen Mann mit angeborener Anhidrose, Anodontie und teilweiser Hypotrichose sowie Sattelnase berichtet, bei dem noch bemerkenswert war, daß der Geruchsinn vollkommen, der Geschmacksinn fast völlig fehlte (gleichfalls ektodermale Störungen?). Ob allerdings dieser Fall trotz alledem zur Gruppe der „ektodermalen Defekte" gezählt werden darf, ist schwer zu entscheiden, da angeblich auch weibliche Mitglieder der Familie ektodermale Störungen aufwiesen (eine Großmutter mit Anodontie und Atrichie (?), zwei weibliche Kinder Hypodontie). Außerdem besaß der Patient noch einen haar- und zahnlosen Onkel und mehrere, fast anodonte Brüder. Ein typischer Fall von hypotrichotischer Anhidrose und Hypodontie, bei dem auch die Sattelnase vorhanden war und der die charakteristische, geschlechtsgebunden-recessive Vererbung aufwies (gleiche Anomalien bei einem Bruder und bei einem Vetter), wurde dann, nach den bereits besprochenen Fällen von Tendlau und von Wechselmann und Löwy (1911) erst wieder von Christ (1913) beschrieben. Ein von Goeckermann (1920) beobachteter, oben bereits erwähnter Fall verhielt sich gleichfalls typisch, nur daß die Anomalie hier, wie schon gesagt wurde, eine Frau betraf.

In den letzten Jahren wurden von Siebert (1922), McKee und Andrews (1924), Oliver und Gilbert (1926), Rjabow und Janitzkaja (1927), Lutz (1928), Falconer, Roberts, Smith, Weech (1929), Kerley (1930) und Gordon und Jamieson (1931) einwandfreie Fälle hypotrichotischer Anhidrose beobachtet. Siebert konnte ebenso, wie schon seinerzeit Tendlau, experimentell den Nachweis der fehlenden Schweißsekretion erbringen. In seinem Falle bestand übrigens auch fast fehlende Speichel- und Tränenabsonderung. In dieser Hinsicht ist bemerkenswert, daß sowohl die Speichel- wie auch die Tränendrüsen ektodermalen Ursprungs sind. Einige, von einzelnen Autoren als hypotrichotische Anhidrose zitierte Fälle waren im Originale nicht zugänglich, weshalb sie hier zwar erwähnt, jedoch nicht näher besprochen werden sollen. Es handelt sich um Beschreibungen von Thurnham (1848), Williams (1848), Ascher (1898), Gibbs (1915), Strandberg (1918).

Neben den *typischen* Erscheinungen konnten öfters, besonders von englischen und amerikanischen Beschreibern, häufig wiederkehrende, andersartige Befunde beim „ektodermalen Defekte" erhoben werden. So betonen besonders McKee und Andrews sowie Smith ein mongoloides Aussehen des Gesichts, welches infolge einer Verdickung und dadurch entstehenden, rüsselförmigen Vorwölbung der Lippen und infolge des starken Vorspringens der Augenbrauenbogen entsteht, ferner Hyperkeratosen der Follikelmündungen des Gesichts (McKee und Andrews, nach Siebert Folgen der mangelhaften Ausspülung der Schweißdrüsenausführungsgänge [?]) und schließlich Nagelaplasien und -dysplasien (siehe darüber bei Heller, dieses Handbuch Bd. XIII/2, S. 73/74. 1927 u. a. a. O.). Die formale Genese der Nagelfehlbildungen und der follikulären Hyperkeratosen kann selbstverständlich wieder auf die ektodermale Störung bezogen werden. Die Lippenverdickungen und das Vorspringen der Augenbrauenbogen hingegen sind, so wie die von Wechselmann und Löwy beschriebene Cutis laxa, in ihrer formalen Genese kaum erklärlich. Was die Lippenverplumpung und eine manchmal noch im Zusammenhange mit ihr bestehende Hyperplasie der Gingiva anbelangt, so kann, ähnlich wie bei den Ohrverbildungen, an die Bedeutung des formativen Einflusses gerade des Epithels auch der Lippen und der Mundschleimhaut auf das Mesoderm gedacht werden. Andererseits wurde von verschiedenen Untersuchern (z. B. Siebert), besonders mit Rücksicht auf das mongoloide Aussehen solcher Patienten, nach einer *endokrinen Ätiologie* als Ursache sämtlicher Erscheinungen der angeborenen „ektodermalen Defekte" gesucht. Es konnte in dieser Beziehung allerdings nichts Positives festgestellt werden.

### Universelle Aplasien und Hypoplasien des Hautpigments, der Haare und der Nägel.

Stellen die bisher angeführten Formen universeller Hauthypoplasie, bei denen alle oder mindestens viele Strukturanteile der Haut abnorme Charaktere zeigen, große Seltenheiten dar, so sind die Hypoplasien und sogar auch die Aplasien *einzelner* Hautanteile verhältnismäßig häufig. Es betreffen diese Entwicklungshemmungen das Hautpigment (totaler angeborener Albinismus und Leukismus), die Haare und die Talgdrüsen (angeborene Alopecie und Hypotrichose), die Nägel (angeborene Anonychie) und vielleicht die Elastica. Niemals kommen dagegen universelle, angeborene Hypoplasien der Epidermis, der Schweißdrüsen, der Gefäße oder des kollagenen Bindegewebes der Haut vor.

Die genannten Hypoplasien einzelner Hautanteile sind hier nur kurz und unter Hinweis auf wichtige und neuere Untersuchungen zu erwähnen, da ihre ausführliche Besprechung in anderen Abschnitten dieses Handbuches erfolgt.

Der angeborene, gänzliche Pigmentmangel der Haut, *Albinismus oder Leukopathia totalis universalis congenita* wird in diesem Handbuche von MEIROWSKY und HABERMANN in ihrem Artikel über Pigmentanomalien, Bd. XIII/1, behandelt. Der Albinismus stellt an der Haut meist eine isolierte Fehlbildung dar[1], ist aber tatsächlich formal-genetisch eine *Keimblatt*anomalie (Mangel des Irispigments, Intelligenzdefekte? siehe bei ORNSTEIN, 1926, MENDE, 1926). Für die genetische Kompliziertheit des Albinismus spricht auch seine häufige Kombination mit anderen Anomalien, meist wahrscheinlich syngenetischer Natur, z. B. Nystagmus, Taubstummheit usw. Ob das Unterbleiben der Pigmentbildung durch den Defekt einer chemischen Reaktion zustande kommt (Dopa, BLOCH, siehe dieses Handbuch, Bd. III/1) soll hier nicht erörtert werden. Jedenfalls wurde *kausal-genetisch* beim Albinismus eine Störung des *endokrinen* Apparates in Betracht gezogen (siehe bei MENDE). Sicherlich spielt *endogen*-ätiologisch die Vererbung in allen Fällen von Albinismus eine große Rolle; es besteht bei dieser Anomalie wahrscheinlich ein *recessiver Erbgang* (siehe die Untersuchungen von ZIMMERMANN, 1923, ferner SIEMENS in diesem Handbuche Bd. III, S. 101 ff.). Inwieweit einer *Keimschädigung* Bedeutung zukommt (Inzucht; Lues, GRAZIANO, 1928; Alkohol, ORNSTEIN; usw.) läßt sich nicht entscheiden. Auch *exogene* Momente können vielleicht bei der Genese des Pigmentmangels ätiologisch in Frage kommen, wie die Kältepigmentierung von Haar und Auge des albinotischen Russenkaninchens in vitro lehrt (SCHULTZ, 1929).

Die bei Tieren häufige, universelle Leukopathie (siehe darüber den Artikel von HELLER, Bd. IX/1) ist im Gegensatze zu dem eben geschilderten, menschlichen Albinismus meist inkomplett, d. h. es zeigen beispielsweise nur die Haare und die Iris den Pigmentmangel, nicht die Epidermis. Diese Formen, die übrigens auch beim Menschen nicht selten sind, werden als *Leukismus, Flavismus* oder *Semialbinismus* bezeichnet.

In Hinsicht auf weitere Einzelheiten über den totalen, angeborenen Albinismus vergleiche man die erwähnten Artikel von MEIROWSKY und HABERMANN, BLOCH, SIEMENS und HELLER in diesem Handbuche, sowie besonders auch die diesbezüglichen Arbeiten von MEIROWSKY (1919) und LEVEN (1924). Unter den Arbeiten der älteren, einschlägigen Literatur seien jene von VÖRNER und von FRÉDÉRIC hervorgehoben. —

Eine auf angeborener Grundlage beruhende Hemmungsbildung der Haare kann vollkommen oder unvollständig sein: *Alopecia (Atrichia) totalis congenita. Agenesia pilorum, Hypotrichosis congenita.* Eine angeborene, universelle Kahlheit ist außerordentlich selten, kommt vielleicht sogar, ohne sonstige Hautveränderungen, überhaupt nicht vor (siehe bei GALEWSKY, Bd. XIII/1 dieses Handbuches). Die meisten Haararten entstehen erst jahrelang nach der Geburt. Das Neugeborene besitzt nur zwei verschiedene Haarsorten: Kopf-, Wimper-, Augenbrauenhaare einerseits und Lanugo andererseits. Störungen, die sich am Haarkleide des postfetalen Lebens zeigen, kommen nun oftmals gerade durch die komplizierten, gegenseitigen Beziehungen der verschiedenen Haarsysteme zustande (siehe bei PINKUS, dieses Handbuch, Bd. I/1); sie können daher bei der Geburt noch nicht ausgebildet sein, wodurch die Möglichkeit einer selbst nur teilweisen Alopecie oder Hypotrichose bedeutend eingeschränkt wird. So z. B. ist die verhältnismäßig häufige Persistenz und gleichzeitige Hypertrophie

---

[1] Doch sind auch zahlreiche Fälle beschrieben worden, in denen neben dem Albinismus noch eine oder mehrere Anomalien anderer Art bestanden, z. B. bei ZIMMERMANN (1923) Hypotrichose.

der Lanugo (Pseudohypertrichosis lanuginosa, Bonnet, 1892) sicherlich eine Hemmungsbildung auf Grund einer angeborenen Anlage, die aber selbstverständlich bei der Geburt noch nicht zu erkennen ist.

Meist sind angeborene Alopecien oder Hypertrichosen mit einzelnen oder mehreren anderen Fehlbildungen der Haut oder auch anderer Organe kombiniert. Diese Fälle werden im vorliegenden Artikel an der betreffenden Stelle besprochen. Die Häufigkeit der Kombination von universeller Hypotrichose mit anderen Hautfehlbildungen ist durch den tiefgreifenden Charakter der in Frage stehenden Entwicklungsstörung zu erklären.

Weitere Einzelheiten über angeborene Hypotrichosen und Alopecien finden sich in dem Artikel von Galewsky im vorliegenden Handbuche, in dem allein dieses Thema seine ausführliche Behandlung finden kann. Eine kurze Übersicht, die hier vielleicht möglich, aber jedenfalls sehr schwierig wäre, ist neben dem genannten Artikel unnötig. Auch in der oben erwähnten Arbeit von Pinkus, ferner im vererbungswissenschaftlichen Beitrage von Siemens in diesem Handbuche und schließlich, um die wichtigste, ausführlichere Quelle der älteren Literatur zu nennen, in Bettmanns „Mißbildungen der Haut" (1912), wird die universelle, isolierte Hypotrichose ebenfalls behandelt. —

Der totale, angeborene Defekt oder die angeborene Unterentwicklung aller Nägel, *kongenitale Anonychie* (kongenitale Onych,,atrophie") ist verhältnismäßig viel häufiger als die angeborene, universelle Alopecie oder Hypotrichose. Es sei diesbezüglich auf Hellers Artikel über die Krankheiten der Nägel in diesem Handbuche (Bd. XIII/2, S. 76 f.) verwiesen, wo fast sämtliche entsprechenden Fälle geschildert werden. Die relative Häufigkeit des gänzlichen Mangels oder der Hypoplasie aller Nägel läßt sich durch die Umschriebenheit der Nagelfehlbildungen erklären. Selbst ein totaler Defekt sämtlicher Nägel stellt ja, als isolierte Haut-, also Organfehlbildung, immer noch keine universelle Hautanomalie dar, vielmehr nur eine lokalisierte Entwicklungsstörung.

Totale Hypoplasien oder Aplasien der Haare und der Nägel kommen auch bei Tieren vor. Hierbei ist hervorzuheben, daß vollkommene Alopecien nur bei domestizierten Tieren beobachtet wurden (Nackthund, Prinzhorn, 1921, Kohn, 1911; Nacktkaninchen, Kislovsky, 1928). Näheres hierüber findet sich bei Heller.

Wenn auch eine vollkommene Deutung der Genese der angeborenen Alopecien und Anonychien nicht möglich ist, so sind diese Fehlbildungen doch jedenfalls als endogen bedingt aufzufassen. Für diesen Fall aber läßt sich die *teratogenetische Terminationsperiode* der Haar- und Nagelanomalien angeben. Nach Fischel (1929) sind die ersten Haaranlagen bereits bei Embryonen von 24 mm größter Länge ausgebildet, und zwar an den Augenbrauen; der Beginn der Nagelentwicklung ist bei ungefähr $4^1/_2$ cm langen Feten festzustellen. Die Haaranomalien müssen sich demnach spätestens am Anfange des 2., die Nagelanomalien am Anfange des 3. Schwangerschaftsmonates zu entwickeln beginnen. —

Als fragliche, angeboren-universelle Hypoplasie im Bereiche der Haut möge noch ein Fall erwähnt werden, der von Hudelo, Boulanger-Pilet und Caillau (1922) beschrieben wurde. Es soll nach der Ansicht dieser Autoren bei einem 12 jährigen, unterentwickelten Mädchen, das eine kleine Struma aufwies und dessen Intelligenz vermindert war, ein *Defekt des elastischen Gewebes der gesamten Haut, speziell der Gefäßelastica*, bestanden haben. Diesen Defekt stellten die drei Forscher auch histologisch fest. Die Haut war schlaff, besonders an den Hüften und an den Oberarmen. Abgehobene Hautfalten kehrten nur langsam in die ursprüngliche Lage zurück. Es bestanden im übrigen Hypotrichose (keine Körperbehaarung) und Störungen der Zahnentwicklung. Die

Verfasser halten die Anomalie für angeboren, vielleicht auf Grundlage einer Dysthyreose. Nach der klinischen Beschreibung des Falles könnte man an eine Cutis laxa oder vielleicht eher noch an eine Dermatochalasis denken (vgl. S. 78ff. bzw. S. 83ff.). Die Störung, die zu der Anomalie geführt hat, muß auf Grund der Untersuchungen GEIGERS (1928) über die Entwicklung der Elastica bereits vor dem 5. Monate eingewirkt haben. Jedenfalls liegt eine Kombinationsanomalie verschiedener Keimblätter vor.

## II. Lokalisierte Hauthypoplasien.

Eine komplette Hautaplasie, selbst auch nur auf eine bestimmte Gegend lokalisiert, kommt beim Menschen ebensowenig vor wie eine universelle Aplasie der Haut. Auch jene Gruppe angeborener Hautanomalien, die einer lokalisierten Hautaplasie noch am nächsten kommt, die kongenitalen Hautdefekte, wird nur von Hypoplasien repräsentiert oder stellt keine Hemmungsbildung dar, vielmehr nur einen Defekt im morphologischen Sinne („quantitative Verminderung der Gewebe"). Ebenso, d. h. morphologisch, sind bestimmte, angeborene „Aplasien" und „Atrophien" der Haut aufzufassen, die sich bei genauerer Betrachtung als Narben, oft nach Hautdefekten, erweisen. Es können solche Fälle selbstverständlich öfters Residuen intrauteriner Hautkrankheiten sein, die unter Narbenbildung abgeheilt sind. Da sich aber diese Ätiologie der betreffenden Narben„hypoplasien" meist nicht mit Bestimmtheit nachweisen läßt, so mögen solche „Aplasien" oder „Atrophien" unter den lokalisierten Hypoplasien besprochen werden; bei einer rein morphologischen Betrachtungsweise müssen sie sogar sehr oft gerade hier zur Sprache kommen, da sich histologische Unterschiede zwischen einer Narbe und einer Entwicklungshemmung der Haut beim Fetus und beim Neugeborenen in vielen Fällen nicht auffinden lassen. Selbstverständlich ist die Sachlage überall dort eine andere, wo die intrauterine Krankheit mit Sicherheit nachgewiesen werden kann.

Aus alledem ergibt sich, daß es, wie bei den meisten universellen Entwicklungshemmungen der Haut auch bei vielen lokalisierten Hauthypoplasien nicht leicht ist, den hypoplastischen Charakter der jeweiligen Anomalie zu beweisen. Als besonders instruktives Beispiel hierfür läßt sich die sog. naeviforme, circumscript-idiopathische Hautatrophie anführen. Unter der Voraussetzung nämlich, daß die Existenz dieser Art von Hautatrophie überhaupt anerkannt wird, können ihre, als anatomische und funktionelle Minderwertigkeit in Erscheinung tretenden, hypoplastischen Merkmale hierhergezählt werden. Gerade aus diesem Umstande aber läßt sich erkennen, wie schwer eine konsequente Betrachtungsweise der angeborenen Hautanomalien unter pathologisch-anatomischen Gesichtspunkten durchführbar und wie wenig ein anatomisches System zur Einordnung von Anomalien der Haut geeignet ist. Ein solches System soll daher grundsätzlich und möglichst durch andere Auffassungsweisen zu ersetzen versucht werden, vor allem durch die genetische Betrachtung.

Als erste Gruppe der angeborenen, lokalisierten Hypoplasien der Haut mögen die sog.

### kongenitalen Hautdefekte

(kongenitale Aplasia oder Atrophia cutis circumscripta, kongenitaler Cutisdefekt usw.) besprochen werden.

CAMPBELL veröffentlichte 1826 die ersten Beobachtungen über solche Hautdefekte. Es handelte sich um 2 Neugeborene (Geschwister, 3 Jahre Abstand), an deren Scheiteln sich die betreffenden, geschwürigen Defekte vorfanden. Das ältere der beiden Geschwister starb 18 Tage nach der Geburt infolge Blutung aus dem durch das Geschwür arrodierten Sinus longitudinalis, während beim jüngeren in wenigen Monaten Überhäutung eintrat.

Abele (1835) teilte einen Fall von Hautdefekt über dem linken Tuber frontale eines neugeborenen Mädchens mit, dessen Mutter 10 Wochen vor der Geburt ein Trauma erlitten hatte (Hufschlag durch eine Kuh).

Priestley publizierte 1860 einen Fall, bei welchem über der kleinen Fontanelle eines Neugeborenen eine bis auf das Pericranium reichende und vom Rande her epithelisierende, etwa schillinggroße Wunde vorlag.

v. Hoffmann (1885) veröffentlichte drei Fälle. Der 1. Fall betraf einen 4 Monate alten, männlichen Fetus mit einem rundlichen, etwa 1 cm großen Defekt in der Gegend der großen Fontanelle, der 2. Fall einen nach der Geburt erwürgten Knaben, bei dem sich ein 5—6 mm großer, bis auf die Galea aponeurotica reichender Defekt vorfand, der dritte Fall einen neugeborenen Knaben mit einem talergroßen Defekt am Scheitel.

Schrader beschrieb 1893 einen 7 cm langen, 1—2 cm breiten Defekt links von der Pfeilnaht eines Neugeborenen, welcher mit einer Blutkruste bedeckt war und anscheinend auch den mit der Galea aponeurotica verwachsenen Knochen usuriert hatte.

Braun (1893) teilte den Fall eines Neugeborenen mit, bei dem sich über beiden Knien je ein Defekt mit unregelmäßig gezackten Rändern vorfand, wobei rechts flache, strahlenförmige Narben bestanden. Beiderseits waren ober- und unterhalb der Defekte Strangulationsfurchen (Nabelschnurumschlingung?) sichtbar.

Matthes (1894) publizierte einen Fall von 6—8 mm großem Hautdefekt mit sehnig glänzendem Grunde bei einem 25 cm langen, männlichen Embryo, der überzählige Finger und Zehen besaß, sowie einen ungefähr dreieckigen, pfennigstückgroßen, vom Rande her epithelisierenden Defekt bei einem weiblichen, neugeborenen Kinde. Histologisch war in diesem Falle ebenfalls ein Defekt der Haut bis in die tieferen Schichten vorhanden. In beiden Fällen waren die Eihäute normal.

1896 beobachtete Goldberger einen runden, etwa talergroßen, zackig begrenzten, mit einem Schorfe bedeckten, symmetrisch gelegenen Defekt der Bauchhaut eines Neugeborenen, in dessen Eihüllen ein Fetus papyraceus von $2^1/_2$ cm Länge aufgefunden wurde. Der Defekt heilte in 2 Monaten aus.

Bürger konnte 1903 ein neugeborenes Kind beobachten, das am Kopfe einen 9 cm langen, 4 cm breiten, mit Borken belegten, in eine strahlige Narbe auslaufenden Hautdefekt besaß, ferner am linken Knie unregelmäßig begrenzte, hellergroße, mit einem membranartigen Überzug bedeckte Defekte, am rechten Knie, korrespondierend zu dem Herde am linken Knie, eine weißliche Narbe und am rechten Ellbogen gleichfalls Narben. In den Eihüllen war ein Fetus papyraceus des 4. Monats gefunden worden, um welche Zeit die Mutter ein schweres, mechanisches Trauma erlitten hatte.

In einem Falle v. Winckels (1904) bestanden in der Gegend der kleinen Fontanelle vier eiternde Hautdefekte; außerdem waren bei dem Fetus, um den es sich handelte, eine beiderseitige Hasenscharte sowie ein Wolfsrachen und ein Spaltdaumen vorhanden. In einem 2. Falle v. Winckels fanden sich zwei größere Defekte über der kleinen Fontanelle bei einem neugeborenen Kinde vor, das gleichfalls eine Hasenscharte und eine Gaumenspalte aufwies.

Im Jahre 1908 erwähnten Dubreuilh und Petges in ihrer Studie über angeborene Alopecien je einen unveröffentlichten Fall angeborener Hautdefekte, die von Fieux bzw. Audérodias beobachtet worden waren. Im Falle des Erstgenannten bestanden bei einem Neugeborenen ungefähr auf der Höhe des

Scheitels, etwas links von der Medianlinie gelegen, runde, mit einer gelblich-grauen Masse erfüllte Hautdefekte, welche nach einigen Tagen vernarbt waren. Bei AUDÉRODIAS war ungefähr in der Gegend der kleinen Fontanelle des betreffenden neugeborenen Knaben, genau in der Mittellinie, ein rundlicher, zum Teil bereits vernarbter, etwa 8—9 mm großer Hautdefekt vorhanden, der nach 8 Tagen abgeheilt war.

KELLER teilte 1909 eine Beobachtung von 2 Hautdefekten in der Gegend der Pfeilnaht bei einem 6 Monate alten Fetus mit, wobei diese Defekte von bläulich-roter Farbe waren, scharfe Ränder mit einem 1—2 mm breiten Epithelsaum besaßen und unter dem Niveau der normalen Haut der Umgebung lagen. Der eine Defekt war ungefähr 1 qcm groß, der andere 4 mm lang und 2 mm breit. Histologisch war die Epidermis durch einen Blutschorf ersetzt, die Gefäße des Corium waren stark dilatiert, es konnte kein Fettgewebe nachgewiesen werden, dagegen gut entwickelte Haare. Im übrigen bestand angeblich ein der Entwicklungsstufe entsprechender Zustand der embryonalen Haut. In diesem Falle war eine hochgradige, beiderseitige Valgocacaneusstellung der Füße bei normalen Eihäuten vorhanden.

SITZENFREY beschrieb 1909 als Hautdefekt Residuen nach einer Hydromeningocele über der kleinen Fontanelle eines Neugeborenen, wobei dieser rundliche Defekt 5 mm groß und von gallertigem Bindegewebe erfüllt war. Histologisch fand sich unter diesem Bindegewebe ein von Leukocyten durchsetztes Fasergewebe, darunter ein junges Granulationsgewebe, unter diesem ein stellenweise von Endothelzellen (?) überzogenes, homogenes Häutchen, das von SITZENFREY für das Ependym und Reste der Gehirnsubstanz gehalten wurde, während das gallertige Bindegewebe nach der Ansicht dieses Autors das Mesoderm des Amnion reprasentieren sollte.

KEHRER verzeichnete 1910 zwei symmetrische, zwischen Scheitelhöcker und Pfeilnaht gelegene, unregelmäßig begrenzte Hautdefekte bei einem neugeborenen Kinde; diese Defekte reichten im Zentrum bis auf die Hirnhäute, betrafen also auch noch den Knochen. Vor der großen Fontanelle des betreffenden Kindes lag ein kleinerer und seichterer Defekt. Am 12. Tage nach der Geburt war Überhäutung aller 3 Defekte eingetreten.

WEINTRAUB teilte 1913 den Fall eines $3^1/_2$jährigen Kindes mit zwei pflaumen- bzw. kirschkerngroßen Plaques mit scharfer Abgrenzung gegen die Umgebung am Scheitel mit. Die Haut dieser Herde war stark verdünnt. Das Kind hatte bei der Geburt an den betreffenden Stellen blutende Wunden aufgewiesen, welche nach einigen Tagen verheilt waren. Ein 2. Fall von WEINTRAUB, der einen 25jährigen Mann betraf, zeigte einen ähnlichen, etwa pflaumengroßen Herd in der Höhe der Kranznaht links, der ebenfalls aus einer, bei der Geburt blutenden Wunde entstanden sein sollte. Ein dritter von WEINTRAUB beschriebener Fall betraf ein 17jähriges Mädchen, das auf der Scheitelhöhe, in der Mittellinie, eine gleich aussehende und auch gleichartig entstandene Plaque zeigte.

GRAFF (1921) teilte den Fall eines im 8. Schwangerschaftsmonate geborenen Mädchens mit, das am hinteren Anteile des linken Scheitelbeines einen etwa 4 mm großen, kreisrunden, wie ausgestanzt aussehenden Substanzverlust aufwies. Der Vater des Kindes sollte seit seiner Geburt an der gleichen Stelle eine kleine, kreisrunde Tonsur besessen haben.

LÖNNE veröffentlichte 1923 drei Fälle von Hautdefekten bei Neugeborenen. Im 1. Falle handelte es sich um ein etwa pfennigstückgroßes Ulcus mit grauem, hauchartigem Belag und schmaler, reaktiver Entzündungszone links unterhalb des Nabels. Im 2. Falle bestand ein zum Teile bereits vernarbter Defekt der Haut in der rechten Glutealgegend, im 3. Falle kleinere Defekte an den Mittel-

und Endphalangen mehrerer Finger und ein größerer Defekt über dem linken Knie. In allen drei Fällen waren die Eihäute normal.

Santi beobachtete 1923 bei einem neugeborenen Kinde, das zahlreiche Fehlbildungen aufwies, darunter auch solche, die durch amniogene Abschnürungen erklärt wurden, am rechten Unterschenkel einen bis zur Muskulatur reichenden Hautdefekt, der von einem feinen Häutchen überzogen war. Am gleichen Beine bestand ein Pes varus.

Möller beschrieb 1923 einen Hautdefekt am Schädel eines Neugeborenen, der auch die Weichteile unter der Haut und den Knochen betraf. Die Dura war intakt.

Heidler publizierte 1924 den Fall eines neugeborenen Knaben, bei dem am Scheitel ein 2,5 zu 5 cm großer Defekt bestand, der durch Gangrän seiner „Deckmembran" zum Tode des Kindes führte. Ein 2. Fall betraf einen Neugeborenen, der genau in der Mitte des Scheitels einen 2 mm großen, kreisrunden, wie ausgestanzt aussehenden Defekt aufwies.

Neumann berichtete 1924 über 3 Fälle von angeborenen Hautdefekten. Hierbei waren die Fälle 1 und 2 mit kongenitaler Lues behaftet (positive Wa.R.). Im 1. Falle fand sich bei einem weiblichen Neugeborenen links von der kleinen Fontanelle ein 0,5 cm großer, wie ausgestanzt aussehender, mit einer dünnen, spiegelnden Membran bedeckter Defekt. Mikroskopisch zeigte diese Membran einschichtig-kubisches Epithel. Unter diesem Epithel lag in verschiedenen Schichten zuerst nekrotisches Gewebe, dann ein Leukocytenwall, schließlich junges Granulationsgewebe. Im 2. Falle, ebenfalls bei einem weiblichen Neugeborenen, bestanden zwei ähnlich aussehende, 1 cm vor der kleinen Fontanelle zu beiden Seiten der Pfeilnaht gelegene Defekte, die sich histologisch von den Präparaten des Falles 1 darin unterschieden, daß das Epithel der normalen Umgebung unter dem nekrotischen Gewebe verdünnt weiterzog.

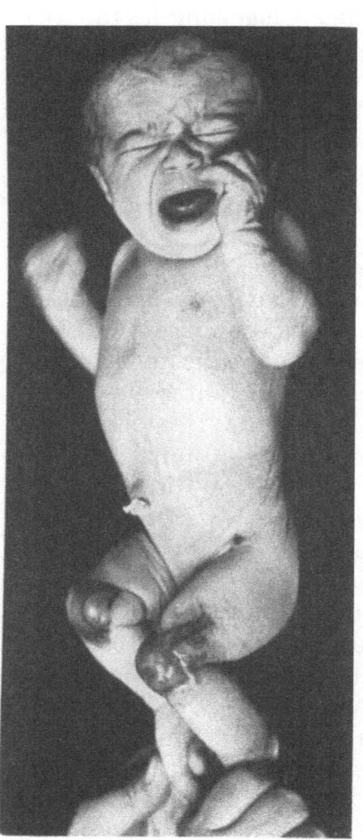

Abb. 11. Angeborene Hautdefekte an den Knien und in inguine. (Nach Lundwall.)

Auch Walz beschrieb 1924 3 Fälle von angeborenen Hautdefekten. Im ersten Falle bestand bei dem Neugeborenen ein 2 mm unter dem Niveau der Umgebung liegender Defekt, der 12 mm groß war und kräftige Granulationen zeigte. Die Eihäute waren normal, so wie auch im 2. und 3. Falle. Der 2. Fall zeigte einen großen Defekt, der in 10 cm Länge vom vorderen Rande der großen bis zur kleinen Fontanelle reichte, bei einer Breite von $3-5^{1}/_{2}$ cm. Der Grund dieses Defektes war blauschwarz krustig belegt, in seinem Bereiche fanden sich zwei Äste der V. temporalis. Am Rande war ein 2 mm breiter Epithelsaum bemerkbar. Im 3. Falle bestand in der Medianlinie am Rücken ein 5 mm großer, mit Borken belegter, runder Defekt.

1925 wurde von Buerger bei einem männlichen Neugeborenen ein Defekt am Kopfe beschrieben, der auch den Knochen betraf. Das erste Kind der Mutter sollte die gleiche Anomalie gezeigt haben. Die Eihäute waren normal.

HEINRICHSBAUER publizierte 1926 einen Fall von sehr ausgebreiteten Hautdefekten, die nicht am Kopfe saßen. Es handelte sich um eine Frühgeburt, die am Rücken einen 16 cm langen Defekt aufwies, der gegen die Oberschenkel hin in zwei schmäler werdende Streifen ausstrahlte. Die Defekte zeigten eine glatte und glänzende Oberfläche. An den Armen fanden sich derbe Narben, aller Wahrscheinlichkeit nach als Residuen von Hautdefekten. Die Eihäute waren normal.

LUNDWALL veröffentlichte 1927 zwei Fälle von Hautdefekten. Im 1. Falle (Abb. 11) bestanden bei dem etwas untergewichtigen Neugeborenen an beiden Knien 7:5 cm große, scharf-zackig begrenzte Defekte mit bläulichrotem, spiegelndem, von einem dünnen Häutchen überdeckten Grund. Außerdem war noch ein linsengroßer Defekt in der linken Leistengegend vorhanden. Die Eihäute waren

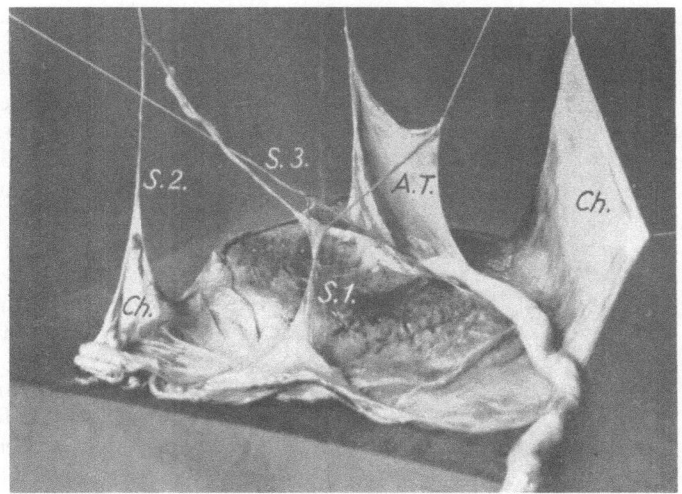


Abb. 12. Amniale Faden-, Strang- und Taschenbildung in einem Falle von angeborenen Hautdefekten. (Nach LUNDWALL.)

normal, doch fand sich in ihnen ein 4 Monate alter Fetus papyraceus. Histologisch ging das Gewebe im Bereiche der Defekte unscharf in die normale Umgebung über, wobei es sich um gefäßarme, uncharakteristische Granulationen handelte. Im 2. Falle wies das Neugeborene einen $1^1/_2$ cm : 4 mm großen, dicht oberhalb der Leistenbeuge gelegenen Defekt auf, an dem Reste eines Amnionstranges nachweisbar waren. Das Amnion (Abb. 12) bildete eine stark geschrumpfte, offene Tasche, in der sich der Embryo, also extraamnial, entwickelt hatte. Teile der Ränder des Amnion waren in drei derbe Stränge ausgezogen, von denen zwei am Chorion, einer am Defekte angesetzt hatten. Am linken Oberschenkel des Kindes bestand eine Strangulationsfurche.

KOVÁCZ berichtete 1928 über einen zweiheller- und einen einhellerstückgroßen Hautdefekt über der kleinen Fontanelle eines Neugeborenen, welche von $1/_2$ cm breiten, narbigen, haarlosen Säumen umgeben waren. Am 12. Tage nach der Geburt war unter dem Schorfe Überhäutung eingetreten. Zwei Geschwister des Kindesvaters hatten bei der Geburt ähnliche Defekte.

HONIG (1928) berichtete über je einen Defekt in der Lumbosacralgegend zweier Neugeborener von 6 : 6 cm Größe, bei welchen es sich um infolge Gangrän der Deckmembran geplatzte Bruchsäcke von Meningocelen gehandelt haben soll. Im 2. Falle wurden auch 10 l Fruchtwasser vorgefunden und diese Menge

4*

auf die Entleerung der Hydroceleflüssigkeit beim Platzen des Bruchsackes zurückgeführt.

Oing teilte 1929 2 Fälle von Hautdefekten mit, deren einer sich in einer Größe von 0,5 cm Durchmesser über dem rechten Scheitelbeine eines unreifen, neugeborenen Mädchens vorfand, das eine doppelseitige Hasenscharte, Wolfsrachen und Defekt des Septum nasi aufwies. Im 2. Falle, bei einem männlichen Neugeborenen, fand sich über dem rechten Scheitelbein, oberhalb und seitlich von der kleinen Fontanelle, ein fünfpfennigstückgroßer, hochroter, von einem dünnen, spiegelnden Häutchen bedeckter Hautdefekt.

Rüder beobachtete 1929 bei einem männlichen Neugeborenen einen ungefähr 4,5 : 10 cm großen, bogenförmigen Defekt über den Ohrmuscheln, ferner am Rumpfe, symmetrisch über den Mm. serrat. und transv. abdom., je einen 14 : 8—9 cm großen, schmetterlingförmigen Defekt mit gerunzeltem, seidendünnen Hautüberzug und an den Außenseiten der Oberschenkel je einen ausgestanzt aussehenden, kleineren, in Überhäutung befindlichen Defekt. In den normalen Eihäuten fand sich ein Fetus papyraceus. Während zwei Monaten trat unter Borumschlägen und -salbe Überhäutung der Defekte ein.

Saradzew verzeichnete 1929 sechs 5 : 14 mm große Hautdefekte auf dem Scheitel eines Neugeborenen, die ein eingesunkenes, mit einem dünnen Häutchen bedecktes Zentrum aufwiesen und teilweise mit dem Pericranium verwachsen waren. Die Ränder stellten einen 2 mm breiten, erhabenen Wall dar. Außerdem befanden sich auf dem Scheitel und am Nacken des Kindes noch mehrere, scharf

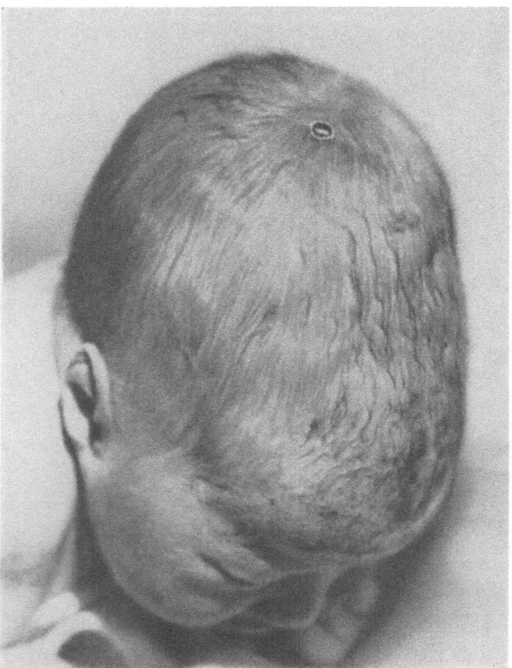

Abb. 13. Typischer Defekt der Kopfhaut bei einem Neugeborenen. (Nach Terruhn.)

begrenzte Gebiete kongenitaler Alopecien. An beiden Augen bestanden kongenitale Lipodermoide.

Terruhn berichtete 1930 in einer umfassenden Arbeit über sieben selbst beobachtete Fälle von Hautdefekten. Im 1. Falle handelte es sich um einen 7,5 cm langen Fetus mit Defekten am rechten Unterarme und Mittelfinger und eben nachweisbare Amnionfadenresten; außerdem bestanden amniale Stränge und zirkuläre Schnürfurchen. Der 2. Fall betraf ein Neugeborenes mit einem Hautdefekt bei Encephalocele, bei welcher auch ein hohler Eihautstrang vorgefunden wurde; außerdem fand sich am rechten Oberarme ein Hautdefekt vor. Der 3. Fall betraf eine 1350 g schwere Frühgeburt mit Bauchbruch, Phokomelie, Hasenscharte und Wolfsrachen. Auch hier war ein Hautdefekt bei einer Encephalocele vorhanden und von dem Defekte führte ein Eihautstrang zur Placenta. Im 4. Falle (Abb. 13) handelte es sich um ein normales Neugeborenes, bei dem rechts neben der kleinen Fontanelle ein kleiner, seichter

Defekt bestand. An der Placenta konnte ein flottierender, solider Amnionstrang nachgewiesen werden (Abb. 14). Fall 5: Totgeborenes, reifes Kind. Zweipfennigstückgroße, bis auf die Hirnhäute reichende Defekte zwischen Tuber parietale und Pfeilnaht. Keine Amnionstränge nachweisbar. 6. Fall: Ein kleiner, seichter Defekt, 2 Querfinger oberhalb des rechten Rippenbogens, in der Axillarlinie, bei einem normalen Neugeborenen. 7. Fall: Zweimarkstückgroßer Defekt an der Radialseite des rechten Handrückens eines normalen Neugeborenen. Schon vorher (1922) hatte TERRUHN zu beiden Seiten der kleinen Fontanelle eines Neugeborenen je einen einpfennigstückgroßen, rundlichen, von einer Blutkruste bedeckten Hautdefekt mit weißlichem Randsaume beobachtet.

Die hier besprochenen Fälle, die ihrer allgemeinen oder besonderen Typizität halber ausführlicher zitiert wurden, stellen nun bei weitem nicht alle bisher beschriebenen Beobachtungen von angeborenen Hautdefekten dar. TERRUHN zählte 1930 105 Fälle auf. Es können jedoch eine Anzahl dieser Fälle, die TERRUHN zu den angeborenen Hautdefekten rechnet, nicht mit Sicherheit als solche aufgefaßt werden, und zwar aus verschiedenen Gründen. So z. B. ordnet TERRUHN auch solche Fälle der in Frage stehenden Gruppe unter, bei denen niemals eine Wunde nachgewiesen werden konnte, vielmehr selbst schon bei der Geburt nur eine circumscripte, narbige Veränderung der Haut bestand. In ähnlicher Weise sind übrigens andere Autoren, die sich in eingehenderer Weise mit den angeborenen Hautdefekten beschäftigt haben (KEHRER, WEINTRAUB LUNDWALL u. a.) schon vor TERRUHN vorgegangen. Auf die in Frage stehenden Anomalien wird bald zurückgekommen werden.

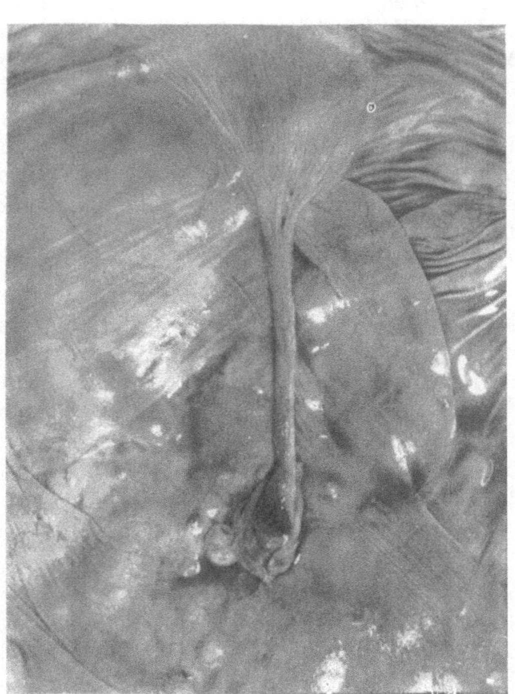

Abb. 14. Amniotischer Strang der Placenta des Neugeborenen mit typischem Defekte der Kopfhaut, Abb. 13. (Nach TERRUHN.)

Wenn nun auf Grund noch genauer zu erörternder Erwägungen die Zahl der von TERRUHN angegebenen Fälle beträchtlich einzuschränken ist, so scheinen doch andererseits diesem Autor einzelne Beobachtungen entgangen zu sein. Mehrere davon, jedoch nicht alle, wurden bereits besprochen. Es sollen deshalb im folgenden die Untersucher aller bisher nicht genannten Beobachtungen, soweit es sich bei ihnen um sichere Fälle von angeborenen Hautdefekten handelt, aufgezählt werden. Viele dieser Fälle wurden von TERRUHN und früheren Autoren bereits erwähnt.

Befunde sicherer und typischer Hautdefekte sind außer von den bisher genannten Autoren noch von folgenden Forschern beschrieben worden: DIETRICH (1838), JONES (1849), SCHATZ (1869), DOHRN (1888), BONNAIRE (1891), SCHRADER (1893), v. HOCHSTETTER (1894), AHLFELD (1894), VOLKMANN (1898), WEINDLER (1899), ALAIN (1901), HOLZAPFEL (1903), STRASSMANN (1904), MACÉ (1907),

Rivière (1907), Höffel (1909), Fischer (1909), Galatti (1910), Stratz (1910), Vogt (1913), Abt (1917), v. Reuss (1919), Bazal (1922), Deutsch (1922), Voron und Bouvier (1924, Zwillinge!), Adair und Chester (1924), Commandeur (1924), Garé (1924), Gruss (1925), Bernheim-Karrer (1929), Weigl (1931), Greig (1931).

Über eine Anzahl von Fällen, die von folgenden, bei Terruhn genannten Autoren beschrieben sein sollen, konnten keine ausführlicheren Angaben erlangt werden: Marchand (1897), Tendiau (1902), Liedig (1909), Hein (1909), Schulte (1909), Kamio (1910), Laffont (1920), Schugt (1923), Stewart (1924), Zechmeister (1924).

Schließlich wären Beobachtungen zu nennen, die Terruhn u. a. zu den angeborenen Hautdefekten rechnen, die aber mit solchen nichts zu tun haben dürften. Es handelt sich um bei der Geburt aufgefundene Anwachsungen des Amnion oder der Placenta an den Fetus, ferner um jene Defekte, die naturgemäß einer Exencephalie oder Anencephalie eigen sind und nur Teile einer mit komplizierten und vielfachen Anomalien einhergehenden Keimfehlbildung darstellen und schließlich, was bereits erwähnt wurde, um narbige Veränderungen. Hierher gehören, soweit sie nicht schon genannt wurden, die Fälle von Billard (1828), Vrolik (1849), Tarnier (1872), Hebra (1881), Pinard und Varnier (1892), Friedrich (1897), Vörner (1903), Fruhinsholz (1907), Struckmann (1919), Flamma (1924), Hornung (1925), Fritschek (1929).

Zu erwähnen wäre noch, daß von manchen Autoren hin und wieder während der Geburt, meist durch einen rigiden Muttermund, entstandene, sog. „Druckmarken" zu den angeborenen Hautdefekten gerechnet wurden. Solche Druckmarken (meist kreisrunde Defekte) wurden beispielsweise von Henrard (1922), Füth, Ehrendorfer (1906), Nordmann (1897) beschrieben.

Nicht hierher gehörig ist ein von Paul veröffentlichter Fall, bei dem durch ein intrauterin erfolgtes Trauma (Hufschlag eines Rindes) eine große Platzwunde der Bauchhaut des Kindes entstand.

Auf die angeführten, fraglichen Fälle wird zurückgekommen werden.

Von Schlegel, Joest und Hedley wurden angeborene Hautdefekte auch bei Tieren beschrieben. Besonders der Bericht des letztgenannten Autors verdient größeres Interesse, da es sich in seinen Fällen um 50 Kälber der gleichen Herde handelte, bei denen auch gewisse Schleimhautpartien betroffen waren. Alle Tiere gingen einige Tage nach der Geburt ein. Über den von Siedamgrocki beschriebenen Fall, der vielleicht auch hier zu nennen wäre, wurde bereits auf S. 35 berichtet. Näheres über die angeborenen Hautdefekte bei Tieren findet sich in dem bereits mehrfach zitierten Artikel über Tierdermatosen von J. Heller in diesem Handbuche. —

Wenn die angeborenen Hautdefekte des Menschen nunmehr zusammenfassend behandelt werden sollen, so wäre zuerst ihre *Morphologie* zu besprechen. Diesbezüglich läßt sich sagen, daß die Form der angeborenen Hautdefekte in vielen Fällen, besonders am Kopfe, rundlich ist, nicht allzu selten wie ausgestanzt (Graff, Neumann, Heidler u. a.), daß aber auch eine zackige oder unregelmäßige Begrenzung vorliegen kann (häufiger bei nicht am Kopfe lokalisierten Defekten; Braun, Bürger, Kehrer, Heinrichsbauer u. a.). Der Rand der Defekte ist manchmal wallartig erhaben (Saradzew u. a.), andere Male unter dem Niveau der normalen Umgebung liegend (Keller, Walz u. a.), meist aber in deren Niveau. In manchen Fällen findet sich um den eigentlichen Defekt herum eine den Eindruck einer Narbe erweckende, meist nur schmale, haarlose Zone (Kovácz u. a.), selten auch ein schmaler, reaktiver Entzündungssaum (Lönne u. a.). Vom Rande aus erstreckt sich oftmals ein mehr oder weniger (einige Millimeter) breiter, weißlicher Saum in den Defekt hinein (KELLER, LUNDWALL, RÜDER, TERRUHN u. a.), der durch das vorwachsende Epithel dargestellt wird. Manchmal bedeckt das Epithel auch schon den ganzen „Defekt" in Form eines dünnen Häutchens, von meist weißlicher Farbe (BÜRGER, SANTI NEUMANN u. a.). Meist jedoch liegt der Grund der Defekte frei und ist von hochroter bis bläulichroter Farbe, häufig von Granulationen bedeckt (WALZ u. a.), aber auch von Bindegewebe (FIEUX) und selten von Gallertgewebe (SITZENFREY) erfüllt, schließlich auch verschiedenartig verkrustet. Die Krusten sind meist hämorrhagischer Natur (SCHRADER, GOLDBERGER u. a.), können jedoch auch aus eingetrocknetem Eiter (v. WINCKEL) oder aus nekrotischen bzw. gangränösen Massen (HEIDLER u. a.) bestehen. Sehr selten sind Fälle, in denen ein größeres Blutgefäß, fast immer eine Vene, auf dem Grunde verläuft (WALZ). Oftmals, besonders bei den nicht am Kopfe lokalisierten Defekten, strahlen meist hypertrophische Narbenzüge in die Umgebung der Substanzverluste aus (BÜRGER, HEINRICHSBAUER, LUNDWALL u. a.). Was ihre Tiefe anbelangt, so betreffen die Defekte meist nur die Haut selbst, manchmal jedoch auch die unterliegenden Weichteile wie Fascien, Muskel, Galea usw. (v. HOCHSTETTER, SANTI u. a.) und selbst den Knochen (SCHRADER, MÖLLER, BURGER u. a.). Jene Fälle, bei denen die „Defekte" durch das Platzen einer Hydromeningocele entstanden sind (SITZENFREY, HONIG u. a.) stellen in dieser Hinsicht Vorkommnisse besonderer Art dar, von denen noch die Rede sein wird. Der Grund der Defekte wird in diesen Fällen, zumindest teilweise, von Hirnsubstanz gebildet. Die Ausdehnung der Defekte schwankt innerhalb der Größe einer Linse (z. B. bei VOLKMANN oder AHLFELD) bis zur Erstreckung auf fast die gesamte Rückenhaut und Ausstrahlung auch noch auf die Oberschenkel wie im Falle von HEINRICHSBAUER. Meist sind die Defekte etwa münzengroß, besonders dort, wo es sich um rundliche Defekte am Kopfe handelt (z. B. OING, KOVÁCZ, TERRUHN).

Was die *Zahl der Defekte* anbetrifft, so war in vielen Fällen nur ein Defekt vorhanden, häufig aber auch mehrere bis zahlreiche (z. B. bei RÜDER, SARADŽEW, LÖNNE).

Neben den eigentlichen Defekten bestanden oftmals noch *Narben*, die sich mit größter Wahrscheinlichkeit auf bereits intrauterin abgeheilte, ehemalige Substanzverluste zurückführen ließen (BÜRGER, BRAUN u. a.). In den drei Fällen von WEINTRAUB, bei deren zweien es sich um bereits erwachsene Individuen handelte, waren sogar nur mehr Narben nachweisbar, die allein durch die Anamnese als sichere Residuen nach angeborenen Hautdefekten aufgefaßt werden mußten.

Diese Narbenbildungen sprechen übrigens dafür, daß die betreffenden Hautdefekte erst in späterer Embryonalzeit entstanden sein können. Trotzdem nämlich über die fetale *Regenerationskraft* der menschlichen Haut nichts Näheres bekannt ist, kann man doch aus zahlreichen analogen Fällen bei Tieren den Schluß ziehen, daß diese Regenerationskraft in der frühembryonalen Periode sehr groß ist und mit zunehmendem Alter des Fetus fortschreitend abnimmt. Unter der Voraussetzung, daß man ein derartiges Verhalten auch für die menschliche Haut annimmt, läßt sich die Entstehung von Narben nur durch eine Wundheilung in später Embryonalzeit erklären, wenn die Haut ihr ursprüngliches Regenerationsvermögen schon bedeutend eingebüßt hat.

In bezug auf die *Lokalisation* ist zu sagen, daß die Mehrzahl der Beschreibungen sich auf Defekte der Kopfhaut bezieht, daß jedoch auch verhältnismäßig zahlreiche angeborene Hautdefekte des Stammes und der Extremitäten bekannt geworden sind (LUNDWALL, BRAUN, BÜRGER u. a., s. bei LUNDWALL). Auffallend ist, daß die Defekte am Kopfe niemals die Gesichtshaut betreffen, dagegen häufig die Mittellinie oder die Gegenden der Fontanellen bevorzugen. Niemals sind Defekte in der Genital- oder Analgegend beschrieben worden.

In einzelnen Fällen wurde eine mehr oder weniger deutlich ausgesprochene *Symmetrie* zweier Defekte beobachtet (z. B. von Bazal und v. Hochstetter).

In einer größeren Zahl von Beobachtungen wurden in den Eihäuten Zwillingsgeschwister, meist in Form von verschieden alten *Fetus papyracei* gefunden (z. B. von Rüder, v. Hochstetter, Goldberger, Höffel, Bürger, Bazal u. a.).

Die *Eihäute*, insbesondere das Amnion erwiesen sich in den Fällen, in denen sie überhaupt untersucht wurden, teilweise als normal, zum Teile bestanden jedoch amniotische Stränge oder Verwachsungen (Braun, Heinrichsbauer, Lundwall, Terruhn u. a.), die sogar in manchen Fällen am Defekte selbst ansetzten (Lundwall, Terruhn).

Bei einer Anzahl der betroffenen Neugeborenen wurden noch *andere Anomalien* bzw. *Fehlbildungen* vorgefunden. So wird öfters von Strangulationsfurchen infolge Nabelschnurumschlingungen berichtet (z. B. von Terruhn, Lundwall und Braun). Auffallend ist ferner das verhältnismäßig häufige Vorkommen von Hautdefekten bei Lippen-Kiefer-Gaumenspalten (z. B. Oing, v. Winckel, Greig) und bei Polydaktylie (Matthes). Auf die Kombination von Hautdefekt und Meningocele wird noch zurückgekommen werden.

In bestimmten Fällen von Hautdefekten, und zwar nicht allzu selten, wurde *familiäres Vorkommen* (bzw. *Heredität*) festgestellt (Bürger, Graff, Heinrichsbauer, Kovacz, Campbell, Burger u. a.). Ein regelmäßiger Erbgang ließ sich — schon wegen der relativ geringen Zahl dieser Fälle — nicht ermitteln. Interessant ist jedoch in dieser Hinsicht, daß Hedley in seinen oben vermerkten Beobachtungen an Kälbern die Hautdefekte als Mutation mit recessivem Erbgange auffaßte.

Die *Histologie* der Hautdefekte läßt keine einheitlichen Bilder erkennen, was wohl bereits nach dem verschiedenartigen makroskopischen Verhalten zu erwarten ist. Prinzipiell handelt es sich jedoch fast immer um verschieden weit in der Heilung begriffene, banale Wunden, mit in Abstoßung befindlichen Zelltrümmern (Leukocytenwall), manchmal auch noch mit stärkeren Entzündungserscheinungen (Gefäßdilatation), jungem oder auch bereits älterem und damit faserreicherem und narbenähnlichem Granulationsgewebe und mehr oder weniger weit vorgeschrittener Bedeckung mit einem dünnen, meist noch einschichtigen Epithel. Keller fand auch Haarreste in seinen Präparaten. Die Struktur der Gewebe entspricht der Entwicklungsstufe des Defektträgers. Histologische Beschreibungen liegen im übrigen nur von relativ wenigen Untersuchern vor, so z. B. von Matthes, Keller, Neumann, Lundwall. Abweichend von diesen Befunden lauten die Beschreibungen von Schnittbildern durch solche „Hautdefekte", welche Teile einer Hydromeningocele darstellten (z. B. Sitzenfrey).

Die Heilung von Hautdefekten war fast immer so, daß es nach einigen Tagen bis mehreren Wochen, je nach der Größe und Tiefe des Defektes, zur Überhäutung kam. In besonderen Fällen jedoch, z. B. bei sehr großer Ausdehnung und Tiefe oder bei besonderer Lokalisation (Fall von Walz) erfolgte nach kürzerer oder längerer Zeit, spätestens jedoch nach einigen Wochen, oft durch Blutung aus großen, vom Defekte arrodierten Venen der Tod (Campbell, Heidler). Naturgemäß dürfen Todesfälle durch andere schwere Fehlbildungen (z. B. Meningocele) nicht hierher gerechnet werden.

Eine besondere *Therapie* der Hautdefekte wurde niemals durchgeführt. Allein unter Schutzverbänden, bzw. eventuell notwendiger, symptomatischer Behandlung mit indifferenten, antiphlogistischen Umschlägen und Salben kam es in jenen Fällen, die nicht den erwähnten, tödlichen Ausgang fanden, zur Ausheilung bzw. Vernarbung der Defekte.

Die Bedeutung nicht lebensbedrohender Hautdefekte ist von jeher und gerade von den älteren Beobachtern in dem Umstande erblickt worden, daß manchmal eine Differentialdiagnose dieser Defekte gegenüber *kriminellen, artifiziell bedingten Verletzungen* in Frage kam (z. B. bei ABELE und v. HOFFMANN). Die *Differentialdiagnose* der Hautdefekte gegenüber solchen Verletzungen kann nur dann schwierig werden, wenn es sich um ältere Wunden handelt, da sich diese dann von Hautdefekten manchmal nicht leicht unterscheiden lassen. Immerhin wird die Lokalisation, die Form des Defektes, evtl. der Grad des Heilungszustandes usw. meist eine Differentialdiagnose ermöglichen. Leichter ist die Unterscheidung zwischen angeborenen Hautdefekten und luetischen Erscheinungen (s. OING). Bei letzteren kann nur ein Pemphigus syphiliticus oder eine Primärsklerose in Frage kommen. Da diese aber erst intra partum erworben, daher erst drei Wochen nach der Geburt auftreten kann, der Pemphigus lueticus aber schon klinisch als Exanthem auch mit mehreren Hautdefekten kaum verwechselt werden kann, so werden wohl auch hier Irrtümer kaum vorkommen. Schließlich wäre differentialdiagnostisch noch die Epidermolysis bullosa hereditaria in Betracht zu ziehen. Die schon durch die Funktionsprüfung leicht mögliche Unterscheidung dieser Krankheit von Hautdefekten wird von HEINRICHSBAUER genauer besprochen.

Die *Ätiologie* und *Pathogenese* der angeborenen Hautdefekte ist, was man vielleicht schon aus ihrem verschiedenartigen morphologischen Aussehen schließen kann, nicht einheitlich. Diese Ansicht wird von allen Autoren, die sich mit angeborenen Hautdefekten beschäftigt haben, ausnahmslos vertreten, wenn auch die Anschauungen über die verschiedenen Möglichkeiten der Ätiologie und über die relative Häufigkeit der in Betracht kommenden Ursachen stark voneinander abweichen.

Am einfachsten liegen jene wenigen Fälle, in denen ein *Trauma* sicher oder fast sicher als Ursache feststellbar war. Hierher wäre vor allem der Fall BÜRGER zu zählen, dann mit größter Wahrscheinlichkeit ein Fall von ABELE und vielleicht einer von v. HOFFMANN. KELLER hat in einem Falle das Zustandekommen des Defektes durch den Druck einer mütterlichen Beckenexostose als Usur erklären wollen, doch kann man dieser Ansicht nicht viel Wahrscheinlichkeit zusprechen. Überdies würde ein solcherart entstandener Hautdefekt eher in die Kategorie der Anomalien gehören, die von FÜTH, HENRARD usw. beschrieben und oben bereits erwähnt wurden und nicht zu den angeborenen Hautdefekten sensu strictiori.

Wenn LUNDWALL die außerordentlich guten Elastizitätsverhältnisse der Eikammer (Fruchtwasser!) als Ursache dafür anführt, daß trotz der auch intra graviditatem zahlreichen Traumen nicht sehr viele Anomalien entstehen, so kann man ihm im allgemeinen bezüglich der Hautdefekte ebenfalls beistimmen. Jedenfalls lassen sich aus verschiedenen Gründen Traumen als Ursachen angeborener Hautdefekte fast immer ausschließen. Solche Gründe sind hauptsächlich die oftmals mit der Annahme eines Traumas nicht in Übereinstimmung zu bringende Lokalisation der Defekte und ferner ihre häufige Multiplizität. Man wird kaum fehlgehen, wenn man *die traumatische Ätiologie* der angeborenen Hautdefekte für ein *sehr seltenes Vorkommnis* hält.

Ganz auszuschließen ist wohl die *Lues* als Ursache angeborener Hautdefekte. Gegenüber den wenigen Forschern, die auf Grund einer positiven Wa.R. zur Annahme einer luetischen Ätiologie ihrer Fälle gekommen sind (NEUMANN ?, französische Autoren) sind als Gegenbeweise der Mangel von Spirochätenfunden und die unspezifische histologische Struktur anzuführen. Das klinische Bild der

Defekte ist von dem der in Betracht kommenden luetischen Erscheinungen meist auch vollkommen verschieden (siehe oben). So kann man wohl Lundwall vollkommen recht geben, wenn er die *luetische Ätiologie der angeborenen Hautdefekte ablehnt*.

*Erkrankungen* der Mutter, der Placenta oder des Fetus selbst, Vergiftungen usw. können in manchen Fällen beim Zustandekommen von Hautdefekten als ätiologisch wirksam angesehen werden (siehe Terruhn und Lundwall). Doch werden sich wohl kaum jemals sichere Beweise für solche Annahmen erbringen lassen. Überdies können die genannten Schädlichkeiten wohl meist nur indirekt die Entstehung von Hautdefekten hervorrufen.

In der überwiegenden Mehrzahl der Fälle dürften die angeborenen Hautdefekte nach der Ansicht sehr vieler neuerer Untersucher auf Anomalien des *Amnion* zurückzuführen sein. Pathogenetisch müßte man sich die Defekte in diesen Fällen als durch das Abreißen von hohlen oder soliden Amnionsträngen (Ahlfeld, Simonart) oder flächenhaften Verwachsungen des Amnion mit dem Embryonalkörper entstanden vorstellen. Die oben angeführten Schädlichkeiten würden dann nur die Anomalie des Amnion (Strangbildung) verursachen. Diese sehr einfache Ableitung der Defektgenese von Amnionanomalien, die z. B. von Terruhn zur Erklärung fast aller bekannt gewordenen Defekte herangezogen wird, findet ihre hauptsächliche Stütze in jenen Fällen, bei welchen Anomalien des Amnion, vor allem Stränge, festgestellt wurden (vgl. Abb. 12 u. 14) oder bei denen sogar noch bei der Geburt Verwachsungen zwischen dem Amnion und der kindlichen Haut vorhanden waren (z. B. bei Terruhn, Lundwall, Braun, Heinrichsbauer). Derartige Befunde wurden nun allerdings in einer verhältnismäßig nur geringen Zahl von Fällen erhoben; denn wenn auch Terruhn von 76 solchen Fällen spricht, so ist doch die größte Zahl davon nicht einwandfrei, sei es, weil in einer kleineren Anzahl seiner 76 Fälle nur Verwachsungen und keine Defekte vorlagen, sei es, daß trotz vorgefundener Amnionstränge in manchen Fällen der Zusammenhang zwischen den vorhandenen Defekten und diesen Amnionsträngen nicht als erwiesen angenommen werden kann. Immerhin ist in einer großen Zahl von Fällen an der amniogenen Entstehung der Defekte nicht zu zweifeln (z. B. bei Lundwall und Terruhn). Hierzu muß überdies noch bemerkt werden, daß, wie Lundwall und Terruhn bereits ausdrücklich hervorhoben, oftmals eine genauere Untersuchung der Eihäute und speziell des Amnion nicht vorgenommen worden war, weshalb die Möglichkeit besteht, daß bei künftighin sorgfältigerem Vorgehen öfters als bisher die amniogene Entstehung von Defekten wird wahrscheinlich gemacht werden können. Ob allerdings, wie Terruhn meint, fast alle Fälle als amniogen festzustellen sein werden, ist sehr fraglich, vielleicht eher unwahrscheinlich.

Es lassen sich nämlich gegen die amniogene Theorie der Hautdefektgenese, soweit diese Theorie allgemeine Geltung beansprucht, mehrere Gegenargumente anführen. Dies sind vor allem, ähnlich wie es bei der Besprechung der traumatischen Ätiologie ausgeführt wurde, die häufige Multiplizität der Defekte, ferner manche ihrer Lokalisationen und schließlich alle jene Gründe, die eine endogene Entstehung der Hautdefekte wahrscheinlich machen (siehe unten). Zuletzt, aber nicht zum wenigsten, muß noch der folgende Umstand gegen die Verallgemeinerung der amniogenen Theorie geltend gemacht werden, der sich bei der genaueren Analyse der formalen Genese sicher amniogener Defekte ergibt.

Den amniogenen Hautdefekten muß jedenfalls eine Verwachsung des Amnion mit der embryonalen Haut vorausgehen. Diese Verwachsung kann nun auf zweierlei Weise entstanden sein. Es muß entweder die physiologische Abhebung des Amnion vom Embryonalkörper, die ungefähr in der dritten Woche der

Schwangerschaft vor sich gehen dürfte, an einzelnen Stellen nicht erfolgen oder es kann auch nach der Abhebung des Amnion infolge verschiedener, pathologischer Zustände wie Oligohydramnie, Amnionenge usw. nachträglich eine Verklebung des Amnion mit der fetalen Haut eintreten. Diese beiden Entstehungsarten kommen allerdings nur für jene immerhin sehr zahlreichen Fälle in Betracht, bei denen es noch zu keiner vorgeschritteneren Haarentwicklung gekommen ist, da eine solche die Verwachsung des Amnion mit der fetalen Haut verhindern muß. Es kann also bei jenen Fällen, in denen sich bereits Haare vorfinden, die amniogene Theorie a priori nicht am Platze sein. Aber auch sonst wird man sich fragen müssen, wieso bei Embryonen entsprechenden Alters eigentlich kaum jemals amniotische Verwachsungen beobachtet wurden. Wenn dies der Fall ist, handelt es sich nämlich meist bereits um Embryonen aus der 2. Hälfte der Gravidität, während man nach der TERRUHNschen Annahme amniotische Verwachsungen auch schon in Frühstadien der Schwangerschaft, wenigstens vereinzelt, hätte beobachten müssen, da die angeborenen Hautdefekte sicherlich eine relativ häufige Erscheinung darstellen, jedenfalls viel häufiger sein dürften, als sich aus ihrer Literatur ergibt; darf man doch wohl vermuten, daß nur der kleinere Teil aller Fälle publiziert wird, oftmals sogar wahrscheinlich kleinere Defekte gar nicht bemerkt werden. Abgesehen von diesem Einwande ist schließlich noch zu bedenken, daß Störungen der Entwicklung in einer so frühen Fetalperiode, wie es die von TERRUHN für einen großen Teil der Hautdefekte angenommene *teratogenetische Terminationsperiode* ist, nämlich bereits ungefähr die 3. Embryonalwoche, unmöglich eine so geringe Folge nach sich ziehen könnten wie einen Hautdefekt. Man vergleiche diesbezüglich die betreffenden Ausführungen im 1. Abschnitte dieses Artikels. Vielleicht darf man annehmen, daß gerade jene Fälle, in denen die Hautdefekte nur einen Teil einer weitaus stärkeren Entwicklungsstörung repräsentierten, vor allem bei Encephalocele oder Anencephalie (z. B. Fall SITZENFREY), tatsächlich in der von TERRUHN angenommenen Weise entstünden und sehr frühzeitig zur Entwicklung kämen. Für die große Mehrzahl aller Hautdefekte jedoch scheint die Annahme einer so frühen Entwicklung mehr als fraglich, wenn auch, wie erwähnt, ihre amniogene Entstehung an sich nicht unbedingt geleugnet werden darf.

Vom entwicklungsgeschichtlichen Standpunkte aus können jedoch nach dem Gesagten die Substanzverluste bei Encephalocele und verwandten, schweren Anomalien (z. B. SITZENFREY, NEUMANN, HONIG, TERRUHN) nicht zu den angeborenen Hautdefekten gezählt werden. Diese Gruppe gehört überhaupt nicht zu den angeborenen Anomalien der *Haut*, weshalb sie auch zur Begründung der amniogenen Defekttheorie nicht herangezogen werden darf.

In diesem Zusammenhange muß noch erwähnt werden, daß WALZ jene endogenen Faktoren, die seiner Ansicht nach zur Entstehung angeborener Hautdefekte führen, in Einflüssen erblickt, die, je nach ihrer Schwere, zur Bildung von Acranie, Hemicranie, Encephalocele, Hautdefekt Anlaß geben sollen. Es werden hier so wie von HONIG, SITZENFREY, RÜDER u. a. Störungen im Verschlusse des Meduallarrohres für die Bildung der Anomalien verantwortlich gemacht.

Als keinesfalls für die amniogene Theorie beweisend dürfen selbstverständlich Hämorrhagien am Amnion (MÖLLER) oder mehrdeutige histologische Bilder angesehen werden (SITZENFREY, NEUMANN).

Jedenfalls läßt sich aber doch aus den dargelegten Tatsachen der Schluß ziehen, *daß ein Teil der Hautdefekte amniogen verursacht sein mag; die Pathogenese der Verwachsung zwischen Amnion und fetaler Haut ist jedoch als noch unbekannt anzusehen.*

Alle bisher besprochenen ätiologischen Theorien der Hautdefekte beziehen sich auf exogene oder nicht in der Hautanlage selbst gelegene Faktoren. Die zuletzt zu erörternde Theorie der Defektgenese rückt *endogene* Faktoren in den Vordergrund.

Für eine endogene Entstehung der Hautdefekte sprechen hauptsächlich jene Fälle, in denen sich in der Familie ebensolche Anomalien vorfinden, die also *Heredität* erkennen lassen. Es ist dies in mehr oder weniger überzeugender Weise bei den Beobachtungen von Campbell, Graff, Heidler, Voron und Bouvier, Burger und Kovácz der Fall. — In zweiter Linie wird die Annahme einer endogenen Entstehungsweise durch das gleichzeitige Bestehen anderer Fehlbildungen endogener Ätiologie und von Hautdefekten gestützt. Solche Kombinationen bestanden in den Fällen von Matthes (Polydaktylie), v. Winckel (zwei Fälle mit Cheilognathopalatoschisis), Keller (Valgocalcaneusstellung der Füße), Santi (zahlreiche, verschiedenartige Fehlbildungen), Garé (Finger- und Zehenfehlbildungen), Oing (Cheilognathopalatoschisis), Saradžew (Lipodermoide) und Greig (Encephalocele, Rhachischisis). Es finden sich unter diesen Fällen nun gewiß auch solche, die eine amniogene Entstehung möglich erscheinen lassen, selbst unter der Annahme eines so frühzeitigen Beginnes der Entwicklung, wie ihn Terruhn fordert (bei schweren Allgemeinfehlbildungen, siehe oben). Ein derartiger Fall ist z. B. der von Santi oder der von Greig beschriebene. Auch die mit Finger- und Zehenmißbildungen oder Stellungsanomalien kombinierten Hautdefekte könnten den Gedanken an eine amniogene Ausbildung nahelegen (Matthes, Garé, Keller). Doch empfiehlt es sich, gerade in diesen Fällen mit der amniogenen Theorie sehr vorsichtig zu sein, da es sich ja, wie im allgemeinen Teile erwähnt wurde, bei vielen früher für amniotisch gehaltenen Fehlbildungen herausgestellt hat, daß sie bezüglich ihrer Entstehung mit dem Amnion nichts zu tun haben. — Als Sonderfall der Kombination von Hautdefekt und Fehlbildungen anderer Art beim selben Neugeborenen wäre das häufige Vorkommen von Fetus papyracei bei Hautdefekten zu betrachten (Lundwall, Rüder, Terruhn u. a.). Vielleicht darf man auch aus dieser Kombination auf endogene Faktoren der kausalen Defektgenese schließen.

Es scheint jedenfalls (siehe hierzu 1. Teil), daß sich, so wie die Feti papyracei, auch die anderen, genannten Kombinationsfehlbildungen zu den Hautdefekten nur *akzidentell* verhalten und nicht syngenetisch, wie es bei gleichartiger, amniogener Entstehung sein müßte.

Als endogene Entstehungsbedingung könnte noch ein merkwürdiger Umstand bei den Hautdefekten angesehen werden, auf den bisher nicht genügend Rücksicht genommen wurde. Es sind dies die *Prädilektionsstellen* der Hautdefekte, ihre häufigste Lokalisation am behaarten Kopfe, ferner ihr Sitz am Bauche oder Rücken und in selteneren Fällen an den Extremitäten. Im Zusammenhange mit den im 1. Teile dieses Artikels angeführten Ergebnissen der Untersuchungen über die regionären Verschiedenheiten der fetalen menschlichen Haut (S. 9 f.) fällt bei diesen Lokalisationen auf, daß sie solche Gebiete repräsentieren, die in früher Embryonalzeit einschichtig-plattes oder kubisches Epithel tragen, niemals jedoch mehrschichtig-zylindrisches Epithel wie in der Gesichts-, Genital- und Analgegend. Man darf nun zwar keinesfalls behaupten, daß dieser regelmäßig zu konstatierende Umstand einen *kausal*genetischen Faktor darstellen könnte, doch läßt er sich als entscheidender Dispositionsfaktor für die Etablierung von Hautdefekten auffassen. Die physiologischerweise geringe Dicke der betreffenden Hautpartien (besonders des behaarten Kopfes), die in endogenen, keimplasmatisch fixierten Faktoren ihre Ursache hat, ist naturgemäß jedweder inneren und äußeren Schädigung leichter zugänglich als die oft mächtigen Epithellager der frühembryonalen Gesichts- und Genitalhaut.

Abschließend ist demnach zu sagen, daß zur Zeit *bezüglich der kausalen und der formalen Genese der angeborenen Hautdefekte noch keine Einigkeit vorhanden ist, daß viele Defekte amniogen entstehen dürften, manche dagegen auf hereditärer oder traumatischer Grundlage. Formalgenetisch* kommt in einer Anzahl von Fällen, nämlich dann, wenn gleichzeitig schwere Keim- oder Keimblattfehlbildungen vorliegen, eine *primäre Nichtabhebung des Amnion vom Embryonalkörper* in Betracht; von entscheidendem Einflusse auf die Lokalisation scheint in allen Fällen die *eigentümliche Struktur der Prädilektionsstellen der Defekte in frühembryonaler Zeit* zu sein. Um Hypoplasien handelt es sich bei den angeborenen Hautdefekten nicht, weder im entwicklungsgeschichtlichen, noch auch im anatomischen Sinne, sondern höchstens als quantitative Verminderung der Hautsubstanz. —

In gleicher Weise wie die angeborenen Hautdefekte darf auch eine ihnen nahestehende Gruppe angeborener Hautanomalien nicht als Hypoplasien sensu strictiori aufgefaßt werden. Es ist dies die

### angeborene, circumscripte Hautatrophie
(Aplasia cutis bzw. Alopecia cutis congenita circumscripta).

Unter diesen Bezeichnungen werden in der Literatur zwei Gruppen von Anomalien geführt: 1. circumscripte, narbig-atrophische, an behaarten Körperpartien alopezische Hautveränderungen bei Neugeborenen und 2. ebensolche Veränderungen bei Kindern oder Erwachsenen, die der Anamnese nach in gleicher Form oder in Form von Hautdefekten bereits bei der Geburt bestanden haben sollen (Abb. 15).

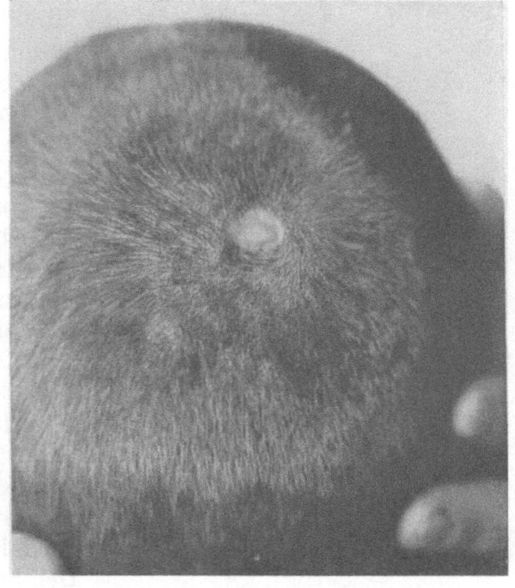

Abb. 15. „Aplasia (Atrophia) cutis congenita" bei einem 32jährigen Manne. Völlig der Narbe nach einem angeborenen Hautdefekte entsprechend. Dermatologische Abteilung des Krankenhauses der Stadt Wien (Prof. KREN.)

Die eben durchgeführte Einteilung der angeborenen Hautatrophien in zwei Untergruppen wird durch die bekannte Unverläßlichkeit anamnestischer Daten gerechtfertigt. Es ist ja denkbar, daß manche Fälle angeblich angeborener Hautatrophien erst durch Krankheiten des frühen oder sogar des späteren Kindesalter verursacht wurden. Dies dürfte zwar nicht oft der Fall sein, da die Angaben meist recht sicher scheinen; doch herrscht unter den hier zu besprechenden Anomalien in der Literatur bereits eine derartige Verwirrung, daß eine möglichst scharfe Trennung verschiedener Zustandsbilder unumgänglich notwendig erscheint.

Besonders macht sich diese Verwirrung bei jenen Atrophiebildern bemerkbar, die, mögen sie nun bei Neugeborenen oder bei Erwachsenen bzw. Kindern beobachtet worden sein, von angeborenen Hautdefekten abgeleitet oder gar zu diesen gezählt werden; und diese Fälle bilden die überwiegende Mehrzahl der hier zu besprechenden Anomalien.

Von den meisten Autoren werden nämlich alle jene, bereits bei der Geburt bestehenden, narbigen Hautveränderungen und die meisten, angeblich angeborenen Anomalien dieser Art bei Erwachsenen als Narben nach Hautdefekten aufgefaßt und im Schrifttume oft als Haut,,defekte" geführt, manchmal sogar als Paradigmen solcher Defekte. Fälle dieser Art sind z. B. die von H. v. Hebra, Dittrich, Bonnaire, Vörner, Fruhinsholz.

Es sollen hier einige Beispiele dafür erbracht werden, daß es sich bei den betreffenden Beobachtungen keinesfalls um Defekte handelt.

H. v. Hebras histologische Untersuchung seines Falles (1885) ergab Fehlen der Papillen, Haare und Drüsen in ödematösem und von klaffenden Lymphspalten erfülltem Bindegewebe bei Intaktheit der Epidermis.

Vörner beobachtete 1903 einen völlig normalen Zustand des Bindegewebes, in welchem sich jedoch keine epithelialen Anhänge und keine glatte Muskulatur vorfanden. Ebenso konnte Vörner kein subcutanes Fettgewebe feststellen. Die im ganzen normale, nur etwas verdünnte Epidermis zeigt im Zentrum des Herdes Mangel der Reteleisten.

In einem von Bonnaires Fällen (1891) war das Bindegewebe sehr zellreich, aber faserarm, die Epidermis verdünnt und ohne Hornschichte; auch hier ließen sich keine epithelialen Anhänge und glatten Muskeln feststellen.

Makroskopisch entsprachen fast alle Fälle atrophischen, verschieden lokalisierten, oft am Kopfe sitzenden Narben, selten, und auch da nur teilweise, wurde das Aussehen hypertrophischer Narben beobachtet (z. B. von Fruhinsholz).

Oppenheim (1929) beschreibt z. B. einen Fall, in dem es sich um ein 5jähriges Mädchen handelte, das am Scheitel, etwas rechts von der Mittellinie, eine münzengroße, haarlose, kreisrunde Partie aufwies, die an der Peripherie eine ephelidenartige Hyperpigmentierung zeigte.

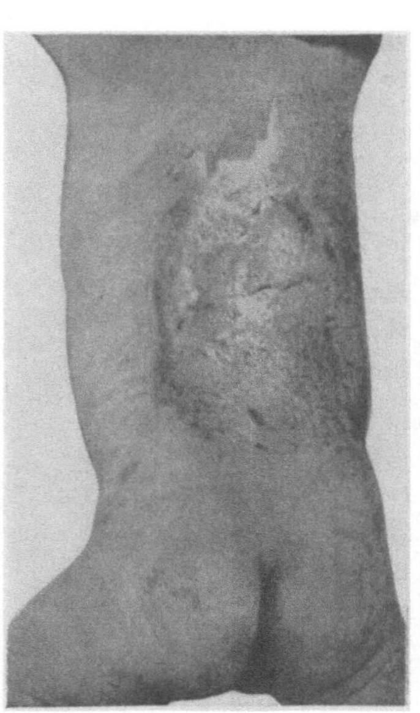

Abb. 16. ,,Aplasia (Atrophia) cutis congenita". Nach Hautdefekt entstandener Narbe gleichend. (Nach Fruhinsholz.)

Der Fall von Fruhinsholz (1907) betraf ein neugeborenes Kind, das fast im ganzen Bereiche der Rückenhaut, in der Lumbosakral- und in der linken Glutealgegend narbige Veränderungen aufwies (Abb. 16). Anomalien des Amnion waren nicht feststellbar. Merkwürdig an diesem Falle ist, daß die Mutter des Kindes zum Teil keloide, flächen- und streifenhafte Narbenbildungen, angeblich angeborener Natur, an den Vorderflächen der Oberschenkel, über den Sprunggelenken, in der linken Regio sacroiliaca und in der Medianlinie am Kopfe beobachten ließ.

Biberstein demonstrierte 1928 einen wegen der bestehenden Erblichkeit interessanten Fall bei einer 29jährigen Frau, an derem Halse sich ein $2^1/_2$ cm breiter und 6 mm langer Herd verdünnter, durchscheinender Haut befand, der angeblich von Geburt an bestanden hatte. Die Mutter und 4 von 10 Geschwistern zeigten ähnliche Anomalien, 4 Brüder waren frei.

Der oben erwähnte Fall von Bonnaire betraf einen $7^1/_2$ Monate alten Fetus, ein zweiter vom gleichen Autor beobachteter Fall einen Zwilling einer luetischen Mutter, bei dem sich ähnliche Erscheinungen wie beim ersten Falle vorfanden. H. v. Hebras und Vörners Beobachtungen beziehen sich auf Neugeborene, ebenso Dittrichs beide Fälle (1895), in denen auch Mikrophthalmus bestand. In diesem Zusammenhange sei noch erwähnt, daß in Bonnaires erstem Falle ein Hydrocephalus, beiderseitiges Kolobom und Cystenniere aufgefunden wurde.

Weitere Fälle wurden beschrieben von: BRINDEAU (1901), ROBINSON (1901), RIEHL (1902), RACLOT (1903), EMANUEL (1901, DEUTSCH und OPPENHEIM (1912), DUBREUILH und PETGES (1908, Abb. 17), VOGT (1913), NEURATH (1924), LOEWY (1924). Diese Aufzählung ist jedoch bei weitem nicht vollständig. Die hier in Frage kommenden Beobachtungen sind so zahlreich, daß auf eine ausführlichere Kasuistik verzichtet wird und dies umsomehr, als sich auch bei den angeborenen Hautatrophien, so wie leider bei den meisten angeborenen Anomalien der Haut, aus den einzelnen Beschreibungen die zu einer richtigen Beurteilung des Falles notwendigen Kriterien nicht immer mit wünschenswerter Vollständigkeit ableiten lassen.

Es möge nur noch über einen von BETTMANN in seinem Werke über die Hautfehlbildungen erwähnten und von KALB (1909) beobachteten Fall berichtet werden, und zwar wegen der von den sonstigen Beschreibungen abweichenden Morphe der betreffenden Veränderungen. Es handelte sich nämlich um beiderseitige, zahlreiche, gruppierte feine Narben bei einem neugeborenen Kinde, die an Zosternarben erinnern sollten (Doppelseitigkeit ?).

Aus den bisher mitgeteilten Beschreibungen angeborener circumscripter Hautatrophien ergibt sich jedenfalls eine reiche Verschiedenartigkeit der einzelnen Fälle. Gemeinsam ist allen Fällen nur die auch histologisch feststellbare Hautatrophie im eingangs erwähnten Sinne. Im übrigen jedoch verhalten sich die circumscripten Hautatrophien, so wie die Hautdefekte, bezüglich ihrer Form, Begrenzung, Zahl, Lokalisation, Ausdehnung usw. sehr polymorph.

Es ist daher begreiflich, daß viele Fälle von Hautatrophien als Hautdefekte aufgefaßt und beschrieben

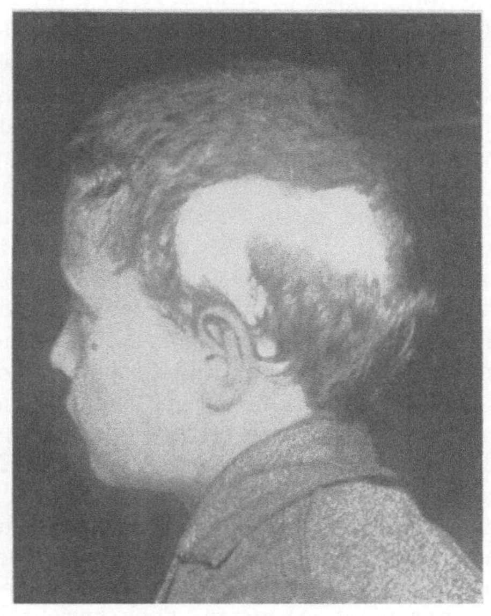

Abb. 17. „Aplasia (Atrophia) cutis congenita". (Nach DUBREUILH und PETGES.)

wurden. Doch handelt es sich bei ihnen augenscheinlich nicht um Defekte, sondern höchstens um Residuen nach Defekten oder um Defekte in dem erwähnten, anatomischen Sinne einer „quantitativen Gewebsverminderung". Auch von einer Hypoplasie kann bestenfalls nur in diesem Sinne die Rede sein. Von Aplasie zu sprechen, bedeutet eine Begriffsverwechslung. Am besten, wenn auch vielleicht nicht immer richtig, scheint noch der Name *Atrophia cutis congenita circumscripta*.

In bezug auf die *Ätiologie und Pathogenese* der angeborenen, circumscripten Hautatrophien herrscht eine noch größere Unklarheit und Verwirrung der Ansichten als bei den angeborenen Hautdefekten. Dies ist leicht verständlich, wenn man bedenkt, daß die genetische Deutung von Narbenbildungen immer nur unsicher und schwierig sein kann.

Betrachtet man die angeborenen Hautatrophien bezüglich ihrer formalen Genese tatsächlich als Narben, so fällt ihre Ätiologie und Pathogenese naturgemäß mit jener der kongenitalen Hautdefekte zusammen. Wie erwähnt, stehen die meisten Autoren und selbstverständlich alle jene, die ihre Fälle als Defekte beschreiben, auf diesem Standpunkte, bezüglich dessen näherer Besprechung daher auf die betreffenden Darlegungen (S. 57 ff.) verwiesen werden kann. Die Gründe, die für die Ableitung der circumscripten Atrophien von Defekten sprechen, wurden bereits angeführt (morphologische Gleichheiten oder Ähnlichkeiten in bezug auf die Form, Lokalisation, Begrenzung usw.). Natürlicherweise sind von diesem Standpunkte aus alle jenen kausalen Faktoren, die für die Hautdefekte in Betracht gezogen wurden, auch für die circumscripten Atrophien verantwortlich zu machen. Sie beinhalten hier nur, wenigstens in Hinsicht auf die Gruppe „Erkrankungen", eine noch viel größere Mannigfaltigkeit (z. B. Zoster, siehe oben).

Außer Erkrankungen kommen ferner auch Amnionanomalien, Traumen und endogene Faktoren in Betracht. Besonders was die letztgenannten Faktoren betrifft, so finden sich unter den circumscripten Hautatrophien wieder relativ zahlreiche Fälle, die Familiarität bzw. Heredität erkennen lassen (Fruhinsholz, Loewy, Biberstein u. a.). Auch die Kombinationen mit anderen Fehlbildungen sind hier anzuführen (Bonnaire, Dittrich u. a.).

Als sicher endogener, keimplasmatisch-fixierter Natur wären auch die Fälle von H. v. Hebra und von Vörner anzusehen, wenn man diesen beiden Autoren bezüglich ihrer prinzipiell gleichlautenden Ansichten beipflichten könnte, laut welchen es sich bei ihnen um Entwicklungshemmungen, also echte Hypoplasien, gehandelt haben soll. Doch sind diese Annahmen kaum zu beweisen. Schon Unna, dem auch Bettmann beistimmt, hat den Fall v. Hebras, bei dem dieser die Epidermis als dem 2., die Cutis als dem 6. Fetalmonate entsprechend auffaßte, für eine Defektnarbe erklärt. Daß die eben erwähnte Behauptung v. Hebras nicht richtig sein kann, läßt sich aus einem Vergleiche der angeführten histologischen Bilder des in Frage stehenden Falles mit einem Schnitte durch normale, embryonale Haut der betreffenden Entwicklungsstadien leicht erkennen.

Neben der bisher besprochenen Theorie, welche die circumscripten Hautatrophien für Narben erklärt, gibt es nun aber noch eine zweite, völlig andersartige Deutung der angeborenen Atrophien. Nach dieser Erklärungsweise stellen die atrophischen Herde Naevi oder naeviforme Bildungen dar. Schon Dubreuilh und Petges unterscheiden in ihrer Arbeit über angeborene Alopecien narbige und naevogene Atrophien und in neuerer Zeit hat z. B. wieder Oppenheim bei seinem Falle diese Ansicht vertreten. Zwingende Beweise lassen sich hierfür nicht erbringen; doch spricht in einzelnen Fällen manches zugunsten der naevogenen Theorie der circumscripten Atrophien. Näheres hierüber siehe in den Artikeln „Naevi" von Kaiserling und Scholz in diesem Handbuche.

Es möge hier, trotz ihres ganz abseitigen Charakters, noch die Auffassung wiedergegeben werden, zu der Neurath (1924) bezüglich der circumscripten kongenitalen Hautatrophien kam. Dieser Autor, der eine solche Anomalie am Scheitel eines 2 Jahre alten und einen zweiten Fall an der gleichen Stelle bei einem 8 Monate alten Kinde beobachtete, bringt diese Atrophien auf phylogenetischer Basis mit dem „Parietalauge" gewisser Reptilien in Zusammenhang. Auf die Unhaltbarkeit solcher Spekulationen wurde bereits im 1. Abschnitte dieses Artikels hingewiesen.

Im Anschlusse an die Erwähnung des angeblich naevogenen Charakters mancher angeboren-circumscripter Atrophien soll noch kurz auf ein Zustandsbild der Haut eingegangen werden, das allerdings kaum zu den angeborenen Anomalien zu zählen ist, selbst auch nicht bei einer sehr weiten Fassung dieses Begriffes. Es handelt sich um die sog. *naevogene Form der Atrophia cutis idiopathica circumscripta* (Oppenheim, Finger-Oppenheim, Buchwald-Heller, Heller).

1924 beschrieb Heller eine 30jährige Frau mit leichtem Hyperthyreoidismus und seit der Geburt unverändert bestehenden Herden von Hautatrophie am linken Arme, an der rechten Gesäßbacke, an der Vorderseite des linken Oberschenkels und am rechten Unterschenkel. Stellenweise besaßen die Veränderungen Ähnlichkeiten mit einer Sclerodermie, doch unterschieden sie sich in wichtigen Punkten sowohl von dieser Erkrankung wie auch von Narbenbildungen, gegen welche Diagnose noch der Umstand sprach, daß der linke Arm in seiner Gänze atrophisch war.

Die Wahrscheinlichkeit, mit der eine Deutung als Narbenbildungen auszuschließen ist, sowie vor allem auch die eigentümliche, für die Atrophia cutis idiopathica kennzeichnende, gerade und ausschließlich die Extremitäten und nicht den Kopf oder den Stamm betreffende, flächenhafte Lokalisation bei kongenitalem Charakter des Bildes zwingen dazu, die Anomalie in diesem wie auch in anderen, ähnlichen Fällen sowohl von den circumscripten, kongenitalen Atrophien wie auch von der Atrophia cutis idiopathica circumscripta abzugrenzen. Näheres über die im übrigen noch recht unklare, naevogene Atrophieform findet sich in OPPENHEIMS Beitrag über Hautatrophien in diesem Handbuche (Bd. VIII/2), in FINGER-OPPENHEIMS Monographie über Hautatrophien sowie bei HELLER.

Den circumscripten, kongenitalen Hautatrophien sind einige Fälle anzureihen, die ebenfalls umschrieben-atrophische Hautveränderungen angeborener und vererbter Natur aufwiesen, sich jedoch klinisch, so wie die naevogene Form der idiopathischen Hautatrophie, von der großen Gruppe angeboren-circumscripter Atrophien unterschieden.

Der bekannteste Fall dieser Art ist der von AUDRY und DALOUS (1900). Es bestand eine Atrophie der Haut der Handteller und Fingerrücken mit Beteiligung der Palmaraponeurosen als angeborener Zustand bei Mutter und Tochter. Die Autoren, welche die Anomalie in beschreibender Weise „*Brachydermia palmaris congenita*" nannten, denken an eine Entwicklungshemmung der Subcutis.

ZINSSER beschrieb eine — angeblich angeborene — Verdünnung der Haut des Gesichts und der Hände bei einer Frau und ihren zwei Söhnen. Die von SEIFERT beschriebenen Fälle mit dominanter Vererbung in einer Familie gehören wahrscheinlich zu den idiopatischen Atrophien, ebenso vielleicht die Beobachtungen ZINSSERs. Auch die „*Atrophia pigmentosa palpebrarum*" PETERSs, die in einer Familie dominant auftrat, läßt sich nicht zu den angeboren-circumscripten Hautatrophien zählen, schon wegen der dabei konstatierten Pigmentanomalie.

Eine Erklärung der letztgenannten Fälle ist selbst dann nicht möglich, wenn man sie zu den kongenitalen, circumscripten Atrophien rechnet, da es sich um Einzelbeobachtungen handelt. Die Deutungsversuche der beschreibenden Autoren haben, soweit sie überhaupt unternommen wurden, kaum Beweiskraft.

Bezüglich *angeboren-circumscripter Hypoplasien des Pigments, der Haare, Hautdrüsen und Nägel* sei im allgemeinen, so wie bei den universellen Formen dieser Anomalien auf die Artikel über Pigment bzw. Erkrankungen der Haare usw. in diesem Handbuche hingewiesen. Es gilt auch für diese Anomalien das bereits bei der Erwähnung ihrer universellen Formen Gesagte. Da sie zum größten Teile in den genannten Abschnitten dieses Handbuches behandelt werden, erübrigt sich ihre Erörterung im vorliegenden Artikel; bestimmte Gruppen dieser Anomalien oder einzelnen Fälle werden übrigens im vorliegenden Beitrage an anderer Stelle besprochen, und zwar, soweit es sich um einfache Zustandsbilder handelt, bei den angeboren-circumscripten Atrophien oder bei den häufigeren, kombinierten und deshalb verwickelteren Anomalien in dem noch folgenden Abschnitte über Dysplasien der Haut, evtl. auch in dem Abschnitte über Hyperplasien.

Auch die gegebenenfalls hierhergehörenden, eine Hypo- oder Aplasie aufweisenden Naevi, die übrigens zu einem kleinen Teile kurz erwähnt wurden, sollen nicht näher besprochen werden; es wird vielmehr bezüglich ihrer auf die schon erwähnten Artikel von KAISERLING und von SCHOLZ verwiesen (Bd. XII/2 dieses Handbuches).

# C. Angeborene Dysplasien der Haut.

## Versuch einer Definition.

Als angeborene Dysplasien der Haut wären solche Anomalien anzusprechen, *bei denen sich während des Fetallebens Veränderungen einzelner oder aller Gewebe der Haut in einer bestimmten Lokalisation oder universell ausgebildet haben, wobei der Zustand der veränderten Hautanteile in anatomisch-histologischer Beziehung von der Norm abweicht, in quantitativer Hinsicht aber weder im Sinne einer Hypo- noch auch einer Hyperplasie verändert zu sein braucht*; doch darf auch dies der Fall sein, ohne daß deshalb die Auffassung des betreffenden Zustandsbildes als Dysplasie aufgegeben werden müßte, wenn nur dabei qualitativ-gewebliche Veränderungen bestehen.

Auf Grund dieser Definition ergeben sich häufig Schwierigkeiten bei der Entscheidung der Frage, ob eine Anomalie als Dysplasie aufgefaßt werden darf oder ob sie nicht eher unter die Hypo- bzw. Hyperplasien eingereiht werden soll. Die größte Zahl aller Dysplasien wird nämlich durch Naevi oder naevogene Bildungen repräsentiert; es ist dies zumindest bei den häufigen, lokalisierten und meist circumscripten Dysplasien der Fall. Gerade bei den Naevi aber ist die Sachlage oft so, daß qualitative Abweichungen von der Norm an Bedeutung hinter den quantitativen Veränderungen, meist hyperplastischer Art, weit zurückstehen. In diesen Fällen ist man aus klinischen Gründen geneigt, die betreffende Anomalie nicht zu den Dysplasien zu zählen.

Eine zweite Schwierigkeit bei der pathologisch-anatomischen Klassifikation mancher dysplastischer Anomalien liegt in dem Umstande, daß man bei jenen Zustandsbildern oft im Zweifel ist, ob eine Dysplasie oder eine andere Fehlbildung vorliegt, bei denen mehrere Hautgebiete oder Hautgewebe in verschiedenem Sinne beteiligt sind, also bei Kombinationsfehlbildungen. Solche Anomalien müssen gerade deshalb oft zu den Dysplasien gerechnet werden, weil sie neben eindeutig hypo- oder hyperplastischen Eigenschaften auch Merkmale aufweisen — wenn auch vielleicht in nur wenig ausgesprochenem Maße —, welche dysplastischen Charakter tragen. Es ist daher verständlich, daß sich ein größerer Teil der Dysplasien gerade aus der Gruppe der kombinierten Hautfehlbildungen kontingentiert. Derartige Kombinationsanomalien sind z. B. die Haar- und Nageldystrophie oder die kongenitalen Dyskeratosen.

In dem zuletzt angeführten Umstande liegt eine Eigentümlichkeit der Dysplasiengruppe, die ihr uncharakteristisches Gepräge deutlich hervorhebt: In diese Gruppe müssen häufig Anomalien eingereiht werden, die sich in keine andere Klasse angeborener Hautfehlbildungen einreihen lassen. Dies bildet vielleicht auch zum Teile den Grund dafür, daß die Bindegewebsanomalien in der Gruppe der Dysplasien relativ häufig vertreten sind; diese Anomalien sind ja bezüglich des Charakters der Störung, durch die sie zustande kommen, kaum jemals einwandfrei zu bestimmen (vgl. auch S. 37).

Die Dysplasien der Haut stellen auf diese Art und Weise eine Sammelgruppe verschiedenartigster Erscheinungen dar. Bei einem gezwungenerweise derart summarischen Vorgehen werden aber wohl zur Zeit viele Anomalien als Dysplasien betrachtet, die vielleicht in Zukunft, bei besserer Kenntnis der genetischen

Verhältnisse, aus dieser Gruppe wieder auszuscheiden sein werden. Es ist kein Zweifel darüber, daß die Grenzen der Dysplasiengruppe gegenwärtig noch viel zu weit gezogen werden.

Bestehen doch heute manchmal sogar Schwierigkeiten in der Entscheidung der Frage, ob eine Anomalie als Fehlbildung oder als Ergebnis einer fetalen, bzw. auf angeborener Grundlage aufgetretenen Krankheit aufzufassen ist (siehe 1. Abschnitt, S. 33); und gerade in einem solchen Falle kann, wenn man das betreffende Zustandsbild als Anomalie und nicht als Krankheit auffassen will, nur eine dysplastische Anomalie in Betracht kommen. Als Beispiel für derartige Verhältnisse kann die Dermatochalasis genannt werden.

Es ergibt sich aus allen diesen Erwägungen die merkwürdige Folgerung, daß die wenigsten der hier zu schildernden Zustandsbilder der oben gegebenen Definition einer Dysplasie entsprechen. Man darf eine Übereinstimmung mit dieser Definition z. B. von der Cutis laxa behaupten, vielleicht auch von vielen Fällen der Cutis gyrata und von manchen naevogenen Bildungen. Im allgemeinen aber muß nochmals betont werden, daß insolange keine Berechtigung bestehen kann, eine angeborene Anomalie mit Sicherheit als Dysplasie zu bezeichnen, als es an der genaueren Kenntnis ihrer Genese mangelt.

# I. Universelle Hautdysplasien.

Die universellen Hautdysplasien können, nach zwei verschiedenen Gesichtspunkten betrachtet, in je zwei Untergruppen geteilt werden: Wenn man die Keimblätter berücksichtigt, die von der in Frage kommenden Anomalie hauptsächlich betroffen werden, so kann man von Dysplasien des Ektoderms und Dysplasien des Mesoderms sprechen. Allerdings muß man sich bei dieser Einteilung darüber im klaren sein, daß eine sog. ektodermale Dysplasie fast immer auch Veränderungen des Mesoderms, wenn auch meist nur geringen Grades und von nebensächlicher Bedeutung erkennen läßt und daß das entsprechende Verhalten bei den universellen Dysplasien des Mesoderms ebenfalls zu konstatieren ist (s. hierzu S. 20 f. des 1. Abschnittes). Unter dieser Voraussetzung kann man beispielsweise die sog. Haar- und Nageldystrophien zu den universellen, ektodermalen Dysplasien zählen. Als Beispiele für vorwiegend mesodermale Dysplasien kommen die Cutis laxa und die Dermatochalasis in Betracht. Ausgedehnte, multiple Naevusbildungen, vielleicht auch die RECKLINGHAUSENsche Neurofibromatose usw. nehmen möglicherweise eine Mittelstellung zwischen diesen Gruppen ein, insoferne, als bei ihnen sowohl ekto- wie auch mesodermale Hautanteile verändert scheinen (vgl. hierzu die Ausführungen auf S. 27 des 1. Abschnittes). — Eine zweite Einteilung der universellen Hautdysplasien richtet sich nach dem Prinzipe ihrer Anordnung. Man kann disseminiert-circumscripte, meist auch systemisierte, und diffus-herdförmige Dysplasien unterscheiden. Wie sich die bereits genannten Anomalien dieser Einteilung unterordnen lassen, ist ohne weiteres aus ihrer Klinik ableitbar. Auffallend erscheint, daß sich vielleicht im allgemeinen die ektodermalen Dysplasien häufiger disseminiert, die mesodermalen öfter diffus - herdförmig vorfinden.

Es sollen hier zunächst gewisse disseminierte Dysplasien besprochen werden. Unter diesen Anomalien wird eine große Gruppe durch die angeborenen oder auf angeborener Grundlage entstandenen

## Haar- und Nagel-Dystrophien

dargestellt (in der englischen und amerikanischen Literatur häufig auch „*ectodermal defect*" genannt).

Ein Teil der hierhergehörigen Beobachtungen ist in diesem Handbuche wiedergegeben von Heller (Bd. XIII/2) u. a. Wenn die Haar- und Nageldystrophien hier trotzdem in relativ ausführlicher Weise besprochen werden, so geschieht dies deshalb, weil sie ein einfaches, dabei aber gut definiertes Zustandsbild darstellen, im Gegensatze zu vielen anderen dysplastischen Kombinationsanomalien, die sich nicht zu Einheiten zusammenfassen lassen.

Es soll hier vorerst über einige Fälle referiert werden, die typische Veränderungen darbieten und sich in Hellers Beitrag nicht vorfinden.

Jacobsen beschrieb 1928 bei zwei Frauen (Mutter und Tochter) Hypotrichose (kurze, lanugoartige Haare auf dem Kopfe) und Dystrophie der Nägel (Hyperkeratosen, Verfärbung und Brüchigkeit). Bei weiteren Nachforschungen konnte der genannte Autor 64 Familien feststellen, in denen sich diese Anomalien in ähnlicher Weise vorfanden, wobei allerdings in manchen Fällen nur Hypotrichose ohne Nageldystrophie bestand. Die Dysplasie war immer vererbbar; in vier Familien ließ sich ein regelmäßig-dominanter Erbgang feststellen.

Davidson veröffentlichte 1929 vier Fälle von Haar- und Nageldystrophie bei einer Frau und drei ihrer Kinder (ein männliches, zwei weibliche), die gleiche Verhältnisse aufwiesen, wie sie auch Jacobsen beobachtet hatte.

Mackay (1929) beschrieb einen familiären Fall von „epidermaler Dystrophie", in welchem Seltenheit der Kopfhaare und völliger Mangel der Augenbrauen und Wimpern neben Nagelverbildungen bestand.

Aus der älteren Literatur ist eine Familie anzuführen, über die Kingsbury berichtete und in welcher verdickte, brüchige Nägel und angeborene Kahlheit in 2 Generationen bestanden, in weiteren 2 Generationen Nagel- und Fingeranomalien.

Gleichartige oder ähnliche Fälle wurden von R. Hoffmann (1908), Nicolle und Hallipré (1895), E. Fournier (1906), Eisenstaedt (1913), Barrett (1919) und Clouston (1929) beschrieben. Hoffmann und Barrett fanden bei ihren Patienten Hyperthyreoidismus. In allen diesen Fällen war Erblichkeit nachweisbar, wenn sich aus den verschiedenen Darstellungen häufig auch kein regelmäßiger Erbgang ergibt.

Schließlich soll noch erwähnt werden, daß auch die Beobachtungen an den sog. *Cagots* hierher gehören, unter der Voraussetzung, daß die Nagel- und Haarveränderungen, die sich bei diesen Individuen vorfinden, auf kongenitaler Grundlage entstehen und nicht — wie behauptet wurde — als eine abgeschwächte Form von vererbter Lepra aufzufassen sind (Zambacco-Pascha, 1897, Magitot, 1892). Man vergleiche (bezüglich von Einzelheiten hierüber) den Beitrag von Heller: „Krankheiten der Nägel", sowie den Artikel des gleichen Autors über Tierdermatosen in diesem Handbuche (Bd. XIV/1, Castorrexkaninchen als tierische Träger von Haar- und Nageldystrophien, möglicherweise ähnlicher Art wie bei den Cagots [hervorgerufen durch Treponema cuniculi?]).

Zusammenfassend ist die Haar- und Nageldystrophie als ein Zustandsbild zu bezeichnen, das auf angeborener Grundlage beruht, in manchen Fällen schon bei der Geburt vorhanden ist, demnach also eine Keimblattfehlbildung darstellt. Anscheinend kommt die Haar- und Nageldystrophie als Verhornungstörung zustande. Fast regelmäßig sind die Haare unterentwickelt, und zwar oft alle Haare des gesamten Körpers, wobei in vereinzelten Fällen eine partielle, vollkommene Alopecie besteht. Die Hypoplasie der Haare manifestiert sich sonst am häufigsten in ihrer besonderen Zartheit, Kürze und Brüchigkeit und in einer Verringerung ihrer Zahl. Stellt die Haaranomalie bei der angeborenen Haar-Nageldystrophie demnach scheinbar eine hypoplastische Eigenschaft dar, so muß man in bezug auf die Nagelveränderungen von einer Dysplasie sprechen. Die Nägel können zwar manchmal zum Teile fehlen, meist jedoch zeigt sich an ihnen nur eine abnorme Brüchigkeit, ferner Hyperkeratosen, häufig subungual, dann auch Pachyonychien, Auffaserung der Nagelplatten usw., also Erscheinungen, die wohl kaum als hypoplastisch, ebensowenig aber als hyperplastisch bezeichnet werden dürfen.

Ob man übrigens die Haarveränderungen ohne weiteres als hypoplastisch ansprechen darf, läßt sich kaum entscheiden. Man ist vielleicht eher versucht, im Hinblick auf gewisse klinische Erscheinungen (Brüchigkeit, Unregelmäßigkeit in der Verteilung der betroffenen Haare usw.) und mit Rücksicht auf manche, noch zu besprechende Fälle, bei denen solche dysplastische Züge scheinbarer Hypotrichose stark ausgebildet sind (z. B. Fall O'Donovan, s. weiter unten), nur unverbindlich von einer Hypoplasie zu sprechen und die endgültige Entscheidung in dieser Frage bis zur Klarung der Histogenese zu sistieren.

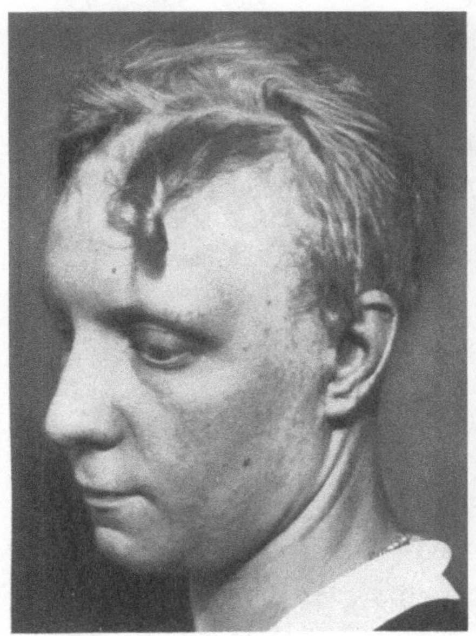 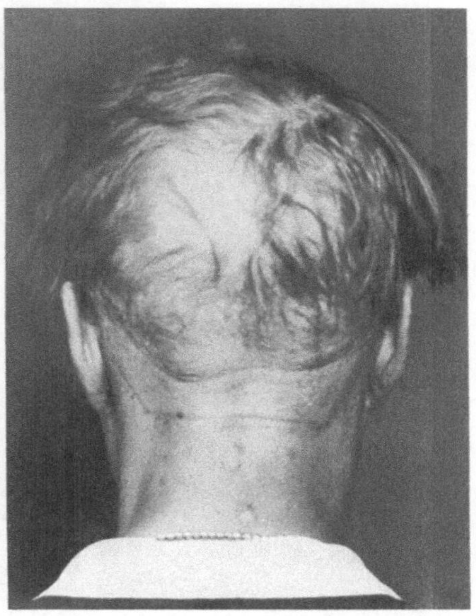

Abb. 18.                         Abb. 19.

Abb. 18 u. 19. Dysplastische Kombinationsanomalie, die Haare, Nagel und die Haut der Handteller betreffend. (Nach Brain.)

In der angeborenen Haar- und Nageldystrophie kann ein Modell jener großen Gruppe von Hautdysplasien erblickt werden, in der bei den einzelnen Fällen hypo- und hyperplastische Veränderungen mit dysplastischen Merkmalen gemischt vorkommen. Die Nagel- und Haardystrophie unterscheidet sich von den meisten Fällen dieser Gruppe nur durch die Konstanz ihrer Merkmale und die Regelmäßigkeit der Vererbung und stellt hierdurch ein umschriebenes Zustandsbild vor. Im übrigen bestehen zwischen dieser kombinierten Anomalie und zahlreichen Fällen, in denen gleichfalls Veränderungen der Haare bzw. der Nägel oder beider Arten von Hautanhängen vorliegen, Übergangsformen, die wieder andererseits in einzelnen Punkten mit der hypotrichotischen Anhidrose manche Ähnlichkeiten aufweisen.

Eine solche Übergangsform ist z. B. der von Brain (1930) beschriebene Fall. Bei einer 28jährigen Patientin, die bei der Geburt kahl war und späterhin dürftige und kurze Haare, dabei aber immer noch kahle Flecken am Kopfe aufwies, waren die Nägel verfärbt, deformiert, lose und — an den Fingern — hyperkeratotisch (Abb. 18, 19, 20). Soweit entspräche das Bild klinisch

vollkommen einer angeborenen Haar- und Nageldystrophie. Nun traten jedoch
im Alter von 25 Jahren bei der Patientin an den Handtellern und an den Fußsohlen dicke, gelbe, stellenweise durchscheinende Hornplaques auf. Dadurch
unterscheidet sich dieser Fall, wenigstens morphologisch, wesentlich von der
Haar- und Nageldystrophie, wenn auch zuzugeben ist, daß im Falle von BRAIN
ebenfalls, so wie bei der genannten Anomalie, nur das Ektoderm — und wieder
in seiner hornbildenden Funktion — von der Störung betroffen zu sein scheint.

Etwas anders verhielt sich der Fall, den OLIVER (1924) beschrieb und der
auf S. 30 im Abschnitt B bereits referiert wurde. Die verschiedenartigen

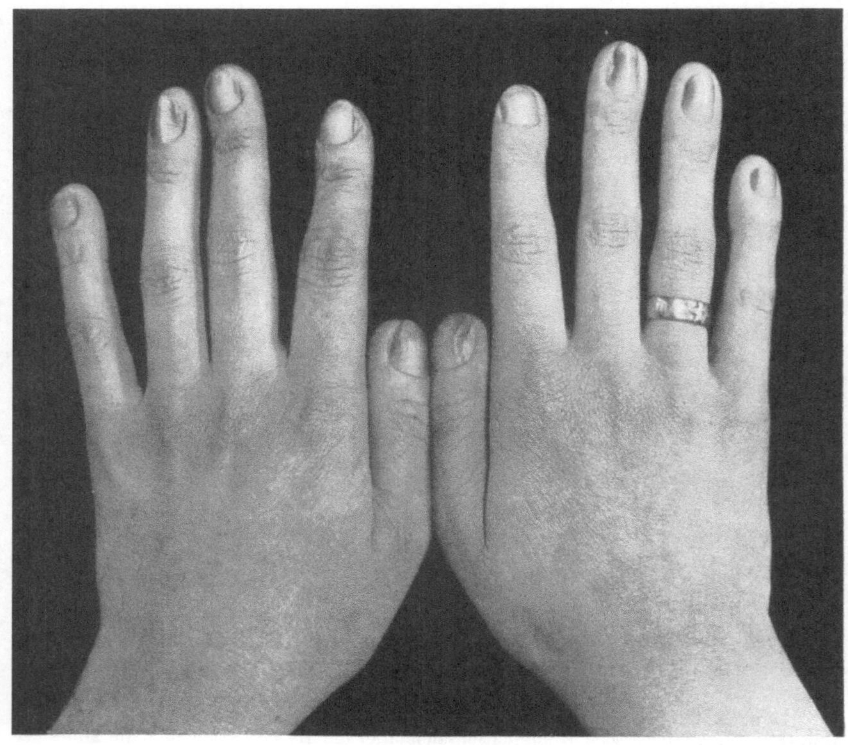

Abb. 20. Dysplastische Kombinationsanomalie, die Haare, Nagel und die Haut der Handteller
betreffend. (Nach BRAIN.)

Störungsmechanismen, die in diesem Falle den einzelnen Fehlbildungen zugrunde lagen, lassen ihn, wie an der angegebenen Stelle bereits betont wurde,
eher zu den Dysplasien als zu den Hypoplasien zählen.

Dem Falle OLIVERs ähnlich in bezug auf die Hautverdünnung, die speziell
an den Fingern und an den Zehen einen hohen Grad erreicht hatte, war ein von
ZIMMERMANN (1928) veröffentlichter Fall, in dem ebenfalls Defekte der Nägel
bestanden. Außerdem zeigte sich bei dem betreffenden Patienten eine rüssel-
förmige Vorwölbung der Lippen, so wie bei manchen Fällen der hypotrichotischen Anhidrose und eine elephantiastische Wucherung der Gingiva. Die Verdünnung der Haut könnte auch in dem von ZIMMERMANN beschriebenen Falle
dazu verleiten, das Zustandsbild unter die Hypoplasien einzureihen.

Typisch dysplastischen Charakter weist ein von LÄWEN (1929) beobachteter
Fall auf, der aber trotzdem eine gewisse Ähnlichkeit mit dem von ZIMMER-
MANN beschriebenen Patienten besitzt. Auch in diesem Falle war nämlich, so

wie bei Zimmermann, eine Wucherung der Gingiva vorhanden, die sich mit Finger- und Nageldeformitäten kombiniert hatte.

Ob sich in genetischer Hinsicht Beziehungen nachweisen ließen zwischen den von Läwen und von Zimmermann beschriebenen Fällen einerseits, in denen neben Fehlbildungen des Hautektoderms Anomalien der Gingiva bestanden, und einzelnen Beobachtungen andererseits, bei denen angeborene oder auf angeborener Grundlage beruhende Zahnanomalien mit anderen Verbildungen ektodermaler Hautanteile kombiniert waren, kann zur Zeit nicht festgestellt werden. Als Beispiele für solche Fälle mit Zahnanomalien seien folgende Befunde genannt.

Jones und Atkins beschrieben 1875 einen Fall von angeborenem Haarmangel, bei dem sich außerdem Verbildungen der Fingernägel und unregelmäßige Zahnstellung vorfanden. Die mikroskopische Untersuchung ergab Gebilde, die möglicherweise Reste von Haarfollikeln darstellen konnten, dagegen keine Hautdrüsen (?), Mangel der Papillen und im Corium narbenartige Bindegewebszüge.

Von Murray wurde 1909 eine familiäre Hyperkeratosis subungualis mit bereits bei der Geburt vollständiger Ausbildung von Zähnen beobachtet. (Näheres darüber bei Heller: „Krankheiten der Nägel".)

Gilse van West veröffentlichte 1929 Zahn- und Haaranomalien bei einem 12jährigen Mädchen. Die Anlagen der bleibenden Zähne fehlten, der rechte obere Schneidezahn war zapfenförmig, die Mahlzähne nicht durchgebrochen. Am Kopfe fanden sich Ringelhaare mit Hochglanz (vermehrter Luftgehalt). Der Vater *und* die Mutter (!) sowie eine Schwester der Patientin zeigten dieselben Abnormitäten.

Wieder mehr den früher genannten ähnliche Fälle, die speziell den embryonalen Verhornungsprozeß bzw. die Horngebilde betrafen, wurden von Mac Leod (1909) und von Hollander (1928) beschrieben, und zwar von ersterem Ichthyosis follicularis, von letzterem Keratosis pilaris, beidemale neben Hypotrichosen. Solche Fälle sind relativ wenig komplizierte und leichter erklärbare Kombinationsanomalien.

Völlig andere Merkmale weist eine Gruppe von angeborenen Dysplasien auf, in der sich neben den Hautveränderungen Anomalien des Skelets, besonders der Extremitäten, vorfinden. Solche Fälle wurden u. a. von Firth (1912) und von Most (1903) beschrieben. Bei der Beobachtung des erstgenannten Autors handelte es sich um einen kongenitalen Mangel der Patella und um Nageldeformitäten, im Falle von Most um multiple Extremitätenverbildungen bei Anonychie und Onychatrophie (vgl. Heller).

Besonderes Interesse verdienen auch Fälle, die, in noch viel prägnanterer Weise als z. B. der von Zimmermann beschriebene, Befunde darbieten, wie sie sich sonst nur bei der hypotrichotischen Anhidrose vorfinden. Hierdurch entsteht ein Gesamtbild, das einem typischen „kombinierten, ektodermalen Defekte" mehr oder weniger ähnlich ist, sich aber von ihm doch in wesentlichen Punkten unterscheidet. Manche dieser Fälle könnten vielleicht als Abortivformen eines „ektodermalen Defekts" aufgefaßt werden.

Bei der Bewertung solcher Anomalien spielen oft, ebenso wie bei der hypotrichotischen Anhidrose, Erblichkeitsverhältnisse eine entscheidende Rolle. Cockayne (1930) spricht direkt von zwei Formen der anhidrotischen Form der „ektodermalen Dysplasie", je nachdem ob die Fälle stärkere Ausbildung der Merkmale und recessiv-geschlechtsgebundenen Erbgang (s. die Ausführungen auf S. 43) bei Männern aufweisen oder schwächere Ausbildung, dominante Vererbung und evtl. Vorkommen bei Frauen. Diese Zweiteilung kann jedoch aus verschiedenen Gründen nicht anerkannt werden. Die hypotrichotische

Anhidrose die der von Cockayne erstgenannten Gruppe entsprechen würde, besteht zwar sicher als umschriebenes Zustandsbild, die meisten Fälle jedoch, die Cockayne in der zweiten Gruppe zusammenfaßt, verhalten sich ähnlich oder sind sogar die gleichen, wie sie im obigen anschließend an die Besprechung der Haar- und Nageldystrophien geschildert wurden, stellen demnach bestenfalls Kombinationen von Nebenbefunden einzelner typischer Merkmale des „ektodermalen Defekts" dar. Gemeinsam ist allen diesen Fällen nur, nebst ihrer Entstehung als Entwicklungsanomalien, das häufige Überwiegen hypoplastischer Zustände und die meist zu beobachtende Heredität. Die Fälle, die Cockayne selbst der zweiten seiner beiden Gruppen zuzählt und die sicherlich noch die größte Ähnlichkeit mit der echten hypotrichotischen Anhidrose aufweisen, zeigen im übrigen am besten, wie groß die Verschiedenheiten zwischen den einzelnen Beobachtungen innerhalb dieser Gruppe sind. Der Fall Guilford z. B., den Cockayne erwähnt, zeigt einen absolut typischen, „kombinierten, ektodermalen Defekt" und es besteht bei ihm nur kein entsprechender Erbgang (s. S. 43). Ein Fall von Cove-Smith (1930) weist zwar Hypotrichose und Anhidrose sowie geschlechtsgebundene Vererbung, aber keine Hypodontie auf, sondern nur unregelmäßige Zahnform und -stellung, ferner betrifft er ein 6jähriges Mädchen, bei dem sich dominante und nur bei Frauen manifeste Vererbung feststellen ließ. Ein von Cockayne selbst beschriebener Fall (1921) verhielt sich ähnlich, ebenso ein von Atkinson (1883) veröffentlichter. Wenn Cockayne nun die relativ symptomarmen Fälle von Cove-Smith und von Atkinson sowie seinen eigenen Fall in die gleiche Gruppe einteilt wie den Fall von Guilford, der alle charakteristischen Merkmale der hypotrichotischen Anhidrose (mit Ausnahme der typischen Vererbung) besitzt, so muß dies zu einem Widerspruche führen, der in der Auffassung Cockaynes selbst seinen Grund hat, da dieser Autor seiner zweiten Gruppe sonst nur oligosymptomatische Fälle zugezählt wissen will. Ganz abgesehen davon aber ist nochmals zu betonen, daß in der Literatur, besonders in der amerikanischen und englischen (s. z. B. Weber, 1929), oftmals Fälle als „ectodermal defect" im Sinne der Cockayne-schen Auffassung angeführt werden, welche die verschiedensten Kombinationsanomalien betreffen und meist mit der hypotrichotischen Anhidrose nichts zu tun haben. Man muß deshalb die Aufstellung einer zweiten Gruppe von „ektodermalem Defekt" aus prinzipiellen Gründen ablehnen.

Auch verschiedene andere, untereinander ziemlich gleichartige Beobachtungen von Hautdysplasien auf angeborener Grundlage wurden wegen gewisser Ähnlichkeiten manchmal mit der hypotrichotischen Anhidrose verwechselt oder mit ihr in Beziehung gebracht. Hie und da spielen nämlich bei diesen Anomalien Störungen der Schweißdrüsenentwicklung und in seltenen Fällen auch Intelligenzstörungen eine Rolle. Es handelt sich hier vor allem um einen Symptomenkomplex, den Schäfer (1925) unter dem Namen

### „Kongenitale Dyskeratosen"

zusammengefaßt hat.

Wie diese Bezeichnung bereits sagt, bestehen die Hauptmerkmale dieser Anomalien in Verhornungsfehlern, also in pathologischen Erscheinungen, die bisher nur in bezug auf die Haare und die Nägel ausführlicher besprochen wurden. Bei den von Schäfer zu einem Zustandsbilde vereinigten Fällen kommen auch Pachyonychien und (sehr selten) Haaranomalien vor (meist Hypotrichose bis Alopecie), daneben stehen aber follikuläre Keratosen der Haut (Palmar- und Plantarkeratosen) und Keratosen der Mundschleimhaut im Vordergrunde. Nebstdem wurden auch noch die erwähnten Schweißdrüsenanomalien beobachtet, jedoch im Gegensatze zur hypotrichotischen Anhidrose als umschriebene

Hyperhidrosen, ferner Neigung zur Blasenbildung (Akantholyse), fleckförmige Hautatrophien, Zahnanomalien und Pigmentverschiebungen. Auch Erblichkeit der kongenitalen Dyskeratosen konnte von BETTMANN, J. JADASSOHN u. a. beobachtet werden (von BETTMANN an einem Manne und seinen 3 Söhnen, 1912, von JADASSOHN in 3 Generationen, 1906); SCHÄFER zählt 14 fremde und einen eigenen Fall auf (2 Fälle von JADASSOHN und LEWANDOWSKY, 7 Fälle von BETTMANN [bzw. von BABIČEK (1910) und von HARTZELL (1904)], 1912, 2 Fälle von SIEMENS, 1922, je ein Fall von RIEHL, 1922, von STRANDBERG und von BRÜNAUER, 1925). JADASSOHN und LEWANDOWSKY hatten ihre Fälle übrigens als selbständige Gruppe unter der Bezeichnung ,,Pachyonychia congenita" zusammengefaßt.

Den SCHÄFERschen kongenitalen Dyskeratosen ähnliche Fehlbildungen, speziell mit Verhornungsanomalien, dann aber auch einfachere dysplastische Bilder, kommen nun bekanntlich in weitaus größerer Zahl zur Beobachtung, als bisher hier erwähnt wurde. Es mögen vorerst aus der älteren Literatur noch einige prägnantere Fälle zitiert werden. WHITE beschrieb 1902 einen die Haare und die Nägel betreffenden, der Beobachtung von NICOLLE und HALLIPRÉ ähnlichen Fall. Ein Befund von DUNN betraf die Kombination von Nagelveränderungen, palmo-plantarem Keratom, Hyperhidrose und Alopecie. LENGLET beschrieb 1903 einen Patienten mit Keratodermia palmo-plantaris, Hyperkeratosen der Gelenkbeugen, Nagelveränderungen, totaler Aplasia pilorum, Comedonenbildung im Gesichte und am Capillitium, Hyperhidrosis und partieller Erythrodermie. C. MÜLLER beobachtete 1904 einen Fall mit Pachyonychie, spärlichen Kopfhaaren und Defekt der Augenbrauen und Wimpern. WENDE (1904) veröffentlichte einen Symptomenkomplex von Haarmangel, Nageldystrophie, Keratoma palmo-plantare, Keratosen der Mundschleimhaut, Blasenbildung, Hyperhidrose. Der betreffende Patient litt außerdem an epileptiformen Krämpfen. Ein Bruder hatte ähnliche Hauterscheinungen aufgewiesen. LANGE beschrieb 1906 Entwicklungstörungen der Haare, Nägel und Zähne bei einer Frau, 4 von ihren 6 Kindern, sowie bei Enkeln und Angehörigen der Seitenverwandtschaft. GAUCHER und MILIAN (1905) sahen einen dem Falle von WENDE ähnlichen Zustand bei einem Manne, der außerdem eine beträchtliche Hypotonie, Steigerung der Sehnenreflexe und Pulmonalstenose aufwies. MENDES DA COSTA und VAN DER VALK veröffentlichten im gleichen Jahre (1905) eine familiäre Anomalie, die aus folgendem bestand: Aplasia pilorum, dystrophische Blasenbildung, Hautatrophie, Pigmentverschiebungen und Skeletwachstumstörungen. Die Anomalien waren auf männliche Familienmitglieder beschränkt. Alopecie, Zahn- und Nagelanomalien sowie Schwimmhautbildung wurde in einem Falle von HYDE (1909) beobachtet. — Auch in neuerer Zeit sind noch eine große Zahl ähnlicher Fälle beobachtet worden, so z. B. von GIBBS (1916), FISCHER (1921, ausführlichere Kasuistik!), HARVIER und LEBET (1922), PITTS (1923), CZERNY (1924), STEINER (1931, nicht veröffentlicht) u. a.

Wenn die letztgenannten Fälle nicht genauer besprochen und noch zahlreiche andere, die hierher gehören, überhaupt nicht angeführt werden, so geschieht dies deshalb, weil die ganze erörterte Gruppe von Dysplasien in verschiedenen Abschnitten dieses Handbuchs in einzelnen, dem jeweiligen Thema entsprechenden Teilen ausführlich behandelt wird und Wiederholungen vermieden werden sollen. Die betreffenden Stellen finden sich außer bei HELLER hauptsächlich in dem Artikel von GALEWSKY über die Erkrankungen der Haare und der Kopfhaut und in den verschiedenen Artikeln über Keratosen (BRUHNS, BRÜNAUER, MONCORPS; Bd. VIII/2).

Der Grund, weshalb diese Anomalien hier trotzdem geschildert wurden, liegt darin, daß versucht werden sollte, eine zusammenfassende Übersicht über die oftmals voneinander sehr verschiedenen Zustandsbilder zu geben und auf dieser Grundlage ein Urteil über das Wesen der ganzen Gruppe zu gewinnen.

Fast sämtliche, kombiniert-dysplastischen Anomalien haben zwei gemeinsame Merkmale: Sie betreffen fast ausschließlich das Ektoderm oder dessen Derivate und sie scheinen auf kongenitaler Grundlage zu entstehen. Was den ersten Punkt anbelangt, so gibt es allerdings einzelne Formen dieser Anomalien, die auch mit Veränderungen mesodermaler Gebilde einhergehen. Diese Veränderungen beschränken sich aber fast regelmäßig auf Anomalien des Extremitätenskelets (s. z. B. die zitierten Fälle von FIRTH und MOST, S. 71). Zum Teile dürften solche Anomalien bei den betreffenden Individuen akzidenteller Natur sein (s. z. B. Fall von MOST); es läßt sich zum mindesten kein genetischer Zusammenhang zwischen den betreffenden Extremitätenverbildungen und den Gewebsanomalien feststellen. Anders liegt die Sache z. B. bei den Beobachtungen von FIRTH oder von KINGSBURY (s. oben, S. 68): hier scheinen syngenetische Fehlbildungen vorzuliegen. Doch handelt es sich um verhältnismäßig wenig derartige Befunde, so daß man sagen kann, *daß die dysplastischen Kombinationsanomalien der Haut im allgemeinen nur das Ektoderm betreffen.*

Als Ausnahmen von dieser Regel sind vielleicht 2 Fälle zu betrachten, die von HUTCHINSON und von JOSEPH (1886, 1902) beschrieben wurden, und in denen neben Anomalien von Hautgebilden Zwergwuchs bzw. zurückgebliebene Körperentwicklung bestanden.

Vom Ektoderm sind meist nur jene Anteile betroffen, die vollkommen oder hauptsächlich aus Hornsubstanz bestehen; entweder die Hornschichte der Epidermis selbst, bzw. die Epidermis im ganzen, oder die Haare und die Nägel. Es kann also fast die gesamte Gruppe der dysplastischen Kombinationsanomalien als *Systemfehlbildungen des Verhornungsprozesses* aufgefaßt werden.

Jedoch bestehen anscheinend auch hier gewisse Ausnahmen. Es sind dies die Anomalien der Zähne und des Zahnfleisches. Allerdings läßt sich ein Zusammenhang zwischen der teratogenen Schädigung bei den Verhornungsanomalien einerseits und bei denen des Zahnfleisches bzw. der Zähne andererseits nicht mit Sicherheit ausschließen. Möglicherweise spielt bei der Einwirkung dieser Schädigungen der Ort, an dem sie zur Geltung kommen oder die Art des Objekts (z. B. sein chemischer Aufbau) und der Zeitpunkt, in dem die Störung eintritt, eine entscheidende Rolle. Man könnte sich vorstellen, daß eine Schädigung, die während des embryonalen Lebens an der Hautanlage einwirkt, eine Anomalie des Verhornungsprozesses hervorruft, während sie bei gleichzeitiger Einwirkung auf die Zahnfleischanlage diese zur stärkeren Wucherung anregt. Eine solche Annahme stimmt mit den Vorstellungen über die Potenzen der einzelnen Zellen eines bestimmten embryonalen Bezirks überein (s. 1. Abschnitt), wodurch sie einen höheren Grad von Wahrscheinlichkeit erhält. Dieses Problem wird jedoch nicht eher definitiv gelöst werden können, bevor nicht ausreichende Kenntnisse über die Histogenese der Hornschichten bzw. der Zahnsubstanzen (Zahnschmelz) vorhanden sein werden. Man kann aber z. B. heute schon sagen, daß sich zumindest das Epithel der Gingiva in frühembryonaler Zeit morphologisch gleichartig verhält wie das Epithel der angrenzenden Lippenpartien (s. STEINER, 1930).

Gerade die Anomalien des Zahnfleisches und vor allem die der Zähne, welche demnach eine bedeutsame Rolle bei der Aufklärung der formalen Genese der kombinierten Dysplasien spielen könnten, vermögen vielleicht auch zur Lösung des Problems der kongenitalen Anlage dieser Fehlbildungen beizutragen.

Als Beweise für die Annahme einer angeborenen Anlage dieser Fehlbildungen scheinen genügend viel Tatsachen vorzuliegen. Es ist in dieser Beziehung hauptsächlich die oftmals nachgewiesene Heredität der Anomalien zu nennen, ferner ihr systemisierter Charakter und schließlich die Unmöglichkeit, in vielen Fällen andere als anlagemäßig begründete Ursachen anzunehmen. Da aber Vererbung häufig auch nicht festgestellt werden konnte, Systemisierung andererseits oftmals bei nicht anlagemäßig entstandenen Erkrankungen auftritt, so ist das Hauptgewicht in der Frage der kongenitalen Anlage auf die möglichst sorgfältige Ausscheidung anderer als keimplasmatisch fixierter Ursachen zu verlegen. Gerade in dieser Hinsicht nun sind Beobachtungen bekannt geworden, die eine andere genetische Auffassung der kombinierten Dysplasien ermöglichen. Es sei diesbezüglich z. B. auf den oben zitierten Fall von R. HOFFMANN mit Onychatrophie, Verkümmerung der Augenbrauen und gleichzeitigem Hyperthyreoidismus verwiesen. Ähnliche Fälle mit inkretorischen Störungen wurden öfters beschrieben, so z. B. von WÄLSCH (1903) Auch die oben erwähnten Fälle von Zwergwuchs bzw. allgemeiner Wachstumstörung (HUTCHINSON, JOSEPH) lassen sich hier einreihen. Manchmal gehören Nagel-, Haar- oder Zahnanomalien direkt als charakteristische Merkmale zum klinischen Bilde einer inkretorischen Erkrankung. Wenn man bedenkt, daß sich fast alle Fälle von kombinierten Dysplasien auf angeborener Grundlage erst bei Kindern oder sogar nicht vor der Pubertät ausbilden, so könnte man sich demnach fragen, ob nicht diese „Dysplasien", gleich den eben angeführten Fällen, noch andere als angeborene Ursachen besitzen, die bisher nur noch nicht nachgewiesen werden konnten.

Wenn es nun aber bei den kombinierten Dysplasien Fälle gibt, die das ganze ektodermale Keimblatt in verschiedenen seiner Derivate betreffen und nicht nur einzelne seiner embryonalen Bezirke, wie z. B. die Haut oder das Zahnfleisch oder die Zähne, so ist damit der Beweis erbracht, daß Keimblattfehlbildungen vorliegen. In diesem Falle wird jedoch die Annahme einer kongenitalen Anlage der betreffenden Anomalie überaus wahrscheinlich.

Es kann demnach, trotz der relativen Dürftigkeit der vorhandenen Kenntnisse von den Ursachen und der Entstehungsart der „Kombinationsdysplasien", zur Zeit doch gesagt werden, daß es sich bei diesen Hautfehlbildungen im allgemeinen um *Keimblattanomalien auf angeborener Grundlage mit besonderer Bevorzugung der Hornsubstanzen der Epidermis und ihrer Anhänge* handelt.

Die teratogenetische Terminationsperiode der kombinierten Dysplasien muß jeweils verschieden angesetzt werden. Doch gibt es diesbezüglich zwei Hauptarten dieser Anomalien, je nachdem ob im besonderen Falle das Ektoderm nur in der Haut oder auch in anderen ektodermalen Organen betroffen ist. Im ersteren Falle liegt eine Organfehlbildung vor und die teratogenetische Terminationsperiode ist dementsprechend (s. 1. Abschnitt) auf den Zeitraum kurz nach dem Beginne der ersten Differenzierungsvorgänge an der Haut anzusetzen, jedenfalls vor Beginn der Entwicklung der ersten Haaranlagen, also ungefähr in der 3., 4. und spätestens 5. Woche der Gravidität (Embryonen von höchstens ungefahr 24 mm Länge). Ist jedoch die Epidermis nicht das einzige ektodermale Derivat, das an der Anomalie beteiligt ist, so muß, da es sich unbedingt um eine Keimblattfehlbildung handelt, die teratogenetische Terminationsperiode entsprechend früher, bis spätestens zum Ende der 2. Woche, angenommen werden.

Wenn alle dysplastischen Kombinationsanomalien als eine einheitliche Gruppe aufgefaßt werden, wie es hier, wenigstens in bezug auf ihre Genese geschehen ist, so müssen damit die einzelnen Formen als Übergänge zwischen den Extremen dieser Gruppe betrachtet werden. In diesem Falle aber ist es selbstverständlich, daß die teratogenetische Terminationsperiode jeder einzelnen solchen Anomalie nur die einer Keimblattfehlbildung sein kann.

Diese Vereinheitlichung der Betrachtungsweise läßt sich noch weiter ausbauen, wenn man die einzelnen Elemente der verschiedenen Kombinationen, wenn sie für sich allein vorkommen, wie z. B. solitäre Keratosen oder Nagelfehlbildungen oder Hypo- bzw. Hypertrichosen, vergleichsweise als Endglieder der Reihe auffaßt und auf diese Weise in die Gruppe einbezieht. Es soll hier noch an einem Beispiele gezeigt werden, daß die Beurteilung solcher Fälle, wenn man sie als isolierte Vorkommnisse betrachtet, bedeutend schwieriger sein kann, als wenn sie einzelnen Teilen einer kombinierten Fehlbildung gleichgesetzt werden. O'Donovan beschrieb 1929 ein 7jähriges Mädchen, das bis zum 9. Lebensmonate normalen Haarwuchs aufwies. Seit dieser Zeit erreichten die Haare nur geringe Länge und fielen dann aus. Die Haardicke war mikroskopisch sehr verschieden, sonst waren jedoch die Haare normal, dagegen die Haarpapillen klein. Es scheint, daß man in diesem Falle keinesfalls von einer einfachen Hypotrichose sprechen darf. Es handelt sich wohl um einen dysplastischen Prozeß, der als solcher nur nicht nachgewiesen werden konnte.

Vielleicht werden künftig histogenetische, entwicklungsphysiologische und experimentelle Studien imstande sein zu zeigen, daß ein System, welches mit Übergangsformen rechnet, den natürlichen Verhältnissen eher entspricht als die Einteilung in hypo-, dys- und hyperplastische Zustände, die ja unter diesen Umständen selbstverständlich ihre Bedeutung verlieren müßte. Es gibt jedenfalls, was ja bereits öfters erwähnt werden mußte, genügend Fälle, in denen Anomalien als Übergangsformen erklärt werden, die sich in ein anderes System wahrscheinlich besser einreihen ließen.

Ein charakteristisches Beispiel dieser Art sind die sog. *„eingewachsenen Haare"* (Pili incarnati). Fast immer bei jungen Männern, die sich zu rasieren beginnen, sieht man manchmal in der Regio submaxillaris einzelne oder zahlreichere Haare, die sich nach kürzerem oder längerem, freiem Verlaufe wieder in die Haut einbohren und eine Strecke weit in den oberflächlichsten Schichten liegen (vgl. Weniger, 1929). Wenn auch zuzugeben ist, daß das Rasieren in diesen Fällen eine auslösende Bedingung für das Zustandekommen der Anomalie darstellen dürfte, so ist doch klar, daß das Einwachsen der Haare nur durch eine abnorme Wachstumsrichtung erklärlich ist. Nach Bolk (1924) sind derartige Anomalien auf ungewöhnliche Rassenmischungen rückführbar. Danforth erklärt die Lokalisation der Pili incarnati durch den eigentümlichen Charakter der betreffenden Region als eines „Kreuzweges mit anatomischen Unregelmäßigkeiten". Ob man dieser Erklärung nun beistimmen will oder nicht, jedenfalls muß die Anomalie als auf angeborener Grundlage entstanden betrachtet werden. In diesem Fall aber kann man sie, unter Beibehaltung der Einteilung in Hypo-, Dys- und Hyperplasien, in Ermanglung einer anderen Möglichkeit, nur zu den Dysplasien rechnen. Übrigens besitzen die Pili incarnati praktische Bedeutung dadurch, daß sich an ihnen häufig Follikulitiden als Fremdkörperreaktionen ausbilden (s. Schmidt, 1926).

Auf die Ableitung der genetischen Verhältnisse der einzelnen hier angeführten Fälle von kombinierten Dysplasien der Haut soll nicht näher eingegangen werden, da dies jenen Artikeln dieses Handbuchs überlassen werden muß, die sich ausführlicher mit den betreffenden Anomalien beschäftigen. Es möge nur noch darauf hingewiesen werden, daß die zahlreichen kombinierten Keimblattdysplasien, wie im 1. Abschnitte bereits ausgeführt wurde, Beweise gegen die Theorie der embryonalen Vermischung von Zellen verschiedener Keimblätter bilden.

An dieser Stelle müßte als universell-disseminierte Dysplasie die *Recklinghausensche Neurofibromatose* ihren Platz finden. Die Recklinghausensche Krankheit wird durch die ihr eigentümlichen Pigmentnaevi und blauen Flecken als Anomalie der Haut charakterisiert. Es soll jedoch diese Systemfehlbildung hier nicht besprochen werden, da sie unter einheitlichen Gesichtspunkten in dem Artikel von SCHOLTZ bzw. von KAISERLING über die Naevi (dieses Handbuch, Bd. XII/2) und eingehend von SAALFELD und ORZECHOWSKY abgehandelt wird.

Die *dystrophische Form der Epidermolysis hereditaria bullosa*, die vielleicht auch als Dysplasie aufgefaßt werden könnte, wurde bereits bei den Hypoplasien erwähnt und es findet sich dort auch der Hinweis darauf, daß ebenso wie alle anderen Fälle der hereditären Epidermolyse auch die dystrophischen Formen besser als in der Fetalzeit beginnende Krankheiten und nicht als Anomalien aufzufassen sind.

Ob man die

### *Epidermodysplasia verruciformis* (LEWANDOWSKY-LUTZ, 1922)

als Anomalie ansprechen darf oder zu den Krankheiten der Haut zählen muß, läßt sich kaum mit Sicherheit entscheiden. Es handelt sich jedenfalls um eine auf kongenitaler Grundlage als Genodermatose entstehende Hautveränderung (MASCHKILLEISON, 1931), die in vereinzelten Fällen (LEWANDOWSKY-LUTZ) bei der Geburt bereits vorhanden ist und öfters schon im Kindesalter auftritt (MASUDA, 1925, MASCHKILLEISON). Es bestehen flache, kleine, oft normalfarbene, leicht schuppende Papeln ohne Entzündungserscheinungen, meist von polygonaler Form und dichter Anordnung. In einzelnen Fällen ist sekundäre, maligne Epitheldegeneration vorhanden (LEWANDOWSKY-LUTZ, MASUDA, HOFFMANN, 1926). Histologisch ist eine „helle Degeneration" der Zellen des Stratum spinosum und des Stratum granulosum mit Verwischung der Zellgrenzen, Formveränderungen der Kerne und Mehrkernigkeit charakteristisch. Dadurch und vor allem mit Rücksicht auf die Verhornungsanomalie („Dyskeratinisation") wird das Bild der Dyskeratose DARIERS sehr ähnlich. Damit ist eine Annäherung an bestimmte Dermatosen geschaffen, wie z. B. Psorospermosis follicularis, Morbus BOWEN usw., die ebenfalls Dyskeratosen aufweisen. Eben durch die histologischen Merkmale unterscheidet sich andererseits die Epidermodysplasia verruciformis hauptsächlich von einer generalisierten Verrukositas, als welche sie von HOFFMANN, KOGOJ (1926), TORNABUONI (1927) u. a. angesehen wird und mit der sie klinisch in vielem übereinstimmen würde.

In manchen Fällen tritt die Epidermodysplasia verruciformis nach Krankheiten auf (FUCHS, 1922, Masern; KOGOJ, HOFFMANN, Tuberkulose), öfters in der Pubertät (TANIMURA, 1926, TANAKA, 1927, TORNABUONI). Auffällig ist die verhältnismäßig große Zahl japanischer Fälle. Von 22 Fällen, die bisher beschrieben wurden, stammen 12 aus Japan. Außer den bisher genannten wurden noch Fälle veröffentlicht von HIDAKA, GLAUBERSOHN, DJAFAROW (1918), GUJO (1928), KOIKE (1929).

Als Krankheiten auf angeborener Grundlage bzw. angeborener Art und nicht als Fehlbildungen werden meist das *Xeroderma pigmentosum* und die *Erythrodermia congenitalis ichthyosiformis cum hyperepidermotrophia* betrachtet.

Wollte man die kongenitale, ichthyosiforme Erythrodermie als Anomalie und in diesem Falle als universelle Dysplasie auffassen, so würde sie durch ihre, im Gegensatze zu den bisher besprochenen Anomalien diffuse Ausbreitung den Übergang zu jenen universellen Dysplasien bilden, die gleichfalls diffuser Natur sind und die im folgenden besprochen werden sollen.

Wie bereits in der Einleitung zu diesem Abschnitte gesagt wurde, lokalisieren sich die *diffus-universellen Dysplasien* fast ausschließlich auf das Mesoderm, im Gegensatze zu den disseminierten Dysplasien, von denen gezeigt wurde, daß ihre überwiegende Mehrzahl nur das Ektoderm betrifft.

Es müssen hier allerdings zwei Bemerkungen hinzugefügt werden. Vor allem ist zu betonen, daß das Hautbindegewebe betreffende Anomalien in manchen Fällen oder sogar immer in lokalisierter Form vorkommen oder sehr nahe Beziehungen zu lokalisierten Bindegewebsanomalien anderer Art besitzen (z. B. Dermatochalasis — Cutis gyrata; s. hierzu Sainz und Bravo 1923). Es finden sich also fließende Übergänge zwischen universellen und lokalisierten Dysplasien. Des weiteren ist man bei manchen Anomalien im Zweifel, ob man sie als Dysplasien oder als Hyperplasien auffassen soll (z. B. Cutis gyrata). Nur aus speziellen Gründen ist in einzelnen dieser Fälle ihre Einreihung unter die Dysplasien eben noch zulässig. Schließlich lassen sich manche universell-diffuse Dysplasien als Krankheiten der Haut auf einer unbestimmbaren, angeborenen Grundlage, vielleicht mit Beziehungen zum System der innersekretorischen Drüsen auffassen (vgl. den 1. Abschnitt); es sind eine Anzahl Beobachtungen vorhanden, die gewisse pathologische Momente bei diesen „Anomalien" in den Vordergrund rücken. Andererseits ist jedoch in vielen Fällen eine andere als die auf einer kongenitalen Anlage beruhende Genese nicht feststellbar; aus diesem Grunde sollen alle in Betracht kommenden Anomalien hier erörtert werden.

Die am schärfsten charakterisierte und am besten erforschte Anomalie dieser Gruppe ist die

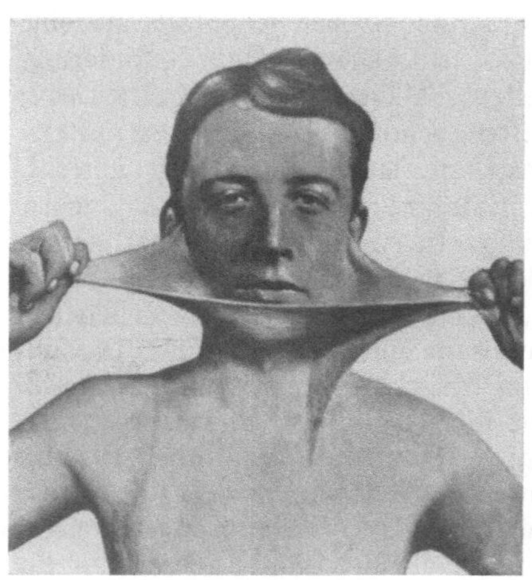
Abb. 21. Cutis laxa. Nach einem Photogramm der Dermato-venerologischen Klinik Wien. (Prof. Arzt.)

### Cutis laxa

(Cutis hyperelastica, Unna; Gummihaut; Kautschukhaut, Riehl; fälschlich auch Dermatolysis diffusa genannt, Goodman und Traub; oder unter die Chalasodermien gezählt, „loose skin", Weber).

Obwohl man im Vergleiche zu anderen Hautfehlbildungen diese Anomalie bereits frühzeitig kennen lernte, sind bisher von ihr doch nur relativ wenig Fälle beobachtet worden.

Die erste Beschreibung einer Cutis laxa stammt von J. Bell aus dem Jahre 1826 und betraf einen in ganz Europa außerordentlich bekannten, jungen Mann, den 23jährigen Spanier Georgius Albes.

Nebstbei bemerkt, haben es in früheren Zeiten viele Fälle von Cutis laxa zu einer gewissen Berühmtheit und Volkstümlichkeit gebracht, da sie als Panoptikumsobjekte herumreisten und zur Schau gestellt wurden (z. B. auch der von Williams — Du Mesnil — Seiffert beschriebene Fall).

Der Patient Bells, der bereits 1825 durch Muck'ren beobachtet worden war, zeichnete sich im Gegensatze zu allen übrigen, späteren Fällen durch die Beschränkung der Anomalie auf eine, und zwar auf die rechte Körperhälfte aus.

Über die Bedeutung, welche die Einseitigkeit für die Auffassung der betreffenden Erscheinung als Anomalie besitzt, vgl. man S. 27 des 1. Abschnitts (Möglichkeit des Ausschlusses gewisser pathologischer, z. B. endokriner Einflüsse).

Die Anomalie bestand im Falle Bells darin, daß der Mann die Haut seiner rechten Brustseite oder Schulter bis zum Munde ziehen oder auch das Gesicht und den Scheitel damit bedecken konnte. Ebenso vermochte er z. B. die Haut über dem Kniegelenke sehr weit nach oben oder nach unten hin auszudehnen.

Bei Nachlassen des Zuges kehrte die gedehnte Haut von selbst wieder in ihre Ruhelage zurück.

Rossbach berichtete 1886 über einen 18jährigen Mann, der seine Gesichts- und Rumpfhaut in große Falten ziehen konnte, die bei Nachlassen fast völlig wieder verschwanden. Allerdings blieb bei diesem Manne eine gewisse Runzelung der befallenen Hautpartien zurück, was seinem Aussehen etwas „Greisenhaftes" verlieh. Aus diesem Grunde mögen dieser Fall, sowie die beiden sich ähnlich verhaltenden von Kopp (s. unten), vielleicht keine reine Form von Cutis laxa dargestellt haben. Möglicherweise war jedoch die Runzelung nur Folge eines „Elastizitäts"verlustes durch die der „Kuriosität" halber allzu häufig vorgenommene Dehnung, wie dies von Rossbach und späteren Autoren angenommen wurde.

Die beiden erwähnten Fälle von Kopp (1888) betrafen bemerkenswerterweise einen Mann und dessen 8jährigen Sohn, die neben der abnormen Dehnbarkeit der Haut — die beim Vater stärker ausgeprägt war (vielleicht durch die bereits öfters vorgenommene Dehnung?) — auch Runzelbildung aufwiesen. Erblichkeit kommt bei der Cutis laxa sonst in der Regel nicht vor (vergleiche Wiener, 1925, weiter unten).

Ein sehr bekannter Fall wurde 1892 von Williams publiziert. Der betreffende Mann, der, wie erwähnt, gleich dem von Bell beschriebenen Patienten zu Ausstellungszwecken herumreiste, wurde bereits 1890 von du Mesnil und von Seiffert hauthistologisch untersucht. Es handelte sich um einen 22jährigen Mann, bei dem im Alter von 18 Jahren die Hautanomalie zufällig entdeckt worden war. Seit dieser Zeit war sie in rascher Zunahme begriffen (vielleicht durch die häufige Beanspruchung?). Die Haut war blaß, trocken und sehr dünn. Die Dehnbarkeit bestand nicht überall im gleichen Maße. Die gedehnte Haut war fast durchsichtig und kehrte bei Nachlassen des Zuges sofort und vollkommen in ihre frühere Lage zurück. Die Muskulatur des Patienten war schlaff. Histologisch wurde sowohl von Williams wie auch von du Mesnil und von Seiffert die Elastica als ziemlich normal befunden, wogegen das kollagene Gewebe pathologisch verändert war, von den verschiedenen Untersuchern jedoch jeweils anders beschrieben wurde. Während Williams eine von der Tiefe gegen die subepidermale Schichte hin ständig zunehmende Verdünnung und Rarefizierung der kollagenen Fasern sah und subepidermal eine homogene Masse mit in sie eingebetteten Bindegewebszellen und nur ganz vereinzelten, kollagenen Fasern feststellte, konstatierten sowohl du Mesnil wie auch Seiffert an Stelle der kollagenen Fasern die gleiche homogene Masse, wie sie Williams subepidermal beschrieben hatte, in allen Schichten der Haut, wodurch ein an Myxödem erinnerndes Aussehen zustande kam.

P. Cohn stellte 1906 einen 26jährigen Patienten mit einer mäßig stark ausgebildeten Cutis laxa vor, die bei ihm im Alter von 19 Jahren zum ersten Male beobachtet worden war. Histologisch entsprach der von Cohn erhobene Befund eher dem von Williams als denen von du Mesnil und von Seiffert, da Cohn keine homogene Masse hatte feststellen können und nur die kollagenen Fasern fein längsgestreift, wie aufgefasert, beschrieb. Alle Untersucher sind sich übrigens über eine spiralige Aufwindung der Gefäße und der Nerven in den befallenen Hautpartien einig, wenn dies auch im Falle Cohns nicht sehr deutlich war. Als interessanter Nebenbefund bestanden in diesem Falle über den Metacarpophalangealgelenken beider Mittelfinger $1^1/_2$—2 cm große, runde, flach erhabene Tumoren, die sich mikroskopisch als hauptsächlich lymphangiektatische Bildungen herausstellten.

In neuerer Zeit wurde die Cutis laxa häufiger beobachtet. Es sollen hier noch einige dieser Fälle angeführt werden, besonders, weil bei ihnen öfters

Nebenbefunde beschrieben wurden, die anscheinend in ziemlich typischer Weise bei der Cutis laxa vorkommen, von früheren Untersuchern aber fast niemals erwähnt wurden, sei es, weil sie in ihren Fällen tatsächlich nicht vorhanden waren, oder sei es, weil sie übersehen wurden. Eine Ausnahme in dieser Beziehung stellt die Beschreibung des Patienten von Williams dar, in der die Muskelschlaffheit des Mannes erwähnt wird.

Dobroworskaja (1924) berichtete über eine 23jährige Frau, die eine gesteigerte „Elastizität" ihrer Haut zeigte, welche sich in leichter Abhebbarkeit hoher Falten äußerte. Nebstdem war die Haut äußerst leicht verletzlich und zeigte daher viele Narben. Histologisch ergab sich angeblich ein Ödem sowohl des Bindegewebes wie auch der Epidermis und Verminderung der Elastica, sowie Verdickung der Gefäßwände.

Auch ein 20jähriger Mann, den Schubert 1924 beschrieb, wies nebst seiner durch leichte Dehnbarkeit und Abhebbarkeit charakterisierten Cutis laxa eine erhöhte Verletzbarkeit der Haut auf, die sich durch Blutungen, Narben und knotige Auftreibungen an den durch Traumen besonders gefährdeten Stellen (Knie, Ellenbogen, Schienbeine usw.) kenntlich machte. Auffallend war auch eine starke Hyperflexibilität der Gelenke. Von neurologischer Seite wurde in diesem Falle der Verdacht auf eine Myatonia congenita ausgesprochen.

Ein sehr charakteristischer Fall wurde ebenfalls 1924 von Hirszfeldowa und Sterling veröffentlicht. Bei dem betreffenden 11jährigen Knaben, der einen allgemeinen Zwergwuchs aufwies, bestanden, neben der Cutis laxa mit zahlreichen Hautextravasaten und -narben, Atrophie einzelner Muskelgruppen, Hypotonie der Muskulatur, Schlottergelenke und rachitische Knochendeformitäten.

Ein 30jähriger Mann, dessen Haut von Wiener (1925) als Cutis laxa beschrieben wurde (Abhebbarkeit an Brust, Rücken und Oberarmen in 7—8 cm hohen Falten, an den Hüften in Falten bis zu 11 cm) bekam bei Traumen oder Überdehnungen große, schmerzhafte Hämatome. Histologisch war kein pathologischer Befund erhebbar. Das bemerkenswerte an diesem Falle war die ausgesprochene Familiarität des Leidens. In 3 Generationen dieses Mannes konnten 10 Individuen mit Cutis laxa eruiert werden, wobei Wiener aus dem Stammbaume eine dominante Vererbung der Anomalie ableitet.

Besonders ausgesprochen waren die Nebenbefunde der Cutis laxa auch in einem von Capurro (1926) veröffentlichten Falle. Der betreffende 11jährige Knabe zeigte neben Hämatomen zahlreiche atrophische Narben und außerdem Muskelhypotonie und Schlaffheit der Gelenke.

Meirowsky beobachtete 1927 einen 26jährigen Mann, bei dem seit der frühesten Jugend Cutis laxa bestand und der zudem eine große Verletzlichkeit der Haut mit häufiger Hämatombildung sowie durch Verletzungen entstandene Ulcerationen mit konsekutiver, atrophischer Narbenbildung, besonders an den Knien und Ellenbogen, aufwies.

Außer in den bisher genannten Fällen wurde Cutis laxa noch von Lewin (1892), Tschernobugow (1892), Ehlers, Wowkonowicz (1923), Bäcker (1923), Schützer (1925), van der Valk (1926) und einigen anderen beschrieben. Der von Kroll (1927) als Cutis laxa publizierte Fall, bei welchem Athetose und vasomotorische Störungen auf eine Erkrankung des Corpus striatum hinwiesen, ist wahrscheinlich anders, d. h. nicht als Cutis laxa, aufzufassen.

Die Erscheinungen der Cutis laxa sind, wie sich aus den bisherigen Ausführungen entnehmen läßt, in den meisten Fällen in ziemlich eindeutiger Weise ausgeprägt. Es handelt sich um *eine der Haut in ihrer Gesamtheit oder zum großen Teile eigene, überaus starke Dehnbarkeit und spontane Retraktionsfähigkeit,* die fast immer vollkommen ist, so daß nur in einzelnen Fällen (z. B. Kopp) Runzeln zurückbleiben. Daneben besteht häufig eine *erhöhte Verletzlichkeit der Haut,* die sich in der *leichten Bildung von Hämatomen* kundgibt und deren Zustandekommen von einzelnen Autoren, z. B. von Capurro, durch die Möglichkeit der weiten Ausdehnung an sich kleiner Blutungen infolge der schlaffen Fixierung an die Unterlage erklärt wird. Eine andere Folge der starken Vulnerabilität ist das oftmalige Auftreten von *Ulcerationen,* die mit *atrophischen Narben* abheilen. Es ist selbstverständlich, daß diese traumatischen Geschwüre bzw. Narben vorzugsweise an Stellen sitzen, die Traumen besonders ausgesetzt sind. Unabhängig von diesen Hauterscheinungen wurden bei einzelnen Fällen von Cutis laxa Anomalien der quergestreiften Muskulatur und der Gelenke beobachtet und zwar im Sinne einer Hypotonie, also *Schlaffheit der Muskeln und Hyperflexibilität der Gelenke.* Von manchen Autoren wurden ferner Zeichen von Nervenkrankheiten oder Störungen der inneren Sekretion (Capurro) festgestellt oder mit mehr oder weniger Berechtigung angenommen. Erblichkeit konnte nur von 2 Autoren konstatiert werden (Kopp und Wiener). Die vielen Verletzungen der Haut kommen wohl infolge der Ungeschicklichkeit durch die Muskel- und Gelenksanomalien zustande. — Die Cutis laxa entwickelte sich in allen Fällen bereits in der Kindheit oder in der Pubertät. — Ob ihre „Elastizität" als eine Eigenschaft des Gesamtorgans oder nur bestimmter bindegewebiger „Retinacula" anzusehen ist, konnte bisher nicht entschieden werden. Auch ein etwaiger Einfluß der spiraligen Aufwindung der Gefäße und der Nerven auf die Retraktionsfähigkeit ist nicht sichergestellt.

Das histologische Bild wurde nur selten in ausreichender Weise untersucht und die einzelnen Befunde widersprechen sich meist in bedeutendem Maße. Neben anscheinend vollkommen normalem Verhalten (Wiener) werden ausgesprochen schwere Veränderungen beschrieben (Seiffert, du Mesnil), vor allem — und dies scheint tatsächlich bis zu einem gewissen Grade für die Cutis laxa charakteristisch zu sein — am kollagenen Bindegewebe, das eine myxomatöse oder schleimige Degeneration aufweist. Die Elastica wird in fast übereinstimmender Weise als normal geschildert. Jedenfalls reichen die histologischen Befunde nicht aus, um eine Erklärung für das merkwürdige, physiologische Verhalten der Cutis laxa zu liefern.

In diesem Zusammenhange soll noch auf die öfters besprochene Nomenklaturfrage dieser Anomalie eingegangen werden. Es wird mit Recht immer wieder betont, daß die Bezeichnung „Cutis laxa" nicht den Tatsachen entspricht, weil mit diesem Namen keine Rücksicht auf die Retraktionsfähigkeit der Haut genommen wird. Ebenso unglücklich gewählt ist aber auch der Terminus „Cutis hyperelastica" (Unna), da die bei der Cutis laxa vorliegende Elastizität im physikalischen Sinne nur gering, wenn auch sehr vollkommen ist. Es wäre daher gewiß wünschenswert, wenn sich die mehr uncharakteristischen Namen „Gummihaut" (Riehl) oder „Kautschukhaut" durchsetzen würden, doch ist dies sehr zu bezweifeln, weshalb hier die ursprüngliche, häufigste und relativ am wenigsten falsche Bezeichnung „Cutis laxa" verwendet wurde. Dies könnte, um nicht neue Nomenklaturverwirrungen zu schaffen, unter der Voraussetzung des richtigen Verständnisses, auch weiterhin geschehen. Daß in der Nomenklatur, abgesehen von den eben genannten Momenten, ohnehin schon genügend viel Mißverständnisse vorhanden sind, zeigen wohl die im Titel dieses Abschnitts zitierten Benennungen amerikanischer und englischer Autoren, auf deren Unzutrefflichkeit noch später zurückgekommen wird.

Was die Art der *Entstehung der Cutis laxa* anbetrifft, ihre Ursachen und die Bedingungen ihres Zustandekommens, so ist man heute auch hier noch, so wie bei den meisten anderen Hautanomalien, ziemlich wenig informiert. Es herrschen in dieser Beziehung die verschiedensten Auffassungen, deren wichtigste im folgenden kurz wiedergegeben werden sollen.

Bereits Bell hielt die Cutis laxa für eine echte Entwicklungshemmung und keinesfalls für eine Krankheit. Kaposi faßte u. a. diese Ansicht schärfer und sprach von einem Stehenbleiben der Hautentwicklung auf einer embryonalen Entwicklungsstufe. Daß dies nicht zutreffen kann, ergibt sich aus dem ausgereiften Zustande des Epithels und der Elastica bei der Cutis laxa, wobei besonders der letztere Umstand als schwerwiegend bezeichnet werden muß, da aus verschiedenen Untersuchungen über die Entwicklung des elastischen Gewebes in der Haut (zuletzt von R. Geiger, 1928) bekannt ist, daß die Elastica des Corium sich erst zu einer Zeit ausbildet, in der das kollagene Bindegewebe längst viel feiner differenziert ist, als es seinem Aussehen bei der Cutis laxa entsprechen würde, wobei man im übrigen dieses Aussehen auch noch nicht ohne weiteres als das einer embryonalen Entwicklungshemmung hinnehmen darf. Es können die Verhältnisse also sicherlich nicht so einfach liegen. Aus diesem Grunde darf auch die Ansicht von du Mesnil, der gleichfalls an eine Entwicklungshemmung dachte, abgelehnt werden. Die Cutis laxa als einen Atavismus zu betrachten, wie dies Kopp tat, rückt eine Erklärung ihres Zustandekommens nicht näher, wenn auch zuzugeben ist, daß die Bemerkung Riehls, der auf die Ähnlichkeit zwischen der Cutis laxa und der Haut vieler Säuger in bezug auf die hochgradige Abhebbarkeit von Falten verwies, im „klinischen" Sinne richtig erscheint. Wenn man jedoch diesen Umstand genauer analysiert, so muß man einen prinzipiellen Unterschied zwischen den beiden genannten Hautformen anerkennen, und zwar in der Verschiedenheit des histologischen Bildes. Die Säugerhaut ist *normalerweise* eine „Cutis laxa", die Cutis laxa hingegen gleicht nur durch *abnorme* Umstände einer Säugerhaut. Von diesem Standpunkte aus kann also ebenfalls kein Atavismus bei der Cutis laxa bewiesen werden. Bettmann drückt sich in seinen „Mißbildungen der Haut" in Hinsicht auf das Wesen der Cutis laxa bereits vorsichtiger aus, indem er von einer „besonderen Beschaffenheit des Kollagens" spricht und die Anomalie als jedenfalls „von Haus aus" bestehend bezeichnet.

In neuerer Zeit neigen im Gegensatze zu diesen Auffassungen verschiedene Untersucher dazu, die Cutis laxa als Teil oder Symptom einer allgemeineren Erkrankung aufzufassen. Wenn hier von der Deutung abgesehen werden soll, die z. B. Capurro seinem Falle gab (s. oben), indem er ihn mit Tuberkulose in Zusammenhang brachte (für welche Ansicht sich aber keine Beweise erbringen lassen), so kann immer noch die Auffassung der Cutis laxa als eines Symptoms einer inkretorischen Störung (pluriglandulärer Natur, Dobroworskaja: Hypophyse, Thyreoidea, Ovar) in Betracht kommen, die sich jedoch ebenfalls nicht beweisen läßt, auch nicht durch den scheinbar myxomatösen Charakter des Kollagens in manchen Fällen. Auffallender ist dagegen der Befund einer Myatonia congenita Schuberts, der vielleicht wirklich Beziehungen zur Cutis laxa besitzen könnte. In eine ähnliche Richtung würde der erwähnte Fall von Kroll weisen. Ob man allerdings solche Beobachtungen ohne weiteres mit den anderen beschriebenen vergleichen darf, erscheint sehr fraglich. Für den Fall von Kroll wurde ja bereits bemerkt, daß dies eher nicht zulässig ist.

Es scheinen für die meisten Fälle von Cutis laxa doch Beweise dafür vorzuliegen, daß es sich bei dieser Hautveränderung um eine Anomalie auf angeborener Grundlage handelt. Vorerst spricht wohl die, wenn auch nur selten beobachtete Erblichkeit in diesem Sinne. Viel beweisender ist der Umstand, daß sich die Hauterscheinungen und die Nebenbefunde der Cutis laxa in zwangloser Weise zum Bilde einer mesodermalen, also Keimblattstörung, zusammenfügen. Neben den Veränderungen des Hautbindegewebes besteht ja in vielen

Fällen eine Schwäche der Muskulatur und der Gelenksapparate. Auch die vielfach auftretenden Hämatome können als Folgen einer mesodermalen Störung gedeutet werden, wenn man ihre Entstehung, was allein sicherlich nicht zu ihrer Erklärung ausreicht, nicht nur auf die leichte Ausbreitungsmöglichkeit der Hämatome infolge der lockeren Fixierung der Cutis laxa an die Unterlage zurückführt (s. oben, S. 81), sondern, was sich wahrscheinlich bei daraufgerichteter Aufmerksamkeit bald herausstellen würde, als den Effekt einer erhöhten Zerreißlichkeit, also abnormen Schwäche der Gefäßwände, betrachtet. Als weitere, mesodermale Fehlbildungen bei der Cutis laxa sind die lymphangiektatischen Tumoren im Falle Cohns zu erwähnen und ferner von Siemens angeführte, angiomatöse Geschwülste an Knien und Ellenbogen. Auch der Nanismus im Falle von Hirszfeldowa und Sterling gehört wahrscheinlich hierher. Diese beiden Autoren bezeichnen übrigens die Cutis laxa direkt als eine „konstitutionelle Mesenchymose".

Läßt sich somit die Cutis laxa auf Grund ihrer Erblichkeit und ihres Charakters als mesodermale Entwicklungsstörung zwar am zwanglosesten zu den angeborenen Anomalien zählen, woran selbstverständlich auch ihr meist relativ spätes Auftreten nichts zu ändern vermag, so besitzt doch diese Hypothese nicht für alle Fälle unbedingte Geltung. Man darf nur sagen, daß *die Cutis laxa meist eine Fehlbildung des Mesoderms auf angeborener Grundlage darstellt und durch vorläufig unbekannte, manchmal erbliche Ursachen hervorgerufen wird, in einzelnen Fällen aber auch den Charakter einer Krankheit (des Nervensystems?) tragen dürfte.*

Zur Gruppe der universell-diffusen Dysplasien der Haut wäre außer der Cutis laxa auch das *Fettsklerem der Neugeborenen* zu rechnen, wenn es sich dabei nicht, was heute wohl in Übereinstimmung mit fast allen Untersuchern gesagt werden darf, um eine Krankheit und keinesfalls um eine Anomalie handeln würde. Der oft unzweifelhaft traumatisch bedingte Beginn, das Auftreten von Erythemen und anderen Zirkulationsstörungen, die Hypothermie und die vereinzelt vorhandene Beeinflußbarkeit durch therapeutische Maßnahmen sprechen jedoch in bestimmter Weise für den krankhaften Charakter dieser Affektion.

Gleicherweise ist das *Sklerodem der Neugeborenen* aufzufassen, obwohl diese Krankheit von früheren Untersuchern (z. B. Luithlen, 1902) als Ödem einer in ihrer Entwicklung zurückgebliebenen Cutis angesehen wurde. Die histologischen Bilder, die den „fetalen Zustand" des sklerödematösen Cutisgewebes beweisen sollen, unterscheiden sich aber in mancherlei von Präparaten normaler embryonaler Haut. Es wird deshalb auch von der Besprechung dieser Krankheit Abstand genommen, umsomehr als das Sklerödem der Neugeborenen, und übrigens auch das Fettsklerem, in diesem Handbuche an anderer Stelle (Bd. VIII/2) von Ehrmann und Brünauer ausführlich erörtert werden.

Eine weitere, hauptsächlich die Gewebe der Lederhaut und der Unterhaut betreffende Anomalie leitet zu den

## II. Lokalisierten Hautdysplasien

über. Es ist dies die

### Dermatochalasis,

Schlaffhaut, Dermatolysis congenita (Alibert), Chalodermie (Kétly), Chalazodermie (Bazin), Chalasodermia oder „loose skin" (Weber), Pachydermocele (Mott), Dermatolysis partialis oder circumscripta (Goodman und Traub) usw.

Verwechslungen der Dermatochalasis mit der Cutis laxa sind in der Literatur nicht selten. Wenn auch zuzugeben ist, daß diese beiden Anomalien in manchem

Ähnlichkeiten aufweisen, so läßt sich aus dem folgenden doch ersehen, daß solche Verwechslungen nicht notwendig sind, da es sich um sicherlich prinzipiell verschiedenartige Erscheinungsbilder handelt, die nur *eine* unbestreitbare Gemeinsamkeit besitzen: ihre Lokalisation auf das mesodermale Gewebe der Haut. Allerdings hat es auch Fälle gegeben, die klinisch Übergangsformen zwischen Cutis laxa und Dermatochalasis darstellten (s. oben: Kopp; ferner u. a. der Fall Raspi).

Kétly beschrieb 1901 eine Dermatochalasis bei einer 30jährigen Frau (Abb. 22), an der sich die Veränderungen ohne besondere Beschwerden seit dem 18. Lebensjahre entwickelt hatten. Um diese Zeit wurde die Haut über den Glutealgegenden weicher, dehnte sich aus und hing schließlich in großen Falten herab. Entsprechende Erscheinungen traten nach und nach an den Brüsten, am Bauche und am Rücken auf, überall im Beginne unter Erweichung und Runzelung der Haut (s. hierzu die diesbezügliche Bemerkung bei der Cutis laxa). Zur Zeit der Untersuchung war die Haut über den Mammae weich und schlaff und hing rechts 26,5 cm, links 28 cm unter die Höhe des Schlüsselbeines herab. Am Rücken bestand Atrophie über den Scapulae sowie starke Spannung. Beides war durch die Zerrung seitens der schweren, in großen Massen herabhängenden Haut der Lumbal-, Gluteal und Schenkelgegend zu erklären. Besonders in den Glutealgegenden war die Haut von auffallender Weichheit, das Unterhautzellgewebe schien beträchtlich vermehrt und es hatten sich hier und in den angrenzenden Oberschenkelpartien zahlreiche, starke, im Gesamtbild fast grotesk wirkende Falten entwickelt, so daß eine große Ähnlichkeit mit dem Aussehen von sogenannten „Pluderhosen" zustande kam. Bei der Patientin bestand neben den Hautveränderungen eine beiderseitige Apicitis.

Im histologischen Bilde beschränkten sich die Hautveränderungen auf die tiefen Schichten der Cutis und der Subcutis. An Stelle der dicken, kollagenen Faserbündel zeigten sich hier feine, schnörkelförmig verlaufende Kollagenfasern. Die Elastica wies körnige Degeneration ihrer zu Schlingen zusammengerollten Fibrillen auf; die ganze Schichte war von einem dichten, hauptsächlich aus jungen Bindegewebszellen aufgebauten Infiltrate durchsetzt. Die Gefäße waren im Bereiche der mikroskopisch sichtbaren Veränderungen erweitert, in ihrer Umgebung fand sich stellenweise ein beträchtliches Ödem.

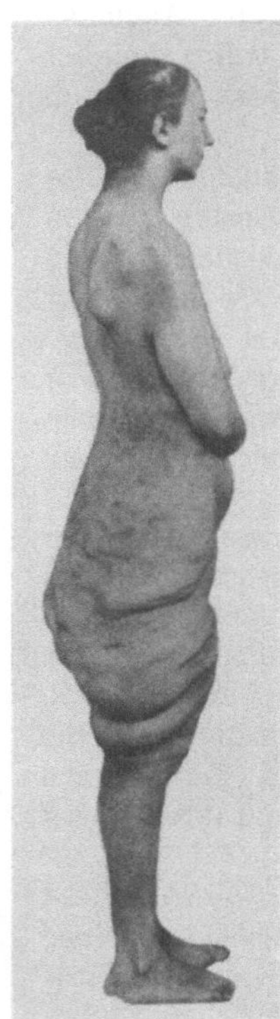

Abb. 22.
Dermatochalasis.
(Nach Kétly.)

Der Fall von Kétly illustriert die Klinik der Dermatochalasis im allgemeinen in klassischer Weise. Allerdings weicht er in einem speziellen Punkte von den vielen anderen Fällen ab: in bezug auf die Lokalisation.

Schon Alibert hatte 1833 als der erste Beschreiber der Dermatochalasis (nach ihm *Dermatolysis*) eine palpebrale, eine fasciale, eine cervicale, eine ventrale und eine genitale Lokalisation der Dermatochalasis unterschieden. 1836 beschrieb Graf einen Fall von Dermatochalasis, der eine dieser typischen Lokalisationen aufwies. Es handelte sich um einen Mann, bei dem im Alter von 47 Jahren, ohne besonders erkennbare Ursachen, eine Erschlaffung der Haut an der linken Halsseite und an beiden Unterlidern aufgetreten war. An diesen Stellen lagen Säcke verdünnter Haut, die sich in zahlreiche Längs- und

Querfalten gelegt hatten. Bei einem männlichen und bei einem weiblichen Kinde des Mannes begannen sich im 43. bzw. 45. Jahre die gleichen Anomalien zu entwickeln, während ein normaler Sohn ein Kind hatte, das im Alter von 47 Jahren die Faltenbildungen bekam (näheres über diese Fälle von „*Elephantiasis saccularis*" findet sich bei ESMARCH und KULENKAMPF, 1885).

Die palpebrale Lokalisation der Dermatochalasis wurde verhältnismäßig sehr häufig beschrieben, wahrscheinlich deshalb, weil sie am leichtesten zu bemerken ist. Es ist aber auch möglich, daß sie tatsächlich am häufigsten vorkommt, ja sogar oft gewissermaßen nur eine extreme Ausbildung physiologischer Verhältnisse darstellt, nämlich der normalerweise im höheren Alter auftretenden, zahlreichen Runzeln und Falten der Lidhaut, der sog. Tränensäcke (s. hierzu PINKUS, 1929). Die meisten Beschreibungen von palpebraler Dermatochalais oder, wie die Anomalie in dieser Lokalisation meist genannt wird, „*Blepharochalasis*" stammen übrigens aus leicht erklärlichen Gründen von Ophthalmologen (z. B. LAFFON und VILLEMONT) und es sei diesbezüglich auch auf die betreffende Literatur verwiesen. Von dermatologischer Seite wurde in den letzten Jahren (1927) von URBACH ein Fall von Blepharochalasis vorgestellt, der eine 40jährige Frau betraf. In diesem Falle bestanden die Veränderungen an den Oberlidern angeblich seit frühester Kindheit. Die Haut war in den befallenen Partien verdünnt, unelastisch, in Falten herabhängend, depigmentiert. So wie bei GRAF bzw. ESMARCH und KULENKAMPF bestand auch bei URBACH Heredität, da eine Tante der Patientin die gleiche Anomalie, wenn auch in schwächerem Grade, zeigte.

Handelte es sich in allen diesen Fällen um Veränderungen, die ohne

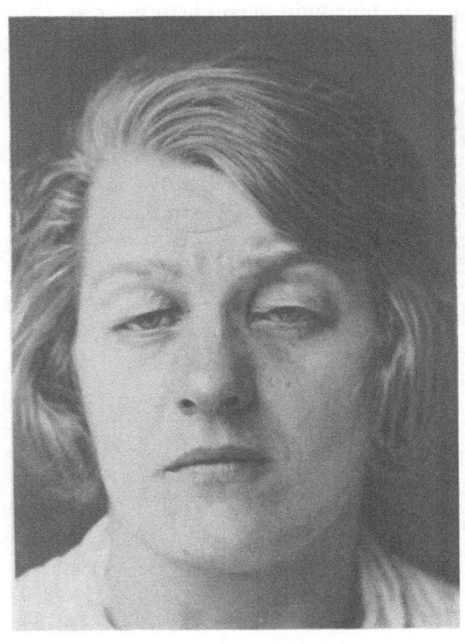

Abb. 23. Blepharochalasis. Dermatologische Abteilung des Krankenhauses der Stadt Wien (Prof. KREN).

Begleiterscheinungen aufgetreten waren, so existieren andererseits Beschreibungen von Patienten mit dem klinischen Bilde der Dermatochalasis, bei denen die Anomalie als Folgezustand einer Krankheit erscheinen kann. Es ist fraglich, ob diese Fälle, so wie die bisher erwähnten, als Anomalien auf angeborener Grundlage aufgefaßt werden dürfen. Vielleicht kann hier in Zukunft, wenn ein größeres Material vorliegen wird, eine ähnliche Scheidung zwischen Dermatochalasis auf angeborener Grundlage und genetisch andersartigen Formen dieser Anomalie vorgenommen werden, ähnlich wie dies heute bereits bei der weiter unten zu besprechenden Cutis gyrata der Fall ist. Zum wenigsten kann gegenwärtig aus bald zu erörternden Gründen eine angeborene, konstitutionelle oder dispositionelle Komponente als mitverantwortlich am Zustandekommen der zweifelhaften Fälle nicht ausgeschlossen werden, weshalb hier Beispiele dieser Art angeführt werden sollen.

DUBREUILH teilte 1887 einen Fall von Dermatochalasis bei einem 13½jährigen Mädchen mit, bei dem im 10. Lebensjahre unter Fieber ein urticariell-papulöses

Exanthem entstand, das von langsam verschwindenden Ekchymosen gefolgt
war und im Laufe mehrerer Monate wiederholte Rezidive machte. Gleichzeitig
trat ein Ödem der gesamten Haut auf, das unter Hauterschlaffung zurückging.
Dadurch kam es zur Entwicklung großer Falten der Gesichts-, Kinn- und Halshaut, ferner der Haut an den oberen Brustpartien und an den Schenkeln und
Knien. Eine im Verlaufe der akuten Schübe zeitweise vorhandene Infiltration
der Haut war nach der Ausbildung des definitiven Zustandes nicht mehr feststellbar, vielmehr nur ein Schwund des Fettgewebes. — Von Bedeutung scheint,
daß die Mutter dieser Patientin „sehr nervös" war.

Ein ähnlicher Fall wurde in neuerer Zeit von Riehl (1921) bzw. Fuhs (1926)
geschildert (Abb. 24). Bei dem 16jährigen Mädchen hatte sich seit dem
11. Lebensjahre unter rezidivierenden, urticariell-makulösen Exanthemschüben
eine bedeutende Erschlaffung der Haut des Gesichtes und des Halses sowie
der oberen Brustpartien ausgebildet. Be-
sonders an den seitlichen und unteren Wangen-
und an den angrenzenden Halspartien, weniger
an der Stirn und an den Unterlidern, hing
die Haut in Wülsten und lockeren Falten
schlaff herab. Hierdurch gewann das Aussehen der Patientin einen ausgesprochen
greisenhaften Ausdruck, ein Umstand, der im
übrigen auch von anderen Beschreibern der
Dermatochalasis für ihre Fälle hervorgehoben
wird. Dubreuilh vergleicht den Gesichtsausdruck mit dem Aussehen eines Facialis-
Gelähmten. — Auch im Falle Riehl-Fuhs
bestand, wie bei Dubreuilh, eine Verminderung des Fettgewebes, jedoch keine Infiltration.

Ist es schon zweifelhaft, ob Fälle wie die
von Dubreuilh oder von Riehl-Fuhs zur
Dermatochalasis im engeren Sinne gezählt
werden dürfen, so gilt dies noch viel mehr
von gewissen Beobachtungen, die in der
Literatur Bezeichnungen tragen, welche auf

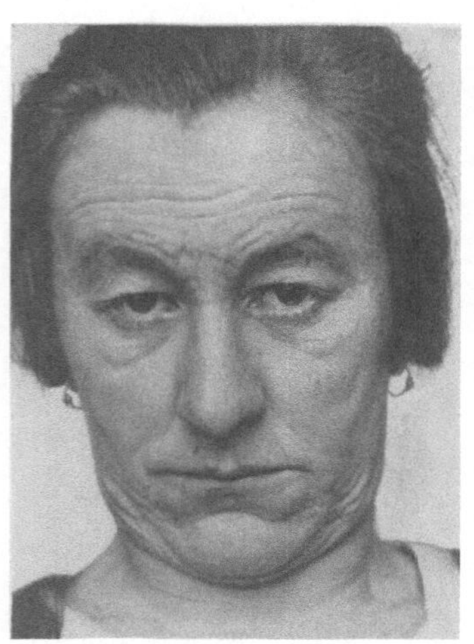
Abb. 24. 16jähriges Mädchen.
Dermatochalasis. (Nach Fuhs.)

eine Dermatochalasis hinweisen würden. Vor allem in der englischen und
in der amerikanischen Literatur bestehen, so wie auch bei anderen angeborenen
Hautanomalien (z. B. „ektodermaler Defekt") Begriffsfassungen der Dermatochalasis, die als unglücklich gewählt bezeichnet werden müssen und infolge
der Verwechslungen, die sich aus ihnen ergeben können (und auch bereits
öfters ergeben haben) zu einer mißverständlichen Auffassung des Wesens
dieser Anomalie führen. Kennzeichnend für diese Einteilungen ist es z. B.,
wenn Goodman und Traub (1926) ein größeres, weiches, gestieltes Fibrom bei
einem 15jährigen Mädchen zu ihrer sog. „Dermatolysis partialis seu circumscripta" zählen, die sich sonst ihrer Definition nach mit der Dermatochalasis
decken würde, wenn sie auch von ihnen selbst als Cutis laxa bezeichnet
wird. Gerade die Einreihung von gestielten Fibromen oder ähnlichen, naeviformen Bildungen unter die Dermatochalasis ist übrigens, wie sich auch aus
Arbeiten von Weber (1923) und McKee (1927) entnehmen läßt, gar nicht so
selten („molluscum type" McKees). Weber rechnet selbst bestimmte Fälle
von Elephantiasis congenita zur Dermatochalasis, nämlich gerade die, welche
am gleichen Individuum mit einer Neurofibromatosis Recklinghausen zusammen auftreten. Auch circumscripte Anetodermien, die ohne Bedenken
der Hautatrophie unterzuordnen sind (s. darüber den Artikel von Oppenheim

in diesem Handbuche, Bd. VIII/2) werden manchmal als Dermatochalasis bezeichnet.

Wenn nun auch nicht geleugnet werden kann, daß man, insolange nicht genügend viel histologisch untersuchte Fälle von Dermatochalasis beschrieben sind, keine scharfen Grenzen zwischen dieser Anomalie und mehr oder weniger verwandten Bindegewebsstörungen (z. B. Elephantiasis congenita) wird ziehen können, so dürfen doch vorläufig die in Frage kommenden Zustandsbilder nicht kritiklos miteinander verwechselt werden. Sicherlich wurden z. B. Fälle von klinisch einwandfreier Dermatochalasis beschrieben, die bei einer Neurofibromatose vorhanden waren. Eine solche Beobachtung verdanken wir u. a. MARGAIN (1908), bei dessen Patienten eine „Ptosis" beider Gesäßbacken bestand. Doch dürfen vereinzelte solche Vorkommnisse nicht dazu führen, daß Zustände, die nur eine gewisse Ähnlichkeit mit der Dermatochalasis besitzen, allein deshalb, weil sie mit einer Neurofibromatose kombiniert sind, schon als Dermatochalasis aufgefaßt werden und die gesamte Einteilung aller auf angeborener Grundlage entstandener Bindegewebsanomalien ihretwegen entsprechend modifiziert wird.

Ein der MARGAINschen Beobachtung prinzipiell gleichartiger Befund wurde auch von KOČEVNIKOV (1926) erhoben, dessen Fall allerdings noch weit kompliziertere Verhältnisse darbot als der von MARGAIN beschriebene. Die Dermatochalasis, die übrigens in mißverständlicher Weise als Cutis laxa bezeichnet wurde, war typisch, da es sich bei der betreffenden 30jährigen Frau um zahlreiche, weit herunterhängende und stark entstellende Gesichtsfalten handelte, die seit dem 3. Lebensjahre entstanden waren. Die Frau zeigte außerdem die bereits angeführte Neurofibromatose, ferner eine Vitiligo, hatte niemals menstruiert, war psychisch minderwertig und seit dem 3. bzw. 10. Lebensjahre blind.

In allen bisher geschilderten, der klassischen Beschreibung von KÉTLY oder von ALIBERT entsprechenden Fällen handelt es sich jedenfalls um eine *Erschlaffung der Haut bestimmter Gegenden in diffuser Weise mit konsekutiver, häufig sehr hochgradiger Faltenbildung, ohne eindeutigen histologischen Befund.* Die histologischen Befunde beinhalteten nämlich, abgesehen von denen, die bereits geschildert wurden oder noch separat zu schildern sind, bei ORMSBY ein Myxödem der Elastica, bei GOODMAN und TRAUB Capillarerweiterung, Ödem, Zellinfiltration, Verzweigung und Verdickung der elastischen Fasern, im Gegensatze hierzu bei WEBER Hypoplasie und Degeneration der Elastica (vgl. auch KÉTLY!) und Hyperplasie des kollagenen Bindegewebes. Die Verschiedenartigkeit dieser histologischen Bilder ist zum Teile sicherlich durch die nicht immer der Diagnose Dermatochalasis entsprechenden, klinischen Erscheinungen zu erklären. Am konstantesten scheint jedenfalls bei den unzweifelhaften Fällen der Dermatochalasis ein *abnormes Verhalten der Elastica* zu bestehen, im Gegensatze zur Cutis laxa, bei welcher der im allgemeinen normalen Elastica eine Veränderung des kollagenen Bindegewebes gegenübersteht. Die manchmal, speziell bei der Blepharochalasis, beschriebene Atrophie der Haut, im besonderen die Verdünnung der Epidermis, ist wohl durch den Zug der Falten bedingt und somit sekundärer Art.

In einer Anzahl von Fällen (z. B. KÉTLY, GRAF) entstand die Dermatochalasis ohne erkennbare Ursache, in anderen Fällen (DUBREUILH, RIEHL-FUHS u. a.) als Folge oder Residuum uncharakteristischer, akut-exanthematischer und ödematöser Zustände. Als zu der letztgenannten Gruppe gehörig sei noch der Fall von RASPI (1927) erwähnt, weil er, wie bereits angedeutet wurde, im klinischen Sinne evtl. als eine Übergangsform zwischen Dermatochalasis und Cutis laxa angesehen werden kann. Das 14 Monate alte Mädchen, das RASPI beschrieb, hatte bei der Geburt generalisierte Ödeme aufgewiesen, die sich im allgemeinen resorbierten. Die Haut war blaß, dünn, „ölig", an zahlreichen Stellen Falten bildend, an anderen in hohen, sich selbst wieder retrahierenden Falten leicht abhebbar. Histologisch bestand eine „Unterentwicklung" des elastischen Gewebes sowie Degeneration und Auflockerung der kollagenen Bindegewebsbündel, ferner eine „starke Entwicklung" des subcutanen Lymphgefäßnetzes. Nebstbei war Hypotrichose vorhanden, der Gesichtsausdruck sah dem bei Myxödem ähnlich.

Der oben in zusammenfassender Weise gegebenen klinischen Beschreibung typischer Dermatochalasis entsprachen in mehr oder minder vollkommener Weise außer den genannten Fällen noch Beobachtungen von Mott, Bazin, Cadbury, Treves, Crooker, Vaglio, Wise und Snyder, Creite u. a. Auf einzelne, mehr zweifelhafte Fälle soll hier nicht näher eingegangen werden.

Dagegen muß der von Sainz und Bravo (1923) beschriebene Fall von „Alibertscher Dermatolyse" noch kurz besprochen werden. Die beiden Autoren beschreiben nämlich bei ihrem Patienten eine starke, das Auge vollkommen bedeckende, sackartige Faltenbildung an der rechten Stirnseite und Schläfe (Lokalisation der Cutis frontis gyrata!), die auch wie die Cutis gyrata (s. weiter unten) an ihrer Oberfläche den Hirnwindungen ähnliche Falten aufwies. Auch an der linken Seite und am Hinterkopfe (also wieder in der typischen Lokalisation der Cutis gyrata) bestanden ähnliche Veränderungen. Dabei waren alle drei befallenen Partien ziemlich gut umschrieben, so wie dies bei der Cutis gyrata der Fall ist, während die Dermatochalasis sonst im allgemeinen, wie oben hervorgehoben wurde, diffuse Faltenbildungen erkennen läßt. Sainz und Bravo halten auf Grund ihrer Befunde die Cutis gyrata für eine beginnende, noch nicht Falten bildende Dermatochalasis.

Dieser Ansicht kann nun nicht vorbehaltlos beigestimmt werden. Man müßte sich nämlich, wenn man dies tun wollte, vor allem fragen, wieso man bei der relativen Häufigkeit der Cutis gyrata außer dem Falle von Sainz und Bravo noch niemals die Beobachtung machen konnte, daß sich eine Cutis gyrata in eine Dermatochalasis umgewandelt hätte. Von diesem Einwande abgesehen, wird man aber zugeben müssen, daß gegenwärtig noch viel zu wenig objektive, vor allem histologische und histogenetische Kriterien vorhanden sind, als daß eine strenge Trennung zwischen manchen Fällen von Dermatochalasis und Cutis gyrata durchführbar wäre. Die Lokalisation kann ja hier nicht allein entscheidend sein. In diesem Sinne wäre es zur Zeit vielleicht angängig, speziell im Hinblicke auf den Fall von Sainz und Bravo, von einer *diffusen und einer circumscripten Form der Dermatochalasis* zu sprechen, wobei unter der letzteren Form solche Fälle verstanden werden müßten, die sich klinisch der Cutis gyrata nähern, keinesfalls jedoch bei der Bezeichnung „circumscripte Dermatochalasis" an gestielte Fibrome u. a. m. gedacht werden dürfte, wie dies der Auffassung von Weber u. a. entspräche (s. oben).

Aus alledem ist zu ersehen, daß der Begriff der Dermatochalasis zur Zeit noch als recht unsicher empfunden werden muß. Daran ist einerseits der Mangel eindeutiger histologischer Befunde schuld, wodurch die notwendigerweise rein klinische Beobachtung Übergangsformen der Dermatochalasis einerseits zur Cutis laxa (z. B. Fall Kočevnikov), andererseits zur Cutis gyrata (Fall Sainz und Bravo) zugeben muß. Ferner können selbst bei klinisch unzweifelhaften Fällen von Dermatochalasis Unsicherheiten in der Diagnosestellung entstehen, wenn man an die oftmals so verschiedenartige *Genese* der betreffenden Beobachtungen denkt. Hier müssen ja 2 Gruppen innerhalb des klinischen Zustandsbildes der Dermatochalasis unterschieden werden, nämlich jene Fälle, bei denen

Exantheme und Ödeme den bleibenden Hautveränderungen vorausgehen und solche, die sich ohne erkennbare Ursache, manchmal durch Vererbung, entwickeln.

Die Vererbung bei der Dermatochalasis wurde in den betreffenden, vereinzelten Fällen bereits hervorgehoben (GRAF, URBACH). Ein regelmäßiger Erbgang ließ sich bisher kaum feststellen. SIEMENS neigt dazu, Dominanz der Vererbung anzunehmen. Merkwürdig ist, daß die meisten Beobachtungen mit Vererbung eine *Blepharo*chalasis betreffen.

Wenn man nun auch a priori geneigt sein kann, jene Fälle, die sich nach Exanthemen ausbilden, so wie z. B. der Fall RIEHL-FUHS, als Krankheiten und nicht als Anomalien auf angeborener Grundlage aufzufassen, so sprechen doch andererseits gewisse Momente, wie z. B. im Falle DUBREUILHs die hereditäre Belastung, zumindest für eine konstitutionelle oder dipositionelle Komponente bei der Entstehung dieser Veränderungen. In diesem Zusammenhange muß mit den Fällen von RIEHL-FUHS und DUBREUILH auch der Fall KOČEVNIKOVs erwähnt werden, der den beiden Beobachtungen genetisch durch die der Dermatochalasis vorausgehenden Ödeme ähnlich war, bei dem aber für seinen Charakter als Anomalie auf kongenitaler Basis die Neurofibromatose, die Vitiligo und vielleicht auch seine anderen Abnormitäten geltend zu machen sind. Gerade dieser und alle anderen hier in Betracht kommenden Fälle, in denen die Dermatochalasis nur einen Teil einer kombinierten Fehlbildung darstellt (z. B. MARGAIN) sprechen zu Gunsten der Auffassung der Dermatochalasis als einer Anomalie und nicht als einer Krankheit. In welchem Verhältnisse hierbei die Dermatochalasis zu den anderen, gleichzeitig bestehenden Fehlbildungen steht, ob es sich um syngenetische oder um akzidentelle Beziehungen handelt, läßt sich kaum entscheiden, ist jedoch auch für das in Frage stehende Problem von keiner Bedeutung. Die Tatsache übrigens, daß es sich bei den verschiedenen, mit einer Hautschlaffheit kombinierten Anomalien um Fehlbildungen handelt, welche meist anderen Systemen der Haut angehören, wie die auf das Bindegewebe (Mesoderm) beschränkte Dermatochalasis, würde eher an einen akzidentellen Charakter der betreffenden Anomalien denken lassen. Vielleicht spielen auch endokrine (KOČEVNIKOV) oder nervöse Einflüsse eine Rolle bei der Entstehung dieser Anomalien und auch der Dermatochalasis selbst. Diese Einflüsse dürften aber wohl bestenfalls nur als auslösende Momente zur Entstehung der Veränderungen gewertet werden, wenn sie nicht gar nur, was noch wahrscheinlicher ist, als koordinierte Störungen bestehen (s. Abschnitt 1).

Wenn somit auf Grund der angeführten Erwägungen über die Genese der Dermatochalasis diese Hautveränderung als Anomalie auf angeborener Grundlage aufgefaßt werden kann, so darf deshalb doch keinesfalls diese Betrachtungsweise als unbedingt richtig und sichergestellt gelten. Sie ist vielmehr nur eine Hypothese, die solange bestehen kann, bis durch die noch fehlende, genauere Kenntnis von Tatsachen über den feineren Bau und die Entstehung der Dermatochalasis diese Anomalie eine bessere Aufklärung finden wird. —

Im Anschlusse an die Besprechung der Dermatochalasis soll eine Anzahl von Fällen einer Anomalie geschildert werden, die vielleicht nicht so sehr dysplastischen wie hyperplastischen Charakter tragen und daher eher im nächsten Abschnitte ihren Platz finden könnten. Doch weist die betreffende Anomalie in manchen Beziehungen ähnliche Verhältnisse auf, wie sie bei der Dermatochalasis und vielleicht auch bei der Cutis laxa vorliegen, weshalb sie im Zusammenhange mit diesen Anomalien erörtert werden soll. Es handelt sich um die auf angeborener Grundlage beruhenden Fälle von

### Cutis verticis gyrata (Jadassohn-Unna)

(Furchen- und Faltenbildung der Kopfhaut, Jadassohn; Pachydermie occipitale vorticellé, Audry; Cutis verticis striata, v. Verres; Cutis verticis plicata, sulcata; Cutis capitis gyrata, Krauss; Cutis verticis mamelonata, Pasini; Cuir encephaloide usw.).

Obwohl zur Zeit, 25 Jahre nach der Beschreibung der drei ersten Fälle von Cutis gyrata durch einen Dermatologen (und zwar durch J. Jadassohn auf dem Berner Dermatologenkongreß, 1906) die Ätiologie und Pathogenese dieser Anomalie noch keineswegs vollkommen geklärt ist, so steht doch jedenfalls soviel fest, daß es eine auf angeborener Grundlage entstehende Cutis gyrata gibt und eine durch Krankheit erworbene Form. Die erstgenannte Gruppe, die allein in diesem Abschnitte interessieren kann, umfaßt, neben einer Anzahl von

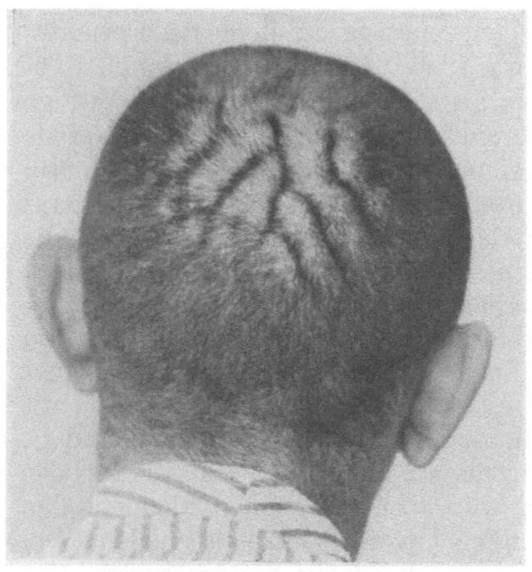

Abb. 25. Cutis verticis gyrata.
Dermatologische Abteilung des Krankenhauses
der Stadt Wien (Prof. Kren).

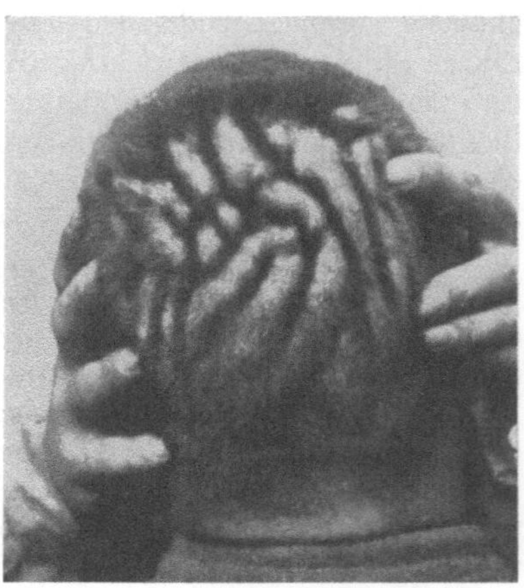

Abb. 26. Cutis verticis gyrata.
(Nach Jadassohn, 1906.)

naeviformen Fällen, die nur kurz erwähnt werden sollen, bestimmte andere, auf kongenitaler Grundlage beruhende Fälle, die im folgenden zunächst an einigen Beispielen darzulegen sind.

Die Fälle, die Jadassohn 1906 vorstellte, waren nicht die ersten Beobachtungen von Cutis gyrata. Roberts beschrieb bereits 1848 eine wahrscheinlich auf angeborener Grundlage beruhende Cutis verticis gyrata und dieser Fall muß als der erstbeschriebene seiner Art gelten. Allerdings ist er von Roberts aus leicht verständlichen Gründen in einer der heutigen Auffassung der Cutis gyrata nicht entsprechenden Weise gedeutet worden. Bezüglich der Einzelheiten dieses Falles sei auf die Arbeit von Fischer (1922) verwiesen.

Auch die weiter unten erwähnten Fälle von Cutis gyrata bei Schwachsinnigen, Mikrocephalen usw. wurden bereits lange vor der Demonstration Jadassohns von Irrenärzten beobachtet (Poggi, 1884), aber erst veranlaßt durch diese Demonstration wendete sich ihnen die Aufmerksamkeit der Dermatologen zu.

Jadassohn beschrieb die Veränderungen bei seinen Fällen als „eigentümliche Furchung, Erweiterung und Verdickung der Haut am Hinterkopfe". Es handelte sich um einen 24jährigen und zwei 40jährige Männer (Abb. 26).

Ebenfalls an Erwachsenen (35—45 Jahre) beobachtete UNNA (1907) im Anschlusse an die Vorstellung JADASSOHNs 3 Fälle, in denen keine Hautverdickung bestand.

1909 beschrieb POSPELOW bei einem 34 Jahre alten Manne eine Cutis verticis gyrata neben einer Alopecia praematura.

1910 demonstrierte MESTSCHERSKI in der Moskauer Dermatologischen Gesellschaft einen Fall von leichter Cutis verticis gyrata bei Cutis laxa und einen zweiten Fall von Cutis gyrata und Pityriasis rubra pilaris.

VÖRNER beschrieb 1912 bei einem von ihm beobachteten 35jährigen Patienten Veränderungen von Cutis verticis gyrata folgendermaßen: ,,Systemartig geordnete, oft parallele Furchen in der Wirbelgegend, zwischen welchen sich vorwölbende Falten eingeschlossen sind. Farbe, Haarbestand, Konsistenz, Beweglichkeit gegen die Unterlage und Sensibilität normal. Durch entstehenden Zug lassen sich Falten und Furchen ausglätten, durch Zusammenschieben noch deutlicher machen''.

CALLE beobachtete 1913 2 Fälle von Cutis verticis gyrata bei 20jährigen Soldaten, von denen besonders der eine dadurch bemerkenswert war, weil er mit zu den stärkst ausgebildeten Fällen von Cutis gyrata gehört.

VÖGELI stellte 1918 Cutis verticis gyrata bei einem Knaben, seinem Bruder und dem Vater der beiden Knaben fest.

SPRINZ veröffentlichte 1921 eine Beobachtung, die einen 28jährigen Mann betraf, bei dem am Vertex eine stark ausgebildete Cutis gyrata bestand. Der Vater des Patienten hatte die gleiche Anomalie.

1925 beschrieb LEDERMANN bei einem 38jährigen Manne eine seit der Kindheit bestehende Cutis verticis gyrata in Form einer longitudinalen Furchung in der Parietalgegend ohne Veränderungen der Haut und ohne Kopfverbildung.

Im gleichen Jahre (1925) teilte MAËDA einen Fall von Cutis verticis gyrata bei einer 33jährigen Japanerin mit, bei der diese Anomalie seit dem 28. Lebensjahre bestand. Die Furchung erstreckte sich bis auf die der befallenen Kopfhaut benachbarten Gesichtspartien. Es waren keine Entzündungserscheinungen, sondern nur eine Hypertrophie der befallenen Hautpartien feststellbar.

In allen diesen Fällen handelte es sich demnach um *Falten- und entsprechende Furchenbildungen* der Haut, die *meist am behaarten Kopfe* (hauptsächlich am Scheitel und am Hinterkopfe) saßen, aber auch in den *benachbarten Gebieten* beobachtet wurden, so vor allem an der *Stirne* (Cutis gyrata frontis, Cutis gyrata capitis), meist in longitudinaler Richtung gestellt waren, in manchen Fällen aber auch transversal verliefen oder eine unregelmäßige, dem Oberflächenrelief des Gehirns ähnliche Furchung aufwiesen (,,encefaloide''), wobei *der anatomische Bau der Haut in qualitativer Hinsicht makro- und mikroskopisch normal* war und nur etwa eine Vermehrung des Bindegewebes und klinisch eine scheinbar dichtere Verteilung der Haare in den Furchen und die entsprechend schüttere Anordnung auf den Falten aufwies.

Die Veränderungen wurden in allen Fällen *an erwachsenen Individuen*, meist des mittleren Lebensalters, beobachtet. Bei den meisten bestanden sie erst seit relativ kürzerer Zeit, in den wenigsten Fällen schon seit der Kindheit (LEDERMANN). Dieser Umstand wird verständlich, wenn man bedenkt, daß es sich um eine Anomalie handelt, die ihre Träger außerordentlich stört, so daß sie sehr bald nach ihrem Auftreten ärztliche Hilfe in Anspruch nehmen. Auch gewisse pathogenetische Umstände dürften für das relativ späte Auftreten der Cutis gyrata maßgebend sein (s. weiter unten).

In einzelnen Fällen (z. B. VÖGELI, SPRINZ u. a.) konnte *Erblichkeit* der Cutis gyrata nachgewiesen werden. Es liegen jedoch zu wenig derartige Befunde vor, als daß ein regelmäßiger Erbgang konstruiert werden könnte.

Die Fälle, die zur Illustration des klinischen Bildes der Cutis gyrata aufgezählt wurden, stellen nun bei weitem nicht alle unter diese Gruppe einzureihenden Beobachtungen dar. Ausführliche Kasuistiken finden sich in neuerer
Zeit besonders bei Fischer, Sprinz und Truffi. In der letzten größeren
und zusammenfassenden Arbeit über die Cutis gyrata (G. Truffi, 1929) werden
180 Fälle erwähnt. Der größte Teil dieser Beobachtungen zählt allerdings zu
den erworbenen Formen. Eine Reihe von noch nicht angeführten Befunden
erscheint in dieser Hinsicht zweifelhaft. Einige von ihnen sollen als Beispiele
genannt werden.

Bogrow (1910) beschrieb einen 30jährigen Mann, dessen Kopfhaut seit
der Geburt leicht verschieblich war und in Falten abgehoben werden konnte.
Mit 28 Jahren, nach einem Erysipel des Kopfes mit konsekutiver, narbiger
Kahlheit, bildeten sich einige bleibende Falten der Haut.

Ebenfalls seit der Geburt bestand ein Fall von Kraus (1917), bei dem die
halbseitige Lokalisation der Cutis verticis gyrata hervorzuheben ist. Die befallene
Hautpartie hatte eine teigig-ödematöse Beschaffenheit und eine erhöhte Resistenz
bei guter Verschieblichkeit. Kraus faßte den Fall als Entwicklungsanomalie auf.

Auch Parkhurst (1926) beschrieb eine seit der Geburt vorhandene Cutis
gyrata.

In einem Falle Kruspes (1927) trat die Cutis gyrata angeblich im 17. Jahre auf,
während der Patient erst im 37. Lebensjahre mit einem Ekzem der Kopfhaut
beobachtet wurde.

Bei Hudelo und Richon (1923) zeigte der Patient angeblich seit der Geburt
eine stetig zunehmende Cutis verticis gyrata, neben der eine chronische Follikulitis und Perifollikulitis bestand, nach Ansicht der Autoren ebenfalls angeborener Natur. Im histologischen Präparate fand sich eine Hyperplasie des Bindegewebes und eine Atrophie der Talg-
und der Schweißdrüsen.

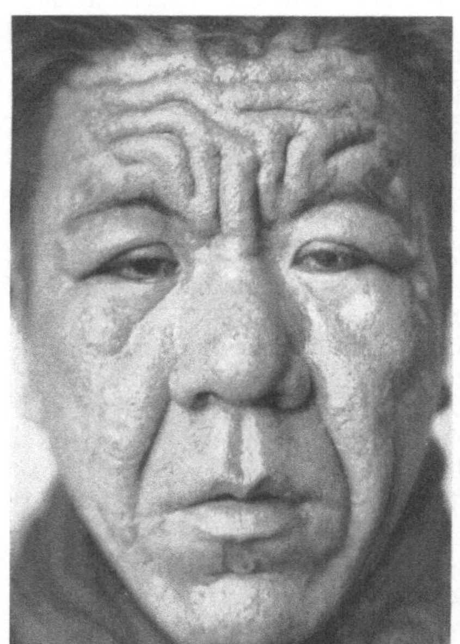

Abb. 27. Cutis frontis gyrata.
(Nach Ota, 1931.)

Auch Merenlender (1925) beschrieb einen Fall, bei dem die Frage, ob
Cutis verticis gyrata acquisita oder congenitalis offen bleiben muß.

In einem Falle von Ota (1931) bestand eine Cutis gyrata der Stirnhaut
(Abb. 27), die ihre Grundlage in einer übermäßigen Entwicklung der Talgdrüsen
hatte und demzufolge durch Röntgenbestrahlungen günstig beeinflußt wurde.
Dieser Fall zeigt besonders deutlich, daß die Entscheidung, ob eine Cutis gyrata
als kongenital bedingt aufgefaßt werden darf oder ob eine andere Erklärung für
ihr Zustandekommen zu geben ist, in manchen Fällen sehr schwer fällt. Man
kann annehmen, daß die Hypertrophie der Talgdrüsen in Otas Fall eine auf
anlagemäßige Verhältnisse rückführbare Anomalie ist; doch würde auch diese
Voraussetzung noch kaum dazu berechtigen, Otas Beobachtung den kongenitalen Fällen einzureihen, da sonst bei der angeborenen Form der Cutis
gyrata ein fast völliger Mangel anatomisch - histologischer Veränderungen
besteht.

Speziell in der japanischen Literatur finden sich relativ häufig Beschreibungen von Cutis gyrata, die zum großen Teile schwer zugänglich sind, so daß hier über den Charakter dieser Fälle nichts Näheres ausgesagt werden kann. Es sind dies Beobachtungen von YAMADA (1912), WATANABE (1917), DOHI, ANDO (1917), HEIMA (1916), NAGAI (1919), KAWASHHIMA (1925), und HIROTA (1926), die alle in japanischen Zeitschriften und in japanischer Sprache veröffentlicht wurden (meist in der japanischen Zeitschrift für Dermatologie). OTA macht in seiner zitierten Mitteilung auf diese Veröffentlichungen aufmerksam, bespricht aber nur einen Fall von MAËDA (s. oben) ausführlicher.

Der Fall von HUDELO und RICHON leitet zu jener Hauptgruppe der Cutis gyrata über, welcher der größte Teil aller in der Literatur beschriebenen Fälle angehört, zu den auf chronisch-entzündlicher Basis entstandenen. Es sei auf diese Fälle nur verwiesen, um klarzulegen, daß nicht alle, sondern im Gegenteil nur eine geringere Anzahl von Fällen der Cutis verticis gyrata auf angeborener Grundlage beruhen. Neben der chronisch-entzündlichen Genese erworbener Cutis gyrata kommen nämlich noch Fälle in Betracht, in welchen diese Hautveränderung bei Akromegalie angetroffen wurde (SABAT, 1911, ADRIAN, 1917, FISCHER u. a.), ferner bei Leukämie (PELAGATTI, 1924, u. a.), vielleicht auch bei endokrinen Störungen (Fälle von SCHWANK, 1923 und ANDERSON, 1922 [?]) u. a.) und schließlich in naeviformer, tumorbildender Art (OPPENHEIM, 1909, LENORMANT, 1921, FISCHER u. a.).

Von allen diesen Formen der Cutis gyrata können uns in diesem Artikel evtl. noch die bei der Akromegalie vorkommenden Fälle beschäftigen, da sie mit anderen angeborenen und der Cutis gyrata nahestehenden Hautanomalien in Zusammenhang gebracht wurden. Dies soll an anderer Stelle erörtert werden.

Gewisse Beziehungen zu den angeborenen Formen der Cutis verticis gyrata besitzen jene zahlreichen und bereits in der älteren Literatur sich vorfindenden Fälle, die bei Geisteskranken und psychisch Minderwertigen mit *abnormer Kopfform* beobachtet werden. Diese Fälle stehen mit den auf angeborener Grundlage entstandenen im Zusammenhange, weil auch sie oftmals kongenitale Anomalien darstellen. Auch ist die Möglichkeit einer gleichartigen *formalen Genese* dieser beiden Gruppen von Cutis gyrata vorhanden.

Vor der Besprechung der Genese der Cutis gyrata seien noch einige Fälle dieser Anomalie zitiert, die sicher oder wahrscheinlicherweise auf angeborener Grundlage, ohne besondere Veränderung der Haut, entstanden waren, demnach also der hier ausführlicher besprochenen Gruppe angehören, in der obigen Darstellung jedoch nicht erwähnt wurden. Solche Beobachtungen liegen vor von WÄLSCH (1906), v. VERESS (1908), TSCHERNOGUBOW (1910), ROUVIÈRE (?, 1911), CHECINSKI (1911, Histologie!), MEIROWSKY (1917), MERIAN (?, 1917), DANILEWSKAJA (1924), LAPOWSKI (1924) u. a. Auch diese Aufzählung erhebt keinen Anspruch auf Vollständigkeit; die obigen Ausführungen zeigen ja, daß dies schon deshalb fast unmöglich ist, weil sich häufig nicht mit Sicherheit entscheiden läßt, ob eine Cutis gyrata auf angeborener Grundlage oder in anderer Weise entstanden ist. Überdies dürfte die Cutis gyrata im allgemeinen viel häufiger sein als angenommen wird, bzw. als entsprechende Beobachtungen zur Verfügung stehen.

Was die *Entstehung* der Cutis verticis gyrata anbetrifft, so soll zunächst ein Umstand besprochen werden, der erst in neuerer Zeit die Aufmerksamkeit der Untersucher auf sich gelenkt hat. Es ist dies die Frage der sog. *Cutis verticis gyrata latens.*

Unter dieser Bezeichnung wird die Eigenschaft der Kopfhaut verstanden, beim leichten Zusammenschieben von den Seiten her Falten zu bilden. Diese Erscheinung wurde zuerst und voneinander unabhängig von DANILEWSKAJA,

Mrongovius (1924) und Merenlender (1925) untersucht. Bei der Cutis verticis gyrata latens entstehen keine bleibenden Falten, wenigstens nach der Auffassung von Danilewskaja und Mrongovius. Merenlender allerdings bezeichnet als Cutis gyrata latens solche Fälle, bei denen *ohne* Zusammenrücken der Haut leichte Falten bestehen, die sich beim Zusammenschieben bedeutend verstärken lassen, so daß sich dann das typische Bild der stark gefurchten Cutis gyrata ergibt. Diesen Befund erhob Merenlender bei 40 unter 1000 Männern ($4^0/_0$). während er Beweglichkeit der Haut und leichte Faltenbildung beim Zusammenschieben in $20^0/_0$ der gleichen Zahl von Versuchspersonen vorfand. Glaubersohn und Iwanoff (1929) fanden nur in 5 von 1500 Fällen ($0,33^0/_0$) die von Merenlender als latente Form bezeichnete Cutis verticis gyrata, während sie gleichstarke Faltenbildung, jedoch *nur* beim Zusammenschieben, in $7,1^0/_0$ feststellten (einschließlich die $0,33^0/_0$). Diese Autoren sprechen auf Grund ihrer Befunde dem Begriffe der Cutis verticis gyrata latens jede Geltung ab und erklären die so benannte Form der Cutis gyrata für eine Art von Cutis laxa, die, in eigenartiger Weise auf den behaarten Kopf lokalisiert, die Fähigkeit der Faltenbildung besitzt. Glaubersohn und Iwanoff zitieren zur Begründung ihrer Ansicht Vörner, der die Konstanz der Falten bei der Cutis verticis gyrata als charakteristisch für dieses Zustandsbild erklärt. Eine erhöhte Beweglichkeit und eine etwaige, den Umfang betreffende Erweiterung der Kopfhaut, wie sie für die Cutis gyrata latens als kennzeichnend angeführt werden, erkennen die genannten Autoren nicht als genügendes Kriterium für eine besondere Art der Kopfhaut an. Dieser Meinung schließt sich Truffi an.

Wenn nun auch die erhöhte Beweglichkeit und die Erweiterung der Kopfhaut keine Abart der Cutis gyrata darstellen sollen, so spielen diese beiden Eigenschaften doch sicherlich eine große Rolle bei der Entstehung der Cutis verticis gyrata. Es sind sich wenigstens die meisten Autoren darüber einig, daß diese Erscheinungen zumindest als Prädispositionsfaktoren zur Etablierung einer Cutis gyrata anzusehen sind. In allen jenen Fällen, in denen sich dann noch entzündliche Prozesse, Allgemeinerkrankungen, Traumen usw. in der Anamnese vorfinden, also bei der Gruppe der sog. „erworbenen" Cutis gyrata, kommen zur Prädisposition diese Faktoren als auslösende Momente hinzu. Dieser Ansicht sind z. B. Glaubersohn und Iwanoff. Truffi und Fischer, die sich eingehend auch mit der Frage der Entstehung der Cutis gyrata beschäftigt haben, vertreten die Ansicht, daß die auf angeborener Grundlage entstandenen Formen, d. h. jene Fälle, in denen sowohl anamnestisch wie auch klinisch und histologisch keine Erkrankungen (besonders entzündlicher Natur) oder Naevi vorliegen, nur durch das Mißverhältnis zwischen Haut und Kopfgröße und durch eine größere Beweglichkeit der Haut und lockere Verbindung mit der Unterlage (Fischer) zu erklären sind. Für diese Auffassung sprechen jedenfalls alle Fälle von Cutis verticis gyrata bei psychisch Minderwertigen mit Verbildungen der Kopfform, vor allem bei Mikrocephalen, wobei bemerkt werden muß, daß diese Beobachtungen verhältnismäßig sehr zahlreich sind. Auch im Alter sind häufig ähnliche Verhältnisse vorhanden (Sprinz). Wenn es sich allerdings um eine normale Kopfform bei der Cutis verticis gyrata handelt, wie in fast allen hier ausführlicher besprochenen Fällen, dann muß eine besondere Entwicklungsanomalie der Haut für das Zustandekommen des Mißverhältnisses zwischen Hautumfang und Kopfgröße postuliert werden. Diese Entwicklungsanomalie auf einen Atavismus zurückzuführen, wie es Fischer tut, bringt wohl ebensowenig der Erkenntnis des Wesens der Cutis gyrata näher, wie dies auch sonst bei phylogenetischen Erklärungsmethoden von Fehlbildungen der Fall ist. In dieser Beziehung darf auch die Bedeutung konstant vorkommender Faltenbildungen am Kopfe bei manchen Tierarten (englische Dogge, Dickhäuter) und sog. Rückschläge in dieser Richtung bei verschiedenen Tierrassen (haarlose Ratte, haarloser Maulwurf) nicht überschätzt werden. Diese Erscheinungen können höchstens in der Annahme bestärken, daß Erblichkeitsfaktoren bei der Genese der Cutis gyrata eine größere Rolle spielen dürften als zur Zeit bekannt ist. In diesem Zusammenhange muß auf die Untersuchungen von Adrian und Forster (1919) bezüglich der Cutis gyrata verwiesen werden, nach denen eine „unregelmäßige Vererbung normaler elterlicher, in sich aber verschiedener, geradezu entgegengesetzter Zustände der Kopfbildung" für die Entwicklung einer Cutis gyrata auch auf einem anscheinend normalen Kopfskelete verantwortlich gemacht werden kann. Adrian und Forster stellen sich vor, daß beispielsweise eine Brachycephalie des einen Elter und eine Dolichocephalie des anderen auf das Kind in der Form vererbt werden kann, daß die Brachycephalie sich sozusagen auf den Knochen beschränkt, die Haut aber dolichocephalen Charakter trägt. Allerdings läßt sich diese Hypothese nicht beweisen, es sprechen im Gegenteil in einzelnen Fällen sogar manche Umstände gegen sie. Andererseits muß man aber einräumen, daß eine völlige Ablehnung der Ansicht von Adrian und Forster auch nicht möglich ist.

Eine Erklärung der formalen Genese der Cutis verticis gyrata fällt demnach gegenwärtig noch in keiner Richtung befriedigend aus. Von einem Versuche der Deutung der *kausalen Genese* kann nun kaum überhaupt die Rede sein. In dieser Hinsicht kommt höchstens das Moment der Erblichkeit in Betracht. Bei kritischer Betrachtung kann man jedoch auch hierzu nur sagen, daß den auf kongenitaler Grundlage entstehenden Fällen von Cutis gyrata — insbesondere auch mit Rücksicht auf die häufige und in der Literatur wohl zu wenig gewürdigte Hyperplasie des Bindegewebes — gewisse, hauptsächlich in der Embryonalzeit eintretende Störungen der geweblichen Differenzierung der Haut und im besonderen des Mesoderms, zugrunde liegen müssen.

Vielleicht ist es gestattet, in diesem Zusammenhange auf die Eigentümlichkeit der Lokalisation der Cutis gyrata zu verweisen. Diese Anomalie findet sich bei den angeborenen Fällen ausnahmslos in einem Gebiete, das durch seine charakteristische, gewebliche Struktur gekennzeichnet ist (s. 1. Abschnitt dieses Artikels), wobei das auffallendste Merkmal des betreffenden embryonalen Hautbezirkes durch eine besonders weit vorgeschrittene Entwicklung des Mesoderms dargestellt wird. Wenn dieser Gedankengang als Arbeitshypothese akzeptiert würde, so könnten künftige, darauf hingerichtete, embryologische Untersuchungen durch die Aufdeckung eines sicheren Zusammenhanges zwischen der frühembryonalen Struktur der Kopfhaut und der Cutis verticis gyrata einige Klarheit in die Frage der Genese dieser Anomalie bringen. Eine solche Erklärungsweise würde auch für die Fälle von Cutis gyrata bei Tieren gelten können, da sich bei ihnen entsprechende, embryonal-topographische Verhältnisse vorfinden (siehe Häggqvist). —

Die größte und am häufigsten vorkommende Gruppe von Hautanomalien auf angeborener Grundlage sind bekanntlich die *Naevi*. In den meisten Fällen stellen die Naevi lokalisierte, circumscripte Hautdysplasien dar. Der Zellnaevus entspricht sogar am besten unter allen hier geschilderten Anomalien der am Beginne dieses Teiles gegebenen Definition einer angeborenen Hautdysplasie. Da die Naevi in diesem Handbuche an anderer Stelle in einem eigenen Artikel besprochen werden, unterbleibt jedoch im vorliegenden Abschnitte grundsätzlich ihre Erörterung.

Von einzelnen Autoren werden nun aber Anomalien zu den Naevi gezählt oder als „naeviform" bzw. „naevogen" bezeichnet, die hier besprochen wurden oder noch besprochen werden. Die Ursache für diesen Umstand ist die Unsicherheit, die bezüglich der Fassung des Naevusbegriffes herrscht und die in der verschiedenen Stellungnahme der pathologischen Anatomen und der Dermatologen in dieser Frage begründet ist. *Oftmals führt sicherlich die Subsummierung von Anomalien unter die Naevi allzuweit.* Solche Fälle liegen bei jenen Anomalien vor, die hier besprochen wurden, trotzdem sie in der Literatur als Naevi zu finden sind. Als weiteres Beispiel dieser Art und als instruktives Argument gegen eine zu weite Fassung des Naevusbegriffes sei noch ein Zustandsbild besprochen, das von vielen Seiten ebenfalls zu den Naevi gerechnet wird, entsprechend der Auffassung anderer aber den lokalisiert-circumscripten Bindegewebsanomalien anzureihen wäre. Da diese Anomalie, das

### Pseudoxanthoma elasticum (DARIER)

von FREUDENTHAL in einem eigenen Artikel dieses Handbuches (Bd. XII/2) abgehandelt wird, so soll hier seine Besprechung von zweckmäßiger Kürze sein.

Das Pseudoxanthoma elasticum ist, ähnlich wie die Dermatochalasis, durch Schlaffheit der von ihm betroffenen Hautbezirke charakterisiert, allerdings im Gegensatze zur Dermatochalasis ohne Faltenbildung. In klinischer Hinsicht betonten der erste Beschreiber DARIER (1896) wie auch spätere Untersucher insbesondere die gelbe Farbe der leicht erhabenen, netzförmig angeordneten Herde und ihre symmetrische Ausstreuung über den Beugeseiten der großen Gelenke, am Halse und am Rumpfe.

Je mehr Fälle von Pseudoxanthom nun bekannt wurden, desto mehr häuften sich die Beobachtungen, die dieser ursprünglichen Beschreibung nicht entsprachen. Die Farbe des Pseudoxanthoms wechselt zwischen elfenbeinfarben-gelblichweiß (HAXTHAUSEN, 1927) bis bräunlich (DOHI, 1928), wobei auch violette Farbtöne beschrieben wurden (WATRIN und CRÉHANGE, 1927, fraglicher Fall) und wenn man BOSSELINIs Fälle hierher rechnet, gab es auch graue Pseudoxanthome. Die Lokalisation war nicht immer auf die oben angeführten Partien beschränkt (vgl. die Fälle von HAXTHAUSEN, J. JADASSOHN, 1926, MILIAN und LAMBERT, 1926, BOEHM, 1930 u. a.). Immerhin ließ sich bei den sog. „typischen" Pseudoxanthomen am häufigsten und in ziemlich regelmäßiger Weise die Lokalisation am Bauche, speziell in dessen unteren Partien und um den Nabel herum feststellen.

Als konstantes Symptom des Pseudoxanthoms wurden die seiner Schlaffheit zugrundeliegenden, histologischen Veränderungen der Elastica nachgewiesen, in Form einer Degeneration mit Elastorrhexis, Elastoclasis usw., demnach Befunde, die sich in ähnlicher Weise bei der Dermatochalasis vorfinden.

Auf Grund dieser Befunde lassen sich nun nach BOEHM (1930) nicht nur eine Reihe von Naevi, die gleichartige oder ähnliche histologische Verhältnisse zeigen, mit dem Pseudoxanthom zu einer gemeinsamen Gruppe von Bindegewebsanomalien zusammenfassen (z. B. der „Naevus elasticus" LEWANDOWSKYs, der „Pflastersteinnaevus" LIPSCHÜTZs usw.), sondern es können alle diese Anomalien auch jenen mesodermalen Fehlbildungen der Haut zugezählt werden, denen neben der bereits genannten Dermatochalasis auch die Cutis laxa, die Cutis gyrata usw. angehören. Die Heredität, die beim Pseudoxanthoma elasticum manchmal gefunden wurde (WERTHER, 1904, GUTMANN, 1905, SASAMOTO, 1922, OHNS, 1925 u. a.) ist eine Erscheinung, die bekanntlich sowohl bei den Naevi wie auch bei anderen Anomalien der Haut auf angeborener Grundlage vorkommt, daher weder zugunsten der Naevusnatur angeführt werden kann, noch auch sich gegen die Einreihung des Pseudoxanthoms unter die Bindegewebsanomalien verwerten läßt. Daß in manchen Fällen als Ursache oder als auslösendes Moment der Entwicklung von Pseudoxanthomen Lues angenommen wurde (MILIAN und LAMBERT, BOEHM u. a,) spricht eher dafür, daß es sich um

keinen Naevus handelt, da ja bei den Naevi Krankheiten als Ursachen nicht in
Betracht kommen, während bei bestimmten, auf angeborener Grundlage entstandenen Anomalien Fälle mit derartigen oder anderen, äußeren Entwicklungsbedingungen bekannt geworden sind (s. z. B. gerade die Dermatochalasis
oder die Cutis gyrata). Das kongenitale Moment ist in diesen Fällen, wie z. B.
auch bei der Dermatochalasis, in einer konstitutionellen Komponente zu suchen.
In diesem erweiterten Sinne können dann viele Fälle tatsächlich mit Recht als
Pseudoxanthome bezeichnet werden, die ätiologisch wahrscheinlich sehr viel-
seitig sein dürften („atypische" Pseudoxanthome?, SCHALLINGER, 1927), wie
ja überhaupt zu bemerken ist, daß es sich beim Pseudoxanthoma elasticum
ätiologisch wahrscheinlich um eine sehr verschiedenartige Elastica-Anomalie
handelt.

Das Pseudoxanthom ist nach alldem jedenfalls eher als Bindegewebsanomalie
denn als Naevus aufzufassen. Steht man nun auf dem Standpunkte, daß die
verschiedenen Formen der Naevi nur durch Zell-, Gewebs- und Organfehlbildungen repräsentiert werden und abgesehen von ihrer Entstehung auf angeborener Grundlage (ohne erkennbare äußere Ursachen) durch Hyperplasie
und Heterotopie an sich normaler Elemente charakterisiert sind, so ist die
Naevusnatur des Pseudoxanthoms unbedingt abzulehnen. Das Pseudoxanthom ist dann vielmehr als *Hamartom* aufzufassen, vorausgesetzt, daß
man an einer einheitlichen und kongenitalen Ursache seiner Entstehung festhält. In diesem Falle müssen aber viele der sog. Naevi und auch die öfters
zu ihnen gezählten und hier besprochenen Dysplasien aus der Gruppe der
Naevi ausgeschieden werden, womit die in diesem Artikel durchgeführte,
genetische und anatomisch-histologische Betrachtungsweise auch für die in
Frage stehenden Fehlbildungen gerechtfertigt wird. —

Universelle und lokalisierte *Dysplasien des Hautpigments, der Haare und
der Nägel sowie der Hautdrüsen* stellen zumeist, soweit sie nicht bereits besprochen wurden, Naevi dar, kommen also für eine Erörterung in diesem
Abschnitte nicht in Betracht. Hierzu ist außerdem auch wieder auf die bereits
öfters genannten Artikel über Krankheiten der Haare, der Nägel usw. zu verweisen.

# D. Angeborene Hyperplasien der Haut.

Entsprechend der für die *Hypoplasien* der Haut gegebenen Definition sind
diejenigen Anomalien der Haut als angeborene *Hyper*plasien zu bezeichnen,
die eine *Exzeßbildung* darstellen, bei denen also *einzelne oder alle Gewebe oder
Organe eines umschriebenen Hautbezirkes — oder auch der gesamten Haut — eine
genetische oder anatomische Überentwicklung bzw. Vermehrung aufweisen.* Selbstverständlich werden auch hier, so wie bei den Hypo- und bei den Dysplasien,
solche Fehlbildungen als angeboren bezeichnet werden dürfen, die zwar bei der
Geburt noch nicht vorhanden sind, jedoch auf angeborener Grundlage entstehen,
d. h. anlagemäßig (in der Keimanlage) fixiert sind (Naevi!).

Gleich wie bei den Hemmungsbildungen kann man auch bei manchen Hyperplasien der Haut darüber im Zweifel sein, ob sie nicht eher als dysplastische
Anomalien aufzufassen wären. Wie bereits an den entsprechenden Stellen
bemerkt wurde (siehe z. B. die Darstellung der Cutis gyrata, S. 89 f.), ist
es manchmal auch nicht einfach zu entscheiden, ob bestimmte Anomalien
als Dysplasien anzusehen sind oder nicht vielleicht besser zu den hyperplastischen
Fehlbildungen gerechnet werden sollten. In beiden Fällen müßte als das wichtigste Kriterium gelten, daß eine angeborene Anomalie nur dann als Hyperplasie
bezeichnet werden darf, wenn keine qualitativen Veränderungen ihrer Zellen

und Gewebe nachweisbar sind. Dies ist nun zwar bei manchen, im folgenden Abschnitte genannten Zustandsbildern im großen und ganzen der Fall; hierher gehören die Hypertrichosen, verschiedene gutartige, angeborene Geschwülste usw. Bei vielen anderen Hyperplasien aber sind Veränderungen der Zellen feststellbar, so daß sie der oben erhobenen Forderung nicht entsprechen. Man denke vor allem an die allerdings seltenen, angeborenen, bösartigen Geschwülste mit ihrer Zellatypie. Aber auch bei anderen kongenitalen Exzeßbildungen sind abnorme Zell- und Gewebsformen in mehr oder weniger zahlreichen Fällen nachweisbar. In dieser Hinsicht sind u. a. die verschiedenen, der Ichthyosis zugehörigen Anomalien zu nennen, bei denen Parakeratose oder Keratolyse vorhanden sein kann oder bei welchen die überstarke Horndecke wahrscheinlich nicht allein oder sogar überhaupt nicht durch Proliferation, sondern auch durch Retention entsteht (s. Gassmann, 1904). Abgesehen von derartig auffallenden dysplastischen Merkmalen bei einzelnen „Hyperplasien" sind nun öfters geringfügige, qualitative Gewebs- oder Zellveränderungen auch bei solchen hyperplastischen Anomalien vorhanden, die oben als Beispiele typischer Hyperplasien angeführt wurden (gutartige Blastome usw.). Die betreffenden Veränderungen treten allerdings in diesen Fällen dem Gewebsexzeß gegenüber vollkommen in den Hintergrund, so daß in diesem Punkte keine Bedenken darüber bestehen können, welcher Gruppe die betreffenden Anomalien anzureihen sind.

Der letztgenannte Umstand erlaubt es, die Grenze zwischen den Hyper- und den Dysplasien so zu ziehen, daß man als das entscheidende Moment für die Zugehörigkeit einer Anomalie zur einen oder zur anderen der beiden genannten Gruppen das *Überwiegen der hyper- bzw. der dysplastischen Eigenschaften* ansieht. Man urteilt auf diese Weise kaum mehr nach dem histologischen Bilde und schon gar nicht im entwicklungsgeschichtlichen Sinne, sondern meist pathologisch-anatomisch oder klinisch.

Selbst bei derartigen Zugeständnissen an ein pathologisch-anatomisches System bleibt aber immer noch die Frage offen, ob man überhaupt berechtigt ist, gewisse hyperplastische Abnormitäten als Fehlbildungen aufzufassen. Es handelt sich um die angeborenen Geschwülste. Es kann gezwungen erscheinen, diese Anomalien im Gegensatze zu den im späteren Leben auftretenden Blastomen nicht als Krankheiten oder als Leiden aufzufassen. Wenn die kongenitalen Geschwülste hier trotzdem unter den Hyperplasien angeführt werden, so geschieht dies deshalb, weil sie auf jeden Fall Exzeßbildungen angeborener Art darstellen; doch muß man sich darüber im klaren sein, daß in ihnen keine Fehlbildungen vorliegen. Im übrigen erfolgt in diesem Artikel ohnedies keine ausführlichere Besprechung der angeborenen Geschwülste, da dieser Gegenstand in anderen Abschnitten des vorliegenden Handbuches ausführlich behandelt wird.

In diesem Zusammenhange sei bemerkt, daß bei den angeborenen Hyperplasien überhaupt keine ausführlichere Besprechung einzelner Fehlbildungen erfolgen kann, da fast alle hier zu nennenden Zustandsbilder in anderen Artikeln dieses Handbuches eingehend erörtert werden. Lediglich die Einreihung in das hier angewandte System und die Besprechung einzelner, mit den bisher geschilderten Anomalien zusammenhängender Fragen der Entstehung verschiedener Fehlbildungen sind der Gegenstand der folgenden Erörterung.

Eine Einteilung der angeborenen Hyperplasien in universelle und in lokalisierte Formen, analog den Hypo- und den Dysplasien, ist nicht durchführbar. Die meisten hyperplastischen Fehlbildungen der Haut kommen sowohl in universeller wie auch in lokalisierter Form vor. Immerhin soll versucht werden, einer derartigen Einteilung möglichst zu folgen.

Fälle, in denen alle Schichten und Anhänge der Haut hyperplastisch fehlgebildet waren, sind bisher nicht bekannt geworden. Es ist auch nicht anzunehmen, daß derartige Anomalien bestehen könnten, nicht einmal in lokalisierter Weise und schon gar nicht über die gesamte Hautoberfläche ausgebreitet. Derartige Fehlbildungen würden einen so schweren Charakter besitzen, daß es sich nicht um einfache Organfehlbildungen, sondern mindestens um Keimblattanomalien handeln müßte. Die betreffenden Neugeborenen wären wahrscheinlich nicht lebensfähig.

Im Gegensatze hierzu sind universelle Hyperplasien einzelner Hautgewebe oder -organe nicht allzuselten. Hier wäre zunächst an entsprechende Fehlbildungen des Epithels und des Bindegewebes der Haut zu denken.

Rössle hat 1927 einen Fall von „angeborener, geweblicher Hyperergie der Haut" als „Dystrophia pachydermica cutis et mucosae progressiva hereditaria" veröffentlicht, der sich unter bestimmten Voraussetzungen hier einreihen läßt. Die betreffende Patientin, die bereits 1922, im Alter von 34 Jahren, von Lutz und Siebenmann beobachtet und demonstriert worden war, bot Veränderungen dar, die sich kurz nach der Geburt zu entwickeln begonnen hatten. Es bestanden bei ihr Pachydermien der Schleimhäute des Mundes und des Rachens sowie des Kehlkopfes (die sich in deszendierender Weise entwickelt hatten), ferner papillär-keratotische Herde an den Knien, Ellbogen, Füßen und Zehen. Im Alter von 38 Jahren starb die Patientin an Erstickung durch die Ansammlung von Schleim in den unteren Luftwegen. Histologisch fand sich in den befallenen Haut- und Schleimhautpartien Epithelverdickung ohne besonders übermäßige Verhornung sowie sklerotische Beschaffenheit der zugehörigen Bindegewebsschichten, was sich als Narbengewebe nach leichten chronischen Infiltrationen deuten ließ. Rössle betrachtete das Zustandsbild als eine „funktionelle Hyperergie" in dem Sinne, daß er eine Verschiebung im Verhältnisse zwischen Reiz und Gewebstätigkeit annahm, so daß auf normale Reize die einzelnen Gewebe in adäquater, jedoch abnorm übermäßiger Form antworten. Das Epithel verdickt sich demnach in hyperplastischer Weise, das Bindegewebe entspricht in analoger Art seiner Entzündungsfunktion. In der Literatur sind ähnliche Fälle, allerdings meist mit Blasenbildung, als der Epidermolysis bullosa hereditaria zugehörig aufgefaßt worden.

In morphologisch-genetischer Beziehung läßt sich der Fall kaum deuten. Es liegt anscheinend eine Hyperplasie des Epithels, und zwar vorzugsweise des ektodermalen Epithels, vielleicht auch eine Hyperplasie des Mesoderms vor, doch bestand wahrscheinlich die Tendenz zur Überproduktion nur als konstitutioneller Faktor. In diesem Sinne darf die Fehlbildung, auch wenn nur einzelne Körperpartien von ihr befallen waren, doch als universell aufgefaßt werden, da wohl die Annahme erlaubt ist, daß zumindest die gesamte Haut und vielleicht auch größere Partien der Schleimhäute in potentia die gleiche konstitutionelle Anomalie besaßen. —

Bedeutend klarer als in dem eben beschriebenen Falle liegen die Verhältnisse bei den hyperplastischen Fehlbildungen, die das Epithel in einzelnen seiner Schichten oder seiner Anhange betreffen. Doch ist zu bemerken, daß auch hier nicht immer Eindeutigkeit der Befunde besteht. — Vor allem sind an dieser Stelle die universellen Hyperplasien der oberen Epithelschichten, hauptsächlich des Stratum corneum zu nennen. Als eine Anomalie, die zwar keine organische Hyperplasie darstellt, wohl aber als angeborene Exzeßbildung zu werten ist, und die in letzter Zeit häufiger Gegenstand einschlägiger Untersuchungen war, sei vorerst die sog.

*Vernix caseosa persistens* (nach Mayerhofer, 1929)
angeführt.

Diese Anomalie, die an und für sich von nur sehr geringer praktischer Wichtigkeit ist, besitzt im Gegensatze hierzu in theoretischer Beziehung eine bemerkenswerte Bedeutung, da sie imstande ist, die Rückführung mancher Verhornungsanomalien auf Störungen der Vernixsekretion und -verteilung zu widerlegen.

Die Vernix caseosa umgibt normalerweise vom 6. Embryonalmonate an (KOELLIKER, 1879) den Embryonalkörper in Form einer fettigen, weißlichgrauen Schmiere (Smegma embryonum). Chemisch besteht sie nach den Untersuchungen von JAQUET und RONDEAU (1905) aus $70,15\%$ Wasser, $19,75\%$ Epithelien (Eiweiß), $9,05\%$ Fette und Lipoide (Cholesterin) und $0,8\%$ Aschenbestandteilen. Die genannten Forscher fanden die Vernix bei 287 Neugeborenen in $51\%$ reichlich vorhanden (5—10 g), in $34\%$ in geringerer Menge und in $15\%$ fehlend.

Das Fett der Vernix ist ein Zellfett, kein Sekretionsprodukt der Zellen. Keinesfalls ist die Vernix an sich etwas Pathologisches, wie dies JAQUET und RONDEAU meinten. Dies beweisen ja schon die eben angegebenen Zahlenverhältnisse.

Am meisten Vernix fand sich nach JAQUET und RONDEAU in den Lumbosacral- und in den Scapulargegenden, weniger, und zwar in absteigender Menge geordnet, an den Ohren, am Nacken, in den Achselhöhlen, in inguine usw. Die Stellen, an denen sich am meisten Vernix vorfand, waren nach JAQUET und RONDEAU gleichzeitig auch die Orte stärkster Lanugobehaarung. ORRÙ (1930) fand die Vernix besonders reichlich am Rücken, an den Schultern, am Gesäß, in den Leisten, in den Achselhöhlen, an den Handtellern und an den Fußsohlen. Diese Lokalisationen stimmen also ziemlich mit den oben genannten überein.

Die Herkunft der Vernix war lange Zeit strittig; einerseits hielt man sie für das Produkt der embryonalen Haut- (besonders der Talg-)drüsen, andererseits sah man in ihr den Rest der Hornschichten früherer Fetalperioden (des 6.—8. Monats). Die letztere Ansicht ist heute, nach den Untersuchungen von UNNA und GODOLETZ (1911), als richtig erkannt worden.

Daß die Vernix aus den abgestoßenen Hornschichten der Embryonalzeit besteht, lehren auch die Untersuchungen ORRÙs, der nachweisen konnte, daß sich Vernix selbst ohne Talgdrüsensekretion ausbildet.

Was die Funktion der Vernix anbelangt, so hat hier hauptsächlich ROBIN die Meinung vertreten, daß durch sie ein Schutz der Haut gegen die macerierende Wirkung der Amnionflüssigkeit gegeben ist. HOCHLOFF konnte jüngst (1931) zeigen, daß der Vernix kolloidchemisch eine Schutzfunktion gegen Aufquellung der Haut und abnorme Verdunstung von ihr zukommt.

Vielleicht darf in diesem Zusammenhange ein Fall erwähnt werden, der 1924 von KOERTING publiziert wurde. Dieser Autor beschrieb eine Maceration der Haut eines lebenden Fetus, die differentialdiagnostisch an einen Pemphigus neonatorum denken ließ. KOERTING führt die Anomalie, die im übrigen nicht allzuselten ist, auf eine Hautreizung durch vorzeitig entleertes Meconium zurück. Vielleicht lag hier eine Dysfunktion der Vernix caseosa vor.

In jüngerer Zeit hat KEIFFER der Vernix die Funktion zugesprochen, nach ihrer postnatalen Resorption durch Anreicherung der Gewebe des Neugeborenen mit Fetten und Lipoiden eine antihämolytische Wirkung zu entfalten und auf diese Weise das Auftreten des Icterus neonatorum zu hemmen. ORRU konnte jedoch zeigen, daß auch bei verschiedener Vernixausbildung kein Unterschied im Ausmaße und im Zeitpunkte des Auftretens des Ikterus zu konstatieren ist. Damit ist die Ansicht KEIFFERs widerlegt.

Ein zweites Argument gegen das Vorhandensein der angeblich antihämolytischen Wirkung der Vernix besteht darin, daß die Resorption der Vernix gar nicht unmittelbar nach der Geburt erfolgt; dies müßte aber der Fall sein, wenn man von einem Einflusse dieser Resorption auf die Ausbildung des Icterus neonatorum sprechen wollte. Zumindest wird nur ein kleinerer Teil der Vernix unmittelbar nach der Geburt resorbiert, da nach zahlreichen Untersuchungen, vor allem von MAYERHOFER (1929, 1930) und von ORRÚ, noch 7—8 Tage nach der Geburt eine dünne Vernixschichte auf der Haut zu finden ist. In der Epidermis sind dagegen zur gleichen Zeit keine Fetttröpfchen nachweisbar (die durch eine Resorption von Vernixfett zu erklären wären). MAYERHOFER konnte sogar bei manchen Säuglingen (und zwar in ungefähr $15^0/_0$ aller untersuchten Fälle) bis zur 16. Woche Vernixreste feststellen, hauptsächlich als *,,symmetrische Knieflecke''*, seltener an den Streckseiten der Extremitäten, am Bauche, an der Stirne, am Rücken, an den Knöcheln usw., die er als *,,Vernix caseosa persistens''* bezeichnete. Differentialdiagnostisch können die Knieflecke vielleicht Schwierigkeiten bereiten, sind jedoch durch ihre leichte Entfernbarkeit mit Benzin in einfacher Weise als persistente Vernixreste erkennbar. Praktisch besitzt die Vernix caseosa persistens evtl. forensische Bedeutung für die Bestimmung des ungefähren Kindesalters.

Die Frage nach den Ursachen der Persistenz von Vernixresten über eine relativ so lange Zeit wie 16 Wochen beantwortet MAYERHOFER mit der Annahme einer ,,konstitutionellen Hyperaktivität'' der betreffenden Säuglinge auf exogene Reize, besonders bei exsudativer Diathese. Von 70 Fällen mit Vernix caseosa persistens zeigten 37 späterhin Symptome exsudativer Diathese. Die beim Zustandekommen der Vernix caseosa persistens in Betracht kommenden, exogenen Reize werden nach MAYERHOFER hauptsächlich durch Schwangerschaftshormone repräsentiert, die noch nach der Geburt weiter wirksam sind.

Wenn nun die Vernixausbildung, wie manche Autoren annehmen, einen bestimmten Einfluß auf die Entwicklung der epidermalen Hornschichte besitzen soll, so müßten bei Anomalien der Vernix auch Abnormitäten der Verhornung vorzufinden sein. Da nun bei Säuglingen mit Vernix caseosa persistens bisher keine Verhornungsanomalien beschrieben wurden, so darf man wohl behaupten, daß die Vernix caseosa keinen besonderen Einfluß auf die Entstehung solcher Anomalien besitzen dürfte. Allerdings liegen über diesen Gegenstand zur Zeit erst vereinzelte Beobachtungen vor.

Von ungleich größerer Bedeutung als die Vernix caseosa persistens sind andere angeborene Verhornungsanomalien, deren Hauptvertreter die *Ichthyosis congenitalis* darstellt. Diese Anomalie wird von BRUHNS im Bande VIII/2 dieses Handbuches behandelt.

Ebensowenig wie die angeborene Ichthyose können hier auch die *angeborenen Hyperplasien des Pigments* besprochen werden, da sie sowohl bei den Pigmentanomalien wie auch bei den Naevi (Bd. XIII/1 und XII/2 dieses Handbuches) zur Erörterung gelangen.

Die beiden eben angeführten Gruppen von Anomalien (der Verhornung und des Pigments) dürfen auch deshalb in der Besprechung übergangen werden, weil ihre angeborenen Formen als selbständige Fehlbildungen auftreten und ihre Besprechung in den erwähnten Artikeln dieses Handbuches daher vollkommen in sich abgeschlossen sein kann. Im Gegensatze hierzu müssen einzelne Angaben über

angeborene Geschwülste

hier angeführt werden, da in diesem Handbuche eine zusammenfassende Darstellung dieser Anomalien vom Standpunkte ihres kongenitalen Vorkommens aus in den verschiedenen Kapiteln über die Geschwülste der Haut (Bd. XII/2) naturgemäß nicht möglich ist. Doch ist festzustellen, daß die hier erfolgende

Besprechung der angeborenen Geschwülste, mit Rücksicht auf die genannten Abhandlungen, nur orientierende Zwecke verfolgt.

Bei Neugeborenen wurden bisher nur wenige Arten von Geschwülsten festgestellt. Hierher gehören cystische Lipome, Osteome, Chondrome und ganz vereinzelt Sarkome. Was die Osteome und Chondrome anbelangt, so handelt es sich bei ihnen anscheinend oft um Derivate der embryonalen Kiemenbogen, also eigentlich um Hemmungsbildungen und nicht um Geschwülste. Carl (1910) erwähnt in seiner Arbeit „Über ein Chondro-Osteom der Haut" zahlreiche derartige Bildungen, auch ohne Zusammenhang mit dem ehemaligen Kiemenbogenskelet. Allerdings betreffen die von Carl angeführten Fälle keine Neugeborenen, da das jüngste Individuum seines Berichtes [von Stopford, Taylor und Mathen (1907) beobachtet] bereits 15 Monate alt war; doch ist anzunehmen, daß alle diese Fälle Geschwulstbildungen auf angeborener Grundlage darstellen.

Derartige, auf angeborener Grundlage entstandene Geschwülste verschiedener Art, wie z. B. Chondrome oder Osteome (die ja übrigens meist als Mischtumoren auftreten) sind nun ungleich häufiger als angeborene Blastome; sie besitzen sogar bekanntermaßen eine ziemlich große, absolute Häufigkeit und werden auch an der Haut nicht allzuselten beobachtet. So z. B. seien von den erwähnten Osteo-Chondromen außer den bereits genannten Fällen noch die Beobachtungen von Otto (1814), Meyer, Henle und Pfeuffers (1851), Keiller (in v. Hebras Lehrbuch, 1884; bereits bei der Geburt bestehendes Osteoma cutis), Balzer, Coleman (1894), Heidingsfeld (1907) usw. genannt. Aus neuerer Zeit stammen noch Beschreibungen von Knochenfunden in der Haut von E. Fraenkel und von Schaffer (1907). Manchmal kommen derartige Knochenbildungen mit Drüsentumoren kombiniert vor, so z. B. in dem Falle von Tailhefer (1897), bei dem sich tubulöse Drüsenschläuche feststellen ließen.

Bei Tieren sind angeborene oder auf angeborener Grundlage entstandene Chondrome (und selten auch Osteome) relativ häufig beobachtet worden, hauptsächlich als „Keimversprengungen" in der Nähe der Ohren usw. Übrigens sei an dieser Stelle bemerkt, daß auch andere Blastome und Blastoide bei Tieren verhältnismäßig oft gefunden werden können, und zwar sowohl gutartige wie auch bösartige Geschwülste (vgl. Heller, dieses Handbuch, Bd. IX).

Von ungleich größerem Interesse als die angeborenen gutartigen Geschwülste sind die beiden bisher einzigen Fälle bereits bei der Geburt bestehender, bösartiger Geschwülste (Sarkome) der Haut. Der erste Fall dieser Art wurde von Krause beschrieben. Bei dem betreffenden Neugeborenen fand sich unterhalb des Nabels eine taubeneigroße Geschwulst, die excidiert wurde und histologisch das Bild eines Spindelzellensarkoms ergab. In diesem Falle trat vollkommene Heilung und Rezidivfreiheit ein. Im Gegensatze hierzu kam es im zweiten beschriebenen Falle, bei einem von Sieber (1929) beobachteten, sonst vollkommen normalen und gesunden Neugeborenen zum Exitus infolge Metastasenbildung. Der Primärtumor war in der Größe eines Gänseeies halbkugelig der rechten Darmbeinschaufel aufgesessen und vom Hautbindegewebe ausgegangen. Er war ziemlich reichlich von Gefäßen durchzogen und wurde deshalb vorerst für ein Angiom gehalten. Die histologische Untersuchung des excidierten Stückes ergab dann ein kleinzelliges Rundzellensarkom. Nach kürzerer Zeit traten Metastasen in den regionären Drüsen auf, die ebenfalls exstirpiert wurden. Doch ging das Kind schließlich an weiteren Metastasen in der Nabel- und Schultergegend (und zwar immer in der Haut!) zugrunde.

Neben den echten Geschwülsten kommen bei Neugeborenen auch sog. Blastoide vor, und zwar häufiger als Blastome. Hier sind vor allem Keloide zu nennen. Es läßt sich jedoch kaum jemals entscheiden, ob es sich bei diesen Bildungen nicht um Narben nach intrauterinen Destruktionsprozessen handelt, etwa in der Art, die im 2. Abschnitte des vorliegenden Artikels bereits geschildert wurde (S. 61 ff.). Derartige Fälle werden von BETTMANN in seinen „Mißbildungen der Haut" genannt (BRYANT, HALLOPEAU und DAINVILLE, NEUMANN).

Auf angeborener Grundlage dürften auch Fälle von Xanthomen entstehen (man vergleiche diesbezüglich SIEMENS' Artikel in diesem Handbuche, Bd. III). Bei Neugeborenen selbst wurden solche Gebilde nicht beobachtet.

Dasselbe ist bei Fibromen und Myomen der Fall. Eine Besprechung dieser Geschwülste fällt außer den Rahmen dieses Artikels.

Auch die überaus häufigen Geschwülste und naevusartigen Bildungen der Blut- und der Lymphgefäße (Angiome und Naevi angiomatosi), die sich bekanntlich auch bei Neugeborenen sehr oft vorfinden, können nicht Gegenstand einer ausführlicheren Besprechung sein. Sie werden von WERTHEIM und von BRÜN-AUER im Bande XII/2 dieses Handbuches behandelt. Von diesen hyperplastischen Bildungen ist nur insoweit hier zu sprechen, als sie Teile einer bestimmten Gruppe von Anomalien darstellen, auf die im folgenden etwas ausführlicher eingegangen werden soll.

### *Elephantiasis congenita.*

Angeborene, elephantiastische Veränderungen der Haut sind ihrem Wesen nach durchaus verschiedenartige Bildungen. Es muß sich bei ihnen auch nicht immer um Hyperplasien handeln. So z. B. wurden bereits in den vorangegangenen Abschnitten dieses Artikels bei verschiedenen Anomalien häufig Fälle erwähnt, die eine elephantiastische Ausbildung der betreffenden Anomalie zeigten. Man denke unter anderem besonders an die Dermatochalasis, bei der ein solches Verhalten häufig, ja fast die Regel ist. Bei anderen Anomalien wieder stellen elephantiastische Bildungen Teile des gesamten Symptomenkomplexes dar. Dies kann nicht nur bei manchen Dysplasien vorkommen (vergleiche die sog. kombinierten Dysplasien, S. 70), sondern selbst auch bei manchen typisch hypoplastischen Zustandsbildern. Es sei in dieser Beziehung an das Vorkommen elephantiastischer Verdickungen bei der hypotrichotischen Anhidrose erinnert (s. S. 44, Fall J. SMITH).

Nebenbei sei bemerkt, daß gerade derartige Wucherungen des Zahnfleisches oder der übrigen Mundschleimhaut als isolierte Erscheinungen relativ häufig beobachtet werden. FINOCHIETTO beschrieb 1927 eine elephantiastische Wucherung der Lippenschleimhaut. SCHÜTZ stellte 1922 eine sog. angeborene „Makrocheilie" vor. Verhältnismäßig häufig findet sich auch „Makroglossie". So z. B. wurden von GARRIDO-LESTACHE 1927 zwei derartige Fälle gefunden. RUH und DEMBO beobachteten 1925 Makroglossie verbunden mit Elephantiasis einzelner Finger. — Als echte Fehlbildungen wird man derartige, bereits bei der Geburt bestehende Fälle nur dann ansehen können, wenn bei ihnen eine hyperplastische Ausbildung bestimmter Gewebsanteile besteht und nicht etwa narbige Veränderungen vorliegen.

Dasselbe wird selbstverständlich auch bei der Elephantiasis der Haut der Fall sein. Als Elemente einer angeborenen oder anlagemäßig bedingten Elephantiasis kommen hauptsächlich die Gefäße und das fibröse Bindegewebe, seltener das Muskelgewebe, das Nervengewebe und das Drüsengewebe in Betracht. Unter den elephantiastischen Gefäßbildungen nehmen den größten Platz solche Veränderungen ein, bei denen die Lymphgefäße die Hauptrolle spielen. Man kann diese Elephantiasis, die in der anglo-amerikanischen Literatur auch als *MILROYsche Krankheit* geführt wird, als lymphangiektatische bezeichnen (Elephantiasis lymphangiectodes). In analoger Weise spricht man von einer Elephantiasis fibromatosa und einer Elephantiasis neuromatosa.

Aus der Aufzählung dieser verschiedenen Formen der angeborenen oder auf angeborener Grundlage entstandenen Elephantiasis geht hervor, daß die ausführlichere Besprechung und Kasuistik dieser Anomalien nicht hier zu erfolgen hat, sondern in den Artikeln über Angiome, Naevi, Drüsenerkrankungen usw. vorzufinden ist. Im Bd. VIII/2 dieses Handbuches ist außerdem ein eigener Artikel von Wirz dieser Anomalie gewidmet. Nur einzelne ätiologische und pathogenetische Fragen der Elephantiasis congenita mögen an dieser Stelle kurz erwähnt werden, weil ihre Beantwortung mit entwicklungsgeschichtlichen und allgemein-teratologischen Tatsachen in Zusammenhang steht.

Man pflegt öfters als angeborene Elephantiasis nicht nur diffuse Formen zu bezeichnen, sondern auch umschriebene Wucherungen der oben genannten Gewebselemente. Besonders ist dies bei hämangiomatösen, fibromatösen und neuromatösen Geschwülsten der Fall. Es sei in dieser Beziehung wieder auf die Besprechung der Dermatochalasis verwiesen, in der sich diesbezügliche Anmerkungen, besonders mit Rücksicht auf die amerikanische Literatur, vorfinden. Daß man diese Fälle besser als Naevi oder naevusartige Bildungen bezeichnen sollte, läßt sich wohl ohne Bedenken behaupten. In diesem Sinne spricht auch das häufige Vorkommen derartiger „elephantiastischer" Bildungen bei der Neurofibromatosis Recklinghausen.

Soweit derartige Anomalien als Elephantiasis beschrieben werden, muß sich die Eruierung ihrer Ursachen und ihrer Entstehungsweise in den gleichen Bahnen bewegen wie bei den Naevi und kommt damit für eine Besprechung an diesem Orte nicht in Betracht. Die diffusen Formen der Elephantiasis hingegen müssen in gewissen Beziehungen besprochen werden, da bei ihnen meist drei ätiologisch und pathogenetisch verschieden zu deutende Formen beschrieben werden, die einer Erörterung vom entwicklungsgeschichtlich-teratologischen Standpunkte aus bedürfen.

Es handelt sich bei den diffusen Formen der angeborenen Elephantiasis fast immer um lymphangiektatische Bildungen.

Doch kann auch eine fibromatöse Elephantiasis angeboren sein (vgl. beispielsweise Anzinger, 1931, der einen familiären Fall beschrieb, in dem die elephantiastischen Partien Knochenveränderungen aufwiesen, und bei dem eine Recklinghausensche Krankheit bestand). Auch hamangiomatöse (Heusler, 1925) und Mischformen, bei denen sowohl die Lymph- wie auch die Blutgefaße (McElroy, 1929) beteiligt sind, evtl. sogar die Nerven, sind bei Neugeborenen vorzufinden.

Soweit nun lymphangiektatische Elephantiasisfälle vorliegen, wird als Ursache dieser Anomalien öfters Stauung infolge Abschnürung durch amniotische Fäden oder Stränge angeführt. Selbstverständlich kann dies nur bei einer Elephantiasis der Extremitäten der Fall sein (die ja aber bekanntlich die häufigst vorkommende Form der Elephantiasis congenita darstellt). Es gibt nun einzelne Fälle, in denen amniotische Fäden bei einer Elephantiasis vorgefunden wurden, und bei denen nach der Lösung dieser Fäden die Elephantiasis zurückging (Leriche und Jung, 1928). Elephantiasis als Stauungsphänomen, wenn auch nicht amniogenen Ursprungs, läßt sich sicherlich auch mit Will (1926) für einen von diesem Autor beschriebenen Fall annehmen. Am Beine eines 6 Tage alten Knaben fand sich eine mächtige, wulstartige, blaurote Geschwulst, die histologisch zahlreiche, erweiterte Lymphgefäße, eine entsprechende Bindegewebswucherung und erweiterte Venen aufwies. Hier kann die Elephantiasis durch abnorme Nachgiebigkeit der Lymphgefäßwände infolge der Stauung durch die Venektasien zustande gekommen sein.

Im Gegensatze zu diesen beiden Fällen, besonders zum erstgenannten, ist jedoch in vielen anderen Beobachtungen, in denen gleichfalls Stauung durch die Einwirkung von Amnionsträngen als Ursache der Elephantiasis angeführt wird, dieser Faktor auszuschließen oder sein Bestehen zumindest als unbewiesen abzulehnen. Häufig werden nämlich Fälle von angeborener Elephantiasis als amniogen aufgefaßt, in denen sich am gleichen Neugeborenen oder Kinde auch noch andere als amniogen zu deutende Fehlbildungen vorfinden. So hat z. B. REINBACH einen Fall von elephantiastischer Verdickung des rechten Unterschenkels beschrieben, an dessen distalem Ende eine ringförmige Einschnürung zu beobachten war; außerdem bestanden in diesem Falle „amniotische Einschnürungen" an den Fingern, an der rechten Hand und an den Zehen des linken Fußes sowie Nasen-, Augenbrauen- und Lippenfehlbildungen. KEROPIJAN beschrieb 1926 eine klumpenförmige, elephantiastische Verbildung der rechten unteren Extremität mit Knochenaplasie, die er auf amniotische Abschnürungen zurückführte. Derartige Beschreibungen finden sich in der Literatur in großer Zahl.

Gegen die Annahme einer amniogenen Entstehung der Elephantiasis congenita lassen sich nun mancherlei Argumente anführen. Vor allem sei hier auf die im 1. Abschnitte des vorliegenden Artikels angeführten Bemerkungen in dieser Frage verwiesen (S. 30/31), nach welchen man bei derartigen Abschnürungen Störungen in der Entwicklung aller Gebilde des Gebietes erwarten müßte, das distal vom Umschnürungsringe gelegen ist, und zwar Degeneration oder Atrophie dieses Gebietes infolge der Ernährungsstörung, nicht aber, wie in den angeführten Fällen, Stauungserscheinungen, elephantiastische Wucherung usw. Daß sich öfters auch Knochen- oder Bindegewebsveränderungen in den betroffenen, elephantiastischen Partien vorfinden (siehe z. B. die Fälle von KEROPIJAN, ANZINGER u. a.) darf selbstverständlich nicht als Beweis für eine amniogene Theorie genommen werden. In den meisten derartigen Fällen wurden übrigens niemals Amnionstränge aufgefunden. Wenn nun auch zuzugeben ist, daß fast nie nach solchen gesucht wurde, bzw. daß sie, da die Beobachtungen fast immer erst einige Tage nach der Geburt gemacht wurden, nicht gefunden werden konnten, so muß doch, ebenso wie bei den angeborenen Hautdefekten (siehe S. 58) die Forderung nach der Demonstration dieser Amnionfäden erhoben werden. Häufig sind Fälle von angeblich amniogener Elephantiasis mit anderen Fehlbildungen kombiniert, die sicherlich nicht amniogener Art sein können; dies spricht wohl auch gegen die amniogene Natur der Elephantiasis in diesen Beobachtungen (vgl. z. B. die Fälle von FERIZ, 1925: Spina bifida, und von C. STERNBERG, 1926: Ureterendilatation). Ein weiteres Argument gegen die amniogene Entstehung der kongenitalen Elephantiasis ist die häufige Progredienz der Anomalie im postnatalen Leben (NORIOKA, 1926 u. v. a.). Auch die nicht seltene Erblichkeit elephantiastischer Veränderungen spricht gegen die Entwicklung dieser Anomalien auf Grund amniotischer Umschnürungen (REICH, 1923, ELTERICH und YOUNT, 1925 u. a., vgl. auch S. 60). Auf Grund aller eben angeführten Umstände ist es wohl besser, die Annahme einer amniogenen Entstehung der angeborenen Elephantiasis in allen jenen Fällen abzulehnen, in denen nicht, wie z. B. von LERICHE und JUNG, der sichere Beweis für diese Annahme geliefert wurde. Eher sind wahrscheinlich endogene Ursachen für die angeborene Elephantiasis verantwortlich zu machen. In dieser Hinsicht kann man sich BORST anschließen, der die angeborene *Elephantiasis*, speziell die Elephantiasis lymphangiectodes, auf eine *Entwicklungsstörung mit überschüssiger Bildung von Lymphgefäßen und vielleicht fehlerhaftem Anschluß an das übrige Lymphgefäßsystem* erklärt (vgl. auch GLASER, 1925).

Als Elephantiasis congenita werden auch Fälle bezeichnet, bei denen ein Ödem der betroffenen Partien vorliegt, die also keine primäre Wucherung der Lymphgefäße oder anderer Gewebselemente aufweisen („Oedema lymphangiectaticum", MILROYsche Krankheit). Derartige Fälle (z. B. MASLOWSKI, 1928) dürfen nur klinisch als Elephantiasis aufgefaßt werden. Sie unterscheiden sich

z. B. in therapeutischer Beziehung dadurch von der echten, hyperplastischen Elephantiasis, daß sie meist durch entwässernde Therapie beeinflußt werden können (siehe Lyon, 1925, Küttner, 1926 u. a.), wogegen die Gewebshyperplasien der echten Elephantiasis meist nur operative Behandlungserfolge ergeben (z. B. nach Kondoleon). —

Nach den hyperplastischen Bildungen des Epithels, des Bindegewebes, der Gefäße und der Nerven, wäre schließlich noch als letzte, wichtige Gruppe von Hauthyperplasien jene anzuführen, welche die Anhänge der Epidermis, d. h. die Haare und die Schweiß- und Talgdrüsen betreffen. Diese, bekanntlich auch praktisch wichtigen Anomalien (Hypertrichose, angeborene Schweißdrüsenadenome meist naevoider Natur, Talgdrüsenadenome usw.) werden an anderer Stelle dieses Handbuches eingehend dargestellt, weshalb hier nur auf diese Artikel verwiesen sei.

# E. Angeborene Hautanomalien im Zusammenhange mit Veränderungen der äußeren Körperform.

Der Gegenstand der folgenden Besprechung bezieht sich auf ein Grenzgebiet, das ebensosehr oder vielleicht noch mehr den Chirurgen oder den Gynäkologen und den Kinderarzt wie den Dermatologen interessieren kann. Eine übersichtliche Darstellung dieses Gebietes erfolgt hier aus zwei Gründen. Die praktische Bedeutung, welche die angeborenen Anomalien der äußeren Körperform für den Dermatologen besitzen, liegt darin, daß die operative Behandlung derartiger Anomalien, zumindest bei den leichteren hierhergehörigen Fällen, immer mehr von dermatologischer Seite ausgeführt wird. In theoretischer Hinsicht sind Veränderungen der äußeren Körperform oft entwicklungsgeschichtlich bzw. formalgenetisch gute Beispiele für die in den vorhergehenden Abschnitten dargelegten allgemein-teratologischen Anschauungen. Aus diesen beiden Gründen darf zwar die Besprechung der in Frage stehenden Anomalien an dieser Stelle nur den Charakter einer Übersicht tragen, doch muß andererseits größeres Gewicht auf die Erörterung ihrer Genese gelegt werden.

Ein Teil der hier zitierten Anomalien wird übrigens in diesem Handbuche (Bd. XIII/2) auch von Heller, allerdings nur im Zusammenhange mit den bei ihnen vorkommenden Nagelveränderungen, angeführt. Es sei ferner bezüglich weiterer Literatur über diesen Gegenstand, speziell auch in Hinsicht auf Operationsmethoden, auf chirurgische Werke und Zeitschriften sowie auf kosmetische Arbeiten verwiesen, von letzteren z. B. auf Josephs in den letzten Jahren erschienene „Gesichts- und Nasenplastik".

## I. Angeborene Fisteln und Cysten.

*1. Lippenfisteln.* An der Grenze zwischen dem Haut- und dem Schleimhautanteile der Lippen, häufiger an der Unterlippe, finden sich in den etwa 60 bisher beschriebenen Fällen von Lippenfisteln punkt- oder schlitzförmige Öffnungen bis zu einer Länge von 2 cm. Diese Öffnungen sind häufig quer- oder schräggestellt, ihr Rand meist wallartig erhaben, manchmal sitzen sie einer bis linsengroßen Vorwölbung auf (Keining, 1927), in anderen Fällen einer papillenartigen Erhebung (Meyer, 1930). Bei Sondierung gelangt man in einen kurzen Blindsack. Durch seitlichen Druck läßt sich aus diesen Fisteln eine klare, fadenziehende Flüssigkeit entleeren. Bei stärkerer Ausbildung wirken sie, Saugnäpfen ähnlich, sehr entstellend. Wenn sie an der Oberlippe sitzen, sind sie oft mit Lippen-, Kiefer- oder Gaumenspalten kombiniert. Histologisch stellen die

Lippenfisteln meist von einem niedrigen, geschichteten, drüsenlosen oder drüsenarmen Epithel ausgekleidete, manchmal gewundene und vielfach aufgeknäuelte Blindgänge dar. Oftmals besteht Erblichkeit der Anomalie, so z. B. in den Fällen Hilgenreiners (1924), die eine Frau und ihre zwei Töchter betrafen.

Genetisch handelt es sich bei den Lippenfisteln entweder um hyperplastische Schleimdrüsen (Demarquay und Murray), oder nach Rose und nach Stieda um Entwicklungsstörungen im Sinne einer Hemmung des Verschlusses der Lippenspalten. Die letztere Erklärung ist allerdings nur für die Oberlippenfisteln möglich, besonders wenn sie mit den genannten Kiefer- und Gaumenspalten kombiniert sind.

Bei jenen Fällen, in denen eine Hyperplasie der Schleimdrusen vorliegt, sei an eine Beobachtung erinnert, die Hecht (1921) veröffentlicht hat. Es handelte sich um einen 28jährigen Mann, bei dem an der Unterlippe chronisch-entzündliche Veränderungen beetartig gewucherter, 2 mm über dem Niveau der Umgebung befindlicher, reichlich ausgebildeter Schleimdrüsen vorhanden waren. Der histologische Befund ergab eine starke Epithelhyperplasie mit Acanthose.

Im Zusammenhange mit der Lokalisation der eben angefuhrten, fistelartigen Epithelschläuche und besonders der hyperplastischen Erscheinungen an diesen Fisteln sei daran erinnert, daß die Lippen innerhalb der Gebiete des embryonalen Typus 1 liegen.

*2. Seitliche, äußere Hals- und Ohrfisteln, Halscysten,* Fistulae colli (auris) congenitae, branchiogene Fisteln. In einer Linie, die von der Gegend der Ohrmuschelgrube (z. B. in den Fällen Breuers, 1927) am vorderen Rande des Musculus sternocleidomastoideus bis zu dessen Ansatz am Sternum verläuft (Fall von Burnier und Rejsek, 1925), lassen sich meist die verhältnismäßig sehr häufigen, seitlichen Halsfisteln antreffen. Schüller (1929) hat in 2—2.5 von 1000 Fällen Ohrfisteln gefunden, wobei er allerdings Pigmentflecke und seichte Grübchen in der entsprechenden Lokalisation als rudimentäre Fisteln zählte. Die Fisteln sind bis mehrere Zentimeter lang, in seltenen Fällen komplett, d. h. bis zum Pharynx, bzw. bis zur Speise- oder zur Luftröhre führend. Finden sich anstatt der Fistelgänge in den gleichen Lokalisationen abgeschlossene Hohlräume, so spricht man von *Halscysten.* Diese Cysten sind bei oberflächlicher Lage oder bei bedeutenderer Größe leicht nachzuweisen, während sie sonst der Beachtung meist entgehen. Milone (1925) unterscheidet dermoide bzw. epidermoide Cysten einerseits und muköse Cysten andererseits. Die ersteren sind bedeutend seltener, rundlich, einkammerig und besitzen einen atheromatösen Inhalt, die letzteren sind sphäroid und von einer viskösen, fadenziehenden Flüssigkeit erfüllt. Manchmal sind die Cysten röntgenologisch sichtbar (Salomon, 1924). An den Fisteln kommt es hin und wieder infolge Sekretstauung zu Entzündungen, die bis zur Abszedierung fuhren können (Montgomery, 1931 u. a.). Histologisch sind die Fisteln und Cysten von Plattenepithel ausgekleidet, das Verhornung aufweisen kann. Drusen sind meist nicht nachzuweisen.

Die Vererbung scheint bei den angeborenen Hals- und Ohrfisteln eine große Rolle zu spielen. In der eigenen Familie konnte z. B. Starkenstein eine solche Fistel in 21 Fällen nachweisen, in direkter Linie bis zum Jahre 1450 zurück, in indirekter bis 1350. Schüller stellte in einer Familie unter 70 Personen 26mal eine Halsfistel fest. Montgomery (1931) fand Ohrfisteln in zwei Generationen bei drei Personen.

Entwicklungsgeschichtlich leiten sich die Halsfisteln und -cysten bekanntlich von den Kiemenfurchen bzw. Schlundtaschen ab. Normalerweise wächst ein Fortsatz des zweiten Kiemenbogens, das sog. Operculum, über die Bucht (Sinus cervicalis) hinweg, in der die caudalwärts gelegenen Kiemenbogen und -furchen liegen und schließt auf diese Weise ein Bläschen, die Vesicula cervicalis, von der Oberfläche ab. Von diesem Blaschen aus verlaufen die caudalen

Kiemenfurchen zum Schlunddarme (d. h. zu den Schlundtaschen). Unterbleibt die Verwachsung des Opercularfortsatzes an irgendeiner Stelle, so bildet sich eine Fistel. Persistiert ein Teil einer in die Tiefe verlagerten Kiemenfurche oder die Vesicula cervicalis, dann entsteht eine Cyste. Wenn die Membrana obturatoria, die eine Kiemenfurche von einer Schlundtasche trennt, durchreißt und es zur Persistenz der Gänge kommt, so entsteht eine vollkommene Fistel. Die Fistulae auriculae sollen von einer mangelnden Verschmelzung der Ohrhöckerchen herrühren. Bezüglich näherer entwicklungsgeschichtlicher Einzelheiten siehe Fischel, 1929, S. 322—330. Zusammenfassende Darstellungen über Halsfisteln sind in den letzten Jahren von Fischer (1925), Krumbiegel (1926), Rothe (1922, 1926) und Schiff (1926) erschienen.

*3.* Die sog. *medianen Halsfisteln* kommen ohne Zusammenhang mit den Kiemenfurchen zustande. Sie sind Blindgänge, die sich auf Epithelgangreste des Ductus thyreoglossus zurückführen lassen, wenn es zu einer Verlötung solcher persistenter Reste mit der Haut und zum sekundären Durchbruche durch sie gekommen ist (vgl. Fischel, 1929, S. 321). Die medianen Halsfisteln sind äußerst selten und praktisch bedeutungslos.

*4.* Die *Fistulae* und *Cystae sacro-coccygeae* sind gleichfalls selten. Sie sind von kubischem oder Pflasterepithel ausgekleidet und leiten sich von „caudalen Rückenmarkresten" ab. Das caudale Endstück der Rückenmarkanlage bildet während der starken Wachstumsperiode der Wirbelsäule, da es durch Bindegewebe an die Haut der Steißbeingegend fixiert ist, eine Schlinge um das caudale Ende der Wirbelsäule. Aus dem an der Haut befestigten Schenkel dieser Schlinge entstehen die genannten „Rückenmarkreste". Normalerweise schwinden diese Reste im 6. Embryonalmonate.

In letzter Zeit wurden sacrococcygeale Fisteln von Lockhart-Mummery (1921), Walzberg (1924) und Oehlecker (1926) beobachtet. Walzberg, der 8 Fälle feststellen konnte, fand auch Verzweigung der Fistelgänge. (Bekanntlich kann die caudale Partie des Medullarrohrs mehrfach angelegt sein.) In einem Falle waren die Gänge mit Haaren ausgekleidet. Oehlecker weist besonders auf die — so wie bei den Hals- und Ohrfisteln — mögliche Abszedierung von Gängen infolge Sekundärinfektion retinierten Sekrets hin.

Die therapeutische Beseitigung von Fisteln und Cysten besteht in der Excision. Im allgemeinen ist diese unbedingt dort indiziert, wo Sekundärinfektionen zu häufiger Absceßbildung Anlaß geben. In anderen Fällen können kosmetische Gründe Anzeigen für die Entfernung von Fisteln und Cysten bilden. Die Exstirpation dieser Anomalien am Halse kann wegen des Verlaufs der großen Gefäße und Nerven in dieser Region von Schwierigkeiten begleitet sein. Eitner empfiehlt zur besseren Darstellung von Halsfisteln ihre Füllung mit auffallenden Farbstoffen, z. B. mit Methylenblau oder mit Pyoctanin.

## II. Angeborene Hautanhänge.

*1. Auricularanhänge und Anhänge am Halse.* An der Ohrmuschel oder am Halse, ungefähr in der Linie des Musc. sternocleidomast., also entsprechend der Lokalisation der branchiogenen Halsfisteln, befinden sich manchmal Hautanhänge von unregelmäßiger, wechselnder Gestalt und Größe. Meist bestehen Höckerchen, kleine Wülste oder läppchenförmige Fortsätze der Haut bis zu mehreren Zentimetern Länge. Sie enthalten in der Regel einen Kern von hyalinem Knorpel (z. B. bei Hidaka, 1926), der in seltenen Fällen enchondrale Verknöcherung aufweist (Smital, 1925). Im übrigen sind sie Hautduplikaturen. In manchen Fällen kommen sie ziemlich symmetrisch vor (vgl. Guszmann, 1926), meist in der Mehrzahl (siehe z. B. Bottura, 1928). Nicht selten sind solche

Auricularanhänge auch neben schwereren Fehlbildungen anzutreffen (wie im Falle WEBERs, 1927, in dem eine mediane Nasen-Lippen-Kieferfurche, Defekt des rechten Oberlides und Verbildung des linken Ohrs mit Atresie des Gehörgangs bestand). Die Erblichkeit der Ohr- und Halsanhänge ist sehr groß. JENKINS stellte z. B. 1928 Auricularanhänge bei 6 Personen einer Familie in 4 Generationen fest. Erblichkeit konnte ferner u. a. TEVELI (1929) beobachten. Der Erbgang ist recessiv.

Die Auricularanhänge sind auch genetisch Hautwucherungen. Ihre Ableitung von den embryonalen Ohrhöckerchen, aus denen sich normalerweise die Ohrmuschel bildet, ist selbstverständlich nur dann gestattet, wenn es sich um Ohr- und nicht um Halsanhänge handelt. Aber auch in diesen Fällen können die Ohrhöckerchen selbst in normaler Weise ausgebildet sein, wobei dann die Anhänge überzählige Wucherungen darstellen. Der Sitz der Ohr- und Halsanhänge im Gebiete des embryonalen Hauttypus 1 kann erklären, wieso es gerade in diesen Gegenden relativ häufig zur Bildung überschüssiger Hautwucherungsprodukte kommt (vgl. die Theorie der embryonalen Hauttypen. S. 9 f.). In diesem Sinne spricht es auch, wenn sich z. B. in dem oben zitierten Falle WEBERs an Stelle des defekten Lides eine polypoide, an der Conjunctiva fixierte Hautwucherung vorfand. Das Material, aus dem die Ohr- und die Halsanhänge hervorgehen, dürfte den Kiemenbogen entstammen; hierfür spricht die Tatsache, daß die Haut, von der sie bekleidet werden, das Bindegewebe im Sinne der Knorpelbildung formativ zu beeinflussen vermag.

*2. Falsche Schwänze.* Am unteren Rückenende, in der Analgegend, sind in seltenen Fällen schweineschwänzchenartige, bis mehrere Zentimeter lange Anhänge zu beobachten, die von normaler Haut überzogen werden. Histologisch findet sich in ihnen neben der meist haar- und drüsenlosen Haut vorwiegend Fettgewebe, Nerven und Gefäße (siehe Rostock, 1927), manchmal einige quergestreifte Muskelfaserbündel (Fall LINGENFELTER, 1929), wodurch eine aktive Beweglichkeit der „Schwänzchen" zustande kommt. Niemals enthält ein solcher Anhang einen Knochenkern, noch auch hängt er je mit der Wirbelsäule auf irgendeine Weise zusammen, so daß von einem „Schwanz" zu sprechen unberechtigt ist. Auch bei den falschen Schwänzchen handelt es sich um Hautwucherungsprodukte in einem Gebiete des „Typus 1", die überdies, da es sich um das Bereich der embryonalen Rumpfschwanzknospe handelt, in einem zur Fehlbildung besonders prädisponierten Felde lokalisiert sind.

Die Therapie der Ohr- und der Halsanhänge wie auch der falschen Schwänze kann je nach ihrer Form entweder — und zwar haufiger — in der Abtragung mit evtl. darauffolgender Paquelinisierung oder kaltkaustischer Koagulation der Basis bestehen oder in der Excision.

## III. Angeborene Fehlbildungen der Extremitäten.

Diese Besprechung soll nur jene Extremitätenfehlbildungen in sich einbeziehen, die den Dermatologen praktisch-therapeutisch interessieren können. Es sind dies eine Reihe von Verbildungen der Hände bzw. der Füße und die sog. Flughautbildungen.

Vorerst mögen hier einige Bemerkungen über die Nomenklatur dieser Fehlbildungen ihren Platz finden, da in dieser Beziehung eine ziemliche Verwirrung herrscht.

Die Ausdrücke Hyperdaktylie oder Polydaktylie, Hyperphalangie und Syndaktylie bedürfen keiner besonderen Erklärung und werden meist nur eindeutig angewandt. Das gleiche gilt für Hypophalangie und Hypodaktylie.

Letzterer Ausdruck wird besser durch Oligo- oder Ektrodaktylie ersetzt. Brachydaktylie bzw. Brachyphalangie, sowie Dolichophalangie und -daktylie bezeichnen die übermäßige Kürze (Länge) der Phalangen bzw. der Finger oder der Zehen, Makro- und Mikrodaktylie (-phalangie), deren übermäßige Dicke oder Schlankheit. Der Ausdruck Klinodaktylie wird für Achsenknickungen eines Hand- oder Fußstrahles im Bereiche eines Gelenks gebraucht. Wichtig ist die Bezeichnung Perodaktylie (Enddefekt), die für eine am distalen Ende des betreffenden Strahls sitzende Fehlbildung bzw. für einen in dieser Lokalisation vorliegenden Defekt verwendet wird.

Die Literatur über die hierhergehörigen Fehlbildungen ist unübersehbar. Die vorliegende Darstellung darf es nicht als ihre Aufgabe betrachten, die Kasuistik dieses Gebiets zu referieren; dies ist Aufgabe einer orthopädischen Abhandlung. In dieser Hinsicht seien zur Orientierung die zusammenfassenden Arbeiten und Werke von Aschner und Engelmann (1928), Fischel (1909), Klaussner (1900), Pol (1921), Schwalbe (1904) und Slingenberg (1908) genannt. Hier soll nur das grundsätzlich Wichtigste über die Entstehung, Vererbung und — soweit dies in Betracht kommt — Behandlung der Hand- und Fußverbildungen gesagt werden und auch dies nur deshalb, weil diese Ausführungen dazu beitragen können, gewisse, im vorliegenden Artikel vielfach vertretene, entwicklungsgeschichtliche Darlegungen näher zu erläutern und weil sie zum anderen Teile praktische Wichtigkeit besitzen.

Die Polydaktylie kann sowohl die Finger wie auch die Zehen betreffen. Meist findet sich nur *ein* überzähliger Strahl, doch kann auch eine höhergradige Polydaktylie vorhanden sein. Dabei sind die überzähligen oder auch die anderen Glieder manchmal verschiedenartig verbildet. Häufig trifft man Polydaktylie auch bei anderen Fehlbildungen (vgl. in diesem Artikel z. B. die angeborenen Hautdefekte). Öfters liegt eine vollkommene Polydaktylie vor, in vielen Fällen nur eine inkomplette. Ist letzteres der Fall, so kann die Mehrfachbildung entweder an den distalen Teilen der betroffenen Strahlen sitzen, oder es sind „Spaltungen" proximaler Glieder bzw. des Metacarpus (-tarsus) vorhanden. Diese Verhältnisse besitzen besondere Bedeutung für die Beurteilung des Entstehungsmodus in den einzelnen Fällen. Die Polydaktylie ist oft vererbbar (siehe Bell, 1931, Koehler, 1929, 1930), in vielen Fällen hat sich jedoch keine Vererbung nachweisen lassen.

Die Syndaktylie verhält sich sowohl morphologisch wie auch vererbungsbiologisch analog der Polydaktylie. Alle anderen, oben genannten Fehlbildungen des Hand- und des Fußskelets können in ihren Einzelheiten hier nicht näher besprochen werden.

Was die Entwicklung aller dieser Anomalien anbelangt, so stehen sich hier wieder, wie bei vielen anderen der in diesem Artikel beschriebenen Fehlbildungen zwei Theorien gegenüber: die Annahme amniogener Entwicklung (vgl. z. B. Barge) und die Rückführung auf andere endogene Ursachen. Wie bereits im allgemeinen Teile (S. 31) ausgeführt wurde, sind gerade die Extremitätenfehlbildungen lange Zeit hindurch die am häufigsten zitierten Beispiele von Fehlbildungen mit amniogener Ätiologie gewesen. Es gibt nun allem Anscheine nach tatsächlich solche Fälle von Extremitätenanomalien; doch dürften sie gegenüber den meisten anderen derartigen Fehlbildungen, die sich nicht auf das Amnion zurückführen lassen, in der verschwindenden Minorität sein. Gegen die amniogene Ätiologie einer Extremitätenfehlbildung lassen sich zwei Hauptargumente anführen: die Vererbung und bestimmte anatomische Charakteristika. Was den ersten Punkt anbelangt, so ist leicht einzusehen, daß eine amniogen verursachte und immer gleichartig vererbte Anomalie auch eine erbliche und stets gleiche Amnionfehlbildung zur Voraussetzung haben muß. Die Gründe

für die hochgradige Unwahrscheinlichkeit eines solchen Umstandes wurden im
1. Abschnitte bereits auseinandergesetzt (S. 30). — Was die anatomischen

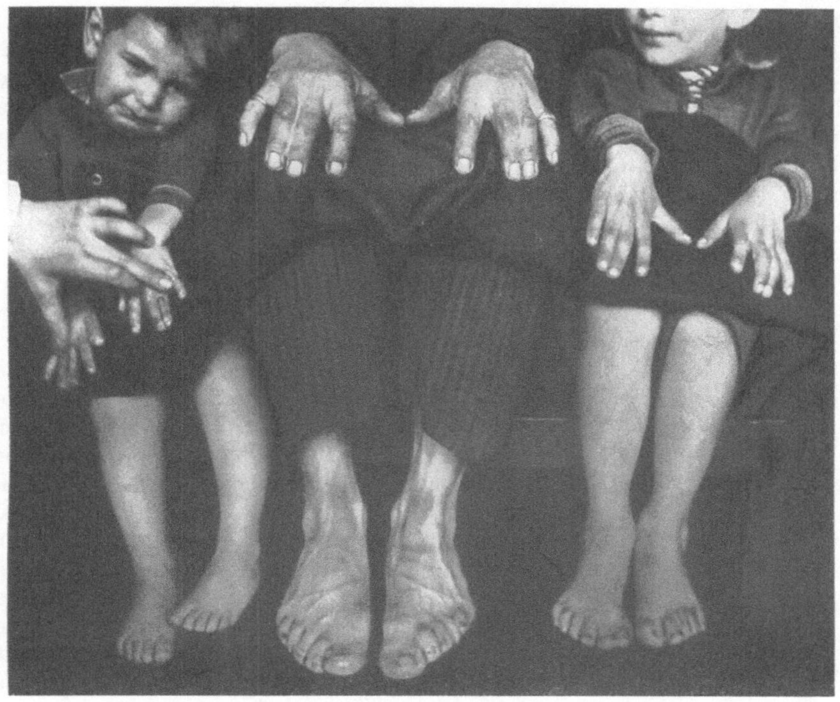

Abb. 28. Endogene, erbliche Syndaktylie. (Nach VALENTIN.)

Bedingungen betrifft, die erfüllt sein müssen, bevor man eine Extremitaten-
fehlbildung als amniogen ansehen darf, so ist in dieser Beziehung unbedingt
daran festzuhalten, daß nur die sog. „End-
defekte" dem Amnion zur Last fallen
könnten. Eine amniogene Entwicklungstörung proximaler Partien kann man sich
rein anatomisch nicht vorstellen ohne eine
gleichzeitige Anomalie auch der distalen
Partien; abgesehen hiervon muß es auch
sekundär in diesen Fällen, infolge der un-
ausbleiblichen Kreislaufstörungen, zu Fehlbildungen der distalen Partien kommen
(siehe STREETER). — Ein weiteres Argument gegen die amniogene Ätiologie vieler
Extremitätenanomalien ist die Regelmäßigkeit des anatomischen Baues der ver-
bildeten Bezirke. Amniotische Stränge und
Verwachsungen könnten im allgemeinen nur
ganz atypische, unregelmäßig angeordnete
Polydaktylien oder Syndaktylien hervorrufen (Abb. 28, 29). — Es muß auf Grund

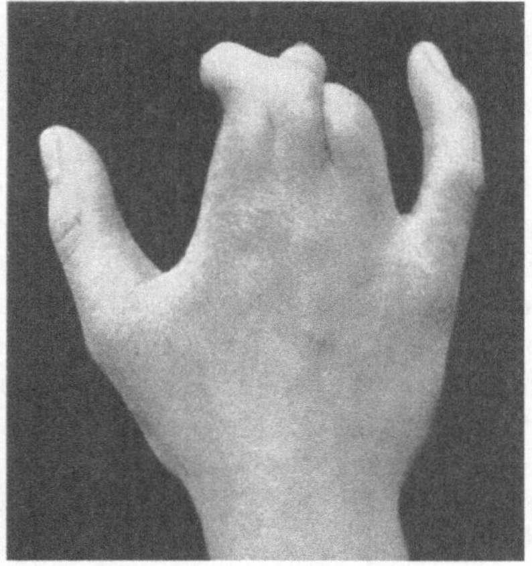

Abb. 29. Exogene, vielleicht amniogene
Syndaktylie, nicht erblich.
(Nach VALENTIN.)

aller dieser Erwägungen die Auffassung vertreten werden, daß die meisten
Extremitätenfehlbildungen durch eine unbekannte, endogene Ursache zustande

kommen; vielleicht entstehen sie in manchen Fällen syngenetisch mit anderen Fehlbildungen des gleichen Individuums, wobei dann die Ursache evtl. leichter zu eruieren wäre.

Die Behandlung der angeborenen Extremitätenverbildungen besteht in ihrer chirurgischen Korrektur. Diesbezüglich sind für die verschiedenen Fälle eine große Anzahl von Operationsverfahren angegeben worden, welche für die Syndaktylien z. B. in letzter Zeit von Davis und German (1930) zusammenfassend und genau dargestellt wurden. Der Erfolg der jeweiligen Eingriffe hängt nicht nur von der Operationsart ab, sondern vor allem auch von der Form der Fehlbildung, von ihrem anatomischen Charakter.

Eine besondere Art von Extremitätenanomalien stellen die sog.

### *Flughautbildungen (Schwimmhautbildungen, Pterygien)*

dar. Gerade diese Abnormitäten sind für den Dermatologen von Wichtigkeit, weil sie nur die Haut und etwa noch dünne Muskellagen betreffen.

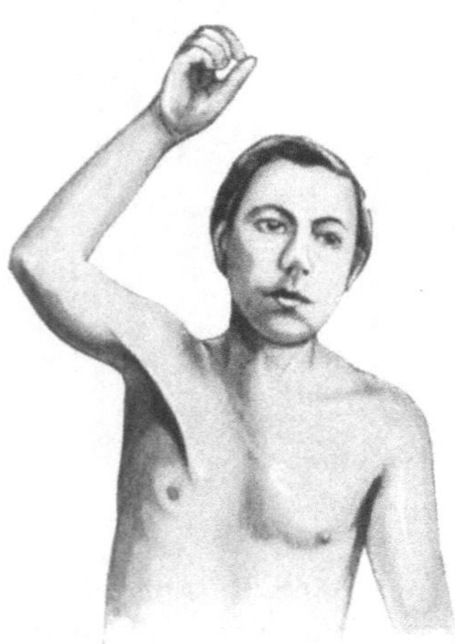

Abb. 30. Pterygium axillare.
(Nach Benario.)

Ebstein (1918), der sich ausführlich mit diesem Gegenstande beschäftigt hat, unterscheidet das Pterygium axillare, das Pterygium digitale, das Pterygium cubitale, das Pterygium popliteum und das Pterygium colli. In Hinblick auf das letztere dürfte man die Flughautbildungen vielleicht nicht einfach als „Extremitäten"anomalien bezeichnen; doch ist möglicherweise auch das Pterygium colli entwicklungsgeschichtlich aus frühembryonalen Verhältnissen der Extremitätenentwicklung ableitbar. Bezüglich dieses Umstandes muß auf die Spezialliteratur verwiesen werden.

Die Flughäute stellen verschieden stark entwickelte Hautfalten dar, die sich an den Beuge seiten der obengenannten Gegenden zwischen den gelenkbildenden Extremitätenanteilen ausspannen. Am Halse reichen die Pterygien entweder dem Verlaufe des Musc. sternocleidomast. entsprechend ungefähr von der Gegend des Proc. mastoideus bis zum Sternum (z. B. Fall Weissenberg, 1928) oder sie bilden einen vorspringenden Strang in der Medianlinie (Kemal Bey, 1909). Relativ häufig scheint der Verlauf der Halspterygien vom Proc. mastoideus zum Akromion zu sein (Koblinsky, 1883). In einem derartigen Falle bestand übrigens auch totale Aplasia mammae und Hypotrichosis sexualis (Funke, 1909). Die Pterygia colli enthalten meist einige Muskelbündel, vielleicht Abkömmlinge des Platysma. Ist in diesen Fällen scheinbar eine hyperplastische Entwicklungstörung der Muskulatur in der betroffenen Region vorhanden, so sind die Pterygia axillaria dagegen oft mit andersartigen Fehlbildungen der Muskulatur kombiniert. Häufig bestehen nämlich bei diesen Flughautbildungen Defekte des Musc. pector. major et minor (Bruns und Kredel, 1890, Benario, 1890, Basch, 1891). Die Schwimmhäute zwischen und an den Fingern und Zehen gleichen in vielen Fällen leichten Graden von Syndaktylie, in anderen Fällen haben sie Verkrümmungen und Kontrakturen der betreffenden Strahlen zur Folge, die man als „Kamptodaktylie" bezeichnet (Adams, 1890, Féré, 1894, Cohn, 1905, Ebstein, 1913, Landoucy, 1916 u. a.). Besonders schwere Fehlbildungskombinationen scheinen den Pterygia cubitalia eigen zu sein. So hat Wilms derartige Fälle bei Vater und Sohn beschrieben, bei denen, so wie bei den Pterygia axillaria, Muskeldefekte der betroffenen Gegend bestanden. In anderen Fällen von Pterygium cubitale fand sich Monodaktylie mit Ulnadefekt (beiderseits bei BRACHMANN, 1916), Defekt der Olfactorii, Transposition der Aorta usw. (EBSTEIN), andere Muskeldefekte (KLAUSSNER, 1900 u. a. m.). Pterygium popliteum wurde beispielsweise von WOLFF (1888) und von HACKENBROCH (1930) beschrieben.

In manchen Fällen bestehen verschiedene Flughautbildungen am gleichen Individuum: Fall WOLFF — 10jähriges Mädchen mit Pterygium popliteum und Pterygium digitale der rechten Hand sowie anderen Anomalien; Fall TEVELI (1930) — 5jähriges Mädchen mit Pterygium colli zwischen Proc. mastoideus und Akromion, Pterygia digitalia der Zehen.

Erblichkeit wurde bei den Pterygien in einzelnen Fällen konstatiert, so z. B. im Falle TEVELIs, in welchem der Vater des Kindes gleichfalls Pterygia digitalia aufwies; ferner von GOLDFLAM, der bei 46 Mitgliedern einer Familie 26mal in drei Generationen Kamptodaktylie vorfand. Man vgl. auch oben die von WILMS beschriebenen Fälle.

Die erblichen Flughautbildungen, sowie die relative Häufigkeit der Kombination von Pterygien mit anderen Fehlbildungen, wobei das Pterygium oft nur eine untergeordnete Rolle spielen mag, sprechen für die endogene Natur der Anomalie. Zugunsten dieser Annahme läßt sich auch anführen, daß das Pterygium sich in manchen Fällen sogar syngenetisch zu gleichzeitigen anderen Anomalien zu verhalten scheint, was aus der verhältnismäßigen Häufigkeit der betreffenden typischen Kombinationen hervorgeht (vgl. die Fälle BRACH-MANN, EBSTEIN u. a.) oder aus der gleichen Lokalisation der anderen Fehlbildungen (Pectoralisdefekte bei Pterygium axillare). Bezüglich dieser Fragen sei auf die entsprechenden Ausführungen des 1. Abschnitts (S. 28) verwiesen. Die Annahme endogener Entwicklungstörungen wird beim Pterygium von verschiedenen Forschern vertreten (BIRKNER, FRIEDENTHAL u. a.). Ob es sich um eine Persistenz embryonaler Verhältnisse handelt, wie FRIEDENTHAL meint, läßt sich nicht mit Sicherheit feststellen, jedenfalls kann dies aber, wenn überhaupt, dann nur bei einzelnen Formen des Pterygium der Fall sein (z. B. Pterygium digitale). Eine phylogenetische Deutung der Flug- und Schwimmhäute wäre selbst dann nicht berechtigt, wenn diese Anomalien auch immer Hemmungsbildungen embryonaler Gebilde darstellen würden.

Die operative Entfernung von Pterygien begegnet in unkomplizierten Fällen keinen Schwierigkeiten. Dort wo Flug- oder Schwimmhäute mit anderen Anomalien kombiniert sind, kann ihre Entfernung schwierig werden und evtl. auch — mit Rücksicht auf den allgemeinen Charakter der Gesamtfehlbildung — unzweckmäßig erscheinen.

## IV. Entwicklungsstörungen der Mamma.

### Hypermastie, Gynäkomastie, Amastie.

Die *Amastie* (Amazie), d. h. der Defekt einer oder beider Brustdrüsen ist ein überaus seltenes Vorkommnis, relativ jedoch viel häufiger als man annehmen würde. Eine Statistik hierüber existiert allerdings nicht, doch gibt es eine immerhin relativ bedeutende Reihe von kasuistischen Beschreibungen. Solche charakteristische Fälle wurden von ANGERER, BERTONE (1930), FUNKE (1909), HIRSCH, KAUFFMANN, LECÈNE und LENORMANT, TESTUT und VALENTI veröffentlicht. Im Falle BERTONEs z. B. handelte es sich um ein 7jähriges Mädchen mit einseitigem Defekt der Mamma und der Mamilla sowie Hypoplasie des

Pectoralis major der gleichen Seite. Ferner bestand in diesem Falle auch Syndaktylie, Mikrocheirie und eine Entwicklungsstörung des rechten Carpus. Bertone nahm Lues als Ursache der Fehlbildungen an, eine Ansicht, die durch nichts bewiesen und höchst unwahrscheinlich ist. Der Pectoralisdefekt scheint bei der Aplasia mammae nicht selten zu sein. So z. B. bestand ein solcher Defekt auch im Falle Hirschs, in welchem sich an Stelle der Mamma nur ein kleines, naeviformes Gebilde vorfand. In den Fällen mit Pectoralisdefekt besteht begreiflicherweise Schulterhochstand.

Wie bereits aus der Beschreibung des Falles von Bertone hervorgeht, sind die Amastien häufig auch mit anderen Fehlbildungen vergesellschaftet. Man vergleiche diesbezüglich den Fall Funke (Pterygium, Hypotrichosis sexualis; siehe S. 112).

Erblichkeit ist bei den Amastien bisher nicht nachgewiesen worden.

Die *Gynäkomastie* ist im Gegensatze zur Amastie verhältnismäßig häufig. So konnte z. B. S. Erdheim (1927) über 12 operierte Fälle dieser Anomalie berichten. Interessant sind jene Fälle von Gynäkomastie, in denen sich die abnormen Brustdrüsen an einem anderen als an dem normalen Orte vorfinden, wie z. B. in einem Falle, den Gladstone (1930) beschrieben hat. Bei dem betreffenden, 67jährigen, sehr dicken Manne, der an einem Herz- und Nierenleiden gestorben war, saß in der linken Achselhöhle eine kreisförmige, gut entwickelte Milchdrüse, mit normaler Mamilla, Milchgängen und Drüsenläppchen. Die sekundären Geschlechtsmerkmale waren normal, in den Hoden bestand eine chronische Orchitis. Gladstone führte die Verfettung auf den letztgenannten Umstand zurück, faßte jedoch die axilläre Milchdrüse als angeborene Anomalie auf. Auch mehrfache Gynäkomastie (Polymastie) kann beim Manne vorkommen (Ducamp). Eine Hodenanomalie, also analoge Verhältnisse wie im Falle Gladstones, fand auch Buschke in einem von ihm demonstrierten Falle von Gynäkomastie (1925), nämlich rechtsseitigen Leistenhoden.

Bekannt sind die sich fast regelmäßig bei männlichem Hermaphroditismus vorfindenden Fälle von Gynäkomastie. Ob man aus diesen Beobachtungen und vielleicht auch aus anderen, gleichsinnig verwertbaren, wie den oben genannten von Buschke und von Gladstone auf eine gestörte hormonale Beeinflussung der Milchdrüsenentwicklung bei der Gynäkomastie schließen darf, erscheint fraglich; Bauer betonte in dieser Beziehung bei der Demonstration eines 13jährigen Knaben (1923) mit halbseitiger Gynäkomastie mit Recht, daß die einseitige Ausbildung der Anomalie gegen die Annahme einer hormonalen Verursachung spricht (vgl. diesen Artikel, S. 27).

Die häufigsten Brustdrüsenanomalien sind die *Hypermastien* und die *Hyperthelien*. Die überzähligen Mammaorgane können verschiedener Art sein. Vor allem ist zu berücksichtigen, ob in den einzelnen Fällen Drüsensubstanz nachweisbar ist oder nicht. Im ersteren Falle spricht man von einer Hypermastie bzw. Polymastie. Hierbei kann eine vollkommene, überzählige Brustdrüse vorliegen (Polymastia completa), oder es kann die Mamilla fehlen (Polymastia areolaris), ferner kann zwar eine Mamilla vorhanden sein, jedoch keine Areola (Polymastia mamillaris) und schließlich ist es auch möglich, daß nur Drüsensubstanz ohne Areola und ohne Mamilla festzustellen ist (Polymastia glandularis). Auch die Polythelie kommt in verschiedener Ausbildung vor; niemals darf bei dieser Anomalie, wenn sie als Polythelie und nicht als Polymastie bezeichnet wird, Drüsensubstanz nachweisbar sein. Im übrigen kann es analog der Polymastie eine Polythelia completa, areolaris oder mamillaris geben bzw. eine Polythelia pilosa, d. h. eine Haargruppe, die an einer für akzessorische Brustdrüsen typischen Stelle sitzt.

Daß eine derartige Polythelia pilosa tatsächlich als überzähliges, rudimentäres Mammarorgan aufgefaßt werden darf, hat in letzter Zeit (1930) eine Untersuchung Risaks gezeigt. Dieser Autor fand unter 500 Patienten, die in 56 Fällen Anomalien in den Gegenden der embryonalen Milchleisten aufwiesen, 25 mit Behaarungsanomalien, darunter 7 mit Haarbüscheln, entsprechend einer Hyperthelia pilosa, während die übrigen Fälle verschiedenartige Übergangsbefunde von derartigen Hyperthelien zu weniger rudimentären darstellten. Risak nimmt eine besondere Neigung der Haut zur Hypertrichose bei gleichzeitigem Vorhandensein bestimmter, nicht näher erfaßbarer Reize auf die Gegenden der Milchleisten an, wobei in diesen Fällen an den betreffenden Milchleisten in embryonaler Zeit irgendwelche Entwicklungstörungen abgelaufen sein sollen.

Was die Häufigkeit akzessorischer Mammarorgane betrifft, so liegen darüber zahlreiche Statistiken vor, über die Pinkus im 1. Bande dieses Handbuches berichtet. Hier soll nur erwähnt werden, daß Polymastie und Polythelie wahrscheinlich je nach der Rasse verschieden oft auftreten und daß sie aus leicht zu begreifenden Gründen bei schwangeren und bei laktierenden Frauen häufiger anzutreffen sind als sonst. So z. B. fanden Kajava, Schroderus, Wallenius und Wichmann (1921) in Finnland $1,4^0/_0$ supranummerärer Mammarbildungen bei 3000 Frauen, $6,6^0/_0$ bei Wöchnerinnen; Pinkus stellte in Berlin $7,1^0/_0$ bei nicht schwangeren Frauen fest, Bok (1926) bei Javanerinnen in $1,33^0/_0$ überzählige Brustwarzen. Neumann und Oing fanden in Marburg a. L. bei 500 Frauen $3^0/_0$, bei 500 Wöchnerinnen $6,8^0/_0$ überzählige Brustdrüsen und -warzen. Daß auch bei Männern Polymastie (und besonders Polythelie) verhältnismäßig häufig vorkommt, wurde bereits oben (S. 114) erwähnt. So z. B. beobachteten die genannten finnischen Autoren unter 1300 Männern $4^0/_0$ mit diesen Anomalien. Pinkus konstatierte sogar $8,23^0/_0$ sicherer Nebenbrustdrüsen bei Männern, während Bok nur $1,77^0/_0$ überzähliger Brustwarzen feststellen konnte. Die bisweilen auffallenden Unterschiede der genannten Zahlen mögen sich teilweise auf die verschiedenartige, subjektive Beurteilung der vorliegenden Gebilde zurückführen lassen.

Nicht selten finden sich an einem Individuum auch mehrere akzessorische Brustdrüsenrudimente (siehe Abb. 10 im Beitrage von Pinkus, Bd. I dieses Handbuches).

Der Sitz der überzähligen Mammarorgane ist meist die Gegend der sog. „Milchleiste" bzw. „Milchlinie" (siehe 1. Abschnitt). Doch kommen bekanntlich auch sonst am Stamme und sogar an den angrenzenden Extremitätenpartien Brustdrüsenrudimente vor (siehe Theodor, 1926). So z. B. finden sich Mammae supranummerariae relativ oft an den großen Labien (de Blasio 1905, Deaver und McFairland, 1917, Bell, 1926). Garbén beschrieb 1926 einen Fall von gänseeigroßer Polymastia completa in der Gegend des medialen Randes des Musculus deltoideus und einen zweiten Fall in ähnlicher Lokalisation ohne Areola und ohne Warze. Am häufigsten sind die akzessorischen Achselhöhlenmilchdrüsen, von denen überaus zahlreiche und sehr häufig auch sezernierende zur Beobachtung gelangten (in letzter Zeit veröffentlicht von Schmidt-Tannwald, 1927, Batzdorf, 1926, Ferrazini, 1925, Ferré, 1925, John, 1925, Horn, 1924, Guttmann, 1922, Wachtel, 1930 u. v. a.). Die Polythelie ist im Gegensatze zur Polymastie bedeutend häufiger unterhalb der normalen Brustdrüsen aufzufinden. Bezüglich der Lokalisation der akzessorischen Mammarorgane sei im übrigen auf das Schema von Surmont verwiesen (siehe S. 9 dieses Artikels).

Manchmal finden sich in den Lokalisationen der akzessorischen Brustdrüsen auch andere kleine Geschwülste, die evtl. Mammargewebe enthalten können, so z. B. Fibroadenome (vgl. Risak, 1929).

Die rudimentären Mammarorgane erreichen in der Regel die normalen Brustdrüsen nicht an Größe. Sie sind meist höchstens gänseei- bis apfelgroß. Die Sekretion ist häufig in der Schwangerschaft und im Puerperium vorhanden, und zwar in normaler Weise, d. h. es wird eine dem Colostrum ähnliche Flüssigkeit abgesondert.

Die akzessorischen Mammae verhalten sich auch in anderer Hinsicht gleich wie die normalen Brustdrüsen, nämlich was ihre maligne Degeneration anbetrifft. Razemon und Bizard (1929) zeigten, daß gut- und bösartige Tumoren an überzähligen Mammae ebenso häufig sind wie an normalen, jedenfalls nicht häufiger.

Erblichkeit supranummerärer Mammarorgane ließ sich bisher nicht einwandfrei feststellen. Es liegen zwar einzelne derartige Beobachtungen vor, so von Klinkerfuss, der bei 4 Frauen in 4 Generationen diese Anomalie beschrieb, von Falsia (1928) der überzählige Mammae bei Mutter und Tochter sah, von Neumann und Oing, die in 3 von 53 Fällen Familiarität feststellten usw.; doch sind die Meinungen über den Gegenstand noch sehr geteilt und vor allem zu wenig Untersuchungen in dieser Hinsicht vorhanden. ·

Die Entstehung der supranummerären Mammarorgane wurde bereits im 1. Abschnitte dieses Artikels auf S. 8 besprochen. Es handelt sich um einen selbständigen Differenzierungsvorgang aus überschüssigen Organanlagen auf Grund abnormer Reize. Die Vorbedingung dazu ist die Multipotenz aller ektodermalen Zellen. Diese Eigenschaft läßt auch die Annahme einer Keimversprengung zur Erklärung des Zustandekommens der überzähligen Brustdrüsen unnötig erscheinen. Ob sich in entsprechenden Fällen akzessorische Mammae aus den Anlagen apokriner Schweißdrüsen entwickeln können, läßt sich wohl nicht beweisen (siehe hierzu Neumann und Oing). Die phylogenetisch enge Verwandtschaft zwischen den beiden Drüsengruppen darf in dieser Beziehung noch nicht als genügendes Argument gewertet werden. Die Bedeutung hormonaler Einflüsse auf die Entstehung überzähliger Brustdrüsen ist wohl ähnlich zu deuten wie bei der Gynäkomastie (siehe S. 114); es sei diesbezüglich auch hier auf Bauer verwiesen.

## Literatur.

(Mehrfach genannte Artikel dieses Handbuches, in denen hier nur kurz besprochene Abschnitte ausführlich behandelt werden.)

Bloch, B.: Pigment, Bd. I/1. — Bruhns, C.: Ichthyosis, Bd. VIII/2. — Brünauer, R.: Lymphangiome, Bd. XII/2. — Ehrmann, S. u. R. Brünauer: Sklerodermie. Sklerödem, Bd. VIII/2. — Freudenthal, W.: Pseudoxanthome, Bd. XII/2. — Galewsky, E.: Haare und Kopfhaut, Bd. XIII/1. — Heller, J.: Die Krankheiten der Nägel, Bd. XIII/2; Hautkrankheiten bei Tieren usw., Bd. XIV/1. — Kaiserling, C.: Naevi. Pathologische Anatomie, Bd. XII/2. — Mayr, J. K.: Schweißdrüsenerkrankungen, Bd. XIII/1. — Meirowsky, E. u. R. Habermann: Pigmentanomalien, Bd. XIII/1. — Moncorps, C.: Keratosen, Bd. VIII/2. Oppenheim, M.: Atrophien, Bd. VIII/2. — Pinkus, F.: Anatomie der Haut. Bd. I/1. — Scholtz, W.: Naevi. Klinik, Bd. XII/2. — Siemens, H. W.: Die Vererbung in der Ätiologie der Hautkrankheiten, Bd. III. — Stein, R. O.: Talgdrüsenerkrankungen, Bd. XIII/1. Wertheim, L.: Angiome, Bd. XII/2. — Wirz, F.: Elephantiasis nostras, Bd. VIII/2.

### A. Allgemein-entwicklungsgeschichtliche Grundlagen.

Adachi, B.: (a) Hautpigment bei Menschen und bei den Affen. Z. Morph. u. Anthrop. 6 (1913). (b) Sogenannte Mongolenkinderflecke bei Europäern. Anat. Anz. 22, 323 (1913). Audry, Ch.: Über eine Veränderung der Lippen- und Mundschleimhaut usw. Mschr. Dermat. 29, 101 (1899).
Balinsky, B. I.: Zur Dynamik der Extremitätenknospenbildung. Arch. Entw.mechan. 123, 566 (1931). — Baelz, E. v.: (a) Die körperlichen Eigenschaften der Japaner. Mitt. dtsch. Ges. Anthrop. Ostasiens 4, 40 (1885). (b) Anthropologie der Menschenrassen Ostasiens. Z. Ethnol. 1901, 202. — Bahrawy, El, A. A.: Über den Mongolenfleck bei Europäern. Arch. f. Dermat. 141, 171 (1922). — Barge, J. A. J.: Über einen Fall von extremer Hyperdaktylie. Z. Anat. 93, 253 (1930). — Bettmann, S.: Die Mißbildungen der Haut. Die Morphologie der Mißbildungen usw., herausgeg. von E. Schwalbe, Bd. 3, 2. Teil. Jena 1912. — Blaschko, A.: Die Nervenverteilung in der Haut in ihren Beziehungen zu den

Erkrankungen der Haut. Beil. Verh. dtsch. dermat. Ges. 7. Kongr. 1901. — Bornstein, K.: Über Gewebezuchtung menschlicher Haut. Klin. Wschr. 9, 1119 (1930). — Bolk, L.: Die Segmentaldifferenzierung des menschlichen Rumpfes usw. Morph. Jb. 15, 16. — Broman, I.: Allgemeine Mißbildungslehre. Handbuch der normalen und pathologischen Physiologie, herausgeg. von Bethe, Bergmann usw., Bd. 14, 1. Teil. 1926. — Bors, E.: Die Methodik der intrauterinen Operation usw. Arch. Entw.mechan. 105 (1925). — Buri, Th.: Ein Fall von Naevus verrucosus linearis. Mh. Dermat. 29, 1 (1899). — Burkard, O.: Über die Hautspaltbarkeit menschlicher Embryonen. Arch. f. Anat. 1903, 13.

Cushing: Cases of spontaneous intracranial haemorrhage associated with trigeminal nevi. J. amer. med. Assoc. 47, 178 (1906).

Delbanco, E.: (a) Über die Entwicklung von Talgdrüsen in der Schleimhaut des Mundes. Mh. Dermat. 29, 104 (1899). (b) Zur Anatomie des Präputiums. Mh. prakt. Dermat. 39, 652, 687 (1904). (c) Über das gehäufte Auftreten freier Talgdrusen an den kleinen Labien. Mh. Dermat. 49, 51 (1905). — Detwiler, S. R.: Transplantation of the anterior limb etc. J. of exper. Zool. 52, 5 (1929).

Epstein, S.: Über den blauen Kreuzfleck und andere mongoloide Erscheinungen bei europäischen Kindern. Jb. Kinderheilk. 63, 60 (1906).

Fink: J. trop. Med. 15 (1912). — Fischel, A.: (a) Über Anomalien des Knochensystems, insbesondere des Extremitätenskeletes. Anat. H. 40 (1909). (b) Über rückläufige Entwicklung. I. Die Rückbildung der transplantierten Augenlinse. II. Über Umbildung des Hautepithels bei Urodelenlarven. Arch. Entw.mechan. 42 (1917). (c) Lehrbuch der Entwicklung des Menschen. Wien u. Berlin 1929. — Franqué, v.: Zur Kenntnis der Amnionanomalien. Mschr. Geburtsh 6, 36 (1897). — Frieboes, W.: Beiträge zur Anatomie und Biologie der Haut, XI. Z. Anat. 68, 386 (1923). Ref. Zbl. Hautkrkh. 10, 242. (Hier Literaturangaben der vorangegangenen Mitteilungen.)

Gins, H.: Absterbeerscheinungen an normalen Epithelzellen in Explantaten. Zbl. Bakter. 104, 44, 55 (1927). Ref. Zbl. Hautkrkh. 29, 783. — Gorlitzer, V.: Neurofibromatosis Recklinghausen excessiva und Skeletmißbildung. Arch. f. Dermat. 159, 510 (1930). Graper, L.: Entwicklungsmechanik der Wirbeltierextremitäten. Erg. Anat. 27 (1927). — Grosser, O.: Frühentwicklung, Eihautbildung und Placentation des Menschen und der Säugetiere. Dtsch. Frauenheilk. 5 (1927). — Gurwitsch, A. u. L.: Das Problem der Zellteilung physiologisch betrachtet. Berlin 1926. — Gutierrez, R. D. u. J. Hizon: Mongolenflecken bei Philippinern. J. Philippine Islands med. Assoc. 8, 380 (1928).

Haecker, V.: (a) Entwicklungsgeschichtliche Eigenschaftsanalyse (Phänogenetik). Jena 1918. (b) Über umkehrbare Prozesse in der organischen Welt. Abh. theor. Biol. 1922, H. 15. — Häggqvist, G.: Einige Beobachtungen zur Entwicklung der Epidermis. Arch. f. Dermat. 130 (1921). — Hanes, N.: Multiple hereditäre Teleangiektasien. Hopkins Hosp. Bull. 1908, Nr 209. — Harrison, R. G.: The effect of reversing the mediolateral of transverse axis etc. Arch. Entw.mechan. 106 (1925). — Heller, J.: Die vergleichende Pathologie der Haut. Berlin 1910. — Holzapfel: Zur Pathologie der Eihäute. Beitr. Geburtsh. 8, 22 (1904).

Ishikawa u. Asaki, zit. nach Börnstein.

Jadassohn, J. u. A. Werner: Zur Kenntnis der systematisierten „Naevi". Arch. f. Dermat. 33 (1895).

Kalischer: Zit. nach Meirowsky. — Kornfeld, W.: Experimentelle Untersuchungen über Störungen der Zellteilungstätigkeit usw. Z. Zellforschg 2 (1925). — Kreibich, C.: Zit. nach Börnstein. — Krieg, H.: Streifung und Strömung. Arch. Entw.mechan. 51 (1922). — Kromayer, E.: (a) Die Parenchymhaut und ihre Erkrankungen. Arch. Entw. mechan. 8 (1899). (b) Die Desmoplasie der Epithelzellen und ihre Bedeutung für die Pathologie. Verh. dtsch. path. Ges. Berlin 1904.

Landauer, W.: (a) Die Vererbung von Haar- und Hautmerkmalen usw. I. Z. Abstammgslehre 42, 113 (1926). (b) Die Vererbung von Haar- und Hautmerkmalen usw. II. Z. Abstammgslehre 50, 356 (1929). — Lavatelli, C.: Sulle ghiandole delle piccole labra. Arch. ital. Anat. 12 (1914). — Lévy, G.: Tache bleue mongolique chez un enfant de race blanche. Bull. Soc. Obstétr. Paris 18, 574—576 (1929). — Losee u. Ebeling: Zit. nach Börnstein.

Maslowski, H.: Zwillinge mit Oedema lymphangiectaticum. Mschr. Kinderheilk. 40, 436 (1928). — Mayerhofer, E.: Meine Regel der fraktionierten Absättigung im Verhaltnisse zum Hautikterus. Wien. klin. Wschr. 42, 573—575 (1929). — Mayerhofer, E. u. M. Lypolt-Krainovic: Über das gehäufte Auftreten des sog. Mongolenflecks bei den Neugeborenen in Zagreb. Wien. klin. Wschr. 41, 755—777 (1928). — Meirowsky, E.: Über die Entstehung der sog. kongenitalen Mißbildungen der Haut. Wien u. Leipzig 1919. Moehlig, R. C.: The embryohormonic relations of the thyreoid gland to ectodermal tissues. Ann. int. Med. 1, 400—411 (1927).

Oppenheimer-Märklin: Ein Fall von halbseitigem Talgdrüsennaevus. Inaug.-Diss. Freiburg 1898.

Patterson: The origin and distribution of the nerves to the lower limb. J. Anat. a. Physiol. 38. — Patzelt, V.: Zellen, Gewebe, Fasern und die Spezifität der Keimblätter. Z. mikrosk.-anat. Forschg 3 (1925). — Philippson, N.: Zwei Fälle von Ichthyosis cornea (hystrix) partialis entsprechend dem Verlaufe der Grenzlinien von Voigt. Mh. Dermat. 11, 337 (1890). — Pick, W.: Ref. Fischel, Lehrbuch der Entwicklung des Menschen. Zbl. Hautkrkh. 31, 168 (1929). — Pinkus, F.: Die Haut. Die Biologie der Person, herausgeg. von Brugsch und Lewy, Bd. 3. 1929. — Politzer, G.: Über Mißbildungen des Hand- und Fußskeletes und ihre formale Genese. Fortschr. Röntgenstr. 43, 605 (1931).

Ramm, M.: Über die Zotten der Mundlippen und der Wangenschleimhaut bei Neugeborenen. Inaug.-Diss. Bern 1905. — Retterer, E.: (a) Structure et evolution du tégument externe. J. Anat. et Physiol. 40 (1904). (b) Des rélations génétiques entre derme et épiderme. C. r. Soc. Biol. Paris 79 (1906). — Roffo, A. H. u. G. Degiorgi: Die Reaktion des Neutralrot bei Seren Krebskranker. Bol. Inst. Med. exper. Cánc. Buenos Aires 3, 118 (1927). — Rollestone, I. D.: Mongolenflecke. Proc. roy. Soc. Med. 21, 4 (1928). — Rothmann, St.: Ergebnisse der Gewebezüchtung vom Standpunkte der dermatologischen Forschung. Zbl. Hautkrkh. 29, 745 (1929).

Sainton, P. u. H. Simmonet: Les troubles de la fonction thyreoidienne et leur action etc. Ann. Méd. 29, 263—270 (1931). — Schiefferdecker, P.: Die Hautdrüsen des Menschen usw. Acta zool. fenn. 1922, H. 172. — Schäfer, E.: Zur Lehre der kongenitalen Dyskeratosen. Arch. f. Dermat. 148, 425 (1925). — Siemens, H. W.: Über die Bedeutung der Erbanlage für die Entstehung der Muttermäler. Arch. f. Dermat. 147, 1 (1927). — Simon, Th.: Über Nervennaevi. Arch. f. Dermat. 4 (1872). — Sitzenfrey: Beitr. Geburtsh. 14, 434 (1909). — Steiner, K.: (a) Über die Entwicklung der Basalmembran des Hautepithels. II. Die Entwicklung der Basalmembran beim Menschen. Z. Zellforschg 7, 577 (1928). (b) Entwicklungsmechanische Untersuchungen über die Bedeutung des ektodermalen Epithels usw. Arch. Entw.mechan. 113, 1 (1928). (c) Über die Entwicklung und Differenzierungsweise der menschlichen Haut. I. Über die frühembryonale Entwicklung der menschlichen Haut. Z. Zellforschg 8, 691 (1929). (d) Über die Entwicklung und Differenzierungsweise der menschlichen Haut. II. Die embryonale Entwicklung der Hautgebiete mit frühzeitiger Mehrschichtigkeit des Epithels. Z. Anat. 93, 750 (1930). — Steiner, K. u. O. Hitschmann: Über die Entwicklung der Basalmembran des Hautepithels. I. Die Entwicklung der Basalmembran bei Mus decumanus albus. Z. Zellforschg 5, 150 (1927). — Streeter, G. L.: Focal deficiencies in fetal tissues and their relation to intrauterine amputation. Contrib. to Embryol. 22, 1—44 (1930). — Surmont, J.: Sur l'orientation actuelle de la pathologie compareé des tumeurs de la mamelle. Rev. Path. comp. et Hyg. gén. 1926. — Swett, F. H.: The prospective significants of the cells of the four quadrants of the primitiv limb-disc. J. of exper. Zool. 37, 2 (1923).

Tugendreich, S.: Mongolenflecke bei zwei Berliner Säuglingen. Berl. klin. Wschr. 1903, 1144.

Valentin, B.: Klinische Beiträge zum Wesen der Mißbildungen. Arch. orthop. Chir. 28, 385 (1930). — Veit, O.: Die Lehre von der Spezifität der Keimblätter bei den Wirbeltieren. Naturwiss. Rdsch. 27 (1911). — Veit, O. u. P. Esch: Untersuchung eines in situ fixierten, operativ gewonnenen Eies der 4. Woche. Z. Anat. 53 (1922). — Voigt, Chr.: Über ein System neuentdeckter Linien an der Oberfläche des menschlichen Körpers usw. Denkschr. Akad. Wiss. Wien 22 (1856). — Voit, N.: Der Mesenchymbegriff und die Lehre von der Spezifität der Keimblätter. Dtsch. med. Wschr. 63 (1907).

Wail, S. u. G. Wassiljev: Über die Talgdrüsen der Mundschleimhaut und deren Histogenese. Dtsch. Mschr. Zahnheilk. 46, 808—815 (1928). — Winkler, W.: Die Klinik der Spina bifida occulta. Dtsch. Arch. klin. Med. 166, 303—330 (1930).

Zarfl, M.: (a) Über die morphologische Bedeutung der blauen Geburtsflecke (Mongolenflecke). Z. Kinderheilk. 31, 80—97 (1921). (b) Neue Beiträge zum Studium der blauen Geburtsflecke (Mongolenflecke). Z. Kinderheilk. 41, 356—369 (1926).

### B. Angeborene Hypoplasien.

Abele, N.: Med. Korresp.bl. württemberg. Ärzte-Ver. 5, 1 (1835). Zit. nach Terruhn. — Abt, J. A.: Congenital skin defects. Amer. J. Dis. Childr. 14, 113 (1917). — Adair, F. L. u. A. St. Chester: Kongenitale Hautdefekte bei Neugeborenen. Amer. J. Dis. Childr. 67, 60 (1924). — Ahlfeld, Fr.: Eine neue typische Form durch amniotische Fäden hervorgebrachter Verbildung. Festschr. dtsch. Ges. Gynäk. 1894, 1. — Alain, J.: Zit. nach Kehrer, J. Méd. Bordeaux 31, 388 (1901). — Antoine, T.: Ein Fall von allgemeiner, angeborener Hautatrophie. Mschr. Geburtsh. 81, 276 (1929). — Ascher, B.: Geschwister mit Anomalien der Ohren, der Zähne und der Haut. Verh. Berl. Ges. Anthrop. 1898, 114 bis 121. — Audérodias: Zit. nach Dubreuilh und Petges. — Audry Ch. et Dalous: Sur une atrophie héréditaire et congenitale du tégument polmaire (Br. p. c.). Brachydermie palmaire congenitale. Ann. de Dermat. 1900, 781.

BAIS, W. J.: Angeborene Hauthypoplasie. Nederl. Tijdschr. Geneesk. 68, 1138 (1924). — BAZAL, J.: Aplasia cutis congenita bei einem ausgetragenen Zwilling. Čas. lék. česk. 1922. Ref. Zbl. Gynäk. 1923, 530. — BERNHEIM-KARRER: Demonstration eines Säuglings mit angeborenem Hautfehler am Schädel. Schweiz. med. Wschr. 1930 I, 520, 521. — BIBERSTEIN, H.: Kongenitale circumscripte Hautatrophie. Schles. dermat. Ges., 24. Nov. 1923. Ref. Zbl. Gynäk. 11, 400 (1929). — BILLARD, C. M.: Traité des maladies des nouveaux-nés et à la mamelle. Paris 1833. — BONNAIRE, N.: Quelques anomalies de développement des enveloppes orâniennes du foetus etc. Progrès méd. Paris 13, 481, 497 (1891). Zit. nach KEHRER. — BONNET, R.: Über Hypotrichosis congenita universalis. Festschrift für KOELLIKER. Wiesbaden 1892. — BRAUER: Hereditärer, symmetrischer Naevus aplasticus. 12. Sitzg norddtsch. dermat. Ges., 26. Mai 1927. Ref. Zbl. Hautkrkh. 25, 646 (1928). — BRAUN, R. v.: Zbl. Gynäk. 1894, 73. — BRINDEAU: Cas d'alopécie congénitale. Bull. Soc. Obstétr. Paris 1901, 68. Zit. nach DUBREUILH und PETGES. — BÜRGER, O.: Demonstration eines Kindes mit intrauterinen Verletzungen. Zbl. Gynäk. 27, 644 (1903). — BURGER, K.: Kongenitaler Hautdefekt am Scheitel eines Neugeborenen. Mschr. Geburtsh. 70, 201 (1925).

CAMPBELL: Edinburgh J. med. Sci. 2, 82 (1826). Zit. nach WEINTRAUB. — CHRIST: Über die kongenitalen ektodermalen Defekte und ihre Beziehungen zueinander. Arch. f. Dermat. 116, 685 (1913). — CLOUSTON, H. R.: A hereditary ectodermal dystrophy. Canad. med. Assoc. J. 21, 18—31 (1929). Ref. Zbl. Hautkrkh. 32, 329. — COMMANDEUR et RHENTER: A propos d'un cas d'atrophie congénitale localiseé du cuir chevelu et du parietal. Bull. Soc. Obstétr. Paris 13, 638—639 (1924). Ref. Zbl. Hautkrkh. 16, 588.

DARWIN, CH.: Ges. Werke, Bd. 3 u. 4. Zit. nach SIEMENS. — DIETERICH: Verletzung eines Kindes innerhalb des mütterlichen Leibes. Med. Korresp.bl. württemberg. ärztl. Ver. 8, 5 (1838). Zit. nach KEHRER. — DITTRICH: Über einen ursprünglich als Verletzung angesehenen angeborenen Cutisdefekt am Scheitel eines neugeborenen Kindes. Vjschr. gerichtl. Med. 9, 258 (1895). Zit. nach TERRUHN. — DOHRN: Excoriationen der Stirnhaut bei einem Neugeborenen. Z. Geburtsh. 14, 336 (1888). — DUBREUILH, W. et G. PETGES: Des alopécies congénitales circonscrites. Ann. de Dermat. 9, 257 (1908).

EHRENDORFER: 1893. Zit. nach LUNDWALL. — EMANUEL, J. G.: An infant with congenital absence of the skin. Rep. Soc. Dis. Childr. Lond. 6, 157 (1906). Zit. nach GREIG.

FALCONER, A. W.: Congenital ectodermal defect. Lancet 1929 II, 656—658. Ref. Zbl. Hautkrkh. 32, 743. — FIEUX: In DUBREUILH u. PETGES. — FINGER, E. u. M. OPPENHEIM: Die Hautatrophien. Wien u. Leipzig 1910. — FISCHER, B.: Frankf. Z. Path. 7, 83 (1911). Zit. nach LUNDWALL. — FLAMMA, S.: Über einen Fall seltener, mehrfacher fetaler Mißbildungen. Fol. gynaecol. (Genova) 16 (1924). — FLEISCHMANN, O.: Angeborener Schweißdrüsenmangel und Ozaena. Z. Laryng. 20, 503—537 (1931). — FRÉDÉRIC: Beiträge zur Frage des Albinismus. Z. Morph. u. Anthrop. 10, 216. — FRIEDRICH, R.: Über Filamenta amnii tubulosa und deren Folgezustände. Inaug.-Diss. Marburg 1894. Zit. nach KEHRER. — FRITSCHEK, F.: Über eine amniogene Schädel- und Hirnmißbildung. Virchows Arch. 267, 318 (1929). — FRUHINSHOLZ, A.: Un cas de malformation cutanée à type cicatriciel héréditaire. Ann. de Dermat. 8, 194 (1907).

GALATTI, D.: Wien. klin. Wschr. 60, 2948 (1910). Zit. nach TERRUHN. — GARÉ, H. L. CH.: Ein merkwürdiger Fall eines angeborenen Haut- und Knochendefektes. Nederl. Tijdschr. Geneesk. 68, 1391 (1925). — GIBBS, J. H.: Total absense of teeth in two brothers. Dent. Rec. 35, 669—671 (1915). Zit. nach GORDON u. JAMIESON. — GOECKERMANN, W. H.: Congenital ectodermal defect. Arch. of Dermat. 1, 396 (1920). — GOLDBERGER, H.: Kongenitale Hautdefekte am ausgetragenen Kinde. Z. Geburtsh. 1896, 784. — GORDON, W. H. and R. C. JAMIESON: Hereditary ectodermal dysplasia of the anhidrotic type. Ann. int. Med. 5, 358—370 (1931). Ref. Zbl. Hautkrkh. 38 (1932). — GRAFF, E.: Beitrag zur Kenntnis der Aplasia cutis congenita. Zbl. Gynäk. 45, 705—706 (1921). — GRAZIANO, F.: Il problema d'albinismo. Pediatr. Riv. 36, 948—960 (1928). Zbl. Hautkrkh. 29, 800. — GREIG, D. M.: Localized congenital defect of the scalp. Edinburgh med. J. 38, 341 (1931). Ref. Zbl. Hautkrkh. 38 (1932). — GRUSS, J.: Angeborener Hautdefekt. Česká Dermat. 6, 182—185 (1925). Ref. Zbl. Hautkrkh. 17, 327. — GUILFORD, S. H.: A dental anomaly. Dent. Cosmos. 25, 113 (1883). Wien. med. Wschr. 1883, 1116.

HEBRA, H. v.: Ein Fall von symmetrischem parietalem kongenitalem Defekt der Cutis. Mitt. embryol. Inst. Wien 2, 2 (1885). — HEDLEY: Zit. nach HELLER. — HEIDLER, H.: Ein Fall von Mißbildung mit amniotischem Strang. Zbl. Gynäk. 1922, 362. — HEIN: Zit. nach TERRUHN. — HEINRICHSBAUER, F.: (a) Über angeborene Hautdefekte bei Neugeborenen usw. Mschr. Geburtsh. 75, 267 (1926). (b) Ein weiterer Fall angeborener Hautdefekte. Arch. Gynäk. 134, 673 (1928). — HELLER, J.: Angeborene bezirksweise auftretende Hautatrophie. Dermat. Z. 41, 361 (1924). — HOCHSTETTER, F. v.: Z. Geburtsh. 28, 403 (1897). Zit. nach LUNDWALL. — HÖFFEL: Hautdefekte auf dem Rücken eines Neugeborenen. Dtsch. med. Wschr. 1909, 1773. — HOFFMANN: Zit. nach BETTMANN. — HOFMANN, E. v.: Zur Kasuistik der intrauterinen Verletzungen der Frucht usw. Wien. med. Presse 1885. — HOLZAPFEL: Zur Pathologie der Eihäute. Beitr. Geburtsh. 8, 22 (1904). — HONIG, P. J. J.:

Ein Fall von Spina bifida bei einem Hautdefekt. Nederl. Tijdschr. Geneesk. **72**, 945—947 (1928). Ref. Zbl. Hautkrkh. **27**, 424. — Hornung: Amniogene Mißbildung. Zbl. Gynäk. **1925**, 839. — Hudelo, Boulanger-Pilet et Cailliau: Dystrophie cutanée atrophiante par agénésie elastique. Bull. Soc. franç. **28**, **1921**, 469—499. — Hutchinson, J.: Congenital absence of hair etc. Med.-chir. Trans. **69**, 473—477 (1896). Zit. nach Gordon und Jamieson.

Joest: Zit. nach Heller. — Jones, J. D.: An extraordinary case of lesion within the uterus etc. Med.-chir. Trans. Lond. **32**, 59 (1849). Zit. nach Terruhn.

Kalb: Über angeborene multiple, symmetrische, gruppierte Narbenbildungen im Gesicht. Zbl. Gynäk. **1909**, 929. — Kamio: Zit. nach Terruhn. — Kehrer, E.: Über kongenitale Defekte am Schädel infolge amniotischer Verwachsungen. Mschr. Geburtsh. **31**, 183 (1910). — Keller, R.: Zur Kenntnis der kongenitalen Hautdefekte am Kopfe des Neugeborenen. Inaug.-Diss. Straßburg 1908. — Kerley, Ch. G.: Hereditary ectodermal dysplasia (Weech) in boy fifteen months of age. Arch. of Pediatr. **47**, 639 (1930). Ref. Zbl. Hautkrkh. **38** (1932). — Kovacz, Fr.: Beiträge zur Kenntnis der „Aplasia cutis congenita". Zbl. Gynäk. **835** (1928).

Laffont, H.: Zwei Falle von dorsalen Anhängen amniotischen Ursprungs. Gynéc. et Obstétr. 1. Zit. nach Terruhn. — Leven: Dtsch. med. Wschr. **1924**, 1580. — Liedig: Zit. nach Terruhn. — Lònne, Fr.: Über Aplasia cutis congenita. Zbl. Gynäk. **1921**, 1654. Löwy, E.: Kongenitale Hautdefekte und Keloide bei eineiigen Zwillingen. Dermat. Wschr. **79**, 1660 (1924). — Lundwall, K.: Über die Entstehung angeborener Hautdefekte. Arch. Gynäk. **130**, 487 (1927). — Lutz, W.: Angeborene Hypo- und Aplasie der Anhangsgebilde der Haut (Haare und Schweißdrüsen) und Hypoplasie der Zähne. 12. Kongr. schweiz. dermat. Ges., 2.—3. Juni 1928. Ref. Zbl. Hautkrkh. **30**, 451.

Macé, O.: Présentation d'un fetus atteint de malformation de la tête. Bull. Soc. Obstétr. Paris **1907**, 310. Zit. nach Dubreuilh u. Petges. — MacKee, G. M. and G. C. Andrews: Congenital ectodermal defect. Arch. of Dermat. **10**, 673 (1924). Ref. Zbl. Hautkrkh. — Marchand: Mißbildungen. Eulenburgs Realenzyklopädie, Bd. 15. 1897. Zit. nach Terruhn. — Matthes, V. W.: Über angeborene, umschriebene Hautdefekte bei einem Neugeborenen. Inaug.-Diss. Marburg 1894. — Meirowsky, E.: Beiträge zur Pigmentfrage. Mh. Dermat. **44**, 111, 166 (1907). — Mende, I. K.: Über eine Familie heredität degenerativer Taubstummer usw. Arch. Kinderheilk. **79**, 214—232 (1926). Ref. Zbl. Hautkrkh. **22**, 788. — Möller, K. O.: Kongenitale Schädeldefekte als Folgen amniotischer Adhäsionen. Acta obstetr. scand. (Stockh.) **2**, 144 (1923).

Neumann, H. O.: Kongenitale Hautdefekte am behaarten Schädel der Neugeborenen. Zbl. Gynäk. **628** (1924). — Neurath, R.: Kongenitaler Hautdefekt. Mitt. Ges. inn. Med. Wien **23**, 31 (1924). Ref. Zbl. Hautkrkh. **18**, 87. — Nordmann, A.: Zur Kasuistik der Druckmarken. Zbl. Gynäk. **1887**, 1347.

Oing, M.: Schädelhautdefekte bei neugeborenen Kindern. Zbl. Gynäk. **1929**, 1522. Oliver, E. A.: Congenital atrophy of the hair and nails. Arch. of Dermat. **10**, 347 (1924). Ref. Zbl. Hautkrkh. **17**, 70. — Oliver, E. A. and N. C. Gilbert: Congenital alopecia. Arch. of Dermat. **13**, 359 (1926). Ref. Zbl. Hautkrkh. **21**, 75. — Oppenheim, M.: Aplasia cutis congenita mit peripherer, fleckiger Pigmentierung. Wien. dermat. Ges., 1. März 1923. Ref. Zbl. Hautkrkh. **9**, 162. — Ornstein, L.: Sur un cas d'albinisme associé à la débilité mentale. Bull. Soc. roum. Neur. etc. **3**, 1 (1926). Ref. Zbl. Hautkrkh. **23**, 779.

Paul: Zit. nach Lundwall. — Pinard und Varnier: Etudes d'anatomie obstétricale. Paris 1892. Zit. nach Terruhn. — Pinkus, F.: Die Haut. Die Biologie der Person. Herausgegeben von Brugsch u. Lewy, Bd. 3. 1929. — Priestley: Trans. obstetr. Soc. Lond. **1895**. Zit. nach Kehrer.

Raclot: Des alopécies du nouveau-né etc. Thèse de Paris **1903**. Zit. nach Dubreuilh u. Petges. — Reuss, A. v.: Die Krankheiten der Neugeborenen. Berlin 1919. — Rjabow, M. und E. Janitzkaja: Ein ausgedehnter Ektodermaldefekt. Russk. Klin. **8**, 173 (1931). Ref. Zbl. Hautkrkh. **27**, 398. — Riehl, G.: Circumscripte kongenitale Alopecie. Wien. dermat. Ges., 13. Mai 1902. Ref. Arch. f. Dermat. **7**, 286. — Rivière, M.: Ulcération du cuir chevelu à la naissance. Gaz. Sci. méd. Bordeaux **1907**, 592. Zit. nach Dubreuilh u. Petges. — Roberts, E.: The inheritance of anhidrosis associated with anodontia. J. amer. med. Assoc. **93**, 277 (1929). — Robinson, H. B.: Congenital cicatrices a problem in antenatal pathology. Rep. Soc. Dis. Childr. **1901**, 63. Zit. nach Greig. — Rüder, F. B.: Zur Kasuistik und Ätiologie ausgedehnter kongenitaler Hautdefekte. Zbl. Gynäk. **1929**, 2922.

Santi, E.: Aplasia cutis congenita. Riv. Ostetr. **4**, 269 (1922). Zit. nach Lundwall. — Saradžew, W.: Ein Fall von begrenzter, angeborener, anormaler Entwicklung der Haut der behaarten Kopfhaut. Russk. Vestn. Dermat. **7**, 732—735 (1929). Ref. Zbl. Hautkrkh. **32**, 642. — Schatz, R.: Mschr. Geburtsh. **34**, 110 (1869). Zit. nach Kehrer. — Schlegel: Zit. nach Heller. — Schrader, N.: Zbl. Gynäk. **17**, 374 (1893). Zit. nach Kehrer. — Schugt, P.: Drei Fälle von fetalen Mißbildungen. Arch. Gynak. **119**, 366 (1923). — Schulte: Dtsch. med. Wschr. **14**, 434 (1909). Zit. nach Terruhn. — Schultz, W.: Kältepigmentierung von Albinohaar und -auge im Reagensglas. Pflügers Arch. **221**, 386 (1929). — SIEBERT, W.: Beobachtungen und Untersuchungen am schweißlosen Individuum. Z. klin. Med. **94**, 317—330 (1922). Ref. Zbl. Hautkrkh. 7, 188. — SIEDAMGROCKI: Zit. nach HELLER. — SIEMENS, H. W.: Über recessiv-geschlechtsgebundene Vererbung bei Hautkrankheiten. Arch. f. Dermat. **136**, 69 (1921). — SITZENFREY: Beitr. Geburtsh. **14**, 434 (1909). Zit. nach LUNDWALL. — SMITH, J.: Hereditary ectodermal dysplasia. Arch. Dis. Childh. 4, 215–226 (1929). Ref. Zbl. Hautkrkh. **32**, 641. — STEWART: Zit. nach TERRUHN. STRANDBERG, J.: A contribution to question on the malformations of the ectoderm etc. Nord. med. Ark. (schwed.) **51**, 1 (1918). Zit. nach GORDON u. JAMIESON. — STRASSMANN: Winckels Handbuch der Geburtshilfe, Bd. 3. Zit. nach LUNDWALL. — STRATZ, N.: Z. Geburtsh. **65**, 36 (1910). Zit nach TERRUHN. — STREETER, G. L.: Development of the auricula in the human embryo. Contrib. to Embryol. 1922, H. 69. — STRUCKMANN, L.: Eigenartige Mißbildung durch einen amniotischen Strang. Inaug.-Diss. Marburg 1919.

TARNIER: Union méd. 1872, 391. Zit. nach TERRUHN. — THADANI, K. I.: A toothless type of man. J. Hered. **12**, 37 (1921). Zit. nach GORDON u. JAMIESON. — TENDLAU, B.: Über angeborene und erworbene Atrophia cutis idiopathica. Virchows Arch. **167**, 465 bis 490 (1902). — TERRUHN, E.: (a) Über die Entstehung von Schädelhautdefekten Neugeborener während der Schwangerschaft. Inaug.-Diss. Würzburg 1922. (b) Über die Entstehung amniogener Hautdefekte während der Schwangerschaft usw. Arch. Gynäk. **140**, 428—460 (1930).

VÖRNER, H.: (a) Zur Systematisation der Hyper- und Depigmentationen. Dermat. Z. **18**, 461 (1911). (b) Über circumscripten, kongenitalen Defekt der Cutis und Subcutis. Arch. f. Dermat. **66**, 407 (1903). — VOGT, E.: Mschr. Geburtsh. 1913. Zit. nach WEINTRAUB. VOLKMANN: Berl. klin. Wschr. **35**, 1025 (1898). Zit. nach KEHRER. — VORON et BOUVIER: Grosseuse gémellaire. Fetus compressus. Vastes lésions cutanées congénitales chez le foetus survivant. Bull. Soc. Obstétr. Paris **13**, 656—657 (1929). Ref. Zbl. Hautkrkh. **26**, 588. — VROLIK: Tabulae ad demonstrandum embryogenesin etc. Amstelodami 1849. Zit. nach TERRUHN.

WALZ, W.: Zur Kenntnis und Ätiologie der kongenitalen Hautdefekte am Scheitel Neugeborener. Mschr. Geburtsh. **65**, 167 (1924). — WECHSELMANN, W. u. A. LOEWY: Untersuchungen an drei blutsverwandten Personen mit Hemmungsbildungen des Ektoderms, besonders des Hautdrüsensystems. Berl. klin. Wschr. 1911, Nr. 30, 1369. — WEECH, A. A.: Hereditary ectodermal dysplasia (congenital ectodermal defect); report of two cases. Amer. J. Dis. Childr. **37**, 766—790 (1929). Ref. Zbl. Hautkrkh. 31, 490. — WEIGL, FR.: Zur Kasuistik kongenitaler Hautdefekte. Wien. klin. Wschr. 1931 I, 202—203. — WEINDLER: Zbl. Gynäk. **23**, 414 (1899). Zit. nach TERRUHN. — WEINTRAUB, R.: Zur Kenntnis der kongenitalen Cutisdefekte. Dermat. Wschr. **56**, 389—400 (1913). — WINCKEL, F. v.: Slg klin. Vortr. 1904. Zit. nach KEHRER. — WOLFF, L.: Referat über GOECKERMANN. Dermat. Wschr. **72**, 40 (1921).

ZECHMEISTER, FR.: Beitrag zur Frage der amniotischen Mißbildungen. Z. Konstit.lehre **10**, 231 (1924). — ZIMMERMANN, H.: Über menschlichen Albinismus. Arch. Rassenbiol. **15**, 113 (1923). — ZINSSER, F.: Venöse Stauung der Hände und des Gesichts als familiäres Leiden. Köln. dermat. Ges., 26. Mai 1925. Ref. Zbl. Hautkrkh. 18, 147.

### C. Angeborene Dysplasien.

ADRIAN: Veränderungen der Kopfschwarte vom Typus der Cutis verticis gyrata. Dermat. Zbl. 1916, 2. — ADRIAN u. FORSTER: Neue Fälle von sog. Cutis verticis gyrata. Arch. f. Dermat. **127** (1919). — ALIBERT: Monographie des Dermatoses, Bd. 2. 1873. Zit. nach TRUFFI. — ANDERSON: Cutis verticis gyrata. Report of case. Arch. of Dermat. (1922). — ANDO, N.: Zwei Fälle von Cutis verticis gyrata. Jap. Z. Dermat. **17**, 650 (1917). — ATKINSON: Boston med. J. **108**, 310 (1883). Zit. nach BETTMANN. — AUDRY, CH.: Pachydermie occipitale vorticellée. Ann. de Dermat. 257 (1909).

BABICEK: Keratoma palmare et plantare. Rev. Méd. 1910. Zit. nach BETTMANN. — BÄCKER, B.: Orv. Hetil. (ung.) **67** (1923). — BARRETT: Hereditary occurense of hyperthyreoidisme with dystrophy of nails. J. of Neur. 1919. — BELL: Principles of surgery. II. Vol. 3. 1826. Zit. nach KÉTLY. — BETTMANN, S.: Siehe A. — BÖHM, W.: Über Bindegewebsorgannaevus (GUTMANN). Dermat. Wschr. **91**, 971 (1930). — BOGROW, N.: Ein Fall von Cutis verticis gyrata. Mh. Dermat. **50**, 16 (1910). — BOLK, L.: On the hair slop in the frontal region of man. J. of Anat. **58**, 206—221 (1924). — BOSSELINI, P. L.: Pseudoxanthoma elasticum? Arch. f. Dermat. **95**, 3 (1909). — BRAIN, R. T.: Ectodermal defect, tylosis and dystrophy of the mails. Proc. roy. Soc. Med. **231**, 841 (1930). — BRÜNAUER, R. ST.: Dermat. Z. **42**, 6 (1925).

CALLE: Cuir chevelu encephaloide. Soc. franç. Dermat, 3. April 1913 (Bulletin!). — CAPURRO, R.: Cutis laxa, Hämatome, Hautatrophie, Muskelhypotonie, schlaffe Gelenke. Arch. lat.-amer. de rediatr. **20**, 713 (1926). Ref. Zbl. Hautkrkh. **24**, 88. — CHECINSKY:

Tygarduk Lekarsky, 1911. Ref. Dermat. Zbl. 14. — Clouston, H. R.: A hereditary ectodermal dystrophy. Canad. med. Assoc. J. 21, 18—31 (1929). Ref. Zbl. Hautkrkh. 32, 329. — Cockayne, E. A.: (a) Proc. roy. Soc. Med. 14, 17 (1920—21). (b) Diskussionsbemerkungen zu Cove-Smith. Ref. Zbl. Hautkrkh. 35 (1931). — Cohn, P.: Demonstration eines Patienten mit Gummihaut usw. 9. Kongr. dtsch. dermat. Ges. Bonn 1906. — Cove-Smith, R.: Congenital ectodermal defect. Proc. roy. Soc. Med. 23, 1407—1408 (1930). Ref. Zbl. Hautkrkh. 35 (1931). — Creite, O.: Zwei seltene Fälle von Mißbildungen. I. Wampenbildung am Kopf, Hals und Brust. Dtsch. Z. Chir. 197, 251—254 (1926). Ref. Zbl. Hautkrkh. 21, 868. Czerny: Dent. Cosmos 76, 583 (1904). Zit. nach Cove-Smith.

Danforth: Zit. nach Weniger. — Danilewskaja, A. P.: Cutis verticis gyrata. Med. Mysl' (russ.) 1924. Zit. nach Glaubersohn u. Iwanoff. — Darier: (a) Ann. de Dermat. 9, 617 (1888). (Epidemodypl. verrucif.) (b) Pseudoxanthoma elasticum. Mh. Dermat. 23, 609 (1896). — Davidson, A. M.: Congenital ectodermal defect. Brit. J. Dermat. 41, 1—5 (1929). Ref. Zbl. Hautkrkh. 31, 490 (1929). — Dobroworskaja, N. W.: Cutis hyperelastica. Iswiesta Donskowo Universietä, Bd. 4. 1924. Ref. Zbl. Hautkrkh. 15, 437. — Dohi, K.: (a) Über Pseudoxanthoma elasticum und über kolloide Degeneration der Haut. Arch. f. Dermat. 84 (1907). (b) Lehrbuch der Dermatologie, Bd. 3. — Dschafarow: Venerol. (russ.) 1928, Nr 12. Zit. nach Maschkilleison. — Dubreuilh, W.: Un cas de Dermatolysis généralisée. Ann. de Dermat. 18, 529 (1887), — Du Mesnil: Beiträge zur Anatomie und Ätiologie einer Hautkrankheit. Würzburg 1890. — Dunn, N.: Ein Fall von Keratosis palmaris und plantaris mit Alopecie. J. of cutan. Dis. 28.

Ehlers: Zit. nach P. Cohn. — Eisenstaedt: Three cases of family dystrophy of the hair and nails. J. amer. med. Assoc. 60, 27—29 (1913). — Esmarch u. Kulenkampff: Die elephantiastischen Formen. Berlin 1885.

Firth, a. c. D. — Fischer, H.: (a) Familiäre, hereditäre Form des Keratoma palmare und plantare, Nagelveränderungen usw. Dermat. Z. 32, 114 (1921). (b) Zur Frage der Faltenbildung der Kopfhaut, insbesondere der Cutis verticis gyrata. Arch. f. Dermat. 141, 251—314 (1922). — Fournier, E.: Pélade héréditaire, Onyxis. Bull. Soc. franç. Dermat., 5. Juli 1906. — Fuchs, H.: Ein Fall von eigenartiger Dyskeratose (Epidermodysplasia verrucifor. Arch. f. Dermat. 141, 225 (1922). — Fuhs, H.: Über Dermatochalasis. Wien. klin. Wschr. 36, 1331 (1926).

Gaucher u. Milian: Kératose palmaire et plantaire symmétrique congénitale. Malformations multiples. Ann. de Dermat. 609 (1905). — Geiger, R.: Zur Frage der Entwicklung der elastischen Fasern in der Haut. Arch. f. Dermat. 154, 108—120 (1928). — Gibbs, J. H.: Total absence of teeth in two brothers. Dent. Rec. 35, 669 (1915). Zit. nach Gordon u. Jamieson. — Gilse van West, J.: Anodontie mit Haaranomalie. Nederl. Tijdschr. Geneesk. 1929, 1185—1186. Ref. Zbl. Hautkrkh. 31, 399. — Glaubersohn, S. A.: Acta dermato-vener. (Stockh.) 1928, 270. Zit. nach Maschkilleison. — Glaubersohn, S. A. u. A. A. Iwanoff: Cutis verticis gyrata latens. Dermat. Wschr. 88, 203 (1929). — Goodman, H. u. E. F. Traub: Dermatolysis. Surg etc. 42, 88 (1926). Ref. Zbl. Hautkrkh. 20, 76. — Graf: Caspers Wschr. 1836, 225. Zit. nach Bettmann. — Guilford, S. H.: A dental anomaly. Dent. Cosmos 35, 113—118 (1883). — Gujo: Über die sog. Verrucositas generalisata. Zbl. Hautkrkh. 31, 333. — Gutmann, C.: Über Pseudoxanthoma elasticum (Darier). Arch. f. Dermat. 75 (1905).

Hartzell: Decase of the nails accompanied by arthritis of different joints of fingers and toes. Univ. of Pennsylvania med. Bull. 13, 260 (1904). — Harvier et Lebet: Bull. Soc. Pédiatr. Paris 20, 348 (1922). Zit. nach Weber. — Haxthausen: Pseudoxanthoma elasticum. Dän. dermat. Ges., 5. Okt. 1927. Ref. Zbl. Hautkrkh. 25, 648. — Heima, S.: Ein Fall von Cutis verticis gyrata. Gun-i-dan Zasshi (jap.) 1916, Nr 66. Zit. nach Ota. — Hidaka: Zit. nach Maschkilleison. — Hirota, Y.: Über Cutis verticis gyrata bei Koreanern. Jap. Z. Dermat. 26, 571 (1926). Zit. nach Ota. — Hirszfeldowa, H. und W. Sterling: Konstitutionelle Mesenchymosen. Pedjatr. polska 4, 131—146 (1924). Ref. Zbl. Hautkrkh. 16, 803. — Hoffmann, R. v.: Dystrophie der Nägel bei Struma. Arch. f. Dermat. 89, 381 (1908). — Hollander: Congenital alopecia. Arch. of Dermat. 18, 777 (1928). Ref. Zbl. Hautkrkh. 30, 66. — Hudelo et Richon: Pachydermie vorticellée partielle du cuir chevelu. Bull. Soc. franc. Dermat., 14. Juni 1923. — Hutchinson, J.: Congenital absence of hair etc. Med.-chir. Trans. 1886, 69, 924—928. Zit. nach Bettmann. — Hyde: Zit. nach Bettmann.

Jacobsen, A. W.: Hereditary dystrophy of the hairs and nails. J. amer. med. Assoc. 90, 686 (1928). — Jadassohn, J.: (a) Eine eigentümliche Furchung, Erweiterung und Verdickung der Haut am Hinterkopfe. 9. Kongr. dtsch. dermat. Ges. Bern 1906. (b) Schles. dermat. Ges., 20. Nov. 1926. Ref. Zbl. Hautkrkh. 22, 607 (Pseudoxanthom). — Jadassohn, J. u. F. Lewandowsky: Pachyonychia congenita. Iconographia dermatol. 1. — Jones and Atkins: Dublin. J. med. Sci. 1875. Zit. nach Bettmann. — Joseph, M.: Über Nagelerkrankungen. Berl. klin. Wschr. 1902.

KAWASHIMA, G.: Ein Fall von Cutis verticis gyrata. Jap. Z. Dermat. 25, 624 (1925). Zit. nach OTA. — KÉTLY, L. v.: Ein Fall von „Chalodermie" (Schlaffhaut). Arch. f. Dermat. 56, 105—121 (1901). — KINGSBURY: Alopecia congenita. J. of cutan. Dis. 24. Zit. nach BETTMANN. — KOČEVNIKOW, P.: Cutis laxa. Venerol. (russ.) 1926, 30—33. Ref. Zbl. Hautkrkh. 20, 469. — KOGOJ: Die Epidermodysplasia verruciformis. Acta dermatovener. (Stockh.) 7, 170 (1926). — KOIKE: Über einen Fall von Verrucosis generalisata. Ref. Zbl. Hautkrkh. 31, 334. — KOPP, N.: Demonstration zweier Fälle von Cutis laxa. Münch. med. Wschr. 1888, Nr 15. — KRAUS, A.: Beitrag zur Kenntnis der Cutis verticis gyrata. Dermat. Wschr. 64, 580 (1917). — KROLL, N.: Zur Pathogenese der Cutis laxa. Venerol. (russ.) 1927, 234—239. Ref. Zbl. Hautkrkh. 28, 306. — KRUSPE: Cutis gyrata. Ver. Dresd. Dermat., 5. Okt. 1927. Ref. Zbl. Hautkrkh. 25, 768.

LÄWEN: Ektodermaler Defekt. Wien. med. Wschr. 1929, 607—610. Ref. Zbl. Hautkrkh. 31, 368. — LAFFON et VILLEMONT: Arch. d'Ophtalm. 26, 639. — LANGE: Die Rolle der Heredität in der Ätiologie der Neurofibromatosis usw. Inaug.-Diss. Leipzig 1906. — LAPOWSKY, A. W.: Cutis verticis gyrata. Arch. of Dermat. 9, 521 (1924). — LENGLET: Dyskératoses congénitales, leurs associations morbides. Ann. de Dermat. 4, 369 (1903). — LEDERMANN: Cutis verticis gyrata. Schles. dermat. Ges., 25. Juli 1925. Ref. Zbl. Hautkrkh. 18, 758. — LENORMANT: La pachydermie vorticellée du cuir chevelu. Ann. de Dermat. 6 I, 225 (1920). Ref. Zbl. Hautkrkh. 2, 512. — LEWANDOWSKY, F. u. W. LUTZ: Ein Fall einer bisher noch nicht beschriebenen Hauterkrankung (Epidermodyspasia verruciformis). Arch. f. Dermat. 141, 193 (1922). — LEWIN: Cutis laxa. Ref. Mh. Dermat. 15, 577 (1892).

MACKAY, H. and A. M. DAVIDSON: Congenital ectodermal defect. Brit. J. Dermat. 41, 1—5 (1929). Ref. Zbl. Hautkrkh. 31, 490. — MACKEE, G. M.: Dermatolysis (Molluscum type). Arch. of Dermat. 16, 809 (1927). Ref. Zbl. Hautkrkh. 27, 425. — MACLEOD: Three cases of ichthyosis follicularis associated with baldness. Brit. J. of Dermat. 1909, 165. — MAEDA, K.: L'étude clinique et anatomique de la pachydermie vorticellée. Jap. Z. Dermat. 25, 205 (1925). Ref. Zbl. Hautkrkh. 19, 45. — MAGITOT, M.: Moulages des doigts recueillis sur les Cagots etc. Soc. Anthrop. Paris, 10. Okt. 1892. — MARGAIN: Neurofibromatosis generalisata mit großen Bauchtumoren und Ptosis beider Gesäßhälften. Ref. Mh. Dermat. 46, 387 (1908). — MASCHKILLEISON, L. N.: Ist die Epidermodysplasia verruciformis (LEWANDOWSKY-LUTZ) eine selbständige Dermatose? Ihre Beziehungen zur Verrucositas. Dermat. Wschr. 92, 569—578 (1931). — MASUDA: Über Epidermodysplasia verruciformis (LEWANDOWSKY). Jap. J. of Dermat. 25, 862 (1925). Ref. Zbl. Hautkrkh. 21, 836. — MEIROWSKY, E.: (a) Cutis hyperelastica. Köln. dermat. Ges., 25. Febr. 1927. Ref. Zbl. Hautkrkh. 24, 577. (b) Cutis vericis gyrata. Dermat. Z. 24, 683 (1927). — MENDES DA COSTA u. VAN DER VALK: Typus maculatus der bullösen hereditären Dystrophie. Arch. f. Dermat. 91, 3 (1905). — MERENLENDER: Beiträge zur Kenntnis der Cutis verticis gyrata usw. Arch. f. Dermat. 149, 564 (1925). — MERIAN: Korresp.bl. Schweiz. Ärzte 1917. Zit. nach SPRINZ. MESTSCHERSKY. Disk.bem. Moskau. dermat. Ges., 20. Febr. 1910. Ref. Dermat. Zbl. 1910. MIERZECKI: Morbus Recklinghausen, Dermatolysis, Lemberg. dermat. Ges., 3. Nov. 1926. Ref. Zbl. Hautkrkh. 21, 138. — MILIAN and LAMBERT: Pseudoxanthoma elasticum. Bull. Soc. franç. Dermat. 33 (1926). Ref. Zbl. Hautkrkh. 25, 334. — MOST: Kongenitale Bildungsanomalie. Anonychie und Onychatrophie. Allg. med. Z.ztg 1903. — MRONGOVIUS: Venerol. (russ.) 1924, Nr 3. Zit. nach GLAUBERSOHN u. IWANOFF. — MÜLLER, C.: Pachyonychie und Alopecie. Münch. med. Wschr. 1904, 2180. — MURRAY, F. A.: Congenital anomaly of the nails. Brit. J. Dermat. 33, 409 (1921).

NAGAI, S.: Cutis verticis gyrata bei Chinesen. Jap. Z. Dermat. 19, 464 (1919). Zit. nach OTA. — NICOLLE and HALLIPRÉ: Maladies familiales des cheveux et des ongles. Ann. de Dermat. 804 (1895).

OHNS, T.: Über Pseudoxanthoma elasticum und dessen Histologie. Arch. f. Dermat. 149, 420—424 (1925). — OLIVER, E. A.: Congenital atrophy of the hair and nails. Arch. of Dermat. 10, 347 (1924). Ref. Zbl. Hautkrkh. 17, 70. — OPPENHEIM, M.: (a) Cutis verticis gyrata. Wien. dermat. Ges., 26. Mai 1909. Ref. Arch. f. Dermat. 98, 129 (1909). (b) Wien. dermat. Ges., 21. Jan. 1914. Ref. Arch. f. Dermat. 119 I, 161 (1914). — OTA, M.: Cutis gyrata der Stirnhaut, besonders ihr histologischer Befund. Dermat. Wschr. 92, 345—349 (1931).

PARKHURST: Cutis verticis gyrata. Arch. of Dermat. 1926, 624. — PASINI: Cutis verticis gyrata. Soc. ital. Dermat., 17. Dez. 1922. — PELAGATTI: Cutis verticis gyrata e leucemia. Giorn. Clin. med. 1924, H. 5. — POGGI: Arch. di Psichiatr. 1884. Zit. nach TRUFFI.

RASPI, M.: Di un caso de „cutis laxa" Riv. Clin. pediatr. 25, 648—660 (1927). Ref. Zbl. Hautkrkh. 26, 174. — ROBERT: J. de Chir. 1848, 125. Zit. nach FISCHER. — ROSSBACH: Dtsch. Arch. klin. Med. 53, 886. Zit. nach KÉTLY. — ROUVIÈRE, A.: Pachydermie occipitale vorticellée et acné chéloidienne. Ann. de Dermat. 494 (1911).

SABAT: Tygarduk lek. (poln.) 1911, Nr 4. Ref. Dermat. Zbl. 1911. — SAINZ, E. H. et I. BRAVO: UNNA-JADASSOHNs Cutis verticis gyrata compared with Aliberts dermatolysis. Arch. of Dermat. 8, 797 (1923). Ref. Zbl. Hautkrkh. 12, 42. — SASAMOTO, S.: Beitrag zur Kasuistik des Pseudoxanthoma elasticum. Ref. Zbl. Hautkrkh. **4**, 146 (1922). — Schäfer, E.: Zur Lehre der kongenitalen Dyskeratosen. Arch. f. Dermat. **148**, 425 (1925). — Schallinger, G.: Über eine geschwulstähnliche Bildung der Elastica. 15. Kongr. dtsch. dermat. Ges. Bonn 1927. Ref. Zbl. Hautkrkh. **25**, 67. — Schmidt: Über eingewachsene Barthaare (Pili incarnati). Dermat. Z. **1926**. 278—285. Ref. Zbl. Hautkrkh. **22**, 857. — Schubert: Cutis laxa. Dtsch. dermat. Ges. tschechoslov. Republik, 7. Dez. 1924. Ref. Zbl. Hautkrkh. **16**, 162. — Schützer: Cutis laxa? Ein Kautschukmensch. Münch. med. Wschr. **72**, 1622 (1925). — Schwank: Fall von pluriglandulärem Syndrom usw. Česká Dermat. **1923**. Zit. nach Truffi. — Seifert, A.: Cutis laxa. Zbl. klin. Med. **45** (1890). — Siemens, H. W.: Keratosis follicularis. Arch. f. Dermat. **139**, 62 (1922). — Sprinz, O.: Cutis verticis gyrata (Jadassohn-Unna). Arch. f. Dermat. **132**, 281—293 (1921). — Strandberg, J.: A contribution to the question on the malformations of the ectoderm etc. Nord. med. Ark. (schwed.) **51**, 1 (1918). Zit. nach Siemens.

Tanaka: Zbl. Hautkrkh. **27**, 394. Zit. nach Maschkilleison (Epidermodysplasia). — Tanimura: Zbl. Hautkrkh. **29**, 667. Zit. nach Maschkilleison (Epidermodysplasia). — Tornabuoni: Verrucosis generalisata. Arch. ital. Dermat. 3, **1928**, 373. Ref. Zbl. Hautkrkh. **27**, 789. — Truffi, G.: Intorno alla cutis verticis gyrata. Arch. ital. Dermat. (1929). Tschernobugoff: Cutis laxa. Moskau. dermat. Ges. Ref. Mh. Dermat. **14**, 76 (1892).

Unna, P. G.: Cutis verticis gyrata. Mh. Dermat. **45**, 227 (1907). — Urbach, E.: Angeborene Blepharochalasis. Wien. dermat. Ges., 28. April 1927. Ref. Zbl. Hautkrkh. **25** (1927).

Valk, I. W. v. d.: Cutis laxa. Nederl. Tijdschr. Geneesk. **70**, 2302 (1926). Ref. Zbl. Hautkrkh. **23**, 384. — Verres, v.: Über die Cutis verticis gyrata. Dermat. Z. **15**, 675 (1908). — Vögeli: Korresp.bl. Schweiz. Ärzte **1918**. Zit. nach Sprinz. — Vörner, H.: (a) Cutis verticis gyrata. Dermat. Wschr. **54**, 309 (1912). (b) Bemerkungen zu der Arbeit von Merenlender usw. Arch. f. Dermat. **152**, 111 (1926).

Wälsch, W.: Über Koilonychia und Platynonychia hereditaria. Arch. f. Dermat. **67**, 251 (1903). — Watanabe, S.: Über Cutis verticis gyrata und Beiträge zur Kenntnis ihrer Entstehungsursache. Festschrift für Dohi, 1917. Zit. nach Ota. — Watrin, J. u. Créhange: Ein Fall von Pseudoxanthoma elasticum. Zbl. Hautkrkh. 18 (1927). Zit. nach Boehm. — Weber, F. P.: (a) „Loose skin" (Chalasodermia). Urologic Rev. **27**, 407—409 (1923). Ref. Zbl. Hautkrkh. **10**, 46. (b) A note on combined congenital ectodermal defects. Brit. J. Childr. Dis. **26**, 270—275 (1929). Ref. Zbl. Hautkrkh. **33**, 193. — Wende, G. W.: A case of epidermolysis bullosa hereditaria. J. of cutan. Dis. **1904**. — Weniger, G.: Sur les poils incarnés. Ann. de Dermat. **9**, 687—694 (1928). Ref. Zbl. Hautkrkh. **29** (1929). — Werther, J.: Über Pseudoxanthoma elasticum. Arch. f. Dermat. **69**, 23 (1904). — White, Ch.: The clinical study of 485 cases of nail-diseases. Boston med. Mh. J. **1902**. Zit. nach Bettmann. — Wiener, K.: Gummihaut (Cutis laxa) mit dominanter Vererbung. Arch. f. Dermat. **148**, 599—601 (1925). — Williams, P.: Cutis laxa. Mh. Dermat. **14**, 490 (1892). — Wowkonowicz: Cutis laxa. Warschau. dermat. Ges., 8. Nov. 1923. Ref. Zbl. Hautkrkh. **13**, 245.

Yamada, H.: Ein Fall von Cutis verticis gyrata. Jap. Z. Dermat. **12**, 621 (1912). Zit. nach Ota.

Zambacco-Pascha: Les lépreux ambulants de Constantinopel. Paris 1897. — Zimmermann: Über Anomalien des Ektoderms. Vjschr. Zahnheilk. **44**, 419—434 (1928). Ref. Zbl. Hautkrkh. **30**, 223.

### D. Angeborene Hyperplasien.

Anzinger, F. P.: Congenital plexiform neurofibromas and elephantiasis neuro fibromatosa of the right arm and neck (von Recklinghausens disease): Supplementary report. J. amer. med. Assoc. **96**, 1381 (1931). Ref. Zbl. Hautkrkh. **38** (1931).

Balzer: Arch. klin. Med. **33**, 148. Zit. nach Carl. — Borst, M.: Die Lehre von den Geschwülsten. Wiesbaden 1902. — Bryan: Zit. nach Bettmann.

Carl, W.: Ein Chondroosteom der Haut. Arch. f. Dermat. **100**, 183—190 (1910). — Coleman, A. W.: J. of cutan. Dis. **195** (1894).

Dainville: Zit. nach Bettmann.

Elterich, Th. and C. C. Yount: Congenital elephantiasis. Amer. J. Dis. Childr. **29**, 59—66 (1925). Ref. Zbl. Hautkrkh. **17**, 327.

Feriz, H.: Spina bifida thoracolumbalis und elephantiastische Fingermißbildung. Virchows Arch. **257**, 503—511 (1925). Ref. Zbl. Hautkrkh. **19**, 258. — Finochietto, R.: Wucherung der Lippenschleimhaut. Semana méd. **34**, 1159—1162 (1927). Ref. Zbl. Hautkrkh. **25**, 335.

Garrido-Lestache, J.: Makroglossia. M. gl. Pediatr. españ. **16**, 181, 299 (1927). Ref. Zbl. Hautkrkh. **27**, 424. — Gassmann, N.: Histologische und klinische Untersuchungen über Ichthyosis und ichthyosisähnliche Krankheiten. Arch. f. Dermat. (1904), Erg.-H. — Glaser: Über einen Fall von Elephantiasis congenita lymphangiectatica. Wien. med. Wschr. **75**, 764/65 (1925). Ref. Zbl. Hautkrkh. **17**, 553.

HALLOPEAU: Zit. nach BETTMANN. — HEBRA, F. v.: Krankheitsveränderungen der Haut, 1884. — HEIDINGSFELD, F.: Osteoma cutis. Arch. f. Dermat. **92**, 327—342 (1907). — HEUSLER, K.: Elephantiasis haemangiomatosa. Zbl. Gynäk. **49**, 1962—1969 (1925). — HOCHLOFF: Ref. Zbl. Hautkrkh. **38** (1931).

JAQUET, L. et RONDEAU: Le vernix caseosa, l'hérédo-séborrhée et l'acné foetal Ann. de Dermat. **33** (1905).

KEIFFER: Zit. nach ORRÙ. — KEILLER: In HEBRA. — KEROPIJAN, M. S.: Dtsch. Z. Chir. **194**, 268—276 (1926). Ref. Zbl. Hautkrkh. **21**, 213. — KÒLLIKER, A. v.: Mikroskopische Anatomie, 1879. — KOERTING, F.: Hautmaceration bei lebendem Kind. Z. f. Geburtsh. **87**, 475—479 (1924). Ref. Zbl. Hautkrkh. **15**, 366. — KONDOLEON: Chirurgische Behandlung der elephantiastischen Ödeme usw. Münch. med. Wschr. **1912**, 2716. — KUTTNER: Angeborene Elephantiasis der Unterschenkel. Zbl. Chir. **53**, 288—289 (1926). Ref. Zbl. Hautkrkh. **20**, 206.

LERICHE, R. u. A. JUNG: Elephantiasis durch amniotische Abschnurung (franz.). Gaz. Hôp. **1928** II, 1061—1065. Ref. Zbl. Hautkrkh. **29**, 692. — LUTZ, W.: Ichthyosiformer Naevus mit ausgedehnter Beteiligung der Schleimhaut. Schweiz. med. Wschr. **52**, 572 (1922). Ref. Zbl. Hautkrkh. **6**, 91. — LYON, E.: Elephantiasis auf erblicher Grundlage. Z. Kinderheilk. **39**, 36—43 (1925). Ref. Zbl. Hautkrkh. **17**, 327.

MACELROY, S.: Congenital elephantiasis of a haemangiomatous nature. Amer. J. Dis. Childr. **37**, 1311—1312 (1929). Ref. Zbl. Hautkrkh. **32**, 247. — MASLOWSKI, H.: Zwillinge mit Oedema lymphangiectaticum. Mschr. Kinderheilk. **40**, 436 (1928). — MAYERHOFER, E.: (a) Vernix caseosa persistens in Form symmetrischer Knieflecke und anderer auffälliger Vernixreste bei jungen Säuglingen. Z. Kinderheilk. **48**, 282—290 (1929). (b) Vernix casosa persistens. Med. Pregl. (serb.-kroat.) **5**, 244—247 (1930). Ref. Zbl. Hautkrkh. **3** (1931). — MEYER, H., HENLE u. PFEUFFERS: Z. ration. Med., N. F. **1** (1859). Zit. nach CARL.

NEUMANN: Ein Fall von multiplen Dermatomyomen. Arch. f. Dermat. **39**, 3 (1897). — NORIOKA, J.: Elephantiasis congenita lymphangiectodes. Amer. J. Med. **5**, 25—26 (1926). Ref. Zbl. Hautkrkh. **22**, 544.

ORRÙ, M.: Sulla genesi e funzione della vernice caseosa del neonato. Studi sassar. **7**, 65—77 (1929). Ref. Zbl. Hautkrkh. **33**, 193. — OTTO: Handbuch der pathologischen Anatomie. Breslau 1814. Zit. nach CARL.

REICH: Ref. Zbl. Hautkrkh. **10**, 74. — REINBACH: Zur Pathologie und Therapie der durch amniotische Schnürfurchen hervorgerufenen Elephantiasis congenita. Beitr. klin. Chir. **20**, 3. Zit. nach BETTMANN. — RÖSSLE, R.: Dystrophia pachydermica cutis et mucosae progressiva hereditaria. Arch. Sci. med. **50**, 155—183 (1927). Ref. Zbl. Hautkrkh. **27**, 425. — RUH, H. O. and H. L. DEMBO: Congenital lymphangiectatic edema. J. amer. med. Assoc. **84**, 1410—1413 (1925). Ref. Zbl. Hautkrkh. **19**, 258.

SCHAFFER, J. Über einen Befund von Knochengewebe in der Kopfhaut beim Menschen. Zbl. Path. **18** (1907). — SCHÜTZ: Ref. Zbl. Hautkrkh. **5**, 438. — SIEBER, F.: Kongenitales Sarkom der Haut. Zbl. Gynäk. **1929**, 2796. — STERNBERG, C.: Angeborene Elephantiasis der Bauchhaut usw. Ver. path. Anat. Wien. Ref. Zbl. Hautkrkh. **21**, 334. — STOPFORD, TAYLOR and MATHEN: Brit. med. J. **1907**, 1828. Zit. nach CARL.

TAILHEFER: Arch. franco-belg. Chir. **1897**, 743. Zit. nach HEIDINGSFELD.

UNNA, P. G. u. GODOLETZ: Neue Beobachtungen über Vernix caseosa. Arch. f. Dermat. **107**, 221 (1911).

WILL, H.: Elephantiasis congenita. Beitr. path. Anat. **76**, 98—112 (1926). Ref. Zbl. Hautkrkh. **26**, 175.

### E. Angeborene Hautanomalien.

ADAMS, W.: Zit nach EBSTEIN. — ASCHNER, B. u. G. ENGELMANN: Konstitutionspathologie in der Orthopädie. Berlin u. Wien 1928.

BARGE, J. A. J.: Über einen Fall von extremer Hyperdaktylie. Z. Anat. **93**, 253—296 (1930). Ref. Zbl. Hautkrkh. **3** (1931). — BASCH, K.: Über sogenannte Flughautbildung beim Menschen. Z. Heilk. Berlin 12, 499—518 (1891). — BAUER, J.: (a) Die konstitutionelle Disposition zu inneren Krankheiten. Berlin 1917. (b) Hemilaterale Gynäkomastrie. Demonstr. Ges. Ärzte Wien, 6. Juli 1923. Wien. klin. Wschr. **36**, 527 (1923). — BATZDORF: Mammaanomalie. Zbl. Chir. **53**, 2727 (1926). Ref. Zbl. Hautkrkh. **23**, 251. — BELL: Three further cases etc. Ann. of Eugen. **4**, 233 (1931). Ref. Zbl. Hautkrkh. **3**, 193. — BELL, I. W.: Supernumerary breast near labium. Amer. J. Obstetr. 11, 506—509 (1926). Ref. Zbl. Hautkrkh. **21**, 215. — BENARIO, J.: Über einen Fall von angeborenem Mangel des Musculus pectoralis major und minor mit Flughautbildung. Berl. klin. Wschr. **1890**, 225—227. BERTONE, C.: Amastia unilaterale e deformità di una mano nello stesso soggeto. Rinasc. med. 7, 548—549 (1930). Ref. Zbl. Hautkrkh. **35** (1931). — BOK, E. I.: Über das Vorkommen überzähliger Brustwarzen bei Javanen. Anat. Anz. 61, 492—497 (1926). Ref. Zbl. Hautkrkh. **25**, 334. — BERG: Hyperthelie und -mastie. Zbl. Gynäk. **1926**, 3415—3416. Ref. Zbl. Hautkrkh. **24**, 572. — BOTTURA, G.: Ann. ital. Laring. 4, 323—328 (1928). Ref. Zbl. Hautkrkh. **31**, 365. — Breuer, Fr.: Über Fistula auriculae congenita. Dtsch. Z. Chir. **202**, 278—282 (1927). Ref. Zbl. Hautkrkh. **24**, 396. — Bruns u. Kredel: Über einen Fall von angeborenem Defekt mehrerer Brustmuskeln mit Flughautbildung. Fortschr. Med. **8**, 1—7 (1890). Zit. nach Ebstein. — Burnier et Rejsek: Fistula branchiale cervicale. Bull. Soc. franç. Dermat. **32**, 240—242 (1925). Ref. Zbl. Hautkrkh. **18**, 87. — Buschke: Fall von Gynäkomastie. Berl. dermat. Ges., 10. Nov. 1925. Ref. Zbl. Hautkrkh. **18**, 826.

Cohn, T.: Die palpabeln Gebilde, Bd. 1. 1905. Zit. nach Ebstein.

Davis, J. St. and W. J. German: Syndactylism. Arch. Surg. **21**, 32—75 (1920). Ref. Zbl. Hautkrkh. **34** (1931). — Deaver u. McFairland: Zbl. Hautkrkh. **31**, 96. — Demarquay: Zit. nach Hilgenreiner.

Ebstein, E.: Das Vorkommen der Flughautbildung beim Menschen. Dermat. Z. **67**, 607—613 (1918). — Erdheim, S.: Über Gynäkomastie. Dtsch. Z. Chir. **208**, 181—225 (1928). Ref. Zbl. Hautkrkh. **28**, 306.

Falsia, M. V.: Semana méd. **1928 II**, 708—713. Ref. Zbl. Hautkrkh. **29**, 829. — Ferrazini, P.: Ein Fall von axillärer Brustdrüse. Rev. méd. Rosarario **15**, 324—350 (1925). Ref. Zbl. Hautkrkh. **20**, 551. — Ferré: Pseudo-mamelles supplementaires axillaires. Bull. Soc. Obstétr. Paris **14**, 627—629 (1925). Ref. Zbl. Hautkrkh. **19**, 257. — Fischel, A.: (a) Über Anomalien des Knochensystems, insbesondere des Extremitätenskelets. Anat. H. **40** (1901). (b) Lehrbuch der Entwicklung des Menschen. Wien u. Berlin 1929. — Fischer: Halsfisteln. Inaug.-Diss. Königsberg 1925. — Friedenthal, H.: Beiträge zur Naturgeschichte des Menschen. Jena 1910. — Funke: Pterygium colli. Dtsch. Z. Chir. **62**, 162—167.

Garbén, J.: Zwei Fälle überzähliger Brustdrüsen mit sehr seltener Lokalisation. Polski Przegl. chir. **5**, 201—207 (1926). Ref. Zbl. Hautkrkh. **21**, 868. — Gladstone, R. J.: Axillary mamma in a man. J. of Anat. **64**, 239—246 (1930). Ref. Zbl. Hautkrkh. **34** (1931). Guszman, J.: Beitrag zur Lehre der branchiogenen Ohr- und Halsanhänge. Z. Anat. **81**, 554—562 (1926). Ref. Zbl. Hautkrkh. **23**, 251. — Guttmann, E.: Über einen Fall von sezernierender Achselhöhlenmilchdrüse. Klin. Wschr. **1**, 1561 (1922). Ref. Zbl. Hautkrkh. **6**, 423.

Hackenbroch, A.: Über einen Fall von kongenitaler Kontraktur des Kniegelenkes mit Flughautbildung. Z. orthop. Chir. **43**, 508—524 (1924). Ref. Zbl. Hautkrkh. **16**, 350. — Hecht, H.: Ein Fall von erblicher Schleimdrüsenhypertrophie im Munde. Arch. f. Dermat. **130**, 301—305 (1921). — Hidaka, S.: Hals- und Ohranhang. Acta dermat. (Kioto) **7**, 1—2 (1926). Ref. Zbl. Hautkrkh. **20**, 470. — Hilgenreiner, H.: Die angeborenen Fisteln bzw. Schleimhauttaschen der Unterlippe. Dtsch. Z. Chir. **188**, 273—309 (1924). Ref. Zbl. Hautkrkh. **17**, 327. — Hirsch, K.: Verkümmerung der Mamilla bei angeborenem Schulterhochstand und Thoraxdefekt. Z. orthop. Chir. **33**. — Horn, J.: Hypermastia axillaris. Klinische und anatomische Untersuchungen. Acta obstetr. scand. (Stockh.) **3**, Suppl., 7—126 (1924). Ref. Zbl. Hautkrkh. **17**, 277.

Jenkins, R.: J. Hered. **19**, 174 (1928). Ref. Zbl. Hautkrkh. **28**, 165. — John, C.: Über akzessorische Milchdrüsen und -warzen usw. Arch. Gynäk. **126**, 691 (1925). Ref. Zbl. Hautkrkh. **19**, 467. — Joseph, M.: Nasenplastik und sonstige Gesichtsplastik. Leipzig 1931.

Kayava, Y.: Über das Vorkommen von Haaren an überzähligen Brustwarzen. Anat. Anz. **55**, 323—333 (1922). Ref. Zbl. Hautkrkh. **6**, 145. — Kayava, Y., M. Schroderus, M. Wallenius u. S. E. Wichmann: Das Vorkommen überzähliger Milchdrüsen bei der Bevölkerung in Finnland. Duodecim (Helsingfors) **2**, 1, 163 (1921). Ref. Zbl. Hautkrkh. **2**, 256. — Keining: Norddtsch. dermat. Ver., 13. Dez. 1927. Ref. Zbl. Hautkrkh. **26**, 354. — Kemal Bey: Ein eigenartiger kongenitaler Hautmuskelstrang am Halse. Gülhanes Festschrift Leipzig 1909. Zit. nach Ebstein. — Klaussner, F.: Über Mißbildungen der menschlichen Gliedmaßen und ihre Entstehungsweisen. Wiesbaden 1900. — Koblinsky: Über eine flughautähnliche Ausbreitung am Halse. Arch. f. Anthrop. **14**, 343—384 (1883). Zit. nach Ebstein. — Koehler, O.: (a) Zur Frage der Vererbung der menschlichen Vielfingerigkeit. Biol. Zbl. **49**, 705—717 (1929). Ref. Zbl. Hautkrkh. **3**, 193. (b) Nachschrift zur „Frage der Vererbung der menschlichen Vielfingerigkeit". Biol. Zbl. **79**, 119, 120 (1930). Ref. Zbl. Hautkrkh. **33** (1930). — Krumbiegel: Kiemenspalten und Halsfisteln. Inaug-Diss. Leipzig 1926.

Landoucy: Presse méd. **1906**, 32. Zit. nach J. Bauer. — Lingenfelter, G. P.: An unusual appendage of the anal region in a mexican woman. Arch. of Dermat. **18**, 293 (1928). Ref. Zbl. Hautkrkh. **29**, 342. — Lockhart-Mummery, J. P.: Coccygeal fistula. Brit. med. J. **1921**, Nr 3153, 807. Ref. Zbl. Hautkrkh. **2**, 449.

Meyer, P.: Über die angeborene paarige Unterlippenfistel. Dtsch. Z. Chir. **229**, 391 bis 395 (1930). Ref. Zbl. Hautrkh. **36** (1931). — Milone, S.: Cisti epitheliale del colle. Arch. Sci. med. **47**, 228—234 (1925). Ref. Zbl. Hautkrkh. **20**, 470. — Montgomery, M. L.: Congenital auricular fistula. Report of three cases in the same family. Surg. Clin. N. Amer. **11**, 141—148 (1931). Ref. Zbl. Hautkrkh. **37** (1931). — Murray: Zit. nach Meyer.

NEUMANN, H. O. u. M. OING: Polymastie und Polythelie. Eine klinische Studie mit einem entwicklungsgeschichtlichen histologischen Beitrag. Arch. Gynäk. **138**, 494—542 (1929). Ref. Zbl. Hautkrkh. **33** (1930).

OEHLECKER, F.: Sacralabscesse bei sog. Hautverlagerungen usw. Dtsch. Z. Chir. **197**, 1262—279 (1926). Ref. Zbl. Hautkrkh. **22**, 808.

POL: „Brachydaktylie", „Klinodaktylie", Hyperphalangie und ihre Grundlagen. Virchows Arch. **229** (1921).

RAZEMON, P. u. G. BIZARD: Rev. de Chir. **48**, 226—262 (1929). Ref. Zbl. Hautkrkh. **32**, 807. — RISAK, E.: (a) Wien. med. Wschr. **1929 I**, 607—610. Ref. Zbl. Hautkrkh. **31**, 338. (b) Über den Einfluß der Milchleiste auf das Haarkleid des Menschen. Z. Konstit.lehre **15**, 434—443 (1930). Ref. Zbl. Hautkrkh. **35** (1931). — ROSE: Zit. nach HILGENREINER. — ROTHE: Kongenitale Cysten und Halsfisteln. Inaug.-Diss. Hamburg 1926. — ROSTOCK, P.: Beitrag zur Kasuistik des geschwänzten Menschen. Bruns' Beitr. **138**, 657—662 (1927). Ref. Zbl. Hautkrkh. **23**, 252.

SALOMON: Kiemengangcysten. Rheinisch-westfäl. Dermat.-Tagg Bonn, 9. Nov. 1924. Ref. Zbl. Hautkrkh. **16**, 19. — SCHIFF: Fistula auris congenita. Inaug.-Diss. Hamburg 1926. — SCHÜLLER, J.: Münch. med. Wschr. **1929 I**, 160—162. Ref. Zbl. Hautkrkh. **31**, 366. SCHMIDT-TANNWALD, W. J.: Ein Fall von ungewöhnlich lokalisierten, überzähligen Milchdrüsen usw. Zbl. Gynäk. **51**, 917—921 (1927). Ref. Zbl. Hautkrkh. **24**, 572. — SCHWALBE, E.: Die Morphologie der Mißbildungen des Menschen und der Tiere, Bd. 2. 1904. — SLINGENBERG, B.: Mißbildungen von Extremitäten. Virchows Arch. **193** (1908). — SMITAL, W.: Hautanhänge am Hals. Ein kasuistischer Beitrag. Med. Klin. **21**, 1693 (1925). Ref. Zbl. Hautkrkh. **19**, 768. — STARKENSTEIN, E.: Über die Vererbung einer branchiogenen Fistel. Med. Klin. **24**, 701 (1928). Ref. Zbl. Hautkrkh. **28**, 256. — STIEDA: Zit. nach HILGENREINER. — SURMONT, J.: Sur l'orientation actuelle de la pathologie comparée des tumeurs de la mamelle. Rev. Path. et Hyg. gén. comp. **1926**.

TEVELI, L.: (a) Über Appendices am Ohre und Halse. Orv. Hetil. (ung.) **1929 II**, 1165 bis 1167. Ref. Zbl. Hautkrkh. **33** 378. (b) Über Flughautbildungen. Orv. Hetil. (ung.) **1930 I**, 92—94. Ref. Zbl. Hautkrkh. **34** (1930). — THEODOR, L.: Zur Frage der Polymastie und Polythelie. Zbl. Gynäk. **50**, 286—288 (1926). Ref. Zbl. Hautkrkh. **21**, 215.

WACHTEL, M.: Akzessorische Brustdrüsen in den beiden Achselhöhlen. Zbl. Gynäk. **1930**, 985—988. Ref. Zbl. Hautkrkh. **34**, (1930). — WALZBERG, TH.: Sacrococcygeale Einstülpung der Rückenhaut. Zbl. Chir. **51**, 27, 1455 (1924). Ref. Zbl. Hautkrkh. **14**, 357. — WEBER, F. P.: Facial and aural congenital mal-development in one of twins. Proc. roy. Soc. Med. **20**, 33—35 (1927). Ref. Zbl. Hautkrkh. **27**, 425. — WEISSENBERG, S.: Hautfaltenbildung am Halse. Anthrop. Anz. **5**, 141—144 (1928). Ref. Zbl. Hautkrkh. **28**, 306. — WILMS: Handbuch der praktischen Chirurgie, Bd. 4. Stuttgart 1902. — WOLFF, J.: Über einen Fall von angeborener Flughautbildung. Arch. klin. Chir. **38**, 66 (1889). Zit. nach EBSTEIN.

# Aktinische Dermatosen.

Von

**FR. BERING**-Köln und **J. BARNEWITZ**-Schwerin.

Mit 3 Abbildungen.

Aktinische Dermatosen sind jene Hautkrankheiten, bei deren Entstehung und Ablauf die ultravioletten Lichtstrahlen eine entscheidende Bedeutung haben.

## Xeroderma pigmentosum.

*Definition.* Unter dem Namen „Xeroderma pigmentosum" wird seit KAPOSI eine Krankheitsform verstanden, deren reines Zustandsbild, das der circumscripten und diffusen Hyperpigmentation und gleichzeitiger und folgender narbenähnlicher Atrophie mit trockener Oberflächenbeschaffenheit, so charakteristisch ist, daß es zur Namengebung Veranlassung gab. Diese Bezeichnung hat heute allgemein Anerkennung gefunden. Die sonst noch vorgeschlagenen Benennungen wie „Atrophoderma pigmentosum (CROCKER), Parchment skin (DUHRING), Lioderma essentiale (AUSPITZ), cum melanosi et teleangiectosi (NEISSER), Maladie pigmentaire épithéliomatheuse (QUINQUAUD), Melanosis lenticularis progressiva (PICK, STEIN, POPPER, ROTSCH, WHITE, BANDLER), Lentigo (épithéliomateux Barre mélanique Balzer) Angioma pigmentosum et atrophicum (TAYLOR, WHITE), Dermatose de Kaposi (VIDAL, ARCHAMBAULT) haben sich nicht durchzusetzen vermocht.

Bei der Schilderung des Xeroderma pigmentosum möchten wir im wesentlichen der ausgezeichneten Darstellung LÖWENBACHs im Handbuch von MRAČEK folgen.

*Symptomatologie.* Die Anfänge des Xeroderma pigmentosum gelangen nur äußerst selten zur Beobachtung (LUKASIEWICZ-RILLE, LÖW). Die ersten Symptome sind relativ unbedeutend und auch in keiner Weise charakteristisch; meist erfahren wir von ihnen nur durch die Anamnese. Es wird übereinstimmend, sei es von den Patienten, sei es von deren Angehörigen, angegeben, daß als erstes Zeichen der Hauterkrankung meistens allein im Gesicht, seltener an Gesicht und Händen „rote Flecken" auftreten. Diese stellen sich entweder als einfache, ziemlich circumscripte Rötung, oder als entzündlich geschwellte (erysipelartige) und schuppende (ekzemartige) Hautveränderung dar. Von GRAF, MURPHY, SIEMENS und KOHN, HAHN und WEIK sind Fälle beschrieben worden, bei denen es zur Blasenbildung inmitten der geröteten Haut gekommen ist. Dieses erythemähnliche Stadium bleibt meist nur wenige Tage oder Wochen bestehen; ihr folgt eine fleckige oder diffuse Braunfärbung der Haut.

In fast allen Fällen findet sich die besondere Angabe, daß dieses erste hyperämisch-entzündliche Stadium sich unmittelbar im Anschlusse an eine intensive

Sonnenbestrahlung entwickelt habe, daß besonders bei kleinen Kindern, die einer solchen Belichtung (Frühjahr) zum ersten Male ausgesetzt wurden, ganz akut das Krankheitsbild aufgetreten sei. Meist erkranken die Kinder nur einmal mit solchen akuten Erscheinungen; sobald sich nach ihrem Abklingen die

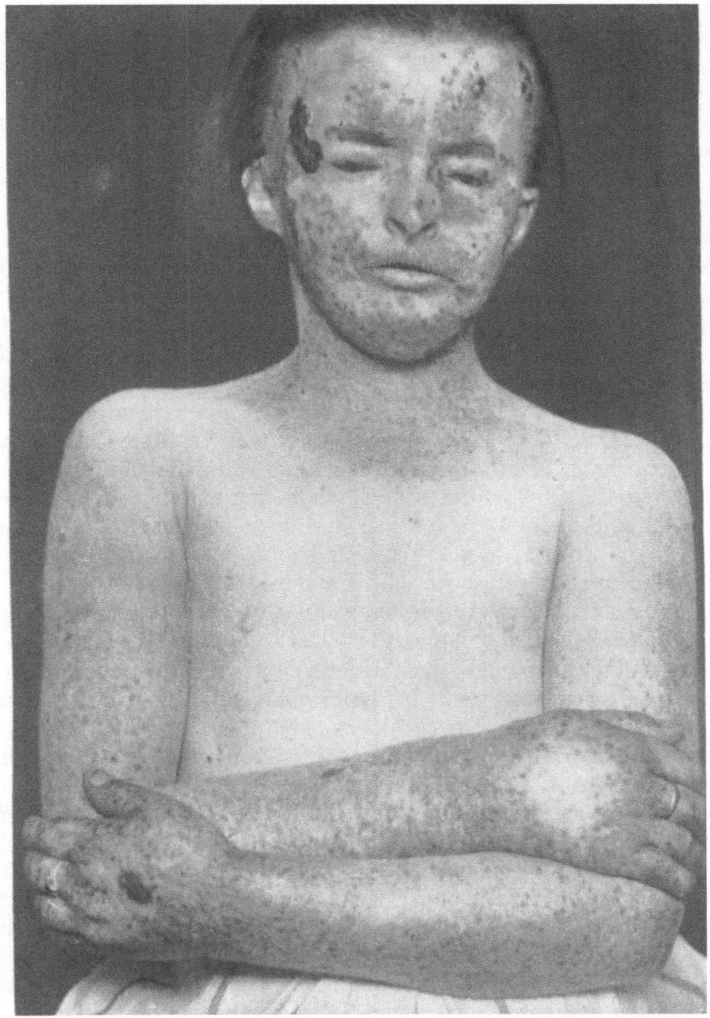

Abb. 1. Xeroderma pigmentosum. (Aus der Sammlung der Dermatologischen Universitätsklinik Kiel.)

Pigmentierung eingestellt hat, entwickelt sich das weitere typische Krankheitsbild des Xeroderma pigmentosum. In einigen Fällen reagieren die Kranken auf die Einwirkung des Lichtes jedoch mehrere Male in durchaus ähnlicher Weise. So berichten Tenesson-Dauseux, daß jedes Frühjahr ihren Patienten eine erythematöse Hautreizung im Bereiche der schon xerodermatischen Gesichtshaut brachte; Lukasiewicz-Rille, Rotsch, Graf, Vidal, Jeanselme und Hufnagel, Takenouchi, Lewith, daß nahezu bei jeder Insolation die Haut der unbedeckten Partien stets in gleichbleibender Weise reagierte.

Lukasiewicz-Rille konnten bei zwei Geschwistern dieses erste Stadium wirklich beobachten. Auch hier traten im Anschlusse an Sonnenbelichtungen lange Zeit hindurch wiederholt erysipelartige Schwellungen der Haut des Gesichtes und der Handrücken auf, welche dunkle Pigmentierungen nach dem Zurückgehen hinterließen.

Den Fällen von Entstehung des Vorstadiums im Kindesalter stehen andere mit gleichen Erscheinungen auch im späteren Leben gegenüber.

Es sind aber auch eine Reihe von Fällen mitgeteilt worden, bei denen, entsprechend der ursprünglich gegebenen Beschreibung, das Krankheitsbild ohne besonders deutliche Beeinflussung durch Sonnenbestrahlung, ohne das erythematöse erste Stadium sich sofort mit dunklen, fleckförmigen Pigmentierungen entwickelte: Kaposi, Duhring, Lukasiewicz, Stern, Amicis, Risso, Lesser, Campana, Pick, Davison und Greene, Dobell, Engmann, Schonnefeld, Hügel, Bandler, Rothman, Andrews, Ebara.

Ganz abweichend von allen anderen Angaben berichten Balzer, Gaucher, Loeper, Milian von einem akuten Beginnen des Xeroderma pigmentosum mit zahlreichen Pigmentationen in unmittelbarem Anschlusse ein einen Typhus.

Während also bei einer gewissen Anzahl von Fällen das erythematöse Vorstadium fehlt, ist allen Beobachtungen gemeinsam und daher in erster Linie für das gesamte Krankheitsbild charakteristisch das *Stadium der Hyperpigmentierungen*, die „Melanosis“. Die eben erwähnte Minderzahl von Fällen verläuft von vorneherein unter dem Bilde dieses Stadiums. In erster Linie im Gesicht (Stirn, Wangen, Kinn, Ohren), Hals, Nacken, Dorsalflächen der Vorderarme und Hände, später auch an den Volarflächen und am Oberarme, über Brust, Bauch, Rücken und Beinen, zeigen sich umschriebene nach Art flacher Naevi oder Epheliden im Hautniveau liegende, schrotkorn- bis erbsengroße, gelblich, rötlich bis sepiabraun, ja selbst tiefschwarz gefärbte Flecke. Dieselben erinnern nach Farbe und Aussehen an Epheliden, wenn sie besonders intensiv pigmentiert sind, an Pigmentmäler, an Melanome, vor allem wenn ihre Oberfläche im weiteren Verlaufe eine Neigung zur höckerigen Unebenheit darbietet, oder wenn mehrere benachbarte Herde zu markstück- bis handtellergroßen oder ganz diffusen Verfärbungen zusammenfließen. Die Flecke zeigen außerdem die Neigung, im Laufe der Zeit stets an Stärke der Pigmentierung zuzunehmen. Schließlich können ganze Körperteile, in erster Linie stets Gesicht und Handrücken eine sehr auffallende, teils fleckig unregelmäßige, teils diffuse Hell- bis Schwarzbraunfärbung ihrer Haut zeigen, womit dieses Stadium seinen Höhepunkt erreicht hat. Die Progredienz des Prozesses nach Extensität und Intensität findet sich bereits in diesem frühen Stadium ausgeprägt, wenn auch die Confluenz und Vermehrung der einzelnen Flecke sowie die Verstärkung ihrer Pigmentierung ungemein langsam erfolgt.

Außer der Haut können auch Schleimhäute Pigmentierungen aufweisen; am häufigsten werden Pigmentflecke an den Lippen beobachtet (Greef, Lesser, Balzer-Gaucher, Neumann, Beck, Falcao, Hahn und Weik, Nobl, Siemens und Kohn, Müller, Moral-Frieboes), seltener an der Zunge (Kaposi, Beck). Greef, Vidal, Siemens und Kohn, Wolf sahen Pigmentflecke an der Conjunctiva, Eschnig, Siemens und Kohn an der Iris, de Capite an beiden Skleren.

Die Pigmentflecke können im klinischen Bilde lange Zeit hindurch so überwiegen, daß ihnen gegenüber alle übrigen Symptome zurücktreten. Meistens bestehen jedoch zwischen den Hyperpigmentierungen gleichzeitig mit ihnen bereits Symptome des nächsten Stadiums; gerade durch diese Kombination erst erhält das Krankheitsbild seinen typischen Ausdruck.

Das nächste (dritte) Stadium besteht nämlich in der Entwicklung hellweißer, narbenartig glänzender, glatter Flecke von verschiedener Größe; andererseits entwickeln sich auch Flecke, innerhalb derer die Haut eine trockene, mitunter runzelige Beschaffenheit, vereinzelt die Bildung nicht sehr massenhafter, fest anhaftender Schuppen zeigt. Zunächst entstehen solche Flecke als scharf umschriebene Herde mitten in normaler Haut oder in besonders auffallender Form innerhalb einer hyperpigmentierten Zone mit ganz scharfer Grenze zwischen Hyper- und Depigmentation. In diesem Zustande wird durch die scharfe Umgrenzung, die beschränkte Ausdehnung und den intensiven Farbenkontrast der narbenähnliche Eindruck dieser atrophischen Veränderungen hervorgerufen. Diese atrophischen Herde breiten sich aus, es bilden sich in der Umgebung der älteren immer neue, benachbarte confluieren, und ganz allmählich, meist im Verlaufe von Jahren sind beträchtliche Partien der Hautoberfläche in diffuser Form atrophisch verändert. Sie bieten ein helles, weißes oder bläulichgraues Kolorit, eine zunächst noch glatte, später unregelmäßig höckerige Oberfläche dar, bewahren aber an den meisten Körperstellen die Faltbarkeit und Geschmeidigkeit der normalen Haut, indem die Haut gegenüber der Unterlage verschieblich bleibt. Wie schon KAPOSI in seiner ersten Veröffentlichung betont, bemerkt man hierbei stellenweise sogar eine Verdünnung und leichtere Faltbarkeit, dagegen an anderen Stellen eine geringe Verdickung und größere Faltenbildung mit unelastischer Beschaffenheit. An anderen Stellen tritt hierzu ein gewisser Grad von Spannung in der Haut; insbesondere werden die Augenlider schon durch einen schwachen Grad von Spannung in Mitleidenschaft gezogen, so daß sich bisweilen Ektropionierung einstellen kann, die dann wieder zu chronisch entzündlichen Veränderungen der Conjunctiva Veranlassung gibt. Analoge Veränderungen können sich auch um Nasen- und Mundeingang manifestieren.

Diese narbig-atrophische Veränderung entwickelt sich teils in unveränderter, teils in hyperpigmentierter Haut, wodurch ein stellenweises Zurückgehen der Hyperpigmentierungen bedingt ist. In der Tat beobachtet man stellenweise eine unmittelbare Umwandlung der hyperpigmentierten in depigmentierte Herde. Es kann so ein buntfleckig-scheckiges Aussehen der erkrankten Partien sich ergeben, dadurch, daß sich im Laufe der Zeit die tief pigmentierten Stellen scharf von den hellen atrophischen abheben.

Vermehrt wird dieses bunte Aussehen noch durch Teleangiektasien, welche sich meist neben den Atrophien entwickeln. In den meisten Fällen nämlich bemerkt man inmitten der atrophischen Partien oder in deren Umgebung dunkelrote, im Hautniveau liegende hirsekorn- bis erbsengroße, runde oder unregelmäßig zackig begrenzte, bisweilen mit sternförmigen Ausläufern versehene Flecke, bisweilen leicht prominent, so daß sie dann den Eindruck kleiner Angiome erwecken. Ihre Anzahl kann so massenhaft sein, daß sie ein hervorstechendes Symptom des ganzen Krankheitsprozesses bilden; sie finden sich auch an Stellen, welche von atrophischen Veränderungen frei sind, so z. B. an den Schleimhäuten, an Lippen, Mund und Conjunctiven.

Andererseits gibt es auch weit vorgeschrittene Fälle von Xeroderma pigmentosa mit vollständigem Fehlen der Teleangiektasien (LUKASIEWICZ, KAPOSI, PEYRI, JEANSELME und HUFNAGEL).

Durchschnittlich überwiegen im Krankheitsbilde des Xeroderma pigmentosum, entsprechend der ursprünglichen Mitteilung KAPOSIS, die atrophischen Veränderungen. Die Haut, namentlich im Gesicht und an den Dorsalflächen der Hände, bietet ein blasses, glattes oder runzeliges, trockenes Aussehen mit leichter Schuppung dar, wobei mehr oder weniger zahlreiche Pigmentflecken und Teleangiektasien die einförmige, weißlichgraue Fläche unterbrechen. Durch die runzelige, trockene Beschaffenheit und durch die sehr häufige Ektropionierung der Augenlider erhält das Gesicht einen viel älteren Ausdruck, als er den Individuen ihrem Alter nach zukommt, was besonders bei Kindern deutlich hervortritt, so daß bereits rein äußerlich die Senilitas praecox des Kranken zum Ausdruck kommt.

*Subjektive Erscheinungen* werden durch diese atrophischen Vorgänge insofern hervorgerufen, als die Kranken ein Gefühl der Spannung und Trockenheit empfinden, und die ektropionierten Schleimhäute unter diesem Zustande leiden; Schweiß- und Talgsekretion zeigen wenig Anomalien.

Die Fälle, bei denen ein Zurücktreten der narbig-atrophischen Veränderungen beschrieben wurde, sind nicht mit Sicherheit zum Xeroderma pigmentosum zu rechnen. (Siehe auch Siemens-Kohn.)

Wie schon erwähnt, nimmt nach längerer Dauer des narbig-atrophischen Stadiums die Haut mitunter eine unebene, höckerige Beschaffenheit an. Es bilden sich nämlich zunächst vereinzelt, später in zunehmender Menge etwa erbsen- bis markstückgroße, derbe Excrescenzen, meist von einem schuppendem Hornkegel bedeckt, zunächst noch mit genauer Abgrenzung gegen die glatte Umgebung, später jedoch in solchen Mengen und so dicht gedrängt nebeneinander auftretend, daß ganz ausgedehnte Hautbezirke eine uneben höckerige Oberfläche erhalten, und man von einem *Stadium der „Warzen"* sprechen könnte. Als solche werden diese Gebilde auch von den meisten Autoren beschrieben. Sie finden sich meist an schon lange narbig-atrophisch veränderten Stellen, vereinzelte jedoch auch an noch pigmentierten Bezirken. Die „Warzen" sind zwar derb, jedoch bleibt die mit ihnen behaftete Haut stets auf der Unterlage verschieblich. An manchen dieser Excrescenzen ist der abnorme Verhornungsprozeß so stark, daß es zur Bildung fest anhaftender Hornauflagerungen von kegelförmiger Gestalt von Bohnen- bis Haselnußgröße kommt, so daß bei einzelnen Fällen von Hauthörnern gesprochen werden kann (Kaposi, Lesser, Roschus, Rille, Matzenauer-Falcao, Vidal, Quinquaud, Rothman, Kudisch, Nobl, Siemens und Kohn). Meistens sind diese Veränderungen im Gesicht lokalisiert und tragen zur Entstellung noch wesentlich bei. Mitunter beobachtet man einen spontanen Abfall der Hornmassen (Vidal, Quinquaud, Löwenbach, Müller), wobei dann meist eine Geschwürsfläche zutage tritt, welche unter Hinterlassung glatter Narben abheilt. Ähnliche Ulcerationen, in der Form ganz oberflächlicher Erosionen, zeigen sich auch manchmal über der Kuppe einfach warziger Efflorescenzen, sie sind meist von gelbbraunen Krusten und Borken bedeckt (Kaposi, Arnozan, Lesser-Bruhns, Bernoulli, Grande, Siemens und Kohn, Jeanselme und Hufnagel, Bandler). Diese zeigen bereits Ähnlichkeit mit Ulcera rodentia und haben gleichfalls die Neigung, spontan unter Bildung glatter Narben abzuheilen.

Die Ähnlichkeit mit kleinen Epitheliomen wird auch ohne Ulceration deutlich, wenn einzelne solcher Warzen glatte, glänzende Oberfläche und hellrosa Farbe annehmen. Manchmal zeigt sich ein solches Aussehen an zahlreichen „Warzen", und damit hat eigentlich schon das letzte Stadium der Krankheit begonnen.

Dieses Stadium der Tumoren ist dadurch gekennzeichnet, daß es inmitten der rauhen, trockenen, blaß-atrophischen oder dunkelbraunen Umgebung zur Bildung von Geschwülsten kommt. Zwar sind zahlreiche Fälle von selbst viele Jahre lang und typisch verlaufendem Xeroderma pigmentosum bekannt, in welchen die Bildung von Tumoren ausblieb (Duhring, Bareldt, Thibierge, Schwimmer, White, Kaposi, Risso, Balzer-Gaucher, Rotsch, Peyri), so daß die früheren Stadien für die Diagnose Xeroderma pigmentosum weit ausschlaggebender sind. Trotzdem gehört aber die schließliche Entwicklung von Tumoren zum typischen Bilde. In vielen Fällen kommt es zur Bildung multipler Tumoren (Kaposi, Schütte, Dubois-Havenith, Lesser-Bruhns, Lassar, Couilland, Pick, Wesolowski, Elsenberg, Esmarch, Stein, Beck, Hutchins, Halle, Bandler, Siemens und Kohn, Dobell, Heiner, Junés,

KLINGMÜLLER, MORINI, SCHAMBERG, VILLANO, ROTHMAN), und manchmal besteht eine ganze Aussaat derselben über ganze Körperteile. In anderen Fällen entwickeln sich nur ein oder wenige Tumoren. Sie können aus narbig-atrophischen wie auch direkt aus Pigmentflecken hervorgehen und sind mitunter im letzteren Falle auch selbst pigmentiert.

Die Tumoren sind fast stets in der Haut des Gesichtes (Stirn, Nase, Wangen, Kinn, Ohren) des Halses und Nackens, ferner an der Conjunctiva palpebrarum et bulbi (KAPOSI, LUKASIEWICZ, VIDAL, GREEF, ELSENBERG, PICK, ROTSCH, VEL-HAGEN, KLINGMÜLLER, SIEMENS und KOHN, USUBA, HAHN und WEIK, BANDLER, VILLANO, MÜLLER, BERNOULLI, UTHOFF, ROTHMAN u. a.), in seltenen Fällen an den Lippen (KAPOSI, NOBL, KUDISCH), der Zunge (KAPOSI-KREIBICH, SIEMENS und KOHN), der Gehirnbasis (HOEVE) oder an außerhalb des Kopfes gelegenen Stellen lokalisiert (Fälle von PICK, BANDLER; am Unterschenkel, KAPOSI, LUKASIEWICZ, ROTHMAN, BERNOULLI am Arm bzw. Hand, WESOLOWSKY in der Scapularregion).

In der Regel stellen die Tumoren flacherhabene oder stark prominente Knoten von Hasel- bis Walnußgröße dar; von derber Konsistenz, perlmutter-artig glänzender glatter oder grobhäckeriger hellrosa Oberfläche, also unter dem Bilde typischer Carcinome. Ihr Wachstum ist ein ungemein langsames. Vielfach gehen sie aus einer „Warze" des früheren Stadiums hervor, brauchen jedoch lange Zeit bis zum Erreichen nennenswerter Größe. Sie zeigen starke Tendenz zur Hornbildung, so daß sie manchmal Hauthörner bilden und trotz jahrelangen Bestandes nur wenig Tendenz zur Ulceration zeigen. Tritt letztere dann dennoch ein, so haben die Geschwüre scharfe Begrenzung, glatte, wenig infiltrierte Ränder, glatte, meist von fest anhaftender Kruste bedeckte Basis, keinerlei Tendenz zum Tiefergreifen, erscheinen also unter dem Bilde des Ulcus rodens. Störungen des Allgemeinbefindens, subjektive Symptome bleiben meist aus; die Patienten erfreuen sich oft jahrelang trotz multipler Carcinome des besten Wohlbefindens (KAPOSI, NEUMANN, MATZENAUER, STERN, HERX-HEIMER-HILDEBRAND, HUTCHINS, TENESON-DAMEUX, HALLOPEAU, DUBOIS-HAVENITH, FALCAO, LESSER-BRUHNS, TAYLOR-PICK, ROTHMAN, SIEMENS und KOHN, BANDLER, HAHN und WEIK). Werden solche Tumoren exstirpiert, so können die Patienten rezidivfrei bleiben (HERXHEIMER-HILDEBRAND, LESSER-BRUHNS, ROTHMAN).

Die Geschwülste können sich aber auch von vorneherein als weiche, fungöse ausbilden (SCHÜTTE, FALCAO, KAPOSI, BANDLER, SIEMENS und KOHN). Es kann auch in den ursprünglich derben Knoten mit nur oberflächlichen Erosionen im weiteren Verlauf zu ausgedehnter Ulceration kommen. Diese Substanz-verluste haben wulstig erhabene Ränder, zerklüftete, oft tief ins Nachbargewebe sich einsenkende Basis mit stärkerer, gelegentlich eitrig-jauchiger Sekretion (VIDAL, DUCASSEL, GRAF, ELSENBERG, LASSAR, BECK, ANDERSON, LESSER-BRUHNS, SCHÜTTE, ARNOZAN, ROTHMAN, BERNOULLI, NICOLAS und FAVRE, NOBL). Es können schließlich ganze Organteile dem Prozeß zum Opfer fallen: z. B. die Nase (KAPOSI, BECK, DAVISON und GREEN, NERGER, BERNOULLI), das Ohr (DUBOIS-HAVENITH, KLINGMÜLLER), der Temporalmuskel bis zum Periost. Es stellt sich Schwellung der benachbarten Lymphknoten ein, es kann auch Metastasierung in andere Organe erfolgen, z. B. Milz, Peritoneum (CROCKER, KAPOSI, ELSENBERG), Schädelbasis (HOEVE). Die Kranken erliegen einer langsam verlaufenden Kachexie. LESSER-BRUHNS haben einen plötzlichen Todesfall infolge Apoplexie bei vorzeitiger Arteriosklerose eines Knaben mit-geteilt.

Meist betreffen die letal endenden Fälle Individuen im Kindesalter (KAPOSI, GREEFF, TENNESON-DAUSEUX, BRAYHON, VIDAL, RÜDER, ELSENBERG,

Anderson, Davison und Green, Junès, Cedercreutz; je längere Zeit bis zur Entwicklung von Tumoren überhaupt vergeht, desto langsamer wachsen diese. Man muß selbst bei jahrelang günstig verlaufenden Fällen stets auf das Eintreten von Symptomen der Malignität gefaßt sein.

Wie sich aus der vorstehenden Schilderung ergibt, stellt das Xeroderma pigmentosum im wesentlichen eine Erkrankung des Hautorgans dar, unter deren Einfluß der übrige Organismus erst verhältnismäßig spät in Mitleidenschaft gezogen wird. Mitteilungen über krankhafte Befunde an anderen Organen sind sehr spärlich. Gagey beobachtete langdauernde, oftmalige Hämoglobinurie, Halle und Oskamura fanden im Blute die Erscheinungen einer mäßig starken Anämie, Rothman eine Lymphocytose und Verlängerung der Gerinnungszeit, Hahn und Weik allgemeine schmerzlose Schwellung der Lymphknoten, die zu den stärker pigmentierten Bezirken gehören, Siemens und Kohn geringe Leukopenie mit relativer Lymphocytose. Als einziger erheblicher Befund an den inneren Organen wäre die schon erwähnte Feststellung einer vorzeitigen Arteriosklerose durch Lesser-Bruhns zu erwähnen.

Sehr viel häufiger und sehr viel ausgeprägter sind die Veränderungen, die sich im Verlaufe der Xeroderma pigmentosum an den Augen abspielen und die zu einer starken Belästigung des Patienten führen. Lichtscheue ist meist das erste Symptom, das sich oft das ganze Leben erhalten kann. Solche Beobachtungen sind mitgeteilt von Anderson, Lesser-Bruhns, Wesolowski, Velhagen, White, Greef, Graf, Davison und Green, Heine und Chance. Chronische Conjunctivitis ist sehr häufig anzutreffen, besonders wenn nach längerem Bestehen die Lider ektropioniert sind, und die Conjunctiven des Schutzes gegen äußere Reize entbehren. Die Lider sind häufig auch schon sehr früh ohne Cilien (Groenuw, Velhagen, Greeff, Siemens und Kohn, Heine, Bandler, Schonnefeld, Hahn und Weik, Müller). Auch Pigmentflecke und Teleangiektasien sind auf den Conjunctiven beobachtet worden (Greeff, Vidal, Falcao, Quinquaud, Siemens und Kohn, Junès, Ebara), Elschnig, Siemens und Kohn sahen in der Iris atrophisch pigmentierte Flecke nebst Hyperpigmentationen. Papillome am Limbus corneae fanden Lukasiewicz, Halle, Siemens und Kohn, Junès. Am häufigsten wird das Auge im ganzen durch die carcinomatösen Veränderungen in Mitleidenschaft gezogen. Es können unmittelbar von den Augenlidern (Vidal, Pick, Kaposi, Lukasiewicz, Halle, Müller, Junès) oder von der Corneoskleralgrenze (Greeff, Velhagen, Müller) Epitheliome ausgehen. Andererseits können von ulcerierenden Gesichtscarcinomen her die Augen soweit geschädigt werden, daß es zur Phthisis bulbi kommen kann (Schütte, Arnozan, Kaposi, Klingmüller, Bernoulli).

*Alter und Geschlecht.* Xeroderma pigmentosum befällt beide Geschlechter gleichmäßig häufig. Nach der Zusammenstellung von Siemens und Kohn betrug bei 333 Fällen von Xeroderma pigmentosum das Verhältnis der männlichen Kranken zu den weiblichen Kranken 149 : 152. Bemerkenswert wäre noch die Tatsache, auf die von Löwenbach besonders hingewiesen hat, daß bei Erkrankung mehrerer Geschwister oder Verwandten diese gleichen Geschlechtes sind, was Siemens und Kohn aber nicht bestätigen konnten.

Nach Siemens und Kohn entwickelt sich die Krankheit in etwa $^4/_5$ aller Fälle in den ersten drei Lebensjahren; der Beginn im Alter von mehr als 25 Jahren ist nur in $^1/_{15}$ aller Fälle festzustellen; $^2/_3$ aller Todesfälle betraf Patienten vor dem 15. Lebensjahre.

Am häufigsten wird das Ende des ersten, der Anfang des zweiten Lebensjahres als Beginn der Erkrankung angegeben. Von diesem Zeitpunkt an entwickelt sich das Leiden langsam; so schwankt denn auch das Alter, in dem das Xeroderma pigmentosum hauptsächlich zur ärztlichen Beobachtung kommt, nicht unerheblich, meist liegt es innerhalb der beiden ersten Lebensjahrzehnte. Es gehört auch zum typischen Bilde des Xeroderma pigmentosum, daß das letzte Stadium, die Entwicklung der Tumoren mit anschließender Kachexie sich bei jugendlichen Individuen entwickelt.

Von diesem typischen Bilde sind Abweichungen in mehrfacher Hinsicht möglich. Diejenigen Fälle, bei denen die Affektionen lediglich aus Pigmentflecken bestehend in diesem Stadium verbleibt, werden von LÖWENBACH als zweifelhaft bezüglich ihrer Zugehörigkeit zum Xeroderma pigmentosum bezeichnet. Im Gegensatz hierzu wurde die Krankheit auch in späteren Lebensjahren beobachtet; in diesen Fällen kann der Beginn der Erkrankung spät (etwa im Alter von 30 Jahren) einsetzen (HEITZMANN, BALZER, NEUMANN, KAPOSI, MATZENAUER, HUTCHIN, SCHWIMMER, HUTCHINSON, NICOLAS und FAVRE, LOUSTE und Mitarbeiter; andererseits sind auch Patienten beschrieben worden, bei denen der Beginn des Leidens in die allerfrüheste Kindheit fällt und die älter als 30 Jahre wurden, DUBOIS-HAVENITH schilderte einen solchen 72jährigen Patienten. Von RIEHL, RISSO, HILDEBRAND-HERXHEIMER, DOBELL, KLINGMÜLLER, BERNOULLI, MARTENSTEIN sind solche Fälle mitgeteilt worden.

Diesen Befunden kommt aus dem Grunde eine erhebliche Bedeutung zu, weil sie als eine Art Bindeglieder angesehen werden können zu denjenigen Affektionen, die UNNA unter dem *Namen „Seemannshaut"* beschrieben hat. Die bei dieser Erkrankung auftretenden Erscheinungen bestehen in massenhaften Epheliden oder lentigoartigen Flecken mit zahlreichen dazwischen eingestreuten narbig-atrophischen Hautstellen von weißlicher trockener Beschaffenheit, teils glatter, teils höckeriger, unebener Oberfläche. Die Erkrankung ist weiter dadurch gekennzeichnet, daß sich Teleangiektasien ausbilden, Hauthörner und schließlich ulcerierende Tumoren entstehen. Diese ganze Entwicklung geht ungemein langsam im Laufe von Jahren vor sich. Die Erkrankung kommt bei See- und Landleuten im höheren Alter an den Stellen vor, die der Besonnung besonders stark ausgesetzt sind (Gesicht, Nacken, Vorderarme). Die Ähnlichkeit mit jenen Fällen von Xeroderma pigmentosum, bei denen die Krankheit erst spät entsteht, wie oben geschildert, ist so groß, daß an der Identität von Xeroderma pigmentosum und „Seemannshaut" nicht zu zweifeln ist, wie auch schon LÖWENBACH erwähnte.

GOUGEROT faßt unter dem Begriffe der *„radiolucites"* eine Gruppe von Lichtdermatosen zusammen, zu denen er das im jugendlichen Alter entstehende Xeroderma pigmentosum, das Spätxeroderma einschließlich der Landmanns- bzw. Seemannshaut, und das Keratoma senile rechnet.

*Verbreitung.* Xeroderma pigmentosum kommt nach den Mitteilungen der Literatur in sämtlichen Landen Europas vor. Auch aus Nord- und Südamerika sind zahlreiche Fälle beschrieben (TAYLOR, BRAYTON, DUHRING, HUTCHINS, WHITE, WITHERS, COLEMANN, DAVISON uud GREEN, SCHAMBERG, DIAZ), aus Japan liegen Mitteilungen vor von USUBA, TAKENAUCHI, DOHI, TSUTSUI, über Erkrankungen unter Arabern in Nordafrika (Tunis) JUNÈS. Auf die relative Häufigkeit des Xeroderma pigmentosum bei Angehörigen der jüdischen Rasse machen TAYLOR, WHITE, ELSENBERG, VELHAGEN aufmerksam, SIEMENS und KOHN, die 1925 eine sehr gewissenhafte Zusammenstellung aller Fälle von Xeroderma pigmentosum gemacht haben, geben an, daß 7 $^0/_0$ aller Fälle Patienten jüdischer Abstammung betrafen.

*Pathologische Anatomie.* Das erste Stadium der erythematösen Entzündung ist histologisch bisher nur in wenigen Fällen untersucht worden. Besonders in den älteren Arbeiten finden sich Aufzeichnungen über Befunde in diesem Stadium. LUKASIEWICZ, PICK, RISSO, UNNA, beschreiben Infiltrate in der unmittelbaren Umgebung der Gefäße, Drüsen und im Papillarkörper. POLLITZER

und Löwenbach vermerkten den Befund, daß neben Schwellung der Endo-
und Perithelien der betroffenen hyperämischen Gefäße eine Exsudation von
sanguinolentem Serum auch eine diffuse hämorrhagische Infarcierung der
gesamten Subcutis (Löwenbach) in den Präparaten deutlich zu erkennen
war. Entsprechend dem wenig charakteristischen makroskopischen Bilde läßt
sich auch mikroskopisch kein Befund erheben, der für Xeroderma pigmentosum
als pathognostisch anzusprechen wäre.

Auch in dem folgenden Stadium der Hyperpigmentierung sind die eben
geschilderten Veränderungen vorhanden, nämlich: Hyperämie, Infiltrate um
die Gefäße von wechselnd starker Ausbildung, Schwellungen der Endo- und
Perithelien, Obliteration von Gefäßen (Campana, Pick, Neisser, Geber,
Wesolowski, Halle, Taylor, Unna, Hahn und Weik, Gumieri). Löwenbach fand Hyperämie und Erweiterung der Capillargefäße auch an durchaus
blassen Hautstellen.

Von allen Untersuchern ist der Pigmentreichtum der Cutis sowohl wie der
Epidermis betont worden.

In der Epidermis findet sich das Pigment vor allem in der basalen Zylinder-
zellenschicht. Und zwar enthalten die Zellen in wechselndem Grade das Pigment
in Form feinster Kügelchen und Körnchen, oft in dem der Cutis abgewandten
Teil der Zelle vornehmlich angesammelt, wo sie dann die „Pigmentkappe“
(Ehrmann) bilden. Die Anwesenheit des Pigments ist nicht auf die Basalschicht
beschränkt. Es findet sich, wenn auch meist in geringer Menge in den oberen
Stachelzellagen, gelegentlich auch noch in der Körner- und Hornschicht. Löwenbach sah so große Mengen Pigments in den Epidermiszellen, daß die Kerne nur
undeutlich zu erkennen waren und die Zellkonturen sich gelegentlich ver-
wischten.

Den Pigmentansammlungen im Epithel entsprechen meist auch solche im
Papillarkörper und im oberen Teile des Coriums; oft aber stimmt das Mengen-
verhältnis der Pigmentansammlung im Epithel und dem entsprechenden Teile
des Coriums nicht überein. „Es macht dann den Eindruck, als bestünden an
den Übergangsstellen von pigmentierten zu schwach pigmentierten Strecken
des Epithels im Corium nur an beschränkten Stellen Depots von größeren
Pigmentansammlungen“ (Bandier). Das Pigment befindet sich in Zellen verschiedener Gestalt. Neben rundlichen Zellen mit rundlichem Kern sind es meist
spindelige Zellen, mit reichlich verästelten, oft lang ausgezogenen Fortsätzen
mit rundem, oder ovalem bläschenförmigem Kern. Diese Pigment führenden
Zellen finden sich hauptsächlich im Papillarkörper und im oberen Teile des
Coriums. Sie liegen meist in der unmittelbaren Nähe der Gefäße, und zwar
sowohl solcher mit Infiltratbildung als auch solcher ohne entzündliche Veränderungen. Die Ansammlungen der Pigmentzellen schwanken in der Größe
beträchtlich, von einzeln liegenden bis zu großen, dann tief schwarz erscheinenden
Haufen.

Neben diesen sinnfälligen Veränderungen bestehen noch feinere in der Epidermis. Das Protoplasma vieler Basalzellen weist Vakuolen auf, an anderen
macht sich eine hyaline Verklumpung bemerkbar, die Stacheln und die Kerne
verlieren ihre scharfe Kontur, können endlich auch ganz verschwinden. Diese
Veränderungen finden sich sowohl an pigmenthaltigen wie an pigmentfreien
Zellen und sind auch im Stratum spinosum anzutreffen. Die Degeneration im
Epithel kann soweit fortschreiten, daß ganze Epithelzapfen ihre Struktur ein-
büßen. Es kommt aber nicht überall zu diesen Erscheinungen, sondern an
manchen Stellen bleibt die Basalschicht gut erhalten.

Wie schon bei der Beschreibung der Symptomatologie erwähnt, finden sich
meist Veränderungen des nächsten, des narbig-atrophischen Stadiums bei

längerem Bestande der Krankheit neben denen der der Hyperpigmentierung. Von diesem charakteristischen Bilde liegen auch zahlreiche histologische Untersuchungen vor. Entsprechend dem klinischen Bilde bestehen neben den oben geschilderten Veränderungen dann diejenigen der narbigen Atrophie der Haut. An all diesen Stellen fehlt das Pigment vollständig oder ist nur in ganz geringer Menge vorhanden; in der Cutis ist kein Pigment zu finden, in der Basalschicht der Epidermis gewöhnlich weniger als in einer normalen Haut. Die Atrophie betrifft vornehmlich die Cutis, die Epidermis kann auch in diesem Prozeß mit einbegriffen sein (NEISSER, PICK, VIDAL, LUKASIEWICZ, UNNA, ELSENBERG, WESOLOWSKI, HAHN und WEIK), kann aber auch normal oder in einzelnen Fällen verdickt sein (LÖWENBACH, EDGREEN-GYLLINO, MORINI, PICK, KYRLE). Die Hauptveränderungen spielen sich an den elastischen Fasern ab. Sie beginnen derart, daß die elastischen Fasern in den Papillen sich rarefizieren und daß sie in den tiefer gelegenen Schichten vielfach verdickt und gequollen erscheinen, auch den Farbstoff unvollständig aufnehmen. An einzelnen Stellen sind sie als Fragmente zwischen den gleichfalls gequollenen kollagenen Fasern zu erkennen. Die elastischen Fasern verschwinden allmählich ganz aus den Papillen, in der Cutis geht die faserige Struktur allmählich ganz verloren; die elastischen Fasern und auch die kollagenen Fasern quellen, verklumpen allmählich immer mehr, so daß schließlich eine kaum noch differenzierbare hyalinähnliche Masse resultiert, die sich mit der Elasticafärbung nach WEIGERT blauschwarz färbt. LÖWENBACH wies darauf hin, daß bei Färbung nach VAN GIESON eine dunkelbraune Mischfärbung aus Violett, Rot und Gelb sich ergibt, woraus die ursprüngliche Zusammensetzung aus kollagenen und elastischen Elementen hervorgeht.

Dieser Degenerationsprozeß spielt sich in der gleichen Weise ab, wie es von NEUMANN, später von UNNA, SCHMIDT, REIZENSTEIN, bei seniler Haut als „glasartige Verquellung" und „senile Schrumpfung" beobachtet und beschrieben wurde. Auch die Ähnlichkeit dieser beiden Prozesse bei Xeroderma pigmentosum und seniler Haut ist von LÖWENBACH besonders hervorgehoben worden. LÖWENBACH erblickt in dieser Degeneration der Cutis eines der charakteristischsten mikroskopischen Merkmale des Xeroderma pigmentosum.

Der Gehalt an Gefäßen ist in diesem Stadium recht wechselnd. Auf verhältnismäßig engem Raume können sich von ausgesprochenen Capillarektasien an alle Übergänge über die Hyperämie bis zur Gefäßarmut finden, wie LÖWENBACH betont; VIDAL, PICK, LUKASIEWICZ, MORINI erwähnen die letztere, MORINI beobachtete weitgehende Gefäßobliteration und endovasculäre entzündliche Prozesse. Der mikroskopische Befund an den Gefäßen geht mit dem klinischen, makroskopischen weitgehend parallel.

Bei der Bildung der warzenähnlichen Excrescenzen handelt es sich neben der Hyperkeratose auch um eine Akanthose. Es sind reine Hyperkeratosen von BRIGIDI-MARCACCI, ARNOZAN, TAYLOR, HAHN und WEIK beschrieben worden, weitaus häufiger findet sich neben der Hyperkeratose Verbreiterung und Tiefenwachstum der Epithelzapfen (VIDAL, NEISSER, LÖWENBACH, SCHONNEFELD, SIEMENS und KOHN, KYRLE). Es können sich schließlich größere Epithelnester in die Cutis abschnüren, deren periphere Anteile häufig noch proliferieren.

Es wird von dem Alter der Excrescenz abhängen, ob die rein hyperkeratotische und akanthotische Wucherung der Epidermis, ein Prozeß der mit den Verrucae vulgaris große Ähnlichkeit hat, angetroffen wird, oder ob die in der Cutis befindlichen Epithelnester vorhanden sind und damit der Übergang in Carcinom gegeben ist. Weitaus die meisten Autoren haben solche mehr oder weniger deutlich entwickelte Carcinome beschrieben (KAPOSI, NEISSER, FALCAO, DUCASTEL, HUTCHINS, LUSTGARTEN, LUKASIEWICZ, STEIN, ANDERSON, CROCKER, DUBOIS-HAVENITH, QUINQUAUD, AMICIS, BECK, SABRACIS, VIDAL, LESSER-

Bruhns, Halle, Greeff, Rüder, Esmarch, Herxheimer-Hildebrand, Campana, Kreibich, Schulte, Unna, Matzenauer, Bandler, Usuba, Junès, Nobl, Kren, Siemens und Kohn, Schonnefeld, Rothman, Dobell, Engmann, Guerrieri, Klingmüller, E. Hoffmann u. a.): Tubuläre Carcinome, von den Schweißdrüsen ausgehend, teilten Unna, Lesser-Bruhns mit, ein Carcinom von papillärem Bau Tenneson-Dauseux und Müller, medullär von Kreibich, Bernoulli-Wolf. Letzteres ging von der Conjunctiva aus, und war in die Hornhaut eingebrochen. Von Schonnefeld ist der Einbruch carcinomatöser Geschwulstmassen in stark erweiterte Bluträume beobachtet worden. Auch von den Schleimhäuten ausgehende Carcinome sind bei Xeroderma pigmentosum beobachtet worden. So beschreibt Kreibich ein Carcinom der Zunge, Greeff, Müller Carcinome der Cornea-Skleralgrenze.

Von mehreren Autoren wird besonders erwähnt, daß die Carcinome ein sehr reichliches Stroma aufwiesen, und daß dieses Stroma mit reichlichen Blutgefäßen versehen war (Lukasiewicz, Vidal, Halle, Kreibich, Müller, Bernoulli, Löwenbach). Auch Sarcocarcinome sind der älteren Literatur beschrieben worden von Kaposi, Elsenberg, Politzer, Taylor.

Es kommen, wenn auch in sehr geringer Zahl, mesodermale Geschwülste bei Xeroderma pigmentosum vor. So beobachtete Elsenberg ein unpigmentiertes Spindelzellensarkom, Pick ein pigmentiertes Spindelzellensarkom; auch Wesolowski beschreibt Spindelzellen- und Rundzellensarkome mit und ohne Pigmentierung. Von Kreibich wird ein Fibrom erwähnt, von Kaposi, Matzenauer, Wesolowski, Schonnefeld Angiome, von Hanke und Wesolowski endlich Endo- bzw. Peritheliome.

*Pathogenese.* Wie schon Löwenbach erwähnt, hat die Meinung, es handle sich beim Xeroderma pigmentosum um eine parasitäre Erkrankung, wie sie von Pringle und Greeff vertreten wurde, keinerlei Wahrscheinlichkeit für sich. Wenn auch von Brigidi-Marcacci Mikrokokken, von Funk Diplokokken im Gewebe und kulturell gefunden wurden, wenn auch von Sabracès, Falcao coccidienähnliche Gebilde in den Epithelzellen der Haut beschrieben wurden, so ist doch diesen Befunden eine ätiologische Bedeutung nicht beizumessen, wie die genannten Autoren selbst betonen. Desgleichen ist die Vermutung, eine trophoneurotische Störung bzw. überhaupt eine nervöse Affektion sei als Ursache des Xeroderma pigmentosum anzusehen (Gagey, Balzer-Gaucher-Milian), nicht haltbar, weil sie einer sicheren Begründung entbehrt.

Hingegen ist von so zahlreichen Autoren auf den deutlich erkennbaren Einfluß des *Sonnenlichtes* hingewiesen worden, daß dieser Faktor als ein Hauptmoment in der *Entstehung des Xeroderma pigmentosum* angesehen werden muß. Es gehört zu dem Zustandekommen der Erkrankung notwendigerweise noch eine besondere Disposition, auf deren Boden unter dem Einflusse der Sonnenbelichtung die immerhin doch seltene Krankheit zur Entwicklung kommt.

Den großen Einfluß, den die Sonnenstrahlen bei der Entstehung des Xeroderma pigmentosum ausüben, kann man aus mehreren von zahlreichen Autoren beobachteten Tatsachen ableiten. Gerade der Beginn der Erkrankung ist schon sehr charakteristisch. In fast allen Fällen findet sich, wie erwähnt, die Angabe, daß nach einer intensiveren Sonnenbelichtung die ersten Symptome der erythematösen Entzündung an den von Kleidern nicht bedeckten Hautpartien, vornehmlich im Gesicht, dann auch an den Handrücken, aufgetreten seien. Wie ebenfalls schon erwähnt, gibt es Patienten, bei denen sich diese Reaktion nach jeder intensiveren Sonnenbelichtung wiederholt über lange Jahre hindurch, in den nicht ausgesprochen überempfindlichen Fällen kann es ähnlich wie beim Hydroa vacciniforme zu Exacerbationen im Frühjahre und Sommer, zum Abklingen der Erscheinungen im Winter kommen.

Von MÜLLER, ROTHMAN, SIEMENS und KOHN ist ferner die Beobachtung mitgeteilt worden, daß die Patienten, die ausgeprägte Veränderungen von Xeroderma pigmentosum an den Unterschenkeln und Fußrücken frühzeitig aufwiesen, sich besonders viel natürlich im Sommer mit unbekleideten Unterschenkeln und Füßen im Freien bewegt hatten.

Ferner betrifft die Erkrankung sehr häufig solche Individuen, die, sei es durch den Beruf, sei es aus sonstigen Gründen, sich viel im Freien aufhalten; z. B. Maurer, Matrosen, in landwirtschaftlichen Bezirken aufwachsende oder tätige Personen.

Von LÖW, HAHN und WEIK, HEINER, ROTHMAN, MARTENSTEIN, MARTENSTEIN und BOBOWITSCH, USUBA sind Versuche an Xeroderma pigmentosumkranken Personen angestellt worden, die die Klärung der Frage der Empfindlichkeit gegen Sonnenstrahlen überhaupt, sowie nach Art und Menge der wirksamen Strahlen herbeiführen sollten.

Löw bestrahlte eine kronengroße nicht veränderte Hautpartie am Steiß eines seiner Patienten mit Xeroderma pigmentosum dreimal mit Finsenlicht. „Als Folge der drei Bestrahlungen resultiert einen kronengroße, stärker pigmentierte Zone, umgrenzt von einer etwa fünfkronenstückgroßen schwächeren Pigmentierung. Nirgends, auch nicht im Bereiche der stärker pigmentierten zentralen Zone, sind degenerative Veränderungen wahrnehmbar." „Die Haut erwies sich als ungemein empfindlich gegen Lichteinwirkung ...": Eine Bestrahlung der xerodermatischen Haut und der entsprechenden Hautstelle eines Gesunden im gleichen Alter wurde nicht vorgenommen.

HAHN und WEIK haben mit der Uviollampe, mit der KROMAYER-Lampe und der FINSEN-REYN-Lampe Belichtungsversuche an der veränderten und unveränderten Haut von Xeroderma pigmentosum-Kranken teilweise unter Verwendung von Farbfiltern und unter Kontrolle an der Haut normaler (allerdings nicht an gleichen Stellen) vorgenommen. Die Ergebnisse ihrer zahlreichen und lange Zeit beobachteten Versuche sind dadurch bemerkenswert, daß, wie mehrmals beobachtet wurde, nach experimenteller Belichtung sich am Arm und Bein die charakteristischen Pigmentflecke ausbildeten; bei Nachuntersuchung nach $1^1/_2$ Jahren „entsprechen den einzelnen Pigmentflecken geringe Hyperkeratosen auf der Haut." Atrophische Veränderungen hatten sich nicht entwickelt bei makroskopischer Betrachtung. Die Verf. deuten diese Versuche so, daß es ihnen gelungen sei, „die Symptome des Xeroderma pigmentosum, abgesehen von den atrophischen Veränderungen, hervorzurufen."

ROTHMAN bestrahlte veränderte und unveränderte Hautstellen einer 28jährigen Kranken mit Quecksilberquarzlicht (auch mit Filterung) mit Wärme- und endlich mit gefilterten *Röntgenstrahlen*. Er faßt seine Ergebnisse folgendermaßen zusammen: „Eine Steigerung der physiologischen Reaktionserscheinungen ist durch Einzelbestrahlungen mit Quecksilberquarzlicht nicht nachweisbar. Dagegen ist der Reaktionsverlauf insofern abnorm, als die Rückbildung der Lichtwirkung stark verzögert ist, und auf dem Höhepunkt der Lichtentzündung Teleangiektasien auftreten. Diese Abnormität der Reaktionsfähigkeit, die auf einer verminderten Widerstandskraft der Hautgefäßwände beruht, besteht nur gegen ultraviolettes Licht. Eine Überempfindlichkeit gegen sichtbare Lichtstrahlen, gegen Wärmestrahlen und gegen Röntgenstrahlen ist nicht vorhanden. Wie aus der Entstehung von Verucae planae juveniles nach Lichtbehandlung hervorzugehen scheint, können durch die germinative Kraft des Lichtes epitheliale Neubildungen entstehen. Die Empfindlichkeit ist dabei immer auf umschriebene Hautinseln mosaikartig beschränkt. Die Neigung der warzigen Tumoren zur malignen Entartung bei Xeroderma pigmentosum wird mit den narbig-atrophischen Vorgängen im Bindegewebe, die narbige Atrophie ihrerseits mit der Minderwertigkeit des Gefäßsystems in Zusammenhang gebracht."

Martenstein prüfte die Haut einer 26jährigen Xeroderma pigmentosum-Kranken ebenfalls auf ihre Überempfindlichkeit gegen Ultraviolettlicht, sichtbare und Wärmestrahlen, wie auch gegen Röntgenstrahlen. Er fand eine „verzögert auftretende, außerordentlich verstärkte und überaus verzögert ablaufende Reaktion im Vergleich zu den Kontrollen" bei Bestrahlung mit Ultraviolettlicht aller Wellenlängen. Ferner beobachtete er hierbei, „daß an xerodermatischer Haut des Xeroderma pigmentosum die Verzögerung im Auftreten der Reaktion deutlicher ist als an unveränderter Xeroderma pigmentosum-Haut, während an der ersteren die Stärke der Reaktion geringer und ihr Ablauf rascher ist als an der letzteren". Die Pigmentflecken des Xeroderma pigmentosum zeigten die stärksten Reaktionserscheinungen. Er beobachtete ferner, daß durch eine einzige intensive Ultraviolettbestrahlung (von Hahn und Weik seinerzeit herrührend) eine jahrelang — in diesem Falle etwa 15 Jahre — bestehende Steigerung der Ultraviolettempfindlichkeit hervorgerufen werden kann. Gegen die sichtbaren und Wärmestrahlen war eine Überempfindlichkeit nicht nachweisbar.

Unveränderte Xeroderma pigmentosum-Haut wurde mit ungefilterten und mit $^1/_2$, 1 und 3 mm Al. gefilterten Röntgenstrahlen mit Dosen zwischen $^1/_3$ und $^1/_2$ H.E.D. bestrahlt. Dabei ergab sich eine starke Überempfindlichkeit, die sich nach einem wenig deutlichen Erythem in einer etwa 6 Tage nach der Bestrahlung auftretenden und lange fortbestehenden Pigmentierung äußerte. Die durch die Röntgenstrahlen gesetzte Pigmentierung gewährte einen deutlichen Schutz gegen eine nachfolgende Einwirkung ultravioletter Strahlen.

Nach 24 stündiger Applikation von Doramad (-Strahlen) bildete sich an veränderter und unveränderter Haut eine „blasige Reaktion" aus.

Heiner konnte im wesentlichen bei Versuchen mit Ultraviolett- und Röntgenbestrahlung die Angaben Martensteins bestätigen; nur konnte er bei wiederholter Quecksilberquarzlichtanwendung eine Sensibilisation für ultraviolette Strahlen nicht feststellen. Die Versuche wurden an einem vierjährigen Knaben ausgeführt.

Martenstein und Bobowitsch konnten bei einer 37jährigen Patientin mit typischem Xeroderma pigmentosum bei Bestrahlungsversuchen feststellen, daß die Haut dieser Patientin an veränderten und unveränderten Bezirken deutlich *unter*empfindlich gegen Strahlen aus Kohlenbogenlicht und Quecksilberquarzlampe war, wobei sich noch ein beschleunigter Ablauf der Reaktion bemerkbar machte. Gegen $^1/_2$, 1 und 3 mm Al. gefilterte Röntgenstrahlen war die Patientin „sehr überempfindlich" (starkes Erythem, starke Pigmentierung).

Usuba stellte bei 3 Fällen eine sehr starke Empfindlichkeit fest.

Überblickt man die Ergebnisse dieser Bestrahlungsversuche an Xeroderma pigmentosum-Kranken, so ergibt sich, daß mit Ausnahme der Fälle Martenstein-Bobowitsch eine die Norm übersteigende Empfindlichkeit gegenüber ultravioletten Strahlen festgestellt wurde. In den Fällen Heiner, Martenstein und Martenstein-Bobowitsch erwies sich die Haut der Xeroderma pigmentosum-Kranken als überempfindlich gegen Röntgenstrahlen, besonders in dem letzteren Falle, in dem für ultraviolette Strahlen eine deutliche Unterempfindlichkeit besteht. Martenstein und Bobowitsch knüpfen hieran die Vermutung, daß die Empfindlichkeit für Röntgenstrahlen ihr Maximum erst erreicht, wenn diejenige gegenüber ultravioletten Strahlen längst ihren Scheitelpunkt überschritten hat.

Es erhebt sich natürlich die Frage, worauf beruht diese auch im Versuch nachweisbare Überempfindlichkeit der Haut gegenüber ultravioletten Strahlen, und warum führt sie gerade zu einer Erkrankung unter dem Bilde des Xeroderma pigmentosum und nicht dem einer der anderen aktinischen Dermatosen (Hydroa vacciniforme, Buchweizenkrankheit der Tiere).

Wir kennen das die Überempfindlichkeit bedingende Moment noch nicht genau. Es sind einige Tatsachen bekannt, die den Begriff der Disposition für Xeroderma pigmentosum näher zu charakterisieren imstande sind.

Die Untersuchungen eine gegen Licht sensibilisierende Substanz (Porphyrin) in den Ausscheidungen in für die Pathogenese verwertbarer Menge zu finden, sind bisher negativ ausgefallen.

Das charakteristische Moment in der Entwicklung des Xeroderma pigmentosum ist ja das, daß nach den erythematös-entzündlichen Veränderungen es zu einem Vorgange der Haut kommt, den KAPOSI zuerst als *Senilitas praecox* bezeichnete, wofür dann LÖWENBACH auch die histologischen Beweise erbrachte. Infolge der Disposition ist die Haut graduell verschieden eingestellt, so daß es unter dem Einfluß des Lichtes, sei es schon innerhalb sehr kurzer Zeit oder erst nach langem, mitunter auch sehr langem Einwirken zu der Veränderung der Senilität kommt (KYRLE). GOUGEROT hat diesen eigentümlichen Zustand der Haut als Fragilität bezeichnet. Auch bei der Entstehung der Carcinome und Epitheliome bei Xeroderma pigmentosum wird der Einwirkung der Sonnenstrahlen eine erhebliche Bedeutung beigemessen (UNNA, KAPOSI, GOUGEROT, KYRLE). KYRLE bringt diesen Gedanken folgendermaßen zum Ausdruck: „Die Matrixzelle der Epidermis wird demnach beim Xeroderma pigmentosum völlig aus ihrer physiologischen Bahn gedrängt, Reize, die de norma nur eine ihrer Funktionen zu wecken oder zu fördern vermögen, wie der Lichtreiz die Pigmentbildung, führen hier noch zu weiteren Folgerungen, dazu nämlich, daß die Zellen nun auch nach der proliferativen Seite hin aktiver werden". In diesem Zusammenhang mag noch die Ansicht GOUGEROTs Erwähnung finden, der Xeroderma pigmentosum, See- bzw. Landmannshaut, sowie die Alterswarze und das Keratoma senile unter dem Begriff der „radiolucites chroniques" zusammengefaßt hat, daß auf Grund der Ähnlichkeit zwischen Xeroderma pigmentosum und Röntgendermatitis kurzwellige Strahlen jenseits der ultravioletten Zone als hauptsächlich schädigende Komponente des Sonnenlichtes in Frage kommen. ENGELBERTH endlich weist darauf hin, daß die Runzeln zum Teil als Folge der degenerativen Einwirkung der Sonnenstrahlen aufgefaßt werden können, weil Runzeln niemals an bekleideten Körperstellen wahrgenommen würden und weil die Runzeln bei Personen, die starker Sonneneinwirkung ausgesetzt sind, fruher eintrete als bei solchen, wo dies nicht der Fall ist.

Die Disposition der Haut zur Erkrankung an Xeroderma pigmentosum wird im allgemeinen als angeboren angesehen. Als ein Hauptgrund für ihr Zustandekommen wird von JUNÈS und GOUGEROT die Lues angesehen. SIEMENS widerspricht dieser Anschauung. In der Tat, wenn man die Mitteilungen JUNÈS in dieser Richtung durchsieht, findet man, daß die Beweise für ein Vorhandensein von kongenitaler Lues nicht unbedingt stichhaltig sind.

Sehr viel größere Bedeutung kommt der *Blutsverwandtschaft* der Eltern zu (FORSTER, SCHONNEFELD). SIEMENS und KOHN, SCHAMBERG, die erst kürzlich alle in der Literatur zugänglichen *Xeroderma pigmentosum*-Fälle daraufhin überprüft haben, fanden Konsanguinität der Eltern in $17,1^0/_0$ aller Familien, bei Berücksichtigung nur der Fälle mit vollständig bekannter Geschwisterschaft in $24,1^0/_0$. „Berücksichtigt man nur solche Fälle, in denen Angaben über (vorhandene oder fehlende) Blutsverwandtschaft der Eltern gemacht worden sind, so erhalten wir in $58,6^0/_0$ aller Fälle elterliche Blutsverwandtschaft als oberen Grenzwert der Konsanguinitätsziffer. Die wahre Konsanguinitätsziffer bei Xeroderma pigmentosum liegt also viel höher, als bisher angenommen worden ist, nämlich zwischen 17 und $59^0/_0$ für Blutsverwandtschaft allgemein, zwischen

11 und 47% für elterliche Vetternschaft ersten Grades." Die Häufung des Xeroderma pigmentosum unter Personen jüdischer Abstammung, die früher mit der Rassenzugehörigkeit in Zusammenhang gebracht wurde, hat nach Siemens darin seine Ursache, daß elterliche Blutverwandtschaft hier häufiger ist. Sie beträgt 43,8% bei jüdischen gegenüber 15% bei nichtjüdischen Fällen. Man hat auch nach „Degenerationszeichen" und Mißbildungen in Zusammenhang mit der Blutsverwandtschaft der Eltern gesucht, aber wie Siemens und Kohn betonen, sind diese keineswegs besonders häufig.

Was die Vererbbarkeit der Disposition anlangt, so ist festzustellen, daß weder die direkten Vorfahren noch die direkten Nachkommen von Xeroderma pigmentosum-Kranken mit diesem Leiden behaftet sind. Dagegen sind Erkrankungen der Geschwister der Eltern erwähnt bei Couilland, Klein, Lucasiewicz-Rille, Monthus, Taylor, Tertejanz und Thibierge. Als ein weiteres Kennzeichen des recessiven Charakters des Xeroderma pigmentosum führen Siemens und Kohn die Tatsache an, daß sie „mindestens 16 gesunde in 7 Familien und gar kein krankes Stiefgeschwister von Xeroderma pigmentosum-kranken Personen ermitteln konnten". Es handelt sich also wahrscheinlich um unregelmäßig recessive Vererbung, weil das mittels Berechnungen gefundene Verhältnis der Kranken zu den Gesunden unter Berücksichtigung der Einwirkung einer literarisch-kasuistischen Auslese niedriger ist, als man bei regelmäßiger Recessivität erwarten müßte.

*Diagnose.* Aus den vorangegangenen Schilderungen ist ersichtlich, daß die Erkennung des Xeroderma pigmentosum in dem Anfangsstadium erhebliche Schwierigkeiten bereiten kann; Kaposi betont, daß zu dieser Zeit die Diagnose immer nur mit Wahrscheinlichkeit gestellt werden kann. Man wird unter Umständen wiederholt auftretende ekzem-, erysipel-, erythemartige Rötung im Gesicht auch an den Händen im Kindesalter bei deutlich erkennbarem Zusammenhang mit Sonnenlichteinwirkung in der Richtung verwerten können, daß es sich um Xeroderma pigmentosum handeln kann.

Tritt dann im II. Stadium die fleckförmige Pigmentierung hinzu, so kann dann schon mit ziemlicher Sicherheit die Diagnose gestellt werden. Ist das Krankheitsbild voll entwickelt, besteht also neben den Pigmentierungen jene „eigentümliche starr narbenartige Beschaffenheit des atrophischen Stadiums" (Löwenbach), ferner noch Teleangiektasien, so werden diagnostische Schwierigkeiten kaum auftreten. Es mag in diesem Zusammenhange nochmals darauf hingewiesen werden, daß bei längerem Bestande der Krankheit die typischen Erscheinungen auch an bekleideten Körperstellen ausgebildet sein können, wenn auch weniger intensiv als an den der Sonnenwirkung ausgesetzten.

Im Endstadium, dem der Tumorbildung, könnten die Tumoren so stark im Vordergrunde des klinischen Bildes stehen, daß die Diagnose Carcinom bei kurzer Untersuchung gestellt wird. Bei genauer Beobachtung wird man aber stets die früher geschilderten Anzeichen für Xeroderma pigmentosum finden, und wird besonders bei Kindern nach ihnen zu suchen Veranlassung nehmen.

Daß die „Seemannshaut" eine mit dem Xeroderma pigmentosum identische Erkrankung darstellt, wurde schon erwähnt.

*Therapie.* Eine kausale Behandlung des Xeroderma pigmentosum ist bisher nicht bekannt. Bei der großen Bedeutung, die dem Einflusse des Sonnenlichtes beizumessen ist, wird man in allen Fällen, besonders aber den früh erkrankten, vor Licht schützende Substanzen in Form von Pasten und Salben versuchen. Zu diesen wären zu verwenden: Chinin. bisulf., Extract. castan. vesc. fluid., Zeozon-Ultrazeozon, Antiluxsalbe. Daneben kämen noch allgemein schützende Maßnahmen, wie Vermeidung der direkten Sonnenbestrahlung, Tragen breitrandiger Hüte, von Handschuhen, Vermeiden von Barfußgehen bzw. Tragen kurzer Strümpfe in Betracht. Ein sicheres Aufhalten des Prozesses können diese Maßnahmen nicht bewirken und es empfiehlt sich frühzeitig für einen guten Kräftezustand durch allgemein roborierende Maßnahmen zu sorgen. Es ist versucht worden, durch mehrmalige Vereisung der Haut (Löw) und intensive Belichtung mit Quarzlicht eine möglichst weitgehende Zerstörung mit folgender Regeneration der Haut zu erzielen. Diese Versuche haben ein durchaus negatives Resultat gezeitigt, weil die Haut den ursprünglichen Zustand sehr bald wieder annahm.

Gegen die Spannung und die Hyperkeratose kann mit erweichenden Salben angegangen werden.

Die Tumoren sind im allgemeinen chirurgisch behandelt worden. Wenn es auch öfters gelingt, den Tumor gut zu entfernen, so muß man doch stets daran denken, daß Rezidive den erzielten Erfolg wieder vereiteln können. Schamberg stellte einen Patienten vor, dem er Hunderte von Epitheliomen an Hals und Gesicht entfernte und den er bei sorgfältigster Überwachung lange Jahre das Leben erhielt.

Schreus sah gute Beeinflussung der Tumoren durch hartgefilterte Röntgenstrahlen.

## Hydroa vacciniforme.

*Definition.* Unter dem Namen Hydroa vacciniforme wird seit der grundlegenden Veröffentlichung Bazins ein Krankheitsbild zusammengefaßt, das sein Entstehen dem Einflusse chemisch wirksamer Strahlen des Sonnenlichtes auf eine eigenartig disponierte Haut verdankt. Von Hutchinson ist dasselbe Krankheitsbild 26 Jahre später unter dem Namen „Sommereruption" beschrieben worden. Diese Krankheitsbezeichnung hat sich nicht eingebürgert; das Krankheitsbild des Sommerprurigo ist als ein Krankheitsbild sui generis bestehen geblieben (im Rahmen dieses Handbuches wird es bei Prurigo besprochen). Neben der Bezeichnung Hydroa vacciniforme findet sich noch der Name Hydroa aestivale. Perutz faßt unter letzterer Bezeichnung diejenigen Krankheitsformen des Hydroa zusammen, die ohne sichtbare Spuren zu hinterlassen, verschwindet. Denselben Unterschied machte schon Möller, wenn er von Hydroa aestivalis vacciniformis und Hydroa aestivalis vesico-bullosa sprach. Da es sich bei diesen Unterschieden nur um graduelle Abstufungen ein und desselben Leidens handelt, erscheint es doch zweckmäßig bei einem Namen, und zwar dem fast allgemein gebrauchten „Hydroa vacciniforme" zu bleiben, der die Veränderungen sehr wohl charakterisiert.

*Vorkommen.* Die Erkrankung ist über die ganze Erde verbreitet. Zwar stammen die meisten Beobachtungen aus Europa. Doch hat das wohl nur darin seinen Grund, daß die Aufmerksamkeit infolge der ersten Beschreibungen Bazins, Anderson und Garrods hier eher dieses Krankheitsbild erkennen ließen als anderswo. Beobachtungen aus Nordamerika sind von Anthony, Kanoki, Schamberg u. a.; aus Südamerika von Diaz, Carrau; aus Japan von Dohi, Kitagawa, Shibata; aus Australien von Moore mitgeteilt worden.

*Symptomatologie.* Die dem Hydroa vacciniforme eigentümlichen Efflorescenzen der Haut haben ein charakteristisches Gepräge. Während noch Möller das Bläschen als die typische Efflorescenz des allerersten Beginnes ansah, machten spätere Untersucher, vor allem Jesionek, Perutz, darauf aufmerksam, daß eine stecknadelkopfgroße weißliche Verfärbung der Epidermis inmitten eines roten Hofes als Anfangsstadium zu beobachten sei. Und zwar gelangte dieses Stadium besonders eindrucksvoll bei experimenteller Belichtung der Haut vom Patienten mit Hydroa vacciniforme zur Beobachtung. Von Jesionek

sind diese Flecken der punktförmig umschriebenen Wirkung des Lichtes mit dem
Effekt verglichen worden, den man bei Elektrolyse rund um die Nadel auftreten sieht. Im weiteren Verlauf entwickelt sich dann eine quaddelartige
Erhebung rund um den punktförmigen epidermoidalen Schorf, der einen leicht
gelblichen Farbenton anzunehmen beginnt. Es hat sich also in kurzer Zeit
nach dem Beginne der Einwirkung eine Efflorescenz herausgebildet, die als

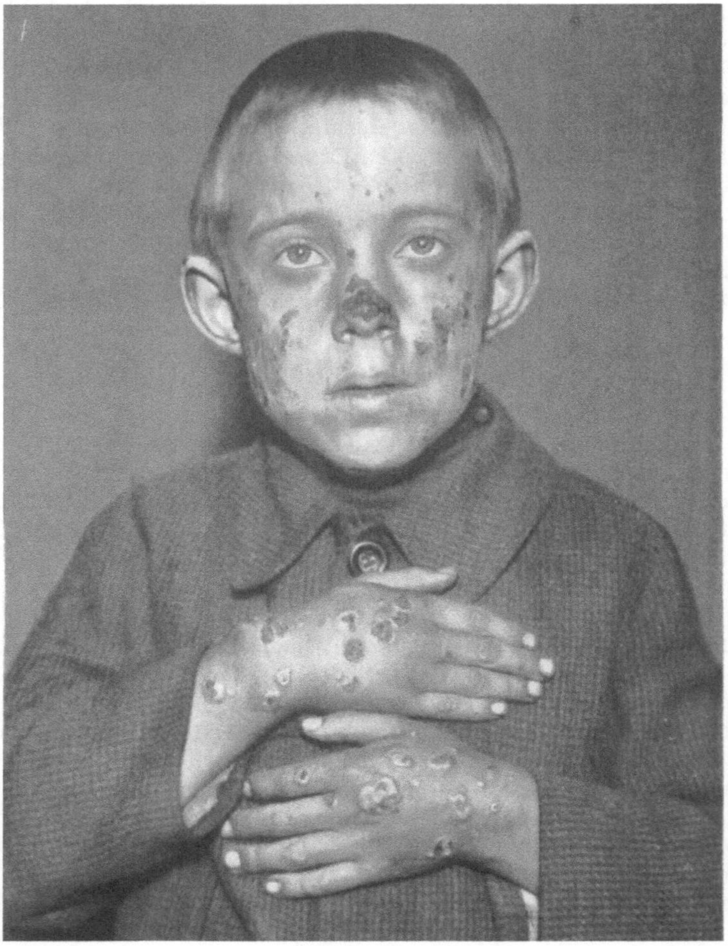

Abb. 2. Hydroa vacciniforme. (Aus der Sammlung der Dermatologischen Universitatsklinik Kiel.)

Quaddel vom Charakter der Urticaria papulosa bezeichnet wird (Möller,
Wolters, Jesionek, Perutz, Hausmann), und deren Zentrum bei Lupenbetrachtung sich anders verhält als die Peripherie. Das Zentrum nämlich ist
ganz von Anfang an nabelartig eingezogen. „Die Epidermis ist an dieser kleinen
Stelle nicht glatt, gespannt, sondern wie versengt, rauh, trübe, glanzlos und
dadurch deutlich kontrastierend gegenüber dem peripheren Anteil der Erhebung,
wo die Epidermis die gespannte Beschaffenheit einer gewöhnlichen Quaddel
aufweist. Von Stecknadelkopfgröße entwickelt sich die primäre Hautveränderung
rasch zum Umfang einer Linse und mit fortschreitender Vergrößerung werden
die Differenzen im zentralen und peripheren Teil der Efflorescenzen immer

deutlicher, besonders sobald der Druck des das Gewebe und den Schorf umhüllenden Exsudates die Quaddel zum Bläschen verwandelt. Wir haben nun in der Mitte ein gelbgraues, stecknadelkopfgroßes Pünktchen vor uns, das von einem Bläschen oder von einer bläschenartigen Epidermisvorwölbung wallartig umrandet ist und wie ein Krüstchen sich darstellt, welches inmitten der mehr oder weniger ausgesprochenen Blasendecke eine zentrale Abflachung verursacht. Erst mit der Ansammlung von reichlicherer Flüssigkeit unter dem peripheren Anteil der Bläschendecke, also nach erfolgter Umwandlung der urtikariellen Papel in ein Bläschen tritt um die ganze Efflorescenz ein rosaroter Hof auf." Mit diesen Worten schildert JESIONEK den Entwicklungsgang der Affektion auf der Haut von der Nekrose über die urtikarielle Papel zum Bläschen. Diese Bläschen nehmen an Ausdehnung und Volumen zu, und es entstehen so die mehr oder weniger stark gedellten Blasen auf der Haut, die einen Durchmesser von 2 cm und mehr aufweisen können. Der tiefer liegende Mittelpunkt dieser Blasen ist trübe und dunkler als die Umgebung, und verfärbt sich allmählich ins bläuliche bis schwarze; diese Verfärbung ist durch kleine interstitielle Blutungen bedingt; sie verändert sich auf Glasdruck nicht. Die Peripherie der Efflorescenzen wird allmählich weniger durchsichtig, perlmutterweiß; beim Einstich entleert sich klare bis leicht getrübte Flüssigkeit, die in mehreren Kammern unter der Blasendecke sich angesammelt hat. Umgeben ist die Efflorescenz von einem roten Hof. In Verein mit der nun folgenden Narbenbildung gilt die eben beschriebene Form als pathognomonisch für das Krankheitsbild und hat zu der Bezeichnung Hydroa vacciniforme geführt. Konfluieren solche Herde, so entstehen Plaques von mehr oder weniger unregelmäßigem Aussehen und ebensolcher Begrenzung.

Die Efflorescenzen färben sich nun im Zentrum immer dunkler bis zu braunrot und schwarzbraun; diese Veränderung schreitet allmählich nach dem Rande zu fort, so daß schließlich die ganze Efflorescenz sich in eine rotbraune oder schwarzbraune trockene und oft etwas unter die Umgebung eingesunkene Kruste umwandelt. Nach 1—2 Wochen fallen die Krusten ab und hinterlassen mehr oder weniger tiefe Narben.

Es war schon eingangs erwähnt worden, daß manche Fälle und manche Efflorescenzen auch ganz ohne Narbenbildung abheilen können. Es pflegt das bei denjenigen Eruptionen der Fall zu sein, bei denen die Gewebsalteration nicht tief in die Haut reicht. Nach JESIONEK handelt es sich nur um graduelle Unterschiede ein und derselben Krankheit, die die Aufstellung eines gesonderten Krankheitsbildes nicht rechtfertigen dürften.

*Lokalisation.* Die Affektion ist an den dem Sonnenlichte ausgesetzten Körperpartien lokalisiert. Nach GÜNTHER sind am häufigsten befallen: Ohrmuscheln, Wange, Nase, Handrücken, seltener Stirn, Unterarme, Unterschenkel, noch seltener Hals, Nacken und Schultern. Diese Abstufung der Häufigkeit in den verschiedenen Körperregionen findet ungezwungen ihre Erklärung in dem Umstande, daß die Häufigkeit der Sonnenbelichtung im allgemeinen der oben genannten Reihenfolge entspricht. Von GÜNTHER ist besonders darauf hingewiesen worden, daß nicht alle den Sonnenstrahlen ausgesetzten Hautpartien gleichmäßig befallen werden. Unterschiedlich von den Reaktionen, die übermäßig starke Sonnenbestrahlung auf der ganzen belichteten Hautfläche hervorruft, schießen die Eruptionen des Hydroa vacciniforme fleckweise auf. Sodann betont GÜNTHER, daß Hydroa vacciniforme-Efflorescenzen so gut wie gar nicht am Kinn und in unmittelbarer Umgebung der Lippen anzutreffen sind. Diese Beobachtung gilt nur mit Einschränkung. Hydroa vacciniforme-Efflorescenzen finden sich am Kinn sowohl wie in unmittelbarer Umgebung der Lippen auf der von BETTMANN in RIECKEs Lehrbuch abgebildeten

Breslauer Moulage, in 5 bisher nicht veröffentlichten Fällen der Kieler dermatologischen Klinik, in der Abbildung von Hydroa vacciniforme in Moral-Frieboes, Atlas der Hautkrankheiten, im Falle Wolters. Es handelt sich wohl
nicht so sehr um eine „Integrität" der genannten Hautpartien, vielmehr um eine
erhöhte Widerstandsfähigkeit gegen die schädigenden Einflüsse der Sonnenstrahlen; denn meist nur bei längerem Bestande der Krankheit, bei oft sich
wiederholenden Schüben kommt es zur Ausbildung der Hydroa vacciniforme-
Eruptionen in der Kinngegend und in unmittelbarer Umgebung der Lippen.

Bei der Lokalisation muß ferner berücksichtigt werden, daß auch an nur
wenig bedeckten Körperpartien Hydroa vacciniforme-Efflorescenzen auftreten
können, und zwar dann, wenn die bedeckenden Stoffe in verschiedenem Maße
für ultraviolette Strahlen durchgängig sind, worauf schon Möller hingewiesen hat.

Öfter sind auch Symptome von seiten der Augen erwähnt. So beschreiben
Kreibich, Möller, Scholtz Lichtscheu, Blepharospasmus, Tränenfluß, Conjunctivitis; Keratitis wurde von Halberstaedter, Ledermann, Moro, Scholtz,
Wolters beobachtet; perikeratitische Läsionen sah Azua, Skleraldefekte
stellten Friede, Kuhnt und Lewitus fest. Im Falle von Friede waren auch
noch Gesichtsfeldeinschränkungen vorhanden.

Eine Beteiligung der Schleimhäute ist sehr selten. Lokalisation am Nasen-
septum beobachtete Boeck, am Lippenrot fanden Möller und Moral-
Frieboes, Martenstein Hydroa vacciniforme - Eruptionen, an der Zunge
sahen Azua und Bonnet, an der Mundschleimhaut Bazin, Bonnet typische
Efflorescenzen.

Eine besondere Erscheinungsform beobachteten Königstein und Hess.
Sie fanden bei einem fünfjährigen Knaben an den Ohren symmetrische, blau-
schwarze Hautverfärbungen, Nekrose und Abstoßungen. Nach 4 Monaten
traten ähnliche Erscheinungen auch auf den Wangen und den Handrücken auf.
In diesem Fall bestand eine Lues.

Worauf diese Unterschiede der Lokalisation letzten Endes beruhen, ist noch
nicht aufgeklärt. In einzelnen Fällen erklärt sich das Befallensein einer ungewöhnlichen Hautpartie durch Abweichungen in der Kleidung. So z. B. in dem
Fall Kanokis, wo nur an Handrücken, Unterarmen und Unterschenkeln eines
Mädchens Eruptionen aufgetreten waren. Das Nichtbefallensein des Gesichtes
erklärte sich durch Tragen eines Hutes mit breitem Rande, die Affektion an den
Unterschenkeln durch Tragen kurzer Kleider. Ferner ist noch ein Fall von
Bowen erwähnenswert, der keine Efflorescenzen an den Füßen aufwies, obwohl
der Patient barfuß ging. Es bestehen also Unterschiede in der Empfindlichkeit
der Haut einzelner Körperpartien, denn einmal erkrankt eine Hautpartie nicht
diffus, und ferner werden einzelne Hautbezirke erst bei wiederholten Schüben
befallen, wie z. B. das Kinn.

Das Hydroa vacciniforme beginnt, soweit es nicht kongenital ist, in der
Kindheit; Günther wies darauf hin, daß der Krankheitsbeginn in $30^0/_0$ der
Fälle innerhalb der ersten drei Lebensjahre fällt, und daß mindestens bei $80^0/_0$
die Krankheit vor dem 14. Lebensjahre aufgetreten ist. Da Säuglinge und kleine
Kinder gewöhnlich vor stärkerer Sonnenbelichtung geschützt werden, kann es
vorkommen, daß auch die kongenitale Erkrankung erst im 2. oder 3. Lebensjahre bemerkt wird, und zwar dann, wenn eine stärkere Belichtung statt-
gehabt hat.

Die *Zeit der Erkrankung* ist abhängig von den Schwankungen in der Intensität
des Sonnenlichtes. In den weitaus meisten Fällen ist das erste Auftreten der
Efflorescenzen im Frühjahr und Beginn des Sommers beobachtet worden, in

unseren Breiten etwa Mai bis Juni. Es ist aber auch ohne weiteres verständlich, daß die Eruptionen auch im Winter auftreten können, da die Intensität der Sonnenstrahlen durch Reflektion vom Schnee bzw. Eis gesteigert wird. Außer den Schwankungen in der Lichtintensität spielen auch Änderungen des Körperzustandes hier eine Rolle. JESIONEK betont, daß die pathologisch gesteigerte Lichtempfindlichkeit unvermutet sich bemerkbar machen kann, dauernd bestehen bleiben oder auch plötzlich wieder verschwinden kann. Der Anfall beginnt einige bis zu 24 Stunden nach der Einwirkung der Strahlen. Ihm geht häufig ein wenige Minuten bis zu mehreren Stunden andauerndes Prodromalstadium vorauf, das sich in Wärmegefühl, Brennen und Jucken auf der Haut oder in allgemeiner Mattigkeit, Appetitlosigkeit, Kopfschmerz und Übelkeit äußern kann. Während des Anfalles sind von einzelnen Autoren (JANNIESKON, GRAHAM, RASCH, BULDUER) ausgedehnte Hyperämie und Ödeme der Haut beobachtet worden, eine Tatsache, auf die gelegentlich der Besprechung der Ätiologie noch zurückzukommen sein wird.

Wird der Patient gleich nach dem Auftreten der ersten Efflorescenzen vor Licht geschützt, so heilen die Eruptionen in der eingangs geschilderten Weise ab, ohne daß neue Schübe auftreten. Im andern Falle — haben also die Sonnenstrahlen ungehindert die Möglichkeit, an die Haut zu gelangen — treten nach einiger Zeit neue Schübe von Initialerscheinungen auf, ehe die ersten abgeheilt sind. Solche Schübe wiederholen sich dann während des Sommers, vorausgesetzt, daß ein wirksamer Lichtschutz nicht stattfindet, noch öfters, um im Herbst und Winter spontan zu sistieren; so kann es kommen, daß in solchen Fällen die erkrankten Hautpartien ein sehr buntes Bild darbieten. Es finden sich dann Efflorescenzen aller Entwicklungsstufen in wirrem Durcheinander. Begünstigend wirkt hierfür, daß sich neue Efflorescenzen meist in unmittelbarer Nähe abheilender oder abgeheilter ansiedeln. Kehren nun solche Anfälle mehrere Jahre lang wieder, so kann es allmählich zu erheblichen Substanzverlusten der betroffenen Stellen kommen. Da jede Eruption mit einem Substanzverlust abheilt, kann die Summe aller dieser Verluste zu entstellenden Zerstörungen führen. Solche Fälle sind von GÜNTHER, LEWITUS, LINSER mitgeteilt worden, ferner bringt HAUSMANN die von HANS FISCHER gemachte Aufnahme einer 30jährigen Patientin bei der sich folgender Befund bot: „Stirne und Scheitel bis zur Grenze des Hinterhauptes haarlos, glattnarbig mit Unebenheiten durch oberflächliche Knochenzerstörungen, dem rechten Ohr fehlt das Ohrläppchen. Die knorpeligen Teile der Nase fehlen. An den rechten Nasenhöhlenrändern geschwürige, secernierende Prozesse. Oberlippe fehlt, wie abgefressen. Unterlippe narbig verändert. Nirgends Knötchen, Narben nicht strahlig. Rechtes Auge: Lidspalte durch die narbig veränderten, teilweise verwachsenen Lider sehr eng und klein. Cornea total narbig verändert, Conjunctivitis. Linkes Auge weniger verändert. Rechte Hand verkümmert. Linker Finger: I. Phalange fehlt, am 2. I. und II., am 3. I. mit einem Teil der II., am 4. I. Phalange nach innen gekrümmt, ebenso am 5. Finger. Ähnlich waren die Zerstörungen an der linken Hand" (zit. nach HAUSMANN).

Die Eruptionen wiederholen sich jedes Jahr, wenn nicht irgendwelche Maßnahmen die Wirkungen der Sonnenstrahlen verhindern. Es findet keine allmähliche Gewöhnung an das Sonnenlicht statt, vielmehr herrscht bei allen Untersuchern der Eindruck vor, daß die Empfindlichkeit der Haut gegen Ultraviolettstrahlen eher zu- als abnimmt mit dem zunehmenden Alter der Patienten.

*Histologie.* Die histologischen Bilder werden von allen Autoren übereinstimmend geschildert; nur ihre Deutung ist nicht unerheblichen Wandlungen unterworfen. MÖLLER hält „eine intensive leukoseröse Entzündung in der

Cutis und Epidermis für das Wesentliche, welche zu einer für gewöhnlich multi-lokulären Vesikelbildung und zu nachfolgender Nekrose führt. Die nekrotischen Veränderungen scheinen eine Folge mechanischer, sozusagen hydraulischer Störungen zu sein, indem es durch Exsudation, Thrombose und Extravasation zu einem Stillstand in der Zirkulation, zu einer Stase kommt." Das Primäre scheint Möller eine unter dem Einfluß der chemischen Strahlen des Lichtes zustande kommende Gefäßdilatation zu sein. Da ihm aber diese Gefäßdilatation die Entstehung der weiteren Veränderungen nicht genügend zu erklären scheint, nimmt Möller außerdem noch eine histologisch nicht erkennbare Veränderung des Gefäßendothels oder auch der Gefäßnerven an. Die Entstehung der makro-skopisch für die Hydroa vacciniforme-Eruptionen so charakteristischen Delle führt Möller auf ein Durchlässigwerden der zentralen Hornschichten der Blasen zurück, wodurch ein Hinaussickern des Blaseninhaltes möglich werde, ohne daß dies an den Rändern infolge der multilokulären Struktur der Blase geschehe. Er glaubt die Umbilikation auf diese Weise besser erklärt zu haben als Bowen, der annimmt, „daß die nekrotischen Zellen im Retezentrum die obere Grenz-schicht hinabbinden".

Malinowski, der eine eben beginnende und eine vollentwickelte Efflorescenz histologisch untersuchte, betont das Hervortreten starker entzündlicher Er-scheinungen. „Aber ihnen geht Nekrose voraus. Der Prozeß scheint mit Epi-dermisnekrose zu beginnen, welcher später Nekrose des anliegenden Binde-gewebes sich anschließt. Auf diese Weise entsteht primär ein nekrotischer Herd, welcher als Entzündungserreger wirkt, daher die ihn umgebende leukocytäre Infiltration und das flüssige Exsudat, welches sowohl das Bindegewebe unter dem Herd auflockert, wie auch ihn selbst durchtränkt. Durch die wachsende Durchtränkung mit Flüssigkeit wird das primäre Knötchen zu einem Bläschen". Die Entstehung der Eindellung des Bläschens erklärt Malinowski so, daß die Eintrocknung der nekrotischen Masse das Emporheben der Bläschendecke durch das Exsudat erschwert, wo hingegen das Bläschen an der Peripherie höher steht, weil dem Emporheben nichts im Wege steht.

Wolters kann sich den Ansichten Malinowskis anschließen. Er ist der Meinung, daß die Gefäßschädigung das Primäre sei; durch diese schwere Gefäß-alteration sei die Nekrose der Epidermis bzw. Cutis bedingt. Diese Nekrose löse dann die reaktive Entzündung aus.

Radaeli kam auf Grund seiner histologischen Studien zu dem Ergebnis, daß zunächst degenerative, zur Nekrose führende Erscheinungen in der Epidermis an den Zellen des Stratum spinosum, später an den elastischen Fasern in die Erscheinung treten, und daß diese Veränderungen entzündliche Vorgänge mit schwerer Gefäßschädigung im Gefolge hätten.

*Ätiologie und experimentelle Forschung.* Daß die kurzwelligen bzw. ultra-violetten Strahlen die auslösende Ursache für die Erkrankung an Hydroa vaccini-forme darstellen, ist eine heute wohl allgemein anerkannte Tatsache. Schon Möller konnte durch Belichtung mit einer Bogenlampe bei einem Hydroa vacciniforme-Patienten experimentell typische Efflorescenzen hervorrufen. Er machte die Beobachtung, daß die ultraroten Strahlen keine Veränderung hervor-rufen, und daß auf einer bisher noch nicht erkrankten Hautpartie bei der experi-mentellen Belichtung zunächst nur ein gewöhnliches Erythem in die Erscheinung trat. Erst bei erneuter Belichtung mit ultravioletten Strahlen reagierte diese Haut mit der Bildung typischer Efflorescenzen. Es ist also die Haut eines Hydroa vacciniforme-Patienten nicht von vorneherein disponiert, die Hydroa vacciniforme-Eruptionen hervorzubringen, sondern es bedarf erst einer Zu-standsänderung infolge wiederholter Belichtung, ehe die für das Hydroa vaccini-forme charakteristische Reaktion eintritt.

Ehrmann untersuchte die Reaktionen auf der nicht erkrankten Haut eines Hydroa vaccineforme-Patienten mittels Bestrahlung durch Finsenlicht, das einerseits „blaues Kobaltglas" oder einen „Trog, enthaltend Kupferoxydammoniak", andererseits „rotes Rubinglas" passiert hatte. Er konnte mit den durch die blauen Filter gegangenen Strahlen „eine im Zentrum leicht gedellte, ziemlich stark elevierte weißlich-rote Quaddel mit diffusem rotem Hof erzeugen". Die Rötung verschwand dann allmählich wieder. Hingegen ließen sich mit Strahlen, die die Rubinglasplatte passiert hatten, keine Reaktionen erzielen.

L. Freund hat dann bei einem Hydroapatienten den Strahlenbereich ermittelt, der für die Entstehung des Hydroa in Frage kommt, und zwar als innerhalb des Wellenbereiches von 396—325 $\mu\mu$ liegend, also außerhalb des sichtbaren Spektrums.

Martenstein konnte diese Befunde L. Freunds bestätigen und noch in verschiedener Richtung erweitern. Er stellte fest, daß die Überempfindlichkeitserscheinungen mit abnehmender Wellenlänge der ultravioletten Strahlen an Intensität zunehmen. Und zwar kann die Steigerung so hochgradig sein, daß die Reaktion ohne jede Inkubation entstehen kann. Es ist bemerkenswert, daß sich die Reaktion im Anfang in einem solchen Falle nicht von der durch Wärmestrahlen bedingten unterscheidet, d. h. daß die für die Lichtreaktion charakteristische Zeit zwischen Einwirkung und Erfolg der Strahlen gleich null geworden ist. Besonders stark waren solche Reaktionen bei Anwendung von Strahlen mit weniger als 280 $\mu\mu$ Wellenlänge. Eine Bestrahlung mit ultravioletten Strahlen bis 290 $\mu\mu$ herab erzielte nicht die gleich starke Reaktion wie eine um das fünffache kürzere, ungefilterte Bestrahlung. Martenstein beobachtete, daß Röntgen, $\alpha$-$\beta$-$\gamma$-Strahlen auf der Haut von Hydroakranken keine Überempfindlichkeitserscheinungen auslösen. Diese Befunde konnte Schmidt-La Baume im vollen Umfange bestätigen.

Zu ganz andersartigen Ergebnissen gelangte Scholtz auf Grund von Bestrahlung der unveränderten wie auch der schon Narben aufweisenden Haut eines Hydroakranken mit Eisenlicht und mit Kohlenlicht. Er konnte bei keinem dieser Versuche irgendeine abnorme hohe Empfindlichkeit gegen chemische Strahlen nachweisen, „die Reaktion trat in durchaus gleicher Weise wie bei normalen Personen auf". Scholtz glaubt, die Differenzen seiner Ergebnisse gegenüber denen Ehrmanns darauf zurückführen zu müssen, daß bei den Versuchen Ehrmanns die Wärmeentwicklung nicht ausgeschaltet wurde.

Zu dem gleichen Resultat kam Moro, der durch Bestrahlung mit Finsenlicht und anderen an kurzwelligen Strahlen reichen Lichtquellen nur eine geringfügige Erhöhung der Lichtempfindlichkeit feststellen konnte. Auch Pautrier und Payenneville konnten mit dem Lichte der Quarzlampe keinerlei Reaktion erzielen. Schließlich haben Arzt und Hausmann versucht, mittels einer Finsen-Reyn-Lampe und mittels einer Kromayer-Lampe experimentell Eruptionen bei Hydroa vaccineforme-Kranken hervorzurufen. Trotz mehrfacher Bestrahlung unveränderter und schon mit Narben bedeckter Hautpartien gelang es ihnen nicht, trotz Heranziehung der sichtbaren wie der kurzwelligen Strahlenbezirke, eine Hydroaeruption zu erzielen. Sie sahen nur Erytheme, die noch schwächere Reaktionen darstellten als bei normalen Kontrollfällen.

Diese sehr unterschiedlichen Befunde bei der experimentellen Erzeugung von Hydroa vacciniforme-Eruptionen bzw. der Feststellung einer Überempfindlichkeit der Haut zeigen auf das deutlichste, eine wie große Bedeutung der *Disposition* der Haut *in der Pathogenese des Hydroa vacciniforme* zukommt. Wir verdanken H. W. Siemens eine genaue Zusammenstellung über die

Bedeutung der Heredität bzw. das familiäre Vorkommen des Hydroa vacciniforme. Siemens kommt dabei zu folgenden Schlußfolgerungen:

1. Daß das Hydroa in etwa $10^0/_0$ aller publizierten Fälle familiär auftritt, also häufiger als man bisher geneigt war anzunehmen. 2. Abgesehen von einer Ausnahme bezieht sich dieses familiäre Auftreten nach den bis jetzt bekannt gewordenen Tatsachen auf das Vorkommen bei Geschwistern. Und zwar finden sich in diesem Material familiären Vorkommens 10mal soviel Angehörige des männlichen als des weiblichen Geschlechts. Aus diesen Tatsachen folgert Siemens die Annahme, daß das Hydroa vacciniforme eine recessiv-geschlechtsbegrenzte Erbkrankheit ist, wobei es sich um eine sehr ausgesprochene, aber nicht totale Begrenzung auf das männliche Geschlecht handeln würde. Er erwähnt noch, daß möglicherweise diese ätiologische Erklärung nicht auf alle Fälle von Hydroa vacciniforme zutreffen könnte. In diesem Zusammenhange mag eine Beobachtung Jesioneks Erwähnung finden, daß heftigerer Krankheitsverlauf unzweifelhaft bei dem männlichen Geschlecht anzutreffen sei. Als Ursache dieser Erscheinung vermutet er die Tatsache, daß die Knaben sich mit größerer Unvorsichtigkeit als Mädchen und erwachsene Frauen dem Lichte aussetzen.

Untersuchungen, die über die Frage Aufklärung bringen sollten, wodurch diese unter Umständen familiäre Disposition der Haut zur Überempfindlichkeit gegen aktinische Strahlen bedingt sein könnten, reichen verhältnismäßig weit zurück. MacCall Andersen und Linser hatten bei der Untersuchung ihrer Hydroa vacciniforme-Kranken eine vermehrte Ausscheidung von Hämatoporphyrin im Urin gefunden, ohne diese jedoch in ätiologische Beziehung zu der Erkrankung zu bringen. Hausmann hatte 1908 gefunden, daß das Hämatoporphyrin eine ausgesprochene photodynamische Wirkung auf Paramäcien und Kaninchenblutkörperchen entfaltete. Ehrmann vertrat 1909 zuerst die Ansicht, daß das Hämatoporphyrin, dessen Ausscheidung er auch in seinem Falle von Hydroa vacciniforme gefunden hatte, als Ursache für die Überempfindlichkeit der Haut gegen ultraviolette Strahlen bei dem Hydroa vacciniforme zu bezeichnen sei. Auf dieser nun geschaffenen Grundlage erfuhr die experimentelle Forschung des Hydroa vacciniforme und des Hämatoporphyrins eine mächtige Anregung und Ausdehnung.

Zunächst sollen die Ergebnisse der verschiedenen Autoren über die chemisch-physikalische und besonders photodynamische Wirkung des *Hämatoporphyrins*, soweit sie für das Thema in Betracht kommt, besprochen werden. Eine erschöpfende Übersicht findet sich in den Arbeiten Günthers, die chemischen Eigenschaften sind besonders von Fischer und von Schumm genauestens untersucht worden.

Hausmann stellte dann in weiteren Versuchen die photodynamische Wirkung des Hämatoporphyrins für weiße Mäuse fest. Und zwar konnte er die Versuchsanordnung so variieren, daß er eine akute, eine subakute und eine chronische Form des „Hämatoporphyrinismus" erzeugt wurde. Die akuteste Form ist die von Hausmann als Lichtschlag bezeichnete Vergiftung, bei der die Tiere durch intensives Sonnenlicht nach der Sensibilisierung mit Hämatoporphyrin in einigen Minuten in Narkose versetzt werden, in der die Tiere verenden. Nach starker Belichtung in der Sommersonne oder mit einer 35 Amp. Bogenlampe traten die akuten Erscheinungen auf. Die Tiere wälzten sich am Boden, kratzten sich, es trat Rötung der Ohren und des Schwanzes, Ödem der ganzen Haut, Lichtscheu und Mattigkeit auf. Der Tod erfolgte nach 1—3 Stunden.

Bei der subakuten Form, die bei weniger intensiver Belichtung erfolgte, trat auch das allgemeine Hautödem auf. Der Kopf war gedunsen, die Tiere waren lichtscheu, aber sie blieben am Leben.

Bei der durch wiederholte mäßig starke Belichtung erzeugten chronischen Form trat Ausfall der Haare und Nekrose der Ohren auf. Besonders bei Bestrahlen mit der Quarzlampe lassen sich die chronischen Formen der Hämatoporphyrinsensibilisierung deutlich und konstant hervorrufen. Kurzdauernde, an sich unwirksame Bestrahlung von Hämatoporphyrinmäusen mit der Quarzlampe führte bei diesen Tieren zu Nekrosen. „Bei all diesen Versuchen erwies sich die Menge des injizierten Farbstoffes, abgesehen von einer unteren Grenze, nicht so sehr bestimmend für den Ablauf der Sensibilisationskrankheit.“

Besonders wichtig sind die Angaben über wirksamen Strahlenbezirk. HAUSMANN äußert sich dahin, daß sich die Wirkung der ultravioletten Strahlen und der für die Hämatoporphyrintiere wirksamen (von 580—490 $\mu\mu$) addiere, denn zum Zustandekommen der Krankheitserscheinungen bei belichteten Hämatoporphyrintieren scheinen ultraviolette Strahlen nicht nötig zu sein.

Wurde in den geschilderten Versuchen HAUSMANNs das Hämatoporphyrin in reiner Form dem Versuchstiere künstlich zugeführt, so beschreibt PERUTZ den Weg, das bei der *Sulfonal*vergiftung im Organismus sich bildende Hämatoporphyrin als Sensibilisator zu benutzen. Nachdem durch Verfütterung steigender Mengen Sulfonal bei einem Kaninchen Hämatoporphyrinurie erzeugt war, wurden die Ohren des Tieres mit einer KROMAYER-Lampe bestrahlt. Nach einer Inkubationszeit von 3 Tagen entwickelten sich Blasen, die nach Krustenbildung unter Hinterlassung von Narben abheilten. Der Versuch, ob solch narbig verändertes Gewebe besonders empfindlich gegen ultraviolette Strahlen sei, fiel negativ aus. PERUTZ erklärt diese Tatsache mit straffen Narbengewebe und mangelnder Vaskularisation am Kaninchenohr. Zu gleichen Resultaten gelangte GÖTZL, der die Hämatoporphyrinurie experimentell durch Gaben von Bleitriäthyl beim Kaninchen erzeugte. HAXTHAUSEN berichtet von einem jungen Studenten, der längere Zeit wegen epileptischer Anfälle Sulfonal eingenommen hatte. Nach längerer Besonnung (mehrere Tage) bei klarer Luft traten im Gesicht und an den Handrücken Eruptionen auf, die sich nicht von denen beim Hydroa vacciniforme unterscheiden ließen. Der Urin war portweinfarben und enthielt „sehr deutlich Hämatoporphyrin“.

H. PFEIFFER zeigte ferner, daß auch Meerschweinchen mit gleichem Erfolg wie weiße Mäuse zu Sensibilisierungsversuchen verwendet werden können. Er hat genau die Temperatur der Tiere gemessen und gefunden, daß nach einer anfänglich leichten Temperatursteigerung, besonders von dem Moment an, wo die Tiere matt zu werden beginnen, in letzteren Fällen besonders, eine rapide Temperatursenkung eintritt (photodynamischer Temperatursturz), die, falls die Tiere sich wieder erholen, einem oft über Tage sich erstreckendem Fieber Platz machen kann. Im Gegensatz hierzu tritt bei den unbelichteten Kontrollen eine Temperaturänderung nicht ein.

F. MEYER-BETZ versuchte auf dem Wege des Selbstversuchs die sensibilisierende Wirkung des Hämatoporphyrins auf den menschlichen Organismus zu beobachten. Da nach Untersuchungen von E. FISCHER und F. MEYER-BETZ per os genommenes Hämatoporphyrin nicht resorbiert wird, ließ sich MEYER-BETZ 0,2 g Hämatoporphyrin in steriler alkalischer Lösung intravenös injizieren. Bei vollständigem Schutz des Körpers gegen Lichtstrahlen wurde der eine Unterarm mit Finsenlicht unter Fernhaltung der Wärmestrahlen so bestrahlt, daß bei einem normalen Individuum höchstens nur eine leichte Blasenbildung eintrat. Sofort nach der Bestrahlung war leichtes Ödem und Rötung erkennbar, am nächsten Tage eine etwa $^1/_2$ cm dicke Infiltration mit kollateralem Ödem, Hämorrhagien in die bestrahlte Stelle. Nach Zunahme der Hämorrhagien trat nach 10 Tagen oberflächliche Nekrose unter starker Schorfbildung auf. 3 Wochen nach der Bestrahlung „kann der Schorf abgelöst werden, es resultiert ein besonders in den Innenabschnitten die ganze Cutis durchsetzendes, tiefgreifendes Geschwür", das erst im Verlaufe von Wochen ganz allmählich unter starker Narbenbildung abheilte.

Die Versuche mit Sonnenbestrahlung ergaben, daß an einem trüben Tage keinerlei Erscheinungen von seiten der Haut beobachtet wurden, wohl aber schlechtes Allgemeinbefinden, Mattigkeit, Kopfschmerzen, Appetitlosigkeit. Bei direkter Einwirkung klaren Sonnenlichtes stellte sich sofort Prickeln und Brennen der bestrahlten Hautpartien ein, nach wenigen Minuten flammende Rötung und deutliche Schwellung. Während dreier Tage nahm die Schwellung, die allmählich bretthart wurde, an Intensität zu. Vom vierten Tage an ging die Schwellung langsam zurück, an mehreren Stellen traten Abhebungen der Epidermis, seröse Exsudation, Borkenbildung auf. Überall, wo die Dermatitis gewesen ist, stellte sich lebhafte Pigmentierung ein. „Die Sensibilisierung dauerte noch mehrere Wochen, so daß ich mich vor direkter Sonne weniger in diffusem Licht und bei künstlicher Beleuchtung nicht ganz sicher fühlte und Besonnung instinktiv mied, da sofort starkes Brennen der Haut und nach längerem Verweilen auch bald Schwellung eintrat." Vier Wochen nach der Bestrahlung begann sich die Haut in großen Lamellen, wie nach überstandener Scharlachinfektion, an den Händen, kleinschuppiger im Gesicht zu schälen. Sechs Wochen nach der Bestrahlung bestand die Sensibilisierung noch, etwa 4 Monate später (im Frühjahr) war sie nicht mehr nachweisbar. Abschließend sagt MEYER-BETZ: „Der Versuch zeigt einwandfrei, daß beim Menschen in der Blutbahn kreisendes Hämatoporphyrin zu einer hochgradigen Sensibilisierung führt. Nur die vom Licht direkt getroffenen Teile der Körperoberfläche zeigten die schädigende Wirkung des Lichtes. Überall, wo Bedeckungen bestanden (Kleider, Kopfhaare) blieb sie aus. Die Intensität der Veränderung ging überall der Intensität bzw. Dauer der Bestrahlung parallel. Es ist hervorzuheben, daß es einige Zeit dauert, bis die Erscheinungen ihren Höhepunkt erreicht haben."

Vergleicht man die HAUSMANNschen, MEYER-BETZschen und PERUTZschen Versuche, so ergibt sich die Tatsache, daß die Erzeugung einer experimentellen Lichtschädigung durch endogene Sensibilisierung gelungen ist. Es zeigen sich aber wesentliche Unterschiede in den Resultaten der Versuche von HAUSMANN und MEYER-BETZ einerseits und PERUTZ andererseits.

Die Art der endogenen Sensibilisierung: 1. HAAUSMANN und MEYER-BETZ injizierten teils subcutan, teils intravenös einen chemisch rein dargestellten Farbstoff. PERUTZ ließ, ähnlich wie GÖTZL durch Bleitriäthyl, durch Sulfonal den photodynamisch wirksamen Sensibilisator im Tierkörper selbst entstehen. 2. Die Versuche von HAUSMANN und MEYER-BETZ weisen im Endresultat wesentliche Unterschiede von denen PERUTZ' auf. Zwar machen die Versuche HAUSMANNs an der Maus sowie der Selbstversuch von MEYER-BETZ die Sensibilisation durch Hämatoporphyrin für den Menschen sehr wahrscheinlich, aber es muß doch auf den großen Unterschied zwischen den durch die experimentelle Sensibilisation hervorgerufenen Bildern und denen beim Hydroa vacciniforme hingewiesen werden. Bei der experimentellen Hämatoporphyrinerkrankung entsteht unter Sonnenbelichtung eine diffuse Affektion, während das Bild bei dem Hydroa durch Erscheinungen auf beschränkten Raum ausgezeichnet ist. Bei dem Hydroa vacciniforme ist die lokale Nekrose das Charakteristische, während der Hämatoporphyrinismus mehr das Bild einer ganz diffusen Dermatitis ergibt. Die experimentelle Sensibilisationskrankheit des Menschen bietet Ähnlichkeiten mit einer Dermatitis solaris.

Es muß jedoch gesagt werden, daß sowohl in den Versuchen von PERUTZ und denen von MEYER - BETZ bei Belichtung mit ultravioletten Strahlen

Veränderungen hervorgerufen wurden, die große Ähnlichkeit mit denen beim Hydroa vacciniforme aufwiesen. PERUTZ erzeugte bei Kaninchen, die nach Sulfonalgaben Hämatoporphyrin im Harn ausschieden, durch Belichtung mit der KROMAYER-Lampe zunächst Infiltrate, auf denen Blasen entstanden, und die nach Krustenbildung unter Hinterlassung von Narben abheilten. In dem Selbstversuche von MEYER-BETZ trat sehr schnell nach der Bestrahlung mit der KROMAYER-Lampe Ödem, Hyperämie und Infiltratbildung auf. Nachdem Blasen entstanden waren, trockneten diese zu Krusten ein. Nach Abstoßung des die Krusten bildenden nekrotischen Materials blieb ein bis in die Subcutis reichendes Geschwür, das langsam unter Hinterlassung einer deutlichen Narbe abheilte. Bei beiden Arten der Sensibilisierung, der künstlichen Zufuhr des reinen Hämatopophyrin und dem nach Vergiftung im Organismus entstandenen Hämatoporphyrin sind experimentell dem Hydroa sehr ähnliche Erscheinungen auf der Haut hervorgerufen worden.

Eine besondere Bedeutung kommt in diesem Zusammenhange der Beobachtung HAXTHAUSENs zu, daß sich auch beim Menschen nach längeren Sulfonalgaben die gleichen Efflorescenzen wie beim Hydroa vacciniforme entwickeln können.

Die Hämatoporphyrine sind eisenfreie Derivate des roten Blutfarbstoffes. Sie sind kein Ozonüberträger, geben weder die Gujak- noch die Aloinreaktion, noch fällt mit ihnen die ADLERsche Benzidinprobe positiv aus. Charakteristisch ist die rote Fluorescenz, die sowohl in alkalischer wie auch saurer Lösung selbst in starken Verdünnungen bei geeigneter Anordnung nachweisbar ist.

Die Versuche von HAUSMANN, MEYER-BETZ sind unter Verwendung eines Hämatoporphyrins angestellt worden, das nach dem erstmalig von MENCKI angegebenen Verfahren rein dargestellt wurde. Man hatte damals angenommen, daß das Hämatoporphyrin-NENCKI, wenn nicht unter physiologischen, so doch unter bestimmten pathologischen Verhältnissen, auch im menschlichen Organismus entstehen und dann im Harn auftreten könne. Nach SCHUMM liegen aber keinerlei Anhaltspunkte dafür vor, daß das Hämatoporphyrin-NENCKI im tierischen Organismus gebildet wird.

H. FISCHER und seine Mitarbeiter konnten nachweisen, daß im Harn unter pathologischen Verhältnissen außer dem Hämatoporphyrin noch ein zweiter Blutfarbstoff, das Mesoporphyrin vorkommen kann. Es unterscheidet sich chemisch vom Hämatoporphyrin dadurch, daß es zwei Sauerstoffatome weniger im Moleküle aufweist; es kann also als Reduktionsprodukt des Hämatoporphyrins aufgefaßt werden. Das Spektrum ist dem Hämatoporphyrin sehr ähnlich, auch seine photodynamische Wirkung ist die gleiche wie die des Hämatoporphyrin. Durch weitere Reduktion des Mesoporphyrins gelangt man zum Porphyrinogen, die als Muttersubstanz der Porphyrine angesehen wird (FISCHER, BARTHOLOMÄUS und RÖSE). Porphyrinogene stellen farblose Substanzen dar und sind nach FISCHER nicht direkt sensibilisierend, sondern sekundär, „weil die Sensibilisation durch Licht bei den mit Porphyrinogen behandelten Tieren erst am folgenden Tag eintrat“. PERUTZ möchte sich dieser Ansicht nicht ohne weiteres anschließen, weil eine Latenzzeit zwischen Belichtungseffekt und Belichtung ein Charakteristikum photochemischer Prozesse ist. Der Nachweis des Porphyrinogens im Harn geschieht dadurch, daß man es durch Lichteinwirkung oder Oxydation in Meso- bzw. Hämatoporphyrin überführt und dieses dann spektroskopisch nachweist.

Einen wesentlichen Fortschritt bedeuteten die Untersuchungen H. FISCHERs, in Verfolg deren es ihm gelang, aus dem Harn und dem Faeces eines an Hämatoporphyrie leidenden Kranken zwei verschiedene Porphyrine *rein* darzustellen, die er Uro- und Koproporphyrin benannte. Eine Reindarstellung aus dem Harn war bisher nicht gelungen, die Forscher hatten mit einem aus Blut hergestellten Präparat gearbeitet und angenommen, daß es mit dem bei pathologischen Fällen im Harne ausgeschiedenen identisch sei. Koproporphyrin, ist nach den Untersuchungen H. Fischers und O. Schumms, das physiologische, Uroporphyrin wenigstens ganz vorwiegend das pathologische Porphyrin des Harns. Koproporphyrin findet sich außerdem regelmäßig in den Faeces. Das spektroskopische Verhalten dieser beiden Stoffe findet sich ausführlich in der Arbeit H. Fischers[1] geschildert. Versuche von Fischer an Mäusen ergaben, daß das Kotporphyrin stärker gegenüber Licht sensibilisiert als Uroporphyrin; subcutan injiziertes Koproporphyrin wird hauptsächlich im Kot ausgeschieden, Uroporphyrin dagegen vollständig im Urin.

Endlich mag noch Erwähnung finden, daß es Kämmerer gelang, durch Einwirkung von Bakterien auf Blut in vitro ein Hämatoporphyrin zu gewinnen, das sich auch rein darstellen ließ. Dieses Porphyrin führt den Namen: Fäulnisporphyrin. Es konnte auch aus normalem Kot nach Eingabe von Blut in einer Reihe von Fällen isoliert werden (H. Fischer), ferner konnte Kämmerer mit Sputum eines Falles von Lungengangrän und eines Falles von putrider Bronchiektasie in vitro dieses Fäulnisporphyrin in $5^0/_0$ Blutbouillon erzeugen. H. Fischer fand dieses Porphyrin Paramaecien intensiv gegen Licht sensibilisierend; Kämmerer und Weisbecker zeigten, daß bei Mäusen das Fäulnisporphyrin unter Anwendung wenig intensiver und protrahierter Belichtung die stärkste sensibilisierende Wirkung entfaltete.

*Welche Bedeutung haben nun diese Befunde über die biologischen und chemischen Eigenschaften der Hämatoporphyrine für die Pathogenese des Hydroa vacciniforme?* Wie schon angeführt, haben Porphyrinogen, Mesoporphyrin, Uro- und Koproporphyrin und das Fäulnisporphyrin eine mehr oder weniger ausgesprochene lichtsensibilisierende Wirkung im Mäuseexperiment. Kommen sie alle als ursächliches Moment in der Pathogenese des Hydroa vacciniforme in Frage? Nach den Untersuchungen H. Fischers ist die exogene Fäulnisporphyrinbildung vollkommen bedeutungslos im Gegensatz zu der Ansicht von Papendieck. H. Fischer fütterte mehrere Versuchspersonen mit Blut, chemisch-spektroskopisch wurde Fäulnisporphyrin einwandfrei in den Faeces nachgewiesen; an diesen Versuchspersonen konnte auch bei stundenlanger Belichtung keinerlei Sensibilisierung festgestellt werden. Für die Pathogenese des Hydroa vacciniforme kommt dem Fäulnisporphyrin gar keine oder vielleicht nur eine untergeordnete Bedeutung zu.

Das Mesoporphyrin ist kein natürlicher Baustein des Blutfarbstoffes und auch als Abbauprodukt im tierischen Organismus noch nicht aufgefunden worden (Schumm). Porphyrinogen ist von A. Perutz in seinem Falle isoliert an einzelnen Tagen nachgewiesen worden, an anderen Tagen wieder Hämatoporphyrin. H. Fischer fand bei der Untersuchung des Falles Petri neben Uroporphyrin auch Porphyrinogen und Mesoporphyrin in den Ausscheidungen. Über die Rolle, die die Leukoverbindungen beim Zustandekommen der Lichtsensibilisation spielen, gehen die Ansichten der Autoren weit auseinander. Während Perutz den gelegentlichen Nachweis der Leukoverbindungen als Grund dafür anführt, daß auch bei fehlender Porphyrinausscheidung im Urin im Harn doch eine Lichtsensibilisation durch Leukoverbindungen dieses Farbstoffes bestehen könnte, erklärt H. Fischer mit diesem Befunde gerade das Gegenteil, nämlich das Fehlen einer Lichtsensibilation bei vorhandener Farbstoffausscheidung. Diese Verschiedenheit beruht auf der unterschiedlichen Deutung der Tierexperimente (siehe S. 152).

---

[1] Z. physiol. Chem. **97**, 126.

Was nun endlich die Bedeutung des Uro- und Koproporphyrins für die Entstehung des Hydroa vacciniforme anlangt, so muß zunächst berücksichtigt werden, daß das hierüber vorliegende Material zahlenmäßig noch nicht groß ist. Das hat seinen Grund einerseits darin, daß der erstmalige Nachweis durch H. FISCHER erst jüngeren (1916) Datums ist, andererseits aber eine exakte Untersuchung und sichere Erkennung der Farbstoffe besondere Erfahrung und Sicherheit in der nicht einfachen Methodik erfordert.

Genaue Angaben über die Art des gefundenen Porphyrins finden sich nur in drei Fällen von Lichtüberempfindlichkeit. Der eine ist der Fall PETRY, den GÜNTHER zuerst untersuchte und als Hämatoporphyria congenita beschrieb, bei dem dann von H. FISCHER Uro- und Koproporphyrin aus den Ausscheidungen rein dargestellt wurden, bei dem auch von SCHUMM ein gleicher Befund erhoben wurde. Der andere ist von MACKEY, LEONARD und GARROD mitgeteilt worden. Der Patient PETRY war zur Zeit der Veröffentlichung H. FISCHERS 23 Jahre alt und litt seit frühester Kindheit an Eruptionen von Hydroa vacciniforme, die zu schweren Verstümmelungen im Gesicht, den Augen und den Händen geführt hatten. Es wurden täglich im Harn 0,3 g, im Stuhl 0,1 g Farbstoff ausgeschieden, außerdem auch die Leukoverbindungen. SCHUMM konnte mit Hilfe einer eigens für diesen Zweck ausgebauten Methodik Uroporphyrin regelmäßig in frisch entnommenem Blute nachweisen. Im Pleuraexsudat fand er Koproporphyrin. H. FISCHER fand im Blute des Kranken bei Verarbeitung einer größeren Menge auch noch Koproporphyrin. In den Knochen dieses Patienten wurde von H. FISCHER Uroporphyrin gefunden. GÜNTHER konnte ein Porphyrin in den Zahnwurzeln nachweisen.

Ganz ähnlich lauten die Befunde in dem von MACKEY, LEONARD und GARROD mitgeteilten Falle. Es handelt sich um einen Knaben, der im Alter von drei Monaten erstmalig die Erscheinungen des Hydroa vacciniforme an Gesicht und Händen aufwies. Das Kind entleerte schon vor der ersten Nahrungsaufnahme rotgefärbten Urin, die zu normaler Zeit sich entwickelnden Milchzähne kamen rotgefärbt zum Durchbruch und nahmen allmählich einen mehr braunroten Farbenton an. Der Knabe wurde im Alter von 6 und $9^1/_2$ Jahren von den Autoren genauestens untersucht. Im Harn und im Kot wurden das Uro- und Koproporphyrin nachgewiesen. Bei der genauen chemischen und spektroskopischen Untersuchung dieser Farbstoffe kamen die Verfasser zu Resultaten, die mit den von H. FISCHER und von SCHUMM erhaltenen gut übereinstimmten. Die pigmentierten Milchzähne wurden durch ebenso pigmentierte beim Zahnwechsel ersetzt. In den Zähnen konnte besonders bei Beobachtung in ultraviolettreichem Licht an Schliffen der Farbstoff nachgewiesen werden. Bei Durchleuchtung der Hände mit elektrischem Glühlicht erscheinen die Finger wesentlich dunkler als bei normalen gleichaltrigen Kindern, eine Tatsache, aus der auf eine Farbstoffablagerung in den Knochen geschlossen wird. Bei der letzten Untersuchung erwiesen sich Leber und Milz als vergrößert, der Blutbefund sprach für Anämie mäßigen Grades mit Hyperregeneration. Die Empfindlichkeit der Haut gegenüber Sonnenlicht hat sich nicht geändert, sie besteht unverändert fort. An den Händen haben sich nach abgeheilten Eruptionen störende Verstümmelungen ausgebildet.

In den Fällen von MARTENSTEIN handelte es sich um zwei Brüder im Alter von 24 und 32 Jahren.

Krankheitserscheinungen an der Haut bestanden seit frühester Kindheit. Bei dem einen der Patienten ist vermerkt, daß der Urin seit zwei Jahren rotgefärbt ist und es auch zur Zeit der Untersuchung noch ist. Beide bieten im Gesicht und an den Handen zahlreiche Residuen von früheren Eruptionen bei dem einen, der oft barfuß gegangen ist, auch an den Füßen. Der eine der Brüder hatte zur Zeit der Untersuchung Blasen an der einen Hand. Finger- und Zehennägel, die sich bei beiden Brüdern öfters im Anschluß an Hydroa vacciniforme-Eruptionen erneuert haben, sind längsgestreift, klein, einzelne an den Seiten hochgebogen. Im Urin beider Patienten fand sich während der ganzen Zeit Uroporphyrin in erheblichen Mengen, Kotporphyrin war nicht sicher nachweisbar. Im Serum beider fand sich kein Farbstoff.

Einen vierten Fall hat Kitagawa mitgeteilt.

Es handelt sich um ein siebzehnjähriges Mädchen, bei dem seit Jahren an der Haut des Gesichtes, der Unterarme, Hände, Unterschenkel und Füße sich typische Veranderungen zeigten. Im Harn wurden täglich 0,05 g Uroporphyrin und Spuren von Koproporphyrin ausgeschieden, im Kote nur Koproporphyrin etwa 0,0045 g pro die. In 100 ccm Serum waren 1,86 mg Uroporphyrin, aber kein Koproporphyrin nachweisbar.

H. Fischer erklärt die Entstehung folgendermaßen:

„Primar im Organismus entsteht das Kotporphyrin und die Schwere der Krankheits-erscheinungen richtet sich neben der Menge Kotporphyrin, bzw. Muttersubstanz, die gebildet wird, in erster Linie nach der Fähigkeit des Organismus, die weitere Karboxylierung fertig zu bringen. Wird viel Urinporphyrin gebildet, so kann unmittelbar das akute schwerste Stadium, wie bei den Mäusen, auftreten; ist nur relativ wenig Kotporphyrin vorhanden und wird dieses vollkommen in Urinporphyrin übergeführt, so treten keinerlei Erscheinungen auf; werden endlich etwa 0,4 g Porphyrin gebildet, von denen $^3/_4$ im Urin ausgeschieden werden, so tritt das chronische Stadium auf.“ „Endlich fragt er sich, ob nicht sämtliche Fälle von Hydroa vacciniforme mit zur Krankheitsgruppe der Porphyrinurie gerechnet werden müssen. Maßgebend wird sein, ob zur Zeit der Anfälle im Urin und Kot Porphyrin nachweisbar ist oder nicht. Aus den oben angegebenen Gründen ist nur die Untersuchung des Kotes ausschlaggebend, und ich glaube, daß in den bisherigen Fällen der Kot nicht genügend exakt untersucht worden ist, um wirklich die Abwesenheit eines Porphyrins während des Anfalles zu beweisen. Es genügt nämlich nicht, eine Probe des Kotes mit Alkoholsalzsäure zu zerreiben und das Filtrat spektroskopisch auf Porphyrin zu unter-suchen, sondern es ist eine eingehende chemische Untersuchung notwendig.“

In diesem Zusammenhange soll noch der von Fraenkel, Hegler und Schumm mitgeteilte Fall besprochen werden. Es handelte sich um eine 32jährige Kranke, deren Krankheitsbild von einer floriden Tuberkulose beherrscht wurde. Die Patientin hatte starke fleckförmige, zum Teil confluierende Pigmentierungen an den Händen und im Gesicht. Nach Angaben der Umgebung soll Patientin früher portweinfarbenen Urin ausgeschieden haben. Zur Zeit der Untersuchung hatte der Urin normale Farbe und ist infolgedessen nicht auf Porphyrin unter-sucht worden. Irgendwelche geschwürigen Prozesse oder Residuen solcher waren im Gesicht und an den Händen nicht nachweisbar. Die Patientin starb sehr bald an der Tuberkulose. Bei der Sektion ergab sich, daß das Knochen-system (ohne Knorpel) braunrot verfärbt war. Die von Schumm vorgenommene chemische und spektroskopische Untersuchung ergab das Vorhandensein eines spektrometrisch mit dem Uroporphyrin übereinstimmenden Farbstoffes. Das Besondere dieses Falles besteht darin, daß es trotz vorhandener Porphyrie nicht zu einem ausgesprochenen Grade von Lichtsensibilität gekommen ist, wenn man mit Fraenkel, Hegler und Schumm annehmen will, daß die Pigmentierung des Gesichtes und der Hände die Folge einer im Vergleich zum Hydroa vacciniforme milden Überempfindlichkeitsreaktion gegen Licht darstellt. Da der Fall aber intra vitam nicht vollständig untersucht werden konnte, ist dieser Befund nicht gut zu verwerten.

Geht man nun die in den letzten Jahren unter der Diagnose „Hydroa vacciniforme“ mitgeteilten Fälle durch und sucht nach den Angaben über Porphyrin-nachweis, so findet sich in der weitaus meisten Zahl der Fälle nur die Angabe, daß Hämatoporphyrin im Urin gefunden wurde, die Untersuchung des Kotes ist meist verabsäumt worden. Nur Barber und ferner Kitagawa berichten in ihren zwei Fällen, daß auch im Stuhl Hämatoporphyrin spektroskopisch gefunden wurde, ebenso Mobitz in seinem Falle. Diejenigen Mitteilungen, die eine Hämatoporphyrinausscheidung im Urin allein erwähnen, sollen nicht gesondert aufgeführt werden, weil nach den Unternehmungen Fischers, Gün-thers und Schumms eine genauere Differenzierung des gefundenen Porphyrins gefordert werden muß und bei der fehlenden Kotuntersuchung die ätiologische Bedeutung eines solchen Befundes nicht mit Sicherheit zu bewerten ist.

Andererseits muß darauf hingewiesen werden, daß eine Reihe von Beobachtungen von Hydroa vacciniforme mitgeteilt worden sind, bei denen Porphyrin in den Ausscheidungen nicht gefunden wurde. Solche Fälle sind beschrieben worden von CARRAU bei einem Patienten, von DOHI bei zwei Patienten, von NOCOLAS, GATÉ und RAVAULT bei drei Patienten und von RADAELI bei einem Patienten, FUNFAK bei zwei Patienten, FOX bei einer Patientin. In diesen Fällen ist anscheinend nur einmal untersucht, auch eine Kotprobe nicht verarbeitet worden. Nur BUQUICCHIO erwähnt, daß in seinem Falle im Urin kein Porphyrin oder Porphyrinogen gefunden wurde. Bedauerlicherweise fehlt also in diesen Fällen die Kotuntersuchung, eine mehrmalige Urinuntersuchung und mit Ausnahme der Mitteilung von BUQUICCHIO die Untersuchung auf Porphyrinogen.

Überblickt man die bisher gekannten Befunde zur Frage nach der ätiologischen Beziehung der Porpyrine zum Hydroa vacciniforme, so ergibt sich, daß eine Übereinstimmung bisher nicht vorhanden ist. Diese Unterschiede erklären sich zum größten Teile aus der nicht einheitlichen chemischen bzw. spektroskopischen Untersuchungsmethodik. Eine einfache spektroskopische Untersuchung genügt nicht, es muß das ganze Rüstzeug eines mit den erforderlichen Methoden und ihren Möglichkeiten vertrauten Untersuchers zur Verfügung stehen und angewandt werden, sollen vergleichbare Resultate erreicht werden. Die mit all diesen Methoden bisher untersuchten drei Fälle FISCHER, GÜNTHER, SCHUMM und MACKEY, LEONARD, GARROD und MARTENSTEIN stimmen in ihren Ergebnissen gut überein. Auch unter den weniger genau untersuchten befinden sich mehrere, bei denen die Vermutung nicht unberechtigt erscheint, daß bei genauerer Untersuchung dieselben Ergebnisse würden erzielt worden sein. Wir möchten zu diesen z. B. den von ASHBY mitgeteilten Fall rechnen, der ein einjähriges Kind betraf, das bei Belichtung mit Sonne typische Hydroaefflorescenzen bekam, Hämatoporphyrin im Urin ausschied, rotgefärbte Zähne aufwies, und eine im durchscheinenden Lichte erkennbare Verdunkelung der Handknochen infolge Pigmentgehaltes erkennen ließ. Ferner den von PERUTZ geschilderten Patienten, bei dem das wechselnde Verhalten in der Ausscheidung des Farbstoffes durch den Urin erwähnenswert ist. Der Patient, der an typischen Hydroa vaccineforme-Efflorescenzen an den unbedeckten Körperpartien litt, schied an manchen Tagen Hämatoporphyrin und an manchen Tagen wieder Porphyrinogen im Urin aus. Eine gewisse Ähnlichkeit mit diesen mitgeteilten Beobachtungen hat der Fall H. S., der zuerst 1911 von GÜNTHER mitgeteilt wurde, bei dem damals mehr ekzematöse nässende Stellen an den unbedeckten Körperpartien bestanden, nachdem dort in den letzten Jahren vorher ein stärker als sonst ausgebildetes Erythema solare mit folgender starker Pigmentierung aufgetreten war (vgl. Fall von FRAENKEL, HEGLER und SCHUMM). GÜNTHER konnte damals Hämatoporphyrin im Harn nachweisen. H. FISCHER konnte dann später Kotporphyrin im Stuhle dieses Patienten nachweisen. GRAY teilt einen Fall von Hydroa vacciniforme mit Hämatoporphyrie mit. Es fanden sich typische Läsionen am Integument. Erhebliche Mengen von Uroporphyrin wurden im Harn, an Koproporphyrin im Kot nachgewiesen, jedoch mit quantitativen Schwankungen, ohne daß der Urin jemals ganz porphyrinfrei wurde.

Vergleicht man nun die Ergebnisse der an Warmblütern angestellten Sensibilisationsversuche gegenüber Licht und den eben geschilderten Tatsachen, so sei nochmals darauf hingewiesen, daß Uro- und Koproporphyrin ausgesprochen sensibilisierend gegen Licht wirken und daß auch bei Verwendung des Porphyrinogens sich der gleiche Zustand, wenn auch mit Verzögerung, herbeiführen läßt. Wenn sich auch beim Tiere das von menschlicher Haut her bekannte Krankheitsbild nicht reproduzieren läßt, so muß doch berücksichtigt werden, daß wir noch nicht in der Lage sind, experimentell die Entstehung der Porphyrine im Tierkörper nachzuahmen, sondern uns mit der Injektion des Farbstoffes bzw. bestimmter chemischer Substanzen begnügen müssen.

Dem Porphyrin kommt nach den obigen Darlegungen sicher eine ausschlaggebende Rolle für die Genese des Hydroa vacciniforme zu. Und zwar bewirkt dieser Farbstoff *jenen eigentümlichen Zustand der Haut, der sich in einer Überempfindlichkeit dieses Organs gegenüber den Sonnenstrahlen äußert.* Infolge dieser Überempfindlichkeit kommt es zu Reaktionen der Haut, die je nach dem Grade der Überempfindlichkeit zwischen einem außergewöhnlich starken Erythema solare mit folgender Pigmentierung und den für Hydroa vacciniforme charakteristischen Veränderungen schwanken könnte. Die letztgenannten Affektionen überwiegen bei weitem an Häufigkeit.

Diejenigen Fälle von Hydroa vacciniforme, bei denen Porphyrine nicht gefunden wurden, sprechen nicht gegen die Richtigkeit dieser Anschauungen. Wie schon erwähnt, sind diese Untersuchungen nicht vollständig nach den genauesten Kenntnissen der Forschung durchgeführt, können also nicht als Gegenbeweis angesehen werden. Genear gibt in seiner Zusammenstellung an, daß in $17,5^0/_0$ der in der Literatur bekannt gewordenen Fälle eine Hämatoporphyrinurie bestand, auch hier spielt wieder die noch nicht vollkommene Untersuchung eine wesentliche Rolle. Nur Takenauchi lehnt auf Grund seiner Untersuchungen an einem Hydroa vacciniforme-Patienten einen ursächlichen Zusammenhang zwischen Porphyrinen und Hydroa vacciniforme ab.

*Differentialdiagnose.* Das Krankheitsbild des Hydroa vacciniforme ist im allgemeinen so charakteristisch, daß es einer besonderen Abgrenzung kaum bedarf. Die gedellten Efflorescenzen und die zurückbleibenden Narben, die Lokalisation an unbedeckten Körperstellen, das Auftreten im Anschlusse an intensivere Sonnenbestrahlung, gegebenenfalls die rote Farbe des Harns, evtl. auch der Zähne werden wohl immer auf den richtigen Weg führen. Schwierigkeiten können wohl die mit milden Reaktionen auf der Haut einhergehenden seltenen Fälle bei der Abgrenzung gegen Sommerprurigo bereiten; hier wird eine wiederholte chemische und spektroskopische Untersuchung des Harns und des Kotes Klarheit bringen können.

*Therapie.* Von allen therapeutischen Maßnahmen kommt den äußerlich schützenden die größte Bedeutung zu. Der Aufenthalt im verdunkelten Zimmer ist bei Bestehen von Erscheinungen auf der Haut das wirksamste Mittel, die Substanzverluste der Heilung zuzuführen neben Verbänden mit milden, evtl. leicht desinfizierenden Salben. Von Lignac ist auf Grund experimenteller Arbeiten an Mäusen eine kräftige Calciumtherapie in Vorschlag gebracht worden, einerseits um eine Bindung des Farbstoffes mit dem Calcium herbeizuführen, andererseits um die Reizbarkeit des animalischen und vegetativen Nervensystems herabzusetzen.

Da eine kausale Therapie bisher nicht bekannt ist, sind wir darauf angewiesen, vorbeugend zu behandeln, damit nicht immer wieder neue Schübe des Leidens auftreten, die schließlich den Patienten aufs schwerste entstellen, ja verstümmeln können. Auch hier haben sich die allgemein schützenden Maßnahmen als recht wirksam erwiesen. Zu diesen Maßnahmen wäre zu rechnen möglichste Vermeidung der Einwirkung direkten Sonnenlichtes, reflektiert durch Wasser und Schnee, was durch Tragen breitrandiger Hüte, evtl. auch gefärbter Schleier, durch Tragen von Handschuhen erreicht werden kann. Auch die lichtschützenden Salben und Schminken kommen in Frage; als solche wären zu nennen Salben

mit Chinin. bisulf. oder mit Extract. castaniens., vesc. fluid., Zeozon, Ultrazeozonsalbe, Antiluxsalbe. Von CARNOT und TERRIS ist die tägliche Gabe von
0,25 g Resorcin per os empfohlen worden.

Die Behandlung ist vorläufig nur eine symptomatische. Der Patient wird
im allgemeinen bald lernen, sich vor den schädlichen Strahlen zu schützen, wenn
er eine zweckmäßige Anleitung durch seinen Arzt erhält.

# Eczema solare.

Von TH. VEIEL ist zuerst über eine Hautaffektion berichtet worden, deren
Zusammenhang mit Belichtung zweifelfrei war, und die in die Gruppe der
ekzematösen Hauterkrankungen gehörte.

Das Krankheitsbild dokumentiert sich nach Ansicht der allerdings nicht sehr
zahlreichen Mitteilungen derart, daß bei Personen etwa zwischen 20 und 30 Jahren
plötzlich im Frühjahre im Anschluß an eine Sonnenbelichtung Symptome an
der Haut („nesselsuchtartige Beulen" [VEIEL], Dermatitis [NOBL]) in die
Erscheinung treten. Diese Veränderungen finden sich nur an den der Sonnenbelichtung ausgesetzten Stellen, wie Gesicht, Hals, Nacken und Händen. Je
nach der Intensität der Reaktion, mit der die Haut den Lichtreiz beantwortet,
entwickelt sich das klinische Bild auch verschieden. Bei den geringen Graden
bleibt es bei urtikariaähnlichen Efflorescenzen, die sich bei Fernhalten des
äußeren Reizes innerhalb weniger Tage zurückbilden können, ohne Spuren zu
hinterlassen. Bei den stärkeren Graden der Reaktion bilden sich aus der
erythematös entzündlichen Erscheinung ohne Schilferung eine Aufrauhung,
Knötchen- und Bläschenbildung mit Nässen aus. „Plötzliche anscheinend
ohne jede Veranlassung auftretende Exacerbationen führen zu hochgradiger
ödematöser Schwellung und profusem Nässen". NOBL betont, daß die Herde
nicht immer alle das gleiche Aussehen bieten, daß sich neben Herden von mehr
quaddelartigem Charakter solche mit Bläschen, überhaupt den Zeichen des
Ekzems finden.

Es besteht bei dieser Affektion starker Juckreiz, so daß durch Kratzeffekte
sekundäre Infektionen, überhaupt eine Verwischung des klinischen Bildes,
eintreten kann.

Charakteristisch für das Ekzema solare ist die Tatsache, daß die Erscheinungen sich schnell zurückbilden, wenn der Einfluß des Sonnenlichtes ferngehalten wird. VEIEL beobachtete dabei, daß auch die fensterglasgefilterten
Strahlen noch eine Reizung auszuüben vermögen, wenngleich die Reaktion in
sehr stark abgeschwächtem Maße erfolgt.

Das histologische Bild des Eczema solare schildert NOBL folgendermaßen:
„Licht exponierte Körperpartien mit besonders photosensiblen Arealen bieten
scheinbar unvermittelt die Hauptzeichen des Hautkatarrhs, dessen gewebliche
Grundlage in abnormer Verhornung, ödematöser Epithelauflockerung mit
Retewucherung gegeben sind". KITAGAWA schildert das Bild ähnlich, erwähnt
nur noch starke Zellinfiltration in der Cutis.

VEIEL schon stellte fest, daß Wärmestrahlen „intensivstes Lampen- und
Kerzenlicht" keine Reizung auszuüben vermögen. KITAGAWA erweiterte diesen
Befund noch dahin, daß ultraviolette Strahlen allein keine Reaktion auslösten,
wohl aber Sonnenlicht.

Über die Ätiologie sind außer dem Einfluß des Sonnenlichtes keine sicheren
Tatsachen bekannt. HAUSMANN äußert sich in dieser Frage mit folgenden
Worten: „Es ist wohl möglich, daß es sich bei diesen Affektionen ebenfalls um
optische Sensibilisationskrankheiten handelt. Hierfür würden mancherlei
Symptome sprechen. Doch liegt hierfür wohl noch kein sicherer Anhaltspunkt

vor". Auch Jesionek betont die große Bedeutung, die der Lichtempfindlichkeit für die Entstehung des Eczema solare zukomme.

Therapeutisch kommt bei dem Ekzema solare in erster Linie der Schutz von Einwirkung direkter Sonnenstrahlen in Frage. Veiel erreichte dieses Ziel

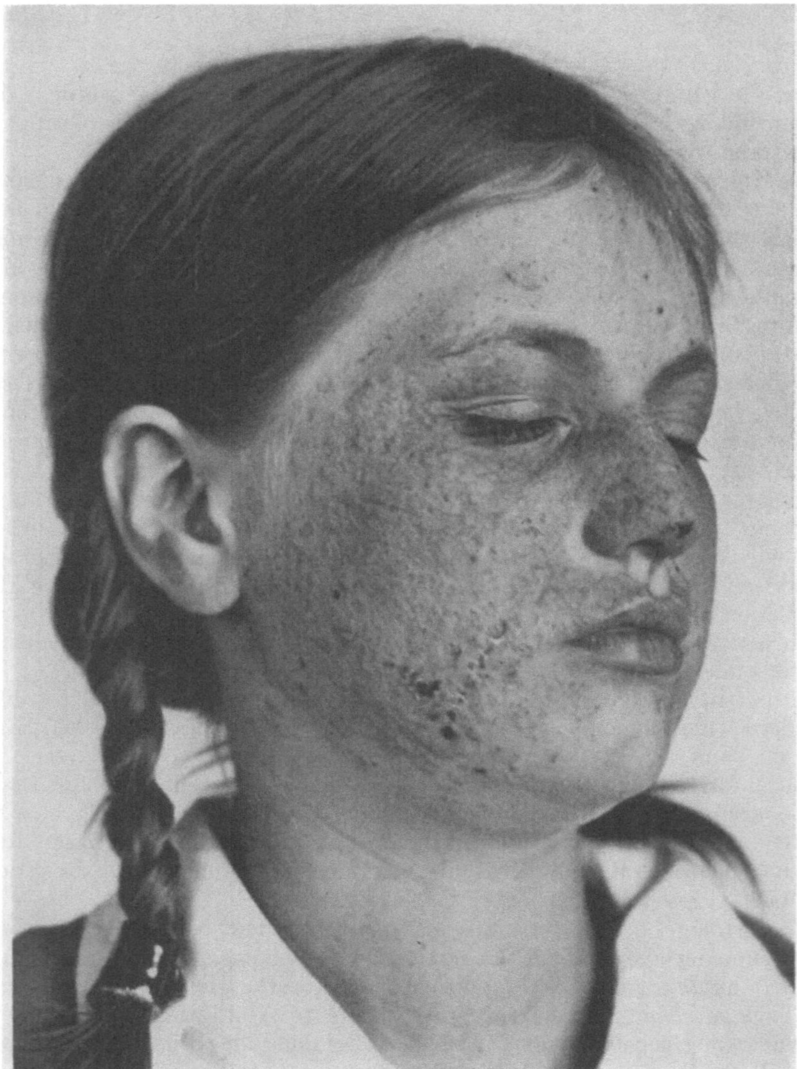

Abb. 3. Eczema solare.

durch Tragen eines gelbroten Schleiers. Die lichtschützenden Salben bzw. Pasten dürften heutzutage mehr in Gebrauch sein: als lichtschützende Stoffe werden empfohlen: Chinin. bisulf., Extract. castan. vesc. fluid., ferner Zeozon, Ultrazeozon, Antiluxsalbe. Der günstige Einfluß, den Zimmeraufenthalt auf den Ablauf der Erkrankung auszuüben imstande ist, wurde schon erwähnt. Castle empfiehlt noch auf Grund von therapeutischen Erfolgen intravenöse Peptoninjektionen.

In diesem Zusammenhang mögen noch zwei wenig beschriebene Haut-affektionen, die durch Sonnenlicht hervorgerufen werden, Erwähnung finden:

Ayres beschrieb bei fünf Patienten chronische Entzündungen der Lippen, die er mit Sonnenstrahlen in Zusammenhang brachte. Bei den Kranken, die alle viel im Freien beschäftigt waren, begann die Erkrankung mit einer Gruppe von Bläschen auf dem Lippenrot, diese konfluierten bald, bedeckten sich mit Krusten, welch letztere bei längerem Bestande bestehen bleiben. Bei experimenteller Ultraviolettbestrahlung der Lippen, wurde ein Herpes erzeugt, Porphyrine wurden nicht nachgewiesen.

Daß die Überempfindlichkeitsreaktionen in Gestalt einer Urticaria an der dem Sonnenlicht ausgesetzten Haut sich abspielen können, beschrieben Beinhauer, Duke und Vallery-Radot in Gemeinschaft mit anderen. Es handelt sich in diesen Fällen um Personen mittleren Alters, bei denen plötzlich nach Sonnenbestrahlung sich Quaddeln an den betroffenen Hautpartien bildeten und bei Vermeidung des Sonnenlichtes wieder verschwanden, um bei erneuter Belichtung wieder aufzutreten. Diese Veränderungen ließen sich auch an der unveränderten Haut der Patienten bei Bestrahlung mit Ultraviolettlicht erzeugen, ohne daß eine Latenzzeit beobachtet wurde. Im Falle von Vallery-Radot erwiesen sich Lichtschutzsalben als wirkungslos.

Eingehende Beobachtungen und Untersuchungen in dieser Frage hat Frei angestellt. Bei einem tuberkulösen 25jährigen Manne in gutem Ernährungszustande mit sonst gesunder Haut (keine Narben!) traten nach Sonnen- und Quarzlampenbestrahlung lokale urticarielle Eruptionen auf. Als die hier wirksamen Bestandteile bezeichnet Frei mit großer Wahrscheinlichkeit den kurzwelligen Teil der sichtbaren oder den langwelligen Teil des ultravioletten Spektralgebietes. Die Haut des Rumpfes war stärker empfindlich als die der Extremitäten, an diesen das proximale Gebiet stärker als das distale. Die Bestrahlungen mit der Quarzlampe zeigten, daß der Quaddelbildung bei geeigneter Wahl der Belichtungsdauer ein Erythem folgte, daß aber die Erythemreaktion bei den Patienten nicht erhöht war.

Einen ganz ähnlichen Befund konnte Wucherpfennig bei einer 39jährigen Patientin erheben; auch bei zwei anderen Patientinnen beobachtete er Quaddelbildung nach Belichtung; jedoch wiesen die beiden letzten Kranken noch stark juckende Knötchenbildung in der Haut auf.

Duke und besonders Frei weisen darauf hin, daß morphologisch manche Ähnlichkeit zwischen den eben geschilderten urticariellen Reaktionen der lichtüberempfindlichen Haut und dem beginnenden Hydroa vacciniforme bestehen. Jedoch betonen alle Autoren, daß bei der urticariellen Reaktion irgendwelche sensibilisierende Stoffe nicht nachgewiesen werden konnten. Barber, Howitt und Knott vertreten auf Grund ihrer Beobachtungen die Ansicht, daß zwei Formen der Lichtüberempfindlichkeit unterschieden werden könnten: 1. die Überempfindlichkeit der Jugendlichen, die sich im wesentlichen mit dem Hydroa vacciniforme deckt und ihre Ursache in der Sensibilisierung durch das Hämatoporphyrin hat; 2. die Überempfindlichkeit der Erwachsenen, unter welchem Begriff das Ekzema solare und verwandte Lichtreaktionen zusammengefaßt werden. Bei den letztgenannten Erkrankungen ist eine sensibilisierender Faktor bisher nicht bekannt.

Interessante Ausblicke gewähren die Versuche von Duke, Frei, Wucherpfennig auf dem Wege der Intracutanprobe die Empfindlichkeit des Organismus gegenüber Strahleneinwirkung zu prüfen. Duke stellte bei Verwendung von Hämatoporphyrin fest, daß der Patient mit der urticariellen Lichtreaktion eine starke Reaktion bei Bestrahlung der gesetzten Quaddel erhielt, während bei gesunden Personen eine Reaktion ausblieb. Frei, der in zahlreichen Versuchen an normalen und lichtüberempfindlichen Personen die verschiedensten Substanzen untersuchte, erhielt zwar mit Hämatoporphyrin auch bei normalen Personen eine starke Reaktion. Er führt diesen Unterschied auf die Möglichkeit einer verschiedenen Wirksamkeit der verwandten Porphyrine zurück. Wucherpfennig betont die Ähnlichkeit der Lichtquaddel mit der Histaminquaddel und glaubt, daß ein histaminähnlicher Stoff die Sensibilisierung bei der Lichturticaria hervorrufe.

Den Versuchen der genannten Autoren kommt eine erhebliche Bedeutung zu, wenn der Einfluß therapeutischer Maßnahmen geprüft werden soll.

Die Versuche, die Überempfindlichkeit des Organismus gegen Licht herabzusetzen, sind auf drei Wegen angestellt worden. Als erster seien die erwähnt, durch allmähliche Gewöhnung eine Verminderung der Empfindlichkeit zu erzielen. Frei beobachtet bei seinem Patienten, daß das Gesicht und die Hände im Verlaufe von Jahren weniger empfindlich gegen Sonnenlicht geworden waren als z. B. der Rumpf. Auch im Experimente ließ sich zeigen, daß eine voraufgegangene Bestrahlung die Stärke der Reaktion bei einer zweiten verminderte.

Ein weiterer Weg ist der Schutz der Haut durch bestimmte chemische Substanzen, wie Chinin. bisulf., Extract. castan. vesc. fluid., Zeozon, Ultrazeozonsalbe, Antiluxsalbe und das von Amster und Meyer auf Grund eingehender Versuche empfohlene Tannin. Diese Stoffe sollen teils durch Fernhalten der schädlichen Strahlen wirken — Lichtabschirmung (Freund) oder die Hautoberfläche so verändern, daß die ungünstige Wirkung der Strahlen aufgehoben wird (Amster und Meyer).

Als letzte sollen die Versuche genannt werden, durch Einverleibung bestimmter chemischer (reduzierender) Substanzen die Empfindlichkeit des Organismus gegen Licht herabzusetzen. Von Carndt und Terris ist die tägliche Gabe von 0,25 g Resorcin per os empfohlen worden, von Jansion und Pecker die intravenöse Verabfolgung von Brenzkatechin (1 ccm einer Lösung 1 : 200).

Aus der Verschiedenheit der Wege ist zu ersehen, daß zur Zeit die Versuche noch nicht endgültig als abgeschlossen gelten können.


Literatur.


*Xeroderma pigmentosum* [1].

Adams: X. p. J. of cutan. Dis. **25**, 472 (1907). — Andrews: X. p. Arch. of Dermat. **13**, 588 (1926). — Andry: Sur un cas de X. p. de Kaposi sans pigmentation. Ann. de Dermat. **8**, 199 (1907).

Balzer u. Merle: X. p. avec épithélioma de la face. Ann. de Dermat. **1906**, 1054. — Bandler: Zur Histologie der Melanosis lenticularis progressiva. Arch. f. Dermat. **76**, 9 (1905). — Bechet: X. p. Arch. of Dermat. **16**, Nr 6, 779 (1927). — Beisken: X. p. Rhein.-westfäl. dermat. Ver.igg Münster, 26.—27. Okt. 1929. — Bernoulli: (a) X. p. Münch. med. Wschr. **1909**, 1663. (b) Ein Fall von X. p. mit Orbitalgeschwulst. Klin. Mbl. Augenheilk. **63**, 169 (1919). — Beron: X. p. Wien. klin. Wschr. **1916**, 1031. — Bertaccini: Neue Beobachtungen über einen Fall von X. p. Giorn. ital. Dermat. **70**, 3—10 (1929). — Berti: Beitrag zum Studium des X. p. Arch. f. Dermat. **115**, 970 (1913). — Beurmann, de et Gougerot: Syndrome rappelant le X. p. au cours d'un épithélioma gastrique. Ann. de Dermat. **1909**, 391. — Bogrow: X. p. Dermat. Wschr. **76**, 328 (1923). — Brault u. Argand: Verh. Arch. de Méd. expér. et Anat. pathol. **25**, 676 (1913). Zit. nach H. W. Siemens u. Kohn: Studien zur Vererbung der Hautkrankheiten IX. Z. indukt. Abstammungslehre **38**. Broers: X. p. Nederl. Tijdschr. Geneesk. **1905**, 699.— Büsching: Beiträge zur Kenntnis des X. p. Inaug.-Diss. Leipzig 1913.


---

[1] Xeroderma pigmentosum ist mit X. p. abgekürzt.

CANNON: X. p. Arch. of Dermat. 17, Nr 4, 561—562 (1928). — CAPITE, DE: Contributo clinico ed istopatologico allo studio dello X. p. Pediatria 34, 516 (1926). Ref. Zbl. Hautkrkh. 21, 192 (1927). — CARMICHAEL: X. p. J. of cutan. Dis. 29, 307 (1911). — CASTEL, DU: Prat. Dermat. 4 (1904). — CEDERCREUTH: 4 Fälle von X. p. Förh. nord. dermat. För. (schwed.) 1925, 147. Ref. Zbl. Hautkrkh. 21, 323 (1927). — CLAUSEN: X. p. Zbl. Augenheilk. 36, 16 (1912). — CORLETT: X. p. Following severe sun exposure, with report of 2 cases. J. of cutan. a. genito urin. Dis. 33, 164 (1915). — CORSON and KNOWLES: X. p. Unusual improvement in one member of an affected family. Arch. of Dermat. 18, 284—285 (1928). — COUNCILMANN and MAGRATH: The lesions of the skin and the tumor formation in X. p. J. med. Res. 21, 332 (1901). — CRAIG: X. p. Amer. J. Dis. Childr. 35, Nr 1, 161 bis 163 (1928).

DAVISON and GREENE: X. p. A clinical and pathological report of one case. Bull. Hopkins Hosp. 35, 285 (1924). — DEAN: X. p. Ann. of Ophthalm. 24, 563 (1915). — DOBELL: Case of X. p. Proc. roy. Soc. Med. 17, Nr 12, 85 (1924). — DOHI and KOHDA: X. p. cum carcinoma et cornu cutan. Jap. J. of Dermat. 12 (1912). Zit. nach Ref. Dermat. Z. 20, 277 (1913). — DÖRFFEL: X. p. Nordostdtsch. dermat. Ver.igg, 18. Nov. 1928. — DUFOUR: Un cas de X. p. avec épithélioma de la face. Clin. ophthalm. 15, 45 (1901). Zit. nach SIEMENS u. KOHN: Studien über Vererbung von Hautkrankheiten IX. X. p. Z. Abstammungslehre 38, 1.

EBARA: Two cases of xeroderma pigm. Jap. J. Dermat. 26, 73 (1926). — EDGREEN-GYLLING, MARY: Zur Kenntnis der Histologie der Haut bei X. p. Finska Làk.sellsk. Hdl. 67, 542 (1925). Zit. Ref. Zbl. Hautkrkh. 18, 384 (1926). — EHRMANN: Wien. klin. Wschr. 27, 166 (1914). — ENGELBRETH, G.: Die Ätiologie der Runzeln. Ugeskr. Laeg. (dán.) 85, 358. Zit. nach Ref. Zbl. Hautkrkh. 10, 58 (1924). — E GMAN, M. F.: A case of X. p. Arch. of Dermat. 8, 254 (1923). Zit. Ref. Zbl. Hautkrkh. 10, 163 (1924).

FALCAO: Ein Fall von Dermatitis Kaposi. Ann. de Dermat. III. s. 5, 516 (1894). — FEEDER: Ein Fall von X. p. Z. Augenheilk. 68, 197 (1929). — FÖLDNÀRI: X. p. Ung. dermat. Ges. Budapest, 11. Okt. 1929. — FORSTER: Beitrag zur Kenntnis des X. p. Dtsch. Med.ztg 1904, 74. — FOX: A case of X. p. J. of cutan. Dis. 24, 240 (1906); 29, 599 (1911); 32, 237 (1914); Arch. of Dermat. 18, 798—799 (1928). — FRANCOS: Contribution à l'étude du X. p. Thèse de Lyon 1905. — FREEMANN: X. p. Arch. of Dermat. 5, 286 (1922). — FREYSE: Über X. p. Inaug.-Diss. Kiel 1903. — FUSS: Abbildungen mikroskopischer Präparate von X. p. Ver.igg südwestdtsch. Dermat., 27.—28. Okt. 1928.

GAUCHER: X. p. J. Mal. cutan. 1, 265 (1906). — GOTTHELL: X. p. J. of cutan. Dis. 31, 515 (1913). — GOTTRON: X. p. Dermat. Z. 29, 308 (1920). — GOUGEROT: (a) Prophylaxie des cancers cutanés. Radialucites chroniques sur terrains radiosensibles et X. p. Rev. prat. Mal. Pays chauds. 1, 34. (b) X. p. Progr. Clinica 9, Nr 120, 265 (1921). (c) Radialucites solaires chroniques cancerigénes. Prophylaxie des cancers cutanés. I. X. p. précores et luctes des campagnards et des marins III. Kératoses séniles. J. des Prat. 36, 753, 777 (1922). (d) Les radiolucites. Ann. de l'Inst. Actinol. Paris 1926, 19. — GRANDE: X. p. Arch. f. Dermat. 137, 172 (1921). — GRIESBACH: Dermatitis xerodermoides. Arch. f. Dermat. 146, 276 (1924). — GRINDON: X. p. J. of cutan. Dis. 33, 394 (1915). — GUERRIERI: Contributo clinico ed istopatologico al studio del X. p. Giorn. ital. Mal. vener. Pelle 64, 258 (1923). — GÜNTHER: Die klinischen Symptome der Lichtüberempfindlichkeit. III. X. p. Dermat. Wschr. 68, 230 (1919). — GUSSMANN: Ein Fall von X. p. mit letalem Ausgang infolge Carcinom. Dermat. Zbl. 10, 258 (1907).

HAHN u. WEIK: Zwei Falle von X. p. mit experimentellen Untersuchungen über die Einwirkung verschiedener Lichtarten. Arch. f. Dermat. 87, 371 (1907). — HALLE; X. p. Berl. klin. Wschr. 47, 1515 (1910). — HAVAS: X. p. Pest. med.-chir. Presse. 45, 36 (1909). — HAUSMANN: Grundzüge der Lichtbiologie und Lichtpathologie. Strahlenther. 8, Sonderbd. (1923). — HAYMANN: A case of Kaposis disease. Brit. med. J. 1, 662 (1913). — HEINE: Über ein wenig beachtetes Augensymptom bei X. p. Klin. Mbl. Augenheilk. N. F. 2, 460 (1906). — HEINER, L.: Beitrage zur Strahlenempfindlichkeit der Haut bei X. p. Orv. Hetil. (ungar.) 61, 540 (1925). Zit. nach Ref. Zbl. Hautkrkh. 18, 217 (1926). — HERXHEIMER: X. p. Dermat. Wschr. 67, 793 (1918). — HOEVE, VAN DER: Augenerscheinungen bei X. p. Nederl. Tijdschr. Geneesk. 69 I, 1671 (1925). — HÜGEL: X. p. Arch. f. Dermat. 115, 1014 (1913).

ISCHREYT: Zwei Fälle von X. p. mit Tumorbildung an den Lidern. Z. Augenheilk. 14, 31 (1905).

JEANSELME et HUFNAGEL: X. p. Bull. Soc. franc. Dermat. 1925, H. 7, 361. — JESIONEK: (a) Lichtbiologie und Lichtpathologie. Erg. Hautkrkh. 2, 1 (1912). (b) Die Lichtentzündung der Haut. Erg. inn. Med. 11, 525 (1913). — JUNÈS, E.: (a) Contribution à l'étiologie du X. p. Le X. p. est-il d'origine hérédo-syphilitique? Gaz. Hôp. 97, 1565 (1924). (b) X. p. avec lésions oculaires. Le X. p. en Tunésie. Arch. d'Ophtalm. 42, 193 (1925). — JUON: (a) X. p. Schles. dermat. Ges., Sitzg 2. Juli 1927. (b) Beitrag zu den experimentellen Untersuchungen über Strahlenempfindlichkeit bei Xeroderma pigment. Arch. f. Dermat. **156**, 367—376 (1928). — Juskys: X. p. Sonderdruck aus Medicinos Nr 5/6, mit deutscher Zusammenfassung, 1927 (littauisch).

Kaposi: Hebras u. Kaposis Lehrbuch der Hautkrankheiten. 1872. Verhandlungsberichte über X. p. in Wien. med. Jb. 1882, 619; Wien. med. Wschr. **35**, 1333 (1885); Wien. med. Presse **27**, 347 (1886); Arch. f. Dermat. **22**, 788 (1890); **28**, 147 (1894); **42**, 135 (1898); Wien. klin. Wschr. **12**, 1112 (1899); Arch. f. Dermat. **47**, 310 (1899). — Kasanovic, R.: Über das Vorkommen des Hämatoporphyrins bei Epitheliomen. Serb. Arch. ges. Med. **25**, 489 (1923). Zit. nach Ref. Zbl. Hautkrkh. **12**, 463 (1924). — Kerl: X. p. Arch. f. Dermat. **125**, 589 (1920). — Kessler: X. p. Dermat. Wschr. **65**, 716 (1917). — Klein: Neue Fälle von X. p. Inaug.-Diss. Straßburg 1906. — Klingmüller: X. p. Zbl. Hautkrkh. **4**, 506 (1922). — Kollecker: X. p. Münch. med. Wschr. 1909, 2197. — Kren: X. p. Wien. klin. Wschr. 1909, 869, 1287. Arch. f. Dermat. **117**, 864 (1913/14); **125**, 7. — Kring: X. p. St. Louis dermat. Ges. 9. Jan. 1929. Arch. f. Dermat. **20**, 136 (1929). — Kuboyama: X. p. Jap. J. of Dermat. **11** (1911). Zit. nach Dermat. Wschr. **54**, 38 (1912). — Kudisch: Zwei Fälle von X. p. Russ. Z. Hautkrkh. **10**, 87 (1910). Zit. nach Ref. Arch. f. Dermat. **107**, 504 (1911). — Kumer: X. p. Dermat. Wschr. **76**, 119 (1923). — Kyrle: (a) X. p. Wien. klin. Wschr. **30**, 896 (1917). (b) Histobiologie der menschlichen Haut und ihrer Erkrankungen, Bd. 1. Wien-Berlin 1925.

Lane: X. p. (Tuocases). Arch. of Dermat. **18**, 469—470 (1928). — Lederer: Die Beteiligung des Auges an dem Krankheitsbilde des X. p. Arch. f. Ophthalm. **100**, 32 (1919). Lesczynski: X. p. Lemberg. dermat. Ges., 22. Febr. 1928. — Leser: X. p. Zbl. prakt. Augenheilk. **35**, 304 (1911). — Leszozynski: Zwei Fälle von X. p. Poln. Z. Dermat. **2** (1907). Zit. nach Ref. Mh. Dermat. **44**, 432 (1907). — Levi: X. p. Zbl. Hautkrkh. **3**, 132 (1921/22). Levith: Lichtdermatose bei Geschwistern. Dermat. Wschr. **79**, 844 (1924). — Lier: X. p. Dermat. Z. **20**, 821 (1913). — Lipschütz: X. p. Wien. klin. Wschr. **23**, 1019 (1910). — Löw: Beiträge zur Kenntnis des X. p. Dermat. Z. **13**, 488 (1906). — Lomholt: X. p. Hosp. tid. (dän.) **60**, 933 (1917). Zit. nach Siemens u. Kohn: Studien über Vererbung, l. c. Louste, Cailliau, Ducourtioux et Lotte: X. p. tardif. Bull. Soc. franç. Dermat. **34**, 69 (1927).

Martenstein: Experimentelle Untersuchungen über Strahlenempfindlichkeit bei X. p. Arch. f. Dermat. **147**, 499 (1924). — Martenstein u. Bobowitsch: Über Strahlenempfindlichkeit bei X. p. (Untersuchungen an einem weiteren Fall.) Arch. f. Dermat. **150**, 165 (1926). Masuda: Carcinom bei Lupus erythematodes bzw. X. p. Jap. J. of Dermat. **29**, 42—43 (1929). — Max: Irisatrophie und epibulbäres Carcinom bei X. p. Klin. Mbl. Augenheilk. N. F. **13**, 750 (1919). — Metschanski: X. p. mit einem über faustgroßen Carcinom. Nordostdtsch. dermat. Ver.igg Danzig, 9. Mai 1929. — Migliorni: Epithelioma epibulbare in caso die X. p. Ann. Oftalm. **42**, 675 (1913). — Moberg: X. p. Arch. f. Dermat. **97**, 345 (1909); Dermat. Wschr. **60**, 78 (1915). — Monthus: Des altérations oculaires dans le X. p. Ann. de Dermat. 1902, 673. — Montpellier: Un cas de X. p. Ann. de Dermat. 1918/19, 352. — Moral-Frieboes: Atlas der Mundkrankheiten. Leipzig 1924. — Morini: X. p. die Kaposi famigliare ed in soggeto adulto. Bull. Soc. med.-chir. Modena 1921/22, 137. Zit. nach Ref. Zbl. Hautkrkh. **8**, 402 (1924). — Mukai: X. p. Ikonogr. dermat. (Kioto) **62**, H. 10 (1929). — Müller: X. p. und Augenerkrankungen. Klin. Mbl. Augenheilk. **63**, 156 (1919).

Németh: X. p. Ung. dermat. Ges. Budapest, 1. Febr. 1929. — Nerger: Beitrag zur Kenntnis des X. p. Inaug.-Diss. Kiel 1906. — Nicolas u. Favre: X. p. Lyon méd. **104**, 881 (1905); ferner Ann. de Dermat., IV. s. **7**, 536 (1906). — Nicolas, Massia, Gaté, Pillon: X. p. Lyon méd. **122**, 829 (1914). — Nobl: X. p. Arch. f. Dermat. **125**, 658 (1920); Zbl. Hautkrkh. **6**, 326 (1923).

Ohmichi: 3 Fälle von X. p. Okayama dermat. u. urol. Ges., 8. Juni 1929. Jap. J. of Dermat. **29**, 27 (1929).

Pendergrass and Raudin: A report of 2 cases of malignancy in X. p. and their response to Radium. Urologic Rev. St. Louis **27**, 212 (1913). Zit. nach Ref. Zbl. Hautkrkh. **9**, 301 (1923/24). — Per: X. p. Report of a case, with special reference to clinical fratures and pathogenesis. Brit. J. Dermat. **38**, 241 (1926). — Pergens: X. p. Klin. Mbl. Augenheilk. N. F. **6** II, 100 (1908). — Perls: X. p. Dermat. Zbl. **9**, 94 (1906). — Pernet: X. p. Brit. med. J. 1902, 1334. — Peyri: Über das X. p. (Kaposi). Rev. méd. Barcelona **2**, No 12, 525 (1924). Zit. nach Ref. Zbl. Hautkrkh. **17**, 322 (1925). — Puscarin: Über einen Fall von multiplen epibulbären Epitheliomata bei Kaposischer Krankheit. (X. p.) Cluj. med. (rumän.) **8**, Nr 12, 620 (1927).

Rankin: X. p. Brit. J. Dermat. **21**, 363 (1909). — Raudin: X. p. N. Y. med. J. **112**, Nr 25 (1920). Zit. nach Ref. Dermat. Wschr. **72**, 598 (1921). — Reines: X. p. Wien. klin. Wschr. **20**, 1484 (1907). — Rhiel: X. p. Wien. klin. Wschr. **24**, 438 (1911). — Rihova: X. p. Tschechoslov. dermat.-vener. Ges. Prag, 4. Nov. 1928. — Rothmann: Untersuchungen über X. p. Arch. f. Dermat. **144**, 440 (1923). — Rouvière: X. p. avec langue scrotale malformations dentaires. Ann. Dermat., IV. s. **10**, 518 (1909); V. s. **1**, 34 (1910).

Schamberg: (a) X. p. Arch. of Dermat. **5**, 285 (1922); **10**, 230 (1924). (b) X. p. Arch. of Dermat. **14**, 604 (1926); **18**, 636 (1928) — Scherber: X. p. Wien. klin. Wschr. **226**, 1318 (1909). — Schoenhof: X. p. mit multipler Carcinombildung. Zbl. Hautkrkh. **7**, 312 (1923). — Schonnefeld: Über X. p. Arch. f. Dermat. **104**, 47 (1910). — Schumacher: X. p. Nordostdtsch. dermat. Ver.gg., 4. Dez. 1927. — Senft: Über X. p. Inaug.-Diss. München 1920. — Sequeira: Solar epitheliomatosis (late X. p.) in a man aged **33** years. Proc. roy. Soc. Med., dermatol. sect., **5**, 160 (1911/12). — Shiraki: A dissected case of X. p. Trans. jap. path. Soc. **18**, 426—429 (1929). — Siemens u. Kohn: Studien über Vererbung von Hautkrankheiten IX. X. p. (mit Mitteilung von 5 neuen Fällen). Z. Abstammungslehre **38**, 1 (1925). — Silva: Ein Fall von X. p. Ann. brazil. Dermat. **2**, Nr 4, 12—16 (1926). — Simpson: Report of three cases of X. p. J. of cutan. Dis. **31**, 1020 (1913). — Stainer: X. p. Brit. J. Dermat. **18**, 442 (1906). — Stein: X. p. Arch. f. Dermat. **88**, 340 (1907); **115**, 19 (1915). — Stephanesion: Un cas fruste de X. p. Bull. Soc. roum. Dermat. **1**, 59 bis 60 (1929). — Stout: X. p. J. of cutan. Dis. **26**, 380 (1908). — Sulzer: (a) X. p. Annales d'Ocul. **149**, 450 (1913). (b) Des localisations oculaires du X. p. Annales d'Ocul. **150**, 20 (1913).

Takenouchi: A case of X. p. Jap. J. of Dermat. **25**, 22 (1925). — Terebinski: Ein Fall von X. p. Russk. Wratsch. **5**, 1508 (1906). Zit. nach Siemens u. Kohn: Studien zur Vererbung l. c. — Tôyama: Über X. p. Jap. J. of Dermat. **12**, 1012 (1911). Zit. nach Ref. Dermat. Zbl. **15**, 331 (1911/12). — Toyama u. Usuba: Strahlenempfindlichkeit bei X. p. Jap. J. of Dermat. **27**, Nr 6, 489—508 und deutsche Zusammenfassung, 1927, Nr 7, S. 47—49. Trisca: Trois nouvelles observations d. X. p. A. Maloine et fils. Zit. nach Ref. Dermat. Wschr. **77**, 1091 (1923). — Tsutsui: Two cases of X. p. (Kaposi). Jap. J. of Dermat. **6**, 1 (1906).

Uhthoff: X. p. Klin. Mbl. Augenheilk., N. F. **15**, 366 (1913). — Universitäts-Hautklinik Köln: X. p. Vorgest. rhein.-westfäl. dermat. Ges. u. niederl. Ver.igg Dermatol. Köln, 25.—26. Mai 1929. Ref. Zbl. Hautkrkh. **32**, 30 (1930). — Unna: Histopathologie der Haut. Berlin 1894. — Uruena: X. p. Arch. f. Dermat. **125**, 880 (1920). — Usuba: (a) On X. p. Jap. J. of Dermat. **24**, 36 (1924). (b) Three cases of X. p. Jap. J. of Dermat. **25**, 34 (1925). (c) Passive Übertragung der Strahlenempfindlichkeit. Jap. J. of Dermat. **27**, Nr 9, 34 (1927).

Vámos: X. p. Ung. dermat. Ges. Budapest, 10. Jan. 1930. — Velhagen: Beitrage zur Kenntnis des X. p. Arch. Augenheilk. **46**, 232 (1903). — Vignolo-Lutati: (a) Über einen Fall von X. p. Mh. Dermat. **45**, 21, 72 (1907). (b) Preepitheliomat. circumscribed melanosis in X. p. Urologic Rev. St. Louis Technic. suppl. **3**, 90 (1915). Zit. nach Siemens-Kohn: Studien zur Vererbung l. c. — Villano: La curieterapia nello X. p. Riforma med. **40**, 172 (1924). Zit. nach Ref. Zbl. Hautkrkh. **12**, 462 (1924). — Vohl: X. p. Dermat. Wschr. **76**, 177 (1923). — Volk: X. p. Wien. klin. Wschr. **22a**, 111 (1909).

Waelsch: X. p. Zbl. Hautkrkh. **7**, 312 (1923). — Wagner: X. p. Wien. klin. Wschr. **35**, 120 (1922). — Weil: X. p. Klin. Mbl. Augenheilk. **52**, 119 (1914). — White: A summer service in the weld ward of the Massachussets general hosp. X. p. Boston med. J. **164**, 645 (1911). Zit. nach Siemens u. Kohn: Studien über Vererbung l. c. — Withers and Colcman: Multiple benign cystic. epithelioma associated with X. p. Arch. of Dermat. **2**, 27 (1920). — Wolf: Zur Klinik und pathologischen Anatomie der Augenerkrankungen bei X. p. Arch. Augenheilk. **88**, 168 (1921). — Woltersdorf: Über X. p. Inaug.-Diss. Straßburg 1915.

Zumbusch: X. p. Arch. f. Dermat. **68**, 437 (1904); **81**, 413 (1906); **82**, 425 (1906); Wien. klin. Wschr. **18**, 592 (1905); Münch. med. Wschr. **72**, 327 (1925).

## *Hydroa vacciniforme.*

Adamson: Case of hydroa aestivale of mild type. Brit. J. of Dermat. **18**, 125 (1906). — Alderson: Hydroa vacciniforme. California State J. med. **11**, 391 (1913). Zit. nach Günther: Die klinischen Symptome der Lichtüberempfindlichkeit. Dermat. Wschr. **68**, 177 (1919). — Anderson: Hydroa aestivale in two brothers, complicated with the presence of haematoporphyrin in the urine. Brit. J. Dermat. **10**, 1 (1898). — Anthony: Hydroa aestivale. Chicago dermat. Soc. Ref. J. of cutan. Dis. **1903**, 572. — Apert: Hydroa vésicul. de Bazin à début conjunctival. Bull. Soc. Dermat. **7**, 250 (1918). — Arzt: Hydroa vacciniforme (Demonstr.) Arch. f. Dermat. **137**, 89 (1921). — Arzt u. Hausmann: Zur Kenntnis der Hydroa. Strahlenther. **11**, 444 (1920). — Ashby, Hugh. T.: (a) A case of haematoporphyria congenita. Brit. med. J. **1924**, Nr 3331, 803. (b) Haematoporphyria congenita. Its association with hydroa vacciniforme and pigmentation of the teeth. Quart. J. Med. **19**, 375 (1926). — Azúa, Juan de: Hydroa vacciniforme manifestationes estivales é invernales. Localizaciones bucales y oculares. Actas dermo-sifilogr. (Soc. españ.) **2**, 246 (1910).

Zit. nach Günther: Die klinischen Symptome der Lichtüberempfindlichkeit. Dermat. Wschr. **68**, 177 (1919).

Balzer et Gumnot: Hydroa vacciniforme de Bazin. Bull. Soc. Dermat. **10** (1909, Juli). Barber, H. W.: Two cases of hydroa aestivale with notes of three other uses. Proc. roy. Soc. of Med. **17**, Nr 4, sect. dermat. 18 (1924). Zit. nach Ref. Zbl. Hautkrkh. **13**, 460 (1924). Bazin: Leçons théoriques et cliniques sur les affections génériques de la peau. Paris 1862. — Becker: Fall von Hydroa aestivale. Verh. dtsch. dermat. Ges. 1908. — Berckel, G.: Porphyrien und Porphyrin. Eine Übersicht und gleichzeitige Mitteilung von zwei neuen Fällen akuter idiopathischer Porphyrie. Geneesk. Bl. (holl.) **25**, 1 (1926). Ref. Zbl. Hautkrkh. **21**, 849 (1927). — Berliner: Über Hutchinsons Sommerprurigo und Sommereruption. Mh. Dermat. **11**, 449, 480 (1890). — Beron: Hydroa vacciniforme. Bulg. dermat. Ges., Sitzg 1. Dez. 1927. — Bettmann: (a) Hydroa vacciniforme. Med. Klin. **1921**, 641. (b) Hydroa vacciniforme in Riekes Lehrbuch der Haut- und Geschlechtskrankheiten, 1922. — Boardman: Hydroa aestivale. Arch. of Dermat. **15**, 497 (1927). — Boeck: Vier Fälle von Hydroa vacciniforme (Bazin). Arch. f. Dermat. **26**, 23 (1894). — Bonnet: Hydroa vacciniforme de Bazin. Ann. de Dermat. **1910**, No 10, Lyon méd. **1910**, 286. Zit. nach Günther: Die klinischen Symptome der Lichtüberempfindlichkeit. Dermat. Wschr. **68**, 177 (1919). — Botteri: Beiträge zur Klinik des sog. Frühjahrskatarrhs. Wien. klin. Wschr. **1916**, 456. — Brauer: Hydroa vacciniforme. Med. Ges. Kiel, Nov. 1911. Ref. Münch. med. Wschr. **1912**, 55. — Brocq, L.: (a) Hydroa vacciniforme in Traité élémentaire de dermatologie pratique, p. 389. Paris 1907. (b) Hydroa vacciniforme. Vue d'ensemble des éruptions causées par le soleil. La médicine, 1925. — Bruusgaard: Hydroa vacciniforme (Bazin). Forh. nord. dermat. For. (dan.) **131**, 131 (1929). — Buquicchio, A.: Sull hydroa vacciniforme. (Contributo clinico-anatomo-pathologico-experimentale). Giorn. ital. Mal. vener. Pelle **64**, H. 2, 474 (1923). Zit. nach Ref. Zbl. Hautkrkh. **11**, 224 (1924).

Capelli: Caso singolare di hydroa vacciniforme con ematoporphynuria ed ipertricosi. Giorn. ital. Mal. ren. Milano **49**, 481 (1914). — Capurro: Ein Fall von Hydroa vacciniforme. Arch. lat. amer. Pediatr. **21**, 159 (1927). Ref. Zbl. Hautkrkh. **24**, 649 (1927). — Carrau, H. u. M. Aguirre Aristegni: Ein Fall von Hydroa vacciniforme (Bazin). Arch. lat.-amer. Pediatr. **15**, Nr 4, 309 (1921). Zit. nach Ref. Zbl. Hautkrkh. **4**, 44 (1922). — Constantin: (a) Les formes bulleuses d'hydroa vacciniforme. Ann. de Dermat. **6**, 927 (1905). (b) Hydroa vacciniforme et summereruption. Zit. nach Ref. Mh. Dermat. **46**, 387 (1908). — Covisa: Hydroa vacciniforme. Actas dermo-sifilogr. **17**, 94, 99 (1925).

Diaz: Sobre la hidroa vacciniforme. Boll. de san. mil. Buenos-Aires **1908**, 235. Zit. nach Günther: Die klinischen Symptome der Lichtüberempfindlichkeit. Dermat. Wschr. **68**, 177 (1919). — Dohi, S.: A case of hydroa vacciniforme (Bazin). Jap. J. of Dermat. **25**, Nr 2/3, 9, 15 (1925). Zit. nach Ref. Zbl. Hautkrkh. **18**, 218 (1926). — Doue, S. E.: Hydroa vacciniforme. Brit. J. Dermat. **24**, 221 (1912). — Dreyer: Hydroa vacciniforme. Münch. med. Wschr. **1916**, 1425.

Eddowes: Hydroa vacciniforme. Brit. J. Dermat. **1902**, 225. — Ehrmann, S.: (a) Versuche über Lichtwirkung bei Hydroa aestivale. Arch. f. Dermat. **77**, 163 (1905). (b) Weitere Untersuchungen über Lichtwirkung bei Hydroa aestivalis (Bazin) und Sommereruption (nach Hutchinson). Arch. f. Dermat. **97**, 75 (1909).

Fischer, H.: (a) Arbeiten über Porphyrine. Z. physiol. Chem. **82**, 96; **84**, 264; **95**, 34; **96**, 148; 292, 309; **97**, 109, 148. (b) Über Porphyrinurie. Münch. med. Wschr. **1916**, 377. (c) Über Porphyrinurie und natürliche Porphyrine. Münch. med. Wschr. **1923**, 1143. — Fox: (a) Hydroa vacciniforme. J. of cutan. Dis. **1909**, 453. (b) Hydroa vacciniforme. Arch. of Dermat. **15**, 493 (1927). — Fraenkel, E., Hegler u. Schum: Zur Lehre von der Hämatoporphyria congenita. Dtsch. med. Wschr. **1913**, 842. — Fraenkel, E. u. Schumm: Kongenitale Hämatoporphyrie. Dtsch. med. Wschr. **1916**, 1242. — Freund: (a) Hydroa aestivale. Wien. klin. Wschr. **1912**, 192. (b) Biologischer Lichtschutz oder Lichtabschirmung. Dtsch. med. Wschr. **1917** u. **1925**. — Friede, Reinhard: Über Hydroa vacciniforme des Auges. Klin. Mbl. Augenheilk. **67**, 26 (1921). — Funfack, Max: Zur Frage der Ätiologie der Hydroa vacciniforme. Arch. f. Dermat. **146**, 303 (1924).

Galewsky: Hydroa vacciniforme. Arch. f. Dermat. **94**, 137 (1909). — Garrod: (a) The urinary pigments in their patholog. aspects. Lancet **1900 II**, 1323. (b) A bypath of medicine (congenital porphyrinuria). Glasgow med. J. **98**, Nr 2, 135 (1922). Zit. nach Ref. Zbl. Hautkrkh. **7**, 97 (1924). — Gaucher, Dmelle et Louste: Hydroa vacciniforme. Bull. Soc. franç. Dermat. **19**, IV 118 (1909). — Günther, H.: (a) Ein Fall von Hämatoporphyrie. Dtsch. med. Wschr. **1911**, 1771. (b) Die Hämatoporphyrie. Dtsch. Arch. klin. Med. **105**, 89 (1911). (c) Die klinischen Symptome der Lichtüberempfindlichkeit. Dermat. Wschr. **68**, 177, 203, 213, 230, 243 (1919). (d) Die Bedeutung der Hämatoporphyrine in Physiologie und Pathologie. Erg. Path. I **20**, 608 (1922). — Gray, A. M. H.: (a) Haematoporphyria congenita with hydroa aestivale. Proc. roy. Soc. Med. **17**, Nr 6, sect. dermat., 43 (1924). (b) Haematoporphyria congenita with hydroa vacciniforme and hirsuties. Quart. J. Med. **19**, 381 (1926). — Greenbaum: Hydroa vacciniforme. Arch. of Dermat. **11**, Nr 4,

557 (1925). — GROSS: (a) Hydroa vacciniforme. Arch. f. Dermat. **105**, 266 (1910). (b) Hydroa vacciniforme. Arch. of Dermat. **21**, 489 (1930). — GROSMANN: Hydroa vacciniformis familiaris (BAZIN). La pédiatrie en Turquie. **1909**, No 2. Zit. nach Ref. Zbl. Dermat. **12**, 306 (1909). — GUYAND, JACOB: Hydroa vacciniforme. Arch. of Dermat. **17**, Nr 3, 438 (1928).

HALBERSTAEDTER u. WEIK: Hydroa vacciniforme. Berl. klin. Wschr. **1905**, 219. — HALLE: Hydroa aestivale. Berl. klin. Wschr. **47**, 1515 (1910). — HASSELBACH: Untersuchung über Wirkung des Lichtes auf Blutfarbstoffe. Biochem. Z. **19**, 435 (1909). — HAUSMANN: Grundzüge der Lichtbiologie und Lichtpathologie. Sonderbd. 8 Strahlenther. (1923). — HAUSMANN, W.: (a) Die sensibilisierende Wirkung des Hämatoporphyrins. Biochem. Z. **30**, 276 (1910). (b) Über optische Sensibilisatoren im Tier- und Pflanzenreiche. Fortschr. naturwiss. Forschg **2**, 243 (1912). (c) Über die sensibilisierende Wirkung der Porphyrine. Biochem. Z. **67**, 309 (1914). (d) Zur sensibilisierenden Wirkung der natürlichen Porphyrine. Biochem. Z. **77**, 268 (1916). (e) Über die giftige Wirkung des Hämatoporphyrins auf Warmblüter bei Belichtung. Wien. klin. Wschr. **1919**, Nr 52. — HAXTHAUSEN: Ein Fall von Hydroa aestivale ähnelndem Lichtausschlag bei einem Patienten mit Hämatoporphyrinurie, hervorgerufen durch Luminal. Dermat. Wschr. **84**, Nr 25, 827 bis 829 (1927). — HENRIONNET: Hydroa vacciniforme. Thèse de Paris **1909**. Zit. nach GÜNTHER: Die klinischen Symptome der Lichtüberempfindlichkeit. Dermat. Wschr. **68**, 177 (1919). — HERRMANN: Hydroa vacciniforme. 50. Tagg südwestdtsch. Dermat. Frankf. a. M., 10. bis 11. März 1928. — HOFMANN, EDMUND: (a) Hydroa vacciniforme. 15. Kongr. dtsch. dermat. Ges. Bonn, 4.—8. Sept. 1927. (b) Über die Vererbung der Hydroa vacciniforme. Dermat. Z. **53**, 301—309 (1928). — HORNYANSZKY: (a) Hydroa vacciniforme. Ung. dermat. Ges. Budapest, 5. April 1929. (b) Über Hydroa vacciniforme. Orv. Hetil. (ung.) **1929 II**, 1237 bis 1240. — HUTCHINSON: A case of summereruption. Verh. 2. internat. dermat. Kongr.; Arch. f. Dermat. **24**, 1020 (1892).

IKEDA, E.: Hydroa vacciniforme. Inaug.-Diss. Rostock 1904.

JACKSON: Hydroa vacciniforme. J. of cutan. Dis. **1911**, 554. — JACOBY: Hydroa vacciniforme. Schles. dermat. Ges. Sitzg 25. Febr. 1928. — JARISCH: Demonstration eines Falles von Sommereruption. 5. Kongr. dtsch. dermat. Ges. **1896**, 352. — JESIONEK: (a) Lichtbiologie und Lichtpathologie. Prakt. Erg. Hautkrkh. **2**, 1 (1912). (b) Die Pathogenese der Lichtentzündung der Haut. Erg. inn. Med. **11**, 525 (1915). — JORDAN: Beiträge zur BAZINschen Hydroa vacciniforme. Mh. Dermat. **42**, 137 (1906). — JUSTUS: Hydroa aestivale. Orv. Hetil. (ung.) **1906**. Ref. Dermat. Jber. 1906/07, 153.

KAEMMERER, H.: Über Porphyrinbildung bei Lungengangrän und putrider Bronchiektasie. Münch. med. Wschr. **1923**, 1144. — KAEMMERER, H. u. WEISBECKER: Über die sensibilisierende Wirkung der Porphyrine, besonders des Fäulnisporphyrins gegenüber Licht- und Röntgenstrahlen. Arch. f. exper. Path. **111**, 263 (1926). — KANOKI: Hydroa vacciniforme. Amer. med. Assoc. **49**, 1774 (1907). — KASANOVIC: Über das Vorkommen des Hp. bei Epitheliom. Serb. Arch. ges. Med. **25**, 489 (1923). Ref. Zbl. Hautkrkh. **12**, 463 (1924). — KAUCZYNSKI: Hydroa vacciniforme. Lemberg. dermat. Ges., Sitzg 8. März 1928. KAWARA: Fall von Hydroa vacciniformis. Jap. J. of Dermat. **29**, 29 (1929). — KERL: Vorstellung zweier Fälle von Hydroa vacciniforme. Wien. dermat. Ges., 22. Okt. 1913 u. 28. Mai 1914. Ref.: Dermat. Z. **21**, 69, 948 (1914). — KITAGAWA: (a) On haematoporphyria congenita (HANS GÜNTHER). Jap. J. of Dermat. **25**, Nr 5, 29; Nr 6, 39 (1925). Ref. Zbl. Hautkrkh. **18**, 385, 852 (1926). (b) Über Haematoporphyria congenita (HANS GÜNTHER). Jap. J. of Dermat. **27**, 43 (1927). — KLANDER: Hydroa vacciniforme. Arch. of Dermat. **14**, 615 (1926). — KLEIN: Fall zur Diagnose: Hydroa aestivale? Arch. of Dermat. **19**, 855 bis 856 (1929). — KÖNIGSTEIN u. HESS: Zur Klinik und Ätiologie einer bisher nicht beobachteten Form von Hautgangran. Dermat. Z. **17**, 911 (1910). — KOIKE: Two cases of hydroa vacciniforme. Jap. J. of Dermat. **27**, Nr 6, 23 (1927). — KREIBICH: (a) Wirkung des Sonnenlichts auf Haut und Conjunctiva. Wien. klin. Wschr. **1904**, 673. (b) Ein Lichtfall. 13. Kongr. dtsch. dermat. Ges. **1923**. Arch. f. Dermat. **145**, 182 (1924). — KUHNT: Über symmetrische umschriebene Scleralnekrose bei Hydroa vacciniforme. Z. Augenheilk. **27**, 146 (1912).

LENARTOWICZ: Hydroa aestivale sive vacciniforme (BAZIN). Lemberg. dermat. Ges., 23. Mai 1928. — LESSER: Berl. dermat. Ges. Mh. Med. **43**, 13 (1906). Zit. nach GÜNTHER: Die Hämatoporphyrie. Dtsch. Arch. klin. Med. **105**, 89 (1912). — LESTOCK, THORNTON: A case of Hp. not due to sulfonal. Lancet **1904 II**, 888. — LEWITUS: Augenaffektion bei Hydroa aestivalis vacciniformis. (Dem.) Zbl. Ophthalm. **2**, 104 (1914). — LIGNAC, G. O. E.: Über die Beeinflussung der Porphyrinwirkung im tierischen Organismus durch Calciumsalze Krkh.forschg **1**, 177 (1925). — LINSER, P.: Über den Zusammenhang zwischen Hydroa aestivale und Hämatoporphyrie. Arch. f. Dermat. **79**, 251 (1906).

MACCORMAC, H. and P. R. PEAVCOK: Case of hydroa aestivale. Proc. roy. Soc. Med. **18**, Nr 12, sect. dermat., 66 (1925). — MACKEY, LEONARD and ARCHIBALD E. GARROD: (a) On congenital porphyrinuria associated with hydroa aestivale and pink teeth. Quart. J.

Med. **15**, Nr 60, 319 (1922).   (b) A further contribution to the study of congenital porphyrinuria. Quart. J. Med. **19**, 357 (1926). — MAC LEOD, J. M. H.: Hydroa aestivale. Proc. roy. Soc. Med. **15**, Nr 9, sect. dermat., 34 (1922). — MAC MUNN: On the origin of urohaematoporphyrin and of normal and pathological urobilin in the organisme. J. of Physiol. **10**, 71 (1889). — MALINOWSKI: Über Hydroa vacciniforme. Arch. f. Dermat. **78**, 199 (1906). — MARTENSTEIN, H.: Hydroa aestivale. Strahlenther. **14**, 734 (1922). — MATSNOKA: A case of haematoporphyria congenita. Jap. J. of Dermat. **26**, 52 (1926). — MEINERI, P. A.: Hautdystrophie vom Typus der Epidermolysis bullosa und Hydroa vacciniforme bei einem Kinde mit Hämatoporphyrinurie. Giorn. ital Dermat. **70**, 160—161 (1929). — MELKERSSON: Un cas de porphyrie aigue spontanée avec symptomes nerveux et une brève revue de la question des porphyries. Acta med. scand. (Stockh.) **63**, 153 (1925). — MEYER-BETZ, FR.: Untersuchungen über die biologische (photodynamische) Wirkung des Hämatoporphyrins und anderer Derivate des Blut- und Gallenfarbstoffes. Dtsch. Arch. klin. Med. **112**, 476 (1913). — MOBITZ: Kongenitale Porphyrinurie. Münch. med. Wschr. **1923**, 1376. — MÖLLER, M.: Der Einfluß des Lichtes auf die Haut im gesunden und kranken Zustande. Bibliotheca medica, Abt. DIII, H. 8. Stuttgart 1900. — MONTGOMERY: Hydroa aestivale complic. with ekzema seborrhoic. J. of cutan. Dis. **1906**, 78. — MOORE: Hydroa aestivale  New Zealand med. J. **1912/13**, 343. Zit. nach GÜNTHER: Die klinischen Symptome der Lichtüberempfindlichkeit. Dermat. Wschr. **68**, 177 (1919). — MORAL-FRIEBOES: Atlas der Mundkrankheiten. Leipzig 1924. — MORO, E.: Hydroa vacciniforme und Belichtungsversuche. Mschr. Kinderheilk. **5**, 269 (1906). — MUCHA: Demonstration eines Falles von Hydroa vacciniforme in der Wien. dermat. Ges. 1911. Ref. Arch. f. Dermat. **109**, 229 (1911). — MÜLLER, K.: Ein Fall von Hydroa vacciniforme. Inaug.-Diss. Berlin 1914. — MULLER, O.: Ein Fall von Hydroa vacciniforme. Inaug.-Diss. Bonn 1914.

NICOLAS-MONTOT: Hydroa vacciniforme. Bull. Soc. med. Hop. Lyon **10**, 313 (1912). — NICOLAS, GATÉ, LEBEUF: Un cas de hydroa vacciniforme de BAZIN. Lyon méd. **1923**, 744. — NICOLAS, GATÉ, PILLON: Un cas de hydroa vacciniforme de BAZIN. Lyon méd. **1921**, 549. — NICOLAS, GATÉ, RAVAULT: Sur trois cas d'hydroa vacciniforme de BAZIN. J. Méd. Lyon **1926**, 273. — NOBL: Zur Kenntnis solarer Lichtschädigungen der Haut. Wien. med. Wschr. **1919**, 382. — NORDGREEN: Case of hydroa aestivale. Acta Paediatr. (Stockh.) **4**, 104 (1924). NORDGREN: Hydroa aestivale. Hygiea (Stockh.) **88**, 534 (1926). Ref. Zbl. Hautkrkh. **23**, 65 (1927).

OHTA, KIOHIGA: Chemical studies of hematoporphyrin rablits. J. of Biochem. **4**, 225 (1924).

PANTRIER et PAYENNEVILLE: Hydroa vacciniforme. Bull. Soc. franç. Dermat. **24**, 528 (1913). — PERUTZ, A.: (a) Zur Ätiologie der Hydroa aestivalis. Wien. klin. Wschr. **1910**, Nr 4.   (b) Über die antagonistische Wirkung photodynamischer Sensibilisatoren auf ultraviolettes Licht. Wien. klin. Wschr. **1912**, Nr 2.   (c) Fall von Hydroa vacciniforme mit Porphyrinogenurie. Wien. klin. Wschr. **1917**, 1201.   (d) Über Hydroa aestivale. Arch. f. Dermat. **124**, 531 (1917). — PHILIPPS: Hydroa vacciniforme. Arch. of Dermat. **8**, 577 (1923). PICK, ERWIN: Zur Kenntnis der Sommerprurigo (HUTCHINSON). Arch. f. Dermat. **146**, 466 (1924). — PLOEGER: Hydroa vacciniforme. Münch. med. Wschr. **1910**, 1475. — POST: Recurrent vesiculareruption. Boston, dermat. Soc. Ref. J. of cutan. Dis. **1911**, 34. — PÜRKHAUER: Hydroa aestivalis. Ver. Dresden. Dermat., 4. Mai 1927.

RADAELI: (a) Di un caso die hydroa vacciniforme d' BAZIN con ematoporphyrinuria. Boll. Clin. milan. Okt. **1910**, Nr 10. Zit. nach GÜNTHER: Die klinischen Symptome der Lichtüberempfindlichkeit. Dermat. Wschr. **68**, 177 (1919).   (b) Zur Kenntnis der Hydroa vacciniforme. Ital. Ges. Dermat. Ref. Arch. f. Dermat. **110**, 298 (1911).   (c) Contributo alla conoscenza dell'hydroa vacciniforme di BAZIN. Giorn. ital. Mal. vener. Pelle. **46**, 93 (1911).   (d) Sopra un caso di hydroa vacciniforme bollosa. Giorn. ital. Mal. vener. Pelle **64**, 465 (1923). — RASCH: Hydroa vacciniforme. Hosp.tid. (dän.) **1912**, 1568. — RILLE: Hydroa vacciniforme. Med. Ges. Leipzig. Berl. klin. Wschr. **1910**, 801. — ROBITSCHEK, W.: Über Haematoporphyria congenita. Z. klin. Med. **101**, 540 (1925). — ROTHMAN: Hematoporphyrinuria. Report of two cases. Amer. J. Dis. Childr. **32**, 219 (1926). — ROUSSIGNOL: Hydroa vacciniforme. Thèse de Lyon 1912. — RUPP: Fall von Hydroa aestivale vesiculobullosum. Dtsch. mil.ärztl. Z. **1925**, 540.

SAALFELD: Hydroa vacciniforme (Demonstrat.). Berl. dermat. Ges. Ref. Arch. f. Dermat. **54**, 130 (1900). — SARATEANU u. TEODORESCU: Hydroa vacciniformis (BAZIN) mit 3 Beobachtungen. Rev. Stiint. med. (rum.) **16**, Nr 7, 609—628 (1927). — SCHAMBERG: Case of hydroa aestivale. J. of cutan. Dis. **1906**, 436. — SCHANZ: Biochemische Wirkungen des Lichtes. Pflügers Arch. **171**. Licht und Leben von Graefes Arch. **96**. — SCHAUMANN: Demonstration eines Falles von Hydroa vacciniforme. Dermat. Ges. Stockholm. Ref. Arch. f. Dermat. **112**, 282. — SCHMIDT- LA BAUME: (a) Ein besonders exzessiver Fall von Hydroa vacciniforme. Arch. f. Dermat. **153**, 368 (1927).   (b) Hydroa vacciniforme mutilans. 50. Tagg südwestdtsch. Dermat. Frankfurt a. M. 10.—11. März 1928.   (c) Hydroa vacciniforme mutilans. Ver. südwestdtsch. Dermat. 2.—3. März 1929. Frankfurt a. M. —

SCHOLTZ: Beitrag zur Lehre von der Hydroa aestivale. Arch. f. Dermat. 85, 95 (1907). — SCHRAMEK: Hydroa vacciniforme (Demonstr.). Ref. Wien. med. Wschr. 1916, 1917. — SCHUMM, O.: (a) Beitrag zur Kenntnis der Hämatoporphyria congenita (H. GÜNTHER) und der natürlichen Porphyrine. Z. physiol. Chem. 98, 128 (1916). (Dort auch frühere Arbeiten von SCHUMM.) (b) Über die natürlichen Porphyrine. Z. physiol. Chem. 126, 169 (1923). (c) Über Hämatoporphyrine und Hämatoporphyrie. Klin. Wschr. 1926, 1574. SEMON: Hydroa aestivale et hiemale. Brit. J. Dermat. 26, 168 (1914). — SENEAR, F. E. u. H. W. FINK: Hydroa vacciniforme seu aestivale. Arch. of Dermat. 7, 145 (1923). — SHIBATA: (a) Fall von Hydroa vacciniforme. Dermat. Ges. Kioto, Sitzg 19. Mai u. 10. Juli 1921. Acta dermat. (Kioto) 8, 868 (1926). Ref. Zbl. Hautkrkh. 24, 76 (1927). (b) Fall von Hydroa vacciniforme. Acta dermat. (Kioto) 10, 6, 618, (1927). — SHIBUYA, HISAO: (a) Über die sensibilisierende Wirkung der Porphyrine. Strahlenther. 17, 412 (1924). (b) Über die Sensibilation von Warmblütern, durch Serum Porphyringemenge. Zur Kenntnis des Hydroaharnes. Strahlenther. 18, 710 (1924). — SIEMENS, H. W.: (a) Über Vorkommen und Bedeutung der gehäuften Blutverwandtschaft der Eltern bei Dermatosen. Arch. f. Dermat. 132, 206 (1921). (b) Über recessiv-geschlechtsgebundene Vererbung bei Hautkrankheiten. Arch. f. Dermat. 136, 69 (1921). (c) Studien über Vererbung von Hautkrankheiten. II. Hydroa vacciniforme. Arch. f. Dermat. 140, 314 (1922). — SKEER: Hydroa aestivale and scleroderma. Arch. of Dermat. 20, 911—912 (1929). — SNAPPER, J.: Porphyrinurie mit und ohne Koliken. Dtsch. med. Wschr. 1922, 619. — SOBERNHEIM, S.: Beiträge zur Lehre der Hämatoporphyrinurie. Dtsch. med. Wschr. 1892, 566 — SPARACIO: (a) Supra un caso die Hydroa vacciniforme. Arch. ital. Dermat. 1, 293 (1926). Ref. Zbl. Hautkrkh. 21, 193 (1927). (b) Su un altro caso di hydroa vacciniforme del BAZIN. Arch. ital. Dermat. 3, H. 3, 239—257 (1928). — STEIN, R. O.: Neue Befunde bei Hydroa vacciniformis. 15. Kongr. dtsch. dermat. Ges. Bonn, 4.—8. Sept. 1927. — STERN: Hydroa vacciniforme. Köln. dermat. Ges. 26. Juli 1929.

TAKENOUCHI, T.: On the resistence of the skin of hydroa vacciniforme against the ultraviolett light. Jap. J. of Dermat. 24, 6 (1924). — TEREBENSKY: Hydroa vacciniformis (Demonstr.) Ref. Arch. f. Dermat. 109, 539 (1911). — TOWLE: Hydroa vacciniforme. Arch. of Dermat. 10, 349 (1924). — TRIMBLE: Hydroa vacciniforme. J. of cutan. Dis. 1917, 257.

UMBERT: Caso de hidroa vacciniforme. Ref. Dermat. Jber. 1905, 123. — USUBA: Über die Hydroa vacciniformis. Jap. dermat. Tochterges. Sendai, 26. Jan. 1927. Jap. J. Dermat. 28, Nr 11, 24 (1928).

VAMOS: Hydroa aestivale. Ung. dermat. Ges. Budapest, 5. April 1929. — VOHWINKEL: Hydroa vacciniforme. Ver. rhein.-westfál. Dermat. Essen, 13. Mai 1928. — VOLLMER: Hereditäre Syphilis mit Hämatoporphyrinurie. Arch. f. Dermat. 65, 221 (1903).

WERTHER: 13. Kongr. dtsch. dermat. Ges. Ref. Arch. f. Dermat. 145, 182 (1924). WHICHOUSE: Hydroa vacciniforme. J. of cutan. Dis. 1916. Zit. nach GÜNTHER: Die klinischen Symptome der Lichtüberempfindlichkeit. Dermat. Wschr. 68, 177 (1919). — WOLTERS, M.: Hydroa vacciniforme. Dermat. Z. 14, 263 (1907).

ZUMBUSCH, V.: Hydroa vacciniforme (Demonstr.). Ref. Arch. f. Dermat. 119, 306 (1915).

Eczema solare.

AMSTER u. MEYER: Der Einfluß von Adstringentien auf die Lichtempfindlichkeit von Bakterien. Klin. Wschr. 4, Nr 19 (1925). — AYRES: Chronic actinic cheilitis. J. amer. med. Assoc. 81 (1924).

BARBER, HOWITT and KNOTT: Some observations on light-sensibilisation. Guy's Hosp. Rep. 76, 314 (1926). — BEINHAUER: Urticaria solaris. Report of a case. Arch. of Dermat. 12, 62 (1925).

CANNON: Recurrent summer eruption. Arch. of Dermat. 17, Nr 1, 134 (1928). — CASTLE: Sensitization of the skin to sunlight. Treatment by peptone injection. Brit. J. Dermat. 37, 267 (1925).

DUKE: Urticaria caused bei light. Prelim. Rep. J. amer. med. Assoc. 80, 1935 (1923).

ELFOND: Über einen eigenartigen Fall von Hautveränderungen durch Sonnenstrahlen. Venerol. (russ.) 1929, Nr 1, 36—41. — FREI, W.: (a) Lokale urticarielle Hautreaktion auf Sonnenlicht. Arch. f. Dermat. 149, 124 (1925). (b) Versuche zur urticariellen Lichtreaktion. Arch. f. Dermat. 151, 367 (1926).

HAUSMANN: (a) Grundzüge der Lichtbiologie und Lichtpathologie. Strahlenther. Sonderbd. 8 (1923). (b) Licht als Krankheitsursache. Wien. med. Wschr. 1929 I, 440 bis 444. — HAUSMANN u. HAXTHAUSEN: Die Lichterkrankungen der Haut. Sonderbd. Strahlenther. 11. Wien-Berlin: Urban u. Schwarzenberg 1929.

JANSION et BECKER: Pyrocatchine intraveneuse et désensibilisation à la lumière. Bull. Soc. Dermat. 34, 350 (1927). — JESIONEK: Lichtbiologie und Lichtpathologie. Erg. Hautkrkh. 2, 1 (1912).

Kitagawa: A case of eczema solare. Jap. J. Dermat. 25, 30 (1925). Zit. nach Ref. Zbl. Hautkrkh. 18, 385 (1926)

Liebner: Weitere Beiträge zum Krankheitsbilde der Prurigo simplex chronica recidivans und des Eczema solare. Börgyógy. Szemle (ung.) 4, 180 (1926). Ref. Zbl. Hautkrkh. 22, 225 (1927). — Lipschitz: Im Blut kreisende Stoffe als Grundlage für Lichtdermatosen. 50. Tagg südwestdtsch. Dermat. Frankfurt a. M., 10./11. März 1928. — Lomholt: Überempfindlichkeit gegen Licht. Dän. dermat. Ges. 2. Okt. 1929.

Meyer u. Amster: Über Lichtschutz, insbesondere die lichtschützende Wirkung des Tannins. Klin. Wschr. 4, Nr 19 (1925). — Möller: Der Einfluß des Lichtes auf die Haut in gesundem und krankem Zustande. Bibliothek medica, Abt. D 3, H. 8. Stuttgart 1900.

Nobl: Zur Kenntnis solarer Lichtschädigungen der Haut. Wien. med. Wschr. 1919, Nr. 8.

Unna: Zit. nach Möller: Der Einfluß des Lichtes usw. — Urbach: Erythema exsudativum multiforme als Lichtdermatose (Porphyrinurie). Wien. dermat. Ges., 24. Jan. 1929. Urbach u. Konrad: Über eine durch den langwelligen Anteil des Sonnenspektrums erzeugte Lichtdermatose vom Typus der Prurigo aestivalis (Hutchinson). Die lichtschützende Wirkung des Resorcins. Strahlenther. 32, 193—204 (1929).

Vallery-Radot, Pasteur, P. Blamentier, Justin Besaugon u. Seidman: (a) Urticaria infolge Sonnenbelichtung. Bull. Soc. méd. Hôp. Paris 42, 1116 (1926). (b) Urticaire solaire. Bull. Soc. méd. Hôp. Paris 44, No 23, 1122—1125 (1928). — Vedrov: Über Photodermatosen und Porphyrinurie im Zusammenhang mit einem Fall von Sensibilisierung der Haut in bezug auf ultraviolette Strahlen bei einem Zusammenschweißer von Elektrizität. Russk. Vestn. Dermat. 6, 922—933 und deutsche Zusammenfassung, 1928, S. 933. — Veiel: Über einen Fall von Eczema solare. Arch. f. Dermat. 19, 1113 (1887). — Vorwinkel: Eczema solare. Ver.igg rhein.-westfäl. Dermat. Essen, 13. Mai 1928.

Wolters: Fall von Eczema solare. Arch. f. Dermat. 1892 I, Erg.-H., 187. — Wucherpfennig: Pathologische Lichtüberempfindlichkeit in qualitativer und quantitativer Hinsicht, nebst Untersuchungen zur Pathogenese der Lichtquaddel. Arch. f. Dermat. 156. 520 (1928).

# Thermische Schädigungen.
## (Verbrennungen und Erfrierungen.)

Von

**Karl Ullmann** - Wien.

Mit 129 Abbildungen.

### Biologische Wirkungen von Wärme und Kälte.

Verbrennungen wie Erfrierungen sind als besondere, und zwar schwerste Formen von Zell- und Gewebsveränderungen der Haut in der Reihe aller durch thermische Reize hervorgerufenen aufzufassen, stellen also nur einen Teil der ganzen Gruppe dar. Die thermischen Schädigungen sind unter allen Noxen die bestqualifizierten. Zum Verständnis der praktisch wichtigen verschiedenen Zustandsbilder von Verbrennungen (Verbrühungen) und Erfrierungen ist aber auch die Kenntnis gewisser Grenz- und Übergangsformen unbedingt nötig.

Die Verbrennungen und Erfrierungen bedeuten lokale Zellveränderungen bis zur teilweisen oder völligen Zerstörung der Gewebselemente, mindestens deren Funktion. Die sonstigen, meist leichteren, aber chronischen, z. T. habituellen oder konstitutionellen Gewebsveränderungen, durch thermische Reize hervorgerufen, werden nur im Zusammenhang mit dem Allgemeinorganismus, insonderheit dem Zirkulations- und Nervensystem, verständlich.

Wärme wie Kälte bedeuten Molekulareigenschaften belebter wie unbelebter Materie. Diese können physikalisch gemessen werden durch Ausdehnung einer Hg- (Alkohol-) Säule.

Über spezifische Temperaturempfindungen, Wärme- und Kältesinn vgl. S. 173.

Für die Biologie (Physiologie), den Chemismus (Stoffwechsel) belebter, einzelliger wie höher organisierter Wesen, Menschen und Tiere, auch deren Einzelorgane und Gewebe (Haut) bedeutet zugeführte, ebenso entzogene Wärme (Kälte) einen Erregungs- (Reiz-) Zustand, also auch Molekularbewegung. Die Intensität der Temperaturreize geht im allgemeinen parallel mit der Differenz zwischen der Ausgangstemperatur, Eigenwärme des Organs, und der Endtemperatur am Schluß der Erwärmung bzw. Abkühlung. Dies gilt jedoch nur innerhalb mittlerer Temperaturgrenzen, die von der Eigenwärme des Individuums nicht allzuweit entfernt liegen. Kleine Differenzen bei sehr hoher oder sehr niedriger Ausgangstemperatur, weit über 100° C oder unter — 30°, haben für belebte Wesen, insbesondere menschliche Organe und Haut, praktisch keine Bedeutung mehr, da dort schon in kurzer Zeit von Sekunden, mindestens Minuten, das Leben überhaupt endgültig erlischt, soweit nicht durch eine eigene Temperaturregulation das Leben erhalten bleibt. Der Tod erfolgt durch Koagulation der Eiweißkörper sowie Zersprengung der Zellen, Zerstörung der belebenden Nervensubstanz; es können biologische Reaktionen (Lebensvorgänge) nicht mehr ausgelöst werden. Da wir uns nur auf die örtlichen

Gewebsveränderungen durch thermische Reize beschränken müssen, kann von den Störungen des Stoffwechsels und Wärmehaushaltes nur andeutungsweise und nur, soweit diese in Zusammenhang mit den örtlichen Veränderungen stehen, die Rede sein. Steigerungen der Eigenwärme und noch so hohe Fiebertemperaturen in ihren Folgen bleiben hier gegenüber den äußeren thermischen Ursachen außer Betracht.

Für den Erfolg der thermischen Reize im Sinne von Belebung, durch leichte Erwärmung, bis zur Schädigung, Verschorfung oder durch Abkühlung bis zum Frostbrand des Gewebes — für uns der Haut — spielen außer der Temperaturhöhe auch noch die *Dauer des Reizes* (Haberda) die *Beschaffenheit des Gewebes,* der *allgemeine Zustand des Organismus,* Ernährung, Zirkulation, Nervensystem, endokriner Apparat, aber auch die äußeren Bedingungen, unter welchen die Reizwirkung stattfindet, eine wesentliche Rolle. Nicht immer ist der Reizerfolg dem Temperaturgrad adäquat.

Man kann auch von Wärme- und Kälteresistenz, individueller, allgemeiner wie lokaler, auch temporärer Über- und Unterempfindlichkeit sprechen. Diese Gesichtspunkte spielen hier eine bedeutungsvolle Rolle. Selbst einzellige Organismen sind verschieden wärme- bzw. kälteempfindlich und -resistent.

Praktisch wirkt sich dies z. B. schon durch die verschieden lange Dauer der Sterilisierung von pathologischen Bakterien zu deren Abtötung aus. Diesbezüglich gibt Davenport eine Übersicht verschiedenster Bakterien und deren Sporen, sowie niedriger Lebewesen mit den Temperaturgrenzen + 140 und — 9⁰ C. Auch Marchand gibt die Grenzen der Kälte- bzw. Wärmestarre verschiedener niederer Organismen auf Grund der Angaben zahlreicher älterer Experimentatoren an.

Tendeloo macht auf das große Anpassungsvermögen kleinster Lebewesen an Temperaturexzesse aufmerksam. Es scheint, daß die Natur und der *Wassergehalt des Protoplasmas* für die Schwere der durch thermische Exzesse, Hitze[1], Kälte, gesetzten Veränderungen an Zellen nicht ohne Einfluß ist. Kühne beobachtete an *Tradescantiazellen* Formveränderungen im Protoplasma, Tropfen- und Klümpchenbildung durch Kälte, die wenige Minuten nach der Abkühlung wieder zurückgingen. Eine ganze Reihe von niederen Organismen lebt gerade in heißen Quellfassungen, Brunnen, zwischen 50⁰ und 85⁰ und unter höheren Temperaturen. Es gibt sogar Insekten (Eisfliege, Desoria glacialis, Podura hiemalis u. a.), demnach auch höher organisierte Tiere, die am und im Eise leben, selbst Frösche, die bei — 8⁰ einfrieren und langsam wieder auftauen und aufleben können.

Tendeloo gibt zu bedenken, ob nicht auch der Gefrierpunkt der Säfte des betreffenden Organismus sehr different, also gerade hier von Bedeutung sei. Auch ob die Wärme- und Kältestarre bloß auf Koagulation des Protoplasmas zurückzuführen ist, scheint Tendeloo fraglich, zumal wir über diese Zustände noch viel zu wenig wissen. Wahrscheinlich spielen auch chemische Vorgänge dabei eine Rolle. Bekannt ist der große Einfluß von Temperaturgraden auf die Entwicklungsgeschwindigkeit von Frosch-, Kröten- und Echinodermeneiern. Und gerade dieser Umstand spricht nach O. Hertwig für die Bedeutung der Außen- und Innentemperatur für die Reaktionsgeschwindigkeit chemischer Prozesse im Ei.

Auf die Ähnlichkeit der Hautveränderungen durch Reize aktinischer und radioaktiver Strahlungen mit solchen durch Temperatur-, besonders Wärme-

---

[1] Logischerweise wird deshalb in diesem Referat für schädigende Wärme nur der Ausdruck „Hitze" gegenüber dem Ausdruck „Kälte" gebraucht werden, während wir unter „Wärme" den allgemeinen, mehr indifferenten Temperatureinfluß verstehen wollen.

und Kältereize, zumal was ihre Auswirkungen betrifft, wird allgemein hingewiesen. Diese, wie auch chemische Reize sind auch oft mit thermischen kombiniert, zumal gehen elektrische und chemische Prozesse auch gleichzeitig mit Wärmeentwicklung einher, Kältereize entstehen wieder im Anschluß an physikalisch-chemische Aggregatzustandsänderungen von Gasen, in flüssige, seltener in feste Körper ($CO_2$) oder umgekehrt, als deren direkte Folge als Wärmebindung bzw. -Entziehung.

Der Hauptunterschied in der Wirkung thermischer Reize auf *belebte Einzelorgane*, z. B. begrenzte Hautregionen des Menschen, gegenüber der auf *belebte Gesamtorganismen* liegt nur in der selbständigen, spezifisch eingestellten Eigentemperatur und in der Regulationsfähigkeit der letzteren durch teils der Einzelzelle selbst innewohnende, endocelluläre, also direkte vitale Kräfte, teils durch besondere Organe, bzw. Organsysteme und auf die gerade durch diese hervorgerufene Wärmeregulierung durch Gefäß-, Kreislaufwirkungen, welche auch sonst die Verteilung, Ab- und Zufuhr überschüssiger bzw. fehlender Wärme zur Erhaltung biologischer Fähigkeiten und des Lebens, auch zum raschen Ausgleich bei Temperaturexzessen vermitteln. Der Einfluß des Vagosympathicus auf die Gefäßdilatation und Zirkulation, die Eigenart anderer Regulations- (Kontroll-) Organe zum Schutz gegen exzessive physikalische, besonders auch thermische Reize, welche für die verschiedenen Organisationsabstufungen belebter Wesen im Tier- und Pflanzenreiche allerdings sehr verschieden sind (TENDELOO), gehören hierher.

Inwiefern dabei der periphere Gefäßnervenapparat die lokalen thermischen Reize reflektorisch zentralwärts an das Zentralnervensystem vermittelt und wie erstere an den Hautcapillaren angreifen, das ist nach SPALTEHOLZ noch wenig geklärt. (Dieses Handbuch Bd. I/1, Anatomie der Haut, S. 415. — Über das Anatomische siehe bei PH. STÖHR jr.)

Man unterscheidet dementsprechend *örtliche* und *allgemeine thermische Reize*. Beim einzelligen Lebewesen als Grenzfall wirkt jeder thermische Reiz gleichzeitig allgemein wie örtlich. Je komplizierter, je größer und je höher entwickelt ein Organismus, desto mehr hebt sich der Mechanismus lokaler Reizwirkung von der allgemeinen Wärmeschädigung ab, besonders bei Verbrennungen oder Erfrierungen des Menschen.

Durch capillarmikroskopische Untersuchungen über die Temperaturreaktionen der peripheren Gefäße haben E. WOLLHEIM und H. MORAL in letzter Zeit gefunden, daß zwischen sicher gefäßgesunden Patienten und solchen mit verschiedenen Störungen am peripheren Gefäßsystem deutliche Unterschiede in den Wärme- und Kältereaktionen bestehen. Die Autoren empfehlen diese Methode zur Funktionsprüfung bezüglich Anpassung der Haut an Temperatureinflüsse. Vgl. darüber Nachtrag bei Hautreaktionen und Capillarmikroskopie.

FELIX MARCHAND hat die Lokalwirkungen hoher Temperaturen (Verbrennungen) sowohl durch direkte (Kontakt-) Einwirkung, wie durch strahlende Wärme schon einmal, 1908, für die einzelnen Zellgattungen von Tieren und Menschen zusammenfassend und ausführlich behandelt.

Während die *Leukocyten* bei 46⁰ C noch lebhafte Kontraktionen zeigen, kommt es darüber hinaus (bei 50⁰ und längerer Einwirkung) zur Wärmestarre (MAX SCHULTZE). *Erythrocyten* zeigen Abschnürungen, Kugelformen und andere Veränderungen irreparabler Natur bei längerer Einwirkung von 50⁰, bei kürzerer von 60⁰. Bei höherer Temperatur tritt *Hämolyse*, Hämocytolyse ein, die übrigens HELSTEDT schon bei 50—52⁰ exakt beobachten konnte. Von 60⁰ ab nimmt das Blut ausgesprochene Lackfarbe an. Die thermische Hämolyse hat mit der Bildung und Mitwirkung von Hämolysinen natürlich nichts zu tun. Bei kurz dauernder Einwirkung mäßiger Hitzegrade kommt es auch zur Koagulation. Die Formveränderungen gleichen der Aufschwemmung von Fettkügelchen im wässerigen Medium. Der Vorgang beruht auf Änderungen der Oberflächenspannung, Abschmelzen des Lecithins oder von Lipoidsubstanzen, also auf Änderungen der physikalischen Verhältnisse, die gerade nach den neuesten Auffassungen von dem klinischen Bild schwerer Verbrennungen und dem Verbrennungstod zweifellos eine wichtige Rolle spielen (vgl. später S. 218ff.).

Die thermische Wirkung auf *Gefäße* ist eine doppelte, insofern sie zunächst als Reizmittel auf die Gefäßwand dilatierend (Hitze) bzw. kontrahierend (Kälte), darüber hinaus, über $50^0$, auf die zelligen Elemente der Wand schädigend, erstarrend, vakuolisierend, schrumpfend wirkt.

Marchand trennt deshalb die Wirkungen der *Hitze* auf das Gewebe in direkte, die Gewebselemente treffende, und indirekte, zunächst nur auf die Gefäße wirkende. Die Trennung nimmt alsbald ein Ende, wenn die Gefäßwand schwer geschädigt und ihr Inhalt (Blut, Lymphe) koaguliert ist.

Auf das Zustandekommen der Nerven- (Gefäß-) Wirkung durch Lähmung der Vasomotoren usw., vielfach schon von Samuel (am Kaninchenohr) u. a. studiert, kann hier nicht eingegangen werden.

Hervorzuheben ist aber wohl die von Marchand gegenüber Cohnheim angeführte Tatsache, daß die Wirkung der Hitze auf einzelne Strukturen und Gewebselemente, insbesondere auf die der Epidermis, grundsätzlich dieselbe ist wie die auf isolierte Zellen und gefäßlose Gewebe.

So kommen wir nun zu folgendem Überblick über das Tatsachenmaterial.

### Übersicht der thermischen Gewebsschädigungen.

a) Solche ohne Zerstörung des Hautgewebes oder seiner zelligen Bestandteile, aber mit vorübergehenden oder bleibenden Veränderungen:
1. durch Hitze, Dermatitis ab igne, Dermatitis calorica erythematosa,
2. durch Kälte, Perniones und Dermatitis congelationis.

b) Veränderungen mit Zerstörung der Gewebselemente.

Diese Einteilung gilt sowohl für Temperaturen *über* der Durchschnittstemperatur (Blutwärme) des lebenden Organismus (Hitzeschädigungen), als auch für solche *unter* dieser (Frostwirkungen).

In beiden Gruppen kann die Wirkung a) auf die gesamte Haut- (Körper-) Oberfläche, b) auf einzelne Regionen stattfinden.

Eine derartige Einteilung thermischer Wirkungen erscheint uns von nun ab schon deshalb nötig, da durch dieselbe manche Unklarheiten in der Nomenklatur und Definition verschiedener Krankheitsformen und Zustände, obwohl historisch eingelebt, sich von selbst lösen.

So gibt es manche Frostschäden bei Temperaturen über dem Gefrierpunkt, Krankheitsbilder, bei denen längere Kälteeinwirkungen nur durch besondere Disposition schädigend wirken, so daß die Kälte in ätiologischer Hinsicht jedenfalls zurücktritt gegenüber z. T. unbekannten ursächlichen Faktoren. Manche Hautveränderungen werden dementsprechend schon durch das Klima oder durch die Jahreszeiten bestimmt. Manche thermische Schädigungen verdanken nur sozialen Verhältnissen ihren Ursprung, so die gewerblichen und die Kriegsschädigungen. Letztere sind vielfach kombiniert mit Verletzungen mechanischer Natur oder werden durch Kriegswaffen und Mittel besonderer Art hervorgerufen. Sie fallen in ihren Einzelheiten aus dem Rahmen dieses Artikels. Dies gilt auch für toxische Kombinationswirkung: Nicotin, Alkohol.

Über Toleranz gewisser Haut- und Schleimhautregionen gegenüber hohen und niederen Temperaturgraden durch Disposition, individuelle Resistenz, Gewöhnung usw. vgl. S. 28/29.

# Hitzewirkungen. Verbrennung. Combustio.

## Allgemeines.

Schädigende Wärme- (Hitze-) Wirkungen finden sich oft vereint mit Licht-(ultraviolette Strahlungen) und chemischen Wirkungen.

So haben KAPOSI, E. LANG, auch KREIBICH (Lehrbuch 1904) und JESIONEK 1916 und mit ihnen viele andere, auch neuere amerikanische Autoren (PACK), die biologischen Licht- noch mit den Wärmewirkungen zielbewußt vereinigt und geradezu als „Wärmewirkungen" betrachtet und beschrieben (vgl. später S. 211 u. ff.). Ebenso wurden chemische Zerstörungen, auch solche ohne Wärme-entwicklung einhergehende, fast überall unter die Combustionen (Hitzewir-kungen) gerechnet, und mit den Verätzungen zugleich beschrieben, während eine Trennung dieser Gruppe in solche mit und ohne Wärmeentwicklung un-bedingt nötig ist, trotz mancher Ähnlichkeit ihrer Endeffekte (MARCHAND, TENDELOO).

Nach PACK bewirken sonst sehr verschiedene physikalische Agenzien sämt-liche Formen von Verbrennungen und Verbrühungen: Trockene und feuchte Hitze in verschiedener Form, Flammen, heiße gasförmige, flüssige oder feste Körper, aber auch elektrische Ströme sowie Röntgen-, Radium-, Sonnenlicht-strahlungen und kaustische Chemikalien.

Mit dieser sehr weitgehenden Vereinheitlichung verschiedener Zellreize und Einreihung in die Gruppe der thermischen schießt PACK wohl etwas über das Ziel, wenigstens mit Rücksicht auf die z. T. ganz verschiedene Pathogenese (s. bei Verätzungen) und auch auf die damit erzeugten Folgen und die Ver-schiedenheit der vorübergehenden und auch bleibenden lokalen Gewebsverän-derungen, auch Organschädigungen (vgl. S. 215). Bezüglich der Licht- und elektrischen Starkstromwirkungen könnte er ja einmal recht behalten.

Als engere Gruppe der thermischen Schädigungen durch Wärmeexzesse werden die mit Zerstörung des Gewebes einhergehenden Verbrennungen, auch Verbrühungen als *Dermatitis ambustionis, Combustio,* bezeichnet, diesen ent-sprechend die Schädigungen durch Kälteexzesse als *Dermatitis congelationis,* Erfrierungen, Frostschäden. Auch diese gehen mit Zerstörung der Struktur von Geweben und Zellen einher. Ihnen gliedern sich die anderen, mehr *vaso-motorischen* Kälteschädigungen an.

Trotz der Ähnlichkeit mancher Hitze- mit den Frostwirkungen in klinischer wie auch anatomisch-histologischer Beziehung werden im folgenden zunächst die Hitzewirkungen allein dargestellt, denen dann erst die Frostwirkungen folgen.

## Spezieller Teil.

### Übersicht der Hitzewirkungen.

Wir unterscheiden von den Hitzewirkungen als klinisch und ätiologisch gesonderte Symptomenkomplexe:

1. Die *Dermatitis ab igne,* hervorgerufen durch *strahlende* Wärme.

2. Die *Dermatitis calorica erythematosa,* hervorgerufen durch *leitende* Wärme. Beide ohne Zerstörung der Zellen.

3. Die *Dermatitis calorica* oder *Dermatitis combustionis (ambustionis) bullosa* (zweit- auch drittgradige Verbrennung).

4. Die *Dermatitis escharotica* (dritt- bis viertgradige Verbrennung).

5. Die *Dermatitis calorica cum carbonisatione* (entsprechend dem 4. *Grad der Deutschen,* dem 5. und 6. Grad der Franzosen).

Im folgenden können wir uns nur mit Hautverbrennungen genauer beschäftigen, soweit sie nicht gewerbliche und industrielle sind. Diese Gruppe findet an anderen Stellen des Handbuches ausführliche Besprechung, O. Sachs, Gewerbliche Hautkrankheiten (Bd. XIV/1).

Auch den durch den Krieg veranlaßten Brandverletzungen kann nur eine ganz kurze Beschreibung zuteil werden. Sie finden sich ja in den zahlreichen medizinischen Werken der Kriegsliteratur eingehend beschrieben und literarisch gewürdigt. Sie stellen trotz der dort vorkommenden Exzesse in Zahl, Form und Schwere gewissermaßen nur vorübergehende Kulturerscheinungen trauriger Art dar, die je nach der Art der Kriegsführung und dementsprechend mannigfach veränderten äußeren Umständen auch in Form und Schwere sehr wechseln und so auch außer den Rahmen dieser für normale, friedliche Zeiten berechneten Beschreibungen fallen.

### Ätiologisches und Statistisches zu den Hitzeschädigungen.

Von allgemeinen Gesichtspunkten müssen jedoch noch einige Betrachtungen an dieser Stelle angeführt werden.

Verbrennungen gehören zu den häufigsten Verletzungen. Es kommen im Frieden vorwiegend gewerbliche Verbrennungen und solche durch Unglücksfälle im Haus in Betracht, so durch unvorsichtiges Hantieren mit leicht entzündlichen Brennstoffen, Benzin, Spiritus, Petroleum, — kleinere durch spritzendes Fett, Suppe, Dampf, Bügeleisen usw. Im Hause kommen beim weiblichen Geschlecht Verbrennungen weit häufiger vor als beim männlichen, einerseits wegen der weit öfteren beruflichen Gelegenheit, anderseits wegen der leichter entzündlichen und brennbaren Frauenkleidung aus Baumwolle, Leinen u. a. gegenüber den derben Wollstoffen der Männer, vielfach auch infolge Unkenntnis der Gefahr, geringer Intelligenz bei Dienstboten, auch bei jungen Frauen, unerfahrenen Mädchen und besonders bei Kindern, also sehr oft durch unzweckmäßiges Verhalten gleich beim Beginn des Brandes. Der Beweis für diese femininfantile Prädisposition wird indirekt erbracht durch das relativ geringe statistische Prozent der Brandverletzungen bei beruflich mit Brandlöschung beschäftigten Mannschaften, auch freiwilligen Feuerwehren.

In allgemeiner Beziehung läßt sich nichts Verläßliches von Wert berichten. Denn die Zahl der Verbrennungen gegenüber anderen Verletzungen schwankt in weitesten Grenzen, je nach den Landessitten, Klima, Hauptbeschäftigung der Bevölkerung, ob agrarisch oder industriell. Sie schwankt zwischen dichtbewohnten Gegenden und Fabrikszentren, Haupt- und kleineren Städten, nicht nur innerhalb eines und desselben Landes, sondern auch in den nach Klima, Wohn- und Bauart der menschlichen Ubikationen voneinander verschiedenen Kulturgemeinschaften, Völkern.

Schon da ein Teil der Massenerscheinungen gewerblicher und Kriegsverbrennungen aus unserer Besprechung ausscheidet, wäre es unangebracht, sich über die Statistik der Verbrennungen überhaupt hier zu verbreiten. Die Erhebungen in verschiedenen Bezirken und Ländern werden hier niemals durch die ganze Bevölkerung hindurchreichen können, da sehr viele kleinere Verletzungen nicht zur Kenntnis der Ärzte gelangen und gerade bei Massenverbrennungen durch Unglücksfälle Statistiken oft ungenau werden. So können stets nur Spitäler und Ambulanzen, welche die schweren, auch gewerblichen Brandverletzungen aufnehmen oder lange Zeit beobachten, ferner medizinische Kriegsarchive und die Berichte gewerblicher Inspektorate über die Häufigkeit der betreffenden Gruppen näheren Aufschluß geben. Eine Reihe von solchen Zahlen findet sich in Ullmann-Oppenheim-Rille, Schädigungen der Haut durch Beruf und gewerbliche Arbeit, Bd. 1, S. 141 gesammelt. Hier nur einzelne Daten.

Unter 3014 Unfallentschädigungen innerhalb 1903—1913 entfielen $144 = 4,8^0/_0$ auf Verbrennungen (Sektion II der Norddeutschen Eisen- und Stahl-Berufsgenossenschaft zu Magdeburg).

Unter 11 275 Unfällen in 5 Jahren waren 1516 Entschädigungen, darunter 1275 für Verbrühungen und Verbrennungen.

Der Prozentsatz von Verbrennungswunden unter allen Betriebsunfällen der chemischen Industrie Leipzig betrug in 5 Jahren $3,14^0/_{00}$ (zitiert nach SONNENBURG und TSCHMARKE 1915). Von dieser Zeit ab ist der Prozentsatz in industriellen Betrieben in stetiger Abnahme begriffen, und zwar in allen industriellen Betrieben der Welt. Bezüglich Statistik der gewerblichen Verbrennungen wird auf SACHS verwiesen.

In einer eigenen Statistik, die mir der Arzt der Wiener städtischen Feuerwehr, Stadtphysikus Dr. A. FREUND, 1922 überließ, waren in den 5 Jahren 1909—1913 unter 1222 Erkrankungen überhaupt 153 Hautkrankheiten, davon nur 15 Verbrennungen, also nur $^1/_{10}$ aller Hautkrankheiten. Die geringe Zahl der Brandverletzungen wurde vom Branddirektor JENISCH nicht nur auf Umsicht in der Angriffsleitung, sondern auch auf Verwendung geeigneter Schutzmittel (vgl. später) und Methoden zurückgeführt.

Massenhaftes oder vereinzeltes Auftreten von Brandverletzungen hängt innig zusammen mit der Gelegenheit, den äußeren Ursachen zu ihrer Entstehung. Man kann von diesen Gesichtspunkten die Gesamtheit der Verbrennungen einteilen in solche, die durch Zufall, zumeist als Unfall entstehen, und in solche, die durch berufliche Betätigung, teils in Haus und Küche, teils gewerblich oder bei der Feuerwehr zustande kommen. Während in der ersten Gruppe eine gewisse Regellosigkeit in jeder der genannten Beziehungen herrscht und auch gewiß statistisch zu erheben wäre, sind die gewerblichen Verbrennungen im engeren Sinne durch ein gewisses regelmäßiges Vorkommen in bestimmten Gegenden und Berufsgruppen, in Arbeiterbezirken und Fabriken oder industriellen Betrieben, ferner durch einen gewissen typischen, regelmäßigen Sitz ausgezeichnet, aber auch durch eine gewisse Gleichmäßigkeit bezüglich Schwere, Flächenausbreitung wie Tiefe.

Dies gilt natürlich nur als Regel mit sehr vielen Ausnahmen. So können in Betrieben auch Unglücksfälle, Explosionen, Brände vorkommen, welche Massenverletzungen zur Folge haben. Auch elementare Ereignisse, insbesondere Kriege, gehören zu diesen Ausnahmen.

Auf dem Lande und in unkultivierten Gegenden spielen Unglücksfälle, Blitz, in den letzten Jahrzehnten auch Zündung durch elektrische Leitungen, Kurzschluß, Explosionen, Brände von Cerealien, Heu, Mehl, auch durch Selbstentzündung, mitunter Kanal-, Kloakengase ($CH_2$ und $CH_4$) sporadisch ihre verhängnisvolle Rolle.

Verbrennungen mit Verätzungen kombiniert, gehören zum großen Teil in die gewerblichen Hautschädigungen und können deshalb auch nur ganz allgemein gestreift werden.

*Anglo-Amerikanische Verhältnisse.* Diese sind schon seit 1910 genauer statistisch bearbeitet.

In den Jahren 1910—1922 waren laut dem Statistical Bulletin vom Oktober 1923 und den Mortality Statistics von 1921, die G. PACK gesammelt hat, etwa $^1/_2$ bis $^4/_5$mal so viel Todesfälle an Verbrennungen als solche an Appendizitis.

Im Winter werden in Nordamerika Verbrennungen weit häufiger als im Sommer beobachtet.

In der Reihe der Unfallverletzungen geben langjährige Statistiken in Nordamerika Brandwunden bezüglich Frequenz die 4. Stelle nach Automobilunfällen, Sturz und Ertrinken. Jährlich gehen in Nordamerika 12—40 Menschen an Brandverletzungen durch öffentliche Feuerwerke, Raketen und Explosionen zugrunde.

In Nordamerika, wohl auch in anderen Kulturstaaten mit großen Städten, ist durch Verdrängung des Leuchtgases durch Elektrizität wohl die Zahl der Hautverbrennungen etwas vermindert worden. 45% aller Verbrennungen in Nordamerika entfallen auf *Kinder*, relativ die häufigsten bis zum 5. Lebensjahre, und auf heiße Bäder bei asphyktischen Neugeborenen. Auch Verbrühungen durch Hineinfallen in Bottiche mit heißen Flüssigkeiten, ferner Übergossenwerden mit heißen Getränken in Küche und Haus sind häufig.

Die überwiegende Frequenz von Verbrennungen im Kindesalter liegt nach Pack in der Unvorsichtigkeit der Eltern und der leichten Zugänglichkeit von Brennstoffen und Heizkörpern für Kinder. Frauenkleider spielen für die große Frequenz beim weiblichen Geschlecht auch in Amerika eine verhängnisvolle Rolle.

Die amerikanischen Statistiken (l. c.) ergeben von 1910—1922 eine 3—5 mal so hohe Frequenz der Verbrennungen bei Frauen gegenüber den bei Männern, selbst in den ersten 3 Kindesjahren.

Bis jetzt hat sich die kausale Therapie der letzten Jahre in einer statistischen Verringerung der Todesfälle an Verbrennungen leider auch in Amerika noch nicht ausgewirkt. Vgl. Nachtrag S. 335.

In England besteht eine Vorschrift, daß Kinder in einem Raum mit offenem Feuer oder der Möglichkeit zur Entstehung eines solchen nicht allein bleiben dürfen, und es ist Pflicht der aufnehmenden Ärzte in den Spitälern, den Tatbestand bezüglich der Entstehung der Verbrennung aufzunehmen und der Polizei zu übergeben, welche die Schuldfrage zu untersuchen hat. Dadurch wird, so hofft Fraser, allmählich der Leichtsinn im Volke abnehmen.

## Physikalische Verhältnisse bei Hautverbrennungen.

Schädigend auf die Haut wirkt *Wärmestrahlung* als Fernwirkung, wobei es sich um die dunklen und infraroten Wärmewellen, von heißen Körpern oder von der Sonne ausstrahlend, handelt. Meist sind es hier längere Einwirkungen, die zu chronischen Hautveränderungen führen.

Die Höhe der Temperaturen ist meist unter 100°, in geschlossenen Räumen oder auch im Freien, ausnahmsweise, bei Bränden und Unglücksfällen, sowie besonders auch im Kriege, können die Temperaturen auch beträchtlich höher sein, wirkend als Kontaktwärme oder durch Strahlung von glühenden Heizkörpern, beim Vorbeipassieren von Geschossen usw. (Pick).

Am häufigsten kommen schädigende Hitzewirkungen auf die Haut durch *leitende Wärme* zustande, durch direkten Kontakt der Haut mit heißen, festen, flüssigen oder gasförmigen Körpern (Konduktoren). Die Flächenausdehnung der damit gesetzten Brandwunden, ebenso ihre Tiefe wird von Form, Art und Beschaffenheit der verschiedenen Wärme zuleitenden Medien bestimmt und von äußeren Zufällen, die besonders bei gewerblichen und bei Kriegsverbrennungen eine maßgebende Rolle für Form und Schwere der betreffenden Verletzungen spielen.

Bei niedrigeren Temperaturen, von 50 bis ungefähr 70° der Wärmequelle spielt für das Zustandekommen von Wärmeverletzungen hauptsächlich die längere Dauer des Kontaktes und der Einwirkung eine Rolle, desgleichen auch die Dicke der Oberhaut, ob diese zart, blutreich, sukkulent oder schwielig, derb, trocken ist, ferner auch *Gewöhnung*. Fakire und Feuerzauberer weisen eine auffallende Toleranz ihrer Oberhaut und Schleimhaut auf, die z. T. auf Gewöhnung, vielfach allerdings auf Geschicklichkeit, Tricks, beruht, wobei insbesondere die heißen Gegenstände nur ganz kurze Zeit mit ein- und derselben Haut- (Schleimhaut-) Stelle in Kontakt kommen, auch nicht verschluckt, sondern nur im Munde versteckt werden. Die Wärmeeinwirkung wird so durch die dazwischen tretenden Luftschichten abgeschwächt, so daß es bis zu einem gewissen Grade zu Wärmeverteilung und Abfuhr in die Umgebung kommt. So entfalten weißglühende Metallkörper durch rasch erzeugte Wasserverdunstung bei kurzer Berührung in der Regel keine so schädlichen Hitzewirkungen als rotglühende, also niedriger temperierte heiße Metalle, ein Umstand, der gerade bei gewerblichen Verbrennungen eine gewisse Rolle spielt und auf der Immunisierung gegenüber hohen Hitzegraden, in Wirklichkeit nur auf einer Scheinimmunisierung beruht. Doch auch echte Immunisierung als eine Form der Gewöhnung kommt zweifellos vor, durch Abstumpfung der vasomotorischen Nervenendapparate, Gefäßreizbarkeit.

Bei Hitzewirkungen durch leitende Wärme spielt auch die *Wärmekapazität*, die *physikalische Beschaffenheit* der Körper eine sehr wichtige, oft ausschlaggebende Rolle. Es kommen feste, entzündbare und nicht entzündbare flüssige und gasförmige Körper als Wärme- bzw. Verbrennungsquellen in Betracht, am häufigsten jedoch Flammenwirkungen durch Entzündung leicht brennbarer Stoffe, wie Papier, Staub, Mehl, Holz, Holzkohle, Kohle, Celluloid, Petroleum, Benzin, Alkohol, Leucht-, Carbidgas, Gasgemenge und verschiedene andere Explosions- und Brennstoffe, die Lötrohrflamme, heiße Luft, erhitzte Metalle, auch mannigfach kombinierte oder komplizierte Wärmequellen.

Indes ist nicht die Wärmekapazität allein maßgebend. Z. B. ist es bekannt, daß Kupfer ceteris paribus eine stärkere Brandverletzung setzt als Eisen, obwohl letzteres eine größere Wärmekapazität besitzt. PACK führt dies auf die verschiedene Wärmeleitungsfähigkeit zurück, die nicht mit der Wärmekapazität identisch sei. Es gibt nach ihm stärkere und schwächere Wärmekonduktoren.

Nicht selten sind auch sekundäre *chemische* Einwirkungen, besonders Oxydations- und Reduktionsprozesse, Hydrolyse, Wasserentziehung, besonders bei Explosionsverbrennungen in chemischen Fabriken oder Kriegsverletzungen, mit den ursprünglichen primären Hitzewirkungen verbunden.

Je nach der Art der Einwirkung, aber auch je nach den örtlichen Verhältnissen u. a. äußeren Umständen kommt es zu einer kurzen oder längerern, dann zumeist tödlichen Einwirkung, besonders bei Unglücksfällen, Bränden, Verbrechen, im Kriege usw. (siehe bei „Forensische Bedeutung der Verbrennungen").

Nicht selten kommt es unter therapeutischen Eingriffen mit dem Ferrum candens, Cauterium actuale, Paquelin, Heißluftprozeduren, heißen Kompressen, Thermophoren, allgemeinen und Lokalbädern bei Kindern wie bei Erwachsenen zu Brandwunden verschiedenen, meist 2. oder 3. Grades. Über Bäder von Neugeborenen als Verbrennungsursache siehe bei HABERDA.

STILLIANS beobachtete eine schwere drittgradige Verbrennung unterhalb des Auges infolge Diathermie des *Antrums*. Solche therapeutische Brandverletzungen sind gewiß häufig, aber doch nur ausnahmsweise schwer (vgl. den Fall von LEONARD und DAYTON, S. 222).

Jeder Erfahrene weiß, daß kurz nach Einführung des BIER-KLAPPschen Trockenheißluftverfahrens Blasenbildungen und tiefe Verschorfungen durch zu kleine, unzweckmäßig gebaute Heißluftkästen sehr häufig vorkamen, insbesondere bei Leuten mit gestörter Nervensphäre, Anästhesie, aber auch durch Unachtsamkeit, Überschreiten der Temperaturen oder der Dauer der Prozeduren. Diesbezüglich gibt es eine große Literatur, die heute nicht mehr aktuell ist.

Ernster sind die Schädigungen, welche durch das moderne Verfahren der Diathermie zustande kommen können. Die diesbezügliche Literatur ist spärlich, wohl nur deshalb, weil die Praktiker solche Fälle nicht gern in die Öffentlichkeit bringen. Blasenbildungen, Verschorfungen an der Haut, wo die Bleithermoden anliegen, sind häufiger als Veränderungen an tieferen Organen, Blutgefäßen, Nerven, wo es auch zur Koagulation und Nekrose kommen kann. Näheres über die Eigenart s. S. 45.

Es besteht unzweifelhaft eine *individuelle Prädisposition* für die Entstehung und besonders für den Verlauf von Brandwunden. Nicht immer offenbart sich die Prädisposition so deutlich. Sie äußert sich entweder als eine den Gesamtorganismus gleichmäßig betreffende Überempfindlichkeit, welche in einer Übererregbarkeit der vasomotorischen Sphäre, ausgesprochener Vagotonie und Sympathikotonie wurzelt, oder es besteht eine regionäre Unter-, seltener Überempfindlichkeit. Über diese und weitere Beziehungen zum Nervensystem siehe S. 197 und Nachtrag S. 336.

### Klinik und Verlauf der Verbrennungen.

*Allgemeines.* Der klinische Verlauf der Verbrennungen zeigt sich nicht nur in den lokalen, sondern auch, und viel deutlicher, in den Allgemeinerscheinungen. Den klassischen Beschreibungen der schweren Verbrennungsbilder von Kaposi und Jarisch ist nichts Wesentliches hinzugefügt worden. Bei kleinen, nicht ausgedehnten und oberflächlichen Verbrennungen sind es hauptsächlich die Schmerzen, welche bis zur Ohnmacht und durch Shockwirkung zu nervösen Erregungszuständen und Kollaps führen können. Bei ausgebreiteten, flächenhaften Verbrennungen aber steigern sich die Ausbrüche und Reaktionserscheinungen des Schmerzes, die Shockwirkung tritt mehr in den Vordergrund und alsbald, schon vom 2., selten 3. Tage gesellen sich die Erscheinungen einer Vergiftung hinzu. Nach den ersten Stunden, und wenn die Brandwunden kunstgerecht bedeckt worden sind, Luftabschluß hergestellt ist und Berührungsreize ausgeschaltet sind, beruhigen sich die Kranken, stöhnen und sind gewöhnlich voll besinnlich in bezug auf die Einzelheiten des Unglücksfalles. Es zeigt sich aber doch schon durch oftmaliges tiefes Seufzen und Gähnen, Geschlossenhalten der Augenlider die Schwere des Allgemeinzustandes. Anurie und eine gewisse Apathie sind stets vorhanden. Ominös sind bereits Ructus und Singultus. Diesem Stadium folgen Unruhe, Verworrenheit, klonische Krämpfe, Opisthotonus, Bewußtseinsstörungen, lärmende Delirien, die mit stillem Sopor wechseln, schließlich diesem weichen. Dabei beschleunigter bis fliegender, oberflächlicher Puls, dem der Tod binnen 12 bis längstens 2mal 24 Stunden folgt, wenn die Verbrennung etwa die Hälfte der Körperoberfläche ergriffen hat und nicht mittlerweile kausale kurative biologische Maßnahmen eingeleitet wurden, also bei spontanem Verlauf. Bei schweren Verbrennungen können auch diese den Verlauf nur prolongieren, aber nicht völlig verändern. Das mit dem Erlahmen der Zirkulation einhergehende Erkalten des Körpers, besonders an den Extremitäten, ist spezifisch für den Verbrennungstod, besonders für den der Kinder (Fraser).

Dies gilt für den Ablauf der schweren Verbrennungen. Im einzelnen schwanken die Symptome selbstverständlich, hauptsächlich nach der Ausdehnung und Tiefe der Brandwunden, nach der Schmerzempfindlichkeit, dem Gesundheitszustand und Alter der Verbrannten.

Weidenfeld unterscheidet zweierlei Verlaufstypen schwerer Verbrennungen, einen eretischen und einen torpiden Typus. Er führt die Typen hauptsächlich auf Größe, Schwere und Lokalisation der Verbrennungen zurück. Beim eretischen sind vorwiegend Aufregungs-, beim torpiden mehr Somnolenzzustände zu finden. Schreiner meint, daß die Somnolenz ein ziemlich allgemeines, aber vorübergehendes Symptom bedeute, und weist darauf hin, daß auch Pfeiffer bei seinen Tierversuchen zu demselben Ergebnis kam.

## Veränderungen der Haut durch Hitzestrahlung.

### Erythema caloricum (reticulatum et pigmentosum).
### Erythema ab igne.

Strahlende Wärme wird von den Physikern nicht mehr als Wärme eigener Art, sondern als Wirkung strahlender Energie, die von einer Wärmequelle ausgeht, aufgefaßt (MARCHAND). Die Trennung von Warme- und Lichtstrahlen ist wohl durch exakte Experimente durchführbar, in der Praxis geben Strahlen verschiedenster Wellenlange die Reizquelle. Auch Lichtstrahlen wandeln sich in Warmestrahlen um. Daß demnach eine scharfe Trennung der physiologischen und pathologischen Warmewirkungen von den Licht- und chemischen Wirkungen in der Natur nicht möglich ist, besonders nicht bei den aktinischen Strahlungen, wird spàter noch genauer ausgeführt. PAUL SCHMIDT wies nach, daß durch die ganze Dicke der Schadeldecke oder durch haarlose Haut sowohl Wärme- wie lichtschwarzende Strahlen des Sonnen- oder Nernstlichtes hindurchgehen. HILLER studierte die Wirkung verschiedener solarer wie terrestrischer Hitze- und Lichtstrahlen auf das Gehirn (Sonnenstich, Hitzschlag). Durch strahlende Warme der Kesselheizungen und Schmelzöfen werden nach SCHMIDT deutlich lokale Veranderungen der außeren Haut und Schleimhaute, Hyperämie, Entzündung, Pigmentation hervorgerufen, im Gehirn auch Hamatome an der Innenseite der Dura.

Im allgemeinen zeigen die gewerbehygienischen Untersuchungen von LEYMANN und GERBIS, sowie jüngst die von OSKAR SPITTA, daß langere Zeit andauernder übermaßiger allgemeiner wie lokaler Wärmereiz die Reaktionsfähigkeit der Haut gegen Temperaturreize derart herabsetzt, daß einerseits die Lähmung der Hautgefäße, chronische Hyperàmie, anderseits Neigung zu Erkàltungskrankheiten, Muskel- und Gelenkrheumatismus, entsteht. In überheizten Arbeitsräumen findet wohl eine gewisse Akklimatisation statt, doch kommt es nach SCHADE sehr leicht zu peripherer Abkühlung, Schadigungen des Gewebes am Orte des Kälteangriffes bzw. Hitzeangriffes selbst, auch durch eine Fernwirkung im Wege des Sympathicus und vegetativen Nervensystems sogar zur Organschädigung, ferner zur Herabsetzung der immunisatorischen Abwehrkràfte gegenüber Infektionen.

ROTHMAN und GUTHMANN führten Erythem mit folgender Pigmentation auf Wärmewirkung des ultravioletten Lichtes von 312—435 $\mu\mu$ zurück.

Was hier von der Wirkung der Warme als aktinische Strahlung und Kontaktwärme durch die Atmosphàre, Klima, Temperatur von Arbeitsraumen gesagt wird, bezieht sich auf den ganzen Kòrper, gilt aber auch für die strahlende Wärme, wenn größere Körperpartien nur langere Zeit unter deren Einfluß stehen. Wir haben es bei der strahlenden Wärme ja auch oft nur mit Lokalwirkungen auf die Haut zu tun.

Als leichtester Grad bleibender Veränderungen durch Hitze, insbesondere strahlende, aber auch durch langer wàhrende Einwirkung leitender Warme zeigt sich das *Erythema caloricum,* auch *Erythema ab igne* genannt. In der Regel findet man es an den Vorderflachen der Beine, seltener der Arme oder an jenen nackten Körperpartien, welche der Wärmequelle, offenem Feuer, Thermophoren oder anderen Heizkòrpern, unmittelbar ausgesetzt sind. Kleidungsstücke bilden kein absolutes Hindernis für die chronische Wärmewirkung (LEHNER und KENEDY). Die Làsionen zeigen sich als annuläre oder gyrierte Streifen oder Bànder, die weniger oder gar nicht veranderte Hautpartien zwischen sich lassen, in ganz àhnlicher Form wie bei der Cut ismarmorata. HARTZEL nannte den Zustand deshalb *Erythema reticulatum.* Die anfangs rosa- bis spater tiefrote

Hautfärbung ist regelmäßig von licht- bis tief dunkelbrauner Pigmentierung gefolgt. Typisch hierfür sind die Veränderungen der Bauchhaut und Oberschenkel. hervorgerufen durch die von den viele Stunden im Freien des Hochgebirges zubringenden Hirten und Händlern in Kaschmir als Kälteschutz getragenen KangriThermophore (Neve). Auch Köche, Heizer, Hochofen- und solche Fabrikarbeiter. welche der Dauerwirkung strahlender Wärme ausgesetzt sind, sind oft, aber durchaus nicht immer, Träger solcher Veränderungen, auch Bäcker, zumeist Arbeiter. die sich sonst durch auffallend blasse Gesichtsfarbe kennzeichnen. Jesionek berichtet über ähnliches bei Europäern, die in den Tropen wohnen, bei denen die Tropensonne, offenbar durch Kombination von Licht- und Hitzewirkung, ähnliche Verhältnisse schafft.

Schon Hartzel deutete hier die Prädisposition der Haut durch Alkoholismus oder Erkrankungen zur Ausbildung derartiger extremer Hautzustände an. Häufig findet man sie auch bei Rekonvaleszenten, die lange Zeit Thermophore am Leibe getragen hatten (Hartzel, Lehner u. Kenedy, Kisch, Buschke u. Eichhorn, Little, Montpellier, Du Bois, Herxheimer, Koppenhöver) Sie bilden den Ausdruck einer chronischen Hyperämie. Die Extremitäten tragen charakteristische netzförmige Zeichnungen, von weitem erkennbar durch ein weitmaschiges Pigmentnetz. Sie bilden ein bekanntes Stigma für die genannten Berufe, histologisch zuerst durch Hartzel, Ehrmann, Buschke u. Eichhorn, neuerlich durch Kyrle und Gans beschrieben.

Nach Wieler (Klinik Hoffmann) teilen sich die durch Hitze bedingten retikulären Hautveränderungen in solche mit und solche ohne deutliche Infiltrationsherde. Dem Stadium erythematosum folgt in der Regel ein Stadium pigmentosum nach. Die Infiltrationsherde kennzeichnen sich als 4—7 mm breite, die Haut überragende Streifen, die stark jucken (Lehner und Kenedy).

Meirowsky meinte, daß es sich beim Zustandekommen dieser netzförmigen Zeichnungen auch um atavistische Momente handeln könne, was von E. Hoffmann und Wieler bezweifelt wird. Wohl ist die Lokalisation dieser Zeichnungen, in der Regel an den Extremitäten, im allgemeinen von dem Einwirkungsorte der Hitze abhängig. E. Hoffmann macht darauf aufmerksam, daß er sie bisher im Gesichte nicht gefunden habe, trotz häufiger heißer Kataplasmen (bezüglich Histologie vgl. S. 202).

Dieser Behauptung Hoffmanns steht die von Georg Pack und vielen Gewerbeärzten gegenüber, welche bei Köchen, Heizern, Stahl- und Hochofenarbeitern die Lokalisation auch an Kinn und Wangen gefunden haben.

Broers sen. beschreibt einen Fall von netzförmiger, tiefbrauner Zeichnung an den Oberschenkeln durch Sitzen beim heißen Ofen. Mendez da Costa schlug vor, solche Affektionen *Dermatitis calorica erythematosa et pigmentosa* zu nennen und gibt auch an, daß diese Erythemform ungemein häufig als traumatische Gewerbedermatose auftritt.

Mook beschreibt als frühestes Stadium dieser Affektion bei einem seit 8—10 Jahren im Dampfraum einer Fabrik Beschäftigten eine von der Schamgegend bis zum Sternum reichende, hochrote, juckende Dermatitis.

Abramowitz sah netzförmige, tief lividrote Streifen neben schuppenden Herden, entstanden durch Anlehnen an einen Gasofen.

E. Lehner und D. Kenedy erklären die netzförmige Zeichnung — wie überhaupt bei Entzündung — auch durch den Wärmereiz als den ausschlaggebenden unter den pathogenen Faktoren, von denen als exogener Reiz Hitzestrahlung, als endogene Reize hauptsächlich Tuberkulose und Syphilis, vielleicht auch andere Krankheitsursachen wirken. So war bei einer Anzahl der von den obigen Autoren beobachteten Fabrikmädchen Tuberkulose vorhanden, außerdem in 3 von 7 Fällen Hyperhidrose, Sympathikotonie, in einem Fall Vagotonie, in 2 Fällen M. Basedowii mit Vagotonie (Abb. 1).

Inwieweit aber die hier früher und später oft betonten Stoffwechselstörungen (Ernährungs- und auch Nervenstörungen für die Cutis reticulata wirklich eine ausschlaggebende Rolle spielen, muß doch noch unentschieden bleiben, da sowohl Referent wie auch EHRMANN und besonders HARTZEL diese netzförmigen Veränderungen, wenigstens nach Hitzestrahlung, an den Extremitäten auch bei ganz gesunden, nicht tuberkulösen Arbeitern, z. B. auch bei kräftigen Männern, Maronibratern, zwischen den Schenkeln gefunden haben.

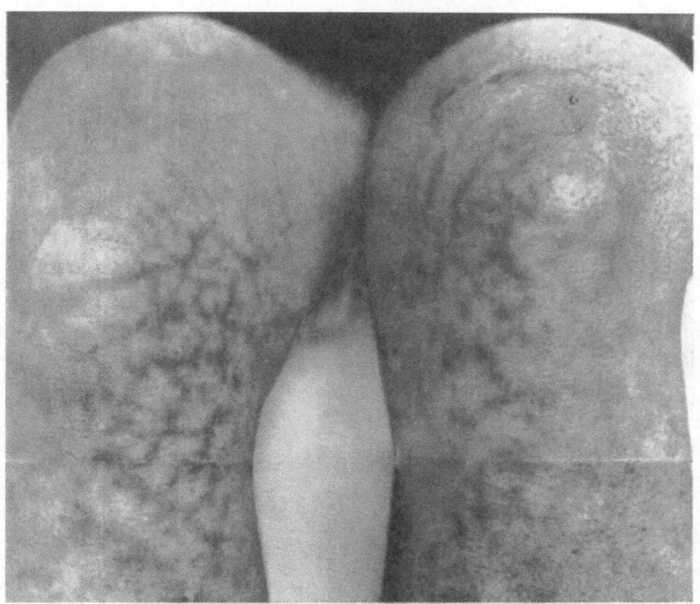

Abb. 1. Netzförmige Hautveranderung beider Beine durch strahlende Warme bei einem Fabrikmädchen. (Nach dem Original von E. LEHNER und D. KENEDY.) (Aus Arch. f. Dermatol. u. Syphilis. Bd. 141. Berlin: Julius Springer 1922.)

Hitze, Kälte, Dunstumschläge, Schwefelbader, Schmieröl, Teer, unreines Vaselin u. a. rufen ähnliche Bilder hervor. Bei exogenem Ursprung besteht bei Beginn des Leidens eine juckende und brennende Entzündung, bei hamatogener Entstehung tritt die Pigmentation gegenüber der Entzündung stark zurück. Diese macht wenig subjektive Beschwerden. Bei den hamatogenen Fallen findet man verastelte, baumförmige oder blitzfigurartige Zeichnungen, da ein Teil des lividen Netzes von der Entzündung verschont bleibt. Je nach der krankmachenden Ursache können neben den entzündlichen Hautveranderungen auch andere Gewebsveränderungen entstehen, z. B. durch Teer follikulare Hornpropfbildungen, bei Tuberkulose Nekrose des entzundlichen Infiltrats. Da es sich im Wesen um entzündliche Granulationsprozesse handelt, schlagen die Autoren die Bezeichnung *„Inflammatio cutis racemosa"* vor.

KISLIČENKO beobachtete unter den Einwohnern von Sudserbien (Mazedonien), hauptsächlich bei Zigeunerinnen, eine ähnliche Affektion, welche durch den Gebrauch des „Mangals", einer Art von Zimmerofen, durch strahlende Warme an den dem Ofen zugewendeten Hautpartien zu entstehen pflegt. Es handelt sich um permanente Netze, die jahrelang bestehen bleiben, ihr Aussehen aber zu den verschiedenen Jahreszeiten verandern. Die Basalzellen enthalten dunkles Pigment ohne Eisenreaktion. Im Corium Entzündung, Infiltrat um die Gefäße und Schweißdrüsen, Chromatophorenbildung. Der Autor trennt diese netzförmige Hautveränderung ätiologisch und pathologisch-anatomisch streng von der oben abgebildeten von LEHNER und KENEDY beschriebenen. Ob diese scharfe Trennung gerechtfertigt ist, bleibt weiteren Untersuchungen vorbehalten. Auch Čvanov berichtete jüngst über vier Fälle.

Abb. 2 zeigt Veränderungen der Haut bei einem Arbeiter, der die linke Körperseite, auch Wange und Unterkiefer, stets einem elektrischen Schweißofen zugewendet hatte. Beobachtung Karl Pichlers, Klagenfurt.

Über den Zusammenhang solcher Gefäßveränderungen mit Pernionen s. S. 280 u. N. S. 380.

Die Erfahrungen Neves beim Kangrikrebs zeigen ferner, daß bei längerer Hitzebestrahlung auch ziemlich schwere Veränderungen, wie intensive Hyperkeratose mit mächtiger papillärer Wucherung, Bildung von Warzen und selbst Cancroiden (vgl. S. 263 u. ff.) recht häufig entstehen, demnach die Hyperkeratose und andere Epithelveränderungen und -Schädigungen doch auch zum typischen Bilde der Hitzewirkungen gehören.

Michael studierte den Erfolg der Einwirkung verschiedener häufig benutzter therapeutischer Warmeanwendungen auf die Haut: Heißluft (mit elektrischen Apparaten), Dampfstrahl, Fohnapparat, Hitze im Zusammenwirken mit Licht und Diathermie bei Temperaturen zwischen 45 und 140° C (in den betreffenden Warmeapparaten gemessen), desgleichen die Absorptionsfahigkeit der Haut fur verschiedene Warmeanwendungen. Es zeigt sich als erste Reaktion helle Rötung, bei Temperaturen zwischen 50 und 60° C, erysipelartig abgegrenzt, besonders an den vorspringenden Partien, Nase, Ohren usw. An den Streckseiten der Extremitaten tritt die Rötung früher auf als an den Beugeseiten. Heißer Dampf wirkt viel rascher als trockene Heißluft. Bei Steigerung der Temperatur bis 100° C wird die Rötung bis scharlachfarbig und die Follikel treten als rotgefärbte Punkte hervor. Gleichzeitig beginnt Schweißabsonderung, bei einzelnen Personen bei 60, bei anderen erst bei 120° C. Durch Gewöhnung wird die Temperaturgrenze fur den ersten Schweißausbruch von 60 auf 120° hinaufgesetzt, die Schweißmenge bis auf ein Minimum verringert. Die Toleranz geht bis 140°.

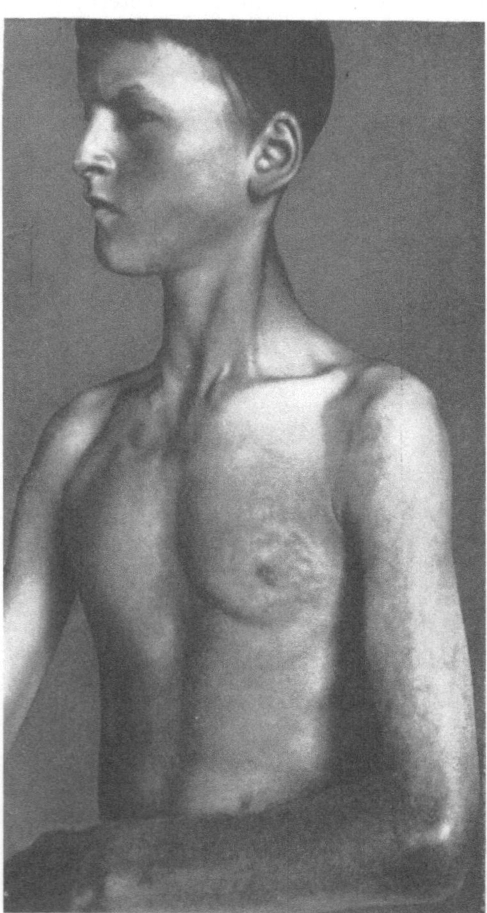

Abb. 2. Linksseitige netzformige Veränderung an Rumpf-, Wangen- u. Unterkieferhaut durch lang fortgesetzte Arbeit bei einem elektrischen Schweißofen. (Aus der Sammlung Karl Pichler, Klagenfurt.)

Bei zunehmender Temperatur treten zwischen den stark *geröteten Follikeln* allmahlich völlig entfärbte Hautinseln in Erscheinung, während die *Follikel abblassen*. Es bilden sich zunächst hellrosa, allmählich mehr ins Ziegelrote oder Rotbraune übergehende band- und balkenartige Streifen von 1—4 cm Breite, die netzförmig anastomosieren. Nach Aufhören der Hitzewirkung verblassen die Balken und machen innerhalb 5 bis 15 Minuten einem allgemeinen Erythem Platz. In einer weiteren halben Stunde erscheint der normale Hautfarbton.

Die netzförmige Reaktion trat auch bei Behandlung mit *Lichtbugeln* und Bestrahlung mit der *Mininlampe* aus geringer Entfernung mit *elektrischem Thermophor* auf, nicht aber nach Fangopackung, Dampfstrahl, Langwellenstrahler, im Gesicht uberhaupt nicht.

Schwer zu erzielen ist die Cutis marmorata an der Streckseite der Hand. Es bestehen Unterschiede zwischen diesen Wärme- und den entsprechenden Kaltereaktionen.

Bei der Entstehung der Cutis marmorata durch *Kaltereiz* kommt es wohl auch zuerst zur Hautrötung, der aber eine Erblassung, dann wieder ein blaulich-roter Farbton folgt. Auffallend ist, daß die Umwandlung der Cutis marmorata vasculosa in die Cutis marmorata pigmentosa nach Heißluftbehandlung langer Zeit bedarf, nach Thermophorapplikation aber rasch erfolgt.

STEINKE beschreibt wie schon früher NEVE und später K. ULLMANN auch *multiple Teleangiektasien* infolge Einwirkung übermäßiger Hitzegrade, ahnlich, wie sie sich auch bei chronischem Lichterythem, Seemannshaut, finden.

Nebst diesen typischen netzförmigen Hitzeveränderungen und Pigmentierungen findet man in gewerblichen Betrieben nicht selten auch diffuse Rötungen und Bräunungen an verschiedenen Körperstellen, mitunter von besonderer Intensität, im Gesicht, an den Armen und am Rumpf. G. WEILL beschrieb jüngst einen Fall dieser Art bei einem Arbeiter in einer Walzmühle, bei dem die intensive Bräunung erst im 4. Jahre der Beschaftigung beim Ofen aufgetreten war und sich ziemlich scharf dort begrenzte, wo der Oberkörper wegen der Hitze unbekleidet blieb. Hier wurde allerdings auch noch eine Insuffizienz des suprarenalen Drüsenapparates für dieses plötzliche Auftreten der intensiven Pigmentierung haftbar gemacht.

Aus WEIDENFELDs Nachlaß sei hier auf ein Bild aus ULLMANN-OPPENHEIM-RILLE, Schadigungen der Haut, Bd. I, S. 99, Abb. 30, betitelt „Hyperpigmentation und Achromasie nach lange fortgesetzter Hitzeeinwirkung", hingewiesen. aus welchem die lokale Disposition für Hyperpigmentierung an anderen Körperstellen, Fehlen derselben in auffalliger und gewiß seltener Weise demonstriert wird. Beim selben Arbeiter fand sich auf dem Dorsum intensive Pigmentation, auf der Vola beider Hande Achromasie, wahrscheinlich durch Fehlen der Pigmentbildner (Melanoblasten) hervorgerufen. Die Differenz in der Pigmentation zweier verschiedener Hautpartien zur selben Zeit schließt eine spätere, durch Zerstörung oder Erschöpfung der Pigmentbildner hervorgerufene Achromasie als Reaktionserscheinung in diesem seltenen Falle aus.

## Verbrennungsgrade.

Brandwunden werden seit alters her nach Graden klassifiziert, seit FABRICIUS VAN HILDEN (1607) in solche 1., 2. und 3. Grades, wobei nach BOYER und GUINARD (1885), auch nach FERDINAND HEBRA, ein 4. Grad, der der Verkohlung, hinzutritt. Letztere Einteilung wird insbesondere zu forensischen Zwecken beibehalten. DUPUYTRENs (1718) Einteilung in 6 Grade ist vom klinischen Standpunkt vielleicht nicht unlogisch, vom pathologischen aber heute nicht mehr haltbar.

In anschaulicher, wenn auch schematischer Weise hat PACK die Einteilung nach DUPUYTREN je nach dem Ergriffenwerden der einzelnen Schichten dargestellt (Abb. 3).

Der 4. Grad umfaßt alle Verbrennungseffekte (HABERDA). Nach MORTON wird der 3. und 4. Grad unter „Dermatitis ambustionis escharotica seu gangraenosa" zusammengefaßt.

In Amerika und Deutschland unterscheidet man 3—4, in Frankreich und England 6 Grade.

Die 6 Grade von DUPUYTREN: 1. Erythem (60⁰). 2. Vesication (70⁰). 3. Destruktion der Cutis mit partiellem Erhaltenbleiben der Papillen (100⁰). 4. Destruktion der gesamten Cutis bis zum subcutanen Zellgewebe (von 100⁰ aufwärts). 5. Muskelverschorfung. 6. Desorganisation bis zu den Knochen.

Eine andere amerikanische Einteilung (HEISTER und CHALLISON, zit. bei PACK) enthält einfach: 1. Erythem, 2. Blasen, 3. Schorfe, 4. Verkohlung.

Obwohl aber die Einteilung in 4 Grade auch heute noch ziemlich allgemein angenommen wird, halten manche Autoren, z. B. KREIBICH, sogar auch eine Dreiteilung für ausreichend. Die Grenze zwischen 3. und 4. Grad liegt nach KREIBICH nicht darin, ob nur Verschorfung oder schon Verkohlung, höhere Oxydation, vorliegt, sondern in dem Ausmaß der Verschorfung nach der Tiefe

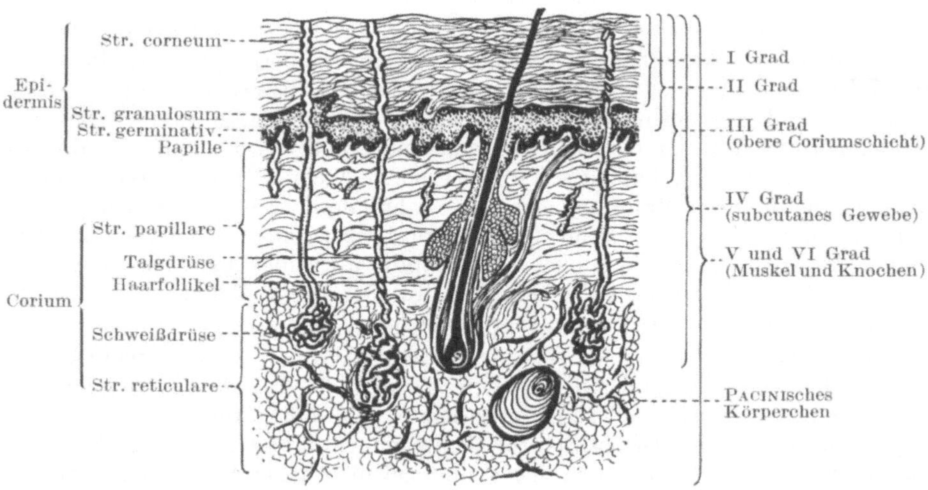


Abb. 3. DUPUYTRENs Klassifikation der Verbrennungen. (Nach G. PACK.)
(Aus UNDERHILL, CARRINGTON und PACK. Arch. of internal med. Vol. 32. 31. Juli 1923.)

hin, also der später für epitheliale Bildung nötigen Papillenreste. Beschränkt sich die Zerstörung des Papillarkörpers nur auf einzelne Papillen oder nur auf die obere Partie, nur auf die Spitzen derselben, hat sie nicht die ganzen Papillen einer Region erfaßt, dann pflegt die Überhäutung in 2 Wochen zu erfolgen (Abb. 4).

Auch v. ZUMBUSCH verhält sich skeptisch gegenüber der angeblichen Zweckmäßigkeit einer strengen Einteilung in 3 oder 4 Grade. Besonders dürfte man

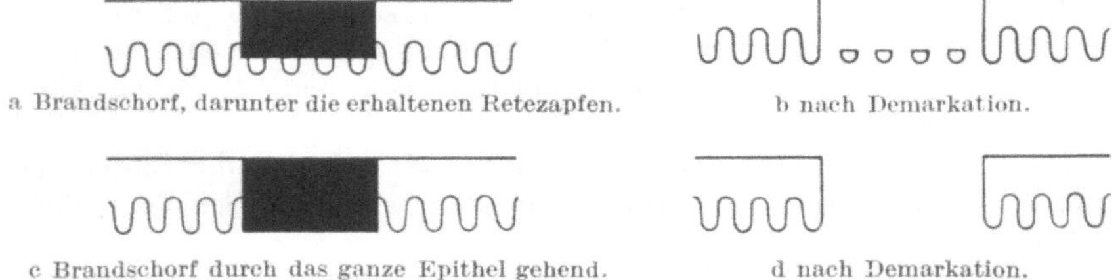


Abb. 4. Verbrennung III. Grades. (Aus C. KREIBICH, Lehrbuch der Hautkrankheiten, Wien 1904.)

aus Blasenbildung keine bindenden Schlüsse auf die Schwere der Verletzung ziehen.

Nach GOLDBLATT gibt es sogar praktisch nur zwei Gruppen von Verbrennungen, solche ohne und solche mit Narbenbildung.

Schon KAPOSI hat übrigens diese nur auf die augenfälligen örtlichen Erscheinungen begründeten Einteilungen als Intensitätsstufen verschiedener, nicht streng voneinander zu trennender Formen der Gewebsveränderungen betrachtet, wie auch nach ihm sehr viele Kliniker (JARISCH, RIEHL u. a.). Er wie auch noch sein Schüler KREIBICH faßten dabei allerdings noch alle Veränderungen, auch solche durch strahlende Wärme, Sonnen- und elektrisches Licht, angefangen vom Erythema solare mit oder ohne Blasenbildung, bis zur schweren Verschorfung, den durch Hitze bewirkten Veränderungen, als einander wesensgleich auf. Seither haben sich die Auffassungen über die Lichtentzündung und die Hitzeveränderungen durch elektrischen Starkstrom sehr beträchtlich geändert.

### Veränderungen ohne Zerstörung des Gewebes.

Der 1. Grad, *Dermatitis combustionis* (ambustionis) *erythematosa,* entsteht bei Einwirkung von flüssigen Medien schon von 30—45⁰ C, auch noch bei viel höheren Temperaturen (unter dem Siedepunkt), aber in entsprechend viel kürzerer Zeit. Die Veränderungen bestehen in leichter Schwellung, diffuser Rötung, subjektiv von lebhaften brennenden Schmerzen begleitet. Die ödematöse Schwellung bleibt Stunden bis Tage bestehen. Allmählich nimmt mitunter die Haut durch Austritt von Blutfarbstoff dabei einen gelblichbräunlichen Ton an, der auch bei Fingerdruck bestehen bleibt. Unter leichter Schuppung findet schließlich in 1—5 Tagen die Abheilung statt. Als einzige klinisch anatomisch feststellbare, bleibende Veränderung nach besonders stark ausgeprägtem Erythema ambustionis (1. Grad) zeigt sich mitunter ein Verstrichensein der normalen Hautfelderung, Riffelung (PACK).

### Veränderungen mit Zerstörung des Gewebes.

Der 2. Grad, *Dermatitis combustionis bullosa,* charakterisiert sich durch stärkere Exsudation und Entzündung, die zumeist bis zur Bildung von Brandblasen führt. Diese erscheinen oft schon sehr bald, nach Minuten, aber auch viel später, selbst nach mehreren, bis zu 20 Stunden, nach der Verbrennung. WEIDENFELD hat auf eine besondere Form mehr weniger verzögerter Blasenbildung, selbst schon im Stadium der Ausheilung, hingewiesen (Abb. 5)[1].

Die entsprechenden Temperaturen liegen zwischen 50 und 75 bis 80⁰ bei Menschen, bis 100⁰ bei Tieren (SCHINDELKA). Die Blasenbildung entsteht durch seröse Exsudation aus den geschädigten Gefäßen, wobei in

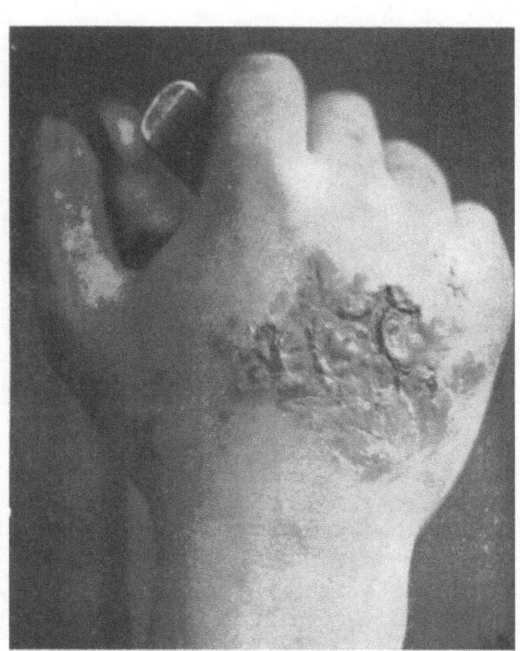

Abb. 5. Sekundäre Blasenbildung im Gebiete einer zweit- und drittgradigen Verbrennung. 12. Krankheitstag. (Aus ULLMANN - OPPENHEIM - RILLE, Schädigungen der Haut durch Beruf und gewerbliche Arbeit 1922. Bd. I.)

der Regel die Cutisgrenze den Ort der Höhlenbildung darstellt. Die widerstandskräftige Epidermis wird durch den Flüssigkeits- (Lymph-) Druck zur Gänze vom Corium ab und hoch in die Höhe gehoben (WEIDENFELD). Die Blasendecke

---

[1] Nachgelassene, zum Teil schon in dem Werk „Schädigungen der Haut durch Beruf und gewerbliche Arbeit" verwendete Aufzeichnungen.

hängt mit zarten Fäden, den ausgezogenen Zellen der Basalschicht, noch am Corium. Im Exsudat finden sich im Beginn noch mehr weniger veränderte Retezellen, spärliche Leukocyten, Lymphocyten und Fibringerinnsel, mitunter auch rote Blutzellen, später wird der anfangs klare, bis gelblich-graue, auch rote und sanguinolente Inhalt mehr dunkelgelb, auch trüb und enthält Eiterzellen.

Die Blasen sind von verschiedener Größe, linsen- bis orangengroß, je nach der Art der Wärmeeinwirkung und auch je nach der Form der heißen Kontaktflächen. Nach Verbrühungen mit heißen Flüssigkeiten oder Dampf, ferner nach Kontakt mit breiten, flächenhaften Körpern, glühendem Holz, glühenden Metallplatten usw., sind sie auch noch entsprechend viel größer, bei ungleichmäßiger Einwirkung auch höckerig, anfangs multilokulär, prall durch Lymphinnendruck, später schlaff, schwappend. Nach Entfernung der Blasendecke liegt das nässende Rete frei. Im Anfang ist der Blaseninhalt steril. In den schlappen Blasen sammelt sich der Eiter hypopionartig, wenn sich die Blasendecke hängebrustartig senkt.

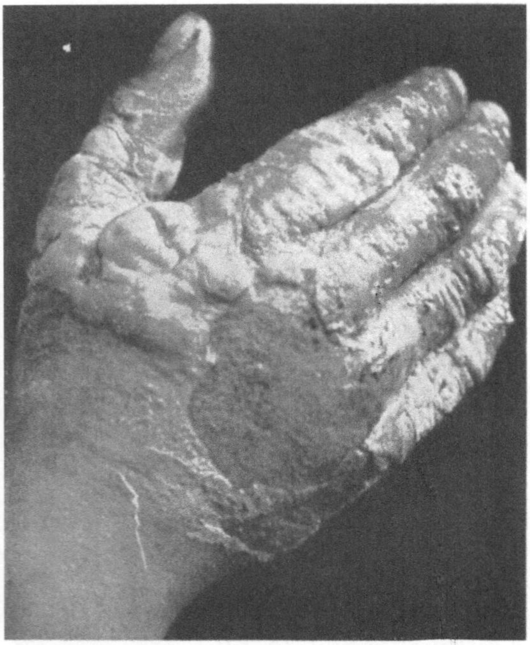

Bildung kleinster Bläschen oder Bullae bedeutet also nur graduelle Unterschiede, auch für die Temperaturen. Die Blasen sind von Stecknadelkopf- bis Orangengröße. Die Zahl steht oft im umgekehrten Verhältnis zur Größe. Dicke Epidermis gibt ceteris paribus kleinere Blasen als dünne. In einzelnen Fällen kann man die Blasenbildung innerhalb von Minuten mit den Augen verfolgen, z. B. kurz nach Verbrühung mit kochendem Wasser. Inmitten des roten Hofes tauchen dann kleinste, z. T. gruppierte Bläschen auf,

Abb. 6. Frische Verbrennung zweiten Grades nach Benzinexplosion. (Sammlung Weidenfeld.) (Aus Ullmann-Oppenheim-Rille, Bd. I.)

die aber durch Konfluenz wachsen und oft beträchtliche Größe erlangen [v. Zumbusch (Abb. 6, 7, 8)].

Bei der Vesication kommt es zur Verwandlung der löslichen Kolloidsole in unlösliche und damit zur Koagulationsnekrose (H. G. Wells).

Zusammensetzung des Blaseninhaltes: Mörner fand 5,03 % Proteine, hauptsächlich Globuline, in Spuren auch Fibrin, Engel Eiweiß, entsprechend dem Blutgehalt. Der Blaseninhalt ist manchmal plasma-, manchmal serumähnlich. Das Plasma enthält mehr Fibrinogen und Fasern als das Serum.

Pack fand eine reduzierende Substanz im Blaseninhalt, welche äquivalent ist dem Reduktionsvermögen von 100 mg Zucker auf 100 ccm. Ferner enthält der Blaseninhalt Antikörper aller Art, einschließlich Amboceptoren (Eisenberger, Buschke und Zimmermann), außerdem histaminähnliche Stoffe, welche bei der Verflüssigung der Gewebselemente frei werden und auf die kleinsten Gefäße giftig, lähmend wirken.

Was die Temperaturen der Blasenbildungen für die einzelnen Gewebe betrifft, so hat TURCK Blasenbildung auf der Magenschleimhaut durch Temperaturen von 65⁰, auf dem Kolon von 68⁰, auf der Peritonealschleimhaut von 58⁰ C erzielt.

Referent hat mit Hilfe des von ihm 1901 (Hamburger Naturforscherversammlung) demonstrierten, exakt auf $^1/_2$⁰ C einstellbaren, *konstant bleibenden* Wärmeapparates *Hydrothermoregulator* in den Jahren 1901—1907 im Verlaufe therapeutischer Prozeduren (verschieden hoch temperierte, konstant bleibende feuchte Umschläge), aber auch durch eigene Experimente im pathologischen Institut PALTAUF die Vorgänge der Blasenbildung nach verschiedenen Richtungen hin studiert und darüber wiederholt (1901—1903) berichtet. Einige Jahre später, ab 1905, hat J. SCHÄFFER in seinen Studien dies noch weit ausführlicher getan.

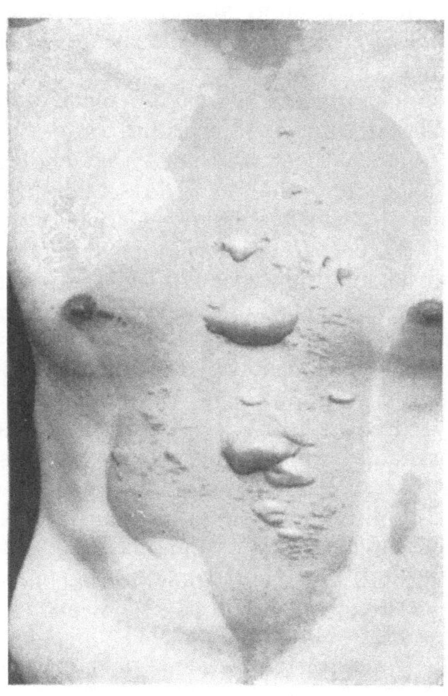

Abb. 7. Verbrühung 1. und 2. Grades durch heißes Wasser (Bäcker). (Sammlung WEIDENFELD.) (Aus ULLMANN-OPPENHEIM-RILLE, Bd. I.)

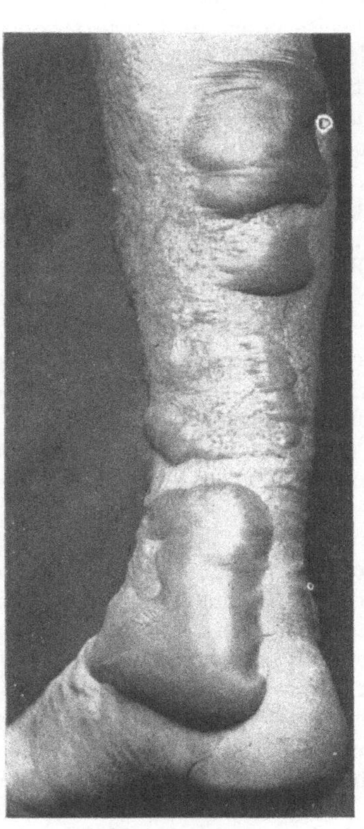

Abb. 8. Verbrühung durch Hineinsteigen in heißes Wasser (Bierbrauer). (Sammlung WEIDENFELD.) (Aus ULLMANN-OPPENHEIM-RILLE, Bd. I.)

Als obere Grenze der Toleranz der Haut gegenüber heißen, feuchten Umschlägen fand Referent wie SCHÄFFER ungefähr 42⁰ C, gegenüber trockener Wärme (Thermophor) 46⁰ C. Mitunter kommt es zu kleinen Hämorrhagien, Epithelabhebungen, Ansätzen zur Blasenbildung. Die rein physikalischen Bedingungen spielen demnach eine geringere Rolle als die physiologischen, Region, Zirkulation usw.

Die Regenerationsvorgänge beginnen schon in den ersten Tagen, noch unterhalb der geschlossenen Blasendecke oder unter dem noch anhaftenden Schorf. Blasen zerplatzen selten spontan. Der Inhalt dickt sich ein, trocknet aus und bildet Krusten. Unter diesen oder auch unterhalb der Blasendecke vollzieht sich die Regeneration des Epithels bzw. die Abheilung.

*Verbrennungen 3. Grades, Dermatitis combustionis escharotica*, bieten je nach der Art der Verbrennung, ob durch Flammen, glühende, gasförmige, flüssige oder feste Körper, auch ein sehr verschiedenes Aussehen. Zumeist findet man eine lederharte, zähe, empfindungslose Haut, die weißlich verfärbt, dabei trocken ist. Die Epidermis selbst fehlt gewöhnlich. Die obersten Hautschichten sind mortifiziert bis in verschiedene Tiefe innerhalb des verbrannten Areales, von 1 mm bis zu Zentimetern Tiefe ins subcutane Zellgewebe. Die verschorfte Oberhaut läßt bei geringer Tiefe mitunter die noch intakten, gefäßreichen Papillen in Form roter Punkte durchscheinen. Auch tief braungraue, verschorfte Partien finden sich seltener, so rings um stichförmig eingedrungene heiße Fremdkörper, besonders aus Metall (Werkzeuge usw.). Alle diese Veränderungen beruhen auf Wasserentziehung, Koagulation der Eiweißkörper in verschiedenster Intensität. Vielfach sind die Gefäße im verbrannten Areale, größere wie kleinere, teilweise oder zur Gänze thrombosiert. Stellenweise kommt es auch zur wirklichen Verkohlung, also zu Verbrennungen 4. Grades. Es ist auffallend, wie mitten im schwer verbrannten Gewebe sich Gefäße und Nerven oft lange gut erhalten. Nach Verbrühungen der Hände werden andrerseits beim Wundprozeß sehr oft die Nägel total abgestoßen (Pack).

Verbrühung durch Dampf, heißes Wasser oder andere Flüssigkeiten macht wohl meist zwei-, oft aber auch drittgradige Veränderungen. Verbrühte Haut sieht dann weißlich oder grauweiß aus. Die Haut ist abgehoben oder abgeschoben, stellenweise zusammengeballt, die Haare aber stets erhalten. Dies ist forensich wichtig gegenüber der Flammenverbrennung. Ein besonderer Geruch ist in der Regel nicht wahrnehmbar. Die Haut ist derber als normal, macht einen eigentümlichen, marmorartigen, toten Eindruck und fühlt sich kühl an. Flammenverbrennung ist schon durch den Brandgeruch, der an angebranntes Horn, verbrannte Wolle erinnert, kenntlich. Die Haare sind abgesengt. Die Haut ist oft noch mit Resten der brennenden Substanz, Teer, Öl, Asphalt, Fett, beschmutzt. Die Hautfarbe ist dann rötlich bis braun. Die Epidermis haftet oft fest, soweit sie noch erhalten ist, auf der Unterlage. Die Konsistenz der Hautschwarte ist um so derber, je schwerer die Verbrennung war, je tiefer sie reichte. Die Schmerzen sind in solchen schweren Fällen geringer als bei Blasenbildung. Nach 3—5 Tagen erfolgt die Bildung eines ,,Demarkationssaumes" oder einer Demarkationslinie. Später entsteht aus ihr eine mehrere Millimeter breite bandförmige Rötung. Hierauf beginnt der reaktive Eiterungsprozeß am inneren Rande des Saumes, anfangs gering, später profus. Die Lockerung der Schorfe erfolgt so gewöhnlich innerhalb 10—14 Tagen, wobei die Schorfmasse als Ganzes abgehen oder auch stellenweise, mitten zwischen noch erhalten gebliebenen Gewebsstücken, zunderartig zerfallen kann.

*Viertgradige* Verbrennungen durch heißen Dampf sind allerdings sehr selten, wohl aber häufig durch Flammen, heiße Gase, geschmolzene Metalle. Ihr Verlauf ist ähnlich dem der drittgradigen.

Die *Verbrennung 4. Grades, Verkohlung, Carbonisatio*, ist gekennzeichnet durch Vorhandensein schwarzer, kohlenartiger Gewebspartien, welche durch den Verbrennungsprozeß im Wege der trockenen Destillation, unter Verflüchtigung gasförmiger Verbrennungsprodukte als mehr weniger trockene, bröcklige Masse zurückgeblieben sind. Nur ausnahmsweise kommt es bei örtlich sehr beschränkten Verbrennungen auf einem kleinen Areale auch zu Veränderungen 3. oder gar 4. Grades, so durch Verletzung mit glühenden Metallbestandteilen oder auch durch Spitz- oder Stichflammen, wobei die scharf umschriebene Gewebsüberwärmung in die Umgebung geleitet, verteilt wird, ähnlich wie beim Thermokauter. Unna hat solche Veränderungen auch experimentell mit Hilfe des Mikrokauters an Tieren erzeugt und exakt beschrieben, ebenso Touton.

Verschorfungen und Verkohlungen großer Körperteile, wie sie bei Unglücksfällen, Mord- und Selbstmordversuchen, bei Kindern und Erwachsenen sehr häufig beobachtet werden, haben in der gerichtlichen Medizin vom Begutachterstandpunkt nach verschiedensten Richtungen ihre Beschreiber gefunden, da es sich fast immer um Personen handelt, die an der Brandverletzung zugrunde gingen oder kurz darauf bewußtlos wurden oder tot aufgefunden wurden. Dabei handelt es sich dem Gerichtsarzt oft nur darum, aus dem objektiven Befund der Verletzungen die Art der Verbrennung, d. h. die Natur und physikalische Beschaffenheit des Mediums (gasförmige, flüssige, feste Körper) und die Höhe der Temperatur zu ermitteln, ferner auch die Tatsache festzustellen, ob die Verbrennung noch am lebenden Körper oder erst nach dem Tode erfolgt ist, z. B. in Fällen, wo ein Mörder die seinem Opfer zugefügten Wunden durch An- oder Verbrennen des Leichnams unkenntlich zu machen sucht (vgl. später forensische Gesichtspunkte zur Beurteilung von Brandwunden S. 267).

Diese viertgradigen Schorfe sind meist grau, auch schwarzbraun, auf Berührung empfindungslos. Über den Schorfen finden sich auch oft Brandblasen, die über die Schwere der Verbrennungen täuschen können.

Zu den Verbrennungen 4. Grades rechnet KREIBICH auch schon solche Hautstellen, welche sich als weiß, blutleer, alabasterartig und empfindungslos erweisen, wobei die verrußte Epidermis über ihnen oft Blasen wirft, unter welchen dann die weiß verbrannte, gekochte Haut kontrastierend zum Vorschein kommt. Setzt sich auch die schwere Veränderung in die Tiefe, selbst bis zum Knochen fort oder zeigt sich das Gewebe schwarz verkohlt, so sind auch diese verschiedenen Grade schwerster Verbrennung für KREIBICH doch kein Grund, sie als eigene Gruppe (Verkohlung) von den leichteren, oberflächlichen Verschorfungen abzutrennen, da für seine Einteilung als Grenze zwischen 3. und 4. Grad lediglich das Flächenausmaß und die Anzahl der vollkommen zerstörten Papillen in Betracht kommt. So können größere verbrannte Hautflächen 3. Grades in kürzerer Zeit überhäuten, z. B. der ganze Rücken, als kleinere, umschriebene Herde 4. Grades.

Während drittgradige Verbrennnugen auch auf größeren Flächen wohl pigmentarme, nicht vollkommen normale Haut, aber selten Narben hinterlassen, führen solche 4. Grades stets zu echten Narben mit Schrumpfung und Kontrakturen.

Über Verkohlung, 5. und 6. Grad DUPUYTRENs, vergleiche Kriegsverbrennungen.

## Wundheilungsvorgänge bei Brandwunden.

Auf kleines Flächenausmaß von einigen Kubikzentimetern beschränkt bleibende Verbrennungen (Verbrühungen) 1., 2. und 3. Grades beeinflussen normalerweise und ohne Hinzutreten von Wundkomplikationen das Allgemeinbefinden, besonders bei Erwachsenen, nicht erheblich, ausgenommen durch Schmerzen und leichte, subfebrile Fiebererscheinungen in den ersten Tagen. Die Wundheilung erfolgt je nach der Größe der verbrannten Fläche und dem Grade der Zerstörung innerhalb 1—3 Wochen. Sie vollzieht sich in der Weise, daß von den zurückgebliebenen Resten des Papillarkörpers und den oft viel tiefer greifenden erhaltenen Follikelwänden aus die Epithelneubildung auf die Oberfläche der Granulationsmassen erfolgt (vgl. Histologie, S. 196). Auch tiefere Substanzverluste bis ins subcutane Fett, die Fascien oder selbst ins Knochengewebe werden mit Granulationsmassen ausgefüllt und von den Rändern her epithelialisiert. Therapeutisch kann bei zögernder Granulationsbildung, tiefen Substanzverlusten durch künstliche Epithelüberpflanzungen, Heranziehen aus der Umgebung oder von anderen Körperteilen her, die Überhäutung beschleunigt und erleichtert werden.

Im Verlaufe der Wundheilung kommt es zur Bildung neuen, jungen Bindegewebes aus den Granulationen, welche Vorgänge ziemlich identisch sind mit
denen bei der Wundheilung überhaupt, und wie sie schon von v. BILLROTH und
später wieder von RANVIER und LETULLE genau studiert, von zahlreichen
Pathologen und Dermatologen (KYRLE, GANS u. a.) eingehend dargestellt wurden.

Große Bedeutung kommt im weiteren Verlaufe von Brandverletzungen
der Haut dem Wundprozeß, der Wundheilung, insbesondere der Art der Narbenbildung, zu. Wundverlauf und Narbenbildung werden vielfach durch äußere
schädigende Ursachen gestört, weichen dadurch von der Norm ab. Durch

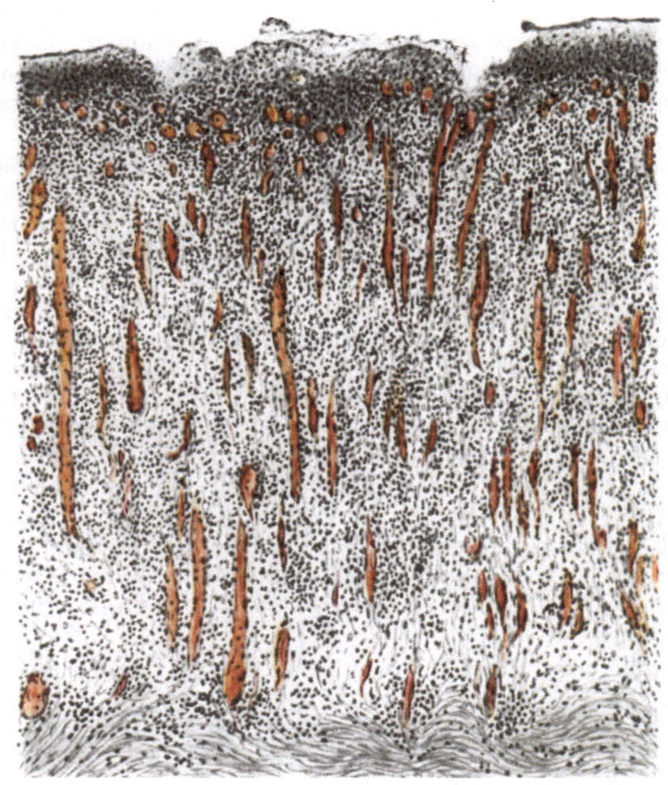

Abb. 9. Granulationsgewebe auf dem Boden einer Verbrennung. Vergr. 42.
Ödematöses, zellreiches, von parallel zueinander und senkrecht zur Oberfläche gerichteten Capillaren
durchzogenes Gewebe, Oberfläche von Detritusmassen bedeckt.
(Aus KYRLE, Histo-Biologie der menschlichen Haut. Bd. II. Wien und Berlin: Julius Springer 1927.)

accidentelle spezifische wie unspezifische Keime kann es in jeder Phase des
Verlaufes auch zu Infektionen, Komplikationen, selbst schwerster Art, kommen.

Sich selbst überlassen, d. h. von äußeren schädigenden Einflüssen bewahrt,
hängt Wesen und Dauer des Wundverlaufes bis zur restlosen Etablierung einer
dauerhaften Narbe und die Gestaltung der letzteren doch noch von einzelnen
Faktoren ab. Nur erstgradige Verbrennungen heilen ohne bleibende Veränderungen.

Der Wundverlauf nach Brandschorfen erfolgt durch allmähliche Ablösung
des festhaftenden Schorfes von seinen Unterlagen, wozu mindestens 1 bis auch
2 Wochen und auch weit darüber an Zeit nötig sind, je nach der Ausdehnung
und Tiefe des verbrannten Gewebes. Die Abstoßung findet von den Rändern

meist unter Mitwirkung eiterbildender Bakterien statt. Nach Abstoßung aller abgestorbenen Gewebsfetzen ist die Oberfläche rauh, granulierend, stark eiternd und bei Berührung blutend. Sehr bald, schon in den ersten Tagen, kommt es zur Ausbildung bläulich-weißer Epithelinseln auf den Granulationsflächen (vgl. später Histologie).

Bei der Demarkation des Brandherdes wird der nekrotische Papillarkörper entfernt. Sie beginnt am Rande, setzt sich auf die Basis des nekrotischen Stückes fort und bringt dieses zur Abstoßung. An die Stelle des Defektes tritt Granulation und die Überhäutung erfolgt vom Rande aus. Während bei Verbrennungen 2.—3. Grades die Überhäutung mitunter schon in zwei Wochen, selbst noch rascher erfolgen kann (KREIBICH, v. ZUMBUSCH, KAPOSI, EHRMANN, JARISCH), somit die Größe des Verbrennungsherdes nur wenig in Betracht kommt, bedarf schon eine talergroße Verbrennung 4. Grades 4—5 Wochen zur Heilung.

Offenbar unter dem Einflusse des Reizes der zersetzten Eiweißkörper, des Luftzutrittes und des vasomotorischen Reizes auf noch erhaltene Nerven wie

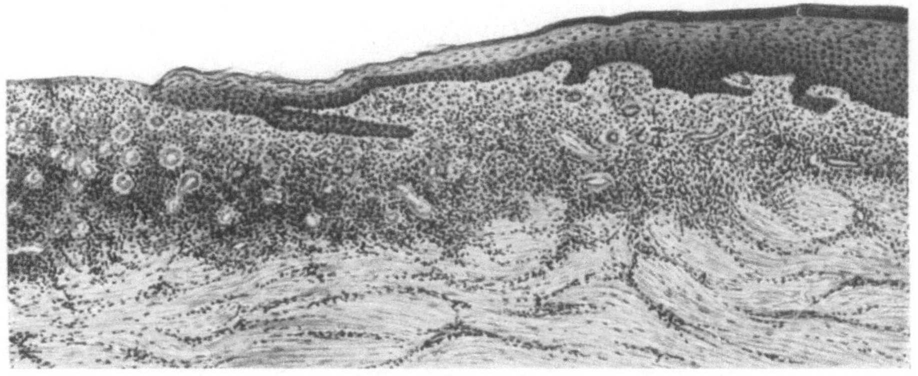

Abb. 10. Granulationsgewebe in Überhäutung. Vergr. 42. Allmahliches Schmalwerden der Epidermis vom Rand gegen die Mitte des Granulationsgewebes. (Nach KYRLE.)

Gefäße kommt es zum Wundprozeß. Diese Reize gehen wie bei allen Wunden durch einfaches Trauma (Operation) mit einerseits exsudativen, anderseits regenerativen Vorgängen einher.

Schon am 2., häufig am 3.—5. Tage erscheint bei drittgradigen Verbrennungen ein roter Hof, den WEIDENFELD als „Demarkationssaum" auch Reaktionshof bezeichnet. WEIDENFELD nimmt an, daß diese Reaktion als natürliche Selbstheilung, ohne Zutun von Bakterien, schon als Folge der Reizwirkung der verbrannten Gewebspartien, eingeleitet wird, im Bestreben, den Schorf als reizenden Fremdkörper zu eliminieren. Von da ab verwandelt sich der Schorf in eine rahmartige, auch körnig, fetzig zerfallende Masse. Auch diese Umwandlung erfolgt nach WEIDENFELD ohne Bakterienmitwirkung. Doch wird dies von den meisten anderen Autoren bestritten. JOSEF KYRLE hat neuestens die Reparationsvorgänge bei allen Arten granulierender Wunden gerade an der Verbrennungswunde exemplifiziert. In Abb. 9 sieht man ein mächtig entwickeltes Granulationsgewebe auf dem Boden einer Brandwunde bei schwacher Vergrößerung. In dem ödematösen, zellreichen Gewebe finden sich reichlich parallel zueinander und senkrecht zur Oberfläche aufsteigende strotzende Capillargefäße, dazwischen ein lockeres Zellgefüge, nach JORES „Keimgewebe", das aber die Bezeichnung Gewebe noch gar nicht verdient. An der Oberfläche ist die Granulationsmasse von Zelldetritus aller Art bedeckt. Der pralle Füllungszustand der Capillaren erklärt den sattroten Farbton und das leichte Bluten der Granulationsfläche. Die Gefäße gliedern sich von größeren Stämmchen der gesunden Umgebung ab, indem zunächst solide Sprossen in die Krankheitsherde vorgetrieben werden, die allmählich erst Lichtung erhalten. Dies geschieht schon, wenn die Exsudativvorgänge der Wundfläche noch voll im Gange sind, so zwar, daß zu dieser Zeit die Zellmassen zwischen den neugebildeten Gefäßen gleichmäßig verteilt sind; sie setzen sich aus verschiedenartigen Formen zusammen, teils aus bodenständigen Elementen, Fibroblasten (nach Jores Fibroplasten), teils stammen sie aus der Adventitia von Gefäßen, auch aus Histiocyten (Monocyten), die als Abkömmlinge der Retikuloendothelien auf-

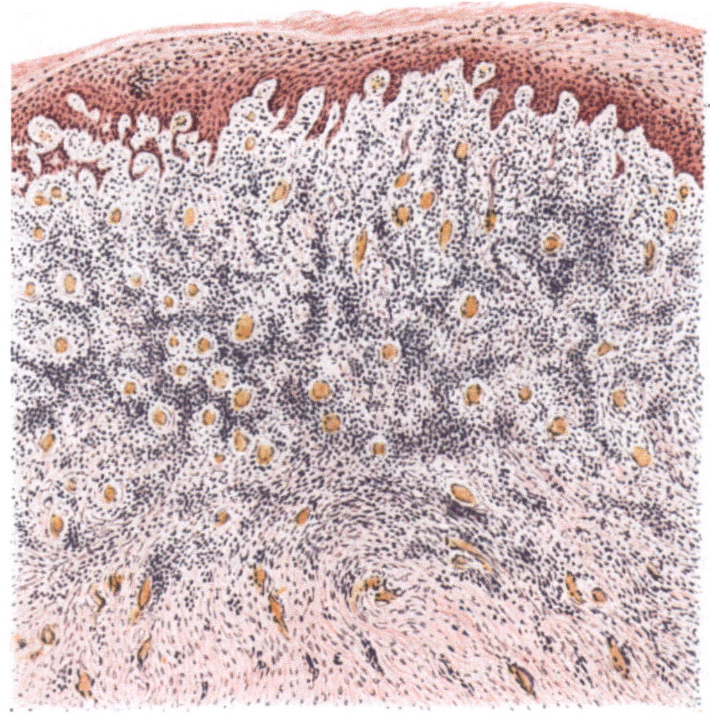

Abb. 11. Umwandlung des Granulationsgewebes zur Narbe. Neugebildete Epidermis. Vergr. 42. Unten im Präparat bereits fibrilläre Gewebsstruktur. (Nach Kyrle.)

zufassen sind (Aschoff), und beide als indifferente Mesenchymzellen die embryonale Eigenschaft, zu Rundzellen, Mutterzellen von Lymphocyten und Monocyten werden zu können, wieder gewinnen.

Diese teils stern-, teils spindelförmigen Elemente liegen den Capillaren ziemlich eng an und sondern einen Stoff ab, welcher das Stützgewebe der ganzen entzündlichen Neubildung darstellt. Fibroblasten bilden also die Grundelemente der neugebildeten Cutis, die Matrixzellen, von deren Tätigkeit der Wiederersatz des zerstörten Gewebes abhängt. An diesem Wiederaufbau sind die kollagenen Fasern nicht beteiligt, da ihnen jegliche Reproduktionsfähigkeit fehlt (Ribbert, Kyrle). An manchen Stellen glaubt man auch fibröses Exsudat vor sich zu haben. Es handelt sich um fibrinähnliche, fibrinoide Degeneration des Bindegewebes (Neumann). Roessle hat dies bestätigt und darauf hingewiesen, daß bei der Entzündung die bindegewebige Grundsubstanz verflüssigt wird, von manchen Autoren dann *Fibroglia* genannt.

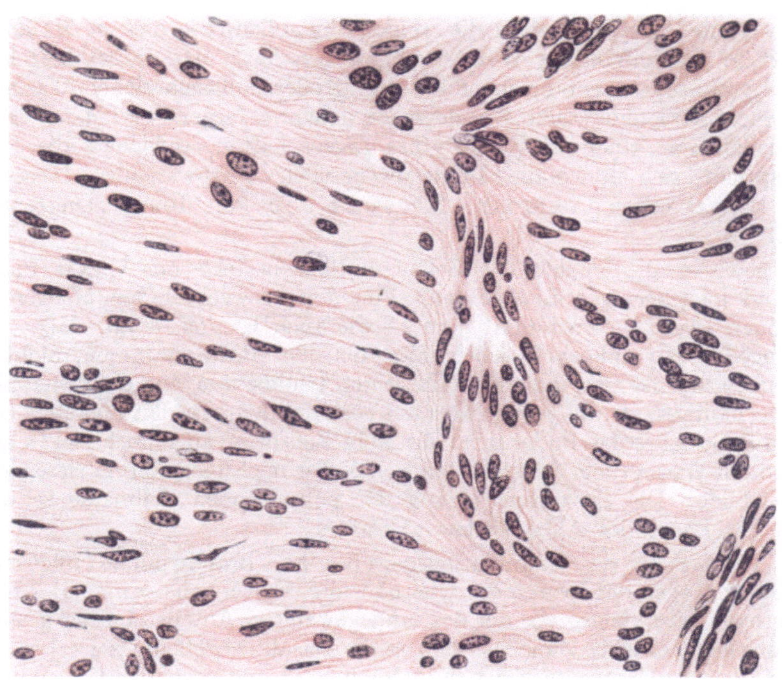

Abb. 12. Eine Stelle aus dem untersten Abschnitt desselben Präparates (Abb. 11) zeigt in stärkerer Vergrößerung (380) den Charakter des jungen Narbengewebes. (Nach Kyrle.)

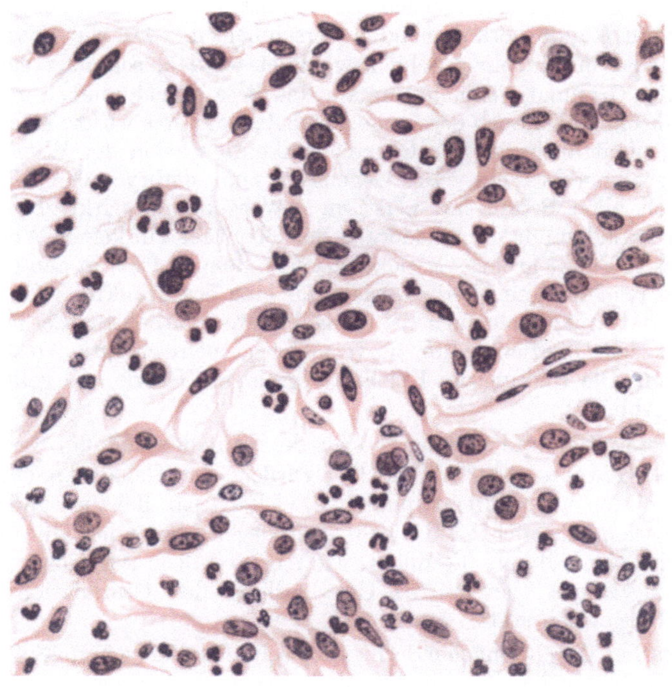

Abb. 13. Stelle aus demselben Präparat (Abb. 11). Soll über die verschiedenen Zelltypen des Garnulationsgewebes informieren und den lockeren Bau desselben zeigen. (Nach Kyrle.)

13*

Als weitere Bausteine gelten die weißen Blutzellen, wie dies F. Marchand seinerzeit in unzweifelhafter Weise nachgewiesen hat. Man findet hier kleine — den Lymphocyten entsprechend — und größere, plasmareichere Elemente, nach Marchand leukocytoide Wanderzellen genannt, ferner Polyblasten (Maximow), denen man einerseits phagocytäre Eigenschaften, andererseits die Fähigkeit zuspricht, sich in Gefäße, Bindegewebszellen, umzuwandeln. Diese Auffassung vertrat schon Cohnheim. Sie wurde aber von Jores neuestens bezweifelt.

Ein gewisser Prozentsatz von Zellen endlich besteht aus Unnas Plasmazellen und mehrkernigen Leukocyten. Von den in wechselnden Mengen vorkommenden Plasmazellen nimmt man — wie auch Kyrle — an, daß sie Abkömmlinge der Lymphocyten seien, also aus dem Blute stammen, nicht von Fibroblasten, das ist Gewebszellen. Unter den Leukocyten sind die neutrophilen Elemente häufiger als die grob gekörnten eosinophilen. In den obersten Lagen des Granulationsgewebes findet sich nebst allen Zellsorten auch noch viel Detritus. Im gesamten Wucherungsgebiet finden sich ferner noch hier und da riesenzellenartige Gebilde. Die Zusammensetzung der polymorphen Zellmasse schwankt je nach der Phase des Abbaues bzw. Ersatzes.

Der Wucherung des Granulationsgewebes bei Brandwunden folgt schon in den ersten Tagen der Prozeß der Überhäutung, Epithelialisierung. Der Ersatz der Oberhaut wird ebenso wie der des bindegewebigen Anteils von der gesunden Umgebung her bewirkt. Zunächst sind es die Basalkeimzellen des Deckepithels, welche — an der Grenze zwischen Krankheitsherd und gesunder Umgebung — auch vom Rande der Wunde und aller noch vorhandenen follikulären Talg- und Schweißdrüsenwände und -Ausführungsgänge her sich mitbeteiligen.

Die Talg-, Haar-, Schweißfollikel bilden demnach die multizentrischen Ausgangspunkte von ebenso vielen Epithelinseln, die allmählich miteinander und den vom Rande herkommenden verschmelzen. Da die Basal-(Epithel-) Zellen zunächst nur in einer Schicht gebildet werden, schmiegt sich diese an das Relief der Granulationsfläche eng an. Ist diese Fläche uneben und höckerig, dann folgt ihrem Relief auch das junge Epithel. Letzteres wirkt also nur deckend und passiv, nicht aktiv auf die Oberflächenkonfiguration der Wunde bzw. des jungen Narbengewebes ein. Im Gegensatz zum embryonalen Bindegewebe, welches nach allen Seiten hin plastisch gewebsbildend wirkt, beeinflußt das Epithel der Brandwunde die Gliederung der Oberfläche in keiner Weise. Kyrle legt auf diesen Punkt großes Gewicht, insofern dem Epithel in den gestaltenden Kräften des neugebildeten Zellmaterials nur eine beschränkte Rolle zugewiesen ist. Dagegen vermag sich auch das neugebildete Epithel aus der Keimschicht später nach der Oberfläche hin zu vermehren, mehrschichtig zu werden und zu verhornen. Die Bildung des Epithels beginnt am Rande und geht allmählich zur Mitte (Abb. 10).

Im weiteren Verlaufe verringert sich die Zahl der Gefäße, der ödematöse Zustand des Gewebes geht beträchtlich zurück, der Gehalt an entzündlichen Rundzellen nimmt ab, während spindelige, vielfach parallel zueinander gelagerte Bindegewebselemente der Zahl nach überwiegen, besonders in den tieferen Schichten der Neubildung. Es findet, wie Abb. 9—13 in schwacher und starker Vergrößerung zeigen, bereits die Umwandlung des Granulationsgewebes in junges Narbengewebe statt.

Ranvier hat durch eingehende histologische Studien schon 1897 diese oberflächliche, polymorphe Zellschicht als *Granulationsmembran* bezeichnet, in seinem späteren Verlauf, wenn bereits die Bindegewebselemente vorherrschen, aber als *Tissu inodulaire*. Diese Membran bildet ein immer dichter werdendes

Zellgefüge. In diesem Gewebe fehlen noch gänzlich Follikel und Drüsen, wachsen aber aus den vorhandenen Epithelresten der Follikelwände und vom Rande her mitten ins Gewebe hinein. Je nach der Proliferationstendenz und bei ungestörter Wucherung der in Granulationsknospen verwandelten Papillenspitzen kommt es nun allmählich zu mehr flachen, zarten und gleichmäßigen Narben, aber auch zu höher wachsenden, dicken, plumpen, unregelmäßigen Narbenzügen, wie dies MAURICE LETULLE (1917) sehr anschaulich beschrieben hat.

Die Rückbildung im Blutgefäßapparat, der Übergang der kleinen Gefäße in solide Stränge unter Abnahme ihrer Zahl, das völlige Verschwinden der Leukocyten und Rundzellen, so zwar, daß schließlich bloß parallel gerichtete fibröse Elemente zurückbleiben, ist charakteristisch für die Bildung des *Narbengewebes*.

Das Gewebe ist in diesem Stadium dem Kollagen ähnlich, ohne ihm chemisch vollständig zu gleichen. Das neugebildete Bindegewebe ist derber als Kollagen, *nicht elastisch*, neigt zur Schuppung. Die neugebildeten Narbenelemente unterscheiden sich also biologisch in ihrer Leistung, in welcher sie bis zu einem gewissen, oft beträchtlichen Grade zurückbleiben. Dem neugebildeten Gewebe *fehlt* insbesondere auch die Durchsetzung mit *elastischen Fasern*, wie sie bei der Bildung der Haut aus embryonalem Gewebe stets zustandekommen (KYRLE). WALTER HIGHMAN jedoch hat bis zu einem gewissen Grade elastische Fasern in manchen Narben gefunden. Bei diesen Regenerationsvorgängen, bei welchen ja die postfetalen Fibroblasten nicht mehr dieselben Fähigkeiten haben wie die embryonalen, kommt es also nicht zur völligen Ausdifferenzierung, nicht zur *restitutio ad integrum*, sondern nur zu einem Ersatzprodukt der Narbe, also einem biologisch minderwertigen Produkt. Dem Narbengewebe ist die Organnatur, wie sie die normale Cutis besitzt, verloren gegangen. Die Narbe genügt auch nicht allen an sie gestellten Anforderungen. Bloß den mechanischen wird sie gerecht, sogar besser als normale Cutis, da sie fester ist als diese. Ihr Mangel an Gefäßen und Nerven macht sie minder empfindlich, aber in mancher Beziehung doch auch minder resistent. Die Narbe beteiligt sich nicht an allen biologischen Reaktionsvorgängen, wodurch narbige Territorien eine gewisse Selbständigkeit erhalten. Freilich, alte Narben werden dadurch mehr abgenützt und neigen leichter als normale Gewebe zu Ulcerationen und auch zur Krebsbildung (ULLMANN).

Diesen normalen Bildungsvorgängen von Narben aus Granulationswucherung stehen abnorme Heilungsvorgänge gegenüber. Zunächst kommt es zu hypertrophischen abundanten Narbenwucherungen, förmlichen keloiden Neubildungen Diese qualitativ andere Leistung ist nach KYRLE in der Verschiedenheit des Ausgangsmaterials begründet, etwa in einem geänderten Zellchemismus. An der Granulationsbildung beteiligen sich samtliche zerstörten Gewebe, Sehnen, Fascien, Periost, auch Muskel und Knochen. KYRLE II, Abb. 36—40, S. 89 u. 90, zeigen intensiv wie extensiv verschiedene Formen solcher *hypertrophischer*, z. T. auch keloider Brandnarben.

### Beziehungen der Brandverletzungen zum Nervensystem.

Von großem Einfluß auf den Verlauf der Verbrennungen ist eine abnorme Innervation. Besonders schwere Verbrennungen entstehen bei fehlender oder gestörter sensibler Nervensphäre, z. B. bei Tabes, fortgeschrittener Paralyse, bei Bewußtseinsstörungen durch akuten Alkoholismus, bei durch Narkose hervorgerufenem künstlichem Schlaf, ferner besonders bei Epileptikern. Bei allen diesen Individuen ist das Fehlen des Schmerzes als Warnungssignal Ursache häufiger und schwerer Brandverletzungen. Eine gelähmte Extremität wird ceteris paribus stärker und bei niedrigeren Temperaturen verletzt als eine gesunde.

In der Agone, z. B. im Wasserbett, kommt es leicht zu Verbrennungen, ebenso bei Kollapsen, und zwar schon nach kurzer Einwirkung, z. B. durch Heißluftbäder bei Schwerkranken (Haberda). Bei solchen Individuen findet man am häufigsten Verbrennungen schweren, 5. und 6. Grades, auch Verkohlung.

Daß aber auch Neurosen wie Epilepsie umgekehrt durch künstliche Setzung von Brandwunden geradezu geheilt wurden, führt Pack an. (In der älteren Medizin points de feu).

Ausführliche Studien über die Pathogenese der Verbrennungserscheinungen unter dem Einflusse abnormer Innervation schildert R. Brancati.

Fuhs beschreibt besonders schwere Brandverletzungen bei Syringomyelie, Wollenberg Verbrennungen 3. Grades bei einem Patienten mit Tabes im Frühstadium.

Arzt demonstrierte eine 39jährige Frau mit starken Verbrühungen 2. und 3. Grades infolge Hypästhesie bzw. Analgesie und Anästhesie der Haut durch Lues spinalis.

Als Ausdruck einer toxischen, durch die Verbrennungsgifte hervorgerufenen Nervenentzündung beschreibt O. Thies eine doppelseitige schwere Neuritis retrobulbaris nach Hautverbrennungen und gibt eine Übersicht über die Literatur der zweifellos häufig vorkommenden Erscheinung.

Pokorny beschreibt im Bereiche einer Verbrennungsnarbe eine durch Juckreiz und Scheuern hervorgerufene Dermatose. Doch dürfte dies gewiß keine Eigentümlichkeit lediglich der Verbrennungsnarben, sondern von Narben überhaupt sein.

Duke hat eine gewisse Überempfindlichkeit und Allergie gegenüber physikalischen Reizen, elektrischen, mechanischen, Temperatur-, Hitze- und Kältereizen, zum Gegenstand ausführlicher Untersuchungen gemacht und als „physical allergy" bezeichnet.

Zu einer Allergie gegenüber *Hitze* neigen meist nur Menschen mit subnormaler Temperatur. Als Symptome einer solchen Allergie findet Duke bronchiales Asthma, vasomotorische Rhinitis und Conjunctivitis, Lichtscheu, abdominale Neuralgien, Erytheme, Pruritus der Haut, ausgesprochene Urticaria und angioneurotisches Ödem, Ekzem und Neigung zu Shock. Auch psychische Erregungen bewirken bei solchen Personen allergische Erscheinungen.

Meist ist es aber nur eines dieser physikalischen Agenzien, welches Shock und allergische Symptome auslöst, während die anderen physikalischen Agenzien keinen erheblichen Einfluß ausüben. Gegenüber Pollenstaub, Tierhaaren und tierischer Nahrung sind solche Menschen nicht empfindlich.

Die allergischen Symptome können auf den Ort der Einwirkung des Reizes und die Umgebung beschränkt bleiben oder es kann geradezu zu einem Shock kommen, besonders wenn größere Hautpartien der Hitze oder Kälte ausgesetzt sind. Drittens kommen aber auch reflexähnliche Reaktionen an weit vom örtlichen Reiz entfernten Stellen vor, wie Bronchialasthma, Schwellung der Nasen- und Bronchialschleimhaut. Eine Erklärung für diese eigentümliche Erscheinung könnte in einer Eiweißspaltung unter Bildung eines dem Histamin ähnlichen Körpers gefunden werden. (Bezüglich Überempfindlichkeit gegen Kälte vgl. S. 304 und Nachtrag S. 386.)

Die abnorme Hautreaktion auf Hitze kann — offenbar durch dieselben Reflexvorgänge — durch Kälteeinwirkung plötzlich zum Verschwinden gebracht werden und umgekehrt.

## Klinische Veränderungen an den Schleimhäuten durch Verbrennungen.

Die Schleimhäute, besonders die Mund- und Magenschleimhaut erweisen sich trotz ihrer Zartheit gegenüber der äußeren Haut weniger empfindlich gegenüber Temperaturreizen. Kurz dauernde Einwirkung von Flüssigkeiten von 65—70 und mehr Graden ruft an den Schleimhäuten weder besondere Schmerzempfindungen noch erhebliche Veränderungen hervor. Scheidenspülungen bis 50 Grad Celsius werden ohne subjektive Beschwerden vertragen. Hingegen sind Vollbäder von 40 Grad Celsius oft schon recht schmerzhaft (HABERDA). Gerade für die Schleimhaut spielt die Gewöhnung und Anpassung an höhere Temperaturen eine beträchtliche Rolle. Über die Temperatur von 70° hinaus rufen heiße Flüssigkeiten, noch früher heiße Dämpfe und Gase an den Schleimhäuten (Mund, Rachen, Nase, Conjunctiven, Speiseröhre, Bronchien) doch schon eigentümliche anatomische Veränderungen, Nekrosen, hervor.

Die durch Hitze, glühende Gase, heiße Luft, seltener heißen Dampf erzeugten Veränderungen an den Schleimhäuten (Mundrachenhöhle, Conjunctiva, Genitale) zeigen ein besonderes klinisches Gepräge. Regelmäßig findet man breite Nekrosen des Epithels, die zum Teil auch tief in und unter die Schleimhaut reichen, an Zungenwurzel, Epiglottis, Gaumen, Rachenwand und Tonsillen. Daneben finden sich auch entzündliche Infiltrationen, zum Teil mit Hämorrhagien. Erhaltene und abgelöste Überreste des Epithels erscheinen als Pseudomembranen, sehr ähnlich den Krupp-Membranen. Sie reichen nach RAYSKY unter der Einwirkung glühender Gase und nach Einatmen von Stichflammen bis in die Gegend der Stimmritze. Dort fand er typische Brandblasen. Die Ablösung fand zwischen Tunica propria und Epithel statt. Mit diesem Befund decken sich neuere von FISCHER, GOLDSCHMIDT (1918) und zahlreiche Befunde aus der Kriegszeit durch L. PICK.

HABERDA sah häufig Schorfe in Form von weißen Lamellen sich ablösen. Einmal erwiesen sich solche als sekundäre Diphtherie.

RAYSKY hat im Institut ORTHs 1910 an 4 Leichen mit Schleimhautveränderungen zahlreiche genauere histologische Befunde gemacht. Makroskopisch präsentierte sich die Schleimhaut des Respirationstractus bald mehr oder minder intensiv rot, bald etwas grau, stellenweise mit kleinen grauen Flecken und Häutchen bedeckt. Am intensivsten sind die Veränderungen in der Stimmritze. Das größtenteils nekrotisierte Epithel reicht bis in die Verästelungen der Bronchien. Die Nekrosen der Schleimhaut waren nicht gleichmäßig, dort intensiver, wo sich der Respirationstractus verengt, oder wo Schleimhaut in das Lumen der Höhlen und Trachea mehr hineinragt. Das crouppöse Aussehen mancher Veränderungen fand durch die Bezeichnung von GRIFFITH, „Krupp des Schlundkopfes bei Verbrennung der Haut" in der älteren Literatur ihren Ausdruck. Sonst enthalten die Veränderungen der Schleimhaut nichts Charakteristisches, überall Entzündungen und Nekrosen, wie sie auch durch andere Schädlichkeiten bedingt sein können.

## Kriegsschädigungen durch Hitzewirkung.

Als besondere Form beruflicher Haut- und Organschädigungen sind die im Kriege erworbenen zu betrachten, sowohl durch Hitze als durch Kälte hervorgerufen. Die überaus zahlreichen Beobachtungen, speziell der Balkankriege, des japanisch-russischen und des Weltkrieges, zum Teil durch hervorragende Pathologen, besonders umfassend durch LUDWIG PICK und FLÖRCKEN, auch durch erfahrene Militär- und Zivilärzte, SCHJERNING, haben für Klinik und Pathologie bedeutsame Tatsachen geliefert.

Für die Entstehung der Hitzeschädigungen im Kriege kommen zumeist heiße Geschosse, die Explosionsfeuer der Artillerie-, überhaupt Sprenggeschosse (Granaten, Minen, Bomben), ferner Flammenwirkung durch Brandgranaten, Flammenwerfer, zufällige Explosionen fertiger Munition, ferner Motorbetriebsstoffe (Benzin, Petroleum) in Betracht, desgleichen Häuser- und Scheunenbrände. Spezifisch wirkt die Leuchtpistole (Leuchtkugeln, Leuchtsterne). Bei den so häufig vorkommenden Explosionen wirken heiße Gase, auch heiße Luft schon durch den Druck beim Übergang aus dem festen in den gasförmigen Aggregatzustand. Außerdem werden kleinste glühende Teilchen der Explosionskörper mit dem heißen Luftstrom mitgeschleudert. Es dringen die Hitzewirkung wie die glühenden Körper tief in die Haut und durch die Mund-Nasenöffnungen auch durch Einatmung tief in die Schleimhautwege bis in Lunge und Magen ein, ausnahmsweise, bei schweren Verbrennungen, auch in die weiblichen Genitalhöhlen.

Oft kommt es zu Massenverletzungen durch Explosionsflammen enormer Sprengladungen. Diesem Vorgang gegenüber treten die Kontaktwirkungen durch heiße Dämpfe, Flüssigkeiten, Metalle oder andere Substanzen, Geschosse, auch strahlende Wärme als Medien weit zurück, ebenso die Zahl der Hitzeverletzungen durch elektrischen Starkstrom oder Kombination mit ätzenden Chemikalien.

Ein ansehnlicher Teil der Kriegsverbrennungen endet mit Tod durch Verkohlung des ganzen Körpers oder großer Körperteile und bildet forensisches Material. Typus hierfür die fast immer letal endigende *Fliegerverbrennung* durch Benzinflamme, zumeist kombiniert mit schweren Weichteil- und Knochenverletzungen. Nach Absturz trägt der Körper furchtbare Zeichen von Verstümmelung. Durch die rapide Eintrocknung der Haut, Verzerrung der Gliedmaßen kommt es zu der bekannten Fechterstellung verbrannter Flieger.

Ganz kurze Zeit wirkende Flammen erzeugen lediglich Verbrennungen 1. und 2. Grades, viel seltener Schorfe und Verkohlung. Erst wenn die Kleider Feuer fangen, kommt es zu letzteren. Aussparungen durch schützende Kleidungsstücke, Monturteile, Armbanduhren, Gamaschen usw. verleihen den verschiedenen Bildern oft ihre Charakteristik. Verfärbungen durch Einsprengungen von Pikrinsäureladung, Pulverkörnern, ähnlich wie bei Nahschüssen, werden oft beobachtet.

Besonders charakteristisch für Kriegsverletzungen, ebenso wie für Massenverbrennungen bei Feuerkatastrophen in Häusern, Gebäuden, Scheunen, Fabrikräumen ist das Ergriffensein der oberen Luftwege. Verdienstlich ist hier die schon erwähnte Studie Rayskys über Stichflammenaspiration und Schleimhautschädigung (vgl. früher Schleimhautverletzungen).

Eine besondere Kompliziertheit erfahren die Kriegsverbrennungen durch gleichzeitige Verletzungen, Einatmung giftiger Verbrennungs- und Explosionsgase.

Eine besondere Form der Kriegsverbrennungen stellen die *Kampf-(Senf-) Gasverbrennungen* dar. Das Senfgas, englisch mustard gas, französich Yperite, auch als „Gelbkreuz" bezeichnet, erwies sich in letzter Linie als Hautgift, da es die Bekleidungsstücke, selbst Leder durchdringt. Die Schädigungen, besonders leichtere, haben lange Inkubation. Die Wirkungen wurden von Warthin und Weller als *Ätzwirkungen*, ähnlich den mit Salzsäure hervorgebrachten, geschildert. Auch ähneln sie dem Gletscherbrand und den Hitze- und Röntgenschädigungen. Capillarerweiterung, Hautrötung, Zerstörung der Epidermiszellen, Blasenbildung, Nekrose, sekundäre Ansiedlung von pathogenen Bakterien bilden die verschiedenen Etappen der Veränderungen. Auch der Blaseninhalt wirkt noch giftig. Die Wundsekrete neigen zur schnellen Koagulierung und enthalten wenige Leukocyten.

Bei den spezifischen *Leuchtpistolenverletzungen* als Beispiel komplizierter Kriegsverbrennung kommt in Betracht: die Treibladung (Pulver), darüber der Leuchtsatz, zum Abschluß eine Korkscheibe, bei den Leuchtsternen noch eine Zinkhülse. Entweder saugt sich der Leuchtsatz wegen des Sauerstoffreichtums an die Haut gleichsam fest, unter schwersten tiefreichenden Zerstörungen bis zum Kochen mit Isolierung von Muskeln, Gefäßen und Nerven oder es werden Teile des Geschosses in die Hauttiefe getrieben, wodurch noch schwerere Verbrennungen entstehen können. Bei Nahschüssen wirken auch glühende Treibmassen, auch Gase (Sprengwirkungen). Häufig sind auch ganz leichte Verletzungen (nach LUDWIG PICK und KESSLER).

## Histopathologie der Hitzeschädigungen.

Das Studium der histologischen Veränderungen der einzelnen Bestandteile der Hautschichten durch verschiedene Hitzegrade, Dauer der Einwirkung, Art der Wärmezufuhr, Verbrennungsmodus usw. bildete jahrelang ein eigenes Forschungsgebiet (THEODOR BILLROTH, BISIADECKI, TOUTON, KOULNEFF, P. G. UNNA, E. HOFFMANN), auch mit Hilfe exakt messender Wärmeapparate (Hydrothermoregulator von K. ULLMANN, s. S. 189). Hierdurch wurden gewisse klinisch-histologische Veränderungen der Haut mit feiner abgestuften physikalischen Bedingungen der Wärmezufuhr in ein gewisses Verhältnis gebracht, wie z. B. oberflächliche Bläschen- und verschieden tiefe Blasenbildung, Übergang zweitgradiger Verbrennung in drittgradige (E. SPIEGLER, FASAL, WEIDENFELD).

In den letzten Jahren wurden neuerlich Untersuchungen, meist im Zuge allgemeiner pathologischer Erwägungen, für die verschiedenen Arten von Brandverletzungen, auch drittgradige, veröffentlicht (K. ULLMANN, SCHÄFFER, GANS, FRIEBOES, ASCHOFF, BANCROFT und ROGERS).

Die Analogie mit und die Unterschiede gegenüber den chemischen Zellveränderungen wurden schon von MARCHAND und SCHADE, das Verhältnis zu den elektrischen Starkstromverletzungen von JELLINEK, RIEHL, ULLMANN, SCHRIDDE und KAWAMURA klargelegt (vgl. S. 213).

*Dermatitis ab igne (reticularis erythematosa et pigmentosa)*. Histologisch fand schon HARTZEL für die Cutis reticulata die Zeichen einer reellen Entzündung am Gefäßbaum, in der Epidermis leichte Grade von Parakeratose. Verbreiterung des Rete. Im Corium leukocytäre Gefäßmäntel und in der Epidermis in allen Lagern, selbst im Stratum basale, Pigmentkörnchen.

EHRMANN beschreibt in seinen grundlegenden Arbeiten uber die *Livedo racemosa* Endarteritis kleinster Hautgefäße, besonders bei durch Alkoholismus pradisponierten Individuen, infolge des Reizes der Spirochaten.

Veranderungen in der Elastica sind bisher nicht beschrieben worden, obzwar sie OPPENHEIM in der Diskussion zu dem Falle von GROSS voraussetzt, im Sinne seiner Studien uber Atrophie.

Nach HESS und KERL wird dieselbe Erscheinung, der Cutis marmorata sehr ahnlich, als Wechsel von weißen und dunkel pigmentierten Flecken, auch durch chronische Kalteeinwirkung hervorgerufen.

Pathogenetisch ist hier die Verlangsamung des Blutstroms in den zufuhrenden Capillaren und Subcapillaren wichtig. Eine Prädisposition hierfür wurde von HESS und KERL, KYRLE und WAELSCH in vielen Fällen auch in gleichzeitiger Tuberkulose gefunden. Schon deshalb weil diese Hautveränderung nicht bei allen Individuen auftritt, wenigstens nicht in gleich starkem Maße, kommt auch eine individuelle Disposition in Betracht.

F. FISCHL hat übrigens den Unterschied der luetischen Endarteritis bei den Fallen EHRMANNs gegenüber anderen mit tuberkuloser Ätiologie fur die Entstehung solcher netzförmiger Zeichnungen, auch für die *Livedo lenticularis* (ADAMSON) herausgehoben. Letztere soll durch Endo- und Periphlebitis der tieferen Venen bei Erweiterung des oberflachlichen, subpapillaren Gefäßnetzes bei tuberkulösen Personen gekennzeichnet sein.

Diesen, den bei Cutis reticulata sehr ähnlichen histologischen Veränderungen gegenüber beschreibt Gans im hyperämischen Stadium des Erythema a calore ein hauptsächlich aus Lymphocyten bestehendes, paravenöses, leicht entzündliches Infiltrat, aus polynukleären Leukocyten, Plasmazellen, vereinzelten Chromatophoren und Pigment bestehend. Die Veränderungen erstrecken sich auf die Gefäße in Papillarkörper und Cutis sowie auf die Anhangsgebilde. In erster Linie ist auf der Höhe des Vorganges ödematöse Schwellung im Stratum papillare zu finden, bei Erweiterung der Blutgefäße strangförmiges, lymphocytäres Infiltrat ohne Veränderungen im Epithel.

Das charakteristische Hautpigment findet sich nach Gans in Pigmentansammlungen in Form feinkörniger Granula im Stratum basale bis zur Hornschicht, auch in den interepithelialen Spalträumen, in der Cutis in Gestalt feiner Körner, in den pigmentreichen Chromatophoren oder als gröbere Körner in deren Umgebung freiliegend. Chemisch handelt es sich dabei um Melanin. Epidermisveränderungen als Parakeratose und Acanthose sind nur dort zu finden, wo längere Zeit vorher Ödem des Papillarkörpers bestand, gehören also unbedingt zum Krankheitsbild (Habermann).

Histologisch handelt es sich also bei der Dermatitis ab igne um perivasculäre Entzündungen, später um Hautpigment. Die Ansicht Perrys, daß das Zustandekommen der netzförmigen Zeichnungen mit den an Leichen vorfindlichen, durch Imbibition entstehenden nicht verglichen werden könne, ist nicht zutreffend. Wenigstens gibt dieses Pigment nach E. Hoffmann und Wieler keine Eisenreaktionen. Es entspricht demnach auch die Ansicht von Herxheimer und Koppenhöfer, daß es sich auch bei solchen Leichenflecken um Blutpigment handle, nicht den objektiven Befunden.

Semon hält mit Perutz und Kaiser die Livedo racemosa für eine Affektion ausschließlich der mit Muskeln ausgestatteten Gefäße, wahrend die Livedo calorica nur die Capillaren angreife. Whitefield lehnt diese Auffassung ab. Aber auch Gans, der — wie schon früher Buschke und Eichhorn — die Dermatitis ambustionis marmorata für etwas nicht Spezifisches hält, wenigstens nicht für thermische Reize, sondern als eine bei entsprechenden allgemeinen Voraussetzungen auch durch eine Reihe anderer Ursachen hervorgerufene Gefäßveränderung ansieht, weist damit auf diese als ein typisches Beispiel dafür hin, daß gleiche morphologische Hautveranderungen auf verschiedener pathologischer Grundlage auftreten können, während umgekehrt gleiche Krankheitsursachen, z. B. Tuberkulose, bei entsprechend eingestelltem Organismus zu verschiedenen Erkrankungsformen der Haut führen können. Er hält deshalb mit Ehrmann Unterschiede im geweblichen Aufbau der Cutis reticulata für unerheblich, wenn überhaupt bestehend.

*Dermatitis ambustionis erythematosa.* Im ersten Stadium, der Dermatitis ambustionis erythematosa, zeigt die äußerste Hornschicht, entsprechend den geringen klinischen Veränderungen, faltenartige Hitzedehnungen. Im Corium neben Ödem *starke Erweiterung der Gefäße.* Dagegen ist von einem Ödem in der Epidermis zu diesem Zeitpunkt noch nichts zu merken. Die kollagenen Bindegewebsbündel, auf das mehrfache ihrer Dicke geschwellt, sind durch wechselnd breite, flüssigkeitsgefüllte Gewebsmaschen getrennt. Die Papillen sind leicht kolbig (durch Ödem aufgetrieben), aber sonst nicht verändert (nach Gans).

Pack macht auf das nach dem Stadium erythematosum häufig zurückbleibende Ausgeglichensein der normalen Hautfurchen aufmerksam, das allerdings bisher histologisch nicht beschrieben wurde.

*Dermatitis ambustionis bullosa.* Bei den Brandschäden der Haut 2. Grades entsprechen den verschiedenen klinischen auch verschiedene histologische Bilder. Bei den bullösen Formen wird das Ödem der Cutis durch ein seröses Exsudat ersetzt, die Epidermis dadurch abgehoben. Die Zellen der Stachelschicht sind gequollen, ihr Protoplasma feinkörnig getrübt, die Kernzeichnungen verwischt. Im Plasma wie im Kern Vakuolenbildung (Altération cavitaire

Leloir). Das Gewebe färbt sich schlecht. Der Zusammenhang zwischen den Stachelzellen ist gelockert. So entstehen mit Serum gefüllte Hohlräume. Mitten zwischen diese *wabigen* Hohlräume ziehen sich *spindelförmig ausgezogene* Stachelzellen, zum Teil Basalzellen. Mitten in der Flüssigkeit findet man körnige, faserige Reste zugrundegegangener Zellen. Durch Verschmelzung dieser wabigen Räume kommt es zur Blase, deren Inhalt von Fibrinfasern und — bei starker Vergrößerung sichtbar — zahlreichen Fibrinkörnchen durchsetzt ist. Daneben polynukleäre Leukocyten, anfangs spärlich, im Verlaufe von Stunden und Tagen immer mehr an Zahl zunehmend. Bei großen Blasen sieht man oft deutlich die veränderten Stachelzellen zwischen der abgehobenen Epidermis als Blasendecke zum Blasenboden hinunterziehen. Häufig sind die Mittelschichten

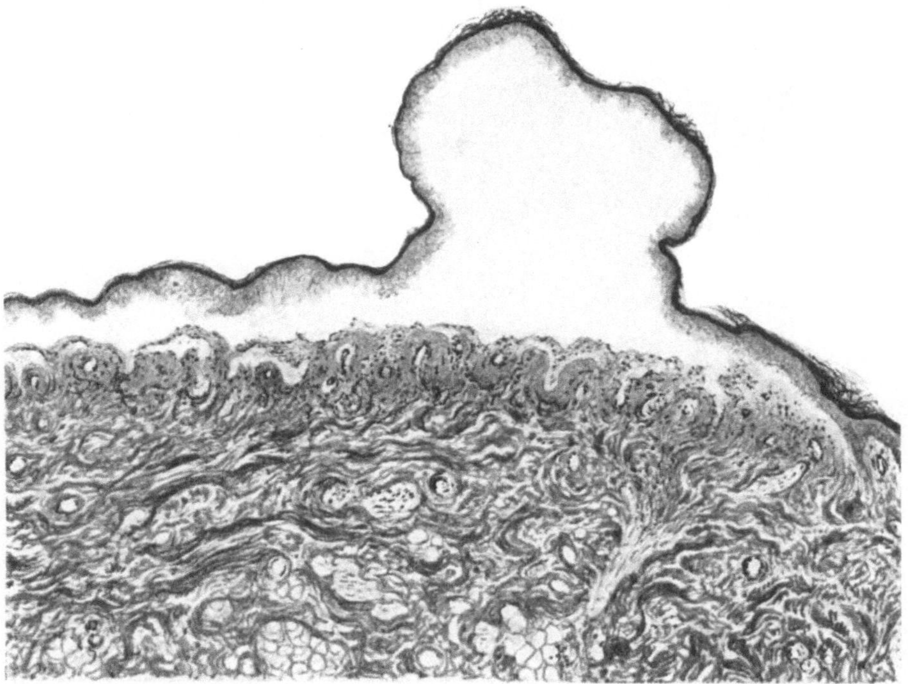

Abb. 14. Verbrennungsblase. Lupenvergroßerung. Abhebung der nekrotischen Epidermis zur Blasenbildung. Im Papillarkorper erweiterte Gefaße. (Nach Kyrle.)

der Epidermis in kernlose, homogene Massen verwandelt (Abb. 14). Nach Bisiadecki sitzt die Verbrennungsblase innerhalb der untersten Lagen des Epithels, zwischen Basalschicht und Rete mucosum. An der Peripherie der Blasen zeigen sich teils unveränderte Gewebszellen, welche die Orientierung ermöglichen, teils im späteren Verlauf leukocytäre Infiltrationen als Reaktionsbeginn.

Durch Toutons, Unnas, Ullmanns u. a. Untersuchungen ist sichergestellt, daß ex- und intensiv verschiedenartige blasige Veränderungen, entsprechend der Höhe der Temperaturen und der Dauer der Hitzeeinwirkung sich verschieden gestalten, insbesondere mit der Temperatursteigerung nach der Tiefe zu rücken, d. h. auch die Cutis nicht verändern, nekrotisieren.

In der Cutis findet man bei leichteren zweitgradigen Verbrennungen Ödem des Bindegewebes, Verstrichensein der Papillen, Auflockerung und Verbreiterung (Schwellung) der kollagenen Fasern bei Zerstörung der Elastica, Erweiterung der Blut- und Lymphspalten an den Randpartien, Leukocyten, die mit Beginn des Demarkationsprozesses ebenso wie in der Epidermis zunehmen.

Neuerlich beschreiben Lewis und Grant Gefäßreaktionen der Haut auf äußere Reize und führen als Grundursachen der Brandblasen das Freiwerden einer histaminähnlichen Substanz an der gereizten Hautstelle an. Diese Substanz soll die Gefäße direkt schädigen, auch wenn die Zirkulation unterbunden wird. Es wird angenommen, daß die Gefäßpermeabilität unabhängig von der Vasodilatation stattfindet. Allmählich wird die Haut gegen solche Reize refraktär. Diese neuen Auffassungen stimmen vielfach mit den Törökschen uberein und beziehen sich nach den genannten Autoren ausdrücklich auf die erstgradigen, erythematösen Verbrennungsveranderungen. Die Verbrennungstoxikose kann verhindert oder beschränkt werden. Die toxische Substanz kann auch, passiv übertragen, Chok aus-

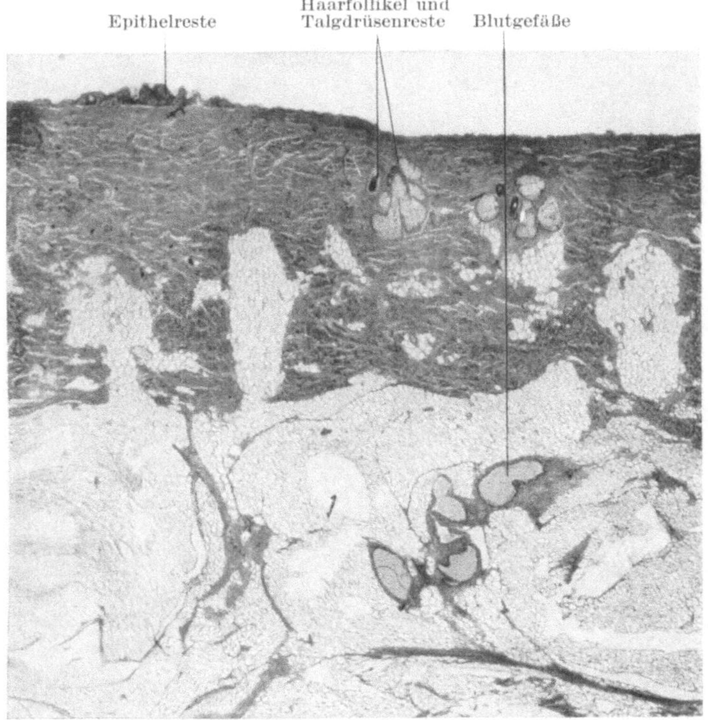


Abb. 15. Verschorftes subcutanes Gewebe und Fettgewebe zwei Tage nach der Verbrennung. Schwache Vergrößerung. Bindegewebe gequollen und stark verändert. (Fall 1, nach Rogers und Bancroft, Annals of Surgery Vol. 84, Nr. 1. 1926.)

lösen. Es bestehen demnach hier schon die Ansätze zu Verbrennungsgiften, die nur quantitativ verschieden sind. Allerdings würde dies für die Giftwirkung der Produkte aus den primären Herden, erythematösen, vesiculösen wie schorfartigen, also gegen Pfeiffers Theorie der Entstehung der Gifte in der Blutbahn, sprechen.

Nach Kyrle ist ein Unterschied zwischen Veränderungen nach Verbrühung mit heißem Wasser oder Dampf und der Verbrennung durch heiße Metalle oder Flammenwirkung — abgesehen von der Verkohlung durch letztere — grundsätzlich nicht vorhanden, nur in den allerobersten Schichten, auf der Oberfläche der Epidermis, was sich durch Rußteilchen und kleinste Nekrosen der Epidermis, klinisch durch Aufrollen, Abblättern manifestiert, keinesfalls sind die Unterschiede erheblich. Doch auch Kyrle findet, daß die Veränderungen, Blasenbildung und sogar Nekrosen, der Intensität der Hitze quantitativ adäquat sind. Der Zellchemismus, die Zelleistungsfähigkeit wird schon bei den leichtesten Verbrennungen gestört, alteriert, im weiteren Verlaufe dann bis zur völligen

Aufhebung der Funktion. In den ersten Stadien spielt das vasomotorische Phänomen, die Rötung im Wege der Nervenläsion, eine nicht zu unterschätzende Rolle. Nach Beruhigung der Nervenerregung wird sie weiter rückgängig. KYRLE betont, sowohl im Sinne des klinischen Verlaufes als der Shockwirkung, den großen Anteil der von den sensiblen Epithelnerven ausgelösten vasomotorisch-reflektorischen Reizung. Hier findet sich biologisch auch überall die Analogie der Hitze (Temperatur)-Schädigungen zu den aktinischen (Sonnenerythem, Sonnenbrandblase), ultravioletten Strahlungen, manchen chemischen bzw. medikamentösen Noxen (Jodoform, Hg). Solange wir keinen genauen Einblick in die verschiedenen physikalischen Zellschädigungen, die Leitungsfähigkeit,

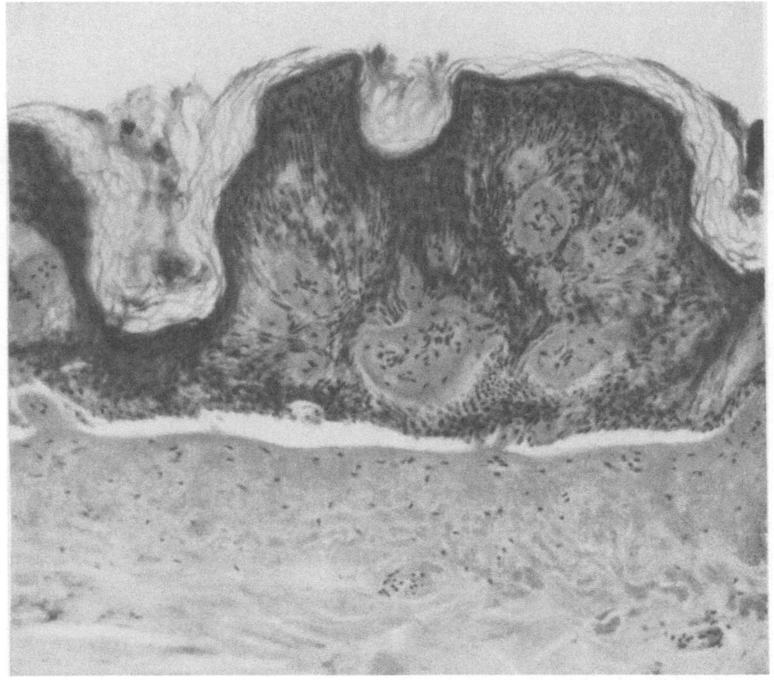

Abb. 16. (Derselbe Fall.) Erhaltenes Epithel. Epithelperlenartige Veranderungen der Epithelzellen. Ödem und granuläre Degeneration des Bindegewebes. (Nach ROGERS und BANCROFT.)

Wasser- und Salzverteilung usw. als Grundphänomene und Ursachen von Zellalterationen haben — und so weit sind wir noch nicht — muß hier KYRLES Auffassung, daß die Zellalterationen durch thermische, andere physikalische und chemische, medikamentöse Reizmittel im Grund genommen, soweit sie am Epithel angreifen, doch, wenn auch auf verschiedenen Wegen, die stets gleichen, nur graduell abgestuften klinischen Phänomene zum Ausdruck bringen, als richtig angesehen werden.

*Drittgradige Veränderungen.* Anders, wenn die Hitzeschädigung die Epidermis und damit auch die Nervenendigungen als Ausgang verschiedener Reizungsstufen bereits total zerstört hat und die volle Hitzeschädigung bereits bis in die Cutisschichten gedrungen ist (Abb. 15).

ROGERS und BANCROFT bilden bisher nicht beschriebene, eigentümliche, hornperlartige Verdickungen im geschädigten Epithel ab, die wohl als beginnende Reparationserscheinung anzusehen sind (Abb. 16).

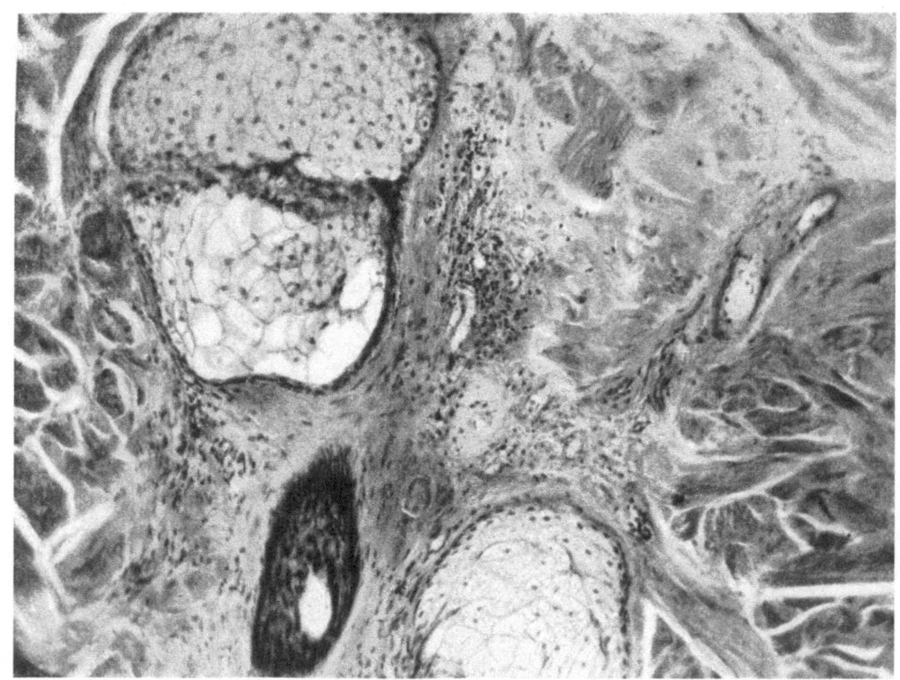

Abb. 17. Haarfollikel und Talgdrüse. Normales Epithel. Granuläre Degeneration des Bindegewebes mit polymorpher und einkerniger Degeneration. (Fall von Abb. 15). (Nach ROGERS und BANCROFT).

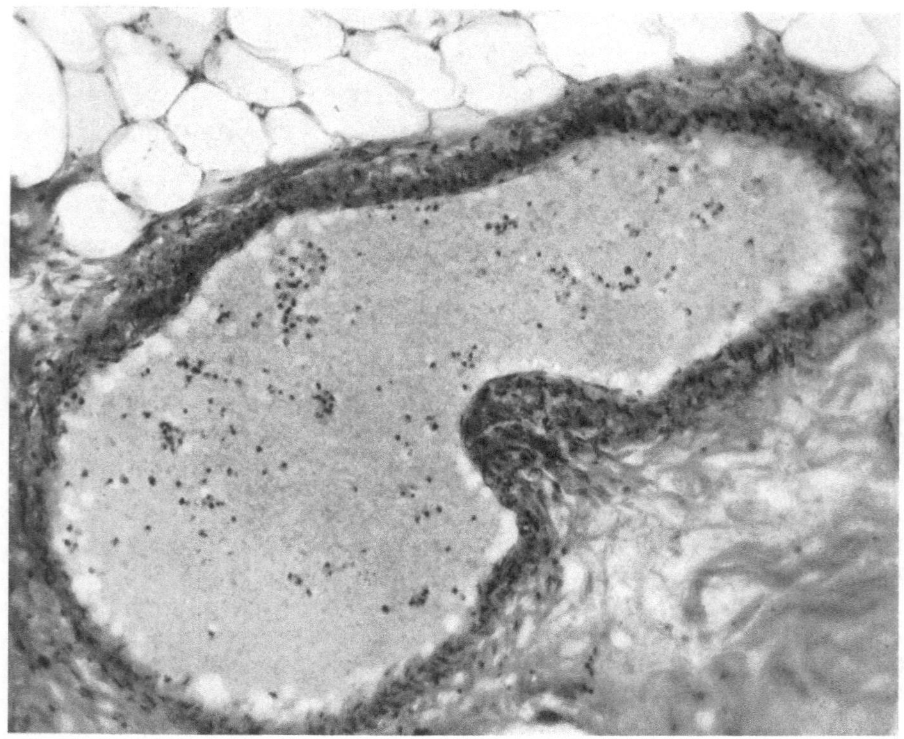

Abb. 18. Blutgefäße mit Schädigung des Wandepithels und nekrotisiertem zelligen Inhalt. (Fall von Abb. 15.) (Nach ROGERS und BANCROFT.)

Der Papillarkörper hat hier seine normale Struktur verloren. Reste der
Epidermis, des Stratum basillare liegen ihm auf. Die auffällig geringe Anzahl
Leukocyten beruht auf der Mitzerstörung auch der Capillaren als Lieferanten
für die Flüssigkeit. Die Funktion der Capillaren zur Verteidigung wird ja schon
bei 50⁰ C (H. Pfeiffer) stark gestört, die Capillaren werden hier ungewöhnlich
durchlässig, bei wesentlich höherer Temperatur, über 60⁰, aber kommt es zur
Nekrose des Gefäßendothels, zur Gerinnung des Inhalts, zur Thrombose. Es
wird demnach verständlich, daß wir bei allen Verbrennungsbildern 3. und 4.
Grades, wozu auch schon klinische Bilder 2. Grades mit Blasenbildung gehören,
so schwer in die Lage kommen, gute histologische Präparate anzufertigen, da
sich die ungeformten, morphologisch schwer faßbaren nekrotischen und Detritusmassen als Gewebsbestandteile der Haut vom Stratum corneum bis ins Fett-

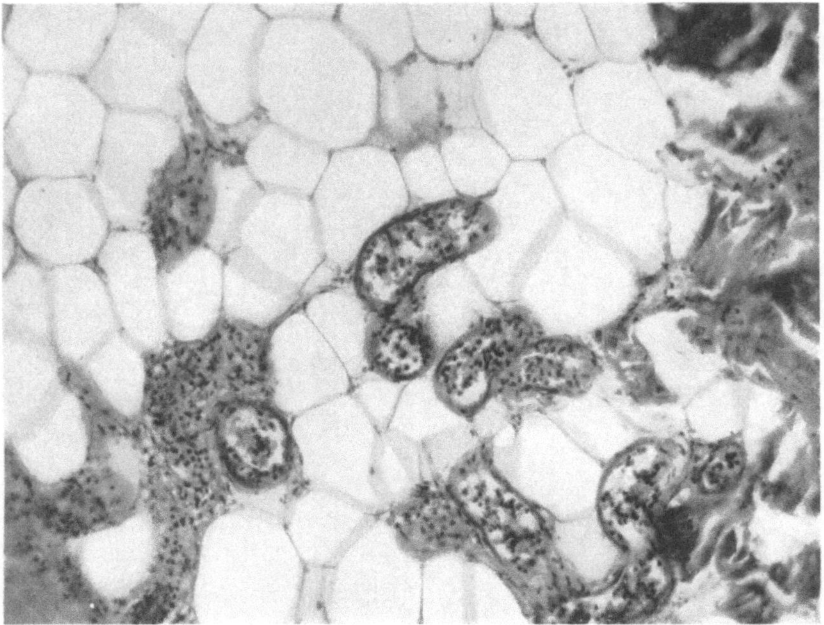

Abb. 19. Geschädigtes Epithel der Schweißdrusen und feinkornige Degeneration des Bindegewebes.
(Fall von Abb. 15.) (Nach Rogers und Bancroft.)

gewebe durch ihre Reaktionslosigkeit im eigenen Herd auszeichnen. Das
in der Histologie sonst ungewohnte Aussehen von aus solchen Gewebspartien
gewonnenen Bildern, wie ich sie vor 3 Jahren aufgenommen habe, wird aus
der getreuen photographischen Aufnahme dann leicht verständlich. Nicht
mangelhafte Präparation, sondern Unmöglichkeit, besser zu präparieren, gibt
bei allen derartigen Nekrosen ähnliche Bilder. Solches ist überall dort zu erwarten,
wo schon klinisch die eigenartige weiße Farbe nach Ablösung der Epidermis
die Schwere der Schädigung verrät. Relativ sehr gute histologische Schnitte
zeigen in ihrer neuesten Abhandlung Rogers und Bancroft von Verbrennungen
kleiner Kinder.

Auch Gans betont in den drittgradigen Veränderungen die Invasion hämogener
Struktur und kernloser nekrotischer Zellmassen. An den Übergangsteilen zur
Reaktionszone, wenn eine solche sich schon ausbilden konnte, d. h. wenn der
Tod nicht schon früher, d. i. 12—24 Stunden nach der Verbrennung eingetreten
ist, finden sich schollenartige Massen, von zerfallenen Kernen durchsetzt. Die

kollagenen Fasern unterhalb dieses nekrotischen Bezirkes sind gequollen und
miteinander zu dicken, plumpen Bröckeln und Blöcken verbacken. Auch die
an die Fettzellen angrenzenden tieferen Bindegewebsschichten sind nicht mehr
gleichmäßig und gut voneinander abgegrenzt, sondern unregelmäßig verworfen
und teilweise bröcklig zerfallen (Ullmann). Die Gefäße des verklumpten Bezirkes sind völlig blutleer, ebenso sind die Schweißdrüsen zu schmalen Strängen
zusammengepreßt. Auch die elastischen Fasern sind — offenbar durch Kompression — gestreckt, aber erhalten. Über diese Zone hinaus findet man stark
erweiterte Gefäße, zum Teil mit koaguliertem Serum, Thrombenmassen. Vom
Rande her bildet sich zu verschiedenen Zeitpunkten aus den Resten der erhalten
gebliebenen Follikel des Drüsenepithels und der Gefäße die Demarkationszone
aus. Näheres bei Wundheilung.

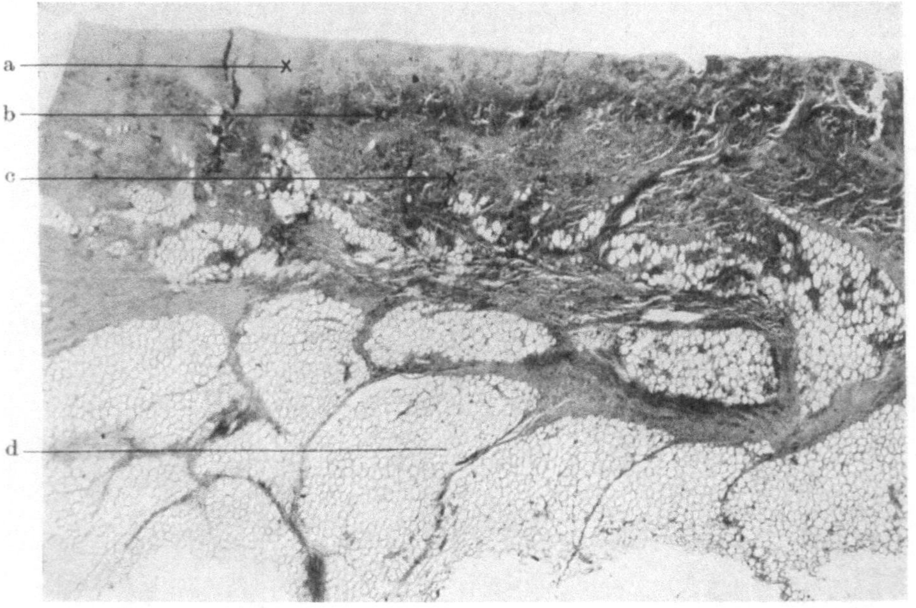


Abb. 20. Schorf sechs Tage nach der Verbrennung. Schwache Vergrößerung.
a Nekrotisches Gewebe. b Separationszone. c Gut erhaltenes Bindegewebe. d Fett.
(Nach Rogers und Bancroft.)

Forensisch von großer Bedeutung ist auch bei histologischen Bildern, ob eine
derartige reaktive Zone vorhanden ist (Abb. 15—23). Wo sie völlig fehlt,
kann entweder der Verbrannte nur sehr kurze Zeit, Minuten bis wenige Stunden,
am Leben geblieben sein, oder er ist während der Verbrennung gestorben. Diesbezüglich gibt die Histologie gewiß Hinweise. Bezüglich der Veränderungen
anderer Organe s. S. 225.

Differentialdiagnostisch macht Gans auf die bei Verschütteten vorkommenden
mechanisch-traumatischen Blasenbildungen in der Haut aufmerksam. Bei
dieser kommt es nur zur mechanischen Zertrümmerung der Haut, Blutung im
ersten Stadium ohne Zutun von Bakterien, also zu mechanischen Nekrosen,
eventuell bei längerem Leben zu den entsprechenden Reaktionsverhältnissen
und zur Wirkung eingebrochener Bakterien.

Ich stimme mit Gans und Kyrle vollständig überein, wenn ich mich der
von Unna und Weidenfeld schon vor 30 Jahren betonten Entstehungsweise
der Flüssigkeitsräume, Waben und Blasen infolge von Gasentwicklung, hervor-

gerufen durch Expansion mit Nachrücken der Gewebsflüssigkeiten aus den Capillaren, anschließe.

Auf die Ähnlichkeit der histologischen Veränderungen durch hohe Hitzegrade, die sonst zur Blasenbildung, aber noch nicht zur Verschorfung führen, insbesondere die spindelförmige Verlängerung der Rete- und Basalzellen, wie sie schon UNNA beschrieben hat (Histopathologie) mit exzessiven Veränderungen analoger Natur durch elektrischen Strom (siehe bei JELLINEK, Starkstromverletzungen) wurde von mir und später von SCHRIDDE und BEEKMANN hingewiesen.

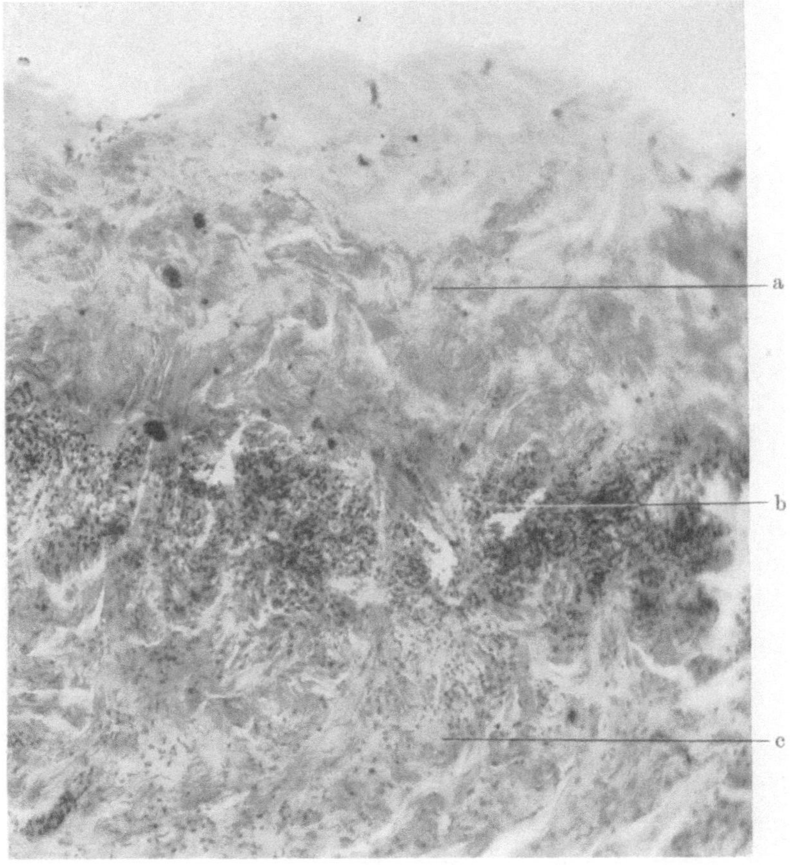

Abb. 21.  Starkere Vergroßerung.  Beginnende Infektion (zellige Infiltration) des Bindegewebes. a Nekrotisches cutanes Bindegewebe.  b Separationszone. c Subcutanes Bindegewebe mit beginnender Infektion.  (Nach ROGERS und BANCROFT.)

Letztere zeigten, daß das in Wabenwerk umgewandelte Epithel, das Zusammengeschnurrtsein der Epithel- wie der Basalzellen ebenso durch glühenden Draht wie durch elektrischen Strom zustande komme. Hitzespalten im Bindegewebe und Hitzewaben im Epithel entstehen nur dann, wenn Wärme auf die Haut einwirkt, die fähig ist, Gewebsflüssigkeit in Wasserdampf zu verwandeln. Je höher die Hitze, desto größer die Waben. In diesen sowie auch in den erhalten gebliebenen Epidermiszellen läßt sich manchmal eine eigentümliche Richtungsänderung, „Palisadenstellung", erkennen, wie sie ähnlich als elektrische Strommarke (JELLINEK) beschrieben worden ist (Abb. 23 und Nachtrag Abb. 90). (Näheres S. 213.)

*Schleimhautveränderungen.* Die histologischen Befunde an verbrannten Schleimhautpartien bewegen sich zwischen umschriebenen bis weit verbreiteten Epithelverlusten, Erweiterung der Gefäße, rundzelligen Infiltrationen in der

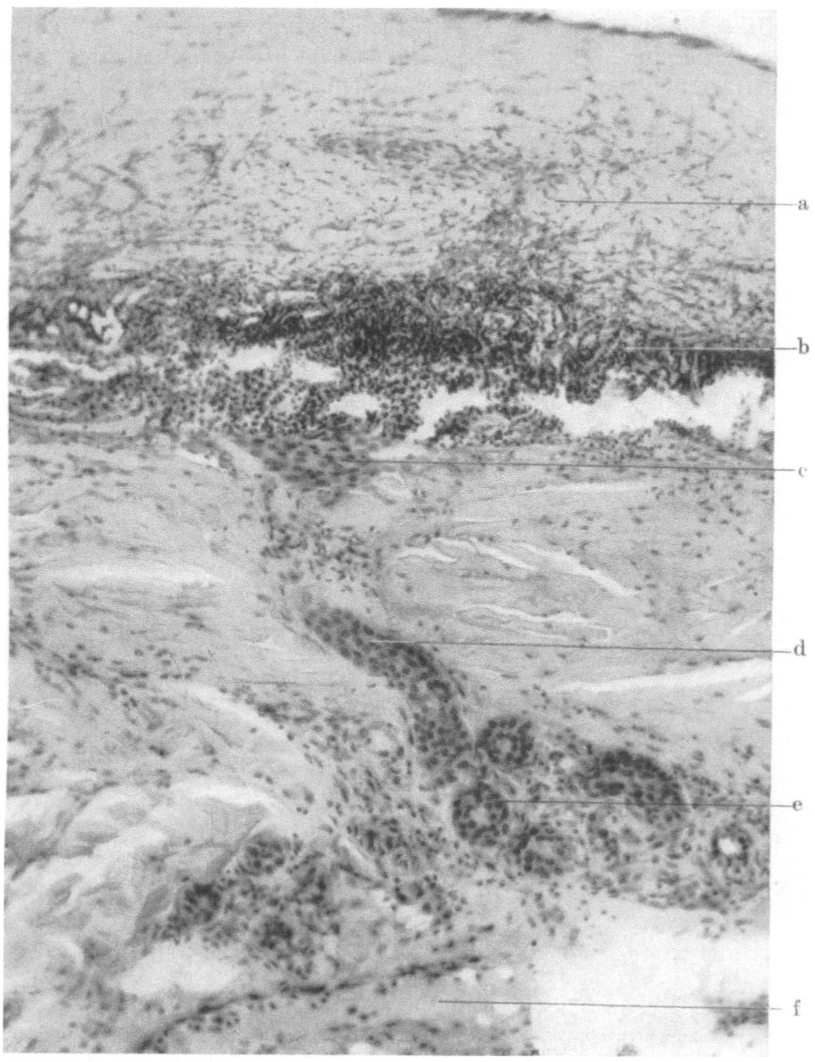

Abb. 22. Hautschnitt von einem 9jähr. Kinde, welches kurz nach der Verbrennung mit Tannin behandelt worden war, 4 Tage nach der Verbrennung. Temperaturanstieg zeigt beginnende Infektion. a Tanninschorf. b Leukocytäre Infektionszone. c Neugebildetes Epithel, regellos mitten im Epithel auswachsend. d Haarfollikel, relativ gut erhalten. e Schweißdrusen mit Zeichen beginnender entzündlicher Infiltration. f Capillare mit beginnender entzündlicher Infiltration. (Starke Vergrößerung.) (Nach Rogers und Bancroft.)

Tunica propria. Kleine punktförmige Hämorrhagien zwischen den Bindegewebsbündeln der Submucosa. In den Schleimdrüsen selten prägnante Veränderungen. In den Lymphdrüsen an der Peripherie mitunter rote Blutzellen. Das Epithel stellenweise in homogene Schichten verwandelt mit noch angedeuteter Färbungsmöglichkeit der Kerne. Starke Erweiterung der Venen. Im Pharynx häufig Exsudatablagerungen. Die von Exsudatzellen imprägnierten

Teile sind entweder in eine mehr oder minder gleichartige Masse verwandelt, die sich auch als maschiges hyalines Netz darbietet, ohne mehr eine Spur ihrer ursprünglichen Struktur aufzuweisen, oder sie stellen eine pseudomembranöse Entzündung dar.

## Zur Abgrenzung der Dermatitis combustionis von der Dermatitis photoelectrica.

1821 schon hatte EWERARD HOME durch einen einfachen Versuch mit seinen beiden Händen mit einem Schlage die Eigenart der Lichtwirkung und -Entzündung demonstriert. Doch die wichtige Beobachtung wurde bald vergessen. 1858 identifizierte CHARCOT das klinische Bild des Sonnenerythems mit dem der Dermatitis photoelectrica des elektrischen Lichtbogens, was BOUCHARD 1862 bestätigen konnte. Erst UNNA hat 1885, GINTRAX 1888, WIDMARK 1889, HAMMER 1891, FINSEN ab 1893, MOELLER 1900, JESIONEK, SCHANZ und STOCKHAUSEN

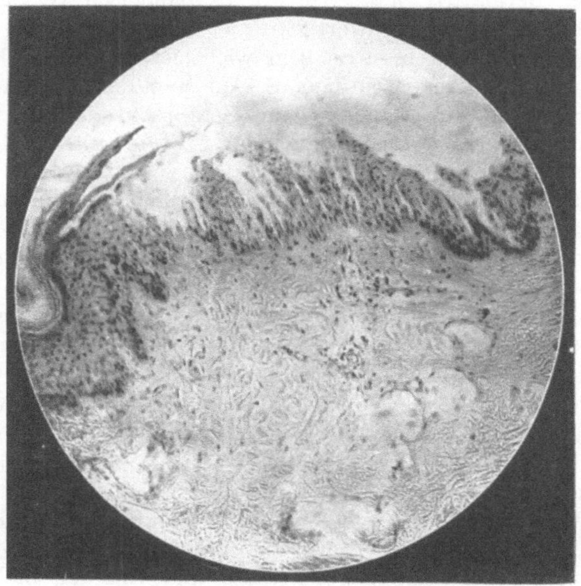

Abb. 23. Typische, palisadenförmige Verlangerung der Retezellen in Verbrennungsblasen
nach K. ULLMANN.
(Aus ULLMANN-OPPENHEIM-RILLE, Schädigungen der Haut durch Beruf u. gewerbl. Arbeit. Bd. I.)

1909, AXEL REYN, RUBNER und PAUL SCHMIDT durch viele Untersuchungen die Eigenart der Lichtentzündungen gegenüber anderen, besonders den kalorischen Entzündungen, festgelegt. Praktisch sind diese Versuche aber doch erst durch FINSEN und dessen Schüler AXEL REYN in deren systematischer Lichtlehre und -Therapie bedeutungsvoll geworden. MAKLAKOW (1889), DEFONTAINE und TERRIER (1888) beschrieben Schleimhautschädigungen (Conjunctivitis) durch ultraviolettes Licht.

Der biologische Unterschied zwischen den dem Verbrennungsprozeß der Haut ganz ähnlichen Vorgängen und den Endeffekten der „Kälteverbrennung" durch photodynamische Strahlenwirkung, z. B. in der kalten Luft von Gletschern, soweit sie sich nicht im Rahmen des bloßen Einbrennens, d. h. einer einfachen Pigmentierung, halten, sondern darüber hinaus echte Entzündungen mit zeitweilig starker Exsudation, Blasen- und Schorfbildung, hervorrufen, schien P. G. UNNA unter Annahme seiner chemotaktischen Theorie der Entzündung schon 1894 (Histopathologie der Hautkrankheiten S. 80) nicht groß genug, um beide Prozesse voneinander zu sondern. Zur Begründung führt UNNA an, daß auch sonst in der ganzen belebten und unbelebten Natur durch Lichtstrahlen chemische Verbindungen

14*

und Umsetzungen eingeleitet werden, die in ihren feineren physikalischen Beziehungen entsprechend neueren Forschungen mit den durch Hitze hervorgerufenen eine gewisse Ähnlichkeit haben, so auch Änderungen der Leistungsfähigkeit (Osmose) zwischen den Zellbestandteilen und Zellen. Im weiteren Verlaufe, bei höheren Temperaturgraden, Vergasung der Flüssigkeiten mit Zerreißung der Zellmembran, selbst Gasansammlungen im Gewebe, weiterhin schwerste Destruktionsvorgänge bis zur Verschorfung und Verkohlung, die in ihrem Wesen vielfach noch nicht genügend erforscht sind.

Das Sonnenlicht und das Licht anderer, künstlicher Lichtquellen, bzw. deren Spektren als solche komplexer Strahlungsquellen erwiesen sich zusammengesetzt aus Strahlen verschiedener Wellenlänge und auch verschiedener Wirkung, vor allem aus dunklen, infraroten, langwelligen Wärmestrahlen und aus kalten, biologisch und chemisch wirksamen, zum Teil sichtbaren, zum Teil unsichtbaren (ultravioletten) Lichtstrahlen. Wenngleich nun diese verschiedenen Strahlengattungen innerhalb einer Lichtquelle vereint wirken und innerhalb des Spektrums übereinandergelagert sind, ist die Trennung der Dermatitis calorica von der Dermatitis photoelectrica als biologisch verschiedene Grenzwirkungen doch durchaus gerechtfertigt.

Von trennenden Momenten ist als sehr wichtiges schon die Differenz in der Inkubationsdauer in die Augen springend. Auf Reiz der Wärmestrahlung folgt *fast unmittelbar* die Gewebs-, zumeist eine Gefäßreaktion, auf den der Lichtstrahlen weit später, nach Minuten oder selbst Stunden, was doch schon auf qualitative Reizdifferenzen, entsprechend den verschiedenen physikalischen Eigenschaften der Strahlen (Wellenlänge), hindeutet. Hyperämie, Erythem-, Blasen-, Schorfbildung bis zur völligen Zerstörung der Gewebs- bzw. Hautelemente finden sich im Verlauf beider Affektionen, der kalorischen wie photoelektrischen (Licht-)Entzündung.

Wiederholt werden auch dem Hitzeerythem ähnliche Erytheme als Folge photoelektrischer Reizung unter „Erythema caloricum" beschrieben (Beinhauer), was sie ihrer Ätiologie nach also gar nicht sind.

In beiden Fällen ist es die Reizung mit konsekutiver Stoffwechselstörung der Gewebszellen, die Auslösung von Stoffwechselstörungen im anregenden Sinne, bessere Durchblutung und Ernährung, Erhöhung der Pigmentbildung, wenn auch in sehr verschiedenem Grade, je nach der Dauer und Intensität der Strahlung. Unter Exzessen der Lichtwirkung kommt es zu mannigfachen Zellveränderungen, ja Zerstörungen, die speziell für die Lichtentzündung in letzter Zeit von Ehrmann und Perutz beschrieben und von den biologischen Wirkungen der Wärmestrahlen genauer differenziert wurden.

Die Grenzen zwischen der kalorischen und photoelektrischen Entzündung treten nach letzteren auch schon histologisch zutage. Diese Differenzen charakterisieren sich in ihren einzelnen Erscheinungen in und zwischen den kleinsten Gefäßen und Zellen durch Art und Verteilung der Gewebsflüssigkeiten, Ödem, Hohlräume bis zur Blasenbildung, durch Parakeratose und gesteigerte Pigmentbildung im Papillarkörper bei der Licht- gegenüber der Wärmeentzündung mehr qualitativ als quantitativ. Freilich sehen die beiden Entzündungen auch histologisch in gewissen Phasen einander sehr ähnlich. Es handelt sich vielleicht in beiden Fällen um Gewebsveränderungen im Plasma, in den Kernsubstanzen, in der Verteilung von Flüssigkeiten usw.

Deutlicher zeigen sich die Differenzen schon im Ablauf, da bei der Wärmeentzündung wegen der mangelnden chemischen Reizwirkung vor allem die *Pigmentbildung viel geringer* ist. Im Lichte der neueren von Br. Bloch begründeten Dopatheorie kann wohl auch schon heute angenommen werden, daß der Einfluß des Lichtes auf die Dopaoxydase und andere Fermente und Profermente im Gewebe bloß auf die Lichtreizung beschränkt, jedenfalls ein wesentlich anderer, intensiverer ist als durch Wärmereizung allein.

Ein beträchtlicher, wohl auch der wesentliche Unterschied zwischen Licht- und Wärmeentzündungen zeigt sich ferner in der erhöhten biologischen Bedeutung dispositioneller, konstitutioneller Faktoren im Stoffwechsel zur Ausbildung der Lichtentzündungen (Licht-Urticaria, Hydroa u. a. Lichtdermatosen), welche an unbedeckten und belichteten Körperstellen mancher Individuen, auch mancher Tiere durch Vorhandensein sensibilisierender Stoffe entstehen.

Daß nicht nur Licht-, sondern auch Wärmestrahlen auf die Pigmentbildung Einfluß nehmen, ist unzweifelhaft. Nach BLOCH wird die Energie des in Pigment absorbierten Lichtes in Wärme umgewandelt. Auch Wärmestrahlen werden in den dunklen Pigmentzellen absorbiert. Hierdurch erhält das dunkle Pigment, insbesondere für niedere Lebewesen, Poikilothermen, eine hohe Bedeutung für die Wärmefunktion, den Wärmeschutz, analog dem Lichtschutz, anderseits auch als Wärmereservoir, das sowohl Wärmestrahlen als die in Wärme umgesetzte aktinische Energie speichert. Näheres bei BLOCH, Bd. I, S. 485, Kapitel „Die Funktionen des Pigments".

In die feineren Differenzen der physikalischen Stoffwechselvorgänge, Osmose, Oberflächenspannung, Salzkonzentration usw., ob durch Licht- oder Wärmestrahlung hervorgerufen, haben wir Ärzte noch viel zu wenig Einblick. Jedenfalls liegt der Angriffspunkt für beide Reize zuvörderst am Gefäßsystem, an der Capillarwand und auch an den temperatur- und lichtempfindlichen Nervenenden, dann erst an den Zellen der Epidermis und des Mesenchyms.

## Zur Abgrenzung der Hitze- von den Röntgenschädigungen.

Auch *Röntgenverbrennungen* werden von verschiedenen Autoren (FLÖRCKEN, PACK u. v. a.) als Verbrennungswunden betrachtet. Die meisten Autoren, wie auch der Referent, betrachten die Gewebsschädigungen durch Röntgenstrahlen je nach den Graden und der Strahlungsart, ihrer Tiefen- und dabei doch auch elektiven Wirkung auf gewisse Gewebe (relative Verschonung von Nerven, Knochen, Periost), auch bezüglich der Hartnäckigkeit des Verheilungsprozesses als nicht hierhergehörig und als etwas von den Hitzeverbrennungen wesentlich Verschiedenes. (Siehe Pathologie der Röntgenschädigungen bei HALBERSTÄDTER und an anderen Stellen dieses Handbuches.)

## Zur Abgrenzung der Hitze- von den Starkstrom- und Blitzverletzungen.

Die Pathologie der Hochspannungs- und Starkstromverletzungen der Haut hat insbesondere durch St.. JELLINEK, KAWAMURA, GEILL TORBEN aus dem Wiener elektropathologischen Museum und dem Universitätsinstitut für gerichtliche Medizin, sowie durch KRATTER (Graz), BORUTTAU (Berlin), RIEHL (Wien), SCHRIDDE (1922) und BEEKMANN (1922) für die Haut, und durch M. B. SCHMIDT speziell für die Muskulatur, in klinischer wie histologischer Beziehung Bereicherung und Klärung gefunden.

Elektrische Verletzungen sind charakterisiert durch ausgebreitete Zerstörung, lange, fast reaktionslos verlaufende Heilung, Fehlen von Blasen (JELLINEK, PACK).

*Blitzverbrennung* weicht davon ab, durch die gleichzeitig wirkende mechanische und thermische Komponente. Die Blitzfiguren zeichnen sich durch eigenartige Lilafärbung und Baumverästelungen aus, wie sie sonst bei thermischen Schädigungen nicht entstehen (JELLINEK, PACK).

In der Haut gehen zweifellos an den Ein- und Austrittstellen des Stromes sowohl der Gefäßapparat wie die Epithelien und auch die Cutis wie Subcutis bis unter das Fett eigentümliche Veränderungen ein, die klinisch teils als Strommarken, teils als Blitzfiguren ihren charakteristischen Ausdruck finden. Hier kann auf die näheren Details nicht eingegangen werden (vgl. darüber bei Rost, Keller und Wichmann, Bd. V/2 dieses Handbuchs und Nachtrag S. 345 u. ff.

Zweifellos bestehen also gewisse Unterschiede in qualitativer wie quantitativer Hinsicht, schon grob klinisch, gegenüber den thermischen Schädigungen. Differentialdiagnostisch können diese jedoch nur in ihrem Zusammenhang, ihrer Komplexität, nicht aber nach jeder einzelnen Veränderung verwertet werden. Denn Hitze wie elektrischer Starkstrom bringen an und für sich doch auch manchmal kaum unterscheidbare, jedenfalls sehr ähnliche, nur quantitativ verschiedene Läsionen hervor. Hier wie dort gibt es Endothelveränderungen der Gefäße, die für Starkstromverletzungen besonders von Joseph F. Martin, Pierre Convert und Jean Dechaume als „mesarterielle Desintegration" bezeichnet und auch als den durch Radium hervorgerufenen Veränderungen sehr ähnlich beschrieben wurden.

Je nach der Schwere gibt es nach Einwirkung von elektrischem Starkstrom wie von Hitze auch Blutungen in der Cutis und Subcutis. Als charakteristisches Moment wurde von Kawamura, Jellinek und Riehl die schraubenförmig lang ausgestreckte Veränderung des Stratum spinosum bis zu langen, parallel gerichteten, büschelförmigen Fäden bezeichnet. Die Richtung dieser Fäden geht mit der des Stromes parallel. Kern wie Plasma sind gestreckt, aber ohne andere degenerative Veränderungen. Referent hat schon 1920 und später wieder Delbanco auf die ganz ähnlichen Veränderungen bei thermischen Verletzungen 2. und 3. Grades hingewiesen und solche abgebildet. Unna konnte diese Veränderungen mit dem Mikrobrenner erzielen. Delbanco konnte ähnliche Erscheinungen durch Kaltkaustik mit hochfrequenten Wechselströmen sowohl in den Stachelzellen der normalen Haut als in den Krebszellen eines Mamma-Ca hervorrufen. Alle Autoren stimmen darin überein, daß diese Zellen nicht den Eindruck von abgestorbenen machen.

Schridde bestätigt die Gleichrichtung der gestreckten Zellen mit dem Strom, hält aber für beide Agenzien die Hitze für das schädigende Moment.

Gegen die Identität würde am ehesten die klinische Beobachtung Stephan Jellineks sprechen, welcher den elektrischen Strommarken eine außerordentlich günstige Heilungstendenz zumißt, während dies thermischen Verletzungen gleichen Grades im allgemeinen nicht zukommt. Die schraubenförmig gestreckten Fäden sollen nach Stephan Jellinek auf die bohrende Drehbewegung des elektrischen Starkstromes zurückzuführen sein, wie sie Geill Torben und Haberda für die Blitzfiguren annehmen. Gemeinsam haben beide auch die Thrombenbildung in den Gefäßen.

Differentialdiagnostisch kommt nach Jellinek überdies noch manchmal den elektrischen Starkstromverletzungen eine oberflächliche Imprägnierung der Oberhaut durch kleinste Metallteilchen aus geschmolzenem und gasförmig verpufftem Material (elektrische Metallisation) gegenüber den thermischen zu, was besonders für die forensische Beurteilung wichtig ist. Für die Muskulatur wurden eigentümlich hyaline Querbänder in den Muskelfasern der elektrisch geschädigten Partie von Schmidt beschrieben, außerdem auch Thrombenbildungen sowie intensive krampfartige Contracturen und Lähmungen solcher Muskelpartien, die auf den intensiven Nervenreiz zurückzuführen sind.

Riehl fügt zur Differentialdiagnose noch Erhaltenbleiben der Haare im Bereiche der elektrischen Strommarken, Fehlen des Schmerzes, Ausbleiben profuser Eiterung und septischer Symptome hinzu, wie sie nach schweren zweit- und drittgradigen Verbrennungen und Erfrierungen auch bei Röntgen-Einwirkung (Spätnekrosen) doch sehr häufig sind. Die charakteristische Ausziehung der Epidermiszellen hält Riehl für eine Folgeerscheinung der Jouleschen Wärme, die sich längs des Stromes entwickelt. Auch das Fehlen von

Hyperämie, Exsudation und Blasenbildung innerhalb und rings um die Strommarken spricht für die Eigenart gegenüber den Hitzeveränderungen. Endlich sprechen auch die Ergebnisse der Studien von H. SCHRIDDE und A. BEEKMANN, welche deutliche Differenzen zwischen der Histologie der Ein- und Austrittsstellen, des positiven und negativen Poles, ergaben, auf die hier nicht eingegangen wird, für einen Wesensunterschied. O. GANS verneint letzteren. Nachtrag S. 348 u. ff.

Neuestens weist STEPHAN JELLINEK in seiner *„Spurenkunde der Elektrizität“* auf acht verschiedene Formen der Starkstromhautveränderungen mit eigenen Entstehungsvorgängen und eigenem Heilungsverlauf hin, und zwar auf *Blitzfiguren, Strommarken, Wunden, Zerstörungen, Metallisation, Entquellungsformen, Verfärbungen* und schließlich auch *Verbrennungen.* Nachtrag S. 345 u. ff.

BLUE führt die elektrischen Verbrennungen auf die hohe sehr rasch einwirkende Hitze im Augenblick des Stromubertrittes zurück. Auch die Gefäßwande können im weiteren Bereich der elektrischen Verbrennung geschadigt sein, doch kommt es nicht zur Thrombose.

## Zur Charakteristik der Hautschädigungen durch Diathermie.

Die durch Diathermie (Thermopenetration), also durch das Prinzip der JOULEschen Widerstandswärme zwischen bipolaren Hochfrequenzströmen hervorgerufene Überwärmung der Hautschichten und darunterliegender Organe, wie sie seit Jahren zu therapeutischen Zwecken in Gebrauch steht, kann ebenfalls Schädigungen, Verbrennungen, zur Folge haben. Solche Folgen entstehen bei kurzbipoliger Anlage der Elektroden schon unter 1 Million Amp., sonst gewöhnlich erst über 3 oder 4 Millionen Amp. Man unterscheidet nach eigenen Erfahrungen und denen zahlreicher Autoren [P. NAGELSCHMIDT, G. BUCKY (New York) u. a.] verschiedene Grade. Diese zeigen sich in mehrere Tage dauernden umschriebenen Schwellungen mit oder ohne Erythem. Die Stellen bleiben etwas schmerzhaft. Nach 3—4 Wochen tritt restitutio ad integrum ein, meist nur bei fettreichen Individuen. In solchen Fällen handelt es sich meist um *Schädigung der obersten Schichten des subcutanen Fettgewebes,* verursacht durch den erhöhten Widerstand desselben (G. BUCKY, S. 160), weiterhin um Schädigungen mit kurzer Inkubation und kurzem Verlaufe. Es entstehen dann scharf umschrieben entweder Erytheme, die nach 1—2 Tagen wieder zurückgehen, oder Blasen, die den gewöhnlichen Verbrennungsblasen gleichen, ausnahmsweise, bei Sensibilitätsstörungen, auch *tiefgreifende Nekrosen,* die sich auch durch scharfe Begrenzung, zeitweiligen speckigen Belag auszeichnen, aber bei indifferenter, aseptischer Behandlung ähnlich wie die elektrischen Starkstromverletzungen früher oder später abheilen. Die Heilung kommt mitunter narbenlos, mitunter aber verzögert und mit Narbenbildung zustande. Die Heilungsdauer ist je nach der Tiefe mit Tagen bis mehreren Wochen zu berechnen. Es besteht also wohl eine gewisse *Verwandtschaft* mit den *elektrischen Verletzungen,* nicht aber mit dem *Röntgenulcus.* Besondere Therapie ist nicht am Platze, in der Literatur auch nirgends erwähnt. Nachtrag S. 353.

## Zur Abgrenzung der chemischen Verätzungen von den reinen Hitzeschädigungen.

Verätzungen mit Chemikalien, besonders mit konzentrierten Säuren oder Alkalien und entsprechenden Salzgemengen, auch mit sonstigen scharfen, die Epidermis lösenden und verschorfenden Stoffen werden gemeinhin auch unter die *Hautverbrennungen* gerechnet. In Betracht kommen hauptsächlich Kali- und Natronlaugen, ungelöschter Kalk, Salpeter-, Salz-, Chrom-, Essig-, Ameisensäure, Hg-Sublimat u. a.

Derartige chemische Hautverbrennungen zeichnen sich differentialdiagnostisch durch die zentrale Zerstörung am Ort der stärksten Einwirkung und

die von dort aus graduell verlaufenden, peripheren entzündlichen Reaktionen
aus. Kaustische Alkalien penetrieren am meisten, weil sie das Hautfett saponi-
fizieren, dabei Wasserentziehung bewirken, auch Alkalialbuminate bilden und
so das Gewebe zur Aufquellung, dann zur Verschorfung bringen. Die Säuren
wirken ebenfalls wasserentziehend, zerstören noch rascher die Epithelien und
das Bindegewebe, formen Säurealbuminate und Säureproteine. Die korrosive
Aktion der *organischen* Säuren ist ziemlich proportional ihrer Flüssigkeit und
auch Flüchtigkeit, die der anorganischen ist sehr verschieden stark und wechselt
je nach dem Wassergehalt.

Ein Teil der chemischen Ätzungen macht durch Wasserentziehung der
Gewebe bei Wasseraufnahme an das Chemikal (konz. Säure, ungelöschter Kalk)
Wärme frei und wirkt überdies noch durch Hitze, also auch durch thermischen
Angriff. Gelegenheitsursachen: Hineinfallen in Kalkgruben, bei der Ledergerbung.
Es kommt häufig zu den bekannten typischen gewerblichen Verätzungen, wie
zum Stieglitz, meist rundlichen, schwer heilenden, tief greifenden Hautgeschwüren
(näheres bei Sachs). Bezüglich Kampf-Senfgas-Verbrennungen s. S. 200).

E. C. Davidson fand hierzu noch einige neue Tatsachen. Nur starke Caustica
und nur solche unter prolongierter Einwirkung durchbrechen den Schutzwall
der Epidermis. Die Hitzeverbrennungen dagegen begrenzen sich bald, da
die Haut kein guter Wärmeleiter ist, auch dadurch, daß z. B. verspritzte heiße
Flüssigkeiten rasch auskühlen. Der Destruktionsprozeß durch scharfe Säuren
und Alkalien beruht auf einem Exzeß freiwerdender Sauerstoffionen und
Hydroxyle, welcher mit der Integrität benachbarter epidermoidaler keratin-
haltiger Zellen unvereinbar ist. Dies ist für die Therapie und erste Hilfe von Bedeutung. Gewöhnlich beeilt man sich, scharfe Alkalien und Säuren bei Verätzungen
rasch zu neutralisieren, um die Schädigung abzuschwächen. Davidson hat
aber jüngst gezeigt, daß dieses Prinzip bei weitem nicht das beste ist, sondern
daß es besser ist, Säuren und Alkalien zunächst mit viel Wasser zu verdünnen.
Dieser Vorgang verhindert am besten die hautschädigenden Reaktionen, er
verlängert die latente Periode zwischen Kontakt und Reaktion. Neutralisierung
kommt erst nach dem Auswaschen der Ätzwunde in Betracht.

Verätzte Ratten, sofort mit reichlich Wasser begossen oder gebadet, überlebten
beträchtlich diejenigen, bei welchen die verätzte Stelle sofort neutralisiert wurde.

Diese unzweifelhafte Differenz zwischen den Ergebnissen beider Behandlungsmethoden scheint in dem bei der Neutralisation hinzutretenden Hitzetrauma zu liegen. Die Neutralisation geht mit *hoher lokaler Wärmeentwicklung*
einher. Durch die Verdünnung mit reichlich Wasser erfolgt dagegen Abkühlung
bzw. Ableitung der Hitze von der verätzten Stelle.

Überraschend ist, daß sich das Gewebe gegenüber Säuren und Alkalien
nahezu gleich verhält. Dabei wirkt konzentrierte Salzsäure weitaus weniger
heftig kaustisch als konzentrierte Salpeter- oder Schwefelsäure. Trichloracet-
essigsäure dürfte ähnlich wie Phenol ans Gewebe adsorbiert werden und wohl
mehr als Protoplasmagift wirken. Kalium- und Natronlauge zeigen ein wesentlich längeres Intervall bis zur Gewebsreaktion. Nachtrag S. 355.


**Klinik und Pathologie schwerer Verbrennungszustände. Verbrennungstod.**

Schon Hebra-Kaposi, deren Schüler und zeitgenössische Kliniker führten
den in vieler Hinsicht typischen Ablauf schwerer Verbrennungszustände und
des Verbrennungstodes auf Stoffwechselvorgänge toxischen Ursprungs zurück.
Unabhängig davon haben aber gerade auch viele Kliniker und Ärzte vor Rust
(1834) und nach Kaposi bis auf die neueste Zeit immer wieder Shockwirkung
in den Vordergrund gestellt. Der Shock entsteht durch unmittelbar nach der

Verbrennung durch Reizung großer Mengen sensibler Hautnerven eintretende ungeheuer qualvolle Schmerzempfindungen, die sich in manchen Fällen auch in den ersten Stunden nach der Verbrennung noch steigern. Die Beeinflussung von Atmung, Herz, Zirkulation und Darmtätigkeit erfolgt auf reflektorischem Wege als nervöser, noch nicht toxischer Symptomenkomplex, wobei Erregungszustände des Vagosympathicus von der Peripherie aus die Hauptrolle spielen. Sehr vieles an klinischen Erscheinungen, was sonst noch früher oder später mit den Ursachen des Verbrennungstodes in Zusammenhang gebracht wurde, an schweren geweblichen, physikalisch-chemischen Blutveränderungen, Änderungen der Funktion lebenswichtiger Organe oder Fieberbewegungen läßt sich heute unschwer aus diesen beiden Hauptkomponenten des Verbrennungstodes, dem Shock und der Intoxikation, ableiten oder auf sie zurückführen.

Wenn manche Autoren, wie auch H. Pfeiffer, einen Unterschied machen zwischen *Verbrühungs-* und *Verbrennungstod*, wobei man den Komplex, der sich unmittelbar an die Verletzung anschließt, als Verbrühungskomplex bzw. -Tod bezeichnet, dann muß unter Verbrennungstod der Ablauf und die spätere Folge toxischer Erscheinungen, unabhängig vom Chok, verstanden werden. Immerhin erscheint es doch heute noch richtiger, nach dem Vorgange von Flörcken von allgemeinen und speziellen Todesursachen nach schweren Verbrennungen zu sprechen.

Nicht nur im Kriege, sondern auch im Frieden kommen neben den toxischen Symptomen noch septisch-traumatische präexistente Organerkrankungen, konstitutionelle Anomalien, auch das Alter in Betracht.

Der Krankheitsverlauf schwerer Verbrennungen wird demnach, abgesehen von Größe und Zahl der Brandwunden, doch auch noch von zahlreichen anderen äußeren und inneren Faktoren bestimmt.

Jüngeren Datums und durch E. Koliskos anatomische Befunde der Nebennieren und deren chromaffinen Apparat angeregt ist die Lehre der *endokrinen* Grundlage gerade der ominösen Erscheinungen des unabwendbaren Endes. Mit den früher genannten zusammen gibt dieser Gesichtspunkt dem ganzen, bis dahin immer noch so dunklen Problem eine klare wissenschaftliche Basis.

Um das große Kapitel über Ursachen und Pathogenese des Verbrennungstodes so kurz als möglich zu erörtern, scheint es zweckmäßig, alle jene Theorien, die heute — wenigstens nach der Auffassung des Referenten — nicht mehr zum Wesen des Krankheitsbildes des Verbrennungstodes gehören, nur kurz anzudeuten, am besten durch die möglichst chronologische Aneinanderreihung der verschiedenen Befunde, soweit sie sich jeweils auf gewisse Organsysteme und Theorien beziehen. Anderseits sollen die derzeit aktuellen Auffassungen über den ätiologischen Zusammenhang der klinischen Erscheinungen ausführlicher behandelt werden. Gerade hier hat sich das errando discimus als richtig erwiesen. Mühevolle Untersuchungen, auch wenn sie zu heute nicht mehr gültigen Folgerungen geführt haben, dürfen nicht übergangen werden, denn sie spielen eine historische Rolle, da oft gerade auf sie neue Versuchsanordnungen und Erklärungen aufgebaut wurden, die schließlich in ihrer Gesamtheit heute zu einem großen Fortschritt in diesem bis vor kurzem noch so traurigen Kapitel der praktischen Medizin geführt haben.

Uns fällt es heute freilich nicht mehr schwer, den inneren Zusammenhang aller dieser vielen Untersuchungen und Befunde zu einem Gesamtbilde zu vereinigen, während in früheren Jahrzehnten durch subjektive Überschätzung einzelner Symptome häufig der Überblick über das Ganze verloren ging. Wir werden dabei einerseits doch auch von den bisherigen positiven und negativen Organ (Sektions )Befunden in anatomischer wie histologischer Hinsicht, anderseits von den augenscheinlichen Erfolgen einer kausal gerichteten Therapie unterstützt.

Kliniker wie Pathologen haben das Bild des *primären Verbrennungstodes* in 2 Phasen, die Periode des *Früh-* und *Spättodes*, eingeteilt. Die erstere wurde von Kaposi auf 6—24 Stunden, von Spiegler auf 1—2 Tage ausgedehnt, ausnahmsweise aber auch als auf mehrere Tage sich erstreckend aufgefaßt („Choc ralenti").

Als *Spättod* faßte man die Summe aller jener zum Tode führenden Symptome zusammen, die nicht mehr durch den Shock, sondern nur mehr durch die Intoxikation veranlaßt, z. T. durch postmortale Organbefunde erklärbar sind.

Von diesen primären Komplexen wurde der *sekundäre* Verbrennungstod abgetrennt, dessen Ursachen in mehr weniger zufälligen und nicht unbedingt zum Wesen des Krankheitsbildes gehörigen Komplikationen, Infektion, langwieriger Eiterung, Erschöpfung, Inanition, Organminderwertigkeit, Darmblutungen u. a., liegen. Dieser Einteilung ist der Pathologe E. Kolisko (1914) beigetreten.

Zur Erklärung des Verbrennungstodes spielen also die Nervenchokwirkung, auch nervöse Reflextheorie, die Blutveränderungen, sonstige Organschädigungen (Niere, Herz, endokriner Apparat, Nebenniere), damit verbundene Stoffwechselstörungen und schließlich die engere Intoxikationstheorie eine Rolle. So läßt sich die Lehre vom Verbrennungstod in ihrer Entwicklung nach den genannten ätiologisch-pathogenetischen Gesichtspunkten wie folgt zusammenfassen:

*Shockwirkung.* Den Shock für die Schwere des Krankheitsbildes und für den Verbrennungstod verantwortlich zu machen versuchte besonders Sonnenburg (1879), später auch dessen Mitarbeiter Tschmarke (1915). Sie nahmen dabei eine reflektorische Herabsetzung des Gefäßtonus als Todesursache an. Doch wurde diese Theorie schon von Lesser und auch von Cohnheim (1880) bezweifelt und als reguläre Todesursache widerlegt. Auch Kaposi, mit ihm und seit ihm noch viele Kliniker hielten die rein nervöse Shockwirkung, Verletzung der sensiblen Nervenendigungen und die Schmerzen für den raschen Frühtod, besonders bei Kindern dennoch für ausschlaggebend. Jedenfalls spielt die Shockwirkung auch heute noch eine gewisse Rolle, allerdings zunächst als Ursache des Todes in den ersten 24 Stunden nach der Verbrennung, also nur für den Frühtod.

Inwiefern die Fortdauer intensiver Schmerzempfindungen von großen Körperflächen her nicht doch auch eine lebensbedrohende Shockwirkung darstellt, ist nicht sicher entscheidbar, aber wahrscheinlich („Choc ralenti"). Blumenau fand in Rußland im Kriege $43\%$ Todesfälle an Shock in den ersten 24 Stunden nach der Verbrennung, woraus sich die Bedeutung des Shocks für den Verbrennungstod ergibt.

*Funktionsausfall der Haut.* Auch die Störung oder Verringerung (Ausfall) der Hautfunktionen soll an den Todesursachen beteiligt sein. Henle, Gerlach, Winternitz haben dies an Tierexperimenten zuerst wahrscheinlich gemacht. Wiederholungen der Versuche an gefirnißten Tieren sowie klinische Erfahrungen zeigten aber, daß der Funktionsausfall, mangelnde Perspiration an und für sich weder bei Tieren noch bei Menschen zum Tode führen könne.

*Blut-Veränderungen.* Die Veränderungen des Blutes in bezug auf morphologische, physikalische und chemische Verhältnisse, Konzentration und Blutdruck, wurden schon frühzeitig als wesentlich für das Verbrennungsbild und dessen fatalen Ablauf aufgefaßt. Sie schwanken je nach dem Stadium des Krankheitsverlaufes und Ausdehnung und Grad der Verbrennung innerhalb weiter Grenzen.

Baraduc, Billroth (1862), Ponfick (1876/77), Sonnenburg (1879) setzten sich für starke *Blutdruckschwankungen*, zumeist für Erniedrigung ein. Doch führten diese Autoren selbst nur einen Teil der schweren Störungen darauf zurück. STOCKIS ging auch den Beziehungen des Blutdruckes zur Atmung, zum Stoffwechsel und besonders zum Nervensystem nach, kam aber zu mehr negativen Ergebnissen.

In neuseter Zeit wird allerdings bei letal endigenden Fällen die Beobachtung des sinkenden Blutdruckes, hervorgerufen teils durch geschwächte Herzkraft, teils durch Erlahmung der nervösen Blutdruckzentren, Schädigung der chromaffinen Apparate, wieder betont, doch auch nur als ein Teil des Gesamtkomplexes aufgefaßt.

Auch *Temperaturänderungen* des Blutes selbst, einerseits Überhitzung (BILLROTH, SONNENBURG) anderseits übermäßige Abkühlung während des Wundverlaufes der ersten 1—2 Wochen, auch dauernde Herabsetzung der Körpertemperatur wurden als Ursachen des Verbrennungstodes herangezogen. Der Wärmeverlust ist besonders gefährlich bei den zweitgradigen, aber ohne eigentliche Schorfbildung einhergehenden Verbrennungen, weniger bei den drittgradigen mit Schorfen, weil die Schorfe selbst die Warme nicht abgeben.

Den von BILLROTH und SONNENBURG wie auch PFEIFFER, neuerdings bei Kindern von JOHN FRASER beobachteten Temperaturabfall bei schweren Verbrennungen hat SCHREINER niemals beobachtet. Es durfte dies doch von der modernen mehr praventiven Therapie, vielleicht auch von der verschiedenen Schwere der Falle abhängen.

Spätere Untersuchungen von BILLROTH und WILMS zeigten, daß das Fieber vom 2. bis durchschnittlich 7.—8. Tage bei mittelschweren Verbrennungen nicht auf eine Überwärmung der Blutmasse, sondern auf den Wundprozeß, bakterielle Infektion bezogen werden müsse, und daß die von LESSER (1880), MARCUSFELD und STEINHAUS am Tiere beobachteten so exzessiven hyperpyretischen Temperaturen von 44—45⁰ C für den Prozeß beim Menschen, weil niemals beobachtet, wohl auch nicht in Betracht kommen.

Das Fieber in den ersten Tagen kann nach PACK ohne vorausgegangene Infektion, durch Reizung der Fieberzentren entstehen, als erste, starke Wirkung der toxischen Zerfallsstoffe. Eine besondere Quelle der Toxizität wurde von RAVENNA und MINASSIAN in der in vitro über 55⁰ C erhitzten Blutmasse gefunden. Dessen Reinjektion bewirkt ähnliche Erscheinungen wie die Verbrennung.

Nach BETTY FINKELSTEIN entstehen *benigne Thrombosen* durch abnorme Erhitzung ebenso wie durch Trauma ohne vorausgegangene Infektion, offenbar durch Läsionen der Intima in den betreffenden Gefäßen.

*Blutkonzentration.* Eine sehr wichtige Rolle spielt aber die *Eindickung des Blutes*, die schon HEBRA bekannt war. Daß Gefäßverletzungen bei Verbrannten — jedenfalls kurz nach der Combustion — kaum Blutung zeigen, führte HEBRA hauptsächlich auf die herabgesetzte Herzkraft, auf die Eindickung des Blutes zurück. TAPPEINER aber legte auf letztere den größten Wert und führte sie schon in rationeller Weise auf die Verarmung des Blutes an Serum durch Abfuhr in die Peripherie der Brandherde, in Blasen und Schorfe, zurück (PACK).

Die Auffassung TAPPEINERs wurde auch von KAPOSI geteilt, aber nicht als ausschlaggebend betrachtet. Gerade auf dessen Klinik hatten anderseits ALBERT HAMMERSCHLAG, AUGUST HOCK und HERMANN SCHLESINGER mit Hilfe der von TAPPEINER ausgebildeten Hg-Tropfenmethode das spezifische Gewicht des Blutes Verbrannter direkt bestimmt und von 1,06 auf 1,076 erhöht gefunden. Die erhöhte Blutkonzentration bewirkt erhöhte Viskosität, Schwäche der Zirkulation, ungenügende Oxydation, Sauerstoffverarmung der Gewebe, Temperaturabfall, Organschwäche (UNDERHILL, CARRINGTON, KAPSINOW und PACK). Die Gefäßalteration bewirkt gesteigerte Permeabilität der Capillaren, also eigentlich eine Art Entgiftung durch Austritt von Giftstoffen aus dem zirkulierenden Blut in die Gewebe und Entlastung des Stoffwechsels von letzteren.

*Thrombenbildung.* Schon Klebs (1877), Welti (1877 und 1890) und Silbermann (1890) hatten *Thrombenbildung* als wichtigste Todesursache angenommen. Doch diese Befunde fanden in Deutschland in der Folge keine Bestätigung, was Aschoff besonders hervorhebt. Auch neuere zahlreiche Befunde von Nekroskopien ließen wenigstens deutliche Thrombosen fast überall vermissen. Dies gilt jedoch nur für die grob klinisch-anatomische Thrombose großer Gefäße.

Neuerdings wird nun die Thrombose von den Amerikanern wieder in den Vordergrund gestellt. Diese Neigung zur Capillarthrombose wird mit Zerfall der Leukocyten, venöser Stase und erhöhter Viscosität des Blutes erklärt. Die Koagulationszeit scheint herabgesetzt. Dorrance und Bransfield haben diese mit ihrem Koagulometer bestimmt.

Die stets mikroskopisch kleinen Thromben bestehen aus Fibrin (Fermentthromben), Blutplättchen und entstehen durch Präcipitation (Hayem).

So hat schon Baraduc und vor und nach ihm andere Organthromben für die Organveränderungen verantwortlich gemacht. Die verstopften Gefäße bewirken Stase, Lungenhyperämie, solche in den Nieren, im Darmtrakt, im Gehirn, in der Leber u. a. Die Capillarthrombose wirkt allerdings schützend, insofern sie der Dehydration entgegenwirkt. Pack hält diese Auffassung für übertrieben, vielmehr meint er, daß die Bluteindickung an diesen Veränderungen Schuld trage.

*Embolie* von Riesenzellen fand Aschoff (1873.)

Neben diesen physikalischen Änderungen der gesamten Blutmasse wurde aber auch den *Formveränderungen,* besonders der roten Blutkörperchen, große Bedeutung beigemessen. Schon 1868 führte Wertheim den Verbrennungstod auf Zerstörung der Erythrocyten zurück, ebenso Ponfick (1876/77), während Dittrich (1903) nur die partielle Hämolyse als wesentlich anzunehmen bereit war. Morphologische Veränderungen fanden auch Sahli, Ewing und Schultze. Häufiger findet sich Distorsion der Erythrocyten als Fragmentation oder komplette Lösung oder Zerfall in kleine Körnchen. Verringerung der Resistenz und Färbbarkeit fanden Lesser und Silbermann. Vermehrung der Zahl der Blutkörperchen, in schweren, aber nicht letalen Fällen bis auf 2 Millionen pro mm$^3$, in schwersten, letalen Fällen kurz vor dem Tode bis 4 Millionen (Pick).

*Weiße Blutzellen.* Diese fand man unmittelbar nach der Verbrennung auf 30 bis selbst 50 000 pro mm$^3$ vermehrt, mit Vorwiegen der polymorph-nuclearen (bis 85% aller Leukocyten). Geringe Mengen von Myelocyten. Stärkere Hyperleukocytose im weiteren Wundverlauf ist stets Zeichen einer Infektion.

*Thrombocyten.* Vermehrung derselben fanden Welti und Locke, Verminderung Salvioli, demnach geradezu einander widersprechende Befunde. Salvioli glaubt aber, daß diese Verminderung durch Bindung der Thrombocyten in wirkliche Thromben erklärt werden müsse.

Im ganzen also Störungen der Funktion und Form der Erythrocyten, und — besonders im Beginn der Intoxikation — Anwachsen der neutrophilen, polymorphkernigen Leukocyten.

Die Funktionsfähigkeit der Blutzellen sollte durch derartige schwere Formveränderungen völlig aufgehoben sein. Hoppe-Seyler wies jedoch die Unrichtigkeit dieser Auffassung nach. (Bezüglich Veränderungen der Zusammensetzung des Blutes siehe auch bei Organen, S. 58).

*Intoxikation, Toxämie.* Die Erkenntnis, daß die bisher beschriebenen Veränderungen nicht ausreichen, um das pathologische Geschehen zu erklären, war schon gegen Ende des vorigen Jahrhunderts und darüber hinaus speziell auch an der Wiener Hautklinik vorhanden. Kaposi selbst betrachtete damals die Erscheinungen, wenigstens für den Spättod, als Folge einer Vergiftung des Organismus, ebenso seine Schüler und Mitarbeiter. Hierfür sprachen auch viele klinische Symptome. Das Bild gleicht ja auch mehrfach der Harnvergiftung. Nur über das innere Geschehen und die Art und Herkunft des Giftes war man in Zweifel. Auch schon Billroth und Edenbuizen hatten an eine Vergiftung gedacht, wobei sie aber lediglich die im Körper zurückgehaltenen, dem normalen Stoffwechsel entstammenden Verbrauchsstoffe, die Schlacken, als Giftstoffe bezeichneten. Diese Auffassung wurde 1868 von Laskewitsch, 1871 von Falk, 1878 von Kühne experimentell widerlegt. Ebensowenig bestätigte sich das Vorhandensein eines muscarinähnlichen Giftstoffes (Lustgarten 1891), auch nicht das Vorhandensein von Ammoniak (Catiano und Billroth), von fibrogenen Substanzen (Foa), eines Überschusses an Kalisalzen aus den zerstörten weißen Blutzellen (Schjerning), von Blausäure (Catiano) u. a., auch nicht der von Kijanitzin aus dem Blute isolierte ptomainartige, dem Briegerschen Peptotoxin ähnliche Giftstoff. Länger in Ansehen stand die Lebre von Reiss und Ajello und Parascandolo, die pyridinähnliche Körper aus den Organen Verbrannter darstellten. Erst E. Spiegler stellte allein wie mit Siegmund Fraenkel aus dem Harn und den Organen Verbrannter immerhin zweifellos Stoffe dar, welche durch Eiweißzerfall entstehen und von denen ein Teil Reaktionen wie das Pyridin gibt, daneben andere Körper, die sich durch starken Schwefelgehalt auszeichnen und wahrscheinlich der Cystingruppe angehören. Schon F. Hebra und Wertheim hatten solche Giftstoffe aus den Brandprodukten als mögliche Quelle der Vergiftung angesehen. Pawlowsky leugnet aber doch noch 1897 jedes Toxin im Blute. Jedenfalls aber konnte schon Spiegler mit Bestimmtheit zerfallene Eiweißkörper aus der Pyridingruppe isolieren und die Giftigkeit dieser ausschließen, hingegen bereits Spaltungsprodukte des Eiweißes als die eigentlich giftigen Stoffe bezeichnen, eine nicht genug gewürdigte Tatsache, zumal sie mit der modernen, derzeit geltenden Auffassung Hermann Pfeiffers, Olbrychts u. v. a. übereinstimmt. Allerdings glaubte Spiegler, daß diese Körper durch Überhitzen des Blutes entstehen, was längst widerlegt ist. Der Umstand, daß gerade bei schweren Verbrennungen bis zur Verkohlung eine geringere Toxizität vorhanden war, brachte auch schon Spiegler späterhin auf den Gedanken, daß die Gifte nicht bloß aus den Organen, sondern auch aus den Brandschorfen und Zerfallsprodukten entstünden.

Mit dieser Auffassung Spieglers beginnt eine neue Richtung, welche besonders von dessen Nachfolger Stephan Weidenfeld verfolgt wurde, dahin gehend, die Giftstoffe aus den Schorfen zu extrahieren oder rein darzustellen und deren Resorption durch frühzeitige Entfernung der Schorfe zu verhindern. Weidenfeld versuchte die Giftwirkung der Schorfextrakte an Tieren zu erhärten und kam zu positiven Ergebnissen. Diese wurden jedoch von verschiedenen Autoren widerlegt (Scholz 1900, Hermann Pfeiffer 1903, Helstedt 1905). Hermann Pfeiffer (Graz) nahm demgegenüber an, das Gift sei ein Produkt des Stoffwechsels, durch Spaltung ungiftiger Substanzen im Blute entstanden. Ebenso erklärten Heyde und Vogt die Giftwirkung durch Umwandlung der noch ungiftigen Brandstoffe in giftige, besonders an den Grenzzonen im Gewebe. Sie nahmen mit Pfeiffer an, daß diese Stoffe den Kreislauf belasten, aber durch die Niere nicht ausgeschieden würden und mit den übrigen Schlacken des Stoffwechsels zu einer *Überproduktionsurämie* führen. Die Theorie der Überproduktionsurämie, schon von Theodor Billroth angenommen, obwohl zum Teil durch das klinische Bild, besonders die Anurie, gestützt, erschien jedoch zur Erklärung des Bildes nicht ausreichend.

Underhill fand nur 17—27 mg Harnstoff auf 1 ccm Blut gegenüber Robertson und Boyd, welche 60—70 mg fanden.

Obige Auffassung Weidenfelds wurde auch durch ältere Versuche von Marchand gestützt, die beweisen, daß selbst geringfügige traumatische Veränderungen der Gewebe, von den kleinen Gefäßen ausgehend, zu entzündlichen und Reparationsvorgängen führen, wie dies in der neueren Pathologie für die verschiedenen Arten von Trauma noch ausgeführt wurde (Ziegler und Ribbert).

Immerhin manche Widersprüche und die Unsicherheit der Ätiologie führten Marchand 1908 zu den Zweifeln an der Richtigkeit der Intoxikationstheorie.

Auch Schnitzler und Ewald haben schon auf die chemotaktische Wirkung der durch Autolyse der Zellen entstehenden Nuklein- und Albuminzerfallsstoffe als Reizstoffe hingewiesen, durch deren Wirkung frühzeitig reparatorische Vorgänge einsetzten. Seit 1915 wurde dies durch H. Pfeiffer immer wahrscheinlicher gemacht. Letzterer hatte die analoge Wirkung der verschiedenen Traumen, Quetschung, Zertrümmerung, bakteriogene Nekrose, mit der Verbrennungsnekrose auf experimentellem Wege festgestellt und darauf seine Theorie der Zerfallstofftoxämie aufgebaut.

1913 bestätigten Heyde und Vogt neuerlich experimentell die Giftbildung im Schorf durch Einpflanzung verbrannter Hautpartien auf gesunde parabiotisch verbundene Tiere, die daran zugrundegingen. Dadurch wurde die ursprüngliche Auffassung Weidenfelds und Zumbuschs doch wieder in mancher Beziehung als richtig erkannt. Es fehlte nur an der Isolierung der Giftstoffe und der Erklärung ihrer Wirkung.

Heyde und Sauerbruch verifizierten das parabiotische Experiment von Vogt. Vacarezza variierte den Versuch Heydes und Vogts mit 2 Hunden mit demselben guten Erfolg.

Ravdin und Ferguson verbanden die Vena femoralis eines Hundes, dessen untere Extremität vorher einer schweren Verbrennung ausgesetzt wurde, mit dem proximalen Abschnitt einer durchschnittenen Vene eines zweiten, gesunden Hundes. Alsbald stellten sich die allgemein toxischen Erscheinungen der Verbrennung auch bei dem nicht verbrannten Hunde ein.

Ähnliche Versuche machten neuerlich Salvioli, Steinhaus, Marcusfeld und Cannon. Dieser sowie die englische Chokkommission (zit. nach Pfeiffer S. 435), wählten eine besondere Form der Ausschaltung der Giftquellen, insofern sie wenigstens im Tierversuch bei Verletzung (Gewebszertrümmerung und Verbrennung) der Extremitäten die Giftaufnahme in den Kreislauf durch Anlegen einer Esmarchschen Binde verhüteten.

Auf die Resorption toxischer Zerfallsstoffe aus den verbrannten Gewebspartien ist auch der Tod in dem interessanten Fall Leonards und Daytons zurückzuführen, bei dem es sich um eine Frau handelte, die eine ausgedehnte therapeutische Verschorfung des Cervix-Carcinoms mit dem Glüheisen erfahren hatte und kurz darauf unter toxämischen Erscheinungen verstorben war. Dieser Fall beweist, daß es auch nicht speziell verbrannte epidermoidale Hautbestandteile sein müssen, wie dies seinerzeit Eikman und Hoogenhuizen angenommen hatten, sondern überhaupt nur zerfallendes Gewebe.

Gewisse Unregelmäßigkeiten in dem Auftreten der ersten schweren Erscheinungen, auch die scheinbare Besserung, der Rückgang der toxämischen Symptome auf kurze Zeit mit kurz darauf erfolgendem Wiederanstieg und raschem, letalem Verlauf kann nur durch Resorptionshindernisse durch zu harte Schorfe bei hoher Hitzeapplikation erklärt werden oder auch durch vorübergehende Immunität, die aber bald insuffizient wird (Turck), auch durch sehr verschiedene individuelle Resistenz bzw. natürliche Immunität.

Nach Blumenau starben $33^0/_0$ an *Toxämie* zwischen dem 2. und 4. Tage nach der Verbrennung.

Heyde kam zu folgender Argumentation: Obwohl der Frühtod schon in den ersten 3—4 Tagen, in $80^0/_0$ nach 24 Stunden erfolge, unter Erscheinungen der Hitzelähmung, es aber auch später zu plötzlichem Tod kommen könne, seien diese Spättodesfälle auch durch plötzliche Massenresorption aus den außer Zirkulation gesetzten, zerfallenden Schorfgiften zu erklaren.

Im Jahre 1913 veröffentlichte PFEIFFER auch das Ergebnis längerer experimenteller Studien, durch welche er den Beweis anzutreten suchte, daß überall dort, wo im Körper Eiweiß zerfallt, aus welchen Ursachen immer, durch Trauma, durch intensive Röntgen-Bestrahlungen oder sonstige Lichteinwirkungen, durch eingebrachte allergische Substanzen oder durch Verbrennungen, Verschorfungen, es zu Vergiftungserscheinungen verschiedenen Grades, scheinbar auch verschiedener Art kommen könne. Es handelte sich als Noxe hauptsächlich um diaminosäurereiche Paarlinge, wie sie auch WEICHARDT, GRIESHAMMER, SCHITTENHELM u. a. Autoren als giftige Eiweißzerfallsprodukte gefunden hatten. Als Quelle der Vergiftung kommen wohl die Brandstoffe selbst, aber nicht durch die in ihnen vorhandenen, sondern erst durch die aus ihnen in den Kreislauf abgeführten und im Stoffwechsel giftig werdenden Eiweißabbauprodukte in Betracht. Für die Richtigkeit dieser Auffassung, besonders bei Brandwunden, sprach der Parabioseversuch, wie ihn HEYDE und VOGT, später noch viele andere, zuletzt EDEN, HERRMANN, ROBERTSON und BOYD gemacht haben.

Aus der Überproduktionsvergiftung wurde so eine *Autointoxikation*. Der Kreislauf wird mit vielen Fermenten, Enzymen, überschwemmt. Auch jetzt noch ist nach PFEIFFER die chemische Natur der Gifte im engsten Wortsinne nicht klar erkannt. Wahrscheinlich ist, daß beim Abbau der Proteine giftige Aminobasen, wie Histamin, das ist Amidoozolyläthylaminmethylguanidin, u. a. Spaltlinge frei werden. Auch bei der Hydrolyse solcher Eiweißkörper, Brandschorfextrakte, im Reagensglas kommt es zur Bildung solcher Stoffe, deren experimentell versuchte Wirkung am Tiere das volle Bild der Eiweißzerfallsvergiftung und auch der thermischen Allgemeinschädigung gibt.

Ob und inwieweit daneben nicht auch noch Fette und Lipoide als giftig in Betracht kommen, hält PFEIFFER auch für möglich, aber zur Zeit, 1926, noch nicht für erwiesen.

Die Symptomatologie der thermischen Allgemeinerscheinungen deutet, wenn man kleine Mengen von Zerfallsprodukten in den Kreislauf bringt, auf eine Steigerung der Erregbarkeit des sympathischen Nervensystems. Große Dosen führen zu einem Tonus des Nervus parasympathicus. Je nach der Quantität dieser Stoffe und der Empfindlichkeit der Individuen, auch verschiedener Tiergattungen, treten Stoffwechselfieber, Leukocytose, Erhöhung der Gerinnbarkeit, hohe Blutzuckerwerte, Schwund von Adrenalin (als Ausdruck der toxischen Nebennierenreizung), rapider Anstieg des Grundumsatzes auf und es kommt auch zu einer Überschwemmung der Blutbahn mit Fermenten. Bei schweren Formen bzw. hoch empfindlichen Tierarten und wahrscheinlich auch Menschen kommt es zum Temperatursturz, zur Leukopenie, vollständiger Gerinnungsunfähigkeit, dauernder Hypoglykämie, Verschwinden des Adrenalins, subnormalem Grundumsatz und Versagen des Eiweißstoffwechsels bei massenhafter Überschwemmung der Blutbahn mit Fermenten, also zu einer völligen Umkehrung des ursprünglichen Bildes. Alle diese Erscheinungen hat also nach HERMANN PFEIFFER die Toxämie Verbrannter mit anderen Toxämien durch Eiweißzerfall gemeinsam. Wo lebende Gewebe zugrundegehen, kommt es je nach dem Ausmaß und der Empfindlichkeit des Trägers zu Vergiftungsbildern. Die thermischen Allgemeinerscheinungen bilden sozusagen nur einen Sonderfall eines allgemeingültigen biologischen Grundgesetzes. Diese Theorie gilt heute als die wahrscheinlichste zur Erklärung des Verbrennungstodes. Für manche

Autoren reicht sie jedoch nicht aus. Wir kommen nach Erörterung der Organ-, besonders Nebennierenveränderungen, auf gewisse Mängel zurück.

Hier möge schließlich auch eine historische Reihung der mannigfachen von verschiedenen Autoren für wichtig gehaltenen toxischen Stoffe Platz finden, da eine solche Übersicht am besten die Schwierigkeit der ganzen Frage kennzeichnet.

1882. Catiano. *Cyanwasserstoff*, durch die Haut selbst gebildet. Soll durch die Neutralisation der aus den Schweißdrüsen gebildeten Ameisensäure durch das von den Epidermiszellen gebildete Ammoniumhydroxyd unter Bildung von Ammoniumformat entstehen. Während der Erhitzung dieser Salze tritt unter Abspaltung des Hydroxyls Hydrocyansäure in Aktion.

1887. Schjerning. Freiwerdende *Kalium-Ionen* aus zerfallenden Erythrocyten.

1891. Lustgarten. Eine *muscarin-* oder *ptomainähnliche* Substanz, durch Bakterienwirkung in den Verbrennungsprodukten entstehend.

1893. Kijanitzin. *Peptotoxin.*

1897. Fraenkel und Spiegler. *Spaltprodukte des Körpereiweißes.*

1903. Dittrich. *Hämolysin* und *Hämagglutinine.* Von Pfeiffer und Burckhardt als unrichtig betrachtet und durch thermische Zerstörung erklärt. Von Flu wurde neuerdings, 1926, *Antikörpervergiftung* durch kleine Verbrennungen wieder wahrscheinlich gemacht.

1904. Reiss, Aiello und Parascandolo. *Pyridinbasen* oder analoge Stoffe aus Eiweißzerfall

1911 Kutcher und Heyde. *Methylguanidin.*

1912. Heyde. *Albumosen*, welche anaphylaktische Symptome hervorrufen.

1915. Tuder. Ein *Verbrennungsantigen*, das anaphylaktische Symptome auslöst.

Neuda fand experimentell, daß es sich um cholesterinähnliche Gifte handeln dürfte, die innerhalb der ersten 24 Stunden unter Erscheinungen von Herz- und Gefäßlähmung zum Frühtod führen, aber auch erst am 4. bis 5. Tage sich akkumulieren und dann den Spättod bewirken können, unter Fieber, Oligurie bis Anurie, Erbrechen, Durchfall, Somnolenz bis zum Coma, ohne nennenswerten Eiweißgehalt im Urin. Der Reststickstoff ist auf Werte bis über 100 erhöht. Demnach sei das ganze Bild als ein *urämisches* charakterisiert, wofür auch parenchymatöse Degeneration der Organe, besonders der Niere, spricht.

Auch John Fraser meint, daß das Nachforschen nach spezifischen Giftstoffen bei der Verbrennung wegen der Vielfältigkeit derselben zu keinem brauchbaren Resultat führen würde, wohl aber komme es sicher schließlich in den Geweben und im Blut zu einem Überschuß an Anionen und zu einem Defizit an Kationen, bei welchem wohl zunächst die sog. Puffersalze im Körper als Ersatz herangezogen werden, solange Reserve vorhanden ist. Dann aber müsse man sehr bald Alkalien, *Na. bicarbonicum,* innerlich oder durch Infusionen, reichen, um der Acidosis vorzubeugen. Statt Na. bicarbonicum, welches leicht zersetzlich sei und kaustisch wirke, empfiehlt Somer (London) sowohl als Verbandmittel als intern, konzentrierte, leicht im Hause oder Spital herstellbare Boraxlösung (8%).

1922. Dorrance und Bransfield. *Toxalbumine.*

1923. Robertson und Boyd. *Primäre* und *sekundäre Proteosen.* Sie zerfallen in ein thermolabiles, kolloidartiges, nicht dialysables Nekrotoxin mit positiver Biuretprobe, hitze- und säurebeständig, das nekrosierend auf die Gefäße wirkt, und in eine thermostabile, dialysable, diffusible Substanz, welche sich als neurotoxisch und krampfbildend erwies. Beide Substanzen sind aus den Schorfextrakten gewinnbar, wohl identisch mit Pfeiffers und

OLBRYCHTs toxischem Nukleoprotein, das biologisch dem Schlangengift ähnlich ist (1905).

Beide Substanzen stellen Proteosen dar, seien durch Aussalzen und durch die Biuretreaktion von einander zu trennen und harren noch weiterer exakter Untersuchungen bezüglich ihrer Natur. Antikörper gegen diese Proteine konnten die Autoren nicht nachweisen.

1923. TURCK. Ein *wasserlösliches, toxisches Nonproteid*, durch Tierversuch erhärtet. Nicht in allen Geweben vorhanden, z. B. nicht in verkohlten.

1909—1926. *Histamin,* von BARGER und DALE als Aminobase erkannt, von RICHARDS und DALE, LEE, PFEIFFER u. a. als Verbrennungstoxin bezeichnet.

Diese Zusammenstellung, zum Teil PACKS neuester Arbeit entnommen, beweist eigentlich nur die Unsicherheit und Unvollkommenheit unserer Kenntnisse über die fraglichen Verbrennungsgifte.

Eine besondere Stellung nimmt jedenfalls HERMANN PFEIFFER zu den von KOLISKO ebenfalls 1913 zur Erklärung des Verbrennungstodes herangezogenen pathologisch-anatomischen Befunden ein. Nachtrag S. 340 u. ff.

## Anatomische Befunde an Leichen Verbrannter. Tierexperimentelles.

Während der Zeit des klassischen Aufbaues der Medizin auf dem Boden der Pathologie und pathologischen Anatomie unter VIRCHOW und ROKITANSKY und noch bis zum Schlusse des vorigen Jahrhunderts galt allgemein die Lehre, daß Früh- und Spättod Verbrannter keine für die pathologischen Vorgänge beweiskräftige Veränderung in den Organen zurücklasse, ausgenommen einen gewissen Grad parenchymatöser Degeneration von Herz, Leber, Milz. Noch 1908 betont dies MARCHAND ausdrücklich, wenigstens für den Frühtod.

LONG hat 1840 die Organveränderungen bei Brandwunden ganz analog geschildert mit denen nach akuten Infektionskrankheiten.

BROWN-SÉQUARD meinte, die Organveränderungen seien reflektorische, trophoneurotische Störungen.

Auch Amyloidose der Organe als Folge längerer Eiterungen wurde bei schweren Verbrennungen selten beobachtet.

*Zentralnervensystem.* Entzündliches Ödem mit Erscheinungen des Hirndrucks (DOHRN 1901).

Veränderungen an den Ganglienzellen fand wohl PARASCANDOLO (1898), diese wurden jedoch seither weder von DOHRN noch von STOCKIS noch neuestens von R. POLLAND bei Sektionen bestätigt.

Dagegen fand LANDMEYER *periphere Neuritis,* besonders mit retrobulbärem Sitz.

Hyperämie des Gehirns und der Meningen, punktförmige Hämorrhagien in der weißen Substanz. Gefäße in der Arachnoida zeigen Thromben (PACK). KOROLENKO fand auch Hämorrhagien im sympathischen Grenzstrang.

*Seröse Membranen* zeigen Exsudation (CUMIN).

*Lungen.* Kurz nach der Verbrennung Eosinophilie in den Lungengefäßen. Thromben in den kleinen Ästen der Pulmonararterie (PACK). Fettembolien (CARRARA und FOX, HABERDA, MARCHAND und PFEIFFER).

*Herz.* Subepikardiale kleine Blutungen. Hyaline und fettige Degeneration (WEISKOTTEN). Mitunter Nekrose der Muskelfasern. Auch Erweiterung des rechten Ventrikels (PACK). Myokarditis nach schweren Verbrennungen bei kleinen Kindern (FORSTER).

*Milz.* Weicher Milztumor mit einzelnen Herdnekrosen in den Keimzentren der Lymphknoten und Malpighischen Körper. Die Lymphoblasten zeigen Karyorexis und Karyolysis. Phagocytäre Leukocytenbildung an den Endothelien, in großen Massen proliferierend, peripherwärts umsäumt von schmalen

Höfen von Lymphocyten mit Formierung von Riesenzellen. Maximum dieser Erscheinungen am 3. Tage (Weiskotten). Nach Pack bilden die Nekrosen den Ausgangspunkt rapider Proliferation. Nakatas Erfahrungen am Tiere zeigen — was aus menschlichen Sektionsbefunden bisher nicht hervorging — deutliche Follikelschwellung und Hyperämie.

*Lymphdrüsen.* Bardeen beschrieb 1898 als charakteristisch ein Ödem, mit partiellen Nekrosen vergesellschaftet. Diese Erscheinungen wurden von Dohrn bezüglich des Ödems bestätigt, bezüglich der Nekrosen von Marchand bezweifelt. McCraer bestätigte die von Bardeen festgestellten Veränderungen, die er mit denen nach Typhus abdominalis und anderen Infektionen identifiziert. Flexner führt mit Bardeen die Nekrosen auf Störungen der Capillarzirkulation zurück. Er stützt sich auf die eigentümliche anatomische Verteilung. Foa fand Herdnekrosen mit Leukopoeisis im Gefolge.

*Gastrointestinaltrakt. Ulcus duodeni.* Schwellungen der solitären und agminierten Follikel wie Lymphdrüsen (Advakoff). Als relativ häufige Befunde gelten Blutungen und Geschwüre im Duodenum und anderwärts im Magendarmtrakt. Nach Pack sind sie eine Folge der Arrosion durch giftige Galle, vielleicht etwa die Folge von Infarkten durch septische Embolie. Nach Haberda sind Duodenalblutungen äußerst selten, häufiger sind Magenschleimhautblutungen.

Der erste Befund eines *Duodenal*geschwürs stammt von Curling. Sir Berkeley Moynihan aber nahm die Priorität der Beobachtung dieses Symptoms für Long (Liverpool 1840) in Anspruch. Cumin (1823), Dupuytren (1832), Cooper (1840) hatten bereits Zusammentreffen von Duodenalgeschwüren mit Hautaffektionen beschrieben. Erichson veröffentlichte 1843 bereits eine Monographie über dieses Leiden. Schon dieser sagte, es werde selten im Leben diagnostiziert und verlaufe oft ohne Kenntis der Kranken.

Bei den 12 Fällen Curlings saßen die Läsionen am Duodenum, nahe dem Pylorus. Die genauere Kenntnis dieser Geschwürsform ist wegen ihrer Seltenheit und schwierigen Diagnostik noch mangelhaft. Meist werden sie bis zur Größe von 2—3 cm oder weniger mit scharfrandigem, graurotem, reinem Geschwürsgrunde beschrieben. Die Tiefe ist verschieden. Meist am 4. Tage — wenn überhaupt — soll Perforation erfolgen, doch es kommt kaum jemals dazu, sondern zur Heilung. Dem Perforationsstadium gehen 2—3 Wochen dauernde Ulcerationen voraus. Von den verschiedenen Hypothesen über den Mechanismus der Auslösung dieser Geschwüre sind folgende Daten bemerkenswert: Neuestens bestätigte Novak wieder durch einen eigenen Fall das Vorkommen von Hämorrhagien, hauptsächlich im Magen.

Auch unter den neueren Autoren gibt es manche, welche trotz dieser Tatsachen an dem ätiologischen Zusammenhang der Duodenalulcera mit der Verbrennung festhalten, so Pack, der meint, daß deren statistische Häufigkeit nach Brandverletzungen jeden Zweifel an ihrer Zugehörigkeit zur Verbrennung ausschließen.

Die Statistiken aus Nekroskopien sind nicht vollkommen verläßlich, da ja die Obduktionen in den verschiedensten Zeiten nach der Brandverletzung stattzufinden pflegen. Die Darmveränderungen erlauben ja auch keinen Schluß auf das Alter der Brandverletzung. Frauen werden häufiger betroffen als Männer. Statistiken zeigen 2 unter 68 Fällen von Brandverletzungen (Erichson), 11 unter 348 (Ronchese), 18 unter 125, 16 im Duodenum, 2 an anderen Stellen des Dünndarmes (Holmes, zitiert nach Pack). Fenwick fand 6,2$^0/_0$ Ulcus bei tödlichen Verbrennungen.

Die Angaben und Auffassungen über Pathologie und Frequenz der Ulcera schwanken also auch heute noch. Bardeen bezweifelt überhaupt den engeren

Zusammenhang zwischen Duodenalulcus und Verbrennung, da auch peptische Geschwüre dort vorkommen.

PACK gibt an, daß ältere Autoren Beziehungen zwischen der Bauchlokalisation der Brandwunden und den Duodenalgeschwüren angenommen haben. Das Zustandekommen der Geschwüre wurde in verschiedener Weise erklärt. CURLING nahm vikariierende Hautfunktion für den Ausfall an der verbrannten Partie an, BILLROTH glaubte an embolische Prozesse. FALK nahm Unterdrückung der intestinalen Zirkulation durch Herzschwäche bei schlechter Ernährung des Darmes als Ursache an. COOK meinte, daß die Antifermente der Darmmucosa zerstört seien. WILLIAM HUNTER hatte Gallensekretion als Ursache angenommen, da die Verbrennungsprodukte in die Gallenblase und mit dem Gallensekret in den Darm gelangen und diesen reizen. Hierfür spricht nach diesem auch der Sitz der Geschwüre etwa in der Höhe des Pankreasausführungsganges. Die Form der Geschwüre ist meist rund, scharf abgegrenzt, selten länglich oder unregelmäßig. Die Geschwüre kommen entweder zur Perforation und führen dabei zu starken Blutungen oder können auch spontan ausheilen. Ebenso wie WEISKOTTEN hält es NOVAK für wahrscheinlich, daß die Ausscheidung toxischer Fermentkörper aus dem Kreislauf auf den Magendarmtrakt die Ursache der Läsionen an der Magenwand und in der Duodenalregion bildet, besonders da auch andere Exkretionsorgane, wie die Niere, Veränderungen zeigen.

BUSSE gelang es nicht, im Tierversuch Duodenalgeschwüre, sondern bloß Hämorrhagien an verschiedenen Stellen des Darmes zu erzeugen. So gibt es heute noch viele Widersprüche und ist es nicht gelungen, die Frage des Duodenalulcus vollständig zu klären. Nachtrag S. 342.

*Niere.* Mitunter finden sich in Sektionsprotokollen Hyperämie, auch parenchymatöse Degeneration, nicht aber Epithelveränderungen, Glomerulitis. Trübe Schwellung sahen dagegen HABERDA und WERTHEIM. Letzterer fand auch als Erster Thromben, außerdem fettige Degeneration und trübe Schwellung in den Rindenanteilen, kleine nekrotische Herde mit proliferativem Regenerationsprozeß im Gefolge.

Das Blutpigment ist die Ursache der eigentümlichen Braunfärbung der Nieren in den nekroskopischen Befunden, die fälschlich als exzessive Hyperämie gedeutet wurde (PACK). Hämoglobin erscheint auch im Urin. Es ist zum Teil Ursache der Dunkelfärbung des Urins.

*Nebenniere.* 1914 beschrieb KOLISKO auf Grund langjähriger Untersuchungen hämorrhagische Infarkte in der Nebenniere als einen häufigen und bis dahin von den Pathologen zweifellos übersehenen typischen Befund. Besonders bei Kindern fand er in den blutstrotzenden Nierengefäßen Thromben, auch wenn die Kinder schon wenige Stunden nach der Verbrennung gestorben waren, noch häufiger, wenn sie diese 2—3 Tage überlebt hatten. Beim Spättod fand KOLISKO die Veränderungen im Mark bei Hyperämie in allen übrigen Partien. Die Rinde erschien stets rötlich grau statt normal grau oder gelb. Die doppelt brechende Substanz war größtenteils geschwunden, die Lipoide (mit Sudan sich rot färbend) waren nur verringert. Der Schwund der Lipoide vollzieht sich übrigens auch bei Infektionskrankheiten (KOLISKO, MARCHAND und THOMAS) und bei ausgebreiteten Hautverätzungen (PACK). ALBRECHT und WELTMANN fanden auch vollständiges Verschwinden der Lipoide. Bei Fällen, die länger am Leben blieben, fand KOLISKO die Rindensubstanz kompensatorisch hypertrophiert, also hyperplastisch. Allerdings hatte schon MOSCHINI derartige Veränderungen bei Experimenten an verbrannten Kaninchen gefunden. Nach HABERDA sind die Nebennierenbefunde KOLISKOs nicht konstant.

Pack fand Ekchymosen und Hämorrhagien der Parenchymzellen, ferner kompensatorische Erhöhung des Gewichtes von 4—7 g normal auf 20—25 g. Die Drüsenzellen sind geschwellt, blaß gefärbt, hydropisch, oft nekrotisch. Die Veränderungen gleichen denen nach Diphtherie, dem anaphylaktischen und Peptonchok. Der Gehalt an Epinephrin ist verringert oder fehlt. Arnaud und Kolisko fanden vom 2. bis 15 Tage nach der Verbrennung makroskopisch Hypertrophie der Nebenniere durch Größe und Gewicht bei sichtlicher Reduktion des übrigen Körpergewichtes, mikroskopisch Hyperämie, Hämorrhagie, Nekrose und Lipoidschwund, also degenerative Erscheinungen eigener Art.

Ähnliche Veränderungen, deutliche Blutungen in Fasciculata und Reticularis, vereinzelt auch in der Glomerulosa, fand Nakata auch nach ausgebreiteten *Verätzungen*.

Nach langer Pause von mehr als 10 Jahren befaßte sich Nakata 1925 in experimenteller Studie neuerdings mit diesem wichtigen Befund. Für Nakata sind die Nekrosen Ausdruck der Toxikose, nicht etwa Folge von Zirkulationsstörungen. Die Hypertrophie entsteht zum Ersatz der zerstörten chromaffinen Substanzen. Darauf gestützt wendet sich Nakata gegen Pfeiffers Zerfallstheorie und das Prinzip der Autointoxikation und will an die Stelle dieser den Ausfall der hormonalen Funktion der Nebenniere als alleinige Ursache des Verbrennungstodes setzen. Pfeiffers Methylguanidin, wenn auch vorhanden, verschwinde schon nach wenigen Minuten aus den Brandherden ins zirkulierende Blut. Trotz des reichlichen Lipoidangebotes von seiten der zerfallenden Erythrocyten verarme die Nebenniere an Lipoiden und es komme zum Funktionsausfall. Den Beweis für die kompensatorische Bedeutung des neugebildeten Nebennierengewebes findet Nakata darin, daß nach Abheilung der Brandherde diese Hypertrophie bei seinen Tieren wieder zurückging.

Somit bestätigte Nakata in weitgehendem Maße die Befunde Koliskos und dessen Ansicht von der hormonalen Grundlage des Symptomenbildes beim Verbrennungskomplex.

Schmerzen, eigentümliche peritoneale Erscheinungen im Bauchraum, unstillbare Diarrhöen zur Zeit des finalen Komas, eine rasch zunehmende Kachexie, während welcher die nervösen Krampfsymptome eine Rolle spielen, bis dann der Kollaps eintritt, dies alles gebe Hinweise auf den Ausfall der Nebennierenfunktion als Hauptursache des Verbrennungstodes, der diesbezüglich dem M. Addisoni gleicht, mit Ausnahme der Hautpigmentierung, wie sie ja diese Krankheitsform in typischer Weise zeigt. Das Fehlen der Pigmentation erklärt Nakata jedoch damit, daß die Hyperpigmentierung durch eine besondere Funktion der Nebenniere zustandekommt, welche aber durch das Gift der Verbrennungsschorfe oder aber auch bei Verätzungen Schaden leidet.

Auch Weiskotten (Syrakus in Nordamerika) fand 1919 an 10 Leichen Verbrannter (Kinder von 19 Monaten an und Erwachsene bis zu 60 Jahren) neben Hyperämie und Schwellungen auch Nekrosen in der Nebenniere, welche für die Einwirkung eines spezifischen Giftes sprechen, da man sie sonst, z. B. nach Infektionskrankheiten, nicht findet. Diese Nekrosen fand Weiskotten auch dann, wenn keine Schorfe mehr, sondern nur noch Narben in der Peripherie vorhanden waren.

*Leber.* Haberda fand in dieser kleinste Nekrosen wie bei Eklampsie durch Toxinschädigung.

*Zusammensetzung des Blutes.* (Bezüglich der chemisch-physikalischen und morphologischen Verhältnisse vgl. S. 3). Die Blutkonzentration durch Wasserverarmung zeigt sich nicht nur klinisch durch Ödem und die Erscheinungen der Vergiftung, Zirkulationsschwäche, ungenügende Sauerstoffatmung der Gewebe, O-Verarmung, Temperaturabfall, Aufhebung der vitalen Kräfte, sondern auch durch exakt meßbare Tatsachen. Underhill, Carrington,

KAPSINOW und PACK fanden eine Vermehrung des Hämoglobins bei 21 Patienten zwischen 117 und 209 % gegenüber dem Normalen. DAVIDSON, BANCROFT und ROGERS bestimmten in vielen Fällen die Vermehrung des Hämoglobins, außerdem auch den Kochsalzgehalt, das Stickstoffnonproteid, den Reststickstoff, ferner Harnstoff und Harnsäure sowie Zucker.

Aus allen diesen Untersuchungen zeigt sich, daß bei schweren, letalen Fällen die genannten Stoffe in den ersten 24 Stunden infolge Eindickung des Blutes beträchtlich zunehmen, von da ab in der Menge schwanken und nur langsam wieder zur Norm zurückkehren (Abb. 24). Durch entsprechende kausale Behandlung sowohl der Brandwunden wie speziell der Blasen, und Schorfe, Entleerung der Flüssigkeit, Entfernung der schorfartigen Partien (Debridement), Beizung durch Tannin u. a., sowie auch durch Flüssigkeitszufuhr ändert sich der absolute und relative Gehalt aller dieser Stoffe zugleich mit der Abnahme der Eindickung.

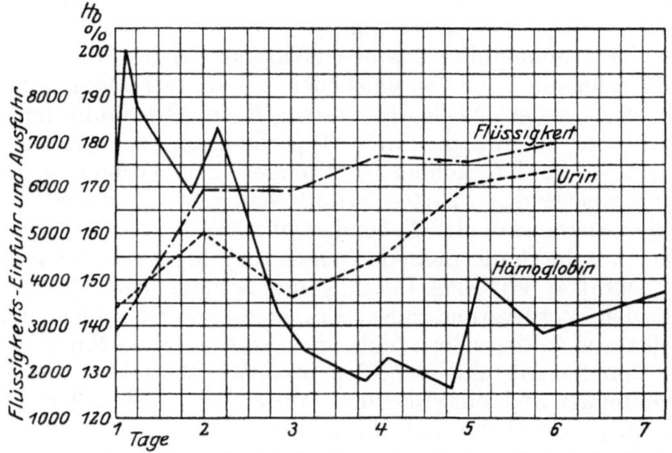


Abb. 24. Das Verhältnis der Blutkonzentration (gemessen am Hamoglobingehalt) zur Flüssigkeitseinfuhr und Urinmenge zeigt nach Schwankungen in den ersten 2—4 Tagen ein gleichmaßiges Ansteigen aller Bestandteile zum Normalen vom 5.—6. Tage ab. (Aus UNDERHILL, CARRINGTON und PACK: Arch. of internal med. Vol. 32. 31. July 1923.)

*Urin.* Der Urin ist innerhalb der ersten 48—70 Stunden nach ausgedehnten Verbrennungen meist dunkel, saturiert, enthält anfangs Spuren, später zunehmende Mengen von Albumen. Dementsprechend steigt das spezifische Gewicht beträchtlich. Nach längerem Stationärbleiben und Schwankungen nähern sich diese Verhältnisse wieder der Norm. Die Chloride nehmen in den ersten 3—4 Tagen nach zweit- und drittgradigen Verbrennungen gewöhnlich ab, sie werden in den Schorfen gespeichert. Diese Verminderung ist proportional zu der Ausdehnung der Schorffläche. Während der Zeit des sinkenden Kochsalzgehaltes im Blute und im Harn steigt die Temperatur- und die Pulskurve (ROBERTSON und BOYD, UNDERHILL und Mitarbeiter, LOCKE, DAVIDSON. Abb. 24).

Nebst der Oligurie und Albuminurie finden sich Albumosen (WILLMS), primäre und sekundäre Proteasen (PACK) und Aceton (häufig am 3. Tage).

*Giftige Zerfallsstoffe in den verbrannten Hautpartien ( Blasen, Schorfe, Brandwunden).* Innerhalb einer Brandwunde kommt es zur Bildung von Zersetzungs-, Fäulnisprodukten durch Zerfall der mortifizierten oder geschädigten Zellen, auch des Blutes. Dazu kommen auch noch normale Exkrete aus den erhaltengebliebenen Schweiß- und Talgdrüsen, unvermeidbar auch bakterielle Zersetzungsprodukte. COLCORD lenkt die Aufmerksamkeit auf das toxische Schweiß-

drüsensekret, das lokale wie allgemeine, scharlachähnliche Erytheme hervorrufen soll. Bei kleinen Wunden spielt die Resorption solcher Stoffe keine entscheidende Rolle, bei größeren Wunden führt sie zur Vergiftung. Über die
Zusammensetzung des Blaseninhaltes vgl. S. 18.

*Schlußfolgerungen aus den obigen nekroskopischen wie tierexperimentellen
Befunden.* Durch diese anatomischen Befunde war von selbst das Hauptgewicht der Erscheinungen auf ein Gift gelenkt, welches verschiedene Organe,
besonders auch solche endokriner Tätigkeit, wie die Nebenniere, vielleicht
spezifisch zerstört (nekrotisiert), somit durch hormonalen Ausfall das Bild des
Kräfteverfalls, sowie bei M. Addison zur Folge hat. Damit wurden frühere
Befunde von Arnaud bestätigt, der die schwere Prostration bei Verbrannten
als den Typ asthenique durch Insuffizience capsulaire der Nebenniere erklärte,
eine klinische Form, welche Ebstein schon 1897 als *peritonealen Typ der akuten
Nebenniereninsuffizienz* bezeichnet hatte.

Daneben finden sich auch Nebennierenblutungen. Arnaud bezeichnet
dies als *Syndrom apoplectiform surrenal.*

Nicht die Verbrennungsgifte aus den Schorfen, die ins Blut gelangen, dort
verweilen und allmählich die verschiedenen Organe zerstören, allein und an
und für sich also, sondern auch die Störungen der Organfunktion, besonders
der Nebenniere, die allerdings durch Hyperfunktion des Organs manchmal
wieder rückgängig werden können, bestimmen das Verbrennungsbild, Verbrennungsgifte, welche den Spättod veranlassen, gibt es demnach nicht. Der
Spättod ist der Spätausfall der Nebennierenfunktion.

Es ist klar, daß durch die Befunde Albrechts, Nakatas und Weiskottens,
sowie durch Arnauds klinische Deutung die Befunde und Theorien Eduard
Koliskos in den Vordergrund aller Erklärungsversuche über den Spättod
gerückt wurden und in demselben Maße die Frage über die Natur der Verbrennungsgifte in den Hintergrund kam, den toxischen Produkten also nur ein gewisser vorbereitender und mitwirkender Anteil, dem Ausfall der Nebennierenfunktion aber der eigentliche und Hauptanteil zufällt.

Hermann Pfeiffer dagegen ist heute mehr als jemals von der Richtigkeit
seiner Feststellungen und deren Wichtigkeit auch für den Verbrennungsspättod
überzeugt. Nur meint er, daß die Nebennierenveränderung nicht unmittelbar
durch die Überhitzung, Schädigung des Blutes, sondern durch das Verbrennungs-
gift aus den Schorfen entsteht.

Insbesondere der Umstand, daß parabiotisch verbundene Tiere auch in
der Periode des Spättodes zugrundegehen, läßt andere Autoren, wie Robertson
und Boyd, an der Intoxikationstheorie noch festhalten, die Nebennierenveränderungen nicht als letzte Ursache, sondern nur als eine der vielen Organschädigungen ansehen. Die Kompensation durch Hypertrophie dieses Organs
zeigt die Bemühung des Organismus, die toxisch bedingten peripheren Gefäß-
lähmungen und die damit verbundene Blutdrucksenkung im Wege des neugebildeten Organs als Adrenalinlieferanten zu bekämpfen.

Zu den bisher beschriebenen, in ihrer historischen Entwicklung klarge-
legten klinischen wie experimentellen Tatsachen und Deutungen bilden noch
folgende Arbeiten eine wertvolle Ergänzung.

Rudolf Eden und Erika Herrmann haben sich jüngst mit dieser Wirkung
der toxischen Eiweißabbauprodukte experimentell befaßt. Sie fanden sie
im Serum, konnten sie auf andere, gesunde Versuchstiere übertragen, welche
dann analoge toxische Erscheinungen zeigten.

Ihre Auffassung wendet sich einigermaßen gegen Pfeiffers Autointoxi-
kationstheorie. Sie erblicken das giftige Prinzip der Eiweißzerfallsstoffe in
der Beeinflussung des gesamten Mineralstoffwechsels im Körperhaushalt. Die

Zerfallsprodukte gehen mit verschiedenen neutralen Substanzen, Salzen der Zellen, komplexe Verbindungen ein, wodurch das Blutserum allmählich chemisch und physikalisch verändert wird, in der Weise, daß der gesamte Ca-Gehalt, das Ca-Ion, das K-Ion, die Viscosität und Refraktion des Serums, auch die Senkungsgeschwindigkeit der Blutkörperchen radikale Veränderungen erfahren. Hierdurch werden vagotonische Symptome hervorgerufen. Durch die Komplexsalzbildung der Zerfallsstoffe mit dem Ca-Gehalt des Blutes wird letzteres entionisiert, seine Alkalescenz beträchtlich erhöht, wobei das K ein Übergewicht bekommt und als Herzgift wirkt, außerdem auch als Krampfgift, was sich in der Überempfindlichkeit, den vagotonischen Symptomen und Krämpfen äußert, ein Zustand, der auch therapeutisch wertvolle Handhaben liefert.

Durch diese Erklärung wird SIMMONDS Auffassung, daß die Hamorrhagien bei Verbrannten nur der Ausdruck einer toxischen Wirkung überhaupt, nicht spezifisch seien und auch analog seien zu den bei bakteriellen Infektionen vorkommenden, einigermaßen eingeschränkt. Denn bei der Verbrennung leidet nicht nur das durch Hämorrhagien zerstörte Gewebe, sondern die gesamte Nebennierenfunktion.

ERIKA HERRMANNs und RUDOLF EDENs Theorie erklärt auch den Herzkollaps und die Herabsetzung des Herztonus auf diese physikalische Weise. Diese chemisch-physikalische Änderung, Entmischung des Blutes bezieht sich auf das Gesamtblut, auch auf die Blutkörperchen.

BRANCATI hatte bei experimentell verbrannten Tieren schwere Veränderungen im Nervensystem beobachtet, Hämorrhagien, Veränderungen in den Zellkernen, Vakuolisierung der Ganglienzellen in Hirn und Rückenmark, auch Degeneration von Fasern, ähnlich 1927 auch LOSINSKIJ. Er schließt daraus, daß der Verbrennungstod auf anaphylaktischem Shock beruhe, welcher durch die Verbrennungsprodukte ausgelöst wird. PATRONE und ANDREI prüften die Befunde BRANCATIs nach, konnten aber die Richtigkeit seiner Auffassung nicht bestatigen.

GIAMPAOLO (1925) lehnt alle Theorien, auch die toxämische, ab bis auf die *Anaphylaxie,* auch der Shock sei ein Ictus anaphylacticus. Der toxische Koeffizient im Urin existiere nicht. Thrombose, gestörte Transspiration seien bestimmt nicht wichtig. Bei der Verbrennung geschieht dasselbe wie im Thermostaten bei 60⁰. Blutserum und im Plasma enthaltene Komplemente werden inaktiviert. Fermente und Profermente des Blutes gehen zugrunde. Das Experimentum crucis bilde der Erfolg nach Bluttranfusionen. Selbstverständlich kann der Erfolg nach Blutwechsel nur beweisen, daß ein toxisches Agens aus dem Blute entfernt wurde, aber keinen Aufschluß über die Natur der toxischen Stoffe geben.

Somit sprechen alle diese Tatsachen für die Veränderung der gesamten Blutmasse, was wohl gegen die erste Überproduktionstheorie PFEIFFERs, aber nicht gegen dessen mehr allgemeine Eiweißzerfallstheorie spricht.

Wenn SCHREINER aus MATZENAUERs Klinik neuestens, 1924/25, verschiedene Symptome, Pupillenerweiterung, Zucker im Harn, nach subcutanen Adrenalin- und Kochsalzinjektionen gefunden hat, so hängt dies auch mit dem Wesen des Vergiftungsbildes zusammen. Adrenalin wirkt nach dem Prinzip des ex juvantibus als Reiz zur darniederliegenden Zuckerausscheidung durch die Niere und kompensiert den Funktionsausfall der Niere.

SCHREINER steht auf Grund seiner 50 Beobachtungen auf dem Boden der PFEIFFERSCHEN Zerfallstheorie. Er kam zusammen mit PUCSKO zu dem Schlusse, daß die *Blutveränderungen* keinen Anteil an der Todesursache bei Verbrennungen haben.

Derselbe Autor fand mehrfach *Mydriasis,* die er nicht als Lähmung des Oculomotorius, sondern als Teilerscheinung der Sympathicusreizung auffaßt.

Die Erhöhung der Blutzuckerwerte entspricht nach ihm der Schwere der Verbrennung. Die Erhöhung der Zuckerausscheidung durch den Harn erfolgt spontan. Die Schwankungen im Blutzuckerspiegel sind hervorgerufen durch Schwankungen im Tonus des Sympathicus sowie auch durch Reizung des Zuckerzentrums im verlängerten Mark.

Im Gegensatz zu Schreiners Erfahrungen fanden Greenwald und Eliasberg den Blutzuckergehalt wohl unmittelbar nach der Verbrennung durch Hypoglykämie rasch und steil abfallend, bei sehr oberflächlichen Verbrennungen jedoch vorübergehend stark erhöht, was Schreiner auf Hyperaktivität der suprarenalen Organe zurückführt. Einige Zeit nachher, im sekundären Stadium, kommt es zur Hypoglykämie. Nur in diesem Stadium dürfe, ja müsse Adrenalin gereicht werden. Näheres bei Therapie mit Adrenalin. Nachtrag S. 339 u. 356.

### Prognose der Brandwunden.

Während aus dem jeweiligen Verbrennungsgrad und der Größe einer einzelnen Brandwunde wohl auf die Dauer der Wundheilung Schlüsse gezogen werden können, ist für den weiteren Verlauf und Ausgang der Verbrennungsverletzung und damit für die Lebensprognose nur die Gesamtheit der gesetzten Brandwunden bezüglich Flächen- und Tiefenausdehnung maßgebend. Außerdem wird die Prognose noch von der Lokalisation der Brandwunden, dem Alter der Verbrannten, ob Kinder oder Erwachsene, auch wohl von der individuellen gesundheitlichen Disposition, dem Zustand der Organe, Herz, Niere, auch der Gefäße, sowie noch von zufälligen Komplikationen, insbesondere hinzutretenden septischen Infektionen beeinflußt, auch von rechtzeitiger, rationeller, kausaler Therapie.

Erfahrungsgemäß ist aber schon seit alter Zeit die *Größe* der verbrannten Fläche das wichtigste Moment zur Bestimmung der Lebensprognose gewesen. Stephan Weidenfeld hat versucht, diese Tatsache auf Grund seiner Erfahrungen an der Wiener Hautklinik in ein zahlenmäßiges Schema zu bringen. Neuerdings (1925) wurden diese Zahlen von G. Riehl etwas verändert und ergänzt:

| Verbrennungsfläche | Weidenfeld 1905—1907 Stunden bis zum Tod | Riehl 1925 Stunden bis zum Tod |
|---|---|---|
| total | — | 7 |
| $^1/_2$ | 6—16 | $13^1/_2$ |
| $^1/_3$ | 20—36 | 29 |
| $^1/_4$ | 40—54 | 43 |
| $^1/_5$ | — | 64 |
| $^1/_6$ | 64—82 | 64 |
| $^1/_7$ | — | 90 |
| $^1/_8$ | 92 | — |

Die Zahlen wurden auch von Spietschka bestätigt.

Auf Grund genauer Methoden von Sappey bestimmte Weidenfeld zuerst die Größe der Oberfläche der einzelnen Körperteile und das Verhältnis dieser Oberfläche zur Gesamtoberfläche des Körpers an Gesunden wie zahlreichen zweit- und drittgradig Verbrannten der Wiener Hautklinik.

In praktischer Beziehung lassen sich nach v. Zumbusch bei Erwachsenen zur Schätzung des Areales der verbrannten Flächen noch folgende beiläufige Zahlen annehmen: Kopf 5, Gesicht 2, Hals 2, ein Arm 8, eine Hand 2, Stamm 26, eine Gesäßbacke und Oberschenkel 12,5, ein Unterschenkel 7, 5, ein Fuß 5% der gesamten Körperoberfläche.

Prognostisch können nach v. Zumbusch über 30% als absolut letal, zwischen 20 und 30% als dubiös gelten. Bei 15—20% drittgradiger Verbrennung kann Heilung eintreten oder noch erzielt werden.

Nach HABERDA starb ein 13 Monate altes Kind nach Verbrennung von $^1/_5$ der Körperoberfläche nach 34 Stunden. Bei einem 19jährigen Mädchen trat der Tod 3 Tage nach Verbrühung von $^1/_3$ der Körperoberfläche durch Dampf ein. Hier Prädisposition durch Status thymicolymphaticus.

Nach BECK und POWERS wirken bei Kindern Verbrennungen von $^1/_7$, bei Erwachsenen von $^1/_3$ der Körperoberfläche fast immer tödlich.

Nach WEIDENFELD entsprechen Verbrennungen bei Kindern bis zu 4 Jahren 3 mal so großen Verbrennungen bei Erwachsenen, bei Kindern von 4—12 Jahren doppelt so großen bei Erwachsenen, wegen des ungünstigen Verhältnisses zwischen Volumen und Körperoberfläche.

Gegen eine solche gesetzmäßige Geltung von Beziehungen zwischen der Ausdehnung der Verbrennungen 2. und 3. Grades und dem Todeseintritt wendet sich auf Grund von Kriegserfahrungen besonders HEINZ FLÖRCKEN, indem er Fälle, selbst von Kindern, anführt, bei welchen der Tod viel später eintrat, als das Schema WEIDENFELDs angibt. Solche Einwände werden auch von zahlreichen anderen Autoren gemacht und ergeben sich schon aus der Durchsicht vieler Krankengeschichten der letzten Jahre. Somit hätte WEIDENFELDs zahlenmäßige Relation zwischen Flächenausmaß der gesamten Brandwunden und Lebensdauer doch nur approximativen Wert, vielleicht auch nur mehr für jene früheren Zeitperioden, in denen schwere Verbrennungen zumeist sich selbst überlassen wurden oder ziemlich indifferent und symptomatisch, aber noch nicht kausal behandelt werden konnten. Das Studium der Pathologie des Verbrennungstodes, zusammen mit dem Experiment aus den letzten Jahren hat aber hier glücklicherweise einigermaßen Wandel geschaffen. Jedenfalls haben die Erkenntnisse in der modernen Pathologie sowohl wie die sich daraus ergebende kausale Therapie die Prognose in manchen Fällen erheblich günstiger gestaltet.

Außer der Fläche kommt es in manchen Fällen auch auf die Tiefe der Herde und die Schwere der Verbrennung an. Daraus erhellt auch die relativ ungünstige Prognose bei Kindern. Kommen doch nach VIERORDT (zitiert bei WEIDENFELD) z. B. bei einem 6 Monate alten Kinde 626 qcm Körperoberfläche auf 1 kg Körpergewicht und nur 301 qcm auf 1 kg bei einem 25jährigen Menschen.

Bei Kindern ist jedenfalls ceteris paribus die Prognose ungünstiger als bei Erwachsenen, was sich aus dem erörterten Verhältnis zwischen Körperoberfläche und inneren Organen erklärt. Bei kleinen Kindern und Säuglingen kann auch erstgradiges ausgebreitetes Erythem zum Tode führen.

Von den ominösen Symptomen, Ructus, Singultus, Erbrechen, Anurie usw., sind heute gewiß manche prognostisch weniger ungünstig, wenn nur nach ihrem Auftreten rationelle kausale Therapie erfolgt.

Vielfach wird mit Recht betont, daß auch richtiges Verhalten bei rascher erster Hilfe und rationelle tatkräftige Weiterbehandlung bei möglichster Schonung der Psyche und des Nervensystems der Verbrannten oft sogar der Tod dort noch verhindert werden kann, wo er unter ungünstigeren Verhältnissen wahrscheinlich eingetreten wäre.

Selbstverständlich sind es auch *Komplikationen* verschiedener Art, welche die Prognose auch noch im späteren Verlauf modifizieren und ungünstig verändern können.

Daß in den letzten Jahren auch weniger Darmgeschwüre, Darmperforationen, seltener Sepsis, Pyämie, Erysipel, Phlegmonen entstehen, als nach den Schilderungen aus älterer Zeit zu erwarten wäre, liegt, abgesehen von den Kriegsverbrennungen, doch wohl auch in den Fortschritten der Therapie. Nachtrag S. 355 u. ff.

## Komplikationen der Brandwunden.

Von Komplikationen kommen in Betracht: Hämorrhagien im Wundverlauf, pyogene Wundinfektion, Septicämie, Pneumonie, Scharlach, Tetanus, Nephritis, Meningitis, Apoplexie, Amyloidose der Organe, in den Ausgängen narbige Contracturen bzw. Verstümmelungen mit Funktionsstörung (vgl. S. 88 u. ff.).

*Hämorrhagien* aus kleineren Venen innerhalb der verbrannten Hautpartien sind gewöhnliche Vorkommnisse. Pack berechnet sie mit $2^0/_0$ aller Brandwunden. Meist sind es venöse, seltener arterielle Hämorrhagien. Anatomisch sind ja die großen Arterien unter den mehr resistenten Faszien und Sehnen besser geschützt. Zur Zeit der Verflüssigung des Schorfes treten solche Hämorrhagien am häufigsten auf, durch Arrosion der Gefäße. Uterushämorrhagien, besonders bei Schwangeren, hervorgerufen durch die Toxämie, werden relativ häufig beobachtet (Pack). Der Abortus erfolgt zumeist am 5. bis 7. Tage nach der Verbrennung.

*Wundinfektionen.* Diese entstehen regelmäßig geradezu als notwendige Folge auch des normalen Wundverlaufes. Ein absolut aseptischer Verlauf ist ja kaum anzunehmen, obwohl ja gerade die hohen Temperaturgrade des Hitzetraumas eine intensive Sterilisierung (Bakterienvernichtung) der verbrannten Flächen bewirkt haben. Die sekundäre Infektion erfolgt exogen aus der Luft, den restlichen Follikeln, durch Hautschmutz von den Brandwunden her oder durch unreine Verbandstoffe, Berührung mit schmutzigen Fingern usw., endogen durch den Kreislauf aus älteren septischen, syphilitischen oder tuberkulösen Herden.

Fast immer ist es eine Mischinfektion. Gefunden wurden Staphylococcus aureus, Streptococcus pyogenes, Bacillus pyocyaneus, foetidus, subtilis, proteus und eine ganze Reihe von Saprophyten. Der bakterielle Infektionsprozeß bewirkt Eiterung, Sekretbildung. Außerdem wird diese durch die Zellnekrose, die örtliche Leukocytose im Wundsekret infolge von Gefäßschädigung gespeist, auch durch die Ansammlung von lösenden Fermenten aus dem Blute und den Gewebssäften in der Wunde. Durch das Zusammentreffen aller dieser Faktoren kommt es zu andauernder und profuser Sekretion und Eiterung. Das Sekret wird zunächst seropurulent, sehr bakterienreich und zumeist bald fötid. Während der Granulationsperiode nimmt Sekret, fötider Geruch und Bakteriengehalt langsam wieder ab. Häufig kommt es zu regionären sympathischen Drüsenschwellungen.

Sherman betont neuerdings diathetische Abnormitäten der Wundheilung durch konstitutionelle Defekte, insbesondere bei Syphilis, durch Ausbleiben oder auffallende Blässe der Granulationsbildung sich offenbarend.

Abgesehen von der banalen „normalen" Bakterienmitwirkung gibt es auch gefährliche septicämische Zustände, die sich durch leichtere Fieberbewegungen in den ersten 3—9 Tagen äußern, an besondere Infektionsanlässe sich anschließend. Zunächst *Erysipel*, Pyohämien, auch scharlachartige, fieberhafte Erytheme. Von Leiner, Baginsky, Jurinak wurde sogar akzidenteller echter Scharlach beschrieben. Es ist mir aber wahrscheinlich, daß es sich mitunter doch nur um scharlachähnliche toxische Erytheme und nicht um wirklichen Scharlach handelt, zumal solche scharlachähnliche Erytheme auch Himbeerzunge zeigen und die Schleimhäute befallen. *Tetanus* ist häufig nach Verbrennungen an Kopf und Rumpf, besonders im Kriege (Flörcken, Newberger). Bezüglich Tetanus scheint es übrigens, daß der feuchte Schorf einen besonders günstigen Nährboden für das anärobische Wachstum des Tetanusbacillus bildet (Pack und Haberda).

Unter den Meningealsymptomen ist es die *Leptomeningitis,* welche mitunter Verbrennungen am Kopfe folgt, ob als Infektionsfolge oder als entzündliche Reaktion, ist bisher unentschieden.

Nicht selten wird *Apoplexie* in den ersten 5—7 Tagen oder auch später im Wundverlauf schwerer Verbrennungen beschrieben, meist bei Menschen mit arteriellem Überdruck infolge der toxischen Wirkung auf die Gefäße (PACK).

*Decubitus* kommt bei langem Krankenlager bei älteren, marastischen und sonst kranken Personen und dort, wo die Rückenlage nicht leicht vermeidbar ist, oft vor.

PACK erwähnt *Mastitis,* besonders bei Frauen in der Laktationsperiode. *Warzenverlust* durch Verbrennung und Narbenbildung bildet für junge Frauen oft eine schwere Beeinträchtigung.

*Bronchitis* und *bronchopneumonische* Infiltrationen werden zumeist durch den Insult während der Verbrennung durch heiße Gase, giftige Dämpfe usw. hervorgerufen. Auch Elimination toxischer Stoffe (PEARS, zitiert bei PACK) durch die Lungen wird für pulmonale und pleurale Veränderungen haftbar gemacht. Besonders häufig ist *Pneumonie* bei Verletzungen des Thorax.

Während des Wundverlaufes und der Rekonvaleszenz kommt es zu Exacerbationen von Zehrkrankheiten, besonders *Lungentuberkulose.* Diese wurden von HALLE durch die Beeinträchtigung der Atmung infolge Narbenbildung im Kindesalter erklärt. SCHJERNING und SELIGER (zitiert bei SILBERMANN) zeigten statistisch die Häufigkeit solcher Lungenkomplikationen bei schwer Verbrannten in 87 von 125 sezierten Fällen.

*Nephritis* und *Peritonitis* gehören zum toxischen Krankheitsbilde und können als Komplikationen nur dann betrachtet werden, wenn der Tod unter entsprechenden Erscheinungen erfolgt.

Auch der *Amyloidose,* eines häufigen Vorkommnisses nach langen Eiterungen, wurde von den meisten Obduzenten Verbrannter Erwähnung getan (HABERDA).

## Therapie der Verbrennungen.

Die Therapie kleiner, auch schwerer Brandwunden braucht oft lediglich nur eine *lokale* und *symptomatische* zu sein. Bei schweren, ausgedehnten und lebensbedrohenden Verbrennungen muß sie auch eine *kausale* sein, zur Verhütung von akzidentellen Infektionen und sonstigen Komplikationen, funktionsbeeinträchtigender Narbenbildung u. a. Folgeerscheinungen, also in gewissem Sinne auch eine *prophylaktische.* Über *Ernährung* und *Diät* siehe S. 80 und Nachtrag S. 356.

### *Lokalbehandlung: Lokale, direkte und indirekte Schmerzbekämpfung.*

Die Art der *Lokal* - (Wund-) Behandlung ist oft von dem Zeitpunkt, in welchem die ärztliche Hilfe einsetzt, und auch von dem Allgemeinzustand der Verbrannten abhängig. Besonders im Kriege und bei Massenbrandverletzungen werden die Rücksichten der Humanität bei hoffnungslosen Fällen im Sinne der Schmerzbekämpfung und Euthanasie gegenüber anderen, scheinbar rationelleren Maßnahmen vorwiegen. Im allgemeinen haben Ausdehnung und Schwere der Brandwunden, auch die Art der „ersten Hilfe" auf die weitere Wundbehandlung entscheidenden Einfluß, besonders der Gebrauch septischer Verbandmittel, z. B. Volksheilmittel (vgl. S. 70). Doch werden diese heute nur mehr selten angewendet.

Voran geht das Problem der *Schmerzbekämpfung* aus symptomatischen, aber auch aus kausalen Gesichtspunkten, um den lebensbedrohenden Shock möglichst zu verringern.

Die rationellste Schmerzstillung erfolgt lokal, vor allem zumindest durch Verhinderung des Luftzutrittes durch sterile, gut abschließende Kontentivverbände oder durch medikamentöse feuchte Umschläge, Salben, also durch schon an und für sich schmerzlindernde oder anästhesierende Maßnahmen, ausnahmsweise, wenn noch nötig, auch durch interne, subcutane Applikation von Morphium, Pantopon, Dionin, Narkophin u. a. Letzteres wirkt weniger lähmend auf das Nervenzentrum. Es entspricht ungefähr der Dosis von 2 cg Morphium hydr., wird 2—3 mal täglich gegeben (Flörcken). Als Schlafmittel kommen Sulfonal, Chloralhydrat, als Anodyna auch Allonal (Hoffmann-La Roche), Aspirin, Cibosal und das große Heer der neueren, mehr weniger ungefährlichen Nervina in Betracht. Solche allgemeine Schmerzlinderungs- und Schlafmittel dürfen jedoch stets nur unter sorgfältiger Rücksichtsnahme auf den Allgemeinzustand, Herz, Alter und vorhandene Organdefekte und den Zustand des Nervensystems gegeben werden. Bei erstgradigen, nicht allzu ausgedehnten Verbrennungen, bei denen kein schwerer Vergiftungszustand besorgt werden muß, sind solche interne Anodyna gewiß eher gestattet, ebenso bei absolut verlorenen Fällen verschiedener Grade. Anders bei alten Personen, wo die Schmerzbekämpfung mit solchen Mitteln die Herzreservekräfte schwächen könnte. Dies gilt auch für das zweifellos schmerzstillende *Hebraische Wasserbett*, dessen Gefahr für das Herz, dem Praktiker längst bekannt, jetzt allgemein, auch von der Wiener Schule selbst betont wird (vgl. später). Schreiner, Matzenauer und Pagenstecher halten Morphium und Wasserbett bei schweren Verbrennungen für gefährlich, kontraindiziert, empfehlen dagegen *Digitalis, Adovern*.

Erfahrene Dermatologen der älteren Wiener Schule, wie Kaposi, Jarisch, neuestens auch wieder Zumbusch, betonten ausdrücklich, daß die Anodyna im Stadium der stärksten Exzitation und Unruhe schwer Verbrannter ohnedies wenig nützen und dann ja von selbst erfahrungsgemäß Ermattung und Beruhigung eintritt. In diesem Stadium schließt schon eine gewisse Apathie gegenüber Schmerzgefühlen die Anodyna aus. Souttar, Dorrance und Bransfield, Ravdin u. a. empfehlen trotzdem neuerdings Pantopon, Morphium und Atropin, letzteres zur Entgiftung, Souttar auch Lustgas (Kohlenoxydulgas).

*Lokale* Schmerzstillung erfolgt nach neuen Beobachtungen einiger amerikanischer Ärzte besonders wirksam durch schwache Novokainlösungen, in feuchten Umschlägen, aber nur stets gleichzeitig mit Adrenalin auf die Wunden appliziert. Durch diese Kombination werden die entzündlich gereizten Nervenendigungen beruhigt, anderseits die Resorption nicht nur der toxischen Zersetzungsstoffe, sondern auch des Novokains wesentlich verringert.

N. bicarbonicum als Pulver soll auf die Brandfläche schmerzstillend wirken (Bamberger), auch Pinselungen mit $5^0/_0$igen übermangansaurem Kali (Gurewitsch).

In früheren Jahrzehnten wurden und auch jetzt noch werden gewissen Heilstoffen von vornherein schmerzstillende Eigenschaften beigemessen: Pikrinsäure, Jodoform (Mosetig), Thiol, Thiosept, gewissen Salbenmischungen mit Zusätzen von Carbol, Petrolat (Sutton), Calamine, Gomenol-, Castoröl, Eukalyptusöl, Kokosnußöl, Lanolin, Tannin (Verband).

Die Schmerzstillung wirkt mitunter auch lebensrettend, insofern der dauernde Schmerz auf einer oft beträchtlichen Körperfläche eine Fortsetzung des Choks darstellt. (Flörcken, Pfeiffer, Ferguson, Ravdin.)

Auch Biersche Stauung, an den Extremitäten mit *Gummibinden*, ferner eine $10^0/_0$ige Waschsodalösung als Verbandsflüssigkeit (bei ausgedehnten Verbrennungen und Erythemen schwächere Lösungen) wirken schmerzstillend (Souttar, Ring).

## Wundreinigung und Desinfektion.

*Wundbehandlung.* Die lokale Wundbehandlung ist — je nach der Reinheit der Wunde — entweder eine anti- oder eine aseptische. Sonst richtet sie sich in den meisten Fällen nach der *Größe* und dem *Grad* der Brandverletzung.

Gründliche *Desinfektion* der verbrannten Hautpartien, besonders auch der Umgebung, ist oft für den weiteren Verlauf maßgebend.

Die ersten Versuche, Verbrennungen antiseptisch zu behandeln, den Wundverlauf vor septischen Zufällen zu bewahren, hat bereits BUSCH (Gera 1880) gemacht. Im Jahre 1896 wurde eine rationelle, radikale Methode der Reinigung von Verbrennungswunden aus der Greifswalder chirurgischen Klinik HELFE-RICHs (Dissertation RHEIN) beschrieben, 1908 von PELS-LEUSDEN und SCHÖNE eingehend begründet. Aber auch schon THIERSCH, SONNENBURG, HILDE-BRANDT, Frau NAGEOTTE WILBOUCHEWICH (Paris 1903/1904), ROVSING (Kopenhagen), RITTER, FLÖRCKEN und OWE WULFF, neuerdings in Amerika auch BRAGER, RAVDIN und WILLIS empfehlen diese radikale Methode. Sie besteht in exakter mechanischer Reinigung der Wunden und ihrer Umgebung von Keimen mit Hilfe von Bürste, Seife und Spülung, eventuell unter leichter Narkose durch volle 10 Minuten und nachträglicher Bedeckung mit Thiol oder einer anderen antiseptischen Gaze.

Auch die Reinigung zwischen zwei Verbänden erfolgt durch sterile Tupfer, am besten unter Ausschluß von antiseptischen oder fettlösenden Stoffen, mit Vorsicht auch mittels Alkohol, Benzin, Äther, wegen Schmerz.

Sind die Brandwunden noch von Kleidungsstücken oder von Verbandstoffen der ersten Hilfe bedeckt, müssen diese zur Schmerzverhütung mit großer Vorsicht, im liegenden Zustande der Kranken, bei Kindern am besten im Bade (SOUTTAR) mit scharfen Scheren ohne viel Erschütterung gelüftet und entfernt werden. Erst nach vorsichtiger Trocknung der Wundränder und der Umgebung mit sterilem weichem Gazetupfer wird die radikale Wunddesinfektion vorgenommen. Sie ist besonders für zweit- und drittgradige Verbrennungen von großer Bedeutung. Außer dem schon genannten einfachen Verfahren werden noch zahlreiche Schmutzlösungs- und Hautreinigungsmittel empfohlen.

Der Chirurg NORDMANN empfiehlt, die Umgebung der erstgradigen Brandstelle „trocken" zu rasieren und durch Benzintupfer von grobem Schmutz zu befreien, die Umgebung mit $10^0/_0$iger Jodtinktur zu desinfizieren und nun Thiol mit ausgekochtem Spatel auf die ganze Wundfläche gleichmäßig aufzutragen, darüber sterilen Mull und dick gepolsterten, gut abschließenden Wickelverband zu geben. Bei größeren Verbrennungen der Extremitäten werden diese mit Hilfe angewickelter Schienen ruhig gestellt.

LIEBER (Abteilung LOTHEISSEN, Wien 1912) und neuerdings, 1922, BRUNNER haben aber auf die Gefährlichkeit der Methode hingewiesen und vor ihr gewarnt. Schon die hierzu unbedingt nötige Narkose, selbst mit Äther, und der primäre Shock würden oft gefährlich. 10 Minuten lange intensive mechanische Wundreinigung ist viel zu schmerzhaft. Und doch ist die Methode nicht einmal ganz verläßlich, da ja nie alle Mikroorganismen beseitigt werden können. Das Wesentliche, die Wegschaffung abgestorbenen Gewebes als Quelle späterer Intoxikation, wird damit doch nicht bewirkt. WALTER ESTEL LEE (Philadelphia) hält die Methode, besonders für Kinder, für viel zu roh.

Neuestens versucht RESCHKE durch Vergleichsmaterial der Greifswalder (43 Fälle) und der Magdeburger Klinik TSCHMARKES (68 Fälle) das Verfahren wegen Verringerung von Komplikationen, Beschleunigung der Wundbehandlung dennoch zu rechtfertigen.

*Anti- und aseptische Wundbehandlung.* Eine scharfe Trennung zwischen anti- und aseptischen Wundverbänden kann bei Brandwunden, der Natur des Wundprozesses entsprechend, nicht durchgeführt, nicht einmal angestrebt werden, schon deshalb nicht, weil eine absolute Keimfreiheit der Verbrennungsprodukte und Hautreste mit ihren Bakterienherden nicht wie etwa bei einer Operationswunde durchführbar ist. Nur in prinzipieller Hinsicht kann eine Unterscheidung gemacht werden. Auch gibt es zu viele Kombinationen in den Brandmitteln und bei ausgedehnten Brandwunden lassen sich nicht einmal alle Partien gleichmäßig behandeln. Besonders erst während des Krieges wurden die älteren antiseptischen Verbandmethoden durch moderne, z. T. aseptische oder nur etwas freies Chlor enthaltende (abspaltende) Spülungen ersetzt, durch Wright, Carell, E. Delbet, Dakin u. a. Die Wundflächen und -höhlen werden zeitweilig auch durch einige Stunden kontinuierlich mit isotonischen, auch hypertonischen Flüssigkeiten irrigiert und so reizlos und allmählich von septischen Keimen befreit, wodurch man schon manchmal einen normalen, schmerzlosen Wundverlauf, Abkürzung desselben und dadurch auch schöne, glatte Narben erzielen kann. Man verwendet dazu Lösungen von Magnesiumchlorür, welche stärkere Entwicklung der phagocytären Elemente, Leukocyten, auf der Wundfläche begünstigen. Wright und Bigger verwendeten hypertonische Lösungen (NaCl) verschiedenster Art, Carell (Rockefeller-Institut) und seine Mitarbeiter Dakin und Daufresne $\frac{1}{2}$%ige, exakt neutralisierte Na- und K-Hypochlorite, welche die Eigenschaft haben sollen, die zerfallenden albuminoiden Substanzen rasch aufzulösen und so deren Fäulnis zu verhindern. Der Nachteil des Liquor Dakin (unterchlorigsaures Kali [1]) war aber doch dessen Schmerzhaftigkeit in der Wunde, ja sogar Anätzung der Umgebung im Verbande. Trotz vieler guter Erfolge damit, besonders im Kriege, hat sich diese Methode der Wundirrigierung wegen der Reizerscheinungen nicht überall einbürgern können und wurde vielerorts durch antiseptische Okklusiv-Trocken-Verbände (Jodoformgaze und deren Ersatzmittel) und örtliche Wunddesinfektion verdrängt. Neuerlich werden doch wieder isotonische Sera mit Chlor-Na- und Chlor-Ca-Zusatz zu Eiweißlösungen (Hayem u. a.) wegen geringer Reizung mit sehr gutem Erfolg benützt, so *Chloramin-Heyden* (Para-Toluolsulfonchloramidnatrium.)

Leichtere und kleinere Kampfgas-(Senfgas-)Verbrennungen werden durch öfteres Irrigieren mit Dakinscher Lösung behandelt, die etwa 50% unterchlorige Säure enthält, da das Chlor das Senfgas ungiftig macht und in die Follikel eindringt, ohne selbst Schädigungen zu verursachen. Extremitäten werden $1\frac{1}{2}$—2 Stunden in verdünnter Lösung gebadet. Primäre Desinfektion, auch mit feuchten Umschlägen, auch in Form einer 35% igen Chlorpaste mit weißem Vaselin bis zum Eintritt der Granulationen, dann 2% ige Pellidolsalbe. Schwere Verletzungen werden durch Voll- oder Teilbäder mit kolloidaler Salzlösung bis zur Dauer von 48 Stunden, später Berieselungen mit Dakinscher Lösung oder K-Permanganat behandelt. Decubitus und Nekrosen werden vorsichtig mittels Pinzetten entfernt. Die sonstige Behandlung ist die gleiche wie nach gewöhnlichen Verbrennungen.

Bei den *Dauerverbänden* handelt es sich stets um Luftabschluß und Besorgung des Sekretabflusses durch Aufsaugung in die Verbandstoffe, worauf selbstverständlich stetig, schon durch die Menge und das Volumen des saugenden Verbandmaterials, Rücksicht genommen werden muß. Man gibt starke Schichten Watte als Saugpolster auf die Wunden, ohne impermeablen Stoff. Nicht zu straffe Fixierung mit sterilen Binden. Fixation der Extremitäten an den Thorax. Bei Verbrennungen am Unterleib Immobilisierung des Körpers in besonderen Rahmen zur Verhinderung der Wundreizung. Offene Wundbehandlung ist nötig an der Genital-, Perineal-, Anal- und Oberschenkelgegend.

---

[1] 200 g Chlorkalk, 10 l $H_2O$, dest. und 140 g $Na_2CO_3$ stehen lassen und unter Umschütteln mit Acid. boric. $\frac{1}{2}$ Stunde neutralisieren.

Sorgfältige Reinigung mit sterilen Lösungen und Trocknung nach Defakation. Bei stark infizierten und sezernierenden Wunden ist zeitweise offene Wundbehandlung auch an anderen Körperpartien indiziert, unter Zuhilfenahme öfterer Irrigationen und Lokalbäder (vgl. S. 83). Verbandwechsel ist sonst je nach der Sekretion möglichst selten, etwa alle 8—10 Tage, bei drittgradigen Verbrennungen häufiger vorzunehmen.

Die Verbände werden nicht über der Wunde fixiert, geknüpft, sondern abseits.

*Verbandmethoden und Verbandstoffe.* Für die Wahl der Verbandmethoden gab es zu den verschiedensten Zeiten verschiedene Auffassungen. Chirurgen wie Dermatologen haben sich bald nach Einführung der LISTERschen Antisepsis entschieden gegen die noch früher ziemlich allgemein gebrauchten Verbände mit Kalklinimenten und Fetten (vgl. später) ausgesprochen, unter ihnen BARDELEBEN, MOSETIG, v. MOORHOF, LUSTGARTEN, EICHHOFF und ROSSBERG.

MOSETIG, EDUARD SCHIFF, ALTSCHUL, JARISCH, TSCHMARKE und HARTTUNG rühmten wiederholt die Vorzüge der *Jodoformgaze*wundbehandlung, besonders wegen ihrer schmerzstillenden Eigenschaften. Wegen häufiger Vergiftungserscheinungen (Kopfschmerz, Schlaflosigkeit, Unruhe, Erregungszustände, beschleunigter Puls, Jaktation, furibunde Delirien, Erbrechen, Kollaps) wurden statt Jodoform Magnesiumverbindungen, Dermatol, Bi subgallicum, allein oder mit Talk (MANDANAS), auch Magisterium Bismuthi, $3^0/_0$ige Salicylsäure, Zinkamylum oder $5^0/_0$iges Salol. Zinkoxyd-Talk-Amylum, Xeroform, Orthoform, Aristol, Jodol, Novojodin (Gemisch von Hexamethylentetramindijodid und Talkum 1:1), Europhen, Thiol (mit $12^0/_0$ Schwefel sulfuriertes Erdöl, auch als Thiol-Bi als austrocknendes, epithelbindendes Mittel) Thiophen (Spiegler) von verschiedenen Seiten empfohlen, ferner Cycloform (p-Amidobenzoesäureisobutylester, ungiftig), Veroform (Orbiswerke, basisches Bleiformathydrid, eine $6^0/_0$ Formaldehyd enthaltende Seifenlösung, von LINDEN), Tannoform Merck (mit Formalingehalt in 5—$10^0/_0$igem Talk, ULLMANN, EHRMANN), neuestens auch das Thiosept (ein farbloses, natürliches Teerpräparat aus Tiroler Schieferöl, Reutte in Tirol, lipoidlöslich), ferner Noviform, Alkohol (in Form von Umschlägen und Bädern), unterchlorsaures Kalium (Umschläge), Essigsäure, Kaliumpermanganat, Ichthyol und Chlorcampher. Oft empfohlen und viel gebraucht wird vor allem verdünnte *Jodtinktur* (GROSSICH, NORDMANN), insbesondere die Umgebung und die Räder der Wunde, auch die Wundflächen selbst werden beim Verbandwechsel oder nur zeitweilig mittels Wattetupfern damit bepinselt.

RAVOGLI befürwortet feuchte Kompressen mit Sublimatlösung, die aber nicht ohne Intoxikationsgefahr sind.

BARDELEBENs Brandbinden enthalten Mischungen von Bi subnitricum mit Amylum. Sie wurden zur ambulanten Behandlung besonders von JARISCH empfohlen. Auch diese bewirken, wenn auch seltener als Jodoform, zeitweilig Vergiftungserscheinungen, worauf seinerzeit KAPOSI, ebenso neuerdings wieder ZUMBUSCH hingewiesen hat. Letzterer möchte deshalb sogar alle Brandmittel (auch Pulver) mit Metallgehalt vermeiden und setzt sich neuerdings wieder für die alte STAHLsche *Brandsalbe* und Fettbehandlung ein (vgl. später).

Unter den Ersatzmitteln für Jodoform hat das Wundstreupuder Albertan, ein feinkörniges, graugelbes, geruchloses Pulver, eine Verbindung von Aluminium und Phenolalkoholen, manche Anhänger gefunden. Es wirkt desodorisierend und sekretionsbeschränkend.

Unter diesen vielen als minder toxisch geltenden Präparaten, zumeist Jod-, Bi- und Formaldehydsubstitutionsverbindungen, kann man keinem einzigen mehr heute eine überragende Wirkung auf Brandwunden zuerkennen.

Bei allen diesen medikamentösen Stoffen ist teils der Kostenpunkt, teils Vergiftungsgefahr in Betracht zu ziehen. Immerhin sind sie den mitunter noch gebrauchten, ja beliebten Volksheilmitteln, Flußsand, Firnis, Tischlerleim, Spinnengeweben, Erde, Torf, Moos, Sägespänen u. dgl., mit ihrer Gefahr der Infektion unbedingt vorzuziehen.

Methodisch kommen im wesentlichen in Betracht: Trockenverbände mit medikamentösen Zusätzen, Salbenverbände, ferner hermetisch abschließende Verbände mit Wachs (Paraffin) und Wachsgemengen (Ambrine), Lanolin und Kombinationen mit diesen Heilstoffen.

Manche Autoren, wie Rochet und Lasserre, haben Kombinationen solcher Trockenverbände mit Vaselin- und anderen Fettverbänden, zeitweilig auch offene Wundbehandlung unter Heliotherapie (vgl. später) für besonders zweckmäßig gehalten.

Hervorhebenswert ist, daß solche spezielle Verbandstoffmethoden sich in der Regel nur auf zweit- und drittgradige Verbrennungen mit Epidermisverlusten und Wundsekretion beziehen, daß aber erstgradige, erythematöse, auch noch so ausgedehnte Verbrennungen und Verbrühungen überhaupt keiner besonderen Verbände bedürfen. Für diese genügt, was jüngst Zumbusch wieder hervorhebt, einfache Bepuderung (Talk, Amylum, Jodoform, Thiophen, Dermatol), während Salben die Erweichung der Epidermis und Blasenbildung oft geradezu begünstigen. Nur wenn sich bei erstgradigen Verbrennungen später doch Epithelläsionen, Blasen- Serumausschwitzung und Krusten zeigen, fällt die weitere Behandlung unter die der zweitgradigen.

Oft handelt es sich auch um eine Kombination oder um einen stetigen Wechsel von Behandlungsmethoden, wobei chirurgische und medikamentöse Maßnahmen oft an verschiedenen Stellen des Körpers gleichzeitig Anwendung finden müssen.

*Sonstiges zur Wundbehandlung.* Fast einstimmig wird die Abtragung oder das mehrfache Anstechen, ja die Drainage der Brandblasen empfohlen. Wo nicht unbedingte Verlässigkeit für Asepsis besteht, ist die Abtragung der Decke unzweckmäßig (Nordmann u. a.), weil dadurch neue Angriffsflächen für Infektion geschaffen werden. Mit sterilisierten Nadeln wird an der Basis punktiert, die Flüssigkeit durch leichten Druck entleert, wobei sterile Tupfer Saugwirkung üben (Frattin u. v. a.). Nur mortifizierte Haut- und Gewebsfetzen müssen steril abgetragen werden.

Seit jeher ist in der Chirurgie 2—5%iges *Ag nitricum* gebräuchlich, als Ersatzmittel 20%ige *Argyrol*lösung, wegen der Schmerzlosigkeit (Ring). Bei verzögerter Epithelialisierung (Überhäutung) größerer granulierender Wunden wurden in früheren Jahren auch *Resorcin, Ichthyol* als reduzierende Stoffe (Unna, Kaposi), besonders aber das *Pellidol* (Diazetyl-Amidoazotoluol) empfohlen, letzteres in 2%igen Salben oder als 5%iger Boluspuder. Pellidol ist in organischen Lösungsmitteln (Fetten, Ölen, Vaselin), nicht aber in Wasser löslich. Neuere Mittel: *Epithensalben,* enthaltend Scharlachrot und Perubalsam, auch *Epithelansalben,* hergestellt aus hochwertiger Naturvaseline (Orbiswerke) (Linden).

Gegen das *Jucken* der Wundränder oder jungen Epidermis gibt man Benzylalkohol 100,0, Äthylalkohol 96,0, Glycerin 4,0 (Ärztl. Monatsschr. Jg. 1926, Nov.-H., S. 335).

Bier bedeckt die Wunden mit wasserdichtem Stoff zur Erzielung guter Narben. Verkohlungen der Extremitäten verlangen primäre Amputation (Schmieden).

Frattin immobilisiert die Extremitäten zur Verhinderung der Wundreizung und Infektion.

Souttar wendet bei der späteren Wundbehandlung Luftpolster und Krücken an, auch im Wasserbad.

Lulay erzielt durch 10 %ige *Ichtoxyl - Vaseline - Salbe* prompte Schmerz-linderung, rasche Abstoßung der nekrotischen Partien und besonders rasche Überhäutung mit glattem und schmiegsamem Narbengewebe.

*Kausale Lokaltherapie.* Seit besserer Erkenntnis der wahren toxischen Natur schwerer Verbrennungszustände und deren Ableitung aus den Zerfallspro-dukten der Brandwunde ist man in verschiedener Weise bemüht, den Wund-verlauf nicht der Natur selbst zu überlassen — wie jahrhundertelang vorher —, sondern den Wundprozeß durch möglichste Entfernung oder Unschädlich-machung (Desinfektion, Devitalisierung) der Gewebsfetzen, Blasenreste und Schorfe kausal zu beeinflussen.

*Chirurgische Schorfbehandlung.* Am wichtigsten ist die Schorfbehandlung, und zwar aus verschiedenen Gesichtspunkten. Die Schorfe bilden eine Ge-fahr durch Aufsaugung der Zerfallsprodukte, wodurch Eiweißintoxikationen, Verzögerung der Wundheilung und Wundinfektion begünstigt werden. Schon Thiersch, später Wertheim, Spiegler, besonders Weidenfeld und Zumbusch, auch Sonnenburg, Enderlen, Dubreuilh zeigten z. T. am Tierexperiment, z. T. an Kranken, daß das Leben durch Schorfentfernung verlängert, ja er-halten, die Intoxikation also verringert werden könne. Neuerdings treten des-halb Ravdin und Ferguson, Willis, Pagenstecher, Vogt, Robertson und Boyd, Brager und Leiber, Rochet und Lasserre für mehr weniger radikale Schorfentfernung ein. Die älteren Autoren haben diese Methode immer wieder aufgegeben, wegen der Schmerzhaftigkeit und wegen Gefahr von Blutungen und Infektion. Zumbusch betont noch jüngst, 1925, die Schmerzhaftigkeit, sowie, daß nur ein Tel der Schorfe entfernt werden könne. Bancroft und Rogers heben die Infektionsgefahr und die Gefahr der Mitentfernung vieler lebensfähiger, zur Epithelialisierung nötiger Follikelreste hervor. Alle diese Nachteile müssen jedenfalls berücksichtigt werden. Die Schorfe werden am besten mit langen, schmalen, flachen Messern nach der Art wie Thiersch-Lappen abgetragen. Mackenzie verwendet Amputationsmesser und scharfe Löffel. Baldige Abtragung kann den Tod verzögern, auch das Leben erhalten.

Nach Mackenzie ist der günstigste Zeitpunkt für die Abtragung der siebente Tag nach der Verbrennung, da bereits die spontane Schorfabstoßung beginnt. Nach Erzielung einer schönen, gleichmäßigen Wundfläche erfolgt die Epidermis-pfropfung. Das keimende Epithel wird mit milden Salben fixiert. Wenn nötig, durch Umschläge mit physiologischer Kochsalzlösung. Der Wundverlauf ist unter dieser Behandlung bedeutend abgekürzt, es kommt nur zu mäßigen Con-tracturen und Entstellungen, selten zu hypertrophischen und keloiden Narben. Krebsbildungen werden von vornherein durch einen normalen Wundprozeß ausgeschaltet.

Mehrere amerikanische Autoren (Sutton, Willis) gehen radikaler vor, setzen frische Wunden unter den Schorfen und unterbinden blutende Gefäße (Pagenstecher). Cannon und Willis haben so mehrere Kranke, besonders Kinder, am Leben erhalten und den Wert der Schorfentfernung an Tierver-suchen außer Zweifel gestellt. Pagenstecher nimmt die Schorfentfernung in der Lustgasnarkose vor. Zur Vermeidung von Substanzverlusten ist große Vorsicht, Beschränkung auf das Nötige und sorgfältige Ablösung der Schorfe beim Verbandwechsel geboten (Souttar). Die Deckung der Substanzver-luste wird besser mittels Greffes, kleinen Hautpfropfungen aus behaarten Par-tien, als mit Thiersch, langen, schmalen Epithelstreifen, bewerkstelligt. Streng aseptischer Wundverband ist nötig. Bei Exstirpation großer Schorfflächen müssen die Wunden *einzeitig* mit Epidermisstückchen belegt, bei vorhandenen oder drohenden Infektionen muß dagegen oft *zweizeitig* vorgegangen werden.

Leiber wartet das Ende der Kollapsperiode zur Schorfentfernung ab. Brager wäscht nach Schorfentfernung die blutenden Stellen mit Gasolin.

Die antiseptische Wundbehandlung ist insbesondere für die komplizierten Geschoß- und sonstigen Kriegsverbrennungen von größter Bedeutung (Flörcken).

Radikale Exstirpation von Brandschorfen 3. Grades haben deshalb besonders W. Jehn, Enderlen, Garré u. a. Kriegschirurgen schon in den Feldlazaretten geübt, z. T. mit Anwendung sogenannter Tiefenantiseptik (Klapp) Von den im Kriege gebrauchten Antisepticis nennt Flörcken: Aufstreuen von Anästhesin, Novojodin (M. Lieber), ferner 2%ige Pikrinsäuresalben (Hans L. Heusner), gleich nach der Verbrennung auf die frischen Wunden zu streichen, obwohl Latouche schwere Vergiftungen, v. Bardeleben Albuminurie nach Anwendung von Pikrinsäure beobachtet hat. Nachtrag S. 359.

### Tanninbehandlung, Devitalisierung der Schorfe (Davidson).

Schon einige der bisher genannten Heilstoffe wirken spezifisch durch die kausale Beeinflussung der Brandwunden im Sinne ihrer Entgiftung. So wurde

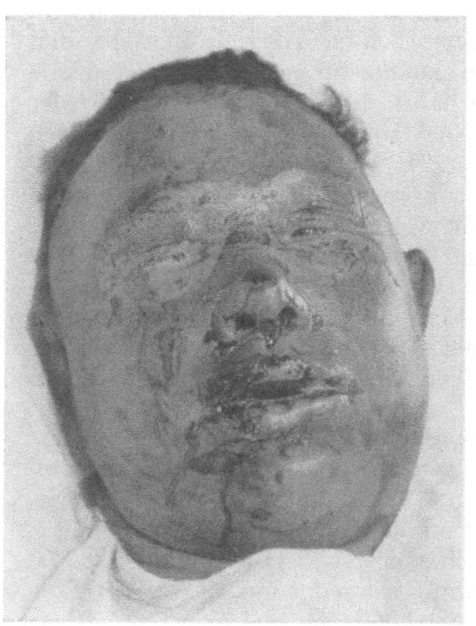

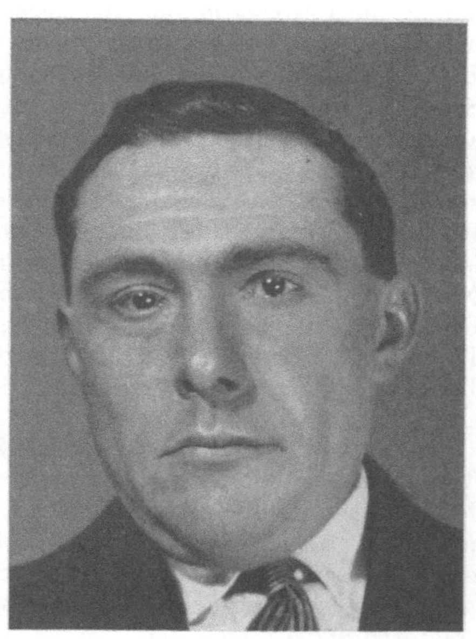

Abb. 25. Zweitgradige Verbrennung, 12 Stunden nach dem Unfall aufgenommen. Schwere Veränderungen der Gesichtshaut, der Augenlider, der Nase und Lippen.

Abb. 26. Derselbe Fall 7 Monate nachher, keinerlei Narben und Contracturen der Mund- oder Augenspalten. Vollständige Restitution.

(Aus Surgery, Gynecologie and Obstetrics; Davidson, Tannic Acid in the Treatment of Burns.)

an Tierversuchen erwiesen, daß Phosphor-Wolfram-Säure eine Fällung in den abgestorbenen Eiweißkörpern der Brandschorfe hervorruft, durch welche Fäulnis und die Bildung von toxischen Spaltprodukten verringert oder aufgehoben wird, welche ja nach Pfeiffer, Olbrycht u. a. die anaphylaktischen Erscheinungen verursachen sollen.

Wegen der relativen Giftigkeit der Phosphor-Wolframsäure, namentlich auf große Hautpartien gebracht, hat Edward Davidson eine minder giftige organische Säure, die *Gerbsäure*, in ähnlichem Sinne verwendet. Das Verfahren beruht auf der chemischen Zerstörung der Verbrennungsprodukte des Schorfes, also Beschränkung des autolytischen Prozesses, 2. auf der Abfuhr der Zersetzungsprodukte, 3. auf der Beschränkung der Resorption durch Konstriktion der abführenden Gefäße durch gewisse Medikamente, Adrenalin usw., 4. auf passender lokaler Koagulation der im Absterben begriffenen Gewebspartien. DAVIDSON wurde durch PFEIFFERS Versuche mit Sublimat an Tieren dazu angeregt. Dabei leitete ihn die biologische Ähnlichkeit des Tannins mit der giftigen Phosphor-Wolfram-Saure.

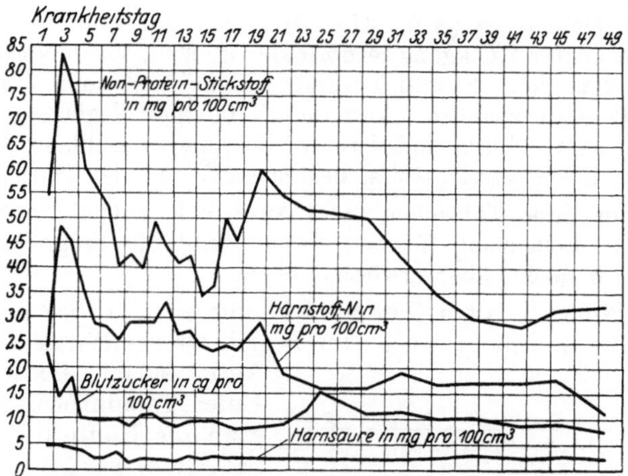


Abb. 27. Der Blutreststickstoffgehalt sowie der Harnstoff steigen prompt nach der Verbrennung und kehren allmahlich in ihre normalen Grenzen zuruck. Der Blutzucker betrug 208,1 mg per 100 ccm wahrend der Shockperiode und fiel dann auf normale Hohe. Unter Borsaurekompressenverband neuerlicher Anstieg des Reststickstoffes. (Nach DAVIDSON.)

DAVIDSON gibt dem frisch verbrannten Patienten subcutan Morphin zur Schmerzstillung, bedeckt die verbrannten Partien mit steriler Gaze, die man fixiert, und läßt nun auf den Verband eine 2,5—5⁰/₀ige wässerige Tanninlösung zufließen. Der Verband wird gewechselt, die Wunde vor bakterieller Verunreinigung geschützt. Dazwischen kann man zur Vorbeugung des Wärmeverlustes und zur Trocknung der Schorfe Glühlichtbäder mit Reifenbahren machen. In 8—24 Stunden trocknen die Schorfe vollständig aus. In manchen Fällen kann man auch 5⁰/₀ige Tannin-Vaselin-Lanolin-Salbe statt der Umschläge anwenden, namentlich rings um die Augen, zur Verhütung des Eindringens der Lösung in den Bindehautsack. Reichliche Flüssigkeitszufuhr per os oder per anum, auch Bluttransfusion unterstützen die Behandlung. Das Adrenalin wirkt schmerzstillend, leicht epithelüberhäutend und durch Verringerung des Sekretionsverlustes kräftesparend.

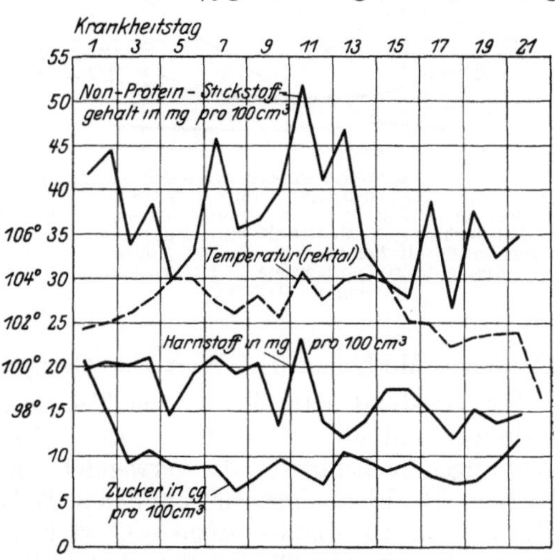


Abb. 28. Blutzusammensetzung und Temperaturabfall wahrend der Tanninbehandlung. 53⁰/₀ der Hautoberflache zeigten Brandwunden. Bedeutender Anstieg des Reststickstoffes im Blute. Leichte Vermehrung des Blutzuckergehaltes wahrend der Periode des Shocks. (Nach DAVIDSON.)

Mit dieser Behandlung erzielten DAVIDSON sowohl wie BECK und POWERS, BANCROFT und ROGERS (New-York) Epithelialisierung (Abb. 25 und 26), Zurückgehen schwerer Blutveränderungen, Verringerung der Blutkonzentration, Beschleunigung des verlangsamten Zirkulationsstromes, Änderungen im Kochsalzstoffwechsel, morphologische Restitution deformierter Blutkörperchen, in klinischer Beziehung Rückgang des Fiebers, Besserung des Allgemeinbefindens, der Herzaktion, des Sensoriums u. a. (Näheres bei der kausalen Therapie).

Die Kurven Davidsons (Abb. 27—29) zeigen nur eine leichte Erhöhung der Temperatur, später Rückgang in normale Grenzen, sowie Normalwerdendes Nonproteineiweißgehaltes (Reststickstoffs), am meisten am 5. Tage nach Applikation des Tanninverbandes. Von da ab infolge Wegfalls der Tanninbehandlung und Ersatz durch indifferente Borwasserumschläge Wiederanstieg der Temperatur, des Reststickstoffs, des Zuckers und der Harnsäure.

Pfeiffer, der diese Tatsachen nicht anzweifelt, möchte nach brieflichen Mitteilungen ihre Bedeutung für den Verlauf und die Prognose von Brandverletzungen doch noch näher erwiesen sehen.

Beck und Powers halten Tanninsalben für wertlos, dagegen den Spray besonders für das Gesicht geeignet. Im Beginn strenge Asepsis, bei Infektion Antisepsis mit Dakinscher Lösung. Unter Tanninbehandlung ist nur etwa die Hälfte der Spitalaufenthaltsdauer nötig.

Davidson hat auf biochemische Erwägungen seine Gerbsäuremethode der Schorfbehandlung aufgebaut, indem er an der Toxämie in Kombination mit traumatischem Shock als Ursache des Verbrennungstodes festhält. Seine kausale Lokalbehandlung führt auch bei den schwerst Verbrannten sehr bald zur Besserung des Befindens durch Verringerung der Blutkonzentration und Retention des Reststickstoffgehaltes oderNon-Protein-Na-Gehaltes des Blutes (vgl. später bei kausaler Therapie).

Lindsay hat neuerdings durch vergleichsweise Behandlung verschiedener Hautpartien mit ver-

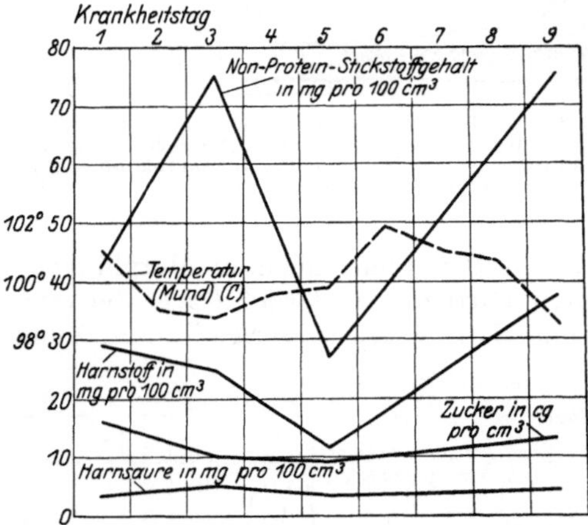


Abb. 29. Nach leichtem Temperaturanstieg Rückgang der Temperatur, des Rest- und Urea-Stickstoffgehaltes am 5. Tag. Die Brandflache bedeckte 42 % der Körperhaut. Nach Etablierung eines Borsaureverbandes mit feuchten Kompressen sofortiger Anstieg von Temperatur und Harnstoff. (Nach Davidson.)

schiedenen Methoden den Wert der Gerbsäurebehandlung bestätigt.

Der Umstand, daß chinesischer Tee (grüne und schwarze Blätter) reichlich Gerbsäure enthält, veranlaßte Shen, Teeaufguß zu Umschlägen bei Verbrennungen zu benützen. Er verwendet 1 g Teeblätter auf 100 ccm kochenden Wassers. Die Flüssigkeit wird auf den 8. Teil eingedickt. Der Tee wird 3 Minuten gekocht und 12 Minuten zugedeckt stehen gelassen. Durch dieses Verfahren werden die an den Teeblättern haftenden Bakterien vernichtet, anderseits bleiben die wirksamen Substanzen erhalten. Die Umschläge werden einstündlich gewechselt.

Kausal wirkt auch das *Adrenalin*. Dieses wurde zuerst von Plaza 1922 und von B. Douglas 1923 zur kausalen Lokalbehandlung der Brandwunden und seither oft, meist in Kombination (Novokain $1^0/_0$) oder in Salben benützt. Die rasche Heilung, besonders experimentell erzeugter Brandwunden bei Tieren unter Kontrollversuchen, aber auch bei Menschen, ohne Fieber und Zeichen von Vergiftung läßt keinen Zweifel an der Wirksamkeit des Präparates. In schweren Fällen zeigte sich der Erfolg durch Umschläge mit Lösungen von

1 : 10000 bis 2000, welche sofort eine günstige Änderung im Wundverlauf hervorrufen. Die günstige Wirkung ist durch Vasoconstriction und Verminderung der Resorption giftiger Substanzen, Beschränkung bakterieller Wucherung erklärbar. Von SHERMAN u. a. bestätigt.

Auch RAVDIN und FERGUSON verwenden *Adrenalin* unmittelbar nach der Verbrennung. Auch sie führen die günstige Wirkung auf Verhinderung der Abfuhr der Verbrennungsgifte in den Kreislauf, also Blockierung durch 1—2 Tage, zurück.

*Indifferente Verbände.* Für Brandwunden geringerer Ausdehnung und ohne Lebensgefahr spielen aber die älteren mehr indifferenten Methoden immer noch die größte Rolle. Von jeher wurden Fettstoffe hierzu verwendet.

Eine der ältesten, aber auch heute noch von erfahrenen Chirurgen und Klinikern (v. ZUMBUSCH) empfohlene einfache Verbandmethode ist die mit *Borvaselin* (2—3 $^0/_0$), *Borsalbenverband* (mit Schweinefett) oder mit STAHLschem *Kalkliniment* in Mull oder auf Lappen, alltäglich gewechselt, ohne Vergiftungsgefahr, die bei allen Bi-, Pb-, Zn- und Al-Verbindungen auf ausgedehnten Wundflächen immer noch besteht. Nach ZUMBUSCH wirken letztere schmerzhaft.

Gerade für sehr ausgedehnte wie oft auch für sehr kleine, ambulante Verbrennungen zieht ZUMBUSCH das Liniment allen übrigen Mitteln vor.

Statt des übel riechenden Leinöls kann auch Sesam- oder Erdnußöl, Oleum Arachidis, mit Kalkwasser zu gleichen Teilen verwendet werden. Doch hat ersteres den Vorzug leichter Verharzung, bildet dadurch eng anliegende und doch elastische Deckschichten, die gut abschließen und so schmerzstillend wirken. Damit getränkte Tücher werden zum Einwickeln größerer verbrannter Flächen benützt. SPIEGLER hat gezeigt, daß hier fettsaurer Kalk das Wirksame ist.

N. GOPALAN (Indien) verwendet statt des in Amerika gebräuchlichen kostspieligen *Caron-Öls* mit *Cocosnußöl* impragnierte Verbandstücke. Diese Behandlung wurde in den Spitälern der nördlichen Distrikte Indiens offiziell eingeführt.

In den Kriegsjahren (nach SHERMAN 1917) hat man in Pariser Spitälern und Kriegslazaretten ein Paraffinwachsgemenge unter dem Titel *Ambrine* als ein schmerzstillendes, praktisches Verbandmittel bei frischen Brandwunden angewendet und dieses Verfahren wegen des guten Luftabschlusses als eigene Heilmethode bezeichnet. Diese erfuhr manche Modifikationen, die alle hier anzuführen unmöglich ist.

BARD DE SANDFORD hatte schon 1893 wegen des dichten Abschlusses das Pansement cirique (den Wachsverband) empfohlen. Die Wachsmasse wird entweder direkt auf die Brandwunden aufgepinselt oder durch Spray in die Vertiefungen, Ritzen, die vorher getrocknet werden müssen, aufgetragen oder, wie dies ROTHSCHILD in großer Monographie darstellt: Die Wundflächen werden durch Aufguß oder Auftropfen einer bei etwa 50 $^0$ im Wasserbad verflüssigten Wachsmischung gleichmäßig bedeckt. Es entsteht förmlich anmodelliert eine abschließende, impermeable, *aseptische*, im Gesichte maskenartig schützende Wachsdecke.

Die Methode steht im Gegensatz zu der von BUSCH in Bonn schon 1878 in Deutschland eingeführten und besonders von MOSETIG v. MOORHOF in Österreich zur höchsten Entwicklung gebrachten *antiseptischen* Brandwundenbehandlung.

Der Wachskontentivverband besteht als Ambrineverband schon seit 1907. Ambrine ist ein Gemenge von Wachs und Paraffin mit geringem Zusatz von harzigen Substanzen. Es ist der Konsistenz nach dem weißen Paraffin sehr ähnlich, wird bei 50$^0$ C tropfbar flüssig, siedet erst bei 230$^0$ und entwickelt dann leicht brennbare Dampfe. Nach dem Auftropfen oder Aufsprayen erstarrt die Masse infolge der Abkuhlung sofort und wird ziemlich fest, bleibt aber elastisch, so daß sie sich den Reliefkonturen der Haut anschließt und selbst kleinen aktiven wie passiven Bewegungen gegenüber sich nachgiebig verhält, nicht rissig wird oder zerspringt. Es lassen sich mit dieser Wachsmasse auch Gaze- oder Watteverbände, ähnlich den Blaubinden und Gipsverbänden, durch Imprägnation formieren. Selbst die rasierte Gesichts- und Kopfhaut verträgt solche abschließende Wachsverbände. Diese bewirken hermetischen Luftabschluß, verhindern den Zutritt von Bakterien, begünstigen in optimaler Weise den Wundprozeß, kürzen ihn sogar ab, wie alle Okklusivverbände.

Wachsverbände werden mit Gazestreifen drainiert. Sie müssen gut adaptiert werden. Über die dünne Wachsschicht kommt ein Baumwollfleck, der vor dem Abnehmen leichte Einschnitte erhält. Der Verband ist einmal wöchentlich zu wechseln. Zur Shockvermeidung empfiehlt sich partielle Abnahme. Um die Gelenkgegenden, am Nacken, auf der Palmar- und Rückenfläche der Hände und an den Waden sind, besonders bei zirkulären Hautdefekten, schon in der ersten Woche Pflasterverbande anzulegen. Diese gestatten Beweglichkeit nach allen Seiten. Reinigung der Wunden und Höhlen durch Superoxydspray, Bedeckung der Granulationsflächen mit impermeablem Stoff oder geöltem Silk bis nahe zum Rande, damit die Sekrete abfließen können.

Rothschild hat auf Grund langjähriger Erfahrungen und Studien an exzidierter Haut unter dem Ambrineverband eine Vermehrung des Lymphzuflusses zu den Brandwunden, rascheren Eiweißabbau und Zerfall der Schorfe, Schonung der entblößten Nervenendigungen, dadurch Schmerzlinderung oder Verhütung und sogar raschere Entgiftung von den Zell- schlacken beobachten wollen, desgleichen raschere Resorption, so daß der Ambrineverband oft alle übrigen Mittel entbehrlich macht. Technisch entsprechend ausgebildet verhütet er auch das Antrocknen der Verbandstoffe an die Haut, was beim Verbandwechsel wohltätig schmerzsparend wirkt. Einerseits Schmelzungs-, anderseits Regenerationsprozesse werden unter dem Wachsverband wie in einem Treibhaus beschleunigt. Auch die Behauptung Rothschilds besonders günstiger, zarter Narbenbildung, obwohl sie in Widerspruch zu der die Erweichung fördernden Treibhaustemperatur steht, soll hier angeführt werden.

Sherman verwendet Ambrineverbände mit Bepinselungen der Wunden mit Lösungen von Adrenalin und Cocain (vgl. später). Gute Erfolge von diesen Verbänden sahen auch Rebaudi und Mc Millan, welche die Beschleunigung des Wundprozesses bestätigten. Meyer zieht diese Methode allen übrigen, auch neueren Methoden und Mitteln vor. Er erzielte Heilung, gewöhnlich auch bei ausgedehnter Verbrennung zwischen der 3. und 4. Woche. Niemals sah er keloide Narben.

Das Verfahren ist außer in Frankreich und Amerika mancherorts auch in England und Deutschland in Gebrauch.

Steel (New York), Raoul Hoffmann und Paravicini ziehen mehrmaligen Spray mit flüssiger Ambrine dem fixen Ambrineverband vor.

Wilson berichtet über einen Todesfall durch Tetanus nach Ambrineverband.

Fist verwendet statt der Paraffingazeverbände mit Gelatine getränkte Gazestücke. Sie fördern die Granulationsbildung. Täglicher Verbandwechsel.

In ähnlicher Weise wie Wachs-Paraffin-Mischungen und Ambrine wurden hauptsächlich während des Krieges auch andere Fettstoffe, insbesondere das *Lanolin,* für die Brandwunden- behandlung verwendet. Erstmalig soll das Wollfett schon von Dioskorides und Plinius benützt worden sein. Dann geriet es wieder in Vergessenheit. Liebreich empfahl es 1882 unter anderen dermatologischen Zwecken auch zur Brandwundenbehandlung. Der Chirurg Girard wendete es 1907 im Marinespital in Brest in ausgedehntem Maße an, um dadurch den Nachteil der giftigen Pikrinsäure zu vermeiden. Er zog diese Behandlung der Methode cirique vor.

Nur das gereinigte, gelbe, säurefreie, anhydrische Lanolin, nicht aber Suintin, das saure Rohprodukt der Schweißdrüsen des Schafes, darf zur Brandwundenbehandlung verwendet werden. Die Einzelbestandteile des Lanolins, durch Donath und Margosches in großer Zahl daraus gewonnen, zumeist organische Sauren, Alkohole und Laktone, Cholesterine, sollen alle zusammen eine antitoxische Wirkung entfalten. Das Lanolin wird nicht leicht ranzig. Es hat entgiftende Eigenschaften, durch Aufnahme von Wasser und in Wasser lös- lichen Toxinen, ferner hohe antihämolytische, welche an bestimmte hydroxylierte Gruppen sekundärer Alkohole geknüpft sind. Die geschädigte Haut wird in ihrer Selbstverteidigung gegenüber den Verbrennungstoxinen, also gegen weiteren Zerfall, durch Proteolyse geschützt. Gegenüber Paraffin, Ambrine und harzigen Mischungen erlaubt und befördert es auch die Resorption von Medikamenten in die Wunden, während es nicht minder abschließt als Ambrine.

Als Zusätze werden Vaselin, Eucalyptol, Thymol und Gomenol als geeignet bezeichnet. wie folgende meist verwendete Formeln Hederers zeigen:

I. Linimentum e calce 40 g, Lanolin 20 g, Vaselin, Vaselinöl āā 10 g, Gomenol 20 gtt, Ichthyol 5 gtt, Eisenkraut-, Lavendelextrakt āā 30 gtt, Orthoform 2 g, Magnesiumcarbonat und Talk q. s. ad consistentiam satis spissam.

II. Linimentum e calce 60 g, Vaselin 10 g, Lanolin 20 g, Gomenöl 10 g, Ichthyol 10 g, Lavendelextrakt 1 g.

Die Wundreinigung zwischen den Verbänden, die jeden 2. bis 3. Tag je nach der Sekretion stattfinden muß, erfolgt wie sonst am besten in recht milder Weise, z. B. durch Irrigation mit Serum von Hayem oder Locke oder steriler physiologischer Kochsalzlösung.

Von den beiden hier gegebenen Formeln wird die erste für den Beginn, kurz nach der Verbrennung, die zweite bei starker Eiterung, während der Periode der Schorflösung angewendet.

Es scheint, daß die unbegrenzte Haltbarkeit des Lanolins, wenigstens bei Aufbewahrung unter Verschluß, die Gleichmäßigkeit der Wirkung zur Folge hat und daß die gebildeten fettsauren Kalksalze eine sehr günstige Wirkung auf die Brandwunden, besonders in der ersten Periode, entfalten.

Im Stadium starker Eiterung, etwa vom 6. bis 10. Tage, Vermehrung des Ichthyols auf das Doppelte und Zusatz von Acidum carbolicum liquefactum 0,50.

Das Gomenolöl wird von den Franzosen heute noch als unentbehrlich zur Schorfabstoßung bei Schleimhautaffektionen (Nasenrachenraum, Bindehaut) betrachtet. Nur trocknet es leicht ein, was beim Lanolin nicht der Fall ist (BELLET).

*Kombinationsmittel.* *Calamine*, 2 %iges Carbolzinköl, wird auf Leinen aufgestrichen, drei- oder mehrmals täglich gewechselt, in Nordamerika fast überall gebräuchlich (SUTTON).

Als *Linimentum calcis chlorinatae* empfiehlt neuerdings TOMB eine Mischung von Sol. calc. hypochlor. 5% mit Liqu. calcis simpl. Die stark antiseptische Wirkung der Hypochloride beschränkt ohne den geringsten Schmerz die Sekretion. Die Lösung muß frisch bereitet und im Dunkeln aufbewahrt werden.

Als Kombinationsmittel von Al-, Zn- und Bi-Praparaten wird *Combustin,* besonders als Vorratbrandsalbe für Rettungskästen, empfohlen.

LAMPRECHT verwendet „*Antipyros*“, eine verdünnte alkoholische Lösung von Schleim und Harz mit Thymol-Gerbsäurezusatz als schmerzstillendes und entzündungshemmendes Mittel in Form von Umschlagen oder Badern bei unvorbehandelten, höchstens 24 Stunden alten Verbrennungen. Blander Salbennachbehandlung. Bei Gesichtsverbrennungen besteht Gefahr der Alkoholintoxikation.

REINHOLD F. und G. R. R. HERTZBERG verwenden *Perubalsam* mit *Ol. castoris* zu gleichen Teilen zur Förderung der Granulationsbildung. Sie desinfizieren vorher die Wunden mit Chlor-Calcium-Lösung, welche etwas freies Chlor enthält. Bedeckung der Wundränder mit Heftpflaster. Ausgezeichnete Erfolge.

## Sonstige medikamentöse (kausale) Lokaltherapie.

Bis zu einem gewissen Grade kausal wirken auch verschiedene Heilstoffe, entweder im Sinne der Antisepsis oder durch bestimmte chemische Umsetzungen in den Wundsekreten und dadurch Behinderung von Bakterienwucherung und Toxinbildung. Ausführliches Eingehen auf die verschiedenen diesbezüglichen Theorien für die einzelnen Stoffe und Chemikalien erübrigt sich schon deshalb, weil die meisten Auffassungen bereits überholt, also historisch sind.

*Alkalien.* Von diesen werden stärkere, bis 10%ige, oder schwächere, 2 bis 5%ige *Soda*lösungen zum Verbandwechsel von RING empfohlen, als Kombination Magnesia usta, Talk und andere Mg-Verbindungen.

Von Chemikalien, die in Lösungen oder als ätzende Flüssigkeiten in Betracht kommen, sei das *Kalium hypermanganicum* genannt als billiges, unschädliches und doch oft wertvolles Mittel, besonders von GUREWITSCH und BELLET häufig in Kinderspitälern benützt.

*Säuren.* Für *Essigsäure* als ganz ausgezeichnetes Verbandmittel bei schweren Verbrennungen setzen sich neuerdings DORRANCE und BRANSFIELD ein.

EHRMANN und RAVOGLI empfahlen *essigsaure Tonerde*, darüber den *Leiterschen Kühlapparat.*

UNNA und KAPOSI wenden *Ichthyol* an.

Die *Pikrinsäure*, als schmerzstillendes Mittel seit vielen Dezennien (POWER, SZILANOVITZKY) besonders in Frankreich in Lösungen, feuchten Verbänden benutzt, auch von JARISCH und von ROTSCHILD neben seinen Ambrineverbänden als wertvoll bezeichnet, neuerdings, 1925, von PAGENSTECHER immer noch sehr empfohlen, wird seit Jahren von den meisten erfahrenen Ärzten wegen seiner

Giftigkeit und Nebenwirkungen gemieden und abgelehnt (Ehrmann, Sutton, Souttar). Sie kommt nach Thiery und Debacq am besten in Form 1%iger wässeriger Lösungen zu Verbänden und Handbädern in Verwendung. Sutton empfiehlt folgende Mischung statt Pikrinsäure: Resorcinal 10, Oleum Eucal. 20, Oleum olivarum 50, Petrolat 250, Paraffinum solidum 670. Die beiden letzteren werden im Wasserbade geschmolzen, das Resorcin in etwas Alkohol gelöst, dann die Öle in die heiße Masse gegossen.

Jarisch wendete 3%ige *Salicylsäure* oder *Salolzinkpuder* an.

*Flavine* (Flavicid) (Diaminomethylakridiniumchlorid), Benet, Blacklock und Browning, *Mercurochrom* (Ravdin und Ferguson).

Unter den verschiedenen speziellen Brandmitteln soll die von einer eigenen Gesellschaft dargestellte Brandsalbe *Desitin* eine gewisse kausale Wirkungskomponente besitzen, wie aus zahlreichen Erfahrungen bekannter Chirurgen in öffentlichen deutschen Krankenhäusern, Tschmarke, Kuester (Berlin), Steinthal (Stuttgart), Jessner u. a. hervorgeht. Vgl. S. 239.

*Desitin* ist der Extrakt von Oleum Jecoris aselli chloratum, 22% mit 42% Zn oxyd., 16% Adeps lanae und 20% Vasel. flav. amer. eine fertige, unbeschränkt haltbare Wundsalbe mit Lebertranwirkung. Die Salbe wird messerrückendick auf Verbandmull aufgestrichen, bei kleineren Wunden direkt auf die Wundfläche gebracht, die Wundränder etwas überragend. Zuerst entsteht starke Sekretion, die aber schnell nachläßt. Die Körperwärme verflüssigt die Salbe nicht erheblich. Das erste Symptom ist auffallende und unmittelbare Schmerzlinderung. Die Salbe bietet insbesondere auch einen guten Hautschutz für die gesunde Umgebung. Der weiche Salbenverband läßt sich stets schmerzlos wechseln.

Das therapeutische Prinzip des Desitins soll auf positiver H-Ionen-Vermehrung und dadurch Herbeiführung einer künstlichen Leukocytose, anderseits Auflösung und Beseitigung der vermehrten wachstumshemmenden Lipoide der Kationen beruhen. Dies gilt auch für Nekrosen nach Erfrierungen. Unter dem Einfluß des Desitinverbandes sollen sich Allgemeinerscheinungen durch giftige Eiweißabbauprodukte unter dem Vorgang der Blockierung sichtlich verringern. Die Chlorbeifügung zum Lebertran bindet die Kationen. Es werden aus den fettlöslichen Vitaminen des Lebertrans Ca-Ionen frei, welche den daran verarmten verbrannten Gewebspartien und der Umgebung zugute kommen. Auch der Gehalt des Präparates an Cholesterin kommt dem Wundheilungsprozeß zugute, insofern ja Cholesterinmangel die Speicherung und dadurch Unschädlichmachung von Giftstoffen im retikuloendothelialen System verhindert.

Soweit die zum Teil noch hypothetischen Grundlagen der gewiß günstigen Wirkung dieses gechlorten Lebertranpräparates, das in neuester Zeit besonders von Dermatologen und Chirurgen, Jadassohn, Rost, Perthes, Sievers, Tschmarke, Török, v. Zumbusch, laut der dem Referenten vorgelegten Gutachten wie eigenen Erfahrungen als sehr nützlich empfohlen werden kann.

Ausführliche Literatur wird auf Verlangen von der Fabrik zugesendet.

*Mastisolverbände.* Eine besonders im Kriege beliebte Verbandmethode der Brandwunden schuf W. v. Oettingen 1904/05 im russisch-japanischen Krieg durch sein *Mastisol,* eine Lösung von Harz, Mastix, ursprünglich in Chloroform, dann Äther, jetzt in Benzol (Hans Wolff). Der Mastisolverband hat auch in allen folgenden Kriegen wieder Verwendung gefunden. Für kleinere Brandwunden ist es heute noch in Unfallstationen, bei Gewerbeärzten (O. Neugebauer) gebräuchlich, hauptsächlich wegen der Bequemlichkeit und Billigkeit, Ersparung von größeren Verbänden, und auch wegen der leichteren Möglichkeit, am Rumpf, im Gesichte, auf beschränkten Partien des Unterleibes, selbst neben dem Anus, kleine, sehr haltbare und doch anti- oder aseptische Verbände anzulegen. Durch die eintrocknende Harzlösung wird einerseits, ähnlich wie durch Jodtinktur, eine rasche, tief in den Follikel eindringende Bakterienarretierung und gleichzeitig zum Teil Hautdesinfektion erzielt. Die Umgebung der Wunde wird mit Pinsel mit Mastisol bestrichen, auf die Wunde der Verbandstoff gelegt, so daß die Klebefläche freibleibt, und dann eine dichtgewebte Gaze, entsprechend zugeschnitten, als Decke darübergelegt. Salbenverbände eignen sich wegen

Lösung des Mastisols und Lockerung des Verbandes nicht gut. Auch jede andere Art von Verbandmaterial kann darunter angewendet werden, selbst feuchte Verbände, mit impermeablem Stoff gedichtet, können mit Mastisol fixiert werden (G. LOTHEISSEN), besonders zweckmäßig für Ambulatorien und kleinere und leichtere Verbrennungen. Die Technik der Mastisolverbände hat JACQUET 1913 ausführlich behandelt.

### Kausale Allgemeinbehandlung.

Durch die allmählich gewonnene bessere Erkenntnis der Ursachen des Verbrennungstodes und der schweren toxämischen Zustände, welche diesem vorausgehen, ist die ursprünglich bloß auf die lokale und Wundbehandlung beschränkte Therapie immer mehr zu einer kausalen ausgestaltet worden. Selbstverständlich sind bei der Schwere und Kompliziertheit der Krankheitsbilder neben der allgemeinen kausalen Bekämpfung der Toxämie auch alle anderen symptomatischen Mittel zur Schmerzbekämpfung, Herzkräftigung u. a., soweit sie der lebensbedrohende Zustand jeweils erfordert, nicht zu vernachlässigen. Dies ist schon deshalb wichtig, weil die symptomatische Therapie, besonders durch Ausschaltung des Schmerzes und Bekämpfung von Schwächezuständen die Kranken über die kritische Zeit, oft von Stunden und Tagen, hinüberbringt und dadurch auch kausal, lebenserhaltend wirkt.

O. KÜTTNER läßt reichlich *Sauerstoff* inhalieren.

Von internen Mitteln ist hier der Heilschatz der inneren Medizin in Anwendung zu bringen: Campfer, Ol. Camph., Infusum Valerianae, Infusum Digitalis, Digipurat (SCHREINER-MATZENAUER), Theobromin, Diuretin, Kardiotonin, enthaltend die kardiotonisch wirkenden Stoffe der Convallaria mit Coffeinum natriobenzoicum, Strophantin, kleine Mengen starken spanischen Weines als Analgeticum.

Als besonders kausales Mittel, das sich gegen bestimmte Giftstoffe, wie das Methylguanidin (REISS, LUSTGARTEN) richtet, soll, obzwar es als obsolet gilt, hier bloß das *Atropin* als Gegengift Erwähnung finden, da es HEYDE noch jüngst nebst Chlor-Na empfohlen hat.

SCHREINER und MATZENAUER geben wie früher schon WEIDENFELD und ZUMBUSCH regelmäßig Infusum *Digitalis*, dessen *diuretische* Wirkungskomponente nicht etwa die kardiale, hier wertvoll ist. Ein Vergleich von 39 zum Teil mit, zum Teil ohne Digitalis behandelten Schwerverbrannten zeigte deutlich den Vorzug der Digitalis- gegenüber anderer Medikation. Die günstige Wirkung dürfte auf Erhöhung des Blutdruckes und dadurch Vermehrung der Diurese beruhen. Demgegenüber nützen andere Diuretica, wie Novasurol, Harnstoff, viel weniger. Ähnlich wie Digitalis wirkt *Theobromin*. *Kochsalz*infusionen wirken gut, aber in großen Mengen auch schädlich auf die Herzkraft. Auch SPIETSCHKA machte analoge Erfahrungen.

SCHREINER und MATZENAUER halten *Adrenalin* nur im Anfang für zweckmäßig, später aber und in großen Mengen für schädlich. In direktem Gegensatz dazu stehen die Erfahrungen GREENWALDs und ELIASBERGs. Letztere fanden den Blutzuckergehalt unmittelbar nach der Verbrennung steil abfallend (Hypoglykämie). Bei oberflächlichen Verbrennungen war der Zuckergehalt während der Dauer der Shockwirkung deutlich erhöht, was die Autoren auf Hyperaktivität der suprarenalen Organe zurückführen. Bald aber, im sekundären Stadium, kommt es auch zur Hypoglykämie. Nur in diesem Stadium ist Adrenalin gestattet, unmittelbar nach der Verbrennung aber kontraindiziert.

Der Gesichtspunkt für Adrenalinverabreichung an der Grazer Klinik ist also *Blutdruckerhöhung*, der der amerikanischen Autoren *Beeinflussung des Blutzuckers*. Die Zahl der Beobachtungen letzterer ist aber gering.

Douglas führt die günstige Wirkung des Adrenalins auf Brandwunden nicht auf Gefäßreaktion und Lokalisierung der Giftstoffe allein zurück, sondern auf die ebenfalls durch Vasokontraktion hervorgerufene Beschränkung ubiquitärer Bakterien auf den Verbrennungsherd. Ohne Adrenalin komme es oft zu Lungenentzündungen, Dünndarmgeschwüren, Drüsenschwellungen, also Zeichen von Bakterienvergiftung.

Eine kausale Therapie beim Tiere versuchte Rotzakeff (zit. bei Mayer), der schwer verbrannte Meerschweinchen durch ein Serum heilte, welches anderen, von Brandwunden genesenen Tieren entnommen war. Diese Tatsache steht in Einklang mit einer anderen experimentellen von Flu durch Ligatur der abführenden Gefäße. Die Methode ist aber für humane Therapie nicht geeignet.

Von speziellen kausal wirkenden Prozeduren sind zu nennen:

Gegen die Eindickung des Blutes reichliche *Flüssigkeitszufuhr*, per os, per Klysma oder hypodermatisch. Intern reichlich Getränke, Wasser, diuretische Tees, leichte alkoholische Flüssigkeiten, Klysma von $^1/_2$ Liter Kochsalzlösung $3^0/_0$. Ferner hypodermatische Infusionen in die Haut des Bauches, der Oberschenkel, des Rückens, der Mamma, bei größeren Personen bis zu 1—3 Liter pro Tag (Ravdin und Ferguson, Zumbusch, Davidson, Bancroft und Rogers, Beck und Powers, Matzenauer-Schreiner). Riehl empfiehlt 3—4 Liter, (Pagenstecher sogar 5 Liter) Flüssigkeitszufuhr täglich auf verschiedenen Wegen. Spietzschka sah auch von der *öfteren* Zufuhr *kleiner* Flüssigkeitsmengen gute Erfolge. *Intravenös* hypertonische Na-Chloridlösung $20^0/_0$, steril (Bigger).

Unter dem Einflusse dieser Prozeduren hebt sich der herabgesetzte Blutdruck und die Diurese, Anurie wird zur regelmäßigen Oligurie, selbst beginnendes Lungenödem, spastische Darmverschließung und sonstige terminale Erscheinungen werden unter konsequenter Flüssigkeitszufuhr rückgängig.

*Ernährung.* Bezüglich der Ernährung Schwerverbrannter wird wegen Schwäche der Organe, besonders der abdominalen, durch die Toxine zu jeder Zeit vor der Rekonvaleszenz die größte Sorgfalt am Platze sein: nur flüssige und leichte Kost, Milch, Nährbouillon, gekochte Früchte, süßes Kompott (Zucker wirkt anregend auf die Herzaktion), neben reichlichen Getränken, auch Alkoholika. Erbrechungen müssen in doppelter Weise berücksichtigt werden. Einerseits muß, wenn Magenschwäche die Nahrung nicht verträgt, letztere auf ein Minimum reduziert werden, anderseits muß, wenn die Erbrechung durch Toxine hervorgerufen wird, doch wieder flüssige Nahrung gereicht werden. Wichtig ist reichliche Kohlehydratzufuhr, schon um den Glykogenmangel in der Leber zu bekämpfen, der bei Schwerverletzten oft beobachtet wird (Ravdin und Ferguson). Glykogenarme Leberzellen haben nicht genügend Oxydationskraft für die Toxinentgiftung.

*Aderlaß.* Mit Reïnjektion gesunden Blutes, Transfusion, einerseits zur Entfernung toxischer Zerfallsprodukte, anderseits zum Blutwechsel empfohlen von Robertson 1921, später von Ravdin und Ferguson, neuestens von G. Riehl sen. und jun. und seither bei vielen Klinikern in Gebrauch, mit vorzüglichen Ergebnissen. Inwieweit auch sonst sicher letal verlaufende Fälle von Verbrennungen, die durch Aderlaß und Transfusion allein, auch zum richtigen Zeitpunkt angewendet, dem sicheren Tode entrissen werden können, werden gewiß sehr bald statistische Berichte erweisen, die auch die Größe der verbrannten Fläche in Betracht ziehen.

Gustav Riehl jun. berichtet über die Resultate, die bei 32 Fällen von Verbrennungen mittels Bluttransfusion erzielt worden waren, und gibt die zugehörigen Krankengeschichten. Unter den Fällen waren 14 als sehr schwere, 17 als schwere und 1 Fall als leicht zu betrachten. Es wurden möglichst frühzeitig zumeist 200—400 g Blut infundiert. Hierbei wurde die Methode Perey befolgt, das Blut vom Arm des Spenders durch Druck injiziert. Hämotestproben nach Molisch und Neumüller. Es wurde bei der Mehrzahl der Fälle beträchtliche Verlängerung des Lebens über die nach Weidenfeld berechnete Lebensdauer erzielt. Von voraussichtlich tödlichen Fällen wurden 10 geheilt. Die Schorfe wurden möglichst frühzeitig in kleinen Partien entfernt. Nur bei 2 Fällen versagte die Methode der Bluttransfusion.

Willis betont mit Recht, daß auch der Zeitpunkt der Transfusion von Belang ist. Solange noch Schorfe in großen Mengen am Körper haften, die ohne sachgemäße Devitalisierung oder Debridement dem Zerfall und der Resorption anheimfallen, kann auch die Transfusion nur vorübergehend wirken und als immerhin schwerer Eingriff für das Herz und den Organismus das Ende noch beschleunigen. Selbstverständlich gilt dies auch für die späte Anwendung in ultimis. Willis verbindet deshalb die Bluttransfusion stets mit möglichst radikalem Debridement. Nur bei Kindern und älteren Personen zieht er die Hypodermoklyse solange als möglich vor.

Zum Blutwechsel empfehlen Ravdin und Ferguson 20 ccm Blut pro Pfund, also 800 ccm für ein Kind von 20 kg Gewicht, Robertson und Boyd je 60 ccm Blutentziehung pro kg Körpergewicht und dafür 70 ccm Zufuhr neuen Blutes pro kg Körpergewicht.

Neuerlich wurde von verschiedenen Autoren, insbesondere Robertson und Boyd, Davidson, Underhill und dessen Mitarbeitern auf den *Kochsalzstoffwechsel* bei Hautverbrennungen großes semiologisches Gewicht gelegt. Aus ihren Beobachtungen wurden auch gewisse Lehren für die kausale Therapie gezogen (vgl. dort). Innerhalb der ersten 48—70 Stunden nach ausgedehnter Verbrennung ist der Urin oft dunkel gefärbt und gesättigt, von höherem spezifischem Gewicht, mit Spuren von Albumen. Während der ersten 24 Stunden steigt der Nonproteinstickstoff- und Zuckergehalt im Blute beträchtlich, was schon auf Blutkonzentration durch Plasmaverlust allein zurückgeführt wird. Der Grad dieser Zunahme steht im direkten Verhältnis zu der Schwere der Verbrennung. Konnte von Ravdin und Ferguson nicht bestätigt werden.

Je nachdem die Verbrennung eine mäßige, eine mittlere oder eine sehr schwer war, zeigte sich in eigenen genauen Beobachtungen Davidsons eine mehr weniger deutliche Abnahme von Chloriden im Urin in den ersten 3—4 Tagen nach der Verbrennung, wobei auch die Kochsalzausfuhr sinkt, demnach eine Speicherung der Chloride im Körper stattfindet, die durch eine Nierenfunktionsstörung nicht erklärt werden kann. Je größer die Verschorfung, desto deutlicher die Erscheinung.

Davidson zeigte dieses Verhalten an zahlreichen Verlaufskurven, an Kranken beobachtet. Während der Zeit des sinkenden Kochsalzgehaltes im Blute zeigen die Temperatur- wie Pulskurven die stärksten Schwankungen, weisen also auf die schwankende, bzw. zunehmende Toxizität der Blut- und Säftemasse hin.

Die Kurven zeigen nur eine leichte Erhöhung der Temperatur sowie Rückgang in normale Grenzen dieser wie des Nonproteineiweißgehaltes (Reststickstoffs), am meisten am 5. Tage nach Applikation des Tanninverbandes. Von da ab infolge Wegfalls der Tanninbehandlung und Ersatz durch indifferente Borwasserumschläge Wiederanstieg der Temperatur, des Reststickstoffs, des Zuckers und der Harnsäure. (Siehe Kurven auf S. 243, 244.)

*Ableitung auf den Darm.* Durch Klysmata von hypertonischen Salzen, Mg-Sulfat (Fay, zit. bei Ravdin und Ferguson) wird ein Flüssigkeitsstrom aus dem Blute in den Darm zur Entlastung von toxischen Stoffen erzeugt. Der Wasserverlust im Blute muß selbstverständlich gleichzeitig durch Zufuhr physiologischer Kochsalzlösung, per os oder intravenös, ersetzt werden. Bigger

empfiehlt dazu intravenöse Injektionen hypertonischer, 20%iger Kochsalzlösung. Er erzielte damit gute Resultate. Mg-Sulfat ist nicht dialysabel, wird
also nicht resorbiert. Ravdin und Ferguson geben ausdrücklich an, daß nicht
ein übermäßiger Harnstoff- und Harnsäuregehalt des Blutes (Acidose) regelmäßig vorhanden sei, wie man früher glaubte, deshalb die Zufuhr von Alkalien
*nicht* rationell sei, sondern nur die Eindickung erhöhe. Die Zerfallsstoffe müßten
entfernt werden. Die Bluteindickung entspreche nicht dem hormonalen Ausfall
(Nebennierendegeneration), sondern der hohen Blutkonzentration.

### *Offene Wundbehandlung und physikalische Heilmethoden. Wasserbett.*

Eine besondere, aber einfache Form der Wundbehandlung ist die älteste,
sogenannte offene, verbandlose. Daß kleinere Brandwunden an der Haut sowie
sämtliche an der Schleimhaut des Mundes, der Vagina, der Conjunctiva offen,
ohne Verband ausheilen können und müssen, da außer in der Vagina auf Schleimhäuten kaum ein Verband überhaupt anbringbar ist, ergibt sich von selbst.
Bei großen Brandflächen an der Haut aber bildet die offene Wundbehandlung
die Ausnahme. Immerhin setzte sich in früheren und auch in den letzten Jahren
eine Anzahl von Autoren auch hier für die offene Wundbehandlung ein, so 1905
Sneve (zit. bei Ravdin und Ferguson), später Rochet und Lasserre, Mandanas und Oeconomos. Die offene Wundbehandlung fand wegen ihrer angeblichen Erfolge sogar große Ausbreitung. Rochet und Lasserre meinen neuerdings sogar, daß Verbände bei Brandwunden toxische und septische Komplikationen begünstigen. Anizio Mandanas weist der offenen Wundbehandlung
ein bestimmtes Territorium zu. Ausgenommen von der offenen Wundbehandlung
seien kleine Kinder und nervöse Frauen, da sie sich nicht ruhig verhalten und
die Wunden verunreinigen. Man reinigt die Wunden mit milden Lösungen
und sterilen Verbandstoffen, trägt die Blasen ab und begnügt sich mit Bepuderung, entweder bei strenger Bettruhe oder doch ohne stärkere Bewegungen.
Der Zutritt der Luft wird für sehr wertvoll gehalten. In heißen Gegenden wird
der Körper nur durch Fliegennetze geschützt. Alle feuchten Flächen werden
mit antiseptischen Pulvern bestreut. Reinigung derselben mit Dakin-Carrell-
scher Solution. Die Heilung geht rascher vor sich als unter Fett- oder anderen
geschlossenen Verbänden, oft schon in der 3. Woche. Septische Infektionen
bilden seltene Ausnahmen. Die Behandlung ist insbesondere sehr billig
(Mandanas).

*Sonnenbestrahlung.* Oeconomos hat seit 12 Jahren Erfahrungen gesammelt,
besonders während des Krieges, und meint, daß Freiluftbehandlung und Sonnen-
therapie auch günstige, dauerhafte und schöne Vernarbung ergeben, ebenso
Charles Widmer, O. Bernhard auch bei keloiden Narben. Flörcken
hingegen sah Verschlimmerung einer Brandwunde nach Sonnenbestrahlung.

Kessler behauptet sogar, daß die Lichtbehandlung der Verbrennungen
allen älteren Behandlungsmethoden weit überlegen sei. Alle Brandwunden
sind infolge der bactericiden Wirkung der Hitze zunächst steril. Die erste Aufgabe des Arztes muß es also sein, die Wunden auch steril zu erhalten. Das erreicht man am schonendsten und vollkommensten durch ultraviolettes Licht
(Goldblatt). Kessler bestrahlt die frischen Brandwunden ein oder mehrere
Stunden im elektrischen Lichtkasten oder mit der sogenannten Tiefentherapie-
lampe, um die Kongestion der inneren Organe und die Blut- und Lymphstauung
zu beseitigen, die Elimination der Toxine und den Blutzufluß zur Haut zu befördern. Im Anschluß daran täglich eine kurze Bestrahlung mit ultraviolettem
Licht, auch nach dem Abfall der bald auftretenden aseptischen Schorfe, bis das
neugebildete Epithel genügend Widerstandskraft besitzt. Verbände sind verpönt.

Gummi-Unter- und -Zwischenlagen zur Verhütung des Anklebens der Brandwunden an Kleidung und Bettzeug. Die Behandlung ist fast schmerzlos. Ausgezeichnete Erfolge, auch kosmetisch, da das ultraviolette Licht Narben- und
Contracturbildung verhindert.

*Warme Glühlichtbäder.* Von physikalischen Agenzien ist es weiterhin insbesondere die *Wärme*, welche man bei ausgedehnten Verbrennungen als wertvoll befunden hat. PAGENSTECHER, RAVDIN und FERGUSON, DAVIDSON, BAN-
CROFT und ROGERS, BECK und POWERS u. a. legen die Kranken in Reifenbahren
unter ein elektrisches Glühlichtbad. Die Reifenbahren werden für den ganzen
Körper oder für die einzelnen Körperteile gesondert, je nach Bedarf, gerichtet.
Hierdurch wird die des Epithels beraubte Haut vor Wärmeverlust bewahrt
und Erschöpfungszustände verhindert. Schorfe trocknen dadurch leichter aus,
werden devitalisiert und faulen nicht. Die Hitzestrahlen wirken auch sterili-
sierend auf Bakterien. Schon 24stündige Reifenbahren-(Glühlicht-) Therapie
genügt zur Devitalisierung der Schorfe (WILLIS). Bei Kindern werden diese
Glühlichtbäder in der Rekonvaleszenz durch mehrere Wochen fortgesetzt.

H. BERGEAT und A. WITTEK befördern auch durch *warme Luftduschen*
Epithelialisierung.

*Bäder.* Bei kleineren verunreinigten oder schlecht heilenden Wunden werden
auch *Teilbäder* mit oder ohne medikamentöse Zusätze, Kalium-Permanganat,
Borsäure, Kochsalz, chlorsaurem Na, essigsaurer Tonerde, Lysoform, aber
nur in ganz minimalen Konzentrationen, bei Temperaturen von ungefähr 30 bis
32° C, in der Dauer von 10—30 Minuten, bei fötiden Wunden auch unter Wechsel
der Flüssigkeit während des Bades, angewendet. Solche Teilbäder eignen sich
besonders für die Extremitäten, auch für den Unterleib, Gesäß, Genitalgegend.
Die Zeit kann auch bis auf mehrere Stunden täglich ausgedehnt werden, wobei
die Berührung mit der Flüssigkeit und der Wechsel der Temperatur einen
gewissen Reiz zu gesunder Granulationsbildung ausübt (SOUTTAR, DIAZ,
O. JIMENEZ). SUTTON empfiehlt sogar kontinuierliche Lokalbäder.

*Wasserbett.* Eine besondere Form der physikalischen Behandlung ausgebreiteter schwerer Brandwunden bildet das Wasserbett. Die Idee und Er-
findung, nicht nur die erste rationelle Anwendung des Wasserbettes, des kontinuierlichen, allgemeinen Bades, ist FERDINAND VON HEBRA zu verdanken.
Eine Notiz amerikanischer Autoren, daß schon 1875 PASSAVANT Ähnliches
empfohlen habe, ist nach der historischen Darlegung von L. ARZT nicht zutreffend, da nach den Dokumenten der Wiener Klinik HEBRA schon im Jahre
1861 in der Allg. Med. Ztg. einen Aufsatz über kontinuierliche Allgemeinbäder
und deren Verwendung bei Behandlung von Brandwunden veröffentlicht hatte.
Vor ihm hatte nur der Chirurge LANGENBECK 1855 eine Spülbehandlung für
große Wunden empfohlen.

Auch HEBRA selbst betrachtete das tagelange Verweilen kranker Menschen
in temperiertem Wasser von vornherein als einen wesentlichen Eingriff in die
Körperökonomie, der studiert werden müßte. Er wählte als Indikationen
zunächst Verbrennnungen und Pemphigus.

Im Verlaufe von 66 Jahren bis auf die Gegenwart haben Konstruktion und
Einrichtung des Wasserbettes manche wertvolle Veränderungen erfahren.

Die Lagerstätte bestand ursprünglich aus einem mit Gurten überspannnten,
mit Kotzen gepolsterten Eisenrahmen mit verstellbaren Stützen für den Kopf
in einer großen viereckigen Badewanne aus Kupferblech.

Die Wanne wurde fallweise mit entsprechend temperiertem Wasser gefüllt
und die meist schwer beweglichen Patienten wurden mittels Kurbeln am Kopf-
wie am Fußende ein- und ausgehoben. Die Wanne wurde mit einem Holzmantel
als schlechtem Wärmeleiter zur Verhütung rascher Abkühlung des Wassers

umgeben. Um die Temperatur des Wassers möglichst gleichbleibend auf richtiger Höhe zu erhalten, den Patienten vor jedem überflüssigen Temperaturwechsel, Erkältungen und Verbrühungen durch Luftzutritt oder heißes Wasser, zu verschonen, wurde ein Mischgefäß für den Zulauf vorgeschaltet. Weiterhin wurden zahlreiche andere technische Verbesserungen auf der Wiener Klinik und anderwärts gemacht. Dabei wurde vor allem angestrebt, durch Doppelwandung mit Zwischenschicht die Wärmeabgabe des Wassers auf ein Minimum zu beschränken, das Ein- und Ausheben der Schwerkranken möglichst leicht zu gestalten. Die viereckige Wanne wurde auch aus Beton gebaut, um die Oxydation der Metallteile in dem feuchten Raum auszuschalten.

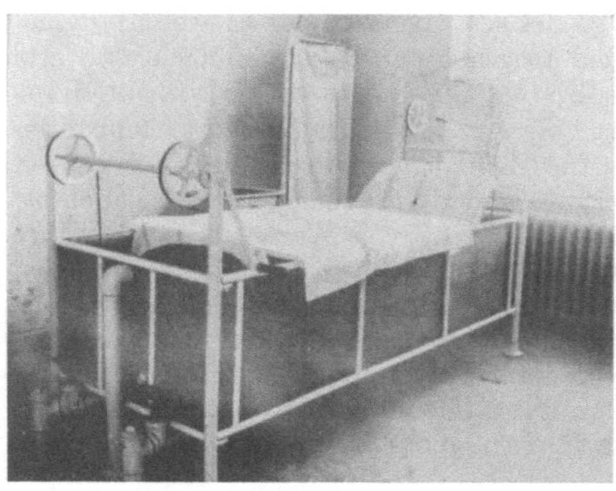

Abb. 30. Bewährtes Modell eines Wasserbettes der Klinik Riehl-Arzt.

Die zusagende Temperatur des Wassers ist 29° C, mit temporären, kleinen Änderungen je nach dem subjektiven Gefühle der Kranken. Während des Wasserzuflusses hat die Warteperson stets anwesend zu sein. Jede Wasserbettanlage ist mit einem Speisekessel für heißes Wasser versehen, der den stetigen, kontinuierlichen oder zeitweisen Wechsel des Wassers sicherstellt, anderseits aber auch mit Trockenbetten (für 3 Wasser- 1 Trockenbett), um die Patienten, wenn nötig, vorübergehend aus dem Bade zu bringen.

Eigene Thermoregulatoren haben sich als überflüssig und unzweckmäßig erwiesen. Gegen die mitunter beobachteten Suicidabsichten bei Schwerkranken müssen entsprechende Vorkehrungen durch technische Behelfe wie auch Wartung getroffen werden.

Als wichtigste Indikationen für den Gebrauch des Wasserbettes galten von Anfang an und auch weiterhin gewisse Phasen der Verbrennungen, wobei in erster Linie die Schmerzstillung, besonders bei den sicher unheilbaren, verlorenen Schwerverbrannten angestrebt

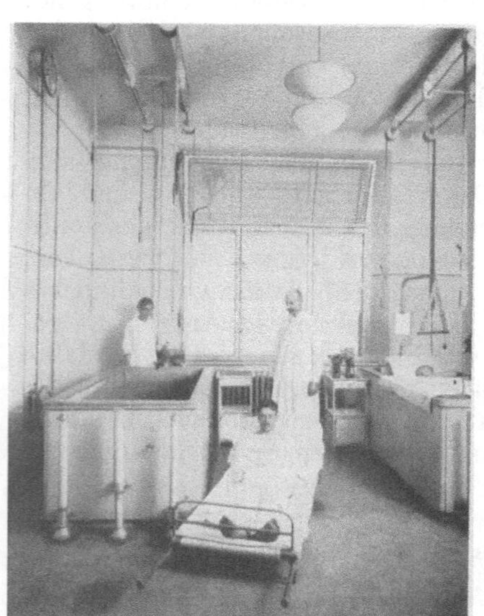

Abb. 31. Aus der Wasserbettabteilung der Klinik Finger-Kerl.

wurde, um deren letzte Lebensstunden erträglich zu gestalten. Das Wasserbett wurde zum Aufenthalt der Todeskandidaten und kam so allmählich bei der Ärzteschaft und den Kranken in einen berechtigten ominösen Ruf. Dann aber wurden damit auch andere kurative Zwecke verfolgt.

Die erste Wasserbettstation auf der Wiener Klinik (1877) bestand aus 7 Betten, in der noch beide Geschlechter und Kinder vereinigt waren.

1917 wurde eine rationell eingerichtete Dauerbaracke mit vielen Räumen errichtet.  Aus Abb. 32 u. 33 sind die beiden neuesten Typen moderner Wasserbetten aus den beiden Wiener Hautkliniken zu entnehmen.

Während der Kriegszeit wurden seine Indikationen an der Wiener Klinik weit über die der Verbrennngswunden und anderer dermatologischer Affektionen (Pemphigus foliaceus, Decubitus, universelle Dermatitisformen, Ekzem, Psoriasis, Erythrodermie u. a.) auch auf andere Gebiete, Chirurgie, Gynäkologie, innere Medizin, Neurologie, Psychiatrie, auch Infektionskrankheiten ausgedehnt.  In diesem Sinne wurde 1917 durch Bemühungen RIEHLs mit EISELSBERG im Wiener allgemeinen Krankenhause auch eine neue, moderne Wasserbettstation geschaffen.  Genauere Angaben über moderne Konstruktion, Betriebsweise und Indikationen für das Wasserbett bei L. ARZT und G. RIEHL jun.  Wir begnügen uns hier mit den 5 Abbildungen der

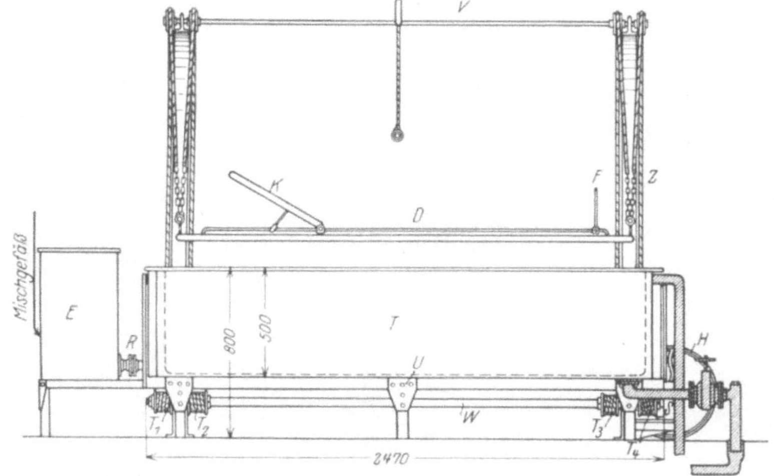


Abb. 32. Schematischer Durchschnitt durch das moderne Wasserbett
der Wiener Hautklinik RIEHL-ARZT.
U Untergestell.  T₁T₂T₃T₄ Windtrommeln.  W Welle.  H Handrad.  S Schneckengetriebe.
E Einlaufgefäß.  R Rohrstutzen.  T Trog.  D Drahteinsatz.  K Kopfstutze.  F Fußstütze.
Z Kettenansatz.  V Versteifungsrohre.

derzeit bestbewährten Modelle der Wiener Krankenhäuser (Abb. 30—35).  Insbesondere die Beckenaffektionen, fistulöse Prozesse des Unterleibes, dann aber auch schwere Erfrierungen, wie sie im Kriege vorkamen, fanden hier eine wertvolle Behandlungsmethode.

*Ein Wasserbett neuester Konstruktion* (System der Ingenieure HEINRICH PALETZ und VIKTOR OTTE, Wien) wird zum Zwecke der Dauerbadbehandlung chirurgischer Affektionen an der Abteilung des Univ.-Prof. Dr. LOTHEISSEN im Franz-Josef-Spital in Wien seit längerer Zeit versuchsweise benützt und hat sich dort nach dem Gutachten der Ärzte bestens bewährt.  Es ist von den bisher verwendeten Konstruktionen in manchen wesentlichen Punkten verschieden.  Die Konstruktionshöhe ist bedeutend herabgedrückt, wodurch es sich in mehr geschlossener Form darbietet.  Hebe- und Senkvorrichtung findet sich nicht wie bisher an den Wänden und an der Decke, sondern in das Kopf- und Fußende des Bettes eingelassen und durch weißemaillierte, aufklappbare Blechkappen vollkommen verschalt.  Der Mechanismus zum Heben und Senken ist äußerst kraftsparend hergestellt, so daß auch eine schwache Pflegerin das Getriebe ohne Anstrengung und ohne Gefahr für

den Kranken beherrscht, und bleibt dabei automatisch in jeder Höhe fixiert,
so daß Unfälle vermieden werden. Der Kranke braucht das Wasserbett
überhaupt nicht mehr zu verlassen, wie bei Reinigung der Wanne, Verbandwechsel oder zu kleineren Operationen. Hierzu kann der Kranke durch einen

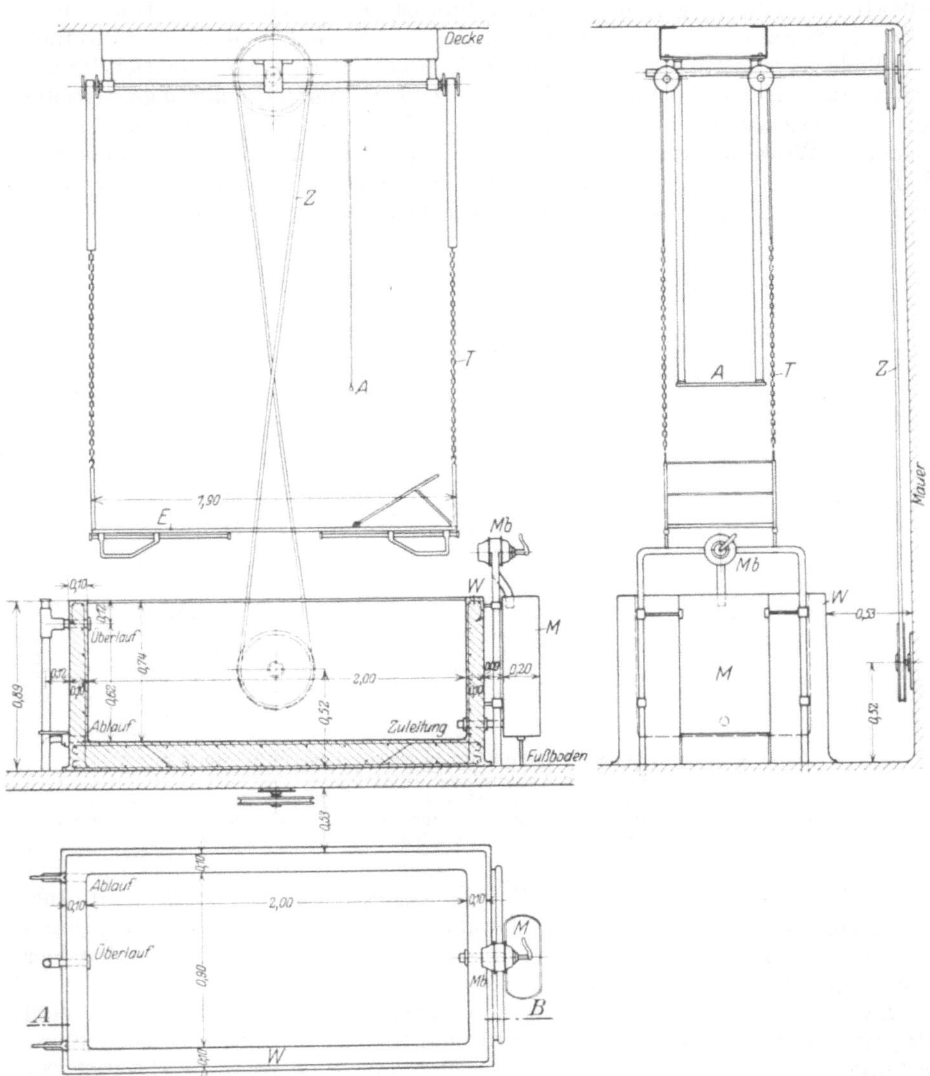


Abb. 33. Wasserbett nach dem System Maschek.
A Anhaltestange. E Einsatz. M Mischbehälter. Mb Mischbatterie. T Tragkette.
W Wanne aus Eisenbeton. Z Zugseil.

seitlich am Bette angebrachten Drehkonsol an die Seite des Bettes herausgehoben werden, wodurch an Personenmaterial und an Zeit gespart wird.
Auch der ästhetische Anblick des Krankenbettes (Dauerbades) erscheint durch
diese neue Konstruktion wesentlich gehoben (Abb. 34 u. 35).

Die Heilungsvorgänge werden besonders bei verunreinigten Wunden und
solchen am Unterleib, nahe der Analöffnung sicher gefördert. Sekretstauung

wird mitunter verhindert. Die Wundflächen werden durch ständigen Kontakt mit warmem Wasser hyperämisiert und so eine mehr flache Epithelialisierung begünstigt (L. ARZT).

*Kontraindikationen* bilden in erster Linie Herzschwäche, Myodegeneration, inkompensierte Vitien, schwere Arteriosklerose.

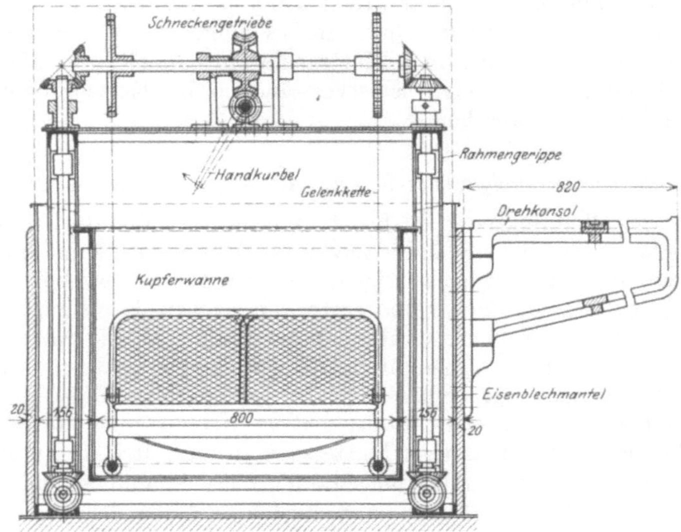


Abb. 34.

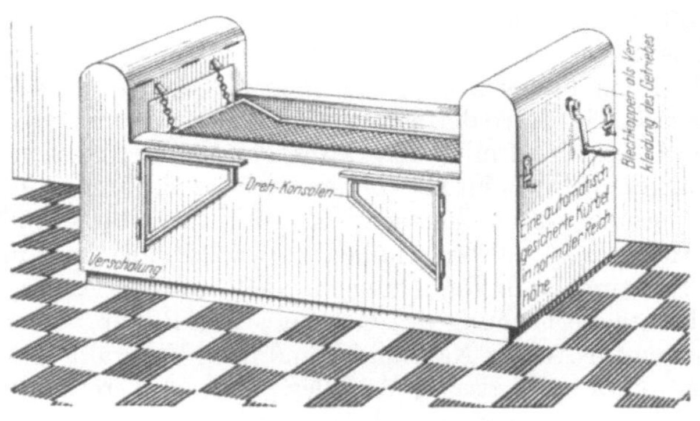


Abb. 35.

Abb. 34 u. 35. Wasserbett nach dem System PALETZ.
Neuestes Modell durch Firma OTTE, Wien.
(Abt. Professor LOTHEISSEN, Franz Josefs-Spital, Wien.)

Zweifellos ist, daß das Wasserbett nur als ultimum refugium und möglichst nur vorübergehend benützt werden sollte, unter steter Rücksichtnahme auf die Kontraindikationen durch den Zustand des Gefäßapparates, und daß es für Schmerzstillung bei umfangreichen Verbrennungen und Verätzungen sowie bei Erfrierungen und deren infektiösen Komplikationen nach wie vor seine guten Indikationen besitzt. Gegenteilige Auffassungen amerikanischer Autoren könnten nur durch größere, geschlossene statistische Vergleiche sowie durch den Umstand begründet werden, daß es gelingt, durch die kausale Therapie und moderne Schmerzstillungsverfahren den Indikationen auf andere Weise als durch das Wasserbett gerecht zu werden.

Aus sämtlichen hier angeführten therapeutischen, lokalen wie allgemeinen Maßnahmen bei schweren Verbrennungszuständen ist Auswahl und Umfang der verschiedenen Maßnahmen, sowohl der externen Verbandmethoden wie der internen Medikation, in ein Verhältnis zu setzen mit der Ausdehnung bzw. Schwere der Verbrennung. Der Praktiker lernt es bald, welche Maßnahmen er im speziellen Falle anzuwenden hat. Insbesondere wo es sich um radikale Eingriffe, Debridement der Schorfe, Bluttransfusion handelt. Bei kleinen Verbrennungen 3. Grades wird man selbstverständlich im Einzelfall von diesen komplizierten Eingriffen absehen.

*Therapie der Narben, Folgezustände und Ausgänge der Brandverletzungen.*

*Brandnarben.* Während der 2. bis 4. Woche der Wundbehandlung bei schweren, tiefer greifenden Brandverletzungen kommt es zum Ansatz von Narben. Diese bilden, wie früher gezeigt worden ist, das Endergebnis des natürlichen Wundprozesses. Je flacher und zarter die Narben, je mehr sie dem normalen Hautkolorit in der Farbe ähnlich, desto schöner ist die Narbenbildung. Anfangs mehr rötlich, noch hyperämisch, wird die Narbe später immer blasser und bleibt vielfach auch nach Schwinden der Entzündung rein weiß, also von der Umgebung abstechend. Das unregelmäßige Niveau einer Narbe entsteht durch Beteiligung verschiedenartiger Muttersubstanzen, Cutis, Subcutis, Muskel, Fascien, Periost, bei der Granulationsbildung. So kommt es zu zackigen, strahligen, gefurchten, genetzten, in verschiedenem Maße derben, leistenartig vorspringenden oder eingezogenen, durch Zellschwund sich immer mehr kontrahierenden, durch Mangel an elastischen Fasern fast spröde werdenden Narben und demzufolge zu *Narbencontracturen,* die sich im Verlaufe von Monaten und Jahren auch oft funktionell in ungünstiger Weise auswirken, besonders bei Sitz um die Gelenkbeugen, auch die Ellenbogen-, Knie-, Fuß- und Phalangealgelenke, zwischen den Fingern und Fußzehen, im Gesichte zwischen den Lidern und der umgebenden Haut, wo der Schwund zu Ektropien und zu Verwachsungen im Bereiche des äußeren und mittleren Ohres, der Nasenöffnungen, auch -Gänge, der Mundöffnungen führt. Ferner bilden sich auch breite Adhäsionen, die sogenannten *Flügelfelle,* durch Verwachsung der Extremitäten an Rumpfpartien oder zwischen Hals und Schultern, endlich Verwachsungen rings um die Genitalostien, Penis, Scrotum, und Verziehungen, auch um den Anus. Sicilia beobachtete ausgedehnte Vernarbung des Gesichtes mit Bildung gerade nur punktförmiger Öffnungen für Augen, Nase und Mund nach Verbrühung mit kochendem Wasser während eines epileptischen Anfalles. Jede größere chirurgische Klinik hat derartige Fälle im Verlaufe der Jahre zur Beobachtung oder Behandlung. Solche Fälle waren besonders im Kriege sehr häufig. Narben im Gesichte behindern den Kauakt (Flörcken), solche ad anum die Defäkation.

Es bildet ein besonderes Kapitel der Chirurgie, diese funktionell bedeutungsvollen, aber auch kosmetisch entstellenden, hypertrophischen, abnormen Narbenbildungen und Verwachsungen durch entsprechende, ein- oder mehrzeitige plastische Operationen zu verbessern. Einzelne prominente Narbenstränge lassen sich natürlich leichter exstirpieren und durch gesunde Haut, Krausesche Lappen, eventuell auch durch Thiersch-Streifen oder Epidermispfropfung, decken.

*Narbenkeloide.* Die Wucherung von Narben bei unbegrenztem Weiterwachstum führt zur sogenannten *keloiden Entartung,* einer Wucherungsform, welche, in ihrem Wesen nicht vollständig erkannt, einer gutartigen Neubildung

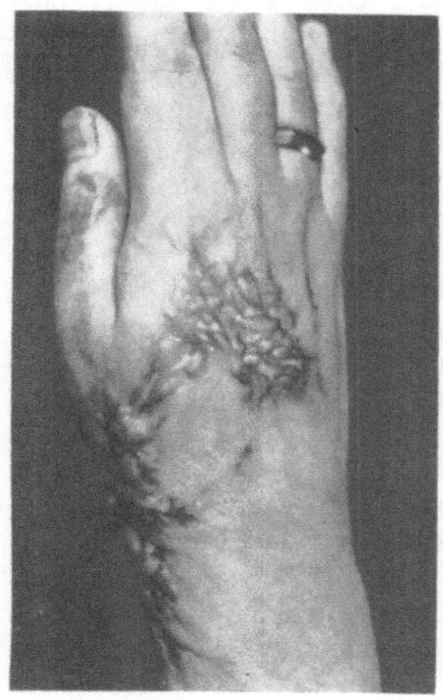

Abb. 36. Hypertrophische Brandnarbe.
(Klinik ARZT.)

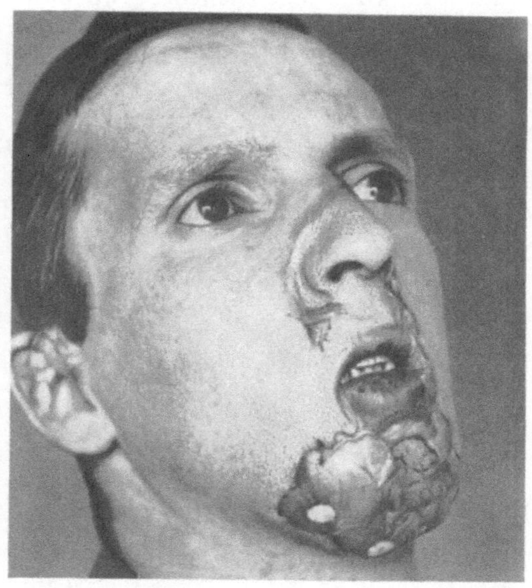

Abb. 37. Hypertrophische Verbrennungsnarbe.
(Klinik ARZT.)

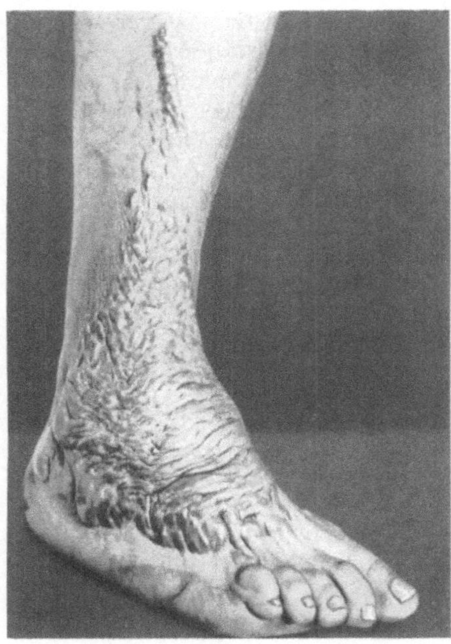

Abb. 38. Hypertrophische Brandnarbe.
(Klinik ARZT.)

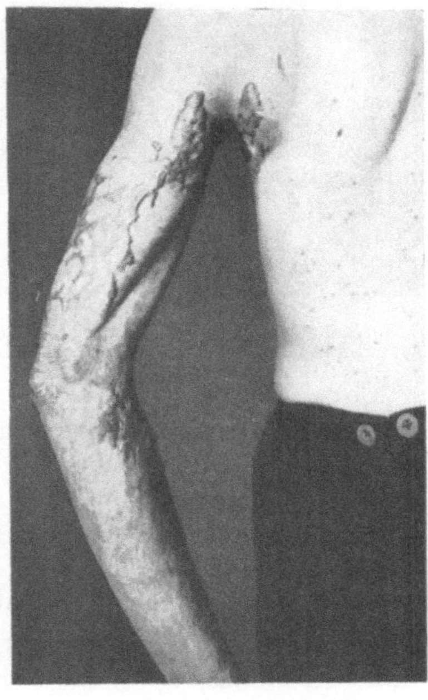

Abb. 39. Hypertrophisch keloid gewucherte
Brandnarbe bei einem Arbeiter.
(Sammlung OPPENHEIM.)

gleicht, schmerzhaft und empfindlich ist, hauptsächlich aber kosmetisch
entstellend wirkt und entweder, wo dies möglich, einer Exstirpation, oder
weit besser einer Röntgen-, noch besser einer Radiumbehandlung unterzogen wird. Ein großer Teil häßlicher und Funktionsstörung verursachender
Verbrennungsnarben ist aber trotz bester Wundbehandlung unvermeidbar
(Abb. 36—40).

KOHLER (Jena) erzielte durch *Röntgenbehandlung* der Narben mit möglichst
harten Strahlen Beweglichkeit der Gelenke. Zur Erweichung der Narben verwendete er auch Fibrolysin und HANS v. HEBRAS Thiosinamin. Präcanceröse

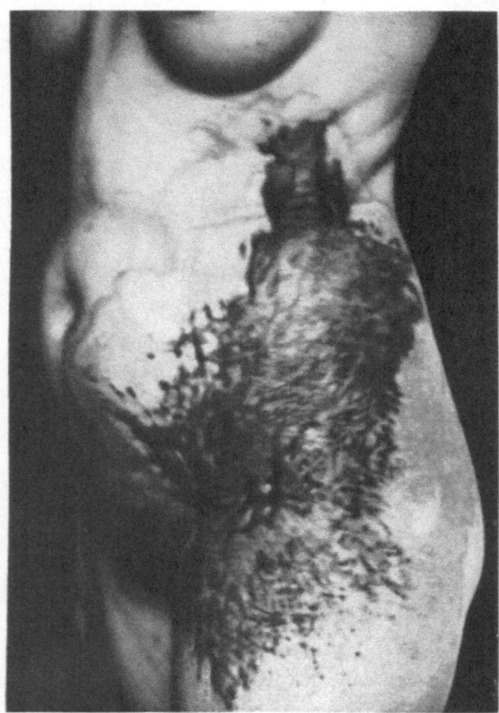

Abb. 40. Keloide nach Verbrennung durch Kleiderbrand.
(Originalphotographie von Prof. SCHOLTZ-Konigsberg.)

oder schon epitheliomatöse Partien
müssen radikal exstirpiert werden.
Neuestens wird auch zur Behandlung solcher Röntgen und Radium
empfohlen. Auch H. FUHS wollte
nach dem Vorschlage von KOHLER
durch *prophylaktische* Röntgenbestrahlung der Bildung hypertrophischer, keloider Narben vorbeugen. Jedoch blieben seine
Bemühungen ohne Erfolg.

Die ersten 2—3 Applikationen
werden ungefiltert gegeben, in
weiteren Sitzungen $^1/_2$ bis 1 mm
Al-Filter. Achttägige und größere
Intervalle zwischen 2 Sitzungen.
Anderseits wurden doch in zusammen 12 Sitzungen von DUBOIS
Keloide vollständig zur Rückbildung gebracht. Bei Vorstellung eines Gesichtskeloides von
PFAHLER wurde die Röntgenbehandlung auch von SCHAMBERG
(Philadelphia) empfohlen.

GRAHAM LITTLE und FENYÖ beschreiben einen Fall von keloiden
Narben nach Verbrennungen, bei
welchen einerseits Rückgang,
anderseits Weiterfortschreiten des
Keloides sichtbar ist.

STEINHEIL sowie DOBROWOLSKI befaßten sich monographisch mit den
Keloiden durch Verbrennung.

FUHS und SACHS stellten in der Wiener dermatologischen Gesellschaft
exquisite Fälle hypertrophischer Brandnarben vor, letzterer solche mit intensiven neuralgiformen Schmerzen, anderseits DUBS einen Fall von Knochenatrophie nach Verbrennung, offenbar durch funktionelle Unterbildung.

*Narbencontracturen.* FLÖRCKEN bildet einige Fälle von Contracturen der
Halshaut, zwischen Hals und Rumpf, Verwachsungen der Interdigitalfalten,
ferner Pes-Calcaneo-Valgus, mit schweren, röntgenologisch deutlich sichtbaren
Knochenveränderungen, Narbenkeloide an Fuß und Rücken ab, endlich Flügelfellbildungen zwischen Oberschenkel und Genitale und Schultergürtel und
seitlicher Rumpfhaut, sämtlich aus der Klinik ENDERLEN. Die Abb. 41—47
wurden uns von der Klinik EISELSBERG überlassen.

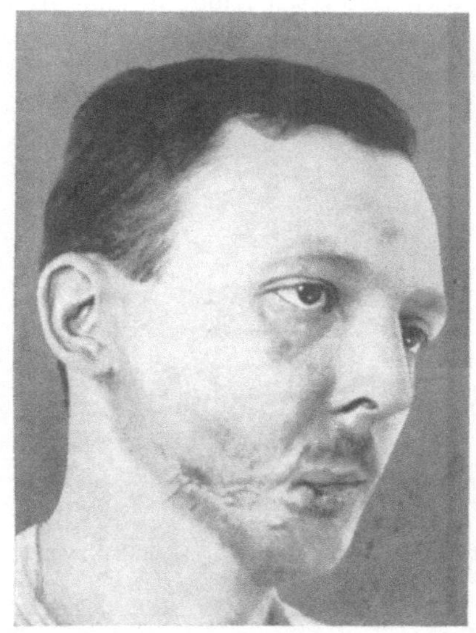

Abb. 41. Narbe nach Benzinverbrennung beim
Absturz mit dem Flugzeug.
Kieferstation der Klinik EISELSBERG.

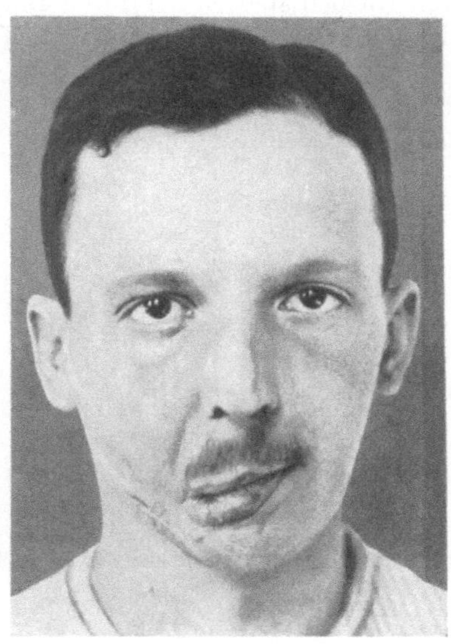

Abb. 42. Derselbe Fall wie Abb. 41.

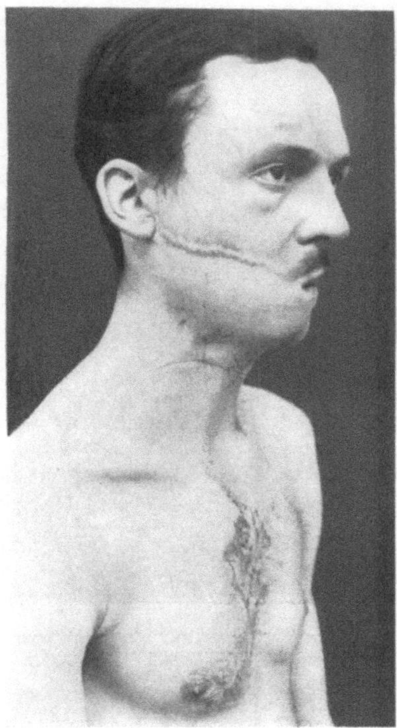

Abb. 43. Derselbe Fall wie Abb. 41.
Plastik aus der Halshaut.

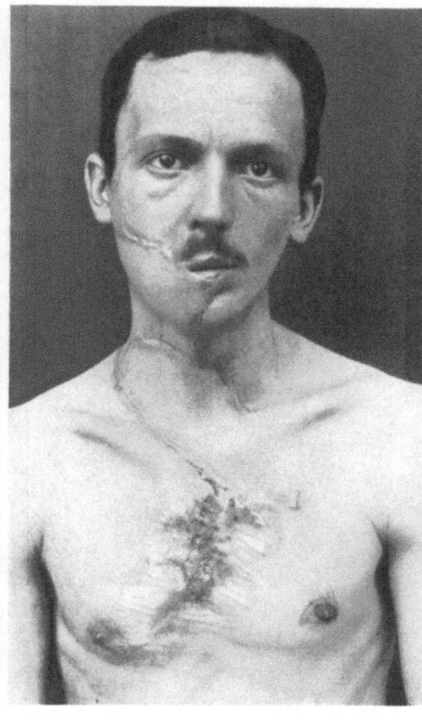

Abb. 44. Derselbe Fall wie Abb. 41.
Plastik aus der Halshaut.

Moses Behrend befaßte sich eingehend mit solchen funktionellen Störungen durch Narben speziell bei durch Brandschäden verletzten Kindern, ohne irgendwelche neue Vorschläge zu machen.

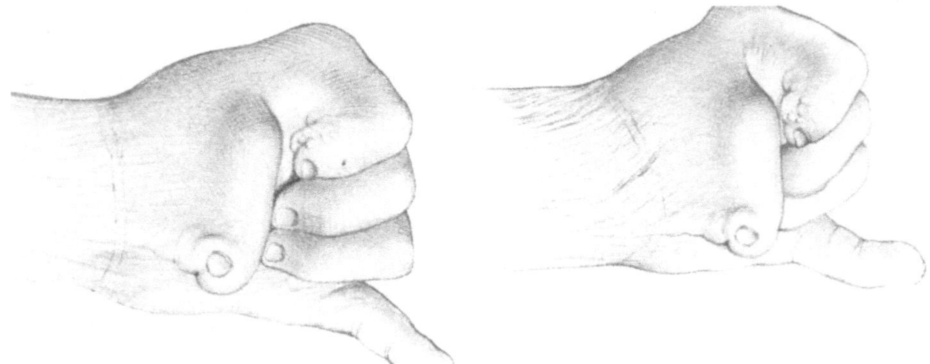

Abb. 45. Narbige Contractur der Finger beider Hände nach Verbrennungen. (Klinik Eiselsberg.)

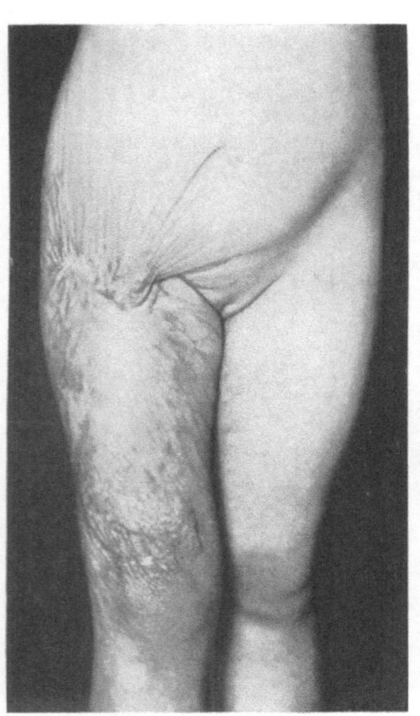

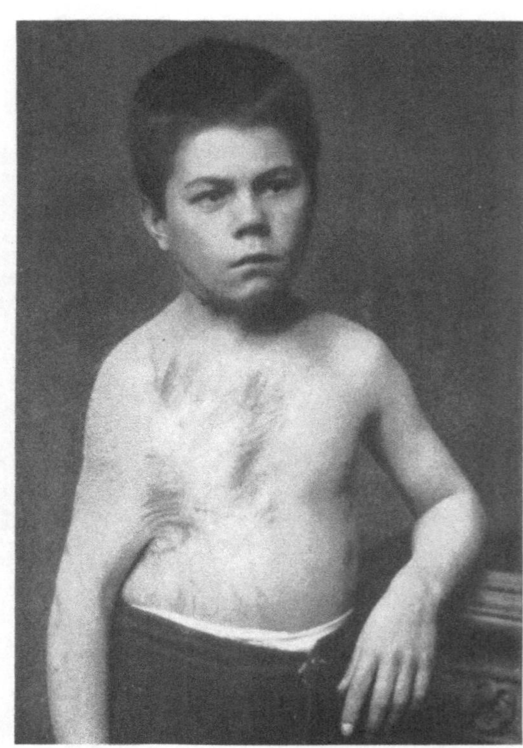

Abb. 46. Ausgedehnte Verbrennungsnarbe am Oberschenkel ohne funktionelle Störung.

Abb. 47. Schultergelenksankylose durch ausgedehnte Verbrennungsnarbe.

(Klinik Eiselsberg.)

Radikale Exstirpation von *Brandwunden* 3. Grades im Kriege haben besonders Magnus Jehn, Enderlen, Garré u. a. Kriegschirurgen schon in den Feldlazaretten geübt, zum Teil mit Anwendung sog. Tiefenantiseptik (Klapp).

Besonders schwielige Partien mitten zwischen Granulationsflächen sollen exzidiert und nach guter Blutstillung soll frische Transplantation gemacht werden, an exponierten Stellen, Fußsohlen, Schienbein usw., auch im Gesichte mittels gestielter Hautlappen. Ingeniöse Hautplastik spielt bei der Behandlung der Narbencontracturen und Flügelfellbildungen eine große Rolle.

Über die plastischen Operationen findet man die technischen Einzelheiten in den meisten großen chirurgischen Kompendien.

DUBREUILH beschrieb einen Fall, bei welchem die eine Gesichtshälfte um die Mundgegend verbrannt und narbig die Öffnung konstringierend, dadurch wesentlich gebessert wurde, daß gleichzeitig Ober- und Unterlippe aus einem Schädelhautlappen mit 2 Schenkeln gebildet worden waren.

DAVID GOLDBLATT läßt, wie wohl vor ihm schon viele andere, die Verbrannten zur Vermeidung von Contracturen im Bereiche der Kinnbacken pfeifen, blasen und Gummi kauen.

Beliebt ist jetzt möglichst radikale Exstirpation der Brandnarben mit nachträglicher ein- oder mehrzeitiger Plastik (WILLIS, SOUTTAR). Nachtrag S. 362.

## Krebsbildung auf Brandnarben.

Einen relativ häufigen Endausgang und Folgezustand von Hautverbrennungen bildet der Übergang der Brandnarben in Carcinom. Schon 1828 hat MARJOLIN zuerst auf diesen Zusammenhang aufmerksam gemacht. Die Chronizität des entzündlichen Prozesses der Narbenbildung, die Gewebsspannung der harten Narbenstränge, die mangelhafte Ernährung, Gefäßarmut und Anämie im Narbengewebe prädisponieren zu Ulcerationen auf die geringsten Schädigungen bakterieller, physikalischer, mechanischer, chemischer Natur hin. Weiche, faltige Narben neigen nicht zur Ulceration und zum Krebs.

U ber Narbenkrebs und speziell solchen in Brandnarben existiert seit MARJOLIN eine ausgebreitete internationale Literatur. 1888 hatte DURAND aus der Weltliteratur unter 90 Fällen von Narbenkrebs 70 aus Brandnarben entstandene zusammengestellt, desgleichen BAASNER 1900 und RUCHOT 1905. Auch F. JOHNSON gab jüngst eine Auslese von Narben-Ca aus älterer Zeit mit 4 eigenen Beobachtungen.

Nach HEIDINGSFIELD handelt es sich bei Narbenkrebsen hauptsächlich um Stachelzellen-Ca. Diese sind maligner und oft von Metastasen gefolgt. Nur ausnahmsweise gehen die Brandnarbenkrebse von Basalzellen aus, und zwar von follikulären Talg- oder Schweißdrüsenausführungsgängen.

Was den *Zeitpunkt* der Entwicklung des Krebses in der Narbe betrifft, so kommt es sehr selten schon während des Heilungsprozesses oder in der frischen Narbe zur Ca-Bildung (Fall von HUGUENIN), viel häufiger mehrere Monate bis viele (bis 60!) Jahre nach dem Trauma bzw. nach Beginn der Narbenbildung, also auf dem Boden konsolidierter, alter, schrumpfender Narben.

Erst wenn die Verbrennungsnarbe durch chronische oder akute Traumen, Druck, Stoß, Reibung, ätzende Chemikalien u. a., gereizt wird und zur Erosion, zum Rissigwerden, zur Infektion mit banalen Eitererregern gebracht worden ist, beginnt auch die maligne Metaplasie. Es muß demnach das präcanceröse Stadium des Brandnarbenkrebses fast immer schon in einer chronischen Ulceration innerhalb der Narbe erblickt werden, die im Verlaufe ihres Bestandes lange Zeit allen Heilungsversuchen widerstrebt, an den Rändern Verdickung, Callöswerden und Zerfall, mikroskopisch früher oder später die charakteristischen Zeichen der Epitheliombildung zeigt.

JABOULET (1907) gibt eine interessante Kasuistik, H. STAHR, BASHFORD (zit. bei WOODHEAD und NEVE) beschreiben verschiedene spino- und squamocelluläre Ca bei Arbeitern, die sich jahrelang an bestimmten Hautstellen hohen Temperaturen aussetzen mußten.

Bei australischen Rindern tritt in den narbigen eingebrannten Eigentumsmarken am Rücken nach Mc Fadyan ab und zu Ca auf.

Mehrere Fälle von Brandnarbenkrebs aus der klinischen Beobachtung Hocheneggs in Wien und Kreibichs in Prag mit Sitz auf dem Rücken, Vorderarm und Oberschenkel finden sich in Ullmann-Oppenheim-Rille, Schädigungen der Haut durch Beruf und gewerbliche Arbeit in dem Artikel von K. Ullmann auf S. 216f.

Nicht nur leitende, sondern auch strahlende Wärme oder die Kombination beider thermischer Reize führt bei langer Einwirkung zur Schädigung der Haut und zu Veränderungen, wahrscheinlich narbiger Natur, in verschiedenen Schichten der Haut, die, als Präcancerose lange Zeit fortbestehend, doch früher oder später fast ausnahmslos in Krebs übergehen.

Als Massenerscheinung von Krebsbildung infolge lang dauernder Hitzestrahlung ist seit 1910 durch Neve in Kaschmir der *Kangrikrebs* bekannt. Das „Kangri" ist ein mit glühenden Holzkohlen gefülltes Tongefäß, welches

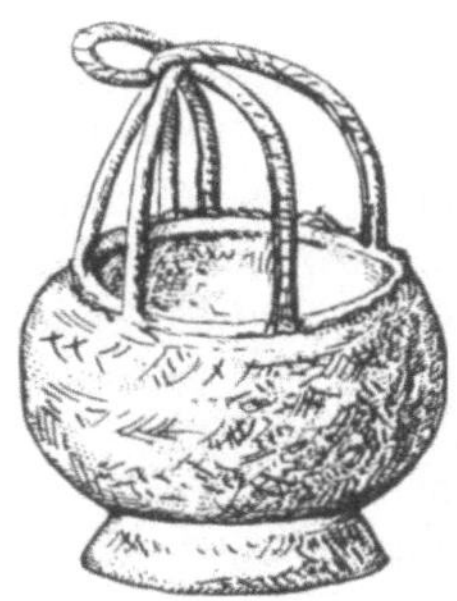

in der kalten Jahreszeit von den Straßenhändlern und Hirten, hauptsächlich in Kaschmir, in einem Körbchen zwischen den Beinen, dem Körper unmittelbar anliegend, als Thermophor getragen wird [1]. Die konstante Hautreizung bewirkt zunächst eigenartige präcanceröse Veränderungen, dann auch Epitheliome an der Innenseite der Oberschenkel und am Abdomen in der Region zwischen Nabel und Schambein.

Bemerkenswert ist auch hier das Vorhandensein kleinster frischer Brandnarben. Auch sie bilden den Ausgangspunkt der Ca. Neve schließt noch in den letzten Jahren (1921) jede andere Ursache als die rein physikalische Hitzewirkung aus, insbesondere die einer sekundär parasitären Entartung, da gerade die zu

Abb. 48. Das Kangri.

septischen Infektionen mehr neigenden jugendlichen Individuen vom Kangrikrebs nahezu ausgenommen sind. Die Krebsbildung geht auch hier am häufigsten von Ulcerationen aus, besonders bei älteren Leuten. Das Kangri-Ca zeigt sich klinisch oft schon in voller Entwicklung in mehreren zollbreiten Flächen von unregelmäßig begrenzten oder kraterförmigen Geschwüren durchsetzt, mitunter aber nur als suspekte Erosion. In mehr als $50^0/_0$ aller Fälle sind auch die regionären Lymphdrüsen infiltriert. Mitunter sind diese Drüsentumoren weich und septisch infiziert, jauchig und zerfallend, ein kopiöses, eitriges, mißfarbiges Sekret absondernd. Nicht selten kommt es durch den raschen septischen Zerfall zur Erosion großer Arterien, der Femoralis, Axillaris, oder kleiner Gefäße und zum raschen Tod, sonst zum langsamen Siechtum und Tod durch Macies corporis.

Mikroskopisch zeigen die derben Tumorpartien und -Ränder regelmäßig typisches verhornendes Epithelial-Ca von squamösem Zellcharakter. Es kommt oft zu unheilbaren Rezidiven. Viele Fälle kommen dem Arzte oft inoperabel zu Gesicht.

Neve, der seit 1900 den Kangrikrebs wiederholt beobachtet hat, spricht von einem primären Haut- und sekundären Drüsenkrebs (Abb. 49 u. 50). Er unterscheidet auch 2 Stadien des Hautkrebses. Die beginnenden Formen erscheinen als *verdickte, dunkle Flecke* und zeigen bei Excision bereits deutlich Einwachsen der Krebszapfen in die Cutis (Abb. 51).

---

[1] Dem Kaschmirkangri entsprechen in China das „Chang", in Japan das „Kairo", in Frankreich die „Chaufferettes" der Marktweiber und Straßenbuchhändler.

Eine zweite Form des beginnenden Kangrikrebses ist das sogenannte *exkavierte Epitheliom*. Es zeigt starke Hyperkeratose, hornige Zapfen und Pigment, später kommt es auch zur Ulceration.

Der histologische Befund gibt typisches schuppenzelliges, also von den oberflächlichsten Epidermislagen ausgehendes Epitheliom. Dieselbe Zellform findet sich auch in der Drüsenmetastase (Abb. 52).

NEVE fand 1910 im Missionshospital in Kaschmir unter 3182 Tumorbildungen 1720 maligner Natur, darunter 1189 Epitheliome. Davon saßen 848 an den Extremitäten, 963 waren Kangrikrebse.

In gewerblichen Betrieben hat oftmalige Verbrennung, z. B. mit heißem Mazutt (Paraffinrohprodukt) oder glühenden Kohlenstücken, auf dem Wege

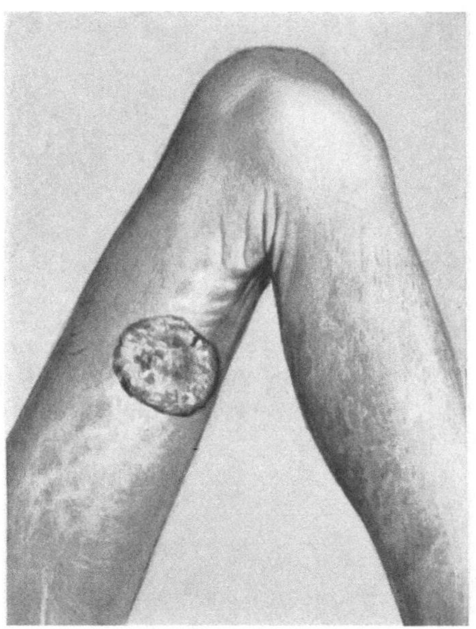

Abb. 49. Kangriepitheliom. Mitten innerhalb des narbigen Areales auf dem Oberschenkel beetartig wucherndes Carcinom, daneben Pigmentationen und ausgedehnte Venen am Ober- und Unterschenkel. (Sammlung NEVE, Kaschmir.)

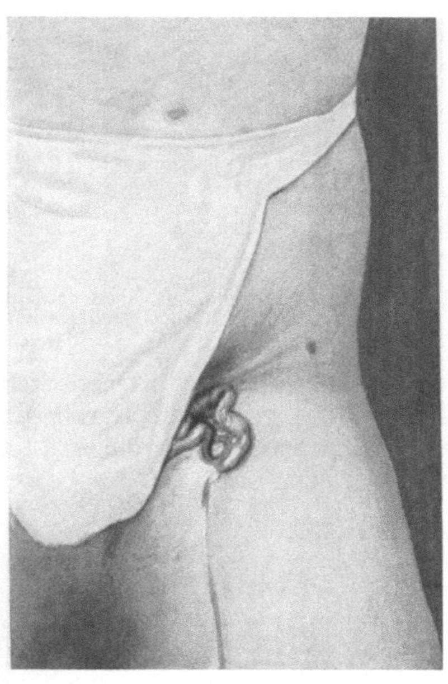

Abb. 50. Sekundäres (regionär metastatisches) Hautepitheliom der Leiste, durch Ulceration muldenförmig ausgehöhlt, stark sezernierend. (Sammlung NEVE, Kaschmir.)

mehr weniger tiefreichender Brandwunden und Narben relativ frühzeitig Krebsbildung zur Folge, wobei die kombinative Reizung mit verschiedenen chemischen und mechanischen Irritamenten ursächlich mitbeteiligt sein dürfte. HUGUENIN konnte schon 25 Tage nach der Vernarbung eines solchen Geschwürs den Beginn von Krebsbildung feststellen. Es handelte sich um ein spinocelluläres Epitheliom, nach unten durch verdichtetes Bindegewebe gut abgegrenzt, das die Zone der Schweißdrüsen noch nicht überschritten hatte. In der Umgebung reichlich leukocytäre Infiltration. Sonst glich der Tumor sehr den experimentellen Krebstumoren [1]. Geringe Hyperkeratose.

Kombination von Reibung mit Hitzewirkung durch heißen Schürhaken führte bei einem Bäcker nach 25 jähriger Tätigkeit zur Krebsbildung an der inneren Daumenfläche (SEQUEIRA, O'DONOVAN).

---

[1] Die experimentelle und tierpathologische Seite der Brandnarbenkrebsbildung wird anderwärts im Handbuch behandelt (Bd. XII/3 und XIV/1).

Auch die neueste Literatur, besonders auch japanische, gibt zahlreiche Fälle von Brandnarbenkrebs, so Dohi 3 Fälle, Minoru Itoh 1 Fall von Kangri-(Kairo-)Krebs, Toff und Itoh (Klinik Dohi) 5 Fälle unter 6 Narben-Ca durch Verbrennung. Das Alter der Narben schwankte zwischen 5 und 20 Jahren.

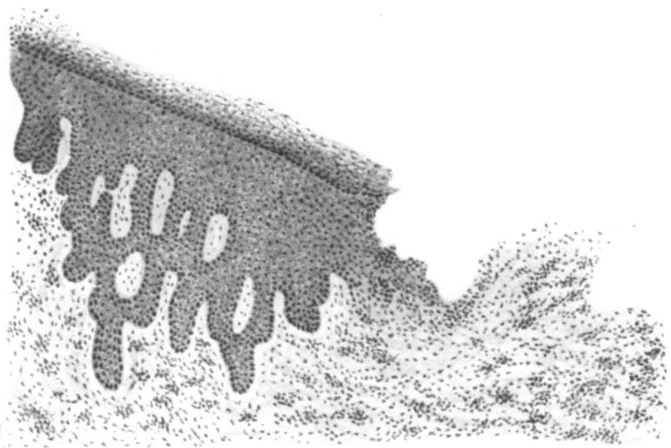

Abb. 51. Kangriepitheliom. Epithelwucherung mit malignem Charakter. Am Rande beginnende Ulceration. Leichte Zellproliferation im Corium. (Sammlung Neve, Kaschmir.)

Die Ca saßen an verschiedenen Stellen des Körpers und waren in Zeiträumen von 7—55 Jahren nach Etablierung der Brandnarbe, zumeist als papilläre Krebse entstanden. Histologisch erwiesen sie sich einmal als spinocellulär, 1mal als Adeno-Ca, 3 mal als basocelluläres Cancroid.

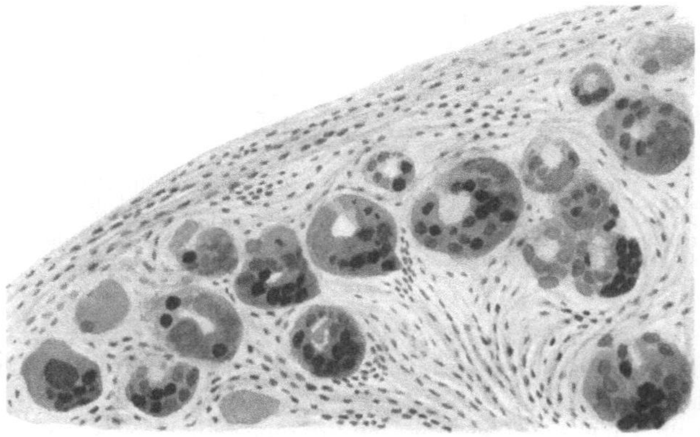

Abb. 52. Kangriepitheliom. Durchschnitt durch eine regionäre Lymphdrüse. In den Lymphsinus konzentrisch gelagerte Massen von Epithelial- (Cancer-) Zellen, teilweise mit Verhornungstendenz. Dazwischen leichte Kernvermehrung im fibrosen und trabekularen Bindegewebe. (Sammlung Neve, Kaschmir.)

Masaki Ivamoto (chirurgische Klinik Sugimuras in Sendai) beschreibt Narbenkrebse, zumeist aus Brandnarben, mit einem mittleren Zeitraum der Entstehung des Ca aus der Brandnarbe von 17 Jahren. Die Häufigkeit der Kernteilungsfiguren in der äußeren Zone der Krebsalveolen erscheint ihm auffallend, desgleichen die Zerstörung des elastischen Fasergewebes in der Nähe des Ca. Prognostisch wird das Brandnarben-Ca als günstig aufgefaßt.

Diesbezügliche Literatur findet man in WOLFF, die Krebskrankheit, I. und II. Teil, ferner in ULLMANN-OPPENHEIM-RILLE, Schädigungen der Haut durch Beruf und gewerbliche Arbeit, und bei MASAKI IVAMOTO sowie bei den hier zitierten Autoren.

## Zur gutachtlichen und forensischen Beurteilung von Brandverletzungen.

Zu dem an verschiedenen Stellen schon Erwähnten diene noch folgendes: 1. gradige Verbrennungen, Erytheme, sind an der Leiche nicht mehr deutlich zu erkennen, hauptsächlich infolge Senkung des Blutes in der Agone nach abwärtigen Stellen hin. Mitunter findet sich noch leichte Schwellung, auch Runzelung und Schilferung der Haut.

Bei Verbrennungen 2. Grades, Blasenbildung, ist bei erhaltener Blasendecke das Corium noch feucht, bei fehlender Blasendecke vertrocknet, dunkelbraun, pergamentartig, beim Daraufklopfen oft tönend.

Drittgradige Verbrennungen erscheinen an der Leiche entweder wie gekocht, oder wie gebraten je nach der Art der Verbrennung. Oft sind die Schorfe mit verschiedenen Materialstoffen imprägniert, Grünspan, Lack, Pulverkörnchen, Kohle usw.

Anderseits zeigt auch bloß erwärmte, aber nicht verbrannte Haut an der Leiche mitunter leichte Rötung und blasige Abhebungen, z. B. nach Schwitzbädern (HABERDA).

Merkmale verkohlter Leichen mit viert- und höhergradigen Brandverletzungen vom forensischen Standpunkt, auch der Kriegsverletzungen, siehe bei HABERDA, S. 747.

Bei forensischen Begutachtungen, ob Verbrennung oder eine Hautkrankheit vorliegt, ist *differentialdiagnostisch* zu denken an *Pemphigus bullosus neonatorum*, welcher oft mit den Folgen zu heißer Bäder der Neugeborenen durch die Hebammen verwechselt wird (BUBNER).

Scharfe Begrenzung der Epitheldefekte oder Blasen spricht nach HABERDA gegen Verbrennung, eher für eine Dermatose (S. 732).

Schon E. HOFFMANN nannte auch Decubitus als häufige Verwechslungsmöglichkeit, MÜLLER nennt diesbezüglich bullöses Erysipel, trophoneurotische Syringomyelie, artefizielles Ekzem.

Auch die inneren Organe erleiden durch Einwirkung hoher Temperaturen mehr weniger schwere Veränderungen und Destruktionen. Naturgemäß sind sie nicht von den Internisten und Dermatologen, sondern von den Gerichtsärzten besser studiert worden, insbesondere auch Zähne, Knochen, Lungen, auch zur Entscheidung der Frage, ob es sich um vitale oder postmortale Brandblasen oder um Fäulnisblasen handelt (RAISKY, LEERS, HABERDA, SURY). LEERS und RAISKY fanden in postmortal durch Kochen erzeugten Blasen Wabenbildung und Ausziehung der Stachelzellen, wie sie seit UNNA, JELLINEK, KAWAMURA u. a. besser bekannt ist. Das Fehlen der vitalen Reaktion in der Umgebung solcher Blasen spricht für postmortale oder Fäulnisveränderungen. Manche dieser Waben waren leer, manche mit seröser Flüssigkeit (Ödem) gefüllt. Relativ gute Struktur mit geringen Veränderungen zeigte das Gehirn. In der Lunge war das Bild nicht so klar, durch Austritt flüssigen und zelligen Inhalts in die Alveolen des hitzegeschrumpften Lungengewebes. Die Hohlräume entstehen durch Verdampfung von Gewebsflüssigkeiten, wobei auch die Zellen der verschiedenen Organe, besonders der Haut, in büschel- oder wirbelförmiger Anordnung ausgezogen werden. Außerdem fanden sich Fettembolien, besonders in der Haut, wo die Hitzespalten der Cutis fast völlig mit flüssigem Fett gefüllt waren und das Fett der Talgdrüsen lachenförmig zusammengeflossen war.

Pilz fand unter 1671 Selbstmordfällen in der Statistik des Wiener Instituts für gerichtliche Medizin 4 durch Verbrennung, Übergießen mit Petroleum, Benzin, Spiritus und dann Anzünden, darunter einen Fall von absichtlichem Hineinstürzen in einen Brauhauskessel. Auch Belohratzky sah solche Fälle. Auch Mordversuche durch Verbrennung werden von Haberda erwähnt. Nachtrag S. 409.

# Kältewirkungen. Erfrierung. Congelatio.
## Allgemeines.

Während bei den Hitzewirkungen die tatsächlich in Betracht kommenden schädlichen Temperaturen schon auch den Einteilungsgrund für die verschiedenen Formen und Grade des Hitzetraumas (Kombustionen) bilden können, so daß sich diesen Temperaturgrenzen entsprechend die Gruppen und Unterteilungen ergeben, gestaltet sich dies für das Kältetrauma einigermaßen anders. Die Temperaturen spielen hier eine viel geringere Rolle als andere Momente, insbesondere als die Zeitdauer, während welcher die Temperaturerniedrigung der Haut zur Geltung kommt. Ferner spielen die äußeren Umstände und individuellen Eigenschaften, unter denen die Kältewirkung erfolgte, eine große Rolle. Nicht einmal eine bestimmte Grenztemperatur, von welcher ab eine Schädigung erfolgt, ist hier mit Sicherheit und für alle Individuen gleich feststellbar. Während bei Hitzeapplikationen eine sehr geringe Schwankungsbreite von nur wenigen, oft nur 1—2 Graden, besteht, deren geringste Überschreitung von dem einen Individuum eben noch toleriert, von einem anderen schon nicht ohne beträchtlichen Schaden vertragen wird, bei einem dritten ein intensives Erythem, bei einem vierten eine Verbrennungsblase erzeugt (über solche Versuche wurde früher berichtet), ist die individuelle Schwankungsbreite für die Entstehung des Kältetraumas, krankhafter Veränderungen der Haut, weit größer. Dies gilt schon für schwache Kältetraumen, für sogenannte Erkältungszustände der Organe und der Haut (Schade), besonders für die Perniosis und ätiologisch mit ihr verwandte Krankheitszustände, Erythromelalgie, Sklerodermie und trophisch vasomotorische Störungen anderer Art. War also beim Hitzetrauma die Temperaturerhöhung der Hauptfaktor, wird das Kältetrauma in manchen, besonders den letztgenannten Grenzfällen, immer noch durch andere Momente exogener Natur, Klima, Jahreszeit, Dauer der Einwirkung, Bekleidung, temporären Feuchtigkeitsgehalt der Luft, Beschäftigung, Ernährung und endogene, hereditäre allgemeine und örtliche körperliche, zirkulatorische, nervöse Prädisposition oder auch durch eine besondere temporäre Disposition der Haut bedingt.

Die Hauptdifferenz zwischen exzessiver Kälte- und Hitzewirkung liegt aber in den Gerinnungsphänomenen durch höhere Temperaturen, denen kein Analogon auch bei sehr tiefen Temperaturen, bis selbst zu minus $10^{0}$ und dadurch bedingte Vereisung von großen Zellgewebskomplexen, besonders der Extremitäten, gegenübersteht. Selbst dann, wenn diese Temperaturexzesse stundenlang auf Haut und Organe gewirkt haben, muß es nicht zur Gerinnung kommen. Es werden unter solchen Umständen die vitalen Funktionen wohl beträchtlich, ja bis auf ein Minimum herabgesetzt, auch zum Schwinden gebracht, Kerne und Protoplasma können, müssen aber nicht geschädigt werden, und es hängt nur von den besonderen Umständen ab, ob dies dennoch der Fall ist.

Das Nervensystem ist bei der Fortleitung thermischer Reize auf die Gefäße der Haut beteiligt, sowohl bei der Wärme- als Kälteleitung. Nach Zierl

(Regensburg) erweitern Wärme und mäßige Hitze die Blutgefäße der Haut hauptsächlich durch direkte Einwirkung auf die contractile Substanz der Capillarendothelien und auf die Muskulatur der kleinsten Gefäße. Daß der reflektorische Anteil der Wärmewirkung nur gering sein kann, beweist der bekannte BIERsche Versuch: das vollständig neurotomierte Bein eines Schweines zeigte im Heißluftkasten dieselbe Röte wie die gesunde Extremität. *Starke* Hitzereize wirken zunächst wie Kältereize; sie verengern die Hautgefäße, besonders die kleinen Arterien; wirkt starke Hitze längere Zeit auf die Haut ein, so entsteht dieselbe Stauungshyperämie wie bei der Kälte: enge Arterien, weite Capillaren und Venen. Beim Einsteigen in ein sehr heißes Bad stellt sich Blässe und Gänsehaut mit Frostschauer ein, der bei längerer Ausdehnung des Bades eine livide Rötung folgt.

Wärme allein kann ebensowenig wie Kälte *dauernde* Erweiterung der Capillaren hervorrufen. Kesselheizer, Feuerarbeiter, Bäcker, Tropenreisende, die sich vor intensiver Lichtbestrahlung geschützt haben, zeigen sogar ein auffallend blasses Aussehen.

Ein kurzer und hinreichend starker *Kältereiz* dagegen hat auf die gut durchblutete Haut wohl durch *direkte Wirkung* eine Kontraktion der Arterien und Capillaren zur Folge; nach Aussetzen des Reizes erweitern sich die Gefäße, es tritt die „Reaktion", die hellrote Hyperämie mit behaglichem Wärmegefühl ein.

Wirkt die Kälte *lange* ein, so kommt es zur lividen Hyperämie des venösen Teiles der Capillaren (Lähmung der Vasoconstrictoren). Nach einem lange einwirkenden, sehr kalten Bade färbt sich die Haut krebsrot; ein lange aufliegender Eisbeutel führt auch zu starker, etwas livid gefärbter Hyperämie.

Die durch Kälte hervorgebrachten Tonusveränderungen der Gefäße sind zum Teil *reflektorischen* Ursprungs. Eng umschriebene Kältereize haben nur bei großer Intensität (Eisbeutel) lokale Wirkung. Die Kälte ist viel mehr als die Wärme geeignet, *Fernwirkungen* hervorzurufen. Es mag das mit dem Umstande zusammenhängen, daß die menschliche Haut etwa achtmal mehr Kälte- als Wärmepunkte besitzt. Taucht man einen Arm in kaltes Wasser, so verengern sich auch die Hautgefäße des anderen Armes und in schwächerem Graden die Hautgefäße der übrigen Körperoberfläche.

*Überblick über Kältewirkungen auf lebende Organismen und Gewebe.* Um die Wirkungen verschiedener Kältegrade auf die menschliche Haut, also ein hochkompliziertes Organ, zu verstehen, ist es zweckmäßig, den Einfluß der Kälte auf lebende Gewebe überhaupt, niedere Lebewesen, Blut und andere Organgewebe, zu verfolgen.

Latente *Lebensvorgänge* pflanzlicher Samenzellen, Pilze, Sporen, Bakterien, werden durch niedrige Temperaturen nicht sistiert, da das Protoplasma dieser Zellen von chemisch nachweisbarem Wasser frei ist (KOCHS 1892). Auch wenn höher organisierte Tiere, Säuger wie Vögel, bei minus 24⁰ sicher zugrunde, gehen, so beweist dies nur, daß ihr Organismus oder einzelne Organe versagen, nicht aber, daß alle Gewebe dabei zugrundegehen.

Die Vitalität lebender Gewebe wird beim Erfrieren für eine gewisse Zeit auf einen vitalen Nullpunkt eingestellt, ohne vernichtet zu werden. Bakterien bewahren ihre Keimfähigkeit noch nach Abkühlung auf minus 100⁰. Schnecken vertragen Kälte bis minus 120⁰ durch mehrere Tage. Sie konnten nachher wieder belebt werden (TIGERSTEDT). Tausendfüßler vertragen minus 50, Infusorien minus 60⁰. Solche Beobachtungen wurden allerdings von POUCHET z. T. als unrichtig zurückgewiesen. Indes haben KOCHS, HORVATH und PICTET Frösche und Fische unzweifelhaft zu Eisklumpen gefrieren lassen und durch langsames Auftauen wieder belebt.

Auch Tendeloo hat bezüglich Organen und Geweben einschlägige Tatsachen gesammelt. So gefriert Hundeblut bei 0,57, Hundegehirn bei 0,65 und Hundeleber bei 0,97° C (Sabbatani).

Die roten Blutkörperchen nehmen dabei an Zahl ab, ebenso der Hämoglobingehalt. Es kommt zur Lösung des Hämoglobins, zur Hämoglobinämie (Reineboth und Giese). Das menschliche Blut wird nach wiederholtem Gefrieren lackfarben, Meerschweinchen- und Kaninchenblut schon nach einmaligem. Beim Auftauen löst sich das Blut unter Austreten des Blutfarbstoffes. Die Leukocyten sterben ab. Die Protoplasmabewegungen der farblosen Blutkörperchen hören unter Kälteeinwirkung allmählich auf. Trotz dieser Zellveränderungen können erfrorene Gliedmaßen wieder belebt werden (Sonnenburg und Tschmarke). Lebenswichtige Organe, Warmblüterherz, Gehirn von Tauben (Richardson) zeigen große Widerstandskraft gegen Gefrieren.

*Physikalisch* wird durch reine Kältewirkung der kolloidale Lösungszustand der Salze im Protoplasma geändert. Eine Verschiebung vom Sol- zum Gelzustand hin findet statt, insofern sich die gelösten Eiweißstoffe der Ausfällung nähern (Schade). *Mikroskopisch* ist dies nicht so leicht nachzuweisen. Auch gefrorene Gewebsschnitte zeigen ja annähernd unveränderte Struktur. Nach Schade ändert sich die Elastizität der Zellen, insbesondere die des Bindegewebes, in meßbarer Weise nach der negativen Seite. Dieser Verlust ist durch physikalische Zustandsänderung der Eiweißsubstanzen der Zellen zu erklären und beruht darauf, daß die Zustandsänderung wohl eine Zeit lang noch reversibel ist, aber bei entsprechend längerer Dauer der Kälteeinwirkung nicht mehr. Schade hat dies ja auch für Hitzewirkungen gezeigt. Nach lang dauernden Kältewirkungen dauert auch die Reparation lange Zeit. Ist Erfrierung bis zur definitiven Zustandsänderung des Zelleiweißes gediehen, so kommt es früher oder später, aber nicht immer unmittelbar, zu einer auch mikroskopisch sichtbaren Schwellung, Granulierung, Vakuolenbildung der Zellen. Außerdem finden Änderungen der Lösungsverhältnisse der Salze (Kristalloide) in der Zellflüssigkeit statt und spielt dies hier eine wichtige Rolle. Diese chemische Differenzierung der Zellen beim Gefrieren offenbart sich in den Pflanzenzellen, z. B. von Kartoffeln, in chemischen Vorgängen, insofern diese nach dem Gefrieren, wie bekannt, süß bleiben, weil der aus der Stärke entwickelte Zucker nur zum geringsten Teile durch den Lebensprozeß der Kartoffel verbrannt werden kann. Nach Molisch kommt es überhaupt erst bei Temperaturen unter 5° in der Pflanzenzelle zur wirklichen Eisbildung. Die Verhältnisse im gut und im eben noch funktionierenden Kreislauf sind aber mit denen in vitro oder in der Pflanzenzelle durchaus nicht völlig gleichzustellen. Die Überführung der Kolloide in den Gelzustand in Blutplasma und Lymphe wird offenbar durch das Kristallisieren des Blut- und Lymphwassers im Eis noch gefördert. Es werden dabei auch Kohlensäure und Sauerstoff als Blutgase frei. Nach Nägelsbach wäre dagegen das Gefrieren doch nur pathogenetisch als die Folge einer raschen und intensiven Wasserentziehung der Zellen aufzufassen. Nur Zellen, pflanzliche wie tierische einzellige Lebewesen, die Wasser enthalten, unterliegen dem Kältetod. Sehr rasch vorübergehendes Gefrieren tierischer, auch menschlicher Zellen und Körperteile bleibt deshalb mitunter folgenlos, weil trotz der Auskristallisation des Zellwassers die wichtigen sekundären Vorgänge, Änderung der Salzkonzentration und Gelbildung, noch nicht begonnen haben oder nicht beendet sind. Der Vorgang ist für alle Lebewesen und Organe, auch für die menschliche Haut, der gleiche, aber der Temperaturgrad und die Zeit, die zur Vernichtung des Lebens nötig sind, sind verschieden.

Leloy zeigte experimentell, daß die Lebenserhaltung trotz langdauernder Abkühlung tief unter den Gefrierpunkt, wie sie bei Tieren mit Winterschlaf,

besonders bei niedrigen Tieren und einzelligen Organismen, Bakterien, allüberall in der Natur vorkommt, nur so verständlich wird, daß wohl das mechanisch in den Zellen gebundene Wasser verschwindet, die Zellen zum Schrumpfen
bringt, nicht aber das chemisch gebundene Wasser der albuminoiden Substanzen. So bleiben die Zellen regenerationsfähig. Dadurch wird auch der
Scheintod erklärbar.

Für uns besonders wichtig sind die Kälteveränderungen der Oberhaut.
Die Veränderungen der Gewebszellen durch Kältetraumen wurden von chirurgischer wie dermatologischer Seite verschiedentlich studiert, insbesondere
aber auch der Einfluß auf das Epithelwachstum, auf physiologische wie pathologische Epithelveränderungen. Ihr Einfluß auf Mitosen- und Amitosenbildung
wurde schon 1895 geradezu als Maßstab für feinere Veranderungen genommen
(E. Krompecher). E. Werner definiert 1903 die Amitose als traumatisch
veränderte, unvollkommene Mitose, z. B. als Folge eines geringfügigen Traumas.
Diese Erklärung liegt im Sinne der von Rhumbler aufgestellten mechanischen Theorie des Zellteilungsprozesses. Durch den Kaltereiz werden in den
Zellen schlummernde Wachstumsenergien ausgelöst bzw. verändert. Die Kälte
wirkt offenbar unspezifisch, d. h. wie auch andere mechanische und chemische
Reize.

Hat ja auch schon Czerny an der Klinik Billroths Epithelwachstum an
Ulcera durch einfachen Luftstrom angeregt, ebenso durch Wärme und durch
Kälte. Kälte gewisser Grade führt zur vermehrten Regeneration der Zellen,
wie dies Ernst Fuerst, Kriege, Uschinsky, Beresowsky, Hodara, Hochhaus, Rischpler (1900) u. v. a. gezeigt haben. Schon nach 24 stündiger
Kälteeinwirkung konstatierte Rischpler Mitosen. (Bei stärkeren Kälteeinwirkungen durch Ätherspray können die Nekrosen auch von der chemischen
Einwirkung des Äthers herrühren). Die sich aus dem Kaltereiz ergebenden
räumlichen Zellverschiebungen sollen nach Ribbert zur künstlichen Hyperamie
führen. Durch Verminderung der normalen Spannungsverhältnisse wird schlum-
merndes Wachstum geweckt. Es wird so potentielle in kinetische Energie
verwandelt (Weigert). Die Reihenfolge wäre also: Kältereiz, Hyperämie,
vermehrtes Wachstum bzw. Regeneration. Besonders chronische Kältereize
führen hierzu. Die Epithelregeneration in Substanzverlusten, auch solche nach
thermischen Reizen, Kälte- oder Hitzenekrose, unterliegt nach Werner, Weidenfeld u. a. auch gewissen mechanischen Gesetzen, wie sie von den Chirurgen Billroth und König zuerst beschrieben und von Werner, Weidenfeld
und Stiassny speziell für die thermischen Reize zum Teil bestatigt wurden.
Darnach stellt Amitosenbildung den bereits deutlich erkennbaren 1. Grad einer
Zellschädigung durch Kältetrauma dar, deren schwerster Grad der sofortige
Zelltod, die Nekrose ist. Die Amitosenbildung ist auch Ursache rascheren
Wachstums (Regeneration).

## Abgrenzung der Frostschäden von den sogenannten Erkältungskrankheiten und isolierten Schädigungsherden.

Die Schwierigkeit der Abgrenzung der Frostschäden von Erkältungskrankheiten hat schon G. Sticker in einer Monographie während des Krieges betont.
Doch erst H. Schade hat die letztgenannte Gruppe besser definiert und zuerst
an dem großen Material eines Armeekorps den Versuch gemacht, den Gang
der Erkältungskrankheiten in Beziehung zur Wetterbewegung zu bringen.
Er versteht unter „Erkältung" Abkühlungseffekte, wie sie durch die meteoro-
logischen Komponenten Temperatur, Nässe und Wind gegeben sind. Es gelang
ihm aber auch, die Erfrierung des Gewebes als schwerste Kälteschädigung

pathogenetisch von leichteren und vorübergehenden Gewebsstörungen, die er als Erkältungsstörungen der Haut bezeichnet, abzugrenzen.

Aus diesen neueren Untersuchungen ist als Ergebnis wichtig, daß die Gewebe nicht immer nur nach dem genannten Schema der eingangs beschriebenen verschiedenen Grade auf große Strecken *diffus* geschädigt werden können, sondern daß es auch infolge individueller, besonders anatomischer Gefäßversorgung einzelner Gewebsprovinzen, ferner auch infolge individuell verminderter lokaler vasomotorischer Leistungsfähigkeit zu sehr verschiedenen Formen *isolierter Schädigungsherde* der Gewebe kommt.

So 1. auch der Oberhaut. Diese kennzeichnet sich dann durch starke Verdünnung, Straffheit, eigentümlichen Glanz mit Verlust der Sensibilität, anatomisch durch Fehlen der Drüsen, und zwar als Folge einer oberflächlichen Erfrierung, in der bloß das cutane Capillarsystem geschädigt wurde. (Spröde Haut, Kälteekzem, Kälteschrunde, garcure, Sprünge, crevasse). Durch Verödung der erweiterten Capillaren werden feine, weiße Närbchen gesetzt (Sonnenburg und Tschmarke).

2. Als isolierte Schädigung des Unterhautzellgewebes, die sich durch teigige Verdickung, späterhin durch Welkheit, Schlaffheit und Atrophie, in schwereren Fällen durch ausgedehnte Fettgewebsnekrose (Eisbeutelnekrose) auszeichnet.

3. Als isolierte Schädigung der Gefäßwände, auch der Gefäßnerven mit folgender ektatischer Gefäßerweiterung. Disponierend für Kältestörungen der Gefäße ist *individuelle Schwäche* des Vasomotorensystems (Perniosis und verwandte Zustände) oder Giftschädigung, Alkohol.

4. Als isolierte Schädigung des Blutes. Paroxysmale Hämoglobinurie.

5. Isolierte Muskelnekrose bei intakter Haut. Schade beschreibt einen total nekrotischen Muskelstrang, der wie in einer Totenlade im Gesunden lag.

6. Isolierte Knochennekrose.

7. Isolierte Nervenschäden, die sich als Hyperästhesien mit Parästhesien, Druckempfindlichkeit der sensiblen Nervenstämme auszeichnen.

Es können auch mehrere dieser Formen nebeneinander oder jede für sich isoliert auftreten, wie dies längst für die paroxysmale H. bekannt ist.

### Systematik der Kälteschädigungen. Kongelationen.

Man unterscheidet neuerdings also nicht nur Erfrierungen, Kongelationen, im engeren Sinne, sondern auch Kälteschädigungen im weiteren Sinn. Daraus ergibt sich folgende allgemeine Einteilung der Kälteschädigungen und Erfrierungen:

I. Lokale Veränderungen der Haut.

1. Ohne Gewebszerfall. a) Umschriebene, isolierte Kälteschädigungen der Haut. b) Erfrierungen 1. Grades. Congelatio erythematosa. c) Perniosis, hervorgerufen zumeist durch Temperaturen oberhalb des Gefrierpunktes. d) Durch Kältetrauma verursachte besondere Dermatosen.

2. Mit Gewebszerfall. a) Erfrierungen 2. Grades. Erythem mit Blasenbildung und oberflächlichen Ulcerationen. b) Erfrierungen 3. Grades. Frostgangrän. c) Spätschädigungen. Sekundäre Veränderungen. Indirekte Folgen.

II. Allgemeine Kältewirkungen mit Beteiligung der Haut. a) Erkältungskrankheiten. b) Erfrierungstod.

Zu dieser Gruppierung wäre zu bemerken, daß verschiedene Autoren auch zu anderen Einteilungen gelangt sind. So unterscheidet Perutz vom klinischen Standpunkt:

I. Congelatio superficialis. a) Dermatitis congelationis erythematosa. b) Dermatitis congelationis bullosa.

II. Congelatio profunda. Dermatitis congelationis gangraenosa.

Vom ätiologischen Standpunkt unterscheidet PERUTZ folgende Gruppen von Erfrierungen:

I. Solche, die bei abnorm starker Kälte auftreten.

II. Solche, die schon bei Unterkühlung vorkommen (gefäßparalytische Kältegangrän).

Für das Zustandekommen der letzteren müssen allerdings noch begünstigende Faktoren hinzutreten, entweder akzidentelle (konditionelle), Alkohol- und Tabakmißbrauch, Typhus, Cholera, Dysenterie, unzweckmäßige Bekleidung, oder angeborene (konstitutionelle).

Danach ergibt sich für ihn folgende ätiologische Gruppierung der drittgradigen Erfrierungen:

I. Spontane Kältegangrän.

II. Gefäßparalytische Kältegangrän.

1. Akzidentelle Disposition. a) Unterernährung. b) Alkohol-, Tabakmißbrauch. c) Darmkrankheiten (Typhus, Cholera u. a.). d) Unzweckmäßige Fußbekleidung.

2. Angeborene Disposition. Lymphatismus. Vagotonie.

LEGUET unterscheidet im Sinne der Franzosen 5 Grade der Erfrierung.

Auch FREMMERT unterscheidet 5 Grade der Erfrierung: 1. Erythem und Ödem. 2. Blasen ohne Brand. 3. Brand der Oberfläche. 4. Brand tief ins Zellgewebe. 5. Brand einer Extremität bis auf den oder mit dem Knochen. Hierbei ist unter Brand teils Nekrose, teils Gangrän (Infektion) verstanden.

Am häufigsten handelt es sich um gemischte Grade und auch um verschiedene Grade an verschiedenen Stellen.

Die durch physikalische Traumen, Hitze wie Kälte, hervorgerufenen Gewebsveränderungen gehören nach der Auffassung mancher, auch moderner Dermatologen praktisch genommen überhaupt nicht in das Gebiet der Dermatologie, sondern in das der Chirurgie, wenigstens soweit sie Zerstörungen setzen. So gibt PUSEY in seinem Lehrbuch nur kurze Beschreibungen der Dermatitis ab igne, anderseits der Frostbeulen, Pernioformen. Alle übrigen Veränderungen will er als nicht ins Gebiet der Dermatologie gehörig unerwähnt lassen. Mit diesem Vorgang steht er allerdings in Widerspruch mit fast allen, auch den meisten amerikanischen Dermatologen.

## Ätiologie.

Erfrierung ist nicht Gefrierung. Maßgebend ist die durch Strahlung oder Leitung einem Körperteil in einer bestimmten Zeiteinheit entzogene Wärmemenge. Überschreitet diese den Grenzwert, so kommt es zur Erfrierung. Kälte von minus 20⁰ angefangen ist stets gefährlich. Bewegte Luft oder die Nähe von guten Wärmeleitern, Metallen, oder auch von Wasser, feuchte Luft, auch am Verdunsten behinderter Körperschweiß wirken fördernd zur Erfrierung. Schmelzwasser ist besonders gefährlich, da es dem Körper Wärme entzieht, ohne sich selbst zu erwärmen. Besonders im Kriege kommt es zu Erfrierungen beim Durchwaten von Tümpeln oder seichten Wasserflächen, wenn kalte Luft darüberstreicht. Dazu kommt noch die unpassende Bekleidung, Beschuhung, welche die Zirkulation hemmt.

Bei Fußerfrierungen, besonders im Kriege, zeigte sich allgemein, daß unzweckmäßiges Schuhwerk die Ursache war. Sowohl der zu niedrige Schnürschuh, bei dem Wasser von oben wie von vorne durch die Schnürlöcher eindringt, als auch der zu dichte, die Transspiration und Wasserverdunstung behindernde Lederstiefel hat sich nicht bewährt, letzterer nicht, weil es sich auch um die nötige Abdunstung der Hautfeuchtigkeit aus dem Schuh handelt, die nur in einem mäßig dichten, aber doch lückenlosen Schuh möglich ist, wie ihn der hohe deutsche Infanteriestiefel darstellt. Die Gefahr der Erfrierung ist in wirklich völlig wasserdichten Fußbekleidungen größer als in mäßig durchlässigen, die aber öfter, mindestens täglich einmal, gewechselt und getrocknet werden müssen (Glasewald, Stiefler-Volk u. v. a.).

Ätiologisch wichtig ist auch, daß besonders die Haut mit ihrem ausgebreiteten Capillar- und Gefäßnetz die Körperwärme abgibt und gerade von ihr Unterkühlung und Durchfrierung des Organismus ausgeht. Mangel an Kleidung, Ernährung und Muskelbewegung, z. B. durch Einschneien (Lawinen), im Felde befehlsmäßiges Sichruhigverhalten in Schützengräben, Nachgeben der Schläfrigkeit gegenüber im Freien befördern das Erfrieren (Rainer Müller u. v. a.).

Besondere Ursachen zu Erfrierungen außer im Kriege, z. T. durch Beruf bilden ferner: Schlaf im Freien, in ungeheizten Räumen, während Wagen-, Schlitten-, Eisenbahnfahrten, Fußreisen oder weite Gänge, Herumgehen in nassen Kleidern bei Nacht-, Feuer-, Zollwächtern, Polizeimännern, Holzfällern, Schneeschauflern, Hausierern, Vagabunden u. a. Aufenthalt im Freien durch ganze oder halbe Tage, besonders aber Nächte, bei großer Kälte auch nur 1—2, selbst $^1/_2$ stündiger Aufenthalt gibt Anlaß zu Erfrierungen, zumeist aber doch nur längerer Aufenthalt. Die Temperaturschwankungen im *Hochgebirge* sind besonders gefährlich. In den Balkankriegen wurde häufig symmetrisch auftretende Gangrän der unteren Gliedmaßen beobachtet.

Bezüglich der Ätiologie bestimmter Kälteschädigungen, Erythrocyanosis u. a. und dadurch bedingter besonderer Lokalisationen siehe dort und Nachtrag S. 371 u. f.

## Symptomatologie und Klinik der lokalen Kälteschädigungen (Kongelationen).

Diese, schon vor dem Kriege vielfach beschrieben und zumeist in 3—5 Grade eingeteilt und systematisiert, haben durch das Material des letzten Krieges eine beträchtliche Bereicherung erfahren. Während man früher unter Kongelationen nur die schweren Hautveränderungen verstanden hat und auch jetzt noch in den meisten Lehrbüchern dies so gehalten wird, Erkältungszustände besonderer Art aber, umschriebene Gewebslokalisation, Epidermis, Nervensystem, Muskeln, Gelenke, Schleimhaut, in die verschiedenen Grenzgebiete, Neurologie, interne Medizin (Rheumatismus), Chirurgie, Laryngologie usw., verlegt wurden, sollen hier sämtliche durch thermische Reize und Kältetrauma hervorgerufenen Erscheinungen, soweit sie auch die Haut mitbetreffen oder von ihr aus vermittelt werden, berührt werden.

Die Erfrierung als Massenerscheinung, besonders bei Truppen, ermöglicht es in neuerer Zeit auch viel mehr als früher, den individuellen Faktor für die verschiedenen Grade zu verwerten. Zu den älteren Einteilungen sind gerade durch die vielen Grenz- und Übergangsformen neue hinzugekommen. Sonnenburg und Tschmarke, die sich mit diesem Thema schon vor Jahrzehnten, letzterer auch im Kriege, eingehend beschäftigt haben, stellen den eingangs erwähnten Einteilungen noch als einfachste Form der Erfrierung eine allgemeine oder örtliche Erkältung ohne nennenswerte Schädigung der Haut voran. Diese bezieht sich zumeist auch auf die darunter liegenden Muskeln, Gelenke, Sehnen, Periost, Knochen und Nerven. Sie äußert sich auch in Druckempfindlichkeit ohne Störungen der Reflexe und Sensibilität (Ernst Freund). (Über diese Kälteschmerzen in der Schienbeingegend siehe später S. 286.)

Die Kennzeichnung der einzelnen Erfrierungszustände nach Graden schließt also nicht aus, daß die Bilder fließend ineinander übergehen, auch in Kombination vorkommen.

Der *erste Grad* der Erfrierungen, *Dermatitis congelationis erythematosa*, das Frosterythem. ist gekennzeichnet durch verschiedene Grade der Rötung mit vorübergehender Hypästhesie bis Anästhesie. Er stellt meist nur einen vorübergehenden Zustand dar, der restlos verschwinden kann. Mitunter jedoch erhält sich ein Teil dieser Rötung, offenbar durch Gefäßparalyse, durch das ganze Leben. Nasenspitze, Ohren und Wangen mancher Menschen behalten ihre bläuliche Rötung als Ausdruck leichter Gefäßlähmung. Der Grad der Rötung und das oft bläuliche Kolorit schwankt. Gesicht, Hände, seltener auch Füße sind Lieblingssitz erstgradiger Erfrierungen.

Dabei sind andere Hautbezirke blaß. Die Kälte wirkt auf die Gefäße kontrahierend, daher die Blässe. Beim Nachlassen der Kälte tritt Dilatation ein und normale Hautfärbung.

Gesunde Menschen bekommen unter nicht zu starker Kältewirkung eine frische, arteriell rote Gesichtsfarbe und behagliche Stimmung. Anämische, zumal dürftig bekleidete, zeigen Hautblasse mit bläulicher, spitzer Nase und eingefallenem Gesicht. Bei starkem Frost empfindet man die Kälte unangenehm, besonders im Wind, doch findet Gewöhnung an den Schmerz statt. Schließlich kommt es zur Anästhesie, solange man in der Kälte ist.

Uber isolierte vorübergehende, leichtgradige, weniger bekannte und beschriebene Erkältungszustände der Haut wird auf SCHADE verwiesen.

Das *Kälteerythem* findet entweder vorübergehend oder auch länger während, bei manchen Personen stationär, in der warmen Jahreszeit langsam abblassend, vor allem in einer lokalen Rötung und leichteren Schwellung seinen Ausdruck. Dieser Rötung geht eine auffallende lokale Blässe infolge eines Gefäßkrampfes, Gefäßverengerung, gewöhnlich für die ganze Dauer der Kälteeinwirkung voraus. Oft schon während derselben, beim Übergang zur normalen, oft auch bei steigender Temperatur, Zimmerwärme, stellt sich die blaurote Verfärbung, Schwellung und allmählich auch, besonders im *geheizten* Zimmer, starke Juckempfindung der Haut ein. Diese blaurote Verfärbung, bei jungen Individuen mit kräftiger Zirkulation auch hellrot, ist der Ausdruck einer passiven Gefäßdilatation, Hyperämie, Capillarstauung.

Als *zweiten Grad* der Erfrierungen, als *Pernionen* faßt man alle Zustände zusammen, bei denen die geschwellte Haut ein intensives Rot mit Stich ins Violette, auch Dunkelviolette zeigt, dabei auch Blasenbildung. *Die Frostblasen* sind selten so scharf mitten im Gesunden wie die Verbrennungsblasen, auch nicht von so hellem und klarem Inhalt erfüllt wie letztere, sondern zeigen oft dunkle Verfarbung von meist hämorrhagischem Inhalt. In leichteren Fällen platzen sie und lassen oberflächliche Exkoriationen zurück, welche unter mehrtägiger leichter Krustenbildung heilen, ohne Narben zu hinterlassen. Sie lokalisieren sich oft auf den Kuppen der Schwellungen, am Handrücken, an den Zehen und Fingerphalangen, seltener an der Planta, auch an der Glans penis und an der Ohrmuschel. Mitunter kommt es auch zu tiefergreifenden Nekrosen und Geschwüren, auch zur Gangrän des Gewebes, also zum Übergang in den dritten Grad.

Besonders dann, wenn die Gefäße stärker geschädigt oder zur Kälteschädigung disponiert sind, und nun wieder die normale Zirkulation, durch die vis a tergo betrieben, einsetzt, tritt eben auch *Nekrose* und *Gangrän* ein. So kommt es auch schon neben erst- zu zweit-, ja drittgradigen Erfrierungen.

Zum Unterschied von Hitzeveränderungen ist das Auftreten von Frostbeulen oder Gangrän selten unmittelbar nach der Kältewirkung, meist erst Tage bis selbst Wochen nach dieser, als *Spätschädigung* zu beobachten.

Bei diesen Formen ist die Gefäßschädigung wohl schwerer als beim ersten Grad, aber doch oft noch restitutionsfähig. Oberflächliche Ulcerationen sind charakterisiert durch zackige Formen, schlappe Konsistenz (v. Zumbusch), also durch ihren atonischen Charakter. Bisweilen genügt schon eine, in den meisten Fällen ist mehrfache Schädigung nötig zur Entstehung der Blasen und Ulcerationen. Zweifellos sind auch die allgemeine wie örtliche Gewebsdisposition, ferner äußere Umstände, Art der Kleidung, Kälteschutz, atmosphärische Feuchtigkeitszustände an Form und Lokalisation der Frostschäden ursächlich beteiligt.

Empfindungslosigkeit und stärkere Schwellung der betroffenen Hautbezirke findet man sehr häufig an den Extremitäten, besonders an den Füßen, Zehen, Händen, Fingerspitzen, Waden, Oberarmen, in geringerem Grade, aber auch sehr intensiv, an den Akrostellen des Gesichtes, Ohrmuscheln, Nasenspitze, Kinn, Wangen, Stirn und Lidgegend, also auch außerhalb der sogenannten Flush-Area.

Bei der Erfrierung leidet vor allem die Integrität und Kontraktilität der Intima durch Schwund und Degeneration der Elastica (Steinach, S. Meyer). Dies bedingt Durchlässigkeit, Stauungserscheinungen, Ödeme.

### Perniosis (Erythrocyanosis).

Klingmüller, Dittrich und Gans haben im Sinne Unnas neuerer Zeit (1925) unter *Perniosis* verschiedene Zustände mit Erhöhung des Gefäßtonus, besonders der Venen, infolge gestörter Wärmeregulierung mit den *Frostbeulen* zusammengefaßt. Diese treten auch ohne Frosttemperaturen, schon durch den Reiz geringer, meist feuchter Kälte, zutage, besonders im Frühjahr und Herbst. Vgl. Erythrocyanose.

Bei den Pernionen im engeren Sinne des Wortes kommt es oft zu kleinen, nur mittels Glasdruck und Lupe oder Capillarmikroskopie sichtbaren, punktförmigen Hämorrhagien, gewöhnlich im Zentrum der Beule, welche von manchen Pathologen und Dermatologen (Unna, Hodara, O. Gans) schon als Ausdruck der Gefäßthrombosierung angesehen werden. Unna nannte sie Blutung ex diapedesi. Sie bilden ein Analogon zu den von Ullmann und Schäffer beobachteten kleineren oder größeren Hämorrhagien, künstlich hervorgerufen durch langdauernde Einwirkung sehr hoher Temperaturen, besonders heißer, feuchter Umschläge, Breikataplasmen, heißer Lokalbäder. Wahrscheinlich kommen Erweiterung der Gefäße ad maximum, unter Nachlassen des Tonus, und beginnende Gefäßwandendothelschädigungen, auch Schädigung der roten Blutkörperchen für die Blutungen ursächlich in Betracht.

Betroffen werden häufiger Jugendliche, besonders bleichsüchtige junge Mädchen, und die Hände und Füße von Leuten, welche in der Nässe arbeiten, Fleischhauern, Köchinnen, Apothekern, Droschkenkutschern, Straßen- und Feldarbeitern, Arbeitern in Eisfabriken (H. Curschmann).

Lassar hat den roten Nasen besonders eifriges Studium gewidmet und sie als Folgen von Erfrierungen betrachtet, im Gegensatz zu Unna, der sie als Angioneurose und Zirkulationsstörung durch abnorm starke Reizbarkeit der muskulären Hautgefäße erklären wollte, ähnlich übrigens auch Besnier und Doyon, die in einem Erythem die Hauptsymptome sehen und deshalb auch hier nur von *Frosterythemen* sprechen.

Diese Affektionen dauern zumindest wochenlang, solange die Kälte herrscht, sie sind häufiger gegen Ende des Winters, auch erst im Frühjahr zu beobachten und wiederholen sich auch oft alljährlich im Herbst oder Frühjahr.

Subjektive Symptome sind ausgesprochene spontane Schmerzen, Berührungsempfindlichkeit, während der Rückbildung auch lebhaftes Jucken.

Das Erythema congelationis (1. Grad) ist also mit den Anfangserscheinungen der Frostbeulen (2. Grad) identisch. Nur daß bei der Erfrierung 1. Grades das Ödem, durch Gefäßdurchlässigkeit hervorgerufen, ein vorübergehendes, bei den Frostbeulen ein mehr bleibendes ist.

Während das Frosterythem und diffuse, ödematöse Schwellungen mehr stationären Charakters früher von manchen Autoren von den Frostbeulen abgetrennt, letztere als Erscheinungen eigener Art beschrieben wurden, halten die meisten Autoren wohl mit Recht an der Gleichartigkeit dieser Zustände fest und hat man unter den *Engelures* der Franzosen und den *Frostbites* der Engländer und Amerikaner (SUTTON, ROSTAIN) nicht nur Frostbeulen, sondern alle Arten von Erfrierungen zweiten Grades, also Perniosis zu verstehen.

Nach STEPHAN LEDUC können Frostbeulen auch durch rote und infrarote Wärmestrahlen entstehen. Der Autor beobachtete bei Personen, welche während der kalten Jahreszeit ihre Extremitäten an Thermophoren, Zimmeröfen, elektrischen Radiatoren u. dgl. zu erwärmen pflegten, juckende, ekchymotische, allen Medikationen widerstehende Frostbeulen, die spontan heilten, wenn die Patienten von ihrer Gepflogenheit der Gliedererwärmung abließen.

*Differentialdiagnostisch* kommt bei den Pernionen von Dermatosen nur der *Lupus pernio* und *Chilblain pernio* durch seinen konstanten, durch Jahrzehnte wenig beeinflußten Bestand und Sitz, speziell an den Ohren, seltener an den Fingern, der *Lupus erythematodes*, durch seine Tendenz zur Atrophie gegenüber der gleichmäßigen, unscheinbaren Resorption der Pernionen leicht abtrennbar, in Betracht. Siehe n. S. 372.

DOHI nimmt auch eine nahe Verwandtschaft des Pernio mit dem *Angiokeratom Mibelli* an, indem er diese Affektionen unmittelbar nebeneinander beschreibt und abbildet. Siehe n. S. 397.

*Erythrocyanosis crurum puellarum. Pernio follicularis acuminatus sive planus* (KLINGMÜLLER). In mehrfachen Publikationen hat KLINGMÜLLER (Kiel) seit seinen ersten Beobachtungen im Jahre 1921 das klinische Bild der Erythrocyanosis crurum puellarum und des Pernio follicularis acuminatus sive planus beschrieben, insbesondere auch bezüglich der Pathogenese und Beziehungen zum Pernio simplex klargestellt. Die ziemlich seltene Affektion bildet flache, oberflächlich sitzende, teigige Schwellungen von verschiedener Größe, bis handflächengroß, mit Sitz zumeist an den Unterschenkeln, an den Waden, oft an anderen, vorderen und seitlichen Partien. Die Infiltrate beginnen dicht oberhalb des Schuhrandes, sind prall, elastisch, hell- bis lividerot und zeigen auch durch Jucken den Perniocharakter. Sie entstehen zweifellos durch Kältereiz im Herbst und Winter, gehen in der warmen Jahreszeit zurück, um hartnäckig an denselben Stellen wieder zu erscheinen. Dieselbe Affektion wurde von verschiedenen anderen Autoren früher und später beobachtet und unter verschiedenen Namen beschrieben. So als: Erythema induratum atypicum (DENEKE 1919), Erythema venosum (LENGFELLNER 1922), Oedeme asphyxique symmetrique des jambes chez les jeunes filles lymphatiques (THIBIERGE und STIASSNIE 1921), Erythrocyanosis symmetrica (CURSCHMANN 1922), Cutis symmetrica solida diffusa (BOLTE 1922), Erythro- und Keratodermia variabilis und Erythrocyanosis diffusa cum folliculis haemorrhagicis et atrophia (MENDES DA COSTA und VAN OORT-LAU 1926), Erythema pernio durum (POOR und HAXTHAUSEN 1926), Er. crurum feminarum frigidum (KARWOWSKI 1927). Siehe n. S. 369.

Anderseits wurden noch in den letzten Jahren ähnliche Erscheinungen an den Unterschenkeln nur als atypisch lokalisierte Form des Pernio simplex angesehen und als solche abgebildet, so von ROST 1926 (Hautkrankheiten, S. 293), ebenso von CSILLAG und KYRLE.

Bei denselben Individuen findet man auch follikuläre, hirsekorn- bis hanfkorngroße Infiltrate, die nach Klingmüller durch Confluenz zum Pernio führen. Die Infiltrate sind Lichen pilaris ähnlich, aber lividerot. Je nach der mehr spitzen oder flachen Beschaffenheit unterscheiden Klingmüller und Dittrich akuminierten und planen Pernio follicularis. Der Lieblingssitz der follikulären Veränderungen ist die Streckseite der Ober-, die Streck- und Außenseite der Unterschenkel und das obere Drittel des Fußrückens (Abb. 54—56).

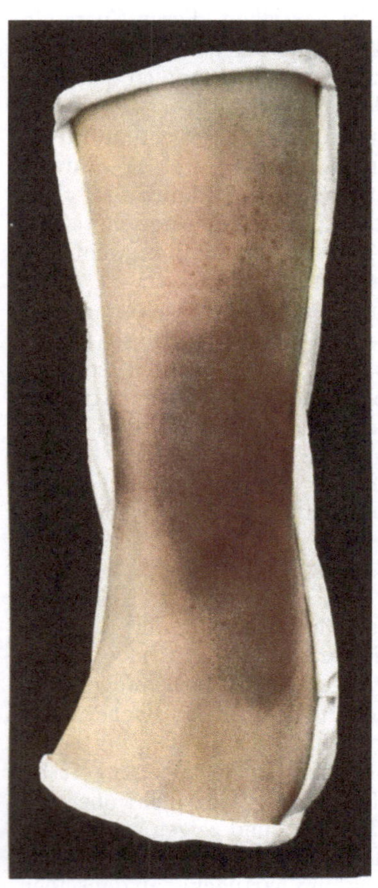

Abb. 53. Perniosis am Unterschenkel. (Aus Rost, Hautkrankheiten. Berlin: Julius Springer 1926.)

Die Farbe der geschwellten Follikel ist rot, bräunlich bis schmutzig braunrot. Mitunter zeigen sich Kratzeffekte infolge der Juckempfindungen der Perniosis. Haarlose wie Lanugofollikel sind befallen. Je näher am Bein zum Pernio, desto livider die Verfärbung der Follikel. Die hirsekorngroßen Follikelschwellungen enthalten ein Netz feinster und feiner erweiterter Gefäße zwischen sich, so daß man bei einiger Entfernung den Eindruck eines verwaschenen, bläulich roten Exanthems gewinnt. Durch Confluenz werden einzelne dieser Knötchen bis linsengroß. Bei Kompression in der Umgebung der Haut treten manche Follikel deutlicher hervor. Für die Affektion schlagen die Autoren die Namen *Pernio follicularis acuminatus* bzw. *planus* vor, wegen der Ähnlichkeit mit den Lichenformen. Bei Stauung mittels Binden werden die pernioartigen Infiltrationen schwarzblau, infolge venöser Stauung. So kommen die Autoren zu der Auffassung, daß die follikuläre Lokalisation für die Perniobildung charakteristisch sei, das Primäre darstelle. Nach den Follikulargefäßen erst ist es der übrige Gefäßapparat, der beteiligt erscheint und durch seine Schwäche zu dem Bilde der Erythrocyanosis Veranlassung gibt. Die primäre Kontraktion der Capillaren geht bei Summierung der Kältereize in ein Stadium der Lähmung über. Die Haut wird ziegelrot und heiß. Dieses Symptom geht ja der gewöhnlichen Perniobildung auch zeitlich voran, als einziges der Zirkulationsstörung. Allmählich kommt es auch hier zum Perniocharakter. Man sieht dies an dem Wechsel von blauroten mit zinnoberroten Flecken, die, zum Teil scharf umschrieben, die beiden Phasen an verschiedenen Stellen zeigen. Der Reiz ist hier schon über die Capillaren ins Venengebiet gegangen. Die sekundäre Gefäßerweiterung mag reflektorisch bedingt oder durch Ermüdung der Hautmuskeln hervorgerufen sein. Das Vorhandensein einer Cutis anserina im Bereiche des Pernio follicularis deutet oft auch auf diese reflektorischen Phänomene. Beim Dauerstadium der Pernionen schwinden die Cutis anserina und auch die ziegelroten Flecke. Das Gefäßsystem der Haut, besonders die kollateralen Bahnen, sind, wie Spalteholz meint, bei solchen Individuen defekt (Handb. d. Haut- u. Geschlechtskrankh. Bd. I, 1. Teil, S. 379).

In ähnlicher Weise wie an den unteren ist in seltenen Fällen auch an den oberen Extremitäten das Krankheitsbild vorhanden, oft an den Streckseiten der Unterarme Herde vom Typus des Pernio follicularis. Schuppung modifiziert dort oft das Bild und steht dann im Vordergrund. *Lichen pilaris* (Keratosis pilaris mancher Autoren) findet sich mitunter als Nebenbefund.

Die geschilderten Erscheinungen entwickeln sich nach KLINGMÜLLER infolge spastischer, atonischer Gefäßschwäche zu mehr universeller Gefäßerweiterung und perivasculären Infiltraten. Die Venen sind in der Art von Peri-, Endo- und Thrombophlebitis beteiligt. Die Infiltrationsstränge reichen bis tief ins Fettgewebe, die Ödeme bis in die Subcutis. Der Sitz ist hauptsächlich intra-

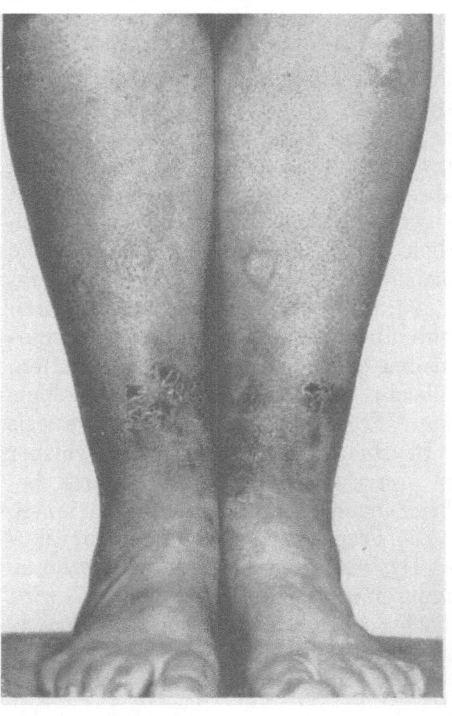

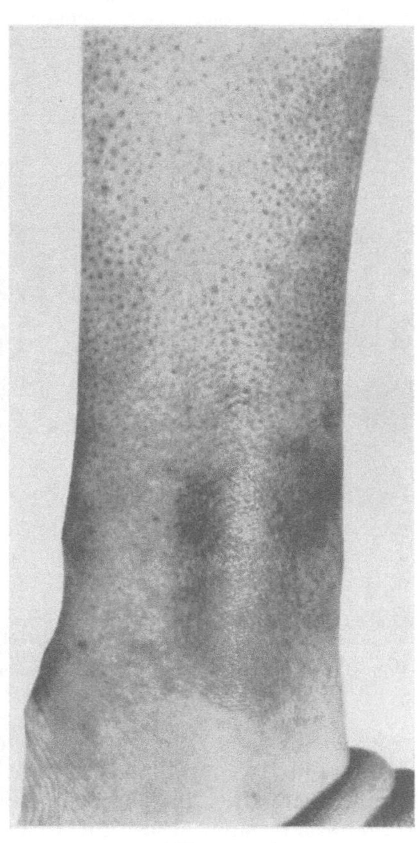

<table>
<tr><td align="center">Abb. 54.<br>KLINGMULLERS Fall von Erythrocyanosis.<br>(Vorderansicht.)</td><td align="center">Abb. 55.<br>KLINGMULLERS Fall von Erythrocyanosis.<br>(Seitenansicht.)</td></tr>
</table>

und subepithelial. Es kommt auch zu elephantiastischen Verdickungen der Finger, Handrücken und Unterschenkel.

Außer dem Ödem besteht noch Hyperkeratose. Die Follikel sind mit mächtigen Hornkegeln ausgefüllt. Den Reiz zur Hyperfunktion bildet die Stauung und das Ödem.

MENDES DA COSTA unterscheidet unter den Namen *Erythro- et Keratodermia variabilis* eine familiar, gewöhnlich bei Mutter und Tochter vorkommende, seltene Hautaffektion, die mit der Erythrocyanosis gewisse Ähnlichkeiten, aber auch Verschiedenheiten von ihr zeigt. Diese beruhen auf dem Vorhandensein von Keratodermien, ähnlich, wie wir sie oft an den Oberarmen, Lichen pilaris ähnlich, blaurot, bei adoleszenten Frauen finden, bei denen Kältereize an den nackt getragenen Armen zweifellos ätiologisch verantwortlich sind.

Mendes da Costa weist noch auf Fälle anderer Autoren mit Erythemcharakter hin, die ebenfalls nur jugendliche weibliche Personen betrafen (Beobachtungen von Jeanselme, Chevalier, Fournier, Perin), alle symmetrisch, durch Kälte hervorgerufen. Meist rote, hyperkeratotische Flecke an Armen und Beinen.

Mitunter erleidet das Krankheitsbild durch Ulceration des Infiltrates eine Änderung, wie dies besonders Lengfellner, Klingmüller und Dittrich, auch Biberstein an mehreren Fällen, darunter bei einer 19 jährigen, durch Polyomyelitis besonders dazu disponierten Patienten, beobachtet haben.

Wiewohl Klingmüller-Dittrich das Krankheitsbild der Erythrocyanosis cr. p. zweifellos für das deutsche Sprachgebiet zuerst herausgehoben und genauer gekennzeichnet haben, erfordert die Darstellung dieses Handbuches auch die historische Schilderung der Auffassungen der schon früher beobachteten Zustände, wie sie Autoren verschiedener Länder, ältere wie neuere, geschildert und bezeichnet haben. Siehe Nachtrag S. 369.

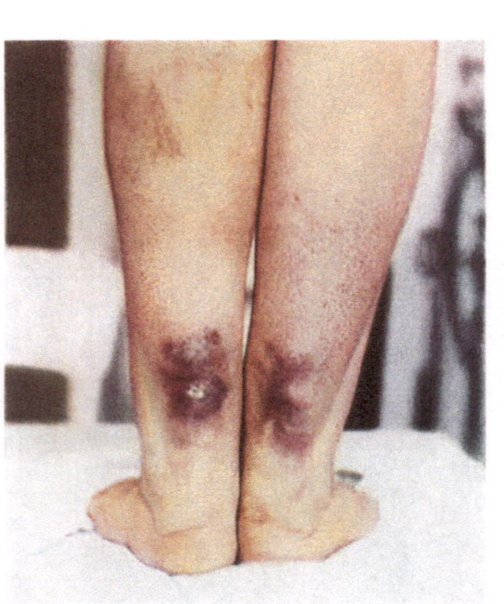

Abb. 56. Typische Erscheinungen der Erythrocyanosis beider Unterschenkel (unterst. Drittel) mit ausgedehnter follikularer Beteiligung. (Fall Ullmanns, vorgestellt in der Wiener dermatol. Gesellsch. am 28. IV. 1927.)

Alexander macht in einer neueren Studie vor allem wohl mit Recht darauf aufmerksam, daß die Ulceration nur eine seltene Ausnahme, für die Klinik der ganzen Krankheit bedeutungslos sei, insbesondere Lengfellners Beobachtungen, der 84 Ulcerationen gesehen haben will, darunter zweifellos solche tuberkulöser Natur, mit den Beobachtungen und Angaben anderer Autoren nicht übereinstimmen und wahrscheinlich das Erythema induratum betreffen, vielleicht auch syphilitischer Ätiologie seien. Übergang der Erythrocyanosis in Erythema induratum wurde bisher nur von Galewsky und Nardelli beschrieben, um so häufiger Kombinationen.

Die Frage also, ob hier die tuberkulöse Dyskrasie wie auch beim Erythema Bazin eine reguläre Rolle spielt, wird von den meisten Autoren in Deutschland wie in Frankreich verneint (Lortat-Jacob und Monet, Alexander, A. Kraus, Flemming), und dies trotz gewisser Ähnlichkeiten der histologischen Befunde, die aber keinesfalls spezifisch charakteristisch sind. Dies gilt auch für die Wucheratrophie des Fettgewebes. Milian, der diese Affektion *Adipositas cyanotica* nennt und sie den Tuberkuliden nähert, verfocht allerdings seinerzeit ausschließlich noch die tuberkulöse Natur der Affektion.

Eine andere ätiologische Beziehung wird von den Autoren in der vasomotorischen Schwäche, durch *endokrine* Prozesse hervorgerufen, erblickt. Poór hält die Affektion für eine Folge der Dysmenorrhöe junger, blutarmer, auch an Frostbeulen leidender Frauen, die in der Pubertätszeit mit dem Eintritt der ersten Menses beginnt. Der Gynäkologe Adler (Wien) fand Genitalhypoplasie oder Amenorrhöe. Adlers Fälle waren hauptsächlich an der Mamma lokalisiert und wurden von Aschner (Wien) nur als *Cutis marmorata*, nicht als der Erfrierung zugehörig aufgefaßt.

Bolte fand auch Beziehungen des klinischen Verlaufes zur Zu- und Abnahme der Menses. Seine Patientinnen sollen auch andere vagotonische Vasoneurosen gezeigt haben (Dermographismus, Frostschäden, profuse Schweißabsonderung, Eosinophilie, psychoneurotische Symptome), ähnliche Fälle von Juster,

Werther, Wiener, welche alle auf ovarielle Einflüsse der Zirkulation hinweisen. Alexander bestreitet nun auch für solche Fälle die Beziehung zur Vagotonie, da letztere auch ohne diese Affektion doch zu häufig bei Frauen vorkomme. Beziehungen zu anderen inkretorischen Organen behaupten schon Thibierge und Stiassny 1921 (Thyreoidea). Alexander konnte durch Grundumsatzbestimmungen mit Dr. Grawitz normale Werte finden, also die Beziehung zur Thyreoidea ausschalten.

Was die *Kälte* als auslösende Ursache betrifft (Klingmüller, Bodo, Csillag, Kyrle u. a.) haben sich englische Autoren in letzter Zeit gegen den Zusammenhang ausgesprochen, so Parkes Weber, Dore, Stott und Mac Cormac. Auch Alexander ist deshalb der Ansicht, daß man nicht die hier angeführten, sondern nur Entwicklungsstörungen im allgemeinen, bei angeborener Minderwertigkeit der Gefäße in dazu disponierten Körperpartien für die Ausbildung des Krankheitsbildes verantwortlich machen müsse, daß Frost, Tuberkulose und sexuelle Sphäre überhaupt keine erhebliche Rolle spielen.

Mit Alexander und Karwowski sollten jedenfalls dem Gesagten zufolge typische und atypische Fälle von Erythrocyanosis unterschieden werden. Morphologisch gehören zum typischen Vorkommen: 1. Sitz zwischen Knöchel und Waden, hauptsächlich an der Außenseite, 2. Mangel an knotigen Verdickungen, wie sie den Typus Erythema Bazin repräsentieren, 3. Fehlen von Ulcerationen, außer akzidentellen und artifiziellen, 4. ausgesprochen kalte, eisige Temperatur bei Anfühlen der Stelle, die sich scharf auf die Affektion begrenzt. 5. Ausschließliches Vorkommen bei Frauen, häufiges Vorkommen follikulärer Hyperkeratosen.

Bezüglich der wenigen vorliegenden histologischen Untersuchungen ist es fraglich, ob die papillären und subpapillären Zellinfiltrate um die Gefäße, aus plasmaarmen, mononucleären Leukocyten bestehend, neben Vermehrung der Bindegewebskerne und starker Gefäßfüllung, wie sie von Mendes da Costa, van Oort-Lau, Juster, Delater, Milian und Alexander ziemlich gleichmäßig gefunden wurden, zu der differentialdiagnostischen Abgrenzung von anderen, ähnlichen Affektionen viel beitragen können. Siehe Nachtrag S. 380/381.

Die von Percival und Stewart angenommene Verminderung des Kalkgehaltes ist bisher nicht bestätigt worden.

Auch die *Kältewirkung*, als exogenes Moment doch zumeist angenommen, bedarf noch weiterer Beweise, insofern bei den befallenen Frauen fast niemals auch andere, sonst zur Perniosis prädisponierte Lokalisationen an Zehen, Fingern, Ohrläppchen, Nase beobachtet wurden. Wohl aber könnte der Einfluß ungewohnter Temperaturreize ohne eigentliche Frostwirkung infolge der modernen Kleidung, kurze Röcke, dünne, stark wärmeleitende Seidenstrümpfe gegenüber Woll- und Garnstrümpfen maßgebend sein. Ursächlich in Betracht kommt vielleicht auch die Feuchtigkeit. Es erscheint deshalb logisch, die Affektion nur als „Erythema crurum feminarum" zu bezeichnen (Karwowski).

Bei solcher Vielfalt der Erscheinungen, Erklärungen und Bezeichnungen ist es schwer, Morphologie und Ätiologie für bestimmte Formen als typisch zu vereinigen und davon wieder atypische Formen abzutrennen. Sicher steht nur die ätiologisch klinische Beziehung zum Pernio.

Eigenartig und hierhergehörig ist auch Rilles Fall von *Keratosis rubra figurata* bei Mutter und Tochter und der Fall Froilano de Mellos (3 Schwestern) sowie der Fall Wenningens (ein Mädchen).

Das Blut gibt bei solchen Personen keinen Anhaltspunkt für eine allgemeine Erkrankung. Die Patienten machen den Eindruck blühender, gesunder Menschen, die allen, auch wohlhabenden Bevölkerungsschichten, entstammen. Die

Menstruation dürfte dabei keine besondere Rolle spielen, da auch kleine Kinder davon befallen werden. Die Ähnlichkeit mit dem Erythema induratum Bazin, wie es Nardelli bei der Akrocyanose der Extremitäten beschrieben hat, ist wohl vorhanden, aber die oberflächlichen, flachen, abtastbaren Infiltrate lassen sich mit dem knotigen Erythema induratum in der Tiefe nicht verwechseln. Es ist natürlich nicht ausgeschlossen, daß einzelne der befallenen Personen nebenher auch tuberkulös sind. Diese Auffassung wurde wenigstens von verschiedenen Autoren, Bruhns, Jadassohn u. a., auf der Berliner Tagung, Oktober 1926, geteilt.

So hatte auch Kyrle recht, ausdrücklich zu betonen, daß für das Entstehen des Symptomenkomplexes der Perniosis *in erster Linie* die Disposition der Haut in Betracht kommt, nicht aber ein bestimmter niederer Grad der Lufttemperatur. Umgekehrt ist niedrige Temperatur zum Zustandekommen einer Erfrierung unbedingt nötig.

*Perniosis senilis* (Hutchinson), *P. exulcerans* (Jarisch). Diese Bezeichnung verdienen Fälle, wie ich solche bereits zweimal beobachtet, bisher aber nicht ausführlich publiziert habe. Den ersten 1889—93 gemeinsam mit Kaposi, Neumann und Neisser.

Es handelt sich um zahlreiche knotige Bildungen am ganzen Körper, besonders im Gesicht, Stirn, Nase, Wange, Kinn, an den Fingern, am Dorsum der Hände, nur an den Streckseiten. Ähnliche Knoten von Linsen- bis Haselnußgröße und darüber finden sich in der Knie- und Schienbeingegend bei älteren Männern. Die Knoten sind weich, teigig, wenig schmerzhaft, neigen zur Ulceration und entleeren eine seröse, blutige, selten eitrige Flüssigkeit. Nur dort, wo Traumata die Knoten oft irritieren, sind sie erweicht. Die Diagnose stützt sich auf den histologischen Befund, der keine anderen Elemente als *entzündliche Infiltrate um erweiterte Gefäße aufweist.* Wiederholte Excisionen, ferner genaue Untersuchung des Blutes, dessen morphologische Zusammensetzung nichts Abweichendes bot, und das ätiologische Moment des Aufenthaltes dieser Männer als Waldhüter und Feldarbeiter im Freien, das Auftreten der Affektion besonders in der kalten Jahreszeit sprechen für die Diagnose Perniosis. Der chronische Bestand, die Neigung zur Ulceration, eine leichte Hyperkeratose der Epidermis, das Fehlen von Störungen im Allgemeinbefinden sprechen ebenfalls für die Diagnose Perniosis. Die Patienten machen durch ihre auffallenden chronischen Knotenbildungen im Gesicht den Eindruck von Leprösen, allenfalls Leukämischen.

Jarisch wie E. Lang haben für analoge Fälle, die häufig rezidivieren und sich bei älteren Männern finden, in ihren Lehrbüchern den Ausdruck *Pernio exulcerans* eingeführt. Über *Perniosis senilis chron. exulc.* (Ullmann) Nachtrag S. 379.

In der älteren Medizin, aber auch noch in neuerer Zeit wird für Pernionen wie für Erythrocyanosis der endokrine Apparat, Ovarialdysfunktion oder Hyperfunktion, vielleicht Dysproportionalität verschiedener endokriner Blutdrüsen während der Pubertätsperiode als dispositionelles Moment pathogenetisch in den Vordergrund gestellt.

Ursächliche Beziehungen, speziell der Perniosis, hartnäckiger Frostbeulen wie Akrocyanose sowie infantiler trophischer Störungen zu *Hypophysenläsionen* hat Paul Lerebullet in seiner Monographie über die Hypophysenläsionen wahrscheinlich zu machen versucht. Daß bei Kindern in den letzten Jahren wiederholt ein *gehäuftes* Auftreten von Frostschäden, Beulen bemerkt wurde, ohne daß die Ursache in der Ernährung festgestellt werden konnte, spricht eher gegen die endokrine Ätiologie (Katz und Westberg).

*Livedo racemosa* (Ehrmann) *als Anteil der vasomotorischen Kaltephänomene.* Es ist wenig Zweifel, daß die Erythrocyanosis crurum puellarum, wie die ihr ähnlichen, eben beschriebenen Zustände auf pathologischen, vasomotorischen Grundphänomen, dem erschlafften Tonus und mannigfachen Wechsel des letzteren in den oberflächlichen Venennetzen und Capillaren beruht, also auf jenem Grundphänomen, welches auch als Livedo racemosa als Ausdruck thermischer Reizung von S. EHRMANN und seinen Schülern zur Erklärung dieser Hauterscheinungen und Verfärbungen herangezogen worden ist. Nur daß sich dieselben z. B. in den Fällen von MENDES DA COSTA, RILLE u. a. mehr umschrieben, follikulär, bei der Erythrocyanosis mehr diffus, an exponierten, flächenhaften Partien zuerst vorübergehend und dann dauernd etablieren. So demonstrierte auch BRÜNAUER in der Wien. dermatol. Ges. 1924 einen Fall von typischer, ausgebreiteter *Livedo racemosa* am Stamm mit Zeichen abgeheilter schwerster Erfrierungen an den Füssen, der die EHRMANNsche Theorie der Pathogenese der Livedo racemosa ebenfalls stützt, insofern für das Zustandekommen der letzteren wie auch der Erfrierungsparese der Venen zu der angeborenen die physikalische Kreislaufschädigung (Kälte) als ursächlicher Faktor hinzutritt, der mit einer funktionellen oder anatomischen Einengung des arteriellen, cutanen Gefäßgebietes einhergeht (ERICH URBACH, J. E. POLAK).

Weitere klinische wie anatomische Darstellungen zur Erythrozyanose siehe Nachtrag S. 371 u. f.

Kommt es zum *dritten Grad* der Erfrierung, so zeigen sich verschiedene Bilder, je nach der Flächen- und Tiefenausdehnung der betroffenen Hautpartien. Je nach dem nur die Haut oder auch tiefer liegende Partien, Muskeln, Periost, Knochen (4. Grad) oder auch ganze Extremitäten (5. Grad) absterben, entstehen verschieden schwere Veränderungen. Die Oberfläche ist meist durch dunkle Verfärbung und Krustenbildung, in manchen Fällen auch bei glatter, nur schmutziggrauer Epidermis charakterisiert. Allmählich stoßen sich brandige Schichten ab und eiternde Geschwürsflächen treten zutage. Der Geschwürsgrund zeigt keine Heilungstendenz und Granulationsbildung, ist atonisch. Zwischen den gangräneszierenden Partien gibt es auch blasige Abhebungen, nach deren Zerfall das Gewebe gleichmäßig abstirbt. Die Verwechslung zweitgradiger, mehr oberflächlicher, mit drittgradigen, tiefgreifenden Gangränen ist in den ersten Tagen vor dem gänzlichen Zerfall leicht möglich. Schwere Formen von Gangrän bedürfen oft 1—2 Wochen und darüber bis zur gänzlichen Abstoßung, Demarkation, wobei die äußerlichen Demarkationsgrenzen nicht immer mit denen in der Tiefe parallel gehen. Gewisse Gewebe, wie Sehnen, sind weit widerstandsfähiger.

Die *Demarkationsgrenzen* kennzeichnen sich von außen durch rinnenartige Vertiefung, innerhalb welcher das abgestorbene Gewebe anfangs blau, später grauschwarz oder braunschwarz erscheint. Die Haut ist mitunter trocken, horn- oder lederartig. Die ungleichmäßige Abstoßung der noch in verschiedenem Grade resistenten Partien verzögert mitunter den Reinigungsprozeß, sodaß mit chirurgischen Eingriffen nachgeholfen werden muß. So können bis zur vollständigen Abstoßung ganzer Gliedmassen oder Phalangen und Reinigung des Geschwürsbodens viele Wochen vergehen. Hierbei kommt es entweder zur trockenen Gangrän durch Schrumpfen der nekrotischen Partien (Mumifikation) oder auch, an den unteren Extremitäten, durch Infektion zum feuchten Brand, auch zu Phlegmonen, Abscessen. Insbesondere sind die *Phlegmonen* in den Sehnenscheiden gefürchtet, wie sich dies aus zahlreichen Kriegserfahrungen ergibt.

Der Schorf soll von der Demarkationszone an peripherwärts normal trocken und geruchlos sein. Ist er stinkend, bedeutet dies Infektion.

Die dunkle, schwarzrote Färbung schwerer Erfrierungen entsteht oft durch ins Gewebe ausgetretenes Blut und bedeutet nicht immer Gangrän. Dies ist besonders wichtig zur Indikationsstellung Amputation.

Bei der Frostgangrän ist in den peripheren, oberflächlichen Partien zweifellos die Eisbildung, Erstarrung im Gewebe selbst beteiligt, in den tieferen Partien auch Thrombose, dadurch Sistierung des Blutkreislaufes und Ödem. Zum Unterschied von den schweren Verbrennungen dritten Grades ist das Allgemeinbefinden durch Fieber, toxische Zustände, Blutveränderungen nur wenig, wenn überhaupt gestört. Bloß Infektionsprozesse kommen diesbezüglich in Betracht.

Die Frostgangrän entsteht ursprünglich auf rein physikalischem Wege, durch Änderung des Kolloidalzustandes. Erst durch Einwanderung von Bakterien, vielleicht durch die Reizung infolge der Resorption toxischer Eiweißzerfallsprodukte bedingt, kommt es zur Infektion und damit feuchten Gangrän (Marchand).

### Nervensystem und Kältespätschädigung.

Es kommt auch zu Spätschädigungen durch Kälte. Fälle von Nägelsbach, Williams u. v. a. Viele Wochen, auch Monate, nach der einmaligen Erfrierung kommt es zu Nekrosen und Gangrän.

Nägelsbachs Fall, wo mehrstündiges Verweilen eines Eisbeutels bzw später eines durchnäßten Verbandes auf dem Fuße (zur Schmerzstillung) Gangrän der Zehen und des Fußrückens hervorgerufen hatte. Der Fuß war von früher durch Venektasien ödematös. Weitere Fälle von Sutton, Townsend-Thorndike, Kreibich (Abb. 57). Ursache stets Resistenzverminderung.

Williams beobachtete einen solchen Fall von Spätulceration 3 Jahre nach einer Erfrierung, bei Ausschluß von Panaritium und Lues, infolge Gefäßschädigung durch wiederholte Erfrierung.

Nägelsbach glaubt, daß die sogenannten Spätschädigungen durch Kälte, oft nach Monaten erst eintretend, durch das Verhalten der Blutgefäße bedingt seien. Eine umschriebene Nekrobiose einzelner Zellen im Sinne Virchows im Organismus, die nach Wegfall der schädigenden Ursache fortdauert, negiert Nägelsbach. Ein dauerndes Siechtum einzelner Zellen wird durch die Gemeinsamkeit des Stoffwechsels nach Wegfall der krankmachenden Ursache verhindert, außer wenn die Zufuhr des Ernährungs- und Abfuhr des Verbrauchsmaterials dauernd unterbunden ist. Schon durch die verminderte Ernährung durch dauernde Gefäßkontraktion bei Temperaturen oberhalb des Nullpunktes leidet die Sauerstoff- und Nahrungszufuhr der Zellen. Marchand vertritt demgegenüber die Auffassung, daß erst Steigerung der arteriellen Kontraktion bis zur vollständigen Ischämie zur Nekrose, Frostgangrän führe. Dies ist besonders bei anämischen, empfindlichen Menschen an den Extremitäten, peripheren Partien vielleicht zur Gangränbildung schon ausreichend, bei gesunden Menschen kommt es erst bei sehr niedrigen Temperaturen oder unter gewöhnlichen Umständen durch Nässe, mechanische Beengung, Konstriktion zur Gangrän.

Häufig werden partielle und *periphere Lähmungen* als Folge der Kälteneuritis nach Erfrierungen und Kältetraumen beschrieben, besonders von Kriegschirurgen (Larrey). Starke Muskelschwellungen erfrorener Gliedmaßen mit nachträglicher deutlicher Atrophie als myogene Degeneration mit stellenweiser Knotenbildung (bindegewebiger Natur) beschrieb an einem Falle Pönsgen 1885.

S. Plaschkes betont die Neigung verletzter Gliedmaßen zu Erfrierungen auf Grund von 4 beobachteten Fällen. Gerade jene Hautpartien, die als Verteilungsbezirke von Hautnerven bekannt sind, waren am meisten erfroren, wofern vorausgegangene Verletzungen, Schüsse, die Innervation unterbrochen oder gestört hatten. Die Widerstandskraft der Haut gegen Erfrierungen war durch die Störung der Nervensphäre sichtlich verringert. Das ließ sich auch experimentell durch differentielle Vereisungsphänomene bestätigen. Die Vereisungen traten früher auf und verschwanden später. Pathologisch-anatomisch dürfte es sich, nach Untersuchungen REMARKS, um posttraumatische neuritische Veränderungen einzelner Nervenfasern als prädispositionelles Moment handeln.

Besonders Soldaten mit *Rückenmarksschüssen*, die in der Kälte liegen bleiben, sind schweren Erfrierungen ausgesetzt, zumal sie den Frost nicht schmerzhaft empfinden, so daß ihre Verletzungen leicht übersehen werden (v. ÖTTINGEN).

E. RESNICZEK demonstrierte im Wiener Verein für Psychiatrie eine traumatische, periphere Ulnarisparese mit scharf begrenztem anästhetischem Bezirk, bei welchem innerhalb des letzteren Übergießen der Hand mit heißem Wasser zu Brandblasenbildung führte, sonst aber nirgends.

SCHNEYER fand in 75⁰/₀ aller Erfrierungen symmetrisches Befallensein. FLEISSIG hält dies für ein wichtiges diagnostisches Symptom. Neuritis als

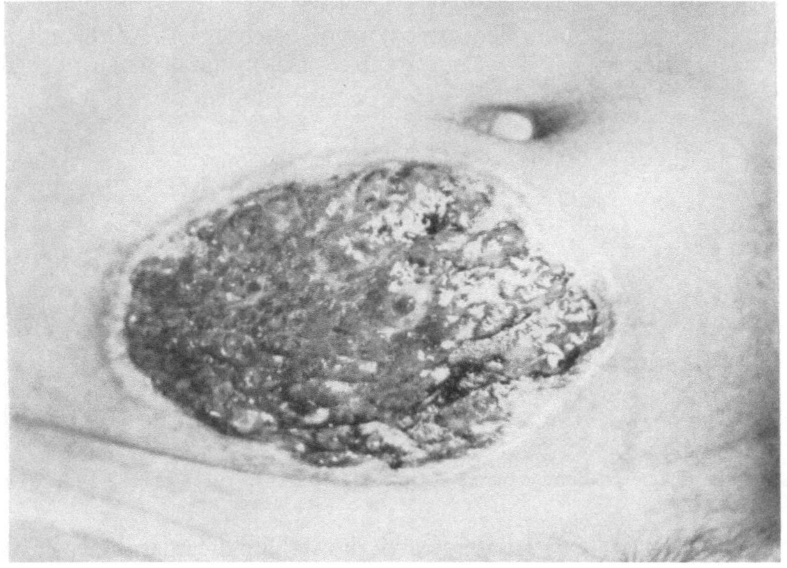

Abb. 57. Drittgradige Spätgangrän in der Unterbauchgegend durch Auflegen eines Eisbeutels. (Nach einer Moulage der Klinik KREIBICH, Prag.)

Spätfolge zeigt sich durch Steigerung der Reflexe, Herabsetzung der Wärmeempfindung, Hypotonie, Contractur, Lähmung oder vasomotorische Parese, Cyanose, Ödem, Hypothermie, mangelhafte Reaktionsfähigkeit gegen warm und kalt, krankhafte Hyperhidrose, Knochenatrophie. Vereinzelt wird auch über Kältelähmung größerer Nerven berichtet.

Die refrigeratorische Neuritis, schon 1887 von LEYDEN beschrieben, entsteht meist nach Erkältungen knapp bei oder unter 0⁰, oft neben Dermatitis ersten bis zweiten Grades, häufig als selbständige Erkrankung, ohne äußere Erfrierungssymptome. Auch finden sich vasomotorische Störungen als Zeichen von Prädisposition, Hyperhidrosis. Es genügt oft schon kurze, einmalige, oft ist aber lang dauernde oder wiederholte Kälteeinwirkung zur Verkühlung und Entstehung der Neuritis nötig (SHARFETTER).

VOLK und STIEFLER (1915) fielen die verschieden großen anästhetischen Partien an den Füßen auf, die sich im Anschluß an Erfrierungen und Kältetraumen, besonders bei feuchtem Wetter oder bei trockenem Frost, regelmäßig bei Soldaten in Przemysl eingestellt hatten, auf. Die lange Zeit zurückbleibenden anästhetischen Zonen waren teils schuh-, teils halbschuh-, teils sandalenförmig. Ab und zu gab es proximalwärts anästhetische Zonen. Auch refrigeratorische Lähmungen, vorübergehende Krampfzustände, Fehlen der Plantar- und Patellarreflexe bildeten häufige Vorkommnisse, also isolierte Nervenschädigungen, ohne daß die Haut darüber immer schwere, gangränöse Frostschäden zeigte. Vielfach war die schlechte Fußbekleidung an den Zuständen schuld (Abb. 58).

Wie sehr die einmal geschädigte vasomotorische Sphäre zu Erfrierungen disponiert, zeigt unter anderen ein eigenartiger Fall, den Williams der New-Yorker dermatologischen Sektion im Jahre 1921 „zur Diagnose" vorstellte.

Vor 12 Jahren Erfrierung und Schwellung des rechten Fußes. Eine 2. Erfrierung 3 Jahre später. 1 Jahr später Absceß in loco. Vor 5 Jahren im Winter Blasenbildung und Ulceration, die im Sommer abheilte. Wa.R. negativ. In der Diskussion wurde wiederholt die Meinung geäußert, daß Erfrierung geeignet sei, *chronisch rezidivierende Ulcerationen* lediglich als Ernährungsstörungen auszulösen.

Coket, Stopford und Prosser White beschrieben Kälteparästhesien, ersterer nach Erfrierungen der Extremitäten. Coket fand genau abgegrenzte,

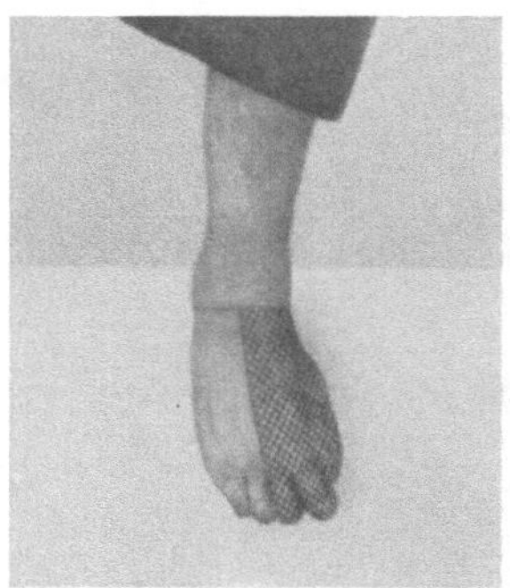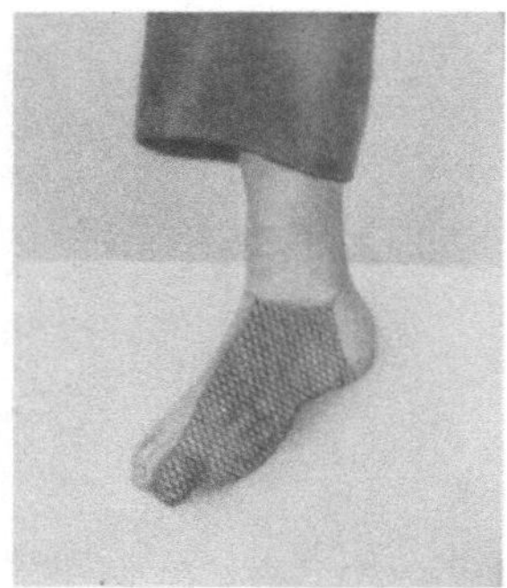

Abb. 58. Empfindungslahmung fur „Kalt" nach Erfrierung. (Beobachtung Florckens.)

symmetrische anästhetische Hautregionen, die oft mit rheumatischen Zuständen verwechselt wurden.

Die Kälteschmerzen äußern sich oft nur in Druckempfindlichkeit ohne Störungen der Reflexe und Sensibilität (Ernst Freund). Häufig sind die Kälteschmerzen in der Schienbeingegend lokalisiert, dauern mehrere Tage. Außer Druckpunkten an den Nervenstämmen, Schwellungen der Wadenmuskulatur und Spannung, Schmerzen bei passiven Bewegungen fand Sittmann keinen besonderen Befund. Schuellers Gamaschenneuritis sowie die von Schrötter und Stransky beschriebene Erkältungsneuritis dürften ähnlichen Ursprungs sein. Längeres Stehen in kaltem Wasser und tagelanges Verbleiben in nassen Strümpfen, Gamaschen, Schuhen, welche die Zirkulation behindern, gelten als häufigste Ursachen.

Prosser White beobachtete typisches Vorkommen von Akroparästhesien und Akroasphyxien an den Händen von Wascherinnen (Abb. 59). Die Hände fühlten sich kalt, feucht und klebrig an und auch subjektiv wurde Kälte empfunden. Die Palmarflächen waren dunkelblau und leicht geschwollen. Daumen und Zeigefinger boten kongestives Aussehen. Die letzten Phalangen waren am meisten betroffen, dunkelrot. Bei Kompression oder bei Druck zeigte sich die Haut gelblichweiß. Die Druckstelle blieb lange scharf umschrieben stehen, da die Zirkulation offenbar sehr schwach vor sich ging. Auch die Rückseite der Hände und Vorderarme im unteren Abschnitt zeigte eine solche düsterrote Färbung. Dabei bestand allüberall mehr weniger Unempfindlichkeit gegen Nadelstiche und Temperaturreize, heiße wie kalte. Außerhalb der befallenen Gegenden normale Färbung und Sensibilität der Haut. Mitunter kam es an den Fingerkuppen zur Nekrose. Die Zustände entwickeln sich bei Arbeitern, die viel mit kaltem Wasser zu tun haben, besonders bei Wäschern.

PROSSER WHITE und STOPFORD halten diese Zustände für Folgen von primären Gefäßschädigungen. Doch ob überdies die Beimengung von Chemikalien, wie Pottasche und Alaun, diese Zustände mit verursachen und begünstigen, wie die Autoren wohl annehmen, ist doch fraglich. STOPFORD beobachtete diese Erscheinungen jedenfalls als Folgen peripherer Neuritis nach Schußverletzungen, also ohne Einwirkung von Chemikalien.

*Lokalisation der Frostschäden und Statistisches dazu.* Es ist von vornherein klar, daß die bloß getragenen und die peripheren Körperpartien, welche dem

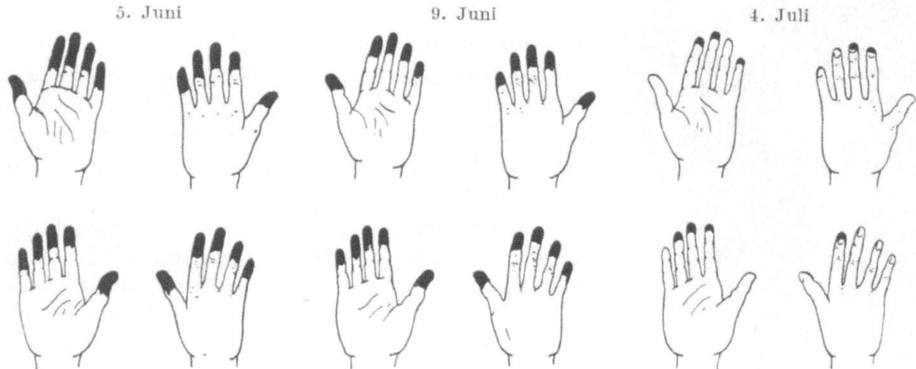


Abb. 59. Anasthetische Zonen durch Arbeiten in kaltem Wasser bei Waschewindern, Farbern und in anderen Berufen. Die schwarz gezeichneten Regionen der Phalangen bedeuten die Zonen der Asphyxie und absoluten Anasthesie. Innerhalb eines Monates, vom 5. Juni bis 4. Juli waren diese Zonen allmahlich in Ruckgang begriffen und heilten schließlich aus. (Nach P. WHITE.)

Frost mehr ausgesetzt sind, auch häufiger geschädigt werden als die bedeckten und zentraler gelegenen. Die überwiegende Anzahl von Frostschäden bezieht sich auch nur auf mehr oberflächliche Hautpartien und nicht auf tiefer liegende Organe, nicht einmal auf die ganze Dicke der Haut. Vielfach ist die lokale Hautschädigung durch den Beruf, auch durch Lebensgewohnheiten, besonders Kleidung, Expeditionen, Land- und Gebirgspartien, Eis- und Wassersportveranstaltungen an gewisse Hautregionen gebunden und tritt regelmäßig in Massenerscheinungen zutage. Das rote Gesicht und die roten Hände der Fischer, Dockarbeiter, Matrosen, Arbeiter in Eisfabriken, Fleischer, Magazinsarbeiter in eisgekühlten Räumen sind bekannte Beispiele. Außerdem sind ausgesprochen unhygienische Lebens-, Wohnungs- und Arbeitsbedingungen in feuchten, naßkalten Räumen oft Ursache verschiedener Grade von Erfrierung. Die Entstehung aller dieser Frostschäden ist an klimatische Bedingungen, insbesondere Jahreszeit, Frostwetter, naßkalte, feuchte Perioden gebunden. Auch besondere Umstände, Unglücksfälle, Lawinensturz, vor allem aber militärische und Kriegsverhältnisse, Marschieren und Stellungskrieg im feuchten Boden, Sumpf, Schützengräben, bei Tauwetter (Winterschlacht 1915 in Masurien und 1916—17 bei Verdun), in den Tundren Sibiriens und im Hochgebirge, bedingen gewisse Lieblingslokalisationen. Nach FREMMERTs Erfahrungen und statistischen

Erhebungen aus der Bevölkerung Petersburgs und Umgebung werden der Reihe nach befallen: 1. die unteren Extremitäten allein; 2. die oberen allein; 3. obere und untere zugleich; 4. außerdem noch Teile des Rumpfes und das Gesicht; 5. Körperteile mit Ausschluß der Extremitäten. Häufiger wird die rechte Seite als die linke befallen, ausnahmsweise auch das Genitale (Pranter und Riehl).

Auf die exogen prädisponierende Rolle der Mode bei Erfrierungen, besonders bei Frauen, hat Riehl im Kriege die Aufmerksamkeit gelenkt. Enge Handschuhe rufen zeitweise Erfrierungen der rechten Hand hervor, bei Frauen, die wohl die linke Hand im Muff haben, mit der rechten, behandschuhten aber ihren Rock raffen. Allbekannt sind die scheibenförmigen Erfrierungen an der Nasenspitze durch eng anliegende Schleier.

Mehr für Lebensgewohnheiten als für besondere Berufe charakteristisch sind Lokalisationen an den Unterschenkeln, typisch für schlittschuhlaufende Frauen, an der Beugeseite über dem Rand des Stiefelschaftes, da erstere infolge des weiten Rockes weniger geschützt ist als die Streckseite, außerdem durch feste Abschnürung des Schuhes, wodurch eine Zirkulationsstörung zustandekommt (Csillag).

Hochsinger hatte bei Kindern, Nassauer, Rommel, Grünbaum und Löwenthal bei Frauen mit Anlage zum Doppelkinn das Vorkommen von Erfrierungsherden, meist pernioartig, auch schweren Grades beobachtet.

Obwohl Erfrierung als gewerbliche Erkrankung in diesem Aufsatz nicht besprochen wird, wäre doch darauf hinzuweisen, daß ebenso wie in Rußland auch in den kalten Gegenden Mitteleuropas, wie aus verschiedenen Statistiken und beiläufigen Einschätzungen chirurgischer Ambulanzen, auch aus den Berichten der Wiener Kliniken aus den letzten Jahren nach dem Kriege sich ergibt (Rettungsgesellschaft, Unfallstationen im Wiener Allgemeinen Krankenhaus), Erfrierungen bei Männern wesentlich häufiger vorkommen als bei Frauen. In Rußland kamen im Winter 1850/51

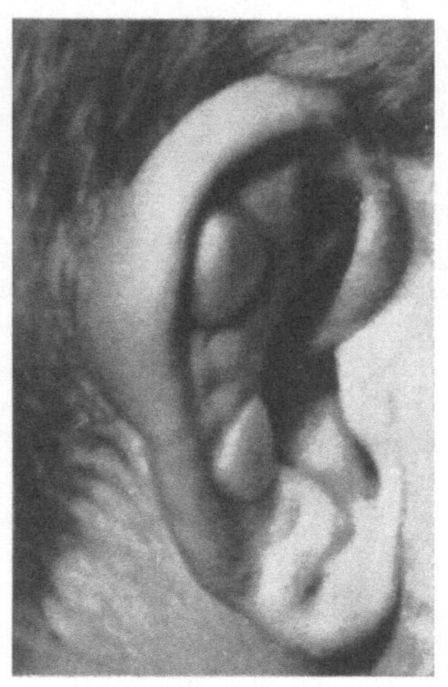

Abb. 60. Erfrierung des Ohrrandes mit Blasenbildung. 32 jähriger Arbeiter. (Sammlung Rille.)

3—4 Erfrierungen bei Männern auf eine bei einer Frau. Ob die soziale Umstellung der Berufe in Richtung von Mann zu Frau dieses Verhältnis zeitweise im Kriege oder noch jetzt zuungunsten der Frau geändert hat, wie dies schon Fremmert (1870) für wahrscheinlich hielt, geht aus den vorliegenden Literaturberichten und mündlichen Erhebungen nicht hervor. Statistiken konnte ich nicht auffinden.

Fremmert, der an großem Material (500 Fälle partieller Erfrierungen) nach allen Gesichtspunkten, statistisch, meteorologisch, pathologisch-anatomisch, ätiologisch und klinisch, auch prognostisch und therapeutisch reiche Erfahrungen aus der Bevölkerung Petersburgs und Umgebung gesammelt hat, kommt zu folgenden wertvollen Folgerungen.

Die Zahl der Erfrierungen im Winter wechselt je nach der durchschnittlichen Temperatur und den Exzessen einzelner Kälteperioden, nicht nur für partielle Erfrierungen, sondern auch für den Erfrierungstod. Auch in Rußland ist die Zahl der Erfrierungen schwankend und nicht übermäßig groß. In verschiedenen Gebieten, durch verschiedene äußere Umstände wechselt die Häufigkeit.

Jaeger hat i. J. 1921 über 38 lokale Erfrierungen aus der Klinik.Clairmonts in Zürich berichtet (38 Männer, 1 Frau). Sie betrafen Landstreicher, Taglöhner, Erdarbeiter, Holzknechte. Bei 10 Fällen war akuter *Alkoholismus*, bei 5 *Psychopathie*Veranlassung. 6 Fälle waren *Sportverletzungen*, die zumeist im Januar bis März in den letzten 20 Jahren zugewachsen waren. Fast alle Erfrierungen waren zweiten und dritten Grades und betrafen nur Füße und Hände. Siebenmal war *Rezidiv* früherer Frostschäden feststellbar. Drei Fälle verliefen letal. Bei 17 Patienten kam es zu Verstümmelung durch Frostgangrän und mußten Nachoperationen gemacht werden.

Nach v. Öttingen nehmen Erfrierungen in den modernen Kriegen immer mehr ab, werden aber durch die lange Dauer der Schlachten doch begünstigt. Stunden- und tagelanges Liegen der verwundeten Soldaten im Froste weit unter Null führt immer noch zu den schweren, irreparablen Veränderungen.

Charakteristisch für die Lokalisation schwerer Erfrierungen sind die Kriegserfahrungen (Flörcken).

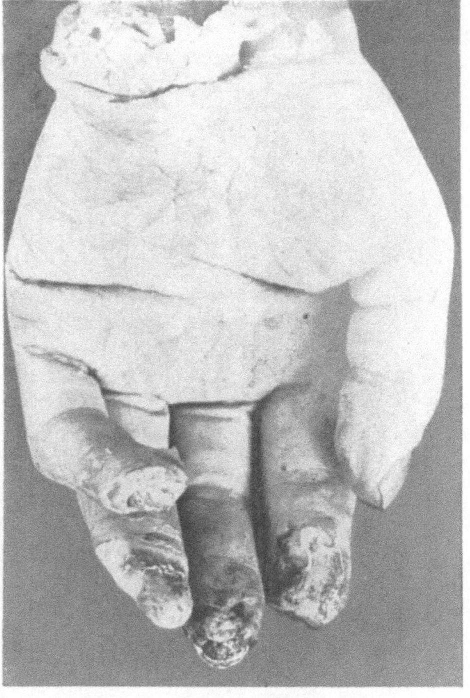

Abb. 61. Erfrierung bei Faustbildung. Beobachtung der Heidelberger Klinik. (Geheimrat Enderlen.)

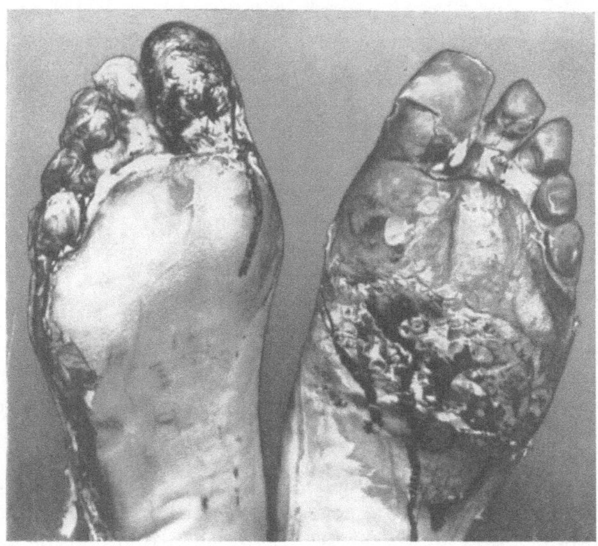

Abb. 62. Schwere, drittgradige Erfrierung der Fuße mit tiefgreifendem Gewebszerfall. (Im Weltkriege.) (Aus der Sammlung von Dr. O. Sprinz.)

Im Weltkrieg fand man die *Fußerfrierungen* und Fußzehenerfrierungen ungleich viel häufiger als die der Finger, im Verhältnis 5: 2 oder 3 (Fremmert,

WIETING, ZUCKERKANDL).    Häufig sind schwere drittgradige Erfrierungen,
auch an den Ohrmuscheln, auf der Nase bloß zweitgradige oder nur Nasen-
röte.    Auch im bulgarisch-türkischen Krieg waren Erfrierungen der Hände
seltener als die der Füße (MEYER-KOHLSCHÜTTER) (Abb. 62, 63, 64, 65/66).

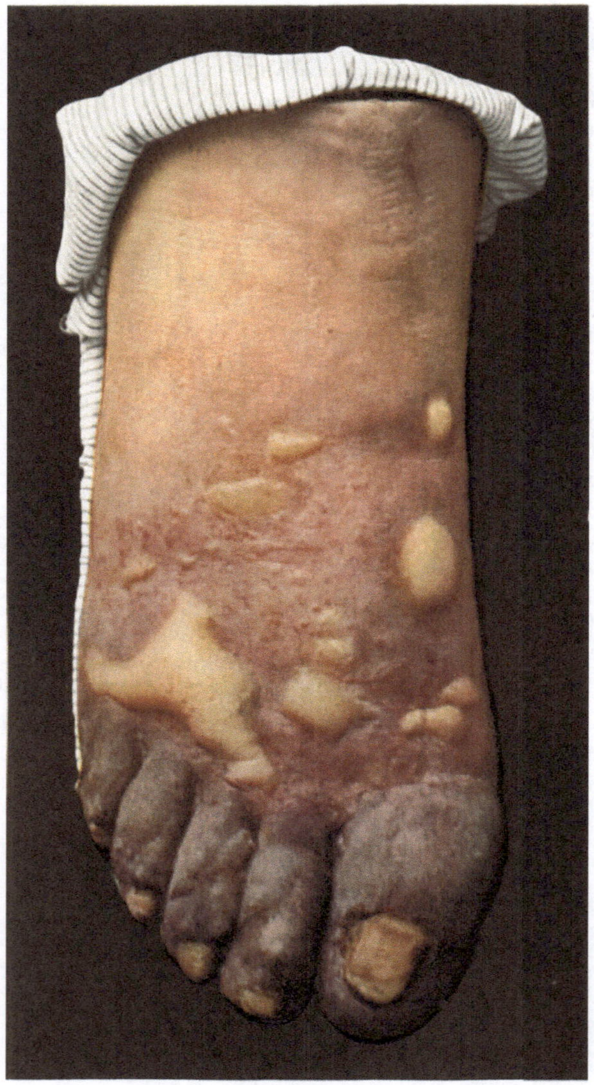

Abb. 63.  Erfrierung des Vorfußes, hauptsächlich der Zehen (2. und 3. Grad).
Nach einer Moulage der Klinik FINGER.)

Typisch ist die Lokalisation an den Zehen und seitlichen Partien des Fußes.
Je weiter die Erfrierung greift, um so größer sind die seitlichen Gangränflächen
an beiden Fußrändern und an der Ferse.  Bisweilen stößt sich die ganze Fußsohle
ab, gewöhnlich nur die laterale Seite, während an der medialen Seite noch
gesundes Gewebe vorhanden ist.  Bei allen diesen Formen kann es zur Nekrose
der Phalangen, des Calcaneus und der Metatarsalknochen kommen (Abb. 64,
65, 66, 67).

WITTEK beschrieb an den Füßen Gangrän in *Dachziegelform*, proximal der Grundgelenke der Zehen, am Fußrücken beginnend und im Bereich der Grundphalange an der Planta endigend.

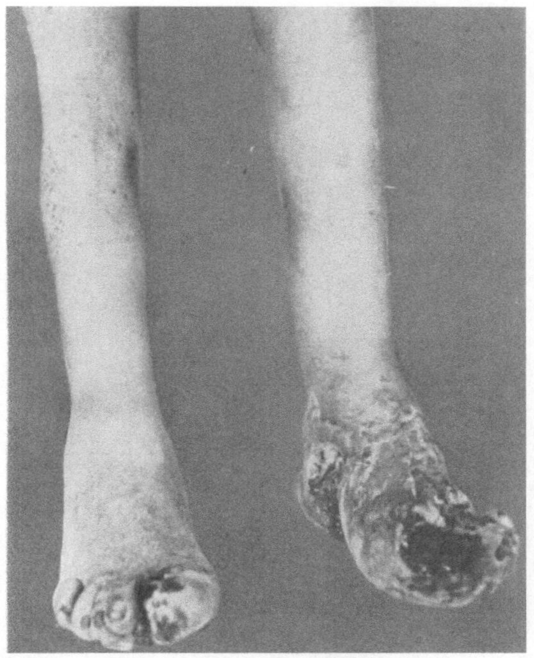

Abb. 64. Erfrierung zweiten und dritten Grades.
(Aus der Klinik von Geheimrat ENDERLEN, Heidelberg.)

Es muß nun auffallen, daß die von Neurologen und Dermatologen im Kriege gemachten Erfahrungen über die Begrenzung der nervösen Reiz- und Ausfallserscheinungen (siehe früher S. 116) nach leichteren Erfrierungen und Erkältungen, wie Kälteschmerzen, Neuralgien, Parästhesien, am Unterfuß bis zur Wade mit diesen dachziegelförmigen

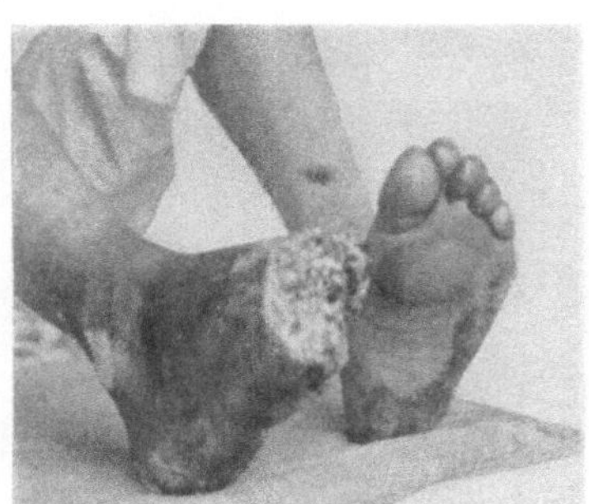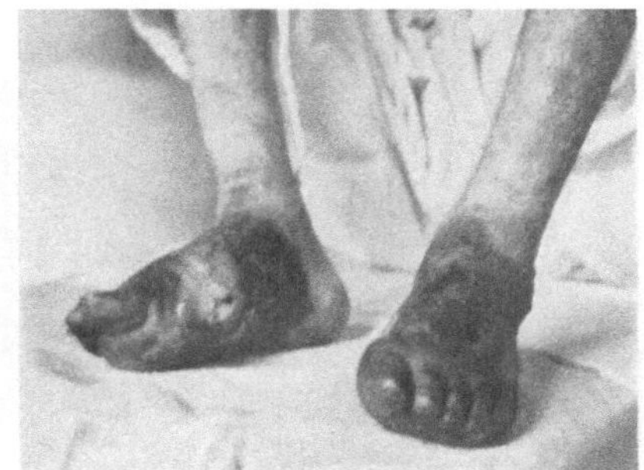

Abb. 65.　　　　　　　　　　Abb. 66.
Abb. 65 u. 66. Erfrierung 3. Grades. Nassegangrän. (Nach DREYER.)

Nekrosen in einer gewissen Symmetrie stehen. Der Schluß ist wohl berechtigt, daß es sich auch hier nur um verschiedene Phasen der Schädigung der vasomotorischen nervösen Sphäre handelt, die auf neurogene Zirkulationsstörung zurückzuführen ist. Die Thermoregulierung ist gestört, macht sich zuerst im Nerven und von dort aus im Gewebe bis zur Nekrose bemerkbar.

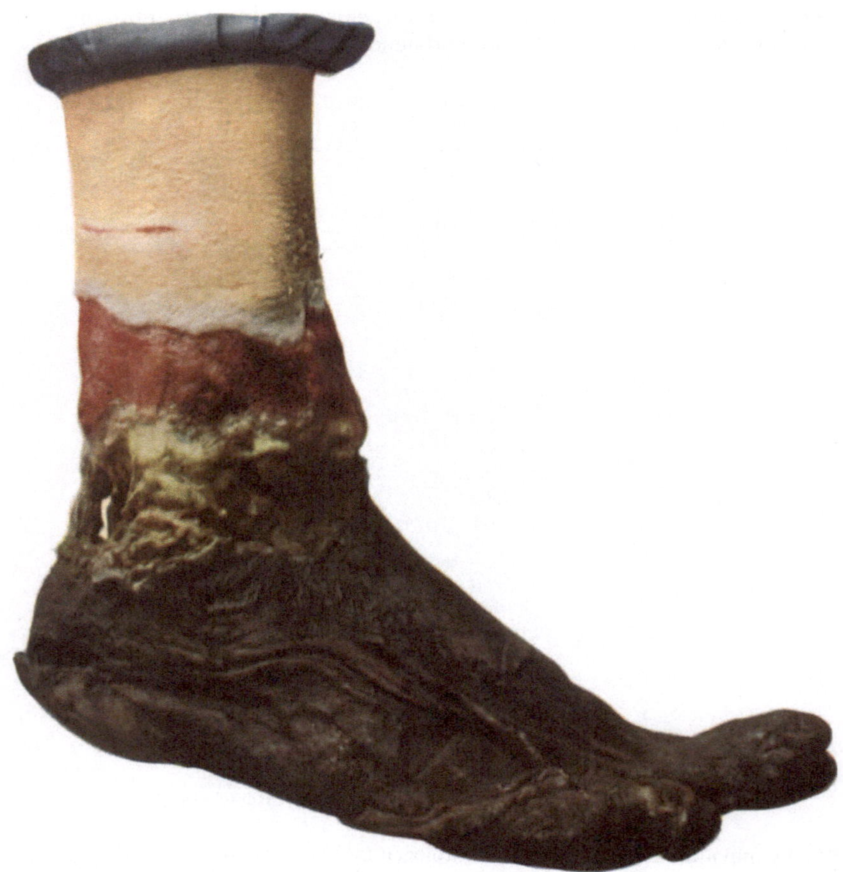

Abb. 67. Hochgradige Erfrierung des Fußes und Mumifikationserscheinung.
(Nach einer Moulage der Klinik Finger.)

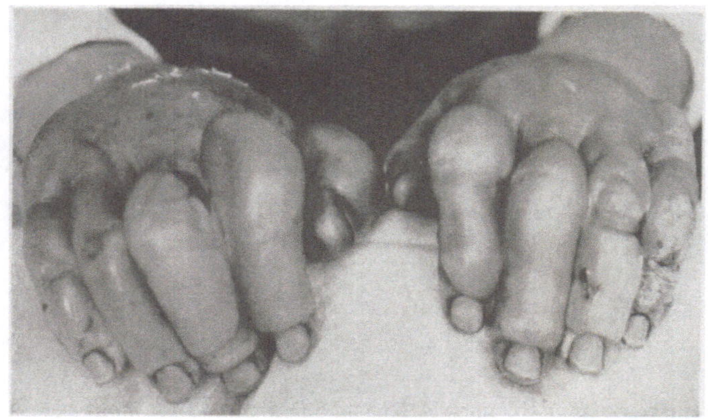

Abb. 68. Schwere Erfrierung beider Hände. (Sammlung Rille.)

*Fingererfrierungen* kommen besonders häufig dann vor, wenn — wie im Kriege oder bei der Arbeit — kalte Metallbestandteile, kalte Steine, Gewehrgriffe, der lederne Zügel die Kälte auf die Hände übertragen (Abb. 68, 69).

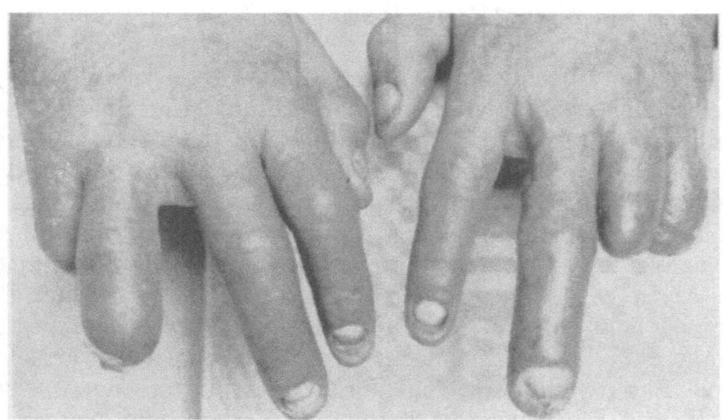

Abb. 69. Derselbe Fall; drei Monate später. Trophische Storungen an den Nägeln.

Auch leichtere Erfrierungen der Haut, wie die *Frostrhagaden*, haben ihren Lieblingssitz an den Fingern, Handflächen, Handrücken, Fußzehen, viel seltener an anderen Körperpartien.

## Pathologie der Frostschäden und der allgemeinen Erfrierung.

*Physikalisches. Abkühlung.* Ältere Untersuchungen beschäftigten sich bloß mit Pathologie und Pathogenese der schweren Kälteschädigungen, insbesondere der Gangrän, die von einigen Autoren auf Thrombose, von anderen auf Ischämie, dann auf Gefäßparalyse, wieder von anderen auf proliferierende Endarteriitis zurückgeführt wurden. Den leichten Kälteveränderungen, die dermatosenähnlich in Erscheinung treten, ferner den isolierten Kälteschädigungen, deren pathogenetische, zellphysikalische Kenntnis wir WILHELM OSTWALD und SCHADE verdanken, liegen teils vasomotorische Gefäß-, teils kolloidchemische Zellveränderungen zugrunde. Vielfach laufen verschiedene pathogenetische Prozesse, primäre und sekundäre, neben- und miteinander, so daß es nicht leicht ist, eine einheitliche Erklärung für die verschiedenen Zustände und Vorgänge der Kälteschäden zu geben.

*Temperaturempfindung.* Nach ALRUTZ und THIEMBERG beruhen schmerzhafte Hitze- und Kälteempfindungen auf einer gleichzeitigen Reizung der Wärme- und Kältesinnesorgane und sind von der *spezifischen Wärme- und Kälteempfindung* qualitativ verschieden (ALRUTZ). Diese Auffassung wird von THIEMBERG und A. GOLDSCHEIDER zum Teil bestritten.

Daß das Verhalten des *Temperatursinnes* gegenüber konstanten wie veränderlichen Temperaturen, also auch gegen Abkühlungen wie Überhitzungen, als Schutzeinrichtung wichtig, Gegenstand älterer Untersuchungen, besonders von E. H. WEBER und E. HERING war, ist aus der Physiologie der Haut (siehe dieses Handbuch) gut bekannt. Neuerdings will HELMUT HAHN nicht wie diese und andere ältere Autoren die Veränderung der Temperatur als Reiz für Gefäßreaktion betrachten, sondern nur die absoluten Temperaturen. Einzig und allein die physikalische Reiztemperatur sei maßgebend. Nur für paradoxe Temperaturempfindungen gelte die WEBERsche Theorie.

Die Haut enthält einen besonderen Aufnahmeapparat für Temperatur-empfindungen, die Wärme- und Kältepunkte (A. Goldscheider).

Es kommt auch zu *paradoxen Wärme- und Kälteempfindungen*, insofern nach Pinzo, Goldscheider, Rubner, Lehner und Frey durch verschiedene mechanische und chemische Reize Wärme in Kälteempfindungen umgesetzt werden und umgekehrt.

Neuerdings haben verschiedene Autoren Studien über *Wärme- (Ab-) Strahlung* (von) der menschlichen Haut veröffentlicht. Hautpartien über hervortretenden Knochenpunkten, Stirn, Wirbeldorn, Patella u. v. a., weisen eine stärkere Strahlung auf, Partien mit reichem subcutanem Fettgewebe aber eine sehr geringe (Sluiter und Rijnberk). Ebenso studierte man neuerdings die Bedeu-tung der Abkühlung für die Erkältung, wobei insbesondere die Differenz zu ver-schiedenen Tageszeiten auffallend wurde und auch heiße Getränke, ausgenommen Alkohol, das Absinken der Temperatur verzögerten (Bachmann und Fleischer).

Daß der sogenannte *Kältesinn* in seiner topographischen Verteilung sich nicht ganz mit dem Wärmesinn deckt und die Dichte der wärme- wie kälte-empfindlichen Punkte sich an das Vorhandensein von Krause schen End kolben knüpft und in Beziehung steht zum Verlauf von Nervenstämmchen, zum Teil von früher bekannt, wurde neuerdings festgestellt (H. Strughold), wobei auch eigene Meßapparate zur Prüfung der Temperaturempfindung und thermischen Gefäßreaktionen der Haut beschrieben werden (Messerle). Auch über den Sitz der Organe für Wärmeempfindung gibt es neuere Untersuchungen. Diese Organe sollen nicht tiefer als $^1/_{30}$ mm unter der Oberfläche der Haut liegen (August Pütter).

Tierversuche geben keine Aufklärung über die Gewebsveränderungen bei *geringer Kälte* und *niederen Wärmegraden*. Diese sind von den schwereren Destruktionen, die wir namentlich bei den Fußerfrierungen im Kriege beobachtet haben, wesensverschieden. Die klinische Veterinärkunde selbst gibt wertvolle Ergänzungen zu den humanen Erscheinungen (siehe später).

Im Vordergrund der Veränderungen stehen die *Gefäße*. Sie bewirken und bilden zum Teil selbst die sogenannte thermische Reaktion. Die Bedeutung der *Gewebsreaktion* und ihr Wesen haben schon Samuel und Cohnheim in der Entzündungslehre festgelegt. Später ist der Begriff der Gefäßreaktion als Ursache der Gewebsreaktion, besonders in der Hydrotherapie durch W. Winter-nitz, Mathes, Hirschfeld u. v. a. studiert und genauer festgelegt worden. Gegenüber diesen örtlichen Vorgängen wurde zumal von Aufrecht, Sticker, Rubner und Uschinsky der Einfluß der Kältewirkung im Sinne der Abkühlung und Unterwärmung des Körpers auf den Stoffwechsel klinisch wie experimentell festgelegt. Schade hat durch seine Studien eine weitere Klärung der Lehre von der Erkältung und den Kältewirkungen auf die Zellen selbst herbeigeführt.

Abnorme Thermoregulierung führt zu diesen Erkältungserscheinungen. Der Kältereiz wirkt reflektorisch auf den Sympathicus, ebenso wie Adrenalin. Es kommt zu Bildern der Sympathicotonie, auch zum Überwiegen der para-sympathischen Reizbarkeit, Vagotonie. Es bestehen auch enge Beziehungen zum Status lymphaticus und zur exsudativen Diathese. Es kommt zu ver-schiedenen Graden der Insuffizienz des vasomotorischen Nervenapparates, entweder reicht die thermische Akkomodationsbreite des ersteren nicht aus (eurotherm bis stenotherm, Eurothermie bis Stenothermie), oder die periphere Hautwärme bzw. die kalorische Umsatzhöhe ist zu gering (Pleothermie bis Penothermie), oder die innere Wärmekonstanz ist insuffizient (Thermostabilität, Thermolabilität), oder das Maß der thermischen Reflexerregbarkeit reicht nicht aus (Thermoeretismus bis zur Thermotorpidität), oder das Maß der lokalen Wärme-differenzierung schwankt (Thermoäqualität bis Thermoinäqualität) Schade.

Bei allen diesen Untersuchungen zeigte sich, daß die Haut teils als Schutzorgan, teils als geschädigtes Organ mitbeteiligt ist. Die Haut schützt sich selbst, aber auch den ganzen Körper durch ihre Reaktionsfähigkeit vor den Folgen der Kälteschädigung bis zur Erstarrung, Erfrierung und zum Kältetod. Dabei steht die Haut in lebhafter Beziehung zu inneren Organen, Nervensystem, Sympathicus wie Vagus, beherrscht, kontrolliert und reguliert so nicht nur die Eigentemperatur des Körpers, sondern auch jeder einzelnen Region, auch die der Haut.

Daß die Körpertemperatur in kalten Medien, z. B. im kalten Bad, von Blut oder Fiebertemperaturen auf subnormale Werte herabgesetzt werden kann, bildet ja eine Grundlage zur Fiebertherapie (JÜRGENSEN). Daß dies auch durch die kalte Zimmerluft erfolgt, weiß jeder Chirurge. Man bedeckt deshalb bei langdauernden Operationen entblößte Körperteile mit warmen Tüchern. Die Eröffnung der Peritonealhöhle an sich bewirkt schon raschen Temperaturabfall.

Daß kleine Individuen rascher erkalten als größere, entspricht nur den allgemeinen Gesetzen der Wärmemechanik.

Zur *Abkühlung* des Körpers bei Hochfiebernden werden kalte Getränke, kalte Klystiere benutzt. Umgekehrt sucht man durch heiße Getränke Erfrorenen innerlich Wärme zuzuführen, wobei also die Anregung der herabgesetzten Zirkulation innerhalb des Darmes den Ausschlag gibt.

Solange die Nervensphäre normal und vollkommen funktioniert, kann der Wärmeverlust durch erhöhte Nahrungsaufnahme, besonders von leicht verbrennlichen Nährstoffen, wie Fetten, Kohlehydraten, und dadurch Erhöhung der Blutwärme ausgeglichen werden (RUBNER). Zunächst wird Stickstoff frei, dann auch stickstoffhaltige Substanzen im Nahrungskanal, aber auch des Körpers selbst (Muskelsubstanz) die als Reservestoffe zur Erwärmung verwendet werden (Chemische Wärmeregulation RUBNER).

Die Herabsetzung der Zirkulation unter lang andauernder Durchkältung erfolgt teils durch physiologisch (biologisch) bedingte Innervationsschwäche, nach CYON auch auf physikalischem Wege durch Abkühlung des Blutes, wodurch die Herztätigkeit vermindert wird. Der anfangs durch Gefäßkontraktion erhöhte Blutdruck sinkt bald dauernd bis zum Tode. Der Erfrierungstod ist ja wahrscheinlich ein Herztod (ANZIAUX), wenngleich andere Autoren sich für primäres Versagen der Atmung (CHEYNE-STOOKEscher Typus), noch vor dem Herzstillstand, durch Verlangsamung, auch Unregelmäßigwerden einsetzen (COLIN). Siehe später bei Erfrierungstod.

Diese rein physikalisch bedingte Abkühlung wurde auch durch einfache Messungen, insbesondere von C. BAYER an Tieren exakt festgestellt. BAYER schob Thermometer unter die Haut von Pferden und anderen Tieren, denen Eisbeutel appliziert wurden, oder die mit LEITER schen Röhrensystemen belegt waren, durch welche verschieden temperiertes Wasser floß. Es zeigte sich durch derartige Kälteapplikationen ein Herabgehen der Temperatur in und unter der Haut um *mehrere* Grade. Die Temperaturerniedrigung ließ sich auch ins subcutane Zellgewebe und den Muskel verfolgen.

Genaueren Aufschluß über Wärme- und Kälte-Leitung, -Penetration in die Tiefe des Körpers und der Organe brachten später ISELIN durch thermoelektrische Messungen. Beim Kaninchen wurden durch Eisblasen Abkühlungen der Haut von 35 bis auf 27⁰ meßbar.

Auch LEFÈVRE hat die Abkühlungstemperaturen durch Frost bis minus 25⁰ gesetzmäßig festgestellt. Er unterscheidet dabei 3 Phasen. In der ersten Phase allgemeiner Abkühlung des menschlichen Körpers besteht in den inneren Organen eine gewisse Konstanz, von LEFÈVRE als Homeothermie bezeichnet, während sich außen, an der Peripherie, die Temperaturen verschieden verhalten, also

Poikilothermie besteht. In der zweiten Phase besteht periphere Homeothermie, während in den inneren Organen die Temperatur schwankt, also Poikilothermie besteht, im Tierexperiment noch bis minus 25° feststellbar. Die dritte Phase führt allmählich zur generalisierten Poikilothermie zwischen Haut und inneren Organen, die sich bis zu den letalen Temperaturen von minus 18 bis minus 25° verfolgen läßt.

Es besteht jedenfalls kein Zweifel, daß Kälte viel besser in die Tiefe geleitet wird als Wärme. Dies liegt an der vasomotorischen Kontraktion der mitbetroffenen Gefäße, die durch den Kältereiz im Wege der Gefäßnerven oder Muskelkontraktion die Blutbahn allmählich verengen, bis zur gänzlichen Verschließung (Ischämie).

Neben der physikalischen Ursache direkter Wärmeleitung wirkt aber auch die *pathologische* durch Gefäßverschluß und Zirkulationsverminderung pathogenetisch. Bleibt letztere in der Haut oder deren Unterlagen auf kleinere Territorien beschränkt, kommt es auch nur zu lokalen Veränderungen. Dastre-Morat stellte das wichtige Gesetz des Antagonismus der äußeren und inneren Gefäße auf, welches, heute schon besser klargestellt, in dem Antagonismus zwischen peripheren Hautgefäßen und den vom Vagosympathicus beherrschten Bauchgefäßen auch für die Erkältung und Erfrierung in Betracht kommt, ebenso wie für mannigfache andere pathologische Vorgänge. Die derart erzeugte Unterwärme der Gewebe hat für den lokalen Stoffwechsel und Ablauf biochemischer Vorgänge im Sinn einer Reduktion, aber auch als Krankheitsursache große Bedeutung.

Auf die zahlreichen Tatsachen der Änderungen im Stoffwechsel durch Sinken der Körpertemperatur bei Menschen und auch experimentell erzeugt bei Tieren kann hier nicht eingegangen werden, obwohl sie für den Erfrierungstod aufklärend wirken (Rubner, Velten, Hoppe-Seyler, Claude-Bernard und Külz).

Durch die Untersuchungen von Aufrecht, Uschinsky, Keysser, Beck und Kossa sind die Veränderungen des Stoffwechsels in unterwärmten und dauernd unterkühlten Geweben, Organen, Körperpartien mannigfach studiert worden. Nicht nur die wichtigsten Lebensvorgänge, sondern auch die autotoxische Giftwirkung durch Zellzerfall, die Resorption werden in diesem Stadium erheblich verringert, eine Art Selbstschutz der Natur. Dies ist auch mit ein Grund, daß bei Erfrierungen großer Körperpartien und ganzer Extremitäten der Einfluß auf den Allgemeinorganismus ein weitaus geringerer ist als bei Verbrennungen (Kossa).

Aufrecht hat das Wesen der Erkältung in Schädigung der weißen Blutkörperchen, Gerinnung des Fibrins gesucht und gefunden. Er fand Leukocytose nicht nur in der Haut, sondern auch in den Lungen und im Larynx. Die Richtigkeit dieser Untersuchungen wurde 1893 von W. Winternitz bestätigt und die Leukocytose als ein Versagen der natürlichen Schutzvorrichtung gedeutet. Das Wesen der Erkältung liegt also in der Ausscheidung und dem Zerfall von Blutzellen innerhalb des strömenden Blutes, ist also histologisch nachweisbar. Die reichliche Leukocytose hat nach Klebs gewisse, auch günstige Folgen, z. B. rasches Verkleben von Schnittwunden in gefrorenen Hautpartien. Das Leben bleibt erhalten, da ja die Kerne der Zellen erhalten bleiben (Recklinghausen, Rischpler).

Aus dem bisherigen hat sich gezeigt, daß die Grenzen, innerhalb welcher die Zelltätigkeit durch den Einfluß der Kälte, insbesondere durch den durch viele Stunden und Tage andauernden, wieder zur Funktion gebracht werden kann, für verschiedene Tiergattungen, aber auch für Menschen nicht einheitlich sind. Über Erfrierungs- und Scheintod vgl. S. 128 ff. sowie bei Thrombose und erste Hilfe.

*Thermische Hautreaktionen.* Kälte ist wie Wärme ein Bewegungsphänomen. Thermische Kontraste bilden einen Reiz. Dies gilt für Hitze wie Kälte. Das Wesen der Hautreaktion liegt also in den motorischen Phänomenen, Verengerung und Erweiterung der Gefäße, der Arterien, Venen und Capillaren. Dieselben Gefäßreaktionen lassen sich bis zu einem gewissen Grade mit niedrigen wie sehr hohen Temperaturen erzielen. Siehe Capillarmikroskopie S. 383 u. ff.

Der Kältereiz greift direkt an den Gefäßwandungen und Nervenausbreitungen an. Während des Erfrierens der Haut oder eines ganzen Körperteiles und für die Dauer des Erstarrungszustandes kommt es wohl nicht zu einer solchen Gefäßreaktion, sondern erst nach dem Auftauen. Die Reaktion vollzieht sich in verschiedenen Graden und Phasen an verschiedenen Partien der Gefäßbahn, an den großen, mittleren wie kleinsten Gefäßen, deren Endausbreitungen. Sie breitet sich also von der Tiefe her peripherwärts aus (ischämische Gangrän) oder umgekehrt, beginnt an der Peripherie und geht allmählich in die Tiefe, durch das subcutane Zellgewebe bis in die Muskel und darunter. Physikalische wie biologische Verhältnisse wirken nicht nur je nach Art, Grad und Intensität der Kältewirkung, nach Größe und Lokalisation der abgekühlten Fläche, Atmosphäre, bloß getragenen Partien im Gesichte und an den Extremitaten (Bad, Eisbeutel), sehr verschieden, sondern auch je nach der Verschiedenheit des Gefäßreichtums und Tonus, nach den Innervationsverhältnissen und vorhergegangener oder gleichzeitiger Schädigung des Gewebes (Kriegsverletzungen). An die Stelle der Blutleere tritt durch die Gefäßreaktion Blutreichtum. Die Reaktion verändert die Färbung der Haut von auffallender Blässe in helles Rot. Auch das geschwundene Gefühl in der Haut kehrt wieder, bis zur abnormalen Steigerung der Empfindlichkeit. Dabei wird der Zellstoffwechsel verändert. Das Zellenleben beginnt wieder in erhöhtem Maße. Die Kraft dieser Hyperämie und Hautreaktion läßt auf die Widerstandsfähigkeit der Hautgefäße schließen.

Schade sagt: Im Beginn des Kältetraumas besteht Blutleere in den kleinen Arterien und Venen, bei Beschleunigung des Capillarkreislaufes. Darauf folgt Hyperämie mit verlangsamter Capillarströmung, Erweiterung der Capillaren und Ödem. Innerhalb der Zone reaktiver Erytheme tritt die neuerliche Kältestase sehr viel später auf.

Im Anschluß an starke Erfrierung entsteht aber — als Steigerung — auch eine *reaktive Entzündung* über die normale, flüchtige Reaktion hinaus, wie dies im Tierexperiment (Kaninchenohr) Samuel und Cohnheim studiert haben. Die Entzündung beruht auf Gefäßalteration (Sonnenburg und Tschmarke).

Diese reaktive Entzündung durch Kälte weist alle Teile der sonstigen Entzündung auf (Samuel, Cohnheim, Marchand), Leukocytenemigration, Randstellung derselben, Thrombenbildung, Durchlässigkeit der Gefäße für Serum, Ödeme.

Die Differenz zwischen Verbrennungen und Erfrierungen liegt in der mehr elektiven Schädigung der Gefäßwand, der Gefäßalteration durch Kältewirkung.

Einwirkung der Kälte auf die Haut führt zur Ischämie, zur Ernährungsstörung und Frostgangrän. Ischämische Gangrän ist zu unterscheiden von der eigentlichen Kältegangrän, z. B. in der Nässe schon bei Temperaturen über 0º (Marchand). Die Blutbewegung sistiert durch Gefäßkrampf.

Hodara fand schon bei der erythematösen Form der Erfrierung eine beginnende Entzündung. Das ganze Gefäßsystem war ungeheuer erweitert, überall beträchtliches Ödem, alle Gefäße von einer dichten Zellschicht umgeben. Auch die Bindegewebszellen waren einer proliferierenden Entzündung anheimgefallen, die roten Blutkörperchen hatten eine veränderte Form, waren aufgelöst, ihre Zerfallsprodukte bildeten Thromben. Diese Thromben sind wahrscheinlich die Hauptursache für die Mortifikation des Gewebes. Bei der nekrotischen Form waren die Capillaren stark erweitert, mit Thromben aus roten Blutkörperchen und Leukocyten ausgefüllt, daneben waren auch hyaline, Thromben. Die Intima der Gefäße war stark gewuchert, stellenweise waren die Gefäße obliteriert.

Kriege fand zuerst Blutplättchen-Thromben in den Gefäßen. Bei länger dauernder Kältewirkung kommt es zu wirklicher Thrombose, zur Stase und Nekrose der Gewebe sowie zur hyalinen Degeneration der Gefäßwände und des Bindegewebes. Demnach wäre die Nekrose eine Folge des Arterienverschlusses.

Beneke macht auf den Unterschied zwischen den Versuchen von Klebs und Welti mit langsamer Verbrühung des Kaninchenohrs und Kälteschädigung dieses Organs aufmerksam. Die Ausdehnung der Thrombose ist unabhängig von der Größe der verbrannten Fläche, hängt nur von der Intensität der Hitzewirkung ab. Bei allgemeiner Gefrierung kommt es dagegen nicht zur Thrombose, sondern nur zur Leukopenie. Die Bedeutung der Thrombose wurde zuerst von Kriege gegenüber Eberth und Schimmelbusch sichergestellt, welche nur feinkörnige Thrombosen gefunden hatten. Die hyaline Thrombose Krieges unterscheidet sich von letzterer und den weißen, aus Leukocyten bestehenden Thromben durch ihren vorwiegenden, wenn nicht ausschließlichen Bestand aus Hyalin. Bei länger unterhaltenen und wiederholten Erfrierungen kommt es dadurch immer zu isolierten Gewebsnekrosen.

Gleichzeitig mit den Reaktionserscheinungen beginnen die Regenerationserscheinungen, Endarteriitis proliferans, reichlich Mitosenbildung in den Zellen (vgl. darüber früher). Neubildung von Gefäßen (Billroth-Winiwarter, Rudnitzky, Marchand, Unna, Hodara, Rischpler, Kyrle, Gans). Siehe bei Histologie und Wundbehandlung auch im Nachtrag.

Auf die Bedeutung des *Nervensystems* in klinischer Beziehung wurde schon hingewiesen. Es wird in seinem autonomen, vasomotorischen Anteil, dem Vagus- und Sympathicusgebiet, welches den Tonus, wechselnde Grade der Füllung und Kontraktion der peripheren Gefäße und Capillaren besorgt, von Kältereizen beeinflußt. Außerdem aber werden Haut und darunter liegende Gewebe auch durch spezielle Störungen, Reizzustände, besonders aber Lähmungen peripherer Nerven, zum Kältetrauma besonders prädisponiert. Nach diesen beiden Gesichtspunkten sind die vorhergehenden wie auch folgenden Beobachtungen zu verstehen. Dabei besteht eine sehr verschiedene Empfindlichkeit innerhalb verschiedener Anteile des Zentralnervensystems. Rémy, Thérése und Alonzo stellten experimentell schwere Veränderungen des Myelins, weniger des Perineureums bei Erfrierungen fest. Richardson ließ das Gehirn lebender Tauben hart gefrieren. Die Tiere blieben am Leben, falls sie in der Kälte gelassen und langsam aufgetaut wurden. Der Versuch gelang 46 mal hintereinander bei einer Taube.

Als schwere Folgen allgemeiner Erfrierungszustände werden aus Kriegserfahrungen der napoleonischen Zeit (1812) Katalepsie und Epilepsie, Lähmungen im Lingualis- und Olfactoriusgebiet beschrieben (Sonnenburg und Tshmarke).

Über die Bedeutung der vasomotorischen Hautreaktion zur natürlichen Abwehr, zur Prophylaxe und zur kausalen Therapie siehe dort, S. 147.

*Symptomatologie der allgemeinen Erfrierung und des Erfrierungstodes.* Man kann nur die ersten Stadien aus den Anamnesen der Wiederbelebten genau feststellen. Vielfach sind die Kriegserfahrungen der vom Erfrierungstod Geretteten, welche die Erscheinungen an den sterbenden Kameraden beobachtet haben, aufklärend und maßgebend geworden, desgleichen die Erhebungen in Gegenden mit exzessiv kaltem, feuchtem (Polar-, morastigem), auch trockenem, exzessivem Kontinentalklima (Rußland, Sibirien, Korea, Alaska, Grönland) und die Erfahrungen von Fliegern in Luftfahrzeugen. Abnahme der Schärfe der Sinneswahrnehmungen neben schmerzhaftem Kältegefühl bildet den Beginn. Müdigkeit, leichte Ermattung, Muskelschwäche, ein gewisser Grad von Indolenz, Stumpfsinn, dann Abnahme der Schmerzempfindlichkeit bis zur Anästhesie, Abnahme der Respiration und Zirkulation ,besonders nach der Tiefe der Atemzüge, nach der Völle des Pulses und Stärke der Herztöne, unwiderstehliche Schlafsucht bis zum Schlaf, der früher oder später unter Erscheinungen eines Sopors unter Pulsverlangsamung auf ein Minimum (40 Schläge), Respiration 8 in der Minute, kaum hörbarer Herzschlag, zum Erstarrungs- oder Erfrierungszustand (Scheintod) führt, von dem sich der Betroffene nicht mehr ohne äußeres Zutun erholen kann, so daß früher oder später der Tod eintritt.

Die Haut bietet in solchen Zuständen ein fahles, blaßbläuliches Kolorit, abgesehen von den verschiedenen örtlichen Erfrierungserscheinungen, wie sie hier beschrieben sind.

Während bei leichten Erfrierungen das Allgemeinbefinden und der allgemeine Ernährungszustand eine geringere Rolle spielt als örtliche und angeborene Gefäßdisposition, ist bei *langdauernder* Einwirkung tiefer Frosttemperaturen die Ernährung von großer Bedeutung, da sie zur Erhaltung der Eigenwärme beiträgt. Bei mangelnder Nahrungsaufnahme tritt wohl früher Zirkulationsschwäche ein als bei guter Ernährung. Diese begünstigt das Absterben der Organe und führt schließlich den Erfrierungstod herbei.

Reicht die Wärmeregulierung nicht aus, was ausnahmslos eintreten muß, wenn die Wärmeproduktion aus irgendeinem Grunde nachläßt, besonders wenn gleichzeitig die Abgabe infolge ungenügender Bekleidung, am häufigsten in der Nässe, im Schnee, gesteigert ist, so sinkt die Eigenwärme bis zu einem Grade, mit dem das Leben nicht mehr vereinbar ist; die Folge ist der Tod nach Erfrierung (MARCHAND).

Die Temperatur des Blutes sinkt bis zum Gefrierpunkt und darunter. Nach LANDOIS wird das Blut erst bei minus 3,9° starr. Absolute Muskelruhe, Schlaf, Verminderung des Stoffwechsels beschleunigen die Erstarrung.

Vom physikalischen Standpunkt betrachtet, wird dem Körper bei Aufenthalt in kalter Luft, nicht nur durch die Haut, durch Abstrahlung, sondern auch durch Erwärmung der Atemluft und der kalten Speisen im Magen sehr viel Wärme entzogen. Gerade dadurch, daß die Reaktionskräfte, insbesondere aber die Ernährung oder auch — durch mangelnde Bewegung und Anregung — das Nervensystem funktionell versagen, kommt es zur Lethargie, Erlahmung der Funktionen und zum Tod durch Erfrieren.

Über die Lebensmöglichkeiten einzelliger und niedriger Tiere siehe S. 2. Zahlreich sind auch die Beobachtungen an höher organisierten Tieren und Menschen, welche die *Grenztemperaturen der Lebensmöglichkeit* festsetzen sollten. WERTHEIM nahm minus 18° im Rectum als Grenztemperatur an, wenn sich das Tier noch erholen soll. Doch kommt es vielfach auf Zeit und Umstände, auch auf die Tierspezies an. Solche Versuche bei Kaninchen, die auch die Verhältnisse am Zirkulations- und Nervenapparat registrieren, machten WALTER, BOECK, HOPPE-SEYLER und HÄRTER, HORVATH, BÖHM und HOFFMANN, PICTET, letzterer auch an Hunden. Es zeigte sich bei Kaninchen, daß bei rasch abnehmender Körpertemperatur zuerst Erregungszustände, Zittern, Steigerung der Reflexe und des Blutdruckes, Pulsbeschleunigung, Vertiefung der Atmung, dann erst Abnahme aller dieser Funktionen und Reflexe, Schläfrigkeit und Sopor bis zum Tod eintreten.

Auch für den Erfrierungsscheintod sind die Grenzen der Temperaturen für Wiedergenesung einigermaßen schwankend. Genesungen nach minus 24 bis

26,8°, sogar ohne besondere Reaktionserscheinungen, wurden beobachtet. Bei so exzessiven Abkühlungen ist die Temperatur peripherer Körperteile zu gewissen Zeiten niedriger als die zentraler, z. B. die Mastdarmtemperatur unter der Bluttemperatur. Kinder mit relativ großer Körperoberfläche, ebenso geschwächte, schlecht ernährte, anämische Individuen vertragen allgemeine Kälteeinwirkungen viel schlechter als gesunde und kräftige, gut ernährte Erwachsene. Lokalanästhesie durch Gefrieren tötet das Gewebe nicht unbedingt ab, sondern erst nach längerer Einwirkung. Schnelles Einfrieren und baldiges Wiederauftauen wird besser vertragen als langsames Einfrieren und gar rasches Auftauen. Denn *nur bei langsamem Auftauen vermögen die Zellen das in Krystallen ausgetretene Wasser wieder völlig aufzunehmen.* Organe, Organstücke, Gewebskulturen können stundenlang vor der Überpflanzung auf und in Eis aufbewahrt werden (Carell, Rainer Müller).

Was die Symptomatik der allgemeinen Erfrierung und des Erfrierungstodes betrifft, so findet sich das Wichtigste insbesondere in der Literatur des Weltkrieges und früherer Kriege (Napoleonischer Feldzug nach Rußland 1812, Pirogoff).

Im Jahre 1927 machte Seiji Yamaguchi Mitteilung von seinen Studien über den Einfluß der Kälte auf den Tierkörper. Das wichtigste, bis jetzt noch wenig betonte Symptom ist die *Abnahme der Diurese,* ähnlich wie bei schwerer Verbrennung, nach anfänglicher Zunahme, unter dem Einfluß von Blutdrucksteigerung. Erreicht die Temperatur, unter der Zunge gemessen, bei allgemeiner Abkühlung — 22° C, so tritt spätestens nach 2 Stunden, auch früher, der Tod ein.

Der Erfrierungstod ist nicht durch den Ausfall der Hautfunktion allein, überhaupt nicht durch Ausfall einer lebenswichtigen Funktion hervorgerufen, sondern er ist die Folge des Wärmeverlustes und der dadurch herabgesetzten Stoffwechsel- und Lebensvorgänge, Bewegungsvorgänge des Herzens, der Gefäße, der Nerven. Speziell die Lähmung des Zentralnervensystems und dadurch die Reaktionslosigkeit der Gefäße und ganz besonders auch der Hautgefäße könnten als letzte Ursachen des Erfrierungstodes bezeichnet werden. Allerdings überdauert die autonome Tätigkeit der Herzfunktion noch einige Zeit die Lähmung des Zentralnervensystems und dadurch auch des Atemzentrums. Winterstein faßt den Kältetod neuerdings als Erstickungstod auf, wie früher schon Ed. Hoffmann, Mathieu und Maljean.

Diebergs Auffassung, daß Blutaustritt aus den kontrahierten Gefäßen und Blutstauung im Herzen bis zur Paralyse desselben den Erfrierungstod herbeiführen, kann nicht als allgemein befriedigend angesehen werden.

Die Veränderungen der Haut und der Organe sowie auch Leichenbefunde bei Erfrorenen sind nicht wesentlich verschieden, je nach den Kältegraden, unter welchen die Erfrierung erfolgt ist, ausgenommen, daß seit dem Tode Fäulniserscheinungen hinzugetreten sind. Ob die Veränderungen in tieferen Organen und gefäßhaltigen Geweben analog oder identisch sind mit denen der Haut, ist wegen der Verschiedenheit der Gefäßbildung, Endarterien der Haut noch fraglich. Bei diffuser Erfrierung des Gesamtkörpers kommt es wahrscheinlich früher zum Tod als zu solchen primären oder sekundären Veränderungen, wie sie oft an der Haut beobachtet werden. Selbst bei schweren oberflächlichen Erfrierungen kommt es aber selten zu wirklichem Erfrieren der inneren Organe. Außerdem ist die Empfindlichkeit der verschiedenen Organzellen gegen einmalige oder wiederholte Abkühlung eine verschiedene. Innerhalb gewisser Grenzen bezüglich Dauer und Grad der Kälteeinwirkung findet vollständige Wiederherstellung ad integrum statt.

Die Haut (Schleimhaut) vermittelt, ohne dabei immer selbst erkranken zu müssen, jene verschiedenen, z. T. schweren Veränderungen und krankhaften Schädigungen, als deren Extrem wir einerseits Erkältung und Erkältungskrankheiten, anderseits die Erfrierung bis zur Gangrän und zum Erfrierungstod bezeichnen. Erstere fallen größtenteils aus dem Rahmen dieser Arbeit oder finden sich eingangs, S. 101, beschrieben.

Rauschzustände mit Bewußtlosigkeit können durch herabgesetzte Gefäßreaktion zum Tode beitragen, wie dies aus den Statistiken FREMMERTS in Rußland hervorgeht.

Für den Erfrierungsspättod während des Auftauens werden physikalische Vorgänge und Ungleichmäßigkeiten in der Verteilung der Salze und Ionen gegenüber dem Normalzustand angenommen. HOPPE-SEYLER hat dies schon an Pflanzen und Tieren beobachtet. Wenn auf zarte bereifte Pflanzenteile Sonnenstrahlen treffen, sterben diese ab, während die, welche nur langsam auftauen, erhalten bleiben.

In gefrorenem, defibriniertem Blute werden die Blutkörperchen nur dann gelöst, wenn das Auftauen des Serums rasch vor sich geht.

CATIANO gibt als Todesursache eine allgemeine Hyperämie der Haut und der Bauchorgane mit sekundärer, hochgradiger plötzlicher Anämie des Herzens und dadurch Gehirns an, sozusagen eine Verblutung des Körpers in die Haut, mit Leerlauf des Herzens. Dieser Erklärung setzen SONNENBURG und TSCHMARKE die Herabsetzung des Gefäßtonus bei der Verbrennung gegenüber.

Bis zu einem gewissen Grade wird die Widerstandskraft gegen Erfrierungen zweifellos im kalten Klima durch Abhärtung und Gewöhnung gesteigert.

FREMMERT erwähnt einige Beispiele. So berichtet er von einem kurskischen Bauern, der im Winter 1850/51 durch 12 Tage im Schnee lag, ohne Nahrung, meist schlafend, und doch am Leben blieb. Er war besinnlich, einige Zehen waren abgefroren. Es kam zu Hornhauttrübungen, von denen der Bauer genas. Zahlreich sind die Beispiele, daß Menschen bei Temperaturen weit unter 0 bis selbst $30^{0}$ in bewußtlosem Zustand geblieben und doch genesen sind. Solche Fälle bringen neuerdings PETER, WEILAND, BARTELS, QUINCKE, GLASER.

*Scheintod und Leichenbefunde.* Die gerichtliche Medizin hat sich wiederholt schon mit der Frage des Scheintodes theoretisch wie praktisch befaßt (LALOY, WACHHOLZ, DIEBERG, E. HOFFMANN, HABERDA, KASPER, LIMANN, BROUARDEL, THOINOT). Auch in den Kompendien über erste Hilfe werden diese Zustände genauer beschrieben (siehe dort). OSTERLAND hat die Zirkulations- und Stoffwechse'verhältnisse bei den allgemeinen Erfrierungszuständen und dem Erfrierungstod und Scheintod auf Grund sehr großer Beobachtungsreihen im Kriege eingehend erörtert und die Beziehungen der einzelnen Organe zur Haut dabei ausführlich gewürdigt. Die Herabsetzung der Organfunktionen durch allgemeine Kälteeinwirkung kann zum Kältescheintod führen, der experimentell von CIUCCA, JENSSEN, HOOVER, WINTERSTEIN (zitiert bei RAINER MÜLLER) und STICKER an verschiedenen Säugetierspezies erzielt wurde.

Auf solcher Funktionsreduktion beruht der Kältescheintod, sowie der Dauerschlaf der Tiere oder eingegrabener Fakire. Eine sichere Beobachtung über tagelangen Scheintod Erfrorener mit Wiederbelebung stammt von STICKER. Erfolgreiche Wiederbelebung nach Scheintod durch Erfrieren bei Temperaturen bis zu minus $10^{0}$ wird von OSTERLAND für möglich gehalten. Der Tod tritt dann oft noch während des Auftauens ein. POUCHET hat dies auf Kreislaufstörungen, Hineingelangen massenhaft zerfallender roter Blutkörperchen in den Kreislauf zurückgeführt, durch Embolien und Thrombenbildung.

Nach MARCHAND ist es das Darniederliegen des gesamten Stoffwechsels, auch im Zentralnervensystem, und das Versagen des letzteren, zuletzt der

Medulla oblongata, welche erst den Stillstand der Leberfunktion und den Tod hervorrufen. Stärkere oder länger währende Abkühlung unter $0^0$ wirkt tödlich.

Was die *Leichenbefunde* Erfrorener betrifft, so soll hier nur kurz auf die Blutüberfüllung der inneren Organe (Dieburg), die hellrote Blutfarbe, durch Hämolyse und Farbstoffveränderungen hervorgerufen (Wachholz), hingewiesen werden. Alexander Krjukoff (1914) gibt dagegen an, daß es charakteristische Kennzeichen des Todes durch Erfrieren gar nicht gebe, auch nicht an der Haut. Keferstein und Haberda halten aber fleckenartige Rötungen der Haut an nicht abhängigen Stellen für charakteristisch und diagnostisch wichtig. Partielle Erstarrung einzelner, am meisten exponierter Hautpartien, die durch das noch flüssige und zirkulierende wärmere Blut wieder stellenweise gelöst und aufgetaut werden, rufen diese scheckige Rötung der Haut hervor. Es tritt das durch Blutkörperchenzerfall rot gefärbte Serum in die Umgebung der Gefäße aus. Diese Vorgänge beim Lebenden kommen an der Leiche nicht vor. Dort gibt es dagegen *hellrote Totenflecke*. Diese Differenz ist diagnostisch festzuhalten und vielleicht auch für die Diagnose „Scheintod" zu verwerten. Wischnewsky fand diese Flecken in $72^0/_0$ der Todesfälle durch Erfrierung. Außerdem ist der Kohlehydratschwund in der Leber charakteristisch. Der Tod erfolgt durch Überfüllung des Herzens mit Blut, welches unter dem Kälteeinfluß nach den inneren Organen strebt, schließlich durch Herzmuskellähmung, wobei auch rote Blutkörperchen zerstört werden (Pouchet). Auch Magenerosionen werden von Wischnewsky als Kennzeichen des Erfrierungstodes angeführt. Sonst ist die *Hautfarbe* erfrorener Leichen blaß, solange sie in der Kälte sind, wird bläulich, livideblau, wenn die Leichen auftauen. Extremitäten, Zehen, Nase, Ohren brechen leicht ab, durch die Vereisung und Sprödigkeit der Gewebe. Die Totenstarre ist bedeutend. In den Gefäßen findet man neben Blutresten Eisstücke. Das Blut wird als hellrot bezeichnet (Rosenstein und Wachholz). Nach Dieberg ist das Blut im Herzen carmoisinrot, nicht so dunkel wie bei Erstickten. Gegenüber Lesser, welcher die Leichenbefunde von Erfrorenen mit denen an Erstickten bis zum Verwechseln ähnlich fand, stellte Dieberg inkonstante Hyperämie der Organe, Gehirn, Leber, Milz, Niere, Blutaustritt in der Pleura und im Lungengewebe, hämorrhagische Erosionen der Magenschleimhaut und Überfüllung beider Herzhälften mit Blut fest. Lockerung der Schädelnähte fand Krajewski, was allerdings Billroth und Fremmert als differentialdiagnostisch nicht für wichtig ansahen, da sie auch auf Eis liegende Leichen zeigen. Bläulichrotes bis grell scharlachrotes Aussehen und starke Schwellung, hellrote Färbung der in den Gefäßen vorhandenen Blutmassen, Hyperämie des Gehirns und der Hirnhäute, auch Lungenödem, Abwesenheit von Zucker und Glykogen in der Leber wurde von Krjukoff als differentialdiagnostisch wichtig angesehen. Während die meisten Autoren Duodenalgeschwüre und andere Darmgeschwüre bei Erfrorenen niemals beobachten konnten (Fremmert, Lupian, Dieberg), haben Adams, Förster solche gefunden.

Der allgemeinen Erfrierung gehen lokale Frostschäden häufig voraus, was insbesondere bei unklaren und forensischen Befunden zu beachten nötig ist.

*Über- und Unterempfindlichkeit, Gewöhnung gegenüber Kälte. Prädisposition. Beziehungen zwischen Haut und Schleimhaut.* Alltägliche Erfahrungen sprechen für eine große Schwankungsbreite in der Empfindlichkeit gegenüber dem Kältetrauma, vielleicht weniger oft gegenüber den ausgesprochenen Kälteexzessen als gegenüber Erkältungen im engeren Sinne, bei denen mehr das Moment der plötzlichen, unvorbereiteten Abkühlung der Haut und damit des Blutes und der Körperwärme als Zellschädigung ausschlaggebend ist. Hier spielen Rasse,

Geschlecht, Alter, allgemeine und örtliche Zirkulationsschwäche, das vaso-motorische, autonome wie periphere Nervensystem, der jeweilige Ernährungs-zustand eine wichtige Rolle.

Bei einzelnen Personen besteht ausgesprochene *Überempfindlichkeit,* die von peripheren Partien, Fußsohlen, Händen, durch das abgekühlte Blut oder durch Nervenreiz oder beides sofort auf die Schleimhaut der Nase, auch der der Bronchien übertragen wird, zu Niesen, Schnupfen und katarrhalischen Erscheinungen Veranlassung gibt. Überempfindlichkeit gegenüber Kälte findet sich seltener als solche gegenüber Hitze. Häufig beobachtet man gerade Schleimhautreaktionen, z. B. Stockschnupfen durch Entblößung des Ober-körpers oder der Extremitäten in kalter Luft oder Ausbruch von schwerem Bronchialasthma durch Berührung oder Reiben einer kleinen Körperstelle mit einem Eisstück. Das Asthma geht sofort zurück, wenn eine heiße Kom-presse an diese Stelle gelegt wird (DUKE).

Auch *Urticaria* als Folge von Kältewirkungen beschrieb jüngst PODESTA an 2 Fällen. Bei dem einen trat regelmäßig Rötung und Kribbeln auf, der Quaddelbildung folgte, an Stellen, die der Kälte ausgesetzt waren. In einem anderen Fall Rötung und Ödem. Diese 44jährige Patientin zeigte einen Anflug von Vagotonismus und Zeichen der sog. hämoklastischen Krise. Der Vagotonis-mus schaffe die Grundbedingungen zur Störung des kolloidalen Gleichgewichtes durch die Kälte. Siehe Nachtrag S. 394.

Daß *Schleimhäute* seltener als die äußere Haut von Erfrierungen befallen werden, liegt in deren geschützter Lage, besonders der Genital- und Mund-schleimhaut, weniger der Nasenschleimhaut, obwohl diese von der in der Lunge vorgewärmten Respirationsluft durchstrichen wird. Daß anderseits die am meisten exponierte Nasen- und Bronchialschleimhaut nicht noch öfter zu Er-kältungen Veranlassung gibt, wenn sie von eiskalter Luft durchstrichen wird, liegt offenbar in der Gewöhnung bzw. Abhärtung schon in mittleren, gemäßigten und kälteren Breiten. Dies beweist die Empfindlichkeit der Bewohner süd-licher Breiten, wenn sie in kaltes Klima kommen.

Dieser Überempfindlichkeit steht eine ausgesprochene *Unterempfindlichkeit* bei manchen sehr kräftigen, aber auch nicht robusten Personen, auf welche die-selben Schädlichkeiten und Temperaturreize keinerlei Einfluß haben, gegenüber. Daß sich bei solchen und anderen Individuen auf verschiedene Weise, durch Besserung der Ernährung, Änderung des Klimas, der Lebensweise, oder durch therapeutische Eingriffe eine gewisse Abhärtung, Abstumpfung im Sinne einer Gewöhnung erzielen läßt, braucht nicht näher ausgeführt zu werden. Auch an der Haut lassen sich solche Gewöhnungserscheinungen an Kälte beobachten, besonders bei Menschen, die sich viel im Freien, in der Kälte aufhalten, Land- und Forstarbeitern, Fischern, Matrosen, Soldaten, Landstreichern. Auch durch Bäder in Eiswasser (STICKER) und durch Training zum Kältesport im Gebirge oder am Meere kommt es zu dieser Gewöhnung. Sie gibt den besten Schutz vor Erkältungen, aber auch vor Erfrierungen. Doch muß diese An-passung alljährlich wieder neu erworben werden. Sie schwindet in der heißen Jahreszeit bei den Städtebewohnern (FRIEDRICH).

Auch experimentell zeigte sich, daß die Epidermis und die ganze Haut an Erfrierungen gewöhnt werden kann, insofern nach öfterer künstlicher Gefrierung das Gewebe 3—5mal so lang braucht, um zu gefrieren, als beim erstenmal.

Kein Zweifel anderseits, daß die Haut wie der ganze Körper auch verweich-licht, das ist die normale Resistenz herabgesetzt werden kann, so durch un-passende Ernährung, auch durch Ermüdung und Erschöpfung (Massenerfrie-rungen im Kriege nach langen Märschen im Hungerzustand). Der Gefäßtonus wird durch Ermüdungsstoffe herabgesetzt, desgleichen die Temperatur. Die

Energie der Muskeloxydation nimmt ab. Das Nervensystem, auch die zentralen Teile, versagen. Es kommt zur Schläfrigkeit und zum Schlaf im Freien, auch in der größten Kälte. Die Muskelbewegungen schränken sich ad minimum, bis zur Erstarrung, ein. Dies findet auch in tropischen Gegenden bei Temperaturen über Null, z. B. bei den Schlafkranken Afrikas, statt. Mangelnder Panniculus, Abmagerung, vorausgegangene Blutverluste nach Verletzungen im Kriege, Erschöpfungskrankheiten wirken besonders verhängnisvoll.

Bei Sympathicotonikern, welche an Gefäßkrämpfen leiden, bei Vergiftungen, welche das sympathische und autonome Nervensystem beeinflussen, übermäßigem Tabakgenuß, besonders im Orient, Thyreotoxikosen, besteht *Prädisposition* zu Erfrierungen. Ausgesprochene *lokale Prädisposition* wird durch Nervenstörungen nach Verletzungen oder Erkrankungen im gestörten Gebiet hervorgerufen.

*Typhusinfektion* als prädisponierende Ursache für Extremitätengangrän betont Welker gegenüber Wieting, Lauenstein, Dreyer, Goldammer, Coenen und Köhler.

Während ersterer eine symmetrische Typhusgangrän im Balkankriege auch ohne Frost, bloß durch Unterernährung beobachtet hatte, schreiben alle übrigen hier genannten Autoren doch dem Frost die Haupt-, wenn nicht die einzige Rolle zu.

Neben der *konditionellen* Disposition wird also von verschiedenen Autoren auch eine *konstitutionelle* Disposition gegen Erfrierungen angenommen.

So kommen Erfrierungsgangränen bei Leuten vor, bei denen als konstitutionelle Momente mannigfache nervöse Beschwerden zu finden waren. Der äußere Habitus solcher Patienten war ganz eigenartig. Es waren entweder hochgewachsene, zarte, magere Individuen oder im Wachsen zurückgebliebene, breite, fettleibige Personen. Am Stamm Cutis marmorata, ausgesprochener Dermographismus. Hände bläulichrot, cyanotisch, bei Druck mit dem Finger rasch erblassend, feucht und kühl. Hyperhidrosis pedum (Hecht, Zumbusch). Im Gesicht Comedonen. Auf dem Rücken teils frische Acne, teils Narben. Sehr häufig seborrhoisches Ekzem und Schuppenbildung der behaarten Kopfhaut. Abnorm breites Becken. Häufig auffallend lange und schmale Scapula. Der Angulus flügelartig abstehend, die Krista horizontal gestellt. Ränder unregelmäßig, Scapula scaphoides nach Graves (zitiert nach Störk und Horák). Mangelhafte Behaarung der Achselhöhle, der Brust, des Bauches und der Genitalgegend. Abnorme Begrenzungslinie der Schambehaarung. Auffallend dichtes Haupthaar. Bartwuchs schütter. Genitale mitunter mangelhaft entwickelt. Von Eppinger und Hess wurden solche Leute als Vagotoniker bezeichnet, von Bartl als Hypoplastiker (30%/_0 unter der aktiv dienenden Mannschaft im Frieden). Pfaundler sieht diese Konstitutionsanomalie als *kongenitale Minderwertigkeit* des mittleren Keimblattes und seiner Abkömmlinge an. Vergrößerung der Zungengrundfollikel. Tonsillen groß, aus ihren Nischen hervortretend, Lymphdrüsen am Hals vergrößert. Akzentuation des 2. Pulmonaltons. Enge der Aorta und des Gefäßsystems, oberflächliche Atmung. Gesteigerte Reflexe. Die pharmakologische Prüfung des vegetativen Nervensystems fiel normal positiv aus. Mydriasis bei Einträufeln von Atropin ins Auge. Starke Schweißsekretion und Speichelfluß bei subcutaner Injektion von 0,01 Pilocarpin. Das häufigste Symptom neben der Hyperhidrosis pedum ist der weibliche Behaarungstypus und die Cutis marmorata. Solche konstitutionell disponierte Individuen besitzen auch ein sehr lebhaft reagierendes Gefäßinnervationssystem.

Bei den mit dieser Zirkulationsstörung behafteten Menschen kann man einen fetten und einen mageren Typus unterscheiden. Beim ersteren handelt es sich fast stets um phlegmatische, geistig oft etwas beschränkte, weibliche Wesen, meist im Alter von 15 bis 25 Jahren. Die Streckseiten der Oberarme und der Unterschenkel lassen durch die bläuliche Hautfarbe schon die Stauung in der Zirkulation erkennen. Im Gegensatz dazu umfaßt der magere Typ beide Geschlechter, und zwar schon vor der Pubertät. Es sind meist nervöse, leicht erregbare Menschen, bei denen Blässe und Röte der Haut rasch wechseln; des öfteren findet sich bei ihnen orthostatische Albuminurie (BARBER). Siehe Nachtrag S. 373 u. ff.

## Histologische Befunde.

Schon bei erstgradigen Erfrierungen ist das Gefäßsystem bis zur Subcutis hin stark erweitert. Perivasculäre Zellansammlungen, zumeist aus Lymphocyten, begleiten die Gefäße der Cutis und Subcutis, auch der oberen Cutis, unter Freibleiben des Papillarkörpers. Die Gefäßlumina sind bei zweit- bis drittgradigen Erfrierungen außerdem durch homogene, rein hyaline Thromben verschlossen. Die Thromben sind wandständig oder verstopfen als Kugeln die Gefäße. An manchen Stellen erkennt man noch ihre Entstehung aus Leukocyten und Blutplättchen, an anderen stellen sie reines Fibrin dar. Auch rote und gemischte Thromben finden sich vor. Hier und da findet man auch den freien Rest der Gefäßlumina von normalen Blutmassen ausgefüllt. Alle Gefäße zeigen außerdem Wandschädigungen, hyaline Verdickungen der Media, wie dies KRIEGE zuerst nachwies. Weiterhin findet sich Vakuolenbildung in den Zellen der Epidermis wie des Bindegewebes. Stellenweise sind die Endothelien bis zur Unkenntlichkeit zerfallen oder gänzlich geschwunden (HODARA, KYRLE). Das Bindegewebe zeigt neben mäßiger Wucherung der Fibroblasten wechselnd starke Ödembildung, faseriges und körniges Fibrin, wodurch das kollagene Gewebe auseinandergedrängt wird. Die elastischen Fasern sind erweitert, gequollen, zeitweise unter Schwund ihrer Homogenität und Auftreten kleiner Hohlräume bereits zerfallend. Noch später sieht man nur dicke, plumpe, kurze Blöcke vom Bindegewebe im Gewebe liegen. Die Veränderungen greifen allmählich von den tieferen auf die oberen Schichten der Cutis und auf den Papillarkörper über (GANS). Die Grenzpartien kennzeichnen sich durch starke Erweiterung strotzend gefüllter Capillaren. In der Mitte derart schwer geschädigter Herde ist die Epidermis nekrotisch, von Wanderzellen und Leukocyten durchsetzt. Diese markieren auch das Kranke vom Gesunden (Abb. 70, 73).

Je stärker die Schädigung, desto tiefer hinab reicht die Nekrose, so daß bei den schwersten Graden der Erfrierung die gesamte Cutis und Subcutis durch das Fettgewebe bis tief in die Muskulatur in eine strukturlose Masse umgewandelt ist, in welcher die Gefäße durch Thromben verschlossen, die Gefäßwände in homogene, hyaline Zylinder verwandelt sind. Doch immer sind die geschädigten, z. T. nekrotischen Gewebe noch in ihrer Struktur besser erkennbar als bei drittgradigen Verbrennungen.

*Perniosis.* Es handelt sich histologisch ebenso wie klinisch nicht um die Folgen verschieden schwerer Kälteinsulte, sondern um sehr verschiedene und eigentümliche Veränderungen. Diese stimmen in der Hauptsache mit denen der Erfrierung, wie vorher gezeigt, überein. Nur daß sie in geringerem Grade, oft nur andeutungsweise, vorhanden sind. Oft ist die Epidermis etwas verbreitert, Spongiose (Alteration cavitaire Leloir). Auch Parakeratose im Epithel neben perivasculären, zelligen Infiltraten.

An umschriebenen Stellen kommt es zu blasigen Hohlräumen, die mit serösem und fibrinhaltigem Exsudat ausgefüllt sind. Unterhalb der krankhaft veränderten, parakeratotischen Hornlamellen oder am Boden der blasigen

Räume zeigt sich wieder normale Körner- und Stachelzellschicht. Mitunter kommt es zur Ulceration, an deren Randzonen man demarkierende Entzündung findet, auf deren Boden Zell- und Kerntrümmer, aus Epidermis und Blutzellen stammend, zusammen mit parakeratotischen Hornzellen als Krusten aufliegen.

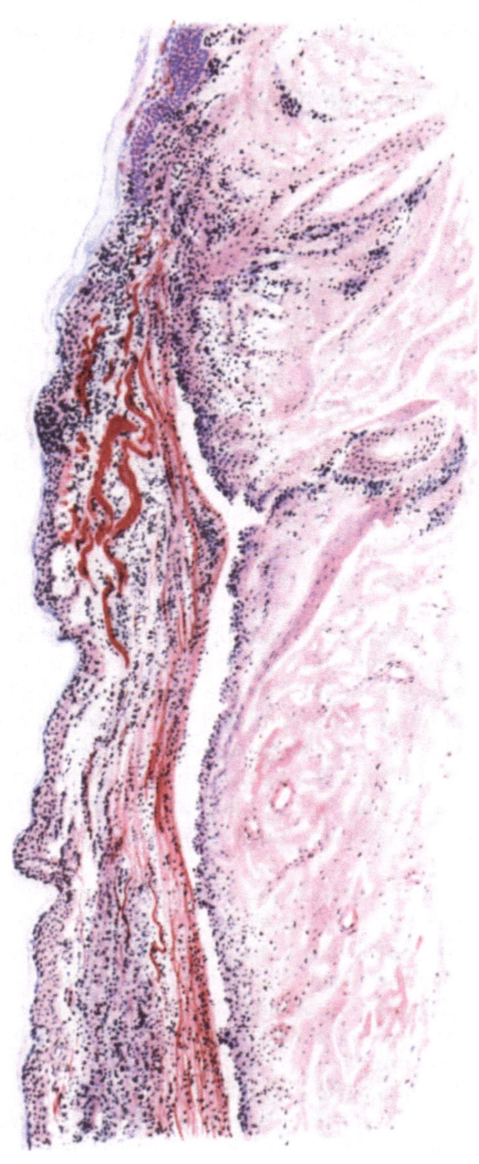

Abb. 70. Erfrierung. (Oberarm, 70jähr. Mann, über Nacht erfroren aufgefunden.) Epidermis blasig abgehoben, nekrotisch, ödematös und von polynucleären Leukocyten durchsetzt, ebenso Papillarkörper und obere Cutis. Elastin gequollen und verbreitert. Scharfe Abgrenzung gegen die mittlere Cutis. Auch hier ödematöse Quellung, vor allem des Kollagens. Blut- und Lymphgefäße erweitert, hyaline Umwandlung der Gefäßwände, Zellansammlung um die Gefäße der Haarfollikel. Häm.-Eosin. O 66 : 1, R 60 : 1. (Aus Gans, Histologie der Hautkrankheiten. Bd. 1. Berlin: Julius Springer 1925.)

*Erfrierungsblasen.* Ist die Kälteschädigung bis zu einem gewissen Grade gediehen, so finden sich bei scheinbar intakter oder nur sehr wenig geschädigter Epidermis zwischen den untersten Epithellagen des Rete und innerhalb des Stratum reticulare cutis blasige Abhebungen in verschiedenster Größe und Ausdehnung (Abb. 72, 73).

Über die histologischen Veränderungen dritt- bis fünftgradiger Erfrierungen, nekrotisch-gangränöser Beschaffenheit der Haut und deren Unterlagen, Muskel, Sehnen, Knorpel, Knochen, Gewebe u. a. wird auf die tierexperimentelle Literatur und die diesbezüglichen Befunde im Abschnitt Pathologie verwiesen.

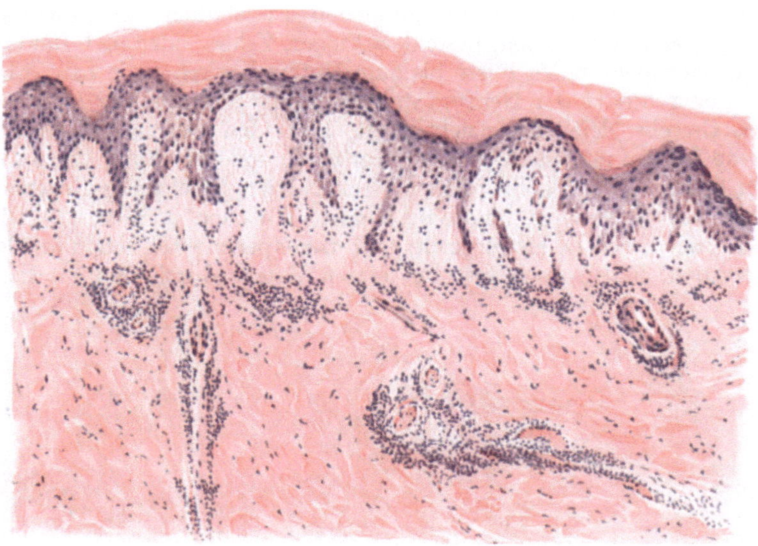

Abb. 71. Perniosis. (Fingerrucken, 18jahr. Mann.) Erweiterung samtlicher Gefaße, perivcasulares Infiltrat, hyaline Wanddegeneration, stärkeres Odem besonders im Stratum papillare, subpapillare und in der oberen Cutis. Papillen kolbig verdickt, Epithelleisten meist verschmalert. Inter- und intracellulares Odem der Epidermis, besonders der Basal- und Stachelzellschicht. Hyperkeratose. Ham.-Eosin. O 147 : 1. R 120 : 1. (Nach Gans.)

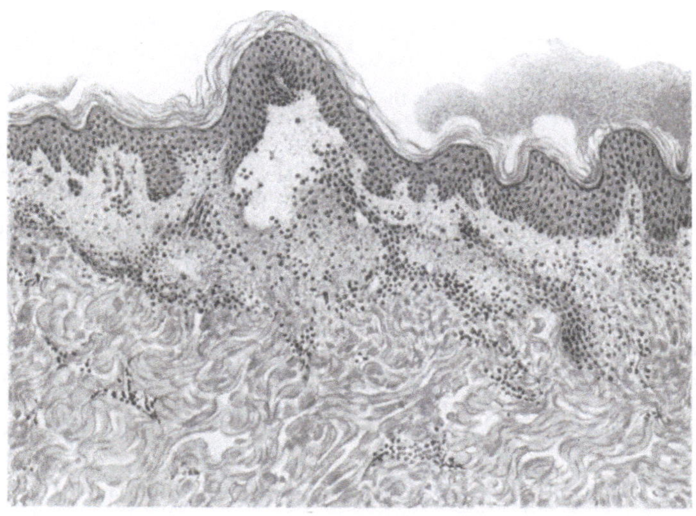

Abb. 72. Künstlich erzeugte Blase bei Erfrierung der Haut als Vereisungseffekt, Anfangsstadium. Vergr. 85. (Nach Kyrle.)

*Muskel und Knochen.* Die Gewebsschädigungen durch anhaltende Kältewirkung reichen, wie bisher dargetan, nicht nur oft durch die ganze Dicke der Haut, sondern betreffen dann auch Muskel, Sehnen, Periost und Knochen.

Diese Veränderungen kommen auf doppelte Weise zustande, entweder durch totale Gefrierung, die bei längerer Dauer Nekrose und Gangrän, entweder trockene Mumifikation oder feuchte Gangrän, zur Folge hat, oder es kommt zur vasomotorischen Gangrän durch dauernden Gefäßverschluß, Krampf, also durch primäre Gefäßschädigung ohne kompensatorische Herstellung der Zirkulation. Auch diese führt zu ähnlichen Endstadien der Mortifikation. So können ganze Extremitäten, besonders Finger, Zehen, oder auch nur einzelne Phalangen, aber auch ganze Füsse bis zum Unterschenkel, Knie bzw. Ellbogen und noch höher hinauf der Nekrose anheimfallen. Nicht immer sind die verschiedenen Gewebe gleichmäßig nekrosiert. Es finden sich auch noch lebende, guterhaltene Partien mitten zwischen nekrotischen und es beginnt schon während der ersten Stadien des Zerfalls an den Grenzpartien gleichzeitig Regeneration, Neubildung von Gewebe in Muskeln, Periost, Knochen u. a. a. O. Die einschlägigen Fragen, welche histologisch, auch tierexperimentell schon seit langem studiert wurden, haben doch erst im letzten Kriege durch das Studium der

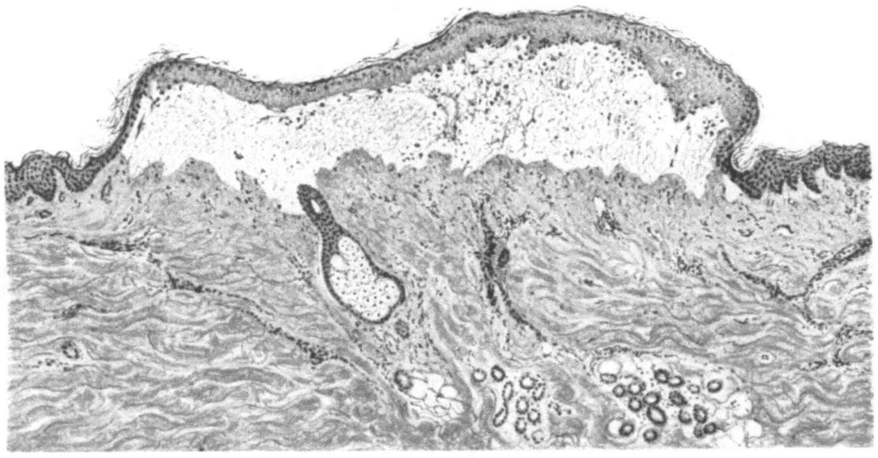

Abb. 73. Blase bei Erfrierung. Vergr. 42. Die nekrotische Epidermis in toto abgehoben. In der Cutis nur geringe Entzündungsvorgänge. (Nach Kyrle.)

Erfrierungen menschlicher Gliedmaßen vollständige Klärung und Erledigung gefunden.

Rischpler und Marchand fanden an Tierversuchen die Muskelfasern überaus kälteempfindlich. Es zeigte sich zunächst Verlust der Querstreifung, Zerklüftung und Zerfall in den Gefäßwandungen wie im Muskel selbst. Wieting fand Kontraktionsphänomene an den Gefäßen neben Degeneration des Epithels und gleichzeitiger Wucherung der Intima, teils mit, teils ohne Thrombose der Gefäße. Zeichen von Degeneration mit Regeneration. Ähnliches fand auch Viktor Hecht.

Die Empfindlichkeit bei Tieren und Menschen für selbst einmalige Temperaturerniedrigung ist verschieden, wie ein Fall von E. Nägelsbach von ausgedehnter Thrombose der Arterie des Unterschenkels mit nachfolgender Spätgangrän beweist.

Die Gefäß- und Parenchymveränderungen im kältegeschädigten Muskel hat zuerst genauer Schminke beschrieben. Schwinden der Querstreifen neben entzündlichen Erscheinungen, Degeneration der Muskelzellen mit Kernbildung, welche an die der Riesenzelle erinnert. Ähnliche Befunde hatten schon Rischpler, Marchand und Fuerst gemacht.

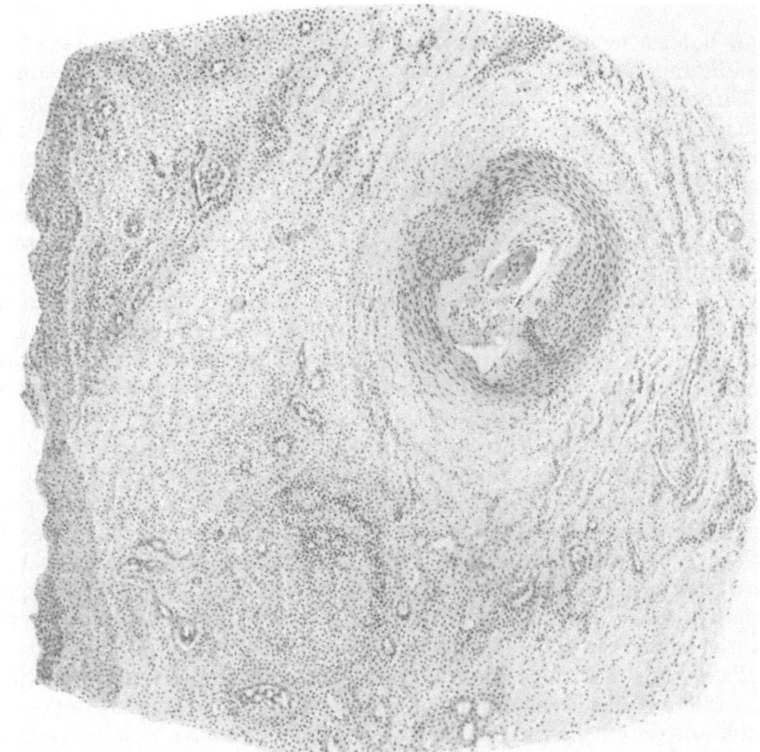

Abb. 74. Schwerer Grad von Erfrierung. Vergr. 60. Ein großes cutanes Gefäß zeigt verdickte Wande, im Lumen einen Thrombus. (Nach KYRLE.)

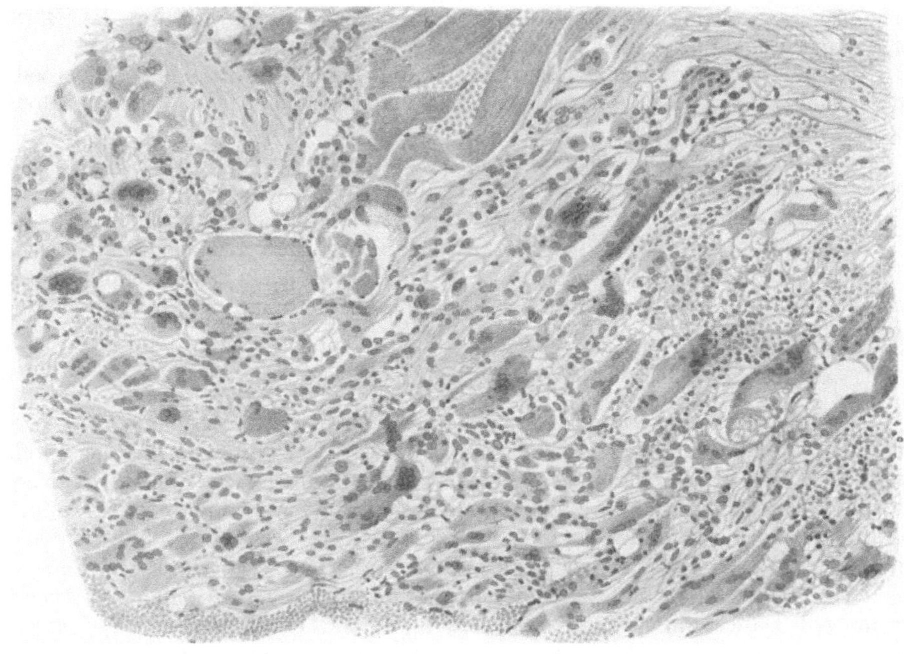

Abb. 75. Veranderungen im erfrorenen Muskelgewebe. Vergr. 160. Zerfall der Muskelfasern, auch riesenzellartige Gebilde. (Nach KYRLE.)

Kyrle hat sie neuerdings beschrieben und abgebildet. Abb. 74 zeigt eine Gefäßschädigung, Verdickung der Wand mit einem in Organisation befindlichen älteren Thrombus. Abb. 75 zeigt den Schwund der Querstreifung (Volkmann), den Zerfall der Muskeln in homogene Fragmente. Zwischen den homogenen Muskelresten und -Schollen finden sich Entzündungsprodukte, inwieweit als Folge ischämischer Gangrän oder primärer Degeneration durch Erfrieren, ist aus dem Präparat natürlich nicht zu ersehen. Auf diesen entzündlichen Erscheinungen dürfte die auffallende Schmerzhaftigkeit beim Zusammendrücken erfrorener Füsse beruhen.

Horvath, Boeck, Kraske und Benndorf fanden wachsartige und andere Degenerationen in den Muskeln des Unterschenkels nach Erfrierungen. Nach Rudnitzky kommt es dabei mitunter auch zur obliterierenden Endarteriitis und interstitiellen Neuritis, zur Atrophie der Haut und Sklerose des Bindegewebes.

Auch *Knochenveränderungen* durch Frostwirkung werden oft beobachtet, nicht nur an amputierten Extremitäten, sondern auch schon röntgenologisch. Hitschmann und Wachtel fanden in $80^0/_0$ ihrer im Kriege beobachteten Erfrierungsfälle Knochenveränderungen. Ribbert fand sie tierexperimentell schon nach 10 minutlicher Kälteeinwirkung auf die allerdings vorher künstlich blutleer gemachte Extremität. Nur der Knochen wird nekrotisch, nicht das Periost, das sich erholt und den Knochen wie in einer lebenden Knochenlade lange erhält, ohne daß sich monatelang Resorptionserscheinungen geltend machen, wie wenn der Knochen transplantiert wäre.

*Entkalkung* des Fußskeletts in verschiedensten Graden und Abstufungen bis zum totalen Kalkschwund fanden zuerst Pulay und Weidenfeld. Meist sind es die mittleren Phalangen der Zehen und Finger, welche Entkalkung zeigen, neben Ödem und Schwellungen der Weichteile. Atrophie der Metacarpus- und Metatarsusköpfchen. Auch vollständige Entkalkungen der Diaphysen wurden beobachtet. R. Winternitz fand ähnliche Veränderungen an der Spongiosa der Gelenkenden. Viktor Hecht fand eigentümliche Verfärbung des Knochenmarks erfrorener Extremitäten durch Lösung des Blutfarbstoffes, auch dort, wo die Knochenstruktur unverändert blieb.

Oft wird auch nur der Knorpel geschädigt, der teilweise schwindet, teilweise wuchert, so daß Bilder von Arthritis deformans entstehen (Sonnenburg und Tschmarke).

Über die Regenerationsprozesse haben schon die Chirurgen Kraske (1879) und Volkmann (1893) Beiträge geliefert.

Eine Art *Mal perforant* durch Frost beobachtete neuerdings Achard.

Delamare sah *ainhumartige* Veränderungen an den Zehen oder Neuritis e frigore, 2 Fälle, bei denen Frost den Beginn einer vasomotorisch-trophischen Lepraerkrankung von langsamer Entwicklung bot. Keine Bacillen. Syringomyelie denkbar.

## Komplikationen.

Während Erfrierungen geringeren Grades selten zu Komplikationen Veranlassung geben, außer zu leichten Infektionen bei Vernachlässigung oder durch mangelnde Asepsis nach kleinen Eingriffen, Verletzungen u. a., finden sich bei schweren, mit Nekrose und Gangrän einhergehenden Frostschäden viel häufiger Komplikationen, besonders im Kriege. Das Allgemeinbefinden ist auch bei schweren Erfrierungszuständen im Gegensatz zu den Verbrennungen keineswegs immer stark beeinträchtigt, in der Hälfte der Fälle ist es überhaupt während der ganzen Dauer nur wenig berührt. Außer dem Grad und der Tiefenausdehnung kommt jedenfalls auch hier die Flächenausdehnung der Erfrierungen in Betracht.

Die allerhäufigste Komplikation ist der *feuchte Brand*. Dieser ist stets Folge einer Sekundärinfektion.

Im Kriege zeigten die Statistiken je nach der Haltung, Kleidung, Verpflegung der Soldaten, nach den kriegsärztlichen Maßnahmen und Einrichtungen sehr verschiedene Zahlen. Im allgemeinen ist jedoch der Übergang des trockenen Brandes in feuchten doch ziemlich häufig (MEYER und KOHLSCHÜTTER, FLÖRCKEN, SONNENBURG und TSCHMARKE). Von großem Belang ist es auch, wo und wie die Kranken unmittelbar nach der ersten Hilfeleistung untergebracht werden, ob sie im Felde (Baracken, Notspitälern) bleiben, oder ob sie sofort ins Hinterland transportiert werden.

GERULANO sah im ersten Balkankrieg unter 60 Fällen von Erfrierungen im Militärspital in Athen keinen Fall von feuchter Gangrän oder Phlegmone. PRANTER verlor von 105 Erfrierungsfällen in Wien keinen an Sepsis.

Bei ungenügender Ernährung und unzureichender ärztlicher Hilfe wie mangelnden Verbandmitteln steigt die Gefahr der Wundinfektion und Sepsis.

Die Wundinfektion beginnt zunächst im Bereiche der gangränösen Stellen, an der Grenze der Nekrose, schreitet von dort zentralwärts weiter und verwandelt das nekrotische allmählich in gangränöses Gewebe. Der feuchte Brand und die Wundinfektion erfolgt weit häufiger an den unteren Extremitäten, Fußzehen, als an den oberen, Fingern wo viel häufiger der trockene Brand, die Mumifikation, beobachtet wird (EHRMANN).

Die Verbreitung der Gangrän innerhalb des nekrotischen Gewebes erfolgt ziemlich rasch mit relativ geringem oder auch ganz ohne Fieber, trotz des bestehenden bakteriellen Prozesses, bis erst ein großer Teil oder der ganze gangränöse Herd nekrotisch geworden und der Prozeß bis zum Gesunden fortgeschritten ist. Die septische Resorption führt zu pyohämischen Allgemeinerscheinungen. Näheres hierüber im Kapitel Gangrän in chirurgischen Handbüchern.

In Betracht kommen von Komplikationen *septische, phlegmonöse Prozesse, Gelenksvereiterung, Tendovaginitis, Erysipel,* im Kriege noch außerdem hauptsächlich *Typhus* und schwächende *chronische Darmkatarrhe, Skorbut,* auch *Pneumonien,* außerdem als spezifische Kriegswundinfektion *Tetanus*.

Die Tetanusinfektion ist bei Frostwunden wahrscheinlich häufiger als bei Brandwunden. Dies hängt zweifellos mit der Bodenbeschaffenheit im Freien und sonstigen Kriegsverhältnissen, rechtzeitiger erster Hilfeleistung, Art derselben und anderen Umständen zusammen.

GÜTERBOCK machte zunächst darauf aufmerksam, daß die häufige Erwähnung von Starrkrampf bei Nordpolfahrern (KAHN und Genossen) vielleicht auf schlechte Beobachtung und Verwechslung des Erstarrungszustandes mit Tetanus zurückzuführen sei. Bis 1885 konnte auch er 16 Fälle aus der Literatur sammeln. Besonders Erfrierungen an den Beinen führen zu dieser Komplikation. MEYER und KOHLSCHÜTTER fanden unter 150 Fällen, letzterer im Balkankrieg, nur einen Fall von Tetanus.

Daß Frostwunden besonders bei im Freien liegenden, mit Kot und Erde verunreinigten Personen leichter als andere Wunden durch Tetanusvirus infiziert werden können, ist begreiflich. LUMIÈRE und ASTIER haben auch noch über sonstige chronische und konstitutionelle Beziehungen zwischen Frostwunden und Tetanus und die verschiedenen Infektionsweisen im Kriege ausführlich berichtet. Insbesondere sind es nach ihm die Fußerfrierungen, welche obligatorische Präventivinjektionen mit Tetanusantitoxin erfordern. Fast alle Chirurgen haben im letzten Krieg berichtet, daß die Tetanusinfektionen nach Einführung von prophylaktischen Impfungen mit einem Schlage aufhörten (OTTO ZUCKERKANDL). Während im russisch-türkischen Kriege über 42 Fälle von Wundstarrkrampf statistisch berichtet wurde, im Krimkrieg unter 2398 Erfrierungen auf englischer Seite nur 2 Fälle erhebbar waren, im französischen Heer 6, zeigten viele Berichte des letzten Krieges in allen Heeren Europas unter 1000 Fällen nicht einen einzigen Fall.

Von weiteren seltenen Komplikationen sind zu nennen: *Hirnembolien, chronischer Alkoholismus* und *Marasmus.* Alle diese wurden besonders im Kriege beobachtet.

Besondere Bedeutung wurde in den Kriegsberichten den interkurrierenden Erkrankungen Typhus, infektiösem Katarrh, auch Cholera, zugeschrieben. Manche Autoren, wie Welker, waren geneigt, das Vorkommen *symmetrischer Gangränen* gar nicht als Frostschäden, sondern als eigenartige, symmetrische Form der Gangränen, unabhängig vom Frost, anzusehen. Nach Welker zeichnen sich diese Formen durch starke vorausgehende Schmerzen aus, dagegen durch Fehlen von Blasen, wie sonst bei wirklichen Erfrierungen, so daß der Autor die Kältewirkung gar nicht als Ursache ansah. Die Möglichkeit, daß vorausgegangene schwächende Infektionen die Entstehung von Frostgangränen auch schon bei nicht sehr niedrigen Temperaturen begünstigen, kann kaum bezweifelt werden. Manche Autoren, wie Kronenfels und Massari, auch Wieting bestritten jedoch diese selbständige Entstehung der Gangrän, fanden überhaupt selten symmetrische Gangrän und halten dieselbe stets für Folge der Frostwirkung. Diese Auffassung hat allgemeine Verbreitung gefunden.

## Prognose.

Diese ist bei *allgemeiner* Erfrierung um so schlechter, je tiefer die Temperaturen sind und je länger die Menschen sich in dem Erstarrungszustand befunden haben. Auch Alter und Ernährungszustand spielen eine Rolle. Kinder und untergewichtige Personen fallen der Kälte leichter zum Opfer.

*Lokale* Erfrierungen geben auch bei schweren Zuständen für das Leben eine relativ viel bessere Prognose als Verbrennungen, wegen geringerer Toxizität der Zerfallsprodukte, aber abgesehen von akzidentellen Infektionen (Gangränen).

Es erscheint deshalb geradezu als unlogisch, statistische Zahlen aus alten Feldzügen, Kriegserfahrungen, auch der neueren Zeit, perzentuell hier zu verwerten, wenn nicht die genauen Verhältnisse bezüglich Lokalisation, Größe, Zahl und Schwere der Erfrierungen, in Gruppen gesondert, zum Vergleich dienen können. Denn in den Gesamtziffern Erfrorener und an Erfrierung Gestorbener läuft ein erheblicher Prozentsatz von sekundären Schädigungen, besonders Infektionen kurz nach der Erfrierung, aber auch noch im späteren Verlauf der Wundbehandlung mit, die ja in der modernen Kriegsmedizin, im Rettungsdienst und in der Lazarettbehandlung ungleich viel seltener in Betracht kommen.

Prognosen dürfen bei Erfrierungen auch nicht vorzeitig und müssen möglichst vorsichtig gestellt werden, besonders bei Nekrosen. Erst dann läßt sich die Grenze der Nekrose feststellen, wenn die Demarkationszone sich deutlich als entzündlicher Hof markiert hat (Riehl).

## Besondere durch Kältewirkung hervorgerufene oder beeinflußte Dermatosen.

Von einer Reihe von Dermatosen wissen wir seit langem, daß sie ätiologisch mit Kältewirkungen zusammenhängen. Allerdings ist der Kausalnexus insofern nicht immer leicht herzustellen, als die Anamnese über besondere Anlässe von Erfrierungen nichts enthält, also doch nur die alle Menschen einer Gegend betreffenden Temperaturexzesse dabei mitgewirkt haben. Oder es handelt sich um Dermatosen, für deren Zustandekommen von den Kranken selbst mit großer Bestimmtheit ein- oder mehrmalige Temperaturschädigungen haftbar gemacht werden, obwohl diese letzteren offenbar insofern doch nicht den Ausschlag geben können, als ganz analoge Hautveränderungen bei anderen Menschen zweifellos auch ohne Temperaturschädigungen zustandekommen, also das dispositionelle Moment eine überragende Rolle gegenüber der Temperaturschädigung bedeutet. Die Kälte kommt hier nur als auslösender Faktor in Betracht. Dies trifft schon bei epidermoidalen, also ganz oberflächlichen Hautschädigungen, teils des Epithels, teils des oberflächlichen Venennetzes zu. Kälteekzeme finden sich bei Fliegern und Motorfahrern im Kriege häufig.

Eine Reihe von Dermatosen, aber auch nur symptomatischen Hautveränderungen wurde in früheren Jahren und zum Teil auch jetzt noch von manchen Autoren als *durch nasse Kälte hervorgerufen* aufgefaßt. Dies galt schon für die lokale Asphyxie HEBRA-NEUMANN, die Livedo calorica KAPOSI, für einzelne der vasomotorisch-trophischen Neurosen CASSIRER. Unter ihnen auch die Akroparästhesien, die Dermatitis atrophicans HERXHEIMER, die RAYNAUDsche Krankheit, die Erythromelalgie, die Sklerodaktylie und Sklerodermie, das Ulerythema centrifugum (UNNA-TÁNZER), den Lupus pernio (HUTCHINSON), die Akrocyanosis.

Bei allen diesen Zuständen spielt die Kälte mitunter wohl zweifellos eine auslösende Rolle, doch bedarf es schon zur Auslösung des Krankheitsbildes sicher einer besonderen vasomotorischen Disposition. Manche von ihnen haben große Ähnlichkeit mit wirklichen Kältetraumen, schon durch die Hautfärbung oder durch polsterartige Schwellungen, die im Initialstadium oder bei Verschlimmerungen in Erscheinung treten. Es handelt sich vielleicht auch manchmal um Kombinationen.

Die Vasomotilität und Trophik des Nervenlebens im Bereiche der befallenen Partie, aber auch die Leitungsbahnen wie die metameral und zentral in der Medulla liegenden Ganglien funktionieren abnorm. Fast von allen diesen Zuständen sind häufiger Frauen mit einem labileren Nerven- und Vasomotorensystem als Männer betroffen. Es gehört natürlich nicht in den Rahmen dieses Aufsatzes, die verschiedenen Erkrankungen näher zu beschreiben, oder auch nur von ähnlichen, sicheren Kälteschäden abzugrenzen, sondern höchstens solche Tatsachen und Meinungen zusammenzufassen, welche das Kältetrauma für das Zustandekommen, das Auslösen solcher Dermatosen verantwortlich machen. Besonders bezüglich der *Sklerodermie* wird vielfach das Kältetrauma als ätiologischer Faktor angeführt.

Als *Livedo calorica* bezeichnete KAPOSI jene Zustände, welche sich bei plötzlicher Abkühlung der Haut als blaurote Marmorierung der letzteren präsentiert, oder als diffuse, dunkelblaurote, mit zinnoberroten Zeichnungen untermischte Hautinjektionen an der Nasenspitze, an den Fingern und Zehen von Personen sich einstellen, die lange Zeit in kalten Räumen oder in der kalten freien Atmosphäre sich aufhalten. Über das Verhältnis dieser Zustände zur *Livedo racemosa* EHRMANN siehe S. 282 ff. und Nachtrag S. 381.

Als *lokale Asphyxie* wurden von KAPOSI solche Zustände von Insuffizienz der vasomotorischen Funktionen, zentraler wie peripherer, bezeichnet, bei denen sich umschriebene Hautstrecken blaurot, cyanotisch gefärbt, mit herabgesetzter Temperatur, bisweilen unter Empfindungen von Taubsein und Ameisenkriechen darbieten. Der neurotrophische Einfluß kann vom Zentralnervensystem ausgehen, also vom zentralen Sitz der Gefäßinnervation, wobei an den peripheren Körperteilen, zumeist symmetrisch an beiden Händen und Füßen, in seltenen Fällen auch auf *eine* Extremität beschränkt, oft kombiniert mit Parästhesien und Funktionsstörungen mannigfacher Form und Intensität im weiteren Verlaufe der Symptomenkomplex der Raynaud schen Erkrankung zustandekommt. Auch kann es zu mannigfachen trophoneurotischen Zuständen an Fingern, Zehen, auch zur symmetrischen Gangrän der Gliedmaßen kommen. Stets ist bei solchen Kranken der Sympathicotonus herabgesetzt. Ebenso wie die *Kälte* in der Anamnese dieser Zustände oft eine hervorragende ätiologische Rolle spielt, sind umgekehrt heiße Bäder, Naturthermen und Anregung der Zirkulation an der Peripherie wie im Zentrum durch thermische, also hier bahnende Reize erfahrungsgemäß wichtige Heilbehelfe zur Besserung und Behebung dieser Zustände, desgleichen alle Maßnahmen, die den Sympathicus tonisieren.

Der erfahrene französische Dermatologe Du Castel schreibt dem Kälteeinfluß unter den komplexen Ursachen der lokalen Asphyxie auch jüngst wieder, 1924, eine hervorragende Rolle zu. Er faßt das Kältetrauma als ausschlaggebende Noxe auf, wobei die wahren Ursachen der Krankheit uns ja bis jetzt vollständig dunkel geblieben seien.

Akrocyanose, Morbus Raynaudi und Pernionen bevorzugen nach Du Castel und, wie er hervorhebt, nach den älteren französischen Autoren, das lymphatische, skrofulöse Terrain, aber auch das der Syphilis (Gaucher und Giroux).

*Melanodermie* wohl als seltene Folge dauernder Kältewirkung bei schweren Erfrierungen fand Schäffer. Er unterscheidet 2 Gruppen von Melanodermien des Gesichtes, eine durch äußere Einwirkungen, darunter auch Licht und Kälte, hervorgerufen, und eine zweite Gruppe, toxischen Ursprungs, die sogenannten Kriegsmelanodermien. Auch hier besteht die Möglichkeit, daß nebst den toxischen Zuständen auch äußere Faktoren, wie Kälte oder Licht, in Kombination einwirken.

Das seltene Nebeneinandervorkommen von *Angiokeratom* der Zehen und *Frostbeulen* der Hände, überdies punktförmiger Angiome an den Schleimhäuten, also Zeichen von Gefäßschwäche verschiedener Art, demonstrierten Pusey und Senear in der dermatologischen Gesellschaft in Chikago.

Über Angiokeratom und andere Dermatosen mit Perniocharakter siehe S. 277 und Nachtrag S. 397.

Als besondere Affektion, aber wahrscheinlich dem ulcerösen Pernio sehr nahestehend, beschreiben unter der Bezeichnung *Acrodermatitis pustulosa hiemalis* Abramowitz und Crocker ein Erythem der Hände, besonders nach Einwirkung von kaltem Wasser, an Ohrmuscheln, Nase und Füssen pernioähnliche Veränderungen. Epidermolysis hereditaria bullosa wird ausgeschlossen. Im Sommer Rückgang der Erscheinungen. Hereditäre Kälteempfindlichkeit durch den Vater.

Fälle von *Erythromelalgie* als Folgen von Erkältungen wurden seit Weyer-Mitchells ersten Mitteilungen darüber von sehr vielen Autoren, in letzter Zeit von Balbi beschrieben.

Als Beispiel von kombinativem Vorkommen wirklicher Pernionen mit diesen ähnlichen Dermatosen sei hier nochmals auf Brünauers Fall, S. 113 verwiesen, ferner Abramowitzs Fall von Sklerodakytlie mit Pernio genannt. Doch ist kein Zweifel, daß solche Kombinationen ein häufigeres Vorkommnis bilden, als es ihre Erwähnung in der Literatur erwarten ließe.

Ebenso wie die Kälte ruft auch die Hitze eine eigentümliche Hautveränderung sehr verschiedener Intensität hervor, bestehend in kleinen, linearen, mehr weniger tiefgreifenden Hautrissen, Rhagaden, deren Grund rötlich, oft hämorrhagisch, deren Umrandung scharf, trocken, leicht schuppend ist. Aus solchen Schrunden kommt es während der Arbeit ohne entsprechende Schonung zu tiefgreifenden wirklichen Rhagaden.

Die Sympathektomie (Leriche) bei Raynaud scher Erkrankung, Erythromelalgie und anderen vaskulären Erkrankungen der Extremitäten hat wohl wesentliche Besserungen der Erscheinungen erzielt, ob temporär oder auf die Dauer, läßt sich nicht sagen. Durch Ausschaltung der sympathischen Innervation wurde Hyperämie und Hyperthermie erzeugt (DAVIS, LOYAL und KANAVEL).

## Therapie, Prophylaxe und erste Hilfe.

*Übersicht der therapeutischen Maßnahmen.* Zur Therapie der Erfrierungen sind seit uralten Zeiten zahllose Methoden und Mittel angewendet und empfohlen worden, teils symptomatisch, teils kausal wirkende. Diese beziehen sich zumeist auf leichtere, mehr oberflächliche, aber auch schwere, tiefgreifende Frostschäden. Die Mehrzahl der externen, medikamentösen Frostmittel dient zur Behandlung der Erytheme und der Pernionen. Ihre Verwendung beruht meist auf altbewährten, empirisch gefundenen Verschreibungen berühmter Chirurgen und Dermatologen. Diese Heilstoffe werden in den verschiedensten Formen, als Pinselungen, Firnisse, Fette, Salben, auch in Solutionen zu Umschlägen, als Zusätze zu lokalen Fuß- und Handbädern angewendet.

Alle die hierhergehörigen Applikationsweisen bezwecken die Einschränkung der entzündlichen Erscheinungen und die Behebung des bei den Pernioformen so lästigen Juckens. Die Grundwirkung aller dieser Stoffe aber ist die konstringierende Wirkung auf die erweiterten Gefäße, daneben auch eine epithelialisierende auf die in ihrer Ernährung gestörte oder ulcerierte Epidermis.

Neben den der Lokalbehandlung oberflächlicher Erfrierungen dienenden medikamentösen Mitteln verwendet die Therapie auch physikalische Agenzien verschiedener Art, welche weniger auf die Epidermis als auf die tiefer liegenden Gefäße und Gewebe einwirken sollen.

Neben diesen mehr lokal und symptomatisch wirkenden Heilmethoden werden außer den Analeptica und Roborantia auch interne Mittel verschiedener Art in der Absicht angewendet, um damit kausal auf Blut und Gewebe, also umstimmend zu wirken, oder auch nur den Resorptionsprozeß der entzündlichen Infiltrate zu beschleunigen.

Diese kausal gerichteten Mittel wirken zum Teil auf die Zusammensetzung, den Hämoglobingehalt des Blutes, den Salzgehalt der Flüssigkeiten und die Ionenverteilung in den fixen und flüssigen Gewebszellbestandteilen.

Außerdem sind es noch verschiedene Methoden und Encheiresen chirurgischer Wundbehandlung, welche den Demarkations- und Abstoßungsprozeß der nekrotischen Partien bis zur Bildung gesunden Granulationsgewebes, weiterhin die Überhäutung der dabei gesetzten Granulationsflächen fördern sollen und schließlich die kosmetischen Defekte zu bessern suchen.

Im allgemeinen zeigt sich aber seit Jahren schon das Bestreben, altgewohnte, empirische, vielfach schematische, geradezu mechanisierte Therapie durch eine mehr kausale, individuelle und prophylaktische zu ersetzen, welche auf krankhafte Gewebsdisposition, Vermehrung des herabgesetzten Tonus Bedacht nimmt. Nach den angedeuteten Gesichtspunkten geordnet, genügt es, von den zahllosen in der Literatur empfohlenen Frostmitteln nur die wichtigsten Heilstoffe nach den hauptsächlichsten Wirkungskomponenten sowie die wichtigsten kombinierten Frostmittel in ihrer Applikationsweise anzuführen, da eine vollständige Widergabe auch nur der neueren in und nach dem Kriege beschriebenen Heilmittel und -methoden den Rahmen dieses Aufsatzes weit überschreiten müßte.

Folgende Mittel und Methoden kommen in Betracht:

*Innere Mittel.* Zur allgemeinen Behandlung, hauptsächlich bei schweren Fällen, kommen blutdrucksteigernde Mittel in Betracht, *Hypophysin* und *Adrenalin*, außerdem *Kalk*präparate (FLÖRCKEN). Auch Infusionen von *Na chloratum* in physiologischer Lösung, im Stadium der Rekonvaleszenz *Arsen* (Fowlersche *Lösung*).

Die Wahl der inneren Mittel hängt bei den chronischen Zuständen der Neigung zu Frostbeulen, Perniosis, und den verschiedenen Formen der Akrocyanose von dem jeweiligen individuellen Zustand, Alter, Ernährungszustand, der Betreffenden ab.

Wright vertrat die Auffassung, daß Frostbeulen in gleicher Weise wie die Urticaria auf Durchlassigkeit der Blutgefäße infolge von Kalkmangel beruhen. Pine machte Kalkbestimmungen bei mit Akroasphyxie behafteten Mädchen und fand bei solchen vom fetten Typus normale und sogar erhöhte Kalkwerte. Barber hat von Verabreichung von Kalk bei solchen Individuen keinen Vorteil gesehen. Beim mageren Typ solcher Individuen wurde jedoch durch Verabreichung von Kalksalzen, Schilddrüsen- und Epithelkörperchenextrakt, auch Lebertran eine wesentliche Herabsetzung der Neigung zu Pernionen erzielt.

Bezüglich der individuellen Wirkung gewisser interner Präparate je nach Konstitution hat Barber einige Feststellungen gemacht.

*Externe Medikation.* Unter den anorganischen Stoffen, soweit sie als wirksam in Betracht kommen, werden insbesondere *Jod* als *Tinctura jodi simplex*, das beste aller Jodmittel, *Aqua plumbica* zu Umschlägen, *Diachylonsalbe* mit Zusatz von *Teer, Zink* und *Bleioxyd* seit Ferdinand Hebra oder das *Unguentum plumbi carbolisatum* in der Formel von Lassar: Unguentum plumbi, Vaselinum flavum āā 40 g, Ol. olivarum 20, Acid. carbol. 2, Ol. lavandulae g 30, auf Lappen gestrichen, auch für offene Frostbeulen verwendet. Auch Lösungen von *Chlormagnesium, Cuprum sulfuricum, Kalicausticum* werden als reiz- und resorptionsfördernde Mittel auf erfrorene Partien ein- oder mehrmals täglich aufgepinselt. Als obsolet gelten wohl heute Argentum nitricum, Acid. nitric. Chromsäure und Acid. benzoic. auch Tinctura cantharidae, sämtlich früher oft angewendet.

*Mangan.* Frostalla-(Ozet-)bäder enthalten kolloidales Mangansuperoxyd und wirken dem durch Erfrierung verursachten Lähmungszustand der kleinsten Hautadern entgegen.

*Chlorkalk* wird, 5 g zu 100 g Unguentum paraffini, vor dem Schlafengehen eingerieben. Die erfrorenen Stellen werden mit Baumwollhandschuhen oder -strümpfen bedeckt (Westberg).

*Wismut* wird in antiseptischen Pulvern als *Dermatol* oder *Xeroform* auf nicht ulcerierte, auch ulcerierte Pernionen in Salbenform angewendet.

Von *organischen* wirksamen Stoffen oder Komponenten sind es vor allem Öle und Fette, wie *Mandelöl, Goldcream, Bromokoll* ($10^0/_0$), *Resorcin* ($10^0/_0$) in Salbenform, *Collodium elasticum,* auch *Tannobromcollodium,* weiterhin *Linimentum camphoratum ammoniatum, Leim, Zinkleim, Ichthyol, Formalin, Menthol, Perubalsam, Tinctura Belladonnae,* sämtlich in Salben oder Tinkturen zum Pinseln, teils als Mittel, teils als Vehikel oder Adiuvans. Das Frostmittel *Pernionin* (Heinz und v. Noorden), bestehend aus *Rosmarinöl, Salbei* und *Harnstoff,* entwickelt durch Zersetzung des letzteren bei der Anwendung einen unangenehmen Geruch nach Ammoniak und wirkt gewebsquellend. Nach einmaliger Einreibung ist als Beweis der Resorption Salizylsäure mit Eisenchlorid im Urin nachzuweisen. *Eichenrindenabsud* (1 Teelöffel auf 1 Liter Wasser). Zumbusch empfiehlt, bei Blasen keine Salben zu verwenden, sondern nur feuchte Umschläge. Ein in der Zahnheilkunde sich bewährendes Gemenge als *Formalin* (0,5—2,5) mit *Trikressolsäure* (2,5) zu Aqua dest. 100 wird auf *gangränöse* Partien mindestens ein- bis mehrmals täglich aufgepinselt oder noch besser, in Gaze und Charpie eingesaugt, als Umschlag verwendet. Vorher und zeitweilig während der Behandlung werden mumifizierte Partien chirurgisch entfernt. Das Präparat bewirkt einerseits Desinfektion, Abtötung aller Bakterien, die zur Sepsis Veranlassung geben, anderseits wirkt es wie alle Formalinpräparate trocknend.

Als Volksheilmittel werden bei uns häufig *Petroleum*, in Italien sterile *Fangoschlammpackungen*, in Südamerika *Guano* angewendet. Jedes Land hat hier gewiß noch verschiedene andere Mittel.

*Kombinationsmittel.* Als ein extern oft angewendetes und gelobtes Präparat gilt *Desitin*, ein Lebertranpräparat, das ungefähr der Formel $C_{27}H_{46}O$ entspricht, also einen ungesättigten Alkohol mit offener Kette darstellt, ähnlich dem Phytol, einem Bestandteil des Chlorophylls. Dieses Derivat zeichnet sich gegenüber gewöhnlichen Lebertranzusätzen durch erhöhte Wirksamkeit, vollkommene Unschädlichkeit und absolute Haltbarkeit aus. Neu ist an dem Desitin die Auswertung des DAKINschen Prinzips, d. h. Ausnützung der zur Entwicklung gelangenden unterchlorigen Säure, die als ein starkes, dabei sehr mildes, die Gewebe höchst schonendes, jedoch stark aktivierendes Antisepticum bekannt ist. Während sich aber DAKINsche Lösungen in ganz kurzer Zeit unter Chloratbildung zersetzen und damit unbrauchbar werden, ist dieser Nachteil bei dem chlorierten Desitin nicht zu beobachten. Desitin wird als Salbenzusatz verwendet.

Das Desitin weist folgende Vorzüge auf: Positive H-Ionenvermehrung, dadurch Herbeiführung von Leukocytose, hohe Lipoidlösefähigkeit (Lipoide gelten als wachstumshemmend), dadurch vor allem fast unmittelbare Schmerzlinderung, schnelle Granulationsbildung und Epithelisierung — Desitin ist ein bekannt gutes Ekzemmittel —, im ganzen wesentliche Verkürzung der Heilungsdauer. Desitin haftet auch auf feuchtem und erodiertem Grunde (Rhagaden, Erosionen). Die Salbe wird messerrückendick auf Verbandmull aufgestrichen.

Von anderen Kombinationsmitteln fand die *russische Frostsalbe* (M. JOSEPH) früher oft Anwendung: Acid. hydrochlor. 30,0, Extr. Opii 2,5, Camphor. 10,0, Therebinthin. 20,0, Medull. oss. 40, 0, Ugt. Althaeae 120,0.

Auch die Einreibung der erfrorenen Haut mit einem Gemenge von Kali causticum 5 g, Glycerin, Spiritus āā 20, Aqua 60, nach einem warmen Handbade wird oft empfohlen (BAELZ, Tokio).

Andere, ältere Verschreibungen finden sich bei LEISTIKOW und in verschiedenen Monographien, Hand- und Lehrbüchern.

*Prophylaktisch-präventive Behandlung.* Örtlich empfiehlt ZUMBUSCH zur Prophylaxe gegen feuchte Hände und Füsse Abreiben mit $10^0/_0$igem Formalinalkohol, Einstreuen von Vasenoloformpuder. Von Chirurgen wie Hydrotherapeuten werden heute oft *Abhärtungsmethoden* gegen Erfrierung als wertvoll bezeichnet. Manche Heilmethoden unterstützen die natürlichen Heilvorgänge.

Nach dem Kältereiz kommt es zu einer reaktiven Erweiterung der Gefäße. Je kräftiger die Zirkulation, je blutreicher die Menschen, desto intensiver die Hautreaktion und desto heller rot zeigt sich die reagierende Hautfläche. Grundgesetz der Hydrotherapie (W. WINTERNITZ). Kälteeinfluß erhöht den Tonus der Arterien bei vorhandener Erweiterung der Hautgefäße. Die Reaktionsröte ist nicht mit Gefäßlähmung identisch und erfolgt wahrscheinlich ohne einen Umweg über die Nervenendigungen als direkte muskuläre Gefäßreaktion (NÄGELSBACH). Die Gefäßerweiterung ist also eine nützliche Abwehrerscheinung zum Schutze des Gewebes vor Kälte, bewirkt auch vermehrte Blutzufuhr und Durchblutung und gleicht überdies den Wärmeverlust im Gewebe zum Teil aus.

Bezüglich der *Prophylaxe* der Erfrierungen ist von den verschiedenen therapeutischen Maßnahmen, sowohl der externen als der internen, alles das prophylaktisch gut wirksam, was — in leichten Fällen wenigstens — auch therapeutisch wirksam ist. Es gilt dies für Roborantien als auch für Übungstherapie der Gefäße durch mechanische, thermische (abhärtende Bäder), elektrische Prozeduren zur Verhütung der Zirkulationsstörung durch Kleider, Stiefel usw.

Folgende Mittel und Methoden haben sich bewährt: Kalte Fuß- und Handbäder (Binz), Pinselung mit Ichthyol, Resorcin, Tannin āā 1 g auf 5 Teile Wasser (Boeck), Monochlorphenol in Vaselin, Glycerin oder Alkohol 2—10%, als Pinselung oder Salbe (Blunk), Schilddrüsenpräparate intern (Lanz), Bepinselung mit Jodtinktur mit nachträglichem Ichthyolwatteverband (Schwering), Heftpflaster (E. Müller), Arsonvalisation, 3—5 Minuten mit 4 mm Distanz (Scheuer), Diachylonsalbe mit Zusatz von Teer, Zink-, Bleioxyd (F. Hebra), Leim-Glycerinsalbe (Pribram).

Die Notwendigkeit guten Schuhwerks zur Verhütung von Fußerfrierungen wird allseitig betont. Ausgezeichnet bewährt hat sich der *deutsche Infanteriestiefel*. Er schützt besser als der Schnürschuh mit Gamaschen den Fuß vor Eindringen von Nässe von oben her. Auch wirklich wasserdichte, gut passende und genügend weite Gummischuhe sind praktisch. Mehrfache Schichten von Wolle in weiten Stiefeln bieten, solange sie trocken sind, die beste Wärmeisolierung. Das Schlafen in Stiefeln ist wegen ungünstiger Beeinflussung der Zirkulation schädlich. Bei wochenlangem Anbehalten, Hartwerden der Fußbekleidung kommt es zur Blutabsperrung. Auch Gamaschen bewirken Blutabsperrung und verhindern den Luftzutritt, besonders Wickelgamaschen, ebenso Strumpfbänder und andere Improvisationen zur Fixierung. Die Gamaschen sind daher abgeschafft. Unzweckmäßiges Zusammenlegen der Unter- und Oberhose im Stiefelschaft, auch enge Reithosen fördern durch Druck und Stauung das Entstehen von Frostschäden (nach Flachleben).

*Physikalische Methoden.* Diese nehmen derzeit mit Recht den größten Raum in der Behandlung von Frostschäden ein. Sie bewirken die Tonisierung der erschlafften Gefäße und gesunde, kräftige, aktive Hyperämie im Sinne August Biers. In Betracht kommen mechanische, thermische Reize (Wärme, Kälte), elektrische, sowohl faradische wie Hochfrequenzströme (d'Arsonval), ultraviolettes Licht, Höhensonne, Quarzlampen, Röntgenstrahlen. Von mechanischen Mitteln ist es Streichmassage, meist in Verbindung mit Lokalbädern (Flörcken) oder Knetmassage (Zuckerkandl). Von thermischen ist die von Richard Stiasny 1904 versuchte Kältewirkung durch Äthylchloridspray oft verwendet worden.

Hitze wurde in Form strahlender Wärme von Hornung empfohlen. Pranter verwendete heiße Luftduschen mittels Föhnapparat, desgleichen Wechselmann, Poth und E. Kuttner mit Hilfe des Sykoraapparates, besonders zur rascheren Überhäutung. Die Heißluftbehandlung wurde von Ritter 1901 zuerst angewendet, von Mirtl, Statzer und Hanus empfohlen. Habs verbindet Heißluftbehandlung mit 1—2 stündiger Bindenstauung.

Besonders zur Beförderung des Austrocknens (Mumifikation) wird öftere Anwendung der Bier schen Heißluftkästen empfohlen (Lotsch). Zu vermeiden sind wasserdicht abschließende Verbände, da sie die feuchte Gangrän begünstigen. Zur Austrocknung empfahl Strohmeyer sogar Abschälung der Epidermis über den nekrotischen Partien, desgleichen Melchior, der darüber Verbände mit absolutem Alkohol zur Wasserentziehung, auch Tierkohle gibt.

Popovici und Zumbusch benützen wechselwarme Bäder, ersterer 2mal täglich, später nur wöchentlich, 5 Minuten in Wasser von 28—30°, 1 Minute in Wasser von 16°.

Zumbusch verbindet dies in folgender Weise mit Massage: In 2 Waschbecken mit heißem und kaltem Wasser werden Hände und Füße abwechselnd hineingehalten und dabei massiert, kürzere Zeit im kalten, längere Zeit im heißen Wasser. Massage bewirkt Übung der atonischen Gefäße. Nach dem letzten Eintauchen in kaltes Wasser Abtrocknen und intensive Einreibung mit Frostsalbe, Cu sulfur. Menthol āā 1, Formalin und Lanolin āā 10, Unguentum leniens ad 50.

Von Praktikern immer noch oft angewendet sind Zusätze zu diesen Bädern, vor allem Leim, Chlormagnesiumlösung, Eichenrindendekokt u. a. tanninhaltige Infuse, auch Salze.

BROCQ empfiehlt Nußblätterabkochung nach BESNIER und ein mineralisches Puder von 1 : 9 Teilen Bismutum salicylicum, Stärkemehl, gegen das Jucken 1%ige Tanninlösung mit Glycerinzusatz.

Bei schweren allgemeinen Erfrierungen tritt an die Stelle der Lokalbäder das Wasserbett.

Von *elektrischen* Prozeduren gelten als wertvoll *Hochfrequenzströme* zur Wiedererzielung herabgesetzter Empfindungslosigkeit, auch zur Schmerzstillung bei Neuralgien (Arsonvalisation).

Bestrahlung mit BACHscher Höhensonne, auch mit der Solluxlampe wurde für Frostbeulen empfohlen (ARMANI, JOST und STEIMANN).

LEVIN nimmt an, daß rote und infrarote Strahlen des Sonnenspektrums auch in die Tiefe der Haut dringen. Violette und ultraviolette werden leichter absorbiert und tonisieren die erschlafften peripheren Blutgefäße, so daß sie auch prophylaktisch wirken. LEVIN bestätigt also die von JOST mit der Hg-Dampflampe erzielten guten Wirkungen auf Pernionen. Letzterer bestrahlt täglich, steigend von 5 bis 25 Minuten, durch 5 Tage jeden 2. Tag, worauf die Infiltrate gewöhnlich verschwinden.

Als wertvoll wurde von verschiedenen Autoren auch *R-Bestrahlung,* besonders bei Erfrierungen zweiten Grades, erkannt. ROTHBART und LENK behandeln seit 1921 damit, neuerdings auch BORAK.

ROBERT LENK gibt an, daß schon 36 Stunden nach R-Bestrahlung das Jucken zum Verschwinden gebracht war, nach 3—4 Tagen auch die Rötung. Dosis unter der Hauterythemdosis. Eine Bestrahlung genügte.

FUHS, der neuerdings 35 Fälle zwei- und drittgradiger Erfrierungen mit harten, schwach gefilterten (0,4 Al) Strahlen behandelt hatte, kam zu weniger günstigen Ergebnissen, fand bloß Linderung des Juckreizes, ebenso wie früher schon SCHREUS. Prophylaktisch ist R-Bestrahlung nicht von Nutzen und nicht empfehlenswert.

*Chirurgische Behandlung.* Chirurgische Eingriffe, Incisionen, Excochleationen, Sequesterablösung, besonders aber Amputationen, lassen sich nur zu oft nicht vermeiden. Empfohlen wird aber allgemein ein möglichst konservatives Vorgehen bis nach erfolgter Demarkation (ZUMBUSCH, RIEHL, VOLK, STIEFLER u. v. a.). Anzustreben ist der Zustand trockener Mumifikation erfrorener Gewebsteile.

Erst nach der Abstoßung brandiger Partien und Sichtbarwerden rein granulierender Wunden kommen korrigierende operative Eingriffe in ihr Recht. Bös aussehende Schwellungen, meist durch mechanische Irritation, Märsche, Transport, hervorgerufen, verleiten zu übertrieben schlechter Prognose und zu vorzeitigen Amputationen und schweren Eingriffen, welche bei ruhigem Zuwarten meistens erspart werden. Oberflächliche Fetzen bedeuten noch nicht totale Nekrose. Amputation nur dort, wo schwere Infektion vorhanden oder die Demarkationszone scharf abgegrenzt ist.

Leichte, oberflächliche Geschwüre, ulcerierte Pernionen werden wie Brandwunden zweiten Grades mit Linimentum calcis, vorher sterilisiert, behandelt, größere Brandwunden bei absoluter Ruhelage des Patienten auch mit Ambrine sowie mit verschiedenen Lanolingemischen, ähnlich wie Verbrennungen.

Nach Reinigung der Wunden ist die Granulationsbildung nach chirurgischen Regeln durch Reizmittel chemisch-physikalischer Art, Heftpflasterverbände usw., zu beschleunigen, bzw. einzuschränken. Weiterhin handelt es sich um Ersatz verlorengegangener Haut und um Korrektur von Narben durch Plastiken oder von verstümmelten Gliedmaßen durch Prothesen. Vgl. hierüber chirurgische Lehr- und Handbücher sowie solche der Kriegschirurgie.

Auf Grund reicher Kriegserfahrungen warnt Esser vor Versuchen zur plastischen Schließung mit gestielten Lappen aus der unmittelbaren Nähe von Defekten durch Erfrierung, nicht nur wegen der mangelhaften Unterpolsterung, sondern auch wegen der schlechten Vascularisation. Die Behandlung mit lokaler Plastik ist deshalb oft unsicher und steht gegenüber der Verwendung gestielter, gut fettgepolsterter Lappen von dem anderen, gesunden Bein weit zurück. Die Lappen sollen ökonomisch verpflanzt werden, möglichst klein sein, aber doch keine Spannung hervorrufen. Der Stiel darf Drehungen und Zerrungen nicht allzusehr ausgesetzt sein. Innerhalb des Verbandes müssen die Stiele sichtbar bleiben. Die Gipsanlagen müssen möglichst geräumig sein, zur Vermeidung von Drucknekrosen. Nach Trocknung erst wird über den Fenstern aseptischer, trockener Wundverband gemacht, der zur Kontrolle zeitweilig abgenommen und gewechselt werden muß. Dadurch hat die mit Recht gefürchtete Plastik bei typischen Erfrierungen günstige Prognose und Ergebnisse zur Folge. Die Operation wird sogar zu einer dankbaren. Die Stieltrennung erfolgt 2—3 Wochen nach der Operation, nach guter Anheilung der Lappen. Verbandwechsel jeden zweiten bis vierten Tag, je nach der Sekretion.

Billroth, neuerdings noch Meyer und Kohlschütter empfehlen, bei Gefahr der Sepsis frühzeitig hoch zu amputieren, besonders wenn Schwellung und Druckempfindlichkeit der Milz auf Sepsis deutet. Aber die moderne Chirurgie und Dermatologie ist für möglichst konservatives Vorgehen und Zuwarten. Bei Tetanus wird die hohe Amputation als nicht mehr sicher heilend von Tschmarke verworfen, hingegen die systematische präventive Impfung mit Tetanusserum bei allen im Freien Erfrorenen empfohlen.

Für die Aufrechterhaltung der Blutzirkulation erfrorener Extremitäten, und um diese wieder in Gang zu bringen, wird durch Schräglage, auch senkrechte Suspension, Lagerung auf gut gepolsterte oder Volkmarsche Drahtschienen gesorgt (v. Bergmann, König, Selenkoff). Dies wurde im Kriege fast überall in Deutschland, auch in den Wiener Spitälern zum normalen Verfahren. Man bemerkt nach mehreren Stunden an den vertikal suspendierten Gliedern, daß dunkelviolette Hautbezirke stellenweise tief rot werden und früher unempfindlich gewesene Haut gegen Nadelstiche empfindlich wird. Im Falle vollständiger Gangrän ist Amputation, jedoch zur richtigen Zeit, am Platze. Bis dahin können noch tiefe Incisionen mit Saugbehandlung mehrmals täglich versucht werden (Nösske, Wittek, Tschmarke, Bundschuh).

L. Mitchell empfiehlt Biersche Stauung durch elastische Bänder. Sie lassen sich leicht aus guten, alten Operationsgummihandschuhen anfertigen. Der Druck dieser Ringe soll fest, aber doch nicht schmerzhaft sein. Das lästige Jucken und Pulsieren in den erfrorenen Hautgebieten hört bald auf. In 3 Tagen sind die Schwellungen beseitigt. Die Stauung wirkt selbst prophylaktisch.

Weidenfeld fand, daß in vielen Fällen der noch nicht überhäutete Teil von Substanzverlusten zum Schlusse ein Dreieck in der Haut bildet, dessen Seiten in den Spaltrichtungen der Haut liegen. Da in der Spaltungsrichtung die größte Spannung in der Haut herrscht, senkrecht darauf die geringste, so erfolgt das Wachstum der Epidermis in der Gegend der geringsten Spannung. Doch fand Werner mehr Kreisformen und Stiasny konnte eine Regelmäßigkeit überhaupt nicht erkennen.

*Erste Hilfe bei Erfrierungen.* Nur langsames Wiedererwärmen frosterstarrter Teile ist gestattet. Rasches Auftauen bedingt wahrscheinlich Protoplasmaschädigung. (Über die Art derselben siehe S. 100.) Weiterhin Reibung der erfrorenen Teile mit kaltem Wasser oder Schnee, auch kalte Dusche oder kalte Umschläge bis zur Wiederkehr der normalen Hautfarbe oder Rötung und Empfindung. Bei schweren drittgradigen Erfrierungen und bei Blasenbildung werden die erfrorenen Teile sorgfältig gereinigt. Alle Reizmittel, wie Campher, Terpentin, auch Fettverbände, sind zu vermeiden. Lediglich aseptische Verbände bewirken oft günstigen Verlauf in Form trockenen Brandes. Wo trotzdem Fäulnis, nasse Gangrän und Verjauchung hinzutritt und die Sekretion stinkend wird, sind tägliche Verbände nach Reinigung der Wunden mit übermangansaurem Kali, essigsaurer Tonerde und Wasserstoffsuperoxyd, eventuell auch permanente Gliederbäder, selbst das Wasserbett am Platze.

*Allgemeine Erstarrungszustände.* Erstarrte Menschen kommen in ungeheizte Räume, ungewärmte Betten, werden mit kalten, nassen Tüchern gerieben, dann kommen sie in Wannenbäder von Zimmertemperatur, die allmählich erst auf 30⁰ erwärmt werden. Es kehrt dann wieder Empfindung, auch Schmerz zurück, besonders bei rascherer Erwärmung. In solchen Fällen werden wieder kalte Begiessungen gemacht, der Körper in nasse, kalte Tücher eingehüllt. Äther-Campher-Injektionen. Sobald der Kranke schlucken kann, auch Analeptika, Kognak, warme Getränke in größeren Mengen. Vertikale Suspension der erfrorenen Glieder, selbst aller 4 Extremitäten (v. BERGMANN und C. REIHER), wodurch der allgemeinen Hyperämie der Haut und Blutarmut des Herzens entgegengearbeitet wird. Bei schwacher Atmung künstliche Respiration, eventuell mit Pulmotor, auch bei Scheintoten.

Zu vermeiden ist bei allgemeiner Erfrierung die Stauung, weil dem Körper dadurch Blut entzogen wird (RITTER).

Die an Tieren mit Erfolg versuchte Applikation heißer Bäder zur raschen Wiederbelebung (LAPTISCHNSKI) soll beim Menschen keine Anwendung finden (TSCHMARKE).

# Anhang.

*Erfrierungen bei Haustieren.* Einwirkung höherer Kältegrade vermag auch bei Tieren Erfrierungen der Haut und deren Unterlagen hervorzurufen, die bei den verschiedenen Tiergattungen durch Sitz und Intensität verschieden sind. Bei Haustieren sind sie häufiger und wurden auch besser studiert. Am häufigsten zeigen die Kämme von Hühnern, auch deren Glocken und Füße, bei den Enten die Schwimmhäute Erfrierungen dritten Grades, ebenso die Huflederhaut der Pferde, ferner die Haut um die Krone und an der Köte (FRÖHNER), am Hodensack (BAYER), besonders bei nasser Winterkälte. BAYER beobachtete häufig Congelationen bei Pferden, welche Eis führten und lange Zeit zwischen Eisstücken stehen mußten. SCHINDELKA beobachtete eine Erfrierung der Stirnhaut bei einem Pferde, auch nach unzweckmäßiger Anwendung eines Eisbeutels, und bei einem Hunde an der Innenfläche und gegen die Spitze des Behänges. Auch von anderen Tierärzten wird über schwere Erfrierungen an Haustieren berichtet. (Literatur bei SCHINDELKA.)

Ob die blauroten, knotigen, oft exulcerierten Auftreibungen an den Kammzacken und letzten Phalangen der Hühner als Perniones aufzufassen sind, läßt SCHINDELKA unentschieden. Auch blasenförmige Erfrierungen zweiten Grades am Behäng eines Hundes sah SCHINDELKA. Die Ohrmuschel war durch Narbenbildung einwärts gerollt.

Drittgradige Erfrierungen, relativ am häufigsten vorkommend, führen zur Mortifikation, die Schorfe sind weiß, gelblich oder schwarz und erstrecken sich auf Muskel, Sehnen oder Knochen, auch auf ganze Körperteile. Die Abstoßung der Schorfe erfolgt langsam, bei schlaffer Granulationsbildung. Selten geht der Prozeß mit Fieber einher. Bei den Hühnern kommt es zur trockenen, hornartigen Mumifikation von Kämmen, Glocken und ganzen Füßen. Die erfrorenen Zehen oder Endglieder werden blau. Nach Bildung entzündlicher Demarkation in Form roter Wülste, aber ohne Eiterung, stoßen sich ganze Zehen und Extremitäten ab, mitunter plötzlich während des Gehens. „Das mortifizierte Stück des Beines blieb im Boden stecken, während die Ente auf dem Stumpfe weiterhumpelte" (Schindelka). Im ganzen werden Erfrierungen von Tieren sehr gut vertragen.

*Frostwirkung und Unfall.* Die Frage, ob Erfrierungen im Berufe als rentenpflichtige Unfallverletzung, überhaupt als Gewerbekrankheit anzusehen seien, ist wiederholt diskutiert und auch gerichtlich ausgetragen worden.

Während bei den Hitzeschädigungen im Berufe und bei gewerblicher Arbeit die Frage, ob ein Unfall oder Zufall oder Unvorsichtigkeit die Veranlassung zur Verbrennung war, leicht entschieden werden kann, zeigt sich, daß dies bei den Kälteschädigungen verschiedenster Grade, ob bei Temperaturen oberhalb Null oder bei starkem Frostwetter entstanden, keineswegs so leicht ist. Denn da es auch nach dem jetzt noch geltenden Gesetze zum Begriffe des Unfalls gehört, besonders in gewerblichen Betrieben, daß die Schädigung plötzlich zu einem bestimmten und feststellbaren Zeitpunkt stattgefunden hat, Kältewirkungen aber doch längere Zeit und wiederholt eingewirkt haben müssen, um schwere Schädigungen hervorzurufen, ist der Unfall durch Kältewirkung, außer durch Elementarereignisse, Krieg, Überschwemmungen, Dauermärsche, oder aber äußeren Zwang zur Arbeit im Froste selbstverständlich nur ausnahmsweise feststellbar. Eine Anzahl von gewerbegerichtlichen Entscheidungen bei Unfällen anderer Art, bei denen der Unfallbegriff bezüglich der Einzeitigkeit und Plötzlichkeit der betreffenden Schädigungen, sei es physikalischer oder chemischer Natur, nicht gegeben war, entschied bisher schon in England wie Deutschland trotzdem im Sinne liberaler Auffassung zugunsten des vom Unfall Betroffenen.

Charakteristisch ist der Fall Seligs, bei dem das längere Transportieren von kalten Steinen im Winter (1911) bei einem Arbeiter zu Erfrierungen dritten Grades an den Händen bis zum Knochen, zu Nekrosen der Haut und Loslösung von Phalangenstücken geführt hatte. Die gerichtliche Behörde erster Instanz beurteilte diesen Fall 1911 als nicht durch einen Unfall hervorgerufen, weil es sich nicht um eine bestimmte, plötzlich eingetretene Schädigung gehandelt habe. Höhere Instanzen aber entschieden bei der Berufung für einen Unfall und Rentenpflicht.

Heute fände die Gesetzgebung in solchen Fällen gewiß den Zusammenhang mit der Arbeitsleistung auch in Deutschland als hinreichend, um Unfall und Rentenpflicht festzustellen. (Siehe darüber Thiem, Unfallheilkunde, Bd. I, S. 80 u. 316.)

Bei der Begutachtung, ob eine Erfrierung während der Ausübung des Berufes oder durch die Gefahr des gemeinen Lebens erfolgt ist, wird wohl stets eher der Richter und Verwaltungsbeamte als der Arzt zu entscheiden haben. Die Hauptsache ist, daß sichergestellt wird, ob der Betroffene, der sich seine Gliedmaßen erfroren hat, während des kritischen Zeitpunktes der Gefahr des Erfrierens besonders ausgesetzt war. Besonders bei landwirtschaftlichen Arbeiten, Dreschen, Düngerbreiten, Rübenklauben, Holzhauen und -aufladen, auch bei Fuhrwerkern kommt es häufig zu Erfrierungen im Berufe. Nach der Unfallstatistik für Land- und Forstwirtschaft (zit. bei Thiem, entstanden durch Frost 43 Unfälle. 5 davon = 11,6% verliefen tödlich.

Auch Jaeger (Klinik Clairmont, Zürich) mußte noch 1921 feststellen, daß die Meinungen der Juristen und Mediziner, ob eine Erfrierung als Unfall angesprochen werden könne, sehr weit auseinandergehen. Immerhin wurde entgegen der Auffassung Sonnenburgs und Tschmarkes (1915), Erfrierung entbehre jedenfalls der zum „Unfall" nötigen Plötzlichkeit, sei also stets als „Erkrankung" aufzufassen, oft genug vom Gericht und von Unfallkommissionen für Unfall entschieden. Jaeger schaltet jedenfalls aus den Betriebsunfällen aus: Sporterfrierungen, Erfrierungen im Rausch und bei außerordentlichen Gefahren und Wagnissen. Von den 38 erwähnten Erfrierungen wären höchstens 7 (18,5%) als unter die obligatorisch versicherten Fälle gehörig nach Schweizer Gesetz entschädigungspflichtig gewesen. In den meisten Ländern, wenn nicht in allen außer der Schweiz, wäre auch dieser Prozentsatz geringer gewesen.

# Nachtrag zu Thermische Schädigungen [1].

Die Anordnung des Stoffes erfolgte hier in derselben Reihenfolge wie in dem Referate selbst und soweit dies möglich, unter Angabe der Titel und Seiten des unveränderten Druckes vom Januar 1928, auf welche sich die Zusatzbemerkungen beziehen. Es empfiehlt sich, sowohl die Inhaltsübersicht als auch den Index am Schluß des Bandes zu benützen.

## Wirkungen von Wärme und Kälte im allgemeinen.

**Gefäßreaktionen.** In den letzten 3 Jahren wurden zur Klärung der Pathogenese der mannigfachen Hautveränderungen unter dem Einfluß thermischer Reize, Kälte wie Hitze, d. i. Abkühlung wie Erwärmung, sowohl am Menschen selbst wie im Tierexperiment zahlreiche Feststellungen gemacht und eigene Methoden hierzu ausgebildet. Es handelte sich dabei vorwiegend um thermische und Lichtreize, aber auch um Reize anderer Art in ihrem Einfluß auf die Gefäße.

Unter dem Einfluß thermischer Reize kommen die Veränderungen der Hautgefäße am deutlichsten zustande. Experimentelle Pharmakologie mit Gefäßmitteln, exakte Thermometrie an der Oberfläche und in den verschiedenen Schichten der Haut, Capillarmikroskopie, jede Methode für sich und alle zusammengenommen, fanden und finden gegenwärtig häufig erfolgreiche Anwendung bei physiologischen Grenzzuständen, auch bei ausgesprochen pathologischen Veränderungen, vielfach auch von histologischen Befunden kontrolliert. Die bedeutendste Rolle spielt das Studium der Gefäßreaktionen.

Auf die individuell schwankenden Farbenveränderungen der Haut nach thermischen Reizen, die auch beim gleichen Individuum nach Körperstelle, Körperseite, Geschlecht, Alter, auch nach der jeweiligen Phase des Verdauungsprozesses verschieden sind, hat neuestens A. Vogler (Zürich) auf Grund von 7000 Ablesungen aufmerksam gemacht. Auch darauf, daß dem hyperämischen Hof eine anämische Reaktion durch Gefäßkontraktur folge.

**Wesen und Bedeutung der triple response, Dreifachreaktion (Thomas Lewis).** Die komplizierten Verhältnisse der thermischen Gefäßreaktionen zwischen oberflächlichen und tieferen Gefäßgeflechten, die Beteiligung der Capillaren der versorgenden Arteriolen und abführenden Venen bei den Gefäßreaktionen wurden weder durch die älteren, noch so exakten klinischen Beobachtungen verschiedener Bilder gesunder wie kranker Haut, noch durch ältere experimentelle

---

[1] In diesem Nachtrag sind die seit Anfang 1928 bis anfangs April 1932 erschienenen Veröffentlichungen berücksichtigt. Bei Verweisungen im Text bedeutet N Nachtrag.

Methoden (Cohnheim, Stricker, Samuel u. a.) am Kaninchenohr oder am Mesenterium des Frosches, nicht durch die neuere Lehre der Bierschen Hyperämie, auch nicht durch capillarmikroskopische Beobachtung allein verständlich gemacht. Erst die fundamentalen pharmakologischen Versuche von Thomas Lewis, besonders ihre Beweiskraft für die Physiologie und Pathologie der Gefäßreaktionen, das Grundphänomen der triple response mit Hilfe des Histamins und der verschiedenen anderen kolloidalen Zellderivate, H-Substanzen, brachten uns hier neues Licht.

Die hier wichtigen Experimente wurden durch die gleichzeitigen Arbeiten von Krogh, Ebbecke, Feldberg und Schilf, Ellinger und von deren Mitarbeitern und zahlreichen anderen für das allgemeine Verständnis zugänglich gemacht. Ohne auf die komplizierte Materie hier genauer einzugehen, die sich ja auch auf andere Reizqualitäten, mechanische, Licht- und chemische Reize, gewiß auch alimentär toxische, und auf verschiedene Organe bezieht — man vergleiche darüber das große Werk „Histamin" von Feldberg und Schilf —, müssen wir uns hier nur auf die Grundversuche von Thomas Lewis über die Thermoreaktion der Gefäße beschränken.

Wird *Histamin,* ein Eiweißderivat der gereizten, geschädigten Zelle, $\beta$-Imidazolyläthylamin, durch Punktion, d. i. kleinsten Stich, in die Epidermis gespritzt, so zeigt sich an der Einstichstelle selbst zuerst lokale Röte, im Anschluß daran eine Quaddel an Ort und Stelle und später wieder eine Rötung in der Umgebung. Diese Trias voneinander unabhängiger Erscheinungen wird als triple response, als typische Reaktion der Haut auf verschiedene äußere, auch thermische Reize, bezeichnet und wird heute allgemein als wichtiges, als ein Grundphänomen der Hautgefäßreaktionen anerkannt und auch von der experimentellen Pharmakologie vielfach benützt.

Als Lösungen werden 1 : 3000 in Aqua benützt. Wirksam ist nur die Punktion, nicht aber die Applikation in Salben, wie etwa zur Tuberkulinreaktion. Die Stärke der Histaminreaktion ist unabhängig von der Art der Haut, bei seniler wie jugendlicher, elastischer Haut ziemlich gleich (Lamson). Bei allergischen Patienten mit Bronchialasthma und bei infantilen mit sehr zarter Haut oder bei fibrilen Erkrankungen tritt die Reaktion stärker zutage (Rondelli). Die lokale Röte beruht auf Erweiterung kleinster Gefäße, Endoarteriolen, Capillaren und Gefäße des subpapillaren Venenplexus, also Endothelialgefäße, die für den Austausch von Stoffen in Betracht kommen. Der rote Hof entsteht durch einen direkten lokalen Einfluß. Das Histamin erregt die sensiblen Nervenendigungen der Arteriolen. Lewis, Grant und Marvin haben die Histaminrezeptoren der Haut nachgewiesen. Sie sind nach Krogh, Török und Rajka auf die Cutislagen beschränkt. Die Entstehung der Quaddeln beruht auf der Durchlässigkeit der Capillarendothelien. Die Stärke der Quaddelbildung und die des roten Hofes stehen in quantitativem Verhältnis (Lewis und Grant). Bei aufgehobenem Kreislauf bleibt die Quaddelbildung aus.

Die *Dreifachreaktion* entsteht auch spontan, ohne Injektion, offenbar durch Freiwerden einer histaminähnlich wirkenden Substanz, also auch durch einen beliebigen adäquaten exogenen Faktor, wie Hautreizung durch Gewebsverletzung. Die H-Substanzen bilden den gemeinsamen ursächlichen Faktor zwischen Reiz und Reizerfolg. Nur die dritte Phase der Reaktion, der rote Hof, beruht auf Nervenbeteiligung. Denn er bleibt nach Zerstörung der Nerven in diesem Gebiet aus. Hebt man vor solchen Versuchen den Kreislauf auf (Occlusionsversuch), so bleibt die lokale Röte länger bestehen (Ebbecke, Lewis und Grant). Bei Wiederherstellung des Kreislaufes blaßt sie rasch ab, in dem Maße, als die H-Substanz entfernt, d. i. reosorbiert wird.

Die Dreifachreaktion tritt nach starker mechanischer Reizung, Streichen der Haut, z. B. als Urticaria factitia auf, ähnlich nach Verbrennen, Gefrieren, elektrischen und chemischen, toxischen Reizen, Insektenstichen. Die komplexe Reaktion setzt sich aus zwei Gefäßwandmechanismen und einem lokalen nervösen Mechanismus zusammen. Der gemeinsame ursächliche Faktor liegt in der Gewebsverletzung. Denn das Gemeinsame aller Reize führt zur Schädigung der Zelle (EBBECKE, THOMAS LEWIS und Mitarbeiter).

Die betreffenden Reize selbst, mechanische wie thermische, sind es also gar nicht, welche die Gefäßreaktion hervorrufen, sondern die freiwerdenden H-Substanzen.

War die erste Phase, Rötung, unmittelbar durch den Reiz selbst hervorgerufen, so entsteht die zweite und dritte Phase durch das Histamin.

Auch Sauerstoffmangel bei freiem Blutstrom, nicht abgebundenem Kreislauf, führt zu einer Hyperämie, wie KROGHS Versuche an der denervierten Ohrmuschel des Kaninchens beweisen, ebenso die zinnoberroten Flecke bei der Perniosis.

Normale wie pathologische Gefäßerweiterungen werden also durch die H-Substanzen hervorgerufen, welche durch den Lymphweg wieder abgeführt werden. Durch H-Substanzen hervorgerufene normale Gefäßreaktionen können unter ungünstigen Bedingungen, wie Kältewirkung oder vorübergehende Anämie, in langdauernde krampfartige Gefäßverengungen verändert werden. Nach längerer Kreislaufunterbrechung an Händen und Armen treten auch durch Freiwerden von Histamin weiße Flecke, BIERsche Flecke genannt, als Kältereaktion auf, die lange besteht, weil der gestörte Kreislauf die H-Stoffe nicht wegschwemmt. Diese BIERsche Auffassung zur Erklärung der weißen Flecke wurde allerdings durch W. STERNBERG, ROUS und GILDING widerlegt, insofern diese nachwiesen, daß innerhalb des BIERschen Fleckes eingespritztes Histamin doch auch Erweiterung der Hautgefäße bewirkt, und umgekehrt eine bestehende lokale Histaminrötung durch einen sich später bildenden weißen Fleck nicht zum Verschwinden gebracht wird, somit der BIERsche Fleck nicht auf der Ansammlung von Histamin allein beruhen kann.

Die Dreifachreaktion wird demnach als defensiver Mechanismus der Haut gegen äußere Reize aufgefaßt, der sich unabhängig von der Tätigkeit höher geordneter Nervenzentren vollzieht. Da diese Erregungen in zentripetalen sensiblen Nerven peripherwärts verlaufen, wurden die Gefäßerweiterungen auch als „antidrome Reaktionen" aufgefaßt und so benannt. Diese antidrome, durch Axonreflexe hervorgerufene Gefäßerweiterung als erste Phase bewirkt lokale Temperaturerhöhung. Diese wurde auch durch thermoelektrische Messungen nachgewiesen (LANGLEY, LEWIN und SCHILF, IPSEN, HAXTHAUSEN). Die antidrome Gefäßerweiterung wird durch sensible efferente Fasern vermittelt, dem autonomen parasympathischen Nervensystem zugehörig, von den trophischen Neuronen im Spinalganglion versorgt. Gefäßerweiternde Nerven sind parasympathisch. THOMAS LEWIS glaubt, daß ebenso wie bei Herpes zoster die Blasenbildung offenbar durch antidrome Erregung hervorgerufen werden muß, infolge der Veränderungen in den Spinalganglien, und keinesfalls durch lokale Schädigungen der Haut selbst, so auch antidrome Erregungen durch gefäßerweiternde Substanzen, in der Haut selbst entstehend, ohne Vermittlung des Zentralnervensystems, zustandekommen. Die Reizkörper entstammen offenbar den Epidermiszellen, welche besonders reich an H-Stoffen sind. Ein Kilogramm Epidermis enthält 24 mg Histamin (THOMAS LEWIN).

Der innere Mechanismus an den Gefäßen wird zumeist wie folgt aufgefaßt: Die ROUGETschen Zellen der Capillarwand und der Venülen werden bei dieser Gefäßreaktion direkt zur Kontraktion gebracht. Nach Erschlaffung dieser

Zellen tritt Erweiterung der Gefäßwand ein. Adrenalin und Pituitrin spielen hier eine wichtige pharmakologische Rolle. Stets ist es die Irritation der Capillaren bei Konstriktion der Arteriolen, welche eine Verlangsamung des Blutstroms hervorruft. Die abnormen Reaktionen auf Kälte- und Wärmerreize beruhen also selten auf abnormer Gefäßwandstruktur, sondern zunächst auf der ungleichen, abnormalen Balanzierung der Gefäßschwankungen (Thomas Lewis). Näheres über die *Funktionen der Capillaren* siehe S. 328 u. f. und 383.

Pathologisch ist die dadurch bewirkte Verlangsamung des Blutstroms. Abnorme Reaktionen auf Kälte und auch auf Wärme liegen also nicht in einer abnormen Struktur der Wände und Gefäßzellen.

Die histologische Untersuchung zeigte Lewis ferner, daß die Klingmüllersche Primärläsion, der *piläre Komplex* auch für einen Teil seiner Fälle zutrifft, auch ohne irgendwelche sonstige klinische Erscheinungen der Er. vorkommt, besonders bei Leuten, die sonst nicht an Frostbeulen leiden. Die Primärläsion ist also durchaus nicht allein für Er. spezifisch.

Wir haben hier nur das Allerwichtigste aus dem Gedankengang der Forschung von Thomas Lewis, seinen Mitarbeiten und seinen Gegnern, für die thermische Gefäßreaktion herausgenommen und bemerken, daß manche andere Tatsachen, die auch für thermische Reaktion gelten, aber bestritten werden, so auch von Krogh, Feldberg und Schilf (s. dort) und anderen Histaminforschern, hier wegen Mangel an Raum nicht berührt werden. Wichtig ist aber die allgemeine Annahme von Histaminsubstanzen als Gefäßreiz und Regulator.

Bei größeren Mengen von Histamin findet unter schmerzhaftem Juckreiz Abklingen der spontanen Reaktion binnen 30—60 Minuten statt.

Allerdings gibt es auch Fälle von *Hitzeüberempfindlichkeit*, bei welchen die Haut sowohl auf strahlende wie Kontakthitze überaus stark und abnorm reagiert, durch Bildung von Blasen, selbst Nekrosen. Einen solchen Fall, bei dem die Haut eines 24jährigen Mädchens bis etwa 60° C noch normal reagierte, bei höheren Temperaturen schon nach 10 Sekunden Blasen, nach 15 Sekunden örtliche Nekrosen zeigte und spezifische Reagine durch Übertragungsversuche nicht nachgewiesen werden konnten, hat E. Lehner jüngst beobachtet. Wohl waren die Hitzepunkte auf der linken Körperhälfte 10mal dichter als rechts, also konstitutionelle Differenzen für abnorme Hitzeempfindlichkeit nachweisbar, aber die Reaktionsfahigkeit beiderseits, wie beschrieben, abnorm und nicht als allergisch aufzufassen.

Die Gefäßreaktionen auf Temperaturreize, insbesondere Abkühlung, auf menschliche Haut, wurden auch schon vielfach, zuletzt wieder von Russetzki, studiert und in anderer Weise erklärt, worauf wir hier nicht eingehen.

Bei der Prüfung der Reaktionsverhältnisse der Gefäße auf Kältereize (Eisblase) innerhalb einer Headschen Zone, unter Kontrolle mit korrespondierenden, nicht überempfindlichen Hautgebieten, konnte A. I. Weil deutliche Differenzen nachweisen, die er durch verschiedene Axonreflexleitung erklärt. Auch diese Ausnahmen sprechen für die Gültigkeit der H-Reaktion.

Zahlreiche Autoren sind gegenwärtig auch damit beschäftigt, die pharmakologischen Reaktionen der Gefäße in einzelnen Hautgebieten, insbesondere an den Händen und im Gesichte, in ihren Differenzen durch verschiedene Abnützung und Beanspruchung, Relaxation, festzustellen (Bachmann, Stewart, Thomas Lewis), desgleichen die damit einhergehenden Temperaturdifferenzen (Foged, Ipsen, Haxthausen).

Einen breiten Raum in der Literatur beanspruchen heute schon die Ergebnisse von Versuchen, die verschiedenen pathologischen oder an der Grenze des Krankhaften stehenden Gefäßveränderungen, Kaliberschwankungen, Dilatations- und Krampfzustände ätiologisch klarzustellen, d. h. als von zentralen wie lokalen Nervenleitungen oder exogenen Faktoren, wie Kälte und Wärme, abhängig festzustellen, im Sinne von Bettmanns verschiedenen Arbeitslagen der Capillaren.

Über gewisse Reaktionsformen in Gestalt von Dermatosen, so über die beim Schwitzen auftretende Urticaria, wird hier auf die aus ähnlichen Ursachen entstehende Kälteurticaria verwiesen und den diesbezüglichen Passus über *Schwitzurticaria*, S. 396.

JADASSOHN hat schon 1914 mit ROTHE Morphin als Substanz erkannt, welche die durch Gefäßreaktionen hervorgerufenen allergischen Phänomene abschwächt, also zur Desensibilisierung beiträgt. SOLLMANN und PILCHER, GRÖER und HECHT verwendeten neben Morphin auch Atropin. CHEN zeigte neuestens nochmals die desenbilisierende Wirkung der genannten Stoffe, wie Histamin, auch Pilocarpin und Epinephrin. Diese pharmakologische Einschränkung der Gefäßreaktionen besteht auch bei Vorhandensein kardialen und renalen Ödems (GOLDSCHEIDER und HAHN, HOFF).

In früheren Jahren hatte man im Sinne von UNNA den Krampfzustand der Gefäße als Erklärung für cyanotische Blässe der Haut in die postcapillaren Venulae verlegt und darauf auch das Irisblendenphänomen basiert. KROGH hat dies damit erklärt, daß die kleinen Venen keine Klappen haben und daß der Rückfluß des Blutes aus der Tiefe zum Zentrum der Kompression sich rasch vollzieht. Damit stimmt auch die Histaminreaktion, welche auf normaler Haut mit der triple response (THOMAS LEWIS) antwortet. Das reflektorische Erythem beginnt normal mit einer zunehmenden Blässe der Haut durch Gefäßkontraktion und sekundäre, langsam sich steigernde Rötung durch Gefäßdilatation im Umkreis des Histamindepots nach dem Typus der Urticaria factitia. Bei perniotischer Haut läßt es im Stich, aber nicht durch den Krampf der tieferen subcutanen Venen, sondern durch den der Arterien, welche einen genügenden reaktiven Blutzufluß verhindern (HAXTHAUSEN).

Das Wesentliche dieser Theorie für uns ist also die Entstehung des roten Hofes, der dritten Phase der triple response, durch Reizung der sensiblen Nervenendigungen der Haut durch die H-Substanzen an Ort und Stelle. KROGH und DALE meinen, daß im roten Hof der menschlichen Haut selbst H-Substanzen die Erweiterung von Arteriolen und Venulae verursachen. Jedenfalls spielen sich also an Ort und Stelle durch Axonreflexe, nicht durch zentrale Reflexvorgänge die lokalen Gefäßreaktionen ab.

HAXTHAUSEN vergleicht auch die Kälteurticariaformen mit der triple response THOMAS LEWIS. Scharf umschriebene Gefäßdilatation ist von Quaddeln, dann von peripherer Rötung gefolgt.

**Thermoelektrische Messungen.** Eingehende Untersuchungen über den Temperaturgang der einzelnen Hautschichten, Verfärbung und andere pathologische Veränderungen des Organs durch äußere, thermische, Kälte- wie Hitzeeinwirkung (GRANT, THOMAS LEWIS mit F. S. LOVE, IPSEN, HAXTHAUSEN, J. WEIL u. a.) zeigen, daß sich schon normale menschliche und tierische Haut auch diesbezüglich verschieden verhalten, noch mehr pathologisch veränderte Haut. Durch thermoelektrische Messungen mittels eigener kleinster Silberelektroden (HAXTHAUSEN) zeigten sich bei einer Außentemperatur von — 20,4° C als niedrigster Temperaturgrad der subcutanen Schichten, ohne daß diese starr gefroren waren und ohne daß bleibende Schädigungen eintraten, sondern nur gelegentliche Schwellungen — 9° C.

FOGEDS Messungen zeigten z. B., daß die Hauttemperatur an den Extremitäten, besonders an den distalen Akrostellen, gegenüber den proximalen herabgesetzt ist.

### Biologisch klinische Beobachtungen zu den thermoelektrischen Messungen.

Als Sensationen bei Versuchen an Menschen wurde bei beginnender Erfrierung der Haut in kalter bewegter Luft nur Prickeln mit stechendem Charakter beobachtet. Sonst zeigten sich dieselben Erscheinungen, wie sie die Klinik der Frostschädigungen darbietet.

Intensität des Frostes, d. i. Temperaturgrad, somit die Tiefenwirkung der Kälte, erwies sich auch im Experiment für die Folgen als wichtiger als die Dauer der Kälteeinwirkung.

Bei plötzlich einsetzender Hitzewirkung, bis 48° C, entsteht starker Schmerz, oft unerträglich, bei langsamer Erhitzung der Haut auf denselben Temperaturgrad ist der Schmerz viel geringer. Die Haut wird erst bei 43° C rot. Subcutan gemessen entspricht dies 37—39° C. Schwellung und Blasenbildung der Haut entsteht, wenn die Temperatur eben noch erträglich ist und 5—9 Minuten eingewirkt hat. Die ganze Tonleiter der durch Hitze hervorgerufenen Rötungen, Schwellungen bis zur Blasenbildung führt Lewis auf Freiwerden der histaminähnlichen Substanzen zurück, unabhängig von der reflektorischen Hyperämie bei normalem Stoffwechsel.

Durch die neueren physikochemischen Untersuchungsmethoden, wie sie hauptsächlich H. Rein für das Wesen und Zustandekommen der *elektromotorischen Thermoreaktion* der menschlichen Haut angewendet hat, wird auch der Wärme- bzw. Verbrennungsschmerz physikochemisch erklärt.

Die bei exzessiver Temperaturerhöhung oder -erniedrigung der Haut entstehenden Störungen in der elektrolytischen Leitung der Zellen werden durch die Untersuchungen Reins mit Veränderungen im Zellwiderstand erklärt. Lokale Erwärmung bewirkt Sperrung für das Kation. Rein führt diese physikochemische Änderung auf elektromotorische Kräfte zurück. Näheres in den Originalien.

### Einiges über die Funktion der Capillaren. Zum Verständnis der beigebrachten capillarmikroskopischen Bilder.

Die Capillaren besorgen Verteilung und Rückleitung der Austauschleistungen im Stoffwechsel und stellen somit den wesentlichsten Teil des großen Kreislaufsystems dar (Krogh). Die Capillaren der Haut und deren krankhafte Funktionen wie auch anatomische Veränderungen sind es ja, welche einen großen Anteil haben an den sichtbaren Hautveränderungen, pathologisch in Farbe, Konsistenz, Verteilung und Verlauf.

Neuere Forschungen haben ergeben, daß auch die noch vor kurzem geltenden anatomischen Vorstellungen — man vergleiche darüber Spalteholz, dieses Handbuch Bd. 1, S. 407ff. — nicht mehr völlig zu Recht bestehen. Anatomische, insbesondere aber *biologische* Tatsachen und Erwägungen wie auch die Befunde mittels der neuen Methode der Capillaroskopie, wie sie, schon durch Lombards erste Publikation angeregt, zuerst wohl durch Otfried Müller mit E. Weiss 1922, Parrisius, A. Krogh speziell für die Dermatologie und die Pathologie der Hautveränderungen besonders durch S. Bettmann und seither von vielen anderen Autoren erhoben worden sind, scheinen uns geeignet, die Lehre von der Ätiologie der Kälte- und Hitzeschäden zu fördern.

Die capillaroskopischen Bilder der normalen Haut zeigen allerdings schon je nach der Region und dem Blutdruckgefälle große physiologische Schwankungen, ebenso nach Alter, Geschlecht und gewissen Konstitutionseigentümlichkeiten (Jaensch-Liebesny).

Ganz besonders aber sind es äußere Reize, mechanische wie thermische, *Kälte wie Hitze*, natürlich auch Licht und elektrische Reize, welche die Kontraktilität der kleinen Hautgefäße, besonders der Capillaren, wesentlich beeinflussen und damit auch den Blutgehalt, die Färbung, den Turgor, die Konsistenz, den Wassergehalt der betreffenden Hautstelle.

Wir betrachten deshalb das neue Forschungsgebiet der Capillaroskopie wohl als ein sehr wichtiges, wahrscheinlich auch aussichtsreiches, vor allem zur Erweiterung der dermatologischen Differentialdiagnose. Aber wir sind uns mit

BETTMANN darüber einig, daß die Grenzen des Erkennens auf diesem Wege noch sehr eng gezogen sind.

Der Physiologe HEIMBERGER hat schon 1925 davor gewarnt, aus Veränderungen der sichtbaren Blutströmung Schlüsse auf die Gefäße und Capillaren zu ziehen. Vor allem können die Ergebnisse aus den zumeist tierischen Organen niederer Ordnung bezüglich der Capillaren, deren Bau, physiologische und pathologische Funktion, die heute noch die Lehre von den Capillaren tragen oder doch stützen, nicht ohne weiteres auf die Capillaren der menschlichen Haut übertragen werden. Denn dies gilt natürlich ganz besonders auch von den Veränderungen durch *Kälte- und Hitzereiz.*

Die Blutversorgung der menschlichen Haut, schon 1893 von SPALTEHOLZ und später im Handbuch 1927 genauest beschrieben, zeigt, daß man scharfe Unterschiede zwischen kleinsten Arteriolen, sog. Capillararterien und Capillarvenen (SPALTEHOLZ) und den eigentlichen Capillaren nicht machen kann, sondern besser schlechtweg von kräftigeren Arteriolen, tiefen Venen oder kleinsten Gefäßen sprechen sollte. Kleinste Venchen übernehmen oft die Funktion der Capillaren und gleichen ihnen dann.

Die Capillaren haben nicht nur eine passive Funktion als Strombett, sondern auch eine aktive unter dem Einfluß der Capillarnerven, dem sympathischen System angehörig, insofern diese Drucksteigerungen und andere Zustände hervorrufen, dadurch den Blutdruck und auch die Blutzufuhr zu den Organen regulieren. Die Capillaren haben nach A. KROGH auch eine selbständige Kontraktilität, auf welcher ja die alte Theorie des „peripheren Herzens und des Blutgefühls" beruht (STEGEMANN 1927). STEINACH und KAHN (1903) haben sie für den Frosch erwiesen, 1917 EBBECKE auch für die menschliche Haut, seither DALE und RICHARDS, THOMAS LEWIS und sehr viele andere.

Voran steht die wichtige Frage: Wodurch wird die Kontraktilität der Capillaren und dadurch auch der normale und pathologische Blutgehalt bewirkt? Schon SALOMON STRICKER hat 1876 einen Kontraktionsmechanismus angenommen und oft den Studenten demonstriert, ohne ihn damals noch selbst genauer anatomisch erklären zu können. ROUGET hat kurz vorher die anatomischen Grundlagen dieser Kontraktilität durch den Nachweis der nach ihm benannten ROUGETschen kontraktilen Endothelzellen am Tier festgelegt.

Abb. 76 zeigt eine Capillarschleife der menschlichen Haut mit Endothelkernen zwischen den letzteren ähnlichen kontraktilen Rougetzellen.

Die absolute Richtigkeit der Annahme der Kontraktilität wurde allerdings erst durch zahlreiche Befunde an Organen niederer Tiere durch VIMTRUP, HEIMBERGER, KROGH und andere Autoren überzeugender sichergestellt.

Die Capillaroskopie muß demnach die durch die Kontraktilität der Capillaren hervorgerufenen physiologischen Schwankungen und Bildvariationen in erster Linie berücksichtigen.

**Capillarmikroskopische Befunde.** Zur Erklärung der geschilderten paradoxen fleckweisen Farbdifferenzen im Bilde der Er. und der Pernionen hat man bis in die letzten Jahre klinisch meist Innervationsanomalien, Gefäßkrämpfe, also das Wechselspiel zwischen den muskulösen Gefäßchen, Arteriolen und Capillaren, angenommen. Exogene Reize, besonders thermische, spielen hier eine große Rolle. Besseren Einblick in die Gefäß- und Gewebsverhältnisse, sowohl bei der Hitze wie bei der Kälte, geben uns neuestens die teils biologischen, teils histologischen und schließlich auch capillarmikroskopischen Studien der letzten 3—4 Jahre, welche wir besonders LEWIS, GRANT, BETTMANN, KROGH, MICHAEL, FESTENBERG, DITTRICH, WOLLHEIM, LUTZ u. a. verdanken. Durch diese letzteren erst haben wir die lokalen wie Fernwirkungen an den Gefäßen, auch schon auf photographischen Wege fixiert, kennengelernt. Die übersichtliche Darstellung der Stauungsbefunde im Gefäßendabschnitt der Haut hat uns z. B. die verschiedenen Formen und Entstehungsweisen der *Cutis marmorata*, *Cyanose* (Wollheim) und der *Livedoformen* in wesentlichen Punkten aufgeklärt. Fleckförmige Farbdifferenzen sind als Capillarsymptome aufzufassen. Helle Flecke entstehen durch Spasmus, cyanotische durch Kombination von Spasmus mit Atonie, letztere in den Schaltstücken, erstere in den zu- und abführenden Schenkeln (Meyer-List). Die anatomischen Veränderungen der Capillaren zeigten maximale Erweiterung, Schlängelung, Verlust der Kontraktilität, wodurch der Stoffwechselaustausch zwischen Gewebe und Gefäßen behindert, die Ansprechbarkeit auf Temperaturreize, besonders auf Kälte, vermindert, wenn nicht aufgehoben wird (Scharpf). Capillarmikroskopisch wurden dazu wohl schon früher von Miescher, Peller, Pollack, Urbach u. a. Befunde an den Limbuscapillaren des Nagelrandes erhoben. Doch bestreitet Bettmann wohl mit Recht die restlose Übertragung dieser Bilder und deren Deutung auf das ganze Capillarsystem und auf die Livedoformen. „Es ist insbesondere fraglich, ob den verschiedenen Livedoformen, L. annularis, reticularis, lenticularis (Adamson) und racemosa (Ehrmann) jene symptomatische und klinische Bedeutung zukommt, die ihnen die ersten beschreibenden und späteren Autoren heute noch zumessen" (Bettmann).

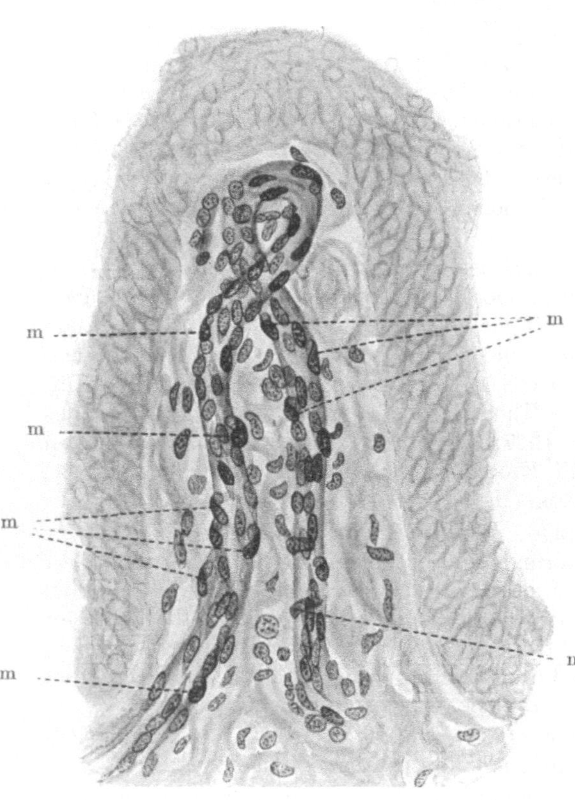

Abb. 76. Capillarschleife der menschlichen Haut. m Kerne von Rougetzellen. 500 : 1. (Nach Vimtrup.)

Die lokale Wirkung thermischer Reizung, besonders der Kälte, zeigt sich capillarmikroskopisch durch stärkere Füllung sowohl der Capillaren als der subpapillaren Plexus, und zwar bei Rötung der Haut bis zur Scharlachröte, wobei allmählich hellrot leuchtende Punkte distinkt hervortreten. Diese entsprechen den Follikeln. Diese Punkte erweisen sich als Oberflächencapillaren rings um Haarbälge, besonders in gewissen Hautregionen, häufiger an den Streckseiten als an den Beugeseiten der Extremitäten und am Rücken. Im Gesicht fehlen sie überhaupt (Dittrich).

An den gefleckten Hautpartien zeigte sich, daß deren bisherige Deutung (Bier, Buschke-Eichhorn) als Durchschimmern der übermäßig gefüllten venösen Plexus wie der Arteriolenplexus unhaltbar ist.

Ebenso erwies sich als unhaltbar die Annahme Guilleaumes, daß der Spasmus der Arteriolen die Ursache der Ektasien im Präcapillargebiet sei. Ullmo und Parkes Weber glauben eher, daß es sich nicht um Spasmen, sondern um paretische Zustände der kleinen

Venen mit sekundären Dilatationen handle. KISTIAKOWSKY (Kiew) fand die Subpapillar-
gefäße im allgemeinen etwas erweitert, die Zirkulation rascher als in der makroskopisch
blauen Umgebung. Die zinnoberroten Flecke bei der Er. beispielsweise sind demnach durch wechselnden Tonus der präcapillaren Gefäßbahnen und dadurch Differenzen
im Gasaustausch (LEWIS) hervorgerufen.

Damit stimmen die Experimente von KROGH und REHBERG, welche das Vorhandensein einer vasodilatatorischen Substanz festgelegt haben. In der perniotischen Haut besteht durch die verringerte Zirkulation ein relativer Mangel
an Oxygen, welcher an und für sich schon die örtliche Vasodilatation und Rötung
der Haut auslöst. Immerhin sind alle diese Verhältnisse noch im Studium
begriffen und gestatten noch nicht vollständigen Einblick, insbesondere nicht
zur Differentialdiagnose ähnlicher Zustände, wie z. B. für die Acrocyanose
und Erythrocyanose.

Im Zentrum aller Veränderungen steht zumeist der Gefäßapparat des Follikels.
Die Capillaren zeigen bei der Perniosis histologisch alle Grade einfacher Entzündung, von der vermehrten Wandzeichnung angefangen, Verstärkung des
Wandepithels, Thrombenbildung, noch ohne oder mit Rekanalisation. Hypertrophie der Haarbalgmuskeln bei Vermehrung der elastischen Fasern (DITTRICH).

Capillarmikroskopisch entsprechen diesen teils fixen, teils auch fließenden
biologischen Gefäßzuständen reichlich ausgebildete interfollikuläre Gefäßnetze
des Plexus subpapillaris. Diese Netze sind meist halbkreisförmig umsäumt von
einreihigen schmalen Gefäßen, in welchen das Blut träger durchfließt als im
Zentrum, gehen nach außen in breitere geschlängelte Gefäßbänder mit oft weit
lebhafterer, oft jagender Blutströmung über. Hier und da Aussackungen mit
trägerer Blutbewegung. BETTMANNs „Scheitelsäckchen" sind nichts anderes
als capillare Aneurysmen am Oberarm, auch an den Streck- und Beugeflächen
des Unterschenkels (DITTRICH).

Es ist wahrscheinlich, daß diese Flächen- bzw. Kegelelemente (RENAUT)
auf Wärme wie Kälte, vielleicht auch auf andere physikalische Reize, in gleicher
Art und Weise reagieren, natürlich nur innerhalb mittlerer Grenzen. OTFRIED
MÜLLER hat als „vasomotorisches Capillarsymptom" ähnliche Bilder herausgehoben und als sog. spastisch-atonischen Symptomenkomplex bezeichnet, wie
er bei Vasoneurotikern und Arteriosklerotikern so häufig zutage tritt.

Die capillarmikroskopische Untersuchung hat, wie sich aus diesen Beispielen
zeigt, auch schon differentialdiagnostisch gewiß wertvolle Ergebnisse gezeitigt,
z. B. daß thermisch geschädigte Gefäße nach Verschwinden des Ödems Reaktions-
änderungen gegenüber Adrenalin, Pituitrin und Histamin zeigen, ferner deutliche Verringerung, ja Aufhebung der normalen Gefäßkontraktion, z. B. beim
Erythema ab igne (eventuell auch bei Acrocyanose), ganz ähnlich, wie dies
THOMAS LEWIS von Gefäßmälern, Naevus flammeus, vinosus, diffusen Teleangiektasien, Wetter- und Seemannshaut, und „wahrscheinlich von allen
kongenitalen Gefäßnaevi" festgestellt hat. Also ein ähnliches Verhalten wie
bei den durch Tonusparese geschwächten Gefäßen der FLUSH-Area (LEWIS).

Mit O. MÜLLER müssen wir alle diese capillarmikroskopisch erkennbaren
pathologischen Veränderungen als unter dem Einfluß des vegetativen Nervensystems stehend ansehen, wobei als Grundformen „Archetypen", die stärkeren
Anomalien und Entwicklungshemmungen (JENSCH) der Gefäßbahn aufzufassen
sind. Für deren Zustandekommen wirkt endogen stetig der endokrine Apparat
im Wege der „Lebensnerven" L. R. MÜLLERs. Außerdem wirken auch exogene Ursachen, akute wie chronische, physikalische wie chemische, auch
thermische neben den toxischen Einflüssen durch Kulturgifte und falsche Ernährungsweise, Infektionen u. a. auf das Elektrolytensystem der Gewebe ein.

Die neue Methode der Capillarmikroskopie ist erfolgreich bemüht, alle diese
Einflüsse, auch die der thermischen Reize zu studieren.

Auf die *Technik der Capillarmikroskopie*, Methode mit Hilfe des binokularen, sog. *Corneamikroskops*, analog zur *ophthalmologischen Spaltlampe* und deren Modifikationen, können wir hier nicht eingehen. Auch nicht auf die Schilderung zahlreicher Bilder, welche die einzelnen Phasen der durch thermische Reize hervorgerufenen Kaliberschwankungen der einzelnen Gefäßabschnitte darstellen, von Krogh, Thomas Lewis, Bettmann u. a. photographisch fixiert. Wir beschränken uns darauf, nur einzelne für uns wichtige Bilder zu geben.

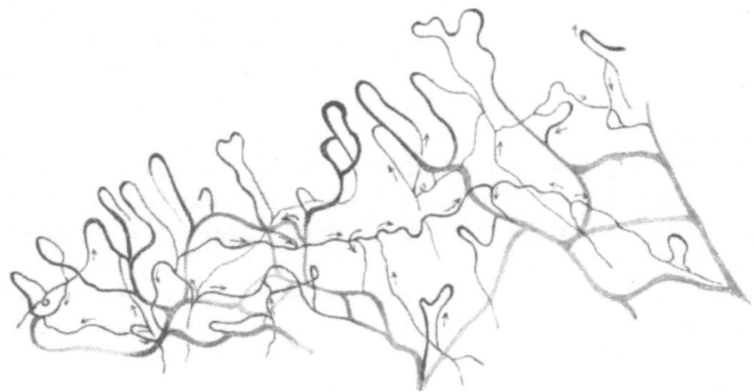

Abb. 77. Arteriovenöse Anastomosen. (Nach Heimberger.)

Für den Geübten und Kenner der capillarmikroskopischen Bilder verschiedener Hautregionen zeigen sich oft schon deutliche Unterschiede zwischen einzelnen kleineren Hautbezirken je nach der Arbeitslage dieser Region (Bettmann). Auf die von Jacoby wie auch von Bettmann erörterten funktionell zustande kommenden Capillarbildveränderungen, auf die Erkennung und Differenzierung von Strömungs- und Netzcapillaren können wir hier nicht

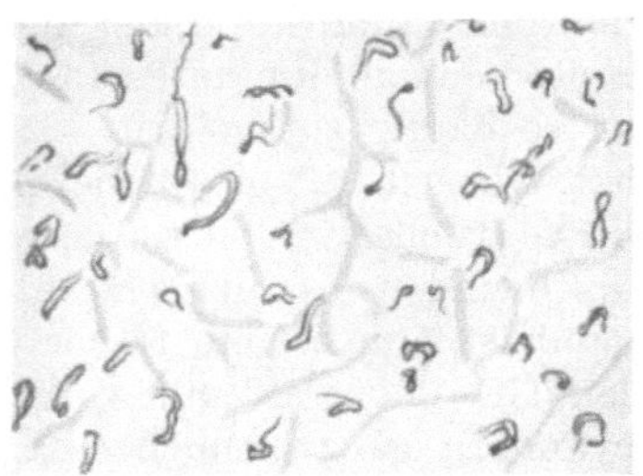

Abb. 78. Hautgefäße vom Unterarm.
(Nach Wetzel und Zottelmann.)

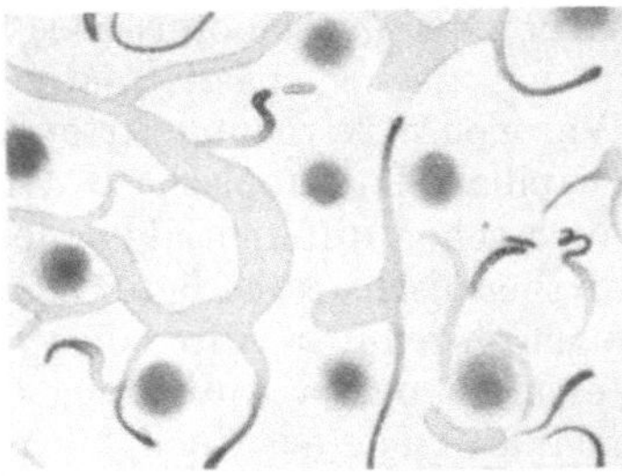

Abb. 79. Hautgefäße von der Wange.
(Nach Wetzel und Zottelmann.)

eingehen. Ohne die Ursachen dieser Schwankungen zu erörtern und ohne auch nur die wichtigsten Grundlagen der Capillaroskopie genauer entwickeln zu können, bringen wir nur eine Reihe von capillaroskopischen Bildern, soweit sie für die Diagnostik der durch Hitze und Kälte hervorgerufenen Hautveränderungen von Belang sind.

Abb. 77 zeigt die von Heimberger 1925 gefundenen direkten Anastomosen zwischen Venen und Arterien unterhalb des dazwischenliegenden Capillargebietes im Schema.

Abb. 78 u. 79 zeigen die große Schwankungsbreite der Hautgefäße einerseits vom Unterarm, andererseits von der Wange normaler Menschen.

Abb. 80 zeigt Capillarschlingen am Nagelwall in einem Falle von Vasoneurose nach Parrisius, Abb. 81 die sog. Capillaraneurysmen.

Abb. 82 zeigt ein Normalbild oberhalb des Knies von einer gesunden Frau nach BETTMANN.

*Capillarskopie der Schleimhäute.* In den letzten Jahren wurde auch der Schleimhaut der Mundhöhle, besonders *Zungen-, Wangen-, Gaumen-* und *Zahn-|fleischschleimhaut* größere Beachtung geschenkt, ebenso der *Vaginal-* und *Portioschleimhaut.* Für uns wichtig ist, daß zur Beurteilung capillarmikroskopi-

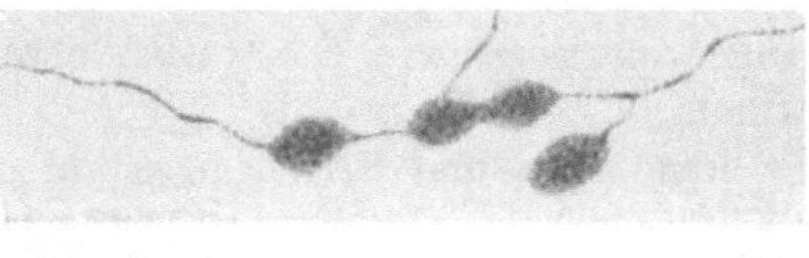

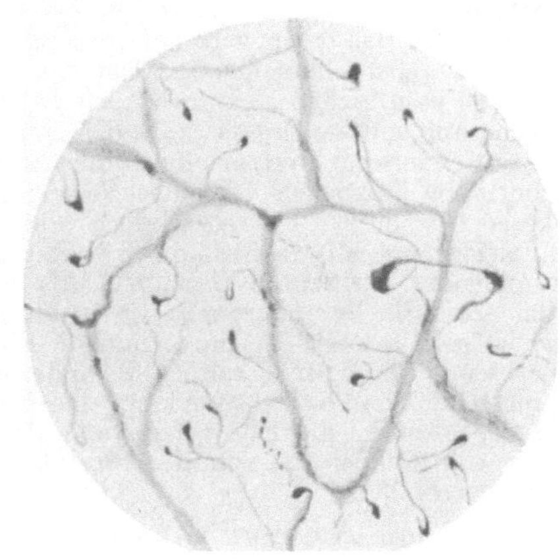

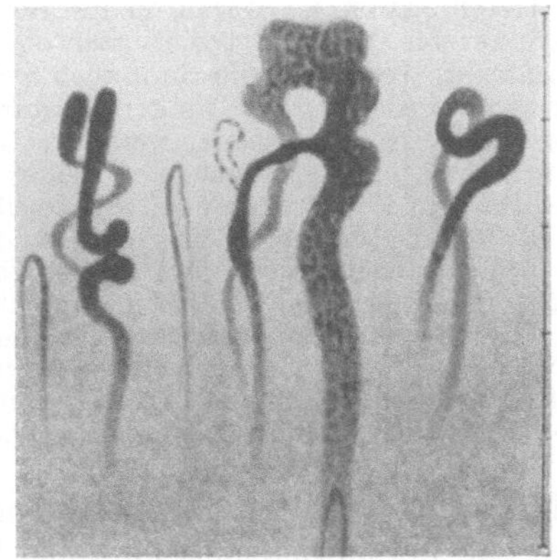

Abb. 80. Capillarschlingen am Nagelwall in einem Fall von Vasoneurose. (Nach PARRISIUS.)

Abb. 81. Capillaraneurysmen. (Nach PARRISIUS.)

scher Bilder und Photographien nur mehrfache Aufnahmen unter Vergleich mehrerer, auch symmetrischer Stellen am selben Individuum und bei anderen Individuen zur Feststellung einer Anomalie im Capillarbau genügen dürfen, wie dies OTFRIED MÜLLER und LUDOLPH FISCHER hervorheben. Zur Feststellung der Diagnose *Vaso-neurose* als Ursache fleckiger Färbungen können dann Schleimhautbilder bei zweifelhaften Haut-befunden, umgekehrt capillarmikroskopische Bilder der Haut bei zweifelhaften der Schleimhaut zur Bestätigung herangezogen werden. Denn nur auf breiter Grundlage aufgebaute Urteilsbildung ge-nügt, um die „geprägten Formen" (OTFRIED MÜLLER) vorliegender abnormer vasoneurotischer Konstitution festzustellen. Daß diese geprägte Form sich „lebend entwickelt", gilt für die vaso-neurotische Diathese sowie für den Prozeß des Alterns als wohlbekannt. Es wird vorläufig un-entschieden bleiben, welcher Anteil an dem Zu-standekommen der vasoneurotischen Diathese

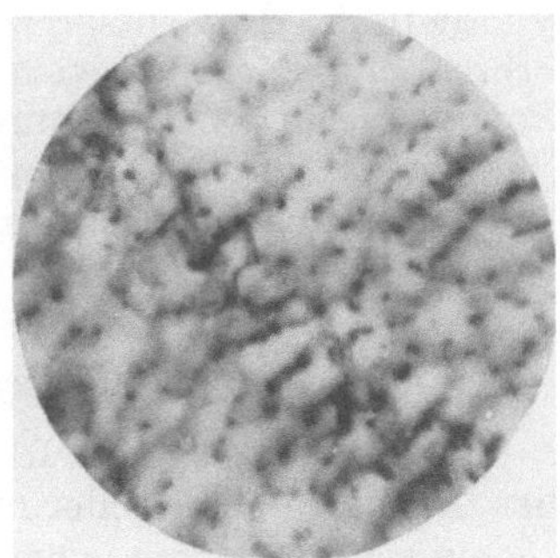

Abb. 82.
Kap. Normalbild oberhalb desKnies von einer gesunden 18jährigen Frau. (Aus BETTMANN: Arch. f. Dermat., Bd. 157, S. 113, Abb. 1.)

Erbanlagen als fertigen Gewebsanomalien oder endokriner Insuffizienz (Hypo-physe, Ovarium, Testis) zukommt.

**Korrelation des Hautorgans zu den endokrinen Drüsen mit Beziehung auf thermische Schädigungen.** Über den vielfach noch hypothetischen Zusammen-hang (die Korrelation) der Haut mit den endokrinen Drüsen hat die Experi-mentalpathologie in den letzten Jahren insbesondere durch Organausschaltung

manches festgestellt. Speziell bei Verbrennungen außer den Nebennieren-
läsionen noch Schilddrüsenveränderungen (Valentin), auch Keimdrüsen-
störungen bei Frauen (Beckey), die sich durch Änderung der Menstruationsart
und auch im Verlauf der Schwangerschaft manifestierten (Pulvermacher).

Auch der Hautverlust nach Verbrennungen durch die Zerstörung von Ent-
giftungsapparaten wie des retikuloendothelialen Systems könnte in Betracht
kommen.

Verbrennungen und Erfrierungen auf großen Hautflächen haben auch eine Verminderung des freien H Cl im Magensaft zur Folge. Diese Tatsache muß wohl durch geänderten
Chlorstoffwechsel infolge der pathologischen Sekretion im Bereiche der epidermisentblößten
Hautfläche und das dabei verminderte Angebot von im Blut vorhandenen Chlorionen an
Magen- und Darmschleimhaut erklärt werden (Urbach-Jamada). Störungen im Haut-
stoffwechsel verursachen also auch Ausfall der Inkretion der Haut und beeinflussen damit
pathogenetisch gewisse Organe, z. B. den Magendarmtrakt. Wenn also die Haut auch nicht
ins engere endokrine System eingeordnet werden kann. weder durch Klinik noch durch
experimentelle Tatsachen — solche Veränderungen, z. B. der Nebenniere, werden ja als
Toxikosen betrachtet —, so stört doch breite Ausdehnung von Verbrennungen, vielleicht
auch Erfrierungen mit Nekrose die Korrelation der Haut in Entgiftungsvorgängen bei der
Selbstreinigung (Spiethoff-Urbach). Als Kältewirkungen bei Tieren im Winterschlaf
wurden ebenfalls Veränderungen im endokrinen Apparat beobachtet. Auf solche Kor-
relationen soll ja auch der provozierende Einfluß von Erfrierungen auf Entstehung von
Dermatosen, Sclerodermie, seltene Veränderungen an Knochen, Pigmentierungen zurückzuführen sein. Diese Korrelation kann eine durch Nerven bedingte, aber auch eine unmittelbare sein, insofern die Hautgefäße und deren Inhalt durch Kälte und Wärme, somit
auch die Bluttemperatur von der Hautoberfläche wesentlich beeinflußt werden können
(Pulvermacher).

Auch andere Autoren betonen die Wechselwirkung von Haut und Gesamtorganismus. Die Auffassung Ferenc Poors, daß die morphologische klinische
Beschaffenheit mancher Hautkrankheiten, wie Psoriasis, Tuberkulose, auch
syphilitische Affektionen, von dieser Korrelation beeinflußt wird, und zwar im
Sinne der Esophylaxie als Generalfunktion der Haut für die Auslösung von
Immunitätsprozessen, hat manches für sich. Spezifische oder banale energe-
tische Veränderungen des Stoffwechsels und der Zellelemente spielen dabei
eine Rolle. Die Frage, ob die Haut gleich anderen endokrinen Systemen spezifische Sekrete produzieren kann, wird zumeist verneint, bleibt bis jetzt nur
hypothetisch. Dementsprechend auch daraus resultierende Folgen bei Hautverbrennung oder ausgedehnter Hauterfrierung durch Ausfall. Während die
Esophylaxie den Organismus durch die Haut vor bakteriellen Schädlichkeiten
schützen soll, im Sinne einer Protoergia (Pulvermacher), wäre die Korrelation
der Haut mit endokrinen Organen als Deuteroergia cutis im Sinne dieser Autoren
aufzufassen (Poor).

## Hitzeschädigungen. Klinik und Pathologie.

**Statistisches** (S. 176 u. f.). In den letzten Jahren ist, wie früher bemerkt, in
allen Ländern eine Änderung der Statistik der durch Unfälle erfolgten Verbrennungen im Sinne einer *Verringerung* zu bemerken, hauptsächlich wohl
deshalb, weil die alten, zum Teil explosiven und leicht entzündlichen Leucht-
und Heizmittel, wie Leuchtgas, Benzin, Öl, Ligroin, Carbid, Kerzen u. a.,
allmählich durch elektrisches Licht verdrängt werden (Pack). Wenn trotzdem
in manchen Großstädten nicht nur bezüglich der gewerblichen, sondern auch
der durch allgemeine Ursachen hervorgerufenen Verbrennungen eher eine
Frequenzzunahme bemerkbar ist, so liegt dies einerseits in der Intensivierung
des gesellschaftlichen Betriebes, der Verdichtung der großstädtischen Bevölkerung in den letzten Jahren, besonders aber in den nach dem Kriege
erheblich sich verschlechternden Wohnungsverhältnissen, andererseits in einer
Verbesserung des Nachrichtendienstes und in der gründlicheren Erfassung

statistischer Erhebungen, zumal mit dem Rettungsdienst. Dies zeigt deutlich z. B. die Zahl der Interventionen der Wiener freiwilligen Rettungsgesellschaft bei Brandverletzungen in den Jahren 1921: 253, 1922: 195, 1923: 229, 1924: 205, 1925: 314, 1926: 326, 1927: 364, 1928: 411, 1929: 501. In anderen Städten dürfte es sich ganz ähnlich verhalten.

In diesem Sinne hat auch Charles Donald über die einschlägigen Fälle von 30 Jahren, 1899—1928, im großen London Spital berichtet. Die Mortalität von Verbrennungen und Verbrühungen betrug 1904—08 $25,3^0/_0$, 1909—13 $25,9^0/_0$, 1914—18 $11,7^0/_0$, 1919—23 $8,8^0/_0$, und 1924—28 $6,6^0/_0$. Somit ein allmähliches Zurückgehen auf ein Viertel. Überdies ist die Gesamtzahl offenbar ebenfalls auf ein Viertel zurückgegangen. Am deutlichsten zeigt sich der Rückgang der Verletzungen und Todesfälle bei Kindern. Brandwunden sind häufiger als Verbrühungen, außer bei Kindern, für welche die kochende Teekanne in England immer noch die gefährlichste Einrichtung ist. Das Kinderschutzgesetz wird zu wenig energisch gehandhabt. Besser wirkt sich der allseitige Fortschritt in der Therapie aus, besonders durch den Gebrauch der Gerbsäure, in sozialer Weise durch die rasche Beförderung Verbrannter in die Spitäler, während naturgemäß der Prozentsatz der Shocktodesfälle wesentlich gestiegen ist. Dies ergibt sich aus der Verringerung der Gesamttodesrate, ausgenommen der durch Shock bedingten, da ja die Shockwirkung durch Therapie oder sonstige günstige äußere Momente wenig beeinflußt werden kann.

Im London-Spital wurde die Mortalität von Brandverletzten in den letzten 4 Jahren durch die *Gerbsäuremethode* von 26 auf $5^0/_0$ herabgesetzt, nach regelmäßig vorangehender Desinfektion. Trotzdem wurden im London-Spital 1930 noch 70 Todesfälle beobachtet.

Diesen sehr günstigen Daten wären andere, beispielsweise die letzten, 1931 veröffentlichten W. Klugs aus dem Material der Heidelberger Klinik entgegenzusetzen. Dort überwiegen bei der Gesamtheit der Verbrennungen immer noch die letal ablaufenden. Ein Drittel aller Todesfälle betrifft Kinder, $70^0/_0$ davon am ersten Tage, im weiteren Verlauf noch $10^0/_0$. Nur $20^0/_0$ bleiben am Leben. Bei einem Teil der frischen Fälle wurde auch durch einige Tage Tanninverband angewendet, trotz der dadurch gesetzten bleibenden Wäscheverschmutzung.

Von besonderem Interesse ist die jüngst aus der Wiener Klinik erschienene genaue Statistik der Verbrennungen, von G. Riehl jr. für die Jahre 1905—1930 bearbeitet. In dieser Zeit wurden 2327 Verbrannte behandelt, entsprechend 93 Fällen jährlich, 845 Männer, 989 Frauen und 493 Kinder. Von diesen starben $412 = 22^0/_0$ an den Folgen der Verbrennung, das sind 20 Fälle jährlich.

Sozialhygienisch von Interesse sind hiebei die Erhebungen über die Ursachen der Verbrennungen. Diese waren: Heißes Wasser 548, Suppe, Kaffee, Milch 269, Spiritusflamme 129, Benzin 110, andere Flammen 109, Gasexplosion 78, heiße Lauge 72, Schmalz, Öl, Fett 62, heißer Dampf 55, Pulverexplosion 37, geschmolzene Metalle 37, geschmolzener Teer, Asphalt, glühende Asche zusammen 23, Bügeleisen 22, Zigaretten und Pfeifen 18, Zündhölzer 13, heiße Lackfarben 13mal. Vereinzelt waren heiße Zuckerlösung, Celluloidexplosionen, brennender Terpentin, Automobilbrände die Veranlassung. Der Spirituskocher spielte zu jeder Zeit eine bedeutende Rolle. Zumeist erfolgten die Verbrennungen im Hause, bei Hausfrauen, Angestellten oder Kindern.

Eine schwere Verbrennung mit *gelbem elementaren Phosphor* am Bein, an den Fußrücken und Handflächen, hervorgerufen durch zufälliges Auftreten auf ein Stück Phosphor, auf der Landstraße zur Mäusevertilgung ausgelegt, wobei die Reibung mit dem Schuh Flammen auslöste, soll hier noch als Seltenheit Erwähnung finden (Wilhelm Bittner).

Zur Statistik der chemischen Verätzungen s. S. 355.

**Prädisposition.** Bei Verbrennungen spielt *Prädisposition* bei Erwachsenen eine geringe Rolle, bei Kindern ist mitunter *Status lymphaticus,* seltener *akute fettige Degeneration der Leber* schon vor der Verbrennung geradezu die Ursache des frühen oder späten Todes (MacLennan).

**Klinisches.** Bei der Erörterung *klinischer Symptome und Verlaufsweisen* der Brandwunden in den zahlreichen kasuistischen und zusammenfassenden Veröffentlichungen der allerletzten Jahre finden wir zum Unterschied von alten klassischen Publikationen, auch noch neuere, z. B. über thermische Kriegsverletzungen, fast ausnahmslos die günstige Beeinflussung der schweren Krankheitsbilder durch die angewendete Therapie im Vordergrund. Während in früheren Jahren bei schweren, schon als letal oder subletal angesehenen Verbrennungen fast stets indifferente, Lokal-, Salben-, Wasserbettbehandlung oder nur protrahierte Schmerzstillung in Betracht kamen, um wenigstens Euthanasie herbeizuführen, finden wir auch die alten Auffassungen über Prognose je nach dem Grad und der Ausdehnung der Verbrennung überholt, und zwar erfreulicherweise oft im günstigen Sinne verschoben.

Die klinisch seit jeher in üblem Rufe stehenden Symptome der Anurie und Hämaturie bedeuten jedenfalls schwere Verbrennungsgrade. Doch müssen sie richtig gewertet sein. Die Hämaturie ist oft nur vorübergehend oder gar nicht echt, sondern nur durch Zerfall roter Blutkörperchen als Hämolyse vorgetäuscht. G. Riehl jr. lenkt nun mit Recht neuestens darauf die Aufmerksamkeit.

Daß *konstitutionelle* Minderwertigkeit, besonders Reizbarkeit des vegetativen Nervensystems, wie auch *konditionelle* Abnormitäten des gesamten Zentralnervensystems, Süchtigkeiten, Trunksucht, Epilepsie, Fehlen der Schmerzreflexe bei Gelähmten, Prognose und Verlauf von Verbrennungsschäden sehr beeinflussen, betont neuerdings auf Grund reicher Erfahrungen der Wiener Klinik Riehl jr.

Von Wesenheit sind neuere anatomische Befunde Riehls am Nervensystem, Gehirn: Bei Frühtodesfällen mächtige Vasodilatation, Gehirnödem und beginnende sekundäre, mehr degenerative Veränderungen der Gefäßwand, auch des Hirnparenchyms, bei länger überlebenden Fällen teils proliferative, teils degenerative Veränderungen (etat lacunaire) mit gleichzeitiger Hyperplasie der Glia, aber ohne Blutungen und Erweichungen. Daneben finden sich die von E. Pollak mit Leberschädigungen ätiologisch in Zusammenhang gebrachten atypischen Alzheimerschen Zellen als Degenerationsprodukte. Sämtlich Befunde, die in früheren Jahren entweder übersehen oder gering geschätzt wurden, auch wohl noch der vergleichenden klinisch-symptomatischen Wertung an Überlebenden bedürfen.

Da der gefürchtete Shock von den älteren Ärzten größtenteils als durch den ungeheuren Schmerz bedingt aufgefaßt worden war, tritt folgerichtig die Betonung energischer Schmerzstillung im Beginn fast allgemein zutage. Siehe darüber bei Schmerzbekämpfung. Im Anschluß an das Shockstadium, wenn nicht von vornherein, wenden viele Autoren die schmerzstillende Tanninbehandlung an. Andere, in der Wundbehandlung mehr konservative beziehen die bessere Prognose bzw. therapeutischen Effekte auf die moderne kausale, detoxikatorische Allgemeinbehandlung. Dies gilt besonders von der Wiener und Grazer Klinik (G. Riehl jr., Schreiner). Siehe später.

Die Tanninbehandlung aber übt neben ihrer Lokalwirkung auch günstigen kausalen Einfluß auf die Toxämie und verkürzt bzw. unterdrückt vielfach geradezu den toxämischen Verlaufskomplex. So zeigt sich tatsächlich der Fortschritt der Wissenschaft bei diesen schwersten Formen von Brandverletzungen, nicht nur theoretisch, sondern auch praktisch, durch Besserung der Prognose und Lebenserhaltung.

Das vereinzelte Vorkommen von Ernährungsstörungen in der Nähe verbrannter Stellen, Brandnarben, kann auf Änderungen der Gefäßinnervation zurückgeführt werden, so auch die Beobachtung von *lokaler Hypertrichose* in der Umgebung von Brandnarben (ALBERTO BATTISTA). Die Erklärung dieses seltenen Zustandes sieht der Autor in einer lokalen Hyperaktivität des Sympathicus und Parasympathicus im Hautgebiete.

**Hitzestrahlung.** Über die früher oft unbeobachtet gebliebenen Fälle von Cutis racemosa EHRMANNs und netzförmigen Pigmentationen, Wärmeerythemen als Folgen strahlender Hitze wird nun häufiger berichtet (GOUGEROT und BURNIER und E. LEHNER), neuerdings in einer besonders seltenen Lokalisation an der Außenseite der Unterschenkel, durch Wärmen der Beine am Kachelofen entstanden (ELISE SANDERS). Die Affektion erinnert an das „Scherbenerythem", das in manchen Landschaften Hollands bei Frauen beobachtet wird, welche heiße Kacheln oder Scherben unter ihren Röcken anbringen, um sich zu erwärmen Damit identisch sind die von C. H. HERMANIDES beschriebenen „Ofenbeine".

Die netzförmigen Figuren an der Haut durch Hitzedermatosen begegnen wegen ihrer oft bizarren Form Zweifeln in der Diagnose, wie LILIENSTEINS Fall durch DELBANCO.

Daß Zirkulationsstörungen, Vitium cordis, auf die Ausbildung von Livedo racemosa und Livedo ab igne einen besonders begünstigenden Einfluß haben können, ist wahrscheinlich. Bisher davon allerdings nur eine Einzelbeobachtung von WIEDMANN.

**Livedo calorica. Erythema ab igne.** Bei dem sonst zumeist durch Kälte bedingten Krankheitszustand wird neuerdings auf die dispositionellen Momente, Hypotonie des autonomen Nervensystems, aber auch auf den Einfluß von strahlender Hitze von Koksofen (FUHS) als provozierendes Moment hingewiesen. Nodöse Verdichtungen beim Erythema ab igne (LITTLE), wenn auch auf den Einfluß von Hitzestrahlung zurückgeführt, erscheinen wohl ätiologisch noch fraglich. Es dürfte sich vielleicht um einen durch Hitze wie durch Salvarsan u. a. Intoxikationen hervorgerufenen Lichen planus handeln, da Gewebsverdichtungen durch Hitze im Gegensatze zu tuberkulösen nach Kältewirkung bisher nicht beobachtet wurden.

Wahrscheinlich in ähnlicher Weise zu erklären und gewiß nur selten beobachtet ist auch eine „aus schuppenden Papeln bestehende bräunliche Pigmentierung mit zahlreichen unregelmäßigen Verastelungen" als Folge von Hitzestrahlung bei einem 59jährigen Mann, mit Ichthyosis behaftet, hervorgerufen durch stundenlange Hitzebestrahlung durch „Salamander", einen Thermophor (GOUGEROT, BURNIER). Das Pigment hauptsachlich in der Basalschicht.

Wenn GOUGEROT und BURNIER diese durch Hitzestrahlung hervorgerufene Pigmentierung mit der kunstlich mittels atherischer Öle, Kölner Wasser, Bergamottöl u. a., stets unter Lichtwirkung erzeugten in Analogie setzen, so steht dies mit der Auffassung mancher Erfahrener, auch des Referenten in Widerspruch, welche nicht die Lichtwirkung bzw. strahlende Warme allein, sondern die chemische Umsetzung durch gleichzeitige Schweißbildung damit in Zusammenhang bringen (AXMANN).

Wiederholt beobachtet ist die Umwandlung einer Cutis marmorata maculosa in eine C. m. cum pigmentatione. BIERs Auffassung dieser Pigmentation als einer hämatogenen, durch Zerfall roter Blutkörperchen in den kleinen Hautvenen entstehenden steht BUSCHKE-EICHHORNs Befund des Pigments in der Cutis reticulata pigmentosa, sowohl in der Basalschicht als in höheren Epithellagen, als sichergestellt gegenüber. Eine gewisse Analogie der Pigmentbildung nach Hitzewirkungen mit der nach Lichtwirkungen wird allüberall betont. LUTZ hat die Identität der verschiedenen Pigmentarten durch Hitze, Kälte wie Licht mittels BLOCHscher Dopamethodik nachgewiesen. Es scheint, daß die längere Einwirkung hoher Hitzegrade auf die Haut das Terrain für die folgende Einwirkung kurzwelliger (Licht-)Strahlen sensibilisiert. Daher die dunkelbraune Pigmentierung der Haut von Heizern auch in dunklen Räumen. Pigment wirkt also auch schützend gegenüber Hitze, nicht nur gegen Licht (Max Michael).

Zur Erklärung der fleckförmigen Pigmentationen der Haut nach lokalen Wärmeapplikationen ließ sich histologisch nachweisen (Buschke mit Max Michael), daß stärkerer mit schwächerem Pigmentgehalt in loco abwechselt. Erst bei stärkerer Hitzesteigerung kommt es zur Netzzeichnung, daher erscheint eine prinzipielle Sonderung mehr flächenhafter Rötungen und Pigmentierungen gegenüber einer neurotisch bedingten fleckförmigen nicht mehr am Platze.

Daß Wärme wie Kälte in Strahlung und Leitung auf der Haut ganz ähnlich wie die Lichtstrahlung Pigmente erzeugt, ist neuerdings durch Philipp Keller wieder besonders betont und der Hergang der Pigmentierung durch Vorgänge in der Epidermis, speziell in der Nähe von oberflächlichen Hautvenen beobachtet worden. Darauf führt Keller auch die netzförmige Zeichnung zurück, die nach langer Wärme- oder Kälteeinwirkung in diffuse Pigmentierung übergeht. Die Vorgänge spielen sich durch Vermittlung des vegetativen Nervensystems ab und können pharmokologisch durch Ephedrin und Adrenalin beeinflußt werden. Also ganz neue Tatsachen, die noch Widerspruch finden.

Daß dunkle Wärmestrahlen ein Erythem mit Pigmentierung hervorrufen, wird z. B. durch Thedering und Peemöller widerlegt. Deren Lichtstudien zeigten, daß die biologische Wirkung ultravioletter Strahlen von derjenigen strahlender Hitze vollständig verschieden sei, eine Auffassung, die auch Thomas Lewis teilt.

**Verbrennungsgrade.** Neuestens kommt Kreibich wieder auf die Gründe zurück, die ihn bestimmen, zu den vier Graden der Verbrennungswunden noch einen fünften Grad als praktisch wichtig festzulegen. Während bei dem vierten Grad die Schorfe weich und noch resorptionsfähig, die Gefäße der Umgebung noch erhalten und zur Resorption toxischer Stoffe geeignet sind, charakterisiert den fünften Grad die Verkohlung, also ein Zustand vollständiger Koagulation der Eiweißkörper und ungünstigere, für die Prognose also günstigere Resorptionsverhältnisse aus dem toxischen Herd. Es lassen sich nicht nur solche Verkohlungsherde leichter chirurgisch entfernen, man entschließt sich auch leichter dazu, totes Gewebe, wenigstens auf große Strecken, zu entfernen als noch fraglich reparationsfähiges. Weidenfelds und v. Zumbuschs prognostisches Verbrennungsschema sei noch allgemein gültig und gut brauchbar. Doch gibt es Ausnahmen, für die sich manchmal auch spezifische Gründe finden lassen.

Bei einer Frau, die $^3/_5$ der Körperfläche dritt- und viertgradig verbrannt aufwies, trat der Tod erst nach 3 Tagen ein. Die Frau hatte kurz vor dem Trauma geboren. Es könnte also diese auffallende Resistenz gegen die toxischen Stoffe auch auf die Gewöhnung an artfremdes Eiweiß zurückzuführen sein.

**Histopathologie der Hitzeschädigungen.** Zur weiteren Klärung der immer noch nicht genügend erforschten geweblichen Veränderungen schwerer Verbrennungszustände verschiedener Stadien wurden neuerdings tierexperimentelle Studien gemacht.

Die Veränderungen der Organe werden allgemein als Folgen chronischer Eiweißvergiftung angesehen, wie sie ja früher schon durch Pentimalli-Bikowa u. a. ebenfalls tierexperimentell erzeugt wurde. Hierbei ergab sich, daß die Nierenbefunde (Kollisko, Nakata) doch nicht so ausschlaggebend sein können, wie man annahm, was zuerst Vogt nachwies, der den Nebennierenschädigungen eine ursächliche Bedeutung für den Verbrennungstod geradezu aberkannte.

Jedenfalls ist die Rolle der Nebennierenschädigung als Ursache des Verbrennungstodes schon dadurch unsicher geworden. Weitere Klärung erfolgte durch Versuche mit mehrzeitiger Verbrennung der Haut bei Tieren, besonders bei der weißen Maus durch A. WERTHEMANN und W. ROESSIGER. Unter entsprechenden Kontrollen wurden Serien von weißen Mäusen mit erhitzten Metallspateln auf der Rückenhaut verbrannt. Die dann bei dem Spontantod der schwer verbrannten Tiere sowie auch bei absichtlich schon früher getöteten leichter verbrannten Tieren erhobenen Organbefunde von Milz, Leber, Niere und Herzmuskel deckten sich mit den Veränderungen, die bei chronischer parenteraler Eiweißvergiftung gefunden worden waren. *An den Nebennieren jedoch konnten keine Veränderungen gefunden werden, die den akuten Verbrennungstod als Nebennierentod erklären könnten.* Die Autoren glauben deshalb ohne Gefahr eines berechtigten Widerspruches den Verbrennungstod als schwerste Folge einer Eiweißzerfallsvergiftung auffassen zu können.

IL SEUNG (Keijo) verlegt auf Grund neuerer experimenteller Studien den Ursprung der toxischen Eiweißspaltungsprodukte hauptsachlich in das Muskelgewebe. Nach Exstirpation der verbrannten Muskeln bei schwerverbrannten Tieren entfallen sowohl die toxischen Erscheinungen als auch die Schwankungen des Chlorspiegels, Reststickstoffs und Temperaturgangs, die sonst in der 4. bis 5. Stunde nach der Verbrennung festgestellt werden konnten. Somit scheint die Muskelsubstanz für den toxischen Eiweißzerfall noch wichtiger zu sein als die Haut.

Den Änderungen des *Adrenalingehaltes* der Nebennieren, Herabsetzung bis zum Schwund, wurde früher eine wesentliche Rolle in der Pathologie des Verbrennungskomplexes zugedacht. Doch auch andere blutdrucksenkende Substanzen, solche mit Cholincharakter, treten im Stoffwechsel auf, durch das Versagen der pharmakologischen Wirkung von zugesetztem Adrenalin (verengernd) und Cholazin (erweiternd) nachweisbar. Während Osmon ($33^0/_0$ige Traubenzuckerlösung) rasche Blutdrucksteigerung bei verbrannten Tieren bewirkte, ließ $^1/_{10}$ mg Adrenalin ceteris paribus im Stich. Derart mangelhafte Anspruchsfähigkeit typischer Pharmaca der Vasokonstriktion und Vasodilatation muß demnach anders als durch Nebennierenveränderungen, (Adrenalinwirkung) erklärt werden (G. RIEHL jun.).

Diese skeptische Beurteilung der Rolle des Nebennierenhormons durch manche Autoren, wie RIEHL jr., findet allerdings durch neueste Darlegungen von BERKOW, wie wir glauben, in überzeugender Weise ihre endgültige Widerlegung. Damit wird aber die Nebennierentheorie doch in ihr altes Recht eingesetzt. BERKOW kommt neuestens auf Grund mehrerer in diesem Handbuch noch nicht erwähnter klinischer Beobachtungen von OSLER, MOSCHCOWITZ, CROWE, RIESMAN, COOKE u. a. auch dazu, den Spättod bei schweren Verbrennungen auf Versagen der oft, fast regelmäßig durch Hämorrhagien in Rinde und Mark geschädigten Nebenniere zurückzuführen. Das klinische Bild verläuft unter Prostration, Hypothermie, Pulsschwäche, erniedrigtem Blutdruck, Synkope bis zum plötzlichen Tod. Zuerst ist es auffallende Asthenie (HOSKINS, MCCLURE), später die Hypotension (BAZETT) mit Glykosurie, der dann plötzlich Tod folgt. Die Glykosurie hängt von der in den ersten Tagen übermäßig vermehrten Adrenalinproduktion und -ausfuhr ab, die dann zur Verarmung an diesen Hormonen führt (STEWART, HARTMANN, ROSE und SMITH). Zahlreiche Versuche an Hunden scheinen die obigen Tatsachen zu bestätigen. Einseitige Nebennierenexstirpation bei Hunden bleibt wohl ohne schwere Folgen. Die beiderseitige aber führt zum selben Symptomenkomplex wie beim Verbrennungsspättod. Somit ist dieser höchstwahrscheinlich durch ein plötzliches Versagen der Nebennierenfunktion veranlaßt. Der nähere Zusammenhang bleibt noch zu erforschen. Die Hormonverarmung des erschöpften Organismus und damit Asthenie und Tod führen nun nach BERKOW zu einer Anhäufung von Eiweißspaltprodukten im Stoffwechsel im Sinne Pfeiffers. Die Toxizität im Blute entsteht nicht so sehr durch allzureichliche Zufuhr giftiger Eiweißspaltprodukte aus den peripheren Brandschorfen, sondern durch den ungenügenden Abbau der sich im Blute anhäufenden giftigen Eiweißspaltprodukte wegen Mangel an entgiftendem Hormon, Adrenalin (Hormontheorie von Marshall und Davie, Banting und Gairns). Bestätigt wird diese Auffassung durch den Erfolg der Zufuhr von Nebennierenmarkextrakt in Pastillen oder subcutanen Injektionen, welche in den letzten Jahren bei Menschen und Tieren auch von Berkow erprobt und deshalb angelegentlichst empfohlen wurden. Nur muß man wegen Auftreten angiospastischer, präkordialer Angst- und Herzgefäßsymptome große Vorsicht walten lassen.

**Pathologie schwerer Verbrennungszustände. Stoffwechsel-, Blut- und Liquorveränderungen.** Die einschneidenden Veränderungen im Blute und Stoffwechsel zu verschiedenen Zeiten nach ausgedehnten und schweren Brandwunden unterliegen auch weiter klinischem wie experimentellem Studium. Der Eintritt von Hyperglykämie nach Verbrennung, wohl allgemein angenommen, wird durch Reizwirkung auf die Nebennierenkapsel besonders deutlich bei Verbrennungen zweiten und dritten Grades neuestens von Harald Lundberg bestätigt. Er meint, daß die gereizte Nebennierenkapsel reflektorisch Adrenalin abgibt und dadurch Blutdruck und Herzaktion verstärkt werden. Gleichzeitig damit entsteht Thrombopenie auf die Hälfte der normalen Blutplättchenzahl. Beiderlei Erscheinungen sind vorübergehend. Der Blutzucker wird wieder normal, die Thrombocyten ersetzen sich und darüber hinaus entsteht sogar Thrombocytose und Hyperleukocytose, ausgenommen bleiben Monocyten. Die Ursache, seinerzeit von Backmann (1922) von einem Knochenreiz hergeleitet, scheint in der stimulierenden, mobilisierenden Wirkung der toxischen Substanzen zu liegen, die zerstörende und kompensatorisch aufbauende Reizwirkungen auf die Zellen aller Art hervorrufen.

Ganz analoge Blutveränderungen an Schwerverbrannten beobachteten auch Kristenson und Aldo Alvoni, letzterer außerdem auch Hyperglobulie bei nicht entsprechend erhöhtem Färbeindex.

In einzelnen Fällen schwanken auch die *Hämoglobinwerte,* fallen kurz nach der Verbrennung weit unter die Norm, um nach einigen Tagen wieder über die Höhe der Anfangswerte hinaus zu steigen.

Der *Kohlensäuregehalt* im Blutplasma erhöht sich, ähnlich wie bei Ileus und Darm- und Magenulcera (Speese und Bothe).

Auch *Liquoruntersuchungen* an Lebenden und an Leichen wurden zur Klarstellung dieser Verhältnisse herangezogen (Riehl jun.). Erhöhung des Reststickstoffs von 10 auf über 40 mg$^0$/$_0$ wurde vorübergehend beobachtet, bei normalen Zell- und Eiweißwerten, negative WaR. und Goldsolreaktion. Bei Refraktionsbestimmungen des Serums zeigte sich Steigerung des Index und Erhöhung der Viscosität desselben. Die früher geschilderten Feststellungen Edens und Hermanns wurden so in vollem Ausmaß durch Erich Schneider bestätigt. Dieser steht auf dem Standpunkt, daß das Blut die Tendenz hat, durch Pufferwirkung abnorme Produkte von saurem oder alkaklischem Charakter aus den Brandschorfen abzufangen, wodurch die veränderte Ionenkonzentration möglichst ausgeglichen wird. Die starke Herabsetzung der Alkalireserven wird nicht durch Hyperventilation, rascheres Atmen, also nicht zentrogen, sondern rein hämatogen bewirkt. Inwieweit dabei die Therapie eine Rolle spielen kann, bleibt allerdings noch offen, Schneider hält es auch für möglich, daß die Besserung des Säure-Basen-Haushalts nur eine scheinbare ist, da die Alkalireserve nicht in normalem Verhältnis zu der $CO_2$-Spannung parallel gingen. Die toxische Komponente wird durch Abkömmlinge der Eiweißkörper, seien es proteo- oder peptolytische Fermente, eine Zeitlang also durch intermediäre Elemente dargestellt und nimmt allmählich erst sauren Charakter an. *Der toxische Zustand wird also auch ohne Acidosis aufrecht erhalten.*

Die *Austrocknung* der Gewebe kurz nach der Verbrennung, liegt ebenfalls zum Teil wenigstens in solchen kompensatorischen und Reparationsbestrebungen des Organismus. Flüssigkeitszufuhr per os oder anum oder durch subcutane Infusionen gleichen den Abfall der Blutkonzentration nur teilweise aus. In schweren Fällen sterben die Leute. Es zeigt sich deutlich ein kausales Verhältnis zwischen den Schwankungen der Blutkonzentration und dem subjektiven Befinden. Der Rückgang der Delirien, Bewußtlosigkeit, Darmstörungen, Albuminurie und Hämoglobinurie geht mit der Zunahme des Blutdruckes parallel (UNDERHILL, CARINGTON, KAPSINOW und PACK).

Die fast selbstverstandliche Tatsache, daß schwere Hitzeschädigungen der Gewebe und Gefäße besonders in der Haut meßbare Veranderungen in der Zusammensetzung der Gewebsflüssigkeiten, Ödembildung in der Haut, andererseits Eindickung des Blutes, Schwankungen im Chlorgehalt hervorrufen, wird in neuesten Studien FRANK UNDERHILLs mit ROBERT KAPSINOW und MERL E. FISK an Tierversuchen nachgeprüft und zahlenmäßig belegt.

Durch derlei schwierige Untersuchungen wird wohl allmählich mehr Klarheit in die verwickelten Vorgänge des Zellabbaues, der Organreaktion, deren Reiz- und kompensatorische Symptome gebracht und so auch in die Vielfalt und Reihenfolge der klinischen Verbrennungsbilder bessere Einsicht geschaffen, das Wesen der toxischen Verbrennungszustände aber doch nicht restlos und befriedigend erklärt. Hingegen dient dem viel besser P. G. UNDERHILLs Theorie einer allgemeinen Blut- und Säftereduktion durch Wasserverarmung. Hiefür spricht auch der überragende Erfolg der lebensrettenden kontinuierlichen Flüssigkeitszufuhr.

In seinen weiteren klinischen und experimentellen Studien hat F. P. UNDERHILL gezeigt, daß es die weitgehende Schädigung der Capillaren der Haut sei, welche die Funktionsstörung hervorrufe. Wohl bleibt die Haut, ebenso die Muskeln, noch lange funktionsfähig, wenn auch ihr Wassergehalt wesentlich verringert ist, aber bei sehr starker Blutkonzentration und geschädigten Capillaren bleiben die korpuskulären Anteile des Blutes im Capillarsystem stecken, der Sauerstoffaustausch wird gestört, es tritt Gewebsasphyxie ein und damit wird eine Reihe von Stoffwechselstörungen eingeleitet, die zugleich mit dem Abfall der Körpertemperatur die vitalen Lebensfunktionen verringern, ja aufheben. Die Steigerung der Viscosität, die Vermehrung des Reststickstoffes, der Zerfall des Bluteiweißes geht mit Veränderungen des sekretorischen Nierenepithels einher, mit Blutzuckervermehrung, Verringerung der Alkalireserve, des Kohlensäuregehaltes und der Bicarbonate im Blut. Dieses Bild also stellt die *Acidose* dar und ist Folge der eingangs erwähnten Zirkulationsstörungen im Capillarsystem. Dasselbe Bild entsteht auch bei anderen schweren Zuständen, wie Gasvergiftungen, nur geht es hier von den Lungencapillaren aus. Dem Lungenödem entspricht die Blasenbildung bei Verbrennungen.

Alle diese Befunde sind aus dem Blute leicht, in wenigen Minuten durch passende Untersuchungen erhebbar. Bei Verbrennungen mittleren Grades kann man die Schwere des toxämischen Zustandes und damit die Prognose und die Art und Intensität der einzuschlagenden Therapie dadurch leicht feststellen. Bei ausgebreiteten und komplizierten Verbrennungen versagt allerdings auch diese objektive Methode. Und dies kommt von der mangelnden Funktionsfähigkeit der entzündeten Hautcapillaren.

UNDERHILL hält übrigens die Toxizität der Brandschorfe heute noch für unbewiesen. Histamin als autotoxisches Produkt sei allerdings nicht auszuschließen.

Auch die Wiener Klinik legt neuestens durch G. RIEHL jun. nochmals ihre Auffassung uber die Ursachen des Verbrennungstodes dar. Grundsätzliche Unterschiede zwischen

Früh- und Spättod erkennt sie dort nicht an, sondern nur Übergänge, durch quantitative Differenzen der resorbierten Verbrennungsgifte bedingt. UNDERHILLs Auffassung der Bluteindickung sei durch sehr zahlreiche Erfolge der Flüssigkeitszufuhr mit subcutanen Kochsalzinfusionen und anderen analogen Maßnahmen gewiß unanfechtbar. Aber auch diese Theorie erkläre noch nicht den ganzen Symptomenkomplex. Für einzelne Fälle sei die wenigstens tierexperimentell erwiesene Blutdrucksenkung durch Rindenläsionen wahrscheinlich, welche toxischen Ursprungs sei, ohne daß das Bluteindickungssymptom im Vordergrund stehe. Das Problem sei demnach bei der Kompliziertheit der Ursachen noch nicht als restlos geklärt anzusehen, auch nicht durch UNDERHILLs Auffassung.

So eröffneten die Versuche UNDERHILLS nicht nur den Weg zum vollen Verständnis schwerer toxämischer Verbrennungszustände, sondern auch den Weg zur rationellen Therapie (s. später u. S. 356).

**Duodenalulcera.** Zur Statisik des Vorkommens der Duodenalulcera ist für deren Seltenheit interessant und charakteristisch, daß HARRIS in einer 12jährigen Beobachtungsreihe von 567 Verbrannten mit 138 Todesfällen nur einmal ein sicheres Duodenalulcus nachgewiesen hat. Er führte es auf fokale Nekrose innerhalb der hämorrhagisch infiltrierten Duodenalschleimhaut zurück, die, durch Pankreassekret angenagt, nekrotisch wurde.

RIEHL jun. berichtet über einen Fall der Wiener Hautklinik, der wegen der Jugendlichkeit des Patienten, eines 6jährigen schwächlichen Knaben mit zweit- bis drittgradigen Verbrennungen, interessant ist. Der Tod erfolgte schon 7 Tage nach der Verbrennung unter dem Bilde einer Meningitis. Starke Blutung, vielleicht Verblutung aus dem Ulcus duodeni. Kein Gehirnbefund.

Das frische Ulcus hatte 2 cm unterhalb des Pylorus seinen Sitz, einen Durchmesser von 1,3 cm, war außerordentlich seicht, hatte an einer Stelle einen Gefäßstumpf, der mit einem thrombotischen Pfropf versehen war, welchem ein bohnengroßes Coagulum anhaftete. Vom Pylorus distal war der Darmtrakt mit blutigem Inhalt erfüllt, das Dudoneum wurstförmig mit Blutgerinsel gebläht und ausgegossen.

Von allen neueren Autoren wird jedenfalls immer noch auf die Seltenheit des Vorkommens der Duodenalgeschwüre gegenüber der CURLINGschen Statistik und auch gegenüber den späteren großen anglo-amerikanischen Statistiken (FENWICK, HOLMES, ERICHSEN, PERRY, SHAW) hingewiesen. Der geringere Prozentsatz europäischer Statistiken wird von JOSEF I. LEWIN (Johannesburg) dahin erklärt, daß die Behandlung der Brandwunden heute weit mehr aseptisch und übergaupt reinlicher und besser ist. Auch mit sozialen Momenten, wie Verdrängung älterer, primitiver Beleuchtungsarten, Öllampen, Gaslicht, Kerzen, durch elektrisches Licht hängt die Abnahme der Verbrennungen, besonders der schweren Fälle, zusammen. Das soziale Argument hat aber zu der Frage der Häufigkeit der Duodenalgeschwüre bei Verbrennungen dennoch keine direkte Beziehung. Die stets gleichbleibende Lokalisation im oberen Duodenum wird von LEWIN mit der spärlichen Gefäßbildung, Neigung zur Thrombose, geringerer Vitalität der Schleimhaut und der Schädigung durch Toxine erklärt, die von der zweiten Woche an durch viele Tage im Kreislauf zirkulieren. Die häufigere Frequenz der Ulcera bei Kindern wird wohl durch die Zartheit der Gewebe erklärt.

In MINOVICIS Material kam unter 152 Hautverbrennungen nur einmal Duodenalperforation bei einem 2jährigen Kinde am 4. Tage vor.

Nach Protokollen der Wiener Klinik (RIEHL-ARZT) wurden 1926 im ganzen 5 Fälle von Ulcus pepticum (3 Kinder, 2 Frauen, kein Mann) beobachtet, bei 152 letalen Verbrennungen 3,28% (Bef. Prof. MARESCH). Ausführlich erörtert von RIEHL jun. (Dermatologenkongreß Königsberg 1929).

Der Einfluß des Erbrechens auf die Entstehung des Ulcus pepticum ist nicht sicher erweisbar. Die Todesursache kann in Perforation und Blutung liegen.

Vermeidung von Diätfehlern, da solche einer toxischen Gastritis Vorschub leisten (KAUFFMANN). Für die erste Zeit Teediät, auch vom Standpunkt der Perforationsgefahr. Als Ursachen also Toxinreaktion, entzündliche Reizung der Magenschleimhaut, toxische Reizung des Zentralnerven- und des vegetativen Nervensystems mit spasmogener Ulcusbildung im Gefolge. Die embolische Ursache der Ulcera peptica wird bestritten (RIEHL jun.) und der Theorie der toxisch resorptiven Schleimhautschädigung und spasmogenen Ulcusbildung der Vorzug gegeben.

Diese klinischen Beobachtungen stehen WILHELM VOGTS systematischen Untersuchungen aller Organe bei 8 Verbrennungsfällen gegenüber. Auffallend war hier nur eine starke Leukocytenanhäufung in den Lebercapillaren, zum Teil in Degenerationsformen, eine Veränderung, die aber für Verbrennungen nicht charakteristisch ist. In keinem Falle fand VOGT Magen- oder Duodenalulcera oder Veränderungen an der Nebenniere.

**Komplikationen.** Die Kasuistik seltener, mehr als Komplikation anzusehender als dem typischen Verbrennungsbilde zugehöriger Organveränderungen wurde durch einige wenige Beobachtungen vermehrt: Encephalitis und Amaurose bei einem 15 Monate alten Kinde nach Verbrühung mit heißem Kaffee. Die Sektion ergab akute Encephalitis mit Hydrocephalus acutus und Amaurose bei normalem Augenhintergrund. Die Sehstörungen können durch erhöhten Hirndruck, Hirnödem erklärt werden (F. R. KRUSE, Halle).

Verhaltnismäßig selten finden sich Verbrennungen des Bulbus, wohl durch den automatisch erfolgenden Lidverschluß verhindert. Als seltene Komplikation wurde Sinusthrombose mit Infektion des Sinus sagittalis vom darüberliegenden Verbrennungsherd aus jüngst von RIEHL jr. (pathologisches Institut MARESCH) beobachtet. Vom selben Autor wird als wichtig die erhöhte Anfalligkeit Verbrannter gegenuber *pyogenen Infektionen* mit Recht besonders betont, dagegen Vorsicht bei der Diagnose sekundarer *Scharlachinfektion* angeraten. Gewiß ist die Prädisposition zu Scharlach wegen Herabsetzung der Immunkräfte bei Kindern wie auch Erwachsenen erhöht. Himbeerzunge, subikterische Verfarbung, Urobilinogen und Diazoreaktion im Harn können mitunter für das Vorhandensein eines Scharlachs und nicht eines toxischen Erythems sprechen. Zu beachten ist jedoch, daß diese Symptome bei Scharlach nicht konstant sind. Dennoch wird man die Einfuhrung, Verbrannte auch in zweifelhaften Fallen möglichst isoliert zu behandeln, vorbildlich schon an der Münchener Klinik regelmaßig in Gebrauch, nur billigen können.

Hierher gehören auch lokal durch Nervenzentren hervorgerufene schwere Nervenstörungen, Lähmungen von Extremitaten wie auch der Blasenmuskulatur nach Zerstörung des Lendenmarkes und der Cauda equina, so in einem Falle zweit- bis drittgradiger Verbrennung des Unterleibes (MARIE RUNTOVÁ).

*Tetanusinfektion* frischer Brandwunden in 2 Fällen SCHREINERS und STOCKERS mußte schon vor der Spitalaufnahme, vielleicht bei der Wundversorgung oder beim Trauma erfolgt sein. Das Tetanuskontagium konnte sich, nach der Auffassung der Autoren, schon vor der Verbrennung latent in der Haut befunden haben, seine Aktivität bzw. Virulenz dürfte erst durch die Verbrennung selbst hervorgerufen, d. i. provoziert worden sein, vielleicht durch banale Sekundärinfektion mit Staphylokokken im Wundverlauf begünstigt.

Folgerung: Jeder Kranke mit Verbrennung erhält präventiv Tetanusantitoxininjektionen, besonders bei Explosionswunden, oder wenn Erde auf die Wunde gelegt wurde, oder wenn die Wunden sonst irgendwie verunreinigt sind.

Auch erste Verbände durch Lappen und Wäschefetzen bedingen ebenso wie Erde und Sand Tetanusinfektion (MATSCHAN).

Isoliert, da bisher nicht beschrieben, wäre das Vorkommen von *Leberschwellung* mit Ausgang in Absceß bei einem 4jährigen Kinde nach einer Gesichtsverbrennung zweiten und dritten Grades zu vermerken (TSURUI).

**Prognose.** Nur bei sehr schweren, über die Hälfte der Körperoberfläche betreffenden und tiefgreifenden Brandverletzungen kann auch die moderne

Therapie von heute nicht mehr das Leben retten. Selbst wenn sich die Patienten in den ersten Stunden nach der Verletzung noch bewegen, Kleider ausziehen, voller Hoffnung sind, erweist sich das alte Schema leider als für die Prognose unzuverlässig. Schwere Verbrennungen über 40% (nach Kumer schon bei 10%) verbrannter Körperoberfläche geben zumeist schon ungünstige Prognose, bei Kindern häufiger als bei Erwachsenen. Freilich hatte Kumer zur Zeit dieser Bemerkung (1928) Erfahrungen mit Tanninbehandlung an eigener Klinik noch nicht gemacht. Kumer betont hauptsächlich die prognostische Bedeutung des Pulses, selbst gegenüber Fieberbewegungen. Kreibich lenkt die Aufmerksamkeit wieder mehr auf den Zustand des Herzens selbst. Plötzliches Versagen ist wahrscheinlich nicht auf Muskellähmung, sondern wie beim Herztod der Diphtherie auf Lähmung der nervösen Ganglien zurückzuführen, im Stadium der Demarkation und Eiterung jedoch auf Degeneration des Muskels.

Sam Gordon Berkow setzt sich seit 1924 wiederholt für die Richtigkeit der alten, häufig zu gering eingeschätzten Weidenfeldschen Untersuchungen auf Grund größeren eigenen Materials ein, auch für Weidenfelds Priorität. Nur macht er die Einschränkung, daß Zahlen und Maße Weidenfelds einer Korrektur unterworfen werden müßten, ebenso die sonstigen klinischen Verhältnisse, Körpergewicht, Körperlänge. Gerade sie ständen in einem Gegenseitigkeitsverhältnis im Sinne der Duboisschen Formel. Dies zeige sich besonders bei Kindern mit geringer Körperlänge, geringem Körpergewicht, aber relativ großer Oberfläche, auch bei manchen erwachsenen Personen mit ähnlichen Dimensionen. *Die Lebensprognose hängt nicht so sehr von den verbrannten als von den unverbrannten und in voller Funktion bleibenden Hautpartien ab.* Das Ausmaß dieser letzteren Hautpartien findet man aber durch Subtraktion der genau gemessenen verbrannten Partien von der nach Dubois berechneten Formel, welche der Gesamtoberfläche des Individuums entspricht. Ein Erwachsener mit 48% verbrannter Körperoberfläche genas dennoch, auch 2 Kinder mit 30% verbrannter Körperoberfläche. Folgende Tafel ergibt den Unterschied der Formel nach Weidenfeld und nach Dubois-Berkow in Prozenten:

| Formel nach Weidenfeld | | Nach Berkow |
|---|---|---|
| Kopf . . . . . . . . | 1 : 21 | 6 |
| Hals . . . . . . . . | 1 : 47 | |
| Rumpf . . . . . . . | 1 : 3,7 | 38 (vorne 20, ruckwärts 18) |
| Arme . . . . . . . . | 1 : 10 | |
| Vorderarme . . . . | 1 : 14 | 18 (Arme $^3/_4$, Hande $^1/_4$) |
| Hände . . . . . . . | 1 : 24 | |
| Beine . . . . . . . . | 1 : 4 | |
| Unterschenkel . . . . | 1 : 8 | 38 |
| Füße . . . . . . . . | 1 : 14 | |

Während Weidenfelds Durchschnittszahlen und Formeln nach genauen Maßen von 3 Verbrannten ausgerechnet wurden, dienten dem Autor (Berkow) 25 Fälle, deren gesund gebliebene Hautpartien er nach du Bois Formel ausgerechnet hat. Folglich liegt die Berechnung Berkows wohl im Sinne Weidenfelds, aber sie ist exakter durchgerechnet als durch Weidenfeld selbst und proportioniert verwertet.

Oskar Blatt führt aus Leszczyńskis Abteilung (Lemberg) 2 Fälle an, bei welchen $^3/_4$ der Hautoberfläche geschädigt waren und die unter Umschlägen mit Adrenalinlösung. 1 : 10000, nach Arsenio und Douglas und subcutane Infusionen von 500 ccm Ringerlösung, 2mal täglich, mit Zusatz von 1 mg Adrenalin neben Klystieren und Infusionen von Kochsalzlösung mit Zusatz von Glucose zur Genesung kamen. Andererseits ereignen sich doch immer wieder Fälle, die gegen alle Erwartung tödlich ausgehen, trotz geringer Flächenausdehnung der zweit- und drittgradigen Brandwunden, so bei 2 Kindern von $2^1/_2$ und 4 Jahren (Erhard Walther). Die Wahrscheinlichkeit, daß hier Nebennierenschädigungen durch Thrombosen, Blutungen und Lipoidschwund, bei der Nekroskopie vorfindlich, den Tod verursacht haben, in diesem wie in anderen ahnlichen Fällen, ist groß.

G. RIEHL jr. erscheinen die mathematisch begründeten prognostischen Schlußfolgerungen von WEIDENFELD und ZUMBUSCH auch heute noch im großen und ganzen richtig. Handelt es sich um größere Verbrennungen verschiedenen Grades, so beeinträchtigen *erstgradige* Verbrennungen nur bei großer Ausdehnung, fast nur bei Kindern, die Prognose, die bei sehr ausgedehnten Verbrennungen auch zu ernsten Besorgnissen Anlaß geben kann. *Zweitgradige* Verbrennungen werden hiebei mit $^1/_3$ des Flächenausmaßes den *drittgradigen* gleichgestellt, wodurch auch die Einheitlichkeit der Berechnung zum Zwecke der Prognosenstellung annähernd erreicht wird. Freilich vergehen einige Tage, bis sich die Tiefe der Verbrennung an allen Partien klinisch manifestiert. Zu den besonderen, ungünstigen dimensionalen Verhältnissen des kindlichen gegenüber denen des erwachsenen Organismus für die Prognosenstellung ergeben sich gewisse Korrekturzahlen, die bei Kindern von 1—4 Jahren die verbrannte Hautoberfläche mit 3, bei solchen von 4—12 Jahren mit 2 zu multiplizieren nötig machen (G. RIEHL jr.).

Die Ergebnisse, zu denen WEIDENFELD und ZUMBUSCH bei ihren Berechnungen aus dem Urmaterial gelangt waren, durch das reichliche Material der Wiener Klinik bis in das letzte Jahr, 1931, ergänzt und unter Zuhilfenahme der Kollektivmaßlehre nach PEARL-REICHL entsprechend korrigiert, führten RIEHL jr. neuerdings zu dieser Auffassung.

Ein günstiger Einfluß der Behandlung auf Verlauf und Prognose ist bei Befallensein von $^1/_3$ oder mehr der Körperoberfläche, nach obigen Gesichtspunkten errechnet, nicht sicher nachweisbar. Bei geringerer Ausdehnung der Verbrennungswunden jedoch spielen auch nach G. RIEHL die Art und Rechtzeitigkeit des Einsetzens rationeller Behandlung eine wesentliche verbessernde Rolle. Diesbezüglich setzt die Wiener Klinik an die Spitze die Bluttransfusion, die im Sinne von BURGHARDT BREITNER als Proteinkörpertherapie und im Sinne LUITHLENs als reine Kolloidwirkung, demnach hauptsächlich als leistungssteigernd angesehen wird. (Siehe spater.)

## Zur Abgrenzung der Hitzeschädigungen von Veränderungen durch elektrischen Starkstrom, Blitz, faradischen und galvanischen Strom, Diathermie und chemische Einwirkungen.

Große Fortschritte in der Erkenntnis der Natur der *Starkstromverletzungen* und *-verbrennungen* haben sich naturgemäß in den allerletzten Jahren zugleich mit der Frequenzzunahme dieser Verletzungen durch die rasch überhandnehmende Verwendung des Starkstroms nicht nur zu Beleuchtungs-, sondern auch zu industriellen und medizinischen Zwecken ergeben.

Thermisch-kaustische Fingerverletzungen, besonders elektrische, sind in stetiger Zunahme begriffen (JELLINEK), besonders solche an den Fingerbeeren.

Die Pathologie und Pathogenese der sog. spezifischen Starkstromveränderungen im Gewebe betreffend, bestreiten wohl wie früher OSKAR GANS auch FRANZ MÜLLER, LANDOIS u. a. Autoren (Sitzg. d. Berl. Ges. f. Chir. 13. Febr. 1928) neuerdings die oft behauptete Spezifität. Die scheinbar spezifische Zellverlängerung sei doch nur eine Folge der Hitzewirkungen.

Ein Strom von 150 000 Volt erzeugte Verbrennungen ersten und zweiten Grades in der Achselhöhle in Form von zweikronengroßen Herdnekrosen. An der Austrittstelle des Stromes bis handtellergroße Geschwüre, an deren Grund nekrotische Sehnen zu finden sind, mit entsprechend langsamem Heilungsverlauf (DUFKE).

St. Jellinek fügt zu seinen grundlegenden Kennzeichnungen der klinischen Bilder elektrischer Stromverletzungen wieder einige neue hinzu, wie das elektrische Ödem und die sog. Immediatnekrosen, schließlich Mischformen, die noch der Erklärung bedürfen. Das *elektrische Ödem* zeichnet sich durch blasse, nicht scharf begrenzte Schwellung und Schmerzlosigkeit aus. Die *Immediatnekrose* stellt einen Zustand dar, der schon nach ein paar Stunden merkbar wird und der Haut ein Aussehen ähnlich der Leichenhaut verleiht. Es entwickelt sich aus diesem Zustand im Verlaufe von 4—6 Wochen eine mehr oder weniger scharf umschriebene Nekrose, die sich oft auf eine ganze Extremität bezieht, sodaß diese wie mumifiziert aussieht. Wenigstens in den höchsten Graden ist dies der Fall. Es kommen auch ganz lokale derartige Spätnekrosen durch Berühren, Anfassen von metallischen Leitern an den Extremitäten oder an der Körperhaut vor, welche für die forensische Beurteilung und Begutachtung in Streitfällen von nicht zu unterschätzender, ja ausschlaggebender Bedeutung werden können und schon geworden sind. Solche Nekrosen gleichen förmlichen Ausstanzungen, sind nicht zu verwechseln mit mechanischen Schnittwunden. Wenn letztere neben ihnen vorfindlich sind, ist der Zustand der Heilung der einfach traumatischen Wunden oft für die weitere Dauer des Lebens nach der elektrischen Verbrennung, auch für die Art und Weise der Verletzung und des Unfalles von großer Wichtigkeit.

Bei schweren Starkstromverletzungen fanden sich auch eigenartige, noch nicht beschriebene, tiefrote, strangförmige Gewebsverdickungen rings um Nerven- und Gefäßbahnen. Die Abheilung erfolgt auch mit Hinterlassung schlaffer Atrophien (Kleinschmidt).

Alle die hier skizzierten, oft kombiniert vorkommenden Stromspuren in der Haut wurden, wie auch Jellinek in seinem Vortrag — zugleich der zur Zeit ersten und einzigen Mitteilung über dieses Thema — hervorhebt, bisher mit Unrecht als „elektrische Haut*verbrennungen*" bezeichnet.

Anatomisch-histologisch sind diese Veränderungen noch so gut wie gar nicht studiert. Wahrscheinlich handelt es sich um spezifische molekulare Veränderungen im Gewebe, die eine Art Nekrobiose darstellen. Vielleicht aber sind auch thrombotische Prozesse in den Gefäßen und Capillaren mit im Spiele. An der Leiche sind solche Veränderungen naturgemäß nicht mehr dasselbe wie im Leben. Probeexcisionen könnten vielleicht Klarheit schaffen, sind bisher jedoch nicht genügend gemacht worden, ausgenommen die auf Hitzewirkung zurückgeführte Verlängerung, Streckung der Epidermiszellen.

Die im letzten Berichtsjahre festgestellten pathologisch-anatomischen Veränderungen zahlreicher elektrischer Strommarken deuten nur auf mechanische Einwirkung des Starkstroms hin. Das Epithel ist an den meisten Stellen sehr plattgedrückt, die Retezellen mancherorts zu Büscheln geordnet, senkrecht gegen die Cutis vorgetrieben und palisadenartig mit ihren enorm in die Länge gezogenen Kernen nebeneinandergestellt. Die Struktur und Färbbarkeit der Epidermis- und Cutiszellen weist hier und da etwas schlechtere Färbbarkeit auf. Im Stratum reticulare cutis finden sich stellenweise stark erweiterte und mit Blut gefüllte Gefäße, nirgends Koagulations- oder Kolliquationsveränderungen, die auf Wärmewirkung schließen lassen (Geiger, Jellinek). Somit besteht eine gewisse Ähnlichkeit der thermischen mit den elektrischen Veränderungen doch nur in den Epidermisschichten.

Ein Klärung erfuhr die Frage der Spezifizierung elektrischer, sog. Brandverletzungen durch Aussprache zwischen Schridde und Jellinek, von denen ersterer neben elektrischen Lichtbogen- und Flammenverbrennungen auch elektrische Stromverbrennungen, das sind die Strommarken Jellineks, festlegen will, außerdem noch elektrische Metallspritzerverbrennungen. Dagegen hält JELLINEK die Strommarken von den elektrischen Verbrennungen im engeren Sinne immer noch völlig auseinander, da sie gar nicht thermischer Natur seien, wenn auch oft mit thermischen Verletzungen kombiniert. Die Strommarken aber seien schmerzfrei, durch Wochen geradezu reaktionslos bleibend und ohne auffällige Eiterung, selbst bei ausgedehnten Nekrosen in Heilung übergehend. Zwangsläufig muß man dementsprechend eine streng konservative Therapie durchführen, ausgenommen eventuell Amputation einer total nekrotischen Extremität oder Eingriffe bei starken Blutungen.

Als „Etat poreux et filaments de la peau" wurde neuerdings eine eigentümliche pathologische Veränderung der Haut beschrieben (CAMILL SIMONIN). Es handelt sich hier aber um komplizierte, noch nicht genügend erforschte seltene Zustände. Der von einer 13 000 - Volt - Spannung erfaßte Schwerverletzte zeigte Flammenverbrennungen neben spezifischen Veränderungen durch Starkstrom. Es zeigten sich dreierlei Zustände. Ein poröser, krummgangiger (enfractieux) Zustand, insofern die Haut, wahrscheinlich durch elektrolytische Vorgänge, schwammartig, von Lücken durchsetzt ist. Es handelt sich hier um eine exzessive Ausbildung des bereits als wabenartige (SCHRIDDE) Beschaffenheit der Haut beschriebenen Zustandes. Die Joulesche Wärme des Hochfrequenzstarkstroms erzeugt Hitze, also Verbrennung, Koagulation, aber nicht Carbonisation, da ja der Sauerstoff der Luft hierzu fehlt. Die plötzliche Gasentwicklung führt zur Höhlenbildung. Die Haut vertrocknet dann pergamentartig. Einzelne brückenförmige Verbindungen machen den Eindruck von Silberfäden[1].

In den von LANDOIS beobachteten Fällen von Starkstromverletzungen (220—600 Volt) erfolgte der Tod durch Verbrennung mit dem Flammenbogen, vielleicht durch Hitzewirkung auf das Gehirn. Hypostase der Lungen. Therapeutische Eingriffe nur bei Komplikationen, Hirnabsceß, septischer Gangrän usw. Nach WILDEGANS erwachsen der Haut Gefahren bei Hochspannung bis zu 100 000 Volt, durch Überlandzentralen, Hochspannungskabel, auch bei mittlerem oder niedrigem Potential, durch Straßenbahn, Licht, Fernmeldewesen, Bogenlampen. Der animalische, d. i. Gewebseffekt, hängt zum Teil von physikalischen Momenten ab, wie Stromart, -spannung, -stärke, Größe der Kontaktfläche, Dauer, Widerstand, wie auch Hautzustand, Feuchtigkeit, Schwielen, Bekleidung, Organdisposition, Status thymico-lymphaticus. Also ist mit der Voltzahl allein noch keine ausreichende Erklärung für die Schwere der Verletzung gegeben, während in früheren Jahren allgemein die Schwere der Gewebsveränderungen als proprotional zu der Steigerung der Voltzahl angenommen wurde. Nach FR. MÜLLER bestimmt die Lokalisation vielfach an und für sich die Heilungsdauer und -art zumeist weit mehr als die Spezifität der elektrischen Verbrennung. Zehen, Knöchel, Waden, Unterschenkel geben bei Starkstromverletzungen oft recht ungünstige Verhältnisse.

Bezüglich der wichtigen Veränderungen der arteriellen Gefäße haben JAFFEE, WILLIS und BACHUM auf experimentellem Wege festgelegt, daß bei freier Zirkulation die JOULEsche Wärmebildung wegfällt, da das vorbeiströmende Blut die Überhitzung verhindert.

Wird die Zirkulation unterbrochen, wie an der freipräparierten Femoralarterie von Hunden, so kommt es zu schweren Veränderungen, Erweiterung, bis zur Bildung spindelförmiger Aneurysmen. Das Gefäß ist dünnwandig, hart und von grauweißer Farbe. In der Umgebung viel dichtes und festes Narbengewebe.

Histologisch läßt sich nachweisen, daß die Muskelelemente durch den Strom zerstört und durch Bindegewebe ersetzt werden, welches zum Teil von der Adventitia aus zwischen die elastischen Fasern hineinwächst. Die Intima verdickt sich. Drei Monate später kommt es zur Bildung konzentrisch angeordneter hyaliner Bänder, aber nicht zur Neubildung von Elastin. In keiner Schicht findet sich Fett. 5—6 Wochen sind zum geschilderten Umbau der Gewebe erforderlich, bis eine gewisse Festigkeit der Wand gewährleistet ist (JAFFEE, WILLIS und BACHUM).

---

[1] Diese durch keinerlei Metallbefunde gestützte subjektive Bezeichnung „Silberfäden" sollte als irreführend wieder aus der Literatur verschwinden.

## Blitzfiguren und Strommarken, vom gutachtlichen Gesichtspunkt betrachtet.

Der Verlauf der *Strommarken* ist bald gradlinig, scharf wie ein Messerschnitt, dann wieder kreisförmig wie aus Nadelstichen oder wie ausgestanzt, häufig spiralig, korkzieherförmig, auch mit rhythmischen Unterbrechungen, bald in schmäleren, bald in breiteren Windungen.

Die *Eintrittsstelle*, typisch grauweiß, leicht erhaben, hat eine zentrale, dunklere, schwarzbraun verfärbte Eindellung und ist völlig schmerz- und reaktionslos. Stets stoßen sich im weiteren Verlauf größere Stücke ab, als man von Anfang an den gesetzten Veränderungen annehmen konnte. Deshalb Ablehnung aller radikalen desinfektorischen chirurgischen Maßnahmen.

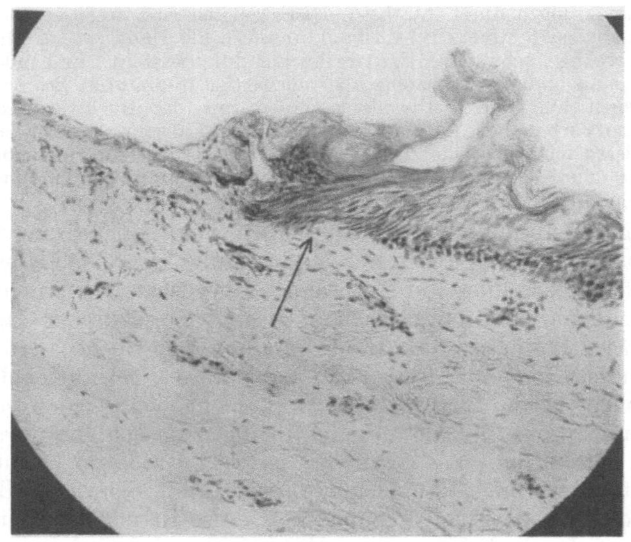

Abb. 83. Oberflachliche Hautverbrennung mit dem Paquelinapparat. Ausbuchtungen der Zellen des Stratum Malpighii. (Nach Kaplan: Aus Dtsch. Z. gerichtl. Med. 17.)

Kaplan, der wie seinerzeit K. Ullmann die büschelförmigen spindelförmigen Ausziehungen der Retezellen nicht nur für elektrische, sondern auch für einfache thermische Epidermisschädigung charakteristisch hält, fand die zickzackförmigen Stromgänge mit verkohlten Wandungen teils mit Exsudat, teils mit Bakterien angefüllt.

Wir bringen an dieser Stelle die histologischen Veranderungen oberflächlicher Hautverbrennungen, die Kaplan mit dem Paquelinapparat gesetzt hat (Abb. 83 u. 85—89), und daneben die Strommarken von Jellinek nach der Abbildung in Gans' Histologie der Hautkrankheiten (Abb. 84), schließlich ein Bild (Gans), wo beide Veränderungen, Palisadenstellung neben Schorfbildung, zu sehen sind (Abb. 96).

Auch Gefäßendothelzellen, ferner die Epithelkerne von Schweißdrüsen zeigten ähnliche Veränderungen, ebenso tiefer liegende Gefäßnervenstränge, welche Hämatome, Gefäßrupturen und Quellung des Endo- und Perineuriums mancher Nerven aufwiesen. Der Strom mußte demnach auch viel tiefer eingedrungen sein, was zur Differenzierung des Starkstroms von thermischen Schädigungen gewiß forensisch verwertet werden kann und im Sinne von Kaplan bei fraglichen Veränderungen jedesmal eingehende Untersuchung auf Veränderung auch tieferer Hautpartien erfordert (Abb. 84, 85, 86).

Durch Kontakt gewisser Hautstellen, besonders der faltenreichen der Achseln, Ellenbogen und Handgelenke, werden bei gewissen Stellungen der

Extremitäten gerade an den Hautfalten charakteristische Veränderungen gesetzt. Diese Veränderungen der Hautfalten wie die zickzackförmigen Stromgänge KAPLANS und die tief in der Cutis liegenden Gewebsschädigungen

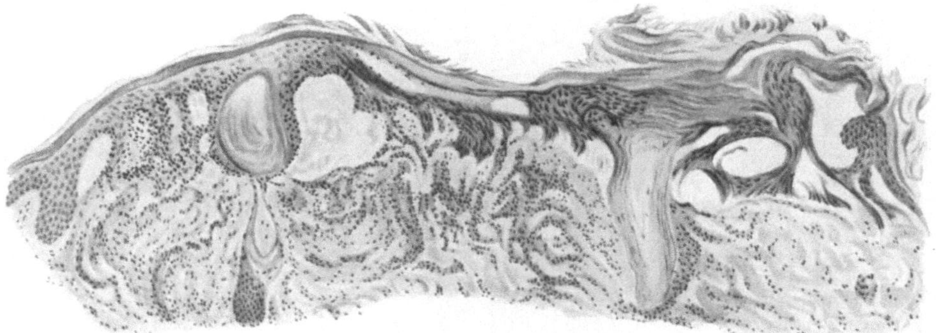

Abb. 84. Hautveranderung durch den elektrischen Strom. Homogenisierte Epidermis mit Hohlenbildung und Abhebung vom Corium; die Zellen der Stachelschicht zu langen „Buscheln" und „Garben" ausgezogen („Strommarke", JELLINEK). Verbreiterung und Zusammenkleben der Bindegewebsbundel. (Nach KAWAMURA.)

scheinen uns wichtig, weil bisher nicht berücksichtigt und lassen auch unter Umständen Schlüsse auf die Stellung und Lagerung der zumeist mitten in Arbeit befindlichen Verunglückten ziehen (Abb. 87, 88).

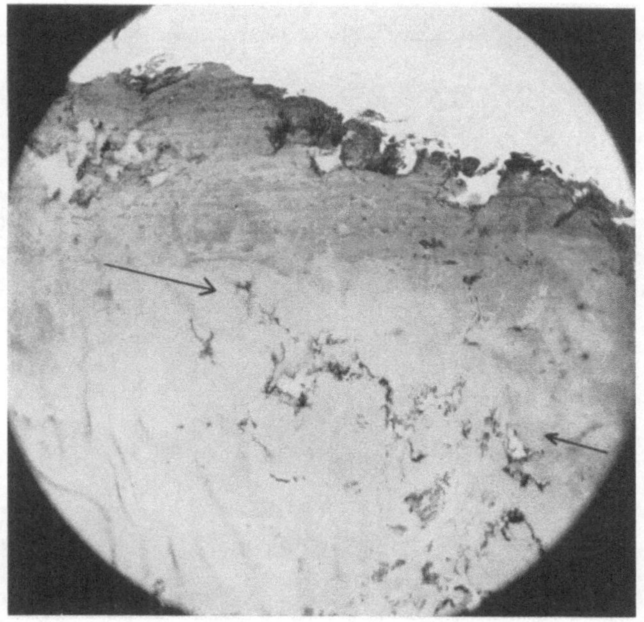

Abb. 85. Fall 1. „Stromgänge" (zwischen den Pfeilen). (Nach KAPLAN.)

R. F. MÜLLER (Charlottenburg) hat auf dem letzten gewerbehygienischen Kongreß in Budapest (1928) diese Scheu vor aktivem Eingreifen, Amputation, auf Grund seiner großen Erfahrungen als viel zu weitgehend bezeichnet. Vor allem dürften solche Kranke deshalb nicht nur auf inneren Abteilungen behandelt werden, da sonst der Zeitpunkt für Amputationen oft durch Zwischen-

treten chronischer Sepsis und Schwächung versäumt wird. Die modernen
Chirurgen haben selbst erhöhte Blutungsgefahr nicht zu scheuen.

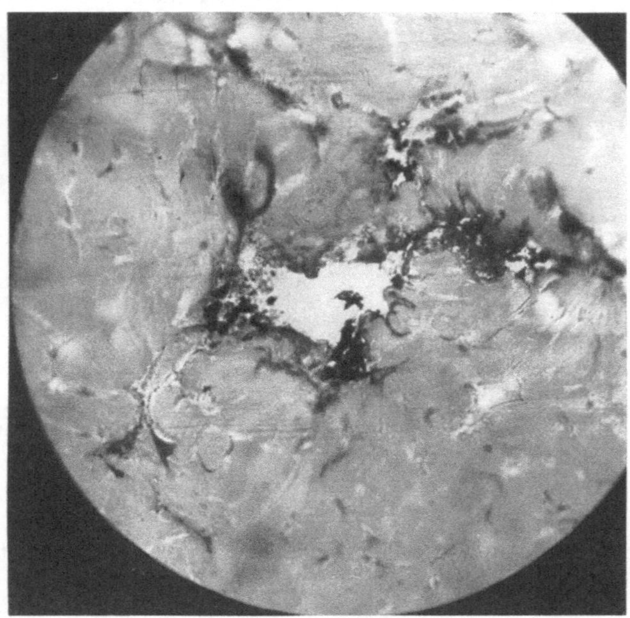

Abb. 86. Fall 1. „Stromgang". Starke Vergrößerung. (Nach Kaplan.)

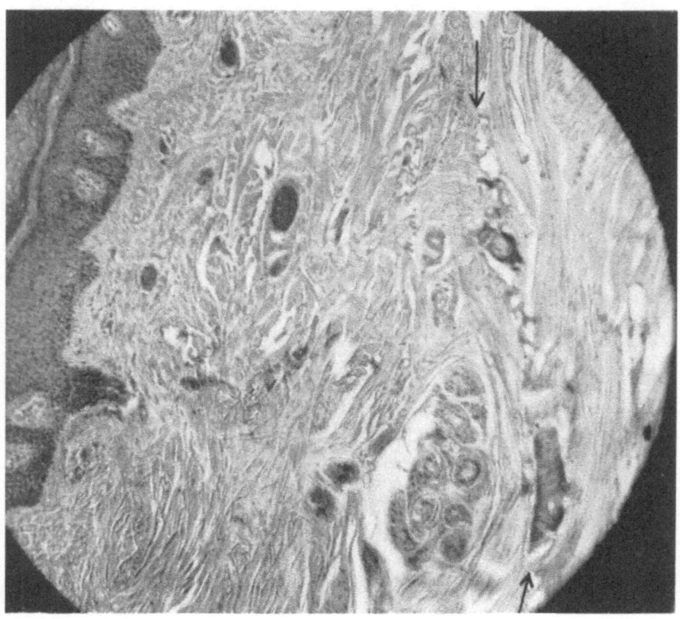

Abb. 87. Fall 2. „Stromgang" (zwischen den Pfeilen). (Nach Kaplan.)

Auch die neuere Literatur bestätigt die Unberechenbarkeit des Verlaufes
von Blitzschlägen in prognostischer und auch diagnostischer Beziehung, soweit

man aus den Strommarken auf die Schwere der Verletzung schließen wollte.

Von hohem Interesse für die Begutachtung der Schwere der Verletzungen

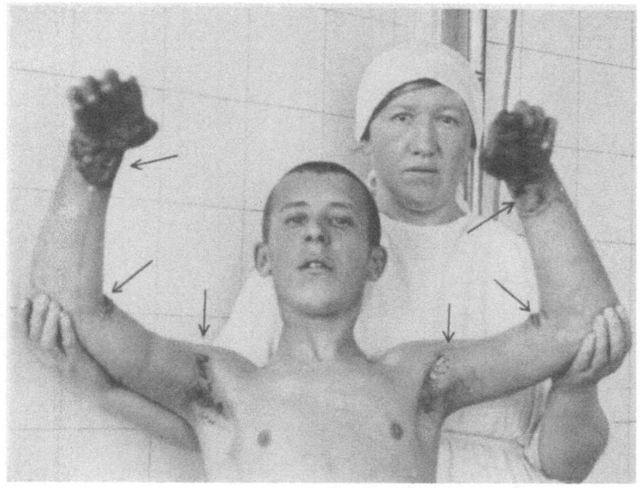

Abb. 88. Fall KAPLAN-PERNITZKY. Verbrennungen beim Stromdurchgang in allen Falten der oberen Extremität. (Nach KAPLAN.)

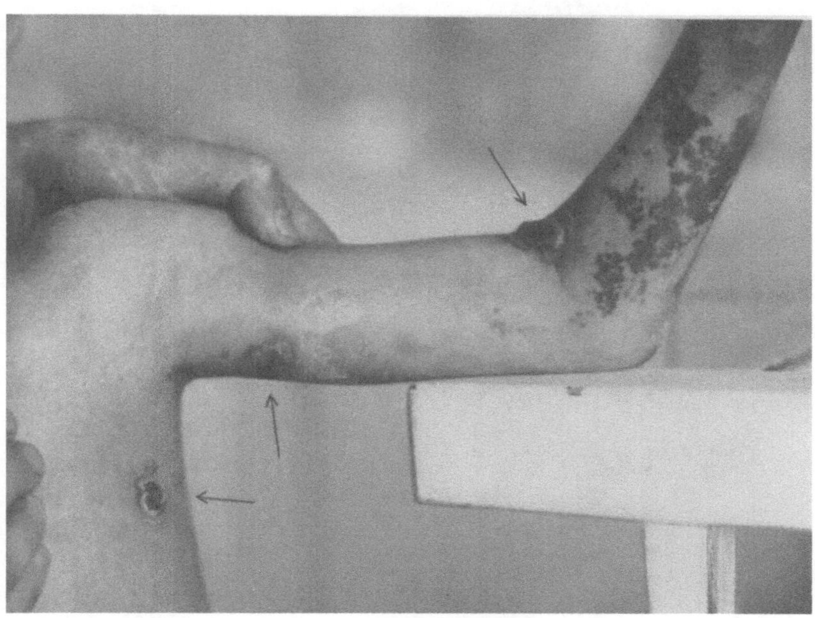

Abb. 89. Fall 4. Verbrennungen an den Falten und den sich berührenden Stellen der Haut beim Stromdurchgang. (Nach KAPLAN.)

durch Blitz ist beispielsweise DENGLs jüngst beobachteter Fall der chirurgischen Abteilung ZIEGNER (Küstrin). Obwohl der Blitz am Hinterkopf eingeschlagen hatte, blieb die Kranke ohne schwere Schädigung, außer Shock und Hautverletzung. Die Strommarken verliefen längs der Wirbelsäule zum Gesäß, vorn an Bauch und Oberschenkeln, ohne Verbindung. Untersuchung des Rückenmarks, der Lumbalflüssigkeit und der inneren Organe zeigte negativen Befund.

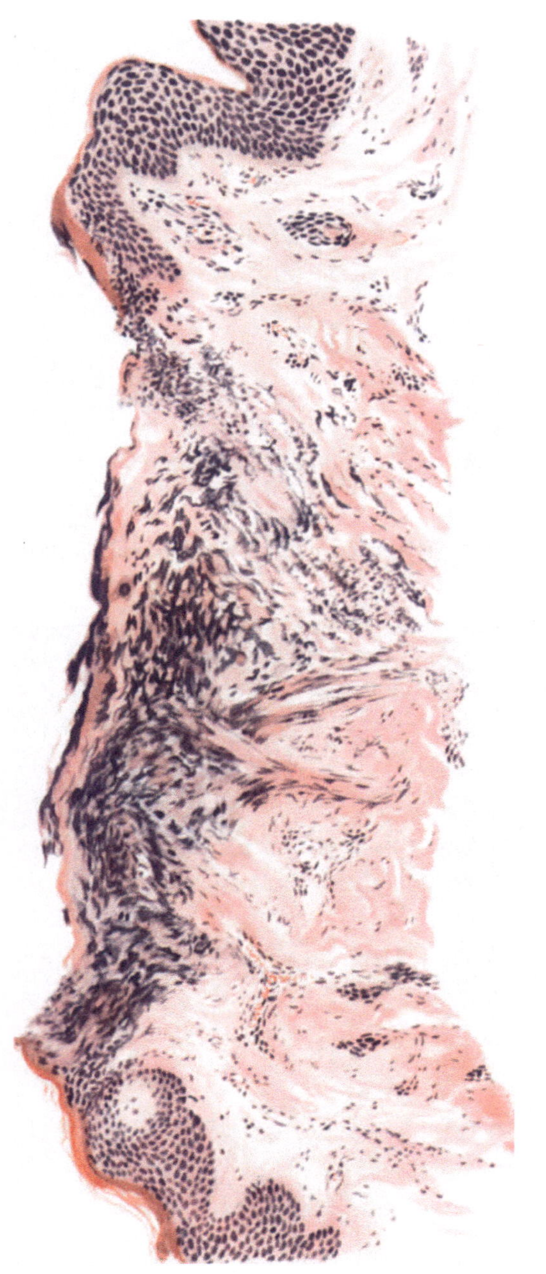

Abb. 90. Trockene Verbrennung 3. Grades (Dermatitis escharotica). (Unterarm, volar, 10 jähr., ♀.) Epidermis zerstört, nekrotisch, strukturlos. Im Bilde links angedeutete „Palisadenstellung". Papillarkörper und Cutis schollig zerfallen, Kollagen zu dicken, plumpen Brocken verbacken. Blutgefäße zentral leer, kollabiert, peripher erweitert und stark gefüllt. Färbung: Häm.-Eosin. O 66:1, R 50:1.

Subjektiv außer Kältegefühl am ganzen Körper und Schmerzen in den Regionen der Strommarken nichts Wesentliches. Kurzer günstiger Verlauf. Abheilung der Brandwunden unter Tanninbehandlung. Bemerkenswert gegenüber ähnlichen Fällen mit schwerem und letalem Verlauf durch Verletzung des Nervensystems.

Auch der Verlauf der Blitzfiguren ist nicht immer verständlich. In einem Falle entstand an den Anschlußlinien der Kleider (Rockbund) Schorfbildung (SCHÖNHOF). Man gewinnt den Eindruck, als ob der Blitzstrahl den Kleidern entlang gelaufen sei, während an anderen Partien nur einzelne Funken die Haut verletzt haben. Die betreffenden Patientinnen waren vom Blitz gestreift, ein Mann war getötet worden, wobei die Kleider Feuer fingen.

Man kann demnach aus Ausdehnung und Lokalisation der Strommarken weder beim Blitzschlag noch beim Starkstrom sichere Schlüsse ziehen, wie auch KELLERs Beobachtungen beweisen. Unversehrtheit des Nervensystems und Genesung trotz ausgebreiteter Blitzfiguren.

Die Mediaverletzungen an den Arterien erheischen auch dort, wo äußere Schädigungen sichtbar sind, exspektatives Verhalten bis zur spontanen Amputation der Extremitäten (DELKESKAMP).

Diagnostisch, auch an der Leiche noch für die forensische Medizin wichtig, betrachten STRASSMANN und SCHMIDT die Tatsache, daß mikroskopisch am positiven Pole trotz erheblicher Fäulniserscheinungen selbst 25 Tage und darüber nach dem Tode die charakteristischen Zellausziehungen nachweisbar sind.

Typische kreisförmige Verbrennungen zweiten Grades der behaarten Kopfhaut mit elektrischem Dauerwellungsapparat, trotz Schutz durch Korkspangen, und zwar durch das Eindringen heißer Wasserdämpfe (ERNST SPITZER). Ähnliche Fälle durch einen elektrischen Haartrocknungsapparat (STRANDBERG). Die Verbrennungen sind hier nicht etwa Strommarken, sondern einfach durch Überhitzung hervorgerufen.

**Hautschädigungen durch galvanischen Strom.** Als ein seltenes, wenn überhaupt beschriebenes Vorkommnis muß eine schorfartige Verbrennung auf dem Oberschenkel durch *Iontophorese* mittels galvanischen Stroms am indifferenten Pole aufgefaßt werden (FRÜHWALD). Nach starker Rötung trat schorfähnliche Nekrose ein, nach deren Abheilung dauernde Pigmentierung im Bereiche der Kontaktstelle.

Es ist jedenfalls nötig, den offenbar elektrolytischen Verätzungen der Haut durch gute feuchtgehaltene Polster und durch Vermeidung direkten metallischen Kontakts auszuweichen. Daß auch unterbrochener Gleichstrom, selbst niederfrequenter Wechselstrom derartige, der Elektrolyse ähnliche Verletzungen zustandebringt, beobachtete und betonte neulich RICHARD KOVACS.

**Hautveränderungen durch faradischen Strom.** Man fand bei experimentellen Untersuchungen nach starker Faradisierung der Haut mit faradischem Pinsel oder faradischer Bürste klinisch mehrere Tage bleibende entzündliche Rötung als Zeichen einer angioneurotischen Entzündung ohne Belang. Dieser entsprachen lymphocytäre Infiltrate im subpapillaren Gefäßnetz, geringe Zellvermehrung im Stratum papillare und subpapillare, leichte Proliferation der Bindegewebszellen, im Epithel Erscheinungen der Parakeratose, im Reteepithel sogar Riesenzellen (KREIBICH).

**Hautschädigung durch Diathermie. Vorbeugung.** In dem Maße, als der Diathermiestrom an praktischer Verwendung für die allgemeine Medizin gewinnt, wächst auch die Kenntnis über die Veränderungen der Haut während des Stromdurchgangs. Der spezifische Widerstand der Haut ist gegenüber einer $0,5^0/_0$igen chemisch reinen Kochsalzlösung bei $18^0$ C 2,5 bis 3mal so groß. Demgegenüber besitzt z. B. das wasserarme Fettgewebe einen ungleich höheren Widerstand, 19,4. Das Gehirn 5,5 bis 6,8 (HENSELER und FRITSCH). Anfeuchten der Haut setzte den Widerstand nicht herab. Die Haut wirkt also als Isolierschicht, das zirkulierende Blut wärmeausgleichend für den Hochfrequenzstrom, wodurch Ungleichheiten der Erwärmung gemildert werden. Das Blut schützt vor Verbrennung der Haut. Je blutreicher die Haut, desto toleranter gegen

Diathermiestrom ist sie (Rektum, Vagina). Je blutärmer sie ist, desto leichter kommt es zu Verbrennungen. Werden die Elektroden auf stark mit Fett unterpolsterte Hautstellen aufgelegt, entsteht bald lästiges Hitzegefühl. Auf diesen physiologischen Gesetzen beruht die hyperämisierende, lymphstromfördernde, analgesierende, krampflösende, also beruhigende, und auch antibakterielle Wirkung der Diathermie auf die Haut.

Eine örtliche bis punktförmige Konzentration des Hochfrequenzstromes bei einpoliger Anwendung und der dadurch entstehenden Jouleschen Wärme bildet die Grundlage der Elektrokoagulation und der für diesen Zweck zuerst von Forest (1911) benützten Nadel und macht von den zerstörenden, mindestens dritt- bis viertgradigen Hitzewirkungen des Diathermiestroms Gebrauch. Über die geweblichen Veränderungen, welche die Diathermie oder Thermopenetration auf die Haut und die darunterliegenden Gewebe und Organe zur Folge hat, wird auf K. Ullmanns erste Mitteilungen 1911 (Verhandlungen d. Wiener Physiologenkongr.) und E. Stefans histologische Untersuchungen über die Wirkungen der Thermopenetration auf normale Gewebe und Carcinome hingewiesen (Beitr. klin. Chir., Bd. 77) sowie auf moderne Werke über Diathermie.

Die *äußeren zumeist technischen* (Gelegenheits-)Ursachen der Verbrennungen bei diathermischen Prozeduren liegen zumeist in dem Abgleiten der Klemmen von den Elektroden. Daher gutes Anliegen nötig. Durch Abheben der Elektroden Hohlliegen derselben. Auch durch Überspringen von Funken an Kabeldefekten, (z. B. an Lötstellen) können Hautverletzungen gesetzt werden. Daher stetige Kabelkontrolle. Bei krankhaften Störungen Herabsetzung der Temperaturempfindung. Daher Sensibilitätsprüfung und Vorsicht bei Störungen. Verlauf der diathermisch gesetzten Verbrennungen schmerzlos, aber lange Heilungsdauer (Josef Kowarschik).

Lacqueur weist neuestens auf die häufigen Verbrennungen als Kunstfehler bei der Diathermie hin. Auch in der Urethra kommen bei Behandlung mit diathermischen SondenVerbrennungen vor, die in einem Fall, bei einem 60jährigen Zuckerkranken, sogar letal endigten (Hombris und Soto).

Zur *präventiven Vermeidung* von Diathermieverbrennungen wurden verschiedene Vorschläge gemacht und Vorrichtungen gebaut, so eine kleine Relaisschaltung, bei der man durch einen Elektromagneten den zum Apparat gehenden Netzstrom ausschalten kann. Der Elektromagnet wird durch Schwachstrom betätigt. Dieser wird aus dem Netzstrom durch Klingeltransformator erhalten. Einen Birntaster hält der Kranke selbst in der Hand. Der Strom kann durch Druck des Patienten sofort ausgeschaltet, nie eingeschaltet werden (System Kowarschik).

Jedenfalls hat der Arzt auch diathermische Prozeduren während der ganzen Dauer zu überwachen, die Kranken vor Beginn der Behandlung auf Gegenanzeigen (Anästhesie) zu untersuchen (Heinz Lossen).

Schwere Unglücksfälle durch Hantieren mit Diathermieapparaten kommen vor. Sie entstehen durch Übergreifen der Hochspannung vom primären auf den peripheren sekundären Stromkreis, durch mangelnde Isolierung, auch durch Unachtsamkeit, durch Wegnahme der Sicherungen, Untersuchung des Apparats usw. dort, wo der Erdschluß nicht durch Isolierung von vornherein verhindert ist. Erdschlußfreie Apparate.

**Chemische Verätzungen.** Über das klinische Bild und die gesetzten Hautveränderungen durch verschieden stark wirkende Chemikalien, Säuren, Alkalien, Salze, organische Verbindungen, Carbid und Kalkstickstoffdünger, die oft auch als Verbrennungen bezeichnet werden, finden sich ausführliche Daten in „Die Schädigungen der Haut durch Beruf und gewerbliche Arbeit", Ullmann-Oppenheim-Rille, Bd. 1, bei O. Sachs, dieses Handbuch XIV/1, S. 308ff., sowie über Verätzungsschorfe bei O. GANS, Histologie der Hautkrankheiten, Bd. 1, S. 7ff.

Interessante Belege für die *Häufigkeit* von Verbrennungen und Verätzungen in chemischen Betrieben gibt neuestens V. NAVROZKIJ (Moskau). 52 Fälle von Verbrennungen durch Natronlauge ereigneten sich bei der Gewinnung von *kaustischer Soda.* Bei etwa 70% der exponierten Arbeiter mit einer durchschnittlichen Krankheitsdauer von 11 Tagen waren 73 Fälle von *Phenolverbrennungen* mit je 12,2 Krankheitstagen. Auf 100 Arbeiter entfallen 121 Fälle von Phenolverbrennungen. Bei der *Salpetersäureherstellung* waren während eines Jahres 11 Verbrennungen beobachtet worden mit einer mittleren Krankheitsdauer von 11,3 Tagen. Auf 100 Arbeiter entfielen 30 Fälle. In *Schwefelsäurebetrieben* kamen 14 Fälle pro Jahr zur Beobachtung, auf 100 Arbeiter 23 Fälle, mit einer mittleren Krankheitsdauer von 3,6 Tagen.

Durch verschiedene andere chemische Prudukte kamen 44 Fälle von Verbrennungen vor, darunter 11 Fälle mit Verlust der Arbeitsfähigkeit im Laufe von 242 Tagen.

Daß nach Verätzungen mit *Schwefelsäure* außer den bekannten lokalen Folgen ·einige Tage später an entfernten Hautstellen juckende umschriebene Rötungen und Blasen entstanden, die auch zu Nekrosen und Narben führten, wird von dem Beobachter P. NEGRI (Perugia) auf besondere Hautempfindlichkeit des betroffenen Mädchens, vielleicht auch auf Beimengung verunreinigender Stoffe zur Schwefelsäure zurückgeführt.

## Therapie.

**Schmerzverhütung. Örtliche Anästhesie.** Auch blutisoalkalische Lösungen in Form von Umschlägen oder Injektionen wurden zur Schmerzstillung verwendet. Zu diesem Zwecke werden die Kompressen alle 10—20 Minuten gewechselt. Unter diesen sollen sich unter Lupenbetrachtung kleine Blasen zurückbilden. Da die Solutionen die auch im Blutserum vorhandenen Anionen und Kationen enthalten, meinen die Autoren (GAZA, BRANDT, HAUBERISSER, WEGMANN, G. SCHMIDT, STRAUB und NOVAK), daß durch die Bedeckung die sonst erfolgende Kohlensäureentgasung der Gewebe verhütet, sowie auch die Ionenverschiebung verhindert wird und die geschädigten Hautzellen dadurch wieder belebt werden. Dies sei besonders für ausgedehnte, lebensgefährliche Verbrennungen wichtig (M. NOVAK). Sichere Tatsache ist, daß sterile feuchte Kompressen von den bedeutendsten Klinikern als gut geeignet zur örtlichen Therapie von Brandwunden verwendet werden.

In der Bekämpfung des *Schmerzes,* der übrigens bei Kindern durch Shockwirkung mitunter zur Ursache des Frühtodes wird, hat Chloroform in Form von Inhalation kleiner Mengen, aber auch durch Stunden und Tage durch verläßliches Wartepersonal gereicht, besonders bei Kindern und dort, wo Schluckbeschwerden vorhanden sind, als ungefährlich in MACLENNAN z. B. gegenüber Morphium usw. wieder seinen Verfechter gefunden. Bei bereits eingetretener Toxämie, wesentlich erhöhter Pulsfrequenz und ausgebreitetem Jucken dagegen empfiehlt er statt Chloroform immer noch kleine Dosen von Opium und Morphium, auch Alkohol. Dies gilt auch bei Pneumonien, die ja oft nichts anderes sind als Teilsymptome der Sepsis.

Immer noch herrschen also Meinungsverschiedenheiten über die Zweckmäßigkeit von Anodyna, namentlich von Morphium oder Ersatzpräparaten, zur Schmerzstillung, die von verschiedenen Seiten, besonders von amerikanischer, empfohlen werden. Demgegenüber hebt SCHREINER (Grazer Klinik) neuerdings gewiß mit Recht hervor, daß kleine Dosen bei schweren Verbrennungen wenig

nützen, große Dosen den weiteren Verlauf und den Allgemeinzustand verschlechtern (bei älteren Menschen Gefahr der Pneumonie). Vielmehr scheint es geraten,
das gefährdete und gereizte autonome Nervensystem durch *Vasano* (ursprünglich
gegen Seekrankheit oft benützt, aus 1-Hyoscayamin und 1-Skopolamin kombiniert), besser als durch Atropin zu regulieren, wodurch besonders den Krampfzuständen vorgebeugt wird.

**Herzkräftigung und Diät.** Als Herzmittel wird ziemlich allgemein Digitalis
mit Theobromin und Theozin kurz nach schweren Verbrennungen angewendet,
ausgenommen bei starkem Erbrechen, bei welchem zur Schonung des Brechzentrums *Digalen,* nur mit *Ca-Diuretin,* ferner öftere Reinigungsklysmen zur
Entgiftung und kalter Tee, schwarzer Kaffee über die kritischen Tage gereicht
werden sollten.

Große Vorsicht ist zur Entlastung des Herzens auch der *Ernährungsweise*
zu widmen. Dauertropfnährklysmen mit Zusatz von Pepton, Traubenzucker,
starkem Bohnenkaffee, Eigelb und Opium. Bei Intoleranz wegen Reizbarkeit
des Enddarms einige Zeit vor dem Klysma warme Tannineinläufe und Belladonnastuhlzäpfchen. Kalte Milch mit Kognak, Weinchaudeau, Schleimsuppen. Auch
kräftiger alter Wein ist unbedenklich. (Wiener und Grazer Klinik, Matzenauer
und Schreiner.)

**Toxische Zustände. Erbrechen. Chlorverarmung.** Zur richtigen und zeitgerechten energischen Allgemeinbehandlung sind 3—4 tägige genaue Blut- und
Urinuntersuchungen auch für die Praxis nötig (Bancroft). Womöglich 2 bis
3 Liter physiologische Kochsalzlösung, intern, oder bis 1 Liter $2^0/_0$ige Kochsalzlösung, auch mit Adrenalinzusatz (Schreiner) subcutan (sehr schmerzhaft!)
oder $1/_2$ Liter $3^0/_0$ige intravenös oder 3stündlich 175—225 ccm Na bicarbonicum
rectal (Underhill), in maximo bis 8 Liter Flüssigkeitszufuhr täglich. Bei
Verletzungen im Munde nur rectal oder subcutan (nach Underhill und
Bancroft).

Bei schweren Verbrennungen kommt als technische Neuerung außer percutanen Infusionen und Tropfklysma noch eine eigene Art der Blutstoffwechselwaschung (Schloffer-Kreibich) in Betracht, und zwar in Form einer Dauertropfinfusion in eine aufpräparierte Armvene, 1—3 mal tägliche intravenöse
Einläufe von einem halben bis einem ganzen Liter Kochsalzlösung. Die Nadel
wird mit einem metallischen Zwischenstück armiert, in die Vene eingestochen,
über ein olivenartiges Ende der zuführende Gummischlauch gestülpt. Oder
aber — ungefährlicher — als subcutane Injektion hypertonischer, $20^0/_0$iger
Kochsalzlösung (Bigger). Auch Alkaliinfusionen, nach Romeo mit $6^0/_0$ Gummizusatz.

Gegen die sekundäre Anämie und Zerstörung der roten Blutkörperchen
Transfusion oft unabweisbar zur Lebensrettung, zumindest einmal wöchentlich,
in der kritischen Zeit auch öfter. Auch bei elektrischen Starkstromverletzungen
(Ranzi).

Die *exsanguinale Transfusion,* d. i. aus dem Blutkreislauf des Spenders
direkt in den des Kranken, als ein heroischer Eingriff nur in Ausnahmefällen
(Robertson).

Methodisch wird die gänzliche Exsanguination von der Wiener Klinik
wegen Lebensgefahr, besonders bei Kindern, grundsätzlich abgelehnt. Mitunter wird der Transfusion ein Aderlaß von mehreren 100 ccm unmittelbar
vorausgeschickt, wodurch auch der Entgiftung Rechnung getragen wird.
Verwendet wird stets unverändertes, nicht Citratblut. Wiederholungen der
Transfusion werden nur ganz ausnahmsweise empfohlen, dagegen in der Regel
Kochsalzinfusionen zur Steigerung der Diurese und Entgiftung regelmäßig
angeschlossen.

Bluttransfusionen wirken doppelt, als Substitutions- und als Reizkörpertherapie (SCHREINER). Richtiger Zeitpunkt für Transfusionen, wenn die Widerstandskraft des Organismus zu erlahmen droht.

Eine mehr externe Art der Entgiftung von Brandwunden, besonders bei Kindern in der Armenpraxis, wurde neuerdings von LUTTERLOH und STROUD geübt und empfohlen. Ausgehend von der Tatsache, daß die Oberflächenspannung verschiedener Toxine durch seifenartige Verbindungen, ungesättigte Fettsäuren herabgesetzt wird (LARSON, MINNESOTA, CARMICHAEL), haben LUTTERLOH und STROUD das von letzterem empfohlene Natriumsalz der Ricinusölsäure unter Zusatz von Staphylokokkenbakteriophag zur Lösung gebracht und zur Wundbehandlung benützt in Form von Umschlägen, Irrigationen in Höhlen, Knochenhöhlen, intraperitoneal, mit anscheinend sehr günstigem Erfolg, weil jede Mithilfe des Elternhauses überflüssig wird.

**Chirurgische Schorfbehandlung.** Was die *Brandschorfentfernung* betrifft, so ist man vorsichtiger geworden. So rationell diese erscheint, schon wegen Verringerung der Heilungsdauer und Eiterung, so werden doch zugleich mit dem Schorf viele Epithellinsen entfernt, die ja gerade die Übernarbung begünstigen und oft überraschende Spontanheilung (Epithelialisierung) ausgedehnter Brandflächen hervorrufen. Ja, es müssen auch Hautüberpflanzungen oft mit Excisionen narbiger Partien einhergehen, um spätere Kontrakturen zu vermeiden.

Im Gegensatz zu dieser Abkehr von der Schorfentfernung sind die neueren Versuche, mit dem thermoelektrischen Messer zu exstirpieren, zu erwähnen. Frische Brandwunden, auch solche dritten Grades, werden mit dem Elektrokoagulator möglichst gewebsschonend exstirpiert und in Erwartung von prima intentio glatt vernäht oder Haut darüber transplantiert. WELLS meldet gute Erfolge. Die Lösung restlicher Schorfe erfolgt am besten im Wasserbett. Was die gegen die Anwendung des Wasserbettes erhobenen Bedenken betrifft, die übrigens schon FERDINAND HEBRA und NEUMANN bekannt waren, so betreffen diese den jeweiligen Herzzustand. Sekundärinfektionen hingegen sind im Wasserbett leicht und sicher zu vermeiden. Über Plastik s. S. 362.

**Tanninbehandlung.** In Nordamerika, aber auch schon in vielen anderen Ländern tritt die Tanninbehandlung immer mehr unter die bevorzugten Methoden, sowohl in Spitälern als auch in Ambulatorien und in der Privatpraxis. Die richtige Konzeption der Methode durch DAVIDSON, ihre Einfachheit und Billigkeit wird fast überall hervorgehoben, andererseits zeigt sich die gute Wirkung nur bei peinlich genauer Beobachtung der Kranken und Einhaltung des richtigen modus procedendi. Ziemlich allgemein ergibt sich aus den statistischen Berichten, daß die Behandlungszeit verkürzt, die Schmerzlosigkeit der Wundbehandlung besser erreicht wird als mit anderen Methoden. In Wien, wie überhaupt in Österreich und Deutschland, ist diese Methode noch nicht sehr verbreitet. Recht günstige Erfahrungen von SALZER (Poliklinik) und BÖHLER (Unfallkrankenhaus). Zweckmäßig fand ich selbst den Vorgang, die verbrannten Partien mit in 20%iger Tanninlösung getränkten Gazetupfern zu bedecken, dann in sterile Kompressen einzuschlagen und mit Billrothbatist abzudichten. Durch das Abdichten wird die Beschmutzung der Wäsche und die Eintrocknung vermieden. Zusätze von Perkain ($1/2$%) bewähren sich, ohne die Wirkung des Tannins trotz leichter Fällung zu verringern. Verbandwechsel in 24 Stunden. Diese Modifikation des Arbeiterunfallkrankenhauses in Wien ist meines Erachtens sehr empfehlenswert.

FRIEDRICH CHRISTOPHER, der als Eisenbahn-Chefarzt (New York) die erste Hilfe nach sehr zahlreichen Eisenbahnunfällen leitet, hat an einem sehr großen Material den Wert des Tanninverbandes als erste Hilfe bei Verbrennungen nachgeprüft. Auch er empfiehlt 5%ige Tanninlösung gegenüber Tanninsalben.

MACCULOFF bezeichnet die Tanninbehandlung als einen außerordentlichen Fortschritt. Ambrine verwendet er nur als Notverband.

Beekmann fand bei 10% der Körperoberfläche übersteigenden Verbrennungen oder Verbrühungen seit den letzten 3 Jahren der Tanninmethode ein Herabgehen der Todesfälle von 27,8% auf 14,9% gegenüber den vorangehenden 7 Jahren, wo noch mit anderen, älteren Methoden behandelt wurde. Unter den Todesfällen zeigte sich der Tod an Shock nicht berührt, dagegen der Tod an Toxämie am stärksten verringert, von 17,8% auf 5,3%. Der Spitalaufenthalt der Tanninbehandelten ist dagegen deutlich verlängert, was begreiflich ist, da ja gerade schwere Fälle durch Tannin am Leben bleiben, die früher durch Shock und Toxämie gestorben sind. Ebensolche Verhältnisse fanden Corman, Smerzinsky, Albert Montgomery, Sellenings und McCreery. Andere, wie Robert T. Morris, schließen dagegen bereits infizierte, verunreinigte Fälle von der Tanninbehandlung grundsätzlich aus und irrigieren die Wunden lieber mit antiseptischen Flüssigkeiten, desgleichen auch Bancroft, der die Retentionseiterung, Cellulitis mit Akriflavin, wohl Panflavin, 1:5000, irrigiert.

John Morhead, dem allerdings von Bancroft darin widersprochen wird, nennt die Methode ein chemisches Debridement, indem sie ein Äquivalent für das chirurgische Debridement sei, welch letzteres er nur bei ganz umschriebenen, schweren Verbrennungen anwende. Es ist bereits wohl überall, besonders in Deutschland, aufgegeben.

Für die kausale Wirkung der Tanninbehandlung tritt namentlich Sellenings ein, indem er sagt, daß nicht nur die Therapie, sondern auch die Pathologie der Intoxikation durch Tanninbehandlung einen Fortschritt erfahren habe. Sie schränke im ganzen das Auftreten der Toxämie wesentlich ein.

Über den Zeitpunkt des Beginns mit dieser Therapie ist man ziemlich gleicher Meinung. Sellenings und MacCreery sehen die besten Erfolge bei möglichst frühzeitigem Beginn. Andrew Hutton läßt sie noch in den ersten 72 Stunden nach der Verbrennung als weitaus beste Methode anwenden. Er bezeichnet sie als das Verfahren des praktischen Arztes. Selbst an der Grenze der Lebensfähigkeit stehende schwer verbrannte kleine Kinder wurden mit Tannin geheilt (Gordon).

Bezüglich des Coagulums vor Applikation des Tannins tritt R. M. Gordon für dessen Belassung ein, ebenso Fluoresco, mit der Begründung, daß der abundante Flüssigkeitsverlust durch die Haut eingeschränkt, aber auch später die Narbenbildung verringert und der Heilungsverlauf in toto sehr abgekürzt würde.

Große Lobsprecher findet diese Therapie auch noch durch Eduard Dun (Brooklyn), Wilson, Gertrud Herzfeld, John Hunter u. v. a. Wilson macht 11—12 Sprayungen täglich. Kleine Herde bilden sich unter solchen bald restlos zurück. Im Anschluß an Tanninbehandlung empfiehlt Trueblood stets baldmöglichste Paraffinbehandlung schwerer Verbrennungen.

Erich Lloyd vergleicht die Tanninbehandlung mit der Einführung des Diphtherieantitoxins gegen postdiphtherische Schädigungen, Lähmungen, da sie Krankheit wie Kranke günstig beeinflußt.

Niemals darf über einen Tanninschorf noch ein Verband gegeben werden. Manche Autoren, besonders amerikanische, treten deshalb für die Aufnahme des Tannins in alle Rettungskästen ein, da man über 40% der frisch Verbrannten. auch schwere Fälle, retten, besonders Kinder aus der Lebensgefahr bringen könne. Auch die Billigkeit wird allenthalben betont.

Vereinzelt gibt es auch Gegnerschaften, so Makay (Budapest), der von dem Druck der Tanninmembranen bei ringförmigen Brandwunden Ödeme und septische Erscheinungen auftreten sah. Auch an der Klinik Matzenauer (Graz) versagte die Tanninbehandlung. Keine Rede von Schmerzstillung, sogar unerträgliche Steigerung der Schmerzen bei nachfolgendem Lichtbad (Schreiner).

Aber auch FREDERIC BANCROFT beobachtete toxische Aufsaugungen unter dem Tanninverband, ja in einem Fall plötzlichen Tod, wie sich zeigte, durch anärobische Infektion unterhalb des Tanninschorfes. Häufig beobachtete er auch Cellulitis als Folge solcher Anäroteninfektion. Infolgedessen ist er heute noch als einer der wenigen für das chirurgische Debridement.

ARZT, ZUMBUSCH und KUMER halten gegenüber der Tanninbehandlung doch vorläufig noch an den altbewährten Methoden, so am Brandliniment mit Tumenolzusatz, fest.

Über Tanninbehandlung stehen RIEHL und die Wiener Klinik nur verhältnismäßig wenig eigene Erfahrungen zur Verfügung. Die mitunter nur oberflächlich eintretende Trocknung der Schorfe, die aber in der Tiefe feucht bleiben, scheint ihm doch ein Hindernis zur allgemeinen Anwendung.

RIEHL äußert sich darüber aber nicht, inwieweit in großem Maßstab und rationell nach DAVIDSONs Vorschriften durchgeführte Tanninbehandlung die Statistik der Todesfälle, die Behandlungsdauer und dadurch auch die Prognose größerer Verbrennungen zu beeinflussen vermöchte.

Es erscheint uns in Anbetracht solcher immer noch weitgehender Abweichungen in der Beurteilung lebensrettender und absolut notwendiger Eingriffe und therapeutischer Maßnahmen bei schweren Verbrennungen und Starkstromverletzungen nötig, *die einschlägigen Fragen auf einem nächsten internationalen Dermatologenkongreß zwecks Aufstellung einer Normalbehandlung für Anstalten und praktische Ärzte zu erörtern.*

**Sonstige medikamente Lokaltherapie. Volksheilmittel.** Außer der Gerbsäure wird besonders von amerikanischen und französischen Autoren (PATEL und PONTHUS) immer noch *Pikrinsäure* empfohlen (MACLEAN), besonders wegen ihrer schmerzstillenden, weniger wegen ihrer antiseptischen Eigenschaften stets gelöst, niemals in Sprayform, wegen Explosionsgefahr. Auch andere Autoren erwärmen sich immer noch für Pikrinsäure, obwohl deren lokalanästhetische Wirkung in DAVID I. MACHTS Tierversuchen nicht bestätigt werden konnte. Dies gilt auch vom *Mercurochrom* (GRIFFITH). $5^0/_0$ige Mercurochromlösung nach sorgfältiger Abwaschung mit Äther wird in Amerika vielfach angewendet. Diese Empfehlungen von Pikrinsäure und Mercurochrom sind aber doch mit Vorsicht aufzunehmen, nach neuerlichen Meldungen von Vergiftungen, so durch COLCHIN (Melburne), 2 Fälle nach einmaliger Applikation, die zu Dermatitis, Ödem, Lymphangitis usw. führte. Zur Erklärung der Wirkung von Pikrinsäure und Mercurochrom diene folgendes: Pikrinsäure und Oxymercuridibromfluorescin, beides leicht lösliche, desinfektorisch wirksame Verbandmittel, in $5-12^0/_0$igen Solutionen oft angewendet. Pikrinsäure reizt stärker als Mercurochrom, was bei Verbrennungen in der Nähe der Augen zu berücksichtigen ist. Pikrinsäure (Trinitrophenol) fällt die Zellproteine und die Fällungsprodukte bilden einen Schutzwall gegen äußere Einflüsse (DAVID I. MACHT).

Zur Lokalbehandlung der Brandwunden wurden von WIENER auch Umschläge mit $2^0/_0$igem doppeltkohlensauren Natron empfohlen, da unter der Annahme dies die Gewebsautolyse hemme. Diese geht nur bei schwach saurer Gewebsreaktion vor sich. Die Umschläge wirken also gewebsschonend (BIANCHI).

Von anderen neuerdings empfohlenen Präparaten wären noch zu erwähnen: Das *römische Wundstreupulver* (ROSTOCK) mit Gehalt an tryptischen Fermenten, *Pregellösung* zur schmerzlosen Desinfektion, *Dermaphorine* (MAKAY), eine Mischung aus verschiedenen Salzen, Hg, Zn, Bi, Benzoephenol und Aluminiumsilikat ferner *Eusol* (WILSON).

*Polysan, Magnesiumhydroxyd in kolloidaler Form* (Chemische Fabrik *Kolin*) in weichen Pasten angewendet, in jedem Verhältnis mit Wasser mischbar, empfiehlt neuerdings die dermatologische Klinik in Brünn (TRÝB und B. JANOUSEK).

5—10%iges Naphthalin-Vaselin nach Abtragung der Blasen und Hautreste als schmerzstillend und granulationsbefördernd empfohlen (Warszaw. Czas. lek. **32,** Nr 23).

In methodischer Beziehung werden Wundirrigationen, besonders mit hypertonischer, 7,5%iger *Kochsalzlösung* bei zweimaligem Verbandwechsel gerade in der ersten Zeit empfohlen, da sich zu dieser in den verbrannten Partien am meisten histaminähnliche, capillarerweiternde und Anaphylaxie auslösende, blasenbildende Stoffe bilden. Doch werden diese wohl theoretisch begründeten Vorschläge schon wegen der Schmerzhaftigkeit in der ersten Zeit und Shockwirkung kaum Nachahmer finden.

In anderer Form wird auch Silberfolie zur Bedeckung steriler Brandwunden aller Grade und Arten verwendet. (Verfahren von Erich Lexer). Blasen und Wundfetzen werden vorerst abgetragen. Vorteile: Vermeidung von Infektionen, auffallende Schmerzlosigkeit, leichter, schmerzloser Verbandwechsel, da die Folie an die Wunden nicht anklebt und die Krusten steril und doch weich bleiben. Auch die Grazer Unfallklinik berichtet über äußerst günstige Erfahrungen. Niemals Panaritien, Lymphgefäßentzündungen oder andere Komplikationen unter 220 Fällen. Erzielung zarter, glatter Narben. Verbandwechsel stets mit neuer Silberfolie, auch schon bei Verschiebung derselben. Später dazwischen protrahierte warme Bäder, auch stellenweise Silbersalbenbehandlung (Bruno Pfab).

Für die spätere Zeit der Wundbehandlung ist die Empfehlung der *Silberfolie*[1], durch Rostock gewiß beachtenswert. Über die Folie kommt Mull, der so lange bleibt wie diese. Nur die obersten Stücke müssen gewechselt werden. Die Schmerzlosigkeit des Verlaufes wird dadurch gesichert.

Unter den Fetten wurde auch dem in vielen Ländern, besonders unter englischer Schutzhoheit, so auch in Indien, als Hauptfettstoff vorkommenden *Cocosnußöl* ein bevorzugter Platz in der Salbenbehandlung von Verbrennungen eingeräumt, entweder wird es pure et simple gegeben oder als Zusatz ebenso wie das Caron- und Eucalyptusöl in Nordamerika verwendet. Es ist billig und befördert die Wundheilung. In den nördlichen Distrikten Indiens ist es bereits offiziell in Spitälern eingeführt (Gopalan).

Eine neue und originelle Behandlungsmethode ist auch die mit *Pferdeserum* (R. Mont und R. O. Clock). Erst- und zweitgradige Brandwunden werden damit übergossen oder besprayt, wonach regelmäßig narbenlose Überhäutung erfolgen soll. Das Serum wird in Flaschen zu 100 g abgegeben (Lederle, Antotoxinlaboratorium Atlantic City). Das Serum verklebt und regeneriert die geschädigten oder in Abstoßung begriffenen Zellen, wirkt also quasi als physiologischer Kitt und bewahrt die Zellen jedenfalls vor Vertrocknung. Dies gilt sowohl für Flammenverbrennungen wie Verbrühungen und Verätzungen mit Säuren. Die beiden Autoren wurden durch eine erste Mitteilung von Robinson 1917 zu dieser Therapie angeregt.

Außer den schon erwähnten *Volksheilmitteln* gegen Verbrennungen, vielfach von Homöopathen angewendet (N. Homöopath. Z. 7. 30), wären erwähnenswert frische geschabte Kartoffeln, als Breiumschlag stündlich zu wiederholen. Besonders schmerzstillend. Oder gelöschter Kalk, in Breiform auf die Brandwunden dick anfgetragen, ebenfalls schmerzstillend.

**Offene Wundbehandlung und physikalische Heilmethoden.** Die offene, verbandlose Wundbehandlung, deren Vorteile in früheren Jahren besonders wegen Infektionsgefahr sehr bestritten wurden, hat in den allerletzten Jahren zahlreiche Anhänger gefunden. Rumpf- und Gesichtsverbrennungen, nicht

---

[1] Zu beziehen durch E. Honigmann, Jena.

tiefgreifende, aber flächenhaft ausgedehnte Brandwunden, besonders bei Kindern, gelten als beste Indikation. Die ursprünglich weichen, mehr elastischen Exudate trocknen als grauschwarze, brettartig harte, schalenförmige Krusten an, die man gegebenenfalls durch feuchtwarme Umschläge entfernen kann. Unter dem Schutz des eingetrockneten Koagulums wird weitere Infektion vermieden, wobei jedoch eine sorgfältige Hautdesinfektion vorausgesetzt wird, hauptsächlich durch Alkoholwaschung. Bei Vorhandensein von Infektionsmöglichkeiten werden Schutzhüllen aus steriler Gaze oder käfigartige Gestelle über den Wunden oder über dem ganzen Körper aufgestellt (REYNES). Die Trocknung der Brandwunden erfolgt rascher unter täglicher Bestrahlung mit Ultraviolettlicht oder elektrischen Glühlampen von 50—100 Kerzenstärke, 10 Minuten lang, wobei die Lampen unterhalb des Niveaus der Wunden gelagert und diese so dem aufströmenden Luftstrom ausgesetzt werden. Die Krusten fallen nach 15—20 Tagen von selbst ab, ohne Narben zu hinterlassen. Diese gute Narbenbildung und die Schmerzlosigkeit der Behandlung durch Ersparung von öfterem ausgedehnten Verbandwechsel, auch die Vermeidung eines größeren Säfteverlustes wirken sich sehr günstig aus (REYNES, PATEL und PONTHUS, DUMONT, LIVET, LOB, EL'KIN JA). Meine eigenen Erfahrungen in BÖHLERS Abteilung (Wiener Arbeiterunfallkrankenhaus) bestätigen weitgehend die Nützlichkeit offener Wundbehandlung in obigem Sinne, besonders für oberflächliche Verbrennungen.

Besonders in allen stationär verharrenden Fällen sollte die offene Behandlung zur Förderung der Regenerationsprozesse der Gewebe und Abkürzung der Heilungsdauer benützt werden. Unruhige Kranke, Kinder, bei denen eine ruhige Lage durch längere Zeit schwer durchführbar ist, erscheinen dazu ungeeignet. Die Wundflächen werden mit steriler Vaseline überschichtet, um Reizung der Haut durch den abfließenden Eiter und Bildung trockener Krusten zu verhüten, die durch Zusammenziehung und bei Ablösung Schmerzen verursachen (SAMSANOVA).

Von *physikalischen* Heilmethoden hat man vom Ultraviolettlicht in Form der Hg-Dampflampe in den letzten zwei Jahren weitgehend Gebrauch gemacht. Zur Unterstützung und Abkürzung des Granulationsprozesses und Wundprozesses, um die Wunden öfter bestrahlen zu können, ohne den Verband wechseln zu müssen, übergoß man diese auch mit flüssigem Paraffin, das zu einer filmartigen Haut erstarrt, und bestrahlte dann die Wundflächen. Auf diese Weise konnte C. B. HEALD die Heildauer frischer wie älterer Brandwunden wesentlich herabsetzen.

Eine wesentliche Verbesserung der Wundbehandlung wurde durch Bestrahlung mit Ultraviolett- oder Sonnenlicht und Besprayung oder Bepinselung mit 1—5%iger Silbernitratlösung erzielt (L. SHILLITO). Die Ionisierung des Silbersalzes erfolgt unter Verbindung der Silberkomponente mit den Zellproteinen. Das Gewebe wird vom Licht durchdrungen und stärkere Tiefenwirkung erzielt. Die Wunden werden in kurzer Zeit schwarz. Die toxischen Stoffe werden dadurch an der Oberfläche im Schorf und Koagulum fixiert, von der Resorption und Zirkulation ausgeschaltet. Auch der Schmerz wird auffallend vermindert, ähnlich wie unter Tannin, nur mit stärkerer Bakterizidie.

JOHN HUNTER verwendet auch die Kombination Tanninbehandlung mit Heliotherapie und Diathermie (CRILE, Cleveland).

**Radiotherapie.** Neu sind günstige Erfahrungen der R-Therapie von Brandwunden. Die lädierte, aufgerissene Oberhaut wird nach Desinfektion mit Alkohol oder schwacher Sublimatlösung möglichst über das bloßgelegte Corium zugezogen, Blasen bleiben uneröffnet, der flüssige Inhalt wird durch Punktion entleert. 1—3 H (12—36 HED), 1 mm Al, 4,5 MA und 80 KV eff. Fokushautdistanz 30 cm, Bestrahlungsdauer 1 Minute, 18 Sekunden für 1 H. 1—3 Bestrahlungen genügen. Vorteile: Rasche Abnahme des Schmerzes, besonders bei Kindern. Bewirkung von Schlaf. Die entzündungshemmende und trocknende Wirkung der R-Therapie scheint in einer Beschleunigung der Wundheilung und Fernhaltung ubiquitärer Infektionsvorgänge zu liegen, auch bei Verbrennungen dritten Grades durch Wirkung auf die tief unter dem Schorf liegenden erhaltenen Coriumreste (Franz Freund), also durchschnittliche Verkürzung der Heilungsdauer (Tamiya und Massimichi).

*Keloide Brandnarben.* Die günstige Beeinflussung der keloiden Hautreaktion durch R-Bestrahlung der Schilddrüse führte Balassa in letzter Zeit zu der Annahme, daß Hyperthyreoidismus die Ursache der keloiden Hautreaktion sein könne.

In dem betreffenden Fall, wo Petroleumverbrennung zu schweren Brandwunden mit Ausgang in keloide Narben verschiedenster Form und mit verschiedenem Sitz geführt hatte, was eine wesentliche Einschränkung der Bewegungsfähigkeit des Armes zur Folge hatte — der Oberarm war durch einen knochenharten Narbenstrang geradezu immobilisiert — zeigte sich eine Vermehrung des Grundumsatzes auf $8\%$. Die Schilddrüse war normal, auf Druck etwas empfindlich. Klinische Zeichen einer Hyperthyreose fehlten. 3 R-Bestrahlungen mit 3 mm Al-Filter zu 2 H auf die Schilddrüse bewirkten Herdreaktion der Keloide. Sämtliche keloiden Narbenpartien fühlten sich wärmer an und wurden leichter faltbar. Die Reaktion dauerte 2 Wochen. Die Schlußfolge Balassas einer indirekten, aber therapeutischen Beeinflussung der Keloide statt der direkten, die ja so oft unbefriedigende Ergebnisse hat, lag wohl nahe und wurde auch gezogen, bedarf jedoch noch der Bestätigung.

Mit Recht hielt auch Rothman in der Aussprache $8\%$ Grundumsatz gar nicht für pathologisch gesteigert. In zwei Fällen von Narbenkeloiden, demonstriert in der Wiener Dermatologischen Gesellschaft, konnte auch ich selbst die Steigerung des Grundumsatzes (Liebesny) nicht bestätigt finden.

Justus aber meint, daß das Keloid eine sehr ständige chronische Neubildung sei, die sich auch langsam zurückbilde, weshalb die Symptome der Hyperthyreoidie und damit auch die Erhöhung des Stoffwechsels schwankten, also verschwunden sein könnten, während das Keloid noch besteht. Jedenfalls ist ein einzelner Fall nicht entscheidend für die Richtigkeit der geäußerten Annahme, aber bei der Rätselhaftigkeit der Pathogenese des Keloids und dem guten Erfolg weiterer Nachprüfung wert.

Auch öftere Einspritzungen oder Unterspritzungen mit Fibrolysin und physiologischer Kochsalzlösung, von Nékám in Anwendung gebracht, sollen gute Resultate geben.

Keloide, nach Verbrühung mit heißem Wasser entstanden, werden von MacKee mit R-Strahlen, $^3/_4$ HED einmal monatlich oder wöchentlich in fraktionierten Dosen mit Filter ohne Excision mit gutem Erfolg behandelt.

*Radium-Therapie* zur radikalen Zerstörung der Brandnarbenkrebspartien erfordert eigene Dosierung, welche je nach den ortsüblichen Methoden der Radiumapplikation und je nach dem Vorhandensein von entsprechenden Radiumqnatitäten in verschiedenster Weise erfolgreich durchgeführt werden kann. Auf die Einzelheiten kann hier nicht eingegangen werden (Norman Treves und George Pack).

Bei ausgebreiteter Narbenbildung wird neuestens Kombination von Röntgen- mit Radiumtherapie angewendet (Dufke, Prager Klinik).

**Plastische Operationen.** Allgemein wurde neuerdings betont, daß die modernen therapeutischen Methoden durch Abkürzung des Wundverlaufs, Vermeidung septischer Eiterungen und anderer Komplikationen eine wesentliche Verringerung chirurgischer Eingriffe zur Folge haben.

Durch *Pfropfung,* Epithelimplantation, wird die Absorption von Toxinen, dadurch sekundäre Anämie, eingeschränkt. Auch die durch schleichende Infektionen begünstigten übermäßigen, fungusartigen Granulationswucherungen der Brandwunden, welche nach Tiefe und Fläche hin zu ausgedehnten komplizierten Narbenbildungen führen, die später durch Kontrakturen störend wirken. Zur Vermeidung solcher also unbedingt primäre exakte Desinfektion der ganzen Wundfläche zur Beseitigung aller Infektionsstoffe und ehebaldige Pfropfung (Frederick Bancroft).

Zur Pfropfung wurden dünne THIERSCH-Bänder verwendet. Auch provisorische Pfropfungen mit nachträglicher Lappenplastik zu späterem Zeitpunkt wurden gemacht. Bei geringer Ausdehnung der Brandwunden kleine Epithelinseln, pinch-grefts oder Lappen vom Handrücken, auch Brücken, vom Abdomen und Gesäß entnommen.

Die Narben müssen weich, faltbar, besonders über den Gelenken, sein, können auch durch Quengelverbände gedehnt werden (BÖHLER). Schienenverbände wieder dienen zur Fixierung und Immobilisierung der Plastiken kurz nach den Operationen. Auch können elastische Bänder und konstringierende Klebepflaster einigermaßen der Retraktion der Narben vorbeugen. Auch warme Packungen mit Borlösung für längere Zeit, Massage, Diathermie, Ionisation und weiche Salbenverbände werden gegen die wieder auftretende Fibrose verwendet. Kompression der Narben mittels vulkanisiertem Kautschuk wurde ebenfalls empfohlen. Starke, dicke Narben können auch durch Einschnitte in der Peripherie einigermaßen mobilisiert werden. Doch müssen die Schnitte parallel in der Richtung der normalen Hautgefäße geführt werden, um nicht die Vascularisation und Ernährung des Gewebes für die Zukunft zu behindern. Unbiegsame, harte, juckende, fissurale, ulzerierte Narbenstränge sind regelmäßig präventiv zu entfernen. Gestielte Lappen, die mehr subcutanes Gewebe enthalten als die dünnen nach WOLFE-KRAUSE, geben an manchen Stellen schönere Resultate. Auch Umdrehung der Lappen auf die Rückenfläche mit sekundärer Durchtrennung des Stiels und Nahtfixierung in richtiger Position einige Tage nachher (Methode BLAIRS) ist empfehlenswert. Bei der Nahtvereinigung darf niemals forzierte Dehnung der Wundränder erfolgen. Subcutane, subcuticuläre Catgutnähte zur Verhinderung der Spannung haben sich bewährt. Individuelles Verfahren bei den plastischen Methoden, je nach Größe, Ernährung, Örtlichkeit der Lappenentnahme, ist unbedingtes Erfordernis, das nur durch Erfahrung von geübten Chirurgen zu besten Resultaten führt. Auch der kosmetische Effekt spielt eine Rolle. 6 Monate nach der Lappenplastik soll wieder normale definitive Nervenempfindung im ganzen Areale vorhanden sein. Kleinere Spitäler werden kleine Ca am besten in toto excidieren.

Hier ist auch die Methode der *Tunnellierung* von MACLENNAN (London) erwähnenswert, da sie oft gute Erfolge gibt und einfach ist. Es werden kleine Epithelstückchen unter die Hautoberfläche eingebettet und deren Sitz durch Nähte markiert. Nach 10 Tagen wird das darüberliegende Gewebe entfernt, so daß die Epithelinseln an die Oberfläche gelangen.

Dort, wo das Narbengewebe nicht völlig excidierbar, auch in das subcutane Gewebe eingedrungen ist, bedienen sich die Chirurgen bei Defekten im Gesicht langer gestielter Lappen, besonders aus der Innenseite des Oberarms, am Dorsum manus aber besser sog. *Muffplastik*, bei Defekten in der Gegend des Augenlides wieder der THIERschen Lappen (KOCH, SUMNER und KANAVEL, Chigaco).

## Prophylaxe der Brandverletzungen und Brandkrebse.

Inwieweit *vorbeugende Maßnahmen* Brandverletzungen verhüten können, zeigt sich am besten aus der zunehmenden Verringerung solcher bei der *Berufsfeuerwehr Wiens*. Eine mir von der Leitung der Berufsfeuerwehr freundlich überlassene Statistik zeigt, daß im Verlauf von 5 Jahren, 1925—29, bloß 8 Fälle von Brandverletzungen vorkamen, welche einer ärztlichen Behandlung unterzogen werden mußten und zu einer Dienstverhinderung geführt hatten. Im gleichen Zeitraum wurden 291 Fälle von Hautkrankheiten beobachtet. Die auffallend geringe Zahl der Brandverletzungen ist auf zielbewußte Maßnahmen bei den Löschaktionen zurückzuführen. Viel häufiger kommen bei der Feuerwehr Vergiftungen durch schädliche Gase vor, darunter auch sehr schwere.

Von den 8 Brandverletzungen waren 4 durch Gasstichflammen, 2 durch strahlende Hitze, 2 durch Dampf verursacht.

Ohne hier auf vergleichsweise Daten mit den Feuerwehren anderer Städte einzugehen, sei bemerkt, daß die Einrichtungen der Wiener Berufsfeuerwehr für die ganze Welt anerkannt mustergültig sind.

Prophylaktisch zur Vermeidung von Narben und Narbenkrebsen ist vor allem eine möglichst korrekte Behandlung der Brandwunden, Vermeidung sekundärer Infektionen und Beschleunigung der Epithelialisierung durch Propfungen, partielle Exstirpation ungünstig formierter Brandnarben zu fordern. Solche Maßnahmen sind durchführbar, wenn die Kranken rechtzeitig ins Spital kommen. Rasche Wundheilung führt selten zur Krebsbildung ohne besondere chronische Reizung der Narben.

Zur Vermeidung von Narbenkontrakturen ist auch hier der *Quengelverband* empfehlenswert, welcher durch langwährenden Dauerzug die Narbe dehnt und sekundäre Verkürzungen verhütet (Verfahren der Wiener Unfallklinik Böhler).

## Krebsbildung auf Brandnarben.

Die größere Beachtung, die man in letzter Zeit der krebsigen Degeneration von Brandnarben sowohl vom klinischen wie vom hygienischen und gutachtlichen Standpunkt schenkte, bringt offenbar immer mehr Fälle dieser Art in Evidenz. Buschke berichtete allein über 3 Fälle eigener Beobachtung nach je 2 Jahren, 46 Jahren und 7 Wochen nach der Verbrennung. Letztere saß am Penis. Sämtliche Neoplasmen waren verhornende Plattenepitheliome.

Daß Epitheliombildung von Klima und Rasse ziemlich unabhängig ist, in heißen und tropischen Gegenden sogar ziemlich häufig vorkommt, ebenfalls durchwegs spinocellulär, auf Basis von Hautulcerationen bei arbeitenden Männern wie Frauen ziemlich gleich häufig, hat sich speziell an den Eingeborenen Nordafrikas, Mauren wie Arabern neuerdings als sicher erwiesen (Montpellier und Fabiani.

Zu der noch nicht völlig gelösten Frage, ob es immer nur ältere, derbe, gefäßarme Brandnarben sind, auf denen sich das Ca etabliert, oder ob auch beginnende, klinisch noch gar nicht merkbare Narbenbildung schon während oder gegen Ende des Wundheilungsprozesses in Ca übergehen kann, geben neuerdings zahlreiche Fälle geeignetes Material. So beobachteten Milian und Garnier ein spinocelluläres Ca am unteren Augenlid schon 3 Wochen nach Verbrennung mit heißem Teer.

Stauffer beschreibt sogar einen Fall von Flammenverbrennung als *einmaliges* reines, unkompliziertes Hitzetrauma mit Ausgang in Krebs, gegenüber dem Stahrschen Schlosserkrebs, wo ja sehr oft wiederholte, chronische Hitzewirkungen eingewirkt haben. Auch hier ist die Einwirkung chemischer Substanzen, Teer, Mazutt — wie bei Stahr Schusterpech — auszuschließen. Höchstens könnten es flüchtige gasförmige Stoffe gewesen sein, die neben der Hitze an der Carcinogenese mitgewirkt haben. Das kurze Intervall von 30 Tagen bis zur Bildung eines erbsengroßen Tumors ist ebenfalls eine Seltenheit. Ein interkurrierendes Erysipel dürfte bei der Ausbildung des Zustandes nicht mitgewirkt haben, da ja Erysipel sonst als krebsheilend im Rufe steht. Benachbarte hyperkeratotisch veränderte Haut zeigte Unruhe der Epithelien, Lockerung der Zellverbände, zapfen- und blockförmige unregelmäßige Fortsätze mit reichlichen Zellteilungsfiguren. Der Autor meint, daß es besondere Ca-Bereitschaft des Hautepithels sei, die hier zur Krebsentwicklung beigetragen habe.

Auf die Tatsache, daß Epitheliome sehr häufig Folgezustände von Narbenbildung sind, wurde schon hingewiesen.

In den letzten Jahren hat besonders August Lumiére nachdrücklichst diese Auffassung vertreten. Er bezeichnet das Epitheliom geradezu als *Narbenkrankheit*. In der Begründung dieser Auffassung hat er in seinem umfangreichen Werk „Epitheliome maladie des cicatrices" sich dieser alten Auffassung vollständig angeschlossen, auch die deskriptive, kasuistische Seite dieses Gesichtspunktes durch französische und andere Literaturberichte erheblich erweitert. Die Erklärung, welche Lumiére für die Umwandlung des Narbengewebes in Krebsgewebe gibt, bedarf für alle, nicht nur Brandnarben, ausgiebige Erörterung (vgl. darüber auch dieses Handbuch Bd. XII/3: Über den Berufskrebs).

Was der Verallgemeinerung dieser Auffassung Lumiéres jedenfalls entgegensteht, ist die jetzt schon so häufig beobachtete kurzfristige Entstehung von Ca schon wenige Wochen nach einmaliger Verbrennung (akute Krebsbildung). Es müßten nach Lumiére vielleicht auch schon ganz junge Narbenzüge, die nur mikroskopisch wahrnehmbar sind, den Boden zur frühzeitigen Epitheliombildung abgeben.

Was sich aus der ungemein zahlreichen Literatur der Krebsbildung aus alten Narben, Fisteln, chronischen Eiterungen aller Organe und Organsysteme, insbesondere der Ausführungsgänge ergibt, spricht allerdings sehr *für* Lumiéres These und wurde bisher mit dem Virchowschen Axiom „Carcinom durch Reizung" erklärt. Ebenso was für den chronischen Reiz von Parasiten, wie von Fibigers Spiropteren, von Bilharzia-, Lues-, Tuberkulose- u. a. Parasiten, ferner von der Reizung durch Toxine und durch mechanisches Trauma oder durch Strahlungen kaum mehr bestreitbar ist. *Gegen* diese Auffassung spricht aber der Übergang einer noch in Bildung begriffenen, also noch ganz jungen Narbe in Epitheliom.

Gehen überhaupt *alle* Narben ausnahmslos, also auch alle Brandnarben früher oder später in Ca über, wenn nur die Individuen lange genug leben? Auch diese Frage harrt noch der definitiven Beantwortung.

Wenn Brun (zit. nach Lumiére) unter 368 Hautkrebsen 321mal vorausgegangene sichere Verletzungen irgendwelcher Art nachweisen konnte, und zwar solche mit konsekutiver Narbenbildung, so bezieht sich dies ganz besonders auch auf die Verbrennungen und die daraus folgenden Brandnarben.

Lumiére bemüht sich jedoch auf Grund eingehender Studien, besondere Vorgänge der physiko-chemischen, kolloidalen Zusammensetzung dieser Narbengewebe festzustellen und diese kolloidalen Eigenschaften als Ursache ihrer Neigung zur carcinomatösen Degeneration hinzustellen. Wir kommen auf Lumiéres Theorie an anderer Stelle des Handbuches zurück.

Welche äußeren Vorgänge an und in der Brandnarbe führen aber zur Metaplasie? Die von Lumiére angeführte lange Eiterung ist als krebsfördernd längst bekannt. Aber die von ihm ebenfalls angenommene, unbedingt erforderliche nochmalige Verletzung der Narben verliert durch das schon ansehnliche Tatsachenmaterial von frühzeitiger akuter und spontaner Ca-Entwicklung in ganz frischen, noch in Heilung begriffenen Brandwunden und gewiß auch ohne neuerlich hinzutretendes epitheliomauslösendes Trauma jedenfalls ihren allgemeingültigen, überragenden Wert. Die Häufigkeit des Brustkrebses bei Frauen, die geboren haben, könnte ja als gutes Beispiel dafür dienen, daß auch ohne greifbares größeres Trauma schon der leichte Druck des Korsetts oder schon ein geringer unvermeidlicher Stoß den Übergang von empfindlichen Drüsenzellen in Krebszellen zur Folge habe. Aber bei jungen Brandwunden, z. B. im Gesicht, fehlt selbst der leichte konstante Druck von Kleidungsstücken.

Neuerdings stellte der Pathologe Ewing 5 Forderungen, besonders für gutachtliche, auch therapeutische Zwecke, zur Feststellung der Diagnose „Brandnarbenkrebs" auf ·

1. Die Feststellung vorangegangener Verbrennung am Orte der Krebsbildung.
2. Der Krebs muß innerhalb der Grenzen des Verbrennungsareales selbst begonnen haben. 3. Die Abwesenheit anderer krebsbegünstigender Eigenschaften der Haut, wie eben Naevus pigmentosus, Melanome, Neurofibromatosis oder irgendwelcher sog. präcanceröser Veränderungen. 4. Entweder squamocelluläre oder Basalzellenstruktur bei oberflächlichen Krebsen. 5. Ein bestimmtes Zeitintervall zwischen Trauma, Verbrennung und Krebsbildung.

In der Regel entstehen *squamöse*, ausnahmsweise *Basalzellenkrebse*, diese zumeist nur nach Flammenverbrennung oder Kontakt mit heißem Öl und anderen heißen Objekten, also akut, kurz nach der Verbrennung.

Als *akute* Brandnarbenkrebsbildung bezeichnet man ziemlich allgemein den Ausbruch der sichergestellten Krebsentstehung innerhalb eines Jahres nach der Verbrennung.

Eine größere *Frequenz* der Brand- und Ätzwunden bei Frauen (Ewing) ist von sozialen Gesichtspunkten verständlich. Dabei ist die Zahl der Narbenkrebse bei Männern trotzdem größer, was durch die häufigeren Traumen und Narben verschiedener Provenienz, bei der Arbeit entstehend, genügend erklärt ist.

Das *Durchschnittslebensalter* für Brandnarbenkrebs wurde mit Mason mit 51,5 Jahren, das *Intervall* von der Verletzung bis zur Krebsbildung mit 42 Jahren bestimmt.

Die Metaplasie erfolgt entweder in ein *Ca epitheliale cicatrisans*, besonders bei oberflächlichen Narbenbildungen, oder in ein *squamöses Ca* bei einer mehr tiefgreifenden Narbenbildung nach schwereren Brandwunden. Als andere begünstigende Faktoren gelten auch das Hinzutreten von Fissuren, Ulcerationen, großer Reizbarkeit der Haut, Jucken, Neuralgien, hypertrophischen und keloiden Narben, selbst von Verkalkungen und Neigung zu entzündlichen Veränderungen.

Als häufigste akzidentelle Reize sind zu nennen: Reibung durch die Kleidung, Dehnung und Läsion der Narben durch Bewegungen, Druck, Stoß, Kratzen, Infektionen, lange dauernde Eiterung und Sekretreizung.

Ulceröse Formen des Brandkrebses zeigen böseren Verlauf und metastasieren früher. Metastasen bei Narbenkrebs sind relativ selten.

Die *Lokalisation* der Brandnarbenkrebse zeigt der Reihe nach als Sitz: Arme, Beine, Kopf, Rumpf und Gesicht. Der Oberarm ist häufiger betroffen als der Unterarm, das Gesäß häufiger als der Vorderschenkel. Akute Brandnarbenkrebse wurden bisher auf dem Handrücken und im Gesicht, an Nase und Augenlid, am häufigsten gefunden. Die Bevorzugung des Handrückens erklärt sich aus Arbeitsleistungen, ebenso das häufigere Befallensein der rechten gegenüber der linken Hand, zum Unterschied von Röntgenverbrennungskrebsen, die auf der linken Hand häufiger sind.

Daß örtliche Hautdisposition, wie bei alten Leuten, Krebsbildung nach Verbrennungen nicht wesentlich beeinflußt, zeigt die Tatsache, daß selbst Ellenbogen, Leiste und Kniekehle von Brandnarbenkrebsen befallen werden (Galard).

Als seltene Lokalisation von Brandnarbenkrebsen an der oberen und unteren Extremität im jugendlichen Alter von 23 und 16 Jahren beobachteten Amândio Tavares und José Bacelar spinocelluläre verhornende Epitheliome.

*Pathologisch-anatomisch* zeigt sich multizentrischer Ursprung, besonders auf ausgedehnten Brandnarbenflächen, auch am Rande der Narben und zwar als eine flache, infiltrierende, später ulceröse Induration oder als das Niveau überragende, auch stark vegetierende, papilläre Form. Letztere ist selten, meist mehr oberflächlich und mit der Haut leicht verschieblich. Die infiltrierenden Formen dagegen ergreifen auch Muskel, Sehnenscheiden, Knochen. Mächtige, ausgebildete Narbenkrebse haben fötiden Geruch und gehen durch Infektion leicht in feuchte Gangrän über.

Bei tiefen Zerstörungen handelt es sich stets um squamocelluläre Carcinome, weil die epithelialen Gebilde der Haarfollikel, Schweißdrüsen, Talgdrüsen gänzlich oder größtenteils zerstört sind und sich bloß Reste epidermoidaler Strukturen am Epithelialkrebs beteiligen können. Man findet überwiegend in verschiedenen Graden verhornte Krebse. Die Hornsubstanzen sind ja Endprodukte einer Reihe von Derivaten, die von normalen Zellkernen herstammen. Es kommt auch zur Sequestration von Krebsperlen oder Hornkugeln. Hier und da zeigen sich intercelluläre Fibrillen, auch Mitosen und Fremdkörperriesenzellen. Bei Invasion des Knochens zeigen sich die Knochenfragmente zerstört, im Zentrum ebenfalls Hornperlen. In der Umgebung der Krebsinfiltration finden sich lymphocytäre und polynucleare leukocytäre Zellanhäufungen. Sekundäre Streptokokkeninfektion ist nahezu konstant, besonders bei den tiefen Ulcerationen als Mitläufer und Pioniere der Metastasenbildung, das Ende der Krebskranken beschleunigend. Das Bindegewebe dient lange als Schutzbarriere gegenüber der Progression. Die Metastasen zeigen auch hier den Charakter des Primärkrebses mit Verhornung, Keratincystenbildung usw. Metastasen wurden unter 28 Fällen 5mal beobachtet, stets nur in den regionären Lymphdrüsen, auffallend spät beim Ca des Dorsum manus. Die Ausbreitung des Krebses in den übrigen Organen des Körpers erfolgt bei Brandnarbenkrebs relativ langsam, was wohl auf die derbe, fibröse Struktur der Narbenstränge zurückzuführen ist. Viscerale Metastasen sind auch beim squamösen Krebs selten (Fälle von CHARCAUD, BOEGEHOLT, GAUCHER, MORE und DURAND), darunter in der Leber (BOEGEHOLT, DURAND), je vom Arm oder Knie primär ausgehend, in Pleura, Lungen, Herz und Nieren (MORE), auch vom Oberschenkel her beim Kangrikrebs.

Auch ABRAHAM STRAUSS, MORE und DURAND konnten aus mehreren Beobachtungen rezidivierender Carcinome den Schluß ziehen, daß es nicht Zufall sei, wenn in manchen Fällen die tieferen Lymphwege und -drüsen von Carcinomkeimen frei bleiben, dabei der Verlauf günstig ist, sondern daß es umgebendes Narbengewebe sei, welches einen Schutz gegen Metastasierung bilde. Im normalen, weichen, gefäßreichen Gewebe tritt das Fortschreiten wie auch Metastasenbildung überhaupt ungleich leichter ein.

**Verlaufsweisen.** Die chronische oder latente Krebsbildung in Narben kann in sehr verschiedener Weise verlaufen: Kleine juckende Papeln bilden oft das präulzerative Stadium oder es ist die Epidermis diffus warzig, zart, trocken, pergamentartig, oder es zeigen sich graurote Knötchen, an der Basis vaskularisiert, epitheliale Papillome, später in Ca übergehend. Meistens aber handelt es sich um Krebs de novo. Solche Stellen werden feucht, wachsen, ulzerieren und durch sekundäre Infektion wird der Krebsgang beschleunigt.

Eine zweite Form: Diffuse Tumorbildung in einer hypertrophischen oder keloiden Brandnarbe. Es entwickelt sich ein Ulcus, greift rasch um sich. Der Charakter ist von Anfang an schon krebsig, oft anfangs unscheinbar, später erst typisch krebsig werdend, besonders am Rand. Es kommt auch zur Einschmelzung der gesamten Narben.

Eine dritte Form: An den Narbenflächen kommt es zu indolenten Fissuren, die vorübergehend heilen, wieder aufbrechen, schließlich an der Basis fungusartig wuchern oder durch Infektion zerstört werden, an die sich Krebsbildung anschließt.

Als vierte Form: Aus der traumatisch verletzten Narbe entwickelt sich ein protrahierter Wundprozeß, entweder durch Infektion oder durch Gefäßarmut bedingt. Er endet in Ca. Charakteristisch ist auch hier das der Krebsbildung vorausgehende Jucken, welches durch Kratzen, sekundäre Infektionen begünstigt wird.

Die Sekretion ist gewöhnlich stark, mißfarbig, faulig, nicht hämorrhagisch, ausgenommen nach Arrosion großer Gefäße. Ergriffenwerden von Sehnen, auch Schmerzen führen in späteren Stadien zu Funktionsstörungen bis zur völligen Immobilisation. Resorptive Toxämie wurde beobachtet. Im allgemeinen ist der Verlauf der Brandkrebse immerhin ein langsamerer als sonst bei Krebsen, die im nicht narbigen Gewebe, also „de novo" entstehen. Die Befallenen bleiben lange relativ gesund und beschwerdelos, bis auf die Endstadien oder bei Eintritt von Komplikationen.

Diagnostisch sind vielleicht noch die oberflächlich glänzenden, erhabenen Randpartien besonders wichtig. Beobachtet wurden als Komplikation solcher Brandnarben auch oberflächliche tuberkulöse Geschwüre (Lapeyre), auch luetische, dunkle, kupferrote Infiltrationen mitten in der Narbe, auf Lues zurückführbar. Rechtzeitige Diagnose ermöglicht rasche totale Entfernung oder entsprechende radikale Maßnahmen.

**Prognose.** Wenn wir den reichen Erfahrungen im Memorial Hospital[1] folgen, so gibt der Narbenkrebs eine durchschnittlich günstigere *Prognose* als sonst bei Hautkrebsen, was auf den mehr oberflächlichen Sitz der Verbrennungsnarben und auf den Umstand zurückzuführen ist, daß die betreffenden Fälle relativ bald nach Krebsbeginn in Spitalsbehandlung traten. Dieser Umstand schließt nicht aus, daß einzelne Fälle, in der Privatpraxis lang unerkannt, einen bösen Verlauf zeigen. Außerdem sind ja darunter auch akute Brandkrebse, also zumeist vom Basalzellentypus, der an sich einen guten Verlauf bietet.

## Zur forensisch-gutachtlichen Beurteilung von Unfallbrandschäden.

Auch in den letzten Jahren wurde vielfach auf berufliche Gefäßschädigung durch Hitze und Kälte von Autoren aller Länder hingewiesen. Eine Sammlung diesbezüglicher Bemerkungen verbietet der Raummangel, auch finden sich ja im Referat wie im Nachtrag solche Beziehungen allenthalben erwähnt. Die berufliche Schädigung [2] gilt dort ganz allgemein als eine besondere Form exogener Reizung der Gefäße wie Gewebsbestandteile.

In einem Gutachten Stauffers wurde die Frage des von ihm beobachteten Falles (s. S. 364), ob das *Trauma zur Krebsentwicklung in enger Beziehung steht,* bejaht, da ja vor dem Trauma an dieser Stelle kein Tumor bestand, nicht einmal eine Hyperkeratose. Nur die Altersprädisposition des 66jährigen Mannes sei zu berücksichtigen und ein 25%iger Abzug von der Schadensrente zu machen. Wichtig und neu ist hier, daß in Hinkunft auch bei *gewerbeärztlicher* Begutachtung für die Annahme Carcinogenese durch einmaliges Trauma (Verbrennung) auch benachbarte, vom Trauma gar nicht getroffene Partien der Haut stets *mikroskopisch* auf vorhandene präcarcinomatöse Veränderungen untersucht werden müßten.

Lops lenkte neuerdings die Aufmerksamkeit auf die *pulmonalen Erscheinungen* infolge *Einatmen heißen Dampfes* in Schiffsräumen nach Kesselexplosionen.

Auch *Betäubung* durch ausgeströmtes Trichloräthylgas als Ursache schwerer Verbrennung, analog zu solchen bei *Epileptikern,* wenn sie während der Arbeit

---

[1] Die hier nachtragsweise gemachten Bemerkungen über Klinik, Pathologie und Verlauf der Brandnarbenkrebse, welche im Memorial Hospital von Norman Treves und George T. Pack in den letzten Jahren an einem ungewöhnlich großen Krankenmaterial eingehend studiert worden sind, sind im Wesen den Ergebnissen dieser Forscher entnommen.

[2] Einzelne Daten finden sich in dem von Sachs verfaßten Abschnitt über die thermischen Schädigungen (von C. Rosner redigiert), ferner bei Julius Heller, Nagelveränderungen, und an anderen Orten des Handbuches. Systematisch und eingehend bearbeitet wurde die Sache selbst vom Referenten in dessen „Schädigungen der Haut durch Beruf und gewerbliche Arbeit", Bd. I, S. 97. Auf die dort gebrachten Abbildungen wird besonders verwiesen, ebenso auf das Literaturverzeichnis.

bewußtlos *auf heiße Gegenstände fallen* (G. RIEHL jun.), verdient hier Erwähnung.

Deutliche Abnahme der *Frequenz von Verbrennungen* überhaupt in den letzten Jahren weist auf Abflauen gewisser Industrien, Fortschreiten der Technik in den Betrieben, zunehmende Verdrängung von Menschen durch Maschinenarbeit und bessere Durchführung gewerbehygienischer Prophylaxe. Über berufliche Kälteschädigungen s. S. 393.

Auch nach chemischer Verätzung wurde schon Narbenepitheliom beobachtet (ROSNOBLET).

Ausführlicher ist auf Beziehungen der Unfalls- und Gewerbehygiene zu Brandverletzungen, akuter Krebsbildung, Brandnarbenkrebs auf dem letzten internationalen Kongreß für Gewerbehygiene und Unfallsheilkunde (Budapest 1928) in einem eigenen Referat (K. ULLMANN) hingewiesen und über neuere Kasuistik kritisch berichtet worden.

# Kälteschädigungen. Klinik und Pathologie.

## Perniosis. Erythrocyanose.

In den letzten 3 Jahren wurden auch sehr viele Einzel- wie gehäufte Beobachtungen aller Art gemacht und veröffentlicht, welche in ihrer Gesamtheit, Klinik und Pathologie der Kälteschäden besonders auch den inneren Zusammenhang dieser klinisch so verschiedenartig aussehenden Gefäßschädigungen kritisch beleuchtet haben.

*Erythrocyanosis.* Das größte Interesse ist nach wie vor der *Erythrocyanosis crurum puellarum* zugewendet, vielleicht, weil man dieses Zustandsbild früher allzu oft übersehen und zu sehr mit gewöhnlichen Frostbeulen vereinigt hat Andererseits haben KLINGMÜLLER und DITTRICH selbst bei voller Anerkennung der Eigenart der Erythrocyanosis in ihren initialen und voll ausgeprägten Erscheinungsformen in diesen doch nur Teilbilder der von UNNA-GANS so meisterhaft und mehr einheitlich gezeichneten *Perniosis* erkannt.

Jedenfalls stehen wir heute den vielgestaltigen, nicht immer voll ausgeprägten, früher so oft übersehenen, keineswegs seltenen Zustandsformen mit mehr Verständnis gegenüber. Der Therapie und Prophylaxe sind dadurch doch schon sicherere Bahnen eröffnet. Besonderes Augenmerk verdient das Verhältnis der Perniosis zur Erythrocyanose, Acrocyanose und den Livedines. Nach einer noch vor kurzem herrschenden Periode der verwirrenden Vielfalt und Zwiespältigkeit der Auffassungen, einer geradezu schrankenlosen Aufstellung neuer Bezeichnungen durch den Mangel internationalen Meinungsaustausches zur Verständigung und zur Vereinbarung, größtenteils als Folge des Weltkrieges, vollzieht sich gegenwärtig auch auf diesem Gebiete allmählich die notwendige Klärung. Neue Hilfsmethoden, wie ganz besonders die *Capillarmikroskopie* und die thermoelektrische Messung, kommen hier der kritischen Betrachtung zu Hilfe.

**Historisches.** Bei dem großen Interesse, welches sich in öffentlichen Aussprachen wie in der angeschwollenen Literatur besonders für die durch Kälte bedingten Dermatosen in den letzten Jahren in fast allen Fachgesellschaften gezeigt hat, gefördert durch die Fülle des klinischen Materials der scharfen Kälteperioden 1928/29, scheinen einige zum Teil historische Bemerkungen zu diesem jüngsten Kapitel der Dermatologie gewiß am Platze.

Nach THIBIERGE und STIASSNIE (zit. bei ALICE ULLMO)[1] wurden Fälle von *Erythrocyanosis* schon 1896 auf dem 3. internationalen Dermatologenkongreß (London) vorgestellt, unter dem Namen des *Erythema BAZIN*, ohne daß man damals Beziehungen zu einem

---

[1] Monographie: *L'Erythrocyanose symetrique sous-malleolaire.* Dieser ist vieles aus der französischen Literatur für diesen Nachtrag entnommen worden. desgleichen fur die nordische fremdsprachige Literatur aus HAXTHAUSEN, *Cold in relation to skin diseases.*

eigenen Krankheitsbild der Erythrocyanosis auch nur geahnt hatte. Im März 1899 machte Goloway in einer Sitzung der Dermatologischen Gesellschaft Englands und Irlands zum erstenmal auf zwei Typen des Erythema *Bazin* aufmerksam, den *Typ Hutchinson* mit *Ulcerationen* und einen zweiten Typ, charakterisiert durch *Ödeme der Haut* mit *Erweiterung oberflächlicher Gefäße.* In diesem zweiten Typ fehlen umschriebene Knotenbildungen, so daß man vielleicht schon an die Erythrocyanose denken könnte. Auch Saville war schon damals der Auffassung, man müsse ein hypothetisches, induriertes Ödem, i. e. vielleicht die Er., von dem skrofulösen Erythem Typ Bazin, einer wahren Skrofulose, unterscheiden.

1900 stellten zum erstenmal Balzer und Alquier mit ihrem demonstrierten Fall „Oedeme ou erytheme strumeux chez une jeune fille" eine Beziehung zum weiblichen Adoleszentenalter fest. Erst 1914 erhielt die Frage durch die Demonstration Norman Maechens unter dem Titel „Erytheme persistent d'un type erythromelalgique" neue Nahrung, da dieser Fall „der Erythrocyanose glich, ohne Vorhandensein des Phänomens der Reillschen toten Finger."

1919 erst lenkte auch im deutschen Sprachgebiet wieder Deneke durch seine „fünf atypischen Fälle von *Erythema nodosum*" die Aufmerksamkeit auf ein Grenzgebiet zwischen verschiedenen Gefäßanomalien und — wie dem Autor schien — infektiösen, i. e. dyskrasisch tuberkulösen Zuständen hin. Ihm folgten der Reihe nach Lengfellner mit dem Ausdruck *Erythema venosum* (84 Fälle) und von da ab zahlreiche Autoren in verschiedenen Publikationen, weiterhin Majocchi mit der Bezeichnung *Erythroderma angioectasia circonscritta.* Erst wieder 1922 gebrauchte Bolte bzw. dessen Lehrer Curschmann die Bezeichnung *Erythrocyanosis cutis symmetrica*, im selben Jahre Haxthausen die Bezeichnung *Erythema pernio crurum.* Vendel, ebenfalls ein Däne, nannte den Zustand noch später (1924) wieder *Kälte-Erythema.* Diesem folgten noch 75 dänische Fälle dieses Namens. Dann folgten noch die Bezeichnungen *Oedeme cyanotique des jambes* von Margarot und Truc (1926), im selben Jahre Justers *Erythemes infiltrès ou infiltrations erythemato-cyanotiques des neuroendocriniens*, ebenso Delaters und Hugels *Cyanose sous-malleolaire orthostatique.* Doch alle diese Bezeichnungen konnten sich gegenüber der *Erythrocyanose* nicht mehr durchsetzen.

Von da ab hielt sich vielmehr der Name Erythrocyanose in französischen wie deutschen Sprachgebieten, auch in anglo-amerikanischen und italienischen. Nur daß die wesentlichen Attribute in verschiedenen Ländern different blieben: In Deutschland, Großbritannien und Dänemark Erythrocyanosis crurum puellarum, in Italien Erythrocyanosis sopramalleolare, in Frankreich ebenfalls sousmalleolaire, mit oder ohne den zweiten Beisatz „hypostatique". Auch andere Bezeichnungen, asphyktisches symmetrisches Ödem bei jungen, lymphatischen Mädchen, Kunstseidenstrumpfdermatitis, Infiltration erythemato-cyanotique des neuroendocriniens, Cyanose der Unterschenkel, Oedema strumosum (Balzer-Alquier), können wir nur als vorübergehende ansehen. Erst wieder die Perniosis Unnas, Gans', Klingmüllers und Dittrichs kommen als Namensbegriffe zu Ehren und stehen der Erythrocyanosis gegenüber.

Eine weitere Anzahl von Namen wurde von verschiedenen Autoren, besonders französischen, in den letzten Jahren für der Erythrocyanose verwandte, aber doch einigermaßen von ihr verschiedene Zustande geprägt. So „les infiltrations cellulitiques des membres inferieurs" (Juster) für Perniosis dieser Lokalisation. Als „Akrocyanose des jeunes femmes" bezeichneten Villaret und Saint-Girons ein Syndrom von venöser Hypertension bei ovarieller Insuffizienz infolge von Kälteschädigung, also bei Erythrocyanose. Gallavardin und Ravaut beschrieben eine permanente, nicht paroxysmal auftretende Erythrocyanose der Extremitäten mit partiellem Auftreten kleiner Gangränherde, jedoch von M. Raynauds oder anderer spontaner Gangrän unterscheidbar. Sie fanden hier auch eine eigene Form der Thrombose, welche durch ein arterielles sich neubildendes Gefäßcapillarnetz kanalartig durchbrochen wird. Alle diese als Syndrome beschriebenen Formen fallen doch wohl in das Gebiet der Perniosis oder Erythrocyanosis.

Wir glauben aber, daß die beiden Bezeichnungen sich nicht völlig decken. Zur Er. gehören nicht die schweren, ulcerösen Formen, die Gans und Klingmüller auch in die Perniosis einbeziehen. Auch wird der Perniosis eine mehr lokale, umschriebene Veränderung gewisser Gefäßgebiete unterlegt, während die Er. einen Allgemeinzustand des Gefäßsystems bedeutet.

Unter *Erythrocyanogenie* soll auch ein Vorstadium zur Erythrocyanosis verstanden werden (Juster). Darunter wäre der dispositionelle Gewebszustand zu verstehen, der zu diesen verschiedenen Formen, auch zur Entstehung der Hauttuberkulose Veranlassung gibt.

## Leichtere Kälteschädigungen oberhalb der Frosttemperatur.
## Klinik und Pathogenese.

**Erythrocyanose und Tuberkulide.** Neuerdings haben RAVAUT und PAUTRIER die Er. mit gewissen Tuberkuliden verglichen, welche häufig bei hereditär Luetischen vorkommen. JUSTER fand sie mit Syphilis hereditaria vergesellschaftet. Dies aber gestattet noch lange nicht, etwa im Sinne einer provokatorischen Reizung der Kälte auf Spirochätenablagerung auch hier einen engeren Konnex, ähnlich wie zwischen Kältewirkung und Tbc.-Bacillen, anzunehmen (ULLMO).

Auch das Zusammenvorkommen der Er. mit Erythema BAZIN und Sarkoiden (HAXTHAUSEN, NARDELLI, GALEWSKY u. a.) ist wohl trotz relativer Häufigkeit keineswegs schon als Beweis zu betrachten, in der Er. eine forme fruste oder eine Vorstufe des Erytheme induré BAZIN, also eine abgeschwächte Tbk. zu sehen (FORSTER in Bern), sondern (DARIER, PAUTRIER) eher eine Kombination zweier Arten von Gefäßwandnoxen, bei denen die Kälte im Blute strömende Tbk-Bacillen an den geschädigten Gefäßen *stellenweise* zur Haftung bringt.

Wenn zahlreiche exakte Beobachter, wie SOMA BECK, ABRAHAM, PRINGLE, DORE, C. FOX, MACKENZIE, PARKES WEBER, HAXTHAUSEN u. a., die große Ähnlichkeit von Knotenbildungen im Bereiche von Veränderungen der Er. mit dem Erythema BAZIN betonen, wenn BECK überdies durch systematische Untersuchungen die lokale Tuberkulinreaktion in zunehmendem Grade von der Umgebung zum Knoten hin feststellte, so bedeutet dies sicher eine tuberkulöse Gewebsveränderung. Warum sollte auch bei der allgemeinen Verbreitung der Tuberkulose derartiges sich nicht im Bilde der Er. als Kombination oder Komplikation vorfinden? Jede Organerkrankung läßt sich aus dem Zusammenwirken verschiedener Konstellationen innerer und äußerer Faktoren ableiten. So sagte BECK im Sinne von TENDELOO. Freilich ist die moderne kausal gerichtete Dermatologie wie vielfach auch schon die ältere, auf klinische Beobachtungen gestützte nicht gerne geneigt, solche ätiologisch verursachte Kombinationen im Bilde *einer* Hautkrankheit zuzugeben. Man übersieht eben die ungleich verschiedene, oft ganz asymmetrische Anlage der Organe und Gewebe, besonders auch Nerven und Gefäße, die nicht nur am selben Individuum, sondern oft an zwei benachbarten Stellen ätiologisch verschieden zusammengesetzte Veränderungen hervorbringen. Die ubiquitäre Verbreitung der Tuberkulose, besonders in kalten Landstrichen, bei verschiedenen Rassen, macht übrigens die Mannigfaltigkeit der durch die Kälte, das Klima als Gefäßreiz hervorgerufenen Veränderungen ohne weiteres erklärlich. Provokation von tuberkuliden Affektionen durch Kältereize beim Menschen wie im Tierexperiment, wurden wiederholt festgetsellt (K. HERXHEIMER und BRIEL). So kam es, daß sich jüngst erst wieder MACH und ZINSSER für die tuberkulöse Genese der Er. überhaupt eingesetzt haben.

Niemals ist jedoch in einem Territorium der Haut, das nur der Er. als solcher entspricht, eines der Postulate des Tbc.-Nachweises, etwa durch Überimpfung auf ein Tier, durch lokale (fokale) Tuberkulinreaktion oder durch histologische Anhaltspunkte in seiner typischen tuberkulösen Struktur festgestellt worden. In diesem Sinne betont auch PERUTZ für solche Fälle die negative Mororeaktion. Die Knoten vergleicht er mit DARIERs sarkoidem Typ III.

Auf die diagnostische Bedeutung der Konkommittenz anderer sicherer Tuberkulide, Lichen srophulosorum mit Knoten, bei Er. ist in zweifelhaften Fällen mehr als auf positiven Ausfall der PIRQUET-Reaktion Wert zu legen (ADAMSON, Kopenhagener Dermatologenkongreß, August 1930).

Eine typische Kombination der Livedo reticularis mit Erythema induratum Bazin im Sinne von ADAMSON wurde von FUHS in der Wiener Dermatologischen Gesellschaft vorgestellt. Ich verdanke das Bild der Klinik ARZT (Abb. 91).

Die Beurteilung der Zugehörigkeit der durch die Kälte hervorgerufenen pernioartigen Schwellungen zur reinen Kälteschädigung oder zu der Mischform mit Tuberkulose in Form des Lupus pernio bzw. zum Lupus erythematodes, dessen Verwandtschaft mit Lupus pernio ja so oft betont wurde, ist wohl nicht immer temporär schon klinisch einwandfrei sicherstellbar, pflegt sich dagegen oft durch den weiteren Verlauf klar zu manifestieren. Dies zeigen z. B. die Fälle von Lupus pernio von Bechet, Klauder u. v. a.

Was die Zugehörigkeit des *Lupus pernio* zu dieser Gruppe mit entfernter ätiologischer Beziehung zum Kältetrauma betrifft, so muß es vorläufig offen gelassen werden, ob solche bestehen. Dafür spricht die von Schaumann, Heuck, Darier u. a. vertretene Auffassung, es handle sich um ein benignes Lymphogranulom mit Annäherung an das Sarkoid, das ja in den nordischen Ländern

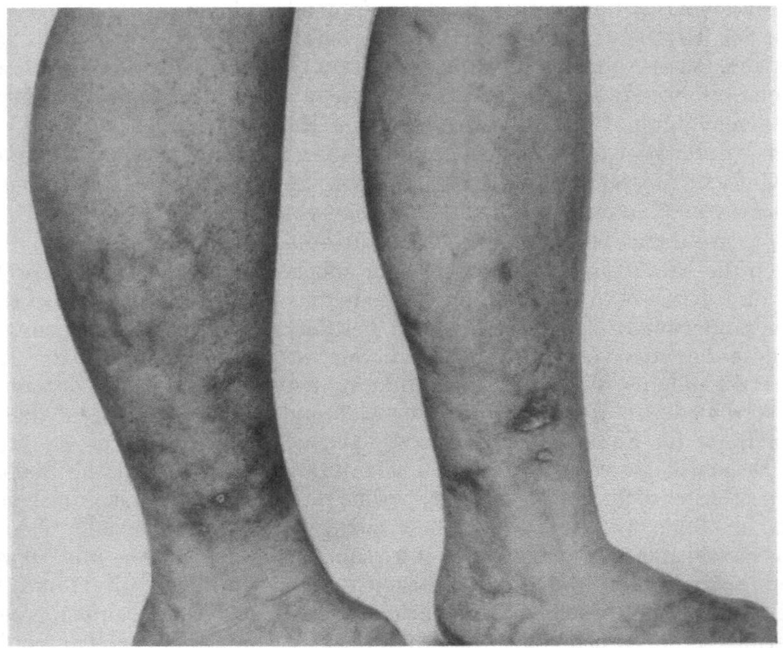

Abb. 91. Livedo reticularis, mit Erythema induratum kombiniert.
(Fuhs, Sammlung Klinik Arzt, Wien.)

häufiger vorkommt, demnach durch Zirkulationsverlangsamung im kalten Klima begünstigt wird. Doch fehlt es an sicheren Fällen mit Betonung des Kältetraumas. Auch entbehrt das Bild des Lupus pernio Besnier-Tenneson noch der Einheitlichkeit, wegen Fehlen von Knochenveränderungen (Fall von Heuck), die man ja gerade als Ernährungsstörung durch Kälte aufgefaßt hat.

Übrigens gibt es Erfrierungen, die durch einfachen Pernio den Lupus pernio vortäuschen, wie der Fall von L. Hercz (Budapest).

Hingegen werden doch einzelne Fälle von Lupus pernio direkt auf eine starke Erfrierung zurückgeführt. Dollargroßes, scharf umschriebenes, in die Subcutis reichendes Infiltrat an Nase und Ohrläppchen (Feit, Haxthausen).

**Einfluß der Kleidung.** Bezüglich der uns am meisten interessierenden ätiologischen Komponente der *Kältewirkung* wäre nachzutragen, daß Parkes Weber schon in seiner ersten Mitteilung „Diseases due to fashion in clothing" wie später viele Autoren die *unzweckmäßige Bekleidung* der Frauen in den meisten der Mode folgenden Ländern als Ursache des Auftretens und der zunehmenden

Häufigkeit der Er. annimmt. Überflüssig, alle die vielen Namen derer, die ihm beistimmten, hier zu nennen.

Als interessant wäre zu erwähnen, daß zuerst KARWOWSKI in wiederholten Publikationen, dann in England SAVILLE — wie sich zeigte, mit Unrecht, — sogar als offene Gegner dieser Auffassung auftraten.

Nach diesen Autoren führt gar nicht die lokale Erkältung der Haut als solche, sondern die Unterwärmung des ganzen Unterleibes zu einer schlechteren Ernährung des Ovariums, Verringerung der Inkretion und damit zur Ausbildung des Zustandes.

Das Tragen von *Hosen mit zirkulationshemmenden Gummibändern* bei Frauen wird für die ungleich häufigere Frequenz der Er. bei Frauen gegenüber Männern von verschiedenen Autoren, BEUTLER, MÖLLER, SPITZER, BENJAMIN, BECK (Pecs), verantwortlich gemacht.

Auch die *Reibung* dürfte im allgemeinen auf die Lokalisation der Er. von Einfluß sein, besonders am Oberschenkel und Gesäß, und für die follikularen Formen im besonderen (ZADIK).

Protrahierte Wirkung von mäßigen Kältegraden führt zu eigenartigen, oft schweren Hautveränderungen, die man sonst schlechtweg als Ernährungsstörungen angesehen hat, obwohl sie ohne Kältewirkung bei derselben Ernährung nicht zustandegekommen wären. In den exzessiv kalten und heißen Zonen der Erde sind diese Veränderungen viel seltener als in den gemäßigten Zonen. Naturvölker und abgehärtete Menschen leiden weniger darunter, die Eskimos Grönlands z. B. weit seltener als die Bewohner des dänischen Oststrandes.

Der Zusammenhang der Kälteschädigungen der Haut mit der Strenge des Winterverlaufes zeigt sich auch deutlich in den Statistiken der verschiedenen Kliniken, besonders dort, wo man diesen Affektionen spezielles Interesse zuwendet. Gegenüber sehr zahlreichen Fällen in den letzten 3 Jahren wurde im Winter 1929/30 an der Klinik PAUTRIER nur ein Fall von Erythrocyanosis beobachtet (ULLMO).

Unzweckmäßige Kleidung, d. h. solche, die nicht dem Klima angepaßt ist, besonders die durch die Mode beherrschte, spielt eine hervorragende Rolle. In den nordischen Ländern beugt man seit Jahren durch entsprechende Stoffe und Moden der übermäßigen Hautabkühlung vor (HAXTHAUSEN).

Seltenere Lokalisationen der Erythrocyanose am Ellbogen, die zu dem Namen *ellbow frost bits* geführt haben, sowie die an der Mamma mit dort schön ausgebildeten retikulären Formen kommen zur Beobachtung (HAXTHAUSEN). ABRAHAM WALZER Er. an der Unterlippe.

**Abnormale Konstitution.** Noch ein zweites und zwar konstitutionelles Moment, die *Verteilung des Fettgewebes*, wird für die Begründung der Lokalisation, z. B. an der Innenseite der Kniegegend bei Frauen, in Anspruch genommen. Wie bei dem schon erwähnten Doppelkinn bieten die Fettwülste und -ansammlungen bei beleibten Frauen und anämischen Kindern (HOCHSINGER) wegen Erhöhung der Erstarrungsfähigkeit günstige Orte für die Er. als Induratio congelativa submentalis.

Daß, wie ZADIK meint, besonders die Reibung der Kleider für Oberschenkel und Gesäß, und, wie KREIBICH meint, schon der Druck straff anliegender Büstenhalter an der Mamma provozierend für Er. wirken, ist wahrscheinlich (Er. symmetrica progressiva mammae), Abb. 92.

Aus der Nachbarschaft der *Zentren der Wärmeregulation* und der des vegetativen Nervensystems im *Zwischenhirn* kann man schließen, daß die auch sonst stigmatisierten Individuen am häufigsten von Frost geschädigt werden, wobei selbst geringe Temperaturschwankungen den Ausschlag geben (PERUTZ).

Die Streitfrage aber, ob die Kälte eine wesentliche, die einzige Ursache oder nur eine die vorhandene Hautdisposition, die Er. auslösende, verstärkende ist, wird kaum jemals für alle Zustände gelöst werden können.

Einigermaßen befremdlich mag es wohl scheinen, wie A. ULLMO so richtig bemerkt, wenn GIBSON, GUBBIN und ELDER auch starke Hitzewirkungen für das Zustandekommen des Krankheitsbildes der Er. verantwortlich machen. Schließlich ist es aber doch auch der prolongierte thermische Reiz auf die Gefäße, der hier zur Erschlaffung führt (näheres darüber beim Erythema ab igne),

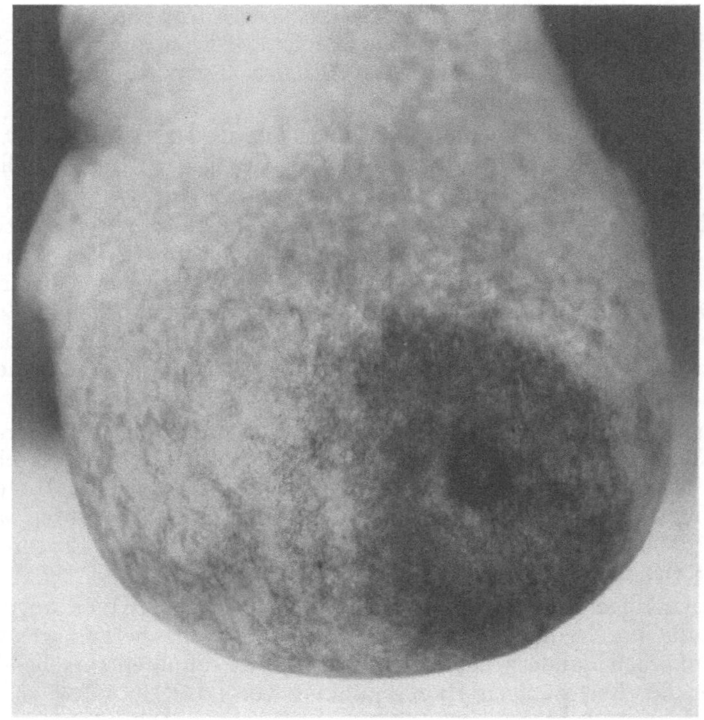

Abb. 92. Perniosis retiformis mammae. (HAXTHAUSEN.)

die sich bei nachfolgender Kältewirkung verstärkt und zum selben chronischen Bild führen kann (MARANON, LAYANI, COMBY).

*Familiäre Erythrocyanosis* führte in einem Fall zu elephantiastischer Verunstaltung der unteren Extremitäten (NAEGELI).

Auch nach tiefgreifenden Erfrierungen wurden elephantiastische Zustände beobachtet (DITTRICH und DUBREUILH). Letzterer fand als Endausgang auch Atrophie, besonders an den Fingerbeeren, Nägeln und Knochen.

Unilateralität der Erythrocyanose wurde wiederholt beobachtet (BIBERSTEIN, LEHNER, PARKES WEBER), auch Übergang von Erythrocyanose in Erythema multiforme (EDEL).

**Endokrine Defekte.** Größere Beachtung wurde neuerer Zeit in ätiologischer Hinsicht endokrinen Organen geschenkt. Was die *Dysfunktion des Ovariums* im weiteren Sinne des Wortes, die Beziehung der endokrinen Tätigkeit zu dem Zustand der Er. betrifft, so hat sich wohl ALEXANDER anfänglich gegen solche Beziehungen ausgesprochen, aber angesichts der erdrückenden Mehrheit vorliegender Tatsachen, wo durch das ex iuvantibus ovarieller Präparate, polyglandulärer Hormonpräparate, solcher Zusammenhang wahrscheinlich wird, kann man die Frage keineswegs als im negativen Sinne entschieden betrachten. Speziell der Erfolg der *Thyreoideatherapie* (BARBER, GROVE und P. WEBER, LEOPOLD LÉVI, SEDILLOT) bei Er. könnte wohl auch zur Annahme eines besonders engen ätiologischen Zusammenhanges zwischen *Schilddrüse* und Er. führen. LEOPOLD LÉVI trat geradezu für einen *hypothyreoidalen Status* als Ursache ein, den auch SEDILLOT, allerdings bloß für die Acrocyanose, annahm, während dieser für Er. eine Unterfunktion des Ovariums annahm, ebenso SABRAZÉS, der Er. auch nach chirurgischer Kastration auftreten sah. Diese französischen Beobachtungen finden Anfechtung durch den normalen Grundumsatz, den auch ULLMO wie schon ALEXANDER u. a. festgestellt haben. Doch gibt es ja Tatsachen genug, die eine innige Reziprozität beider Drüsen, Ovarium und Thyreoidea, annehmen lassen, so Besserung ovariellen Ausfalls durch Schilddrüsentherapie und umgekehrt. Aber schon die häufige Frequenz des Zustandes bei Frauen scheint doch dem Ovarium eine größere Bedeutung in der vielleicht oft polyglandular liegenden Insuffizienz zu geben. Auch *hypophysärer* Ausfall (KOPPE, PENDE, zit. von DELATER) wird zur Erklärung herangezogen. Gleichgewichtsstörungen im gesamten endokrinen System werden vielfach und neuestens von französischen Autoren (DELATER und HUGEL) ursächlich geltend gemacht. Jedenfalls muß der Gesamtkomplex aller Erscheinungen in jedem Falle von Er. genauer analysiert, ja entwirrt werden, was oft nur mittels des ex iuvantibus möglich ist. Ein exaktes Schema gibt es hier nicht. Bald wird diese, bald jene Therapie gelobt.

Ausgesprochene Atrophie der Thyreoidea (KAUFMANN-MAC INTOSH) und Erfolg nach pluriglandulärer Substitutionstherapie (NARDELLI) sprechen ebenfalls sehr für endokrine Beteiligung.

Viele Autoren werden die Ansicht WATRINs teilen, der den merkbaren Einfluß endokriner Behandlung aller Art auf das Zustandsbild trotz bestehender Beziehungen doch recht gering einschätzt.

Die Auffassung, daß endokrine Defekte, *mono-* oder *pluriglanduläre Insuffizienzen*, für das Zustandekommen verantwortlich sind, war jedenfalls Veranlassung, daß man allseits bemüht ist, pharmakologische Reaktionen mit hormonalen Substanzen, wie Adrenalin, Pituitrin, zur Auswertung der Gefäßreaktionen geltend zu machen. Doch können wir auf die vielen Kombinationen hier nicht näher eingehen (vgl. Capillarmikroskopie S. 328).

Die Auffassungen DIETRITCHs werden im allgemeinen auf Grund des größeren Materials der Kopenhagener Institute, Klinik wie Finseninstitut, bestätigt, wobei die Kälte ätiologisch als der Hauptfaktor, die endokrine Insuffienz aber doch nur als Erhöhung der Disposition angesehen wird.

Was die weitere Erforschung der so oft, namentlich von PERUTZ, betonten konstitutionellen Grundlagen, den *Habitus* der zu Erfrierungen Disponierten betrifft, so gibt neuerdings R. O. STEIN eine Übersicht über die verschiedenen Gruppen, zu denen er den Status vagotonicus (EPPINGER-HESS), besonders bei Männern, rechnet, charakterisiert durch die weibliche Haargrenze der Pubes, den Status hypoplasticus BARTL, den Status lymphaticus STOERK-HORAK, den der kongenitalen Minderwertigkeit des mittleren Keimblattes (PFAUNDLER), bei Frauen den der ovariellen Insuffizienz (ALVAREZ). PERUTZs Status ist gekennzeichnet durch Dermographismus, Acne, Comedonen, seborrhoische Ekzeme, abstehende Schulterblätter, mangelhafte Behaarung der Achselhöhlen, der Brust-, Bauch- und Genitalgegend, Hyperhidrosis, oft mit Plattfuß, andererseits Neigung zur Hypertrophie adenoiden Gewebes bei Aortenenge. Allerdings ist eine systematische Einteilung wegen der so häufig vorkommenden Kombinationen verschiedener Typen praktisch kaum möglich. Solche Mischformen und formes frustes in der Gruppe der Perniosis wurden auch von anderen Autoren oft beobachtet (Guin und Bienvenue, Pautrier-Ullmo).

Für die Praxis empfiehlt deshalb Barber wohl mit Recht, zunächst nur einen *fetten* und einen *mageren* Typ zu unterscheiden. Ersterer umfaßt nur Frauen von 15—25 Jahren, meist phlegmatische, geistig etwas beschränkte Individuen. Der magere, dünne Typ umfaßt beide Geschlechter schon vor der Pubertät.

**Zinnoberrote Flecke, blasige Abhebungen, Ulcerationen bei Erythrocyanosis.** Bezüglich der Erklärung der merkwürdigen, lange übersehenen und doch häufig vorkommenden *zinnoberroten Flecke* bis zu Schillinggröße mitten in der blauroten cyanotischen Zone wird deren Vorkommen ebenso wie deren Flüchtigkeit, Erythemen gleich, zuerst von Mendes da Costa und van Oort Lau, nun auch von Pautrier-Ullmo als Teilbild der Er. hervorgehoben. Letztere betrachten sie als vasomotorische Phänomene, durch Änderungen von Milieu, Kleidung, Klima und Temperatur plötzlich schwindend, während sie Alexander als periphlebitische, infarktähnliche Folgeerscheinungen gestörter Zirkulation ansieht. Nach Lewis entsteht die rote Färbung durch Gasaustausch zwischen Blut- und Gewebszellen.

Die Labilität, Reizbarkeit und Schwäche des Gefäßsystems solcher Individuen zeigt sich u. a. meinen eigenen häufigen Beobachtungen entsprechend im Zusammenvorkommen von Er. cruris bei Frauen mit anderen schweren Gefäßanomalien.

So sehe ich derzeit eine 30jährige Frau, bei der im 15. Lebensjahr durch Königstein bereits Erythrocyanose festgestellt war, mit Erscheinungen derselben auch heute noch behaftet. Es treten unter den Augen des Arztes unter dem Affekt der Beobachtung mitten zwischen den lividen Partien die geschilderten ziegelroten Flecke und leicht ödematösen Polster auf, ohne subjektive Erscheinungen, und vergehen auch wieder nach einigen Minuten. Daneben ein lebhaftes Erythema pudititiae im Halsausschnitt. Ein ziemlich hochgardiger atrophischer Zustand der unteren Extremitäten bis zu den Hüften, einer Acrodermatitis atrophicans sehr ähnlich.

Derartige Syndrome der vasomotorischen Schwäche mit Hautatrophie sind gewiß schon beschrieben worden. Wie Dittrich beobachtete ich diese ziegelroten Flecke bei Fällen von Er. bzw. Pernionen ebenso am Rande wie im Zentrum der Affektion verteilt, wodurch die Haut ein eigentümliches scheckiges Aussehen erhält. Dittrich beschreibt genauer auch die umschriebenen diffusen Schwellungen an Hand- und Fußrücken, mitunter als isolierte, kleinere, umschriebene Bezirke, selbst nur von Bohnengröße und kleiner, auf den Streckseiten der Phalangen, zum Teil an Haarfollikel gebunden, als pilärer Komplex, früher offenbar mitunter mit tiefer sitzendem Erythema multiforme, mitunter mit Tuberkuliden verwechselt. Diese „Polster" lassen sich aber gegen die Unterlage verschieben. Es besteht Neigung zur Nekrose und Ulceration mit Bildung von Frostgeschwüren. Der Geschwürsgrund ist anfangs spiegelglatt und feucht, später aus schwammigem, schlecht heilendem Granulationsgewebe bestehend oder graugelblich belegt oder mit eitrigen Krusten bedeckt (Sekundärinfektion). Tiefe Ulcerationen erinnern sogar an Lues. An den Knochen fand Dittrich dabei röntgenologisch niemals Veränderungen.

Eine besondere Note verlangen die nur von wenigen Autoren (Dittrich u. a.), zuerst von Mendez da Costa und seinen Mitarbeitern erwähnten „punktförmigen" Hämorrhagien, die auch andere Autoren, besonders Ullmo, beobachtet haben, allerdings oft auch stecknadelkopf- bis linsengroß und von einem weißen Hof umgeben. Auch wo keine Blutfarbe an den Follikeln sichtbar ist, sind diese oftmals ockerfarbig, wohl durch zurückgebliebenen Blutfarbstoff. Die Haare über solchen Follikeln sind meist abgebrochen.

Bettmann schildert bei Er. daneben überdies die charakteristischen runden *weißen Flecke*, welche durch Fingerdruck entstehen, bei dessen Nachlassen sich *irisblendenartig* wieder verkleinern, und vervollständigt damit wohl schon die klinische Beschreibung des bunten, eigenartigen krankhaften Zustandes der erythrocyanotischen Haut.

Als eigene, klinisch wie histologisch gut definierte Formen, aber als Folgen exzessiver Frostperioden, beschreibt auch ULLMO knötchenförmige Infiltrationen in *Pastillenform,* ebenso Blasen als leichte umschriebene Erhebungen von mehr frischroter, nicht livideroter Färbung, von Reiskorn- bis Erbsengröße, meist

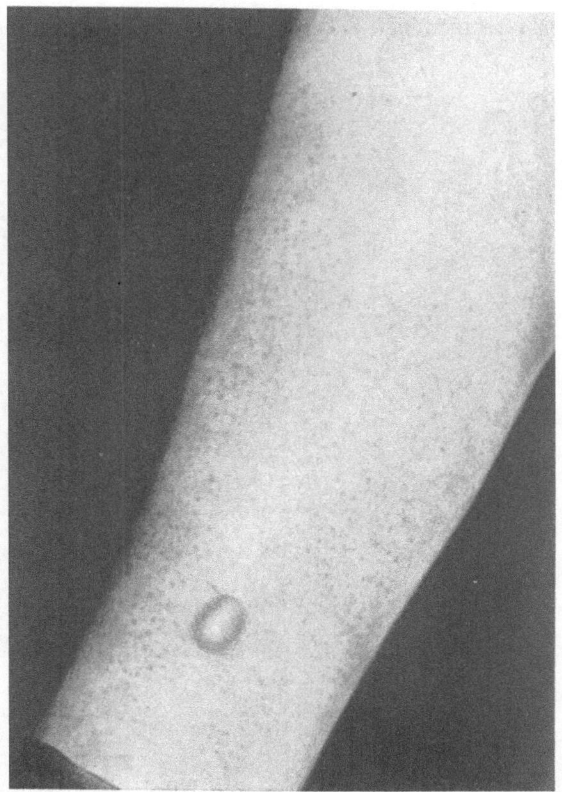

Abb. 93. Daumengliedgroße, prall gefüllte, durchscheinende Blase am Unterschenkel. An der oberen Decke Höckerchen, die den Follikeln entsprechen und steil über die übrige Haut herausragen. (Aus DITTRICH: Arch. f. Dermat. 157, 12.)

isoliert bleibend, mitunter in Gruppen. Beim leichten Darüberstreichen hat man den Eindruck, daß sich feine pastillenartige Einlagerungen in den Oberschichten der Hautdecke befinden, ist aber überrascht von der etwas erhöhten Temperatur. Es handelt sich um besondere Formen reaktiver Entzündung als Folge der teils als Blasen, teils als Infiltrationszustand beschriebenen Frostschäden.

Solche finden sich eben auch bei Er. in Form von Phlyktenen oder größeren Blasen (PAUTRIER und LEVY 1927). Oft fand man sie schon als eingetrocknete Krusten. Biopsien an den Vorder- und Hinterflächen der Beine bei ULLMO und DITTRICH bis zum Maximum von 10-Pfenniggröße und 2—3 mm Höhe. Sie vertrocknen und verschwinden, ohne Narben zu hinterlassen (Abb. 93).

Da auch solche oberflächliche blasige Abhebung nach DITTRICH (2. Mitteilung) zur typischen Perniosis gehört, die mit der Erythrocyanose der Franzosen von DITTRICH identifiziert wird, was PAUTRIER-ULLMO jedoch nicht tun, so zeigt

sich, daß ein Allzuviel der Analyse von Erscheinungen hier nur Verwirrung
stiften kann. Niemand kann wissen, ob eine Patientin mit allen Erscheinungen
der Er., die auch einzelne oberflächliche Blasen zeigt, nicht auch unter kurzer
Frosteinwirkung stand. Somit bedeuten für die Praxis solche schwerere Formen
der Er. zumindest den Übergang zur Erfrierung zweiten Grades im alten Sinne
und sprechen für erhöhte Hautdisposition hierzu.

Auch die „Polster" Dittrichs und die „Pastillen" Ullmos finden sich
schon im Bilde der Perniosis (Unna-Gans) und noch früher im Bilde der
Kongelationen.

Auch nach den verschiedenen Körperregionen wurde neuerdings der Perniosis

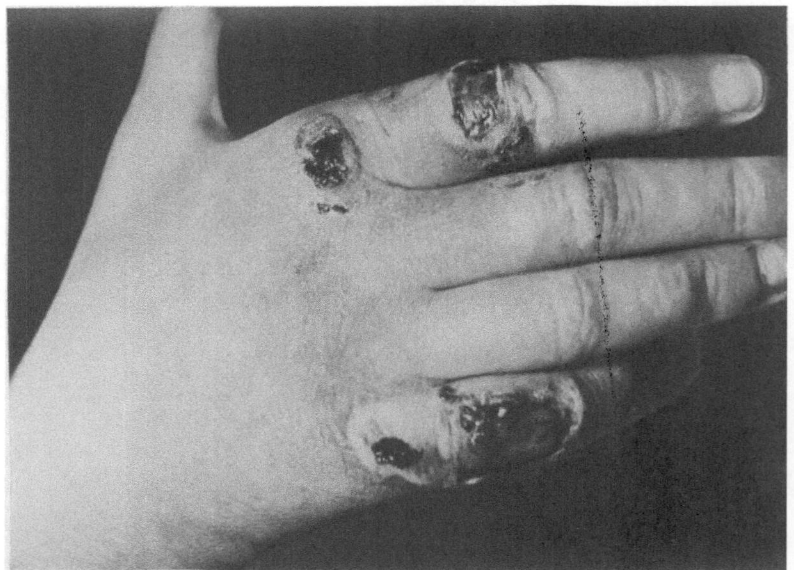

Abb. 94. Ulcerationen innerhalb polsterartiger Schwellungen an den Streckseiten der Fingerphalangen.
Zum Teil an die Haarfollikel gebunden, zum Teil außerhalb liegend.
(Aus Dittrich: Arch. f. Dermat. 157, 8.)

(bzw. Erythrocyanosis) große Beachtung geschenkt und daraus einzelne besonders charakteristische Formen herausgehoben (vgl. Dittrichs Perniosis
ulcerosa).

So findet man *typische Ulcerationen* an den Fingern, speziell bei Knaben und
jugendlichen Individuen unter 10 Jahren vorkommend. Solche mit Sitz am
Ohre bei Männern, follikuläre Herde am Gesäß, besonders fetter weiblicher
Individuen. So zeigen auch verschiedene Abschnitte der Haut, des Stammes
wie der Extremitäten, am selben Individuum verschiedene Formen der Perniosis,
darunter oft naeviforme Gefäßanomalien. Auch diese Veränderungen ohne die
manchettenförmige Infiltration, selbst prall gefüllte Blasen an den Extremitäten,
scharf umschrieben in dem sonst wenig veränderten Territorium, gehören nach
Dittrich zum Bilde der Er. (Abb. 94).

Solche typische Ulcerationen, früher wohl schlechtweg als Erfrierungen
zweiten Grades bezeichnet, meist frisch, mitunter auch narbig, teilweise schon
mit Lieblingssitz in der Knie- und Knöchelgegend, hervorgerufen durch die hier
besonders disponierte Beschaffenheit der Haut, spontan erscheinend oder durch
ein kleines Trauma (Infektion) provoziert, finden sich sowohl in der Klinik
der Perniosis wie der Erythrocyanosis.

Perniones bei Greisen (senile chilblain HUTCHINSONS), pernioartige Schwellungen mit chronischem Verlauf, wurden innerhalb erythematöser Haut mit Neigung zu

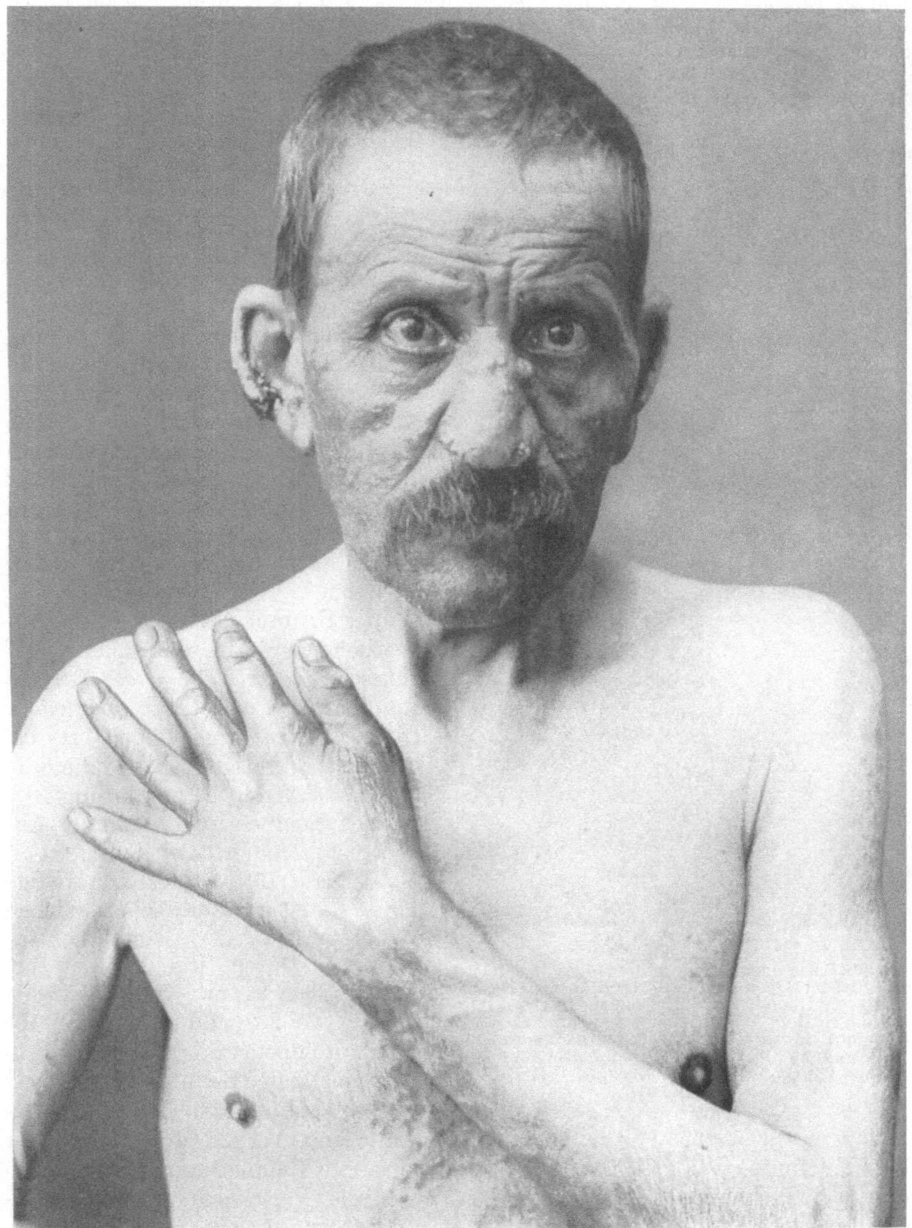

Abb. 95. Perniosis senilis chronica exulcerans (K. ULLMANN). Eigene Beobachtung.

kleinen Ulcerationen (CARL RASCH) als Ausdruck nachweisbarer Arteriosklerose gefunden (THIBIERGE, LEGRAIN) (vgl. Hauptreferat, S. 282 und Abb. 95).

*Wir tun deshalb gewiß recht, wenn wir der Vereinigung dieser beiden klinischen Zustandsbilder zu einem einzigen, dem der Perniosis, das Wort reden, zumal dadurch Verwechslungen mit ähnlichen Affektionen, wie Acrocyanose, Cyanose ausgewichen wird.*

Daß man wie PERUTZ neuerdings in dem Krankheitsbild der Erythrocyanose wie Perniosis verschiedene, überdies noch zeitlich einander folgende Stadien zu unterscheiden versucht, so rosarote bis dunkelrote Frosterytheme, die sich eisig kalt anfühlen (1. Stadium), umschriebene Follikelschwellungen, (2. Stadium) polsterartige, unscharf begrenzte, blaurote Knoten, die dem wirklichen Pernio ähnlich sind (3. Stadium), zerfallende Knoten, (4. Stadium) steht mit DITTRICHs und unseren eigenen Auffassungen wenigstens als Regel insofern nicht in Einklang, als doch häufiger verschiedene Bilder gleichzeitig am selben Individuum beobachtet werden. Es ist auch schwer, eine Grenze zu ziehen zwischen der ulzerierten Perniosis oder Erythrocyanosis und der Erfrierung zweiten Grades (Pernio ulcerosus). Es scheint hier ein Exzeß in der klinischen Zergliederung eines und desselben Prozesses vorzuliegen.

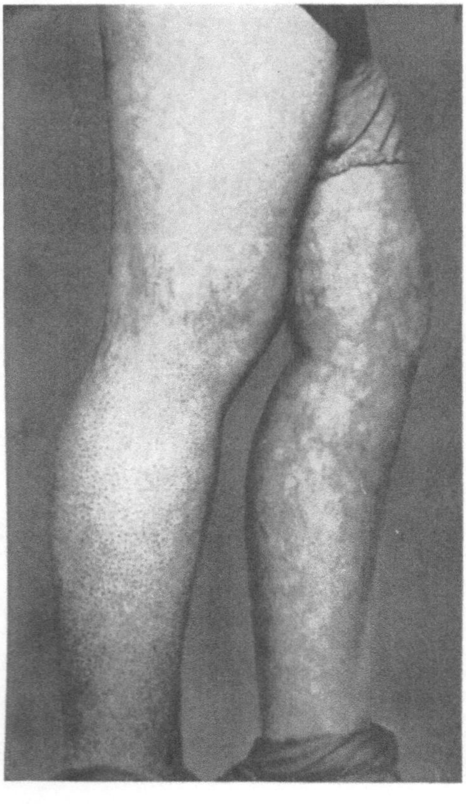

**Gefäßreaktionen bei Perniosis.** Bei Individuen mit Perniosis ist die Gefäßreaktion gegenüber normalen Menschen herabgesetzt. Die Ursache hierfür liegt in einem latenten stetigen krampfartigen Zustand der kleinen Arterien. HAXTHAUSEN hat dies durch thermoelektrische Hautmessungen an perniotischen Hautstellen erwiesen.

Der Krampfzustand zeigt sich am deutlichsten darin, daß solche perniotische Stellen *während der Narkose* aus blauroten in hellrote übergehen. Die Temperaturmessungen HAXTHAUSENs bestätigten diese Zunahme infolge stärkerer Durchblutung.

Der Temperaturreiz durch Abkühlung von normaler Zimmertemperatur auf 10⁰, schon durch wenige Minuten, ist imstande, einen solchen Krampfzustand der Arterien hervorzurufen. Durch die Temperaturdifferenz zwischen einem warmen Raum von 26⁰ und einem von 16⁰ Normaltemperatur entstehen ähnliche Zustände (BACHMANN und STEWART), was ebenso HAXTHAUSENs

Abb. 96. Cutis marmorata-ähnliche Livedo calorica auf Unter- und Oberschenkel, mit follikulären Hyperkeratosen vergesellschaftet. Neben und in ausgedehnten rötlich lividen Regionen zahlreiche follikuläre Infiltrate, letztere zum Teil zu girlanden- und halbmondförmigen Figuren vereinigt. (Aus DITTRICH: Arch. f. Dermat. 157, 11.)

Messungen nachgewiesen haben. Das verschiedene Verhalten verschiedener Gefäßabschnitte bei gleichzeitiger Erweiterung der Capillaren verursacht das gemeinsame Symptom aller dieser Zustände, die Verlangsamung der Blutströmung im weiten Capillarbett und damit die Cyanose. Die Tatsache erklärt sich durch Beeinflussung der Gefäßinnervation, welche über das Zwischenglied des Sympathicus durch wirksame Ovarialpräparate zustandekommt (LIEBNER, SAINZ DE AJA). Vgl. darüber bei Capillarmikroskopie S. 328.

Durch thermoelektrische Messungen stellte HAXTHAUSEN fest, daß mitten im Erythema pernio die Haut über den varikös erweiterten Venen (V. saphena parva) um 2 Grad höher ist als in der veränderten Umgebung. Hierdurch ist der Einfluß des Kreislaufs auf Perniobildung in exakter Weise bewiesen.

Dieselbe Tatsache geht aus der Symmetrie, z. B. von Geschwürsbildungen innerhalb von Perniosis der Beine, hervor (BRINITZER). BORCHARDT findet, daß die
lokale Wärmeregulierung der Haut gegenüber der allgemeinen Wärmeregulation
beim Menschen viel empfindlicher ist als beim Tier.

**Blutveränderungen.** Bei dem relativ häufigeren lymphatisch-adenoiden
Habitus war der Blutbefund weder durch Anisocytose noch Poikilocytose im
Sinne einer Chloranämie fixierbar, dagegen war oft Verlängerung der Koagu-
lationszeit zu beobachten, was HALLAM für sein Material neuestens bestreitet
(Kopenhagen). Bezüglich der cellulären Beschaffenheit des Blutes war keine
Regelmäßigkeit festzustellen (ULLMO).

Im allgemeinen zeigt sich, daß die insbesondere französische Auffassung der
endokrinen Natur der Erythrocyanosis nicht mehr für ausschlaggebend gehalten
wird. Auch RENÉ MACH meint in diesem Sinne, die neuro-endokrine Natur
allein mache nicht den Zustand. Und die deutsche und nordische Auffassung,
es sei eine Kombination exogener mit konstitutionellen Bedingungen bei der
Er. verankert, beginnt sich allgemein durchzusetzen.

**Kombinationen und Übergänge der Erythrocyanosis zur Cutis marmorata,
Livedo racemosa, Acrocyanose (Acroasphyxie).** Das Zusammenvorkommen
von Cutis marmorata und Livedo racemosa annularis mit Er. wird neuerdings
von vielen Autoren bemerkt und kennzeichnet nur die herabgesetzte Zirkulation,
defekte Elastizität der Gefäße solcher Individuen. Lokalisiert sind auch sie
wie die Erythrocyanose an den Extremitäten, selten am Stamm (Abb. 96).

Als Grundphänomen muß hier das physiologische der *Cutis marmorata* gelten.
Historisch ist diese Bezeichnung wohl die älteste. Sichtbare physiologische
Gefäßkaliberschwankungen gehen von hier aus in pathologische über. Die
Abgrenzung zu den vielen Zuständen gelingt nicht immer klinisch, auch nicht
pathogenetisch und auch nicht mit Hilfe pharmakologischer Gefäßbeeinflussung.
Die histologischen Veränderungen, vielfach studiert, brachten keineswegs
Klarheit über die wahren Ursachen. Bald sind es Intimawucherungen an den
kleinen Arterien des tieferen Gefäßnetzes (EHRMANN), bald entzündliche Infiltrate
der subpapillaren Schicht, Endophlebitis und perivenöse Infiltrate bis zur
Obliteration (C. SCHMIDT), bald Endoperiphlebitis und Infiltrationen nach Art
eines beginnenden Erythema induratum (FISCHL), bald solche in den tiefen
subcutanen Gefäßen (E. HOFFMANN), immerhin zumeist entzündliche Veränderungen und Wucherungen, welche die Cutis marmorata bedingen, so daß man,
wie LEHNER und KENEDY meinen, eigentlich von einer *Inflammatio cutis racemosa*
sprechen sollte. Diese Veränderungen kommen bei leicht tuberkulösen, zur
Entzündung disponierten Individuen ohne Tuberkelbacillenbefund vor, besonders
aber bei luetischen, wo sie zuerst von EHRMANN beschrieben wurden, aber, wie
BETTMANN annimmt, doch nur bei solchen Personen, die auch vor diesen diathe-
tischen Erkrankungen mit einer Hautdisposition zur Cutis marmorata und
Acrocyanose behaftet waren. Es ist deshalb auch fraglich, ob diesen histologischen Befunden die ihnen bisher zugemessene Bedeutung auch wirklich zukommt
und ob sich z. B. nach dem Vorschlag HESS' und KERLS eine schematische,
ätiologisch getrennte Einteilung der *Livedoformen* nach exogenen Noxen oder
nach dispositionellen Momenten, Arteriosklerose, konstitutionellen Anomalien,
in Praxi durchführen läßt.

Bei der Kompliziertheit der stetig wechselnden Verhältnisse im End-
system der Gefäßbahn muß in Hinkunft wohl mit T. LEWIS und BETTMANN
auf gewisse strukturelle und regionär wechselnde Anordnungen als Ursache
der Fleckungen im Sinne von UNNAS Flächen- und RENAUTS bindegewebigen
Gefäßkegelelementen, also Erbanlagen, zurückgegriffen werden. Diese erklären

wenigstens einigermaßen die anatomische Verschiedenheit der capillarmikroskopischen Bilder, der fixen, auch ihrer Zustandsänderungen, wie sie besonders

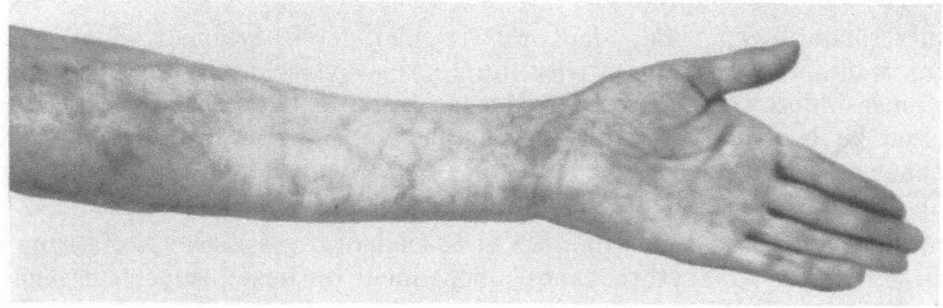

Abb. 97. Livedozeichnung an der Volarseite der linken Hand und des linken Vorderarmes.
(H. HABER: Arch. f. Dermat. **163**, 2.)

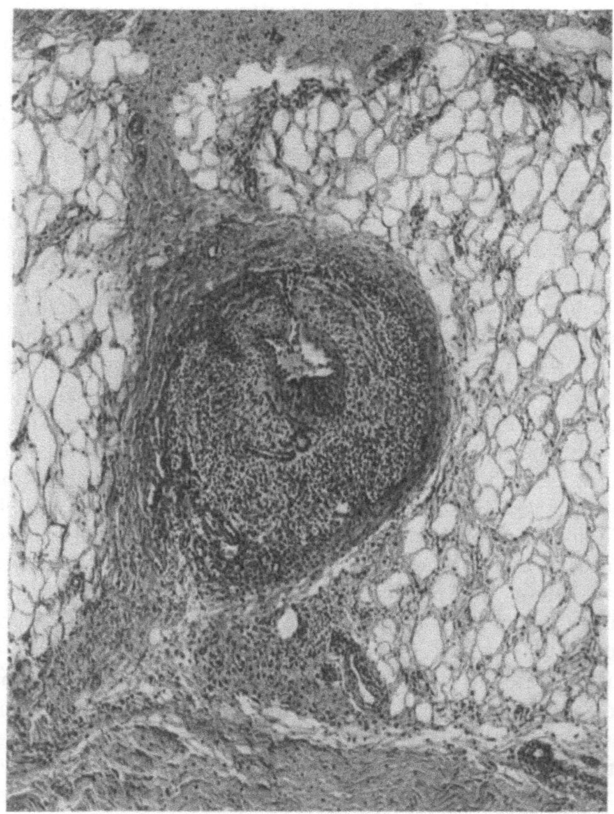

Abb. 98. Endarteritis an der Grenze zwischen Cutis und Subcutis.
(Nach H. HABER, Arch. f. Dermat. **163**, 2.)

durch physikalische Reize, Wärme und Kälte, hervorgerufen werden. Außerdem
bewirken auch die vergleichend anatomisch längst nachgewiesenen, direkten
kürzeren arteriovenösen Verbindungen neben den Capillaren den zirkulatori-
schen Ausgleich zwischen zu- und abführenden Gefäßen in der Haut (Abb. 97).

Wir bringen an dieser Stelle typische capillaroskopische Bilder, von verschiedenen Autoren erhoben, soweit sie uns für die Erkennung und das Wesen der betreffenden Hautveränderungen charakteristisch erscheinen, für Cutis marmorata zum Unterschied von Livedo naeviformis (Abb. 99, 100), Livedo perstans verschiedener Hautregionen (Abb. 101, 102, 103, 104, 105, 106), besonders auch der Mamma (Abb. 107, 108, 109). Zu dieser siehe auch klinische Abb. 92.

Somit stellen auch die capillarmikroskopischen Befunde nur Phasen der Gefäßfunktion, modifiziert von dem Kaliber und der sonstigen Beschaffenheit, Elastizität usw., der kleinen Gefäße dar und können nur als Ausdruck der *jeweiligen Arbeitslage der Gefäße* (BETTMANN), wie sie z. B. bei den verschiedenen Typen der Livedo in gleicher Weise vorhanden ist, betrachtet werden; differentialdiagnostisch sind sie vorläufig wohl noch kaum zu verwerten, dagegen im gegebenen Fall prognostisch. In Hinkunft aber dürften gerade capillarmikroskopische Befunde nicht nur für die Livedoformen und Teleangiektasien, sondern auch für andere durch thermische Reize hervorgerufene oder in hohem Grade beeinflußte Zustände, wie M. RAYNAUD, Sclerodermieformen und andere Typen, wertvolle Unterscheidungsmerkmale bilden.

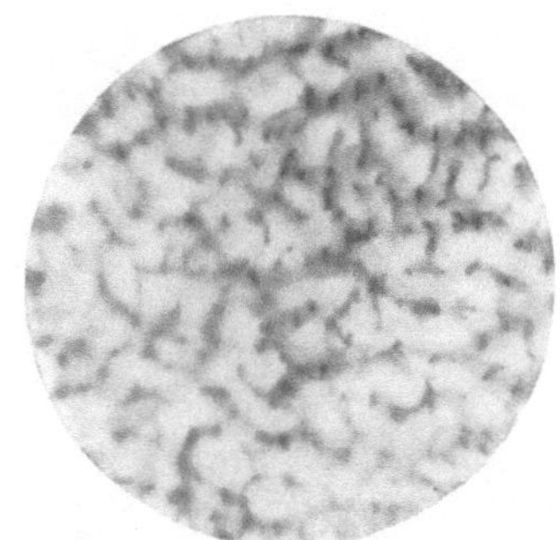

Abb. 99. Leichte Cutis marmorata. Gegend oberhalb des Knies.
(Nach BETTMANN: Arch. f. Dermat. 157, 114.)

*Sclerodactylie.* THOMAS LEWIS und EUGENE M. LANDIS führen auf Grund ihrer Beobachtung von 3 Fällen auch die Sclerodactylie auf Kälteeinwirkung zurück. Die Gefäßalteration ist identisch mit der bei RAYNAUDscher Erkrankung. Die Gefäßstruktur ist auch capillarmikroskopisch nachweisbar verändert und bedingt so die schweren Zirkulationsstörungen.

Daß übrigens die Livedo racemosa (EHRMANN) wirklich eine Hitze- oder Kälteschädigung der Hautgefäße allein sein kann, wenngleich auch andere

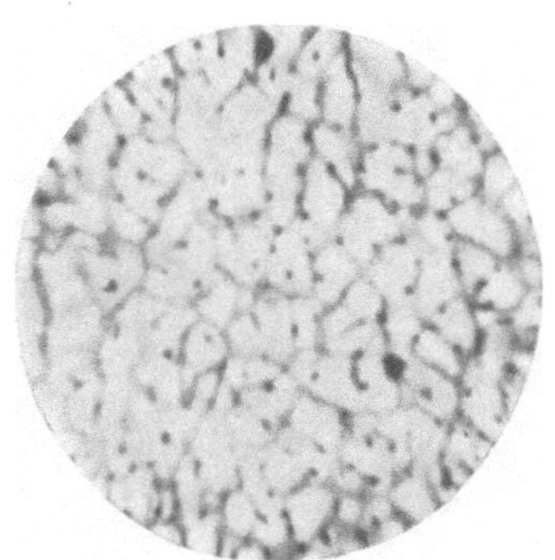

Abb. 100. Livedo naeviformis. Beugeseite des Vorderarmes.
(Nach BETTMANN: Arch. f. Dermat. 157, 114.)

als thermische Reize das Krankheitsbild hervorrufen oder fördern können, zeigen insbesondere neueste Beobachtungen, so eine von FELDMANN (Moskau), eine andere von H. HABER (Klinik KREIBICH). Bei letzterem Fall war die Livedo racemosa durch ein *einmaliges* intensives Kältetrauma (Beschäftigung mit kaltem Wasser) hervorgerufen, wobei die anderen, konstitutionellen und konditionellen ätiologischen Faktoren, Lues, Tuberkulose, Endokarditis, Alkohol, Tabak sicher nicht vorhanden waren, d. i. ausgeschlossen werden konnten. Desto größeres Interesse erweckt speziell bei HABERs Fall das klinische wie histologische Bild. Wir bringen deshalb beide als überaus kennzeichnend hier zum Abdruck (Abb. 97 u. 98).

Nach DÜRCK entsprechen diese endothelialen Neubildungen Granulomen mit epitheloiden und Riesenzellen. Solche kommen auch bei der Frostgangrän vor.

Die Bürgersche Thromboangiitis obliterans ist also identisch mit der alten Winiwarterschen Endarteriitis obliterans, in letzter Zeit von Gruber (Innsbruck) anatomisch bestätigt.

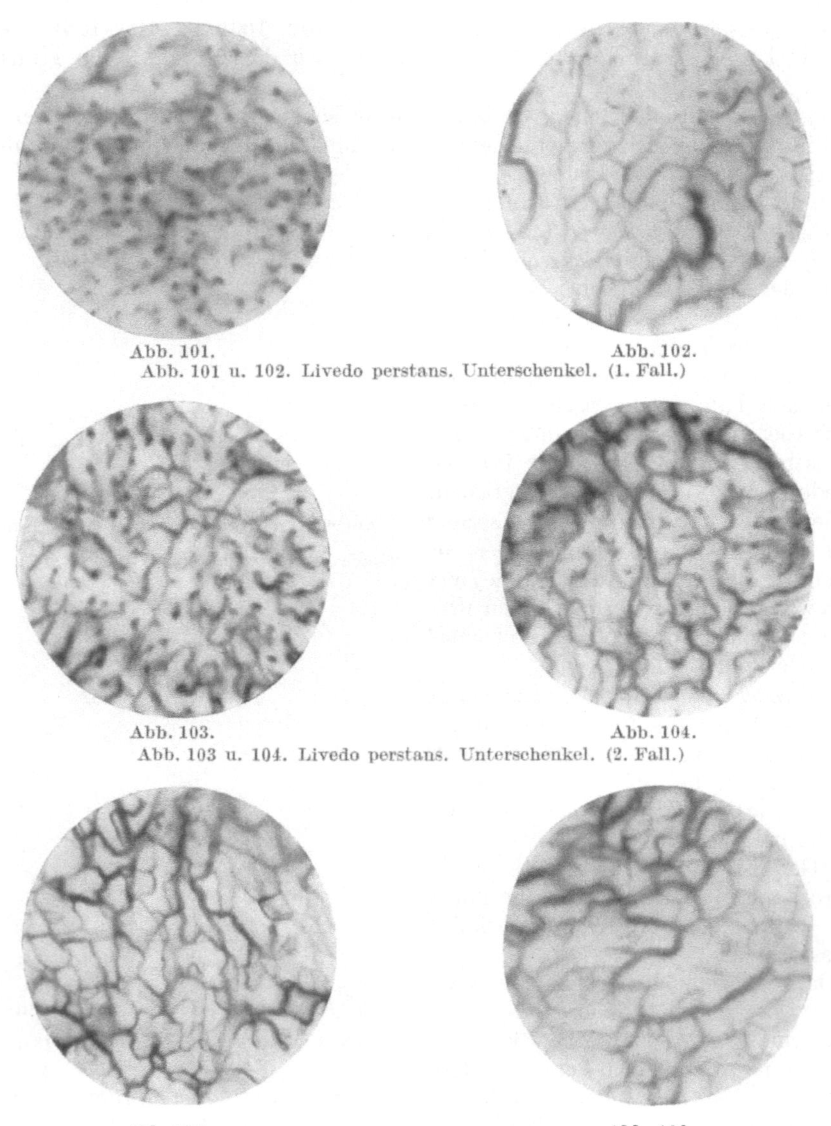

Abb. 101.                                        Abb. 102.
Abb. 101 u. 102. Livedo perstans. Unterschenkel. (1. Fall.)

Abb. 103.                                        Abb. 104.
Abb. 103 u. 104. Livedo perstans. Unterschenkel. (2. Fall.)

Abb. 105.                                        Abb. 106.
Abb. 105 und 106. Livedo perstans. 25jährige Frau. Oberschenkel nahe dem Knie. Zeigt als Idealbild ein doppeltes Netzwerk mit eng aneinander geruckten Lagen. Die obere Lage enthalt feinere Maschen als die untere. Beide überkreuzen einander. Das Bild bleibt stabil. Die Endcapillaren fehlen. An anderen Körperstellen zeigen sich analoge, nur vergröberte Maschen.
Diese 6 Bilder zeigen die relativ große Schwankungsbreite, den Füllungsgrad der Gefäße im capillaroskopischen Bild in verschiedenen Regionen verschiedener Individuen.
(Nach Bettmann: Arch. f. Dermat. 157, 116.)

Es zeigen sich also für bestimmte *Livedotypen* auch charakteristische capillarmikroskopische Bilder, die dann auch zur Diagnosestellung aufklärend wirken und einen besseren Einblick in die Mechanik der Gefäßveränderungen der Haut gestatten (s. S. 384, 385 u. 387).

**Acrocyanose.** Die *Acrocyanose* ist von der Erythrocyanose leicht zu unterscheiden. Sie ist fast immer symmetrisch an allen Extremitäten vorhanden. Oft geht sie mit Hyperhidrosis (JULES COMBY) einher, beginnt jedoch schon vor der Periode der Reifeentwicklung bei Knaben und Mädchen, häufiger bei letzteren. Sie bedeutet eine oft „reizbare Schwäche" des gesamten Zirkulationsapparates. Niemals kommt es bei ihr wie bei der Erythrocyanose und Perniosis zu Schwellungen umschriebener Natur, niemals insbesondere auch zu Zuständen von Keratosis pilaris (DITTRICH). Vielfach werden gerade diese verschiedenen

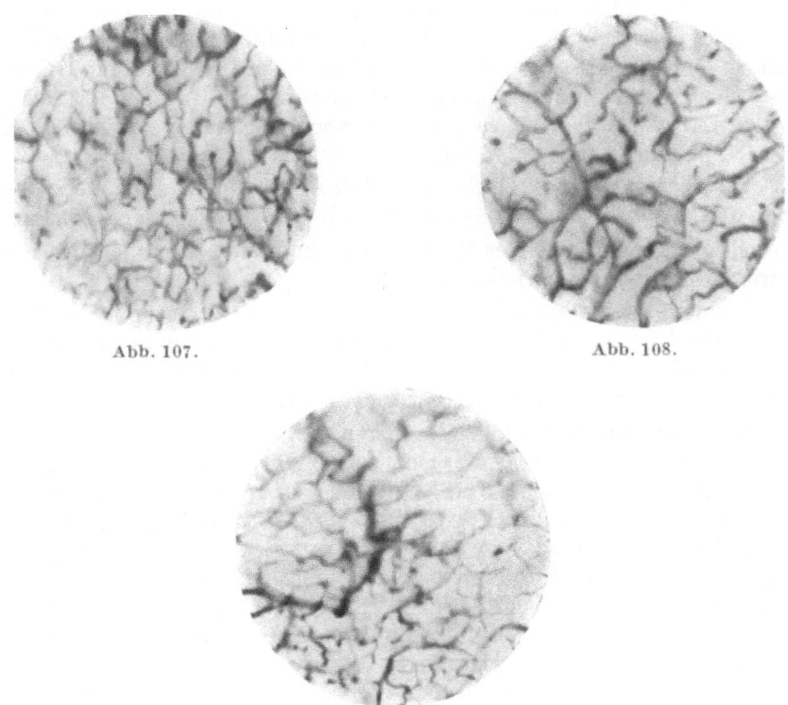

Abb. 107.

Abb. 108.

Abb. 109.

Abb. 107, 108 u. 109. Livedo perstans reticularis der Mamma. Aus den Partialstucken der hier photographisch fixierten Capillaranteile konnen wir bei einer gewissen Konstanz der Bilder zu verschiedenen Zeiten immerhin auf bleibende, durch Anlage vorhandene Defekte schließen, zum Unterschied von nur funktionellen Schwankungen. (Nach BETTMANN, Arch. f. Dermat. 157, 120.)

Zustände vom Praktiker wie auch vom Gynäkologen[1] verwechselt, der ja auch die Cutis marmorata mit Erythrocyanose identifiziert.

Acrocyanose ist ein Zustand, der zuerst von BROCQ 1896 unter diesem Namen beschrieben wurde (HAXTHAUSEN). Der Zustand ist zumeist auf die Extremitäten, mit Ausnahme der Hand- und Fußflächen, beschränkt. Die verringerte Zirkulation ist mit einem Kältegefühl verbunden. Drückt man auf eine solche dunkelblaue acrocyanotische Hautpartie, so entstehen weiße Flecke, die sich langsam wieder wie die Irisblenden nach dem Zentrum dunkel verfärben, wenn der Fingerdruck nachläßt. Der Zustand beginnt gewöhnlich erst in oder kurz vor der Pubertätsperiode und dauert verschieden lang im Leben an. Es scheint auch hier eine familiäre Beteiligung vorzukommen. MARTINET hat den Zustand sogar in drei Generationen verfolgt.

---

[1] LUDWIG ADLER, Arch. Gynäk. **95.**

CASSIRER hat die Acrocyanose als eine Schwäche der Innervation des Zentralnervensystems betrachtet, zum Teil auch als ein charakteristisches Symptom oder Syndrom, z. B. mit M. PARKINSONI. Auch nach Hirnhämorrhagien wurde es beobachtet. Als „Cyanoses de declivité" wurde es, im Verein mit *katatonischen* Zuständen, ebenfalls als Zeichen des herabgekommenen Organismus beschrieben (LAYANI).

RAJKA hat mit TÖRÖK festgestellt, daß die vasokonstriktorische wie die vasodilatatorische Erregbarkeit der Haut die Phasen der Dreifachreaktion bei Acrocyanose und Erythrocyanose gegenüber dem Normalen verstärkt.

Trotz der Ähnlichkeit der Acrocyanose mit der Erythrocyanose gibt es also doch wichtige Unterschiede. Der Acrocyanose fehlen stets die netzförmigen Zeichnungen der Livedo annularis, vor allem aber die Entzündlichkeit mit den charakteristischen histologischen Veränderungen. Dagegen ist der periphere Sitz und die stärkere Ausprägung, auch vorübergehend durch Kältereize, beiden Affektionen gemeinsam.

Noch nicht bestätigt sind verschiedene Veränderungen in der Blutbeschaffenheit. Bei Acrocyanose ist die Koagulationszeit oft etwas verlängert (LAYANI).

Als wichtiges konstitutionelles Moment fand man auch Kleinheit des Herzens und Verringerung der Blutdrucks (LAYANI).

Veränderungen im Endothel, besonders Verdickung, ferner dichte Infiltration in und um die Adventitia, Verdickung, geradezu Hypertrophie der Haarbalgmuskeln, hauptsächlich in den subcutanen Venen, weniger in den Arteriolen bei Erythrocyanose fehlen dagegen bei der Acrocyanose (DITTRICH).

Was die so oft symmetrische, mitunter aber auch asymmetrische, naevusartige Lokalisation der Acroasphyxien, speziell der Acrocyanose, innerhalb bestimmter Hautgebiete betrifft, so spielen hier zweifellos *Erbanlagen* eine wichtige Rolle, wie dies H. W. SIEMENS in 3 Fällen an eineiigen Zwillingen an Händen und beiden Füßen nachgewiesen hat. Bei zwei Brüdern übereinstimmend kühle, leicht bläulichrote Hände, bei zwei 9jährigen Mädchen livide Rötung und Schwellung an Händen und Füßen, bei zwei 15jährigen Mädchen ausgesprochene Acrocyanose der Hände und Füße mit schön entwickelten Zinnoberflecken.

Unter Berücksichtigung capillarmikroskopischer Untersuchungen der Atonie intracutaner Venen bei gleichzeitigem Spasmus der subcutanen Venen und der von TÖRÖK und RAJKA gefundenen gesteigerten Adrenalinempfindlichkeit konnte FRIEDRICH PINELES *acrocyanotische* Hautstörungen bei Zuständen von Myxödem und Hyperthyreoidismus regelmäßig feststellen. Keimdrüsen- und Hypophysenpräparate wurden von ihm therapeutisch oft mit Nutzen angewendet.

Auch FUHS konnte zwei Fälle von Acrocyanose demonstrieren, von denen die asphyktische Form an den Fingern einer 21jährigen Patientin nach mehrmaliger Erfrierung auftrat, während die naeviforme Acrocyanose an Unter- und Oberschenkel saß. Die warzig hyperkeratotische Beschaffenheit wie der histologische Befund waren typisch. Kälteschaden ist hier wohl unwahrscheinlich. Es zeigen somit alle diese Fälle, daß Erfrierung und thermische Schädigung für das Zustandekommen der Acrocyanose wohl eine auslösende oder unterstützende Rolle spielen kann, aber nicht muß, und daß somit auch schon die Gefäßanlage zu solchen Bildungen führt.

Im Terrain der Acrocyanose finden sich, wenn auch selten, kleine papulöse Erhabenheiten, im Zentrum blaurot, in der Peripherie zinnoberrot haloniert (BESNIER, HUTCHINSON, neuerdings DUBOIS-SABRAZES), oder es finden sich solche in einem Areale, das dem Erythema multiforme ähnlich sieht (OPPENHEIM). Vielleicht aber betraf dies zum Teil doch Fälle von Erythrocyanose.

Wie bei allen Affektionen werden auch Tuberkulose und Syphilis als prädisponierende Momente für die Ausbildung von Acrocyanose angeführt (LAYANI).

Durch eigene Versuchsanordnung hat BETTMANN auch durch systematische capillarmikroskopische Bildfixation das Zustandekommen der Acrocyanose im Sinne von TÖRÖK und RAJKA durch erhöhte Reizbarkeit der Vasokonstriktoren wie auch Vasodilatatoren bestätigen können. Das verschiedene Verhalten des arteriellen und venösen Gefäßabschnittes bei gleichzeitiger Erweiterung der Capillaren hat hier Verlangsamung der Blutströmung im weiten Capillarbett und dadurch Cyanose zur Folge. Auch BETTMANNs Bilder zeigen, daß die beobachteten Stauungen im Gefäßendabschnitt einen Mangel der Kontraktionsfähigkeit der Gefäße beweisen, also maximale Wehrlosigkeit, Reaktionsverminderung gegenüber einem mechanischen Trauma, z. B. Bohrung mit einer Nadel, auch gegenüber gefäßkontrahierenden (Adrenalin) oder erweiternden (Pituitrin) Hormonen (Abb. 110 u. 111).

Nach neuesten schulärzlichen Untersuchungen (A. KREINDLER und H. ELIAS) in der Bukarester Universitätskinderklinik kommt die Acrocyanose etwa doppelt so häufig bei

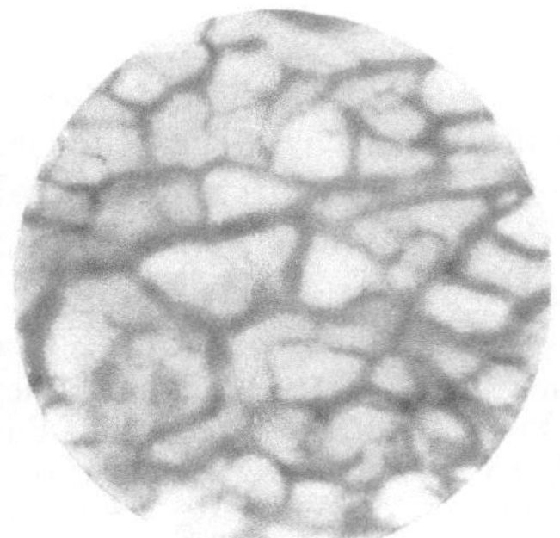

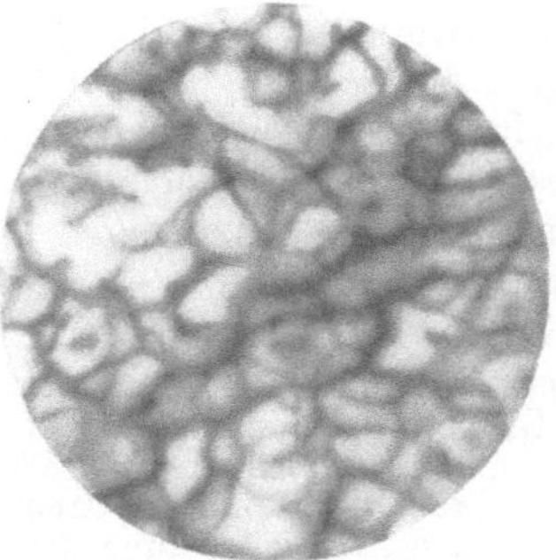

Abb. 110. Hochgradige Acrocyanose. Vorderarm. (Nach BETTMANN: Arch. f. Dermat. 157, 121.)

Abb. 111. Derselbe Fall, Unterschenkel. (Nach BETTMANN: Arch. f. Dermat. 157, 121.)

Mädchen als bei Knaben, weit häufiger an den Händen als an den Füßen vor. Relativ späte sexuelle Entwicklung deutet auf endokrinen Defekt. Stärkere Vasokonstriktion auf Adrenalin, Erhöhung des Tonus des Parasympathicus bei Übererregbarkeit des letzteren und des Sympathicus konnten sowohl oszillometrisch wie plethysmographisch festgestellt werden.

*Somit haben wir durch diese in den letzten 3 Jahren gemachten Feststellungen über Natur, Zustandekommen und Bezeichnung dieser verschiedenen Gefäßveränderungen wohl gezeigt, daß die Auffassungen und die Abgrenzung vielfach noch schwankend sind. Wir halten es deshalb mit BETTMANN für zweckmäßig, jeweils von Livedines durch Kälte und Hitze auf endokriner oder sonstiger konstitutioneller Basis zu sprechen, wenigstens dort, wo es sich nicht um ausgesprochene Fälle von Acrocyanosis und Erythrocyanosis bzw. Perniosis handelt. Die Cutis racemosa aber, ebenso wie die Cutis marmorata sind und bleiben, wie sie es immer waren, meines Erachtens nur physiologische, mitunter stärker ausgebildete, oft nur flüchtige Hautzustände, die meist gar nicht als Krankheiten sui generis zu bezeichnen sind.*

**Acroasphyxien.** Im weiteren Kreis von Zirkulationsanomalien finden sich also die Fälle von *Acroasphyxie*, in einem diesem eingeschriebenen engeren Kreise die Er. der Extremitäten.

Die Beziehungen der Er., Acrocyanosis und Cutis marmorata untereinander und zu den gemeinsamen endokrinen Ursachen, besonders von TÖRÖK und RAJKA auch experimentell festgelegt, zeigen vor allem Unterschiede zwischen der Reizbarkeit der Vasokonstriktoren und der Vasodilatatoren. Schon leichte Kälteeinwirkungen verursachen Kontraktionen der zuleitenden Arteriolen, wahrscheinlich auch der wegleitenden Venen, besonders bei Acrocyanose. Die Capillaren sind durch dauernde Reizung der Vasodilatatoren erweitert (TH. LEWIS).

Layani, der die Acrocyanose in letzter Zeit wieder genauer studiert hat, fand sie durch paradoxe Reaktionen der Gefäße, Dilatation statt Konstriktion, öfter durch pluriglanduläre, auch uniglanduläre Störungen der Schilddrüse, des Ovariums und der Hypophyse verursacht. Mittels Histamin fand er Atonie des Capillarsystems. Die Er. reagiert ähnlich wie die Acrocyanose, zeigt auch Cellulitis. Das capillaroskopische Photogramm einer Acrocyanose der Lippen wurde von Bettmann fixiert, ähnlich wie bei Erythrocyanosis, zu der jedoch eine stärkere Cellulitis kommt.

Bei streng lokalisierter Kältewirkung auf acroparetischer Haut, Cutis marmorata, zeigt sich der cyanotische Teil überempfindlich (Kreibich). Vgl. Gefäßreaktionen, S. 297.

Zu den auf S. 281 des Hauptreferates angeführten Daten über die auslösende, provozierende, gewiß aber nicht allgemein wirksame Komponente der Kälte bei Erythromelalgie bei acroparetischen, früher als vasomotorisch bezeichneten Zuständen (Cassirer) wäre nachzutragen, daß Thomas Lewis auch bei 9 Fällen von Raynauds disease speziell Kältereiz als den wirksamsten Faktor zur Auslösung der Gefäßkontraktion im cutanen Arteriolengebiet feststellen konnte. Schon geringe Temperaturerniedrigung hatte lang dauernde Gefäßkrämpfe zur Folge, also Überempfindlichkeit der arteriellen Gefäßwand, exakt festgestellt. Früher half man sich mit dem Worte vasomotorische Neurose. Doch ist hier der Axonreflex sicherer als der über das Cerebralnervensystem. Nachzutragen ist, daß auch Formen von *Sclerodactylie,* der bekannten Lokalisation der Sclerodermie an den Fingern, Befunde von Thibierge und Byron-Bramwell, durch Kälte zuerst in Erscheinung traten.

Neuestens wurde auf Grund dieser erhöhten Krampfbereitschaft eine Übungstherapie für M. Raynaudi empfohlen (William I. Kerr, San Francisco). Ins Hand- oder Fußbad werden dreimal täglich durch 5 Wochen bei allmählich abnehmender Temperatur von 10 auf 5 Grad die kranken Extremitäten durch 10 Minuten eingetaucht. Es zeigt sich allmählich zunehmende Rötung der blassen Haut als Reaktionserscheinung.

**Histologisches zur Erythrocyanose.** Histologisch ist allen den genannten Komplikationen gemeinsam eine Erweiterung und Vermehrung der oberflächlichen und subpapillaren Hautgefäße, Ödeme in der Papillensubstanz mit Neigung zur Blasenbildung, und regelmäßig eine perivasculäre Infiltration im Derma. Die sog. pastillenförmigen Infiltrationen sind durch diese beiden Elemente in Kombination besonders scharf charakterisiert. Am häufigsten findet man auch im Hypoderm bis zum Fettgewebe nur perivasculäre Infiltrationen. Solche Veränderungen, auch leichten Grades, erklären übrigens auch die mannigfachen Sensationen, über die im Verlauf, besonders im Beginn dieser Frosterscheinungen, oft geklagt wird. Überall finden sich auch histologisch unspezifische Befunde, nirgends solche, die auf Tuberkulose oder Syphilis schließen ließen, außer in den Fällen, wo tuberkulöse oder spezifische Hauterscheinungen mit der Er. kombiniert sind.

Häufig findet sich folgender uncharakteristischer Befund: Normale Epidermis. In den oberflächlichen Schichten und in den Papillen starke Gefäßerweiterung. An den Gefäßwänden deutliche Zeichnung der Endothelzellen, wenig Adventitiazellen. Das kollagene Gewebe zwischen den vasculären Infiltraten stark ödematös und reich an Bindegewebszellen (Pautrier, Ullmo, Dittrich u. a.).

**Verhältnis der Erythrocyanosis zur Perniosis.** Nach dem bisher Gesagten ist nur noch das Verhältnis zwischen der Perniosis bzw. Erythrocyanosis zu den Erfrierungen im älteren Sinne festzustellen. Letztere wurden doch stets nur als durch Frosttemperaturen *unter* 0° verursacht angesehen. In der neugeschaffenen Krankheitsgruppe der *Erythrocyanose* als Teil der Perniosis erscheint aber fast als wichtigeres Moment als der Temperaturgrad das Moment der

Krankheitsdisposition. Erythrocyanosis erscheint also mehr als ein ätiologisch als ein klinisch anatomisch gekennzeichneter Krankheitsbegriff. Es ist klar, daß in kalten Wintern, wie 1928/29, dem kältesten seit 20 Jahren, an einem reichen Material beiderlei Zustände beobachtet und wissenschaftlich verwertet wurden. Deutsche wie französische Autoren (siehe darüber bei DITTRICH und ULLMO) betonen daher auch geradezu, daß das Vorkommen von Frostbeulen von Erythrocyanosis unabhängig sei, insofern z. B. Kranke, die seit einigen Jahren mit Er. verschiedener Grade behaftet waren, 1928/29 plötzlich auf beiden Beinen typische ulceröse Frostbeulen zeigten, und nur dort, wo der Körper nicht durch Wollkleider und Wollstrümpfe geschützt war. Die Trennung der Erfrierungen von der Erythrocyanosis wird demnach hauptsächlich in dem exogenen Moment der wirklichen Frosttemperatur gesucht werden müssen.

## Spätschädigungen.

Auch die *Spätschädigungen* durch Frost fanden in letzter Zeit neuerdings Interesse, nachdem sie schon während und kurz nach dem Weltkrieg oft beobachtet und schon vielfach erörtert worden waren. Im Sinne von SCHADE und ADOLF OSWALD werden wohl allgemein Entquellungszustände der frostgeschädigten Zellen hierfür verantwortlich gemacht. Kolloide des Blutplasmas passieren leichter, in den akuten Stadien mehr, in den chronischen weniger leicht, und spärlicher die Zellmembran. Am leichtesten durchgängig ist letztere für Albumen, Euglobulin, Pseudoglobulin, weniger für Fibrinogen. Diesen pathologischen Verhältnissen entsprechen auch die histologischen Befunde. Lumenverengernde Faktoren am Capillar- und Gefäßsystem, wie Tabak, auch eine dauernd zu vitaminfreie Kost schaffen Prädisposition zu Frostspätschädigungen (F. SORGE). Gangrän der Extremitäten, wie sie in Japan bei jugendlichen und präsenilen Individuen bei vitamindefekter, einseitig eingestellter Kost oft beobachtet wurde (KOGA), fand neuestens auch durch FRANZ ROST Bestätigung, durch Experimente an Ratten, welche bei Zusatz von Kalium nitricum zur Grundkost Schwanz- und Fußgangrän zeigten.

Ausnahmsweise kommen angioparalytische Kältegangränen auch am männlichen Sexualorgan vor, besonders im Krieg. Auch seither Fälle von WERNER v. REHREN.

**Klinisches.** NEUGEBAUER betont neuerdings daß der Eintritt von Kältegangrän im Gegensatz zu den meisten anderen Gangränformen, so den entzündlich bakteritischen wie denen toxischen Ursprungs, schmerzlos sei.

Als *sekundäre Veränderungen* nach Einwirkung starken Frostes oder nach kalten Klimaperioden wurden beobachtet: *Kalkeinlagerungen in den Ohrmuscheln,* besonders bei älteren Männern (DÖRFFEL, BREDA, FIOCCO, MINASSIAN, ROLLIN) mit Sitz im Knorpel, aber auch im cutanen Gewebe. Meist findet sich phosphorsaurer, selten kohlensaurer Kalk bei normalem Calciumgehalt des Gewebes.

Die Inkrustationen bestehen größerenteils aus Calciumphosphat, zum geringeren Teil aus Calciumcarbonat, weniger in der Haut, am meisten im Ohrknorpel. Der von WRIGHT betonte Kalkmangel konnte von BARBER nicht bestätigt werden. Somit handelt es sich nicht um die Folge eines abnormen Kalkstoffwechsels (LEWANDOWSKI, KERL), sondern offenbar um sekundäre Einlagerung, Inkrustation auf dem Boden lokaler Gewebsschädigung, also um Calcinosis localis, nicht Calcinosis congenita und familiaris, wie sonst bei Verkalkungen der Haut, die gewöhnlich spontan, ohne Kältereiz zustandekommen.

**Histologisches.** Eine besondere Beachtung hat neuerdings das Verhältnis der Kältegangrän zur *Endarteritis obliterans* gefunden. Im Gegensatz zu den im Hauptreferat erörterten Arbeiten von KRIEGE, KYRLE und auch anderen, neueren glaubt Georg B. Gruber (Göttingen) die entzündliche Natur der primären Gefäßschädigung durch Frost ablehnen zu müssen. Unbestritten bleibt wohl, nach Klinik und Experiment, daß sich infolge von Frostwirkung als primäres Geschehen allmählich Gefäßverschluß ausbildet, der zu schwerer Ernährungsstörung bis zum Gewebstod, Gangrän, führt. Bringt ja auch schon wiederholter Kältespray am Meerschweinchen dessen Extremitäten zur Spontangangrän. Aber nirgends gibt es dort Thrombose, auch ist kaum Hämosiderin in Kristallform im Bereiche der Gefäßveränderungen zu finden, wie sonst nach Thrombose. Der anatomisch am meisten in die Augen springende Effekt ist wohl der *subintimale Zellpolster mesenchymalen Ursprungs*, der aber nach Gruber wahrscheinlich durch Wachstumsreize zur Entwicklung gelangt. Der hyalinen Wanddegeneration (Kriege-Kyrle) wird von ihm keine erhebliche Bedeutung beigemessen. Der thermische Schaden bewirkt zunächst eine Störung der neurovasculären Harmonie. Ähnlich wie bei Morbus Raynaud und Erythromelalgie steht auch die Kältegangrän unter solchem Nerveneinfluß.

Auch Hellmuths Fall einer Fingerfrostgangrän bei einem 70jährigen Mann, Intimaproliferation, zum Teil knopf- und polsterartig, zum Teil zirkulär das Lumen ausfüllend, zeigte Verbreiterung und Aufquellung der Media. Schädigung der elastischen Fasern. Verquellung der Muskulatur. Spindelzellenreiche, von der Media der Venen ausgehende Wucherungen, die fast das ganze Gefäßinnere ausfüllen und die Intima ersetzen, aber weder in den Arterien, noch in den Venen Thromben. An der Übergangsstelle vom gesunden zum nekrotischen Gewebe plötzlicher Übergang der verengten leeren Gefäße in erweiterte, reichlich mit Blut angefüllte Venen und Arterien. Perivasculäre, zarte Infiltrate, einkernig und gelapptkernige Zellen, also Zeichen eines Demarkationsprozesses.

Solche neue Befunde wie auch die von Gruber und Hellmuth sprechen wohl zumindest gegen die überwiegende Bedeutung der Thrombenbildung, ohne jedoch deren Vorkommen und Mitwirkung gänzlich unwahrscheinlich zu machen.

Man hat im Weltkrieg vielfach auch eine rassenmäßig vorhandene Veranlagung als konstitutionelles Moment z. B. bei Juden des Ostens angenommen. Hierher gehören aber auch andere Beobachtungen von Fällen nicht jüdischer Abstammung (Artur Stapf). Bloß als Folgen von Kälteeinwirkungen, Erfrierungen, Durchnässungen, meist bei starkem Nikotingebrauch, ohne Mitwirkung von Lues, Alkoholismus oder endokrinen Störungen. Eingeleitet durch eigentümliche Sensationen in den erkrankten Gliedern, später Schmerz, besonders nachts, zuweilen unerträglichen, rasche Ermüdbarkeit, intermittierendes Hinken, mitunter auch „wandernde Phlebitis" oder durch das Auftreten trophischer Geschwüre, die bis auf den Knochen vordringen, zumeist aber nur durch eigenartige Rötung an der großen Zehe (Erythromelie?), befällt der Zustand manchmal nur eine, manchmal alle Extremitäten. Die Arterienwand zeigt an Intima, Elastica und Media die ersten pathologischen destruktiven Veränderungen, später erst die Venenwand, durch autochthone Thromben. Als besondere Form der Arteriosklerose infolge konstitutioneller Schwäche des peripheren Gefäßsystems wird diese Form auch „juvenile, thrombosierende Angiosklerose der Extremitäten" genannt.

Als eine eigene Form *juveniler Kältegangrän*, in Deutschland in den letzten Jahren auftretend, ist derselbe Zustand auch von H. Schum und Koga (zit. nach Sorge) studiert worden. Derlei Erfahrungen klären manches Rätselhafte bei anscheinend gesunden aber konstitutionell dazu veranlagten Menschen auf, bei denen es längere Zeit nach einmaligen oder wiederholten Kältetraumen zur Spätgangrän kommt, auf.

Auch Aminjew (Chirurgische Klinik in Perm) findet neuestens, daß die Endarteriitis obliterans durch *andauernde Kältewirkungen* im Berufe hervorgerufen wird, jedoch nur bei veranlagten Personen bis zur Gangrän fortschreitet. Die Affektion findet sich bei Arbeitern in Hanfseilfabriken, vorwiegend bei

Frauen, besonders bei den Sortiererinnen und Hechlerinnen, die bei Temperaturen
bis zu minus 20⁰ im Freien ohne Handschuhe arbeiten, aber normal ernährt

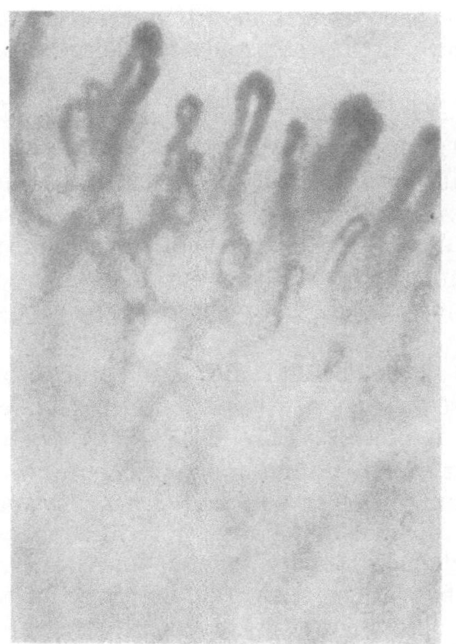

Abb. 112.

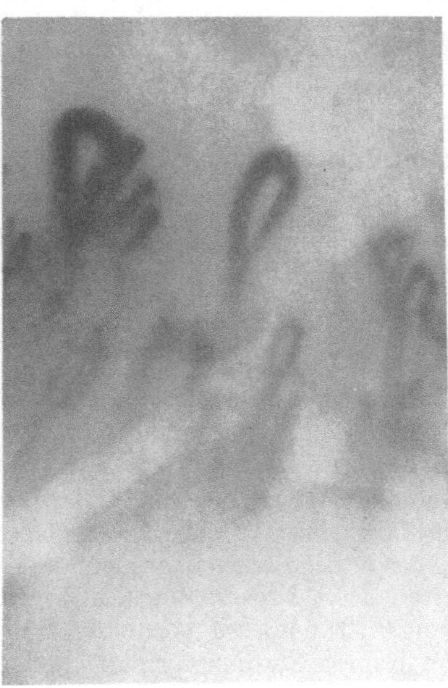

Abb. 113.

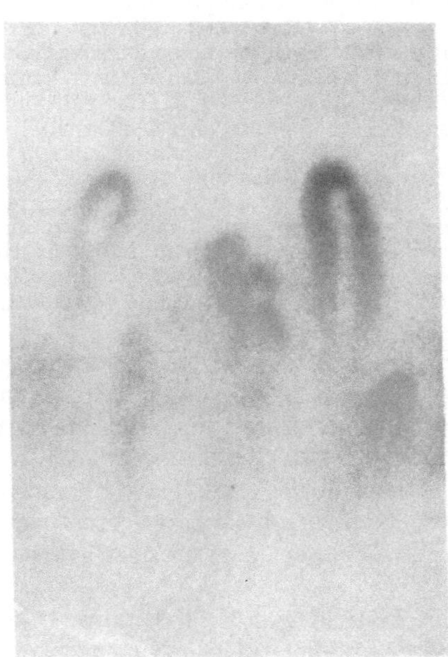

Abb. 114.

Abb. 112—114. Morbus Raynaudi, beginnend. Die Finger beider Hande werden in kaltem Wasser
(Schwimmen) unter krampfartigem Gefuhl blaß, R > L, und wie die Bilder zeigen verándert.
(Beobachtung Liebesny-Ullmann.)

sind. Also deutliche Zusammenhänge zwischen *Veranlagung und Beruf.* Es
treten zuerst Schmerzen auf, dann Starrheit und Unbeweglichkeit der Hände,

Dyskinesie. Der allmähliche Übergang in obliterierende Prozesse wurde von A. M. Aminjew mit Gasparjan oft beobachtet. Die Endarteritis, durch dauernden Krampf der Vasa vasorum eingeleitet, wurde von Molotkow an neurektomierten Nervenstückchen histologisch nachgewiesen und ist übrigens auch durch Auflegen von Eis an Tieren experimentell festgestellt worden (Spielmeier, Besverschenko, Rudnitzky).

*Es ist somit vollstständig berechtigt, in dem Kältetrauma ein schwerwiegendes exogenes Moment, das auch für die Spätgangrän ausschlaggebend ist, zu erblicken.*

Von seiten einzelner Neurologen, besonders russischer, Borowsky, Margolin u. a. werden zur Genese des M. Raynaudi Störungen höherer vegetativer Zentren im Bereiche der subcorticalen Ganglien geltend gemacht. Diese haben Veränderungen im Kalkumsatz des Organismus zur Folge und werden auch aus dem Zusammenvorkommen mit Tetanie und anderen nervösen Störungen verständlich.

Über capillarmikroskopische Befunde siehe bereits die als Vasoneurose bezeichneten Veränderungen von Parrisius sowie die Bilder, welche ich an einem Falle mit Liebesny erhoben habe (Abb. 112, 113, 114).

**Kolloidchemisches.** Die Erklärung der Frostentzündung kann heute wohl mit Schade und W. Oswald (zit.bei Sorge) in einer *Quellung der Zellkolloide der äußeren Zellschichten* gesucht werden, die bei der akuten Entzündung am stärksten ist. Frostspätschädigungen scheinen jedenfalls auf solchen Entquellungszuständen zu beruhen. Sorge hat solche makroskopisch wie histologisch in ihren Stadien verfolgt. Es treten allerdings die gefäßverschlechternden, lumenverengernden Faktoren toxischer Natur, wie Tabak, mit diesen Entquellungszuständen in Konkurrenz.

Von Interesse sind Hempels Versuche, an pflanzlichen Geweben den Erfrierungsprozeß bzw. Frosttod zu studieren, wie dies Raspler bereits im Tierversuch gezeigt hat. Das Imbibitionswasser der Zellen wird solange in diesen zurückgehalten, bis sämtliches Wasser zwischen den Zellen zu Eis krystallisiert ist. Bei weiterer Unterkühlung strömt erst das Wasser der Zellen in die Intercellularräume ein. Hempel äußert sich allerdings nicht, durch welche Kraft. Physikalisch müßte man eher das Gegenteil erwarten. Das Eis nimmt ja einen größeren Raum ein als das Wasser. Wodurch entsteht eine Zugwirkung? Durch die Wasserentziehung schrumpfen die Zellen und sterben ab. Also nicht das Blut, sondern das Gewebe kommt als Regulator des Wasserhaushaltes in Frage.

Therapeutisch muß man das Ödem zurückstauen oder durch Incisionen entfernen, auch durch senkrechte Hochlagerung der Glieder in Schienenverbänden. Mehrere 2—3 cm lange Incisonen in die ödematöse, völlig blutleere, bleich cyanotische Haut bewirken schon nach $^1/_4$ Stunde Rotfärbung. Aus den Incisonswunden strömt allmählich dunkles, später heller werdendes Blut.

**Gelenke und Nägel.** Daß Kälte auch tiefere Gewebsschichten, insbesondere Gelenke schädigen kann, ist durch röntgenologisch nachgewiesene Schaftverdickungen und Deformationen unter dem Bild einer Arthritis deformans von Chirurgen (König, Perthes-Calve, Köhler) erwiesen worden. So wie Hämorrhagien in dem Gelenk zu pathologischen Prozessen, der Köhlerschen Krankheit führen, bewirkt auch die Kälte nach längeren Frostperioden bei jüngeren und älteren Leuten neben zweifellosen Erfrierungen verschiedenen Grades auch Gelenkveränderungen.

Die *Knochenempfindlichkeit* ist nach Hans Burckhardt am Individuum selbst verschieden, insofern der kindliche Gelenkknorpel am meisten, der fertige Knorpel am wenigsten empfindlich ist, in der Mitte der Epiphysenknorpel der Jugendlichen steht.

Somit wären wohl auch die Zweifel Klingmüllers an der Verursachung von Knochenveränderungen durch Kältewirkungen widerlegt.

Gleichzeitig mit schweren ulcerösen Pernionen fand man subunguale Blasen (Heurtaux) wie selbst vollständigen Nagelverlust. Fast immer erfolgt aber partieller oder kompletter Wiederwuchs. Verkrüppelte Nägel bei Personen, die während des strengen Winters Rad gefahren sind, auch Nagelverlust wird nicht selten beobachtet (W. Löhr). Schwerere pathologische Prozesse dieser Art beruhen auch hier auf der oben beschriebenen Gefäßverschließung (Thromboangiitis obliterans).

**Berufliche Kälteschädigungen der Nägel.** Von Frostwirkungen als Ursachen von Nagelveränderungen erscheint wichtig die von Otto Sachs festgestellte Verdickung, weißliche Verfärbung, manchmal auch *onychogryphotische Verbildung* und *subunguale Hyperkeratose*. Ebenfalls als Frostwirkung wurde von Sachs röntgenologisch Auffaserung der Knochen sämtlicher Phalangen mit Exostosenbildung hervorgehoben, entstanden durch längeren Aufenthalt in Kühlräumen oder feuchter Kälte.

Als Teilsymptom der Erythrocyanose wurde *Leukonychie* von Parkes Weber beobachtet und wohl nur im Sinne einer Ernährungsstörung, nicht als Frostwirkung betrachtet. Ganz ähnliche Nagelveränderungen (Längsstreifung) entstehen allerdings auch als toxische Nebenwirkung temporärer As-Therapie. Häufig sieht man bleibende Erythrodermie und Atrophie des Handrückens neben Dystrophie der Fingernägel (Heller, Dubreuilh und Petges).

Über Paronychien, auch Ecthyma bei Kindern mit Perniosis berichtet Layani.

Häufiges Zusammentreffen von Perniosis mit *Ekzemen* wurde beobachtet (Kreibich). Besonders häufig findet man Ekzeme, Schuppungen auch an den Nägeln bei mit Wasser arbeitenden Personen, Waschfrauen, Wagenreinigern.

Als *professionelle* Erkrankung der „Reifowtschik", russischer Metallarbeiter, die mit dem Schleifen von Schaufeln beschäftigt sind, zeigt sich auffallende Blässe der Finger, mit Parästhesien und Schmerzen verbunden. Die Beobachter, Dobrochtov und Govseev, halten den Zustand für eine Folge der Übermüdung gewisser Muskelgruppen beim Halten der Schaufeln während des Schleifens in einem kalten Raum, als eine beginnende Angioneurose im Sinne der Raynaudschen Erkrankung.

# Dermatosen, durch thermische Reize hervorgerufen.

In der Provokation verschiedenartiger Dermatosen im Sinne schon bekannter und benannter Krankheitsbilder spielen thermische Reize, insbesondere die Kälte, zweifellos eine oft erhebliche Rolle. In den meisten Fällen knüpft sich die Ausbildung solcher Dermatosen an eine teils lokal in der Haut, teils sonst in Organeigenschaften begründete Disposition bzw. Krankheitsbereitschaft. Gerade in den letzten 2—3 Jahren sind schon bekannte Tatsachen in dieser Beziehung wesentlich vermehrt und vertieft, aber auch neue Tatsachen und Gesichtspunkte gefunden worden. In neuerer Zeit hat insbesondere Haxthausen in einer Monographie *Cold in relation to skin diseases* auf direkte wie mehr entfernte Beziehungen der Kälte zur Entstehung von Dermatosen aufmerksam gemacht.

Für Kältereiz, trockene Kälte, Frost, wie für feuchte Kälte kommen in Betracht: *Urticaria, Erythem, Ekzem, Angiokeratoma asphycticum* (Fabry), *Pruritus hiemalis.* Gewisse Formen der *Hauttuberkulose, Erythema induratum, acneiforme Tuberkulide,* Boecksches *Sarkoid, Lupus vulgaris, Lupus erythematodes, Lupus pernio, Chilblain Lupus.* Die *Livedo*formen kombiniert mit tuberkulösen und anderen Hautaffektionen, Lepra, Syphilis, *lokale Asphyxien.*

Bei allen hier genannten Affektionen bestehen sicher ätiologische Beziehungen zu starken, lang dauernden, öfteren, aber auch nur einmaligen, meist nur lokalen Temperaturerniedrigungen der ausgesetzten Hautpartien. Beim Pruritus hiemalis sind nicht lokale Abkühlungen allein, sondern — etwa wie bei der Prurigo aestivalis — indirekt auch der Einfluß der Jahreszeit, des kühlen Winterklimas auf den gesamten Organismus ursächlich beteiligt.

**Kälte- (thermische) Urticaria.** Thermische Einflüsse, Wärme und Kälte, verursachen auf Haut und Schleimhäuten mancher Menschen urtikarielle Erscheinungen, flüchtige Erytheme wie typische Quaddeln. Diese sind seit Bahiers (1872) und Blachezs (1873) Selbstbeobachtungen und seit Schütz und Fraser (1905) in neueren Beobachtungen häufig beschrieben. Die Kälte erzeugt Urticaria weit häufiger als die Wärme. Mitunter finden sich beide Ursachen, Kälte und Wärme, am selben Menschen. Manchmal herrscht auch Urticaria facticia und Empfindlichkeit gegenüber mechanischen Effekten, Druck, Reibung, also polyvalente Reizbarkeit gegenüber physikalischen Einflüssen. Beobachtungen dieser Art, besonders einer lokalen, mitunter auf scharf begrenzte Hautbezirke beschränkten Überempfindlichkeit gegen thermische Reize in Form einer Urticaria, häufen sich in den letzten Jahren geradezu auffallend, vielleicht weil diese Zustände früher nicht beachtet, als bedeutungslos und uninteressant nicht registriert wurden. Heute werden sie allgemein als Zeichen einer physikalischen *Hautallergie* betrachtet. Wärmeurticaria durch Anlehnen an Zentralheizung, Auflegen japanischer Heizdosen, besonders häufig nach Eintauchen der Hände und des Armes in heißes Wasser (Lehner, Rajka), daneben Druckurticaria durch Schraubstockbruchband (Aaron) und ähnliche Zustände in mannigfacher Kombination erscheinen in der Literatur.

Nicht nur extreme Temperaturen, Eisbeutel, sondern auch schon kurzdauernde, leichte regionäre Abkühlungen, auf selbst nur 12° C, genügen schon zur Auslösung der Urticaria (Duke, Harris, Lewis und Vaugham).

Das Interessanteste ist aber die *Fernwirkung* eines thermischen Reizes, Auftreten von Quaddeln an weder thermisch noch sonst gereizten Hautpartien, und eine gewisse Spezifität der Hautempfindlichkeit für einzelne physikalische Qualitäten.

Als Seltenheit ist erwähnenswert Zusammentreffen der Kälteurticaria mit Urticaria pigmentosa (Schmidt-Labaume).

Neuestens wurde auch die Pathogenese der thermischen Urticaria in ausgiebigen Versuchsanordnungen bei Menschen und Tieren studiert. Die angioneurotische Entzündung der Urticariaquaddel entsteht hier durch den Reiz einer plötzlich erfolgenden Herabsetzung oder Erhöhung der Temperatur, und zwar unter dem Einfluß freiwerdender entzündungsvermittelnder histaminähnlicher Zellsekrete, analog zum Vorgang bei der Lichtentzündung und der Urticaria factitia nach mechanischer Reizung (Thomas Lewis, Török, Lehner, Rajka, Urban, Liebner u. a.).

Die passive Übertragung des Blutserums bei Personen, die an Wärmeurticaria leiden, gelang bisher nicht, wohl aber bei der Kälteurticaria (Liebner). Doch wird bei ersterer durch wiederholte Erwärmung eine Desensibilisierung erzeugt. Die Quaddeln erscheinen von Tag zu Tag spärlicher, dann überhaupt nicht mehr, ähnlich wie bei der Lichturticaria. Diese allmähliche Herabsetzung der Reaktionsfähigkeit der gesamten Hautoberfläche auf die thermischen Einwirkungen wird ebenfalls durch Entstehung entzündungsvermindernder Stoffe erklärt (Lehner und Rajka), welche mit dem Blutstrom den Körper überschwemmen und dereagierend wirken. Auch die Entstehung der sog. Ermüdungs- und psychischen Urticaria wird mit Wärmewirkung in Zusammenhang gebracht (Fall von Joltrain), und zwar insofern, als, wie schon Duke zeigte, bei Ermüdungen regelmäßig Temperaturerhöhungen eintreten. Auch nach Affekten, wie Zorn und Ärger, tritt Temperaturerhöhung auf. Stets bilden sich Stoffe, die vom Ort der Einwirkung in die Haut gelangen und mit an entfernten Stellen befindlichen Reaginen zusammen entzündungs- und

quaddelerregend wirken. Diese Stoffe sind höchstwahrscheinlich histaminähnlich (TH. LEWIS, HORTON, BAYARD und S. E. BROWN, LEHNER und RAJKA).

NICOLETTI nimmt Präallergien im Organismus der Kranken an, die sich bei Abkühlung
in Allergien verwandeln. Diese Verwandlung erfolgt in den Endothelien der Hautcapillaren.
Die passive Übertragung der Kalteurticaria mit entnommenem Serum gelingt nur *vor* dem
Ausbruch. COVISA und PRIETO glauben, daß im Serum solcher Kranken freie Antikörper
kreisen, die bei der allergischen Reaktion neutralisiert werden und aus dem Serum verschwinden.

Neuestens ist auch das Zustandekommen eines *hämoklasischen Shocks* durch
Kältewirkungen, so durch Eintauchen einer Extremität in kaltes Wasser, Kontakt mit kalter Luft, durch einwandfreie Beobachtungen sichergestellt (MOUTET,
BERDILLON, GOUGEROT und EDUARD PEYRE). Urticaria, Störungen im Eiweiß-
haushalt, Verringerung der Resistenz der roten Blutkörperchen, ohne Zeichen
endokriner Störungen. Sie bilden wohl nur das Ende einer Reihe, die mit
leichter lokaler oder allgemeiner Urticaria beginnt. Eine absolute Bindung
zwischen den Gefäßreaktionen und den Blutveränderungen besteht nicht.
Somit ist die hämoklasische Krise vielleicht auch gar nicht die Ursache der Urticaria, sondern bloß ein Teilsymptom der humoralen Krise. In manchen Fällen
ist kongenitale Syphilis, ähnlich wie bei der paroxysmalen Hämoglobinurie,
ursächlich als eine Prädisposition solcher Zustände anzusehen (RAVAUT,
VALLERY-RADOT, PASTEUR und LUCIEN ROUQUÈS, LEHNER und RAJKA). Die
histaminähnlichen Körper LEHNERs werden allgemein anerkannt. Über die
Therapie mit Cäsium-Eosinat und Pepton siehe später. Antiluetische Behandlung allein — auch bei Luetikern — hatte keinen Erfolg.

Wenn auch manche Formen von Kälteurticaria die hämoklasischen Wirkungen im Blute vermissen lassen, wie die von WAGNER und WERNER JADASSOHN
mit SCHAAF, so kann dies mit den mehr vorübergehenden, geringgradigen Blutveränderungen (Eosinophilie) zusammenhängen, welche der Beobachtung leicht
entgehen (DUKE, GOUGEROT und PEYRE). Die vorhandene Vasokonstriktion
vermag Hypertension und auch Leukopenie mit Änderungen in der Blutformel
ebenfalls vorübergehend zu erzeugen (TINEL und SANTENOISE, JOLTRAIN,
MORAT und LEY, WIDAL, ABRAMI, LERMOYER). ERIC JONSON fand Eosinophilie.

Auch das gelegentliche Zusammenvorkommen von Kälteurticaria mit Hämoglobinurie spricht für eine solche Auffassung. Die Zellsekrete sind Hämo-
lysine bzw. Dermolysine, die beide zusammengenommen eine pathogenetische
Einheit darstellen (THOMAS LEWIS mit HARRIS, KENNET und EAGLE VAUGHAM)
Auch hier wird hämoklasischer Shock zur Erklärung der Pathogenese angenommen. Im Sinne der modernen Lehre von der allergischen Natur der
Nahrungsurticaria werden also in Hinkunft auch die durch ubiquitäre mecha-
nisch-physikalische und thermische Reize verursachten Urticariaphänomene
als allergische Gewebsreaktion zu betrachten sein. Als besonders beweiskräftig
in dieser Richtung müssen wohl solche seltene Fälle von Urticaria e frigore
gelten, die schon nach örtlicher Kälteapplikation große Quaddeln, Riesenurticaria mit Hämorrhagien und Pigmentationen im weiteren Verlauf, sogar
auch hämoklasische Symptome aufweisen (SARATEANU).

Mit diesen Beobachtungen einigermaßen in Widerspruch stehen die von A. PERUTZ,
G. B. GRUBER und A. GRÜNFELD, die, gestützt auf Fehlen von Eosinophilie, Leukocytensturz
und Hämoglobinurie bei normalem Kalium- und Calciumgehalt im Blute nach solchen
Kälteurticariaausbrüchen bei zwei Patienten, die Auffassung verteidigten, daß es sich bei
dieser Hauterscheinung nur um Überempfindlichkeit der Thermorezeptoren in der Haut
selbst handle, nicht aber um den hämoklasischen Shock.

Da also Kälteurticaria auch extremer Grade mit dem Blutserum auf andere
nicht übertragen werden kann, andererseits durch systematische Ephetonin-
behandlung ausheilt, da auch Versuche zur Desensibilisierung scheitern, viel-

mehr bedrohliches allgemeines Unwohlsein erzeugen können, wie sich dies an Fällen Urbachs gezeigt hat, wird die Einreihung der Kälteurticaria unter die Überempfindlichkeitsdermatosen wieder fraglich und die ältere Auffassung, daß es sich um eine vasale Neurose handelt, früher Angioneurose genannt, tritt wieder in ihr Recht.

So ist die alte Philipson-Töröksche Lehre von der angioneurotischen Entzündung der Urticaria ihrer Nervenkomponente allmählich entkleidet und zur Erklärung ihr Wesen in ein allergisches, zytotoxisches, biochemisches Geschehen verwandelt worden. Freilich liegt auch hier noch viel Hypothetisches in der Pathogenese.

Klinisch wie experimentell ist übrigens festgestellt, daß kongestiv hyperämische Zustände Quaddelbildung verhindern, vielleicht durch leichteren Abtransport der erregenden Stoffe im Wege des reichlicher fließenden Blutstroms (Lewis und Grant), vielleicht durch Beeinflussung der Capillarendothelien.

**Schwitzurticaria Marchionini.** Wie sehr die Urticariaausbrüche vom Zellstoffwechsel abhängen, zeigte Schreus, indem er mit der Methode van Slike Verschiebungen im Säure-Basen-Gleichgewicht nach der acidotischen oder der alkalotischen Seite aufzudecken vermochte und bei entsprechender kompensatorischer Regulierung durch Diät, Säure- und Alkalizufuhr die Urticaria auch heilen konnte. (In ähnlicher Weise auch Hirsch und Lissle, Eckstein, Kribowsky, Pulay, Glässner u. a.

Wirklich beweisende Untersuchungen verdanken wir erst Alfred Marchionini mit Berta Ottenstein. Ihnen gelang es, an der Hand eines Falles im letzten Jahre mit Hilfe physikalisch-chemischer Untersuchungsmethoden die kausalgenetischen Beziehungen zwischen Urticaria und Zellstoffwechsel aufzudecken. Sie studierten die normalen Sekretionskurven der Wasserstoffionen im Schweiß, stellten eine gewisse Schweißempfindlichkeit der Haut fest, die mit der Säureempfindlichkeit identisch ist, und fanden an der 18jährigen Patientin, einer abnormalen Person, welche durch Schwitzen jedesmal Urticaria bekam, gleichgültig, ob das Schwitzen durch Hyperthermie der Umgebung im heißen Raum, durch Dampfbäder oder durch Pilocarpininjektionen hervorgerufen worden war, Abweichungen im Verlauf des Säure-Basen-Gleichgewichts in Form abnorm verlängerter und vertiefter Acidose im Blut, die sich in pathologischen Ablaufkurven der Alkalireserve der Alveolaren, Kohlensäurespannung und auch der Blutmilchsäuren feststellen ließ.

Die Haut dieser Kranken zeigte sich säureempfindlich, reagierte mit Urticaria am stärksten, wenn der ekkrine Schweiß die $P_H$-Zahl von 3—5 aufwies.

Die Autoren gaben dieser Form der Urticaria den Namen *Schwitzurticaria*. Therapeutisch erwies sich dementsprechend die Umstellung der pathologischen Stoffwechselvorgänge nach Richtung einer Alkalose bei gleichzeitiger Verordnung eines gut wirkenden Antihydroticums, Salvisat Bürger, als erfolgreich.

In den Achselhöhlen deshalb niemals Urticaria, da der Schweiß dort vorzugsweise von den apokrinen Drüsen geliefert wird, mit anderer $P_H$-Zahl.

Diese Untersuchungen werfen ein klares Licht auf die Pathogenese der Urticaria überhaupt, insofern sie den physko-chemischen Ursprung der Affektion außer Zweifel stellen. Ob Wärme, ob Kälte, ob Pilocarpin, stets ist es die Übersäuerung im Blute und an der Haut, welche den Reiz zur Quaddelbildung abgibt.

Über Änderungen der „Hautpolarisation" in allen Epidermiszellen durch Reize aller Art, auch thermische, im Sinne von Ebbecke hat Keller Messungen gemacht, insbesondere die Abnahme der Widerstände festgestellt, die er auf Membranschädigungen zurückführt. Als Sitz der Polarisation für Strahlungen aller Art, auch diathermische wie thermische, wird auch von diesen Autoren hauptsächlich der Follikel- und Schweißdrüsenapparat angesehen.

**Erytheme, der Dermatitis Duhring gleichend** (Sellei). Das Auftreten von juckenden Erythemen, gleichzeitig oder abwechselnd mit Bläschen, auch Blasen, in der Verteilung und Ausgestaltung des M. Duhring, konnte nur in einem Fall eines alteren Mannes von Sellei beobachtet werden. Dieser Patient zeigte mehrere Jahre stets zu Beginn und während der Kälteperiode anhaltend, nicht in der warmen Jahreszeit, derartige polymorphe Hauterscheinungen, wie sie im ganzen auch der Primelkrankheit glichen. Nicht vorübergehende oder künstliche lokale Kälteeinwirkungen bringen den Zustand hervor, sondern nur längere Kälteperioden. Sellei rechnet auch diesen Zustand zu den allergisch thermischen Reizeffekten.

Hierher gehören auch ältere Fälle von Bläschenbildungen bei Kindern, als „recurrent vesicular winter eruption" bezeichnet, die wiederholt nur im Winter auftrat und im Sommer wieder verschwand (Crocker).

**Kälteekzem.** Hierher dürfte auch ein neuerer Fall von Hyperkeratose der Extremitäten gehören, mit dem Sitz an den Fingerspitzen, volarwärts, wobei sich die Haut ein wenig schmutziggrau verfärbte, das Hautrelief undeutlich wurde und die Haut selbst sich rauh und derber anfühlte. Das Auftreten an Hand- und Fußflächen regelmäßig im Winter und das Verschwinden in der warmen Jahreszeit gab dem Autor R. Barthélemy Veranlassung, den Fall als klimatisch bedingte Dermatose anzusehen.

Die größere Trockenheit der Winterluft bedingt, ebenso wie die der Höhenluft, auch eine stärkere Austrocknung der Haut, außerdem eine Verringerung der Schweiß- und Talgsekretion, die zu einer vorübergehenden, mehr xerotischen Beschaffenheit der Epidermis führt. Daß sich an Ichthyosis und Xerosis leidende Patienten im Winter schlechter fühlen ist bekannt.

**Angiokeratoma Mibelli. A. asphycticum Fabry. Teleangiektatische Warzen: Keratoangiom. Teleangiectasie verruceuse Brocq.** Obgleich schon Bazin 1862 die Affektion als Naevus e pernione beschrieben hat, dachten die ersten Beschreiber offenbar nicht an Beziehungen zum Kältetrauma, so Wyndham (Cottle) 1877, Crocker, Colcott, Fox, Dubreuilh, auch nicht Mibelli 1889, dem wir ja die ersten genauen Beschreibungen verdanken. Auch noch Unna nennt in seiner Histopathologie 1894 keine speziellen ätiologischen Beziehungen, sondern nur die zur Stauung, welche einerseits zur Erweiterung der oberflächlichen Venen, zur Capillarektasie, andererseits zur Hypertrophie der gesamten Epidermis, besonders des Hornlagers, führt. Indes schon die Vorzugslokalisation an Extremitäten und peripheren Körperpartien, besonders an den follikelreichen Dorsalflächen der Fingerphalangen und an den Unterschenkeln sprechen für die Mitwirkung von Kälte, weniger die scharfe Begrenzung der typischen, oft ganz kleinen, dunkel grauroten, stark hornbedeckten Knötchen und Knoten, allerdings auch oft mehr flächenhaften Bildungen an und um die Follikel. In sehr vielen Fällen erweckt aber das Vorkommen von Angiokeratomen neben anderen, exquisit durch Kälte hervorgerufenen Perniosisformen, Frostbeulen und Acrocyanose, die Meinung für dieselbe Genese, den Kältereiz oder das Kältetrauma, die uns deshalb heute, für einen Teil der Fälle wenigstens, viel wahrscheinlicher wird als den ersten Beschreibern der Affektion. Erst Fabrys Bezeichnung *A. asphycticum* hat diesen Gesichtspunkt definitiv festgelegt. Eine seltene Lokalisation bildet der Oberarm. Beobachtung Haxthausens (Abb. 115).

Udo I. Wile sah oft eine Schädigung der Blutgefäße durch Erfrierung der Bildung des A. vorangehen. Er sah auch öfters Blutkoagula im Lumen der Capillaren und kleine Blutungen in die Umgebung, ferner Endotheldefekte, alles Zeichen einer entzündlichen Reaktion, die beim Angioma senile, auch beim Angiokeratoma scroti, wie es Pringle beschrieb, nicht zu finden sind.

Es wurde bisher nicht nur dem ätiologischen Moment für die Ausbildung, Wesenheit und Bezeichnung der Affektionen in früheren Jahren eine ungleich geringere Bedeutung beigemessen als den leichter sichtbaren, weil bleibenden, grob anatomisch-histologischen Eigenschaften, sondern es hat sich auch im Verlauf der letzten Jahrzehnte herausgestellt, daß es verschiedene Formen des A. gibt, typische im Sinne von Mibelli und atypische Formen, Keratoangiome, zu welchen noch die Verhornungszustände lang getragener, einfacher oder seniler Angiome, ferner Übergangsformen hinzukommen, wie dies insbesondere Fabry und Matsumoto in ihren ausführlichen Studien 1919 gezeigt haben.

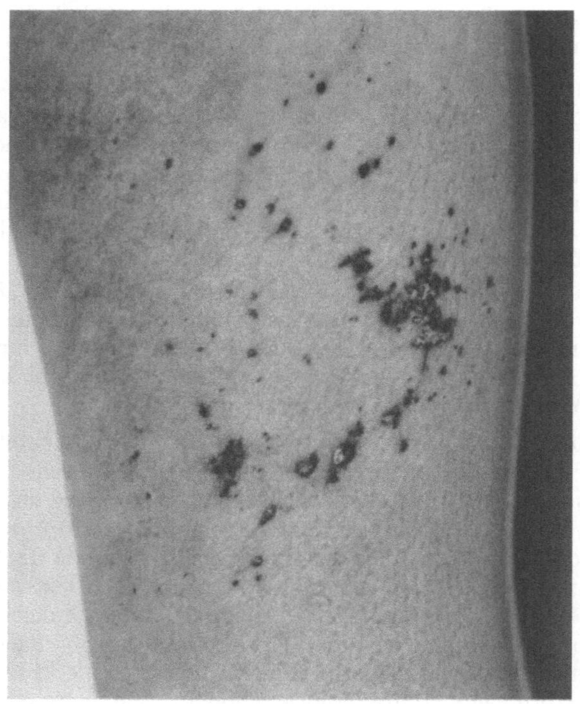

Abb. 115. Angiokeratom. Oberarm. (Original aus der Sammlung H. Haxthausen, Kopenhagen.)

Solche Minderwertigkeit der Gefäße schließt ja nicht aus, daß sich in anderen Fällen auch ohne das Kältetrauma früher oder später ein solches Stadium des A. entwickelt hätte. Minderwertigkeit der kleinen Hautgefäße kennzeichnet sich am deutlichsten in den universellen Formen, wie sie Andersen und Fabry beschrieben und als naeviforme Gruppe bezeichnet haben, gegenüber dem *Angiokeratoma acroasphycticum* an den Fingern und Füßen, welches so oft zugleich mit Erscheinungen der Kongelation auftritt. In den Anamnesen und Krankengeschichten zahlreicher Fälle verschiedener Autoren findet man dementsprechend auch Lokalisationen des typischen Angiokeratoms an den Händen und Füßen bei beiden Geschlechtern neben gleichzeitigen oder vorausgegangenen Pernionen. Die angeborene Debilität (Escande) als Grundursache führt einmal zum einfachen Pernio, das andere Mal zum Angiokeratom, auch am selben Individuum (Fabry). In beiden Gruppen gibt es ja auch Fälle, welche die Veranlagung überdies durch familiäres Befallensein offenbaren, ebenso wie beim

Pernio. Familiär ist eben auch die Kälteüberempfindlichkeit der Gefäße, die einmal zum Pernio, das andere Mal zum Angiokeratom führt (Guszmann, Budapest). Ein typisches Beispiel Pringles: 46jähriger Mann mit Angiokeratoma acroasphycticum. An derselben Affektion leiden 3 Söhne im Alter von 8 bis 17 Jahren, der Vater außerdem an Sklerodaktylie mit Nekrose der Fingerspitzen.

Allerdings von besonderer Neigung zu auch spontanen Blutungen, etwa wie bei der hereditären Teleangiektasie Oslers, Angiomatosis Ullmanns, ist beim multiplen Angiokeratom nichts bekannt.

Ältere wie jüngere Autoren legten zur Unterscheidung von dem einfachen Angiom und den Teleangiektasien auf die Stauungshyperkeratose (Mibelli), zumal ohne Acanthose (Unna), besonderes Gewicht. Bessere Kenntnis aus einem reichen Material der ganzen Welt hat allerdings gezeigt, daß auch gewöhnliche Angiome im Verlauf vieler Jahre sich nach außen durch Hornlager schützen, Angioma keratosum.

Das Zusammenvorkommen von Angiokeratomen mit Acrocyanose (Kren), Tuberkuliden oder Tuberkulose hat in ähnlicher Weise wie bei den einfachen Pernionen allüberall, besonders in Frankreich, den Verdacht eines engeren Zusammenhanges erweckt, so daß man eine Zeit lang das Angiokeratom, ähnlich wie den Lupus- und Chilblain-Pernio, als Tuberkulid auffassen und bezeichnen wollte.

Ohne auf diese Streitfragen als hier nicht von Bedeutung näher einzugehen, müssen wir uns, ebenso wie beim Pernio simplex auf eigene Erfahrung gestützt, gegen jeden kausalen Zusammenhang des A. mit Tuberkuliden aussprechen.

Histologisch zeigt das Angiokeratom unter anderen Merkmalen auch solche Veränderungen, welche dem Kältetrauma eine entscheidende Rolle zuweisen (Unna, Kyrle, Gans, Frieboes u. a.). So die schon von Mibelli, Milian, Pautrier und Audry in den Vordergrund gestellten entzündlichen und Stauung.erscheinungen, Erweiterung der papillaren und subpapillaren Gefäße, Ödem und Hämorrhagie, wie sie ja gerade die Kälte, auch beim Pernio, hervorruft, sowie auch eine beträchtliche Dilatation und schließlich Kommunikation der Lymphräume mit den Bluträumen (Mibelli, Audry), falls als Folge längerer Stauung.

Das Beschränktbleiben der Gefäßerweiterungen auf das Capillargebiet, streng subepidermal, unterhalb der verdickten Hornschicht, bei normalem Verhalten der tieferen Gefäße, macht es vielen Autoren sogar wahrscheinlich, daß im Angiokeratom doch nur eine besondere Form der chronischen Perniosis zu sehen ist.

Daß aber ohne Kältetrauma dem A. sehr *ähnliche* Bildungen, das sind multiple Angiome mit Andeutung von Hyperkeratose an Haut und Schleimhauten, vorkommen, z. B. bei Kindern nach Infektionsprozessen, Typhus, Masern, zeigen Fälle wie die von Goldšmid.

Die Ätiologie des Angiokeratoma Mibelli ist also sicher eine komplexe, bei der auch recht oft Kälteschädigung mitwirkt.

Den gewöhnlichen Sitz in der fettlosen Fingerhaut betont neuerlich Haxthausen.

Daß Frostwirkung an und für sich auch schon Hyperkeratosen verursacht, wie bereits angedeutet, wurde neuerdings durch einen Fall von bis funfmarkstückgroßen, 2 cm hohen, pyramidenförmigen Verhornungen an den Fersen bei blauroter Verfärbung erhärtet (Stüting).

Logischerweise müßten im Sinne von Fabry Unterschiede zwischen dem Angiokeratoma asphycticum, infolge Kälte entstehend, und dem angeborenen

Angiokeratoma naeviforme bestehen. Letzteres multipel, am ganzen Körper verbreitet und ohne Beziehung zu exogenen Schädlichkeiten. Doch sind die Grundlagen zu einer schärferen Abgrenzung noch nicht genügend kasuistisch verarbeitet.

Den capillaroskopischen Befund eines Angiokeratoms naeviforme gegenüber dem normalen Bild zeigen die Abb. 116, 117.

Das Angiokeratoma acroasphycticum MIBELLI ist als bandförmig und ohne Neigung zu Hyperkeratosen auch von PRINGLE beschrieben. An Fingern und Zehen, seltener an Händen und Vorderarmen, also in perniotischen Hautgebieten, vielfach familiär vorkommend (HAXTHAUSEN). Meistens im Winter punktförmig erscheinend und besonders in kalten Wintern stark wachsend, mit Hyperkeratose einhergehend. Im Sommer stationär. Auf einer gewissen Höhe der Entwicklung aber das ganze Leben unverändert bleibend.

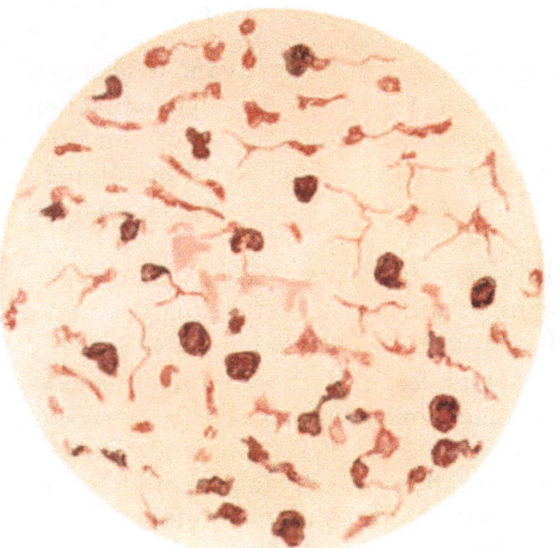

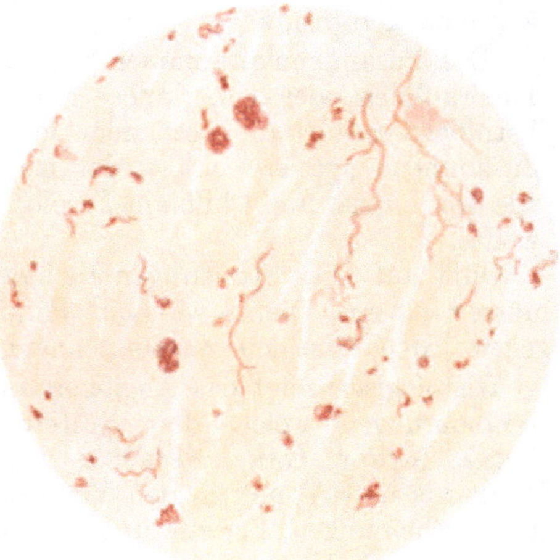

Abb. 116. Capillarmikroskopischer Befund von Angiokeratoma MIBELLI (zentrale Partie). Vergr. 1:60 mit Benutzung des MULLERschen Capillarmikroskopes. (Nach BETTMANN: Arch. f. Dermat. 152.)

Abb. 117. Capillarmikroskopischer Befund von der Streckseite des Oberarmes bei einem gesunden 22jährigen Madchen (zumVergleich). Vergr. 1:60. (Nach BETTMANN.)

Histologisch ist die aneurysmatische Erweiterung der Capillaren unterhalb der Epidermis charakteristisch. Die tieferen Gefäße erscheinen normal. Kleinste oberflächliche Blutungen entsprechen den Capillarektasien.

Insofern das familiäre Vorkommen auf Naevusbildungen deutet, ist es hier nur die Gefäßanlage, in der Erbmasse begründet, welche durch Kältewirkung das Angiokeratom hervorruft. Es ist deshalb höchstwahrscheinlich, daß auch ohne besondere Gefäßanlage ab und zu ähnliche Erscheinungen individuell auftreten, und umgekehrt, daß trotz bestehender Gefäßanlage, wenn Menschen in warmem Klima geschützt leben, die Affektion gar nicht zum Vorschein kommt. Dies erklärt den vielfach literarisch geführten Meinungsstreit, ob Kälte oder Anlage beim Zustandekommen die Hauptrolle spielen. Mit BETTMANN, HAXTHAUSEN u. a. wird man also die klinisch und histologisch nachweisbare Hyperkeratose nur als sekundäres, oft fehlendes Symptom gegenüber den primär vorhandenen Capillarvaricen annehmen müssen. Das Angiokeratom kann deshalb wohl als Teilbild, als auch alleiniges Symptom einer Perniosis auftreten, doch nicht, wie HAXTHAUSEN meint, nur auf dem Boden der Perniosis zustande kommen. Denn Perniosis ist ein Krankheitsbild und nicht eine Anlage.

Die als *Dermatitis hiemalis* bezeichnete, vielfach als pustulöses Ekzem, auch mit Bildung von nekrotischen Ulcerationen in perniotischer Haut aufgefaßte seltene Affektion erwies sich in einem neueren Falle (SHAFFER, Chicago 1924) als eine besondere Form der BÜRGERschen Thromboangiitis obliterans, aber ohne daß Perniosis oder Kältetrauma im Spiele war. Dementsprechend wurde gegen den hartnäckigen Fall die periarterielle Sympathektomie vorgeschlagen (KOCH). Die Affektion war schon HUTCHINSON (1878) und CROCKER (1900) bekannt, wurde von CORLETT 1894 genauer beschrieben und von SEQUEIRA auch in dessen Buch erwähnt. Es fehlt aber noch an neueren Beobachtungen, diesen „Typus" aufrecht zu erhalten.

Als *Acrodermatitis pustulosa hiemalis* wurde eine Art acneiformer Tuberkulide der Finger und Hände bezeichnet (CROCKER 1903), welche mit herpesartigen Bläschen beginnen, dann aber den Charakter von eiternden Pernionen annehmen. Daneben besteht oft Perniosis an anderen Stellen. Die Affektion erscheint nur im Winter. Sie war schon HUTCHINSON, ALLAN und CAVAFY bekannt. Neuestens beschrieb ABRAMOWITZ einen solchen Fall.

Beide Affektionen haben das Gemeinsame, sich auf dem Boden von Perniosis zu entwickeln, ähnlich wie andere Tuberkulide, Erythema induratum, also in den Akro-, Kälteregionen der Haut (HAXTHAUSEN). Das Charakteristische ist die Neigung zur Pustelbildung, dellenförmigen Einziehung mit Nekrose der Haut. Beide Bezeichnungen stammen aus der Zeit vor 1900, also vor genauer Kenntnis und Differenzierung der Tuberkulide. Die Akrolokalisation weist auf die tuberkulide Natur innerhalb der zirkulationsschwachen subtemperierten Hautregionen hin.

**Pruritus (Prurigo) hiemalis.** Mehr indirekte, entferntere Beziehungen zur Kältewirkung bzw. kalten Jahreszeit scheint der Pruritus hiemalis zu haben, trotz seines Attributes und des sicheren Zusammenhanges mit der kalten Jahreszeit.

Der Zustand ist 1874 von DUHRING als Pruritus hiemalis, Winterpruritus beschrieben worden, dann wiederholt von HUTCHINSON u. a. nordamerikanischen Autoren, BRONSON, CORLETT, BOWEN. Leichte Grade ohne schwerere Veränderungen der Haut sind auch bei uns sehr häufig, besonders bei trockener, xerotischer Haut älterer Menschen. Schwere Formen mit quälendem Jucken, Kratzeffekten und Hyperkeratosen an den Streckseiten sind selten. Der Ausdruck Prurigo (HAXTHAUSEN) erscheint mir für erstere Gruppe also nicht völlig gerechtfertigt.

SELLEI hat diese Affektion neuerdings eingehend studiert. Der Juckreiz ist, wie längst bekannt, kein urticarieller, d. i. nicht von Urticaria gefolgt. Doch knüpft sich der mitunter qualvolle chronische Zustand regelmäßig an den Eintritt der Kälteperioden des Jahres, tritt auch im Sommer bei kühlen Wetterumschlägen zutage. Es handelt sich um eine Überempfindlichkeit gegenüber Kälte und thermischen Reiz überhaupt. Der Juckreiz tritt nicht auf während des Verweilens in der kalten Luft, sondern erst, wenn die Haut wieder erwärmt wird, beim Eintritt in den warmen Wohnraum, am häufigsten in der Bettwärme, und lokalisiert sich an den Streckseiten der Extremitäten, was, wie wir annehmen, wohl mit der dichteren follikulären Gefäß- und Nervenverteilung zusammenhängen dürfte. Besonders strahlende Wärme provoziert den Juckreiz z. B. an der Körperseite, welche einem heißen Ofen zugewendet ist. SELLEI-LIEBNER meinen, daß solche Individuen eine gesteigerte Vasolabilität besitzen. Weder die Trockenheit der kalten Winterluft, wie man früher annahm, noch die moderne Auffassung der Vagotonie mit konsekutiven Störungen im Kolloidgleichgewicht (PODESTÀ) können uns das Krankheitsbild mit seinen Prädilektionsstellen restlos erklären. Ein Zeichen dieser Unkenntnis ist es, wenn SELLEI selbst den Zustand als „paradoxe Sensibilitätsreaktion" der

Haut bezeichnet und ihn aus der Gruppe der allergischen Zustände, durch thermische Reize hervorgerufen, ausscheidet. Paradox nennt Sellei den Zustand deshalb, weil die Kälte selbst das Jucken als Ausdruck der Empfindlichkeitsreaktion nicht auslöst, sondern eher unterdrückt. Der Zustand wird latent und wird erst durch die Einwirkung der Wärme nach Wegfall der Hemmung manifest. Vielleicht wird diese Parästhesie durch das Einströmen von Blut in die kontrahierten Gefäße hervorgerufen.

**Prurigo aestivalis.** Auch die Frage, ob diese Prurigoform überhaupt mit thermischer Hautreizung in Zusammenhang steht, wäre hier zu streifen. Sellei, der sich auch mit dieser Affektion mit Liebner befaßt hat, meint, daß es nicht Licht- und Wärmereize als solche allein, sondern durch diese hervorgerufene Stoffwechselanomalien und -produkte seien, Hämatoporphyrin usw., welche die Überempfindlichkeit gegen diese Strahlungen in Form von Jucken und blasigen Dermatosen manifestieren, welche Auffassung wohl heute allgemein geteilt wird.

## Dermatosen, durch Kältewirkung begünstigt.

**Erythema induratum. Acneiforme Tuberkulide.** Der mächtige Einfluß der Kälte auf die Änderung der Zirkulation, der sich durch Verringerung des arteriellen Zuflusses, Verlangsamung, Stauung bis zur Ödembildung ausdrückt, beeinflußt auch zweifellos andere pathologische Prozesse im Sinne einer Vermehrung, Verlängerung der Erscheinungen. Besonders gilt dies für solche Prozesse, die an sich an die Gefäßbahn gebunden sind und auch sonst mit Störungen der Zirkulation durch Obliteration, Intimawucherung, Embolien, Thrombosen einhergehen. Dies gilt besonders für das *Erythema induratum* als durch embolische Vorgänge entstehend. Es zeigt sich dies durch häufigeres Vorkommen und Verschlimmerungen dieser Erkrankung besonders im nassen Frühjahrswetter, wo die Haut dem Temperaturreiz am meisten ausgesetzt wird (Haxthausen). Auch die Lokalisation *papulöser, acneiformer Tuberkulide* vorwiegend in Hautregionen, die

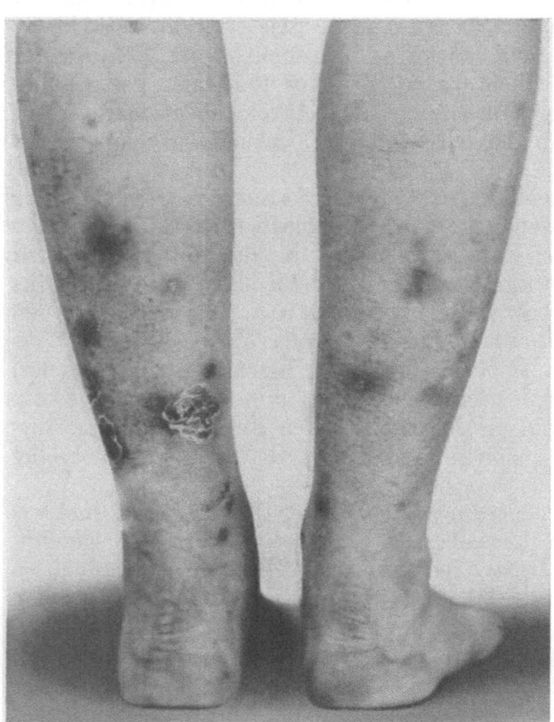

Abb. 118. Erythema induratum, mit Perniosis kombiniert. (Original aus der Sammlung Haxthausen, Kopenhagen.)

auch von den Kälteschädigungen (Pernionen) zumeist betroffen werden, Finger, Zehen, Beine, Gesäß, Oberarme, kann nach dem Gesagten nur als selbstverständlich aufgefaßt werden (Haxthausen, Klingmüller, Dittrich, Strandberg u. a.). Die im Blute Tuberkulöser kreisenden Tbc.-Bacillen finden unter solchen Verhältnissen leichter ihre Haftung. Besonders am Rande perniotischer Veränderungen finden sich die pustulösen oder acneiformen Efflorescenzen (Haxthausen, Abb. 118).

**Boecksches Sarkoid.**  Diese heute von vielen Autoren als mit dem Lupus pernio (Besnier-Tenneson) identisch aufgefaßte Hautaffektion, früher oft mit Lupus und Skrofuloderma verwechselt, bevorzugt auch die Kälteregionen der Haut wie gerade die Beobachtungen des Finseninstituts in Kopenhagen in den letzten Jahren erwiesen haben. Besonders das gleichzeitige Vorkommen von Sarkoiden an der Stirn und von Lupus pernio an den Fingern und Beinen spricht für die Einheitlichkeit der Ätiologie dieser Affektionen und den provokatorischen Einfluß der Kälte auf deren Ausbildung (Abb. 119).

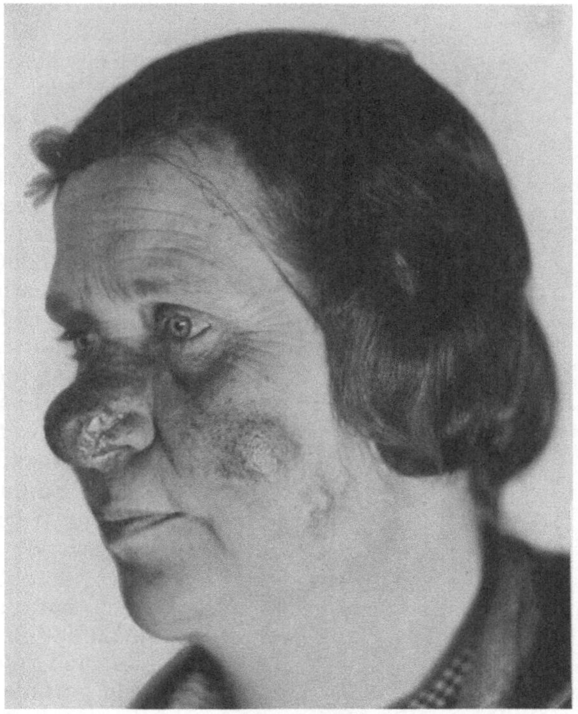

Abb. 119. Sarkoid Boeck. Typus Lupus pernio. Lokalisation an den perniotischen Stellen des Gesichts. (Original aus der Sammlung Haxthausen, Kopenhagen.)

**Lupus vulgaris.**  Daß dauernder Kälteeinfluß als chronischer Hautreiz auf den Ausbruch anderer, insbesondere chronischer Dermatosen, auslösend, also provokatorisch wirken kann, und zwar hauptsächlich durch die Verlangsamung, vielleicht Verringerung der Durchblutung des Hautorgans, zeigt sich nach den neueren Erfahrungen der nordischen Ärzte unzweifelhaft in dem häufigen *ersten* Auftreten von Lupus vulgaris sowie anderer tuberkulöser Affektionen gerade im Winter. Dies zeigen auch eingehende Statistiken des Finseninstituts in Kopenhagen (Haxthausen). Lupus vulgaris-Eruption und -Plaques treten bei Männern wie Frauen an den der Kälte stärker ausgesetzten Partien, Gesäß, Armen, Beinen und Füßen, ungleich häufiger auf als an den sog. Wärmeregionen des Körpers (Haxthausen). Noch deutlicher wird dies durch Trennung der Affektionen bei Männern von denen bei Frauen, da ja die Kleidertracht und Mode für die nötige Warmhaltung der Haut maßgebend ist. 112mal fand sich Lupus der Arme bei Frauen gegenüber 34mal bei Männern, unter 267 Fallen von Lupus vulgaris, während Füße und Gesäß annähernd gleich oft betroffen waren. Auch die Frequenz an den Beinen war bei Frauen ungleich größer als bei Männern,

28 : 12. Im Gesichte treten bei durch Kälte bleibend erweiterten Gefäßen solcher Individuen die Efflorescenzen häufiger an der Peripherie der symmetrischen Hautrötungen auf, so daß dann auch hier die symmetrische schmetterlingsartige Lokalisation wie beim Lupus erythematodes und der Rosacea zutage tritt. Die naturgemäß wärmer gehaltene, dichter behaarte Backenhaut der Männer bleibt häufig vom Lupus verschont. Schon 1920 hat besonders With bei seinen Lichtstudien auf die Einzelheiten von Degenerationsprozessen der bindegewebigen elastischen Elemente der Haut hingewiesen, welche die Resistenzverminderung der Wetterhaut zur Folge haben. Auffallend häufig betonen Lupuskranke ausdrücklich, daß die Eruption der Knötchen kurz nach Erfrierung oder Einwirkung von kaltem Wind gefolgt sei. Daß dabei auch Rassenunterschiede eine Rolle spielen können, wobei blonde Rassen mit besonderer Hautempfindlichkeit, wie die Dänen, relativ häufiger betroffen werden als andere nordische Rassen (Haxthausen), ist sehr wahrscheinlich.

**Lupus erythematodes. Chilblain Lupus. Lupus pernio.** Beim *Lupus erythematodes* wurde von jeher besonders durch Hutchinson der Einfluß klimatischer Faktoren, Wärme und Kälte, ätiologisch in Erwägung gezogen. Allerdings ist bei L. e. vielfach nur der provokatorische Einfluß des Lichtes beobachtet und auch sicher festgestellt worden, so durch häufigeres Auftreten nach der ersten Einwirkung der Frühjahrssonne. Von der Kälte allein bleibt dies doch noch offen. Dagegen ist Hutchinsons *Chilblain-Lupus* ja geradezu als

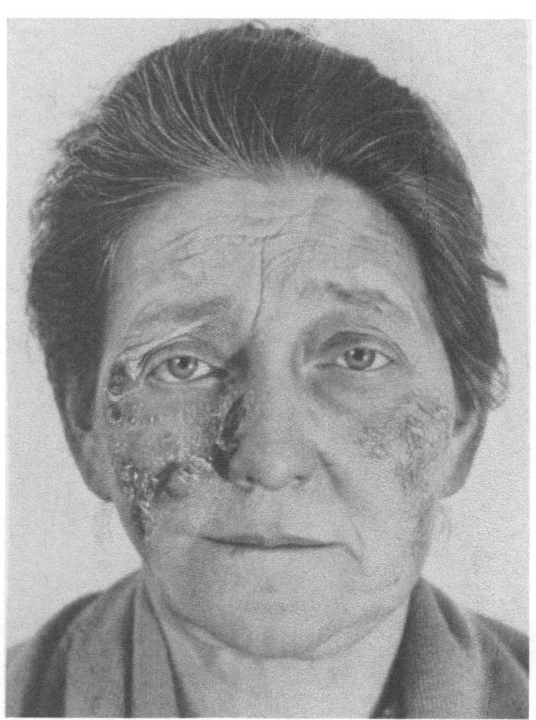

Abb. 120. Lupus vulgaris der rechten Wange. Scharf lokalisiert innerhalb der pathologischen Gefäßerweiterungen. Links ebensolche Gefäßerweiterungen ohne Lupusherd. (Aus H. Haxthausen: Cold in relation to skin diseases.)

klimatische Kälteerkrankung gekennzeichnet und scheint aus einer Kombination von Lupus mit Lupus erythematodes bei Tuberkulösen hervorzugehen. Die Lokalisation des *Chilblain-Lupus* auch in den vielen weiteren Nachbeobachtungen bestätigt Hutchinsons Ansicht, da sie sich an den Fingern, an Nase, Wangen, Ellbogen befindet, also in Pernionengegenden. Auch Kombination von reinen Pernionen mit Lupus erythemadotes und Lupus vulgaris (Hutchinson, Haxthausen), oft beobachtet, spricht sehr für den inneren Zusammenhang (Abb. 120, 122).

Lupus pernio ist als Krankheitsbild, wie Haxthausen jüngst wieder betont, kaum von dem des Boeckschen Sarkoids zu trennen, besonders dann, wenn mit diesem typische Knochenveränderungen nicht einhergehen.

Kombinationen des Lupus pernio mit einfachen Pernionen an Fingern und Ohrmuscheln, histologisch charakterisiert durch nekrotische Zentren in der

Tiefe und Krustenbildung auf der varioliformen Oberfläche, wurden beschrieben (BECHET, KLAUDER). Andererseits liegt es nahe, Lupus pernio auch mit Lupus tumidus zu verwechseln, worauf HIGHMAN zum Falle ROSTENBERGS hingewiesen hat.

Die Lokalisation des Lupus erythematodes an den Ohren als Ausdruck eines isomorphen Reizeffektes im Sinne von KREIBICH ist eine häufige Erscheinung (DUFKE).

Ähnliche pathogenetische Erwägungen könnten auch für das Auftreten von Lupus vulgaris in seiner Lieblingslokalisation, den Wangen, gelten. Umwandlung einfach entzündlicher Infiltrate wie beim Pernio in Lupusknoten bei Tuberkulösen. Siehe auch später bei Rosacea (Abb. 122).

Die Bildung knotenförmiger Tuberkulide innerhalb perniotischer Stellen wurde wiederdolt beobachtet. Am Oberarm durch HAXTHAUSEN (Abb. 121).

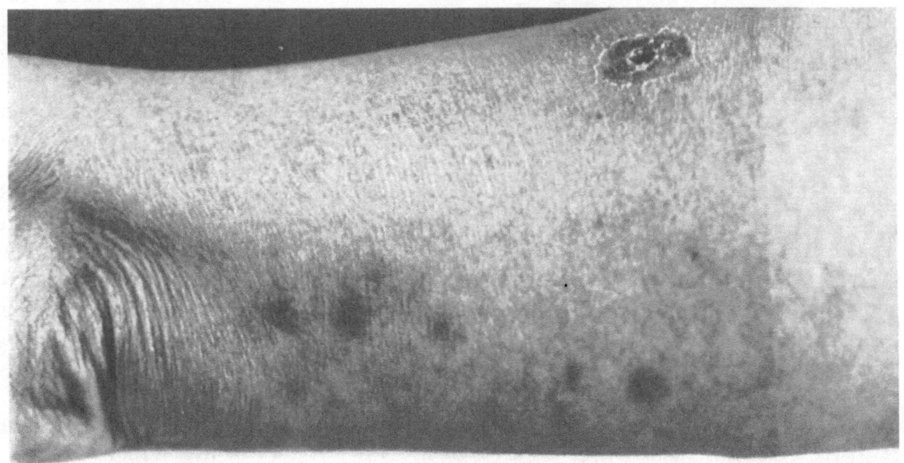

Abb. 121. Knotenförmige Tuberkulide an perniotischen Stellen des Oberarms. Rechts oben Pirquetreaktion. (Sammlung HAXTHAUSEN, Kopenhagen.)

Ebenso spricht ja das Zusammenvorkommen von Lupus erythematodes mit acneiformen Tuberkuliden, vom Autor wie von EHRMANN, FR. FISCHL u. a. in der Wiener dermatol. Ges. wiederholt demonstriert, auch für den Einfluß der Kälte als Ursache von Zirkulationsverlangsamung und Ansiedlung der Tbk Bacillen in der Haut. HAXTHAUSEN weist neuerdings auch auf das oft charakteristische eigenartige Bild derart affizierter Hautpartien hin, bei denen Schwellungen mit kleineren atrophischen Stellen wechseln, wie sie ja sonst für Pernionen und Lupus erythematodes charakteristisch sind. Die regelmäßige Verteilung narbiger, atrophischer, eingesunkener Partien innerhalb perniotischer Schwellungen, besonders an Händen und Füßen, wurde oft beschrieben (MACLEOD, WARDE, SEQUEIRA und BALEAN, NORMAN WALKER). Weit häufiger als der Lupus vulgaris ist jedenfalls der Lupus erythematodes vorzugsweise an Stellen lokalisiert, welche von Licht- und Temperaturreizen am meisten betroffen sind, Nase, Wangen, Stirn. Die Wahrscheinlichkeit, daß das Zusammentreffen beider Schädlichkeiten, speziell des Licht- wie Kältereizes, für die Lokalisation gerade des Lupus erythematodes ausschlaggebend ist, wie dies HAUSMANN und HAXTHAUSEN (Lichtschädigungen, S. 406) hervorheben, ist also naheliegend, besonders da andere, licht- und kälteverschonte Partien, wie Gesäß, Oberschenkel, auch von dieser Affektion zumeist verschont bleiben.

**Livedo annularis in Beziehung zu tuberkulösen Hautaffektionen.** Die verschiedenen Formen der sog. Livedo annularis schwanken in bezug auf Größe und Reichlichkeit der sichtbaren Gefäßmaschen in verschiedenen Lebensaltern in weiten Grenzen. Versuche, die Livedo annularis als pathologisches Symptom von der gewöhnlichen Cutis marmorata exakter abzugrenzen, verschiedentlich unternommen, so von Raynaud, Thomas Lewis u. a., ergaben bis jetzt mit Sicherheit nur eines, d. i. die Unabhängigkeit dieser schwankenden Gefäßbilder vom Nervensystem. Dieselben Formen fanden ja Ebbecke und Lewis auch nach Zerstörung der Hautnerven. Eine Klärung über die Grenzen des Physiologischen ist bis jetzt nicht erfolgt. Die manchen noch fragliche Verlangsamung des Blutstroms in den durch derartige Venennetze diffus bläulich gefärbten Hautpartien wurde neuerdings durch Haxthausens thermoelektrische Messungen exakt festgestellt. Diese ergaben Differenzen von ungefähr $^1/_2{}^0$ C schon im warmen Luftraum bei $24^0$ C. Daraus ist zu erschließen, daß sie in kalten Räumen und im Freien noch wesentlich größer sein dürften. Dabei ist vorausgesetzt, daß die zentrale Masche das normale, das Netzwerk das pathologische Zustandsbild darstellt. Adamson, Lewis u. a. nehmen an, daß die Maschenräume die Region mit einer regeren Durchströmung mit direkt aus der Tiefe von den Arterien herkommendem, also wärmerem Blute darstellen, während die netzförmigen Streifen langsamer und von kühlerem Blut durchflossen werden. Der Widerspruch in der Auffassung Lewis', daß die Netzfiguren eine reichlichere Zirkulation aufweisen, kann mit dem sichtbar geringeren Tonus der strangförmigen Venennetze erklärt werden, wofür auch die geringere Temperatur unter diesen Netzen spricht (Haxthausen).

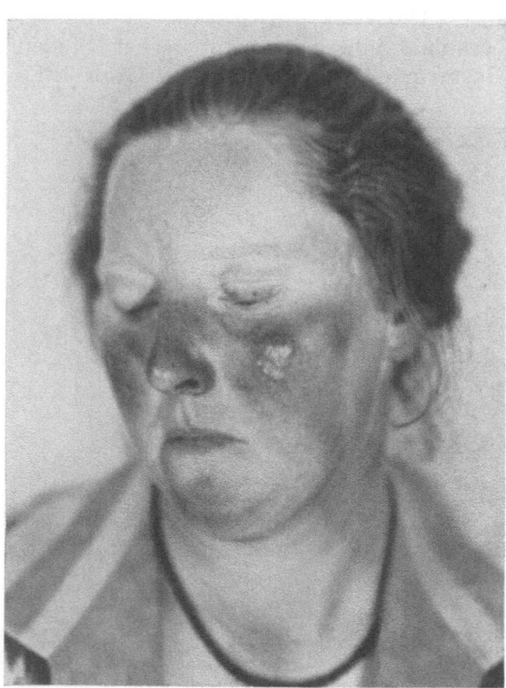

Abb. 122. Lupus erythematodes innerhalb perniotisch veränderter Gesichtshaut. (Aus der Sammlung Haxthausen, Kopenhagen.)

Diese streng örtlichen Differenzen könnten vielleicht auch Ursache sein, daß sich die kleinen Papeln von Lichen scrophulosorum (Adamson) vorwiegend innerhalb der Stränge des Netzwerks befinden, ähnlich Knötchen von Erythema induratum mitten im Bilde des livedoähnlichen Zustandes (Fuhs).

**Epidermolysis hereditaria.** Auch Ausbruch von Blasen bei Epidermolysis hereditaria unter dem Einfluß von Kälte wurde beobachtet (Sticker).

**Lepra. Syphilis.** In ähnlicher Weise wie für Lupus vulgaris wurde ein provokatorischer Einfluß der Kälte und des kalten Klimas neuestens auch von leprösen Affektionen angenommen (Hopkins, Denney, Johansen). Ford und Wise fanden eingestreute anästhetische Flecke. Umgekehrt hat die syphilitische Roseola eine Vorliebe zur Etablierung in den Maschen, was Almkvist als eine relative Immunität der perniotischen Haut gegenüber der Syphilis aufgefaßt hat. ADAMSON ist geneigt zu glauben, daß sich auch die syphilitische Roseola vorwiegend in den Netzsträngen lokalisiere, ebenso wie EHRMANN dies in dem Bilde der Livedo racemosa gezeigt hat. Die Lokalisation von Exanthem in diesen Orten verlangsamter Zirkulation könnte auch manche durch Medikamente, wie Copaiva, Salvarsan usw., hervorgerufene Exantheme, auch das der Masern erklären.

Die Stränge erscheinen demnach jedenfalls als Punkte geringerer Resistenz gegenüber den Maschen.

## Sonstige Hautaffektionen, in Zusammenhang mit Kälte betrachtet.

**Akute banale Hautinfektionen.** Noch größerer Reserve in der Ätiologie müssen wir uns bei einer ganzen Reihe von anderen Affektionen der Haut befleißigen, soweit deren Entstehung doch oft auch in Verbindung mit einmaligem oder langdauerndem Kältereiz gebracht wird. So hat man Ekthymata und Paronychien an den perniotisch geschwellten Fingern und Zehen, z. B. bei barfußgehenden, verwahrlosten Kindern, nicht selten beobachtet Daß die

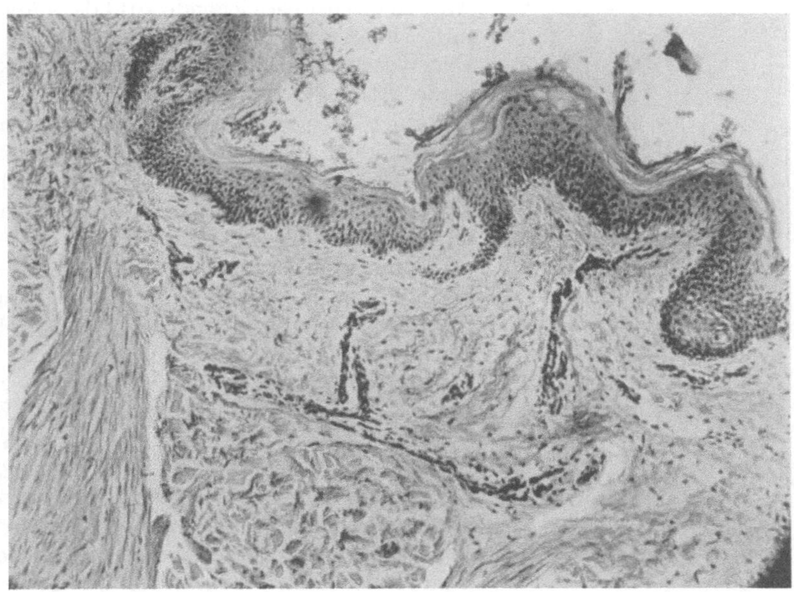

Abb. 123. Perniosis. Rosaceatyp. 21jährige Frau. Hyperkeratose des Epithels. Papillen, meist verstrichen, enthalten lymphoplasmocellulare Infiltrate im odematosen Cutisgewebe. Wandzeichnung der bluthaltigen Gefäße. (Aus DITTRICH: Arch. f. Dermat. 157, 17.)

perniotisch veränderte, leicht lädierbare Haut eindringenden banalen Eiterbakterien weniger Widerstand bietet, ist ja selbstverständlich. Ähnliches wird in nordischen und alpinen Gegenden an den Trägern knieoffener Kleidung, wie Jägern und Waldhütern, beobachtet. Besondere Vorsicht ist überhaupt bei der Beurteilung mancher weitverbreiteter Krankheiten und Komplikationen anzuwenden, zumal ja beide, Eiterpusteln wie Pernionen, allüberall weit verbreitet sind. Dies gilt z. B. auch für eitrige Trichophytien (Kerion Celsi). Ebenso wie Tuberkulide können allerdings, wie HAXTHAUSEN beobachtete, gewiß auch diese banalen hämatogenen Affektionen in perniotischer Haut entstehen und gedeihen.

**Keratosis pilaris.** Daß Keratosis pilaris hauptsächlich an den Streckflächen der Oberarme und nur ausnahmsweise anderwärts, z. B. an den Dorsalflächen von Fingern und Zehen, vorkommt, wo ja gerade die perniotischen Veränderungen — pilärer Komplex — häufig sind, kann nicht als Gegengrund für die besonders häufige und Prädilektionslokalisation der Pernionen im Follikel angesehen werden. An den perniotischen Fingern und Zehen sind Haarfollikel ja nur ausnahmsweise vorhanden. Der Pernio ist eben auch *nicht nur* an Follikel gebunden. Man kann deshalb die Keratosis pilaris nur als mitunter von Kälte provoziert oder mit Kälteveränderungen kombiniert ansehen, durchaus nicht aber als eine der Dermatosen, welche vorwiegend oder ausschließlich durch den Kältereiz provoziert werden.

**Rosacea.** Daß bei der Ausbildung der so häufigen umschriebenen wie diffussen Rosaceaformen von den Kranken selbst einmalige Erfrierung angegeben wird, ist allbekannt. Aber die weit überwiegende Zahl der Fälle hat mit primärer Kälteschädigung nichts zu tun. Das Wesen der Erkrankung und deren komplexe Ätiologie mit deren hereditärer Veranlagung stehen weitaus im Vordergrund, so daß dem atmosphärischen klimatischen Kältereiz doch nur selten, wenn auch in guten Einzelbeobachtungen, ein auslösender mitbestimmender Anteil zufällt.

Ein charakteristisches histologisches Bild einer Perniosis mit dem Typ von Rosacea gibt in seinen Studien Dittrich (Arch. f. Dermat. **157**, 17), wie Abb. 129 zeigt.

Von der *Psoriasis* und vom *Lichen ruber planus* gilt eine Art Immunität der Haut für die Etablierung dieser Affektionen an perniotischen Hautstellen (Haxthausen), welche Auffassung jedoch gewiß noch weiteren Studiums bedarf. Der Zusammenhang für den Ausschluß wäre nur in den verschiedenen Graden der Blutfüllung, Stase, Ödem, welche der Etablierung der beiden genannten Affektionen nicht günstig sind, zu suchen.

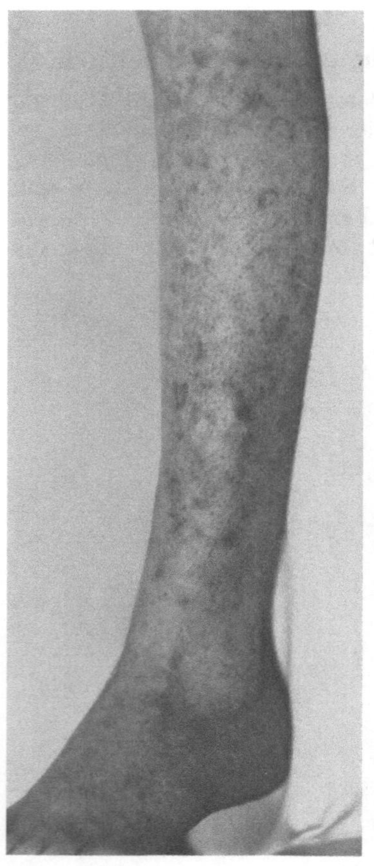

Abb. 124. Trichophytid. Knotenförmige Umbildung an perniotischen Stellen. (Haxthausen.)

Als seltene Kombination finden sich Trichophytide in für Pernio typischen Lokalisationen, Unterschenkel (Haxthausen, Abb. 124).

Im selben Sinne, d. i. dem einer Kombination, ist das Auftreten von Psoriasisefflorescenzen innerhalb perniotisch veränderter Haut am Oberarm von Haxthausen aufgefaßt worden. Ob hier aber mindere Resistenz oder doch nur zufällige Kombination vorliegt, wie wir glauben, ist nicht leicht sicherzustellen (Abb. 125).

Immerhin deutet die scharfe Lokalisierung von Lupus vulgaris-Knoten innerhalb pathologischer Gefäßerweiterungen an der Wange, die wahrscheinlich durch thermische Schädigung hervorgerufen sind, auf die Möglichkeit innerer Zusammenhänge hin, wie dies Haxthausen für Lupus vulgaris und andere Affektionen als wahrscheinlich annimmt (Abb. 120).

# Leichenbefunde.

Als Einzelbeobachtung wird noch von Hautveränderungen berichtet, die beim Auftauen einer gefrorenen Leiche entstanden waren (M. STAEMMLER, Pathologisch-hygienisches Institut Chemnitz). Die Veränderungen erwiesen sich dadurch sicher als postmortale und nicht intravitale Erscheinungen, daß sie beim Einliefern der Leiche sicher noch nicht vorhanden, sondern offenbar erst durch rasches Auftauen entstanden waren. Die Leiche, in steinhart gefrorenem Zustande im Freien gefunden, wies keinerlei Zeichen einer Hautverletzung oder sonstigen Gewalteinwirkung auf. Sie wurde behufs Sektion ausnahmsweise in der Heizkammer zum Auftauen gebracht. Wahrscheinlich waren dadurch die fraglichen, bisher nicht beobachteten, keinesfalls beschriebenen Hauterscheinungen zustandegekommen.

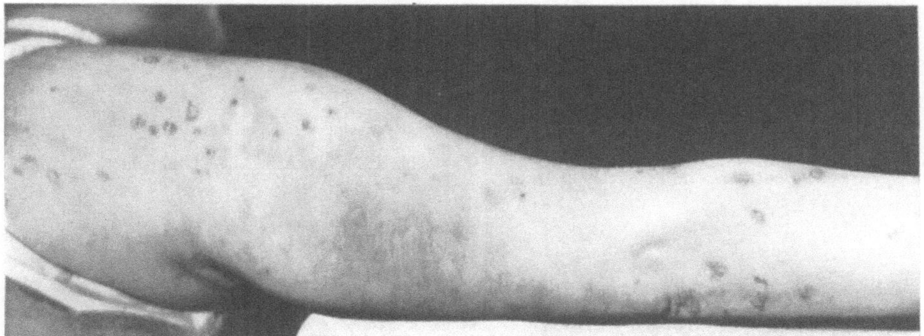

Abb. 125. Psoriasis vulgaris am perniotisch veranderten Oberarm.
(Aus HAXTHAUSEN: Cold in relation to skin diseases.)

Makroskopisch zeigten sich mehrere Streifen der rechten Halsseite, am Kinn, in der Kiefergegend, am Ohrläppchen, an der Nasenspitze, zwischen den Fingern, am Oberschenkel, von grau- bis gelbweißer Farbe. Sie fühlten sich alle konsistenter an als die Umgebung, waren trocken, oberflächlich rauh und lagen dabei etwas über dem Niveau der umgebenden Haut. Mit dem Messer ließ sich aber kaum etwas von ihnen abkratzen, außer spärlichen Hautschüppchen. Excisionsproben wurden teils in PICKscher Konservierungsflüssigkeit, teils in Formalin gehärtet. Während in der ersteren, stark glycerinhaltigen Lösung die Flecken an der Haut allmählich fast restlos verschwanden, ergaben die formalingehärteten bei schwacher Vergrößerung in Paraffin- oder Gefrierschnitt folgendes: Verbreiterung der ganzen Epidermis, das Epithel von Vakuolen siebartig durchsetzt. Die Hornschicht ist davon frei. Die Vakuolen sitzen in den Zellen und führen zu einer mächtigen Auftreibung des Protoplasmas. Die Kerne, überall an die Seite gedrängt, besonders in den Zellen der Basalschicht, waren stark verlängert, zum Teil bogenförmig gekrümmt. Nur stellenweise greifen die Vakuolen unter das Epithel in die Cutis. Stellenweise ist das cutane Bindegewebe aufgelockert, nirgends reaktive Erscheinungen, keinerlei ausgewanderte Leukocyten, Lymphocyten, in den Capillaren der Papillen ist das Blut stellenweise zusammengesickert, die Vakuolisierung findet sich demnach hauptsächlich im Epithel. Der Autor bringt sie in Zusammenhang mit den ebenfalls durch starke thermische Reize hervorgerufenen wabenartigen, von KAWAMURA und JELLINEK, SCHRIDDE, K. ULLMANN und DELBANCO beschriebenen Zellveränderungen vitaler Genese. Die fadenförmige Ausziehung der Basalzellen allerdings fehlt. Eine Erklärung gibt der Autor nicht. 'Wir möchten glauben, daß die Vakuolenbildung hier auf physikalische Weise erklarbar ist, und zwar in dem Sinne, daß der zu Eis gefrorene Gewebssaft der Zellen (Volumvermehrung) bei seiner raschen Verflüssigung während des Auftauens wieder Volumverminderung erfahrt, wodurch in und zwischen den Zellen und gedehnten Gewebsräumen Dehiscenzen, leere Raume, und an gewissen dazu geeigneten Stellen, den Punkten minoris resistentiae der Zellen, Vakuolen entstehen.

DELBANCO meint dazu, daß das Tauwasser in Tropfenform im Zelleib liegen blieb und dadurch die Höhlungen hervorgerufen hatte. In der PICKschen Lösung wurde das Wasser durch das Glycerin in den Zellen entzogen. Jedenfalls handelt es sich hier um grob physikalisch-mechanische Zelldeformation, insbesondere als Ausdruck einer gewissen Unterwertigkeit. Im Kriege war z. B. auch die Zahl der von Endarteriitis obliterans durch Kälte mit spontaner Gangrän befallenen Ostjuden mit debilem Nervensystem eine unverhältnismäßig große (Abb. 98).

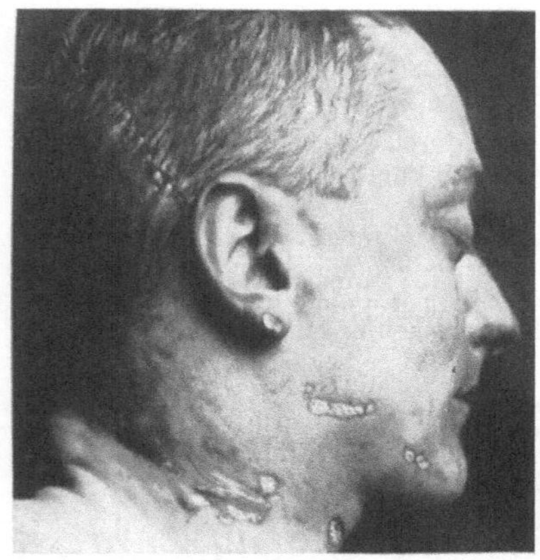

Abb. 126. Postmortal beim Auftauen einer gefrorenen Leiche entstandene Flecken der Haut.

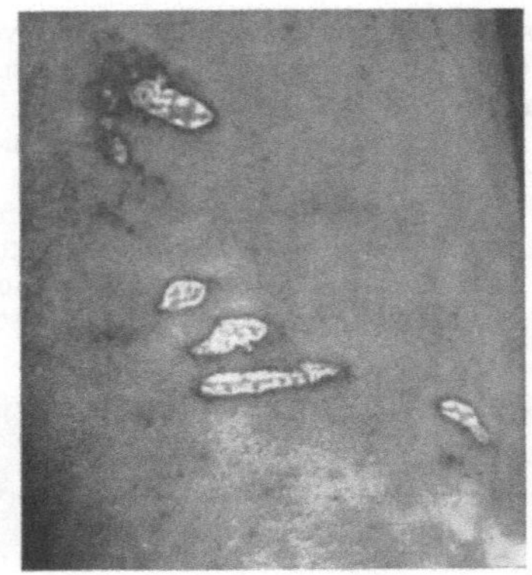

Abb. 127. Wie Abb. 126. Oberschenkelhaut.

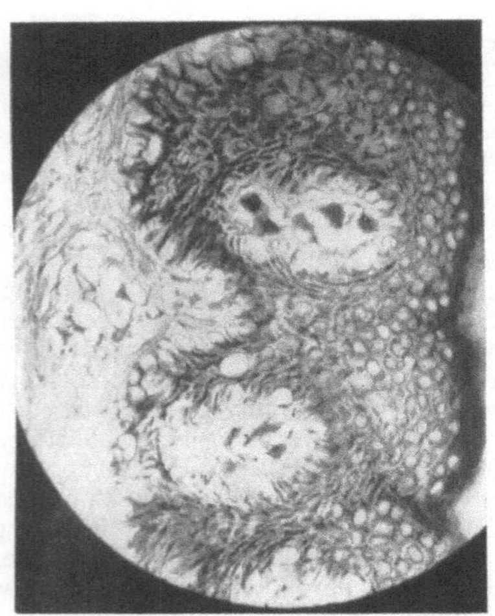

Abb. 128. Vakuolen in Epithel und Papillarkorper. Langgestreckte Kerne. Starke Vergrößerung.

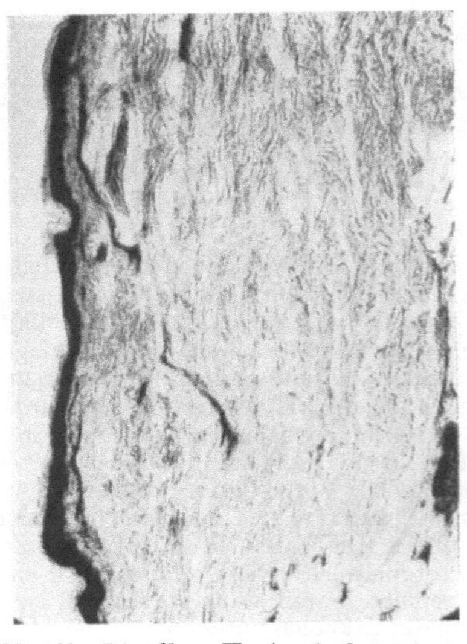

Abb. 129. Dieselben Hautveränderungen nach Konservierung in PICKscher Flussigkeit.

Abb. 126—129. (Nach STAEMMLER: Dermat. Wschr. 89.)

## Therapie der Kälteschäden.

**Allgemeinbehandlung. Grundsätze.** Dem geschwächten Vasokonstriktorenzentrum bei Erythrocyanose will PERUTZ dadurch Rechnung tragen, daß er vorschlägt, zur Erregung der Vaguszentren durch einige Wochen kleine Dosen von *Tinctura Strychni* zu geben, wegen Kumulation des Strychnins jedoch nie länger als 14 Tage, wegen des gleichzeitig dadurch bedingten Aufwandes an Herzmuskelkraft gleichzeitig auch *Tinctura Strophanti*. Er sah schon zweifellose Besserungen bei adolescenten Mädchen und Frauen. Nach länger dauernden Erfrierungen zur Erregung der Zirkulation *Kampferinjektionen* oder *Cadecholtabletten*.

Bis dahin galt allgemein: Es gibt keine Spezifika gegen die Gefäßschwäche, welche zur Perniosis führt. Längere Zeit Bettruhe bei schweren Fällen bringt rasche Involution (DUBREUILH und PETGES). Vitaminreiche, bei Tbc.-Verdacht kräftige Kost. Viel Bewegung im Freien oder im Zimmer, zur Anregung der Zirkulation. Arsenik als Roborans. Na cacodylicum-Injektionen (GROVE), Calcium (WRIGHT, SEQUEIRA, MacLEOD, MacKENNA, SAVILL), obwohl eine Hypocalcämie nicht nachgewiesen ist (GROVE und VINES, PERCIVAL und STEWART). Nitroglyzerin (2mal täglich 2 Tropfen) als gefäßerweiternde Mittel (WHITFIELD).

Zur Hormon- und Organtherapie: Thyreodin (EMBDEN, BARBER, JUSTER, NARDELLI, LAYANI), dagegen von PARKES WEBER und DORE als nutzlos verworfen. Letztere leugnen auch den Effekt von Ovarial-, Parathyreoid-, Hypophysen- oder pluriglandulären Präparaten. Auch spezifische Reiztherapie (Aolan, Novotropin) wurde vielfach empfohlen (GROSSMANN, BRASE, KUHN und BOCHERS), wohl ohne Aussicht auf Nachahmung.

Gegen *Perniosis und Erythrocyanosis*: Natriumthiosulfat, Magnesiumhyposulfat, Ephedrintabletten, Solutio Adrenalini 5—10 Tropfen pro die (VALLERY-RADOT, P. G. UNNA).

Bei *Kälteurticaria* jeden zweiten Tag $1^0/_0$ige Peptoninjektionen (LIEBNER), bei schweren Fällen intravenös $6^0/_0$ige Cäsiumeosinatlösung. Durch Wiederholung dieser Kur sogar Heilung (GOUGEROT und PEYRE).

Täglich eine Ampulle *Olobinthin* intraglutäal oder Aolan 0,3 intracutan, 2—3mal wiederholt (KLINGMÜLLER, GASSMANN und BRASE), intravenöse Kalkinjektionen (KAEWEL).

Gegen den *Pruritus hiemalis empfiehlt* SELLEI als wirksamstes Mittel *Terpentin*, parenteral injiziert.

**Lokaltherapie. Medikamentös.** Von neueren Mitteln werden genannt:

*Ibol*, ein Salicylsäuremethylester.

*Monochlorphenolsalbe* (BLUNECK).

*Euresol*, Monacetinderivat des Resorcins, alle diese auch in Form einer Kollodiumhaut mit Eucalyptusöl, Ol. Therebinth. zu gleichen Teilen, auf die 10fache Menge Kollodium elast. oder in Salbenform (R. O. STEIN).

Als gut verwendbare Trockenpinselung auf Pernionen: Resorc. 2, Mucilago Gummi arab. Aqua destill. āā 5. Talci Venet. 1 (TÖRÖK-RAJKA). Gegen das Jucken $10^0/_0$ige Heliobromlösung.

In Japan wird „*Ayuko*", Extrakt $(3^0/_0)$ von Gynura pinnatifida, zur Pinselung verwendet (SOYEJIMA und ISHIKAWA). Außerdem empfohlen:

In Salbenform:

| | |
|---|---|
| Menthol 0,2 | Calcaria chlor. 5,0 |
| Camphor 1,2 | Unguent. paraff. ad 10 |
| Zinc. ox. / Amylum āā 6,0 | (WESTBERG) |
| Lanolin / Vaselin āā 15,0 | Granugenfrostpaste |
| (LORTAT-JACOB-LEGRAIN) | (STIERLING). |

Ichthyol, Äther, Ol. ric. āā 10,0
Spiritus ad 100,0
(UNNA).

Gegen die Blutaustritte der Pernionen:

| | |
|---|---|
| Tinct. arnicae 10,0 | Tinctura jodi 15,0 |
| Calcaria carb. 10,0 | Acid. tann. 3—5. |
| Sulfur praecip. 10,0 | |
| Unguent. Zinc. ad 100,0 | |
| (UNNA). | |

Alle die vielen hier empfohlenen chemischen Mittel gegen Perniosis haben den Zweck, teils durch Reizung zur Hyperämie, teils zur Resorption anzuregen. Diluierte Mineralsäuren, Kreosot, Terpentin, Methylsalycilat, Mono- und Dichlorbenzin in verschiedenen Mischungen als Lösungen oder Salben. Als Adstringentien kommen in Betracht Bleiacetat, Formalin, als Protektivum Kollodium mit Aufnahme von Resorbentien oder Sedativa, wie Zink, Resorcin, Ichthyol, Benzoesäure, Perubalsam, Opium, Belladonna, auch Merkurpräparaten.

**Physikalische Methoden. Lichtbehandlung.** In den letzten 3 Jahren hat die physikalische Therapie der Perniosis gegenüber den zahllosen chemischen Heilstoffen zweifellos berechtigt den Vorrang gewonnen. Vielfach wird kombiniert. Wegen der Tiefenwirkung besonders Diathermie (Grünbaum, R. O. Stein), von Lichtquellen das Kohlenbogenlicht, schon mit Rücksicht auf die Beeinflussung des Gesamtorganismus, dann erst Röntgenbehandlung mit verschieden starker Filterung, $^1/_4$ bis 3 mm Al (außer eigenen Erfahrungen Perutz, Schreus, Kroll). Auch Frigoritherapie mittels wiederholter Chloräthylsprayung auf umschriebene Schwellungen, selbst mittels Kohlensäureschnee (Steinmann) können durch den in die Tiefe geleiteten Gefäßreiz Heilreaktionen und Resorption auslösen. Bei Endarteriitis obliterans Bestrahlungen mit Solluxlampe, gleichzeitig Histaminquaddeln, dreitägig, 1 : 1 000 000 (Richter).

**Bäder. Mechanische Maßnahmen.** Alle diese Heilpotenzen werden in verschiedenster Form, meist kombiniert, mit Nutzen angewendet. $CO_2$-Bäder (F. Grön), 5%ige Kochsalzbäder von 38° empfahl Whitfield bei nicht ulzerierten Pernionen; Wechselstrom- oder faradische Bäder (Barber). Altbewährt und neu empfohlen sind Senf-Fuß- oder Handbäder, 3—4 Eßlöffel Semen sinapis als Zusatz für ein Bad. Schutz der Augen. Mechanisch wirksam ist Massage in jeder Form, sowohl bei frischen Erfrierungen ohne Ulcerationen als bei älteren Zuständen. Fingermassage, 1—2mal täglich durch einige Minuten mit aktiven und passiven Bewegungen, geben günstige Kombinationen zur Resorption (Jaquet und Debat). Die Massage wird auch mit Methylsalicylatzusatz zu den Massagesalben gemacht. Täglich mehrmaliges Emporrecken der steifen Finger, mitunter zur rascheren Mobilisierung der Gelenke empfohlen, wird als *biokinetische* Therapie bezeichnet (Jaquet und Barber).

Mit Bädern kombiniert wird auch lokale Galvanisation (Jenö Hoffmann) sowie solche der Schilddrüse. 20 MA $^1/_2$ Stunde dauernd. Dazwischen Stromwechsel.

**Chirurgisch. Periarterielle Sympathektomie (Leriche).** Es wird von verschiedenen Autoren, besonders französischen, wohl über mehr oder weniger andauernde, jedenfalls vorübergehende Besserungen perniotischer und angioparetischer Zustände berichtet. Der Eingriff ist aber doch ein zu schwerer, um ihn damit in der Regel zu rechtfertigen. Unblutiger Ersatz soll in den von I. Gouin und A. Bienvenue geübten Röntgenbestrahlungen der an Gefäßnerven besonders reichen Achselhöhlen, Knie- und Leistenbeugen geboten sein. Die gefilterten R-Strahlen bewirken dann Blutveränderungen, die analog zu denen sind, wie sie nach periarterieller Sympathektomie festgestellt wurden. Auch unfiltrierte Bestrahlung der Wirbelsäule bewirke Hyperleukocytose auf ein Drei- bis Vierfaches, entsprechend einer Durchschneidung der Rami communicantes oder der Exstirpation eines Sympathicusganglion. Es sind jedoch Bedenken und Zweifel den damit erzielten Erfolgen durch Leriche von verschiedenen Seiten entgegengestellt worden (Brüning, Kappis, Makai). Bei ausgesprochen angiospastischen Zuständen mit Perniosis sei das Verfahren keinesfalls anzuwenden (Dore).

**Prophylaxe.** Der Umstand, daß keine Gewöhnung gegenüber Erfrierung stattfindet, sondern eher Sensibilisierung für die nächste Gelegenheit (W. v. Noorden), gibt für die sonst so günstige abhärtende Wirkung von Freiluft- und Sonnenbehandlung nur vorübergehende Besserung ohne präventiven Schutz. Kryotherapie (Steinmann, v. Noorden), Schneeabreibungen, Blaulicht, Rotlicht mit nachfolgender Höhensonnenbestrahlung (Armani), R - Bestrahlungen im

Herbst (HOLZKNECHT) wurden sämtlich, auch als Präventivmittel, verwendet
oder vorgeschlagen.

Zur Prävention werden außerdem alljährlich zahlreiche Heilmittel unter
verschiedenen Namen in den Handel gebracht, denen wegen ihrer oberflächlichen Wirkung kaum jemals ein besonderer spezifischer Wert beigemessen
werden kann.

Kälte- und Feuchtigkeitsschutz durch *Lederhandschuhe* wird vorgesehen durch
die Genfer Kommission zum Arbeiterschutz in der Kälteindustrie (Hygiene du
Travail 1931, Nr. 193).

## Literatur.

Lehrbücher, Atlanten, Monographien über Verbrennungen und Erfrierungen, Handbücher
der Pathologie und Chirurgie und andere Nachschlagewerke.

Siehe auch Literaturnachtrag S. 423 f.

BESNIER et DOYON: Traduction et annotation des „Lecons sur les mal. de la peau"
par Kaposi. 2. Aufl. Tome 1, p. 507. Paris 1891. — BILLROTH, THEODOR: Arch. f. klin.
Chirurg. Bd. 6, S. 406. — CASSIRER-HIRSCHFELD: Vasomotorisch-trophische Erkrankungen. KRAUS und BRUGSCH, Spezielle Pathologie und Therapie. Bd. 10, 3. Teil, S. 557.
1924. — CELSUS: Die Arzneiwissenschaft. 2. Aufl. S. 292. Braunschweig 1906. —
COHNHEIM, J.: Untersuchungen uber die embolischen Prozesse. Berlin 1872. — EHR
MANN, SALOMON: Combustio und Congelatio. RIECKE, Lehrb. d. Haut- u. Geschlechtskrankh. 5. Aufl. S. 122. Jena 1920. — EWING, J.: Neoplastic diseases. 3. Aufl. p. 862.
Philadelphia 1928. — FELDBERG, W. und E. SCHILF: Histamin. Monographien aus dem
Gesamtgebiet der Physiologie der Pflanzen und Tiere. Bd. 20. 1930. — FLÖRCKEN, HEINZ:
Die Hitzeschädigungen (Verbrennungen) im Kriege. PAYR und KUTTNER, Ergebn. d.
Chirurg. u. Orthop. Bd. 12, S. 131. Berlin 1920. — GALARD, R.: L'epitheliome aux divers
ages. Paris 1892. — GANS, OSKAR: Histologie der Hautkrankheiten. Bd. 1, S. 170 ff. —
HAXTHAUSEN, HOLGER: Cold in relation to skin diseases. Kopenhagen: Levin & Munksgaard 1930. — HEBRA, FERDINAND V.: Hautkrankheiten. HEBRA, 3. I. II. — HOPKINS,
DENNEY and JOHANSEN: Immunity of certain anatomic regions from lesions of skin leprosy.
Arch. of dermatol. a. syphilol. Vol. 20, p. 767. 1929. — JARISCH, ADOLF: Die Hautkrankheiten. In: Spezielle Pathologie und Therapie. Herausg. von NOTHNAGEL. Bd. 24, 1. Teil.
Wien: Hölder 1900. — JORES, E.: Anatomische Grundlagen wichtiger Krankheiten.
2. Aufl. Berlin: Julius Springer 1926. — KAPOSI, MORITZ: Pathologie und Therapie der
Hautkrankheiten. 5. Aufl. Urban u. Schwarzenberg 1899. — KLEMENSIEWIEZ, RUD.:
Die Pathologie der Lymphströmung. Handbuch der allgemeinen Pathologie. Bd. 2, 1. Abt.,
S. 418. 1912. — KOLISKO, EDUARD: Über Befunde an den Nebennieren bei Verbrennungstod. Vierteljahrsschr. f. ger. Med. 3. Folge. Bd. 47, S. 217. 1914. — KREHL, L. und
F. MARCHAND: Handbuch der allgemeinen Pathologie. 1. Allgemeine Ätiologie. Leipzig:
S. Hirzel 1908. — KROGH, A.: (a) Anatomie und Physiologie der Capillaren. 2. Aufl.
Ins Deutsche übertragen von FELDBERG. Berlin: Julius Springer 1929. (b) The anatomy
and physiology of capillaries. London 1929. — KYRLE, JOSEF: Histobiologie der menschlichen Haut und ihrer Erkrankungen. Wien-Berlin 1925. — LEHNER, E. und E. RAJKA:
Allergieerscheinungen der Haut. Halle a. S.: Carl Marhold 1929. — LEWIN, H. und
E. SCHILF: Das autonome Nervensystem. S. 103. Zit. nach E. SCHILF. Leipzig: Georg
Thieme 1926. — MACKENNA: Diseases of the skin. p. 223. London 1927. — MACLEOD:
Diseases of the skin. p. 216. London 1920. — MARCHAND: Die Kalte als Krankheitsursache.
Handbuch für allgemeine Pathologie von KREHL-MARCHAND. S. 108. — MARCHAND,
FELIX: (a) Die thermischen Krankheitsursachen. Handb. d. allg. Pathol. Herausg. von
KREHL und MARCHAND. Bd. 1. Leipzig 1908. (b) Der Prozeß der Wundheilung. BERG
MANN-BRUNS Dtsch. Chirurg. Lief. 16. 1901. — MIBELLI: Internationaler Atlas 1889. II.
Giorn. ital. d. malatt. vener. e d. pelle 1889. p. 76. — MULLER, OTFRIED: Die Capillaren
der menschlichen Körperoberflache in gesunden und kranken Tagen. Stuttgart: Ferdinand
Enke 1922. — ORMSBY, OLIVER: Diseases of the skin. 2. Aufl. Philadelphia und New York:
Lea & Febiger 1921. — PACK, GEORGE T.: (a) The etiology and incidence of thermal burns.
Americ. journ. of surg. New series. Vol. 1, Nr. 1. (b) Arch. of pathol. and labor. med.
Vol. 1, Nr. 5, p. 767. 1926. (c) Prognose bei Brand- und Ätzwunden. Americ. journ.
of surg. Vol. 40, Nr. 3, p. 59. 1926. — PACK, G. T. and A. H. DAVIS: Burns. p. 215.
Philadelphia: Lippincott 1930. — PACK, UNDERHILL, EPSTEIN and KUGELMASS: Americ.
journ. of the med. sciences. Vol. 167, p. 625. 1924. — PFEIFFER, HERRMANN: (a) Das
Problem des Verbrühungstodes. Wien 1913. (b) Die Eiweißzerfallsvergiftungen. Krankheitsforsch. Bd. 1, H. 5. S. 407. — PICK, LUDWIG: Thermische Kriegsschädigungen.

v. Schjerning, Handb. Bd. 8, S. 513. — Pusey, W. Allan: The principles and practice of dermatology. 3. Aufl. New York and London: Appleton & Co. 1920. — Rasch, Carl: Hudens Sygdome. 3. Aufl. S. 139. Kopenhagen 1927. — Raysky: Beitrag zur Kasuistik der lokalen und allgemeinen Veränderungen beim Tode durch Verbrennung. Virchows Arch. f. pathol. Anat. u. Physiol. Bd. 201, S. 208. 1910. — Sonnenburg und Tschmarke: Die Verbrennungen und die Erfrierungen. Neue dtsch. Chirurg. Bd. 17. 1915. — Spiegler, Eduard: Kritisch-experimentelle Beiträge zur Kenntnis des Verbrennungstodes. Wien. med. Blätter. 1896. S. 259. — Stelwagon, H. W.: Treatise on disease of the skin. New York: Saunders Co. 1907. p. 425. — Stengel, A.: Modern Medicine. Philadelphia: Lea & Febiger. Vol. 5. 1908. — Stengel, A. and H. Fox: A textbook of pathology. New York: Saunders Co. 1921. p. 27. — Stewart, G. N.: A manual of physiology. New York: William Wood & Co. 1918. — Sutton, Richard L.: Diseases of the skin. 6. Aufl. St. Louis 1926. — Tendeloo, N. Ph.: Allgemeine Pathologie. 2. Aufl. S. 89. Berlin 1925. — Thompson: The occupational diseases. Teil IV. New York und London 1914. — Ullmann, Karl: Über die durch Hitzewirkungen hervorgerufenen gewerblichen Hautschädigungen. Ullmann-Oppenheim-Rille: Die Schädigungen der Haut durch Beruf und gewerbliche Arbeit. Bd. 1, S. 97. 1913. — Virchow: Die krankhaften Geschwülste. Bd. 2, S. 696. — Walker, Norman: An introduction to dermatology. p. 73. Edinburgh 1925. — Weidenfeld, Stefan: Über den Verbrennungstod. Arch. f. Dermatol. u. Syphilis. Bd. 61, S. 301. 1902. — Whitfield: A handbook of skin dis. 2. Aufl. p. 99. London 1921. — Zur Verth, M.: Behandlung der Finger- und Handverletzungen. Leipzig: F. C. W. Vogel 1931.

*Verbrennungen.*

Abramowitz: Dermatitis ab igne. Arch. of dermatol. a. syphilol. Vol. 8, Nr. 1, p. 102. 1923. Ref. Zentralbl. Bd. 10, S. 366. — Arzt, Leopold: (a) Das Hebrasche Wasserbett und seine Verwendung. Acta dermato-venere ol. Vol. 4. Fasc. 3. 1923. Okt. (b) Die therapeutische Verwendung des Hebraschen Wasserbettes. Fortbildungskurse d. Wien. med. Fakult. 1925. H. 58. (c) Combustio bei Lues cerebrospinalis. Wien. dermatol. Ges. 3. Nov. 1921. Zentralbl. Bd. 3, S. 430. 1922. — Ärztliche Monatsschrift. Jg. 1926. Nov.-Heft, S. 335. Über Behandlung von Kampfgasbrandwunden (Senfgasverbrennungen). — Askanazy, M.: Äußere Krankheitsursachen. Aschoffs Path. Anat. Bd. 1. 1911. — Baginsky: Dtsch. med. Wochenschr. 1912. Nr. 16. — Balkhausen und Grueter: Über Starkstromverletzungen. Dtsch. Zeitschr. f. Chirurg. Bd. 180, H. 4/6. S. 273. 1923. Zentralbl. Bd. 11, S. 223. — Bamberger: Heilmittel gegen Verbrennungen. Münch. med. Wochenschr. 1913. Nr. 52. — Bancroft and Rogers: Ann. of surg. Vol. 84, Nr. 1, p. 1. 1926. — Baraduc: (a) Des causes de la mort à la suite des brulures superficielles. Paris 1862. (b) Union méd. Paris 19. Mai 1863. — Bardeleben: Über Behandlung von Verbrennungen. Zeitschr. f. ärztl. Fortbild. 1904. Nr. 18. — Beck und Powers: Behandlung von Verbrennungen mit Gerbsäure. Ann. of surg. Vol. 84, Nr. 1, p. 19. 1926. — Behney: Eine Paraffinwachsbehandlung von Verbrennungen. New York med. journ. a. med. record. 4. u. 11. Aug. 1917. Ref. Med. Klinik. 1917. Nr. 47. — Behrend: Über Leuchtpistolenverletzungen. Dtsch. militarärztl. Zeitschr. 1917. H. 21/22. — Beinhauser: Dermatitis calorica? Arch. of dermatol. a. syphilol. Vol. 8, Nr. 2, p. 307. 1923. Ref. Zentralbl. Bd. 11, S. 224. — Bellet: Behandlung von Brandwunden mit Lanolin. Arch. de méd. navale. Tome 115, Nr. 3, p. 199. 1925. — Benett, Blacklock und Browning: Die Wirkung der Flavine auf umschriebene Eiterinfektionen unter besonderer Berücksichtigung der Heilungsvorgänge. Brit. med. journ. 1922. Nr. 3216, p. 306. Zentralbl. Bd. 7, S. 376. Biedl: Innere Sekretion. 1913. — Bigger, I. A.: Hypertonische Na-Chloridlösung, intravenös injiziert, in der Behandlung ausgebreiteter oberflächlicher Verbrennungen. Southern med. journ. Vol. 19, p. 302. 1926. Ref. Zentralbl. Bd. 21, S. 850. — Bircher: Experimentelle Untersuchungen über die Wirkungen der Spitzgeschosse. Bruns' Beitr. z. klin. Chirurg. Bd. 96, H. 1. 1915. — Bisiadecki: Über Blasenbildung bei Verbrennungen der Haut. Sitzungsber. d. Akad. d. Wissensch. in Wien. Bd. 57, 2. Abt. 1868. — Broers, sen. J.: Ein Fall von Chloasma caloricum. 66. Generalversamml. d. Niederl. Dermatologenverein. Sitzung v. 17. Juni 1923. Ref. Zentralbl. Bd. 11, S. 433. — Burckas: Ein eigenartiger Fall von Verbrennung. Münch. med. Wochenschr. Nr. 12, S. 327. 1918. — Buschke-Eichhorn: Dermatol. Zeitschr. Bd. 2. 1911. — Cook: Zit. bei Stengel, Oslers modern. Med. Philadelphia und New York: Lea & Febiger. Vol. 5, p. 389. 1908. — Darier, J.: Ann. de dermatol. et de syphiligr. Okt. 1912. p. 541. — Davidson, Edward: (a) Gerbsäure in der Behandlung von Brandwunden. Surg., gynecol. a. obstetr. Vol. 41, p. 202. 1925. Ref. Zentralbl. Bd. 18, S. 883. (b) Vorbeugung der Toxämie bei Verbrennungen. Behandlung mit Tanninlösung. Americ. journ. of surg. Vol. 40, p. 114. 1926. (c) Der Kochsalzstoffwechsel bei Hautverbrennungen und die Möglichkeit seiner Bedeutung für eine rationelle Therapie. Arch. of surg. Vol. 13, Nr. 2, p. 262. 1926. — Delbanco, Ernst: Zur Einwirkung des elektrischen Stromes auf Epithel und Krebszelle.

Virchows Arch. f. pathol. Anat. u. Physiol. Bd. 254, H. 2, S. 302. 1925. Zentralbl. Bd. 17, S. 428. — Dittrich, O.: Über Hitzschlag mit tödlichem Ausgange. Zeitschr. f. Heilk. Bd. 14, S. 277. — Dohi: Lehrbuch der Dermatologie. 3. Aufl. Tokyo: Asakaya 1914. — Douglas, B.: Behandlung von Verbrennungen mittels Adrenalin. Die baktericide und antiseptische Wirkung dieser Substanz. Cpt. rend. des séances de la soc. de biol. Tome 92, p. 267. 1925. — du Bois: (a) Beitrag zur Behandlung von Narben und Keloiden. Riv. med. de la Suiss. Rom. Jg. 44, Nr. 11. Zentralbl. Bd. 16, S. 772. (b) Basalmetabolism in health and disease. Philadelphia: Lea and Febiger 1924. S. 141 (s. auch bei Beck und Powers). — Eden, Rudolf und Erika Herrmann: Über die Wirkung der bei Verbrennungen entstehenden giftigen Eiweißabbauprodukte. Dtsch. Zeitschr. f. Chirurg. Bd. 194, S. 303. 1926. — Ehrmann: Zur Frage der Livedo racemosa bei Tuberkulose. Dermatol. Wochenschr. Jg. 69, Nr. 35, S. 556. — Erichson: Zit. bei Swain: Extensiev burns, hematemesis, death, necropsy. Lancet. Vol. 2, p. 1127. 1893. — Fenwick: Zit. bei Stengel, Oslers modern med. Philadelphia and New York: Lea & Febiger 1908. Vol. 5, p. 389. — Fenyö: Ausgedehntes Keloid nach Verbrennung. Börgyogyaszati urol. es ven. szemle. Jg. 2, Nr. 6, p. 132. Ref. Zentralbl. Bd. 16, S. 299. — Fischer, B. und E. Goldschmidt: (a) Die Veränderungen der Luftwege und der Lungen bei Gasvergiftungen und bei Verbrennungen. Münch. med. Wochenschr. 1918. Nr. 1. (b) Frankfurter Zeitschr. f. Pathol. Bd. 23, H. 1. 1920. — Fischl, F.: Zur Pathogenese der netzförmigen Livedo bei Tuberkulose. Arch. f. Dermatol. u. Syphilis. Bd. 136, S. 362. — Flu, P. C.: Über den Einfluß von Hautverbrennungen auf den Agglutinationstiter des Serums von immunisierten Kaninchen. Zeitschr. f. Hyg. u. Infektionskrankh. Bd. 100, S. 302. 1923. — Fränkel: Über anatomische Befunde bei akuten Todesfällen nach ausgedehnten Verbrennungen. Dtsch. med. Wochenschr. 1899. S. 22. — Fränkel und Spiegler: Wien. med. Blätter. Bd. 5. 1897. — Frankhausen: Über die Behandlung einer ausgedehnten schweren Verbrennung mit dem Warmluftstrom. Münch. med. Wochenschr. 1913. Nr. 47. — Gerbis: Der Gesundheitsschutz in Glashütten. Zentralbl. f. Gewerbehyg. Bd. 2, S. 83 u. 103. 1925. — Giampaolo: Pathogenese des Verbrennungstodes und ihre Beziehungen zur Anaphylaxie. Policlinico, sez. prat. Jg. 32, p. 207. 1925. Ref. Zentralbl. Bd. 18, S. 187. — Göbel: Verbrennung durch Leuchtkugel. Dtsch. med. Wochenschr. Nr. 1. 1916. — Greenwald, H. M. und H. Eliasberg: Zur Pathogenese des Verbrennungstodes. Americ. journ. of the med. sciences. Vol. 171, p. 682. 1926. — Griffith: Zit. nach Schjerning bei Raysky. — Grosz: Livedo racemosa. Wien. dermatol. Ges. 24. Juni 1920. Arch. f. Dermatol. u. Syphilis. Bd. 137, S. 78. — Gurewitsch: Übermangansaures Kali gegen Brandwunden und andere destruktive Prozesse der Haut. Med. Zeit. 1922. Nr. 1, S. 8. (Russisch.) Ref. Zentralbl. Bd. 7, S. 87. — Haberda: (a) Friedrichs Blätter f. gerichtl. Med. 1898. (b) Riv. di med. leg. 1898. p. 298. — Habermann: Über die sog. Kriegsmelanosen und ihre Beziehungen zu den Teer- und Schmierölschädigungen der Haut. Berlin: Karger 1920. — Hartzel: Erythema ab igne. Journ. of cut. dis. includ. syphilol. Vol. 30. 1912. — Hederer: Verbrennungen und Lanolin. Arch. de méd. navale. Jg. 1924. Nr. 4. p. 260. — Herold und Lindemann: Hygiene der Bergarbeiter. Weyls Handb. d. Hyg. 2. Aufl. Bd. 7, Abt. 2, S. 1. 1913. — Hertzberg, Reinhold F. und G. R. R. Hertzberg: Ausgedehnte Epidermisierung ohne Hauttransplantation. Americ. journ. of surg. Vol. 38, Nr. 9, p. 236. 1924. — Hess und Kerl: Dermatol. Zeitschr. Bd. 32, H. 3/4. 1921. — Heusner, Hans: Über die Verwendung der Pikrinsäure bei Verbrennungen und Erkrankungen der Haut. Münch. med. Wochenschr. Nr. 12. 1915. — Heyde: (a) Verbrennungstod und anaphylaktischer Chok. Zentralbl. f. Physiol. 1911. Nr. 12. (b) Med. Klinik. Febr. 1912. — Heyde und Vogt: Studien über die Wirkung des aseptischen chirurgischen Gewebszerfalles und Versuche über die Ursache des Verbrennungstodes. Zeitschr. f. d. ges. exp. Med. Bd. 1, H. 1, S. 59. 1913. — Hiller, Arnold: (a) Hitzschlag und Sonnenstich. Leipzig: Georg Thieme 1917. (b) Der Hitzschlag auf Märschen. Bibl. von Coler. Bd. 14. Berlin 1902. (Marchand.) — Hoffmann, E.: Lehrbuch der gerichtlichen Medizin. 3. Aufl. S. 578. neu herausgeg. von Emil Haberda. — Jaquet, Albert: Zur Technik der Mastisolbehandlung. Dtsch. med. Wochenschr. 1913. — Jehn, W.: Über Verbrennungen durch Granatsplitter. Dtsch. Zeitschr. f. Chirurg. Bd. 141, H. 3/4. 1917. — Jellinek, Stephan: (a) Schädigungen der äußeren Hülle durch elektrischen Strom. Ullmann-Oppenheim-Rille, Schädigungen der Haut durch Beruf und gewerbliche Arbeit. Bd. 1, S. 160. Leipzig 1922. (b) Atlas der Elektropathologie. Wien 1912. — Jesionek, A.: Biologie der gesunden und kranken Haut. Leipzig 1916. — Kaposi: Lehrbuch der Hautkrankheiten. 1872. S. 271. — Kawamura: Virchows Arch. f. pathol. Anat. u. Physiol. 1921. — Kessler: (a) Leuchtpistolenverletzungen. Volkmanns Samml. klin. Vorträge. Neue Folge. 1917. Nr. 729. (b) Die Strahlenbehandlung der Verbrennungen. Arch. of physical therapy X-ray, radium. Vol. 7, Nr. 6, p. 347. 1926. Zentralbl. Bd. 21. S. 850. — Kolisko: Vierteljahrsschr. f. gerichtl. Meo. 3. Folge. Suppl. 47. — Kreibich: Lehrbuch der Hautkrankheiten. Wien 1904. — Lamprecht: Über die Wirkung eines neuen, „Antipyros" genannten Mittels bei Verbrennungen.

Münch. med. Wochenschr. Jg. 74, Nr. 18, S. 925. 1924. — Lang, E.: Lehrbuch der Hautkrankheiten. Wiesbaden 1902. — Lehmann, C.: Phosphorvergiftung durch Schußverletzung. Zentralbl. f. Chirurg. 1918. Nr. 27. — Lehner, E. und D. Kenedy: Zur Kenntnis der Entzündung der Haut mit netzförmiger oder verastelter Zeichnung. Arch. f. Dermatol. u. Syphilis. Bd. 141, S. 325. — Leredde und Pautrier: Phototherapie und Photobiologie. Paris 1903. — Letulle, Maurice: In H. Rotschild, Traite de Brûlures. Lewis, Thomas und Ronald T. Grant: Die Gefäßreaktionen der Haut auf äußere Reize. Heart. Vol. 11, p. 209. 1924. Ref. Zentralbl. Bd. 15, S. 50. — Leymann: Ein Beitrag zur Beurteilung der Gesundheitsverhältnisse der Glasarbeiter. Reichsarbeitsbl. 1925. Nichtamtl. Teil. S. 57 u. 118. — Linden: Zur Therapie von Verbrennungen und Geschwüren mit Veroform und Epithelan. Dtsch. med. Wochenschr. Jg. 50, S. 719. — Lotheissen, G.: Über Mastisol. Wien. med. Wochenschr. 1920. Nr. 1. — Löwenfeld: Tertiärluetische Hauterscheinungen. Wien. dermatol. Ges. 10. Juli 1919. Arch. f. Dermatol. u. Syphilis. Bd. 133, S. 117. — Lulay: Therapie von Verbrennungen mit Ichtoxyl. Ceska Dermatologie. Jg. 7, H. 10, S. 244. 1926. Ref. Zentralbl. Bd. 21, S. 850. — Lustgarten: Wien. klin. Wochenschr. 1921. Nr. 29. — Magnus: (a) Über Verbrennungen durch das Geschoß. Med. Klink. 1916. Nr. 45. (b) Weitere Untersuchungen über Verbrennungen durch das Geschoß. Münch. med. Wochenschr. 1918. Nr. 10. — Mandanas: Beobachtungen über Lokalbehandlung von Brandwunden unter Gebrauch von Streupulvern bei offener Wundbehandlung. Journ. of the Philippine Islands med. assoc. Vol. 6, Nr. 5, p. 161. 1926. — Markusfeld und Steinhaus: Zentralbl. f. allg. Pathol. u. pathol. Anat. Bd. 4, S. 1. 1895. — Martens: Physikalische Methoden der Wundbehandlung im Feldlazarett. Dtsch. Zeitschr. f. Chirurg. Bd. 145, H. 3/4. Juni 1918. — Martin, Joseph F., Pierre Condert und Jean Dechaume: Die durch elektrische, in der Industrie verwendete Ströme hervorgerufenen Gefäßveränderungen. Die „mesarterielle Desintegration". Lyon chirurg. Tome 21, Nr. 1, p. 13. 1924. Zentralbl. Bd. 13, S. 278. — Mayer, August: Über die Behandlung eiternder Wunden mit künstlicher Höhensonne. Med. Klinik. 1915. Nr. 8, S. 218. — Mendes da Costa: Traumatische Dermatosen. Nederlandsch tijdschr. v. geneesk. Jg. 67, 2. Hälfte, Nr. 23, S. 2463. 1923. Ref. Zentralbl. Bd. 12, S. 24. — Mook: Fall von Erythema ab igne. Arch. of dermatol. a. syphilol. Vol. 8, Nr. 2, p. 251. 1923. Ref. Zentralbl. Bd. 10, S. 172. — Nakata: (a) Nebennierenveränderungen nach Verbrennung. Korresp.-Blatt f. Schweiz. Ärzte. Bd. 2, S. 1283. 1918. (b) Das Verhalten der Nebenniere und Milz bei Verbrennung, mit besonderer Berücksichtigung der Todesursache nach Verbrennung und über Korrelation zwischen Nebenniere und Haut. Beitr. z. pathol. Anat. u. z. allg. Pathol. Bd. 73, S. 439. 1925. — Neugebauer, Oskar: Der Mastisolverband bei Verbrennungen. Wien. klin. Wochenschr. 1912. Nr. 10, S. 379. — Neumeyer, Viktor: Eine neue Behandlungsart der Verbrennungen. Dtsch. Zeitschr. f. Chirurg. Bd. 104, S. 615. — Neve: The India med. Gaz. Juli 1924. Vol. 59, p. 341 und Vol. 35. 1900. — Nordmann: Die Chirurgie des praktischen Arztes. Med. Klink. 1913. S. 34. — Oeconomos: Beitrag zur Heliotherapie von Brandwunden. Bull. de la soc. des sciences méd. et biol. de Montpellier. Jg. 6, H. 4, p. 207. 1925. — v. Oettingen: Dtsch. militärärztl. Zeitschr. 1912. Nr. 6. — Pach: Die Hygiene in Zuckerfabriken. Zeitschr. f. Gewerbehyg. 1907. S. 225. (Vgl. auch die Bekanntmachung des Reichskanzlers zu § 120 e der Gewerbeordnung vom 24. Nov. 1911.) — Pagenstecher: Behandlung von Verbrennungen. Journ. of the Americ. med. assoc. Vol. 84, Nr. 25, p. 1917. 1925. — Peller: Zur Kenntnis der Livedo racemosa. Dermatol. Wochenschr. Bd. 73, H. 44. — Pfahler: Ausgedehntes Gesichtskeloid nach Verbrennung. Arch. of dermatol. a. syphilol. Vol. 10, Nr. 1, p. 130. 1924. Resf. Zentralbl. Bd. 15 S. 79. — Pfeiffer (a): Experimentelle Beiträge zur Ätiologie des primären Verbrennungstodes. Virchows Arch. f. pathol. Anat. u. Physiol. Bd. 180, S. 367. 1905. (b) Münch. med. Wochenschr. Nr. 61. Juni 1914. (c) Die Therapie der Verbrennungen. Dtsch. med. Wochenschr. 1908. Nr. 48. (d) Das Problem des Verbrennungstodes. 1913. — Plaza, Arsenio: Adrenalin als Grundlage der Behandlung der Verbrennungen. Siglo med. Vol. 70, Nr. 3600. p. 560. 1922. Ref. Zentralbl. Bd. 8, S. 246. — Pokorny: Neurodermitis bei Verbrennungsnarbe. Dtsch. dematol. Ges. in der tschechoslovak. Republik. 10. Juni 1923. Zentralbl. Bd. 9, S. 376. 1924. — Polland: (a) Pathologische Histologie der inneren Organe beim Verbrennungstod. Wien. klin. Wochenschr. 1907. Nr. 8. (b) Die Überhäutung großer Hautdefekte unter besonderer Berücksichtigung der Anwendung von Pellidol und Azotoluiden. Wien. med. Wochenschr. 1913. Nr. 38. — Ponfick (a) Über die plötzlichen Todesfälle nach schweren Verbrennungen. Berlin. klin. Wochenschr. 1877. S. 672. (b) Über den Tod nach ausgedehnten schweren Verbrennungen. Berlin. klin. Wochenschr. 1876. Nr. 225. — Ravdin: Behandlung oberflächlicher Verbrennungen. Surg. clin. of North America. Vol. 5, Nr. 6. p. 1579. 1925. — Ravdin und Ferguson: (a) Die Behandlung oberflächlicher Verbrennungen. Ann. of surg. Vol. 81, Nr. 2, p. 439. 1925. (b) Beitrag zur Kasuistik der lokalen u. allgemeinen Veränderungen beim Tod durch Verbrennung. Virchows Archiv. 201. — v. Recklinghausen: Handbuch der allgemeinen Pathologie des Kreislaufes und der Ernährung. Dtsch. Chirurg. Lief. 2/3. — Rein:

Beitrage zur Lehre von der Temperaturempfindung der Haut. Zeitschr. f. Biol. Bd. 82,
S. 189. 1924. — Riehl: Zur Therapie schwerer Verbrennungen. Wien. klin. Wochen-
schrift 1925. Nr. 30, S. 833. (b) Über die Spuren des elektrischen Starkstromes in der
Haut. 13. Kongr. d. dtsch. dermatol. Ges. München. Mai 1923. Arch. f. Dermatol. u.
Syphilis. Bd. 145, S. 178. — Ring: Verhalten und Behandlung bei Brandwunden.
California a. Western med. Vol. 23, Nr. 10, p. 1296. 1925. — Roche: Schwere generalisierte
Dermatitis nach einer lokalen Verbrühung. Brit. med. journ. Nr. 3367, p. 60. 1925. Ref.
Zentralbl. Bd. 18, S. 219. — Rocher und Lasserre: Die Behandlung ausgedehnter Ver-
brennungen bei Kindern. Journ. de méd. de Bordeaux. Jg. 92, Nr. 3, p. 79. 1921. Ref.
Zentralbl. Bd. 1, S. 502. — Rubner: Die strahlende Wärme irdischer Lichtquellen in
hygienischer Hinsicht. I. Wirkung der Wärmestrahlung auf den Menschen. Arch. f. Hyg.
Bd. 23, S. 87. 1895. — Sachs, O.: Livedo racemosa (Ehrmann). Wien. dermatol. Ges.
28. Okt. 1920. Arch. f. Dermatol. u. Syphilis. Bd. 137, S. 90. — Sappey: Traite d'anat.
descript. Paris 1852. — Sauerbruch: Kriegschirurgische Erfahrungen. Berlin: Julius
Springer 1916. — Schäffer, Jean: (a) Der Einfluß unserer therapeutischen Maßnahmen
auf die Entzündung. Stuttgart 1907. (b) Über die Einwirkung von Hitze, Kälte und
feuchter Wärme auf Entzündungsprozesse in der Haut. Schles. Ges. f. vaterländ. Kultur.
Juni 1901. — Schindelka: Hautkrankheiten bei Haustieren. Handb. d. tierarztl. Chirurg.
u. Geburtsh. Bd. 6. Wien 1908. — Schittenhelm und Weichardt: Münch. med. Wochenschrift 1911. Nr. 16. — Schjerning und Seliger: Zit. bei Silbermann, Zentralbl. f.
klin. Med. 1895. S. 20. — Schlesinger: Virchows Arch. f. pathol. Anat. u. Physiol. Bd. 130.
1892. — Schmidt: Zur Kenntnis des Ehrmannschen Luesphänomens. Arch. f. Dermatol.
u. Syphilis. Bd. 114, S. 191. — Schmincke: Die Kriegserkrankungen der quergestreiften
Muskulatur. Volkmanns Samml. klin. Vortr. Neue Folge. Nr. 758, 59. 1918. — Scholz, E.:
Münch. med. Wochenschr. 1900. S. 152. — Schreiner: (a) Beitrage zu den Verbrennungen.
Med. Klinik. Jg. 21, Nr. 32, S. 1187 und Nr. 33, S. 1231. 1925. (b) Zur Adrenalinglykosurie.
Med. Klinik. Bd. 48. 1924. — Schridde: Hautveränderungen durch hohe Hitze. Patho-
logisch-anatomische und experimentelle Untersuchungen. Klin. Wochenschr. Jg. 1, Nr. 52.
1922. — Schridde und Beekmann: Experimentelle Untersuchungen über die Einwirkung
des elektrischen Stromes auf die menschliche Haut. Virchows Arch. f. pathol. Anat. u.
Physiol. Bd. 252, H. 2/3, S. 774. 1924. Zentralbl. Bd. 16, S. 403. — Semon: Zwei Fälle
von Livedo racemosa. Proc. of the roy. soc. of med. Vol. 18, Nr. 9. Sect. of dermatol.
19. März 1925. S. 50. Ref. Zentralbl. Bd. 18, S. 669. — Senftleben: Berlin. klin. Wochenschrift 1907. Nr. 25/26. — Sicilia: Schädliche atreptische und keloide Vernarbung auf
Grund ausgedehnter Gesichtsverbrennung. Actas dermo-sif. Jg. 16, p. 54. Ref. Zentralbl.
Bd. 19, S. 48. — Silbermann: (a) Untersuchungen über die Krankheitserscheinungen und
Ursachen des raschen Todes nach schweren Hautverbrennungen. Virchows Arch. f. pathol.
Anat. u. Physiol. Bd. 119, S. 488. 1890. (b) Zentralbl. f. d. med. Wissensch. Bd. 27, S. 513. 1889.
(c) Glasgow: med. jour. Mai 1892. — Sonnenburg, E. u. Tschmarke: Verbrennungen und
Erfrierungen. Dtsch. Chir. Bd. 17. Billroth-Lücke, Handb. d. Chirurg. Lief. 14. 1879.
Souttar: Verbrennungen und Verbrühungen. Lancet. Vol. 208, Nr. 3, S. 142. 1925. —
Spiegler und Fränkel: Med. Blätter. 1897. Nr. 5. — Spietschka: Über Verbren-
nungen und Verbrennungstod. Arch. f. Dermatol. u. Syphilis. Bd. 103, Nr. 1—3. —
Spitta: Wirkung von Wärme und Feuchtigkeit. Gottstein-Schlossmann-Teleky, Handb.
d. soz. Hyg. Bd. 2. Gewerbehyg. u. Gewerbekrankh. Berlin: Julius Springer 1926. —
Steinke: Multiple Teleangiektasien infolge Einwirkung übermäßiger Hitzegrade. New York
Dermatol. soc. 28. März 1922. Arch. of dermatol. a. syphilol. Vol. 6, p. 116. 1922.
Ref. Zentralbl. Bd. 6, S. 362. — Stillians: Verbrennung infolge Diathermie des Antrums.
Arch. of dematol. a. syphilol. Vol. 10, Nr. 2, p. 262. 1924. Ref. Zentralbl. Bd. 16, S. 573.
Stockis: Ann. de la soc. de. med. leg. de Belg. 1903. Nr. 14, p. 152. — Tappeiner:
Über Veranderungen des Blutes und der Muskeln nach schweren Verbrennungen. 1881. —
Thedering: Die künstliche Höhensonne im Dienste des Kriegslazaretts. Münch. med.
Wochenschr. 1914. Nr. 50. — Thiele: Verbrennungen des Mundes, Schlundes, der Speise-
röhre und des Magens. Veröffentl. a. d. Geb. d. Militärsanitätswesens. H. 6. Berlin 1873.
Thiem: Geschwülste und Unfall mit besonderer Berücksichtigung des Krebsgewächses.
Monatsschr. f. Unfallheilk. u. Invalidenw. 1912. Nr. 8. — Touton: Vergleichende Unter-
suchungen über die Entwicklung der Blasen in der Epidermis. Diss. Tubingen 1882. —
Ullmann, Karl: (a) Krebsentwicklung als Folge beruflich-gewerblicher Hautschädigungen.
Ullmann-Oppenheim-Rille, Schädigungen der Haut durch Beruf und gewerbliche Arbeit.
Bd. 3, S. 202. Leipzig: Voß 1926. (b) Weitere Mitteilungen über Wirkungen konstanter Wärme
höherer Temperaturen auf die Haut. 74. Vers. dtsch. Naturf. u. Ärzte. (c) Physikalische
Therapie der Hautkrankheiten. In: Physikalische Therapie in Einzeldarstellungen, herausg.
von Marcuse und Strasser. H. 21a. Stuttgart 1908. (d) Über die Heilwirkung der durch
Wärme erzeugten lokalen Hyperämie auf chronische und infektiöse Geschwursprozesse.
Wien. klin. Wochenschr. Jg. 14, Nr. 1. 1901. (e) Zur klinisch-therapeutischen Verwert-
barkeit konstanter Wärme. Wien. klin. Rundschau. 1902. Nr. 24/25. (f) Wirkungen

konstanter Wärme auf die Haut und andere Organe mit Demonstrationen des Hydrothermo-regulators und verschiedener Thermokörper. Dermatol. Zeitschr. 1902. S. 775. (g) Über die Anwendung konstanter Wärme. Blätter f. klin. Hydrotherapie. 1903. Nr. 35. — Verel: Handbuch der Hautkrankheiten. 1883. S. 344. — Waelsch: Über Livedo racemosa bei Tuberkulose. Arch. f. Dermatol. u. Syphilis. Bd. 132, S. 452. — Warthin and Weller: The medical aspects of mustard gas poisoning. — Weichardt, W.: Ergebn. d. Hyg., Bak-teriol., Immunitätsforsch. u. exp. Therapie. Bd. 5, S. 275. 1922. — Weidenfeld und v. Zumbusch: Weitere Beiträge zur Pathologie und Therapie schwerer Verbrennungen. Arch. f. Dermatol. u. Syphilis. Bd. 76. — Weill, G.: Bull. de la soc. franç. de dermatol. Jg. 33, Nr. 6, p. 442. 1926. — Weiskotten, H. G.: (a) Histopathology of superficial burns. Journ. of the Americ. med. assco. Vol. 72, p. 259. 1919. (b) Fatal superficial burns and the suprarenals. Ibid. Vol. 69, p. 776. 1917. — Welti: Beitr. z. pathol. Anat. u. z. allg. Pathol. Bd. 4. 1889. (b) Zentralbl. f. allg. Pathol. u. pathol. Anat. Bd. 1, S. 537. 1890. — Wertheim: (a) Wien. med. Jahrb. Bd. 16, S. 37. 1868. (b) Wien. med. Presse. Bd. 8, S. 1237. 1867. — Widmer, Charles: Die Strahlenbehandlung großer Epitheldefekte. Münch. med. Wochenschr. 1911. Nr. 4. — Williams: Ein Fall zur Diagnose. Arch. of dermatol. a. syphilol. Vol. 3, Teil 1, Nr. 4, p. 463. 1921. Ref. Zentralbl. Bd. 9, S. 36. — Willis, A. Murat: (a) Der Wert der Schorfentfernung bei der Behandlung von Brand-wunden. Journ. of the Americ. med. assoc. Vol. 84, p. 655. 1925. Zentralbl. Bd. 18, S. 44. (b) Editorial. Surg., gynecol. a. obstetr. Vol. 39, p. 834. 1924. — Wilms: Studien zur Pathologie der Verbrennung. Die Ursache des Todes nach ausgedehnter Hautverbrennung. Mitt. a. d. Grenzgeb. d. Med. u. Chirurg. Bd. 8, H. 4 u. 5, S. 395. 1901. — Wolff, Hans: Ein Beitrag zur Beurteilung von Harzlösungen für Verbände. Berlin. klin. Wochenschr. 1915. Nr. 2. — Ziegler: Lehrbuch der pathologischen Anatomie. Jena 1905.

### *Erfrierungen.*

Abramowitz: (a) Sklerodaktylie und Pernio. Arch. of dermatol. a. syphilol. Vol. 10, p. 368. 1924. Ref. Zentralbl. f. Haut- u. Geschlechtskrankh. Bd. 16, S. 207. (b) Acroderma-titis pustulosa hiemalis Crocker. Arch. of dermatol. a. syphilol. Vol. 8, p. 105. 1923. Ref. Zentralbl. f. Haut- u. Geschlechtskrankh. Bd 11, S. 433. — Achard: Mal perforant durch Frost mit Spontanfraktur. Arch. internat. de neurol. Bd. 1, S. 66. — Adams: Verschwärung des Duodenums bei hochgradigen Erfrierungen. Americ. med. Times. Febr. 1863. — Adler: Zur Physiologie und Pathologie der Ovarialfunktion. Arch. f. Gynäkol. Bd. 95. — Ale-xander, Arthur: (a) Zur Klinik und Pathogenese der Erythrocyanosis crurum puellaris. Dermatol. Wochenschr. Bd. 84, S. 601. (b) Über Livedo racemosa ohne nachweisbare Lues. Dermatol. Wochenschr. Bd. 67, S. 479. 1918. (c) Über die Beziehungen zwischen dem Erythema induratum resp. dessen Atypien und den nicht entzündlichen, tuberkulösen Fettgewebstumoren. Dermatol. Zeitschr. Bd. 27, S. 127. 1919. — Alonzo: Veränderungen der Nerven infolge Erfrierung der darüber liegenden Haut. Rif. med. Ref. Dtsch. med. Wochenschr. 1891. Nr. 12. — Aschner: Die Blutdrüsenerkrankungen des Weibes. Wies-baden 1918. — Aufrecht: (a) Das Wesen der Erkältung. Dtsch. Arch. f. klin. Med. Bd. 117, S. 603. 1915. (b) Weiteres zur Kenntnis des Wesens der Erkältung. Arch. f. klin. Med. Bd. 119. 1916. (c) Über Erkältung. Zeitschr. f. ärztl. Fortbild. 1917. Nr. 21. — Balbi, E.: Sopra un caso di eritromelalgia. Arch. ital. di dermatol. Tome 1, p. 604. 1926. Ref. Zentralbl. f. Haut- u. Geschlechtskrankh. Bd. 22, S. 786. — Baelz: Gegen Frostbeulen. Monats-hefte f. prakt. Dermatol. 1890. S. 288. — Barber, H. W.: Modern technique in treatment. CC. The treatment of Chilblain (Erythema pernio). Lancet. Vol. 211, p. 1180. 1926. Ref. Zentralbl. f. Haut- u. Geschlechtskrankh. Bd. 23, S. 67 — Bartl: Status thymicolymphaticus und Status hyperplasticus. Wien 1912. — Beck: Über den Einfluß der Kälte auf den tierischen Organismus. Dtsch. Klinik 6—8. — Beneke: Die Thrombose. Krehl-Mar-chand. Handb. d. allg. Pathol. Bd. II, S. 2. 1912. — Benndorf: Wachsartige und andere Degenerationen in den Muskeln des Unterschenkels nach Erfrierungen. Arch. f. Heilk. 1865. Nr. 5. — Bergmann, v.: Zur Behandlung der Erfrierungen. Dorpater med. Zeitschr. Bd. 4, H. 2. 1873. — Biberstein, Hans: Kälteschädigung? Erythema induratum? Schles. dermatol. Ges. 6. 2. 1926. Zentralbl. f. Haut- u. Geschlechtskrankh. Bd. 20, S. 25. — Bier: Über die vor und nach der Esmarchschen Blutleere eintretenden Gefäßveränderungen und ihre physiologische Erklärung. Dtsch. med. Wochenschr. 1899. S. 505. — Billroth: Die allgemeine chirurgische Pathologie und Therapie. Berlin: Georg Reiner 1896. — Bodo, Lasslo: Az erythrocyanosis cutis symmetrica kertanához. Orvosi Hetilap. 1925. 21. Ref. Zentralbl. f. Haut- u. Geschlechtskrankh. Bd. 18, S. 205. — Boeck: Ein Frostmittel. Monatsh. f. prakt. Dermatol. Bd. 21, H. 4. 1896. — Böhm und Hoffmann: Beiträge zur Kenntnis des Kohlenhydratstoffwechsels. Arch. f. exp. Pathol. u. Pharmakol. Bd. 8. 1878. — Bolte, Fritz: Erythrocyanosis cutis symmetrica. Klin. Wochenschr. Jg. 1, S. 578. 1922. Zen-tralbl. f. Haut- u. Geschlechtskrankh. Bd. 6, S. 647. — Bruhns: Erythrocyanosis crurum puellaris (Mendes da Costa) oder Congelatio mit Perniones folliculares acuminatae (Kling-

MÜLLER)? Berlin. dermatol. Ges. Festsitzung anläßlich des 40jähr. Bestehens 30. 10. 1926. Zentralbl. f. Haut- u. Geschlechtskrankh. Bd. 21, S. 557. Aussprache dazu S. 559. — BRÜNAUER: Livedo racemosa (EHRMANN) und Erfrierungen. Wien. dermatol. Ges. 8. Mai 1924. Zentralbl. f. Haut. u. Geschlechtskrankh. Bd. 13, S. 333. — BUNDSCHUH: Über die Behandlung der Erfrierungen von Fingern und Zehen. Münch. med. Wochenschr. 1915. Nr. 12. — CASSIRER: Die vasomotorisch-trophischen Neurosen. 2. Aufl. Berlin 1912. — CATIANO: Über Erfrierungen. Arch. f. klin. Chirurg. Bd. 28. 1882. — COENEN, THOM und CILIMBARIS: Beiträge zur Kriegsheilkunde. Berlin: Julius Springer 1914. — COHNHEIM: (a) Neue Untersuchungen über die Entzündungen. Berlin. 1873. (b) Vorlesungen über allgemeine Pathologie. Bd. 2. 1880. — COQUET: Erfrierungen und Kälteparasthesien der Fuße. Presse méd. Nr. 50. Ref. Dtsch. med. Wochenschr. 1917/45. — CYON: Sitzungsber. d. Kgl. Sächs. Ges. d. Wissensch. 1866. S. 256. — CZERNY, VINZENZ: Über die Beziehungen der Chirurgie zu den Naturwissenschaften. Antrittsrede. Freiburg i. Br. 1872. — CZILLAG: Beiträge zur Klinik der Erfrierung. Wien. klin. Wochenschr. 1914. Nr. 37. S. 1275. — DAVIS, LOYAL und ALLAN B. KANAVEL: Sympathectomy in Raynauds disease, erythromelalgia, and other vascular diseases of the extremities. Surg. gynecol. a. obstetr. Vol. 42, p. 729. 1926. Ref. Zentralbl. f. Haut- u. Geschlechtskrankh. 22/223. — DELAMARE: Frostschäden, Lepra nervosa und Ainhum. Rev. prat. des mal. des pays chauds. Jg. 1923. Nr. 6, S. 240. Ref. Zentrabl. f. Haut- u. Geschlechtskrankh. 17. 460. — DENECKE: 5 atypische Fälle von Erythema nodosum. Dtsch. med. Wochenschr. 1919. S. 1211. — v. DIEBERG: Beitrag zur Lehre vom Tode durch Erfrieren. Vierteljahrsschr. f. ger. Med. u. öffentl. Sanitätswesen. Bd. 38. — DREYER, A.: (a) Eigentümliche Fußgangrän aus dem Balkankrieg. Zentralbl. f. Chirurg. 1913. Nr. 42, S. 1613. (b) Die III. Hilfsexpedition nach Konstantinopel. Beitr. z. Kriegsheilkunde. Berlin: Julius Springer 1914. (c) Kriegschirurgische Ergebnisse aus dem Balkankrieg 1912/13. Dtsch. med. Wochenschr. 1914. Nr. 14—16. — EBERTH und SCHIMMELBUSCH: Die Thrombose. Stuttgart 1888. — FLEISSIG: Feldspitalchirurgie im Stellungskrieg 1915—17. Bruns' Beitr. z. klin. Chirurg. Bd. 109, H. 5. 1918. — FLEMMING: Über Bildung und Rückbildung der Fettzelle im Bindegewebe und Bemerkungen über die Struktur des letzteren. Arch. f. mikroskop. Anat. Bd. 7, S. 32. — FREMMERT: Beiträge zur Lehre von den Congelationen. Ein Bericht über 500 Fälle von partieller Erfrierung. Arch. f. klin. Chirurg. Bd. 25. 1880. — FREUND, ERNST: Die rheumatischen Erkrankungen im Krieg. Wien. klin. Wochenschr. 1915. Nr. 12. (b) Über Latenz und Spätreaktion nach Kälteschädigung. Zeitschr. f. d. ges. physikal. Ther. Bd. 32, S. 163. — FRIEDRICH, P. L.: Praktische Erfahrungen zur Verhütung und Behandlung der Erfrierungen im Felde. Münch. med. Wochenschr. 1915. S. 129. — FUHS, HERBERT: Zur Behandlung der Erfrierungen mit X-Strahlen. Derm. Wochenschr. Bd. 76, S. 293. 1923. — FUERST, ERNST: (a) Über die Veränderungen der Epidermis durch leichte Kälteeinwirkungen. Inaug.-Diss. Königsberg 1897. (b) Über die Veränderungen des Epithels durch leichte Wärme- und Kälteeinwirkungen beim Menschen und Säugetier. Beitr. z. pathol. Anat. u. allg. Pathol. Bd. 24, S. 415. — GALEWSKI: Über Erythrocyanosis. Berl. dermatol. Ges. Dermatol. Wochenschr. Bd. 84, H. 1, S. 27. — GERULANOS: Schußverletzung der Extremitäten. Bruns' Beitr. z. klin. Chirurg. Bd. 93, H. 3. 1914. — GIESE: Experimentelle Untersuchung über Erfrierung. Vierteljahrsschr. f. ger. Med. Bd. 22, S. 235. 1901. — GLASER: Über Vorkommen und Ursachen abnorm niedriger Temperaturen. Diss. Bern. 1878. — GLASEWALD: Wasserdichte Fußbekleidung und Erfrierung. Dtsch. med. Wochenschr. 1915. Nr. 16, S. 473. — GÜTERBOCK: Beobachtungen und Untersuchungen über den Wundstarrkrampf. Arch. f. klin. Chirurg. Bd. 82. 1885. — HABS: Über die BIERsche Stauung. Münch. med. Wochenschr. 1903. S. 938. — HANUSA: Über die Behandlung lokaler Erfrierungen mit passiver und aktiver Hyperämie. Diss. Greifswald. 1903. — HARTTUNG, WILHELM und ARTHUR ALEXANDER: (a) Zur Klinik und Histologie des Erytheme indure Bazin. Arch. f. Dermatol. u. Syphilis. Bd. 60, S. 39. 1902. (b) Weitere Beiträge zur Klinik und Histologie des Erytheme indure Bazin. Arch. f. Dermatol. u. Syphilis. Bd. 71, S. 385. 1904. — HAXTHAUSEN: Erythema? Erythema pernio crurum. Ugeskrift f. laeger. Jg. 86, p. 855. 1924. Ref. Zentralbl. f. Haut- u. Geschlechtskrankh. Bd. 18, S. 668. — HECHT, VIKTOR: Zur Pathologie und Therapie der Erfrierungsgangrän. Wien. med. Wochenschr. 1915. — HESS: (a) Gehorcht das Blut dem allgemeinen Strömungsgesetz der Flüssigkeiten? Pflügers Arch. f. d. ges. Physiol. Bd. 162, S. 187. 1915. (b) Die Arterienmuskulatur als „peripheres Herz". Ibid. Bd. 163, S. 555. 1915. (c) Über die periphere Regulierung der Blutzirkulation. Ibid. Bd. 168, S. 439. 1917. — HIRSCHFELD: Untersuchungen über das Wesen der hydriatischen Reaktion. Zeitschr. f. exp. Pathol. u. Therap. Bd. 17, S. 16. 1915. — HITSCHMANN und WACHTEL: Die sog. Knochenatrophie als häufige Folge der Erfrierungen. Fortschr. a. d. Geb. d. Röntgenstrahlen. Bd. 27, H. 6. — HODARA: Beiträge zur Pathologie der Erfrierungen. Monatsschr. f. prakt. Dermatol. Bd. 22, H. 9. 1896. — HOCHHAUS: Über Gewebsveränderungen nach lokalen Kälteeinwirkungen. Virchows Arch. f. pathol. Anat. u. Physiol. Bd. 154, S. 320. 1898. — HOCHSINGER, K.: Über eine akute kongelative

Zellgewebsverhärtung in der Submentalregion bei Kindern. Monatsschr. f. Kinderheilk. 1902. — Hoffmann, E.: Lehrbuch der gerichtlichen Medizin. 1881. — Hoppe-Seyler und Härter: Physiol. Chem. Bd. 1. 1877. — Hornung: Heiße Luft als Behandlungsmittel der Frostbeulen in der Volksmedizin. Münch. med. Wochenschr. 1907. Nr. 31. Horvath: Beiträge zur Wärmeinanition. Wien. med. Wochenschr. 1870. Nr. 32 und Zentralbl. f. d. med. Wisschensch. 1871/73. — Iselin: Ergebnisse von thermoelektrischen Messungen über die örtliche Beeinflussung der Hautwärme durch unsere Wärme- und Kältemittel und über die Tiefenwirkung dieser physikalischen Maßnahmen am lebenden Körper. Mitt. a. d. Grenzgeb. d. Med. u. Chirurg. Bd. 23, S. 431. 1911. — Jaeger, Hans: Die lokalen Erfrierungen in der chirurgischen Klinik Prof. Clairmonts in Zürich während zweier Jahrzehnte. Monatsschr. f. Unfallheilk. u. Invalidenw. Bd. 18. 1921. — Juster: Les erythemes infiltres on infiltrations erythemata-cyanotiques des neuro-endocriniens. Bull. de la soc. franç. de dermatol. April 1926. p. 347. — Juster et Delater: Biopsies pratiquees sur deux cas d'Erythrocyanose susmalleolaire. Bull. de la soc. franç. de dermatol. Nov. 1926. p. 618. — Karwowski, A. v.: Zur Frage der Erythrocyanosis crurum puellaris. Dermatol. Wochenschr. Bd. 85, Nr. 34, S. 1161. 1927. — Katz, O.: Gehäuftes Auftreten von „Frost" bei Kindern. Kurze Mitteilung. Klin. Wochenschr. Jg. 1, S. 2214. 1922. 7. 390. — Keysser: Über Erkältung. Zeitschr. f. Baln. Bd. 6, S. 421. 1914. — Klebs: Handbuch der pathol. Anatomie. 1868 und Bericht über die Naturforscherversammlung zu München 1877. — Klingmüller, Viktor: Pernionen an den Unterschenkeln. Arch. f. Dermatol. Bd. 135, S. 256. 1921. — Klingmüller, Viktor und Otto Dittrich: Über Frostschäden. Dermatol. Zeitschr. Bd. 49, S. 1. 1926. — Kochs: (a) Kann ein zu einem Eisklumpen gefrorenes Tier wieder lebendig werden? Biol. Zentralbl. Bd. 10, S. 372. 1890. (b) Ebendas. Bd. 11. 1891. (c) Ebendas. Bd. 12. 1892. (d) Ebendas. Bd. 15. 1895. — Koehler, A.: Virchows Jahresbericht f. d. ges. Med. Ref. über Erfrierungen. 1916. Veröffentl. d. Militär-Sanitätswesens. H. 76. 1921. — Kòssa, v.: Die Resorption von Giften an abgekühlten Körperstellen. Arch. f. exp. Pathol. u. Pharmakol. Bd. 36, S. 120. — Krajewski: Einwirkung großer Kälte auf die menschliche Ökonomie. Gaz. des hôp. civ. et milit. 1860. — Kraske: Über Veränderungen der quergestreiften Muskeln nach Einwirkung starker Kälte. Zentralbl. f. Chirurg. 1879. Nr. 12. — Kraus, Alfred: (a) Über entzündliche Knotenbildung in der Haut mit umschriebener Atrophie des Fettgewebes. Arch. f. Dermatol. u. Syphilis. Bd. 66, S. 337. 1903. (b) Weitere Untersuchungen über die entzündliche Atrophie des subcutanen Fettgewebes. Arch. f. Dermatol. u. Syphilis. Bd. 72, S. 407. 1902. — Kriege: Über hyaline Veränderungen der Haut durch Erfrierungen. Virchows Arch. f. pathol. Anat. u. Physiol. Bd. 116, S. 64. 1889. — Krjukoff: Beiträge zur Frage der Kennzeichen des Todes durch Erfrieren. Vierteljahrsschr. f. ger. Med. Bd. 47, S. 79. 1914. — Krompecher, E.: Über die Mitose mehrkerniger Zellen und die Beziehungen zwischen Mitose und Amitose. Virchows Arch. f. pathol. Anat. u. Physiol. Bd. 142. 1895. — Kronenfels und Massari: (a) Exner, Kriegschirurgie, N. D. Chirurg. Bd. 14. (b) Die Behandlung der Erfrierungen im Kriege. Wien. klin. Wochenschr. 1913. Nr. 44. — Kyrle, Josef: Histobiologie der menschlichen Haut. Bd. 2. Wien-Berlin: Julius Springer 1927. — Laloy: Der Scheintod und die Wiederbelebung als Anpassung an die Kälte oder an die Trockenheit. Biol. Zentralbl. Bd. 20, S. 65. 1900. — Laptschinski: Zur Frage der Wiederbelebung erfrierender Tiere. Russk. Wratsch. 1880. H. 5—7. Ref. Zentralbl. f. Chirurg. 1880. Nr. 15. — Larrey: Mémoires de chirurg. milit. Paris 1817. Tome 4. — Lassar: Über Erfrierung. Therapie der Gegenwart. Januar 1902. — Lauenstein: Zur Frage der Erfrierung der Füße bei niederen Wärmegraden. Zentralbl. f. Chirurg. 1913. Nr. 24. — Lefèvre: Thermoelektrische Messungen bei Abkühlung von Tieren. Arch. de physiol. Tome 10. 1898. — Lengfellner: Erythema venosum. Münch. med. Wochenschr. 1920. Nr. 33, S. 962. — Leistikow: Perniosis und Pernio. Therapie der Hautkrankheiten. 1897. — Lenk: Röntgenbehandlung der Pernionen. Münch. med. Wochenschr. Jg. 69, S. 87. 1922. Zentralbl. f. Haut- u. Geschlechtskrankh. Bd. 4, S. 428. — Lereboullet, P.: Hypophyse und infantile Dystrophien. Journ. méd. franç. Tome 11, p. 321. 1922. Zentralbl. f. Haut- u. Geschlechtskrankh. Bd. 7, S. 265. Liebert: Beitrag zur Kriegsheilkunde. Berlin: Julius Springer 1914. — Lortat-Jacob et Mornet: Echec du traitement tuberculinique dans 4 cas d'empatement cyanotique des extremites. Bull. de la soc. franç. de dermatol. April 1926. S. 344. — Lotsch: Embolie, Thrombose, Gangrän und ihre Behandlung. Med. Klinik. 1913. S. 1711. — Lumiere und Astier: Über die Beziehungen zwischen Frostwunden und Tetanus. Akad. d. Wissensch. Paris. 27. 11. 1916. Münch. med. Wochenschr. 1917. Nr. 7. — Marchand: Die Kälte als Krankheitsursache. Handb. d. allg. Pathol. v. Krehl und Marchand. Leipzig 1908. — Mathieu et Maljean: Étude clinique et expérimentale sur les altérations du sang dans la fièvre traumatique et les fièvres en général. Bull. de la soc. de chirurg. 1876. Nr. 8. — Melchior: Über Erfrierungen im Kriege und ihre Behandlung. Berlin. klin. Wochenschr. 1914. Nr. 48. Mendes da Costa, S. und Frau M. van Oort-Lau: Über Erythrocyanosis crurum puellaris. Acta dermato-venereol. Bd. 7, H. 1. 1926. — Mirtl: (a) Zur Behandlung der Erfrierung mit künstlicher Hyperämie. Münch. med. Wochenschr. 1907. Nr. 26. (b) Heißluftbehandlung bei Erfrierungen. Münch. med. Wochenschr. 1909. Nr. 26. — MITCHELL, LEONARD, J. C.: A new method of treatment of chilblains. Med. journ. of Australia. Vol. 2, p. 449. 1926. Ref.: Zentralbl. f. Haut- u. Geschlechtskrankh. Bd. 23, S. 67. — MOLISCH: Untersuchungen über das Erfrieren der Pflanzen. Jena 1897. — NÄGELSBACH: (a) Thrombose und Spätgangrän nach Erfrierung. Münch. med. Wochenschr. 1919. Nr. 13, S. 353. (b) Die Entstehung der Kältegangrän. Dtsch. Zeitschr. f. Chirurg. Bd. 160. S. 205. 1920. NARDELLI, L.: Eritema indurato bazin e acrocianosis. Giorn. ital. d. malatt. vener. e d. pelle. Vol. 67, 1. p. 83. 1926. — NASSAUER, M.: Erfrierung? Münch. med. Wochenschr. 1905. Nr. 3, S. 152. — NASSAUER-HOCHSINGER: Über eine akute kongelative Zellgewebsverhärtung der Submentalregion bei Kindern. Monatsschr. f. Kinderheilk. Bd. 1, Nr. 5. OSTERLAND: Allgemeine und örtliche Erfrierungen im Kriege, auf Grund der Erfahrungen des Weltkrieges. Veröffentl. a. d. Geb. d. Heeres-Sanitätswesens. 1923. H. 77, S. 87. — OSTWALD: Die Entzündung als kolloid-chemisches Problem. Zentralbl. f. allg. Pathol. u. pathol. Anat. Bd. 22, S. 193. 1911. — PERUTZ: Über Erfrierungen. Arch. f. Dermatol. u. Syphilis. Bd. 123, S. 715. 1916. — PIROGOFF: Grundzüge der allgemeinen Kriegschirurgie. 1864. — PLASCHKES: Neigung verletzter Gliedmaßen zu Erfrierungen. Wien. klin. Wochenschr. 1916. Nr. 1. — POLAK, J. E.: Ein Beitrag zur Kenntnis der Ätiologie und Pathologie der Livedo racemosa. Arch. f. Dermatol. u. Syphilis. Bd. 143, S. 193. 1923. — PONSGEN: Lähmung nach Erfrierung. Dtsch. med. Wochenschr. Juni 1885. — POÓR, FRANZ: (a) Erythrocyanosis cutis symmetrica CURSCHMANN. Durch Funktionsstörungen des weiblichen Genitalsystems hervorgerufene Hauterkrankungen. Dermatol. Wochenschr. Bd. 82, S. 293. 1926. (20, 460). (b) Die durch Störungen im weiblichen Genitalsystem hervorgerufenen Hautleiden. Orvosi Hetilap. Jg. 68. Ref.: Zentralbl. f. Haut- u. Geschlechtskrankh. Bd. 16, S. 563. — POPOVICI: Erfrierungen. Wien. klin. Rundschau. 1915. Nr. 17 und 18. — POTH: Die Behandlung granulierender Wundflächen mit getrockneter Luft (Siccoapparat von R. KUTNER). Dtsch. Zeitschr. f. Chirurg. Bd. 127, H. 1 und 2. 1914. PRANTER, VIKTOR: Über die Behandlung schwerer Erfrierungen. Wien. klin. Wochenschr. 1915. Nr. 10. — PULAY, ERWIN: Knochenveränderungen bei Erfrierung. (Ein Beitrag zur Pathologie der Erfrierung.) Arch. f. Dermatol. u. Syphilis. Bd. 139, S. 57. 1922. Zentralbl. f. Haut- u. Geschlechtskrankh. Bd. 5, S. 380. — PUSEY, WILLIAM ALLEN: The principles and practice of dermatology. 3. Aufl. New York und London: Appleton & Co. 1920. — PUSEY und BENEAR: Angiokeratoma der Zehen; Frostbeulen der Hande. Arch. of dermatol. a. syphiol. Vol. 3, Nr. 6, p. 846. 1921. Zentralbl. f. Haut- u. Geschlechtskrankh. Bd. 2, S. 178. — RÉMY et THÉRÈSE: Sur quelques cas de gelures des membres et plus particulièrement sur leurs symptomes nerveux locaux. Travaux le neurolog. chirurgicale. 1899. REINEBOTH: Experimentelle Untersuchungen über den Entstehungsmodus der Sugillationen der Pleura infolge von Abkühlung. Dtsch. Arch. f. klin. Med. Bd. 62. 1899. — RHUMBLER, L.: Allgemeine Zellmechanik. Merkel-Bonnets Ergebn. d. Anat. u. Entwicklungsgeschichte. Bd. 8, S. 543. 1898. — RIBBERT, HUGO: (a) Lehrb. d. allg. Pathol. u. allg. pathol. Anat. Leipzig 1901. (b) Nekrose des Knochens nach Erfrieren. Niederrhein. Ges. f. Natur- u. Heilk. Dtsch. med. Wochenschr. 1909. Nr. 46. — RICHARDSON: Auszug aus den Protokollen des deutschen Ärztevereins zu St. Petersburg. Petersburg. med. Zeitschr. 1871. Nr. 4 und 5. — RIEHL, GUSTAV: Bemerkungen über Erfrierungen. Wien. klin. Wochenschrift 1915. Nr. 11. — RISCHPLER: Über die histologischen Veränderungen nach der Erfrierung. Beitr. z. pathol. Anat. u. z. allg. Pathol. Bd. 28. 1900. — RITTER: (a) Die Behandlung der Erfrierungen. Dtsch. Zeitschr. f. Chirurg. Bd. 28. 1901. (b) Entstehung der Erfrierungen und ihre Behandlung mit künstlicher Hyperamie. Münch. med. Wochenschr. 1907. Nr. 19. S. 923. — ROMMEL, O.: Erfrierung? Munch. med. Wochenschr. 1905. Nr. 4, S. 200. — ROSTAINE: Dermites artificielles. In: Traite de pathologie medicale et de therapeutique appliquee. Dermatologie. Bd. 21, S. 494. Paris 1923. — ROTHBARTH, L.: (a) Die Röntgentherapie der Erfrierung. Gyogyászat. Jg. 1922. Nr. 9, p. 128. Zentralbl. f. Haut- u. Geschlechtskrankheiten. Bd. 8, S. 505. (b) Kasuistischer Beitrag zur Röntgenbehandlung der Frostbeulen. Fortschr. a. d. Geb. d. Róntgenstr. Bd. 29, S. 366. 1922. Zentralbl. f. Haut- u. Geschlechtskrankh. Bd. 6, S. 256. — RUBNER: Über die Anpassungsfähigkeit des Menschen an hohe und niedrige Temperaturen. Arch. f. Hyg. Bd. 38. 1900. — RUDNITZKI: Zur Frage von den Gewebsveränderungen in gefrorenen Extremitäten. Russk. Wratsch. 1899. Nr. 44. 1899. Ref.: Zentralbl. f. Chirurg. 1900. Nr. 9. — SAMUEL: (a) Behandlung der Erfrierung. Eulenberg-Samuels Lehrbuch d. allg. Therapie. 1899. (b) Erstarrungstod und Entzündung. Virchows Arch. f. pathol. Anat. u. Physiol. Bd. 43. 1868. (c) Ebenda Bd. 40. 1867 und Bd. 51. 1871. (d) Med. Zentralbl. 1869. — SCHADE: (a) Beitrag zur Umgrenzung und Klärung einer Lehre von der Erkaltung. Zeitschr. f. d. ges. exp. Med. Bd. 7, S. 275. 1919. (b) Die physikalische Chemie in der inneren Medizin. Dresden und Leipzig 1921. — SCHÄFFER: Über Melanodermie des Gesichtes. Med. Klinik. 1918. Nr. 44. — SCHARFETTER, HELMUT: Erfahrungen uber Neuritis infolge Kalteeinwirkung. Dtsch. Zeitschr. f. Nervenheilkunde. Bd. 83, S. 134. — SCHINDELKA, HUGO: Hautkrankheiten bei Haustieren. Wien: Braumüller. 1908. S. 317. — SCHMINCKE: Die Kriegserkrankungen der quergestreiften

Muskulatur. Volkmanns Samml. klin. Vortr. 1918. Nr. 758/759. — Schneyer: Schädigung der peripheren Nerven durch Erfrierung. Wien. klin. Wochenschr. 1917. Nr. 39. — Schrötter, v.: Über namentlich in den Unterschenkeln lokalisierte Schmerzen nach Beobachtungen im Frontbereiche. Wien. klin. Wochenschr. 1916. Nr. 7, S. 197. — Selenkoff: Mitteilungen aus dem evangelischen Kriegslazarett in Sistova während des russisch-türkischen Krieges 1877 und 1878. — Selig: Erfrierung und Unfall. Monatsschr. f. Unfallheilk. u. Invalidenwesen. 1911. Nr. 8. — Sittmann: Zur Frage der Schienbeinschmerzen. Münch. med. Wochenschr. 1916. Nr. 32. — Spalteholz, Werner: Blutgefäße der Haut. Handbuch d. Haut- u. Geschlechtskrankh. Bd. 1, S. 379. 1927. — Statzer, v.: Die Behandlung von Erfrierungen mit überhitzter trockener Luft. Wien. klin. Rundschau. 1903. Nr. 49. — Stiassny, Sigmunnd: (a) Über die Veränderungen der Zellen des Epithelsaumes granulierender Wunden unter dem Einflusse von Kältetraumen. Wien: Braumüller 1904. (b) Zur Prophylaxe der Erfrierungen. Militärarzt 1915. Ref.: Zentralbl. f. Chirurg. 1916. Nr. 6. — Stiefler: (a) Klinischer Beitrag zur Schädigung der peripheren Nerven bei den Erfrierungen infolge Durchnässung. Neurol. Zentralbl. 1915 und Jahrb. f. Psychiatr. u. Neurol. Bd. 40. (b) Feldärztliche Beobachtungen über Erkrankungen der peripheren Nerven. Wien. klin. Wochenschrift. 1915 und 1917. — Sticker: Erkältungskrankheiten und Kälteschäden, ihre Verhütung und Heilung. Berlin: Julius Springer 1926. — Stopford, J. S. B.: Trophic Disturbances in Gunshot injuries of peripheral nerves. Lancet. Vol. 1, p. 465. 1918. — Störk und Horák: Zur Klinik des Lymphatismus. Wien 1913. — Stransky, E.: Über Feloneuritis. Wien. med. Wochenschr. 1916. Nr. 1 und Wien. klin. Wochenschr. 1916. — Strughold, Hubert: (a) Die Topographie des Kaltesinnes in der Mundhöhle. 5. Mitteilung zur Frage nach den spezifischen Empfängern des Kältesinnes. Zeitschr. f. Biol. Bd. 83, H. 5/6, S. 515. 1925. Ref.: Zentralbl. f. Haut- u. Geschlechtskrankh. Bd. 24, S. 762. — (b) Die spezifischen Empfänger der Kälteempfindung. Verhandl. d. physikal.-med. Ges. zu Würzburg. Bd. 51, Nr. 1, S. 31. 1926. Ref.: Zentralbl. f. Haut- u. Geschlechtskrankh. Bd. 12, S. 173. — Thibierge und Stiassny: Soc. de dermatol. 10. 2. 1921. p. 67. — Thiem: Geschwülste und Unfall. Mit besonderer Berücksichtigung des Krebsgewächses. Monatsschrift f. Unfallheilk. 1912. Nr. 8. — Tigerstedt: Lehrbuch der Physiologie des Menschen. Leipzig 1913. — Unna, P. G.: Zur Diagnose der Frostbeulen. Monatsh. f. prakt. Dermatol. Bd. 25, H. 2. 1900. — Urbach, Erich: Zur Pathogenese der Livedo racemosa. Klin. Wochenschrift. Jg. 2, Nr. 44, S. 2027. 1923. Zentralbl. f. Haut- u. Geschlechtskrankh. Bd. 11, S. 312. Uschinsky, N.: Über die Wirkung der Kälte auf verschiedene Gewebe. Beitr. z. pathol. Anat. u. z. allg. Pathol. Bd. 12. 1892. — Velten: Über Oxydation im Warmbluter bei subnormalen Temperaturen. Pflügers Arch. f. d. ges. Physiol. Bd. 21, S. 361. 1880. — Volk, Richard und Georg Stiefler: Erfrierung der Füße durch unzweckmäßige Schuhe. Wien. klin. Wochenschr. 1915. Nr. 5. — Volkmann: Über die Regeneration des quergestreiften Muskelgewebes beim Menschen und Säugetier. Beitr. z. pathol. Anat. u. z. allg. Pathol. Bd. 12. 1893. — Wachholz: Erfrierungstod. Ärztl. Sachverständigenzeit. 1906. Nr. 13. — Walther: Beiträge zur Lehre von der tierischen Wärme. Virchows Arch. f. pathol. Anat. u. Physiol. Bd. 25. 1862. — Weber, Parkes: Note on a kind of chronic erythema of the legs in girls and young women, sometimes leading to diffuse thickening and sclerodermialike induration of the skin and subcutaneous tissue without nodules and ulcers. Brit. journ. of dermatol. 1925. p. 259. — Weidenfeld, St. und E. Pulay: Beitrag zur Pathologie der Erfrierungen. Wien. med. Wochenschr. 1915. Nr. 7. — Weigert, Karl: (a) Über tuberkulöse Riesenzellen. Dtsch. med. Wochenschr. 1885. (b) Fortschr. d Med. Bd. 6, Nr. 21. 1888. — Weiland: Diss. Kiel 1869. — Welcker: Cholera- und Typhusgangrän. Die symmetrische Gangrän im Balkankrieg kein Frostschaden. Zentralbl. f. Chirurg. 1913. S. 1625. Nachtrag dazu ebenda S. 1769. — Werner, Richard: (a) Experimentelle Epithelstudien. Über Wachstum, Regeneration, Amitosen und Riesenzellenbildung. Bruns' Beitr. z. klin. Chirurg. Bd. 34, S. 1. (b) Über einige experimentell erzeugte Zellteilungsanomalien. Arch. f. mikroskop. Anat. u. Entwicklungsgesch. Bd. 61. 1903. — Wertheim: Über Erfrierung. Experimental-physiologische Untersuchungen. Wien. med. Wochenschr. 1870. H. 20—23. — Werther: Diskussionsbemerk. zu Leibkind. Zentralbl. f. Haut- u. Geschlechtskrankh. Bd. 16, S. 527. — Westberg: Bemerkungen zu der Mitteilung von O. Katz über gehäuftes Auftreten von „Frost" bei Kindern. Klin. Wochenschr. Jg. 1, Nr. 44, S. 2214. 1922. Zentralbl. f. Haut- u. Geschlechtskrankh. Bd. 7, S. 390. — White, Prosser: Occupational affections of the skin. 2. Aufl. London: Lewis & Co. 1920. p. 180. — Wiener: Die Beziehungen der Genitalorgane zu Hautveränderungen. Halle a. d S.: Marhold 1924. — Wieting: Gefäßparalytische Kältegangrän im Balkankrieg. Zentralbl. f. Chirurg. 1913. Nr. 16, S. 539 und Nr. 52, S. 1985. — Williams: Ein Fall zur Diagnose. Arch. of dermatol. a. syphiligr. Vol. 3, T. 1, Nr. 4, p. 463. 1921. Zentralbl. f. Haut- u. Geschlechtskrankheiten. Bd. 9, S. 36. — Winiwarter, V.: Über eine eigentümliche Form von Endarteritis und Endophlebitis mit Gangrän des Fußes. Arch. f. klin. Chirurg. Bd. 23, S. 202. 1879. — Winternitz, R.: Erfrierung im Röntgenbild. Med. Klinik. 1917. — Winternitz, W.: Über Leukocytose nach Kältewirkung. Zeitschr. f. klin. Med. 1893. S. 177. —

WITTEK: Zur gefäßparalytischen Kältegangrän im Balkankriege. Münch. med. Wochenschr. 1915. Nr. 12. (Feldärztl. Beilage). — ZIERL: Einfluß des Lebensnervensystems auf die Haut Die Lebensnerven, herausgeg. von L. R. MÜLLER. 2. Aufl. Berlin: Julius Springer 1924. S. 356. — ZUCKERKANDL: Über Erfrierungen im Felde. Bruns' Beitr. z. klin. Chirurg. Bd. 101. 1916. — ZUMBUSCH, LEO: Über Erfrierung. Münch. med. Wochenschr. Jg. 73, S. 1584. 1916. Ref.: Zentralbl. f. Haut- u. Geschlechtskrankh. Bd. 22, S. 658.

*Nachtrag zu Verbrennungen und Erfrierungen.*

ABRAHAM: Erytheme indure de Bazin. Derm. Soc. of Great Britain and Ireland. März 1899. Ann. de dermatol. et de syphiligr. 1900. p. 787. — ADVAKOFF: Dissertat. Petersburg 1876. — ALBRECHT, E.: (a) Über die Bedeutung myelinogener Substanzen im Zelleben. Verhandl. d. dtsch. pathol. Ges. 1903. S. 95. (b) Neue Beiträge zur Kenntnis der roten Blutkörperchen. Verhandl. d. 22. Kongr. f. inn. Med. Wiesbaden 1906. S. 363. — ALBRECHT und WELTMANN: Über das Lipoid der Nebennierenrinde. Wien. klin. Wochenschr. 1911. Nr. 14 und Beitr. z. pathol. Anat. u. z. allg. Pathol. 1913. S. 278. — ALMKVIST, JOHAN: Beobachtungen über die Ursachen der verschiedenen Lokalisation der syphilitischen Exantheme. Arch. f. Dermatol. u. Syphilis. Bd. 123, S. 207. 1916. — ALRUTZ: Skandinav. Arch. f. Physiol. Bd. 168, S. 36. 1917 und Zeitschr. f. Psychol. u. Physiol. d. Sinnesorg. Bd. 42, S. 161. 1908. — ALVAREZ: Über Pathogenese und Behandlung der supramammeolären symmetrischen Hauterythrocyanosis. Siglo med. Tome 83, p. 580. 1929. Ref.: Zentralbl. f. Haut- u. Geschlechtskrankh. Bd. 31, S. 488. — AMAND: Arch. gen. de med. Vol. 186, p. 5. 1900. — AMINJEW, A. M.: Veranlagung und Beruf als Ursache für die Entstehung von spontaner Gangrän. Arch. f. klin. Chirurg. Bd. 166, S. 320. 1931. — ANDREI, GUISEPPE: Sui rapporti patogenetici ed anatomo-patologici tra la morte per ustione e per crisi anafilattica. Arch. per le scienne med. Vol. 49, Nr. 2. — ARNAUD, F.: Les hemorrhagies des capsules surrenales. Arch. gén. de méd. N. S. Tome 4, p. 5. 1900. — ARON: Urticaria, durch Wärme und durch Druck bedingt. Schles. dermatol. Ges. 25. Febr. 1928. Zentralbl. f. Haut- u. Geschlechtskrankh. Bd. 27, S. 472. — ASCHOFF, L.: Über capillare Embolie von riesenkernhaltigen Zellen. Virchows Arch. f. pathol. Anat. u. Physiol. Bd. 134, S. 11. 1893. — AVONI, ALDO: Variazioni morfologiche del sangue negli ustionati. Arch. ital. di dermatol. Vol. 3, p. 352. 1928. — AUSPITZ: Arch. f. Dermatol. u. Syphilis. 1874. S. 294. — BAASNER, E.: Beitrag zur Kenntnis der Narbencarcinome. Dissertat. Leipzig 1900. — BACHMANN: Studien zur Erkältungsfrage. Arch. f. Hyg. Bd. 102, S. 263. 1929. — BALASSA: Ein sich bessernder Fall eines riesengroßen Verbrennungskeloides. Ungar. dermatol. Ges., 5. April 1929. Dermatol. Wochenschr. Bd. 90, S. 26. — BALZER et L. ALQUIER: Oedeme strumeux ou erythème induré chez une jeune fille. Ann. de dermatol. et de syphiligr. 1900. p. 625. — BANCROFT, FREDERICK W.: The treatment of cutaneous burns. New England journ. med. Vol. 202, p. 811. 1930. — BANCROFT, FREDERIC W. and CHARLES S. ROGERS: Late treatment of burns. Arch. of surg. Vol. 16, Nr. 5, p. 979. 1928. — BANTING, F. G. and S. GAIRNS: Americ. journ. of physiol. Vol. 77, p. 100. Juni 1926. — BARBER, H. W.: (a) Thyroid Gland and Calcium Therapy. Lancet. Vol. 1, p. 311. 1926. (b) Modern technique in treatment. CC. The treatment of chilblain (Erythema pernio). Lancet. Vol. 211, Nr. 23, p. 1180. 1926 und Zentralbl. f. Haut- u. Geschlechtskrankh. Bd. 23, S. 67. (c) Benign lymphogranuloma (SCHAUMANN) previously shown on two occasions: Apparent cure. Proc. of the roy. soc. of med. Vol. 21, p. 680. Ref.: Zentralbl. f. Haut- u. Geschlechtskrankh. Bd. 28, S. 65. 1929. (d) Royal soc. of med. derm. sect. Diskussion zu DORES Fall von Erythromelalgie. Brit. journ. of dermatol. Vol. 34, p. 281. 1922. — BARDEEN, C. R.: A review of the pathology of superficial burns. Bull. of Johns Hopkins hosp. Rep. Vol. 7, p. 137. 1898 and Journ. of exper., med. Vol. 2, p. 205. 1897. — BARGER und DALE: Physiol. Journ. Bd. 38. 1909. — BARTHELEMY: L'hyperkeratose des extremités en saison froide. Ann. de dermatol. et de syphiligr. Tome 9, p. 681. 1928. — BATTISTA, ALBERTO: Ipertricosi consecutiva a scottatura. Folia med. (Napoli). Vol. 16, p. 1420. 1930. Ref.: Zentralbl. f. Haut- u. Geschlechtskrankh. Bd. 37, S. 758. — BAZETT, H. C.: Journ. of physiol. (London) Vol. 53, p. 320. 20. Febr. 1920. — BECHET: Erythema ab igne. Arch. of dermatol. a. syphilol. Vol. 17, Nr. 5, p. 724. 1928 und Zentralbl. f. Haut- u. Geschlechtskrankh. Bd. 28, S. 463. — BECHET, P. E.: Lupus pernio. Manhattan derm. soc. Jänner 1930. Arch. of dermatol. a. syphilol. Vol. 21, p. 1075. 1930. — BECK, S. C.: a) Über die Behandlung der Verbrennungen. Ther. Monatsh. August 1913. b) Über atypische Frostschäden. Dermatol. Wochenschr. Bd. 89, Nr. 31, S. 1119. 1929. — BEEKMAN: Gewebsverbrennungen durch hohe Hitze. Klin. Wochenschr. Bd. 2, S. 743. — BEEKMAN, FENWICK: (a) Tannic acid treatment of burns. Arch. of surg. Vol. 18, p. 803. 1929. (b) Tannic acid treatment of burns. Ann. of surg. Vol. 87, Nr 2, p. 292. 1928. — BERGEAT, HERMANN: Zur Behandlung granulierender Wunden. Münch. med. Wochenschr. 1913. Nr. 25. — BERKOW, SAM GORDON: (a) Method of estimating extensiveness of lesions based on surface area proportions. Arch. of surg. Vol. 8, p. 138. Januar 1924. (b) Value of surfacearea proportions in the prognosis of cutaneous burns and scalds. Americ. journ. of surg. N. s. Vol. 11, p. 315. 1931. — (c) Culpability of the suprarenals in the symptoms and late death from extensive superficial burns. New York med. journ. a. med. record. Vol. 134, p. 386. 1931. BERNHARD, O. (St. Moritz): Sonnenbestrahlung in der Chirurgie. Stuttgart: Ferd. Enke 1917. S. 124. — BERON: Erfrierung der Ohrmuschel. Bulg. dermatol. Ges., 20. April 1929. Ref.: Zentralbl. f. Haut- u. Geschlechtskrankh. Bd. 35, S. 456. — BETTMANN, S.: (a) Angiokeratoma naeviforme und Capillaraneurysmen. Arch. f. Dermatol. u. Syphilis. Bd. 152, S. 97. 1926. (b) Angiokeratome und keratotische Angiome. Dermatol. Zeitschr. Bd. 53, S. 38. 1928. (c) Stauungsbefunde im Gefäßendabschnitt der Haut. Arch. f. Dermatol. u. Syphilis. Bd. 157, S. 105. 1929. (d) Capillarmikroskopische Untersuchungen bei experimentellen Cutanreaktionen. Arch. f. Dermatol. u. Syphilis. Bd. 158. S. 51. 1929. (e) Zum Reaktionsmechanismus der Hautgefäße. Dtsch. med. Wochenschr. 1929. Nr. 12. (f) Wesen und Mechanismus der JARISCH-HERXHEIMERschen Reaktion. Klin. Wochenschr. 1929. Nr. 23. (g) Über die klinische Verwertung der Capillarmikroskopie an der Lippenschleimhaut. Klin. Wochenschr. 1930. Nr. 45. (h) Capillarmikroskopische Untersuchungen an der Lippenschleimhaut. Arch. f. Dermatol. u. Syphilis. Bd. 162, S. 480. 1931. — BIANCHI, GIORGIO: L'equilibrio acido-basico negli ustionati. Arch. ital. di chirurg. Vol. 29, p. 275. 1931. Ref. Zentralbl. f. Haut- u. Geschlechtskrkh. Bd. 39. S. 560. — BIER: Beobachtungen über Regeneration bei Menschen. Dtsch. med. Wochenschr. 1918. Nr. 41. — BISGAARD, H.: Erythema? Ugeskrift f. laeger. 1924. S. 859. — BITTNER, WILHELM: Eine schwere Verbrennung mit elementarem Phosphor. Med. Klinik 1931 II. S. 1241. — BLACHEZ: Urticaire per la froid. Dos. med. des Hop. St. Louis. 8. Nov. 1872. S. 267. — BLATT, OSKAR: (a) Angiokeratoma Mibelli. Erythema induratum Bazin? Lemberger dermatol. Ges. 27. Sept. 1928. Zentralbl. f. Haut- u. Geschlechtskrankh. Bd. 30, S. 442. (b) Behandlung von Verbrennungen. Polska gazeta lekarska 1930 II. p. 986 (polnisch). Ref. Zentralbl. f. Haut- u. Geschlechtskrkh. Bd. 37, S. 480. — BLUE: Elektrische Verbrennungen. Internat. journ. of med. a. surg. Vol. 39. Nr. 3, p. 116. 1926. — BOCK, K. A.: Vergleichende Untersuchungen über die Krankheitsgruppe der vasoneurotischen Diathese. Zeitschr. f. d. ges. exp. Med. Bd. 72, S. 561. 1930. — BODIN: Erythema. Erythema pernio de Bazin. Pratique dermatol. Paris. Tome 2, p. 533. 1901. — BORCHARDT, HAROLD: Über die Veränderungen der Arterienmedia bei Spontangangrän. Virchows Arch. f. pathol. Anat. u. Physiol. Bd. 259, S. 521. 1926. — BORCHARDT, W.: Reagiert die menschliche Haut auf Abkühlung oder Erwärmung wie ein lebloser Gegenstand? I. Untersuchung an gesunden Menschen. Klin. Wochenschr. 1930. S. 1019. — BOROWSKY, M. L.: Zur Frage über die Pathogenese der RAYNAUDschen Krankheit. Dtsch. Zeitschr. f. Nervenheilk. Bd. 114, S. 232. 1930. — BOWEN: Pruritus hiemalis. Journ. cut. dis. 1894. p. 89. — BOYER et GUINARD: Etude et recherches exper. sur les brulures. Paris: Bailliere 1885. Ref.: Arch. d'anthropol. criminelle. 1895. p. 200. — BRANCATI: Sulla patogenesi della morte per ustione. Rif. med. 1922. p. 1123; Haematologica 1923; Policlinico, sez. chirurg. 1924. — BRASE, GUSTAV: Zur Behandlung der Pernionen. Münch. med. Wochenschr. 1926. S. 866. — BRIEL: Kältetuberkulide. 52. Tagung der südwestdeutschen Dermatologen Frankfurt a. M., 2. und 3. März 1929. Dermatol. Wochenschr. Bd. 89, Nr. 35, S. 1285. 1929. — BRINITZER: Perniosis mit symmetrischer Geschwürsbildung bei tuberkulöser Belastung bei 36jähriger Patientin. Dermatol. Ges. Hamburg-Altona, 15. Juni 1930. Dermatol. Wochenschr. Bd. 91, S. 1578. — BRUHNS: Erythrocyanosis puellarum von ungewöhnlicher Ausdehnung. Berlin. dermatol. Ges., 8. Mai 1928. Dermatol. Zeitschr. August 1928. S. 105. — BUBNER: Dissertat. Berlin 1894. — BUCKY, G.: Anleitung zur Diathermiebehandlung. 2. Aufl. 1927. Wien: Urban & Schwarzenberg 1927. — BUERGER, LEO: Thrombo-Angiitis obliterans: Experimental production of lesions. Arch. of pathol. Vol. 7, p. 381. 1929. — BUNGE: Zur Pathologie und Therapie der durch Gefäßverschluß bedingten Form der Extremitätengangrän. Arch. f. klin. Chirurg. Bd. 63, S. 467. 1901. — BURCKHARDT, HANS: Über Kälteschäden an den Knochen und Gelenken. Zentralbl. f. Chirurg. 1930. S. 1851. — BUREAU, G. et J. BUREAU: L'oedeme cyanotiquesus malleolaire des jeunes filles. Science médicale pratique. August 1928. p. 446. — BURCKHARDT: Über Art und Ursache der nach ausgedehnten Verbrennungen auftretenden hämolytischen Erscheinungen. Arch. f. klin. Chirurg. Bd. 75, S. 845. — BUSSE, OTTO: Über Darmveränderungen nach Verbrennungen. Verhandl. d. dtsch. pathol. Ges. 17. Tagung in München 1914. Jena: Gust. Fischer. — CABOT: Problem in surgery of traumatic (burned) hands. Boston med. a. surg. journ. Vol. 194, p. 848. 1926. — CANNON: Studies in experimental traumatic shock. Arch. of surg. Vol. 4, Jan. 1. 1922. — CATIANO: Über die Störungen nach ausgedehnten Hautverbrennungen. Virchows Arch. f. pathol. Anat. u. Physiol. Bd. 87, S. 345. 1882. — CHEN, F. K.: Experimental Urticaria. Arch. of dermatol. a. syphilol. Vol. 21, p. 186. 1930. — CHRISTOPHER, FREDERICK: (a) The present status of burn therapy. Americ. journ. of surg. Vol. 5, Nr. 1, p. 61. 1928. (b) The first-aid treatment of burns with tannic acid. Internat. journ. of surg. Juni 1930. — CLEMENT, F. X.: Quelques considerations sur le cancroide des cicatrices. Straßburg 1868. — COBB, J. G.:

Thyroid Gland and Calcium Therapy. Lancet. 1926. p. 260 and 365. — COBET, R.. T. v. HAEBLER und G. W. PARADE: Beitrag zur Wärmeregulation des Menschen bei Abkühlung. Zeitschr. f. d. ges. exp. Med. Bd. 70, S. 739. 1930. — COHNHEIM, J.: Neue Untersuchungen über die Entzündung. Berlin 1873. S. 52. — COLCORD, A. W.: Burns internat. journ. of surg. Vol. 34, p. 196—203. Juni 1921. — COLE, H. N.: Chronic roentgeno-ray dermatosis as seen in the professional man. Journ. of the Americ. med. assoc. Vol. 84, p. 865. 21. März 1925. — COLQUHOUN, KEITH G.: A note of caution on the use of picric acid solution as a dressing for burns. Med. journ. of Australia. 1928. Nr. 2, p. 652. — COMBY, J.: L'acrocyanose permanente des jeunes sujets. Arch. de méd. des enfants. Nov. 1928. p. 645; Zentralbl. f. Haut- u. Geschlechtskrankh. Bd. 30, S. 490. — COOKE: Arch. of internal. med. Vol. 9, p. 108. Januar 1912. — CORLETT: (a) Pruritus hiemalis. Journ. cut. dis. 1891. p. 41; 1894. p. 258. (b) Journ. of the Americ. med. assoc. Vol. 39, p. 1583. 1902. — COVISA, J. S. und J. GAY PRIETO: Beitrag zum Studium der Urticaria bei Kälte. Dermatol. Wochenschr. 1930 II, S. 1188 (spanisch). Ref. Zentralbl. f. Haut- u. Geschlechtskrkh. Bd. 39, S. 170. — CRIADO, FERNANDEZ: Hallopeausche Akrodermatitis pustulosa continua. Rev. española de urol. y de dermatol. Jg. 28, Nr. 326, p. 80. 1926. Ref.: Zentralbl. f. Haut- u. Geschlechtskrankh. Bd. 21, S. 437 und Bd. 30, S. 610. — CROCKER: (a) Diseases of the skin. Vol. 9, p. 512. Philadelphia 1908. (b) A clinical study of some winter and summer recurring eruptions. Brit. journ. of dermatol. Vol. 12, p. 39. 1900. — CROWE, S.: Transact. Chicago path. soc. Marz 1924. — CURLING: On acute ulceration of the duodenum in cases of burns. Med. chirurg. transactions. Vol. 25, p. 250. 1842. — CUTTING, R. A.: The treatment of burns. New Orleans med. a. surg. journ. Vol. 81, p. 112. 1928. — CVANOV, N. M.: Über retikulare Dermatitis. Russkij vestnik dermatologii. Vol. 3, Nr. 1, p. 9. 1925. (Russisch.) Ref.: Zentralbl. f. Haut- u. Geschlechtskrankh. Bd. 23, S. 220. 1927. — DAGGETTE, A. S.: Burns and their treatment in general practice. St. Louis med. rev. Vol. 51, p. 189. 1905. — DALE, H. H. and A. N. RICHARDS: The vasodilator action of histamine and of some other substances. Journ. of physiol. Vol. 52, p. 110. 1918. — DAVID, JEAN: Erythro-cyanose sus-malleolaire. These de Paris. Febr. 1929. — DAVIDSON, EDWARD C.: The treatment of acid and alkali burns. An experimental study. Ann. of surg. Vol. 85, Nr. 4, p. 481. 1927. — DAVIDSON, W. C. and C. W. MATHEW: Plasma proteins in cutaneous burns. Arch. of surg. Vol. 15, p. 265. 1927. — DELATER, G.: (a) Trois etapes anatomiques dans l'arbre veineux superficiel du membre inferieur. Trois etapes cliniques dans son syndrome d'encombrement. Bull. et mém. de la soc. méd. des hôp. de Paris. Okt. 1926. p. 455. (b) Quelques details sur la pratique des injections sclerosantes dans le traitement des varices et de leurs complications (ulcère, eczema etc.). Journ. des praticiens. 26. März 1927. p. 646. (c) Peristaltisme et insuffisance veinulaire dans un cas d'erythro-cyanose susmalleolaire hypostatique. Soc. Anatom. 7. Juli 1927. Presse méd. 20. Aug. 1927. p. 1034. DELATER, G. et R. HUGEL: (a) De l'insuffisance veinulaire, ses rapports avec les tuberculides cutanees. Bull. et mém. de la soc. méd. des hôp. de Paris. Juni 1926. p. 1108. (b) Anatomie pathologique de la cyanose susmalleolaire orthostatique par insuffissance veinulaire. Relations avec L'erythème induré de Bazin. Soc. Anatom. Juli 1926. p. 171. (c) La cyanose sus-malleolaire orthostatique par insuffisance veinulaire; reflexions sur les fonctions du muscle veineux. Presse méd. Sept. 1926. p. 1222. (d) Apercu de pathologie veineuse. Le système veineuse periphérique superficiel. Journ. des praticiens. 12. Marz 1927. p. 166. (e) Essai de classification des cyanoses locales. Presse méd. 18. April 1928. p. 482. (f) La cyanose sus-malleolaire hypostatique. Essai de discrimination entre les diverses cyanoses locales. Ann. de dermatol. et de syphiligr. Mai 1928. p. 344. — DELKES-KAMP, G.: Über Verletzungen durch den elektrischen Strom. Bruns' Beitr. z. klin. Chirurg. Bd. 141, H. 3/4, S. 515. 1927. — DEL VIVO, G.: Contributo allo studio dell' orticaria da freddo. Dermosifilografo. Jg. 2, Nr. 8, S. 387. 1927. Ref.: Zentralbl. f. Haut- u. Geschlechts-krankh. Bd. 30, S. 210. — DENGL, HANS: Ein schwerer Fall von Blitzschlag mit Ausgang in Heilung. Münch. med. Wochenschr. 1931. S. 27. — DÉR, OTTO: Über die Verwendung des „Dermotherma". Gyógyászat. 1929. Nr. 1, S. 234. Ref.: Zentralbl. f. Haut-u. Geschlechtskrankh. Bd. 31, S. 488. — DIAZ, C. JIMENEZ: Die Wirksamkeit des Wassers bei Verbrennungen. Progr. de la clin. Tome 28, No. 2, p. 158. — DIETERRICHS, M. v.: Zur Theorie der Wirkung der hohen Temperatur auf den Tierorganismus. Wien. med. Wochenschr. 21. Nov. 1903. S. 2206. — DITTRICH, OTTO: (a) Über Frostschäden. II. Mitteilung. Arch. f. Dermatol. u. Syphilis. Bd. 157, S. 1. 1929. (b) Salvarsanexanthem und Pernionen. Ulcerierte Pernionen. Ulcerierte Pernionen und Aknitis. Pernionen und Lichen pilaris. Pernionen und elephantiasisähnliches Ödem der Finger. Demonstrationen von 4 Mikrophotogrammen typischer Pernionenbilder. Nordwestdeutsche Dermatologen-vereinigung Kiel, 18. April 1926. Zentralbl. f. Haut- u. Geschlechtskrankh. Bd. 20, S. 418. — DOBROCHOTOV, M. und N. GOVSEEV: Angioneurosis der oberen Extremitäten. Vrač. Delo (russisch). Bd. 12, S. 889. 1929. Ref.: Zentralbl. f. Haut- u. Geschlechtskrankh. Bd. 34, S. 330. — DOHRN, K.: Zur pathologischen Anatomie des Frühtodes nach Hautverbrennungen. Dtsch. Zeitschr. f. Chirurg. Bd. 60, S. 467. 1901. — Donald, Charles: Burns and scalds. An analysis of the changing incidence and mortality. Lancet. 1930. Nr. 2, p. 949. — Dore: Chronic stagnatory erythema of the legs treated by arterial sympathectomy. Proc. of the roy. soc. of med. Vol. 21, p. 1178. 1928. — Dore, S. E. and A. W. Stott: A case of erythromelalgia. Brit. journ. of dermatol. 1922. p. 280. — Dörffel: Kalkeinlagerungen im Gewebe nach Frostschäden. Kongr. d. dtsch. dermatol. Ges. Bonn, 4.—8. Sept. 1927. Zentralbl. f. Haut- u. Geschlechtskrankh. Bd. 25, S. 62. — Drake, J. A.: Thyroid Gland and Calcium Therapy. Lancet. 1926. p. 364. — Dufke: Lupus erythematodes in congelatione. Dtsch. dermatol. Ges. tschechoslovak. Republik 14. Dez. 1930. Zentralbl. f. Haut- u. Geschlechtskrkh. Bd. 37, S. 321. — Duhring: Pruritus hiemalis. Phil. Med. Times. 10. Jan. 1874. — Duke, W. W.: Physical Allergy. Journ. of the Americ. med. assoc. Vol. 84, p. 736. — Dumont, J.: Le traitement de début des brûlures graves étendues sans pansements. Presse méd. 1930. No. 2, p. 1356. — Dunn, Edward P.: Rational treatment of burns. Americ. journ. of surg. Vol. 6, p. 519. 1929. — Dürck, Hermann: Die sogenannte „Thromboangiitis obliterans" im Rahmen der infektiös-toxischen Gefäßentzündungen. Zentralbl. f. allg. Path. u. pathol. Anat. Bd. 48, Erg.-H. 272. 1930. — Ebbecke, U.: (a) Die lokale vasomotorische Reaktion der Haut und die der inneren Organe. Pflügers Arch. f. d. ges. Physiol. Bd. 169. 1917. (b) Über Gewebsreizung und Gefäßreaktion. Pflügers Arch. f. d. ges. Physiol. Bd. 199, S. 197. 1923. (c) Gefäßreaktionen. Ergebn. d. Physiol. Bd. 22, S. 401. — Edel, K.: Over erythema pernio en erythema induratum van Bazin. Nederlandsch tijdschr. v. geneesk. Bd. 72, S. 2183. 1928. — Edenbuizen: Beiträge zur Physiologie der Haut. Zeitschr. f. ration. Med., herausgeg. von Henle und Pfener. Bd. 17, 9. Reihe, S. 35. 1863. — Ehrmann: Was ist Chilblain Lupus von Hutchinson und was Lupus pernio Besnier-Tenneson? Festschr. für Unna. 1910. II. S. 574. — Elder, William: Diseases due to fashion in clothing. Brit. med. journ. 1925. p. 1152. — El'kin Ja: Zur offenen Wundbehandlung der Verbrennungen. Nowy Chirurgischeski Archiv. Bd. 18, S. 262. 1929 (russisch). Ref.: Zentralbl. f. Haut- u. Geschlechtskrankh. Bd. 34, S. 202. — Embden, Heinrich: Über Behandlung der Pernionen und der chronischen Erfrierungen mit Schilddrüsenpräparaten. Münch. med. Wochenschr. 1922. S. 201. — Enderlen: Erfahrungen eines beratenden Chirurgen. Bruns' Beitr. z. klin. Chirurg. 13. kriegschirurg. Heft. 1916. — Ewing, J.: Clinical pathology of the blood. 2. Aufl. New York: Le Bros & Co. 1903. — Fabricius, Hildanus: De combustionibus etc. in Uffenbach, Thesaurus chirurgiae. Frankfurt 1610. — Falk: (a) Bedeutung der Hautnerven bei Verbrennungen. Du Bois Reymonds Arch. 1870. p. 374. (b) Über einige Erscheinungen bei umfangreichen Verbrennungen. Virchows Arch. f. pathol. Anat. u. Physiol. Bd. 53. 1871. — Feit: Lupus pernio in a psoriatic patient. Arch. of dermatol. a. syphilol. Vol. 18, p. 773. — Feldmann, G.: Livedo racemosa. Moskauer venerologisch-dermatol. Ges. 7. Mai 1925. Zentralbl. f. Haut- u. Geschlechtskrankh. Bd. 18, S. 653. — Findlay, Robert, T.: Scalp burns in women. Americ. journ. of surg. N. s. Vol. 8, p. 389. 1930. — Finkelstein, Betty: Benigne Thrombose der oberen Extremität. Dtsch. med. Wochenschr. Jg. 53, Nr. 5, S. 198. 1927. — Fischer: Erythema? Ugeskrift f. laeger. 1924. S. 857. — Fischer, Ludolph: Die Einwirkung des Adrenalins auf die Hautgefäße. Zeitschr. f. Biol. Bd. 86, S. 351. 1927. — Fischer, Ludolph und Otfried Müller: Die Schleimhäute bei der vasoneurotischen Diathese. Stuttgart: Ferdinand Enke 1931. — Fischl, Friedrich: Der Chilblainlupus (Hutchinson), seine Pathogenese, Histologie und Therapie. Arch. f. Dermatol. u. Syphilis. Bd. 136, S. 345. — Fist, Harry S.: Dressing for bruns. Journ. of the Americ. med. assoc. Vol. 88, Nr. 19, p. 1483. 1927. — Fleischer, Ludwig: (a) Studien zur Erkältungsfrage. 1. Mitteilung: Über die Bedeutung von Abkuhlungsversuchen an Menschen für die Erkältungslehre. Zeitschr. f. Hyg. u. Infektionskrankh. Bd. 107, H. 1, S. 2. 1927. (b) Studien zur Erkältungsfrage. 2. Mitteilung: Über die Bedeutung von Abkühlungsversuchen an Menschen für die Erkältungslehre. Zeitschr. f. Hyg. u. Infektionskrankh. Bd. 107, H. 1, S. 28. 1927. Ref.: Zentralbl. f. Haut- u. Geschlechtskrankh. Bd. 24, S. 762. — Flexner: The histological changes produced by ricin and arbin intoxications. Journ. of exp. med. Vol. 2, p. 197. 1897. — Floresco, Al.: Le traitement des brulures par l'acide tannique. Gaz. des hôp. civ. et milit. Jg. 100, No. 78, p. 1281. 1927. — Foged: (a) Kliniske Undersogelser over Hudens Temperatur. Kopenhagen 1929. (b) Bibliotek f. laeger. 1930. S. 219. — Forster, A.: Über Erythema induratum. Dermatol. Wochenschr. Sept. 1927. S. 1369. — Fox, C.: A recurrent vesicular winter eruption. Brit. journ. of dermatol. Vol. 10, p. 410. 1898. — Fraser, John: The treatment of burns by children. Boston med. a. surg. journ. 18. Juni 1927. — Frattin, G. (Modena): Zur Therapie der Verbrennungen. Zentralbl. f. Chirurg. 1926. — Frey, v.: Leipziger Sitzungsber. 1879. — Fröhner: Tödliche Verbrennung bei drei Pferden. Monatsschr. f. prakt. Tierheilk. Bd. 7, S. 1. — Fuhs: (a) Ausgedehnte hypertrophische Narben nach Combustio. Wien. dermatol. Ges. 9. Nov. 1922. Zentralbl. f. Haut- u. Geschlechtskrankh. Bd. 7, S. 371. (b) Combustio bei Syringomyelie. Wien. dermatol. Ges. 21. Jan.

1926. Zentralbl. f. Haut- u. Geschlechtskrankh. Bd. 20, S. 30. (c) Angiokeratoma digitorum akroasphycticum. Wien. dermatol. Ges. 13. Dez. 1928. Zentralbl. f. Haut- u. Geschlechtskrankh. Bd. 30, S. 557. (d) Angioma naeviforme. Wien. dermatol. Ges. 13. Dez. 1928. Zentralbl. f. Haut- u. Geschlechtskrankh. Bd. 30, S. 557. (e) Livedo racemosa. Wien. dermatol. Ges. 21. Febr. 1929. Dermatol. Wochenschr. Bd. 89, Nr. 38, S. 1378. — GALEWSKY: Erythrocyanosis cruris puellarum. Dermatol. Wochenschr. 1927. S. 375 und Dermatol. Zeitschr. 1927. S. 149. — GALLAVARDIN, L. et P. P. RAVAULT: Sur une forme particulière de cyanose permanente des extremités, non paroxystique, distincte de la maladie de Raynaud, et compliquée de gangrène parcellaire. Lyon méd. Juli 1926. — GEILL, TORBEN: Zur Entstehung der Blitzfiguren. Zentralbl. f. Haut- u. Geschlechtskrankh. Bd. 11, S. 223. — GIBSON, R. C.: Diseases due to fashion in clothing. Brit. med. journ. 1925. p. 1059. — GOECKE: Zur Entstehung der Endarteritis obliterans. Virchows Arch. f. pathol. Anat. u. Physiol. Bd. 266, S. 609. 1928. — GOLDBLATT, DAVID: Contribution to the study of burns, their classification and treatment. Ann. of surg. Vol. 85, Nr. 4, p. 490. 1927. — GOLDSCHEIDER, A.: Über Thermozeptoren. In HOBNER: Die normale und pathologische Physiologie. Bd. 1. Zeitschr. f. klin. Med. Bd. 75, S. 1. 1912. — GOLDSCHLAG: Urticaria e frigore. Lemberger dermatol. Ges. 15. Mai 1930. Zentralbl. f. Haut- u. Geschlechtskrankh. Bd. 35, S. 59. — GOLŠMID, K.: Zur Frage des Angiokeratoma Mibelli. Venerol. Bd. 1, S. 24 u. 31. 1929. Ref.: Zentralbl. f. Haut- u. Geschlechtskrankh. Bd. 31, S. 478. — GOPALAN, N.: The treatment of burns and scalds by sterilized cocoanut oil. Indian med. gaz. Vol. 61, Nr. 11, p. 549. 1926. — GORDON, R. M.: Treatment of burns by tannic acid. Lancet. Vol. 214, Nr. 7, p. 336. 1928. — GOTTRON: Strommarken nach Blitzverletzung. Berlin. dermatol. Ges. 9. Juni 1931. Zentralbl. f. Haut- u. Geschlechtskrankh. Bd. 39, S. 501. — GOUGEROT et BURNIER: Eryth me pigmentée en reseau papulo-squameux de la chaufferette siegeant a la face posterieure des mollets. Bull. de la soc. franc. de dermatol. 1929. No. 3, p. 256. Arch. dermato-syphiligr. Hôp. St. Louis Tome 1, p. 796. 1929. — GOUGEROT and PEYRE: Urticaire a frigore. Arch. dermato-syphiligr. Hôp. St. Louis. Vol. 1, p. 809. 1929. — GOUIN, J. et A. BIENVENUE: Resultats de la radiotherapie fonctionnelle sympathique dans les erythro-cyanoses sus-malleolaires et troubles associés et dans l'hyposphyxie, la maladie de Raynaud, les ulcères de jambes. Soc. de dermatol. et de syphiligr. Dez. 1928. p. 924. — GREENWALD, H. M. and H. ELIASBERG: Pathogenesis of death from burns. Americ. journ. of the med. sciences. Vol. 171, p. 682. 1926. — GREVSEN: Erythema? Ugeskrift f. laeger. 1924. S. 858. — GRIFFITH, GEO C.: The treatment of burns in the Presbyterian hospital of Philadelphia. Internat. clin. Vol. 4, Ser. 38, p. 129. 1928. — GROSSMANN: Behandlung der Pernionen mit Milcheiweißinjektionen. Schweiz. med. Wochenschr. 1926. S. 884. — GROVE, W. R.: Thyroid Gland and Calcium Therapy. Lancet. 1926. p. 312. — GRUBER, GEORG: (a) Zur BÜRGERschen Thromboangiitis obliterans. Verhandl. d. dtsch. pathol. Ges. 24. Tagung. 1929. S. 290. (b) Endarteriitis obliterans und Kältebrand. Beitr. z. pathol. Anat. u. z. allg. Pathol. Bd. 83, S. 155. 1930. — GRÜNBAUM: Behandlung der Perniones mit Diathermie. Wien. klin. Wochenschr. 1920. S. 16. — GUBBIN, G. F.: Diseases due to fashion in clothing. Brit. med. journ. 1925. p. 1152. — GUILLAUME, A. C.: (a) Sur un syndrome constitue par: des troubles circulatoires des extremites lies au spasme arteriel; des troubles nerveux-sympathiques; de troubles menstruels et endocriniens. Bull. et mém. de la soc. méd. des hôp. de Paris. 26. Febr. 1926. p. 335. (b) Rôle respectif des veines et des artéres dans la genese de certains troubles de la circulation cutanée. Bull. et mém. de la soc. anat. de Paris. Nov. 1926. p. 192. — GUTHMANN, HEINRICH: Lichterythem, Pigmentation und Wellenlange. Münch. med. Wochenschr. Jg. 74, Nr. 10, S. 402. 1927. Ref.: Zentralbl. f. Haut- u. Geschlechtskrankh. Bd. 24, S. 199. — HABER, H.: Zur Ätiologie der Livedo racemosa. Arch. f. Haut- u. Geschlechtskrankh. Bd. 163, S. 1. 1931. — HAHN, HELMUT: (a) Wie vertragt sich das Gesetz von der spezifischen Energie der Sinnesnerven mit den paradoxen Temperaturempfindungen. Klin. Wochenschr. Jg. 5, Nr. 30, S. 1380. 1926. Ref.: Zentralbl. f. Haut- u. Geschlechtskrankh. Bd. 23, S. 172. (b) Die Reize und die Reizbedingungen des Temperatursinnes. 1. Mitteil.: Der für den Temperatursinn adäquate Reiz. Mit einem Anhang von H. HAHN und KURT BOSHAMER. Pflügers Arch. f. d. ges. Physiol. Bd. 215, H. 1/2, S. 133. 1926. — HAIRSTON, S. H.: Behandlung der elektrischen Verbrennungen. Internat. journ. of surg. Vol. 39, Nr. 10, p. 386. 1926. — HALLAM, RUPERT: (a) Some observations on the etiology and pathology of chilblains. Kongr. f. Dermatologie u. Syphilis Kopenhagen Aug. 1930. (b) The relationship of erythema to akrocyanosis. Transact. St. Johns hosp. dermatol. soc. April 1930. (c) Einige Bemerkungen zur Ätiologie der Frostbeulen. Heart. Vol. 15, Nr. 2. — HAMMERSCHLAG: Über das Verhalten des spezifischen Gewichtes des Blutes in Krankheiten. Zentralbl. f. klin. Med. 1891. Nr. 44. — HARRIS, R. I.: Death due to the haemorrhage into the suprarenal capsule and to haemorrhage from a duodenal ulcer. Brit. journ. of surg. Vol. 16, p. 677. 1929. Ref.: Zentralbl. f. Haut- u. Geschlechtskrankh. Bd. 31, S. 246. — HARRIS, KENNETH E., THOMAS LEWIS and JANET M. VAUGHAM:

Hämoglobinuria and urticaria arising from cold. A note on the presence of a dermolysin. Brit. med. journ. 1928. Nr. 3541. Ref.: Zentralbl. f. Haut- u. Geschlechtskrankh. Bd. 30, S. 211. — Hartmann, F. A., W. F. Rose und E. P. Smith: Americ. journ. of physiol. Vol. 78, p. 47. Sept. 1926. — Hawkins, C.: Cases of warty tumours in cicatrices. As. med.-chirurg. 1835. Nr. 19, p. 19. — Haxthausen, Holger: (a) Dan. derm. ass. Mai 1923. (b) Einige Untersuchungen über die Kreislaufveränderungen in der Haut nach Bestrahlung mit verschiedenen Lichtquellen. Strahlentherapie. Bd. 30, S. 662. 1928. (c) Erythema pernio cruris mit Intaktbleiben der Haut über der varicös erweiterten Vena saphena parva. Dän. dermatol. Ges. 3. April 1929. Dermatol. Wochenschr. Nr. 91, S. 1392. (d) Changes in the skin-vessels from protracted action of climatic factors and their significance in various skin-diseases. Brit. journ. of dermatol. März 1930. Ref.: Dermatol. Wochenschr. Nr. 91, S. 1541. — Hayem: Du sang et de ses alterations anatomiques. Paris 1889. Wien. med. Zeitschr. 1897. Nr. 17 bis 19. — Hebra: Kontinuierliche allgemeine Bäder bei Behandlung von Verbrennungen. Allg. Wien. med. Zeit. 1861. Nr. 6. — Hecht, A.: Die Morphiumallergie der menschlichen Haut. Wien. klin. Wochenschr. Bd. 47, S. 1023. 1920. — Heller, Julius: Dystrophie der Fingernagel. Berlin. dermatol. Ges. 14. Jan. 1930. Dermatol. Wochenschr. Bd. 91, S. 1070. — Hellmuth, Margot: (a) Über Gefäßveränderungen bei der Frostgangrän. Arch. f. klin. Chirurg. Bd. 158, S. 702. 1930. (b) Beitrag zur Pathologie der Frostgangrän. Arch. f. klin. Chirurg. Bd. 158, H. 4. — Helstedt, A.: Experimentelle Beiträge zur Lehre des Verbrennungstodes. Arch. f. klin. Chirurg. Bd. 79, S. 414. 1905. — Hempel: Beitrag zur Behandlung von Erfrierungen. Zentralbl. f. Chirurg. 1930. S. 3131. — Hercz, L.: Lupus pernio. Ungar. dermatol. Ges. 1. Juni 1928. Zentralbl. f. Haut- u. Geschlechtskrankh. Bd. 28, S. 657. — Hermanides, S. H.: Ofenbeine. Nederlandsch tijdschr. v. geneesk. 1929. Nr. 1, S. 1717. Ref.: Zentralbl. f. Haut- u. Geschlechtskrankh. Bd. 31, S. 348. — Hertwig, Verworn und Davenport: Experimental morphology. New York 1908. — Herzfeld, Gertrude: The treatment of burns and scalds by tannic acid. Practitioner. Vol. 122, p. 106. 1929. — Heuck: Lupus pernio. Münch. dermatol. Ges. 23. Febr. 1928. Zentralbl. f. Haut- u. Geschlechtskrankh. Bd. 27, S. 237. — Heyde, M.: Über den Verbrennungstod und seine Beziehungen zum anaphylaktischen Shock. Zentralbl. f. Physiol. Bd. 24, S. 441. 1911. — Hildebrandt: Die Verwundungen durch die modernen Kriegswaffen. Bibliothek V. Coler. Berlin: Aug. Hirschwald 1905. — Hilton, O. and F. Parkes Weber: Unilateral erythrocyanosis crurum puellarum. Proc. of the roy. soc. of med. Vol. 22, p. 602. 1929. — Hochsinger, Karl: Induratio congelativa submentalis. Klin. Wochenschr. 1930. Nr. 1, S. 1024. — Hock: Über die Pathogenese des Verbrennungstodes. Wien. med. Wochenschr. 1893. Nr. 17, S. 738 und Wien. med. Wochenschr. 1896. — Hombria, R. und J. Soto: Einige Zufälle bei Diathermie. Actas dermo-sifilogr. Vol. 21, p. 435. 1929. Ref.: Zentralbl. f. Haut- u. Geschlechtskrankh. Bd. 32, S. 431. — Hopf, G.: Kalkeinlagerungen nach Perniosis am linken Ohr. Dermatol. Ges. Hamburg-Altona 24. Nov. 1929. Ref.: Zentralbl. f. Haut- u. Geschlechtskrankh. Bd. 32, S. 563. — Hoppe-Seyler: Über die Veränderungen des Blutes bei Verbrennungen der Haut. Zeitschr. f. physiol. Chemie. Bd. 5, S. 1. 1881. — Horiuchi, S.: Über die Erythromelalgie und die Vagotonie. Acta dermatol. Bd. 4, S. 311. 1924. Ref.: Zentralbl. f. Haut- u. Geschlechtskrankh. Bd. 18, S. 206. — Hoskins, R. G. and C. W. Mac Clure: Arch. of internal med. Vol. 10, p. 345. Okt. 1912. — Hosmer, A. J.: Immobilizing cage for treatment of burns and skin grafts. Americ. journ. of surg. Vol. 3, p. 23. 1927. — Hunt, Elizabeth: A case of severe chilblains of the hands and feet. Brit. journ. of dermatol. Vol. 42, p. 466. 1930. — Hunter, John: A severe and extensive burn treated with solution of tannic acid. Canad. med. assoc. journ. Vol. 17, Nr. 11, p. 1357. 1927. — Hutchinson: (a) Pruritus hiemalis. Brit. med. journ. Vol. 2, p. 773. (b) On the tendency to flush area as a cause of morbid changes. Brit. med. journ. Vol. 3, p. 3. 1891. — Hutton, Andrew J.: The tannic acid treatment of burns. Glasgow med. journ. Vol. 112, p. 1—8. 1929. — Hymans: Hautverbrennung der schwangeren Frau. Einfluß auf das Kind. Ref.: Berlin. klin. Wochenschr. 1908. S. 1582. Il Seung, O.: Experimentelle Untersuchungen über die Verbrennung. Keijo journ. med. Vol. 1, p. 637. 1930. — Ipsen: Hospitalstidende. 1928. p. 329, 445, 915. — Jadassohn: Aussprache zu Krakauers Fall von Lupus erythematodes und Kälteurticaria. Schles. dermatol. Ges. 20. Juni 1925. Zentralbl. f. Haut- u. Geschlechtskrankh. Bd. 18, S. 754. — Jadassohn, J. und L. Rothe: Zur Pathogenese der Urticaria. Berlin. klin. Wochenschr. Bd. 2, S. 519. 1914. — Jaensch, W.: Über psycho-physische Konstitutionstypen. Münch. med. Wochenschr. 1921. — Jaquet et Debat: Traitement biokinetique des engelures. Presse méd. 1914. p. 99. — Jellinek, Stephan: (a) Hautschädigungen durch Elektrizität. Zentralbl. f. Haut- u. Geschlechtskrankh. Bd. 8, S. 459. (b) Spurenkunde der Elektrizität. Wien. klin. Wochenschr. 1927. S. 1469. (c) Die Natur der elektrischen Verletzung und ihre Behandlung. Med. Klinik. 1928. Nr. 2, S. 1924. — Johnson, A. B.: Surgical diagnosis. New York: D. Appleton & Co. Vol. 1. 1910. — Johnson, F. M.: The development of carcinoma in scar tissue following burns. Ann. of surg. 1926. Nr. 83, p. 165. — Jonson, Eric.: Kälteurticaria. Verh. d. schwed. Vergg. f. inn. Med. 1931. S. 59—62. Svenska läkartidningen 1931 II (schwedisch). Ref. Zentralbl. f. Haut- u. Geschlechtskrkh. Bd. 39, S. 561. — Jost, C. E. V.: Erythema? Ugeskrift f. laeger. 1924. S. 834. — Jürgensen: Die Körperwärme des gesunden Menschen. 1873. — Jurinak: Zit. bei Haberda S. 733. — Juster, E.: (a) L'ery-thro-cyanose sus-malleolaire; étude clinique et therapeutique. Presse méd. Dez. 1927. p. 1573. (b) Erythrocyanose supra-malleolaire. Journ. de méd. de Paris. Mai 1928. p. 412. (c) L'erythrocyanogenie et ses complications. Bull. de la soc. franc. de dermatol. Tome 36, No. 4, p. 373. 1929. — Kaplan, A. D.: Einige neue forensisch wichtige Befunde aus der Elektropathologie. Dtsch. Zeitschr. f. d. ges. gerichtl. Med. Bd. 17, S. 217. 1931. — Kaposi, M.: Pathologie et traitement des maladies de la peau. Übersetzt von E. Besnier. Paris 1891. — Kaufmann, J. and McIntosh: Chronic erythema of the legs. Journ. of the Americ. med. assoc. Febr. 1927. p. 388. — Keller: Polarisationsmessungen an der Haut nach Röntgen- und Ultraviolettlichtbestrahlungen. Kongr. d. dtsch. dermatol. Ges. Bonn 1927. Zentralbl. f. Haut- u. Geschlechtskrankh. Bd. 25, S. 28. — Kerr, William J.: Raynaud's disease, recent experimental studies. California state journ. of med. Vol. 34, p. 91. 1931. Ref.: Zentralbl. f. Haut- u. Geschlechtskrankh. Bd. 38, S. 353. — Kijanitzin, J.: Zur Frage nach der Ursache des Todes bei ausgedehnten Hautverbren-nungen. Virchows Arch. f. pathol. Anat. u. Physiol. Bd. 131, S. 436. 1893. — Kisličenko, L.: Dermatitis reticularis pigmentosa orientalis. Russki Westnik Dermatologii. Vol. 4. Nr. 7, p. 600. 1926 (russisch). Ref.: Zentralbl. f. Haut- u. Geschlechtskrankh. Bd. 22, S. 67. 1927. — Kissmeyer, A.: Kronisk cyanose of Stase med typisk Lokalisation paa crura. Ugeskrift f. laeger. 1924. S. 853. — Kistiakovsky, F. W. (De Kieff): Erythro-cyanose cutanee symetrique. Angioneurose dysovarique. Russki Vestnik Dermatologii. Juni 1928. p. 554. Ref.: Ann. de dermatol. et de syphiligr. 1928. p. 914. — Klapp, R.: Weitere Mitteilungen über Tiefenantisepsis der Kriegsverletzungen. Münch. med. Wochenschr. 1928. Nr. 19. — Klauder, J. V.: A case for diagnosis. Philadelphia derm. soc. 3. Jan. 1930. Arch. of dermatol. a. syphilol. Vol. 21, p. 1077. 1930. — Klebs, E.: Ber. d. 50. Vers. dtsch. Naturforscher u. Ärzte. München 1877. — Kleinschmidt, C.: Über Verbren-nungen und Erfrierungen. Dtsch. med. Wochenschr. 1931 II. S. 1546. — Kling-müller, Viktor u. Otto Dittrich: Perniosis or erythrocyanosis. Arch. of dermatol. 22, 615 (1930). — Kloeppel: Erythrocyanosis crurum puellarum mit echten Pernionen. Verein Dresdener Dermatol. 6. Febr. 1929. Zentralbl. f. Haut- u. Geschlechtskrankh. Bd. 30, S. 433. — Koch: Klinik der peripheren Zirkulationsstörungen und Gangrän der Extremitaten. Bratislavské lekárske listy. Bd. 9, S. 784 u. 194. 1929. Zentralbl. f. Haut- u. Geschlechtskrankh. Bd. 33, S. 88. — Kohler: Röntgenstrahlenbehandelte Narbenkontrakturen nach Verbrennungen. Med.-naturwiss. Ges. Jena. Dtsch. med. Wochenschr. 1918. Nr. 40, S. 1120. — Köhler: (a) Frostschäden. Chariteannalen. Bd. 13, S. 12. Berlin 1886. (b) Über Frostschäden ohne Frostwetter. Zentralbl. f. Chirurg. Bd. 40, S. 1362. 1913. — Kolisko: Über Befunde an den Nebennieren bei Ver-brennungstod. Vierteljahrsschr. f. gerichtl. Med. 3. Folge. Supplem. Bd. 47. — Korn-man, J. und T. Smerečinskij: Die Behandlung der Verbrennungen nach Davidson. Odesskij med. Ž. Bd. 4, S. 13. 1929. Ref.: Zentralbl. f. Haut- u. Geschlechtskrankh. Bd. 30, S. 750. — Kovacs, Richard: Accidents during electrotherapy and light therapy and their prevention. Internat. clin. 4. Ser. Vol. 39, p. 57. 1929. Ref.: Zentralbl. f. Haut- u. Geschlechtskrankh. Bd. 33, S. 710. — Kowarschik, Josef: (a) Verbrennungen durch Diathermie. Ihre Entstehung und Verhütung. Mitt. d. Volksgesundheitsamtes, Wien. 1928. Nr. 2, S. 45. (b) Eine Vorrichtung zum Schutze gegen Diathermieverbrennungen. Wien. klin. Wochenschr. 1930. Nr. 1, S. 460. — Krakauer: Lupus erythematodes und Kälteurticaria. Schles. dermatol. Ges. 20. Juni 1925. Zentralbl. f. Haut- u. Geschlechts-krankh. Bd. 18, S. 754. — Kreindler, A. und H. Elias: Zur Klinik und Pathogenese der juvenilen Akrocyanose. Zeitschr. f. Kinderheilk. Bd. 50, S. 608. 1931. — Kren: Angiokeratoma Mibelli. Wien. dermatol. Ges. 3. Mai 1928. Zentralbl. f. Haut- u. Geschlechts-krankh. Bd. 28, S. 520. — Kuhn, Friedrich: Zur Behandlung der Frostbeulen. Münch. med. Wochenschr. 1926. S. 1468. — Kuhne: Lehrbuch d. physiol. Chemie. 1868. — Lamson, R. W.: Skin reactions to pollen and to histamine. Proc. of the soc. f. exp. biol. a. med. Vol. 26, p. 611. 1929. — Landois, F.: Chirurgische Schäden durch elektrischen Strom. Zentralbl. f. Chirurg. Jg. 55, Nr. 23, S. 1440. 1928. — Lapeyre, N.: Tuberculose et cancer du dos de la main. Presse méd. 1914. No. 22, p. 276. — Laqueur, A.: Kunst-fehler bei Licht- und Diathermiebehandlung. Ärztl. Sachverst.-Zeit. Bd. 35, S. 197. 1929. — Laskewitsch: Über die Ursachen der Temperaturerniedrigung bei Unterdrückung der Hautperspiration. Arch. f. Anat. u. Physiol. von Reichert und du Bois-Reymond 1868 S. 61. — Latouche: Note sur deux cas d'intoxication par l'acide piorique dans le traite-ment des brûlures. Bull. et mém. de la soc. de chirurg. Paris. Tome 24. — Lauenstein: Zur Frage der Erfrierung der Füße bei niederen Wärmegraden. Zentralbl. f. Chirurg. 1913. S. 951. — Layani, Fernand: Les acrocyanoses. Troubles vasculaires cutanés d'origine nerveuse vegetative ou central. Préface du Etienne May. Paris: Masson & Co. 1929. Ref.: Zentralbl. f. Haut- u. Geschlechtskrankh. Bd. 34, S. 709. — Leduc, Stephane: Frostbeulen als Folge von Verbrennungen durch strahlende Wärme. Presse méd. Jg. 35, Nr. 6, p. 91. 1927. — Lehner: Hauptgesetze des menschlichen Gefühlslebens. 1892. — Lehner, E.: (a) Inflammatio cutis racemosa calorica. Ungar. dermatol. Ges. 1. Febr. 1929. Zentralbl. f. Haut- u. Geschlechtskrankh. Bd. 31, S. 158. (b) Zentralbl. f. Haut- u. Geschlechtskrankh. Bd. 28, S. 21. 1929. — Lehner, Imre: Beiträge zur Klinik und dem Entstehungsmechanismus der Erythrocyanosis crurum feminarum. Börgyogyaszati urol. es ven. szemle. Jg. 6, Nr. 5, S. 120. 1928. Ref.: Zentralbl. f. Haut- u. Geschlechtskrankh. Bd. 28, S. 463. — Lehner, E. und D. Kenedy: (a) Beiträge zur Kenntnis von Hautveränderungen netzförmiger Anordnung, vorzüglich entzündlicher Natur. Dermatol. Wochenschr. Bd. 77, Nr. 35, S. 1049. 1923. (b) Weitere Beiträge zur Kenntnis der Entzündungen der Haut mit netzförmiger oder verästelter Zeichnung. Inflammatio cutis racemosa. Arch. f. Dermatol. u. Syphilis. Bd. 149, S. 387. 1825. — Lehner, E. und E. Rajka: (a) Der Nachweis der Allergie bei der Urticaria factitia. Arch. f. Dermatol. u. Syphilis. Bd. 159, S. 172. (b) Über das Wesen der Allergie. Klin. Wochenschr. 1929. Nr. 37. (c) Wärmeurticaria. Arch. f. Dermatol. u. Syphilis. Bd. 158, S. 402. (d) Diskussion zu F. Müller. Erythrocyanosis crurum puellarum. Ungar. dermatol. Ges. 14. Febr. 1930. Zentralbl. f. Haut- u. Geschlechtskrankh. Bd. 34, S. 544. — Lenk, Robert: Röntgenbehandlung der Pernionen. Münch. med. Wochenschr. 1922. Nr. 87. — Leonard and Dayton: Fatal complication of Percys „Gold-Iron" method in the treatment of inoperable carcinome of the cervix. Surg. gynecol. a. obstetr. Vol. 24, p. 156. 1917. — Leri, Andre: Sur la pathogenie des trophoedemes et sur le rôle du système nerveux dans la localisation des certains oedemes. Journ. méd. franç. 1927. p. 470. — Leriche, Rene: Indications et resultats de la sympathectomie periarterielle dans la chirurgie des mebres. Presse méd. 19. Okt. 1927. p. 1265. — Lesser: Über Todesursachen bei Verbrennungen. Virchows Arch. f. pathol. Anat. u. Physiol. Bd. 79, S. 248. 1880. — Levy, Leopold: Acrocyanose thyreoidienne, metabolisme basal. Bull. et mém. de la soc. méd. des hôp. de Paris. 11. Nov. 1927. p. 474. — Lewis, Thomas: Observations upon the regulation of blood flow through the capillaries of the human skin. Heart. Vol. 13, p. 1. (b) Vascular reaction to cold. Heart. Vol. 15. Nr. 2. (c) Skin injuries. Heart. Vol. 13, p. 182. 1926. (d) The blood vessels of the human skin and their responses. London 1927. (e) Observations upon the reactions of the vessels of the human skin to cold. Heart. Vol. 15, Nr. 2, p. 177. 1931. — Lewis, Thomas and Ronald T. Grant: Vascular reactions of the skin to injury. Heart. Vol. 11, p. 209. 1924. — Lewis, Thomas, Ronald T. Grant and H. M. Marvin: Vascular reactions of the skin to injury. Heart. Vol. 14, p. 139. 1927. — Lewis, Thomas and W. S. Love: Vascular reactions of the skin to injury. Heart. Vol. 13, p. 27. 1926. — Lieber: Die Verbrennungen und ihre Behandlung. Bruns' Beitr. z. klin. Chirurg. 1912. S. 81. — Liebner, E.: (a) Erythrocyanosis cruris puellarum. Dermatol. Zusammenkünfte Budapest 17. Febr. 1927. Zentralbl. f. Haut- u. Geschlechtskrankh. Bd. 27, S. 748. (b) Urticaria e frigore. Ungar. dermatol. Ges. 1. Febr. 1929. Zentralbl. f. Haut- u. Geschlechtskrankh. Bd. 31, S. 159. 8. Sept. 1929. Dermatol. Wochenschr. Bd. 91, S. 1635. 14. Febr. 1930. Zentralbl. f. Haut- u. Geschlechtskrankh. Bd. 34, S. 545. — Liebesny, P.: Über die Morphogenese der menschlichen Hautcapillaren und die klinische Bedeutung ihrer Entwicklungshemmung. Wien. Arch. f. inn. Med. Bd. 21, S. 285. 1931. — Lilienstein: Wärmeerythem mit Pigmentierung. Dermatol. Ges. Hamburg-Altona 1. Febr. 1930. Dermatol. Wochenschr. Bd. 91, S. 1530. — Lindsay, J. C.: Gerbsäurebehandlung der Brandwunden. Canada med. assoc. journ. Vol. 17, p. 86. 1927. — Linnet, N.: Erythema cruris. Ugeskrift f. laeger. 1924. S. 858. — Little, E. G. G.: Erythema ab igne, or, Alternatively, Lichen planus. Proc. of the roy. soc. of med. Vol. 22, Nr. 8. 1929. Ref.: Dermatol. Wochenschr. Bd. 89, Nr. 51, S. 2025. — Lloyd Eric L.: Burns and scalds. Brit. med. journ. Vol. 3682, p. 177. 1931. — Locke: A report of the blood examination in 2 cases of sever burns of the skin. Boston med. a. surg. journ. Vol. 147, p. 480. — Löhr, W.: (a) Die Verschiedenheit der Auswirkung gleichartiger bekannter Schäden auf den Knochen Jugendlicher und Erwachsener, gezeigt an Epiphysenstörungen nach Erfrierungen und bei der Hämophilie. Zentralbl. f. Chirurg. 1930. S. 898. (b) Über Veränderungen im Fußgelenk bei Blutern. Arch. f. klin. Chirurg. Im Ersch. — Loir, P. und M. Itott: Scar cancers. Japan. Zeitschr. f. Dermatol. u. Urol. 1926. Nr. 26, S. 143. — Lombard, W. P.: The blood pressure in the arterioles, capillaries and small veins of the human skin. Americ. journ. of physiol. Vol. 29, p. 335. 1912. — Lop: A propos du traitement des brûlures graves par jet de vapeur ou explosion de chaudiére. Gaz. des hôp. civ. et milit. 1928. No. 2, p. 1669. — Lortat-Jacob, Bidault, Legrain et Urbain: La reaction de fixation dans les tuberculoses cutanées. Ann. de dermatol. et de syphiligr. Okt. 1928. p. 841. — Losinskij: Zur Frage der Veränderungen im vegetativen Nervensystem nach Verbrennungen. Zwucal nevropatologii i psichiatrii. Jg. 20, Nr. 3, p. 253 (russisch). Deutsche Zusammenfassung 1927. S. 260. — Lossen, Heinz: Das subjektive Moment bei der Diathermiebehandlung. Seine Gefahren und ihre Verhütung. Ärztl. Sachverst.-Zeit. Bd. 35, S. 299. 1929. — Lundberg, Harald: Action des brulures sur la teneur du sang en glucose et en elements figurés. Cpt. rend. des séances de la soc. de biol.

Tome 101, p. 931. 1929. — LUTTERLOH, P. W. and H. A. STROUD: Detoxification treatment in burns, suppurating wounds, and surgical abdominal cases. Internat. journ. of med. Vol. 44, p. 16. 1931. — MACCALLUM, W. G.: A text-book of pathology. 3. Aufl. Philadelphia: Saunders Company 1924. — McCULLOUGH, JOHN W. S.: Burns in children. Canadian med. assoc. journ. Vol. 17, Nr. 10, p. 1176. 1927. — MACCURDY, S. L.: Correction of burn scar deformity of Z-plastic method. Journ. of bone a. joint surg. Vol. 6, p. 683. 1924. — MACDOUGAL, CARL: Behandlung von Verbrennungen mit Parasan und Pituitrin. Ugeskrift for laeger. Jg. 89, Nr. 3, S. 59. 1927 (dänisch). Ref.: Zentralbl. f. Haut- u. Geschlechtskrankh. Bd. 24, S. 77. — MACH: De l'érythrocyanose sus-malléolaire a l'érythème induré de Bazin. Rev. méd. de la Suisse romande. Tome 94, p. 804. 1929. Ref. Zentralbl. f. Haut- u. Geschlechtskrankh. Bd. 33, S. 484. — MACHT, DAVID J.: Are picric acid and mercurochrome solutions localy anaesthetic? Surg. gynecol. a. obstetr. Vol. 47, p. 123. 1928. — MACKEE: Wechselrede zu JOHN F. FRASERS Fall von Keloid durch Verbrennung mit heißem Wasser. Manhattan derm. soc. 1. März 1930. Arch. of dermatol. a. syphilol. Vol. 22, p. 721. 1930. — MACKENZIE, D.: The treatment of burns. Brit. med. journ. 1927. Nr. 3452, p. 421. — MACLENNAN, ALEXANDER: The treatment of burns. Brit. med. journ. 1927. Nr. 3482, p. 590. — MACLEOD: Demonstration von Lupus erythematodes. Brit. journ. of dermatol. Vol. 24, p. 197. 1912. — MACLEOD, J. M. H.: Burns and their treatment. London 1918. Brit. journ. of dermatol. Vol. 15, p. 365. 1903. — MAECHEN, G. NORMAN: A case of persistant erythema on erythromelalgie type. Ref.: Brit. journ. of dermatol. 1914. p. 202. — MAJOCCHI: Sopra un caso di erythrodermia angio-ectasica circonscritta agli arti e alle faccia da probabile origine endocrina. Giorn. ital. d. malatt. vener. e d. pelle. 1922. p. 134. — MAKAI, ENDRE: Zur lokalen Behandlung der Verbrennungen. Münch. med. Wochenschr. 1929. Nr. 1, S. 574. — MANN, F. C.: Journ. of exp. med. Vol. 24, p. 322. Okt. 1916. — MANNHEIM, A.: Gangrän des Gliedes und des Scrotums. Vracebnaja Gazeta. 1927. Nr. 16, S. 1180. — MARCERON et L. HUET: Psoriasis et tuberculides. Soc. de dermatol. et de syphiligr. Febr. 1928. p. 120. — MARCUSE, W.: Dermatitis und Alopecie nach Durchleuchtungsversuchen mit Röntgenstrahlen. Dtsch. med. Wochenschr. Bd. 30, S. 481. 1896. — MARGAROT, J. et E. TRUC: Oedeme cyanotique des jambes chez une jeune fille heredo-syphilitique, offran les attributs du „lymphatisme". Soc. des sciences med. et biol. de Montpellier et du Languedoc med. April 1926. p. 273. — MARSHALL and DAVIE: Journ. of pharmacol. a. exp. therapeut. Vol. 8, p. 525. 1916. — MASON, M. L.: Arch. of surg. 1929. Nr. 18, p. 2107. — MATSCHAN, W. J.: Tetanusfall nach einer Fußverbrennung. Dtsch. Zeitschr. f. Chirurg. Bd. 216, S. 143. 1929. — MAYER: Behandlung von Verbrennungen. Scalpel. Jg. 76, p. 1446 und Jg. 78, p. 445. 1925. — MAYER-LIST, R.: Über Cutis marmorata. Dtsch. Arch f. klin. Med. Bd. 164, H. 5/6, S. 157. 1929. — MESSERLE, N.: Zur Prüfung der Temperaturempfindung und thermischen Gefäßreaktion der Haut. Dtsch. Zeitschr. f. Nervenheilk. Bd. 97, H. 1/3, S. 149. 1927. Ref.: Zentralbl. f. Haut- u. Geschlechtskrankh. Bd. 24, S. 762. — MICHAEL, MAX: Über Hitzewirkung auf die Haut und die Entstehung der „Cutis marmorata pigmentosa" (BUSCHKE-EICHHORN). Dermatol. Wochenschr. Bd. 83, Nr. 52a, S. 1862. 1926. — MILIAN, G.: Adiposité cyanotique de la face externe de la jambe. Rev. franç. de dermatol. Tome 5, p. 336. 1929. Ref.: Zentralbl. f. Haut- u. Geschlechtskrankh. Bd. 33, S. 100. — MILIAN et GARNIER: Epithelioma professionnel du goudron de la paupiere inferieure a la suite d'une brulure de goudron chaud. Bull. de la soc. franç. de dermatol. Tome 35, p. 793. 1923. — MINOVICI, MINA, T. VASILIU und FL. COVACIU: Duodenalperforationen nach einer intensiven Verbrennung der Haut. Spitalul. Tome 49, p. 235. 1929. Französ. Zusammenfassung. S. 254. Ref.: Zentralbl. f. Haut- u. Geschlechtskrankh. Bd. 32, S. 617. — MITCHELL, LEONARD J. C.: A new method of treatment of chilblains. Med. journ. of Australia. Vol. 2, Nr. 14, p. 449. 1926. Ref.: Zentralbl. f. Haut- u. Geschlechtskrankh. Bd. 23, S. 67. — MOHR, H.: Traumatisches Narbencarcinom der Ellenbogenhaut. Tod infolge Carcinose der inneren Organe. Monatsschr. f. Unfallheilk. u. Invalidenw. 1914. Nr. 21, S. 187. — MÖLLER, M.: Der Einfluß des Lichtes auf die Haut. Bibliotheca medica. 1900. H. 8. — MONTEITH, STEPHEN R. and RALPH O. CLOCK: The treatment of burns with normal horse serum. Journ. of the Americ. med. assoc. Vol. 92, p. 1173. 1929. — MONTGOMERY, ALBERT H.: The tannic acid treatment of burns in children. Surg., gynecol. a. obstetr. Vol. 48, p. 277. 1929. — MONTPELLIER, J. et F. FABIANI: Epitheliomas cutanes sur cicatrices de brûlure. Bull. de l'assoc. franç. pour l'étude du cancer. Tome 18, p. 189. 1929. — MOORHEAD, J. J. and J. A. KILLIAN: Metabolism in burns. Bull. N. Y. acad. med. Vol. 3, p. 401. 1927. — MÖRNER, K.: Im Muskelplasma ausgeschiedenes Kreatin. Skand. Arch. f. Physiol. Bd. 5, S. 272. 1895. — *Mortaliti Statistics:* Departement of commerce, bureau of the census. 1921. Bull. p. 152. — MOSCHCOWITZ, E.: Americ. journ. of science Vol. 156, p. 313. Sept. 1918. — MOUTET, BOURDILLON, GOUGEROT et PEYRE: Urticaire par le froid. Bull. de la soc. franç. de dermatol. Tome 34, Nr. 5, p. 321. 1927. Ref.: Zentralbl. f. Haut- u. Geschlechtskrankh. Bd. 25, S. 437. — MÜHSAM: Das permanente Bad in der Chirurgie. Therapie d. Gegenw. 1908. S. 261. — MÜLLER, O.:

(a) Die Pathologie der menschlichen Capillaren. Ref. in Düsseldorf 1927 in: Naturwissenschaften 1927 und Zeitschr. f. ärztl. Fortbild. 1927. (b) Die Capillaren und ihre Krankheiten. Wien. med. Wochenschr. 1926. — Müller, R. F.: Bemerkungen zur Behandlung der elektrischen Verbrennung. Kongr. f. Gewerbehyg. Bericht S. 326. Budapest 1928. — Naegeli: Familiäre Erythrocyanosis cruris puellaris. Kongr. d. Schweiz. Dermato-Venerologen. Lausanne Mai 1927. Zentralbl. f. Haut- u. Geschlechtskrankh. Bd. 28, S. 247. — Nardelli, Leonardo: Contributo alla conoscenza di fenomeni di eritrocianosi degli arti inferiori. Giorn. ital. di derm. e sifil. Febr. 1928. p. 81. Ref.: Zentralbl. f. Haut- u. Geschlechtskrankh. Bd. 30, S. 490. — Nardi, Gina: L'eritrocianosi sopra-malleolare. Il Dermosifilografo. April 1928. p. 441. — Nasmyth, D. C.: Tyroid Gland and Calcium Therapy. Lancet. 1926. p. 99 and 416. — Navarro, Juan C. und Bernardo E. Sas: Über einen Fall von Erythromelalgie. Arch. latino-americ. de pediatria. Vol. 19, p. 1035. 1925 (spanisch). Ref.: Zentralbl. f. Haut- u. Geschlechtskrankh. Bd. 19, S. 502. — Navrozkij, V.: Berufliche Dermatitiden und Verbrennungen in der chemischen Industrie. Gigiena truda. 1927. Nr. 6, p. 54. Dtsch. Zusammenfassung S. 67. Ref.: Zentralbl. f. Haut- u. Geschlechtskrankh. Bd. 26, S. 495. — Negri, P.: Insolito reperto in un caso di causticazioni da acido solforico. Giorn. ital. di dermatol. Vol. 72, Nr. 3. 1931. — Neuda, Paul: Der Frühtod bei Verbrennungen. Beiblatt zu den Mitteilungen d. Ges. f. inn. Med. u. Kinderheilk. in Wien. 1919. Nr. 4, S. 66. — Nicoletti, V.: Ricerche su un caso di urticaria da freddo. Boll. Sez. region. Soc. ital. Dermatol. Vol. 1, p. 55—58. 1931. — Noble, T. P., F. R. S. Edin and F. R. C. S. Eng: Thrombo-angiitis obliterans. Lancet. 7. Febr. 1931. p. 288. — Noorden, W. v.: Die neuere Frostbeulenbehandlung. Münch. med. Wochenschr. Jg. 75, Nr. 16, S. 691. 1928. — Novak, Edward: Gastrointestinale Geschwürsbildung durch Hautverbrennung. Mit Kasuistik. Americ. journ. of the med. sciences. Vol. 169, p. 119. 1925. — Novak, M.: (a) Zahnärztl. Rundschau. 1927. S. 36. (b) Schmerzverhütung und Therapie bei Brandwunden. Münch. med. Wochenschr. 1930. Nr. 2, S. 1669. — Oberthur: Des obliterations arterielles des mebres en particulier des arterites juveniles. Rev. de chirurg. Tome 65, p. 746. 1927. — Oppenheim, Moritz: Erfrierungen an Händen und Füßen, dem Erythema exsudativum multiforme gleichend. Wien. dermatol. Ges. 10. Dez. 1925. Zentralbl. f. Haut- u. Geschlechtskrankh. Bd. 19, S. 838. — Osler, William: Principles and practice of medicine. 8. Aufl. New York: Appleton 1919. p. 865. — Pack, George T.: The pathology of burns. Arch. of pathol. a. laborat. med. Vol. 1, Nr. 5, p. 767. 1926. — Pagniez, Ph. et R. Sicard: Erythrocyanose du bras provoquée par le mouvement. Bull. et mém. de la soc. méd. des hôp. de Paris. 28. Dez. 1928. p. 1805. — Parascandolo: (a) Les alterations du systeme nerveux. Arch. de physiol. norm. et pathol. 5. Sér. Tome 5, p. 714. 1898. (b) Über Gifte im allgemeinen und Verbrennungsgifte im besonderen. Wien. med. Wochenschr. 1905. — Parascondolo e Ajello: Gaz. degli ospedali e delle chirurg. 1896. Nr. 38; 1897. Nr. 79. Jahresber. Virchow-Hirsch. — Paravicini: Einfache Behandlung ausgedehnter Verbrennungen. Schweiz. med. Wochenschr. Jg. 57, Nr. 1, S. 22. 1927. — Parrisus, W.: Capillarstudien bei Vasoneurosen. Dtsch. Zeitschr. f. Nervenheilk. Bd. 72, S. 310. 1921. — Patel, M. et P. Ponthus: Le traitement de début des brûlures graves, étendues, „sans pansements". Progr. méd. 1930. No. 1, p. 497. — Patrone: Sulle cause delle più gravi alterazioni generali del l'organismo in seguito a scottature. Genova, Tip. Capurro 1923. — Pautrier, L. M.: Erythrocyanose symetrique susmalleolaire et erytheme indure de Bazin. Clinique et Laboratoire. 20. Okt. 1927. p. 181. — Pautrier, L. M. et G. Levy: Trois cas d'erythrocyanose symetrique sus-malleolaire. Bull. de la soc. franç. de dermatol. 1927. p. 300. — Pautrier, L. M. et A. Ullmo: (a) Erythrocyanose sus-malléolaire coexistant avec des engelures ulcérées et du livedo annulaire des 4 membres. Bull. de la soc. franç. de dermatol. 1928. p. 80. Ref.: Zentralbl. f. Haut- u. Geschlechtskrankh. Bd. 27, S. 408. (b) Erythrocyanose symétrique sus-malleolaire coexistant avec de l'érythème induré de Bazin et probablement des sacroides hypodermiques. Bull. de la soc. franç. de dermatol. 1928. p. 85. Ref.: Zentralbl. f. Haut- u. Geschlechtskrankh. Bd. 27, S. 408. — Peake, Joyce: The treatment of burns by ultra-violet light. (With special references to the technic used by C. B. Heald.) Brit. journ. of actinother. Vol. 4, p. 96. 1929. — Pels-Leusden: Die Therapie der Verbrennungen. Dtsch. med. Wochenschr. 1908. Nr. 48. — Percival, G. H. and C. P. Stewart: Some observations on a condition of chronic erythema of the legs. Brit. journ. of dermatol. März 1927. p. 115. — Perutz, Alfred: (a) Zur Lichtbehandlung der Erythrocyanosis crurum puellaris. Strahlentherapie. Bd. 29, H. 2. S. 283. 1928. (b) Über eine eigenartige Lokalisation von Frostschäden. Dermatol. Wochenschr. Bd. 88, Nr. 20, S. 709. 1929. — Perutz, A., S. Bruger und A. Grünfeld: Pathogenese der Kälteurticaria. Klin. Wochenschr. Bd. 8, S. 1999. 1929. — Peugniez, M.: Un cas d'acrocyanose guéri par le traitement endocrinien. Bull. et mém. de la soc. méd. des hôp. de Paris. 29. Okt. 1927. p. 449. — Pfab, Bruno: Über Verbrennungen und ihre Behandlung mit Silber. Münch. med. Wochenschr. 1930. S. 857. — Pickerill, H. P.: Malignant tumours following one application of an irritant. Lancet. 1926. Nr. 2, p. 854. — Pineles,

FRIEDRICH: Über die endokrinen Beziehungen der Akrocyanose. Endocrinology. Vol. 5, p. 227. 1929. Ref.: Zentralbl. f. Haut- u. Geschlechtskrankh. Bd. 33, S. 49. — PINZO: Arch. f. d. ges. Psychol. Bd. 14, S. 385. 1909. — POLLAND: Zur pathologischen Anatomie und Histologie der inneren Organe. Wien. klin. Wochenschr. 1907. Nr. 8. — PLASCHKES: Erfrierungen im Gefolge von Schußverletzungen. Wien. klin. Wochenschr. 1916. S. 5. — PODESTÀ, G. B.: Sull' orticaria da freddo. Rif. med. Jg. 42, Nr. 46, S. 1086. 1926. Ref.: Zentralbl. f. Haut- u. Geschlechtskrankh. Bd. 23, S. 216. — PONFICK: Tod nach ausgedehnter Verbrennung. Berlin. klin. Wochenschr. 1876. Nr. 17. — POOR, FR. v.: Durch Funktionsstörungen des weiblichen Genitalsystems hervorgerufene Hauterkrankungen. Dermatol. Wochenschr. 1926. S. 293. — POULSEN, GOTTLIEB: Erythema pernio crurum. Ugeskrift f. laeger. 1924. S. 856. — POYNTON, F. J.: Diseases due to fashion in clothing. Brit. med. journ. 1925. p. 1059. — PRIMA, C.: Zur Behandlung der Verbrennungen. Eesti Arst. Jg. 6, Nr. 6, p. 228. Dtsch. Zusammenfassung S. 232. 1927 (esthnisch). — PULVERMACHER, L.: Ist die Haut ein innersekretorisches Organ? Handbuch der inneren Sekretion. Herausg. von MAX HIRSCH. Bd. 3, S. 1489. — PUSEY, WILLIAM ALLAN: Ischemia of one finger. Arch. of dermatol. a. syphilol. Vol. 19, p. 467. 1929. — PUTTER, AUGUST: Der adäquate Reiz fur die Organe der Temperaturempfindung. Zeitschr. f. Biol. Bd. 86, H. 1, S. 89. 1927. Ref.: Zentralbl. f. Haut- u. Geschlechtskrankh. Bd. 24, S. 762. — RAJKA, ÖDÖN: Über die Behandlung der Erfrierung. Gyogyaszat. 1928. Nr. 2, p. 1090. Ref.: Zentralbl. f. Haut- u. Geschlechtskrankh. Bd. 31, S. 73. — RANVIER: Traité technique d'histologie. Paris 1875. p. 187. — RANZI: Bluttransfusion bei elektrischen Starkstromverletzungen. Wien. med. Wochenschr. 1929. Nr. 1, S. 799; Nr. 2, S. 867. — RAVDIN, J. S.: Problems in the treatment of superficial burns. The atlantic med. journ. Aug. 1927. — RAVOGLI, A.: The managements of burns. Journ. of the Americ. med. assoc. Vol. 65, p. 291—295. 1915. — REHREN, WERNER VON: A case of angioparalytic cold gangren of the male sexual organs. Urol. a. cut. review. Vol. 34, p. 294. 1930. — REIN, HERMANN: Die Gleichstromleitereigenschaften und elektromotorischen Krafte der menschlichen Haut und ihre Auswertung zur Untersuchung von Funktionszustanden des Organes. IV. Über eine elektromotorische Thermoreaktion der menschlichen Haut. Zeitschr. f. Biol. Bd. 85, H. 3, S. 236. 1926. — REISS, E.: (a) Eine neue Methode der quantitativen Eiweißbestimmung. Arch. f. exp. Pathol. u. Pharmakol. Bd. 51, S. 18. 1904. (b) Über Narbenbildung der Lederhaut. Arch. f. Dermatol. u. Syphilis. 1893. S. 142. (c) Beitrag zur Pathogenese der Verbrennung. Wien. med. Wochenschr. 1893. Nr. 43, S. 59. — REMY et THERESE: Sur quelques cas de gelures des membres et plus particulierement sur leur symptomes nerveux locaux. Trav. de neur. chir. 1899. p. 2 et 3. — RENAUT, J.: (a) Dictionnaire encyclop. d. sc. méd. Tome 28, p. 158. Paris 1883. (b) Traité d'histologie pratique. Tome 2, Fasc. 1. Paris 1897. — REUTER: Histologische Untersuchungen an den Geschlechtsorganen nach Einwirkung hoher Temperatur. Vierteljahrsschr. f. gerichtl. Med. Bd. 16, 3. F. — RHEIN: Über primare Desinfektion der Brandverletzungen. Diss. Greifswald, Klinik HELFERICH. 1896. — RICHARDS und DALE: Zentralbl. f. Physiol. Bd. 24, S. 11. 1911. Journ. of physiol. Vol. 52. 1918. — RICHTER, WILHELM: Gangrän samtlicher Zehen im Anschluß an Erfrierungen (Nikotinabusus). Berlin. dermat. Ges. 12. Mai 1931. Zentralbl. f. Haut- u. Geschlechtskrkh. Bd. 39, S. 500. — RIEHL, GUSTAV jr.: (a) Ulcus duodeni bei Combustio. Wien. dermatol. Ges. 4. März 1926. Zentralbl. f. Haut- u. Geschlechtskrankh. Bd. 20, S. 278. (b) Zur Behandlung schwerer Verbrennungen mit Bluttransfusion. Arch. f. Dermatol. u. Syphilis. Bd. 153, S. 41. 1927. (c) Experimentelle Untersuchungen über den Verbrennungstod. Naunyn-Schmiedebergs Arch. Bd. 135, S. 369. 1928. (d) Verbrennung im Trichlorathylrausch als Gewerbeschadigung. Wien. dermatol. Ges. 26. Jan. 1928. Zentralbl. f. Haut- u. Geschlechtskrankh. Bd. 27, S. 351. (e) Schwefelsäureverätzung als gewerbliche Schadigung. Wien. dermatol. Ges. 26. Jan. 1928. Zentralbl. f. Haut- u. Geschlechtskrankh. Bd. 27, S. 351. (f) Über Ulcus pepticum bei Verbrennungen. Acta dermato-venerol. (Stockh.). Bd. 11, S. 277. 1930. (g) Zur Verbrennungsfrage. Zentralbl. f. Haut- u. Geschlechtskrankh. Bd. 38, S. 289. (h) Zur Verbrennungsfrage. Arch. f. Dermatol. u. Syphilis Bd. 164, S. 409. 1931. — RIESMAN, D.: Journ. of the Americ. med. assoc. Vol. 58, p. 1816. 15. Juni 1912. — RITTER: Zur Behandlung der Verbrennungen. Med. Klinik. 1918. Nr. 35. — ROBERTSON, BRUCE and GLADYS L. BOYD: Toxämie als Folge von schweren Hautverbrennungen. Journ. of laborat. a. clin. med. Vol. 9, p. 1. 1923. Ref.: Zentralbl. f. Haut- u. Geschlechtskrankh. Bd. 9, S. 35. 1924. — ROLLIN: Calcinose des linken Ohrlappchens nach Erfrierung. Dermatol. Ges. Hamburg-Altona 26. Nov. 1927. Zentralbl. f. Haut- u. Geschlechtskrankh. Bd. 27, S. 340. — RONCHESE, F.: Ulcera duodenale in un caso di gravi scottature. Rif. med. Vol. 40, p. 753. 1924. — ROSENTOUL, M. A.: Erythrocyanose des jambes chez les femmes et les jeunes filles. Vratchebnaia Gazeta. Juli 1928. p. 923. Ann. de dermatol. et de syphiligr. Nov. 1928. p. 1018. — ROSNOBLET: Epithelioma conjonctival developpe sur une cicatrice de brulure chimique. Lyon méd. Tome 144, p. 170. 1929. — ROSTOCK, PAUL: Die Therapie der Verbrennungen. Fortschr. d. Ther. Bd. 4, S. 386. 1928. — ROTHBART: Kasuistischer

Beitrag zur Röntgenbehandlung der Frostbeulen. Fortschr. a. d. Geb. d. Röntgenstr. Bd. 29, S. 366. 1922. — Roubal, Jean: Vasomotorische Fingerveränderungen. Časopis lékaruv českych. 1929. Nr. 1, S. 842. Ref.: Zentralbl. f. Haut- u. Geschlechtskrankh. Bd. 32, S. 615. — Rouget, Ch.: (a) Mémoire sur le développement de la tunique contractile des vaisseaux. Cpt. rend. hebdom. des séances de l'acad. des sciences. Tome 79, p. 559. 1873. (b) Sur la contractilité des capillaires sanguins. Cpt. rend. hebdom. des séances de l'acad. des sciences. Tome 88, p. 916. 1879. — Roussy, Sorton et Perrot: Epithelioma de l'avant-bras developpe sur cicatrice de brulure ancienne. Bull. de l'assoc. franç. pour l'étude du cancer. 1927. No. 16, p. 504. — Rubin: Zeitschr. f. Psychol. u. Physiol. d. Sinnesorgane. Bd. 41. 1912. — Ruchaud: Contribution a l'etude de la degenerescence cancroidale des brulures. Lyon 1905. — Runtova, Marie: Eine bisher nicht beschriebene Form von Anurie bei einer Verbrennung. Ceska Dermatologie. Bd. 12, S. 242 u. 247. 1931. — Russetzki, J. J.: Zur Frage der Reaktionen des vegetativen Nervensystems auf thermische Reize. Zeitschr. f. physikal. u. diätet. Therapie. Bd. 38, S. 167. 1930. — Sachs: Berufliche Erfrierung beider Hände mit Nagelveränderungen. Wien. dermatol. Ges. 19. Mai 1927. Zentralbl. f. Haut- u. Geschlechtskrankh. Bd. 24, S. 748. — Sachs, O.: Cutis marmorata pigmentosa. Wien. dermatol. Ges. 12. Juni 1924. Zentralbl. f. Haut- u. Geschlechtskrankh. Bd. 14, S. 164. — Sahli, H.: Treatise on diagnostic methods. Philadelphia: W. B. Saunders Company 1914. — Sainz de Aja, Enrique, Alvarez: Über Pathogenese und Behandlung der symmetrischen, supramalleolaren Hauterythrocyanosis. Actas dermo-sifiliogr. Vol. 21, p. 234. 1929. Zentralbl. f. Haut- u. Geschlechtskrankh. Bd. 31, S. 72. — Salvioli: (a) Sulle cause della morte per scottatura. Arch. per la science med. Torino e Palermo. Vol. 15, p. 157. 1891. (b) Sur les causes de la morte par suite de brulure. Arch. ital. di biol. Vol. 15, p. 353. 1891. (c) Über die Todesursachen nach Verbrennung. Virchows Arch. f. pathol. Anat. u. Physiol. Bd. 125, S. 364. 1891. — Samsanova, S.: Zur offenen Behandlung von Verbrennungen. Nova Chirurg. Bd. 9, S. 246. 1929 (russisch). — Samuel, S.: Über Entzündung und Brand. Virchows Arch. f. pathol. Anat. u. Physiol. Bd. 51, S. 41. 1871. — Sanders, Elise: Kachelbeine. Nederlandsch tijdschr. v. geneesk. 1929. Nr. 1, S. 956. Ref.: Zentralbl. f. Haut- u. Geschlechtskrankh. Bd. 31, S. 348. — Sarateanu, E. Fl.: Rezidivierende Eruption „a frigore" mit erythematopapulösem, urticariellem und hämorrhagischem Charakter. Bull. de la soc. Roumaine de derm. et de syph. (Section de Bucarest). Tome 1, H. 1, p. 45. 13. Jan. 1929. Ref.: Dermatol. Wochenschr. Bd. 89, S. 1526. — Savill, S.: Thyroid Gland and Calcium Therapy. Lancet. 1926. p. 415. — Scagliola, H.: L'epithelioma developpe sur cicatrice de brulure. Montpellier 1910. — Schjerning: Über den Tod infolge von Verbrennung und Verbrühung vom gerichtlichen Standpunkte. Vierteljahrsschr. f. ger. Med. Bd. 41—42. 1885; Bd. 12. 1887. — Schlesinger, Hermann: Über Beeinflussung der Blut- und Serumdichte durch Veränderungen der Haut usw. Virchows Arch. f. pathol. Anat. u. Physiol. Bd. 130, S. 145. 1891. (Nach H. Pfeiffer.) — Schmieden: Epithelwachstum unter Einwirkung von Scharlach. Ref.: Zentralbl. f. Chirurg. 1908. — Schneider, Erich: Das Elektrolytsystem bei Verbrennungen. Dtsch. Zeitschr. f. Chirurg. Bd. 207, H. 1/4, S. 55. 1927. — Schöne, Georg: (a) Über die Behandlung frischer Wunden und schwerer Verbrennungen. Med. Klinik. 1913. Nr. 26. (b) Über den Zeitpunkt der Wundinfektion nach Schußverletzung. Leipzig: F. C. W. Vogel 1918. — Schreiner, Karl: (a) Die klinischen Symptome der Verbrennung und ihre Beziehung zum vegetativen Nervensystem. Arch. f. Dermatol. u. Syphilis. Bd. 152, H. 1, S. 47. 1926. (b) Kann der primäre Verbrennungstod durch medikamentöse Behandlung verhütet werden? Med. Klinik. 1929. Nr. 1, S. 706. (c) Therapie der Verbrennungen. Wien. klin. Wochenschr. 1930. Nr. 2, S. 871. — Schreiner und Pucsko: Die Veränderungen des Blutbildes nach Verbrennungen. Med. Klinik. 1925. H. 50—51. — Schreiner, K. und H. Stocker: Tetanuserkrankungen im Anschluß an Verbrennungswunden. Wien. med. Wochenschr. 1929. Nr. 2, S. 1020. — Schridde: (a) Die elektrischen Strommarken der Haut. Zentralbl. f. allg. Pathol. u. pathol. Anat. Bd. 32, Nr. 14, S. 369. 1922. Zentralbl. f. Haut- u. Geschlechtskrankh. Bd. 5, S. 285. (b) Die Anatomie der elektrischen Verletzung. Med. Klinik. 1928. Nr. 2, S. 1925. — Schüller, Artur: Über Gamaschenschmerzen. Wien. med. Wochenschr. 1915. Nr. 35. — Schultze, Max: (a) Das Protoplasma der Rhizopoden und der Pflanzenzellen. Leipzig 1863. (b) Arch. f. mikrosk. Anat. Bd. 1. 1865. — Schum, Heinrich: (a) Über juvenile Gangrän. Zentralbl. f. Chirurg. 1929. S. 1569. (b) Beitrag zur Kenntnis des Jugendbrandes. Zentralbl. f. Chirurg. Bd. 1, S. 1062. 1929. (c) Das Krankheitsbild der juvenilen Gangrän. Bruns' Beitr. z. klin. Chirurg. Bd. 146, S. 551. 1929. — Sedillot, M.: A propos de l'erythrocyanose. Bull. et mém. de la soc. méd. des hôp. de Paris. 11. Nov. 1927. p. 477. — Sellei, Josef: Pruritus hiemalis und die nach Kälte entstehenden allergischen Hautkrankheiten. Arch. f. Dermatol. u. Syphilis. Bd. 158, S. 378. — Sellei, Josef und Ernst Liebner: (a) Über Prurigo aestivalis. Arch. f. Dermatol. u. Syphilis. Bd. 152, S. 19. 1926. (b) Beiträge zur Erythrocyanosis extremitatis chronica. Arch. f. Dermatol. u. Syphilis. Bd. 156, S. 277. 1928. — Sequeira and Balean: Lupus erythematodes. A clinical study of 71 cases. Brit. journ. of dermatol. Vol. 14, p. 377. 1902. — Shaffer: Akrodermatitis hiemalis. Arch. of dermatol. a. syphilol. Vol. 20, p. 537. 1929. Ref.: Zentralbl. f. Haut- u. Geschlechtskrankh. Bd. 33, S. 88. — Shen, James: Tea in the treatment of burns. China med. journ. Vol. 41, p. 150. 1927. — Sherman, W. O.: The paraffin-wax or clodsed method of treatment of burns. Surg. gynecol. a. obstetr. Vol. 26, p. 450. 1918. — Shillito, L.: Silver in the treatment of burns. Brit. med. journ. Vol. 2, p. 668. 1929. — Siemens, H. W.: Über die Bedeutung der Erbanlagen für die Entstehung der Muttermaler. Arch. f. Dermatol. u. Syphilis. Bd. 147, S. 27. 1924. — Simon, C. E.: A manual of clinical diagnosis. 8. Aufl. Philadelphia: Leà & Febiger 1914. — Simon et Coigneral: Case pour diagnostic. Erythrocyanoses de siège anormal (face intern des genoux). Bull. de la soc. franç. de dermatol. Tome 36, p. 639. 1929. Ref.: Zentralbl. f. Haut- u. Geschlechtskrankh. Bd. 33, S. 484. — Simonin, Camille: Une forme particuliere du brulure electrique. Etat poreux et filaments argentes de la peau. Ann. de méd. lég. Jg. 7, No. 9, p. 501. 1927. — Sluiter, E. und G. van Rijnberk: Die Warmestrahlung der menschlichen Haut. Nederlandsch tijdschr. v. geneesk. Jg. 70, 1. Hàlfte, Nr. 24, p. 2496. 1926 (hollandisch). Ref.: Zentralbl. f. Haut- u. Geschlechtskrankh. Bd. 24, S. 761. — Sollman, T. and J. D. Pilcher: Endermic reactions. Journ. of pharmacol. a. exp. therapeut. Vol. 9, p. 309. 1917; Vol. 10, p. 147. 1917. — Someb, A. J.: The treatment of burns by children. Brit. med. journ. 1927. Nr. 3470, p. 79. — Sorensen, P.: Erythema? Ugeskrift f. laeger. 1924. S. 814. — Sorge, F.: Frostspatschadigungen und Frostspatgangränen bei Kriegsteilnehmern. Ärztl. Monatsschr. Nov. 1929. — Spalteholz, W.: (a) Handbuch d. Haut- u. Geschlechtskrankh. Bd. I/1. Anatomie der Haut. S. 415. (b) Die Verteilung der Blutgefäße im Muskel. Abh. sachs. Ges. Wiss. Math.-physik. Kl. Bd. 14, S. 509. (c) Die Verteilung der Blutgefäße in der Haut. Arch. f. Anat. u. Physiol. 1893. Nr. 1. (d) Blutgefäße der Haut. Handbuch d. Haut- u. Geschlechtskrankh. Bd. 1, S. 379. — Speese, John and F. A. Bothe: The importance of blood-chemistry estimations in burns. Surg. clin. of North America. Vol. 8, p. 911. 1928. — Spitzer, E.: (a) Congelationes und Perniones. Wien. dermatol. Ges. 21. Febr. 1929. Zentralbl. f. Haut- u. Geschlechtskrankh. Bd. 31, S. 288. (b) Verbrennungen der behaarten Kopfhaut. Wien. dermatol. Ges. 20. Marz 1930. Zentralbl. f. Haut- u. Geschlechtskrankh. Bd. 35, S. 32. — Staemmler, M.: Eigentümliche Hautveranderungen, beim Auftauen einer gefrorenen Leiche entstanden. Dermatol. Wochenschr. 1929. Nr. 89, S. 975. — Stapf, Arthur: Extremitatengangrän im jüngeren Lebensalter. Erscheinungsformen, zur Pathogenese und Ätiologie. Arch. f. klin. Chirurg. Bd. 158, S. 297. 1930. — Statistisches Bulletin: Metropolitan life insurance company. Oktober 1923. — Stauffer, Hans: Über einen Fall von Carcinom nach Brandverletzung. Zeitschr. f. Krebsforsch. Bd. 28, S. 418. 1929. — Stegemann, H.: Vergessene Capillarbeobachtungen. Klin. Wochenschr. Bd. 6, S. 412. 1927. — Steimann, Wilhelm: Über Frostbeulen, Schnupfen und Stickhusten. Münch. med. Wochenschr. 1926. S. 2121. — Stein, R. O.: Frostschäden der Haut. Wien. klin. Wochenschr. 1928. Nr. 2, S. 1784. — Steinach, E. und R. H. Kahn: Echte Contractilität und motorische Innervation der Blutcapillaren. Pflügers Arch. f. d. ges. Physiol. Bd. 97, S. 105. 1903. — Sternberg, C.: Ein Fall von Spontangangrän auf Grund einer Gefäßerkrankung. Wien. klin. Wochenschr. 1895. Nr. 37 u. 39. — Stewart: The effect of reflex vasomotor, excitation on the blood flow in the head. Heart. Vol. 3, p. 76. 1911. — Stewart, G. N.: Physiol. review Vol. 4, p. 163. April 1924. — Stockis, E.: Recherches experimentales sur la pathogenée de la mort par brulure. Arch. internat. de pharmaco-dyn. et de thérapie. 1903. p. 201. — Stohr, Ph. jr.: Mikroskopische Beiträge zur Anatomie der Blutcapillaren beim Menschen. Zeitschr. f. Zellforsch. u. mikrosk. Anat. Bd. 23, S. 441, Nr. 2. 1926. — Stone, W. S.: A review of the history of chemical therapy in cancer. Med. rec. 1919. Nr. 90, p. 628. — Strandberg: Brandschaden durch einen elektrischen Haartrocknungsapparat. Dermatol. Ges. Stockholm 11. Sept. 1929. Zentralbl. f. Haut- u. Geschlechtskrankh. Bd. 33, S. 153. — Strassmann: Lehrbuch d. gerichtl. Med. S. 303. — Strassmann, Georg und Otto Schmidt: Fäulniseinwirkungen und Einwirkungen des elektrischen Stromes auf die Haut. Dtsch. Zeitschr. f. d. ges. gerichtl. Med. Bd. 11, H. 3, S. 202. 1928. — Strauss, A.: Epitheliomas arising in scars. Americ. journ. of surg. 1929. Nr. 7, p. 699. — Stricker, S.: (a) Studien über Bau und Leben der capillaren Blutgefaße. Sitzungsber. d. Akad. Wien, Mathem.-naturw. Kl. II. Bd. 52, S. 379. 1865. (b) Untersuchungen uber die Contractilität der Capillaren. Sitzungsber. d. Akad. Wien, Mathem.-naturw. Kl. III. Bd. 74, S. 313. 1879. — Stuting: Hyperkeratosis nach Erfrierung. Herbsttagung rhein.-westfal. Dermatol. in Münster Okt. 1929. Zentralbl. f. Haut- u. Geschlechtskrankh. Bd. 33, S. 326. — Sury: Postmortale Bildung serumhaltiger Brandblasen. Ärztl. Sachverst.-Zeit. 1910. Nr. 22. — Tamiya, Ch. und Masamichi Koyama: Über röntgenologische Behandlung der Verbrennung und Verätzung der menschlichen Haut. Strahlentherapie. Bd. 34, S. 808. 1929. — Temesvary, Ernö: Die Paraffinbehandlung der Brandwunden. Orvosi Hetilap. 1930. Nr. 1, S. 573. Ref.: Zentralbl. f. Haut- u. Geschlechtskrankh. Bd. 35, S. 121. — Thedering and Peemoller: Vgl. Shattock, F., Mackenzie and Mary D. Waller:

A study of the effect of radiant heat on the production of actinic erythema. Lancet. 1929. Nr. 2, p. 917. — Thibierge: Sclerodermie (Aetiologie). Pratique dermatol. Paris. Tome 4, p. 263. 1904. — Thiemberg: Skandinav. Arch. f. Physiol. Bd. 11, S. 382. 1901. — Thies, O.: Doppelseitige schwere Neuritis retrobulbaris bei Hautverbrennung. Klin. Monatsbl. f. Augenheilk. Bd. 72, März-Aprilheft, S. 391. — Thorndike, Towsend W.: Report of a case of dermatitis congelation with complete destruction of tissues. New England journ. of med. Vol. 199, p. 265. 1928. — Török und Rajka: Über den Einfluß der kongestiven Hyperämie und der Stauung auf die Quaddelbildung. Dermatol. Wochenschr. Bd. 81, S. 1031. 1925. — Treves, Norman and George T. Pack: The development of cancer in burn scars. Surg. Vol. 51, p. 749. 1930. — Tsurui, Tamotsu: Leberabscesse im Anschluß an eine Verbrennung. J. J. of. Dermat. Vol. 28, Nr. 11, p. 21. 1928. Ref. Zentralbl. f. Haut- u. Geschlechtskrankh. Bd. 30, S. 750. — Turck, F. B.: Kidney lesions produced by tissue breakdown. Pathogenesis and treatment. Americ. journ. of surg. Vol. 37, p. 129. 1923. — Ullmann, Karl: (a) Erythrocyanosis crurum puellarum. Wien. dermatol. Ges. 28. April 1924. Dermatol. Wochenschr. 17. Sept. 1927. S. 1326. (b) Erythrocyanosis crurum puellarum. Zentralbl. f. Haut- u. Geschlechtskrankh. 20. Okt. 1927. S. 744. — Ullmo, Alice: (a) L'Erythrocyanose symétrique sus-malléolaire. Mühlhausen 1929. (b) Bull. de la soc. franç. de dermatol. Tome 37, No. 7, p. 774. 1930. — Underhill, Frank P.: (a) Changes in blood concentration with special reference to the treatment of extensive superficial burns. Ann. of surg. Vol. 86, Nr. 6, p. 840. 1927. (b) The significance of anhydremia in extensive superficial burns. Journ. of the Americ. med. assoc. 20. Sept. 1930. — Underhill, Carrington, Kapsinow and Pack: (a) Blood concentration changes in extensive superficial burns. Arch. internat. med. Vol. 32, p. 31. 1923. (b) Blood concentration changes in extensive superficial burns and their significance for systemic treatements. Leopoldina (Lpz.) Vol. 4, p. 54. 1929. — Underhill and Fisk: Americ. journ. of physiol. Vol. 95, p. 330, 348. — Underhill and Robert Kapsinow: The alleged toxin of burned skin. Journ. of laborat. a. clin. med. Vol. 16, p. 823. 1931. — Underhill, Kapsinow and Fisk: Studies in the mechanism of wather exchange in the animal organism. Amer. journ. of physiol. Vol. 95, p. 315. 1930. Ebenda p. 325, 334, 339. — Urbach, Erich: Kàlteurticaria. Druck-, Wärme-, Sonnenurticaria und intestinale Allergie. Wien. dermatol. Ges. 23. Okt. 1930. Zentralbl. f. Haut- u. Geschlechtskrkh. Bd. 37, S. 36. — Vaccarezza, R. A.: Rev. soc. med. Argentina. Buenos Aires. Vol. 35, p. 207. 1922. — Vallery-Radot: L'urticaire par le froid. Paris méd. 1929. No. 2, p. 365. Ref.: Zentralbl. f. Haut- u. Geschlechtskrankh. Bd. 34, S. 54. — Vallery-Radot, Pasteur et Lucien Rouquès: Les phénomènes de choc dans l'urticaire. Ann. de dermatol. et de syphiligr. Tome 10, p. 1041. 1929. Zentralbl. f. Haut- u. Geschlechtskrankh. Bd. 33, S. 457. — Vendel, S. N.: Erythema. Ugeskrift f. laeger. 1924. S. 791. — Verdelet: Epithelioma developpe sur brulure ancienne. Journ. de méd. de Bordeaux. 1899. No. 29, p. 443. — Villaret, M. et L. Justin-Besancon: Sur certains points de physiologie pathologique concernant les affections vasculaires peripheriques. Presse méd. 30. Mai 1928. p. 673. — Villaret, M. et Fr. Saint-Girons: L'acrocyanose des jeunes femmes. Importance physio-pathologique et pathogenique de l'hypertension veineuse et de l'insuffisance ovarienne. Arch. de méd. des enfants. Febr. 1929. p. 79. — Vimtrup, B. J.: (a) Beitrâge zur Anatomie der Capillaren. I. Über contractile Elemente in der Gefäßwand der Blutcapillaren. Zeitschr. f. Anat. u. Entwicklungsgesch. Bd. 65. 1922. (b) Beiträge zur Anatomie der Capillaren. II. Weitere Untersuchungen über contractile Elemente in der Gefäßwand der Blutcapillaren. Zeitschr. f. Anat. u. Entwicklungsgesch. Bd. 68. 1923. — Vogler, A.: Über die Hautreaktion auf lokale thermische Reize. Diss. Zürich 1930. — Vogt, E.: Versuche über die Übertragbarkeit des Verbrennungsgiftes. Zeitschr. f. exp. Pathol. u. Therapie. Bd. 11, S. 191. 1912. — Vogt, Wilhelm: Über histologische Befunde beim Verbrennungstod. Virchows Arch. f. pathol. Anat. u. Physiol. Bd. 273, S. 140. 1929. Dort auch Literatur. — Voncken: Résultats éloignés (cinqu et quatre ans) de la sympathectomie artérielle dans le traitement des troubles trophiques et douloureux consécutifs aux gelures. Bull. de la soc. nat. chir. Tome 54, p. 1182. 1928. Ref.: Zentralbl. f. Haut- u. Geschlechtskrankh. Bd. 31, S. 73. — Wather, Erhard: Ein Beitrag zum Verbrennungstod bei Kindern. Diss. Leipzig 1931. — Walzer, Abraham: Abnorme Lokalisation der Erythrocyanosis. Arch. of dermatol. a. syphilol. Vol. 21, p. 1055. 1930. Dermatol. Ges. Brooklyn 20. Jan. 1930. — Warde: Lupus erythematodes. An examination of the notes of 15 collected cases. Brit. journ. of dermatol. Vol. 14, p. 380. 1902. — Watrin, M.: Aussprache zu Alice Ullmo. Erythrocyanose symetrique sus-malléolaire. Bull. de la soc. franç. de dermatol. Tome 37, No. 7, p. 774. 1930. Ref.: Zentralbl. f. Haut- u. Geschlechtskrankh. Bd. 36, S. 454. — Weber, F. Parkes: (a) Note on a kind of chronic erythema of the legs in girls and young women, sometimes leading to diffuse thickenning and sclerodermia-like induration of the skin and subcutaneous tissue without nodules and ulcers. Brit. journ. of dermatol. 1925. p. 259. (b) Two diseases due to fashion in clothing. Chlorosis and chronic erythema of the legs. Brit. med. journ. Vol. 38, p. 960. 1925. (c) Note on a kind of chronic erythema of the legs in girls and young women sometimes leading to diffuse thickening and sclerodermy like induration of the skin and subuctaneous tissues without nodules or ulcera. Brit. journ. of dermatol. Vol. 37, p. 259. 1925. (d) Acrocyanosis. Brit. journ. of dermatol. 1926. p. 450. (e) Two cases of a chilblainy condition of the legs somewhat resembling erythema induratum. Also a case of erythema ind. for comparison. Brit. journ. of dermatol. Juni 1927. p. 259. (f) Proc. of the roy. soc. of med. sect. of derm. 1927. p. 61; 1928. p. 1160. (g) On asymmetry and unilateralism in diseases of „general" or constitutional origin. Med. Presse London. 1927. Nr. 175, p. 244; 1928. Nr. 176, p. 327. (h) Erythrocyanosis frigida crurum puellarum. Proc. of the roy. soc. of med. clin. sect. 1928. p. 84. (i) Unilateral erythrocyanosis crurum puellarum. Royal soc. of med. Brit. journ. of dermatol. Aug.-Sept. 1928. p. 364. — WEIL, A. J.: Über die Reaktion der feinsten Gefäße gegen Kältereize im Gebiet Headscher Zonen. Zeitschr. f. klin. Med. Bd. 111, S. 742. 1929. — WEIMANN, W.: Histologische Befunde an den inneren Organen nach Einwirkung hoher Temperaturen. Virchows Arch. f. pathol. Anat. u. Physiol. Bd. 264, S. 1. 1927. — WEISKOTTEN, H. G.: Journ. of the Americ. med. assoc. Vol. 69, p. 776. 1917. Ebenda Vol. 72, p. 260. 25. Januar 1919. — WEISS, E.: Beobachtung und mikrophotographische Darstellung der Hautcapillaren am lebenden Menschen. Dtsch. Arch. f. klin. Med. Bd. 119. 1916. — WELCHER: Die symmetrische Gangrän im Balkankrieg kein Frostschaden. Zentralbl. f. Chirurg. Bd. 40, S. 1625. 1913. — WELLS, DONALD B.: The treatment of electric burns by immediate resection and skin graft. Ann. of surg. Vol. 90, p. 1069. 1929. — WELLS, H. G.: Chemical pathology. Philadelphia: W. B. Saunders Company. 1918. — WERKGARTNER: Todeszeitbestimmungen bei einem Verbrannten. Zeitschr. f. d. ges. gerichtl. Med. Bd. 1. — WERTHEMANN, A. und W. ROESSIGER: Über gewebliche Veränderungen bei wiederholten mehrzeitigen Verbrennungen der Haut der weißen Maus. Zeitschr. f. d. ges. exp. Med. Bd. 73, H. 5/6. 1930. — WERTHER: Erythrocyanosis crurum puellarum. Ver. Dresdener Dermatol. 6. Febr. 1929. Zentralbl. f. Haut- u. Geschlechtskrankh. Bd. 30, S. 33. — WIEDMANN: Livedo racemosa und Livedo ab igne bei gleichzeitig bestehendem Vitium cordis. Wien. dermatol. Ges. 20. März 1930. Zentralbl. f. Haut- u. Geschlechtskrankh. Bd. 35, S. 35. — WILE: Angiokeratoma. Chicago. dermatol. Ges. 25. Febr. 1928. Arch. of dermatol. a. syphilol. Vol. 18, p. 489. Ref.: Zentralbl. f. Haut- u. Geschlechtskrankh. Bd. 27, S. 317. — WILE, UDO I. and GEORGE H. BELOTE: Angiokeratoma a confused clinical and pathologic picture. Arch. of dermatol. a. syphilol. Vol. 18, p. 501. Ref.: Zentralbl. f. Haut- u. Geschlechtskrankh. Bd. 29, S. 513. — WILSON, W. C.: (a) Treatment of burns and scalds by tannic acid. Brit. med. journ. 1928. Nr. 3524, p. 91. (b) The tannic acid treatment of burns. Med. research council. 1929. p. 28. — WILSON, W. R.: Detoxication in the treatment of burns. Brit. med. journ. 1927. Nr. 3444, p. 54. — WITH: Studies on the effect of light on vitiligo. Brit. journ. of dermatol. Vol. 32, p. 287. 1920. — WITTECK: Zur Behandlung granulierender Wunden. Munch. med. Wochenschr. 1913. Nr. 30. — WOLLENBERG: Verbrennung dritten Grades bei einem Patienten mit Tabes im Fruhstadium (Praataxie). Arch. of dermatol. a. syphiligr. Vol. 8, p. 131. — WOLLHEIM: Zur funktionellen Bedeutung der Cyanose. Zeitschr. f. klin. Med. Bd. 109, S. 248. 1928. — WOLLHEIM, E. und H. MORAL: Capillarmikroskopische Untersuchungen über die Temperaturreaktionen der peripheren Gefäße. Med. Klinik. Jg. 22, Nr. 52, S. 1999. 1926. Zentralbl. f. Haut- u. Geschlechtskrankh. Bd. 24, S. 174. — WRIGHT: On the pathology and treatment of chilblains. Lancet. 1897. Nr. 1, p. 803. — WULFF: Spontangangran jugendlicher Individuen. Dtsch. Zeitschr. f. Chirurg. Bd. 58, S. 478. 1901. — WULFF, OVE: (a) Über Verbrennungen nach ROVSINGS Methode behandelt. Munch. med. Wochenschr. 1913. Nr. 30, S. 1651. (b) Über primare Desinfektion der Brandwunden. Munch. med. Wochenschr. 1923. — WYSS: Zur Entstehung primarer Carcinome. Bruns' Beitr. z. klin. Chirurg. Bd. 49, S. 185. 1906. Dtsch. Zeitschr. f. Chirurg. 1908. Bd. 93, S. 537. — ZINSSER: Hautkrankheiten und Mundschleimhaut. JADASSOHN, Handb. d. Haut- u. Geschlechtskrkh. Bd. XIV/1. Berlin 1930. — ZOEGE von MANTEUFFEL: Über die Wirkung der Kalte auf einige Korpergewebe. Zentralbl. f. Chirurg. Bd. 29, S. 65. 1902.

# Hautveränderungen bei inneren Krankheiten.

Von

S. **Jessner** †-Königsberg i. Pr. und W. **Lutz**-Basel.

Zur systematischen Einteilung kann man unterscheiden „Innere Störungen bei Hauterkrankungen" und „Hautveränderungen bei inneren Krankheiten", je nachdem die Anomalien der Haut oder der inneren Organe im Vordergrund stehen. Es liegt ja eine gewisse Willkür in dieser Trennung, aber das ist wohl bei jeder Systematisierung mehr oder weniger der Fall.

Das Objekt der folgenden Betrachtungen ist die obengenannte zweite Gruppe; der ersten wird im Hauptteil dieses Handbuches bei der Mehrzahl der Dermatosen sicherlich vollauf Rechnung getragen werden.

Das Leitmotiv für die Bearbeitung, soweit sie die Atmungs-, die Zirkulations-, die Verdauungsorgane, die Leber, die Bauchspeicheldrüse, die Harn- und Geschlechtsorgane, gewisse Teile des hämatopoetischen Systems und die Bewegungsorgane umfaßt, soll neben der Schilderung des klinischen Bildes, sowie der diagnostischen und prognostischen Bedeutung vor allem die Frage bilden: Welcher Zusammenhang besteht zwischen der inneren Organerkrankung und der Hautanomalie? Welcher Verbindungsweg führt im Einzelfalle von ersterer zu letzterer?

Es erscheint praktisch, den speziellen Betrachtungen kurz eine allgemeine vorauszuschicken, ein Schema der

*Verbindung zwischen inneren und äußeren Anomalien*

zu entwerfen.

Zunächst liegt der Gedanke nicht fern, daß eine *biologisch-embryonale Verwandtschaft*, d. h. die Abstammung von demselben Keimblatt eine gleiche Reizempfindlichkeit, eine annähernd gleiche Reaktionsart und Reaktionsenergie gegen Noxen aller Art bedingen kann. In dem vorliegenden Falle, wo das eine kranke Organ, die Haut, ein Produkt ektodermalen Ursprungs ist, würden Hauterscheinungen besonders bei pathologischen Zuständen der auch dem Ektoderm entstammenden inneren Organe zu erwarten sein, vor allem bei Erkrankungen des Zentralnervensystems.

Dieser Hypothese sei die Annahme angereiht, daß da, wo gewissermaßen eine *funktionelle Wahlverwandtschaft* zwischen dem kranken inneren Organ und der Haut besteht, letztere leicht geneigt sein könnte, an dem inneren Krankheitsprozeß — evtl. vikariierend — teilzunehmen. So bei Lunge und Haut, die beide an der Atmung beteiligt sind; oder bei Niere und Haut, kann doch die letztere bis zu einem gewissen Grade als Ausscheidungsorgan für die erstere eintreten.

Auf festeren Boden gelangt man, wenn man die durch die innere Anomalie bedingten *Störungen in der Beschaffenheit des Blutes und in der Zirkulation des Blutes* als pathofer für die Haut ins Auge faßt.

Die *abnorme Zusammensetzung des Blutes* kann sich in verschiedenen Richtungen kundgeben. Zunächst durch eine Alteration der Blutkörperchen in quantitativer oder qualitativer Hinsicht, durch eine Behinderung des normalen Gasaustausches, durch eine Veränderung des Blutserums. Letztere kann auch entstehen durch Beimengung von, dem Blut in der Regel ganz oder fast ganz fremden Substanzen, mögen es lösliche, corpusculäre, anorganische oder organische sein. So Stoffwechselprodukte des Organismus, wie Harnsäure, Sacharum, Harn-, Gallenbestandteile, so ein Überschuß oder ein Mangel, der, in ihrer Wichtigkeit nicht hoch genug einzuschätzenden Sekrete der endokrinen Drüsen. In Frage kommen ferner toxische Substanzen, die der Gährung und der Fäulnis in den Verdauungswegen ihre Herkunft verdanken. In gleicher Weise toxisch wirkende Chemikalien, die meist als Heilmittel in den Organismus gelangen und da oft einer Idiosynkrasie begegnen, die sich gerade auf der Haut gerne kundgibt. Eine besonders große Rolle spielen pathogene Mikroorganismen und deren Toxine, die von ihrem inneren Siedlungsplatz aus auf dem Blutwege — die corpusculären Elemente durch Embolie — in die Haut gelangen. Nicht zu vergessen sind auch die durch Verschleppung von Blutgerinseln und von kleinsten Teilen innerer Neubildungen entstehenden Hautfolgen.

Die *Zirkulationsstörungen des Blutes*, ausgelöst durch innere Vorgänge, können auf einem mechanischen Weg zustande kommen und die Hautbeschaffenheit alterieren. Durch Abnahme der Elastizität der Blutgefäße, durch Abnahme der Kraft des Herzmotors, durch Störungen in der Regularität seiner Funktion usw.

Ein wichtiger Faktor für das Auftreten krankhafter Folge- bzw. Begleiterscheinungen in der Haut bei internen Leiden ist das *Nervensystem*. Sei es, daß dessen zentrale Funktionen selbst durch krankhafte Prozesse irgendwie geschädigt sind, sei es, daß ohne oder mit zentralen Störungen die Leistungen der peripheren Nerven alteriert sind. Es werden dadurch nicht nur Anomalien in den verschiedenen Qualitäten der Sensibilität ausgelöst, sondern auch Folgen einer nicht zureichenden, nicht zweckdienlichen Versorgung der Haut durch die motorischen, vasomotorischen, sekretorischen und trophischen Fasern bedingt.

Es wäre eine Unterlassungssünde, wollte man nicht auf *Reflexvorgänge* als Vermittler zwischen inneren Organen und Haut hinweisen, wenngleich deren Heranziehung meist einen anfechtbaren, hypothetischen Charakter hat.

Immerhin hat sich eine ganze Anzahl Autoren auf Grund der Lehre von HEAD, daß bestimmte Hautzonen bestimmten Ruckenmarkssegmenten zugeordnet sind und daß den verschiedenen Visceralerkrankungen bestimmte hyperalgetische Zonen der Haut entsprechen, mit diesen Beziehungen beschäftigt (KAHANE, JOHANN MÜLLER, RAYNAUD, BOEKELMANN, KRIEGER).

Von besonderem Interesse sind die Beobachtungen, in denen das Aufschießen eines Herpes zoster mit der Erkrankung eines inneren Organs in Beziehung gebracht wird (Nieren- oder Gallensteinkolik, Angina pectoris, Lungenaffektion). Einzelne Autoren legen demnach sogar dem Auftreten eines Zosters die Bedeutung eines Hinweises auf eine bisher latent verlaufene interne Erkrankung, speziell auf Lungentuberkulose bei [Literatur bei SEVERIN (a), ARNSTEIN (a, b)].

Durch Verwendung des angenommenen Reflexbogens in umgekehrter Richtung suchen SICARD-LICHTWITZ eine Beeinflussungsmöglichkeit visceraler Schmerzen durch die Applikation von Reizen bzw. Anasthesien an der Haut.

Am verständlichsten sind natürlich die Beziehungen der inneren Krankheiten zu Hautaffektionen dort, wo es sich um eine *Fortpflanzung* des pathologischen Prozesses *per contiguiatem* oder *per continuitatem* handelt.

Dies wäre ungefähr eine skizzenhafte, schematische Übersicht der Verbindungswege zwischen inneren Erkrankungen und Dermatosen. Eine reinliche Trennung und Analyse des jeweiligen Verbindungsweges im einzelnen Fall ist sehr oft nicht leicht und häufig sogar nicht restlos durchzuführen, denn die einzelnen Möglichkeiten sind sehr eng miteinander verknüpft, und die Einblicke, die wir in das mannigfache Geschehen haben, sind vorerst noch sehr lückenhaft.

Daß aber diese Beziehungen großes Interesse erregen, das beweisen die vielen Publikationen, die das Thema Hautkrankheiten und innere Organe immer wieder neu aufgreifen. Eine größere Zahl solcher allgemeiner Arbeiten ist bereits bei Lutz (dieses Handbuch Bd. III) zitiert. Außer diesen wären noch anzuführen Gigon, Goldstein, Gordon, Templeton, Buschke-Gumpert, Knowles, Schwartz, Eichenlaub (a, b), Arzt, Black, Leiner, Weltmann, Ascoli, Devoto, Weidmann, Highman (a). Die meisten dieser Arbeiten begnügen sich freilich damit, auf die Probleme hinzuweisen ohne wesentliche Beitrage zur Förderung unserer Erkenntnisse zu bringen.

# I. Hautveränderungen bei Erkrankungen der Atmungsorgane.

Die Folgezustände von *Nasenaffektionen* entstehen an der Haut fast stets auf dem direkten Wege, per continuitatem. Sekrete der den Nasenraum und dessen Nebenhöhlen auskleidenden Schleimhaut bilden die Vermittler. Die Sekrete sind bei akuten Prozessen, bei der unkomplizierten *Coryza* meist recht dünnflüssig und rein schleimiger Natur. Sie reizen die Haut die den Naseneingang umsäumt und die Oberlippe bedeckt. Die Haut wird rot, nach Aufweichung der Hornschicht etwas erodiert. Mit Abnahme der Sekretion schwindet alles. Wo der Prozeß aber ein schleichender ist, wo die Nebenhöhlen beteiligt sind, da verläuft gar nicht selten der Prozeß weniger friedlich. Die Absonderung der Schleimhäute ist dann nicht annähernd so stark, zuweilen sogar eine minimale, kaum beachtete. Aber sie hat meist einen mehr eitrigen Charakter und führt dadurch eher zur Ansiedlung von Eitererregern, wohl meist Staphylokokken auf der Haut. Dann bildet sich gar leicht eine Follikulitis im Nasenraum und an der Oberlippe, zumal bei Männern mit den dickeren Haaren und den weiteren Follikeln, ein eitriger follikulärer Prozeß, eine *kokkogene Follikulitis (Sycosis coccogenes, Sycosis vulgaris)*, eine sehr hartnäckige und entstellende Affektion, die sich, allerdings nur selten, auch auf die Wange ausdehnen kann. Man geht wohl kaum fehl, wenn man für die Hartnäckigkeit in erster Reihe den Umstand verantwortlich macht, daß die in den Nebenhöhlen der Nase residierenden Staphylokokken schwer angreifbar sind.

Von akuten Prozessen sei noch die *Nasendiphtherie* genannt, die direkt auf die Haut übergehen oder auf entferntere Hautteile überspringen kann.

Nur hingewiesen sei darauf, daß die chronisch verlaufenden, sehr schweren, ulcerösen Zerstörungen des Naseninnern, einschließlich des Nasenrachenraums, die auf Lues oder Tuberkulose beruhen, oft den Ausgangspunkt der gleichen Erkrankungen der äußeren Hautdecke bilden, die per continuitatem oder aber auch an weiter abliegenden Stellen entstehen können. Ob in letzterem Falle die Übertragung eine externe, lymphogene oder hämatogene ist, dürfte im Einzelfalle schwer zu entscheiden sein.

Vielfach wird die *Rosacea faciei* mit vasomotorischen Störungen bzw. mit hypertrophischen Wucherungen der Nasenmuscheln in Zusammenhang gebracht, zumal wenn die Rötung vornehmlich die Nasenspitze betrifft. Es scheint, aber, daß das Zusammentreffen gar kein häufiges ist, und daß es sich mehr um Koeffekte des ätiologischen Moments handelt.

Nicht auszuschließen ist es, daß vielleicht manche Hautanomalien, vor allem die *Urticaria*, in vereinzelten Fällen als vom Naseninneren ausgehender Reflexvorgang aufgefaßt werden können. Bei den vielen Beziehungen, die zwischen Nasenschleimhaut und anomalen Vorgängen im Organismus festgestellt sind, könnte es weiter nicht wundernehmen.

Erwähnt sei schließlich noch das *Rhinosklerom,* ein harter, von den obersten Respirationsorganen ausgehender, durch die Rhinosklerombacillen hervorgerufener Tumor, der einerseits auf den Larynx, andererseits auf die Haut der Oberlippe übergreifen kann. Im ersteren Falle entstehen durch Verlegung der Atmungsorgane schwere Störungen.

Vor Eintritt in die Betrachtung der Einzelheiten der tieferen Atmungsorgane erscheint es praktisch, um später Wiederholungen zu vermeiden, zwei bei mehreren Erkrankungen wiederkehrende Symptome der Haut vorauszunehmen und deren Entstehung und Bedeutung zu würdigen, die *Cyanose* und das *Hautemphysem.*

# Cyanose.

Als Cyanose bezeichnet man das durch mangelhafte Decarbonisation des Blutes, d. h. durch dessen Überladung mit Kohlensäure und stets mit ihr verbundene unzureichende Sauerstoffzufuhr entstehende pathologische Aussehen der Haut, der Nägel und der sichtbaren Schleimhaut. Sie erscheinen leicht bläulich oder, je nach der Schwere des Falles, auch dunkel livid, selbst schwarzlich blau. Besonders wichtig ist es die leichtesten Grade, die Anfangsstadien zu erkennen, da diese stets eine ernste Mahnung sind, eine drohende Gefahr ankündigen. Die Schulung der Adspektion, um schon leichteste Farbendifferenzen an Haut und Schleimhaut möglichst zeitig zu erkennen, ist auch mit Rücksicht auf die Cyanose von großem Wert. Besonders deutlich ausgesprochen ist die Cyanose da, wo die Haut am gefäßreichsten und durchscheinendsten ist und in der Norm eine lebhafte Farbe hat. Es verdienen vor allem Beachtung die Ohren, die Wangen und die roten Lippenflächen. Auch an der Zunge tritt mitunter die Cyanose deutlich hervor.

Die der Cyanose zugrundeliegende Behinderung des respiratorischen Gaswechsels kann verschiedene Ursachen haben. Die verminderte Oxydation kann abhängen von der qualitativen chemischen Beschaffenheit, d. h. von dem Sauerstoffgehalt der eingeatmeten Luft, vom Querschnitt und von der Geschwindigkeit des exspiratorischen Gasstroms, vom Querschnitt des in den Ästen der Arteria pulmonalis fließenden Blutes und endlich von der Beschaffenheit und Zahl der roten Blutkörperchen, der Austauschquelle der ein- und ausgeatmeten Gase. All dies beeinflußt den Kohlesäuregehalt. Dazu kommt aber als weiterer wichtiger Faktor jedes mechanische Hindernis, das Stauung im venösen System bedingt. Bis zu einem gewissen Grade können ja alle Atemhindernisse durch Vertiefung der Atemzüge ausgeglichen werden. Die erkennbare Dyspnoe mäßigt die Cyanose. Erstere ist bei Erkrankung der Atmungswege meist relativ größer als die Cyanose. Bei den Herzleiden ist es umgekehrt, da hier das mechanische Moment der Blutstauung im Gebiete der Arteria pulmonalis hinzukommt.

Nimmt bei Leiden der Atmungsorgane die Cyanose zu, während die Dyspnoe abnimmt, dann ist es ein ernstes Leiden. Die gesteigerte Respirationskraft kann nicht mehr die respiratorische Inkompensation ausgleichen. Letztere und die Behinderung des Blutrückflusses sind also die Hauptquellen der respiratorischen Cyanose.

Die Einzelbetrachtung der Atmungserkrankungen in bezug auf das Vorkommen der Cyanose führt zunächst zum *Keuchhusten (Pertussis),* bei dem gerade der letztbetonte Faktor des behinderten Rückflusses die Hauptrolle spielt. Der während des Krampfhustenanfalles enorm gesteigerte Exspirationsdruck in der Brusthöhle läßt das venöse Blut aus der Vena cava superior nicht zum Herzen gelangen; es staut sich an, das Gesicht wird blau bis blauschwarz, die Augen scheinen protrudiert, die Halsvenen treten als blaue Stränge hervor, die Haut ist schweißbedeckt. Blutungen in die Conjunctiven, Nasenbluten können sich durch Platzen der Blutgefäße hinzugesellen. All diese Folgen des „blauen Hustens", die übrigens auch bei jeder anderen Art von Krampfhusten sich einstellen können, schwinden schnell, sobald der Anfall vorüber ist. Zuweilen bleiben ein etwas gedunsenes Aussehen und kleine — diagnostisch sehr wichtige — Petechien zurück.

Bei *Larynxdiphtherie* ist die Beachtung der ersten Andeutung einer Cyanose sehr wichtig. Sie indiziert stets, auf jeden Fall alles für die Tracheotomie vorzubereiten.

Bei der *croupösen Pneumonie* erscheint, wenn sie recht scharf einsetzt, zuweilen schon in den ersten Tagen das fieberhaft gerötete Gesicht eine Spur bläulich, sei es, daß die Entzündung sehr ausgedehnte Lungenabschnitte ergriffen hat, sei es, daß die freigebliebenen Teile durch kollaterale Hyperämie in ihrer Atmungsfunktion gestört sind. Andeutungen von Lungenödem machen die Situation sehr bedenklich.

Bei der *katarrhalischen Pneumonie*, bei der *hypostatischen Pneumonie* hängt das Auftreten der Cyanose von der Ausdehnung der Erkrankung ab; je kleiner die gesunde Atmungsfläche, desto leichter gesellt sich Cyanose hinzu.

Die *Pleuritis exsudativa* führt zur Cyanose, wenn die Lunge sehr komprimiert ist, wenn auf die Vena cava ein Druck ausgeübt wird, wenn das Herz stark verschoben ist, wenn sich, was vorkommt, Herzthromben gebildet haben. Zu schnelle Entleerung des Exsudates kann — wahrscheinlich durch die plötzliche Änderung der Herzlage — akut entstehende Cyanose bedingen. Das gleiche können bei mehr chronischen Formen der Pleuritis zurückbleibende Schwarten und Verwachsungen mit dem Perikard bewirken.

Der *Pneumothorax* bedingt nur selten Cyanose. Plethorische Individuen sollen dazu disponiert sein.

Bei der Lungentuberkulose erzielt ja die Anlegung eines Pneumothorax sogar eine Besserung der Atmung und bahnt eine Ausheilung des Leidens an. Im allgemeinen ist die Neigung zur Cyanose bei der Lungentuberkulose auffallenderweise keine große. Die Verarmung des Blutes an roten Blutkörperchen soll dem Entstehen einer Cyanose nicht günstig sein — was theoretisch nicht sehr klar ist. Wo es zu ausgedehnten Verdichtungen, zu schwerer Bronchitis gekommen ist, wo eine Larynxtuberkulose Atemhindernisse geschaffen hat, da kann es aber recht wohl zur Cyanose kommen, wobei dann noch eine Degeneration des Herzmuskels begünstigend wirkt.

Als Seltenheit sei eine Mitteilung von Neusser angeführt, der bei einem Diabetiker, bei dem sich eine Lungentuberkulose hinzugesellte, eine auffallend starke Cyanose entstehen sah.

Erwähnt seien noch Fälle von Cyanose bei *Thrombose von Lungenarterien*. Die Thromben entstammen dem Gebiet der Vena cava und besonders den Schenkelvenen, seltener den Jugularvenen, hier entstanden durch komprimierende tuberkulöse Lymphdrüsen.

Von besonderem Interesse sind die *tuberkulösen Bronchialdrüsen des Mediastinalraumes*. Durch Kompression der Blutgefäße können sie zur Cyanose im Gebiet der Herzvenen führen. Auffallend ist, daß diese Cyanose eine wechselnde, intermittierende sein kann. Auch auf andere Weise kann durch diese Mediastinaldrüsen Cyanose ausgelöst werden, indem sie nach eingetretener Vereiterung in das Perikard oder in die großen Gefäße durchbrechen.

An diese tuberkulösen Drüsen reihen sich die *Mediastinitis luica*, sowie *Mediastinaltumoren* verschiedener Art an, die alle durch Druck auf die Vena cava Cyanose, Erweiterung der Venen an Hals und Kopf, gedunsenes Gesicht, mitunter ausgesprochenes Ödem hervorrufen können, das sich sogar auf Hals

Schultern und Sternum ausbreitet. Ganz besonders beachtenswert ist auch
ein umschriebenes Hautödem des Sternum. Sucht sich das Blut in derartigen
Fällen durch Kollateralen nach dem rechten Herzen Bahn zu brechen, dann
werden auch die Venen des Brustkorbes erweitert, treten hervor, bilden ein
Netzwerk an der vorderen Thoraxwand, das oft nur ein einseitiges ist. Es ist
das Blut der Vena anonyma und Hemiazygos, das sich so den Weg bahnt.

**Zum** Schluß der Cyanosebesprechung noch *Emphysema pulmonum.* Bei
diesem sehr chronischen Leiden sind drei Faktoren für die Entstehung von Cyanose von Wichtigkeit: 1. Der Schwund der alveolären Zwischenwände, wodurch
die Atmungsfläche verkleinert, der Gasaustausch behindert, und die Decarbonisation erschwert wird. 2. Eine starke Ausdehnung der beim Lungenemphysem
ja fast nie fehlenden Bronchitis. 3. Die Insuffizienz des durch das Emphysem
früher oder später hypertrophierenden rechten Herzens. Zunächst bildet sich
ziemlich langsam die Cyanose des Gesichts, besonders an Ohren, Lippen und
Zunge aus, begleitet von Erweiterung der Hautvenen. Im weiteren Verlaufe
können auch Hände und Füße cyanotisch werden, ein dunkelblaues Aussehen
gewinnen, sich dabei auffallend kalt anfühlen. Weitere Veränderungen der Haut
sollen später besprochen werden.

Ein der Cyanose in bezug auf die Häufigkeit des Vorkommens in keiner
Weise ebenbürtiges, aber doch bedeutungsvolles und interessantes Symptom
mancher Erkrankungen der Atemwege, ist das

## Hautemphysem.

Die Infiltration des subcutanen Bindegewebes mit Luft wird als „*Hautemphysem*" oder „*allgemein verbreitetes Emphysem*" bezeichnet. Da eine größere
Reihe von pathologischen Veränderungen in den verschiedenen Teilen der Atmungswege zur Entstehung der Luftinvasion in die Haut Veranlassung geben
kann, empfiehlt es sich, diese gesondert zu besprechen.

Die grundlegende Pathogenese beruht für die meisten Fälle einerseits auf
dem Vorhandensein einer Läsion oder wenigstens einer geringen Widerstandsfähigkeit der Larynx-, Tracheal-, Bronchial-, oder Lungenalveolenwandungen.
Andererseits bedarf es für die Entstehung der Luftinfiltration der Haut eines
gesteigerten *Exspirationsdruckes,* wie ihn anstrengender, krampfhafter Husten
bei Pertussis, Bronchitis, Bronchopneumonie, Tuberkulose, aber auch traumatische Kompressionen des Thorax, das Heben schwerer Lasten mit sich bringen
können. Sehr verdünnte Wandungen, wie sie bei Lungenemphysem zu finden
sind, bedingen eine Verminderung der Widerstandskraft gegenüber gesteigertem
Exspirationsdruck und so eine Disposition zum Hautemphysem.

Fur das haufigere Vorkommen des Hautemphysems bei Kindern, die an Lungenaffektionen
und durch solche bedingtem Husten leiden, wird die Armut des Lungengewebes an elastischen
Fasern als Vermittlerin in Anspruch genommen. Ein Bronchus platzt, das Mediastinum
füllt sich mit Luft, die von hier aus in die Haut dringt und das subcutane Bindegewebe
infiltriert, besonders auch am Halse. Durch Incision an der Fossa jugularis und Unter-
bringung des Kindes in einem mit Sauerstoff gefüllten Kasten hat REIMOLD derartige sehr
ernste Fälle zweimal geheilt.

Wenn man den Ablauf des pathogenetischen Vorgangs näher ergründen, die
Verbindungswege von den inneren Leiden zum Hautemphysem kennzeichnen
will, dann tut man gut, das „*amediastinale Hautemphysem*" vom „*mediastinalen
Hautemphysem*" zu trennen.

Beim *amediastinalen Hautemphysem* erfolgt die Invasion der Luft in die Haut
von der Läsionsstelle aus direkt, d. h. ohne zuerst das Mediastinum zu passieren.
Das *mediastinale Hautemphysem* hingegen muß einen weiten Umweg zurück-
legen, um zur Haut, d. h. zum subcutanen Bindegewebe zu gelangen. Bei jeder

stärkeren Exspiration wird die Luft durch die Läsion in das interlobuläre Bindegewebe gepreßt, gelangt entlang den Bronchien und Gefäßen in den Hilus, erfüllt das Mediastinum. Dieses ist nach oben, nach dem Hals zu, nicht scharf abgegrenzt. Die Luft hat hier freie Bahn, dringt durch das lockere Bindegewebe in die Fossa jugularis, um dann von hier aus in das Unterhautbindegewebe des ganzen Körpers zu gelangen, diesen ballonartig aufzutreiben.

Die in Frage kommenden Erkrankungen der Atmungsorgane können meist auf beiden Wegen zum Hautemphysem führen, wie es folgende Beispiele lehren:

Ein *Lungenabsceß* oder ein aktinomykotischer Herd in der Lunge kann mit der Rippenpleura und der Brusthaut verwachsen. Öffnet er sich nach außen, dann kann die Luft direkt in das subcutane Bindegewebe gelangen. Und zwar geht das dann so vor, daß bei der Einatmung die Luft angesogen wird. Durch die Exspiration wird dann die Weiterverbeitung dieser angesogenen Luft unter der Haut gefördert. Das spielt sich amediastinal ab. Andererseits kann aber auch der nicht offene Lungenabsceß durch seine ladierte Wandung zum Eindringen der Luft in das peribronchiale Bindegewebe führen, über welches dann auf mediastinalem Wege indirekt ein Hautemphysem erzeugt wird.

Daß die vermittelnde Läsion der Absceßwand eine sehr geringe sein kann, beweist ein Fall von Senator, der bei der Obduktion den Verbindungsweg zwischen Lungenabsceß und Hautemphysem nicht feststellen konnte.

Auch bei der *Lungentuberkulose* kann der Vorgang sich verschieden abspielen: Eine Kaverne platzt, die Luft dringt in den Pleuraraum, es entsteht ein Pneumothorax. Besteht aber, wie es geschehen kann, eine Verwachsung beider Pleurablatter an der Perforationsstelle, dann kommt es nicht zur Bildung eines Pneumothorax, sondern die Luft dringt direkt in das Unterhautbindegewebe und verbreitet sich dann unter dem Einflusse des Exspirationsdruckes über den Körper. Das geschieht also amediastinal. Viel bedenklicher ist es, wenn bei der Ruptur der destruierten Lunge die Luft in die peribronchialen Räume gelangt und via Mediastinum die Haut erreicht.

Erwähnt seien noch *Traumen* des Thorax — meist sind es Stichverletzungen — als Ursache. Sind diese bis in das Lungengewebe eingedrungen, dann liegt die Möglichkeit des Bestehens eines mediastinalen Hautemphysems vor. Es kann letzteres aber auch amediastinal entstehen, ohne Läsion der Lunge. Die Luft kann, ähnlich wie beim perforierten Lungenabsceß, auch durch die äußere Wunde, wenn sie sich nicht — wie gewöhnlich — ventilartig schließt, angesogen werden und so direkt unter die Brusthaut eindringen.

Kurz erwähnt sei, daß beim *Emphysema pulmonum* das durch Platzen der gedehnten, und mit verdünnten Wandungen versehenen Alveolen hervorgerufene Hautemphysem stets mediastinal verläuft. Das Vorkommnis ist äußerst selten.

Nun noch ein paar Worte über das Krankheitsbild und seine prognostische Bedeutung: Die *Symptome des ausgesprochenen Hautemphysems* sind, kurz zusammengefaßt, folgende: Schmerzen, Spannungsgefühl, Schlingbeschwerden, Dyspnoe, Aphonie. In mediastinal verlaufenden Fällen ist die Herzdämpfung nicht nachweisbar, in der Mediastinalgegend besteht Tympanie. Die Intercostalräume sind verstrichen. Ein Knistern der gespannten, glatten, furchenfreien Haut ist bei der Palpation oft zu fühlen, zuweilen synchron mit der Systole zu hören. Das Röntgenbild erleichtert die Diagnose.

Die Unterscheidung der mediastinalen und amediastinalen Genese hat auch eine *prognostische Bedeutung*. Erstere ist viel ernster zu nehmen, führt in den meisten Fällen zum Exitus, während letztere meist milde verläuft. Es dringt viel weniger Luft unter die Haut, das Emphysem derselben bleibt mehr lokal begrenzt. Vor allem aber besteht keine laryngeale, thorakale, bzw. mediastinale Infiltration des interstitiellen Bindegewebes.

Zum Schluß dieser allgemeinen Besprechung des Hautemphysems noch der Hinweis, daß man ein solches bei der *croupösen Pneumonie* gesehen hat. Dieses ist ganz anderen Ursprungs. Es wird hervorgerufen durch eine „Gasphlegmone", eine „Gangrène foudroyante" die zum interthorakalen Ödem mit Bildung septischer Gase führt. Ähnliches kommt beim *Typhus* vor.

Nach dieser Durchsprechung der Erkrankungen der Atmungsorgane an der Hand der zwei am meisten hervortretenden Hautsymptomen soll die Disposition für die weiteren Betrachtungen die inneren Einzelleiden zum Leitfaden nehmen.

# Pneumonia crouposa.

Das Aussehen der an croupöser Pneumonie Erkrankten zeigt wie bei fast allen Hochfieberhaften eine besondere, in der Mitte hochrote Wangenhaut und sehr trockene Lippen. Rote, umschriebene Flecken im Gesicht und in den Handtellern sind beobachtet. Setzt die Krisis mit der akuten Defervescenz ein, dann ist diese stets begleitet von einem profusen, *warmen Schweiß (Defervescenzschweiß)*. Das Schwitzen kann in geringem Grade mehrere Tage den Krisenbeginn überdauern. Man muß auf die Wärme des Schweißes besonders Gewicht legen, weil auch kalte Schweiße sich im Verlauf der Lungenentzündung einstellen können. Diese sind aber im Gegensatz zu den freudig begrüßten kritischen warmen Schweißen von ominöser Bedeutung. Sie haben die Bedeutung von *Kollapsschweißen*, künden eine Herzschwäche, eine drohende Agonie an, die meist auch sehr bald in der Physiognomie, im ganzen Habitus, im Pulse, in der Atmung und in der Cyanose zum Ausdruck kommt. Besonders bei Pneumonien mit asthenischem Charakter, mehr schleichendem Verlauf, schwacher Herztätigkeit, geringer Regsamkeit des Patienten ist auf Kaltschweiß achtzugeben.

Wo starke Schweiße vorhanden sind, gesellt sich leicht eine *Miliaris* hinzu, als Miliaria alba (cristallina) (Schweißretention in Form klarer Bläschen), eine kaum irgendwie bedeutungsvolle Nebenerscheinung, als Miliaria rubra infolge leicht entzündlicher Reizung der Haut, gelegentlich durch Jucken lästig. Wenn der Miliaria alba eine ernstere Bedeutung zugeschrieben wird, dann mag das wohl darauf zurückzuführen sein, daß die Miliaria alba sich mehr an die kalten Schweiße anschließt.

Von besonderem Interesse ist das häufige Vorkommen des *Herpes simplex febrilis* bei croupöser Pneumonie. Dieser hat direkt eine diagnostische Bedeutung, da er in 45% der Fälle sich am 2.—5. Tage, selten erst bei beginnender Resolution einstellt. Bei anderen akuten fieberhaften Erkrankungen, deren Abgrenzung von der Pneumonie im Beginne Schwierigkeiten machen kann, so bei den typhösen Leiden, ist ein Herpes so gut wie nie zu finden.

Die herpetische Bläschengruppe ist bei der Pneumonie meist im Gesicht, perioral oder perinasal lokalisiert. Aber auch an anderen Hautstellen, besonders in der Analgegend, ist ein Herpes simplex gesehen worden.

Wenn dem Herpes simplex bei der Pneumonie neben dem diagnostischen Wert auch ein prognostischer beigelegt wird, so kann das nur damit zusammenhängen, daß es sich häufiger bei jugendlichen, kräftigen Individuen, die an sich eine günstigere Prognose gestatten, zur Pneumonie hinzugesellt. Auf alle Fälle ist aber das Auftreten des Herpes niemals ein günstiges Omen.

Der Herpes simplex ist an dieser Stelle insoweit von Interesse, als die Verbindungen, die zwischen ihm und der Pneumonie sowie anderen akuten Erkrankungen der Atmungs- und Verdauungswege bestehen mussen, noch einer genaueren Abklärung harren. Das wesentliche Moment bildet dabei die Tatsache, daß es gelungen ist regelmaßig mit dem Inhalt von Herpes simplex-Blaschen auf der Kaninchencornea eine charakteristische Keratitis zu erzeugen, und zwar in gleicher Weise mit Herpesbläschen, die durch sehr verschiedene Einflüsse zur Eruption gebracht worden waren (Pneumonie, Meningitis, Menses, Arzneimittel). Welche Momente da die ausschlaggebenden sind ist vorerst noch unklar. Näheres siehe bei DOERR und SCHÖNFELD (dieses Handbuch Bd. VII/1).

Eine Reihe weiterer *Dermatosen,* die man hin und wieder bei der Pneumonie crouposa findet, sind Komplikationen und meist wenig willkommen, und zwar deshalb, weil sie meist im Laufe schwerer Erkrankungen auftreten; und das auch nur bei asthenischen Fällen, deren allergische Kraft gegenüber den Pneumokokken unzureichend ist, in denen besonders das Herz zu erlahmen, Lungenödem einzutreten droht.

Es sind meist *Erytheme*, kleinfleckige, roseolaartige, oder auch umschriebene, exsudative. Seltener und wohl weniger bedeutungsvoll ist eine *Urticaria*, wobei man im Einzelfalle daran denken muß, daß es sich um ein zufälliges, durch eine Idiosynkrasie gegen dieses oder jenes angewandte Medikament bedingtes Vorkommnis handeln kann. Sehr selten sind *bullöse, pemphigoide Exantheme.*

Beachtenswert, wegen seiner ernsteren Bedeutung ist ein *Erythema exsudativum multiforme* (vielleicht besser als Erythema nodosum bezeichnet) das Tschernajew beschrieb und auf Bakterienembolie in die Capillaren zurückführte. Eine ähnliche Bedeutung hat die auch im Verlauf der croupösen Pneumonie beobachtete *Purpura*, bei der die Petechien besonders an den unteren Extremitäten hervortreten. Es sind atypisch-asthenische Formen der Lungenentzündung.

Die bei weitem wichtigste Hauterscheinung einer Pneumonie ist der *Ikterus*, dessen Vorkommen zur Aufstellung einer besonderen Pneumonieform, der *Pneumonia biliosa* geführt hat.

Wenn durch diese Benennung ausgedrückt werden sollte, daß diese Gestaltung einer croupösen Pneumonie, dieses Hinzugesellen einer Gelbsucht ein toto coelo neues Krankheitsbild kennzeichnet, das als abzusonderndes Leiden anzusehen ist, dann dürfte dieser Auffassung zu widersprechen sein. Zunächst und hauptsächlich deswegen, weil ein anderer Krankheitserreger als der Pneumococcus in solchen Fällen nie festgestellt worden ist. Der Ikterus hat eben nur die Bedeutung einer Komplikation. Selbst dann, wenn er bei einer herrschenden Epidemie auffallend häufig die Symptomensumme erhöht. Wissen wir doch, daß bei jeder Infektionskrankheit dieses oder jenes Symptom sich als Komplikation in ganz besonderer Häufigkeit hinzugesellen, sogar das Feld beherrschen, die Schwere des Leidens bedingen, der Prognose ihren Stempel aufdrücken kann. Jede Epidemie, jede Endemie hat ihren Charakter. So ist, um ein Beispiel anzuführen, bei der einen Scharlachepidemie die sog. Scharlachdiphtherie, bei der anderen die Nierenentzündung eine fast stete Komplikation, während ein anderes Mal diese Komplikationen in der Mehrzahl der Fälle ausbleiben. Das ist der genius epidemicus bzw. endemicus, dessen Quellen hier nicht nachgespürt werden kann. Und ebenso ist es bei der croupösen Pneumonie mit dem Ikterus.

Daß diese Komplikation auf die Gestaltung des Krankheitsbildes und den Verlauf nicht ohne Einfluß bleiben kann, daß ein Ikterus die Pneumonie zu einer „atypischen" macht, ist ja ohne weiteres klar. Man wird das Leiden nach Hinzutritt des Ikterus etwas ernster nehmen. In welchem Grade das geschieht, hängt nicht so sehr von der Gallendurchtränkung der Gewebe, als von den Begleiterscheinungen ab, von denen hier nur eine äußere hervorgehoben werden soll: der *Pruritus*, der allerdings außerordentlich quälend werden und den mitgenommenen Patienten sehr alterieren kann. Eine Pneumonie biliosa kann hierdurch und durch die oft vorhandenen Ernährungsschwierigkeiten einen „asthenischen" Charakter bekommen, wenn dieser nicht schon von vornherein der Pneumonie eigen war.

Spüren wir nun den Verbindungswegen zwischen *Pneumonie und Ikterus* nach, ohne an dieser Stelle auf die Entstehungsweise des Ikterus überhaupt einzugehen. Hier sei vorausgesetzt, daß jeder Ikterus ein *hepatogener*, und zwar ein *Resorptionsikterus* ist.

Der einfachste Weg zur Entstehung eines solchen ist gegeben durch einen Gastrointestinalkatarrh, der sich vom Duodenum auf die Gallenausführungsgänge fortsetzt, hier zu einer Anschwellung der Schleimhaut, zu einer Verengerung des Lumens, zu einer Behinderung des Gallenabflusses führt. Die Galle staut an, der Druck führt zu einer Aufnahme in die Blutgefäße. Damit ist die ikterische Durchtränkung des Organismus gegeben. Da Verdauungsanomalien meist eine Pneumonie begleiten, bzw. durch eine falsche Diätetik hervorgerufen werden, ist das Auftreten eines Icterus catarrhalis leicht denkbar.

Aber es gibt auch andere Möglichkeiten.

Es kann durch die Lungenaffektion eine Stauung im Gebiete der Vena hepatica eintreten, welche eine Stauungsleber zur Folge hat, die das Entstehen eines Ikterus begünstigt.

Noch ein drittes Moment kann bedeutungsvoll sein, jedoch nur bei einer im rechten Unterlappen sitzenden Pneumonie. Diese kann eine Behinderung des normalen Gallenabflusses auf rein mechanischem Wege bewirken.

Die Entleerung der Galle aus den feineren Gallengängen erfolgt in der Regel in erster Reihe durch die vis a tergo, durch den Druck des nachdrückenden Sekretes. Ein Hilfsmoment ist aber der Druck des bei der Exspiration auf die anliegende Leber heruntertretenden Zwerchfelles. Sind die rechtsseitigen unteren Lungenteile atmungsunfähig, oder wird nur wegen bestehender Stiche die rechte Seite geschont, dann fällt ein Faktor für das Auspressen der Galle fort. Diese staut sich an, der Druck in den Gallenwegen wird größer, als in den Blutgefäßen, die Galle tritt in diese über, sie wird resorbiert.

Alle diese Faktoren können bei der Pneumonie einen Ikterus erzeugen. Dabei bleibe die Möglichkeit des Mitwirkens von Mikroben unerörtert und ebenso die sog. ,,*Blutdissolution*", die einen *hämatogenen Ikterus* motivieren soll. Ein solcher ist aber sehr zweifelhaft. Ohne Mitwirkung der Leber gibt es keinen Ikterus. Wo durch Zerfall von Blutkörperchen im pneumonischen Exsudat viel Blutfarbstoff frei wird, kann wohl ein Ikterus entstehen. Aber nur dadurch, daß die viel reichlichere Zufuhr von Blutfarbstoff zur Leber eine reichere Produktion von Gallenstoff *(Polycholie)* bedingt, die zur Stauung und Resorption der Galle führt.

Eine kleine aber auffallende und interessante, bei der Pneumonie sehr selten gesehene Hautanomalie sind die *Striae atrophicae*. Die Entwicklung wird so geschildert, daß nach der Krise sich zu beiden Seiten der Wirbelsäule quer über den Rücken laufende, schmale, narbenähnliche, glatte, bläulich schimmernde seltener pigmentierte Streifen bilden, die ungefähr den Rami dorsales der dem erkrankten Gebiete zugehörigen Thorakal- bzw. Lumbalnerven entsprechen. Ob diese streifenförmigen Atrophien der Haut mit Vorgängen in den Nerven in Zusammenhang stehen, ob sie neurogene, trophische Störungen bedeuten oder Folgen einer toxischen Schädigung der elastischen Fasern sind, ist nicht zu entscheiden. Eine mechanische Erklärung für die Entstehung einer dergestalteten Hautatrophie, wie wir sie ja durch Distorsion der gedehnten Bauchhaut bei schnell zunehmender Adipositas oder in der Gravidität entstehen sehen, liegt in dem hier zu Rede stehenden Fall nicht vor [SATKE-WINKLER (a)].

Zum Schluß sei hier einer, allerdings selten der Pneumonie folgenden, schweren Nachkrankheit gedacht: der durch Thrombose hervorgerufenen *Gangrän an den unteren Extremitäten*. Es will mir scheinen, als ob es sich in solchen Fällen häufiger um eine Influenzapneumonie als um eine croupöse Pneumonie handelt. Wenigstens sind im Verlaufe von Influenzaepidemien ähnliche Fälle, auch tiefer gehender Gangrän, nicht allzugroße Raritäten.

Daß im Gefolge einer Pneumonie auch *Furunkel, Haut- und Muskelabscesse* gesehen sind, sei kurz erwähnt. Es dürfte sich stets um durch Eiterkokken hervorgerufene Komplikationen handeln.

## Pleuritis.

Von der *Cyanose* und dem *Hautemphysem* ist schon gesprochen worden.

Hier sei zunächst noch der *ödematösen Schwellungen* gedacht, die bei den exsudativen Pleuritisformen beobachtet sind: Es kann ein diffuses, gürtelförmiges Ödem am Thorax, bei seröser oder serofibrinöser Ausschwitzung auftreten. Dies bedeutet, daß das Pleuraexsudat eine venöse Stauung hervorgerufen hat. Dementsprechend treten die geschlängelten Hautvenen auch zuweilen deutlich hervor. Mitunter ist kein deutliches Ödem an den äußeren Thoraxwandungen vorhanden, aber die Haut fühlt sich derber, praller an, was sich besonders gut beim Anheben von Hautfalten konstatieren läßt. Diese Veränderungen brauchen sich nicht auf die Exsudatseite zu beschränken, sie erstrecken sich mitunter auch auf die gesunde Seite und namentlich auf den Rücken bis zum Gesäß hin, unter Bevorzugung der Stellen, die beim Liegen größerem Druck ausgesetzt sind. Diese Stauungsödeme sollen prognostisch bedenklich sein.

Wo es sich um ein *Pleuraempyem* oder auch um einen initialen, nicht mit der Pleurahöhle kommunizierenden *peripleuritischen Absceß* handelt, stellt sich oft ein umschriebenes prominentes Ödem ein.

Ist dieses die Einleitung eines, meist am Übergang der Vorderwand zur Seitenwand gelegenen Empyema necessitatis, dann ist die Rötung und Schwellung wenig beträchtlich. Nur zentral tritt eine ausgesprochene blaurote Färbung hervor. Eine Pulsation ist zuweilen fühlbar. Die ganze Prominenz fühlt sich nicht heiß an. Allmählich spitzt sie sich zu und formiert die Durchbruchstelle.

Handelt es sich um einen Absceß, dann ist die Stelle schärfer begrenzt, deren Überzug lebhaft rot, prall, schmerzhaft. Wintrich gibt an, daß unterhalb des Abscesses an der Brustwand eine Leiste fühlbar ist, die eine Depression umgibt, wie man sie ähnlich bei Abscessen des Schädels fühlt.

Auffallend ist bei der exsudativen Pleuritis, auch bei der nicht tuberkulösen, die Neigung zu *starker Schweißsekretion.* Es sollen sich mitunter täglich mehrmals richtige Schweißparoxysmen einstellen, mit oder auch ohne leichtere Temperatursteigerungen.

Chevallier-Bernard stellten bei sklerosierenden Tuberkulosen, besonders bei trockenen, sklerosierenden Pleuritiden einen anfallsweise auftretenden, intercostalen Pruritus, besonders im Bereich der 2. bis 4. Rippe, vorn oder hinten seitlich am Thorax fest, der subjektiv manchmal das einzige Symptom sein kann.

Sudzucki fand bei exsudativer Pleuritis über der gedämpften Stelle einen wesentlich starkeren Dermographismus und mißt ihm diagnostische und prognostische Bedeutung zu.

Alessandri lenkt die Aufmerksamkeit auf Teleangiektasien am Thorax von Tuberkulösen. Er faßt sie als Folgen langdauernder Reizzustände des Rippfells auf und hält sie ebenfalls fur diagnostisch und prognostisch wichtig.

Mayrhofer beobachtete in drei Fällen von Psoriasis eine exsudative Pleuritis. In einem dritten Fall legten eine außerdem noch vorhandene Perikarditis und eine chronische Polyarthritis den Verdacht auf Tuberkulose nahe, so daß der Autor die Frage gemeinsamer Ursache aufwirft.

Beachtenswert ist eine Beobachtung von Bönniger: Eine nach Pleuritis exsudativa, sich ausbildende halbseitige hypertrophische Veranderung in der unteren Körperhälfte, sich kundgebend durch Verdickung der Haut und der tieferen Gewebe. Es handelt sich bei dem Vorgang um eine Lymphstauung mit folgenden elephantiastischen Veranderungen, wohl durch Behinderung der Zirkulation infolge des pleuritischen Exsudats.

Endlich sei erwähnt, daß auch nach Pleuritis, wie nach croupöser Pneumonie *Striae atrophicae* sich bilden können [Satke-Winkler (a)].

## Tuberculosis pulmonum.

Von den zahlreichen Fäden, die Hautanomalien und Erkrankungen der Respirationsorgane verbinden, führen die meisten von der Haut zur Lungentuberkulose. Der umfangreiche Stoff soll in zwei Gruppen geteilt werden:

1. *Die nichttuberkulösen Dermatosen und die Lungentuberkulose.*

2. *Die tuberkulösen Dermatosen und die Lungentuberkulose.*

Der erstgenannten Gruppe gehören alle Hauterscheinungen an, die im Vorstadium oder im Verlaufe einer Lungentuberkulose sich zeigen können, nicht spezifisch tuberkulösen Charakters, aber direkt oder indirekt als Nebensymptome durch das innere Leiden ausgelöst. Zuweilen wird allerdings die scharfe Abgrenzung Schwierigkeiten machen.

## Nicht-tuberkulöse Dermatosen im Geleite einer Lungentuberkulose.

Die meisten Phthisiker, insbesondere die fettarmen haben ein *blasses Aussehen,* das zum tuberkulösen Habitus gehört, der allerdings in nicht vorgeschrittenen Stadien lange nicht allen Tuberkulösen eigen ist. Die sichtbaren Schleimhäute besonders das Zahnfleisch und die Bindehaut sehen anämisch aus. Bemerkenswert sind die Skleren; sie zeigen einen spurweise bläulichen, feuchten Schimmer, der etwas sehr charakteristisches hat und nicht selten die Aufmerksamkeit auf die Lungen lenkt. Typisch ist, daß diese Blässe der Wangen zeitweilig, besonders bei Erregungen, leicht durch eine schnell aufsteigende und schnell verfliegende Rötung abgelöst wird, ein Ausdruck einer erethischen, leicht erregbaren, reizbaren Konstitution sehr vieler Tuberkulöser. Es besteht bei Phthisikern ein *labiler Zustand der Vasomotoren.* Man darf diese akute, angioneurotische Vasodilatation in den Wangengefäßen nicht verwechseln mit der „*hektischen Röte*", die sich fleckweise in der Wangenmitte etabliert und stundenlang fortbestehen kann. Diese roten, scharf begrenzten, sich warm anfühlenden Flecken sind Folgen einer eingetretenen Temperatursteigerung, sie schwinden mit dem Sinken des Fiebers, um mit dessen Steigen tags darauf wiederzukehren.

Daß das blasse Aussehen der bei Phthisikern doch meist zarten, dünnen Haut einen bläulichen Ton erhält, daß die erweiterten Venen durchschimmern, sobald die Atmung die Decarbonisation des Blutes nicht in genügendem Maße ermöglicht, Atemnot besteht, ist ja leicht verständlich. Es handelt sich dann um das Vorhandensein der an einer früheren Stelle besprochenen *Cyanose*.

Um beim Gesicht zu bleiben, seien noch die gar nicht selten bei Lungentuberkulösen sich einstellenden *Chloasmen des Gesichts* erwähnt. Die Entstehungsweise ist dunkel. Wenn manche annehmen, daß gerade Patienten an Chloasmen leiden, deren Tuberkulose nicht zu Hämoptoen führt, so ist das kaum zu verstehen.

Sehr wichtig ist die große Neigung der Tuberkulösen zu Hyperhidrosis. Im Vorstadium oder im Beginne der inneren Tuberkulose ist allerdings die Haut recht oft trocken, leicht schilfernd, schuppend. Das liegt an einer Verminderung der Sebumbildung, einer Hyposekretion der Talgdrüsen. Die Haut ist nicht genügend eingefettet. Es kommt aber auch vor, daß umgekehrt eine Hypersekretion, eine Seborrhöe besteht, die Haut sich fettig anfühlt. Die Annahme, daß bei diesen Fällen eine fettige Infiltration der Talgdrüsen besteht, die evtl. mit einer fettigen Degeneration der Leber einhergeht, hat doch wohl nur hypothetischen Charakter. Wahrscheinlicher ist es, daß diese zur Phthise disponierten Menschen, die seborrhöischen Typus zeigen, jugendliche, den Entwicklungsjahren noch nicht fernstehende Individuen sind.

Wie die Fälle in der Anfangszeit auch beschaffen sein mögen, bei ausgesprochener Lungentuberkulose hat die Haut stets eine besondere Neigung zum Feuchtsein, die aber nicht durch die Sebumbildung, sondern durch eine lebhafte *Schweißabsonderung* erzeugt wird. Fast jeder Phthisiker ist ein Hyperhidrotiker, und zwar pflegt der Grad dieser starken Schweißsekretion parallel mit dem Fortschreiten des Grundleidens zu steigen, so daß schließlich die Schweißbildung eine profuse wird, den Kranken nicht nur quält, sondern durch immensen Wasserverlust stetig schwächt, sein Gewicht, seine Kraft vermindert.

Die Ausbreitung des phthisischen Schweißes ist meist eine diffuse. Der Kranke schwitzt von Kopf bis zu Fuß; im Ruhestand wie bei Muskelarbeit, wenn auch bei dieser mehr. Das stärkste Schwitzen ist jedoch von der Muskeltätigkeit ganz unabhängig, denn es stellt sich mit großer Regelmäßigkeit während der Nachtruhe ein, die *Nachtschweiße der Tuberkulösen*. Sie bilden für den Diagnostiker deshalb ein Richtung gebendes Symptom.

Die Erklärung für die Hyperhidrosis Tuberkulöser ist keine leichte und kann keine einheitliche sein. Zum Teil handelt es sich sicher um „*Defervescenzschweiße*", wie sie sich ja bei fast jedem Abfall von Fiebertemperaturen einstellen. Bei Phthisikern ist die Disposition zu diesen Entfieberungsschweißen ganz besonders stark.

Verständlich in seiner Entstehung ist das Auftreten starker Schweiße in den meist weit vorgeschrittenen Fällen mit großer Atemnot, mit drohender Erstickung und mit beängstigender Herzschwäche. Dies sind *Kollapsschweiße,* die einer Überladung des Blutes mit Kohlensaure ihre Entstehung verdanken. Sie kennzeichnen sich als *kalte Schweiße* gegenüber anderen Schweißarten, besonders den Entfieberungsschweißen und den Arbeitsschweißen.

Mit diesen Erklärungen ist die Entstehungsfrage der Hyperhidrosis der Tuberkulösen noch nicht gelöst. Die starke Schweißneigung, unabhängig von Temperatursteigerung, bzw. Temperaturabfall, unabhängig von Cyanose, von Kollaps, dafür bedarf es noch anderer Motivierung.

Kurz abzutun sind einige Hypothesen, Traube wollte die Hyperhidrosis zum Teil darauf zurückführen, daß bei der in ihrer Atmungsfläche verkleinerten Lungenoberfläche die Verdunstung des Wassers eine ungenügende sei, das dann vikariierend den Körper durch die Haut verlasse. Buhl erklärte sie durch eine Verfettung der Schweißdrüsen, andere durch Anämie, Hyperämie, körperliche Schwäche.

Viel näher ist man dem Verständnis erst gekommen, seitdem man den Erreger kennt und dessen Toxine. Es ist ja altes Wissen, daß die Schweißbildung durch manche Gifte in positivem und negativem Sinne beeinflußt werden kann (Pilocarpin, Atropin). Es liegt nun sehr nahe, in den Toxinen der Tuberkelbacillen die Anreger der gesteigerten sekretorischen Tatigkeit der Knäueldrüsen zu suchen. Auch der Gedanke, daß nicht sowohl die Toxine der Tuberkelbacillen als die anderer Mikroorganismen, die sich in den Tuberkuloseherden bekanntlich gerne ansiedeln, für die Hyperhidrosis verantwortlich sind, ist nicht von der Hand zu weisen. Es fehlen für die Entscheidung bisher die nötigen experimentellen Grundlagen. Auf alle Falle scheint die Heranziehung von Bakterientoxinen für die Motivierung der Hyperhidrosis sehr einleuchtend. Erledigt ist aber damit die Frage doch noch nicht. Es gilt noch klarzulegen, wo der Angriffspunkt für die Toxine zu suchen ist. Ist es das Schweißzentrum? Sind es die im cerebrospinalen Nervensystem verlaufenden, schweißerregenden Nervenfasern? Ist es das Epithel der Schweißdrüsen? Eine Beobachtung spricht mehr dafür, daß es die Schweißnerven sind, die durch die Toxine in einen Reizzustand versetzt werden. Es ist der Umstand, daß man *halbseitige Hyperhidrosis* bei Tuberkulösen beobachtet hat.

Daß die vermehrte Schweißbildung bei der Lungentuberkulose leicht zum Ausbruch einer *Miliaria alba* und *rubra* führen kann, bedarf nicht besonderer Betonung.

Nicht unterlassen darf man, darauf hinzuweisen, daß die stets warmfeuchte Haut der Tuberkulösen mykotischen Elementen einen willkommenen Niederlassungsort bietet. Darum ist die, allerdings auch bei Nichttuberkulösen vorkommende *Pityriasis versicolor* — hervorgerufen durch Ansiedelung des *Mikrosporon furfur* — bei Tuberkulösen sehr häufig zu finden. Wo man diese doch durch Jucken gelegentlich lästig werdende Affektion findet, da greife man zum Stetoskop.

Eine im vorgeschrittenen Stadium der Phthise sich meist einstellende Folge ist das *Hautödem*, dessen Entstehungsweise auf verschiedene Weise erklärt werden kann. Die meist als Anasarka beginnenden Schwellungen haben einen ascendierenden Charakter, beschränken sich aber meist auf den Unterkörper. Man pflegt in solchen Fällen von einer *Hydrämie* zu sprechen, anzunehmen, daß das Serum die Blutgefäße leichter durchdringt, zumal diese in ihrer anatomischen Beschaffenheit gelitten haben. Näherliegend ist es wohl, eine *Abnahme der Triebkraft des Herzens* für die Ödembildung verantwortlich zu machen, wie man sie ja bei allen dahinsiechenden Menschen sehr oft findet.

Eine ganz andere Veranlassung zum Hydrops ist in der bei schwerer Lungentuberkulose oft sich ausbildenden *amyloiden Degeneration* zu suchen, zumal wenn diese die Nieren betrifft. In anderen Fällen kann die amyloide Degeneration direkt die Hautgefäße verändern, so daß sie für das Serum permeabler werden. Es sind das alles Erscheinungen einer schweren Kachexie.

Diese ist auch verantwortlich für Anomalien der Anhangsgebilde der Haut, der *Haare* und *Nägel*.

Die *Haare* werden glanzlos, trocken, dünner, atrophieren, spalten an den Enden, fallen leicht aus. Jedoch gehört zu allen diesen Veränderungen eine gewisse Disposition. Für die Haare ist sie wohl in einer früheren Seborrhöe zu suchen.

Noch typischer sind die im Gefolge einer ernsten Lungentuberkulose sich einstellenden *Anomalien der Nägel*. Die Nägel bekommen einen bläulichen Schimmer, zeigen eine Verdickung an der Wurzel, eine leichte Krümmung am freien Rande. Schon Hippokrates hat diese Nagelveränderungen geschildert. Man spricht deshalb von einem *Unguis Hippokratis*. Wenn Trousseau diese Nagelveränderungen als ein für die Tuberkulose der Lungen pathognomisches

Zeichen ansieht, so dürfte er dabei die Grenzen des Wertes „pathognomisch"
etwas weit stecken. Diese krankhaften Nägel können auch auf *trommelschlägel-
artig verdickten Phalangen* sitzen. Da letztere bei anderen chronischen Lungenleiden (Lungenemphysem, Bronchiektasien) viel häufiger beobachtet werden,
sollen sie bei diesen besprochen werden.

HAHN fand hippokratische Nagelkrümmungen in 76% der aktiven Tuberkulosefalle,
in 50% der inaktiven, in 30% der entlassenen Sanatoriumskranken, nie bei Nichttuberkulösen.

Er stellte auch das Vorkommen kleinster stecknadelspitz- bis stecknadelkopfgroßer
Grübchen in den Fingernägeln bei 100% der an aktiver Lungentuberkulose leidenden
Kranken fest, gegen 6% bei Patienten mit inaktiver Tuberkulose. ROSENAU, der als erster
auf diese Grübchen aufmerksam gemacht, hatte sie in 70% aktiver Tuberkulose konstatiert.

An diese trophischen Störungen seien einige weitere, nicht spezifische Anomalien der Haut, die im Geleite der Lungentuberkulose beobachtet sind,
angereiht:

Als eine häufige Veränderung bei Tuberkulösen bezeichnet CLARENCE L. WHEATON
einen *atrophischen Zustand der Haut,* die der Unterlage wenig fest anhaftet, nicht den Muskel-
fascien adhärent ist. Bei einseitiger Erkrankung soll diese Anomalie sich nur auf der kranken
Seite finden.

H. G. ADAMSON (a) beschreibt eine *Atrophodermia striata et maculata* bei Phthise. Der
38jährige Patient zeigte daneben einen uber den ganzen Rumpf sich ausdehnenden Lichen
scrofulosorum.

Auch NICOLAS-FAVRE führen in einem Fall die Entstehung makulöser Hautatrophien
auf Schadigung durch ein Tuberkulotoxin zurück.

SABOURIN schildert bei tuberkulösen jungen Leuten mannlichen Geschlechts Hautstriae in der Regio dorsolumbalis, parallel der Spinalaxe, uni- oder bilateral.

Auf ebensolche bilaterale, im Anschluß an Pneumonie und metapneumonische Infiltrate
entstandene Striae macht ELIASCHEFF aufmerksam.

Den regressiven Vorgängen in der Haut schließen sich auch die Folgezustände
an, die man bei im vorgeschrittenen Stadium befindlichen Tuberkulösen beobachtet hat. Es sind neurogene, durch angioneurotische, wahrscheinlicher durch
trophische Störungen entstehende Hautanomalien: Morbus Raynaud, Malum
perforans pedis und ähnliche Akrodermatosen mit Neigung zur Blutung.

EHRMANN (a, b, c, d) hat das Bild der *Livedo racemosa* aufgestellt [ADAM-
SON (b): Livedo lenticularis] und sie zunächst als Folge syphilitischer Gefäßveränderungen aufgefaßt. Spätere Beobachtungen (Zusammenstellung bei UR-
BACH) ergaben jedoch, daß sicher auch andersartige Schädigungen dieselbe
eigenartige Gefäßzeichnung an der Haut hervorrufen können. Darunter finden
sich eine ganze Anzahl von Fällen bei denen ein Zusammenhang mit einer
internen Tuberkulose recht wahrscheinlich wird.

WAELSCH: drei Fälle mit progredienter Lungentuberkulose; WINTERNITZ: ein Fall
von Ileocòcaltuberkulose; ADAMSON (b), HESS-KERL (a), FISCHL, LEHNER-KENEDY (a, b),
F. FREUND (a): in Kombination mit Erythema induratum; EBERT: Kombination mit
papulonekrotischen, EHRMANN (e) mit akneiformen Tuberkuliden; F. FREUND (b): Kombination mit Lupus erythematodes und Erythema induratum.

Die ausführlichere Besprechung der Pathogenese und der Beziehungen zum Erythema
caloricum siehe bei VOLK (dieses Handbuch Bd. X/1).

Eine ganz große Rarität ist bei der Tuberkulose der Herpes simplex, dagegen
ist ein *Herpes zoster* nicht allzu selten.

Dieser kann einmal dadurch hervorgerufen sein, daß eine die Knochen der
Wirbelsäule befallende Tuberkulose das in der Nachbarschaft gelegene Inter-
vertebralganglion mit in ihren Krankheitsbereich gezogen hat. In anderen mitgeteilten Fällen dagegen handelte es sich bloß um eine Lokalisation der Tuberkulose in der Lunge, zum Teil sogar von latentem Charakter [ARNSTEIN (a, b),
MAGNUSSON]. In diesen Fällen nimmt ARNSTEIN an, daß durch reflektorische
Reizung die Nervenbahnen in einen gewissen Reizzustand gelangt sind, in dem
dann das Zostervirus besser an ihnen zum Haften gelangt. Die Autoren möchten

speziell bei den latenten Tuberkulosen den Zoster sogar als wichtigen, zur Nachforschung nach solchen latenten Herden auffordernden Hinweis betrachten.

Zahlreich sind die wohl fast immer nicht spezifischen *Erytheme* verschiedenster Gestaltung, die im Laufe einer Lungentuberkulose beobachtet sind. Das einfache, disseminierte, kleinfleckige, roseola- oder scarlatinaartige Exanthem sieht man nur in Ausnahmefällen, und zwar fast nur bei Miliartuberkulose und bei der tuberkulösen Basilarmeningitis. Natürlich ist es auch möglich — und man muß daran denken — daß gegen die Krankheit verordnete Heilmittel bei Überempfindlichen zur Eruption von ähnlichen Erythemen verschiedenster Art führen.

Schoch beschreibt ein über 4 Monate hinweg beobachtetes scarlatiniformes, bald mehr, bald weniger deutliches, nach Hustenanfällen ausgesprochen stärker hervortretendes und einmal nach einer Tuberkulininjektion auffallend aufflammendes scharlachartiges Exanthem bei einer Lungentuberkulose.

Eine besondere Stellung in der Erythemgruppe nimmt in der Frage der Beziehungen zur Tuberkulose das *Erythema nodosum* ein, indem, seit Uffelmann die Aufmerksamkeit darauf gelenkt hatte, sehr viel Arbeiten und Fälle zur Illustration dieser Beziehungen veröffentlicht worden sind.

Die mit dieser Frage verbundenen Probleme finden sich in diesem Handbuch ausführlich bei Volk (Bd. X/1) und bei Tachau (Bd. VI/2) erörtert, so daß es sich hier erübrigen dürfte nochmals ausführlicher darauf einzugehen. Wenn auch manche Beobachtungen, wie z. B. die von Wallgreen, Schramm-Andersen, vollständig im Sinne eines Zusammenhangs verwertbar sind — demgegenüber z. B. Cedercreutz —, so möchten wir uns im allgemeinen doch zunächst noch der von Volk wie Tachau vertretenen vorsichtigeren Auffassung anschließen, daß das Erythem nodosum als sog. réaction cutanée durch vielerlei Ursachen, darunter wohl sicher auch den Tuberkelbacillus hervorgerufen sein kann, daß aber in jedem einzelnen Fall die ätiologischen Verhältnisse genau geklärt werden müssen.

Für das dem Erythema nodosum sehr nahestehende *Erythema exsudativum multiforme* hat neuerdings Ramel (a, b) die Beziehungen zur Tuberkulose auf Grund von Tierversuchen nachdrücklichst verfochten, nachdem z. B. auch Gaucher-Nathan sowie Gaucher-Gougerot-Guggenheim, Trulli auf solche Fälle aufmerksam gemacht hatten. Die Untersuchungen von Ramel sind bisher von Percival-Gibson nachgeprüft worden, allerdings mit negativem Resultat.

Auch bei der *Purpura*, die ja ebenfalls in gewissen Verbindungen mit den beiden Erythemformen steht, wird gelegentlich die tuberkulöse Ätiologie erörtert.

Die wesentlichen Ergebnisse hierüber sind auch wieder bei Volk bereits ausführlich zusammengestellt, so daß wir auf ihn verweisen möchten, ebenso wie in bezug auf das Krankheitsbild der *exfoliierenden Erythrodermien* (Pityriasis rubra Hebrae).

In gleicher Weise würde eine Diskussion des Problems der Beziehungen des *Lupus erythematodes* zur Tuberkulose hier viel zu weit führen. Auch diese Frage ist bereits in ausgezeichneter Weise bei Veiel (dieses Handbuch Bd. X/1) behandelt, so daß wir auf dessen Ausführungen verweisen können.

Auf Grund von Tierimpfungen hat Ramel (c) auch für die Acne vulgaris den Standpunkt vertreten, daß diese als Tuberkulid aufzufassen sei, ebenso wie sie Griesbach mit der Tuberkulose der Lungen in Beziehung bringt und sie als durch Tuberkulotoxine oder durch ein Ultravirus bedingt ansieht. Schon früher ist für die Variante der Acne conglobata die tuberkulöse Ätiologie gelegentlich vertreten worden. Bei ihr ist das klinische Bild zum Teil ja durchaus skrofulodermähnlich und einzelne Krankheitsbilder mögen deshalb auch Tuberkulosen gewesen sein. Für die eigentliche Acne conglobata aber möchten wir uns, in bezug auf die Ätiologie, doch der von Cueni vertretenen Ansicht anschließen. Ausführlichere Darstellung siehe bei H. Hoffmann.

Nicht sehr überzeugend wirken die Mitteilungen, die eine *Psoriasis* mit Tuberkulose in Zusammenhang bringen möchten, wie z. B. die von Junker, Gram, Nicolas-Lebeuf.

Schließlich ist noch die Frage des tuberkulösen *Ekzems* zu erwähnen. Hier kann nach den neuen, in bezug auf die Ekzemgenese nun doch gesicherten Ergebnissen aus der Allergieforschung wohl nur angenommen werden, daß entweder einzelne Individuen mit Ekzemdisposition der Haut eine Idiosynkrasie gegen Tuberkelbacillenderivate aufweisen, bzw. gegen solche sensibilisiert worden sind und nun auf die Einwirkung dieses Allergens mit Ekzem reagieren, oder aber, daß die Einwirkung solcher Derivate eine zu Ekzem disponierte Haut bloß im allgemeinen derart beeinflußt, daß sie gegen andere ekzematogene Reize empfindlicher wird und leichter auf solche antwortet als im unbeeinflußten Zustand. Genauere, experimentell gestützte Einblicke in das Vorkommen dieser Möglichkeiten besitzen wir jedoch noch nicht.

Einzig NATHAN-KULLÓS haben bisher in der erstgenannten Richtung einen Erfolg zu verzeichnen, indem sie durch Sensibilitätsprüfungen mit Tuberkulin wohl bei Haut-, nicht aber bei Tuberkulosen anderer Organe ekzematoide Reaktionen erzeugen konnten. Weitere Ergänzungen sind aber noch sehr notwendig.

## Tuberkulöse Dermatosen im Geleite einer Lungentuberkulose.

Für diese Kombination liegen die Verhältnisse insofern einfacher als bei der erstgenannten Gruppe, als wir hier im Tuberkelbacillus die beiden Erscheinungsgruppen gemeinsame Ursache sicher kennen.

Trotzdem aber lassen sich über die gegenseitigen Beziehungen der Tuberkuloderme zur Lungentuberkulose, wie zu den inneren Tuberkulosen überhaupt eine Menge Fragen aufwerfen.

Alle diese Probleme finden sich in der ausgezeichneten Abhandlung von VOLK (siehe dieses Handbuch Bd. X/1) in ganz hervorragender, übersichtlicher Weise dargestellt. Ein Versuch, hier einzelne Punkte herauszuheben, würde nur zur Wiederholung von dort Gesagtem führen, oder nur höchst fragmentarisch ausfallen.

Auch die beiden das vorliegende Kapitel näher interessierenden Fragen nach dem gegenseitigen Verhalten von Haut- und Lungentuberkulose, sowie nach der Auffassung des Krankheitsbildes der sog. Skrofulose sind dort zur Genüge berücksichtigt.

Es ist daher das gegebene auf die Darstellung von VOLK, die überaus glückliche Erweiterung des grundlegenden Werks von LEWANDOWSKY hinzuweisen, da jeder der sich mit diesen Fragen beschäftigt, dieses doch nicht unberücksichtigt lassen kann (siehe dieses Handbuch Bd. X/1).

## Lungenaktinomykose.

Schon bei der Besprechung des Lungenemphysems ist die Aktinomykose erwähnt worden. Sie kann aber auch noch in anderer Weise die Haut beeinflussen. Zunächst kann ein aktinomykotischer Lungenherd nach Verwachsung der Pleurablätter durch die Brustwand perforieren und zu einer Hautfistel führen. Das sieht man ja in analoger Weise bei der Aktinomykose des Mundes, wo eine Hals- bzw. eine Kieferfistel resultiert. Ebenso bei der Aktinomykose der Bauchorgane, die durch die Bauchdecken durchbricht. Aber auch indirekt können die Pilze aus den Atmungsorganen nach der äußeren Haut in irgendeiner Weise übertragen werden und hier Geschwüre, Knoten oder auch phlegmonöse Entzündungen erzeugen.

## Emphysema pulmonum.

Die sehr häufige Lungenerweiterung, bedingt durch Aufblähung der Alveolen, Konfluierung derselben nach Schwund der Zwischenwände ist schon bei der *Cyanose* und beim *Hautemphysem* erwähnt.

Das infolge des Lungenemphysems sich oft entwickelnde *Ödem* ist die Folge eines insuffizienten, dilatierten und hypertrophischen rechten Herzens, einer

Stauungsleber, nur selten einer Nephritis. Darauf soll nicht näher eingegangen werden.

Dagegen soll ein anderer Folgezustand klinisch und pathogenetisch gewürdigt werden. Es sind die auf der Haut des Thorax von Emphysematikern ziemlich oft sichtbar werdenden zierlichen Figuren baumartig verästelter Venenstämmchen die sich über die vordere, untere Thoraxwand erstrecken und stets in der Axillarlinie abschließen, wo die Zacken der Rückenmuskeln an den Rippen inserieren. Rücken und Sternum bleiben frei. Die Gefäßverzweigungen erinnern an die Rosacea des Gesichts. Vornehmlich betroffen sind von dieser Hautanomalie ältere Männer, die ja auch das größte Kontingent der Emphysematiker stellen.

Hirschhof erklärt ihre Entstehung folgendermaßen: Die Entleerung der vorderen Thoraxvenen durch die Rami perforantes geschieht hauptsächlich durch Aktion der Intercostalmuskeln. Die Pleura ist über der Einmündung der Vena intercostalis in die Vena azygos so straff gespannt, daß das Lumen der Intercostalvenen stets offen ist. Bei der Rippenbewegung, der Atembewegung ist die gespannte Vene als Pumpe wirksam. Wird der Thorax beim Atmen nicht genügend ausgedehnt, kontrahieren sich die Intercostalmuskeln schlecht, ist die Pleura nicht genügend gespannt, dann entstehen die Stauungsveränderungen an den Hautvenen. Alle diese Momente findet man beim Lungenemphysem mit Starre des Brustkorbes. Sahli führt die Gefäßfiguren am Thorax auf den angestrengten Husten zurück. Schweninger glaubt sie durch Adipositas, durch allgemeine und durch abdominale Plethora erklären zu können.

Eine weitere Gruppe von Venenerweiterungen am Thorax kann durch Erkrankungen der Lungen, der Pleura, wie durch solche des Herzens, des Perikards, der großen Gefäße zustande kommen. Es handelt sich bei deren Entstehungsweise nicht um allgemeine Stauung, vielmehr um Behinderung des Blutabflusses zum Herzen, oder um einen Verschluß venöser Wege mit sekundärer Erweiterung sonst unsichtbarer Venen, oder um eine Neubildung kollateraler Venen. Die Verbindung der Venen der Thoraxwand mit den Venae intercostales, mit der Vena mammaria interna, mit dem Truncus brachiocephalicus, mit der Vena cava superior spielt dabei eine Rolle. Je nach dem Sitze und der Ausbreitung der erweiterten Venen kann man diagnostische Schlüsse auf den Grundprozeß ziehen: Mediastinaltumoren (Lymphome, substernale Strumen) Lungentumoren, Schrumpfung von Pleura und Perikard nach exsudativen Prozessen.

Nur erwähnt seien an dieser Stelle die Venenerweiterungen, die sich in wenigen Stunden bei einer Thrombose der Vena jugularis oder anonyma ausbilden können. Sie können sehr hochgradig sein, sogar Pulsationen zeigen, als Ausdruck hochgradiger Capillarektasie.

Jedes Lungenemphysem geht mit einer mehr oder weniger starken Bronchitis einher, die bei langem Bestande Bronchiektasen zur Folge haben kann. Diese wiederum können ganz eigenartige Veränderungen an den Extremitätenenden, besonders an den Händen nach sich ziehen. Das entstehende Krankheitsbild bezeichnet man nach Pierre Marie als *Ostéoarthropathie hypertrophiante pneumique*. Es entsteht durch chronische Stauung, die in der Hautfarbe zum Ausdruck kommt, in viel höherem Maße aber durch Deformierung von Knochen und Gelenken an Hand und Fingern im Sinn einer hypertrophischen Verdickung. Besonders charakteristisch sind die Endphalangen ergriffen. Sie sehen wie „Trommelschlegel" aus, während die anderen Phalangen dünner bleiben. Die Nägel werden verbreitert, sehr groß, oft gekrümmt, ähnlich einem Papageischnabel, bekommen Streifen und Risse. Die Hand verliert ihre normale Gestaltung. Dies im Gegensatz zur Akromegalie, die eine gleichmäßige Vergrößerung durch Überwachstum bewirkt. Stauungen, die auf Herzstörungen beruhen, können die gleichen Veränderungen bewirken.

Am Schlusse der Betrachtungen über Hautanomalien bei Erkrankungen der Atmungsorgane gilt es das

# Asthma bronchiale

ins Auge zu fassen, das vielfache Beziehungen zu Dermatosen hat, die, wie neuzeitliche Forschungen lehren, auf einer ätiologisch basierten Verwandtschaft beruhen.

Nur kurz erwähnt seien an dieser Stelle die Hautveränderungen, die beim asthmatischen Anfall hervortreten. Meist besteht eine Cyanose als Ausdruck der exspiratorischen Dyspnoe. Wo diese Cyanose auch außerhalb der Anfälle sichtbar ist, handelt es sich stets um eine begleitende schwere Bronchitis. Im übrigen kann der Anfall auch ohne Cyanose vorübergehen. Vielmehr tritt eine starke Blässe des nach Luft ringenden Patienten in den Vordergrund, oft begleitet von einem starken Schweißausbruch.

Viel wichtiger ist die schon seit langem bekannte Tatsache, daß Astmatiker häufig von einer Reihe von Hautleiden heimgesucht sind. So von Urticaria, angioneurotischem (QUINCKEschem) Ödem, Prurigo und vor allem von Ekzem. Auch HENOCHsche Purpura und Psoriasis vulgaris — diese wohl mit Unrecht — werden genannt.

Die wichtigste Kombination ergibt das Vorkommen von Asthma und Ekzem [LOW, DRAKE, HAXTHAUSEN (a, b), BAGOË (a, b), KELLER]. Vielleicht würde man am besten von einer Kombination der asthmatischen und der ekzematösen Diaposition sprechen. Es ist eine allbekannte Tatsache, daß Kinder, die viel von Ekzem heimgesucht sind, schon in früher Jugend oder erst später dem Asthma bronchiale verfallen. Die Asthmaanfälle und Ekzemausbrüche können gleichzeitig oder nacheinander auftreten, oder miteinander abwechseln (VALLERY-RADOT-HAGUENAU, VEYRIÈRES-JUMON). In den letztgenannten Fällen gewinnt man zuweilen den Eindruck, als ob beide Leiden für einander vikariieren.

Die Gestaltung der Asthmaekzeme kann eine sehr verschiedene sein. Bei kleinen Kindern haben sie meist exsudativen Charakter, der besonders bei Kopf- und Gesichtsekzemen als Milchschorf sehr ausgesprochen ist.

Es sei hier auf den Begriff des spatexsudativen Ekzematoids hingewiesen, das ROST als besonders typisch für das Asthmaekzem schildert. Bei jüngeren Kindern hat es den obenerwähnten exsudativen Charakter. Bei alteren Kindern und bei Erwachsenen findet man die ekzematösen Veränderungen an Handrücken, Handgelenken, Ellbeugen, Kniekehlen, Oberschenkeln, seitlicher und vorderer Halsgegend, besonders aber perioral. Die Oberlippe ist verdickt, grob gefurcht, gerötet, schuppend. Die Grundefflorescenz dieses Ekzematoids schildert ROST als hautfarbene, flache, stark juckende, zerkratzte Papel. Die Papeln können gruppiert sein oder auch konfluieren. Keine Bläschen, dagegen besteht Neigung zu Urticaria.

Andere rechnen diese Hauterscheinungen ins Gebiet der Prurigo [HAXTHAUSEN (a), BRACK].

Die Hauptfrage ist nun: Welche Verbindungswege bestehen zwischen dem Asthma und den Dermatosen?

Die erste Beobachtung, welche etwas Licht in die Sache zu bringen schien, war die Feststellung, daß bei den Asthmaanfällen im Blut eine starke Vermehrung der eosinophilen Zellen zu finden ist. Bald aber hat sich herausgestellt, daß eine solche Vermehrung bei zahlreichen Hautkrankheiten nachweisbar ist. Diese Tatsache brachte daher weiter keinen Aufschluß.

In der französischen Dermatologie war zur Erklärung immer wieder der Begriff der Diathese herbeigezogen worden und die Feststellung, daß Asthma und Ekzem abwechselnd auftreten konnten hatte mit eine Grundlage für die Metastasenlehre abgegeben. Besonders BROCQ hat sich noch bis zuletzt für die „fluctions et alternances morbides" eingesetzt.

Heute suchen wir das Verständnis dieser Vorgänge in einer anderen Richtung, in die wir durch die Ergebnisse auf dem Gebiet der Allergieforschung gewiesen worden sind.

Nachdem einmal die Methoden ausgebaut waren, die es erlauben, bei den seither unter dem Begriff „allergische Krankheitsbilder" zusammengefaßten

Affektionen, aus dem Ausfall der sog. Sensibilitätsprüfungen an der Haut Rückschlüsse auf die Art der Auslösung des Krankheitsbildes und der auslösenden Allergene zu ziehen, haben sich beim Ekzem wie beim Asthma die Fälle, bei denen es gelang, eine Idiosynkrasie bzw. eine Anaphylaxie nachzuweisen ins Ungezählte vermehrt.

Im Vordergrund stehen als Allergene nach den meisten Autoren Nahrungsmittelproteine [z. B. Haxthausen (a, b), Bagoë (a, b), Loeb, Campbell, Peschkin, Bergstrand]. Eine schärfere Definition des einzelnen Proteins ist dabei aber gewöhnlich nicht erfolgt.

Noch weiter zieht den Kreis der Allergene Storm van Leeuwen, der mit seinen Staub- und Klimaallergenen alle Möglichkeiten offenläßt (Keller).

Demgegenüber sind Fälle, in denen die Allergene scharf charakterisiert wurden viel wertvoller [Peschkin, B. Bloch (a), Jäeggy, Wiener, Antona, W. Jadassohn]. Hier handelte es sich zum Teil auch um Nichtproteine und Stoffe, mit denen zugleich Asthma und Ekzem erzeugt werden konnte.

Die Ergebnisse all dieser Forschungen lassen eine Interpretation der Tatsachen wohl nur in dem Sinn zu, daß wir eine bestimmte Organbereitschaft sowohl an der Haut, wie im Bronchialbaum evtl. auch an weiteren Organen annehmen müssen, auf Grund derer bald das eine, bald das andere System, bald beide zugleich auf die Einwirkung eines solchen Allergens hin mit der dem einzelnen entsprechenden Reaktionsform antwortet.

Die Allergene können sehr verschiedener Natur sein und jedenfalls auch auf verschiedenen Wege an das Erfolgsorgan gelangen. Sie sind deshalb im einzelnen Fall oft sehr schwer zu eruieren. Nach allem aber wird man der jetzigen Sachlage für jede Beobachtung Überlegungen in dieser Richtung anstellen müssen, wenn man eine befriedigende Lösung bzw. Heilung erzielen will.

Eine im einen Fall mehr, im andern weniger wichtige Rolle kommt ganz sicher bei diesen Vorgängen auch dem Nervensystem zu (Brack, Bergstrand, di Vittoria, White), doch ist die Art seiner Mitwirkung noch nicht restlos klar.

## II. Hautveränderungen bei Erkrankungen des Zirkulationsapparates.

Zwei Hauptsymptome sind es, die bei Zirkulationsstörungen, hauptsächlich bei den durch Herzaffektionen bedingten, im Vordergrund stehen: die *Cyanose* und das *Ödem*. Es empfiehlt sich deshalb, die Besprechung an Hand dieser beiden Krankheitserscheinungen einzuleiten, um ihr Auftreten, ihre Entstehungsweise und ihre Bewertung bei den verschiedenen Herzerkrankungen im Zusammenhange zu erörtern.

Die

### Cyanose

ist bei fast allen Störungen des Herzens von großer Bedeutung, sowohl bei den primären, als bei den sekundären. Die letzteren, meist durch Erkrankungen in den Atmungswegen bedingt, sind schon bei diesen gewürdigt. Man bedenke aber, daß die primären Herzstörungen in bezug auf das Eintreten einer Cyanose auch von der meist sich einstellenden sekundären Alteration der Atmungswege abhängig sind. Es besteht eben ein sehr inniger Konnex zwischen den Funktionen und Funktionsstörungen der beiden Organkomplexe, weil ihre physiologischen Aufgaben in bezug auf die Decarbonisation des Blutes Hand in Hand gehen, jede Störung des einen früher oder später den anderen Komplex in Mitleidenschaft zieht, was für den Verlauf des Leidens verhängnisvoll werden kann.

Die *Cyanose bei Herzklappenfehlern* zeigt sich oft schon sehr früh. Die Patienten haben meist gerötete Wangen, sehen sogar oft auffallend gesund aus. Allerdings wird das geschulte Auge schon zeitig einen Stich ins Bläuliche erkennen und, zumal wenn eine etwas beschleunigte und erschwerte Atmung bemerkbar wird, die für die Untersuchung einzuschlagende Richtung erfassen. Die Gesichtsstörung *(Rosacea)*, bei längerem Bestande mit sichtbaren Gefäßerweiterungen kombiniert, ist also oft der erste Grad einer Cyanose, zeigt eine Insuffizienz des Herzens an, die bei bestehenden Herzklappenfehlern sich früher oder später einstellt und eine Verlangsamung des Blutstromes, eine Überfüllung und Stauung im Venensystem, eine Unterfüllung im Aortensystem, eine mangelhafte Oxydierung des Blutes nach sich zieht.

Diese Folgen treten aber nicht bei allen Klappenfehlern gleich schnell und gleich intensiv hervor.

Am frühesten und ausgeprägtesten geschieht es bei *Klappenerkrankungen des rechten Herzens,* dann bei *Mitralfehlern.* Bei diesen bleibt die Stauung im kleinen Kreislauf im rechten Herzen, in den Venae cavae nicht lange aus. Spater geschieht es bei *Aortenfehlern,* weil bei diesen die Hypertrophie des linken Ventrikels die Nachteile lange zu kompensieren, die Beteiligung des kleinen Kreislaufs und des Venensystems hinzuhalten vermag. Der Grad der Cyanose hangt einerseits von dem Grade der Kompensationsstörung des Herzens, andererseits von dem Grade der Inanspruchnahme des Herzens, d. h. von der Muskeltätigkeit ab. Beim Arbeiten, Gehen, Laufen, Tanzen, Treppensteigen, Heben schwerer Lasten nimmt die Cyanose erheblich zu. Aber auch nervöse Vorgänge, Aufregungen, Ärger, Schreck, können die Insuffizienz des Herzens und dadurch die Cyanose schnell und stark steigern. In körperlichen und seelischen Ruhezustánden geht die Cyanose relativ am meisten zurück.

Die Herzcyanose ist um so ausgesprochener, je weiter die Körperteile vom Herzen entfernt sind. Die schon erwähnten Wangen, die Lippen, die Nasenflügel, die Ohrläppchen, die Fingerspitzen, die Zehen, Ellbogen und Kniescheiben sind besonders ergriffen. An den unteren Extremitäten, bei denen das Gesetz der Schwere die Verlangsamung des Blutstromes noch steigert, kommt es leicht zu Varicenbildung, die am After sich als Hämorrhoiden dokumentieren.

Bei längerem Bestande der krankhaften Blutstauung kommt es leicht zu ödematösen Anschwellungen und zu hypertrophischen Verdickungen; so an Lippen und Nase. An Fingern, Unterarmen, Unterschenkeln entstehen dabei zuweilen dieselben Anomalien, die man bei chronischen Lungenleiden, besonders bei Bronchiektasen beobachtet und nach PIERRE MARIE als *Ostéoarthropathie hypertrophiante pneumique* bezeichnet hat: kolbige Verdickungen der Weichteile an den Endphalangen, die *trommelschlegelartig* aufgetrieben sind und symmetrische durch ossifizierende Periostitis bedingte Auftreibung an Vorderarmen und Unterschenkeln. Die Nägel können bei bösen Fällen zu papageischnabelartigen Krallen werden.

BAMBERGER zieht zur Erklärung der Entstehung dieser Folgezustánde hypothetische Toxine heran, die bei primáren und sekundáren Stauungszustánden in den Lungen geschildert werden sollen.

Beim Kind faßt SECKEL neben den Trommelschlegelfingern auch Ohrcyanose, Telangiektasien, Gedunsensein der Haut und Hypertrichose als Syndrome der chronischen Stauungshaut zusammen. Er beobachtete diese in zehn Fällen schwerer Empyeme und macht für ihre Entstehung einmal Abflußbehinderung des venösen Blutes und weiterhin Gefäßschadigung durch Toxine aus den Empyemen verantwortlich.

Ein besonderes Wort über die *Cyanose bei kongenitalen Herzfehlern,* die ja meist recht kompliziert sind: *Pulmonalklappenfehler, Defekte in der Scheidewand beider Herzhälften* und Mißbildung des *Ductus arteriosus Botalli.* Kombinationen kommen vor. Meist werden die Neugeborenen bald nach der Geburt cyanotisch. Wenn sie leben bleiben, pflegt die Cyanose noch sehr zuzunehmen. Sie sehen blauverfärbt aus *(Morbus coeruleus).* Ob im Einzelfalle die Verfärbung nur der Stauung ihre Entstehung verdankt, oder ob wie manche Autoren glauben, infolge der meist vorhandenen abnormen Kommunikationen eine Mischung des arteriellen und venösen Blutes erfolgt, die diesem eine venöse Beschaffenheit gibt, wird im Einzelfalle entschieden werden müssen, was ohne Autopsie oft nicht gelingt. Einen klinischen Wink für die Auffassung der Sachlage erhält man in den Fällen, in denen der Morbus coeruleus sich erst allmählich entwickelt, nicht gleich einsetzt. Wären abnorme Defekte da, dann müßte man wohl erwarten, daß von vornherein das Blut einen venösen Charakter zeigt.

Tritt dieser später hervor, dann dürfte wohl nur die Stauung ätiologisch in Frage kommen.

Eine besondere Nuance zeigt die cyanotische Färbung, wenn sie mit einem Ikterus kombiniert ist, einer Folge von Leberstauung. Es entsteht dann eine schmutzig graue, oder sogar eine schwärzliche Färbung, die man als *Melas-Ikterus* bezeichnet.

Jules Simon spricht von einer *Cyanose blanche*, was ja paradox klingt. Sie soll sich in einem eigentümlichen auffallenden Weiß der Haut bei Menschen mit solchen kongenitalen Herzfehlern äußern, die erst spät, im Jünglingsalter in Erscheinung treten.

Hervorgehoben sei noch, daß lange bestehende Cyanose eine Hyperplasie und Neubildung von Capillaren zur Folge haben kann.

Bier und Maar meinen, daß der Sauerstoffmangel in der Haut als Reiz für den erythroblastischen Apparat wirkt, Vermehrung der roten Blutkörperchen hervorruft. Dahingegen werden die Hämoglobinmenge und der Eisengehalt vermindert, das Sauerstoffabsorptionsvermögen herabgesetzt.

In einer ganzen Anzahl von Fällen sieht Cohen die vorwiegend durch Kreislaufstörung bedingte Asphyxie der Gewebe als Ursache von generalisiertem Pruritus an.

Gleich der Cyanose sind die

## Ödeme

bei Herzerkrankungen Folgen von Zirkulationsstörungen, ausgelöst durch Stauung. Hindernisse im venösen Kreislauf sind es, die zu einer Ansammlung des Hautwassers in den Lymphbahnen und um die Venen und dadurch zur Schwellung der Haut führen. Der Lymphstrom spielt dabei eine nicht sehr bedeutungsvolle sekundäre Rolle. Man kann durch Unterbindung aller Lymphbahnen einer Extremität experimentell eine Lymphstauung hervorzurufen versuchen; es gelingt nicht, es kommt zu keinem Ödem. Dahingegen stellt sich letzteres nach Unterbindung der Venen prompt ein. Funktionsstörung oder anatomische Läsionen der Venenwände sind also in erster Reihe die pathogenen Faktoren bei der Entstehung von Stauungsödem bei Zirkulationsstörungen. Beachtenswert ist, daß die Ödeme bei Herzkranken ganz besonders gern, dem Gesetz der Schwere folgend, zuerst an den unteren Extremitäten als *Anasarka* auftreten, um sich ascendierend weiter auszubreiten.

Bei präödematösen Zuständen beschreiben Hess-Kerl (a) eine sehr stabile, besonders an Gesicht, Fußrücken und Streckseiten der distalen Hälfte der Unterschenkel lokalisierte, eigenartige Blässe und pastöse Beschaffenheit der Haut, denen histologisch ein nicht entzündliches Ödem der ganzen Hautdecke entspricht.

Keiner besonderen Hervorhebung bedarf es, daß das Ödem bei Herzleiden, bzw. die ihm zugrunde liegende Stauung hyperplastische Prozesse, Elephantiasis, Stauungsdermatosen begünstigen, verschlimmern, ihre Rückbildung verhindern. Man denke deshalb auch beim Ulcus cruris daran, nachzuforschen, ob der Zirkulationsapparat normal funktioniert. Daß primäre periphere Anomalien desselben z. B. Varicen für die Entstehung und die Hartnäckigkeit regressiver und progressiver Dermatosen in der Mehrzahl der Fälle verantwortlich sind, sieht man alltäglich.

Wiederholt hat Walsh auf die Bedeutung der Zirkulationsverhältnisse für die Entstehung von Dermatosen hingewiesen, doch sind seine Ausführungen mehr theoretisch und nicht durch exakte Beobachtungen gestützt.

Nach der allgemeinen Besprechung der zwei wichtigsten die Herzaffektionen begleitenden Hauterscheinungen müssen jetzt verschiedene Herzleiden noch in bezug auf das Vorkommen von anderen Hautanomalien Revue passieren:

Die *Endocarditis acuta ulcerosa*, eine pyämische, bzw. septische Infektion mit Streptokokken hat relativ oft Dermatosen des gleichen Charakters im Gefolge, ebenso wie letztere auch ätiologisch für dieses gefährliche Herzleiden verantwortlich sein können. Das sekundäre Hereinziehen der Haut in das Krankheitsbild geschieht auf dem Wege der Bakterienembolie der Hautgefäße oder auch durch Schädigung der Gewebe durch Toxine. *Pyodermien* aller Art können so entstehen: Furunkel, Karbunkel, pustulöse und pemphigoide Efflorescenzen, Abscesse, Ulcerationen (MILIAN-NATIVELLE-CAROLI), Nagelbettvereiterungen umschriebene Hautgangrän. Daß die ursächliche Embolie sich auf der Haut immer im Beginn als eine zentrale, weiße, weil anämische Stelle kundgibt, ist theoretisch anzunehmen, aber nicht immer festzustellen.

Auch *Petechien* und subcutane *Hämorrhagien* (SOUTTER) kommen vor; sie sind auf eine krankhafte Lädierbarkeit der Blutgefäße oder Blutzersetzung zurückzuführen. Sie bekunden meist einen malignen Charakter des Leidens. Das gleiche tut ein sich hinzugesellender *Ikterus*, der sehr hochgradig werden kann. Er ist eine Folge von embolischen Vorgängen in den Lebergefäßen.

Einfache *Erytheme* hat diese böseste Form der Endokarditis mit der weniger malignen *Endokarditis valvularis simplex* und den durch sie entstehenden Klappenfehlern gemeinsam. Es kommen dabei neben roseolaartigen Efflorescenzen auch solche vom Typus des *Erythema exsudativum multiforme* [MILIAN (a, b)] und des *Erythema nodosum* in Frage. Ferner beschrieben: Erythema urticatum gyratum (LEINER), Erythema annulare [LEHNDORFF-LEINER (a, b), SACCHI], Erythemato-papulöses Exanthem (ESCHBACH).

Der Verbindungsweg ist nicht leicht zu überschauen. Man muß dabei auch ins Auge fassen, daß besonders das Erythema exsudativum auch in engen Beziehungen zum Gelenkrheumatismus steht, der wiederum ein unendlich häufiger Vorläufer der Endokarditis ist. Es gibt da ein gemeinsames, pathogenetisch wichtiges Moment zwischen dem exsudativen Erythem, dem Gelenkrheumatismus und dem Endokard, das bisher noch nicht sicher ergründet ist.

Es kann dieser Gruppe auch noch die *Peliosis rheumatica* (SCHÖNLEIN) angereiht werden, bei der neben der rheumatischen Note auch noch die Purpuranote ins Gewicht fällt.

Auf die Möglichkeit bei Endokarditis durch Stauung Purpura zu erzeugen (RUMPEL-LEEDEsches Phänomen), macht WEISMANN aufmerksam.

Vielleicht ist im Fall von POLAK eine *Livedo racemosa* auf eine Endokarditis zurückzuführen.

Von den *Mitralfehlern* ist noch hervorzuheben, daß die Stenosen oft ein sehr blasses Aussehen der Kranken bedingen, das erst, wenn es zu Kompensationsstörungen gekommen ist, von einem cyanotischen abgelöst wird.

Die *Insuffizienz der Aortenklappen* gibt sich im Jugulum oft durch Pulsation des Arcus aortae kund, wie sie auch an Cubital- und Femoralarterien sichtbar werden kann. Capillarpuls an den Nägeln ist charakteristisch, aber nicht pathognomonisch.

Mehrfach wird ein bei Fällen von *Angina pectoris* aufgetretener *Zoster* genetisch mit dieser in Verbindung gebracht [SEVERIN (a), ARNSTEIN (b), WERTHEIMER (a, b), PARSONNET-HYMAN].

Eine eigenartige Betrachtung über streifenförmige Wachstumshemmung des Kopfhaars bei Angina pectoris stellt NEUDA an.

Ein Wort über die sehr häufigen *Herzneurosen*. Für diese ist es typisch, daß die Patienten häufiger ein blasses, als ein gerötetes Aussehen haben. Sehr oft ist aber die Färbung eine sehr labile: Blässe und Kühle wechseln mit Rötung und Hitzegefühl — natürlich rein vasomotorische Vorgänge. Zur Cyanose kommt es kaum jemals.

Die *Perikarditis* wird oft von einer zuweilen sehr starken Hyperästhesie der Haut im Gebiete des Herzens begleitet. Nur selten kommt es bei der exsudativen Form zur Vorwölbung *(Voussure précordiale et epigastrale)* der Herzgegend. Vorhandene Ergüsse, die die Zirkulation beeinträchtigen, können auch zur Stauung, Cyanose, zum Ödem führen. Letzteres ist nur bei vorgeschrittenen hochgradigen Fällen weiter ausgedehnt, so daß es sich auch auf die unteren Extremitäten erstreckt. Bei leichtem Verlauf beschränken sich die Schwellungen auf die obere Körperfläche. Das Gesicht schwillt zuweilen nur an der Seite an, auf der der Patient liegt.

Die *Pericarditis adhaesiva externa* (Accretio pericardii) bedingt durch die Adhäsionen zwischen Herz und Nachbarorganen manche sichtbaren Vorgänge: systolische Einziehung der Herzgegend und anderer Stellen der Brustwand. Dieses Symptom ist wichtig, wenn es in jeder Lage, besonders in linker Seitenlage vorhanden ist. Brauer spricht auch von einem diastolischen „Brustwandschleudern". Zuweilen sieht man am Rücken neben der Wirbelsäule systolische Einziehung und diastolisches Hervortreten der Intercostalräume *(Broadbentsches Zeichen)*.

Von den *Erkrankungen der internen Arterien und Venen* ist die wichtigste das *Aortenaneurysma*.

Betrifft dieses die *Aorta ascendens,* so kann es sich schon relativ früh durch sichtbare und fühlbare Pulsationen im zweiten rechten Intercostalraum verraten. Im weiteren Verlauf kommt es zuweilen zu einer kleineren oder größeren Vorwölbung des Sternums. Wächst das Aneurysma weiter, dann kann es zu einem Schwund der Muskulatur der Rippe, schließlich der Haut kommen. Diese wird verdünnt, gespannt, glänzend, livid, schließlich gangränös. Der Sack kann dann perforieren. Schnellster Verblutungstod ist die Folge.

Das *Aneurysma der Aorta descendens* kann trotz seiner tiefen Lage auch an der Brustwand, diese vorwölbend, in Erscheinung treten.

Beachtenswert sind die durch Druck eines Aneurysma sich einstellenden Anomalien der Hautvenen. Bei Erkrankung der Aorta ascendens kann es so durch *Kompression der Vena cava superior* zu Erweiterung und Schlängelung der subcutanen Hautvenen an der Hals- und oberen Brustgegend kommen, wozu sich Cyanose und Ödem hinzuzugesellen vermögen. Druck auf die *Vena anonyma* hat die gleichen Folgen aber nur einseitig, und zwar besonders oft links bei Aneurysma des Aortenbogens.

Wo das *Aneurysma aortae mit Aorteninsuffizienz* einhergeht, kann der *Capillarpuls* nicht nur an den Nägeln, sondern auch an der Stirnhaut und Schleimhaut des Rachens sichtbar werden.

Die sehr seltenen *Aortenverengerungen,* besonders an der Insertionsstelle der Einmündung des Ductus arteriosus Botalli, am „Isthmus aortae" gefunden, führen zu einer enormen Dilatation der aus dem Arcus aortae entspringenden Arterien (Anonyma, Carotis und Subclavia sinistra). Das Blut dringt auf Kollateralwegen in die aus der Aorta descendens entspringenden Arterien. Folgen: dicke geschlängelte, stark pulsierende Gefäße am Rücken und an der Vorderfläche des Thorax, im Gebiete der Cruralis. Mit dem Puls isochrone Geräusche und fühlbares Frémissement sind beachtenswert.

Zak findet bei aortenkranken Menschen im Bereich des Manubrium sterni, halbmondförmig gegen die Mitte der Claviculae auslaufend eine bestimmte Form von Erythem, das er als Äußerung einer auf die Körperoberfläche projizierten vasomotorischen Reizung auffaßt.

Über die *Arteriosklerose* kann man sich kurz fassen. Sie hat Hautveränderungen insoweit zur Folge, als sie zu einer Insuffizienz des Herzens führt. Sei es, daß die Aortenklappen krankhaft verändert sind, sei es, daß der Herzmuskel dilatiert oder durch mangelhafte Blutversorgung — bei Sklerose der Coronararterien — unzureichend funktioniert.

Natürlich führt auch der Verschluß peripherer arteriosklerotischer Gefäße zu mehr oder weniger ausgedehnter Nekrose und Gangrän.

Einen Einfluß der Arteriosklerose auf die Dauer chronischer Dermatosen hält BISHOP für wahrscheinlich.

Zwei durch die Adspektion zu erkennende Erscheinungen seien hier kurz erwähnt: die *Undulation der Venen* und der *Venenpuls*.

Der *Venenpuls* ist besonders im Gebiete der Vena cava inferior, wenn er deutlich ausgesprochen ist, durchaus pathognomonisch für eine Insuffizienz der Tricuspidalklappen, mag sie eine absolute oder eine relative sein. Das bei den Herzkontraktionen in den Vorhof zurücktretende Blut löst in der Jugularis, in der Leber, in den Venen der unteren Extremitäten eine rückläufige, systolische Pulswelle aus. Die Venenklappen erweisen sich dem starken Anprall des Blutstroms gegenüber als nicht suffizient. Die Schlußunfähigkeit der Valvula tricuspidalis kommt zum Ausdruck.

Die *Undulation der Venen* findet sich besonders bei Mitralfehlern. Sie besteht in einem Auf- und Abwogen des Blutes in den Venen bei Überfüllung, sei sie durch die Herztätigkeit oder durch den Atemmechanismus hervorgerufen. In der inspiratorischen Phase schwellen die Venen durch Ansaugen nach dem Brustraum ab, durch den steigenden Druck im Thorax, während des Exspiriums werden sie wieder gefüllt. Ein großer Wert ist der Venenundulation nicht beizulegen.

Eine unter Umständen die Diagnose ermöglichende Bedeutung kommt den Hauterscheinungen bei dem eigentümlichen, proteusartig mit den verschiedensten und fast immer unklaren Symptomen verlaufenden Krankheitsbild der *Periarteriitis nodosa* (KÜLBS, GRUBER, KROETZ) zu.

Falls sich die Knötchen im Unterhautzellgewebe oder so in Muskeln lokalisieren, daß sie durchpalpiert werden können, läßt sich durch eine Biopsie ihre Natur aufklären und damit die Diagnose stellen.

Außer den, lange nicht in allen Fällen an der Haut auftretenden spezifischen Knötchen, kommen recht häufig unspezifische Exantheme zur Beobachtung z. B. flachpapulös-hämorrhagische (FROMMEL), erythematöse, papulös-bullöse (DEBRÉ-LEROUX-LELONG-GAUTIER-VILLARS), ausgedehnte Hämorrhagien (GLOOR), Hämorrhagien und Gangrän [F. FREUND (c)], Gangrän (LÖHE-ROSENFELD).

Auch der *Livedo racemosa* sei hier nochmals Erwähnung getan. Es ist dies früher schon anläßlich ihrer Beziehungen zur Tuberkulose geschehen. Neben der Tuberkulose gibt es aber sicher, wie schon EHRMANN angenommen hat, auch noch andere Schädigungen, z. B. Altersveränderungen oder Alkoholismus, vielleicht auch bloß funktionelle Kontraktionszustände im Gefäßsystem oder noch unklare, andersartige Noxen, die zu entsprechenden Gefäßschädigungen und so zum gleichen klinischen Bild führen können (PRELLER, POLAK, FUHS).

## III. Hautanomalien bei Erkrankungen der Verdauungsorgane.

Das Volksempfinden wittert hinter jeder krankhaften Veränderung an der Haut eine interne Ursache und denkt dabei in erster Reihe an Vorgänge im Digestionstractus oder an Blutveränderungen. Die Richtung, die jetzt die Wissenschaft bei ihren Forschungen einschlägt, weicht oft nicht weit von der des Volksempfindens ab. Soweit es sich nicht um rein äußere Einwirkungen, vor allem um solche mikrobiärer Natur handelt, faßt man den inneren Organismus bei ätiologischen Studien sehr scharf ins Auge und das mit sichtlichem

Erfolge. Aber auch bei bakteriellen Erkrankungen der Haut sucht man nach Beziehungen zu internen Anomalien, um, wenn auch nicht die äußerliche Noxe, so doch prädisponierende Momente herauszufinden. Es ist also für die interne und externe Medizin fruchtbar, Zusammenhängen zwischen beiden nachzuspüren.

Die *Mundhöhle* bietet gar viele Veränderungen ihrer Schleimhaut. Meist sind sie nur Teilerscheinungen einer gleichzeitig ausgesprochenen Hautaffektion.

Es sei bloß auf die zahlreichen oralen Veränderungen bei der *Lues* (Erythem, Papeln, Gummen, Leukoplakie) hingewiesen. Sehr typische Schleimhautveranderungen findet man ferner beim *Lichen ruber:* weißliche, glanzlose, gefelderte, nicht derbe, oft netzartig angeordnete Streifen und Flecken, die unschwer von der Luesleukoplakie abzugrenzen sind.

Eine Affektion, deren Abhängigkeit von Verdauungsleiden nicht ergründet ist, aber im Bereich der Wahrscheinlichkeit liegt, stellen die *Aphthen* dar.

Eine ernste Mundkrankheit, die durch Übergreifen auf die Haut sehr maligne werden kann, ist die *Stomakake*. Eine dabei entstehende, umschriebene Erosion der Mundschleimhaut kann zur Nekrose kommen, durch die große Teile der Wange zerstört werden. Diese „*Noma*", sicherlich bakteriellen Ursprungs, hat böse Entstellungen zur Folge, wenn sie nicht gar durch Sepsis zum Tode führt.

Sehr beachtenswert ist, daß der *Pemphigus vulgaris* zuweilen lange, selbst viele Monate nur auf der Mundschleimhaut lokalisiert sein kann, bevor die Eruption auf der äußeren Haut erfolgt. Sehr selten findet man auf der Schleimhaut eine eigentliche Blasenbildung. Ihre Epitheldecke ist zu dünn, zu wenig kohärent, um es zu einer solchen kommen zu lassen. Man findet nur Erosionen, mit weißlichgrauen Auflagerungen bedeckt, die zu größeren Membranen zusammenfließen können. Dazu Speichelfluß, *Foetor ex ore* und meist nur mäßige Schmerzhaftigkeit.

*Ptyalismus* führt leicht zu einer Maceration der Mundumgebung, zu perioralen Ekzemen, zu Rhagaden.

Von *Erkrankungen des Oesophagus* sind es besonders die malignen Tumoren, die der Beschaffenheit der Haut Abbruch tun können. Es sind wohl im ganzen die gleichen Folgezustände wie sie alle innerhalb des Thorax sitzenden Tumoren (der Lungen, des Mediastinums) hervorrufen können. Durch Druck und Verdrängung.

Ein sehr seltenes Vorkommnis ist die Bildung einer Hautfistel nach Perforation einer vom Oesophagus oder seiner Umgebung ausgehenden zu Abszedierung führenden Phlegmone. Verletzung durch Fremdkörper, besonders durch Fischgräten und ähnliche spitze Gegenstände geben meist dazu den Anstoß.

Die rein funktionellen Störungen der *Magentätigkeit* können sekretorischer und mechanischer Art sein.

Die Sekretionsanomalien, die man als *Dyspepsia secretoria* zusammenfassen könnte, äußern sich in einer Hyper- oder in einer Hypoacidität (Subacidität, Anacidität).

Die *Hyperacidität,* die übermäßige Absonderung von Magensaft oder richtiger gesagt, von Magensäure (Salzsäure), die ja in der Mehrzahl der Fälle eine *Dyspepsia nervosa* ist, eine Folge der Reizung der sekretorischen Magennerven darstellt, hat kaum irgendwelche Beziehungen zu Hautanomalien. Trotz der unendlich großen Häufigkeit der gesteigerten Funktion der entsprechenden Magenwanddrüsen ist kaum etwas Bestimmtes über Beziehungen zur Haut bekannt.

Ganz anders ist es mit der *Subacidität,* bzw. *Anacidität,* die als Ursache von Hautveränderungen oft angesprochen wird. Pruritus simplex, Urticaria, Ekzem, Lichen Vidal, Acne, Rosacea, Acne varioliformis, Furunkulose, alle diese Dermatosen sollen die Folge sein können. Der Beweis für den Zusammenhang wird dadurch erbracht, daß durch interne Darreichung von Salzsäure (Lier und Porges) oder von Azidolpepsin (Csillag) die Hautleiden schwanden.

So bombensicher ist dieser Beweis ex juvantibus nicht, schon deshalb nicht, weil beispielsweise bei der Arthritis urica, die zur Haut viele Beziehungen hat, durch Salzsäure oft ein sehr guter, wenn auch nur symptomatischer Heilerfolg erzielt wird, ohne daß eine Subacidität des Magens vorliegt. Die Übersäuerung des Organismus birgt auch Heilkraft in sich. Ob es sich dabei immer um Beseitigung von Folgezuständen mangelnder Säure handelt, ob durch die Salzsäurevermehrung die desinfektorische Kraft des Magensekretes gesteigert wird, ob die durch verlangsamten Abbau der Nahrung bedingte Steigerung der Fäulnisprozesse im Magendarmkanal korrigiert wird, das bedarf noch des Beweises. Vor allem fehlt den klinischen Beobachtungen oft die grundlegende Basis, der strikte Nachweis, daß ein Mangel an Säure vor Einleitung der Salzsäurebehandlung überhaupt chemisch festgestellt ist. Es wird sich bei den Magencarcinomen zeigen, daß die das Leiden stets begleitende Subacidität, ja Anacidität kaum in irgendeinem erheblichen Maße Hautaffektionen obengenannter Art auslöst.

Eine *motorische Funktionsstörung*, die *Gastrektasie* (Dilatatio ventriculi) ist, wie es scheint, geeignet, die Haut ungünstig zu beeinflußen, wie man annehmen muß durch die abnormen Gärungsvorgänge, die sich in dem mit stagnierenden Nahrungsmitteln gefüllten erweiterten Magensack entwickeln. Sarcine und viele andere Gärungserreger sind reichlich vorhanden. Eine Entstehung von Dermatosen, insbesondere von Pruritus und Urticaria ist sehr denkbar. Aber die Feststellung des Verbindungsweges ist noch keine genügend gefestigte. Der Dermatologe kümmert sich zu wenig um den Magen, der Interne hat zu wenig Verständnis für die Hautvorgänge. Hierbei sei erwähnt, daß gerade bei Patienten mit Acne rosacea häufig eine Magenerweiterung zu finden sein soll. Es ist das nach praktischen Beobachtungen höchst unwahrscheinlich. Vielleicht könnte indirekt die Gastrektasie Anteil an der Rosacea haben, indem sie eine vorhandene Neigung zu Seborrhöe steigert.

Den *entzündlichen Magenleiden*, insoweit sie einen chronischen Verlauf haben, kann ein Hervorrufen von Dermatosen kaum nachgewiesen werden. Dagegen haben die akut entzündlichen gastrischen Katarrhe und gastrischen Erkrankungen sehr innige Beziehungen zum *Herpes simplex*.

Oft sind dabei die entzündlichen Magenerkrankungen und der Herpes Koeffekte eines gemeinsamen ätiologischen Momentes. In anderen Fällen wiederum ist nicht sowohl der abnorme Zustand des Magens als das begleitende Fieber als herpeserzeugend anzusprechen. Es ist ja sehr bekannt, wie manche andere leicht entzündliche, fieberhafte Prozesse, besonders Erkältungszustände der oberen Luftwege, ein Schnupfen usw. mit Herpes einhergehen. Es wird sich natürlich schwer im Einzelfalle auseinanderhalten lassen, welcher Faktor die Verantwortung zu tragen hat, das ätiologische Moment oder eine der symptomatischen Erscheinungen. Praktisch ist ja die Entscheidung wenig bedeutungsvoll, aber theoretisch von Interesse.

In einem hartnackigen Fall von Herpes linguae konnte JENNER gastroskopisch Gastritis ulcerosa nachweisen, auf deren Behandlung hin der Herpes heilte.

Das *Ulcus rotundum ventriculi*, ein oft in Beziehung zur Hyperacidität stehendes Leiden, prägt sich im Aussehen meist wenig aus. Das Gesicht kann geradezu blühend aussehen, ebenso wie die Überproduktion an Salzsäure meist die gesunde Hautfarbe kaum alteriert. Nur wenn das Geschwür leicht blutet, wenn es zeitweilig zu starker Hämatemesis kommt, stellt sich eine mehr oder weniger starke Blässe der Haut und der sichtbaren Schleimhäute ein, die bei starken Blutverlusten beängstigend werden kann. Nach LORTAT-JACOB begünstigt das Ulcus infolge der Durchtrittsmöglichkeit für unveränderte körperfremde Proteine die parenterale Sensibilisierung.

Ganz anders ist der Einfluß eines *Magencarcinoms*, auf das Aussehen der Patienten.

Es dürfte im Interesse einer Abkürzung der Arbeit liegen, wenn man an dieser Stelle zusammenfassend die Beziehungen aller *intraabdominal gelegenen malignen Tumoren* zur Haut betrachtet.

Das Aussehen der an internen Carcinomen Leidenden ist sehr beachtenswert, weil dieses zuweilen viel früher sich auszuprägen beginnt, als die maligne Ursache aus ihrer „Latenz" hervortritt. Der Kranke, meist abgemagert, bekommt eine trockene, fettarme, zuweilen etwas abschilfernde, fahle, ins graugelbliche oder grünlichgelbliche spielende Gesichtshaut, ein Aussehen, das so leicht kein anderes Leiden erzeugt; vor allem sehr abweichend von der Blässe der mit einem blutenden Ulcus ventriculi Behafteten. Zum mindesten ist das gekennzeichnete Aussehen geeignet, den Verdacht auf eine maligne Geschwulst zu lenken.

In vorgeschrittenen Fällen sind *Abnormitaten der Fingernägel* beobachtet. Diese werden verdickt, uneben, undurchsichtig [E. G. Fearnsides (a)]. Diese Veränderungen dürften aber nicht spezifische Folgen des Carcinomleidens sein, sondern Symptome einer chronischen Kachexie, aus welchen Ursachen sie entstanden sein mag.

Sehr interessant sind die Beziehungen innerer Carcinome zur *Acanthosis nigricans*, der mit papillärer Wucherung der Stachelschicht, Hyperkeratose und Hyperpigmentierung einhergehende Dermatose, die vornehmlich in den Achselhöhlen, in den Kniekehlen, in Hautfalten, in der Regio submammillaris, an den Genitalien lokalisiert ist.

Sehr oft handelt es sich um Menschen mit innerer Carcinose. Nicht immer, denn es kommt auch vor, daß jüngere, sonst gesunde Menschen von der Acanthosis heimgesucht werden, oder daß benigne Tumoren innerer Organe gleichzeitig vorhanden sind.

Die ausgesprochene Ansicht, daß es sich bei der Acanthosis nigricans um eine Autointoxikation oder um eine Reizung des Bauchsympathicus handelt, harrt des Beweises (siehe Moncorps, dieses Handbuch Bd. VIII/2).

Die *Metastasierung innerer Carcinome in die Haut* ist kein allzu seltenes Vorkommnis. Kaufmann-Wolf stellte 1913 aus der Literatur 65 sichere Fälle zusammen [Fasal, Severin (b), Bourdillon, Uhlenbruck-Gilardone].

Außer echten Metastasen werden an der Haut jedoch auch *unspezifische Dermatosen* erzeugt, denen deshalb ein prämonitorischer Charakter zukommen kann, so u. a. Pruritus [Wickham, Kuttner, Schur (a), Verhaeve, Harf], Erythem [Kitamura, Rothmann, Ramel (d), Schur (a)], Prurigo (Rothmann, Meirowsky, Wickham), Dermatitis herpetiformis (Harf, Rothmann, Usland), Impetigo herpetiformis (Buschke), Pigmentierungen (Holländer, Grossmann).

Die krankhaften *Darmaffektionen*, soweit sie nicht schon bei Erörterung der Magenleiden berücksichtigt sind, geben in vielfacher Beziehung Stoff für das vorliegende Thema, denn bei allen Darmleiden sind Hautfolgen aller Art mitgeteilt, wobei allerdings eine skeptische Kritik oft am Platze ist.

Die chronische, motorische Insuffizienz des Darmes, die *Obstipatio chronica*, im Volksmund für viele Hautanomalien verantwortlich gemacht, ist nicht immer als schuldiger Teil zu verurteilen. Man sieht so viele Menschen, besonders Frauen, die viele Jahre den Kampf gegen die Obstipation mehr oder weniger energisch vergeblich führen und niemals die geringste Hautanomalie zeigen, weil der Chemismus der Darmverdauung darunter nicht leidet, weil sich keinerlei entzündliche Affektionen einstellen, weil vor allem keine pathoferen Bakterien ihre maligne Tätigkeit entfalten.

Vorhanden sind derartige Mikroroganismen im Darmtractus bei bestehender Obstipation sogar sicherlich in besonders großer Zahl. Es überwiegen die verschiedenen Arten der *Colibacillen* und das *Bacterium lactis aerogenes*. Daneben findet man noch Bacterium subtilis, Proteus, Bacillus butyricus, Staphylokokken, Streptokokken, Pneumokokken.

Krankheitserreger, die vom Darm aus direkt oder indirekt Dermatosen endogen hervorrufen können, gibt es ja sehr viele. Direkt, durch Invasion in die Haut auf dem Blutwege; indirekt, indem sie krankhafte Vorgänge im Darmkanal hervorrufen, bei denen toxische Stoffe entstehen. Dazu kommen noch abnorme Kohlehydratgährung, die sich vornehmlich im Dünndarm abspielt abnorme Eiweißfäulnis, die besonders im Dickdarm lokalisiert ist, hauptsächlich in Frage.

Diese Vorgänge, bzw. die Toxine der Bakterien rufen dann Entzündungen in der Darmschleimhaut hervor, die, wenn die Abwehr keine genügende ist, ihrerseits die chemischen Vorgänge im Darm noch mehr steigern. Das Ergebnis dieses „Circulus vitiosus" ist eine Kräftigung der pathogenen Energie der Bakterien, bzw. ihrer Toxine, die sich in weiterer Folge auch in der Haut betätigen kann.

Vornehmlich scheinen *Hauterytheme* Darmkatarrhe akuten oder subakuten Charakters zuweilen zu begleiten. Und zwar besonders im frühen Kindesalter. Es sind gewöhnlich schwere Erkrankungsformen, die von Hautembolien begleitet werden. Man wird kaum fehlgehen, wenn man im Darm vorhandene toxische Stoffe für die Hautveränderungen verantwortlich macht.

In einem mitgeteilten Falle war es sogar ein bullöses Exanthem, das mit tiefgreifenden nodösen Veränderungen kombiniert war (UNWIN und EDDOWES). Das Kind kam ad exitum.

Ganz eigenartig sind bei Darmkatarrhen, Durchfallen beobachtete disseminierte Erytheme, die von feinsten Gefäßerweiterungen durchzogen waren, also rosaceaähnlich aussahen. Diese Erytheme saßen in einem Falle hauptsächlich an Stamm und Oberarm, während Gesicht und Extremitäten frei waren. Eine Reihe von derartigen Fällen von Kinderdiarrhöen teilt FEARNSIDES (b) mit: Es handelte sich um lange Krankheitsdauer, wahrend welcher sich Erytheme mit deutlichen Telangiektasien ausbildeten. Daneben bestanden Ödeme und Purpura.

*Ödeme* der Haut sind bei durch Darmaffektionen heruntergekommenen Kindern nicht selten; als Ausdruck einer Unterernahrung, einer Schwäche, eines Marasmus.

Ebenso können *Hautblutungen (Purpura)* begreiflicherweise in solchen Fällen sich einstellen.

Auf die Typhlitis legt PORGES Gewicht. AUDRY konstatierte einen Zusammenhang zwischen Herpes, Erythem und Urticaria mit Colitis pseudomembranacea. Mit Appendicitis chronica recidivans bringt H. FOURNIER Fälle von Acne, Herpes simplex, Pruritus, Prurigo, Purpura in Verbindung. Das Schwinden der Hauterscheinungen nach der operativen Entfernung der Appendicitis wird als Beweis angeführt. Sehr interessant ist ein von demselben Autor mitgeteilter Fall von Appendicitis, bei dem während jeden Rezidivs eine *abnorme Schweißsekretion* auf der rechten Gesichtshalfte beobachtet wurde. Nach der Operation kehrte die Hemihyperhidrosis nicht wieder. Ob es sich da um eine intestinale Intoxikation, wie FOURNIER meint, oder um reflektorische Vorgänge handelte, bleibe dahingestellt. Urticaria bei Appendicitis beschreiben FULD, BLUM-TERRIS.

Die verschiedensten Arten von Störungen im Magendarmtractus macht MONTAGUE für die Form des Pruritus ani verantwortlich, die er als indirekte bezeichnet.

Erwähnenswert sind auch die *Hernien*, da sie gar nicht selten die Ursache einer Obstipation und einer Stauung der Faeces in den ausgetretenen Darmteilen sind. Das bedingt eine Steigerung der Gärung und der Fäulnis, die durch ihre Produkte besonders eine Alteration der Hautnerven bedingt, die sich durch Jucken kundgibt. Gegebenenfalls muß an diesen Zusammenhang gedacht werden.

In ähnlicher Weise können auch Stenosen aus anderen Ursachen den Anlaß zur Entstehung von Dermatosen geben, wie schon Beobachtungen von EHRMANN (f) lehrten: Ekzem und Erythem bei Darmstenose durch Ileocöcaltuberkulose (Heilung nach Exstirpation, neuer Hautausschlag bei Rezidiv), ferner Erytheme bei Mastdarmstenosen (nach Dilatation verschwindend, bei neuerlicher Verengerung rezidivierend). Ähnlich z. B. DRAPER: Heilung eines Falles von Ekzem und Psoriasis nach Lösen der zu Abschnürung und Stauung des Colon ascendens führenden Verwachsungen mit dem Omentum majus.

In einem Fall von Coeliacie (Herterscher Krankheit) weist Popper auf trophische Störungen an den Fingernägeln hin.

Von den Parasiten, die im Darme ihr Schmarotzerdasein fristen, werden die *Bandwürmer* von jeher für ein krankhaftes Aussehen der betreffenden Quartiergeber verantwortlich gemacht. Eine fahle Gesichtsfarbe, blaue Ränder unter den Augen sollen ihnen eigen sein. Es zeigen aber so viele Menschen aus mancherlei Gründen dieses Äußere ohne Bandwürmer, während andererseits Bandwürmer beherbergende Menschen ein ganz tadelloses frisches Aussehen aufweisen. Wo die Schmarotzer handgreifliche äußere Veränderungen auslösen, da dürfte es weniger auf ersteren eigene toxische Stoffe zurückzuführen sein, als auf Darmkatarrhe, die durch die Insassen unterhalten werden.

Toxische Erytheme durch Tänien beobachtete Ehrmann (f).

Ähnliche Eruptionen verschiedenartiger Dermatosen, die man als Helminthen-Toxicodermien bezeichnen kann, sind auch bei Ascariden beschrieben worden: Erythem (Werssilowa), Urticaria (Jacquet, Pentagna, Casarini), Quinckesches Ödem (Martinico), Prurigo (Petroselli, Cederberg), bei letzterem Rezidiv der Prurigo bei Rezidiv der Ascariden.

Interessante Studien über die Allergieverhaltnisse bei Patienten mit Dermatosen und Asthma durch Ascariden hat W. Jadassohn veröffentlicht. In gleichem Sinne von Interesse ist die Beobachtung von Goldschmidt, der in einem Falle einen Heuschnupfen, welchen man ja auch zur Gruppe der Überempfindlichkeitskrankheiten zählen muß, durch Ascarisgift entstehen sah. Als Folge von Oxyuren sind beschrieben: Strofulus (Schutz), Neurodermitis (Schröpl).

Der *Oxyuris vermicularis* ist außerdem für Analleiden sehr oft verantwortlich. Er löst sie durch Provokation des Juckens aus, das sehr intensiv werden kann und oft alle die Zustände hervorruft, die das zur Juckstillung angewendete Kratzen zur Folge hat: Kratzekzeme, Erosionen, Rhagaden, Periproktitis, Analfisteln. Durch Ansiedlung von Pilzen kann es sekundär zu mykotischen Prozessen kommen. Eine besonders charakteristische Erscheinung dieser sind leukoplakieartige Veränderungen der Analschleimhaut und Analhaut, die hyperkeratotisch verdickt, ganz weiß ausschauen.

Ähnliche Anomalien können auch durch äußere und innere *Hämorrhoiden* hervorgerufen werden, wieder als Begleiterscheinungen des Juckens.

Es bleibt noch übrig, an dieser Stelle der häufigen *intertriginösen Prozesse* zu gedenken, die besonders bei Säuglingen infolge von Diarrhöen entstehen. Auf ganz direktem Wege durch Macerierung der Haut durch die quantitativ und qualitativ anomale Beschaffenheit der Faeces. Wo bei Erwachsenen Intertrigo entsteht, hat dies insofern oft Beziehungen zu inneren Vorgängen, als eine Hyperhidrosis, eine Adipositas nimia, ein Diabetes dabei mitsprechen können.

Die *Tuberkulose* kann, zumal wenn sie im Darm lokalisiert ist, am Anus tuberkulöse Geschwüre hervorrufen, die, auf der Schleimhaut beginnend, auf die äußere Haut übergreifen. Sie haben ganz den Charakter der Tuberkulosis ulcerosa miliaris; sie sind wenig schmerzhaft, zeigen flache, zackige, nicht infiltrierte, nicht unterminierte Ränder, scheiden einen dünnen Eiter ab, haben einen schlaffen, gelblich-rötlichen Grund, in dem man miliäre, gelblich-weiße Knötchen oder aus diesen hervorgegangene kleine Geschwürchen sieht, haben eine Neigung zu schnellem serpiginösem Fortschreiten und enthalten reichlich Tuberkelbacillen. Es handelt sich meist um sehr schwerkranke Menschen.

# IV. Hautanomalien bei Lebererkrankungen.

Zu den häufigsten und bedeutungsvollsten Symptomen vieler Leberaffektionen zählt der *Ikterus*, die *Gelbsucht:* Es ist deshalb praktisch, die Betrachtung des Ikterus an die Spitze zu stellen, seine Entstehung, sein Auftreten bei den verschiedensten Leberleiden zunächst zusammenfassend vorauszuschicken.

Man versteht unter Ikterus eine Verfärbung der Körperoberfläche, einschließlich der sichtbaren Schleimhäute. Sie erscheint leicht zitronengelb, dunkelgelb, gelbgrün bis grünlich-schwarz, je nach der normalen Pigmentierung der Haut, je nach der Intensität der Imprägnierung mit dem Gallenstoff. Summieren sich Ikterus und Cyanose, dann resultiert aus dem Gelb und Blau ein charakteristisches Grün.

Die mikroskopische Untersuchung ergibt eine diffuse Imbibition der Epidermiszellen, des Corium, selbst des subcutanen Bindegewebes mit Galle, d. h. mit Gallenfarbstoff und Gallensäure. Bei langem Bestande findet man auch kleine, eckige, gelbgrüne Partikelchen in der Haut abgelagert.

Die Verteilung der Gelbfärbung ist, zumal im Beginn, nicht immer eine gleichmäßige. Zuerst wird sie meist an der Conjunctiva bulbi erkennbar, besonders in der Nähe der Übergangsfalten. Man läßt zu dem Zwecke die Augäpfel nach oben und unten drehen. Einer gewissen Vorsicht bedarf es aber dabei, denn manche Sklera hat auch bei gesunden Menschen an genannter Stelle einen Stich ins Gelbliche, durch subconjunctivales Fett, nicht durch Gallenfarbstoff bedingt. An den anderen Schleimhäuten ist die Veränderung meist viel weniger markant, am harten Gaumen noch am ehesten festzustellen. Am Rumpf ist der Ikterus gewöhnlich früher und leichter erkennbar, als an den Extremitäten. Im allgemeinen fällt die Verfärbung bei dunklen Menschen eher ins Auge, als bei blonden. In zweifelhaften Fällen wird man mit dem Urteil zurückhalten, bis auch der Harnbefund Gallenfarbstoffgehalt ergibt.

Das äußere Bild eines Ikterischen erfährt eine, zuweilen recht erhebliche Modifikation, sobald sich *Pruritus* hinzugesellt, was mehr oder weniger fast stets der Fall ist. Das Jucken wiederum hat Kratzen und dadurch Kratzeffekte im Gefolge, Exkoriationen, Ekzeme, Pyodermien aller Art. Sie sitzen an den Stellen, die für die kratzenden Finger erreichbar sind.

Mit diesen Hautveränderungen sind die Ikterusfolgen noch nicht erschöpft; kleine roseolaartige Erytheme, Urticaria und in sehr malignen Fällen Petechien sind beobachtet worden.

Die Frage über die *Entstehungsweise des Ikterus* ist in einer für alle Falle gültigen Form schwer zu beantworten. Sie kann in die Form gebracht werden: *Ist der Ikterus immer eine Folge von Erkrankungen der Leber, bzw. des Gallenapparates oder kann er bei normal beschaffener und normal funktionierende Leber entstehen?* Im ersten wie im zweiten Fall kommt dann die weitere Frage zur Erörterung: *Auf welche Weise kommt der Ikterus zustande?*

Ausführlicher auf dieses sehr schwierige Gebiet einzugehen, dürfte hier nicht von Nutzen sein. Es sei dafür auf die Handbücher der inneren Medizin und der pathologischen Physiologie hingewiesen.

Wir können uns damit begnügen, die Vorkommnisse aufzuzählen, welche zu einem hepatogenen Ikterus führen.

Aktive Hyperämie der Leber, ebenso wie die passive (Stauungsleber) führen selten zum Ikterus und, wo es geschieht, ist dieser leicht, wenig ausgesprochen, fast nur an der Conjunctiva bulbi zu erkennen, wobei die Kontrolle des unbewaffneten Auges durch die Harnuntersuchung ratsam ist.

Die Hyperämie dürfte aber wohl mitsprechen, wo es sich um einen *Ikterus catarrhalis handelt*, wenn sich auch die, diese Ikterusform einleitenden pathologischen Veränderungen in den Gallenabflußwegen abspielen.

Ein entstehender Gastrointestinalkatarrh setzt sich auf den Ductus choledochus fort. Die entstehende Schleimhautschwellung und die sich in ihm bildenden Schleimpfröpfe verengern mehr oder weniger stark den Kanal, der Gallenabfluß wird behindert, die Galle staut sich an, der Druck in den Gallenwegen wird gesteigert, das Gallensekret dringt in die Blutwege. Vielleicht bringt die Hyperämie gleichzeitig eine Steigerung der Absonderung mit sich. Die Summe dieser Momente gibt die Basis für den oft recht starken, aber doch relativ unschuldigen katarrhalischen Ikterus.

30*

*Leberabscesse,* ein in Europa seltenes Leiden, bringen selten Ikterus, da doch immer nur ein Teil Leber erkrankt ist, die gesunden Teile durch die kollaterale Hyperämie in der Herstellung und im Abtransportieren der Galle kaum gestört sind. Nur wenn der Absceß Teil einer Sepsis ist, oder wenn eine eitrige Gallenblasenentzündung besteht, liegt die Möglichkeit eines Ikterus in höherem Maße vor.

Die *akute gelbe Leberatrophie,* ein auf Grund von Lues und auf Grund starker Giftmittel entstehendes, in den ersten Jahren der Salvarsanbehandlung nicht seltenes, einmal auch endemisch beobachtetes Leiden, geht mit *Ikterus gravis* einher. Der Zerfall des Lebergewebes zu einem Detritus, Kompression der Gallenwege durch Exsudationen in der Peripherie der Leberacini (Frerichs) sind die Ursache. Die gleichen Erscheinungen bringt Phosphorvergiftung mit sich.

Die *Lebercirrhose* bietet in ihren beiden Formen eine ganz verschiedene Teilnahme des Ikterus. Die *atrophische* Form macht keine oder nur ganz unbedeutende Gelbsucht.

Das ist auffallend. Man mußte annehmen, daß das schrumpfende cirrhotische Bindegewebe durch Kompression der Gallengänge erst recht Ikterus bewirkt, zumal eine Verminderung der Gallensekretion nicht nachweisbar ist. Die lange intakt bleibenden Leberzellen, das trotz der Veröflung der Pfortaderaste durch die Erweiterung der arteriellen Lebergefäße reichlich zugehende Material — das mußte eigentlich zum Ikterus prädisponieren. Man greift, um dieses sonderbare Verhalten zu erklären, darauf zurück, daß die Bindegewebswucherung von den portalen Gefäßen ausgeht und erst später die Gallengefäße alteriert. Außerdem arbeitet die nachweisbare, der Bindegewebsneubildung parallel gehende Neubildung und die Erweiterung von Gallenwegen dem Ikterus entgegen.

Bei der *hypertrophischen* Form der Lebercirrhose stellt sich der Ikterus sehr früh ein und beherrscht die Szene während des ganzen Verlaufs.

Erklärt wird das dadurch, daß bei diesem Leberleiden die Bindegewebswucherung von den Gallengängen ausgeht, wodurch Stauung und Resorption von Galle ausgelöst werden.

Die *Lebersyphilis* geht nicht häufig mit Ikterus einher. Die umschriebenen Gummaknoten üben selten einen Druck auf größere Gallengänge aus. Die von der Capsula Glissonii ausgehende diffuse Lebersyphilis verhält sich wie die nichtsyphilitischen Schrumpfungsprozesse. Der im Sekundärstadium bei Lues sich einstellende Ikterus hat als Basis wohl nur eine Hyperämie der Leber, verhält sich friedlich und weicht der antisyphilitischen Therapie. Schwierig kann die Frage nur werden, wenn eine Salvarsanbehandlung stattgefunden hat. Dann gilt es zu entscheiden, ob es sich um Lues oder um eine organotrope Wirkung des Salvarsans handelt. Die falsche Entscheidung kann folgenschwer werden, da im letzteren Falle eine Fortsetzung der Salvarsantherapie einen Ikterus gravis, bzw. eine akute gelbe Leberatrophie auslösen kann.

Bei der *kongenitalen* Lues findet man relativ häufig intrauterin entstandene hochgradige Leberaffektionen, die einen Ikterus bedingen.

Bei *Fettleber* und *Amyloidleber* fehlt der Ikterus fast immer.

Der *Echinococcus hepatis* verhält sich ähnlich wie der Leberabsceß. Die multilokuläre Form kann natürlich leichter zu Ikterus führen, wie die unilokuläre.

Bei dieser Gelegenheit sei einschaltend hingewiesen auf das Auftreten einer *Urticaria,* wenn eine Echinococcuscyste intraabdominal platzt.

Über das *Lebercarcinom* soll unter Hinweis auf das beim Magencarcinom Gesagte noch in bezug auf den Ikterus nur dessen Häufigkeit betont werden. Mehr als die Hälfte der Kranken werden früher oder später ikterisch; zum Teil auf direktem Wege, zum Teil infolge Kompression der Gallenwege durch Schwellung der Portaldrüsen. Ist die Gelbsucht erst eingetreten, dann hat sie einen Dauerbestand. Die Haut kann das Bild des Melas-Ikterus zeigen.

Erwähnt sei, daß auch die *Perihepatitis* zu leichtem Ikterus führen kann, was nur erklärlich ist, wenn die perihepatische Bindegewebsneubildung an der

Porta hepatis sich stark entfaltet. Dagegen tritt bei der vorkommenden Stenose der Vena portarum nie Ikterus ein, weil zu wenig Blutzufluß und dementsprechend zu wenig Gallensekretion vorhanden ist.

Ikterus bei *Cholelithiasis* stellt sich nur ein, wenn der Ductus choledochus einige Zeit ganz verstopft ist; durch Schwellung und Schleimpfropf oder durch einen Stein. Die Dauer und Intensität hängt natürlich von der Dauer und der Vollkommenheit der Kanalverlegung ab. Schwinden des Ikterus bedeutet einen Durchtritt des Steins oder auch einen Rücktritt in die Gallenblase.

Es kann auch der Zustand wechseln; so lange der Stein eingeklemmt: Ikterus. Lockert sich der Stein, tritt er durch: der Ikterus schwindet. Ist es an dem Sitze des eingeklemmten Steines zu einer Ulceration gekommen, die zu einer Narbenstriktur fuhrt: der Ikterus erscheint wieder.

Auffallenderweise bedingt die Verstopfung des Ductus cysticus trotz der retinierten Galle keinen Ikterus. Die Druckverhältnisse und die Resorbtionsverhältnisse müssen da doch anders liegen.

Nicht unerwähnt bleiben auch hier die Ikterusfälle bei *Verstopfung des Ductus choledochus durch Parasiten,* so durch Echinococcusblasen, Ascaris lumbricoides, Distoma hepaticum et lanceolatum.

Interessant ist das Verhalten des Ikterus bei *Pfortaderthrombose,* bzw. bei der Pyelophlebitis. Daß diese ein Sinken des Blutdrucks in der Leber hervorruft und dadurch das Eindringen der Galle in Lymph- und Blutbahn sehr fördern kann, ist ohne weiteres klar. Dennoch stellt sich ein Ikterus nur selten ein. Wo es geschieht, nehmen manche eine Kompression des Gallenganges durch die thrombosierte Vene an.

Diese Anomalien bilden einen passenden Übergang zu den *Veränderungen an der Bauchhaut,* die sich infolge von Zirkulationsstörungen bei Lebererkrankungen ausbilden, und zwar bei solchen, die cirrhotische Schrumpfungsprozesse hervorrufen. Besonders ist es die atrophische Lebercirrhose, die den Blutkreislauf behindert. Wenn das schrumpfende neugebildete Bindegewebe die Pfortaderäste komprimiert und zur Verödung bringt, kann natürlich im ganzen Pfortaderkreislauf eine bedeutende Stauung eintreten, die sich, abgesehen von dem noch zu besprechenden Ascites, durch Bildung eines Kollateralkreislaufs kundgibt. Der findige Blutstrom sucht sich einen Weg durch den nach BAUMGARTEN nicht völlig obliterierten Restkanal der fetalen Vena umbilicalis, das Ligamentum teres. Auf diesem Wege, seltener durch eine fetale Parumbilikalvene dringt das Blut in die Venae epigastricae superiores und gelangt so unter Umgehung der Leber aus der Pfortader in die Vena cava und in das rechte Herz. Bleibt auch ausnahmsweise der Ductus venosus Aurantii durchgängig, dann ist noch eine weitere Verbindung zwischen Vena portalis und Vena cava vorhanden. Das Ergebnis dieser Vorgänge ist ein Hautbild um den Nabel herum, das als *Caput Medusae* bezeichnet wird, ein Gefäßkranz varikös erweiterter Venen. Zuweilen besteht gleichzeitig an dieser Stelle etwas Ödem. Die Wichtigkeit dieses Kollateralkreislaufs für den Patienten leuchtet ohne weiteres ein; er vermag lange Zeit die bösen Folgen der Stauung hintanzuhalten. Zu beachten ist, daß eine starke Spannung der Bauchdecken durch Kompression der Venae cavae superiores die Entstehung des neuen Blutverbindungsweges verhindert. In diesem Sinne wirkt ein starker Ascites in der Bauchhöhle störend. Hingegen fördert letzterer die Bildung eines anderen Kollateralkreislaufes, wenn der starke Druck in der Bauchhöhle die Vena cava inferior komprimiert. Das venöse Blut der unteren Extremitäten sucht sich dann einen neuen Weg durch die Venae epigastricae inferiores in die Bauchdecken, gelangt in die erweiterten Venengeflechte des Thorax und so in das rechte Herz. In solchen Fällen sieht man die Venae epigastricae superficiales als erweiterte Stränge die gespannte

Bauchhaut durchziehen. Andere Kollateralen, die sich bei Leberleiden bilden, entziehen sich der Adspektion, da die äußere Hautdecke dabei nicht mitspielt.

Die Frage der *Ödeme bei Leberleiden* liegt recht klar: Zuerst entsteht durch Stauung im Gebiet der Vena portarum ein in den Anfangsstadien meist unerkannt bleibender Ascites, dann folgen, von letzterem durch Druck auf die Vena cava inferior unterstützt, Ödeme, d. h. Anasarka an den unteren Extremitäten, an den Genitalien, an den Bauchdecken. Einen allgemeinen Hydrops bei Leberleiden gibt es nur, wenn andere Affektionen ihn hervorrufen, so ein Amyloid, eine Hydrämie, eine Herzschwäche. Daß die verschiedenen Leberaffektionen in verschiedenem Grade zur Hervorrufung von Ödemen neigen, ist einfach davon abhängig, in welchem Maße sie Stauung auszulösen vermögen.

Nun noch eine kurze Übersicht über andere, an der Haut sich bemerkbar machende Begleitzustände der Leberanomalien.

Das Aussehen von Leberkranken, zumal bei chronischem Verlauf, ist im allgemeinen ein fahles, grises, es sei denn, daß die Ursache der Leberanomalie ein anderes Aussehen bedingt. So werden bei einem Alkoholiker mit Leberschrumpfung in der Gesichtshaut die Folgen des Alkoholismus ausgeprägt sein, vor allem eine Rosacea, evtl. eine gedunsene Beschaffenheit. Ein Mensch mit Stauungsleber, bedingt durch Herzaffektion oder durch Lungenemphysem wird eine mehr oder weniger starke Cyanose zeigen. Hingegen hat ein Kranker mit Fettleber eine alabasterfarbige Gesichtshaut, was wohl für die Adipositas nimia charakteristisch ist.

Weiterhin ist zu nennen das Auftreten von *Roseola* und von *Petechien* bei der akuten gelben Leberatrophie, sowie von Erythemen [Lortat-Jacob, Galloway (a)], Urticaria [Galloway (a)], Lupus erythematodes [Galloway (a, b), Galloway-Macleod] und Purpura [B. Bloch (b), Galloway (a)] bei Lebercirrhose.

Eine Bedeutung für die Diagnostik der Lebercirrhose mißt Pellegrini den kleinen dilatierten Venen an der Thoraxbasis zu, die er in der Überzahl der Fälle bei starken, alten Trinkern feststellte.

Sehr interessant sind die Mitteilungen von Schur (b) und von Menagh über Urticaria bei Gallensteinleiden, die nach Operation dauernd verschwand.

Mit Gallensteinleiden bringt Smithies Psoriasis und Ekzem in Zusammenhang, ebenso Withehouse 2 Fälle von Lichen planus.

Als reflektorisch infolge von Gallensteinkolik auf ein bestimmtes Hautsegment projizierte Reizung fassen Severin und verschiedene bei ihm zitierte Autoren ihre Beobachtungen von Zoster bei Cholelithiasiskranken auf. Boekelmann fand in einem großen Prozentsatz von solchen Hyperasthesie bestimmter Hautzonen.

Ledermann gibt an, daß heftige Ausbrüche von Pruritus und Urticaria bei Lebercarcinomen vorkommen, oft prämonitorisch, bevor diese anderweitige klinische Erscheinungen bedingen.

Erwähnt sei schließlich noch das *Xanthom*. Man hat früher eine spezielle Gruppe der Xanthome bei Leberleiden gebildet. Heute fassen wir sie mit den anderen beim Diabetes oder aus sonstigen Ursachen auftretenden Xanthomen zusammen und suchen ihre Genese vom Cholesterinstoffwechsel her zu erklären. Sicher spielt dabei die Leber eine große Rolle, doch sind unsere Einblicke in der Hinsicht noch gering.

Dies weist im übrigen auch noch darauf hin, daß neben den organischen Krankheiten der Leber auch deren funktionellen Störungen im Intermediärstoffwechsel, in dem sie ein eminent wichtiges Zentralorgan darstellt, eine große Bedeutung für die Genese von Dermatosen zukommt (Bulkley u. a.). Nur sind wir vorderhand auch hier noch nicht in der Lage diese durch exakte Methoden genauer festzulegen.

In der Besprechung der Leberleiden muß auch der *Diabète broncé* angeführt werden. Richtiger wäre es, von einer *Pigmentlebercirrhose mit Diabetes* zu sprechen. Denn aus den gemachten spärlichen Beobachtungen dieses Leidens geht doch hervor, daß die Leberaffektion und die Bronzefärbung der Haut die primären Veränderungen, die zum Diabetes führenden Pankreaserkrankungen (Pankreatitis oder fibröse Degeneration) sekundärer Natur sind. Die Lebercirrhose ist meist eine hypertrophische und gekennzeichnet durch Ablagerung von Pigment in der Leber, das ein Derivat des Blutfarbstoffs ist; es liegt also eine *Hämosiderose* vor. Daneben findet sich allerdings auch ein Fe-freies Pigment, dessen Abstammung (Lipofuscin?) noch nicht geklärt ist (HUECK). Ganz dasselbe bedingt auch die Bronzefärbung, die Haut und auch Mundschleimhaut betrifft. Es kommt auch vor, daß nur die Schleimhaut die Verfärbung zeigt. Das reichliche Pigment liegt tief in der Haut. Das Stratum corneum hat man verdickt gefunden. Die anderen Abdominalorgane können auch an der Hyperpigmentose teilnehmen. Jedoch sind bemerkenswerterweise Milz und Nebennieren relativ frei. Die Schwere der Glykosurie schwankt sehr. Sie kann sogar fehlen (DWOŘAK). Es gibt langsam verlaufende Fälle und auch sehr maligne. Ganz geklärt ist die Pathogenese dieses Symptomenkomplexes noch nicht (FRISCH, GÖRL).

## V. Hautveränderungen bei Pankreasleiden.

Die Bedeutung der Bauchspeicheldrüse für Dermatosen erstreckt sich nach verschiedenen Richtungen.

Die eine hängt mit ihrer inneren Sekretion zusammen und führt über die mit dem Diabetes verknüpften Stoffwechselanomalien zu Störungen an der Haut.

Die andere bezieht sich auf die Mitwirkung des Pankreassaftes bei den Verdauungsorganen. Sie gewinnt über deren Anomalien hinweg Einfluß auf das Integument [EHRMANN (g)]. Beide finden sich an anderer Stelle besprochen.

QUIMBY fand unter 25 außer durch dauernde Übelkeit und Spannung uber dem Pankreasgebiet röntgenologisch diagnostizierten Fallen chronischer Pankreatitis 24 mit Hautausschlagen (Ekzem, Psoriasis, Urticaria, Analpruritus) verbunden.

Auf eine eigenartige, an Brust und Bauchdecken fleckenformige und marmorierte, an den Oberschenkeln gitterformige, dunkelcyanotische Verfarbung, die nach der Operation einer schweren Pankreasnekrose auftrat macht WALZEL aufmerksam.

HEGLER-WOHLWILL beobachteten in den hämatogenen Metastasen eines Pankreasschwanzcarcinoms in Subcutis und Knochenmark typische Fettgewebsnekrosen, offenbar durch Fermentwirkung der verschleppten Pankreaszellen erzeugt.

## VI. Krankheiten der Harnwege.

Bilden cyanotisches Aussehen und Ödeme das Charakteristikum der Herzleiden, dann sind anämisches Aussehen und Ödeme die *Attribute von Nierenaffektionen.* Sehr blasse Haut, gedunsenes Gesicht, besonders geschwollene Augenlider rufen auf den ersten Blick den Verdacht einer Nierenstörung wach. In den meisten Fällen wird man auf dem rechten Wege sein.

Auf eine blaßgelbliche Verfarbung des Gesichts bei Schrumpfniere macht BECKER aufmerksam und fuhrt sie auf retinierte Harnchromogene zuruck, die unter Lichteinfluß in den Farbstoff ubergefuhrt werden.

Die *Anämie* hat verschiedene Ursachen: die hydrämische Beschaffenheit des Blutes infolge mangelhafter Wasserausscheidung, die Retention von toxischen Stoffen, die für die Exkretion bestimmt sind, endlich der bei entzündlichen Prozessen stets eintretende Eiweißverlust. Letzteren darf man aber nicht überschätzen, denn relativ ist er nur selten ein sehr hoher. In den meisten Fällen wird er sich auch bei nephritischer Diät, zumal durch pflanzliches Eiweiß ausgleichen lassen.

Gar nicht leicht zu erklären ist die Pathogenese der *nephritischen Ödeme:* sie ist jedenfalls nicht identisch mit den infolge Herz- und Lungenleiden sich einstellenden. Von Stauung ist da in der Regel keine Rede. Höchstens kann das Moment der Stauung in die Waagschale geworfen werden, wenn eine langdauernde Nierenaffektion entzündlicher Natur, insbesondere eine *Schrumpfniere,* wie es meist geschieht, sekundär zu einer Hypertrophie des linken Ventrikels geführt hat und wenn dieser hypertrophische Herzmuskel zu degenerieren, zu erlahmen beginnt. Im allgemeinen ist aber das nephritische Ödem von Stauung unabhängig.

Es gilt nun, der andersartigen Entstehungsweise des Nierenödems nachzuforschen und dabei gleichzeitig die sich aufdrängende Frage zu beantworten, weshalb dieses Ödem gerade das Unterhautzellgewebe bevorzugt, während seröse Höhlen meist frei bleiben.

Es ist ohne weiteres zu verstehen, daß bei der durch Nierenaffektionen bewirkten Retention von Flüssigkeit die Retention sich durch Ansammlung im Körper kundgibt. Es sei denn, daß die Schweißabsonderung oder der Flüssigkeitsgehalt der Darmausscheidungen vikariierend eintreten. Die angestaute Flüssigkeit führt zu einer Verdünnung des Blutes, zu einer *hydrämischen Plethora,* die durch Herabsetzung des spezifischen Gewichts bewiesen werden kann. Das verdünnte Blut kann aber leichter diffundieren, zumal — und das ist ein wichtiger Punkt — die Gefäßwände selbst infolge der mangelhaften Blutversorgung durch die Vasa vasorum in ihrer Konstitution geschädigt werden und der Diffusion günstigere Bedingungen schaffen. Man muß dabei auch in Rechnung ziehen, daß die Mängel der Blutversorgung nicht nur in der Verdünnung des Blutes zu suchen sind. Es kommt noch hinzu, daß dieses verdünnte Blut toxische Stoffe enthält, die den zurückgehaltenen, in den Kreislauf aufgenommenen Exkreten — renale Giftstoffe (Volhard) — entstammen. Und diese toxischen Stoffe wirken auch ihrerseits gewebsschädigend, vermindern vor allem die Elastizität und Festigkeit der Gefäßwände, steigern dadurch die Diffusionsfähigkeit. Zu diesen Momenten der Hydrämie und der Alteration der Gefäße, der Schädigung des Capillarendothels gesellt sich als begünstigender Faktor die Störung des *Kochsalzstoffwechsels,* welche nephritische Prozesse stets begleitet. „Kochsalzwasser ist Ödemmaterial" — auch wenn keine nephritischen Anomalien vorhanden sind. Das Chlornatrium hat eine besondere Affinität zur Haut, wird sehr leicht in der Cutis nicht nur im subcutanen Bindegewebe verankert (Mendel). Und zwar ist das individuell verschieden, weil nicht alle Menschen dieselbe „Ödembereitschaft" (Volhard), dieselbe „Hydropstendenz" (Strauss) besitzen. Diese größere oder kleinere Hydropstendenz wird man zur Erklärung vieler Fälle heranziehen müssen, in denen man nicht so recht versteht, weshalb bei Nierenaffektionen das Ödem so stark oder umgekehrt so minimal ist. Warum kommt es vor, daß bei einer tagelang anhaltenden Anurie jedes Ödem ausbleibt, obschon weder Schweiße noch Durchfalle vikariierend eintreten? Und warum kommt es andererseits mitunter zu kolossalen Ödemen, wenn bei der Schrumpfniere eine abnorm starke Diurese besteht, die Annahme einer Wasserretention sehr unwahrscheinlich ist? Natürlich wird man in letzterem Falle sehr überlegen müssen, ob nicht doch anatomische Gefäßlasionen die Hydropstendenz bedingen, was sich klinisch, makroskopisch kaum wird feststellen lassen. Der Vollständigkeit halber sei noch angeführt, daß Eppinger *endokrine Vorgänge* als mitwirkende Faktoren bei der Hydropsbildung heranzieht. Auf Grund von therapeutischen Erfolgen, die er bei Bekämpfung von Ödemen mit Darreichung von Schilddrüse erzielte, nimmt er an, daß eine Hypofunktion der Schilddrüse ein „Hypothyreoidismus" die Wasserretention in der Haut begünstigt. Mendel erklärt die Wirksamkeit der Schilddrüsen auf das Ödem durch einen Ausgleich des gestörten Zellstoffwechsels. Hypothesen!

Über die Vorliebe des nephritischen Ödems für die äußere Haut ist nicht viel zu sagen. Es bestehen so viele Beziehungen zwischen Nierenleiden und Hautleiden, daß die Annahme, die Hautgefäße verändern sich parallel den Nierengefäßen pathologisch und werden dadurch ödembereit, nahe liegt.

Der Vollständigkeit halber sei hier noch eine kurze Erörterung *einiger Formen von Ödemen* angeschlossen, die nicht Stauungsfolgen, nicht nephrogenen oder hepatogenen Ursprungs, nicht Folgen von Kachexie sind, deren Ursache aber sicher in internen Anomalien zu suchen ist, wenn wir sie im Einzelfalle auch nicht immer mit Sicherheit feststellen können.

Hierher zählt zunächst das „*Inanitionsödem*", bei dem ein gesteigertes Wasserbindungsvermögen der Gewebselemente, eine Gewebsquellung, eine verstärkte Transsudation die pathologische Grundlage bilden. Dieser Ödemform verwandt ist das reine „*Kochsalzödem*", dem man auch ohne Nierenaffektionen begegnet. Es kann universell sein, eine pralle Infiltration der gesamten Hautdecken bewirken, die bei kausaler Behandlung, bei Kochsalzentziehung, schnell schwindet.

Einer chemischen Noxe verdankt auch das „*Sodaödem*" seine Entstehung. Man sieht es nach langem Gebrauch von Alkalien, besonders von Natrium bicarbonicum, in großen Dosen. Hyperacidosis ventriculi oder Acetonbildung im Blute bei Diabetikern geben dazu gewöhnlich den Anstoß.

Die im Kriege beobachtete „*Ödemkrankheit*" betrifft nicht nur die Haut, sondern auch die serösen Höhlen, geht mit Polyurie, Bradykardie, Lymphocytose, Achylie des Magens einher. Man glaubt sie mit der Recurrens in Zusammenhang bringen zu können.

Endlich sei auch der „*Ödeme der Beine*" gedacht, welche die in Schützengräben vegetierenden Soldaten heimsuchten, ohne daß eine Albuminurie nachweisbar war. Nässe und Kälte scheinen sie erzeugt zu haben.

Die vorkommenden „*fetalen Ödeme*" sollen auch in die Gruppe der Kochsalzödeme gehören.

Eine andere Gruppe von Hautveränderungen bei Nierenleiden betrifft *Folgezustände von Stoffwechselstörungen*, die in der chemischen Zusammensetzung des Harns zum Ausdruck kommen. So wird bald diese, bald jene Hautaffektion mit Harnveränderungen in bezug auf den Gehalt an Harnstoff, Harnsäure, Indikan, Oxalate, Phosphate, Chloride, Sulfate in Zusammenhang gebracht. Alle diese Annahmen erweisen sich als ungenügend basiert und können unbeachtet bleiben, bis wir erst viel tiefer in den Haushalt des Körpers und in den Chemismus des Harns eingedrungen sind.

Deutlicher ist der Zusammenhang mit den Nierenleiden bei Dermatosen, die im Verlauf einer *Nephritis*, besonders häufig im Stadium der Urämie sich einstellen und sehr verschiedenen Charakter aufweisen: Pruritus, Urticaria, Prurigo, Ekzem, Purpura, fleckige bis multiformeähnliche Erytheme, bullöse Dermatosen und exfoliierende Erythrodermien. Die entsprechenden Literaturangaben siehe bei Lutz (dieses Handbuch, Bd. III) neuerer Fall von Schurz.

Bei der Urämie führt außerdem die vorhandene verminderte Sekretion der Nieren zu einer Ausscheidung von Harnstoffkrystallen auf der Haut, die dem damit überladenen Schweiß (*Urhidrosis*) entstammen. Letzterer erhält dabei einen urinösen Geruch, der aber auch ohne Krystallablagerungen vorhanden sein kann. Ob auch andere Exkretionsstoffe in ähnlicher Weise bei Nierenleiden auf der Haut ausgeschieden werden, ist noch unbestimmt. Im ganzen ist dieser Krystallbefund auf der Haut ein seltener, einfach aus dem Grunde, weil er an eine Schweißsekretion gebunden ist, diese aber bei Urämie meist bis zu annähernd vollkommenem Versiegen stockt, so daß die Haut trocken und spröde erscheint.

Recht zahlreich sind die Angaben, die den Ausbruch eines Herpes zoster im entsprechenden Thorakalsegment als durch reflektorische Ausstrahlung entstanden mit Nierenkoliken in Zusammenhang bringen [zusammengestellt bei Severin (a)].

Eine pruriginöse Eruption am Rumpf verschwand in der Beobachtung von Eller nach Exstirpation eines Nierensteins.

Auch Störungen der tieferen Harnwege geben etwa Anlaß zu Dermatosen:

Kurz zu erledigen sind die Folgezustände, wenn auf Grund von krankhaften Veränderungen an Urethra, Blase oder Prostata ein dauernder Harnabfluß (Ischuria bzw. Ischuria paradoxa), oder eine Entleerung von eitrigem, jauchendem Harn statthat. Das bleibt selten ohne üble Folgen für die Umgebung der Harnabflußstelle. Die Haut, bzw. Schleimhaut wird erweicht, wird entzündlich gereizt, eine Balanitis, bzw. eine Vulvitis stellt sich ein und breitet sich über die ganze perigenitale Umgebung aus, bis auf die Innenfläche der Oberschenkel, die Inguinal- und die Bauchgegend, bis auf die Regio circumanalis. Bei dauernder Bettruhe in Rückenlage kann es sogar zum Decubitus kommen. Meist handelt es sich um Ekzeme, zuweilen um Pyodermien. Letztere können dann Allgemeinerkrankungen durch Allgemeininfektion hervorrufen.

Sehr beachtenswert sind die toxischen *Hautanomalien bei Harnretention*, besonders wenn diese sich schleichend, unmerklich entwickelt. Und das ist zuweilen bei hochgradigen *Harnröhrenverengerungen*, viel häufiger bei der den Harnabfluß behindernden *Prostatahypertrophie* der Fall. Aus dem Residualharn, der ganz allmählich an Menge zunimmt, werden Exkretionsstoffe resorbiert, die als toxische Substanze auf dem Blutwege zu Hautveränderungen führen können. Die erste und wichtigste Erscheinung ist gewöhnlich ein mehr oder weniger lebhafter Pruritus, der nicht nur quält und schlafstörend wirkt, sondern auch durch die Kratzeffekte ekzematöse oder pyodermatische Infektionen auslösen kann. Man soll deshalb, zumal bei älteren Herren, stets bei einem hartnäckigen Hautjucken auf eine Vergrößerung der Prostata und auf Residualharn fahnden. Auch generalisierte Exantheme finden sich hier und da bei diesen meist ja zu Cystitis und Pyelitis, bzw. Pyelonephritis führenden Zuständen [Literaturangaben siehe bei Lutz (dieses Handbuch, Bd. 3), ferner Rubritius, Highman (b)].

Ein etwas eigenartiges Bild ist die bei mit *Blasensteinen* behafteten Kranken in vorgeschrittenen Stadien sich entwickelnde *Steinkachexie*, die sich durch Abmagerung, fahle Hautfarbe usw. kennzeichnen soll. Jedoch handelt es sich wohl um äußere Merkmale, wie sie manche andere Kachexieformen, bei Blutverlusten, bei Harnzersetzungen, bei malignen Tumoren auch zeigen.

Von den Tumoren der Niere ist zu sagen, daß die nach Küttner selten zu Hautmetastasen führen.

Doch sei hier speziell noch der Hypernephrome Erwähnung getan, deren Vorhandensein gelegentlich auf Grund der histologischen Untersuchung eines anscheinend primär aufgetretenen Hauttumors entdeckt werden kann.

Diese haben auch schon Anlaß zu eigenartigen, fleckförmigen, der diffusen Braunfärbung bei Addisonscher Krankheit genetisch doch wohl gleichzusetzenden Pigmentierungen gegeben (Trebitsch, Adrian, Clairmont, Goupil, Kapsamer, Bittorf).

## VII. Hautanomalien bei Erkrankungen der Genitalorgane.

Eine ausgedehnte und intensive Beeinflussung der Haut durch die Genitalorgane erfolgt auf dem Weg der inneren Sekretion. Sie zeigt sich zur Zeit der Pubertät in der Entwicklung der sekundären Geschlechtscharaktere und dem Auftreten der Acne vulgaris, im Klimakterium im Eintritt atrophischer Zustände. Auch Rosacea und seborrhöische Zustände haben damit Zusammenhänge.

Bei den Frauen sind dazu Menstruations- und Graviditätsdermatosen, sowie das Chloasma uterinum zu nennen.

Von nicht im eigentlichen Sinne endokrinen Auswirkungen der Genitalorgane auf die Haut wären zu erwähnen die Fälle von Urticaria, bzw. Erythem, die Ehrmann (f) bei Salpingitis, bzw. Vaginalfluor mitgeteilt hat, und die Exantheme, welche als unspezifische bei Tumoren der Genitalorgane veröffentlicht worden sind, so von Ploeger und Bogrow (Dermatitis herpetiformis bei Uteruscarcinom), von Davis (ein zum Teil vesiculöses Erythem bei einem Spindelzellensarkom und ein bullöses Erythem bei einem Adenocarcinom des Uterus), von H. Freund (Prurigo bei Ovarialsarkom). Echte Hautmetastasen eines Ovarialcarcinoms mit teils Lichen ruber-ähnlichen, teils tiefergelegenen, erbsengroßen Knötchen beschreibt Bottler.

## VIII. Dermatosen bei Erkrankungen des Bewegungsapparates.

Die Beziehungen zwischen Integument und Bewegungsorganen sind außerordentlich interessant und die klinischen Erfahrungen sprechen jedenfalls für ein recht enges Miteinanderverknüpftsein der beiden Organsysteme.

Dies macht sich allerdings mehr in der Weise geltend, daß die beiden Systeme doch sehr häufig parallel miteinander infolge einer übergeordneten Ursache erkranken.

Es sei erinnert an den Rheumatismus nodosus, an die Beziehungen von rheumatoiden Erscheinungen zu Erythema nodosum und Erythema exsudativum multiforme, an die Uratablagerungen in Gelenken und in Subcutis bei Gicht, an die Psoriasis arthropathica und an die gonorrhöischen mit Arthritis kombinierten keratotischen Exantheme.

Als eines besonderen Krankheitsbildes sei hier noch besprochen die

## Dermatomyositis — Polymyositis.

Im Jahre 1887 haben UNVERRICHT u. a. eigenartige Krankheitsfälle beschrieben, die UNVERRICHT später zusammenfassend folgendermaßen charakterisierte: *Auftreten mit Fieber, Milzschwellung und Ödemen; ausgesprochene multiple entzündliche Erkrankungen der Muskeln, unter Bevorzugung der Extremitätenmuskulatur mit Neigung auf Schling- und Atemmuskulatur überzugreifen; Freibleiben der Muskeln der Augen, des Herzens, der Zunge, des Zwerchfelles; das Auftreten urticaria- und erysipelartiger Ausschläge; progressiver Verlauf; Tod kann unter Erstickungs- und Lungenerscheinungen eintreten.* Diese Charakterisierung hat sich im ganzen und großen als zutreffend bewährt. Nur scheint es doch vorzukommen, daß Herz, Augen und Zwerchfell in seltenen Fällen an der Erkrankung teilnehmen. Ergänzt muß das Krankheitsbild noch werden durch Hinweis auf vorkommende Hämaturie, Darmblutungen, meist vorhandene starke Albuminurie und vereinzelt beobachtete Stomatitis ulcerosa und Angina.

Die erkrankten Muskeln schwellen an, werden hart, treten deutlich hervor, wenn nicht durch ein derbes Ödem ihre Umrisse verwischt werden. Die Funktionsfähigkeit der Muskeln ist mehr oder weniger lahmgelegt. Bewegungsversuche sind schmerzhaft; schon die Berührung kann recht empfindlich sein. Dauert das Leiden lange, nimmt es einen subakuten oder chronischen Charakter an, dann kann es zu einer Muskelatrophie kommen, die natürlich die Leistungsfähigkeit in hohem Maße beeinträchtigt.

Von großem Interesse sind natürlich an dieser Stelle die *Hautveränderungen*, die die Muskelerkrankungen begleiten und UNVERRICHT veranlaßt haben, dem Leiden den Namen Dermatomyositis zu geben.

Erwähnt ist oben das Hautödem, das ein Ausdruck der Beteiligung des subcutanen Bindegewebes an dem Krankheitsprozeß ist. UNVERRICHT schreibt der Bindegwebsentzündung sogar die Hauptrolle zu: das Muskelgewebe soll sekundär sogar in den Prozeß hineingezogen werden.

Wie dem auch sei, bemerkenswert ist die pralle Härte des Ödems. Die Haut verliert ihre Faltbarkeit, bekommt etwas myxödemartiges, ist derb, starr, infiltriert, Sie kann auch schmerzempfindlich sein oder lebhaft jucken. Andererseits ist auch ein Gefühl von Vertaubung und Ameisenkriechen beobachtet. Starke Schweißbildung fällt auf.

Recht häufig treten Exantheme von sehr verschiedenem Charakter auf: klein- und großfleckige, konfluierende sowie multiforme ähnliche Erytheme, Urticaria, bullöse und hämorrhagische Eruptionen (KARGER, SEGA).

Ein Residuum der Erkrankung auf der Haut bilden zuweilen ausgedehnte Pigmentierungen, die mit Muskelatrophie kombiniert sein können, ferner eigentliche Hautatrophien.

Die Hautveränderungen treten zuweilen sehr in den Vordergrund. Sie können auch den Muskelerscheinungen vorausgehen, die überhaupt in manchen Fällen nicht sehr typisch ausgeprägt sind. Dann kann die Differentialdiagnose gegenüber Sklerodermie nicht zu entscheiden sein (DIETSCHY, ALLAN, DAVISON, ROSENTHAL - H. HOFFMANN).

Der Verlauf der Dermatomyositis gestaltet sich verschieden. Es gibt Fälle, die in einer Anzahl Wochen verlaufen, während andere über ein Jahr dauern. Wie groß die Mortalität ist, läßt sich nicht feststellen. Wo Exitus eintritt, ist die Affektion der Schlingmuskeln direkt oder indirekt die Ursache der Katastrophe. Indirekt durch Pneumonien. Nur selten ist die unwillkürliche Beteiligung der Muskeln des Herzens, des Zwerchfells für den traurigen Ausgang verantwortlich. Von Residuen ist eine nicht rückbildungsfähige Muskelatrophie von Bedeutung. Die *Ätiologie* ist nicht sichergestellt. Die meisten neigen wohl jetzt dazu, ein infektiöses Agens, ein lebendes Virus als Ursache anzunehmen. Pfeiffer nahm eine Gregarinenerkrankung an, Andere wollen Toxine als Noxe ansehen. Senator zählte das Leiden zu den Autointoxikationen.

Die Diagnose wird in ausgesprochenen Fällen an Hand der charakteristischen Gestaltung des Krankheitsbildes nur dann Schwierigkeit bieten, wenn entweder die myositischen oder die cutanen Erscheinungen nicht deutlich ausgeprägt sind.

Abzugrenzen sind hauptsächlich die Fälle von Polymyositis ohne Exanthem, die Fälle von akuter interstitieller Myositis (Senator), die typhöse, rheumatische, alkoholische Myositis, die septische Polymyositis und — last not least — die Trichinose.

Letztere bietet ein so ähnliches Bild, daß die ersten Fälle zunächst als Trichinose aufgefaßt und nach eingetretener Erklärung als *Pseudotrichinose* (Hepp) bezeichnet wurden.

Daß anfangs das Leiden auch als *akute progressive Muskelatrophie* (Wagner) aufgefaßt wurde, sei nur kurz erwähnt.

Die Prognose wird sich nach der Ausdehnung, nach der Lokalisation der Muskelentzündungen und vor allem nach den Allgemeinerscheinungen richten. Von vornherein ist sie nur mit Vorbehalt festzulegen.

Die *anatomischen Veränderungen* lehrten, daß eine sonst kaum vorkommende, heftige Muskelentzündung besteht. Die Muskelsubstanz ist von zahlreichen roten und weißen Fleckchen durchsetzt, dem Ausdruck von Blutung und zelliger Infiltration. Ausgangspunkt des Prozesses scheint das interstitielle Bindegewebe zu sein, das Muskelgewebe wird sekundär ergriffen. Das Perimysium ist stark ödematös, das Parenchym der Muskeln geschwollen, zah, glanzlos, brüchig.

Einige Einzelbeobachtungen aus der Literatur seien noch angefügt, in denen die Erscheinungen analog den bisher angeführten Fällen als Folge einer beide Systeme gleichzeitig alterierenden Noxe aufzufassen sind:

Lehndorff - Leiner (a, b) rechnen ein bei Endokarditiden beobachtetes annuläres Erythem in die Gruppe der rheumatoiden Erkrankungen. Th. Müller beschreibt eine vier Fälle umfassende kleine Folge von durchaus gleichartigen, erythematopustulösen Exanthemen bei Polyarthritis subacuta.

Von einem akut bei akutem Gelenkrheumatismus aufgetretenem lichenähnlichen Ausschlag an der Streckseite der Extremitäten gibt v. Pirquet Kenntnis.

Über vier Fälle einer mit chronischer Arthritis einhergehenden, eigenartigen, an den Fingern lokalisierten Atrophie der Haut berichtet Israelski.

Satke-Winkler (b) haben bei einer sehr großen Anzahl von Patienten mit dem Krankheitsbild der Spondylosis deformans, in der unteren Rückenhälfte waagrecht und zueinander parallel verlaufende Striae feststellen können. Daneben beobachteten sie freilich auch Fälle ohne Striaebildung.

Sie sind der Ansicht, „daß diese Hautveränderungen nicht bloß eine Folge des Wirbelsäulenprozesses sind, sondern daß sie beide auf dem Boden einer minderwertigen Veranlagung sich entwickeln, wobei für das Auftreten und die Lokalisation der Striae aus dem Wesen der Spondylitis deformans sich ergebende Faktoren, und zwar mechanischer und neurogener Natur, im Sinne auslösender Momente maßgebend sein dürften“.

Es dürfte allerdings nach diesem Wortlaut schwer zu entscheiden sein, ob die Striae nun als eine Parallel- oder als eine Sekundarerscheinung aufgefaßt werden sollen.

Diesen Parallelerkrankungen stehen — wenn wir von der sehr weit verbreiteten recht banalen Clavus- und Callusbildung an den Füßen auf Grund veränderter statischer Verhältnisse im Skeletsystem absehen — nur wenig Beobachtungen gegenüber, in denen Hauterscheinungen sekundär durch Störungen im Bewegungsapparat hervorgerufen werden.

Almkvist faßt eine sehr intensive Atrophie der Haut, besonders der Dorsalseite der Hande, durch welche die Sehnen und Gefaße wie durch Pauspapier durchschimmern, als sekundar bedingt auf.

Die bei der Tuberkulose bereits genannten stecknadelspitz- bis stecknadelkopfgroßen Grübchen in den Fingernägeln findet ROSENAU auch in fast 100⁰/₀ bei Rheumatismus febrilis acutus.

Einen ganz seltenen Befund erhob HANSTEEN, dem bei der Sektion eines infolge von Femur- und Wirbelsaulenfrakturen gestorbenen Mannes zahlreiche punktformige Blutungen in der Haut auffielen, die sich mikroskopisch als Folge multipler Fettembolien in den Gefaßen der tieferen Cutisschichten herausstellten.

Schließlich sei noch an die sog. Kalkmetastasen in der Haut erinnert, wie sie nach destruierenden Knochenprozessen zuerst von J. JADASSOHN — an Striae gelagert — gefunden worden sind. (Ferner KERL, vielleicht auch LOEWENBACH und die ganz eigenartige Beobachtung von WEIDMANN-SHAFFER.)

# IX. Dermatosen bei Erkrankungen des hämatopoetischen Systems.

Von den verschiedenen Erkrankungen dieses Systems sind es die der lymphatischen und myeloiden Zellgruppen bei denen im Lauf des Leidens verhältnismäßig häufig auch Mitbeteiligung des Integuments angetroffen wird.

Ihrer Bedeutung entsprechend haben daher die Dermatosen bei Erkrankungen des lymphatischen und myeloischen Apparats ihre besondere Darstellung erfahren, ebenso wie die ihnen sich zwangslos anfügenden Hauterscheinungen bei Lymphogranuloma malignum und die Mycosis fungoides (siehe dieses Handbuch Bd. VIII, 1).

Es bleiben somit nur die seltener zu Hauterscheinungen führenden Erkrankungen des blutbildenden Apparats zu besprechen übrig:

## 1. Anämien.

Bei der einen Form der primären essentiellen Anämien, der *Chlorose*, der heutzutage eigentlich eher als selten zu bezeichnenden Erkrankung junger Mädchen zur Zeit der Pubertät, zeigt die Haut die fast regelmäßig vorhandene, mehr oder weniger ausgesprochene, spezifische, zuweilen in der Tat etwas ins Grünliche übergehende Blässe. Allerdings kommen auch Fälle mit roten Wangen und blühendem Aussehen (Chlorosis rubra) bei daneben allen chlorotischen Beschwerden und typischem Blutbefund vor.

Die andere Form essentieller Anämien, die *perniziöse Anämie* verändert die Farbe der Haut noch stärker. Das Aussehen der Kranken mit bereits ausgesprochenen Symptomen ist ein wachsartig blasses, fast immer mit einem deutlichen Stich ins Gelbliche. Diese für die perniziöse Anämie sehr charakteristische strohgelbe oder citronengelbe Färbung der Haut kann so stark werden, daß man die Kranken zunächst für ikterisch hält.

Mehrfach ist bei perniziöser Anämie die Aufmerksamkeit auf Pigmentierungen zum Teil auch auf Depigmentierungen nach Art der Vitiligo [v. DECASTELLO, FRENCH, AITKEN, MOORHEAD, LENNARTZ, MOSSE (a, b), ZADEK, SCHUKANY] gelenkt und auch die Mundschleimhaut als mitpigmentiert angegeben worden (FRENCH, MOORHEAD).

Die Fälle, bzw. die der Pigmentierung zugrunde liegenden Momente sind aber zum Teil gar nicht, zum Teil nur ungenügend analysiert, so daß genaue Schlüsse über Art und Abstammung des Pigments (Differenzierung gegen Addison, Hämochromatose, Arsenmelanodermie) in den wenigsten der Beobachtungen möglich sind.

Eine besondersartige Pigmentierung hat GANTENBERG gesehen: Zwei Patienten mit perniziöser Anämie unter parenteraler Lebertherapie stehend reagierten auf Belichtung mit zunehmender Bräunung der Haut, so daß GANTENBERG an eine lichtsensibilisierende Wirkung des Leberextraktes denkt, wie sie bei Vigantoldarreichung auch gesehen worden ist (BERNHEIM-KARRER und ZARUSKI, RODECURT).

Nicht selten wird der Dermatologe auch wegen Schleimhautveränderungen befragt. Es ist daher am Platz, hier auch auf die, die perniziöse Anämie begleitende, ja ihr sogar nach vielfachen Beobachtungen über Jahre vor der Entwicklung der typischen Symptome vorausgehende Möllersche, bzw. Huntersche Glossitis hinzuweisen, die ja auch in der neueren dermatologischen Literatur vermehrt Beachtung gefunden hat (Heyn, Schäfer).

Subjektiv macht sie sich mit einem äußerst unangenehmen Brennen auf der Zunge, in manchen Fällen im ganzen Mund bemerkbar. Objektiv sind die Erscheinungen sehr verschieden stark. Besonders hervorgehoben werden scharf konturierte, unregelmäßig geformte, rundliche und längliche, gelegentlich konfluierende Flecken und Streifen, in deren Bereich offenbar die oberste Epithellage fehlt und die filiformen Papillen etwas geschwollen, halbkugelig, dichtgedrängt nebeneinander stehen. Die Schleimhaut zwischen diesen Flecken ist leicht geschwollen.

Bei *sekundärer Anämie* tritt als hervorstehendes Symptom ebenfalls die Blässe der Haut in Erscheinung, allerdings oft dann gemischt mit weiteren, durch das der Anämie zugrunde liegende primäre Leiden bedingten Farbtönen (Ikterus).

Einen ganz einzelstehenden Befund bei einer *Anaemia pseudoleucaemica infantum* erhob Juliusberg: als purpurrote, tumorartige Erhebungen beginnende mit zentraler Regression rasch peripher sich ausbreitende Herde an Brust und Rücken, histologisch neben Blutung durch ein eigenartiges Infiltrat bedingt.

## 2. Polycythaemia rubra, vera, idiopathica (Erythrämie).

Neben der zum Gesamtbild der Polycythämie gehörenden intensiv dunkelroten, flächenhaften Verfärbung, besonders des Gesichts, werden noch eine Anzahl Exantheme beschrieben und zum Teil von ihr als Grundleiden abhängig gemacht.

Die erste Mitteilung stammt von Werther, der die urticariell-papulös-vesiculöse, besonders an Gesicht und Hals lokalisierte Eruption — kombiniert mit Asthma — als pruriginoses Ekzem (Acne urticata) bezeichnete, wahrend Pick-Kaznelson dieselbe Exanthemform ihres Falles Acne urticata polycythaemia nannten. Gleiche Befunde stammen von Mestschanski, Bohnstett, McCarthy.

Richter sieht einen analogen Fall im Gegensatz zu der von den genannten Autoren vertretenen Meinung als Rosacea an, für deren Entwicklung die Polycythämie bloß eine gewisse Disposition bilde.

Eine universelle, schuppende, dunkelrote Erythrodermie bei Polycythämie teilt Eichenlaub (c) mit, Erythromelalgie sahen Hval, Grjesev, Gstrein-Singer, Akroasphyxie d'Antona. Sklerodermatische Schwellung der Unterschenkel beschreibt Ullmann, ein trophoneurotisches Ulcus Thieme.

Neben diesen wohl unspezifischen Begleiterscheinungen beschreibt Gans (a, b) unregelmäßig über den Rumpf zerstreute hellrote, verschieden große, tief in der Cutis liegende Knoten, die er nach ihrem Aufbau mit vorwiegend perivasculären myeloischen Zellherden als spezifische Infiltrate ansehen mochte.

## 3. Agranulocytose.

Bei diesem durch eine äußerste Verminderung, ja fast völliges Verschwinden der granulierten Leukocyten gekennzeichneten Krankheitsbild, das wohl in ziemlich allgemeiner Übereinstimmung auf eine schwere infektiös-toxische Schädigung der Leukopoëse zurückgeführt wird, ist die Haut zum Teil mit erythematösen oder vesiculös-pustulös-hämorrhagischen Efflorescenzen beteiligt. Besonders schwere Erscheinungen stellen die an ihr, wie an den Schleimhäuten der Körperöffnungen auftretenden Nekrosen dar, da an ihnen sehr leicht Sekundärinfektionen zum Haften kommen und bei der darniederliegenden Abwehrkraft des Organismus zu rasch progredientem Weiterzerfall führen [Schultz (a), Feer, Reye (a, b), H. Fuld, Landsberg, Hueber).

## 4. Essentielle Thrombopenie.

Mit dieser Bezeichnung glaubt FRANK aus der großen, noch wenig entwirrten Gruppe der sog. idiopathischen Purpuraerkrankungen bestimmte Fälle als eine besondere Form abtrennen und genauer definieren zu können.

Klinisch sollen sie nicht so akut wie die infektiösen Formen, sondern mehr schleichend beginnen und sich durch mehr flächenhafte Ekchymosen, sowie durch Hervortreten von Schleimhautblutungen auszeichnen. Das RUMPEL-LEEDEsche Stauungsphänomen fällt positiv aus. Die Blutungszeit ist verlängert, die Gerinnungszeit, das Fibrinogen sind normal. Es fehlt die Retraktionsfähigkeit des Blutkuchens. Als Hauptmoment ist die Zahl der Blutplättchen stark reduziert.

Im letztgenannten Faktor sieht FRANK den Hauptgrund für die Entstehung der Blutung und führt das Zustandekommen der Thrombopenie auf einen Defekt der Knochenmarksfunktion zurück. Daß ein solcher vorkommt, beweisen Beobachtungen von GÁSPÁR, SEELIGER, GERLACH, SCHMINCKE.

KAZNELSON (a, b) ist demgegenüber durch die häufige klinische Feststellung eines Milztumors zur Ansicht gelangt, daß nicht die Thrombocytenbildung gestört sei, sondern daß die Blutplättchen in der Milz in vermehrtem Maße zugrunde gingen. Er hat dementsprechend zur Behandlung die Milzexstirpation vorgeschlagen und mit Erfolg durchführen lassen. Auch von anderer Seite sind diese Erfolge zum Teil bestätigt worden (BENEKE, VOGEL, LANDOW, LESCHKE-WITTKOWER, WOENKHAUS).

Das eigenartige dabei ist, daß die Thrombocytenwerte auch nach der Milzexstirpation nicht dauernd ansteigen, die Blutungen aber trotzdem aufhören.

Diese Feststellung sowie auch die bekannte Tatsache, daß bei septischen Erkrankungen die Thrombocytenzahl sehr herabgesetzt sein kann, ohne daß Hämorrhagien sich einstellen, haben natürlich dazu beigetragen, daß die Bedeutung der Thrombocyten — zum mindesten ihre alleinige Bedeutung — für die Entstehung der Purpura von vielen bezweifelt wird und eine große Anzahl von Autoren ist der Ansicht, daß daneben sicher doch auch noch Schadigungen der kleinsten Gefäße mit im Spiele sein müssen [u. a. NÄGELI, MORAWITZ-DENEKE, KLINGER, STAHL, FORSTER, SCHULTZ (b, c), STERNBERG, LESCHKE, J. BLOCH, MORAWITZ (a, b)].

Bestimmte Schlüsse, in welcher Weise die beobachteten Tatsachen voneinander abhängen, oder miteinander von übergeordneten Faktoren abhängig sind, lassen sich vorerst nicht ziehen. Es wird hier erst weiter genau untersuchtes Material zusammengetragen und analysiert werden müssen.

## 5. Milz.

Die Bedeutung der Milz ist noch nicht hinreichend aufgeklärt, wenn ihr auch im letzten Jahrzehnt vermehrte Aufmerksamkeit geschenkt worden ist.

Eine ihrer wesentlichen Eigenschaften scheint eine hämolytische Fähigkeit zu sein (MORAWITZ-DENEKE).

Dann wird, wie wir weiter oben gesehen haben, die essentielle Thrombopenie von KAZNELSON (a, b) auf eine die Blutplättchen zerstörende Tätigkeit der Milz zurückgeführt, eine Annahme, die sich allerdings nicht überall durchgesetzt hat.

Eine spezielle Bedeutung für Dermatosen haben MAYR sowie MAYR-MONCORPS (a, b, c) der Milz zugeschrieben, indem sie sie mit der bei Dermatosen so häufigen Eosinophilie in Beziehung brachten.

Gestützt auf die Tatsache, daß bei Milzexstirpation Eosinophilie, bei infektiösen Milztumoren Eosinopenie auftritt, injizierten sie bei Dermatosen mit Eosinophilie einen aus Schweinemilz hergestellten Extrakt. Die Eosinophilie ging regelmäßig vorübergehend zuruck, und da gleichzeitig der durch die Hautaffektion erzeugte Juckreiz nachließ, empfehlen sie das Vorgehen als antipruriginöse Therapie.

Ihr Vorschlag ist bereits mehrfach nachgeprüft worden, zum Teil mit, zum Teil ohne Erfolg (Paul, Birke, Chevallier-Bloch, McKenna, Barrio-Rodriguez, Vallery-Radot-Blamoutier, Dalla Palma, Hadjès, Gaté-Charpy).

Beziehungen der Milz zur Haut finden sich ferner beim *Morbus Gaucher*.

„Schon früh fällt eine eigentümliche, gelblichbraune bis ockerfarbene, andere Male eine bronzefarbene, oder als dunkel subikterisch bezeichnete Verfarbung der Haut auf. Bei gleichzeitiger schwerer Anamie ist sie wächsern, fast bleifarben" (Rusca). Sie ist meist, nicht immer, auf die dem Lichte ausgesetzten Stellen (Gesicht, Hals, Hände) begrenzt und läßt auch die Schleimhaute frei. An Stirn und Wangen kann die Pigmentierung an Schwangerschaftschloasmen erinnern. Mit dem Ikterus, der bei gleichzeitigen heterogenen Erkrankungen der Leber- und Gallenwege [bei eitriger Cholangitis und eitriger Entzündung des durch Gallensteine ausgeweiteten Ductus choledochus (Schlagenhaufer), bei Carcinomen der großen Gallenwege (L. Pick, Fall 14)] sich hinzugesellt, bei Risel in seiner Genese allerdings nicht erklärt wird, hat diese Verfarbung nichts zu tun. Sie ist ein Ausdruck der allgemeinen Hamochromatose, die die Krankheit stets begleitet und mit ihrer Dauer sich verstarkt. Naturlich muß eine etwaige Arsenmelanose ausgeschlossen werden. Zugleich kann an der Augenbindehaut im Bereich der Lidspalte nach Art der Pinguecula sich eine bräunlich-gelbe keilförmige Verdickung mit der Basis zum Cornealrand hin ausbilden, zuerst beiderseits nasal, dann auch temporal. Eine in Sitz, Farbung und Ausdehnung sehr ähnliche Bindehautveränderung wird sonst nur bei der Ochronose getroffen" (Pick).

Nanta sah auffallend haufig Ulcera cruris bei Splenomegalen, die nach Milzexstirpation heilten, wie auch in einem Fall ein großes Keloid und in einem anderen die Melanodermie danach zurückgingen.

Ob die besonderen Hautveränderungen, welche Postma beschreibt mit der Gauchererkrankung zusammenhängt, ist wohl vorerst nicht zu entscheiden. Auch in der Beobachtung von Dore scheint es sich um eine Kombination mit Miliarlupoid Boeck gehandelt zu haben.

Da sich in den Zellen der hyperplastischen Gaucher-Milz Lipoide abgelagert finden, sind Beziehungen der Milz zum Lipoidstoffwechsel postuliert worden.

Dies würde evtl. für die Frage der Xanthome von Bedeutung sein können. Doch kann in deren Genese erst aus weiteren Untersuchungen ein genauerer Einblick erhofft werden.


Damit wäre die Besprechung der in der Einleitung genannten Organsysteme und ihrer Beziehungen zum Integument zu Ende geführt.

Es wird wohl niemand leugnen können, daß unsere Einblicke in dieVerhältnisse und die sich abspielenden Vorgänge recht bescheidene sind.

Möge diese Zusammenstellung daher zur Erweiterung und Vertiefung unserer Kenntnisse anregen.


## Literatur.

Adamson, G.: (a) Atrophodermia striata et maculata im Verein mit Phthise und Lichen scrophulosorum. Proc. roy. Soc. Med., 20. Okt. 1910. Ref. Dermat. Wschr. 52, 243 (1911). (b) Livedo lenticularis. Brit. J. Dermat. 28, 11 (1916). — Adrian: Zur Klinik der Nebennierengeschwülste. Z. Urol. 4, 81 (1910). — Aitken: Pernicious anaemia with pigmentation. Brit. med. J., 5. Juni 1909. — Alessandri, C.: Le teleangiectasie cutanee toracale nei tuberculotici. Riv. Pat. e Clin. Tbc. 4, 502 (1930). Ref. Zbl. Hautkrkh. 36, 771. — Allan, W.: Dermatomyositis or scleroderma? Arch. of Dermat. 19, 265 (1929). — Almkvist, J.: Arthritis deformans und Atrophia cutis. Ref. Zbl. Hautkrkh. 35, 60 (1931). — Antona, G.: Ipersensibilità da seppia con manifestationi asmatiche, cutanee e gastrointestinali. Policlinico 29, 1452 (1922). Ref. Zbl. Hautkrkh. 7, 335. — Antona, L. d': (a) Acroasfissia e poliglobulia. Atti Accad. Fisiocritici Siena 3, 500 (1929). Ref. Zbl. Hautkrankh. 32, 467. (b) Disturbi trofici e vasomotori Raynaud-simili associati a poliglobulia splenomegalica. Arch. Sci. med. 53, 84 (1929). Ref. Zbl. Hautkrkh. 32, 81. — Arnstein, A.: (a) Herpes zoster als einziges manifestes Symptom von im übrigen latent verlaufenden Erkrankungen innerer Organe. Wien. klin. Wschr. 34, 13 (1921). (b) Herpes zoster und innere Erkrankungen. Wien. Arch. inn. Med. 4, 441 (1922). — Arzt, L.: Dermatosen bei inneren Erkrankungen. Wien. klin. Wschr. 1929 II, 1211. — Ascoli, M.: Cute e malattie interne. Riforma med. **1930** I, 929. Ref. Zbl. Hautkrkh. **36**, 208. — Audry, Ch.: Über einige Hautsymptome im Verlauf der Enteritis membranacea. J. Mal. cutan. et syph. **1909**. Ref. Dermat. Wschr. **50**, 22.

Baagoe, K.: (a) Prurigo Besnier bei Asthma (dänisch). Ref. Zbl. Hautkrkh. **15**, 343 (1925). (b) Diseases of the skin in asthma. Acta med. scand. (Stockh.) **67**, 189 (1927). Ref. Zbl. Hautkrkh. **27**, 263.—Barrio de Medina u. J. V. Rodriguez: Über die Behandlung gewisser Dermatosen mit enteiweißtem Milzextrakt (spanisch). Ref. Zbl. Hautkrkh. **36**, 747 (1931). — Becher, E.: Untersuchungen über das Zustandekommen der gelblichen Hautverfärbung bei Niereninsuffizienz. Munch. med. Wschr. **1930** II, 1922. — Beneke, E.: Hämorrhagische Diathese durch Milzexstirpation geheilt. Ther. Gegenw. **1917**. — Bergstrand: Prurigo Besnier + Seborrhöe + Asthma bronchiale. Ref. Zbl. Hautkrkh. **22**, 326 (1927). — Bernheim-Karrer, J. und G. Zaruski: Über Pigmentierung der Haut nach Vigantoldarreichung. Mschr. Kinderheilk. **42**, 24 (1929). — Birke, R.: Über Milztherapie bei Dermatosen. Münch. med. Wschr. **75**, 2009 (1928). — Bishop, L. F.: Arteriosklerose und Hautkrankheiten. Urologic Rev. **17**, 294 (1913). Ref. Dermat. Wschr. **57**, 1360; Arch. f. Dermat. **117**, 231. — Bittorf: Zur Pathologie der Nebennieren und des Morbus Addisonii. Jena: Gustav Fischer 1908. — Black, E. A.: Skin diseases caused by internal disturbances. Nordwest med. **28**, 220 (1929). — Bloch, B.: (a) Chininekzem und Chininasthma. Schweiz. med. Wschr. **1928** I, 367. (b) Beziehungen zwischen Hautkrankheiten und Stoffwechsel. Erg. inn. Med. **2**, 521 (1908). — Bloch, J.: Ein Beitrag zur Pathogenese der Purpura haemorrhagica. Med. Klin. **24**, 296 (1928). — Blum, P. et E. Terris: Hydroa bulleux et troubles coliques. Bull. méd. **41**, 1455 (1927). Ref. Zbl. Hautkrkh. **27**, 146. — Boekelman, W. A.: Hauthyperasthesie und Krankheiten innerer Organe. Nederl. Tijdschr. f. Geneesk. **1928** II, 5772. Ref. Zbl. Hautkrkh. **30**, 464. — Bonniger, M.: Über halbseitige Lymphstauung bei Erkrankungen der Lunge, bzw. der Pleura. Berl. klin. Wschr. **47**, 1177 (1910). — Bogrow, S. L.: Zur Kasuistik der Dermatitis herpetiformis Duhring. Arch. f. Dermat. **98**, 327 (1909). — Bohnstett, R. M.: Über krankhafte Veränderungen der Haut bei Polycythaemia rubra vera. Dermat. Wschr. **91**, 1659 (1930). — Bottler: Seltene Hautcarcinome nach Ovarial-Ca. Zbl. Hautkrkh. **34**, 671 (1930). — Bourdillon, A. M. C. L. J.: Contribution à l'étude des généralisations cutanées du cancer gastrique. Diss. Paris 1927. — Brack, W.: Über die Hamoklasie und ihre Bedeutung für Ätiologie und Pathogenese der Prurigo. Arch. f. Dermat. **144**, 490 (1923). — Brocq, L.: Les altérnances morbides en dermatologie. Ann. de Dermat. **1928**, 3. Bulkley, L. D.: Krankheiten der Haut in Beziehung zu Leber- und Nierenerkrankungen. J. of cutan. Dis., 3. Nov. **1912**. Ref. Dermat. Wschr. **56**, 91. — Buschke, A.: Impetigoherpetiformis-ähnliche Hautaffektion bei Mediastinaltumor. Dermat. Wschr. **78**, 633 (1924). — Buschke, A u. M. Gumpert: Hauterkrankungen und innere Medizin. Z. ärztl. Fortbildg **23**, 545 (1926).

Campbell, G. A.: Further observations on asthma and eczema with special reference to treatment. Canad. med. Assoc. J. **17**, 1498 (1927). Zbl. Hautkrkh. **27**, 140. — Casarini: Urticaria infolge Ascaridiasis. Ref. Dermat. Wschr. **23**, 641 (1896). — Cederberg, A.: Durch Ascaridiasis hervorgerufene Prurigo-Hebrae-ähnliche Dermatose. Arch. f. Dermat. **150**, 393 (1926). — Cedercreutz, A.: Nachuntersuchungen von Patienten mit Erythema nodosum und Erythema exsudativum multiforme stützen nicht die Annahme der tuberkulösen Natur dieser Erkrankung (schwedisch). Ref. Zbl. Hautkrkh. **37**, 449 (1931). — Chevallier, P. et J. Bernard: Le prurit pleural. Paris. méd. **1930** I, 286. Ref. Zbl. Hautkrkh. **34**, 569. — Chevallier, P. et L. Bloch: L'extrait aqueux de rate dans le traitement des prurits et des eczémas. Bull. Soc. méd. Hôp. Paris **46**, 1814 (1930). Ref. Zbl. Hautkrkh. **37**, 822. — Clairmont, P.: Beiträge zur Nierenchirurgie. Arch. klin. Chirurg. **79**, 691 (1906). — Cohen, G.: Pruritus als dyspnoisches Symptom mit Bemerkungen über prurigene Summation. Arch. f. Dermat. **148**, 32 (1925). — Csillag, J.: Dyspeptische Hautkrankheiten. Zbl. Hautkrkh. **35**, 337 (1930). — Cueni, S.: Zur Kenntnis der Pathogenese der Perifolliculitis capitis abscedens et suffodiens und ihrer Beziehungen zur Acne conglobata. Dermat. Z. **51**, 94 (1927).

Davis, H.: On two cases of exsudative erythema associated with malignant disease of the uterus. Brit. J. Dermat. **34**, 12 (1922). — Davison, Ch.: Dermatomyositis. Arch. of Dermat. **19**, 255 (1929). — Debré, R., R. Leroux, M. Lelong et Gautier-Villars: La première observation française de périartérite noueuse. Arch. Méd. Enf. **31**, 325 (1928). — Decastello, A. v.: Über Pigmentationen und Atrophien der Haut in Verbindung mit perniziöser Anämie. Wien. klin. Wschr. **1901**, Nr 52. — Devoto, L.: Cute ed organi interni in alcuni rilievi semeiologici e terapeutici. Riforma med. **1930** I, 936. Ref. Zbl. Hautkrkh. **36**, 770. — Dietschy, R.: Über eine eigentümliche Allgemeinerkrankung mit vorwiegender Beteiligung von Muskulatur und Integument. Z. klin. Med. **64**, 377 (1907). — Doerr, R.: Ergebnisse der neueren experimentellen Forschungen über die Ätiologie des Herpes simplex und des Herpes zoster. Zbl. Hautkrkh. **13, 14, 15**, 1, 129, 289, 417, 481 (1924/25). — Dore, S. E.: Gauchers disease with cutaneous lesions. Proc. roy. Soc. Med. **19**, 50 (1926). —

Drake, J. A.: The asthma — eczema — prurigo complex Brit. J. Dermat. **40**, 407 (1928). — Draper, J. W.: Psoriasis and eczema as symptoms of gastro-intestinal lesions. Urologic Rev. **34**, 759 (1930). Ref. Zbl. Hautkrkh. **36**, 770. — Dworak, R.: Zur Kenntnis der Hämochromatose. Münch. med. Wschr. **1929 I**, 743.

Ebert, M. H.: Livedo reticularis. Arch. of Dermat. **16**, 426 (1927). — Ehrmann, S.: (a) Livedo racemosa. K. K. Ges. Ärzte, 19. Okt. 1906. (b) Ein neues Gefäßsymptom der Syphilis, seine Beziehungen zur Cutis marmorata, zum großfleckigen makulösen Syphilid und zur Spirochaete pallida. Verh. 6. internat. Kongr. New York **1907**, 762. (c) Weitere Mitteilungen über syphilitische Veränderungen der Hautgefäße und die damit zusammenhängenden Phänomene. Arch. f. Dermat. **113**, 261 (1912). (d) Zur Frage der Livedo racemosa. Dermat. Wschr. **69**, 555 (1919). (e) Acneiforme Tuberkulide mit Livedo lenticularis. Zbl. Hautkrkh. **18**, 156 (1926). (f) Toxische und infektiöse Erytheme chemischen und mikrobiotischen Ursprungs. Mračeks Handbuch der Hautkrankheiten, Bd. 1, S. 623. Wien: Alfred Hölder 1902. (g) Über den Zusammenhang innerer Krankheiten und Hautkrankheiten. Wien. med. Wschr. **1922**, 1685. — Eichenlaub, F. J.: (a) The relation of certain dermatoses to internal medicine. Med. J. a. Rec. **127**, 311 (1928). Ref. Zbl. Hautkrankh. **28**, 505. (b) The clinical significance of some common dermatoses. Arch. of Dermat. **11**, 759 (1925). (c) Polycythaemia with dermatosis. Arch. of Dermat. **19**, 1000 (1929). — Eliascheff, O.: Vergétures linéaires symétriques du dos chez un tuberculeux. Ann. de Dermat. **1924**, 355. — Eller: Ref. Arch. of Dermat. **18**, 984 (1928). — Eppinger: Zur Pathologie und Therapie des menschlichen Ödems. Berlin 1917. — Eschbach, H.: Eruption cutanée et endocardite infectieuse prolongée. Bull. Soc. méd. Hôp. Paris **46**, 297 (1930). Ref. Zbl. Hautkrkh. **35**, 638.

Fasal, H.: Hauterscheinungen bei malignen Tumoren innerer Organe. Zbl. Hautkrkh. **37**, 697 (1931). — Fearnsides, E. G.: (a) A case showing an abnormal condition of the nails of the hands associated with secondary carcinomatosis. Proc. roy. Soc. Med., 21. März 1912. Ref. Brit. J. of Dermat. **24**, 145. (b) Telangiektases in children in association with wasting and protracted diarrhoea. Brit. J. of Dermat. **24**, 35 (1912). — Feer, W.: Beitrag zur Frage der Agranulocytose. Schweiz. med. Wschr. **56**, Nr 22 (1926). — Fischl, F.: Zur Pathogenese der netzförmigen Livedo bei Tuberkulose. Arch. f. Dermat. **136**, 362 (1921). — Foerster, A.: Über Morbus maculosus Werlhofii. Z. klin. Med. **92**, 171 (1921). — Fournier, H.: Considérations sur quelques manifestations cutanées qui peuvent accompagner les appendicites chroniques. Berl. klin. Wschr. **1904**, 973. — Frank, E.: Die essentielle Thrombopenie. Berl. klin. Wschr. **52**, 454 (1915). — French, H.: Sixty-eigth cases of pernicious anaemia. Guy's Hosp. Rep. **63** (1909). — Freund, F.: (a) Erythema induratum Bazin und Livedo racemosa. Zbl. Hautkrkh. **21**, 258 (1927). (b) Livedo racemosa mit Lupus erythematodes discoides und Erythema induratum Bazin vergesellschaftet. Zbl. Hautkrkh. **21**, 49 (1927). (c) Apoplexia cutanea — Periarteriitis nodosa. Arch. f. Dermat. **152**, 158 (1926). — Freund, H.: Pruriginöse Dermatose bei Ovarialsarkom neben myomatösem Uterus. Zbl. Hautkrkh. **19**, 354 (1926). — Frisch, A. V.: Über familiäre Hämochromatose. Wien. Arch. inn. Med. **4**, 149 (1922). — Frommel, E.: L'artérite noueuse. Ann. de Méd. **19**, 42 (1926). Ref. Zbl. Hautkrkh. **21**, 622. — Fuhs: Livedo racemosa. Zbl. Hautkrkh. **31**, 290 (1929). — Fuld, E.: Urticaria appendicularis. Med. Klin. **1918**, 161. — Fuld, H.: Zur Kenntnis der sog. Agranulocytose. Dtsch. Arch. klin. Med. **170**, 100 (1931).

Galloway, J.: (a) Visible signs of visceral disease. Brit. med. J., 21. März **1908**, 665. (b) Cutaneous indications of alimentary toxaemia. Brit. med. J. **1913 I**, 815. — Galloway, J. and J. M. H. Macleod: Erythema multiforme and Lupus erythematosus; their relations to general toxaemia. Brit. J. Dermat. **15** (1903). — Gans, O.: (a) Über spezifische Hautinfiltrate bei Polycythämie. Münch. med. Wschr. **73**, 40 (1926). (b) Über spezifische Hautveränderungen bei Erythrämie. Virchows Arch. **263**, 565 (1927). — Gantenberg, R.: Zur Hautpigmentation und Hautreaktion bei perniziöser Anämie. Dtsch. med. Wschr. **57**, 1574 (1930). — Gáspár, St.: Untersuchungen über Ursprung, Zahl und Form der Blutplättchen. Frankf. Z. Path. **34**, 460 (1926). — Gaté, J. et J. Charpy: L'action des extraits de rate sur les dermatoses prurigineuses. Bull. Soc. franç. Dermat. **1931**, 1222. — Gaucher-Gougerot-Guggenheim: Erythème polymorphe et purpura d'origine tuberculeuse. Bull. Soc. franç. Dermat. **1911**, 102. — Gaucher et Nathan: Erythème polymorphe et tuberculose. Bull. Soc. franç. Dermat. **1908**, 31. — Gerlach, G.: Zur Kenntnis der anatomischen Befunde bei Werlhofscher Krankheit. Zbl. Path. **48**, 81 (1930). — Gigon, A.: Gegenseitige Beeinflussung verschiedener Organe bei Krankheiten. Verh. naturforsch. Ges. Basel **32**, 94 (1921). — Gloor, H. U.: Kurze neue Beiträge und Bemerkungen zur Periarteriitis nodosa. Zbl. path. Anat. **37**, 337 (1926). — Görl, P.: Zur Kasuistik der Hämochromatose. Klin. Wschr. **6**, 1334 (1927). — Goldstein, O.: Le manifestationi cutanee di malattie interne. Riforma med. **41**, 501 (1925). Ref. Zbl. Hautkrkh. **18**, 845. — Gordon, S.: The reponse of the skin to systemic affections. Med. J. Rec. **123**, 357 (1926). Ref. Zbl. Hautkrkh. **20**, 755. — Goupil: Contributions à l'étude des tumeurs des glandes surrénales. Thèse de Paris **1908**, No 198. — Gram, G.: Über den Zusammenhang zwischen Psoriasis und Tuberkulose (ukrain.). Ref. Zbl. Hautkrkh. **22**, 768 (1927). — Griesbach, R.:

Hautkrankheiten bei Lungentuberkulose mit besonderer Berücksichtigung der Acne. Z. Tbk. **57**, 405 (1930). — GRJESEV, F.: Ein Fall einer kombinierten Erkrankung von Erythromelalgie und Polycythämie. Ref. Zbl. Hautkrkh. **32**, 82 (1930). — GROSSMANN, M.: Carcinom und Bronzefärbung der Haut. Klin. Wschr. **1**, 1697 (1922). — GRUBER, G. B.: Kasuistik und Kritik der Periarteriitis nodosa. Zbl. Herzkrkh. **18** (1926). Ref. Zbl. Hautkrkh. **22**, 244. — GSTREIN, H. u. R. SINGER: Polyglobulie mit dem Symptomen komplex einer Erythromelalgie. Zbl. inn. Med. **39**, 423 (1918). Ref. Dermat. Wschr. **70**, 207; Arch. f. Dermat. **133**, 467.

HADJÈS, A.: Sur un cas de prurit diabétique irréductible guéri par l'extrait splénique. Ref. Zbl. Hautkrkh. **38**, 53 (1931). — HAHN, A. G.: Studies on changes in the finger nails in pulmonary tuberculosis. Ref. Zbl. Hautkrkh. **34**, 318 (1930). — HANSTEEN, H.: Fettembolie mit Lokalisation in der Haut (norw.). Ref. Zbl. Hautkrkh. **18**, 202 (1926). — HARF, A.: Über Hauterscheinungen als Frühsymptom des Carcinoms. Zbl. Chir. **52**, 2699 (1925). — HAXTHAUSEN, H.: (a) Le prurigo de BESNIER. Ann. de Dermat. **1925**, 312. (b) Prurigo BESNIER und Asthma bronchiale mit Proteinüberempfindlichkeit. Ref. Zbl. Hautkrkh. **14**, 449 (1924). — HEAD, H.: Die Sensibilitätsstörungen der Haut bei Visceralerkrankungen. Deutsch von W. SEIFFER. Berlin 1898. — HEGLER, C. u. F. WOHLWILL: Fettgewebsnekrose in Subcutis und Knochenmark durch Metastasen eines Carcinoms des Pankreasschwanzes. Virchows Arch. **274**, 784 (1930). — HERZOG, F. u. A. ROSCHER: Beiträge zur Pathologie der Thrombopenie. Virchows Arch. **233**, 347 (1921). — HESS, L. u. W. KERL: (a) Über die Pathogenese der Livedo racemosa und ihr nahestehende Hautveränderungen. Dermat. Z. **33**, 125 (1921). (b) Über eine Hautveränderung bei chronischen Zirkulationsstörungen. Münch. med. Wschr. **68**, 232 (1921). — HEYN, W.: MÖLLERscher Glossitis, HUNTERsche Zunge und perniziöse Anämie. Dermat. Z. **47**, 132 (1926). — HIGHMAN, W. J.: (a) Dermatology in relation to metabolic disturbances. N. Y. State J. Med. **31**, 65 (1931). Ref. Zbl. Hautkrkh. **37**, 620 (1931). (b) Eczem aaccompanying nephrolithiasis. Arch. of Dermat. **18**, 983 (1928). — HIRSCHHOF: Entstehungsweise der Gefäßektasien am vorderen Thorax. Dtsch. med. Wschr. **1894**. — HOFFMANN, H.: Acne conglobata und verwandte Krankheiten. Zbl. Hautkrkh. **19**, 1 (1926). — HOLLÄNDER, E.: Beiträge zur Frühdiagnose des Darmcarcinoms. Dtsch. med. Wschr. **1900**, Nr 30. — HUEBER, W.: Beitrag zur Frage der Agranulocytose. Frankf. Z. Path. **40**, 312 (1930). — HUECK, W.: Die pathologische Pigmentierung. KREHL-MARCHAND, Handbuch der allgemeinen Pathologie, Bd. 3, II. Teil. Leipzig: S. Hirzel 1921. — HVAL, E.: Erythromelalgia cum Polyglobulia megalosplenica. Lues (norw.). Ref. Zbl. Hautkrkh. **28**, 793 (1928).

ISRAELSKI, E.: Haut- und Nagelveränderungen bei ankylosierendem Gelenkrheumatismus. Dermat. Wschr. **91**, 1371 (1930).

JACQUET: Über eine durch Eingeweidewürmer verursachte Urticaria. Ref. Dermat. Wschr. **28**, 137 (1899). — JADASSOHN, J.: Über „Kalkmetastasen" in der Haut. Arch. f. Dermat. **100**, 317 (1910). — JADASSOHN, W.: Allergiestudien bei Ascaridenidiosynkrasie. Arch. f. Dermat. **156**, 190 (1928). — JAEGGY, E.: Crise d'urticaire et d'asthme provoquées par des lavements à la camomille. Schweiz. med. Wschr. **61**, 572 (1931). — JENNER: Herpes linguae und Gastritis chronica ulcerosa. Münch. med. Wschr. **1929** II, 1802. — JULIUSBERG, F.: Über ein eigentümliches Exanthem bei Anaemia pseudoleukaemica infantum. Arch. f. Dermat. **106**, 302 (1911). — JUNKER, F.: Zur Frage des Zusammenhangs von Psoriasis und Tuberkulose. Beitr. z. Klin. Tbk. **57**, 182 (1923).

KAHANE, M.: Die cutane Diagnostik innerer Krankheiten. Wien. Arch. inn. Med. **3**, 67 (1922). — KAPSAMER: Nierendiagnostik und Nierenchirurgie, Bd. 2. Wien: Wilhelm Braumüller 1907. — KARGER: Dermatomyositis. Dtsch. med. Wschr. **48**, 112 (1922). — KAUFMANN-WOLF M.: Klinische und histologische Beobachtungen bei Hautmetastasen im Anschluß an Carcinom innerer Organe. Arch. f. Dermat. **114**, 709 (1913). — KAZNELSON, P.: (a) Thrombolytische Purpura. Z. klin. Med. **87**, 133 (1919). (b) Beiträge zur Pathogenese hämorrhagischer Diathesen. Dtsch. Arch. klin. Med. **128**, 119 (1919). — KELLER, PH.: Beitrag zu den Beziehungen von Asthma und Ekzem. Arch. f. Dermat. **148**, 82 (1925). — KERL, W.: Beitrag zur Kenntnis der Verkalkungen der Haut. Arch. f. Dermat. **126**, 172 (1919). — KITAMURA, S.: Über eine eigentümliche universelle Eruption bei branchiogenem Krebs. Ref. Zbl. Hautkrkh. **26**, 69 (1928). — KLINGER, R.: Zur Entstehung der hämorrhagischen Diathesen. Dtsch. Arch. klin. Med. **130**, 127 (1919). — KNOWLES, F. C.: Diseases of the skin of internal causation in childhood Atlantic med. J. **30**, 152 (1927). Ref. Zbl. Hautkrkh. **23**, 671. — KRIEGER, H.: Veränderungen des Kitzelgefühls der Haut bei Organerkrankungen. Würzburg. Abh. **26**, H. 6. Leipzig 1930. — KROETZ, CHR.: Zur Kenntnis der Periarteriitis nodosa. Dtsch. Arch. klin. Med. **135**, 311 (1921). — KÜLBS, F.: Erkrankungen der Zirkulationsorgane. v. BERGMANN-STAEHELIN: Handbuch der inneren Medizin, Bd. 2, S. 1. 1928. — KÜTTNER, H.: Der Pruritus als prämonitorisches Symptom bei malignen Tumoren. Zbl. Chir. **51**, 284 (1924).

LANDOW: Zur Frage der Milzexstirpation bei der Gruppe der Purpura. Dtsch. Z. Chir. **216**, 115 (1929). — LANDSBERG, M.: (a) Agranulocytose mit Nekrose der äußeren Haut. Klin. Wschr. **9**, 891 (1930). (b) Hautveränderungen bei Agranulocytose. Med. Klin. **26**,

1292 (1930). — Ledermann, R.: Das Verhalten der Haut bei inneren Krankheiten. Dtsch. Klinik am Eingang des 20. Jahrhunderts, Bd. 10, 2, S. 335. 1905. — Lehndorff, H. u. K. Leiner: (a) Erythema annulare, ein typisches Exanthem bei Endokarditis. Z. Kinderheilk. 32, 46 (1922). (b) Erythema annulare rheumaticum. Wien. med. Wschr. 72, 311 (1922). — Lehner, E. u. D. Kenedy: (a) Zur Kenntnis der Entzündungen der Haut mit netzförmiger oder verästelter Zeichnung. Arch. f. Dermat. 141, 325 (1922). (b) Weitere Beiträge zur Kenntnis der Entzündungen der Haut mit netzförmiger oder verästelter Zeichnung. Arch. f. Dermat. 149, 387 (1925). — Leiner, K.: Hautveränderungen bei inneren Erkrankungen des Kindesalters. Wien. med. Wschr. 79, 1139 (1929). — Lennartz, J.: Einige Beobachtungen über Hautpigmentationen bei perniziöser Anämie und ihre diagnostische Bedeutung. Diss. Marburg 1912. — Leschke, E.: Klinik und Pathogenese der thrombopenischen Purpura (Werlhofsche Krankheit). Dtsch. med. Wschr. 51, 1352 (1925). — Leschke, E. u. E. Wittkower: Die Werlhofsche Blutfleckenkrankheit (thrombopenische Purpura). Z. klin. Med. 102, 649 (1926). — Lier u. Porges: Dermatosen und Anacidität. Wien. klin. Wschr. 1913, 1976. — Loeb, F. L.: Über Asthma bronchiale und über allergische Hautmanifestationen. Z. klin. Med. 110, 184 (1929). — Löhe u. Rosenfeld: Multiple Hautgangrän bei Periarteriitis nodosa. Dermat. Z. 61, 299 (1931). — Loewenbach: Zur Kenntnis der Hautverkalkungen. Arch. f. Dermat. 72, 450 (1904). — Lortat-Jacob, L.: Quelques enseignements tirés des relations des dermatoses avec les perturbations fonctionnelles de divers appareils. Presse méd. 33, 1699 (1925). — Low, R. C.: The eczema — asthma — prurigo complex. Brit. J. of Dermat. 40, 389 (1928).

Macaigne, M. et P. Nicaud: Périartérite noueuse à forme chronique. Bull. Soc. méd. Hôp. Paris 46, 665 (1930). — McCarthy, F. P.: Polycythaemia vera, chronic urticaria. Arch. of Dermat. 23, 1185 (1931). — MacKenna, R. M. B.: The use of extract of hogspleen in dermatology. Lancet 1930 I, 1401. — Magnusson, S.: Herpes zoster and Tuberculosis. Tubercle 6, 482 (1925). Ref. Zbl. Hautkrkh. 18, 578. — Martinico, G.: Ascaridiasi e sindroma di Quincke. Ref. Zbl. Hautkrkh. 27, 275 (1928). — Mayr, J. K.: Über die Behandlung von Juckreiz mit Milzsaft. Med. Klin. 22, 19 (1926). — Mayr, J. K. u. K. Moncorps: Die Milz in ihren Beziehungen zur Eosinophilie. (a) Virchows Arch. 256, 19 (1925). (b) Münch. med. Wschr. 72, 683 (1925). (c) Virchows Arch. 264, 774 (1927). — Mayrhofer, H.: Die exsudative Pleuritis bei Psoriasis. Wien. klin. Wschr. 1930 II, 1149. — Meirowsky: Lymphosarkom des Brustraums in Kombination mit einer Dermatose. Ref. Zbl. Hautkrkh. 11, 395 (1924). — Menagh, F. R.: The etiology and results of treatment in angioneurotic oedem and urticaria. J. amer. med. Assoc. 90, 668 (1928). — Mendel, F.: Oedema cutis proprium. Klin. Wschr. 1, 1503 (1922). — Mestschanski, J.: Ein Fall von Acne urticata polycythaemica. Dermat. Wschr. 85, 1350 (1927). — Milian, G.: (a) Erythème polymorphe prolongé et endocardite. Rev. de Dermat. 5, 340 (1929). (b) Endocardite végétante érythème polymorphe mort par hémorrhagie cérébrale. Rev. franç. Dermat. 5, 346 (1929). — Milian, G., Nativelle et Caroli: Ulcérations phagédéniques de la peau et endocardite végétante. Bull. Soc. méd. Hôp. Paris 46, 318 (1930). — Montague, J. F.: Relations of pruritus of anus to chronic diseases of abdominal and pelvic viscera. J. amer. med. Assoc. 81, 1661 (1923); N. Y. med. J. a. med. Rec. 117, 409 (1923). Ref. Zbl. Hautkrkh. 10, 181. — Moorhead: Pigmentation of the buccal mucosa in pernicious anaemia. Brit. med. J., 9. April 1910. — Morawitz, P.: (a) Über die Differentialdiagnose hämorrhagischer Diathesen. Med. Klin. 19, 71 (1923). (b) Hämorrhagische Diathesen. Verh. dtsch. path.-anatom. Ges. 25. Berlin 1930. — Morawitz, P. u. G. Deneke: Blut und Blutkrankheiten. v. Bergmann - Staehelin: Handbuch der inneren Medizin, Bd. 4,1. 1926. — Mosse, M.: (a) Über Hautpigmentierung bei perniziöser Anämie. Arch. f. Dermat. 113, 759 (1912). (b) Melanodermie bei perniziöser Anämie. Med. Klin. 18, 1085 (1922). — Müller, J.: Über Störungen der Hautkitzelempfindung bei Erkrankungen innerer Organe und ihre diagnostische Bedeutung. Klin. Wschr. 6, 1221 (1927). — Müller, Th.: Ein erythematös-bullös-pustulöses Exanthem bei Polyarthritis acuta. Dermat. Z. 62, 269 (1931).

Naegeli, O.: Blutkrankheiten und Blutdiagnostik, 5. Aufl., 1931. — Nanta, A.: Les ulcères des jambes des splénomégaliques. Bull. Soc. franç. Dermat. 1927, 946. — Nathan, E. u. P. Kullós: Über eine epicutane Tuberkulinreaktion bei Hauttuberkulose. Klin. Wschr. 10, 2392 (1931). — Neuda, P.: Eine klinisch bedeutsame Haarkleidschädigung bei Angina pectoris und Thrombosen (strichförmige Wachstumshemmung der Kopfhaare). Med. Klin. 1930 II, 1370. — Nicola, B.: Zusammenhang zwischen polymorphem Erythem und Tuberkulose. Ref. Dermat. Wschr. 63, 1048 (1916). — Nicolas, J. et M. Favre: Erythème cutané en larges placards extensifs avec atrophodermie à type maculeux chez un tuberculeux. Ann. de Dermat. 1906, 625. — Nicolas, J. et F. Lebeuf: Psoriasis et tuberculose. Ann. de Dermat. 1927, 601.

Palma, M. della: La terapia splenica nelle malattie allergiche. Ref. Zbl. Hautkrkh. 39, 771 (1931). — Parsonet, E. E. u. A. S. Hyman: Herpes zoster und Angina pectoris. Ann. int. Med. 3, 883 (1930). Ref. Zbl. Hautkrkh. 36, 611. — Paul, Th. M.: The etiology and treatment of eczema and urticaria. Urologic Rev. 32, 452 (1928). — Pellegrini: Zit. nach Devoto. — Peller, S.: Zur Kenntnis der Livedo racemosa. Dermat. Wschr.

**73**, 1157 (1921). — PENTAGNA, O.: Ascaridiasi ed orticaria. Ref. Zbl. Hautkrkh. **8**, 337 (1923). — PERCIVAL, G. H. and H. J. GIBSON: Observations of erythema exsudativum multiforme. Brit. J. of Dermat. **43**, 329 (1931). — PESCHKIN, M.: Asthma in children. Ref. Zbl. Hautkrkh. **24**, 791 (1927). — PETROSELLI, F.: Dermatosi da ascaridi. Ref. Zbl. Hautkrkh. **7**, 271 (1923). — PICK, L.: Morbus Gaucher und die ihm ähnlichen Erkrankungen. Erg. inn. Med. **29**, 519 (1926). — PICK, E. u. P. KAZNELSON: Über eine eigenartige Dermatose bei Polycythaemia rubra. Dermat. Wschr. **80**, 159 (1925). — PIRQUET, V.: Lichenähnlicher Ausschlag an den Streckseiten der Extremitäten akut aufgetreten bei akutem Gelenkrheumatismus. Wien. med. Wschr. **75**, 770 (1925). — PLOEGER: Ref. Arch. f. Dermat. **119**, 529 (1914). — POLAK, J. E.: Ein Beitrag zur Kenntnis der Ätiologie und Pathologie der Livedo racemosa. Arch. f. Dermat. **143**, 193 (1923). — POPPER, E.: Trophische Störungen der Fingernägel und der Haut im Gefolge einer im Abklingen begriffenen sog. HERTERschen Krankheit. Ref. Zbl. Hautkrkh. **24**, 485 (1927). — PORGES, O.: Über den Zusammenhang zwischen Verdauungsstorungen und Dermatosen und dessen Bedeutung für die Behandlung gewisser Hautkrankheiten. Wien. klin. Wschr. **39**, 566 (1926). — POSTMA, C.: Ungewöhnliche Hautveranderungen bei einer Patientin mit GAUCHERscher Splenomegalie. Nederl. Tijdschr. Geneesk. **70**, 1590 (1926). Ref. Zbl. Hautkrkh. **22**, 367.

QUIMBY, W. A.: X-ray diagnosis of chronic pancreatitis and its relations to some of the common skin diseases. J. of Radiol. **6**, 186 (1925). Ref. Zbl. Hautkrkh. **21**, 843.

RAMEL, E.: (a) L'erythème exsudatif multiforme. 4. Congr. Dermat. franç. Paris 1929. (b) Some observations on the causation of erythema exsudativum multiforme. Brit. med. J. **42**, 1 (1930). (c) Acné vulgaire et tuberculose. Schweiz. med. Wschr. **1930 II**, 754. (d) Contribution à l'étude des dermatoses toxiques survenant au cours de tumeurs malignes. Schweiz. med. Wschr. **56**, 790 (1926). — RAYNAUD, A.: Les projections cutanées des affections viscérales. Thèse de Montpellier **1927—28**, No 21. — REIMOLD, W.: Beitrage zur Klinik und Therapie des „allgemein verbreiteten" Emphysems. Klin. Wschr. **5**, 352 (1926). — REYE, E.: (a) Zur Frage der Agranulocytose. Med. Klin. **25**, 257 (1929). (b) Über Haut- und Schleimhautveränderungen bei Agranulocytose. Dermat. Wschr. **89**, 1895 (1929). — RICHTER, W.: Zu der Arbeit: Eigenartige Dermatose bei Polycythämie. Dermat. Wschr. **81**, 1075 (1925). — RODECURT: Über Hautveranderungen bei Sauglingen nach Vigantoldarreichung. Münch. med. Wschr. **1929 II**, 1420. — ROSENAU, W. H.: Changes in finger nails after rheumatic fever and tuberculosis. J. amer. med. Assoc. **78**, 1783 (1922). — ROSENTHAL, C. u. H. HOFFMANN: Ein Fall von Dermatoneuromyositis mit Ausgang in Sklerodermie. Klin. Wschr. **1924 I**, 115; Dtsch. Z. Nervenheilk. **80**, 1 (1923). — ROST, G. A.: Hautkrankheiten. Berlin: Julius Springer 1926. — ROTHMANN, ST.: Über Hauterscheinungen bei bösartigen Geschwülsten innerer Organe. Arch. f. Dermat. **149**, 99 (1926). — RUBRITIUS, H.: Bacterium-coli-Infektion der Harnwege und Urticaria. Wien. med. Wschr. **76**, 1151 (1926).

SABOURIN, CH.: Die dorsolumbalen Hautstriae bei Tuberkulosen. J. des Pract. **1912**, Nr 10. Ref. Dermat. Wschr. **55**, 897 (1912). — SACCHIA, P.: Eritema annulare precorrente una endocardite settica. Pediatria **32**, 422 (1924). Ref. Zbl. Hautkrkh. **13**, 359. — SATKE, O. u. W. WINKLER: Striae distensae cutis. (a) I. Mitt.: Morphologie und Ätiologie der Striae sowie Zustände und Erkrankungen, bei denen Striae bisher beschrieben wurden. Wien. Arch. inn. Med. **19**, 351 (1930). (b) II. Mitt.: Striae bei Gelenkerkrankungen, insbesondere bei der Spondylosis deformans. Wien. Arch. inn. Med. **19**, 383 (1930). — SCHÄFER, E.: Ein Beitrag zur Kenntnis der MÖLLERschen Glossitis und ihre Beziehungen zur perniziösen Anämie. Arch. f. Dermat. **147**, 201 (1924). — SCHMINCKE, A.: Zur Kenntnis der essentiellen Thrombopenie. Verh. dtsch. path.-anat. Ges. **25**. Berlin 1930. — SCHOCH, A.: Stabiles, bzw. kontinuierlich rezidivierendes scharlachartiges Exanthem bei Lungentuberkulose. Dermat. Wschr. **80**, 197 (1925). — SCHRAM ANDERSSEN, J.: Schulendemie von Erythema nodosum (norweg.). Ref. Zbl. Hautkrkh. **37**, 449 (1931). — SCHROPL, E.: Neurodermitis durch Oxyuren. Dermat. Wschr. **83**, 1083 (1926). — SCHUCANY, A.: Die Pigmentierung der Haut bei pernizioser Anamie. Arch. f. Dermat. **121**, 746 (1916). — SCHÜTZ, J.: Über die Symptomatologie und Ätiologie der Urticaria papulosa infantum (Strofulus), speziell deren Beziehung zur Erkrankung an Oxyuren. Münch. med. Wschr. **1920**, Nr 20. — SCHULTZ, W.: (a) Neuere Erfahrungen uber Agranulocytose. Münch. med. Wschr. **75**, 1667 (1928). (b) Die Purpuraerkrankungen. Erg. inn. Med. **16**, 32 (1919). (c) Pathogenese und Therapie von Blutungen bei hämorrhagischen Diathesen. Klin. Wschr. **1**, 2002 (1922). — SCHUR, H.: (a) Hautaffektionen als erstes Symptom von Mediastinaltumoren. Wien. klin. Wschr. **1917**, Nr 27. (b) Urticaria und Cholelithiasis. Wien. klin. Wschr. **40**, 81 (1927). — SCHURZ: Erythema multiforme unter dem Bild von Hautembolien bei renal-kardialer Insuffizienz. Wien. med. Wschr. **77**, 162 (1927). — SCHWARTZ, L. L.: Dermatologic leads to internal medical diagnosis. Ref. Zbl. Hautkrkh. **25**, 680 (1928). — SECKEL, H.: Das Syndrom der chronischen Stauungshaut beim Kinde. Mschr. Kinderheilk. **45**, 394 (1929). — SEELIGER: Über Organbefunde und ihre Bedeutung fur die Pathogenese bei essentieller Thrombopenie und Aleukie. Klin. Wschr. **3**, 713 (1924). — SEGA, A.: La polimiosite acuta o dermatomiosite. Ref. Zbl. Hautkrkh. **22**, 807 (1927). — SEVERIN, J.: (a) Herpes zoster bei inneren Organerkrankungen. Dtsch. med. Wschr. **52**, 906 (1926). (b) Multiple Hautkarzinose bei Kolloidkrebs des Magens. Dtsch. med. Wschr. **52**, 792 (1926). — Sicard, J. A. et A. Lichtwitz: Du rôle du derme dans le traitement des algies viscérales. Presse méd. **1929 I**, 545. — Smithies, F.: Defective liver function as a cause of chronic endogenous skin lesions. Ann. int. Med. **3**, 1201 (1930). Ref. Zbl. Hautkrkh. **36**, 315. — Soutter: Manifestations cutanées dans l'endocardite lente. Schweiz. med. Wschr. **1929 I**, 1202. — Ssutejev, G.: Das klinische Bild der Hautveränderungen und die Pathogenese der Vaquezschen Krankheit. Ref. Zbl. Hautkrkh. **23**, 672 (1926). — Stahl, R.: Untersuchungen des Blutes, speziell der Thrombocyten bei Purpura haemorrhagica und hämorrhagischem Typhus. Dtsch. Arch. klin. Med. **132**, 53 (1920). — Sternberg, F.: Über Purpuraerkrankungen. Wien. Arch. inn. Med. **3**, 433 (1922). — Sudzuki, U.: Die diagnostische und prognostische Bedeutung von Dermographia rubra bei Pleuritis exsudativa. Münch. med. Wschr. **1929 I**, 581.

Templeton, H. J.: Skin lesion as diagnostic aids in general medicine. Ref. Zbl. Hautkrankh. **20**, 755 (1926). — Thieme: Trophoneurotisches Ulcus bei Polycythämie. Zbl. Hautkrankh. **25**, 766 (1927). — Trebitsch: Über eine ungewöhnliche Form der Hautpigmentierung beim Morbus Addison. Z. klin. Med. **32**, Festschrift von Schroetter 163 (1897). — Trulli: Polymorphes Erythem und Tuberkulose. Ref. Arch. f. Dermat. **119**, 449 (1919).

Uffelmann, J.: (a) Über eine ominöse in der Haut sich lokalisierende Erkrankung des kindlichen Alters. Dtsch. Arch. klin. Med. **10**, 454 (1872). (b) Über die ominöse Form des Erythema nodosum. Dtsch. Arch. inn. Med. **18**, 313 (1878). — Uhlenbruck, P. u. E. Gilardone: Über die diagnostische Bedeutung von in oder unmittelbar unter der Haut gelegenen Krebsmetastasen. Med. Klin. **1930 I**, 627. — Ullmann, K.: Fall von Erythrose mit Hautsymptomen bei Polyglobulie. Wien. klin. Wschr. **40**, 869 (1927). — Unwin, P. B.: u. A. Eddowes: Erythema und Tod infolge von Darmkatarrh. Brit. med. J., 3. Febr. 1912. — Urbach, E.: Zur Pathogenese der Livedo racemosa. Klin. Wschr. **2**, 2027 (1923). — Usland, O.: Hautausschlag als prämonitorisches Symptom bei Magenkrebs (norw.). Ref. Zbl. Hautkrkh. **24**, 369 (1927).

Vallery-Radot, P. et P. Blamoutier: Essai de traitement de l'urticaire, de l'oedème de Quincke et de l'eczéma par un extrait splénique de porc. Ref. Zbl. Hautkrkh. **37**, 823 (1931). — Vallery-Radot, P. et J. Haguenau: Alternance d'asthme et d'eczéma. Bull. Soc. méd. Hôp. Paris **40**, 919 (1924). — Verhave, J. H.: Jucken als Vorläufererscheinung von Brustkrebs. Nederl. Tijdschr. Geneesk. **70**, 1082 (1926). Ref. Zbl. Hautkrkh. **22**, 367. — Veyrières et Jumon: L'asthme infantile, intriqué de dermatoses prurigineuses. Paris méd. **12**, 97 (1922). — Vittoria, A. di: Asma in rapporto all' eczema. Giorn. ital. Dermat. **66**, 1358 (1925). Ref. Zbl. Hautkrkh. **19**, 642. — Vogel, R.: Milzexstirpation bei Blutkrankheiten. Dtsch. Z. Chir. **180**, 37 (1923).

Waelsch, L.: Über Livedo racemosa bei Tuberkulose. Arch. f. Dermat. **132**, 452 (1921). — Wallgreen, A.: Eine Schulepidemie von Erythema nodosum. Jb. Kinderheilk. **117**, 313 (1927). — Walsh, D.: (a) Chronic and recurrent maladies of the skin in relation to heart diseases. Brit. med. J. **1912 II**, 304. Ref. Dermat. Wschr. **55**, 1444. (b) Akuter Haarausfall und Zirkulationsstörungen. J. of Dermat. genito-urin. Dis. **1912**, 153. Ref. Arch. f. Dermat. **117**, 52. (c) Brit. J. Dermat. **24**, 403 (1912). (d) Urologic Rev. **1913**, 1. Ref. Dermat. Wschr. **37**, 833. (e) Brit. med. J. **1913 II**, 1007. (f) Med. Presse a. Circ., 14. Mai **1913**. Ref. Dermat. Wschr. **58**, 165. (g) Med. Presse a. Circ., 23. Juli **1913**. Ref. Dermat. Wschr. **58**, 166. — Walzel, P.: Über das Symptom der flecken- und gitterförmigen Cyanose bei akuter Pankreasnekrose. Wien. klin. Wschr. **40**, 218 (1927). — Weidmann, F. D.: Dermatologic expressions of internal medical disease. California Med. **33**, 697 (1930). — Weidmann, F. D. and L. W. Shaffer: Calcification of the skin including the epiderm in connection with excessive bone resorption. Arch. of Dermat. **14**, 503 (1926). — Weissmann, N.: Über das Auftreten von kleinsten Hämorrhagien bei Blutstauung (Phänomen von Rumpel-Leede, Endothelsymptom von Stephan) speziell bei Hypertonie und Endocarditis lenta. Z. klin. Med. **102**, 53 (1925). — Weltmann, O.: Die Zeichen innerer und nervöser Krankheiten im Gesicht. Med. Klin. **1929 II**, 1495. — Werssilowa: Ein Fall von chronischem Erythem, veranlaßt durch Würmer. Ref. Dermat. Wschr. **49**, 509 (1909). — Wertheimer, R.: (a) Herpes zoster bei Angina pectoris. Wien. klin. Wschr. **40**, 623 (1927). (b) Wien. klin. Wschr. **41**, 26 (1928). — Werther: Pruriginöses Ekzem (Neurodermie) bei Polycythaemia vera und Asthma. Zbl. Hautkrkh. **14**, 295 (1924); Dtsch. med. Wschr. **1925**, 1819; Arch. f. Dermat. **151**, 359 (1926). — White, P. J.: The relation between colic and eczema in early infancy. Amer. J. Dis. Childr. **38**, 935 (1929). Ref. Zbl. Hautkrkh. **33**, 350. — Whitehouse: Arch. of Dermat. **18**, 984 (1928). — Wickham, L.: Le prurit et le prurigo comme signe révélateur du cancer abdominal. Ann. de Dermat. **1903**, 505. — Wiener: Ekzem und Asthma durch Berührung mit Pferden. Zbl. Hautkrkh. **20**, 738 (1926). — Winternitz: Livedo racemosa und Tuberkulose. Zbl. Hautkrkh. **20**, 855 (1926). — Woenkhaus, E.: Beitrag zur Milzexstirpation bei der essentiellen Thrombopenie. Z. klin. Med. **109**, 279 (1929).

Zadek, J.: Atypische perniziöse Anämien. Med. Klin. **22**, 1674 (1926). — Zak, E.: Über vasomotorische Zonen bei Erkrankungen der Aorta. Wien. Arch. inn. Med. **4**, 209 (1922).

# Hauterkrankungen durch phanerogamische Pflanzen und ihre Produkte
## (Toxicodermia et Allergodermia[1] phytogenes).

Von

KARL TOUTON -Wiesbaden.

Mit 27 Abbildungen.

## I. Allgemeine Einleitung.

Schon das numerische Verhältnis durch phanerogamische Pflanzen und ihre Produkte erzeugter Dermatosen, besonders entzündlicher Art (Dermatitis venenata) würde ihre Behandlung in einem eigenen Kapitel der Toxicodermien rechtfertigen. Nach PUSEY hat das Bureau of Plant Industry of the United States Department of Agriculture 113 hautreizende Pflanzen in einer Liste zusammengestellt. Dazu gesellen sich aber noch eine Anzahl anderer Momente, die ihnen ein besonderes Gepräge aufdrücken (K. TOUTON [d]). Die Brücke wird geschlagen hinüber zu den medikamentösen Toxicodermien durch die aus den Pflanzen gewonnenen arzneilichen Produkte. In gewissem Sinne liegen bei ihnen die Verhältnisse einfacher, indem wir — sei es nun bei einer allgemein verbreiteten, sei es bei einer idiosynkrasisch beschränkten — Reizwirkung ziemlich bald, wenigstens den größeren chemischen Komplex, feststellen können, der dieselbe bedingt, zumal wenn es sich um eine Einwirkung von außen handelt. Komplizierter liegt bereits bezüglich des Nachweises des effektiven Reizstoffes der Fall bei den medikamentösen Toxicodermien, die durch *inneren* Gebrauch provoziert werden und gar bei den *Nahrungsmittel*toxicodermien, die ja häufig phytogener Natur sind.

*Historisches.* Während Reizwirkungen einzelner Pflanzen auf die Haut schon früher berichtet werden, so z. B. die *Rhusdermatitis* nach E. ROST zum erstenmal 1609 durch JOHN SMITH, die Hopfendermatitis durch DALE (nach BROERS) 1693, *die Spargeldermatitis* 1880, bedeutet das Jahr 1887 das Geburtsjahr der *ersten zusammenfassenden Bearbeitung* aller bekannten Pflanzendermatitiden in Gestalt der *Dermatitis venenata* von JAMES C. WHITE und der *Drug Eruptions* von PRINCE A. MORROW. Es ist kein Zufall, daß beide amerikanische Autoren waren, welche die Pflanzendermatitiden zu diesen größeren Veröffentlichungen veranlaßten, weil ja gerade in ihrer Heimat und auf den zentralamerikanischen großen Inselgruppen solche Pflanzen ganz besonders reichlich wachsen, die eine allgemeine oder idiosynkrasisch begrenzte Giftwirkung auf die Haut entfalten. 1888 erschien WHITEs erste Mitteilung über die *Primeldermatitis* und schon 1889 und 1903 ließ er Nachträge zur Dermatitis venenata

---

[1] PERUTZ pragte jetzt den Ausdruck Allergodermie. Dermat. Wschr. **91**, 51, S. 1860 (1930). Anm. bei der Korrektur.

folgen. Später begegnen wir nur noch Zusammenstellungen von Reizpflanzen begrenzter Bezirke, so von Pardo-Castello für die *Antillen* 1923, von Cleland für *Australien* 1925. Touton machte dann 1925 und 1926 wieder eine umfassendere Zusammenstellung der Reizpflanzen, wobei der Idiosynkrasie bzw. Anaphylaxie weitgehende Beachtung zuteil wurde. 1926 wurden von dem gleichen Autor die *pseudophytogenen* und *phytogenen Berufs-* und *Gewerbedermatosen* behandelt und von Broers die beruflich erworbenen Hautveränderungen durch Stoffe vorwiegend vegetabilischen Ursprungs (Dermatitis venenata phytogenes). Prosser White und Low widmen der „Dermatitis venenata" 1920 und 1924 eigene Kapitel. Leonard F. Weber berücksichtigt in einer Liste von hautreizenden Mitteln auch die Reizpflanzen in Anlehnung an die oben schon erwähnte Liste des Bureau of Plant Industry of the Department of Agriculture und Pardo-Castellos tropische hautreizende Pflanzen. Er zählt auch sonst noch zahlreiche Reizpflanzen auf, auch solche, die nur selten in Wirksamkeit treten, während gerade die wesentlichsten zum Teil dabei fehlen.

Ein Besonderes der phytogenen Toxicodermien liegt darin, daß *die chemischen Bausteine* der phanerogamischen Pflanzen *meist außerordentlich komplizierte Gebilde*

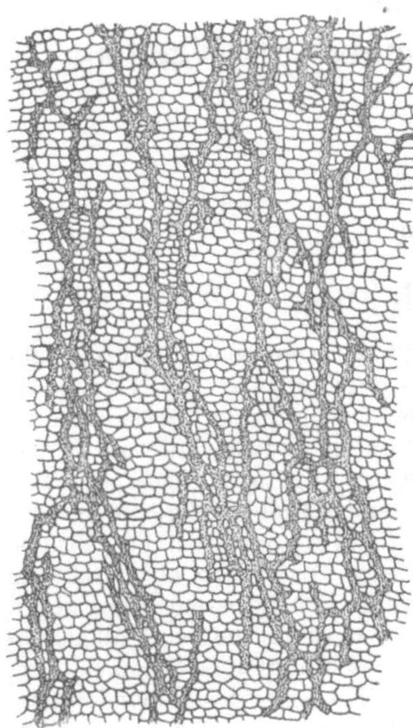

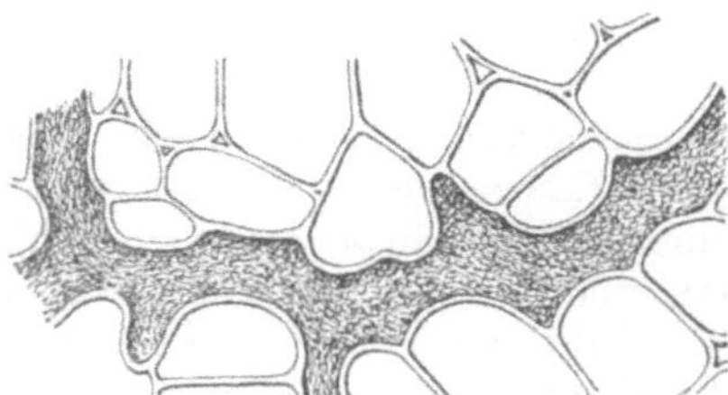

Abb. 1 a.       Abb. 1 b.

Abb. 1 a. Tangentialer Längsschnitt durch das Phloem der Wurzel von *Scorzonera hispanica*; im parenchymatischen Gewebe verlaufen zahlreiche, seitlich unter sich anastomisierende Milchsaftgefäße. (Aus Sachs: Lehrbuch der Botanik 3. Aufl., 1873, Fig. 94 A.)
Abb. 1 b. Ein kleines Stück eines Milchgefäßes mit den angrenzenden Parenchymzellen stärker vergrößert. (Aus Sachs: Lehrbuch der Botanik, 3. Aufl., 1873, Fig. 94 B.)

sind. Ich erinnere nur an die Proteine, die manchmal bei ihrem Auf- und Abbau als Zwischenprodukte Amide, Asparagin usw. bilden, an die Kohlehydrate, an Cellulose, Stärke, Zucker, Glykogen, Glykoside, an Öle, besonders ätherische, und Fette, an die gerbstoffähnlichen Verbindungen, an Farbstoffe, an die so wichtigen Alkaloide, an die Milchsäfte, Harze, Balsame und an die gummiähnlichen Verbindungen. Von all diesen chemisch zum Teil sehr komplizierten Stoffen müßten gruppenweise nach Erkenntnis ihrer genauen Formel diejenigen einfachen Molekularanordnungen ausfindig gemacht werden, die ähnlich wie der Methinrest — außer im Jodoform — auch in den drei anderen Jodmethanderivaten, dem Monojodmethyl, dem Methylenjodid und dem Tetrajodkohlenstoff als der gemeinsame idiosynkrasisch wirksame Komplex von Bruno Bloch erkannt wurde. Dieses Ziel steht noch in weiter Ferne, da noch die ersten Schritte zu tun sind, wird aber eines der Hauptprobleme der ganzen Idiosynkrasiefrage gegenüber den darin eine Rolle spielenden Pflanzen sein und eines, das unter Aufwand großer Umsicht und Ausdauer dem Chemiker in Zusammenarbeit mit dem Botaniker, dem Pharmakologen, dem Biologen und Dermatologen ein weites Feld der Betätigung bietet.

Wir werden hier die Forderungen der modernen Pharmakognosie zugrunde legen müssen, die Tschirch so ausdrückt: *„Die Pharmakochemie muß ein Gesamtbild von allen Bestandteilen der Drogen zu entwerfen suchen und darf sich nicht auf das Studium eines derselben, auch wenn es der sogenannte „wirksame" Bestandteil ist, beschränken. Denn die Wirkung der Droge ist die Wirkung der Summe ihrer Bestandteile"* (I, 2, S. 394). Was hier von „Drogen" gesagt ist, gilt mutatis mutandis auch für toxische Pflanzen und ihre Teile, speziell für die uns interessierenden dermatotoxischen.

Und als höchstes Ziel schwebt uns dabei vor, daß diese chemischen Bausteine der Pflanzen synthetisch dargestellt werden können, wie das Vanillin, das Coniin und der Zucker, wie Tschirch optimistisch sagt: „Es ist nur eine Frage der Zeit, wenn alle Bestandteile der Pflanzen künstlich dargestellt sein werden" (I, 2, S. 393/394).

Ohne hier näher auf die Frage des wahrscheinlichen, gewiß sehr wechselnden *Sitzes der allgemein oder nur idiosynkrasisch wirkenden Reizstoffe in den verschiedenen Organen* der Pflanze eingehen zu wollen, möchte ich doch wenigstens zwei mir besonders beachtlich erscheinende Lokalisationen erwähnen. Von den saftführenden Kanälen sind es die *Milchsaft- und Schlauchgefäße* (Abb. 1 a u. b), die sich oft z. B. bei den Cichoriaceen an die Fibrovasalstränge anlehnen und diese durch die ganze Pflanze begleiten. Auch bei den Papaveraceen (Chelidonium, Papaver usw.) sind sie besonders vollkommen entwickelt. Der Inhalt, „*der Milchsaft*", besteht aus gelösten und fein verteilten Stoffen (Emulsionen), kann klar, schleimig, gummihaltig sein (Araliaceen) oder harzbildende Stoffe enthalten (Umbelliferen)

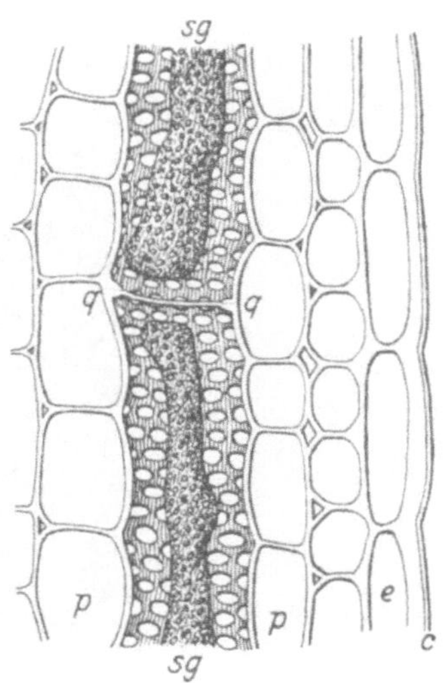


Abb. 2.
Langsschnitt durch die Zwiebelschale von Allium Cepa; e die Epidermis, c Cuticula, p Parenchym, sg der in Kalilosung geronnene Milchsaft des Schlauchgefäßes, dessen Querwand bei qq; die Längswand zeigt Tüpfelbildung; sie trennt das hier sichtbare Schlauchgefaß von einem dahinter liegenden. (Aus Sachs: Lehrbuch der Botanik, 3. Aufl., 1873, Fig. 95.)

oder harzliefernde ätherische Öle (Coniferen) oder andere riechende und gefärbte Flüssigkeiten von ölartiger Beschaffenheit (Compositen, Umbelliferen). Die Siebröhren der Zwiebelgewächse (Abb. 2) in deren Zwiebelschalen und Blättern enthalten öfter auch einen Milchsaft. Ähnlich verhalten sich die Schlauchgefäße der Amaryllideen (Narcissus, Leucojum, Galanthus). Ihr Saft ist aber nicht milchig, sondern enthält zahlreiche Krystalle oder Bündel solcher von oxalsaurem Kalk (Rhaphiden). Ähnliche Gefäße finden sich auch in den Zwiebeln der Liliaceen. — Saftführende Intercellulargänge — *Harzgänge* — spielen besonders im Holze der Coniferen eine große Rolle (Abb. 3 a, b u. c), auch bei den Terebinthineen, bei manchen Compositen, Umbelliferen und Araliaceen. Sie enthalten bei den Compositen ein gelbes oder rotes, intensiv riechendes Öl, bei den Umbelliferen ein Gemenge von Gummischleim mit öligen oder harzigen Substanzen (Gummiharz), bei den Coniferen und Terebinthineen einen klaren Balsam.

Den langen Gängen der Milchsaftgefäße und den Harzgangen gegenüber, die oft die ganze Pflanze oder doch große Teile derselben durchsetzen, sind die

*Drüsen* nur umschriebene lokale Bildungen, öfter nur einzelne Zellen oder rundliche Gruppen, deren Scheidewände sich nicht selten auflösen, so daß dadurch

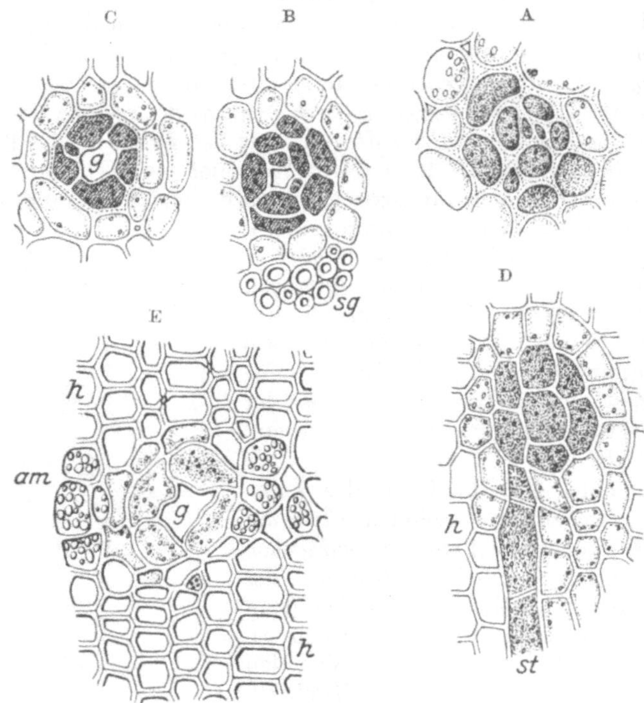

Abb. 3a. Querschnitte von Harzgängen (g) an der Basis eines diesjährigen Zweiges von Pinus silvestris
(550). A, B, C im Umfang des Markes liegende Gänge. sg Spiralgefäße eines Fibrovasalstranges.
Bei A ist es nicht zur Bildung eines Ganges gekommen, die zu seiner Bildung bestimmten Harzzellen
sind aber da, ihre Wände erweicht. — D Holzzellen (h) eine kleine Gruppe von Harzzellen umfassend,
die keinen Gang bilden (st ein Markstrahl). E Holzteil, einen Harzgang (g) enthaltend. Neben diesem
starkeführende Holzzellen (am), welche eine tangential von einem Gang zum anderen hinziehende
Zone im Holz bilden. (Aus Sachs: Lehrbuch der Botanik, 3. Aufl., 1873, Fig. 97.)

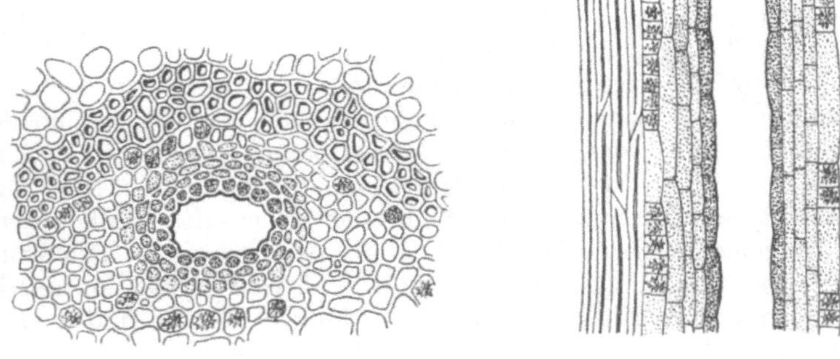

Abb. 3b.                                        Abb. 3c.

Abb. 3b. Ein rindenständiger Harzgang (von Rhus) im Querschnitt, die Epithelzellen zeigend.
Vergr. 250 : 1. (Aus E. Rost und E. Gilg: Der Giftsumach, Rhus toxicodendron L. und seine
Giftwirkungen. Berlin: Borntraeger 1912. Abb. 8.)
Abb. 3c. Derselbe im Längsschnitt (ebenda Abb. 9.)

Behälter für meist stark riechende, viscide, ölige, gefärbte Stoffe entstehen.
Sie können überall auch tiefer im Gewebe auftreten und entleeren ihren Saft
nach außen, wenn sie der Epidermis angehören. Das Drüsenprodukt kann sich

im Inneren der Drüse selbst ansammeln, z. B. das Campheröl in einzelnen Zellen des Blattenparenchyms von Camphora officinarum, das Citronenöl in den Hohlräumen der großen zusammengesetzten Drüsen in der Fruchtschale von Citrusarten, oder es wird nach außen entleert (klebrige Absonderung am Stengel der Lychnis Viscaria, Leimzotten vieler Laubknospen). Zu den inneren einfachen Drüsen gehören auch die Chrysophanbehälter des Rhabarbers, die Gummizellen der Cacteen, der Orchisknollen, zu den inneren zusammengesetzten

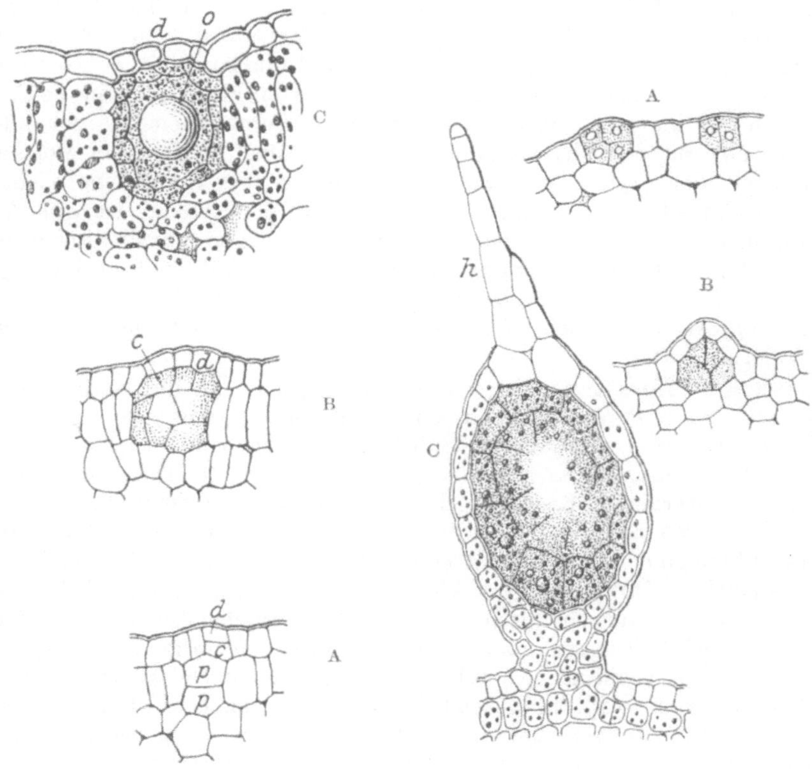

**Abb. 4a.**          **Abb. 4b.**

Abb. 4a. Innere Druse von Dictamnus Fraxinella nach RAUTER. A, B frühe Entwicklungszustände. C fertige Drüse. — d die Deckschicht, die sich als Fortsetzung der Epidermis ausbildet; o und p Mutterzellen des Drüsengewebes; o ein großer Tropfen atherischen Öls.
(Aus SACHS: Lehrbuch der Botanik. 3. Aufl., Fig. 96c.)

Abb. 4b. Druse mit Haar von Dictamnus Fraxinella nach RAUTER. A, B frühere Entwicklungszustände; C die fertige Drüse mit dem Haar (h) auf ihrem Scheitel.
(Aus SACHS: Lehrbuch der Botanik, 3. Aufl., 1873, Fig. 96b.)

Drüsen die Behälter des ätherischen Öles der Citronenschalen oder die nur von Epidermis überzogenen Drüsen der Blattoberseite von Dictamnus Fraxinella (Abb. 4a u. b). Besonders leicht entleert sich natürlich der ölige Inhalt der auf Haaren die Oberfläche überragenden Drüsen (Primula obconica und sinensis). Ganz besonders ölhaltig sind manche Samen, die durch diesen Ölgehalt ihre Reizwirkung ausüben.

Abgesehen von diesen beiden, besonders hervorgehobenen Lokalisationen, den Milchsaftgefäßen (Harzgängen) und den Drüsen können die Reizstoffe der Pflanzen in allen ihren Teilen vorhanden sein. So ist das Alkaloid der Tollkirsche, das Atropin, z. B. in jedem Organ der Pflanze vorhanden. Dieser Alkaloidgehalt ist bei anderen Pflanzen auf ganz bestimmte Organe beschränkt oder nur in ganz bestimmten Teilen der letzteren nachweisbar. „So sind z. B. die Alkaloide der Frucht von Conium maculatum nur in der Fruchtschale, diejenigen der Frucht von Colchicum autummale nur in der Samenschale, die der Aconitumarten nur im Nährgewebe der Samen vorhanden; die Papaver- und Nicotianaarten beherbergen die Alkaloide nur in Stengeln und Blättern, während ihre Samen ganz alkaloidfrei sind" (Esser). Dies bezieht sich zunächst auf von innen wirkende Giftstoffe.

Von manchen dieser in den Milchsaft- und Harzgängen sowie in den Drüsen und den anderen Lokalisationen enthaltenen Produkte ist die Reizwirkung bereits bekannt. Besonders die *ungesättigten Harzsäuren* scheinen bei den Reizdermatosen durch Pflanzen eine sehr große Rolle zu spielen. Dazu weise ich auf Flurys und Zanggers hierher gehöriges Urteil hin, das sie in die Sätze fassen: „Die Wirkung der Säfte ist nicht an bestimmte Elemente gebunden, sondern beruht auf den physikalischen und chemischen Kräften der Moleküle. Hierbei spielt der *ungesättigte Charakter* der wirksamen Stoffe eine wichtige Rolle. Die doppelte und mehrwertige Bindung der Atome ist ein Ausdruck für einen erhöhten Energiegehalt des Moleküls in physikalischer und chemischer Hinsicht. Ungesättigte Gruppen im Molekül sind also energiereicher und erleichtern auch chemische Reaktionen" (S. 27). Die *Alkaloide* und die *Glykoside* mit den *Saponinen* spielen als Reizträger noch eine große Rolle.

Die *chemische Konstitution* ist, wie die Biologen — an der Spitze Doerr (a, b) — mit größtem Nachdruck betonen, bei den Idiosynkrasien gegen von Tieren oder Pflanzen stammende Substanzen maßgebend, *nicht eine „Artspezifität"*, nicht „mysteriöse" als „biologische" bezeichnete Differenzen, wenn auch zugegeben werden muß, daß es sehr verlockend ist „bei einer monovalenten Idiosynkrasie gegen Erdbeeren oder bei Heuschnupfen durch den Blütenstaub von Chrysanthemen oder von Clematis daran zu denken, daß die Art der Pflanze eine Rolle spielt". Doerr (a) sagt klipp und klar: „Alle vermeintlichen Artspezifitäten müssen auf chemische und physikalisch-chemische Unterschiede reduziert werden[1]." Dem stimme ich vollkommen zu, bemerke aber, daß gerade bei den Pflanzenidiosynkrasien durch viele im speziellen Teil hervorzuhebende Tatsachen sich ganz eklatant gezeigt hat, daß in manchen Pflanzenklassen, -ordnungen und -gattungen sich die mit analoger Reizwirkung begabten Arten geradezu zusammendrängen und so häufen, daß der unbefangene Beobachter dazu kommt anzunehmen, *der sehr ähnliche morphologische Aufbau, der die systematische Verwandtschaft bedingt, werde auch von einer entsprechenden inneren, chemischen Verwandtschaft begleitet.* Ich deute hier nur ganz kurz auf die Klasse der *Terebinthineae* und ihre Ordnung der *Anacardiaceae* hin, die sich durch eine große Fülle ausgesprochenster hautgiftiger Reizpflanzen auszeichnet. Vielleicht kann man dies vorläufig als eine *„Sippenreaktion"* [2] bezeichnen. Ich weise auch schon hier auf die zur Klasse der Tricocceae gehörende Ordnung der *Euphorbiaceae* hin. Die Beachtung derartiger systematischer Verwandtschaft als Wegweiser zum Auffinden neuer Reizpflanzen könnte einen nicht zu unter-

---

[1] Doerr (g) hat diesen starren Standpunkt 1929 schon wesentlich gemildert, indem er ausdrücklich von einer *Artspezifität* spricht, und sagt: „Die Artspezifität, d. h. die Identität homologer Antigene bei allen Individuen derselben Spezies findet aber auch in der Tatsache einen Ausdruck, daß homologe Antigene von Arten, die einander im natürlichen System nahestehen, immunologische Ähnlichkeiten aufweisen oder — wie man sich meist ausdruckt — *Verwandtschaftsreaktionen* geben (S. 694). — Anmerkung bei der Korrektur.

[2] *„Sippen"* sind *unabhängig von dem systematischen Rang* durch morphologische Merkmale oder durch ihre Entstehung zusammengehörige Pflanzen oder Gruppen von Pflanzen. Sie können ebenso in der Species selbst nebeneinander existieren, als auch mehrere Species oder systematisch höher stehende Einheiten umfassen.

schätzenden heuristischen Wert haben. Und gerade dann, wenn es sich darum
handelt, einen vermuteten chemischen Reizträger in zwar der Art (Species)
nach verschiedenen, aber einer höheren systematischen Einheit gemeinsam
angehörigen Pflanzen festzustellen und zu identifizieren. Das Vorkommen
derselben Substanz in Vertretern verschiedener Pflanzenfamilien ändert nichts
an der Tatsache, daß gewisse Stoffe auf ganz bestimmte Familien oder Familien-
gruppen beschränkt sind. Daß die idiosynkrasische Spezifität letzten Endes
auf eine Chemospezifität hinauslaufen kann, und zwar auf eine solche ganz
einfacher Art, dafür sprechen die oben erwähnten, einen klassischen Wert
besitzenden, auf JADASSOHNs Analyse der Jodoformidiosynkrasie fußenden
Jodoformversuche B. BLOCHs, die gefundene Methyl- oder Methinspezifität, bei
der die Atomgruppierung den Ausschlag gibt.

Ähnliche Verhältnisse zeigte uns R. L. MAYER (c, d). Die verschiedenen
Substanzen wie Pellidol, Ursol, die als photographische Entwickler benutzten
aromatischen Amine, die auch als Haarfärbemittel eine Rolle spielen, machten
— äußerlich appliziert — Dermatitiden. Gemeinsam ist ihnen, daß sie alle
in der Haut zu Körpern von chinoider Struktur, zu Chinoniminen und Chi-
nondiiminen oxydiert werden. Gegen diese Oxydationsprodukte sind nun
gewisse Menschen besonders empfindlich, gleichgültig aus welchen Grundsubstanzen sich diese oxydierten Spaltprodukte herleiten.

Daß bei dem Reizstoff der Reizpflanzen aber *immer* gleiche oder ähnliche
Verhältnisse vorliegen müssen, kann natürlich a priori nicht sicher gesagt werden,
zumal die COOKEschen Aspirinversuche ein umgekehrtes Resultat hatten, indem
gerade nur das ganze, ungespaltene Molekül, nicht aber seine Spaltprodukte
den idiosynkrasischen Reiz auslösten. LANDSTEINER konnte durch Methylierung
des Pflanzeneiweißes aus dem Samen des Flachses — Linum usitatissimum —,
dem Edestin, diesem seine „Artspezifität" nehmen und sie gegen eine Methyl-
spezifität eintauschen.

In dem Kapitel über „pharmakognostische Systeme" sagt TSCHIRCH zu
diesen Fragen: „Aber die systematisch-botanische Einteilung gewinnt im Lichte
der Ergebnisse der neueren Pharmakochemie doch an Bedeutung, wenn man
berücksichtigt, daß die Pflanzen derselben Familie nicht nur, wie die besonders
unter RADLKOFERs Einfluß entwickelte, anatomisch-systematische Richtung
(SOLEREDER u. a.) zeigte, durch ähnliche anatomische Verhältnisse, sondern,
wie die vergleichende Pharmakochemie lehrt, auch durch ähnliche chemische
Eigenschaften, durch gleiche oder verwandte Bestandteile miteinander verbunden sind." Auch LINNÉ bemerkt schon in den „Amoenitates": „Plantae
quae genere conveniunt etiam virtute conveniunt; quae ordine naturali con-
tinentur, etiam virtute propius accedunt, quae classe naturali congruunt, etiam
viribus quodammodo congruunt." DRAGENDORFF führte dies weiter aus, ebenso
ROSENTHALER (S. 211).

FREI, BIBERSTEIN und FRÖHLICH gelang es, den biologischen Nachweis verwandtschaftlicher Beziehungen im Tierreiche auf dem Wege der Hautsensibilisierung zu führen. Wenn sie eine Art gegen das Serum einer anderen durch
intracutane Injektionen sensibilisiert hatten, so war diese erstere gleichzeitig
auch sensibel geworden gegen eine Anzahl morphologisch nahestehender Arten.
Menschen konnten gegen das Serum niederer Affen sensibilisiert werden, waren
aber auch gleichzeitig sensibel geworden gegen das Serum einer verwandten
Affenart (Macacus rhesus und Macacus cynomolgus). Mit Hilfe dieser Sensi-
bilisierungsmethode stellten die Autoren verwandtschaftliche Beziehungen fest
zwischen Hammel, Ziege, Rind, Pferd, Maultier, Esel, weiße Ratte, weiße
Maus, Huhn, Taube, Truthuhn, Gans. Auch diese Ergebnisse scheinen doch

darauf hinzudeuten, *daß die systematische Verwandtschaft auch eine biologisch-chemische nahelegt*[1].

Hier schließt sich vielleicht am ungezwungensten an, was in der Hauptsache bei der *Erforschung pflanzlicher Anaphylaktogene*, die meist zu den in der Hitze koagulierenden Globulinen oder Albuminen gehören, sich ergeben hat. Zunächst wurden als solche erkannt Lösungen von Extrakten aus höheren Pflanzen, besonders aus den eiweißhaltigen Samen (Cerealien, Leguminosen), der Milchsaft von Hura crepitans (s. u.), gereinigte oder reine vegetabilische Eiweißkörper wie Excelsin, Edestin (s. u. bei Linum usitatissimum, Flachs), Gliadin, Hordein, Zein, Vignin, Glycinin, Ricin, Krepitin, ferner manche vegetabilischen Fette und Öle; von zelligen Bestandteilen: lebende und abgetötete Bakterien, Hefen und Schimmelpilze sowie Pollenkörner. Die Chemie der anaphylaktogenen Pflanzenproteine wurde hauptsächlich von WELLS und OSBORNE erforscht. Von ihnen wurde auch Klarheit darüber zu gewinnen versucht, ob eine verschiedene chemische Konstitution eine Verschiedenheit der Anaphylaktogene bedingt, und ob ferner eine gleiche oder ähnliche Zusammensetzung auch eine absolute oder wenigstens teilweise Gleichheit der biologischen Eigenschaften zur Folge hat. Wenn sich dabei auch keine durchgreifenden Gesetzmäßigkeiten ergaben, so erwiesen sich die Pflanzenproteine doch im allgemeinen als spezifisch. Legumine aus Erbsen und Wicken sowie Gliadine aus Roggen und Weizen waren im anaphylaktischen Versuch wenigstens nahe verwandt, wenn nicht identisch. Vignin und Legumin aus Wicken gaben gleichfalls „Gruppenreaktionen", sie sind zwar äußerlich und chemisch sehr ähnlich, aber nicht ganz gleich. Auf der anderen Seite waren chemisch nahestehende Stoffe wie die verschiedenen krystallinischen Globuline oder die alkohollöslichen Proteine aus Weizen, Hafer und Mais in anaphylaktischer Beziehung durchaus verschieden. Trotzdem neigt auch WELLS der Ansicht zu, daß die Verwandtschaftsreaktionen mehr durch den chemischen Aufbau der Eiweißkörper, als durch die biologischen Beziehungen der Samen, d. h. durch die Stellung ihrer Mutterpflanzen im natürlichen System bestimmt werden.

Ich übergehe hier ganz die lebhaft diskutierte Frage der Beziehungen von Idiosynkrasie und Anaphylaxie, da sie ja an anderer Stelle schon besprochen wird. Ich (a) habe sie außerdem in der allgemeinen Einleitung zu „Die Hauterkrankungen durch Pflanzen und Pflanzenprodukte. Ein Ergebnisbericht mit besonderer Berücksichtigung der Idiosynkrasiefrage" ausführlich behandelt. Hier sei nur bemerkt, daß gerade auf dem Gebiet der Pflanzenidiosynkrasien sich in den letzten Jahren neue Tatsachen ergeben haben, die die von DOERR (c, d, e) so lebhaft propagierten, intimen Beziehungen zwischen Anaphylaxie und Idiosynkrasie weiter stützen, nämlich die *passive Übertragbarkeit der Sellerie-idiosynkrasie* (WERNER JADASSOHN und MARGARETHE ZARUSKI [a]), die der *Senfölüberempfindlichkeit* (LEHNER und RAJKA [a]), die der *Ipecacuanha-Idiosynkrasie* (HIRSZFELDOWA und PROKOPOWICZ-WIERZBOWSKA) und die der *Atropinüberempfindlichkeit* (BIBERSTEIN [c], RUDOLF L. MAYER). Später berichteten LEHNER und RAJKA (b) über die *passive Übertragung der Primelüberempfindlichkeit* auf das Kaninchen mittelst einer Methode, die sie der Sofortreaktion von PRAUSNITZ und KÜSTNER erheblich vorziehen. Das „überempfindliche Serum" wird in das Kaninchenohr intracutan injiziert. Auf die entstehende

---

[1] VAUGHAN, WARREN T. weist auf die für die Testmethode wichtige, *gruppenweise Zusammenfassung* systematisch zusammengehöriger Nahrungsmittelallergene besonders der Gemüse- und Getreidegruppe hin, durch welche öfter positive Testresultate erzielt werden, während auf die Anwendung der *einzelnen* Allergene die Reaktion noch nicht positiv ausfällt. Diese sehr wichtige Arbeit enthält auch manches über die Art der wirksamen Proteine in diesen Nahrungsmitteln. Anm. bei der Korrektur.

Quaddel werden Primelblätter und -blüten fest aufgelegt. Die Reaktion war auf dem mit Patientenserum injizierten Ohr äußerst stark gegenüber dem mit normalem Menschenserum oder einem *nur mit dem überempfindlichen Serum oder nur mit den Blättern behandelten Ohr.* Der gleiche Versuch gelang ihnen auch mit *Leukoplast,* wobei sie die Überempfindlichkeit gegen das *Dammarharz,* wahrscheinlich das Dammaroresen, in gleicher Weise auf das Kaninchenohr übertrugen. Nach Scarifizierung der mit dem Antigen belegten Haut gelangen die Versuche leichter als auf der oberflächlich intakten Haut. BIBERSTEIN dagegen (a) gelang mit der PRAUSNITZ-KÜSTNERschen Methode weder die Übertragung der Primel- noch der Knoblauchüberempfindlichkeit. LANG und DÉR berichteten über *gelungene passive Übertragungen der Chininüberempfindlichkeit* besonders im umgekehrten anaphylaktischen Versuch. Dabei trat sogar das Arthusphänomen (Nekrosen an den sensibilisierten Stellen) auf. Das eine Kaninchen verendete nach 5 Minuten im Shock. WERNER JADASSOHN und MARGARETHE ZARUSKI (II,B [b]) gelang bei 4 Testobjekten die Übertragung der ganz seltenen *Kamillenidiosynkrasie,* der letzteren nach der Methode von PRAUS-NITZ-KÜSTNER.

Die genauere Untersuchung der gegen Pflanzen oder deren Produkte Überempfindlichen förderte noch verschiedene Resultate zutage, die auf das Wesen der Allergie speziell der uns hier interessierenden Form klärend wirken können. So konnte PERUTZ bei der als allergisch bezeichneten Hautreaktion, der *Terpentindermatitis,* Veränderungen des autonomen Nervensystems nachweisen, „die als Störungen im vagosympathischen Gleichgewicht bei Reizung des Parasympathicus aufgefaßt werden können". PERUTZ wies diese Störungen durch das pharmakologische Verhalten des Zentralnervensystems nach. BRÜGEL und PERUTZ konstatierten bei der allergischen *Erlenholzdermatitis* die gleichen vagosympathischen Störungen durch die biologischen Methoden der Untersuchung der Leukocytenzahlen und der Beeinflussung des Kalium-Calciumquotienten. Die Übererregbarkeit des vegetativen Nervensystems, speziell eine erhöhte Ansprechbarkeit des Parasympathicus gegenüber dem Sympathicus, konnte schon vermutet werden aus einer respiratorischen Arhythmie und dem positiven ERBENschen Phänomen, sowie der Reaktion auf Pilocarpin, wurde aber eklatant erwiesen durch eine alimentäre Hämoklasie nach Einnahme von 0,005 Pepton bei allen vier Überempfindlichen. Der Leukocytensturz belief sich auf etwa $^2/_3$ bis $^1/_2$ der Leukocytenzahl der nüchternen Patienten. Ferner ergab der Ergotaminversuch einen starken Anstieg der Calciumwerte bei ganz geringer Steigerung des Kaliumgehaltes im Serum nach oraler Peptonzufuhr von 0,005 Pepton, was schon vorher die einfache Calciumbestimmung nach der oralen Peptonzufuhr ergeben hatte. Da die Werte im Serum nur die Spiegelbilder der Vorgänge in den Geweben bedeuten, so handelt es sich um eine Calciumverminderung im Gewebe. Der Mechanismus entspricht hier ganz dem beim Leukocytensturz (E. F. MÜLLER). *Die Störung des vagosympathischen Gleichgewichts, die Labilität des autonomen Nervensystems kann wohl die Disposition für die allergischen Dermatosen abgeben.* Sie ist eher das Primäre, als die Folge der allergischen Dermatose. BRÜGEL und PERUTZ *fassen den Begriff der allergischen Diathese als Disposition (Krankheitsbereitschaft) für das Zustandekommen einer allergischen Dermatose auf, die begründet ist „in einer Labilitätsstörung des vagosympathischen Gleichgewichts zugunsten einer Übererregbarkeit des „Parasympathicus", in einem Defekt der geordneten Steuerung (E. F. Müller), und zwar der gemeinsamen autonomen Steuerung des vegetativen Nervensystems, des Vagus und Sympathicus in funktioneller Einheit,* wie er auch dem Asthma bronchiale, dem Heufieber u. a. zukommt. *Durch diese Störungen in der autonomen Steuerung werden aber auch „Änderungen im peripheren Anteil, im Endothel" gesetzt.*

*Die Zelle wird selbst allergisch und reagiert nunmehr auf Reize abnorm, die eine normale Zelle ganz ohne Reaktion erträgt.*

Interessant ist der Gegensatz, wie hier zwei ernste Forscher heiß bestrebt sind, den qualitativ von der Norm abweichenden Begriff der Idiosynkrasie aufzuklären, während Bruno Bloch (s. u.) gleichzeitig die Primelidiosynkrasie ihrer qualitativen Abweichung von der Norm entkleidet und sie zu einer rein quantitativen stempelt.

Da sich für eine große Zahl von Überempfindlichkeiten gegen Pflanzen ergeben hatte, daß es sich dabei viel weniger um wahre Idiosynkrasie bei der ersten Berührung handelt, als um leichter oder schwieriger erfolgende *Sensibilisierungen* (Spargeln, Primeln, Rhus usw., siehe im speziellen Teil), so lag die Frage einer *prophylaktischen und therapeutischen spezifischen* [1] *Desensibilisierung* besonders nahe. Wirklich gelungen scheint sie nur Schamberg (II, A, 3) und Strickler (a) bei der *Sumachvergiftung* (s. u.); und auch gegen deren positive Resultate erheben sich jetzt laute Zweifel, indem sie vielleicht nur auf der wechselnden Empfänglichkeit der verschiedenen Menschen und der wechselnden Intensität des Reizmittels zu verschiedenen Zeiten beruhen sollen (Krause und Weidman). Gerade dieser letzte Punkt, auf den ich gleich ausführlicher zurückkomme, spielt auch eine Rolle bei den auf der Blochschen Klinik von Bircher angestellten Versuchen mit einem Primeldestillat, das scheinbar eine genaue Dosierung erlaubte. Wenn damit nur eine *partielle* Desensibilisierung gegen *abgeschwächtes* Antigen, nicht aber gegen frische Primelblätter erzielt wurde, so erhebt sich der Verdacht größerer Inkonstanz des wirksamen Agens sowohl in den zu verschiedenen Zeiten gesammelten Blättern und sonstigen Pflanzenteilen als auch naturgemäß in dem daraus hergestellten Destillat. Außerdem äußert Bircher selbst den Verdacht, daß mehrere wirksame Substanzen in den Blättern vorhanden seien, aber vielleicht nicht alle in das Destillat übergingen. In einer späteren Züricher Dissertation von W. Brocher werden diese Verhältnisse gebührend gewürdigt. Auch die *im Laufe der Zeit* etwa eintretende spontane Senkung des Gehaltes an wirksamer Substanz in dem Destillat ist von großer Bedeutung.

Damit kommen wir zu einem für die *experimentelle* Erforschung der Überempfindlichkeiten gegen Pflanzen sehr wichtigen Punkte, der bei mangelnder Berücksichtigung alle anscheinend erreichten Resultate hinfällig machen kann.

Ein lehrreiches Beispiel von *wechselnder Wirksamkeit infolge wechselnden Gehaltes an wirksamer Substanz* gibt uns die *Digitalis.*

Hirsch schreibt schon dem Pulver aus Blättern eine größere Wirksamkeit als dem Infus zu, weil in dieses nicht alle wirksamen Substanzen übergehen. Schon 1786 wußte Withering, daß die Wirkung der Digitalis *jahreszeitlichen Schwankungen* unterworfen ist; man solle die Blätter zur Blütezeit sammeln. Hirsch schreibt weiter: „Die Hauptsache ist natürlich die Güte des Präparates. Bekanntlich wechselt die Wertigkeit der Droge mit dem *Standort.* Schon Felix von Niemeyer machte die Erfahrung, daß die Dosen, die er in Greifswald zu verordnen gewohnt war, in Tübingen bereits Vergiftungserscheinungen machten. Kussmaul verglich in dieser Hinsicht die Digitalis mit den Weinen verschiedener Orte und Lagen. Im Gegensatz zum Wein *verliert* aber andererseits *die Digitalis durch die Aufbewahrung an wirksamer Substanz* ..... Vielleicht gelingt es einmal durch bestimmte Bodenzusammensetzung eine gleichmäßigere Droge zu züchten. — Die Harzer- und Vogesen-Digitalis sind besonders wirksam. — Focke konnte zeigen, daß die Digitalisblätter, die im Juli gesammelt und getrocknet waren, einen hohen toxischen Wert besaßen, durch den Aufenthalt in luftdichten Gläsern im Laufe des Jahres aber den größten Teil ihrer Wirksamkeit einbüßten. — Hierdurch wurden manche so differente Angaben über die Digitaliswirkung plötzlich klar."

Es würde hier zu weit führen, die Methoden einer wirklich physiologischen Wertbestimmung auseinanderzusetzen, um unabhängig von den Schwankungen

---

[1] Die zuzugebende Möglichkeit einer unspezifischen Desensibilisierung soll hier nicht in Betracht gezogen werden.

der Jahreszeiten, des Bodens, des Klimas, der Dauer der Aufbewahrung usw. zu sein. Sie führten zu der sogenannten „Froscheinheit", d. h. zu derjenigen Dosis des Mittels, die nach etwa 10—15—30 Minuten systolischen Herzstillstand beim Frosch herbeiführt. Brocher sagt am Schluß seiner Dissertation „über künstliche Erzeugung von Primelidiosynkrasie": „Es war auffallend, daß unsere positiven Resultate vorwiegend in die erste Zeit fielen, als wir mit dem relativ sehr starken und frischen Destillat arbeiteten, das von der Herbstpflanze gewonnen war. Die Resultate wurden viel schlechter, als wir im Verlaufe der Versuche dazu übergingen, d. h. übergehen mußten, ältere Destillate sowie Destillate, die aus Winterpflanzen gewonnen worden waren, zu verwenden. Ältere Destillate verlieren durch Oxydation und Verharzung an Wirksamkeit, und daß Pflanzen von verschiedenen Standorten und aus verschiedenen Jahreszeiten sehr verschieden stark wirken können, darauf deuten schon ältere Beobachtungen hin."

Ich habe absichtlich diesen Punkt des je nach verschiedenen Umständen wechselnden Gehaltes der Pflanzen an wirksamer Substanz ausführlicher besprochen und durch eklatante Beispiele illustriert, weil ich der Überzeugung bin, daß die eben in ihren ersten Anfängen begriffene experimentelle Forschung der Sensibilisierung und Desensibilisierung gegenüber den Reizpflanzen mit der Beobachtung oder Vernachlässigung dieser Fragen steht und fällt. Die letzten Veröffentlichungen über die Rhus- und Primeldermatitis legen schon Zeugnis davon ab (s. u.). Ehe diese Experimente fortgesetzt werden, müßte eine exakte Wertbestimmung der Pflanzen- oder Pflanzenteile — an wirksamer Reizsubstanz vorausgehen, und zwar der jeweilen zu den bestimmten Experimenten zur selben Zeit benutzten Pflanzen und Pflanzenprodukte.

Eine sehr wertvolle Stütze dieser meiner Forderung bildet eine in der Sektion für vergleichende Medizin der Royal Society of Medicine in London am 28. Oktober 1925 stattgehabte Besprechung, die von Andrews eingeleitet wurde.

Besonders hebt er die verschiedenen Grade der Toxizität gegenüber den Weidetieren hervor, die oft weniger auf Variabilität der Pflanzen in systematisch-botanischem Sinne, als *auf Klima- und Standortsfaktoren* beruht (z. B. bei Ricinus communis und einigen Species von Senecio). Die Caprifoliacee Vangueria pygmaea war auf dem gleichen Landgut von rotem Boden viel giftiger als von schwarzem. Sehr wichtig sind Saisonverschiedenheiten im Entwicklungsstadium. So ist die Zygophyllacee Tribulus terrestris nur während der Blütezeit giftig (Tribulosis s. u.). Er verliert schnell seine Toxizität, wenn bei trockenem Wetter die Blätter welken, übrigens auch durch eine Infektion mit einem gemeinen Pilz. Bei der Tribulosis kommt eine Hautsensibilisierung gegen die Wirkung des direkten Sonnenlichtes manchmal nur an einer bestimmten Körpergegend, z. B. am Kopf zustande. In anderen Fällen wird die ganze Hautoberfläche sensibilisiert, der sichtbare Effekt davon tritt aber nur in Form einer lokalisierten Dermatitis dort zutage, wo das Pigment fehlt und eine exzessive Bedeckung mit Haaren vorliegt (s. Fagopyrismus, Trifoliismus u. a.). Vielleicht liegen bei Pellagra insofern ähnliche Verhältnisse vor, als die eigentliche Ursache ein Pflanzengift ist, in zweiter Linie der Einfluß der Belichtung auslösend wirkt.

Der verdienstvolle Erforscher der Primeldermatitis A. Nestler (a) teilte mit, daß die hautreizende Wirkung des Milchsaftes unserer einheimischen Wolfsmilcharten gegen den Herbst zu stärker wird (s. Euphorbiaceen).

Eine Anzahl anderer Hilfsursachen wirken, wie Andrews weiter ausführt, gelegentlich mit, um die Giftwirkung mancher Pflanzen erst in Erscheinung treten zu lassen. So häufig die *Zeit*. Oft sind längere *Latenzperioden* nötig, die erst zu einer Kumulierung des Giftstoffs, der bei den Weidetieren immer nur in geringer Menge aufgenommen wird, fuhren (Farnkräuter, Senecio Jacobaea, Vangueria pygmaea, Matricaria nigellaefolia, Crotalaria dura, Senecio latifolius). Werner Jadassohn glaubt, daß die Latenzzeit wenigstens bei dem passiven Übertragungsversuch von Idiosynkrasien benötigt wird zur Fixierung des Antikörpers an die Gewebselemente, an denen dann später die Reaktion mit dem eingeführten Antigen einsetzt. Beim Menschen treten die ersten sichtbaren Symptome des Lathyrismus durchschnittlich nach 4 Monaten Inkubationszeit auf.

Das Gras Paspalum dilatatum wird toxisch durch das Befallensein mit dem Pilz Claviceps paspali, wogegen, wie schon oben gesagt, Tribulus seine Toxizität für Schafe durch Infektion mit einem gemeinen Pilz zu verlieren scheint. Nach Dodd glaubt man in Australien, daß der Klee (wohl Trifolium hybridum?) nur dann die Dermatitis zuwege bringt, wenn er von Blattläusen befallen ist, daher der populäre Name „Blattlauskrankheit" für Trifoliismus. In Ober-Ägypten hat man den gleichen Glauben. — Totes Pflanzenmaterial wird durch den Bacillus botulinus toxisch, Maiskolben werden es durch den Pilz Diplodia zea. — Die Soya-Bohne ist unbehandelt oder mit Naphtha extrahiert ungiftig, wird aber durch die Extraktion des Öls für Kühe sehr giftig, ohne daß das Extraktionsmittel direkt oder allein angeschuldigt werden könnte. Hier befinden wir uns im Übergang zu den *pseudophytogenen* Dermatosen, wie ich (c) sie in einem Vortrag auf der Düsseldorfer Naturforscherversammlung als Berufs- und Gewerbeschädigungen kurz geschildert habe.

Wer sich für die unsere Frage beherrschende Inkonstanz der Pflanzenzusammensetzung besonders interessiert, muß in dem großen Handbuch der Pharmakognosie von A. Tschirch die Kapitel über Pharmakophysiologie und Pharmakochemie studieren. Hier nur einige Beispiele.

Zur Erhöhung des Wertes der Chinarinde hat man experimentell diese Pflanze an sonnigen Standorten, jene unter Schattenbäumen, diese auf Quarzsand, jene in humösem Boden, diese in den Bergen, jene im tropischen Tiefland kultiviert. „Ein physiologisches Experiment war es, welches feststellte, daß der Ceylonzimt nur auf dem weißen Quarzsande der an der Küste Ceylons gelegenen Cinnamom gardens sein vorzügliches Aroma erhält, und die Althaeawurzel um so schleimreicher wird, je trockener man den Boden halt. Daß die Meereshöhe. in der sie wächst, auf den Wert einer Droge Einfluß hat, ist durch zahlreiche Beobachtungen, unter anderen bei den Cinchonen und beim Tee festgestellt. Auch vom Rhizoma filicis wissen wir, daß das im Gebirge gegrabene wirksamer ist als das aus der Ebene stammende. von der Herba polygalae amarae, daß das auf trockenem Kalkfelsen wachsende Kraut bitterer ist als das von feuchtem, fetten Boden. Bei den Cinchonen ist durch physiologische Versuche, die besonders in den javanischen Regierungsplantagen von van Gorkom, van Leersum u. a. angestellt wurden, erwiesen, daß der Alkaloidgehalt abhängig ist von: dem Substrate (Bodenbeschaffenheit, Düngung), der Beschattung, der Seehöhe, dem Klima, der Regenmenge und Luftströmung, der Lage gegen die Himmelsrichtungen, dem Alter der Bäume, den Teilen des Baumes, dem Grade der Hybridisation, der Art der Pfropfung, dem Grad der Erneuerung der Rinde, der Art der Trocknung (Tschirch, Chinarinden in Realenzyklopädie der ges. Pharm.). „Wenn wir auf die Stärke oder andere Reservestoffe bei der Droge Wert legen, werden wir andere Teile, und diese in einem anderen Vegetationsstadium sammeln, als wenn es auf das ätherische Öl oder auf Alkaloide ankommt." — „Welchen Einfluß die richtige Einsammelzeit auf den Gehalt der Droge an wirksamen Bestandteilen besitzt, lehrt das Beispiel von Conium, das zur Zeit der vollen Blüte, d. h. zur Zeit des Maximalgehaltes an Coniin gesammelt, fast viermal soviel des Alkaloides enthält, als früher gesammeltes (Farr und Wright)." — Wie sehr diese Milieu- und Zeitverschiedenheiten den Chemismus der Pflanze beeinflussen, geht auch aus folgendem Beispiel hervor: „Charabot und seine Mitarbeiter fanden, daß in den ersten Entwicklungsstadien einer Pflanze im ätherischen Öl die Alkohole überwiegen, dann folgt Esterbildung, durch Wasserabspaltung Bildung von Terpenen, schließlich werden die Terpenalkohole durch Oxydation in Aldehyde und Ketone übergeführt." „Der Gehalt an flüchtigen Sauren wird beim Mandarinenbaum ein geringerer, wenn man von den Blättern zum Holze übergeht. In demselben Organ ist er größer, wenn dieses jung ist, als bei weiterem Fortschritt der Entwicklung. Dem absoluten Werte nach ist jedoch der Gehalt an flüchtigen Sauren bei einem alten Blatt größer als bei einem jungen. Das beweist, daß während des Fortschrittes der Vegetation sich mehr flüchtige Sauren bilden als verschwinden."

Sehr instruktiv werden diese Punkte auch beleuchtet von Boshart. Er fuhrt Versuche von Wasicky und Dafert an, nach denen die „pharmakologische Wirksamkeit von Blättern der Digitalis purpurea, die am Nachmittag gesammelt wurden, ganz wesentlich höher war als von solchen, die am frühen Morgen gepflückt wurden, ehe noch die Sonne die Assimilationstatigkeit einleitete. Dieser Wandel im Gehalte tritt sehr schnell ein. Abgeschnittene Blätter, die in Glasern mit Wasser aufgestellt waren, waren nach wenigen Stunden nur noch halb so wirksam, wenn sie im Dunkeln standen, als wenn sie unter sonst gleichen Bedingungen im Lichte aufgestellt worden waren". Die Temperaturen beim Trocknungsprozeß der Drogen spielen eine große Rolle. Der Alkaloidgehalt der Blatter von Datura stramonium war am Abend im Gegensatz zur Digitalis geringer als am Morgen. Dies nur zwei Beispiele aus dem inhaltreichen Artikel Boshaerts, der gerade für die *Standardisierungsversuche von Extrakten hautgiftiger Pflanzen* sehr wichtig ist. Wir werden gleich sehen, wie wichtig die Kenntnis dieser Verhältnisse ist.

Es unterliegt wohl keinem Zweifel, daß die in diesen Beispielen mitgeteilten Tatsachen auch für die dermatotoxischen Stoffe in unseren Reizpflanzen Geltung haben und bei den damit angestellten Experimenten oft eine ausschlaggebende Rolle spielen können.

Sowohl aus diagnostischen wie aus prophylaktischen Gründen, auch aus solchen der Heilbehandlung suchten SPAIN und COOKE von der Unsicherheit des Pflanzenmateriales selbst loszukommen und einen konstanten Standardextrakt herzustellen. Nachdem sie erkannt hatten, daß ein an das Chlorophyll gebundenes *Ferment*[1], eine Oxydase, speziell eine Chlorophyllase in Gegenwart von Wasser an der Veränderung und dem Unwirksamwerden des toxischen Agens bei *Rhus* schuld ist, stellten sie den Extrakt aus absolut trockenem Pulver von Sumachblättern (*Blattmehl*) und absolutem Alkohol her. Ein derartig gewonnener Standardextrakt kann dann in verschiedenen Konzentrationen (von 1 : 5 bis 1 : 500) zunächst einmal zur Feststellung des Grades der Überempfindlichkeit verwendet werden. Bei der Herstellung des Extraktes wurden 10,0 Blattmehl in 100 ccm absoluten Alkohols 72 Stunden lang extrahiert. Daraus wurden durch Filtrieren 75,0 gewonnen, und durch Schütteln mit Holzkohle die grüne Farbe beseitigt. So wurde ein hellgelber Extrakt gewonnen, der die wirksame Substanz, das saure Harz, in derselben Stärke wie im Blattmehl noch nach einem Jahre enthielt. Die unverminderte Wirksamkeit wurde durch Vergleichung der Tests von frischem Extrakt und von dem längere Zeit bis zu einem Jahr konservierten festgestellt. Die Konservierung in unverändertem Zustand gelang auch in Form von Tabletten zum inneren Gebrauch. Ich komme im speziellen Teil noch darauf zurück.

Aber auch dieser anscheinend so „exakte" Versuch kann uns nicht das erstrebte exakte Resultat bringen, so lange durch die *mangelhafte Stabilität der chemischen Zusammensetzung der Pflanzen der gleichen Art* der Ausgangspunkt der Extraktgewinnung bezüglich seines Gehaltes an Wirksamkeit wechselt, wechselt je nach Klima, Standort und Entwicklungszustand der Pflanzen. VARILOW stellte im Institut für angewandte Botanik in Leningrad vergleichende Untersuchungen mit „reinen Linien" von bestimmten Rassen von Pflanzen an und kultivierte sie in klimatisch stark verschiedenen Gegenden. Den Einfluß äußerer Faktoren auf die Pflanzenzusammensetzung studierte IWANOFF in seinen „geographischen Versuchen" an 50 Punkten der Sowjet-Union zwischen $67^0$ bis $37^0$ nördlicher Breite und $23^0$ bis $131^0$ östlicher Länge. Er stellte zwei Gruppen von Pflanzen fest. Die eine neigt zu einer sprunghaften Änderung der chemischen Zusammensetzung, die andere behält sie trotz aller Verschiedenheit der Umweltverhältnisse unverändert bei. Früher nahm man für den ersteren Fall stets eine Abweichung durch Rassenverschiedenheit der untersuchten Pflanzen an. Die neuen Versuche mit „reinen Linien" beweisen den Einfluß des Milieus auf anscheinend typische Merkmale wie die chemische Zusammensetzung.

Die uns hier interessierenden experimentellen Versuche bezüglich des Grades der Überempfindlichkeit, der Sensibilisierung und Desensibilisierung gegenüber toxischen Pflanzenbestandteilen werden erst dann einen auch quantitativ sicheren Boden gewinnen, wenn die chemische Konstitution des Reizstoffes selbst mit seiner genauen Formel erkannt ist, und es gelungen ist, denselben unabhängig von allen auf die Pflanze einwirkenden Milieueinflüssen entweder rein aus der Pflanze zu gewinnen (s. unter Primeldermatitis das Primin

---

[1] Das Vorkommen der Fermente oder Enzyme ist ein ubiquitäres. Man begegnet ihnen überall. Man muß auf sie achten, da sie sehr oft der Grund nachträglicher Veränderungen der Droge und ihrer Auszüge sind. Vernachlässigt man sie, so treten z. B. bei der Extraktion oder weiterer Verarbeitung oft ganz unerklärliche Erscheinungen hervor, die sich aber sehr leicht durch die Tätigkeit von Fermenten aufklären lassen (TSCHIRCH I, 2, S. 401). Die von SCHÓNBEIN entdeckten pflanzlichen Enzyme spielen also nicht nur im Leben der pflanzlichen Zelle eine große Rolle, sondern auch bei den postmortalen Veränderungen innerhalb der Arzneidrogen, auch bei der Tee-, Vanille- und Tabakbereitung (TSCHIRCH I, 1, S. 108).

Blochs und Karrers), oder ihn synthetisch darzustellen. Alle anderen noch so interessanten und mühevollen Versuche haben höchstens nur einen relativen Wert. Tschirch glaubt, daß überhaupt „eine chemische Wertbestimmung der Drogen nur dann einen Zweck hat, wenn man die für die Wirkung ausschlaggebenden Bestandteile genau kennt, nicht z. B. bei der Digitalis, wohl aber beim Opium das Morphin, bei der Chinarinde das Chinin, in der Hydrastis das Hydrastin, in dem Rhabarber die Oxymethylanthrachinone, im Süßholz die Glycyrrhizinsäure quantitativ zu bestimmen, bei den Resinolsäureharzen die Säurezahl, bei den Resine (Harzester) enthaltenden Harzen die Esterzahl festzustellen, den Gehalt des Zimtöls an Zimtaldehyd, des Sandelöls an Santalol, Pfefferminzöls an Menthol, des Perubalsams an Cinnameïn und beim Senfsamen das gebildete Senföl zu bestimmen. Hier stehen wir auf sicherem Boden".

*Polyvalente Überempfindlichkeit* gegen verschiedene Pflanzen ist jedenfalls nicht häufig. Biberstein (b) berichtet über einige derartige Fälle, bei denen die Vererbung auch eine wichtige Rolle spielt. Ein 22jähriges Mädchen litt wiederholt an hartnäckiger Dermatitis im Gesicht und an den Händen. Patientin reagierte positiv auf vier zu Hause gehaltene Pflanzen, aber erst nach 48 Stunden. Es waren dies Sedum spectabile Bor., Campanula isophylla Moretti (Kulturform) von der italienischen Riviera, Tradescantia (virginiana?), eine brasilianische Commelinaceae und Myrte. Unter indifferenter Behandlung Heilung nach Beseitigung der Pflanzen. — Der zweite Fall betrifft eine Mutter von 30 und zwei Töchter von 5 und 2 Jahren. Sie reagierten (gegenüber 7 Normalen) alle drei positiv auf Sedum, die Mutter außerdem auf Myrte (Myrtus communis L.), Cyclamen (? spezies) und Tradescantia, beide Kinder auf Buntnessel (? Galeobdolon oder Lamium?), das jüngere außerdem noch auf Tradescantia und Scilla maritima. Diese Familie aus drei Personen, die alle an hartnäckigen Gesichts- und Handekzemen litten, war noch empfindlich außerdem gegen Unguentum hydrargyri cinereum und Arnicatinktur, das ältere Kind noch auf 10%ige Formalinlösung. Heilung nach Beseitigung der Pflanzen unter indifferenter Behandlung vorläufig ohne Rezidive. Übrigens reagierten die drei negativ auf Primeln, Pelargonien und Palme (welche?).

Steiner-Wourlisch (II. B. b.) gibt anläßlich eines Falles von polyvalenter Idiosynkrasie dem Gedanken Raum, daß sie durch das Überstehen einer schweren, durch ein starkes Antigen erzeugten Dermatitis geweckt werden könne. Eine Patientin machte 1927 ein Salvarsanexanthem allerschwerster Art durch. Nach dessen Abheilung war sie gesund bis Januar 1929. Da bekam sie über Nacht wieder ein ausgedehntes scarlatiniformes Exanthem über den ganzen Körper mit Temperatursteigerung, und zwar nach etwa 0,02 Codeinum phosphoricum. Stark positive Ekzemprobe mit zwei Tropfen einer 2%igen Codeinlösung so zwar, daß nach 24 Stunden der ganze Thorax, die Arme, der Hals und das Gesicht intensiv gerötet und geschwollen, die Augen spaltförmig, Rücken und Gelenkfalten mit Bläschen bedeckt waren. Abdomen und Unterextremitäten mit scarlatiniformem Exanthem. Diese heftige Allgemeinreaktion trat also nach Resorption der zwei Tropfen 2%iger Codeinlösung durch die intakte Haut auf. Der Grenzwert für die Codeinreaktion war eine Verdünnung von 1 : 10 Millionen. Die Patientin war noch gegen andere Opiate (s. u.) überempfindlich, wie Morphium, Pantopon und Opiumtinktur, ferner noch gegen Novocain und Sublimat. Die Reaktionen wurden hier durch interne (intravenöse) Verabreichung und cutane Applikation ausgelöst. Es lag hier nicht etwa ein Fall ganz allgemeiner, gesteigerter, „banaler" Reaktionsfähigkeit vor, da die Patientin außer Allional und Jod noch viele andere Substanzen ertrug, sondern eine *spezifische Polyvalenz*, die wohl einer Sensibilisierung der

Haut durch die starke Neosalvarsanwirkung ihr Dasein verdankt. Denn *vor dieser* hatte die Patientin jedenfalls *Opiate* (s. u.) *vertragen*.

Ganz besonders auffallend ist der von WERNER JADASSOHN und MARGARETHE ZARUSKI (II. B. b.) beschriebene Fall von *gleichzeitiger Sellerie-* (a) *und Kamillenidiosynkrasie* bei letzterer selbst. An diese Mitteilung schlossen die Autoren die Besprechung noch einiger wichtigen allgemeinen Punkte an. Die bei einer sonst keine Idiosynkrasien aufweisenden Person vorhandene Kombination von Sellerie- und Kamillenidiosynkrasie legt die Frage nach *Beziehungen der beiden Idiosynkrasiogene zueinander* besonders nahe. Gegen die Annahme der Identität beider spricht der Umstand, daß beide Pflanzen systematisch nicht verwandt sind, ein Punkt, auf den DOERR früher gar kein Gewicht legte (s. o.). Für dieselbe ließe sich die Stabilität gegen Kochen bei den Antigenen, die Übereinstimmung des Krankheitsbildes und der Hautreaktionen anführen, sowie der in beiden Fällen positive PRAUSNITZ-KÜSTNERsche Übertragungsversuch. Dazu kommt noch das Verhalten des Idiosynkrasikerserums nach Mischung mit den beiden Antigenen. *Durch Mischung des Serums mit Sellerie geht seine sensibilisierende Eigenschaft gegen Sellerie und Kamille verloren, und durch solche mit Kamille schwindet auch die Sensibilisierungsfähigkeit gegen Sellerie.* Diese Reaktion spricht nach der Meinung der Autoren für *Identität oder doch nahe Verwandtschaft* der Idiosynkrasiogene in Sellerie und Kamille („Gruppenreaktion").

In den *beiden Kamillenfällen* trat *einmal Urticaria, das andere Mal Ekzem* auf, je nach kurzer Applikation auf lädierte Haut oder nach länger dauernder auf unlädierte. Nur bei der der betreffenden Haut adäquaten Applikationsart trat überhaupt eine Reaktion auf. Die Art der Reaktion aber, ob Urticaria oder Ekzem, war unabhängig vom Applikationsmodus. — JADASSOHN und ZARUSKI glauben, daß die Annahme einer *Antigen-Antikörperreaktion für Urticaria zu Recht bestehe*, weil, wie auch hier schon wiederholt, der Nachweis humoraler Antikörper durch die PRAUSNITZ-KÜSTNERsche Methode gelungen ist. Für *Ekzeme* steht ihr Nachweis noch aus, auch hier gelang er bei dem Fall von Kamillenekzem nicht. Dies ist aber noch kein Beweis, daß bei Ekzemen ohne urticarielle Überempfindlichkeit keine Antigen-Antikörperreaktion vorliegt. Jedenfalls deutet das verschiedene Verhalten doch auf eine Differenz, vielleicht nicht gerade fundamentaler Natur zwischen beiden Erkrankungen hin.

Von BRUNO BLOCH (c) wird ein Ekzem nach jedesmaligem Umladen von *Hafer* erwähnt, bei dessen Träger sich eine starke polyvalente Überempfindlichkeit gegen Terpentin, Chinin, Arnica, Hg., Jodoform, eine schwächere gegen Formalin, Primeln und Heftpflaster nachweisen ließ. Außer auf Hafer reagierte der Patient auf verschiedene Getreidesorten negativ.

Die *polyvalente Überempfindlichkeit* spielt *praktisch* unter Umständen *eine sehr wichtige Rolle* in dem speziellen, oben schon gestreiften Kapitel der „Gruppenüberempfindlichkeit", wie sie RUDOLF L. MAYER in der Breslauer Hautklinik studierte. Ich muß hier etwas weiter ausholen über die Grenzen der phytogenen Toxicodermien hinaus. Dies ist aber zum Verständnis des Gegenstandes, soweit es unser Spezialgebiet betrifft, notwendig. Das instruktivste Beispiel von Gruppenüberempfindlichkeit ist die Ursolidiosynkrasie. Es ist oben schon gesagt, daß das Ursol, sowie die verwandten gruppenangehörigen Stoffe deshalb zu der gleichen Reaktion führen, weil sie in der Haut *Körper von Chinonstruktur* bilden, gegen die allgemein eben die Überempfindlichkeit bei gewissen Menschen besteht. Diese *Chinonkörper* sind eben die die Überempfindlichkeit bedingenden Antigene. Alle Berufe, die sich mit Ursol, Aminophenolen, gewissen Azokörpern, manchen Farben befassen, sind demnach gefährdet, gleichgültig aus welchen Grundsubstanzen im Körper die Chinonsubstanzen entstehen. Da die *Verhütung* der gewerblichen Hautreizungen *vorläufig wichtiger* ist als das eben noch selten zu erreichende Ideal der Desensibilisierung, sollte man — dazu gelangte MAYER durch diese Studien — *vor Beginn einer beruflichen Tätigkeit auf das Vorhandensein einer bestimmten Überempfindlichkeit fahnden und so evtl. dem Betreffenden den Verlust einer Reihe kostbarer Monate ersparen,* z. B. Gärtnerlehrlingen mit Primelidiosynkrasien. Ganz besonders wichtig wäre dieses prophylaktische Verfahren bei den *Gruppenüberempfindlichen,* die für die verschiedensten heterogenen Berufe untauglich sind. Mit der JADASSOHNschen Hautreizprobe ist die Feststellung nicht besonders schwierig, zumal es ja erfahrungsgemäß fast immer nur eine oder wenige Substanzen sind, die regelmäßig und in größerem Umfange zu Hauterkrankungen führen, z. B. Schmieröle und Petroleum bei Maschinisten oder mit der Instandhaltung der Maschinen Betrauten (Weber, Spinner u. a.), Laugen bei Wäscherinnen, Brezelbäckern, Bademeistern; Primeln, Pelargonien, Chrysanthemen bei Gärtnern usw.

Hier noch kurz ein paar Worte über die eben erwähnten, an anderer Stelle des Handbuchs eingehend besprochenen *diagnostischen* Methoden zur Feststellung der ursächlichen Noxen, der sog. „*Ekzemproben*". Auch für unsere Zwecke steht die JADASSOHNsche Läppchenmethode („patch-test") an erster Stelle, wie es aus STAUFFERS sehr beachtlichem Artikel (II B) aus der Züricher Universitätshautklinik eklatant hervorgeht, in dem an 14 durch verschiedene Pflanzen und Pflanzenprodukte hervorgerufenen Ausschlägen die ursächliche phytogene Schädlichkeit mittels der Läppchenmethode richtig festgestellt wurde. Auch in einer weiteren Veröffentlichung von BEATRICE KESTEN und ELISABETH LASZLO wurden durch diese Methode neben vielen anderen Eruptionen bei „Dermatitis venenata" 3 Primel-, 4 Rhusdermatitiden und 2 Erkrankungen nach pyrethrumhaltigen Insektenmitteln (davon die eine mit Asthma kombiniert) ursächlich bestätigt. Die absprechende Kritik OPPENHEIMs und STEINERs gegenüber dem Wert der Methode kann danach weniger hoch bewertet werden.

Ursprünglich bestand die Absicht, die *pflanzlichen Berufs-* und *Gewerbe*dermatitiden im Druck besonders hervorzuheben. Nachdem aber jetzt in Band XIV/1 dieses Handbuches der Beitrag von OTTO SACHS †: „Gewerbekrankheiten der Haut" erschienen ist, wurde diese Absicht als überflüssig fallen lassen. Die Unterscheidung und versuchte Abgrenzung der beruflichen und gewerblichen Toxicodermien als auf dem Wege über den Kreislauf entstanden und der artifiziellen Dermatitis mit dem Gewerbeekzem als durch lokale Einwirkung entstanden und „streng auf den Ort der Einwirkung der Schädlichkeit beschränkt", wie SACHS (b, S. 263 und 276) sie vornimmt, mache ich mangels in jedem Fall durchgreifender Unterscheidungsmerkmale nicht mit.

# II. Spezieller Teil.

## A. Die Spargel-, Primel- und Sumachdermatitis.

Ehe ich die mir bekannt gewordenen hautreizenden Pflanzen aufzähle, schildere ich die drei genannten, exquisiten Pflanzenidiosynkrasien genauer. Zwei davon bilden schon lange geradezu Typen für den Dermatologen, die Primel- und Rhusdermatitis, die erste, durch die Dankbarkeit ihrer Kultur und durch die Gefälligkeit der aus dem fernen Osten bei uns eingeführten Pflanze, bei uns nicht mehr selten, die zweite in Nordamerika recht verbreitet und besonders im Sommer wichtig. Ich beginne aber mit der dritten, nicht wie es scheint der seltensten, sondern der, über die nur am seltensten berichtet wurde. Die letzten Berichte aber führen gleich mitten in die praktische Anwendung der bisher mehr theoretisch erörterten Probleme hinein. Zudem handelt es sich dabei um ein auf unserem Boden wachsendes, weitverbreitetes und allgemein beliebtes Gemüse, das aber, wenigstens nach den vorliegenden Veröffentlichungen von früher nur selten auf eine idiosynkrasische Einstellung zu stoßen schien. Diese äußert sich dann aber auch um so vollkommener mit Sensibilsations- und Vererbungsfaktoren, daß sie sich auch hierdurch besonders zur Einführung in den speziellen Teil der hautreizenden Pflanzen eignet. Es ist die idiosynkrasische Dermatitis durch den Spargel.

## 1. Die Spargeldermatitis.

*Asparagus officinalis L.* (Classis XV. Coronariae, Ordo 55 Liliaceae ENDL.)

EDMUND GÜNTZ (Dresden) hat meines Wissens zum erstenmal eine *Spargeldermatitis* im Jahre 1880 beschrieben.

Die 40 jährige blasse, fette, wahrend der Spargelzeit in einem besonderen Raum täglich unausgesetzt große Mengen Spargel putzende, von vielen großen Körben voll des zubereiteten Gemüses umgebene Patientin lebte und atmete während dieser Frühjahrszeit stets in einer „durchdringend intensiv aromatischen Atmosphare", die auch dem sonst normalen Nicht-idiosynkrasiker Stechen in den Augen und Niesreiz verursachte. „Die Kranke hatte in früheren Jahren ebenfalls öfter Spargel zubereitet, jedoch bisher nie eine Hautaffektion davongetragen, litt uberhaupt nie an irgendwelchen chronischen Hautaffektionen." Von den Handen bis an die — soweit entblößt getragenen — Oberarme eine diffuse Rötung und mäßige Schwellung mit unzahligen „Miliariablaschen". Innenflache der Hande von Spargelsaft sehr durchtränkt und erweicht; „die Haut wie bei Waschfrauen wahrend des Waschens in Falten erhoben, ohne Ausschlag". Gesichtshaut bis zum bedeckten Teil des Halses leicht gerötet und geschwellt, mit einzelnen Bläschen besetzt. Starkere Rötung und einzelne Bläschen an der Stirn bis zu den Haaren und Ohren. Nach dem Aussetzen der Beschaftigung rasche Heilung, nach der Wiederaufnahme leichte Rötung an den Armen ohne Bläschen ebenso wie im folgenden Jahre, in dem sie ihre Beschaftigung nicht aus-zusetzen brauchte. „In den folgenden Jahren blieb sie von jeder Affektion verschont." Eine Schwestertochter mußte wegen eines ahnlichen Blaschenausschlages das Spargelputzen unterlassen.

Unter der Voraussetzung, daß hier wirklich die Beschäftigung mit Spargel die Ursache der Hautaffektion war, würde es sich um eine Sensibilisierung bei einer Person mit familiärer, und zwar spezifischer Disposition handeln, der bald eine Desensibilisierung bzw. Angewöhnung wieder folgte. Es drängt sich mir aber ein gewisser Zweifel auf, ob es sich nicht um eine reine Wirkung der fortgesetzten Hantierung in Wasser, wahrscheinlich in Salzwasser gehandelt hat oder um eine einfache, vorübergehende, direkte Reizung durch den Spargel-saft ohne idiosynkrasischen Charakter. Daß erst nach mehreren Jahren der gleichen frühsommerlichen Beschäftigung der Ausschlag zum erstenmal auftrat, würde sich mit einer Sensibilisierung vertragen, daß sie aber schon kurze Zeit nach der ersten Attacke die Beschäftigung wieder aufnehmen konnte, die dann nur eine leichte Rötung ohne weiteren Ausschlag brachte, und daß sie dieselbe in den folgenden Jahren ganz ungestraft ausüben konnte, würde meines Erachtens nur etwas gezwungen als Desensibilisierung bezeichnet werden können. Im besten Falle würde man vielleicht von einer Art abortiver Sensibilisierung sprechen können. Keinesfalls hat die klinische Form des Ausschlages irgend etwas Spezifisches oder Charakteristisches an sich. GÜNTZ selbst verglich das Bild mit dem nach dem Einreiben mit grauer Salbe manchmal auftretenden. Mir macht es nach der Beschreibung, der nur die Angabe fehlt, *wie* es abheilte, speziell, ob etwa mit feiner Schuppung, den Eindruck etwa wie unser sog. „Badefriesel", wie wir ihn nach häufigeren Kochbrunnenbädern besonders bei gleichzeitigem stärkerem Schwitzen, also besonders im Sommer häufig zu sehen bekommen. Ich faßte ihn immer auf als Resultat der Einwirkung des kochsalz-haltigen Badewassers auf eine durch den salzhaltigen Schweiß schon leicht macerierte Haut.

Mit dieser rein morphologischen Vergleichung soll durchaus kein Zweifel an der spezifisch idiosynkrasischen Wirkung des Spargelsaftes bei der Patientin ausgedrückt werden, was Broers (S. 531) meint. Broers führt von Gibson an, daß er den Spargelausschlag mehr als mechanische, denn als chemische Schädigung auffaßt, eine Ansicht, die er aber selbst nicht teilt. Aus der Erwähnung Gibsons bei Prosser White geht übrigens diese mechanische Auffassung nicht hervor.

L. Lewin erwähnt, daß manche Menschen so empfindlich gegen Spargel sind, „daß sie schon beim Berühren der rohen Pflanze Nebenwirkungen bekommen". Ein Fall von Purpura nach Genuß eines „an einem feuchten Ort aufbewahrten" Spargels und die Wiederkehr nach jedem erneuten Genuß wird auch erwähnt. In der Einleitung zu dem mit Recht so verbreiteten Werk schreibt Lewin: „Der Genuß von Erdbeeren, Himbeeren, Krebsen, Zimt, Pomeranzenschalen, Anis *oder das Zubereiten roher Spargel* rufen bei gewissen Menschen nervöse Symptome und Ohnmachten oder Übelkeit, Erbrechen, Koliken, Durchfälle, Augenentzündungen, Niesen oder Schnupfen, Augentränen, Husten, Dyspnoe und Asthma oder Hautausschläge (Schwellung des Gesichts, Urticaria, Flecke, Knötchen oder große Blasen usw.) ... hervor, ein Verhalten, das als gesteigerte individuelle Reizbarkeit oder *Idiosynkrasie* bezeichnet wird." Leider ist nicht gesagt, welche speziellen von den genannten idiosynkrasischen Reaktionen durch den Spargel dem Verfasser bekannt geworden sind.

Brenning berichtet über eine 24jährige Arbeiterin aus einem Großbetrieb mit zentnerweiser Verarbeitung von Spargel, die speziell Spargel schälte. Sie tat dies bereits 8 Jahre ohne die geringsten Erscheinungen, insbesondere hatte sie nie Hautausschlag. Auf der Beugeseite des linken Vorderarms, dort wo beim Schälen der Spargelsaft herabläuft, trat nun zum erstenmal unter lebhaftem Brennen Rötung der Haut mit kleinen Knötchen auf. Spontane Heilung in einer Woche nach dem Aussetzen der Beschäftigung. Nach zweimaliger Wiederholung dieses Vorgangs rieb die Kranke *mit positivem Erfolg* absichtlich die bereits dreimal befallen gewesene Stelle. Diese „idiosynkrasische" Erscheinung scheint sich in diesem Fall streng an den Ort der Einwirkung der Schädlichkeit gehalten und sich nicht weiter ausgebreitet zu haben, was insofern auffallend ist, als der Saft beim Durchschneiden immer herumspritzt. Wahrscheinlich hat sie nur geschält und nicht die Spargelstangen zu sog. Spargelgemüse in kleine Stückchen zerschnitten.

Eine Publikation von S. Schoenhof aus der Kreibichschen Klinik verdient besondere Beachtung wegen der funktionellen Hautprüfung und wegen des Bestrebens, den schädlichen Stoff, der die Dermatitis letzten Endes hervorrief, festzustellen. Die 33jährige Wirtschafterin in einem Hotel putzte bereits seit 10 Jahren alljährlich in der Spargelsaison 10—15 kg Spargel pro Tag. Erst nach 8 Jahren trat zum ersten Male ein stark juckender Ausschlag auf an beiden Armen, am Hals und im Gesicht, der sich im 9. und 10. (Frühjahr 1924) wiederholte und „von Jahr zu Jahr an Intensität zugenommen habe". Im Sommer hörte er immer auf. Beugeseite des linken Armes vom Handgelenk bis fast an die Achsel: Haut rot, geschwollen, „mit zahlreichen, etwa stecknadelkopfgroßen, hellroten, stark juckenden und vielfach zerkratzten papulösen Efflorescenzen besetzt, zwischen denen sich zahlreiche, dichtgedrängte, stecknadelkopf- bis linsengroße eitrige Bläschen und Pusteln finden". Streckseite frei, rechter Arm geringer befallen, hier aber Handrücken am stärksten. Gesicht zum Teil, angrenzende Teile von Hals und Brust, an der Kleidergrenze scharf abschneidend, gerötet und nur mit Papeln besetzt. Links etwas Conjunctivalreizung. Die Partien, auf denen die Spargel beim Putzen aufliegen bzw. in Berührung mit der Haut kommen, waren am stärksten befallen. Die nach

Jadassohn, Bloch und Jäger vorgenommene Prüfung mit Spargelsaft fiel stark positiv aus (Kontrolle mit Wasser: Haut unverändert), gleichzeitig flackerte der Prozeß an inzwischen fast abgeheilten Stellen wieder auf. Bei 10 anderen Patienten fiel der Versuch negativ aus, darunter bei zwei mit akutem universellen Ekzem. Probe mit $1\,^0/_0$ iger Resorcinlösung, Formalin und Primeln negativ. Also lag eine anscheinend monovalente Spargelidiosynkrasie vor, und zwar zunächst gegen äußere Einwirkung. Die Patientin hatte bisher nie Spargel gegessen. 20 Stunden nach Genuß von 8 Spargeln universelle Dermatitis mit urticariellen Papelchen und kleinsten Bläschen (Typus: urticarielles Ekzem Neissers? T.). Also Idiosynkrasie bzw. „Sensibilisierung" von außen gegen von innen und von außen, und zwar eine spezifische. Bei den Versuchen, „dem chemisch wirksamen Körper nahe zu kommen", stellte es sich heraus, daß das Asparagin nicht die Materia peccans war, sondern „ein in der Pflanze enthaltener, in Wasser, Alkohol und Äther löslicher, hitzebeständiger Körper", dessen genauere Natur nicht festgestellt werden konnte, auch deshalb nicht, weil sich die Patientin weiteren Versuchen entzog. Bei diesen Versuchen gab es auch immer eine Herdreaktion an den primär erkrankt gewesenen und bei den vorausgegangenen Versuchen positiv reagierenden Stellen. Die Eiweißkörper der Pflanze konnten deshalb nicht die Ursache der Erkrankung sein, weil „der auf Eiweiß geprüfte und vollkommen eiweißfrei befundene Extrakt bei äußerer Applikation die gleiche Reaktion hervorbringt". Schönhof steht noch auf dem Standpunkt, daß es sich hier mangels eines Eiweißantigens nicht um einen „eigentlichen Anaphylaxievorgang" handelt auch deshalb, weil die humorale Antikörperbildung fehlt. Woraus er das letztere schließt, weiß ich nicht, da von einem passiven Übertragungsversuch mit dem Serum in der Arbeit nichts steht. Er nennt den Vorgang „eine durch ein allerdings nicht näher bestimmtes chemisches Agens bedingte ‚chemospezifische anaphylaktische Idiosynkrasie'", im Sinne Blochs. Schönhof vermutet, daß manche rezidivierenden Frühjahrsekzeme solche Spargeldermatitiden sind.

Die Spargeldermatitis erscheint mir gerade zu weiteren Versuchen — Sensibilisierung und Desensibilisierung — besonders deshalb geeignet, weil bereits eine Idiosynkrasie von innen und von außen bekannt ist und es sich um ein ohne weiteres leicht anwendbares Nahrungsmittel handelt. In dem Schönhofschen Fall läge ja die Möglichkeit vor, daß schon in den 8 der ersten Dermatitis vorausgehenden Jahren eine schubweise, immer durch das Ende der Spargelsaison unterbrochene und dadurch zurückgehende Sensibilisierung von außen gegen von innen vor sich gegangen wäre, die aber nicht eher in Erscheinung trat, als überhaupt zum erstenmal eine Wirkung von innen bei der ersten versuchsweisen Aufnahme per os möglich war. Ich denke dabei natürlich nicht an eine stoffliche, sondern nur an eine funktionelle Kumulierung. Umgekehrt konnte auch eine primäre Idiosynkrasie von innen vorgelegen haben, die nur deshalb nicht manifest wurde, weil eben das Reizmittel von innen nicht einwirkte.

Zur größten Überraschung ist diese anscheinend so seltene Erkrankung für Sternthal etwas Alltägliches, so alltäglich, wie es scheint, daß er es bisher nicht der Mühe wert hielt, darüber zu berichten, während sie uns als eine Seltenheit galt, und Schönhof (s. o.) glaubte, er habe 1924 den ersten Fall gesehen bzw. beschrieben. Die Überempfindlichkeit gegen Spargel und die Spargeldermatitis ist den Braunschweiger Ärzten, zu denen seit 37 Jahren auch Sternthal gehört, den dortigen 60 großen und mittleren Konservenfabriken (die kleineren und kleinen nicht gerechnet), dem Physikat, den Gewerbeaufsichtsbeamten und den Arbeitern „eine allgemein bekannte Tatsache". Diese Fabriken beschäftigen in der „Saison" rund 10 000 Arbeiter ($90\,^0/_0$ weibliche). Die mittleren Fabriken verarbeiten täglich 200—250 Zentner Spargel; eine ziemlich gewandte Arbeiterin bringt es auf täglich etwa 1 Zentner. Die Überempfindlichen erkranken je nach dem Grad der Überempfindlichkeit *sofort* oder erst nach Verarbeitung größerer Mengen von der einfachen Hautröte an bis zur schwersten blasenbildenden Hautentzündung. 1914 häuften sich die Fälle der „Spargel- krätze" so, daß das Gewerbeaufsichtsamt einschritt und unter anderem vor- schlug, grundsätzlich die als empfindlich bekannten Frauen und Mädchen nicht mehr zur Verarbeitung von Rohgemüsen einzustellen und Neueingestellte, die der Erkrankung zuneigen, auszuschließen. Der Kreisarzt führte in seinem Gutachten besonders an, daß man weder aus der Konstitution, noch dem Alter und Geschlecht von vornherein die Neigung dazu feststellen könne. *Wer einmal befallen war, erkrankt bei erneuter Berührung mit dem Spargelsaft wieder, „ja meistens wird die Empfindlichkeit immer stärker"*. Ein Schutz durch Gummi- handschuhe oder Einfettung der Haut ist undurchführbar. Durch Genuß gekochten Spargels kann man eine eben abgeklungene Erkrankung wieder ent- fachen, doch gelingt dies nur ausnahmsweise. Ganz selten ist — Sternthal sah zwei Fälle — die idiosynkrasische Reaktion der Magen- und Darmschleim- haut mit Erbrechen, Durchfall und begleitendem Fieber. Ich weise hier schon auf den prinzipiellen Unterschied gegenüber der unten zu beschreibenden Rhus- dermatitis hin. Hier beim Spargel nur gesteigerte Sensibilisierung, beim Sumach Desensibilisierung schon allein durch innere prophylaktische Behandlung oder durch subcutane Injektion.

Hajos und Mohrmann, die einen Fall von *Spargelidiosynkrasie* beobachten konnten, gelang eine passive Übertragung von cellulären (cutanen) Antikörpern nach der Methode von Urbach und Königstein. Weder nach Prausnitz und Küstner noch nach Widal mit Hilfe der hämoklasischen Krise gelang der Nachweis freier Antikörper im Blute. Die Storm van Leeuwensche Reaktion verlief auch negativ. Der Grundumsatz war erhöht. Es war keine Tonusände- rung im vegetativen Nervensystem nachweisbar. Desensibilisierungsversuche mußten vorzeitig abgebrochen werden. Sie hatten aber doch das Ergebnis, daß in der folgenden Spargelsaison keine Dermatitis auftrat. Sie begannen mit $10^0/_0$igem Spargelsaft und stiegen langsam bis auf $70^0$. Auch diese Patientin (34 J.), deren Mutter an Asthma leidet, war immer hautgesund, trotzdem sie bereits seit 12 Jahren in der Spargelplantage tätig ist. Die Hautprüfungen ergaben hier eine Idiosynkrasie scheinbar der ganzen Hautoberfläche gegen die Fasern und den Saft der rohen und auch der gekochten Spargel. Es handelte sich um eine erworbene Sensibilisierung von außen gegen von außen höchst wahrscheinlich monovalenter Art. Das Antigen gehört nicht zur Gruppe der Eiweißkörper.

Einen Fall von *Spargelidiosynkrasie und gleichzeitigem Asthma* beschreibt Courmont. Es handelte sich um eine 49jährige Köchin, die jedesmal nach Berührung mit frischem Spargelsaft *urticarielle* Eruptionen an den betreffenden Hautpartien bekam. Der Geruch roher Spargel löste, wenn auch kein Asthma, so doch Atembeklemmungen aus. Der Genuß gekochter Spargeln hatte keine übeln Folgen. Courmont geht auf die Arbeit von Hajos und Mohrmann näher ein.

Bei einer „Gemüslerin" in einer großen Hotelküche trat nach dem Abschälen von Spargel ein diffuses, nässendes Ekzem in der linken Ellenbogenbeuge, am linken Unterarm, am rechten Handrücken und an der der Unterlippe angrenzen- den Kinnhaut auf. Hautprobe positiv. Diese Patientin Urbachs gibt noch an, an der *Gaumenschleimhaut* beim Essen von Spargeln öfters Bläschen und Juck- reiz gehabt zu haben. Durch Anpressen von Spargel an die Gaumenschleimhaut trat dasselbe auf. Dabei konnten von der Magendarmschleimhaut weder Haut- entzündungen noch allergische Magendarmsymptome ausgelöst werden.

## 2. Die Primeldermatitis.

(Primula obconica HANCE, sinensis LINDL., cortusoides L., Sieboldii MORREN,
mollis HOOK, Arendsii PAX, Classis XXXVIII Petalanthae, Ordo 156 Primulaceae
ENDL.)

Die Überempfindlichkeit gegen die Primeln ist seit ihrer ersten Publikation
von JAMES C. WHITE in einer englischen Gartenbauzeitung (1888) bei uns wenigstens die populärste Idiosynkrasie gegen Pflanzen geworden. Man ist erstaunt
über die Verbreitung ihrer Bekanntschaft in Laienkreisen und kann ihr in dieser
Beziehung nur die gegen Erdbeeren an die Seite stellen. Abgesehen von der
großen Beliebtheit dieser Zierpflanzen ist doch wohl auch daran schuld, daß
die Idiosynkrasie ziemlich häufig vorkommt. Die am längsten bei uns bekannte

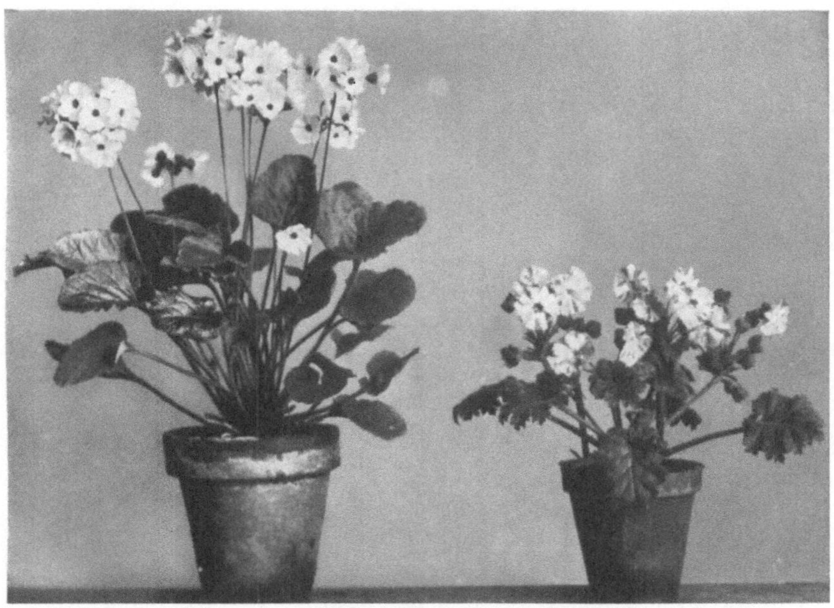

Abb. 5a. Primula obconica HANCE (links) und Primula sinensis LINDL. (rechts).
(Aus ROST: Hautkrankheiten, S. 218, Abb. 62. Berlin: Julius Springer 1925.)

Art ist die *Primula sinensis LINDL.*, ebenso wie die dann folgende *Primula
obconica HANCE* (Abb. 5a) aus China eingeführt, von denen KOBERT schon 1906
(S. 519) 14 Varietäten anführt, darunter Pr. compacta, grandiflora, oculata und
kermesina, zuletzt *Primula cortusoides L.* aus Sibirien. Über eine Dermatitis nach
letzterer berichtete DUBREUILH. Er gibt auch ein 51 Nummern umfassendes
Literaturverzeichnis über die Primelkrankheit, konnte aber keinen Fall durch
Pr. cortusoides vor dem seinigen feststellen. Sie wird selten kultiviert, da sie —
im freien Land — nur von April bis Mai blüht. NESTLER (a) hat die, wenn auch
nur geringere hautreizende Wirkung der Pr. cortusoides auch experimentell nachgewiesen. Ebenso bewies er experimentell diese Wirkung von *Primula Sieboldii
MORREN* aus Südchina, die der Pr. cortus. nahe verwandt ist, und von der der
Pr. obconica nahestehenden *Primula mollis HOOK*, sowie der *Primula Arendsii
PAX* (d), einem Gartenbastard = Pr. obconica × megaseaefolia. NESTLER (b)
betont besonders, daß eine hautreizende Wirkung von Primula officinalis L.
und Primula Auricula L. bisher nicht bekannt geworden sei. Bei letzterer fand
er nie ein Sekret aus den Trichomen, sondern bei Streichen nur ganz vereinzelte

undeutliche Körner. Auch bei Pr. officinalis fand er kein Sekret, sondern nur zuweilen in den Zellen der Drüsenhaare kleine Krystalle von oxalsaurem Kalk. Diese negative Wirkung der beiden Arten wurde von Nestler auch experimentell bestätigt, ebenso wie die von Pr. megaseaefolia Boiss., Pr. floribunda Wall., Pr. verticillata Fosk, Pr. petiolaris Wall. var. pulverulenta Hook, Pr. capitata Hook, Pr. farinosa L., Pr. japonica Gray, Pr. hirsuta All., Pr. Clusiana Tsch.. Pr. minima L. und Pr. rosea Royle. Kanngiesser (a) dagegen beschrieb in seiner Abhandlung über die Primeldermatitis auch Fälle, die durch *Pr. officinalis* und *Auricula* hervorgerufen sein sollten. In zwei seiner 44 Fälle wurde durch Pr. obconica, die im Zimmer stand, angeblich ein Bronchialkatarrh unterhalten, Asthma? schreibt Low dazu, wahrscheinlich weil ihm dies für

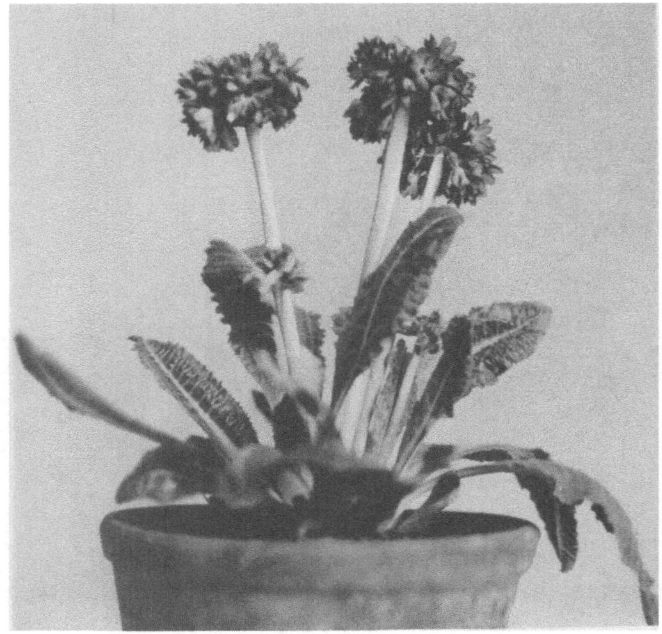

Abb. 5 b.  Primula kaschmiriana Munro. (Universitats-Hautklinik Kopenhagen, Professor Rasch.)

seine Auffassung als Anaphylaxie sehr wertvoll wäre. Im Gegensatz zu Nestler schreibt Prosser White der Primula farinosa hautgiftige Eigenschaften zu, die sich besonders bei Melkern zeigen. Die Kühe sollen mit ihren Eutern die bekannten Blüten abstreifen und die Einwirkung des Giftes auf die Hände der Melker vermitteln. Auch Kerl berichtet von einem Mann mit kleinblasiger Dermatitis an den Händen, der nichts mit Pr. obconica, wohl aber mit *Pr. farinosa* zu tun hatte. Seine Hautreaktion auf Pr. obconica war aber positiv. Rasch teilte mir mit, daß ein Arbeiter im botanischen Garten in Kopenhagen jedesmal, wenn er die Samen von *Pr. kaschmiriana Munro* (Abb. 5 b) erntet, ein Erythem bekommt. Sie hat nach Rasch Drüsenhaare der gewöhnlichen Form. Sabouraud sah ein hartnäckiges Primelekzem aber nicht durch Primula obconica oder sinensis entstanden, sondern durch „die gewöhnliche Gartenprimel mit einfacher Blüte" (also wohl Primula elatior Jacq?).

Die *Literatur über die Primeldermatitis* schwoll bis in das erste Jahrzehnt unseres Jahrhunderts sehr an. Wechselmann (a) konnte bis 1902 schon 50 Veröffentlichungen anführen. Sie erstreckte sich auch auf botanische Zeitschriften, und diese Veröffentlichungen brachten öfter gerade wichtige neuere Tatsachen zu dem anfangs zwar frappierenden, aber dann doch ziemlich eintönigen *klinischen Bild*, einem sehr stark juckenden, in seiner Intensität wechselnden, akuten oder chronischen Ekzem oder einer blasigen Dermatitis. Frappierend hauptsächlich in den Anfangsstadien durch das Mißverhältnis zwischen der Intensität der subjektiven Beschwerden, des Juckens und schmerzhaften Brennens, die übrigens, wenigstens das erstere, manchmal jeder sonstigen klinischen Erscheinung vorausgehen, und den ersten objektiv wahrnehmbaren Hauteruptionen, einer fleckweisen Rötung und oft nur wenigen, häufig entfernter stehenden Papelchen, oder auch, wie mehrfach angegeben, Quaddeln. Daneben kann eine meist — jedenfalls im Anfang — geringfügige Schwellung bestehen. Bald erheben sich kleine Bläschen, oft größere Blasen — NESTLER beobachtete sie experimentell bis hühnereigroß —, die nach dem Platzen ihrer Decke reichlich seröse Flüssigkeit austreten lassen und später zu Krusten vertrocknen. In Übereinstimmung mit dem klinischen Bild sind nach STAUFFER die Reizproben auf Primelekzem häufig ausgezeichnet durch eine ödematöse, fast urticarielle Infiltration und sehr dünnwandige, prall mit gelblichem Inhalt gefüllte Bläschen, die stark jucken. Übrigens haben auch andere durch Pflanzen bedingte Ekzemreaktionen z. B. durch Tabak und Angelica genau das gleiche Aussehen. — Nach URBACH ($m_1$) traten bei einer Bedienerin, die die gepflückten Primelblätter auf dem bloßen Arm wegtrug, am folgenden Tage strichförmig angeordnete, zum Teil blasentragende Efflorescenzen auf, ähnlich wie bei der „Ufer- und Wiesenpflanzendermatitis" (s. d.), die URBACH hier direkt als „Gräserdermatitis" bezeich-

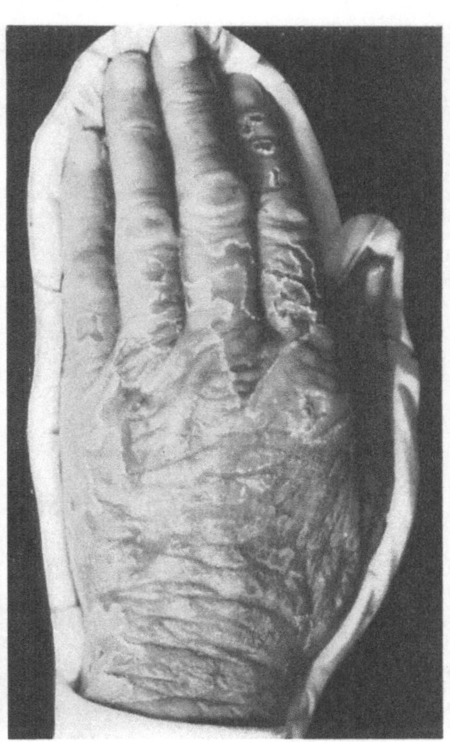

Abb. 6a. Primel-Dermatitis.
(Nach einer Moulage der Breslauer Universitäts-Hautklinik, Geheimrat JADASSOHN.)

net. Gelegentlich der Demonstration positiver Reizproben teilt DAHMEN mit, daß die von Blüte und Blatt zwar positiv waren, die vom Stengel aber negativ. Nach der Regeneration der Oberhaut geht unter Abschuppung alles langsam zur Norm zurück. Die Hauptsitze sind naturgemäß Hände und Gesicht (Abb. 6a u. b), seltener andere unbedeckte Körperstellen (Halsausschnitt), auf die die Erkrankung nicht überspringt wie ein gewöhnliches Ekzem, sondern durch Übertragung des Reizstoffes durch die Primeln direkt (angestecktes Bukett) oder indirekt mittels der Hände verpflanzt wird. Die Eruptionen bleiben beschränkt auf die Berührungsstellen mit denselben. Manchmal macht sich die Dermatitis im Gesicht besonders geltend, so daß PINKUS $^2/_3$ aller „Gesichtsekzeme" auf die Primel zurückführt „mit unförmlichen Schwellungen, zugeschwollenen Augen, harten, abstehenden Ohren, tropfenden Wangen und dicken Krusten, hohem Fieber, entsetzlichem Jucken und Brennen". Dieser erysipeloide Zustand präsentiert sich ebenso wie der

durch *Rhus* erzeugte. Durch Übertragung des Giftstoffes auf die Schleimhäute entsteht Conjunctivitis, Ödem der Lider, ja sogar Iritis, Entzündung
der Nasen- und Mundschleimhaut (Kirk). Penis, Scrotum, (Burton) und
die äußerlichen weiblichen Genitalien (Gassmann) können so auch befallen
werden durch Berührung mit den giftbehafteten Händen. Große Unruhe
Kopfschmerzen und Schlaflosigkeit durch das Juck- und Schmerzgefühl sind
neben dem Fieber in schweren Fällen Begleiterscheinungen. Immer wieder
bis in die neuere Zeit werden Fälle berichtet, in denen die oft schwere Erkrankung monate-, ja jahrelang dauerte, ehe die Ursache festgestellt wurde. So
kürzlich noch ein Fall von Eschbach, in dem lange Zeit an eine Anaphylaxie gegen Milch gedacht und danach therapeutisch gehandelt wurde, ehe das obligate Primelstöckchen auf dem Nachttisch die Lösung des Rätsels brachte. Auch in einem ganz neuen Fall von ungewöhnlich schwerer, erysipeloider, blasiger Primeldermatitis, den Giacardy publizierte, dauerte es beinahe 3 Jahre, bis die Diagnose gestellt wurde. Hier trat fast alle 8—14 Tage ein Rezidiv mit intensivsten Juckattacken, furibundem Kratzen und heftigster allgemeiner Erregung auf. Der Autor erinnert an Thibierges Meinung, daß man in Frankreich in den besseren Kreisen der Patienten nicht an „artifizielle“ Dermatitiden denke, sondern eher an solche inneren Ursprungs, und daß man auch unter den artifiziellen Dermatitiden zu wenig an die Primeldermatitis denke.

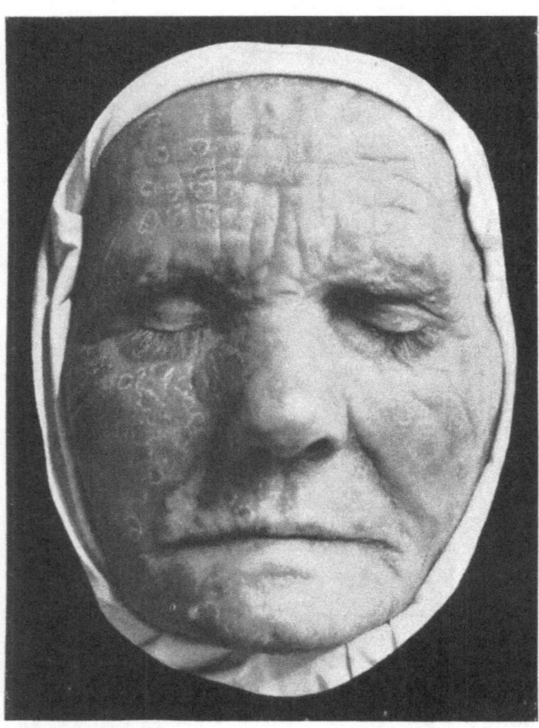

Abb. 6 b. Primel-Dermatitis.
(Nach einer Moulage der Breslauer Universtats-Hautklinik,
Geheimrat Jadassohn.)

Southern beschreibt einen
Fall als überwiegend Urticaria und Erythem im Übergang zu einem heftigen
Gesichtserysipel. Daß in nicht seltenen Fällen auch nach Entfernung der
Pflanzen der Ausschlag immer noch weiter geht, und das oft unerträgliche
Jucken den Kranken noch weiter quält, bis auch er aus der Wohnung entfernt ist, braucht nicht als ein mystischer Genius loci betrachtet zu werden,
sondern erklärt sich ganz einfach daraus, daß auch eine Menge Gegenstände
(andere Blumentöpfe, Gießkännchen, Blumenspritzen usw.) von der Materia
peccans direkt oder auch durch die Hände der Nichtidiosynkrasiker etwas
abbekommen haben. Dieses haftet nun an den Gegenständen (vielleicht auch an
Türklinken und Treppengeländern) und wird von da immer wieder von neuem
dem unglücklichen Idiosynkrasiker, der je länger, je mehr sensibilisiert wird,
zugeführt. Bei der Behandlung muß, wie Fernet und Girard besonders
hervorheben, auf die Beseitigung etwa noch anhaftender Pflanzenhaare und
Sekrete geachtet werden, auf die wir gleich zu sprechen kommen.

Gerade nun eine der wertvollsten Publikationen über diese Materia peccans findet sich in den Berichten der deutschen *botanischen* Gesellschaft 1900 und stammt von NESTLER. Er betont besonders die große Verschiedenheit in der Empfänglichkeit gegenüber der Reizwirkung, glaubt aber, daß bei Anwendung einer entsprechenden Menge des hautreizenden Sekretes und genügender Dauer der Einwirkung *sich wahrscheinlich niemand als vollständig immun erweisen wird,* wenn auch bei Menschen die Reaktion erst nach langem Hantieren mit der Pflanze auftritt. Das wäre eine starke Stütze für DOERR, wenn ausgedehnte Experimente an einer ohne Auswahl bestimmten, großen Zahl Menschen ihre Richtigkeit einwandfrei erweisen würden. Die später genauer zu besprechenden Versuche Lows sprechen nicht gerade für diese Auffassung der Primelidiosynkrasie, die sich dann ja einfach in eine quantitativ gesteigerte Empfindlichkeit auflösen würde. Oder wo wäre da die Grenze? wie JARISCH schon fragte (S. 715). Aus dem Umstand, daß in manchen großen Zuchtbetrieben der Primeln gar keine Fälle von Dermatitis vorkommen, wurde auch auf die Verschiedenheit gewisser Stämme der gleichen Art geschlossen, was JESSNER in der schlesischen dermatologischen Gesellschaft (28. Mai 1924) so zum Ausdruck bringt: „*Primelüberempfindliche reagieren nicht auf jede obconica.*" Und wenn uns v. ZUMBUSCH von sich selbst berichtet, daß er Erdbeeren immer anstandslos vertrug, „nur einmal in einem Jahre riefen schon wenige Stück eine enorm rapid auftretende Urticaria porcellanea hervor, die mehrere Stunden anhielt und sich regelmäßig am stärksten an Handflächen und Fußsohlen höchst quälend etablierte", könnte man da nicht an eine besondere Beschaffenheit der Erdbeeren, *vom Standort oder dem Jahrgang abhängig,* denken, ähnlich wie die Beschaffenheit des Weines auch in verschiedenen Jahren und gar von den verschiedenen Standorten wechselt? VOLK dachte bei seinen Erdbeerversuchen (s. u.) sogar daran, daß der verschiedene Reifegrad der Früchte bei der Auslösung der idiosynkrasischen Reaktion eine Rolle spielen könne, und machte deshalb Extrakte aus noch grünen, zum Teil unreifen Erdbeeren außer den aus vollreifen roten gewonnenen. Der Effekt war aber bei beiden gleich (s. im speziellen Teil unter „Erdbeere").

NESTLER wies zunächst einwandfrei als Reizträger den *Drüseninhalt* der Primeln nach. Er beschreibt die verschieden großen, 3—5—10 oder mehrzelligen Drüsen (Abb. 7a u. b), die fast alle oberirdischen Teile, in kleineren Exemplaren auch die Blütenblätter überziehen, wie sich die Flüssigkeit zwischen Zellwand und Cuticula der endständigen Zelle ansammelt, letztere bläschenförmig auftreibt bis zum Platzen und Austritt der Flüssigkeit. Sie ist dickflüssig, gelblichgrün, leicht im monoklinen System krystallisierend. Das Sekret ist in Wasser von $20^0$ und verdünnter HCl unlöslich, in $96^0/_0$igem Alkohol, in Äther, Chloroform, Terpentinöl, Benzol, $10^0/_0$iger Kalilauge sehr leicht löslich. Sehr bemerkenswert ist die Feststellung NESTLERs, daß durch das vollständige Trocknen der Blätter, 3 Stunden lang bei $100^0$, das Drüsensekret seine Wirksamkeit nicht verliert. Ferner war NESTLER nach seinen an sich angestellten Versuchen mit Primula obconica mehrere Wochen nach Beendigung dieser Beschäftigung mit Primula obconica und nach der Aufnahme seiner Studien an *Pr. sinensis* auch gegen diese Art sensibel geworden [1]. In dem Sekret dieser Pflanze bilden sich in kurzer Zeit „mehr oder weniger große gelbe Prismen und Nadeln", aber viel weniger als bei Pr. obconica, wogegen die Lösungsverhältnisse des Sekretes und der Krystalle bei beiden Arten gleich waren. Dagegen entstanden bei Hinzufügen von Salzsäure (spez. Gew. 1,092) zu dem Sekret auf dem Objektträger sofort außerordentliche Mengen feiner Nadeln, welche seltener einzeln, gewöhnlich aber in

---

[1] Nicht die Regel. F. I. CHITTENDEN z. B. war es nur gegen sinensis nicht gegen obconica.

büschelförmigen, garbenartigen oder sphäroidischen Aggregaten auftreten. Die von Simpson aus den Primelblättern extrahierten Substanzen enthalten keine Proteine und keine Alkaloide. Es handelt sich 1. um nadelförmige, wasserlösliche

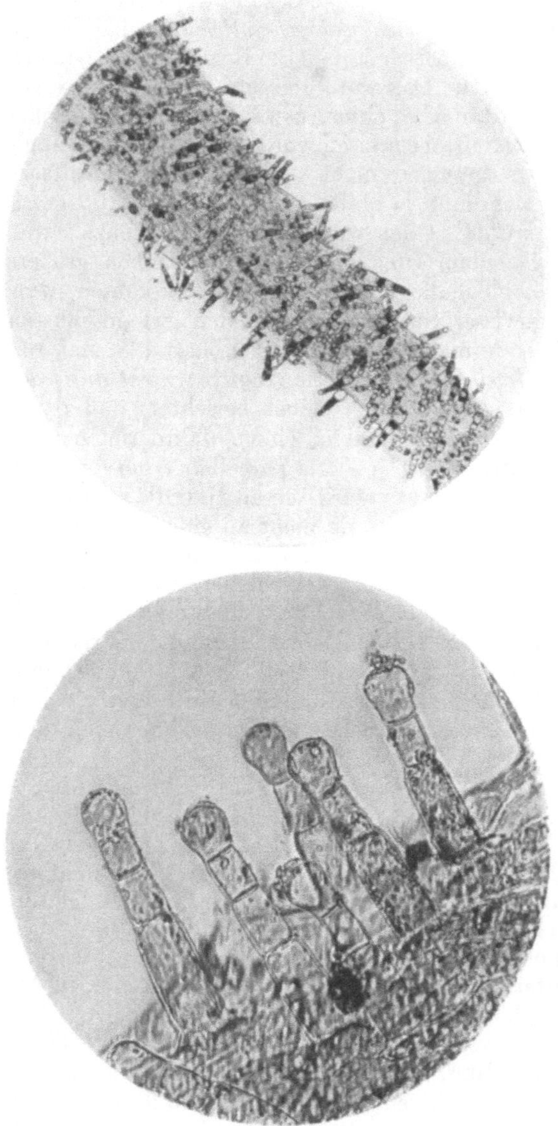

Abb. 7a.  (Oben) Drusenhaare der oberirdischen Teile einer Primula obconica (Epidermis eines Blütenstiels) bei 30facher Vergroßerung, (unten) dasselbe bei 300facher Vergrößerung. [Aus E. Rost: Zur Kenntnis der hautreizenden Wirkungen der Becherprimel (Primula obconica Hance). Arb. ksl. Gesdh.amt 47, H. 1 (1914), Taf. I, Fig. 1 u. 2.]

Krystalle, ein Glykosid, diese rufen eine sofortige Reaktion nach $^1/_2$ Stunde hervor, die in 36 Stunden langsam abklingt; 2. um ein Gemisch von Harzen und ätherischen Ölen, eine Harzsäure, die erst nach 12 Stunden wirkt, deren Reizwirkung beim Idiosynkrasiker über die Grenzen der geprüften Stelle hinausgeht und viel länger wie die von 1. andauert, beim Normalunempfindlichen aber keinen Effekt hat. In seiner Monographie (c) sagt aber NESTLER (S. 16): „Die weiteren Experimente lehren, daß die oben beschriebenen, in den Sekretmassen auftretenden *Krystalle*, welche auf dem Wege der Sublimation in großer Menge gewonnen werden können, *das eigentliche Hautgift darstellen.* Von BURGERSTEIN wurde auch eine organische Säure in dem Drüsensekret nachgewiesen. NESTLER gewann dieses durch Andrücken eines Objektträgers ohne Beimischung des anderen Pflanzensaftes und stellte bei sich selbst damit die Versuche an, auf die ich noch zurückkomme, wie auf die ganze Frage der *Natur des Primelgiftes.* Die Mitteilung KIRKS ist deshalb besonders bemerkenswert, weil auch die Lippen- und Mundschleimhaut der Sitz einer sehr heftigen Entzündung durch Kauen der Blumen und Verschlucken des Saftes war, ganz im Gegensatz zu JADASSOHNS (a) Erfahrungen mit Jodoform und Quecksilber, das bei Idiosynkrasischen seitens der Haut die Schleimhäute intakt ließ, ebenso wie das Kauen der

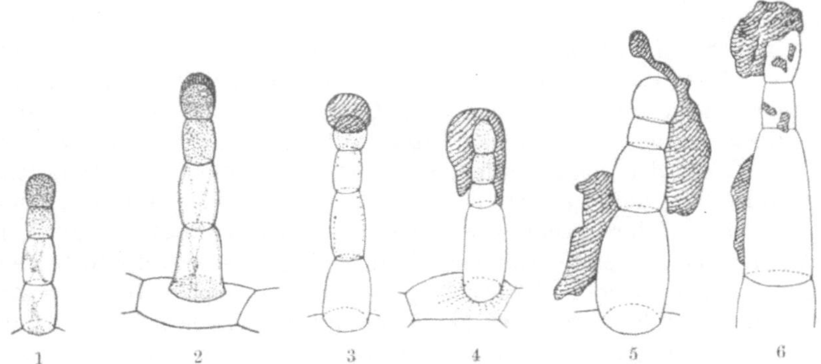

Abb. 7b. Die sich aus einzelnen Zellen aufbauenden Drusenhaare der Primula obconica HANCE und das Sekret in verschiedenen Entwicklungsstadien. Das nach Sprengung der Cuticula austretende Sekret bedeckt die Endzelle (3 u. 4) und bei 5 und 6 die Seitenwande des Trichoms, von wo es durch Beruhrung auf die Haut ubertragen werden kann. Vergr. 200.
(Nach Taf. II der Monographie NESTLERS „Hautreizende Primeln" aus E. ROST: Real-Encyklopädie der gesamten Heilkunde von A. EULENBURG, 4. Aufl., Primelgifte Fig. 1—6.)

Brennesseln bei zahlreichen Versuchen im Munde höchstens ein leichtes Brennen verursachte im Gegensatz zu der regelmäßig heftig auftretenden Urticaria der Haut.

Am präzisesten drückt sich ROST in seinen verschiedenen Publikationen über den Sitz und die Art der Reizsubstanz der Primeln aus. Die Reizwirkung ist absolut gebunden an und abhangig von den epidermidalen Drüsen und ihrem öligen Inhalt. So waren von vornherein auch die Züchtungsresultate zu beurteilen, die z. B. durch Kreuzung von Pr. obconica HANCE mit Pr. megaseaefolia BOISS. erzielt wurden. Da der Gartenbastard Pr. Arendsii PAX, von dem der Züchter behauptete, er habe die hautreizende Wirkung verloren, überall nicht kahl, sondern von zahlreichen Drüsenhaaren bedeckt war, die ihrer Größe, ihrem Bau und ihrem Inhalt nach denen der Pr. obconica durchaus glichen, war auch a priori kein Unterschied in der Reizwirkung gegenüber dieser zu erwarten, was durch die Impfversuche bestätigt wurde (ROST [b]).

Die „Weckung" der idiosynkrasischen Reaktion scheint gerade bei der Primeldermatitis eine große Rolle zu spielen. „Geborene" Primelidiosynkrasiker, wie in einem Fall von NESTLER, bei denen am nächsten Tag bereits die Reaktion auf das *erstmalige* Reiben mit dem Primelblatt da ist, scheinen mir die Ausnahmen, eine kürzere oder längere „Inkubationszeit" oder ein Auftreten erst nach mehrfach wiederholter Berührung in einem kürzeren oder längeren Zeitraum die Regel, wie NESTLER sogar eine solche „Reaktionszeit" bis zu 14 Tagen sah. Sie schwankte von 7 Stunden bis zu 14 Tagen. Schon ACKLAND stellte bei

Experimenten mit Primelblättern meist eine Inkubation von länger als 12 Stunden fest. Dahin gehören auch die zahlreichen Beobachtungen Blochs, darunter sehr zuverlässige an Medizinern, „in denen das 24 stündige *Auflegen* eines Primelblattes auf die gesunde Haut von Ekzematikern und Normalen zunächst überhaupt keine Reaktion auslöste. Erst nach einer ‚Inkubation‘ von 3—10 und sogar mehr Tagen, während welcher weder objektiv noch subjektiv an der behandelten Stelle irgendwelche Veränderungen zu konstatieren waren, stellten sich die ersten pathologischen Erscheinungen ein". Bei den nun wiederholten Applikationen wurde die Inkubationszeit immer kürzer, sie ging von 3—10—20 Tagen auf 24 Stunden zurück und erreichte ihre Acme rascher. Immer flackerten die vorher behandelten Herde wieder auf bei erneuten Applikationen an neuen Stellen, also eine ausgesprochene *Herdreaktion.* In einer gewissen Analogie zu der oft längeren Inkubationszeit steht wohl die langsame, sich allmählich steigernde, nicht plötzlich anfallsartig auftretende Entzündung, die Nestler gegenüber Wermann besonders hervorhebt. Auch J. Jadassohn (b) betrachtet die spezifische Sensibilisierung von außen gegen von außen bei den Primeln für erwiesen. Low, der in seinem bereits erwähnten Buch: „Anaphylaxis and Sensitisation" wahrscheinlich gerade auf Grund seiner an sich und seinem Bruder vorgenommenen Versuche mit Primula obconica es direkt ganz allgemein ausspricht: „Es wird gezeigt werden, daß diese Idiosynkrasie in Wirklichkeit eine Sensibilisierung der Haut ist", konnte sich früher ungestraft mit Primeln abgeben und die Blätter in seine Haut einreiben. Eine Patientin Kirks konnte es zwei Jahre, ehe der erste Anfall erfolgte. Schon Pooley stellte bei einem Patienten das dem ersten Ausbruch jahrelang vorausgehende, ungestrafte Hantieren mit der Pflanze fest. Er glaubt merkwürdigerweise, daß der Patient durch ein vorausgehendes „Erysipel" erst empfänglich geworden sei. Es liegt näher anzunehmen, daß dieses „Erysipel" bereits eine erysipeloide Primeldermatitis war. Übrigens litt der Sohn dieses Patienten auch an Überempfindlichkeit gegen Primula obconica. Kirk selbst machte zunächst auch vergebliche Versuche an sich mit Einreiben von Primelblättern und mit in heißem Wasser zubereitetem Extrakt, bis das Aufbinden einer Blüte auf eine wundgeriebene Hautstelle über Nacht eine 10 Tage dauernde Dermatitis zur Folge hatte. Auch Piza machte die gleiche Erfahrung. W. Richter berichtet von einem Blumenzüchter, der in seinem ganzen Leben viel mit Primeln zu tun hatte, aber *erst vor drei Jahren zum erstenmal* im Anschluß an Primelpflücken im Gesicht und an den Händen eine Schwellung bekam. Ohne daß nach der Heilung eine erneute Berührung mit der Noxe stattfand (vielleicht nur indirekt?), trat immer wieder zur Primelzeit der Hautausschlag gleichzeitig mit heftigen asthmatischen Anfällen auf. Low scheint sich besonders Kirks Erfahrungen zunutze gemacht zu haben, indem er die erste experimentelle Einreibung sehr kräftig mit dem zusammengeknäuelten Blatt in eine mit dem Skalpell wundgescheuerte, nässende Stelle am linken Vorderarm machte. Das Sekret trocknete dann ein. Nach 12 Stunden wurde die Stelle mit Wasser und Seife abgewaschen. Die verkrustete Stelle heilte in etwa 2 Wochen mit Hinterlassung einer ganz oberflächlichen Narbe ab. Kein Jucken und keine entzündliche Reaktion außer einer dem Trauma entsprechenden. Nach 3 Wochen aber trat etwa 8 Stunden nach der erneuten Einreibung mit einem Primelblatt auf die gleiche Hautstelle eine sehr heftige juckende Rötung, Schwellung und Bläschenbildung auf, die am 10. Tage ihren Höhepunkt erreichte und dann etwa 4 Wochen nach der Einreibung ganz abheilte. Ungefähr am 6. Tage war die zentrale Partie sehr stark entzündet, dann folgte ein weniger entzündeter und diesem wieder ein stärker entzündeter Ring. Low erklärt diese „corymbiforme" Anordnung aus einer an das Zentrum anschließenden Zone von „Antianaphylaxis" oder „Antisensibilisierung". Vor dem völligen Abklingen der Reaktion am linken Arm wurde eine Hautstelle am rechten eingerieben, die innerhalb 24 Stunden reagierte bei gleichzeitiger Herdreaktion am linken Arm. Damit hielt Low die allgemeine Sensibilisierung bei sich für erwiesen. Bei seinem Bruder, der vorher auch unempfindlich gegen Primula war, machte er „zur Vermeidung anaphylaktischer Symptome“ und *zwecks Immunisierung* an 5 aufeinander folgenden Tagen und dann noch 2 mal mit 2 tägigen Intervallen je eine, also im ganzen 7 Impfungen in 9 Tagen nach derselben Methode wie bei sich, nur an kleineren Stellen. Diese befanden sich alle auf einem Raume von $1^1/_2$ Quadratzoll am linken Vorderarm. Kein Jucken, nur ganz leichte Rötung um den behandelten Bezirk. Nach 3 Wochen rieb Low die Innenseite des linken Vorderarmes seines Bruders mit Primula. Innerhalb der nächsten 3 Tage passierte nichts, so daß Low die *Immunisierung* als gelungen betrachtete. Aber am 4. Tage begann der sehr stark juckende Primelausschlag, der auch etwa 4 Wochen dauerte. Bei dieser zweiten Sensibilisierung war die lange Inkubationszeit von 4 Tagen besonders bemerkenswert gegenüber 8 bis 12 Stunden bei ihm selbst. Low schiebt dies auf die Verschiedenheit der Inokulationsmethode. Nach 6 Wochen rieb er bei dem Bruder wieder ein, worauf die Reaktion schon nach 12 Stunden begann, ebenso wie nach einem Jahr nochmals. In 6 weiteren Fällen, alles Ärzte oder Studenten, mißlang die mit der gleichen Methode beabsichtigte Sensibilisierung. Die Mutter der Gebrüder Low litt an Asthma und hatte mehrere Jahre vorher eine Primeldermatitis[1]. Aber von den 6 negativen Fällen figurierte in der Familiengeschichte einmal Asthma und Epilepsie, einmal Serumkrankheit nach einer zweiten Injektion ein Jahr nach der ersten, im 3. Fall hatte die Mutter eine typische Primeldermatitis, im 4. lag Asthma in der Familie vor, in den 2 anderen Fällen weder Asthma noch Urticaria oder Ekzem. In 6 von den 8 Fällen, worunter 2 sensibilisierte (Gebrüder Low), kam in der Familie Asthma oder ein anderes „Sensibilisierungsphänomen“ vor. Low glaubt, daß die einmal erzeugte Sensibilisierung sehr lange, vielleicht das ganze Leben dauert, bei ihm bereits 2 Jahre, beim Bruder mehr als 1 Jahr.

Lehner und Rajka berichten über eine Arbeiterin mit Primelentzündung, bei der die Einreibung der Haut mit Blüten, Stengeln und Blättern sowie wässerigen und alkoholischen Extrakten unter Kopfschmerzen, Übelkeit, Unwohlsein eine starke lokale Reaktion der behandelten Stellen hervorrief. Ferner trat starkes Jucken der ganzen Haut auf, die ursprünglichen Herde flammten auf und verbreiteten sich über die früheren Grenzen derselben. Hall erwähnt einen von Anfang an gegen Primula Empfindlichen, der 20 Jahre die Berührung vermied, dann aber bei einer zufälligen Berührung wieder eine heftige Dermatitis bekam. Steiner-Wourlisch (II, B, b) berichtet von einem Ekzem auf der Volarseite des rechten Vorderarms bei einer Patientin, die 3 Tage vorher ganz flüchtig mit Primeln in Berührung gekommen war. Die Ekzemprobe mit einem Primelblatt ergab eine sehr starke positive Reaktion mit Knötchen und Bläschen. Es stellte sich heraus, daß diese Patientin, die früher keine Reaktion gegen Primeln gezeigt hatte, $2^3/_4$ Jahre vorher auf der Klinik (Bloch) experimentell durch zweimaliges Einreiben ätherischen Extraktes aus frischer Primelblättern in den rechten Oberarm mit positivem Erfolg sensibilisiert worden war. *Diese experimentell erzeugte Überempfindlichkeit bestand also für die ganze Hautoberfläche während fast dreier Jahre in unverminderter Intensität fort, während derer die Patientin nichts mit Primeln zu tun hatte.*

---

[1] Ein Kollege berichtete mir, daß ein Sohn eine Primeldermatitis und seine Schwester eine sehr heftige Rhusdermatitis hatte. Es handelt sich dabei um einen in der Familie vorhandenen erblichen Faktor für die Hypersensibilität, aber nicht für deren Spezifität oder eine polyvalente erbliche Hypersensibilität.

Urbach (m und n) führt Beispiele an von relativ *leichter Sensibilisierbarkeit gegen Primeln* bei Kontrollpersonen durch die Prausnitz-Küstnersche. Übertragungsmethode.

Vorher berichtet er noch, daß eine Übertragung mit dem Inhalt einer durch Primelblattauflage bei der oben angeführten Patientin (m) erzeugten, machtigen Blase mißlang, daß aber, wenn eine Stelle der Kontrollperson mit Blutserum der Kranken vorgespritzt war, eine dem auf der Einspritzungsstelle aufgelegten Primelblatt in der Form völlig gleichende bläschenförmige Dermatitis (histologisch Ekzem) entstand. Wenn nun von einer primelüberempfindlichen Person eine intracutane Injektion von 0,1 ccm Blut- und Blasenserum auf eine nicht überempfindliche Frau, die ein chronisches Ekzem eines Handrückens hatte, gemacht wurde, so trat zunächst keine Reaktion auf. Wurden aber nach 24 Stunden Primelblätter auf die Injektionsstellen gelegt, so trat eine ekzematöse Reaktion an Stelle der Seruminjektion auf, die nach 72 Stunden ganz abgeklungen war, 7 Tage nach den Vorinjektionen scharf begrenzte Rötung und Schwellung an allen drei mit Primelblatt beschickten Stellen, am stärksten an der mit Blutserum vorbehandelten Haut. Nach 48 Stunden entwickelten sich daraus ekzematöse Veränderungen mit Bläschen und Krusten.

Mit der Häufigkeit und der kurzen Aufeinanderfolge der Attacken steigert sich die Empfindlichkeit. Die Nestlerschen Sensibilisierungsversuche, die es ihm wahrscheinlich machten, daß eine und dieselbe Hautstelle zum mindesten 2 mal in Intervallen von 1—5 Tagen mit dem hautreizenden Sekret in Berührung kommen muß, um eine Wirkung desselben zu erzielen, unterscheiden sich von den Lowschen besonders dadurch, daß sie auf der unverletzten Haut vorgenommen wurden, während Low die Haut vorher künstlich erodierte. Nestler bestreitet ganz entschieden die Behauptung Gillets, daß die Hautentzündung nur einträte, wenn Risse in der Haut vorhanden wären. Er konstatierte jeweilen vor seinen Experimenten die Intaktheit der Hautstelle sogar mit der Lupe. Ein prinzipieller Unterschied im Effekt scheint nicht vorhanden zu sein, obwohl bei den Nestlerschen der Angriff in erster Linie und direkt gegen die Epithelzellen, bei den Lowschen nach mehr oder weniger vollständiger Entfernung derselben mehr gegen den Papillarkörper mit seinen Capillargefäßen gerichtet war, an dem natürlich besonders in den interpapillären Einsenkungen immer noch Epithelzellen liegen oder hängen geblieben waren. Keinesfalls ist also bei diesen Versuchen ein Wundmachen der Haut notwendig, sie gelingen auch bei intakter Oberfläche. Das scheint wieder ein Beweis für die neuerdings von Urbach wieder erhärtete Tatsache, daß Epidermis und Cutis eine funktionelle Einheit bilden, und daß bei der cutanen Idiosynkrasie der Gefäßapparat der Cutis stets mitbeteiligt ist. Es hat nicht den Anschein, als ob die Sensibilisierung von der wundgemachten Haut rascher einträte als von der intakten aus. Wechselmann deutet die öfter lange Inkubationszeit so, daß auf der unverletzten Hornschicht zunächst das Gift nicht wirkt, sondern erst, wenn etwas in die tieferen Hautschichten durchgedrungen ist. Außerdem könnte, wie er meint, eine stärkere Fettsekretion der Haut, in der sich das Primelgift etwas löst (nicht in Wasser), ein rascheres Eindringen und damit eine raschere Wirkung verbürgen als bei Leuten mit spärlichem und fettarmem Sekret. Abreiben mit starkem Alkohol, auch mit Seifenwasser oder Terpentinöl entfernt das Sekret und mildert die Beschwerden. Zinkpuder oder -gelatine, kühle Umschläge, ein schützender Verband beeinflußt das Ekzem am besten, während Salben vermieden werden sollten, ebenso wie bei der Rhusdermatitis (Rost). Eitel empfiehlt Abwaschen mit Natriumbicarbonicum-Lösung, die nach der Berührung vorzunehmen ist. Mit dem Abtrocknen soll etwas gewartet werden.

Br. Bloch hat in den letzten Jahren die Primelidiosynkrasie an seiner Züricher Klinik einem Spezialstudium unterworfen und dabei einige wichtige Fragen der Lösung zuzuführen gesucht, insbesondere die quantitative Sensibilisierungsfähigkeit und die chemische Natur des Giftes. Wir wollen diese Studien hier im Zusammenhang betrachten. Da sind zunächst die Bircher-

und BROCHERschen Versuche, die in der allgemeinen Einleitung gelegentlich der Veränderlichkeit des Gehaltes an wirksamer Substanz bereits erwähnt wurden, wenn auch mehr kursorisch. Manche anderen dabei in Frage kommenden Gesichtspunkte sind aber damit verbunden und lassen ihre ausführlichere Besprechung für unser ganzes Gebiet angezeigt erscheinen. Von diesem Standpunkt aus hätte diese auch mit Fug und Recht in der allgemeinen Einleitung erfolgen können. Als Material dienten die in dem Züricher Klinikgarten beetweise selbst kultivierten Primeln und als hauptsächlichstes Versuchsobjekt der Assistenzarzt W. BIRCHER. Ihm war seine Primelüberempfindlichkeit — ein älterer Bruder hat sie auch — bereits seit 15 Jahren bekannt. Er machte an sich eine ganze Anzahl wichtiger Experimente, und zwar hauptsächlich mit einem selbstgewonnenen *Destillat*[1] *der Primula obconica*, da er gegen sinensis ganz unempfindlich ist, übrigens weder an Asthma, noch an Heufieber, noch an spontanem Ekzem leidet. Die Methode mit den Blättern ist ja quantitativ nicht dosierbar, da sowohl die jungen wie die alten und die von verschiedenen Jahreszeiten in ihrer Wirkung ganz verschieden sind. Die genauere Herstellung des „Destillates", nach Verdunstung des Alkoholes eines zähflüssigen braunen Öles, ist im Original einzusehen. 50 ausgewachsene Primelpflanzen ergaben etwa 10,0 Destillat, welches durch Auflösung in 96%igem Alkohol beliebig prozentuiert und verdünnt werden kann. Durch Zutritt von Luftsauerstoff tritt Verharzung und wahrscheinlich eine Abschwächung ein. BIRCHER war sich bewußt, daß noch eine ganze Reihe wichtiger Fragen der Lösung harren, z. B. die, ob in den Blättern nur eine oder mehrere wirksame Substanzen enthalten sind, und ob diese alle quantitativ gleich in das Destillat übergehen, ferner die Reindarstellung des wirksamen Prinzips und dessen Konstitutionsbestimmung, die er, wie wir sehen werden, bald erleben sollte. *Technik der Versuche:* Bestimmte Mengen Destillat werden auf die Haut aufgetropft und trocknen lassen, oder nach dem Trocknen auf 24 Stunden mit Gaze und Pflaster bedeckt. Die *Latenzzeit* beträgt etwa 6 Stunden. Acme am 2. bis 3. Tag. Papulovesiculöses Ekzem. Rückgang in Wochen und Monaten (bis zu 7). Beschränkung auf die Applikationsstelle. *Mikroskopisch:* Sehr heftige akute Entzündung, starke Exsudation und Infiltration in der Pars papillaris und subpapillaris, intra- und intercelluläres Ödem mit Vesiculation in der Epidermis. Negatives Resultat bei Prüfung der Haut BIRCHERs mit anderen ekzematogenen Mitteln, auch Urin von Ekzematikern. Während des Stadiums der akuten Primelreaktion aber trat an der gesunden Haut BIRCHERs eine vorübergehende, aber deutliche Empfindlichkeit gegen andere Reizstoffe (Pflaster, weniger stark Terpentin, Sublimat, Jodoform) auf, also eine *temporär polyvalente Empfindlichkeit bei sonst streng monovalenter, „spezifischer" Idiosynkrasie* gegen Primula obconica. Als niedrigster Schwellenwert war bei 1%igem Destillat eine eben noch erkennbare Reaktion vorhanden. Eine Summation unterschwelliger Ekzemreize fand nicht statt, auch nicht, wenn eine Woche lang hintereinander die Lösungen auf dieselbe Stelle getupft wurden. Regionale Unterschiede ergaben sich nur insofern, als die zarte Haut der Beugeseite der Extremitäten etwas empfindlicher war als die übrige Körperhaut. Auch die *Mundschleimhaut* BIRCHERs war überempfindlich gegen das Destillat: akute Schwellung und Entzündung mit Knötchen und Bläschenbildung. Sehr starke und quälende subjektive Erscheinungen. Die gleiche Latenzzeit wie bei der Haut. Bei diesem Versuch

---

[1] Gelegentlich einer freien Aussprache uber die SCHAMBERG-STRICKLERsche *Methode der Behandlung der Rhusvergiftung* in der Amer. med. assoc. Mai 1925 hatte bereits SCHAMBERG (a) über allergische Reaktionen mit einer „Primellösung" berichtet, was HIGHMAN bestätigte. Neben einem „Extrakt" aus den Kelchen war das wirksamste Antigen aus den zerzupften Stengeln der Primeln erzielt worden.

traten Reaktionsherde fern von der Applikationsstelle auf, wohl durch hämatogenen Transport des von der Schleimhaut resorbierten Destillates, teils von der Mundschleimhaut direkt, teils von der Magenschleimhaut nach dem Verschlucken.

Bei der Frage der *Sensibilisierung* schickt BIRCHER voraus, daß noch nicht mit Sicherheit entschieden ist, ob die Idiosynkrasie unter die Antigen-Antikörperreaktionen zu rechnen ist, ob sie wirklich qualitativ oder nur quantitativ davon abweicht. Ich erinnere daran, daß schon vor LOW SIMPSON sich eingehender mit der Frage beschäftigt hat, ob die Überempfindlichkeit gegen die Primel etwa der Anaphylaxie gleich zu achten sei. Seine Versuche, aktive und passive Anaphylaxie zu erzeugen, schlugen fehl. Obwohl er zugibt, daß die Primelüberempfindlichkeit noch eher zur Anaphylaxie paßt als die gegen Chinin, Jod, Jodoform, Quecksilber und Salvarsan, so handelt es sich nicht um eine Eiweißsensibilisierung, und die Beziehungen zur Anaphylaxie sind nur oberflächlicher Art. Nach BIRCHER sprechen die immer häufiger gelingenden Sensibilisierungen von zunächst für immun gehaltenen Fällen vielfach für Antigen-Antikörperreaktionen (Formol, Rhus). So war schon zur Zeit der BIRCHERschen Versuche die Zahl der Menschen, die sich gegen Primelgift sensibilisieren ließen, viel größer als man allgemein annahm (etwa 40%). Aber *nicht alle* Versuchspersonen ließen sich — *damals* — sensibilisieren und man mußte damals die Primelidiosynkrasie doch noch als eine *qualitative, individuelle Aberration* aufrechterhalten.

BIRCHER glaubte eine *partielle Desensibilisierung* wenigstens zur Paralysierung abgeschwächten Antigens durch intradermale Injektion von 1—2%iger Emulsion, nicht aber gegenüber frischen Primelblättern erreicht zu haben, auf welche die Haut, wenn auch etwas schwächer wie früher, doch immerhin sehr deutlich reagierte[1]. Vielleicht ist in den Blättern doch noch ein anderes Antigen enthalten, das nicht in das Destillat überging, oder letzteres hatte seine antigenen Eigenschaften verloren.

Bei den Versuchen zum *Nachweis von Antikörpern* stellte sich heraus, daß Normalserum und Sensibelserum in gleicher Weise hämolytisch wirkten: es fanden sich *in BIRCHERs Serum weder komplementbindende noch überhaupt auf das Primeltoxin spezifisch eingestellte Antikörper*, ebensowenig im Normalserum eine das Primeltoxin abschwächende Substanz. Ein Transplantationsversuch nach BLOCHs Vorgang verlief negativ, war aber nicht vollständig zu beobachten.

Ich schiebe hier noch einige experimentelle Resultate DANNENBERGs aus dem Reichsgesundheitsamt ein. Bei 20 Versuchspersonen rief eine einmalige, ziemlich intensive Berührung besonders der Volarseite der Unterarme mit dem Drüsensekret der Primula obconica wohl eine bald abklingende Hautreaktion hervor, nicht aber die bekannte Dermatitis. Bei zweien konnte auch durch eine zweite intensive Hautreizung keine Dermatitis erzeugt werden. Eine Versuchsperson — vor 14 Jahren voll sensibilisiert — erkrankte schon infolge einer einmaligen Hautreizung an einer typischen Dermatitis. Drei — anamnestisch nicht primelüberempfindliche — konnten sensibilisiert werden, einmal durch 6, in 2 anderen Fällen durch je 2 Hautreizungen. Keine Ausbreitung über den Ort der Applikation. Die Empfindlichkeit der Haut von 2 Türken und 3 Japanern unterschied sich in nichts von den deutschen Versuchspersonen.

Bezüglich der BROCHERschen Resultate lasse ich mir an dem genügen, was ich in der allgemeinen Einleitung bezüglich der Wandelbarkeit des Gehaltes im Destillate an wirksamer Substanz gesagt habe.

---

[1] HAJOS versuchte auch mit *negativem* Erfolg eine spezifische Desensibilisierung bei einem Gärtnerlehrling, der etwa 4 Wochen vorher nach einer *erstmaligen* Berührung mit Primeln eine Dermatitis an den Händen und im Gesicht bekam. Er mußte seinen Beruf wechseln.

Durch die unermüdlich weiter fortgesetzten Primelversuche an der Züricher Hautklinik kam nun BLOCH (d) in Gemeinschaft mit A. STEINER-WOURLISCH zu einem Resultat, das geeignet wäre, falls es durch weitere Versuche mit anderen antigenen Stoffen bestätigt werden kann, unsere ganze Auffassung der Idiosynkrasie als einer individualspezifischen, qualitativ vom Normalzustand abweichenden Eigenschaft umzustoßen und dieselbe als eine *bloß quantitative Differenz* aufzuklären. Hiermit wären dann auch die BIRCHERschen Resultate weit überholt. Nachdem an 36 Personen durch sogenannte „Allergieproben" (Auflegen eines Primelblattes während 24 Stunden und Einpinseln an einer anderen Hautstelle mit $1\%$igem „Primeldestillat") festgestellt war, daß sie nicht an einer Primelüberempfindlichkeit im landläufigen Sinne litten, indem nicht die geringste Reaktion auftrat, wurden nun 3 verschiedene Reihen dieser Leute mit *verstärktem* Antigen geimpft, die ersten 24 mit einer *$10\%$igen alkoholischen* Lösung des Primeldestillates (I), die folgenden 3 mit einem *konzentrierten, kalt gewonnenen Ätherextrakt* (II) und die letzten 9 mit einem durch *heißen Äther* gewonnenen (III). Mit Antigen I gelang es, 10 Personen, d. h. $40\%$ zu sensibilisieren, mit Antigen II alle $3 = 100\%$ und mit Antigen III alle 9, ebenfalls $100\%$. Im letzteren Falle kam bei 6 die Reaktion einer heftigen Verbrennung 2. Grades mit großen Blasen gleich. Mit dem Auftreten eines positiven Impferfolges war auch *die allgemeine Hautsensibilisierung* besiegelt, die übrigens auch bei lokal negativ verlaufenden Fällen erzielt werden konnte. Im allgemeinen aber ging die Intensität der allgemeinen Sensibilisierung parallel der Intensität der Impfreaktion. Meist bedurfte es einer 1—2maligen (selten 2 bis 3maligen) energischen Einreibung des Präparates auf eine umschriebene, nicht lädierte Hautstelle, um die ganze Haut, welche vorher bei den „Allergieproben" absolut negativ reagiert hatte, so umzustimmen, daß sie von nun an auf die gleiche Maßnahme mit einem typischen Primelekzem antwortete. Für die biologische Beurteilung dieser regelmäßig mit verstärktem Antigen gelungenen Sensibilisierung vorher gegen Primeln Unempfindlicher wäre nun natürlich die passive Übertragung mit dem Serum nach dem Vorgang von LEHNER und RAJKA (a und b) auf Tiere oder vorher unempfindliche Menschen von größter Bedeutung. Ihr Gelingen wäre eine starke Stütze für die nahen Beziehungen zur Anaphylaxie (s. unten).

Auch WALTER und STEIN bestätigen, daß man experimentell mit verschieden konzentrierten Ätherextrakten von Primelblättern verschieden hochgradige Reaktionserscheinungen bei jedermann hervorrufen kann, stärker von verletzter Epidermis aus. Die stärksten Blasenreaktionen erfordern öfter bis zu 3 Monaten zur Heilung.

Nach manchen vergeblichen passiven Übertragungsversuchen der Primelidiosynkrasie von Mensch zu Mensch ist diese Übertragung nur PERUTZ und ROSNER geglückt, während sie weder BIBERSTEIN noch BLOCH und seinen Mitarbeitern gelungen war[1]. PERUTZ und ROSNER konnten sie nach der PERUTZschen Spontanblasenmethode durchführen, und zwar mit Sofort-, Spät- und Fernreaktion. PERUTZ und ROSNER beurteilen den Wert ihrer Versuche so: *„Diese unsere Versuche bilden somit eine Ergänzung zu den grundlegenden Arbeiten von BR. BLOCH und seinen Schülern und beweisen eindeutig, daß die Primeldermatitis eine allergische Dermatose ist, bei der es zur Bildung von histiogenen Antikörpern kommt, die passiv auf ein normales Individuum übertragen werden können."*

Bei den sehr verdienstlichen experimentellen Arbeiten von BLOCH und STEINER-WOURLISCH und den daraus gezogenen allgemeinen Schlüssen dürfen

---

[1] In der Einleitung sind positive Übertragungsversuche auf das Kaninchenohr von LEHNER und RAJKA erwähnt.

wir das eine nicht vergessen, daß die dabei zutage tretenden Vorgänge nicht solchen entsprechen, wie sie einer *natürlichen* Einwirkung folgen. Denn es wird eben im Verlauf einer natürlichen Einwirkung nie ein so starkes Gift in Frage kommen, wie es in den künstlich eingeengten kalten und heißen Ätherextrakten vorhanden ist, die eben wie künstliche Verbrennungen und eigentlich kein gewöhnliches Primelekzem setzen. Die Idiosynkrasie besteht eben *gegen die in der Natur vorhandene Konzentration und Mischung des Giftes*, auf die eben die meisten Menschen nicht krankhaft reagieren. Ich habe das Gefühl, als ob wir die Wirkung des in der Natur ohne unser Zutun immer wieder eintretenden Zustandes der allmählich zustande kommenden Sensibilisierung durch wiederholte Berührung mit dem natürlichen und naturstarken Gifte nicht in Analogie setzen können mit dem brüsken Vorgang, wie er sich an die einmaligen Einwirkungen der konzentrierten Ätherextrakte anschließt. Es scheint mir hier noch etwas anderes als eine rein quantitative Differenz vorzuliegen. Denn wir wissen doch auch — offen gestanden — noch nicht so ganz sicher, ob die Einwirkung des heißen Äthers die molekulare Struktur des eigentlichen Primelgiftes so absolut intakt läßt, ganz abgesehen von der Wirkung etwaiger Verunreinigungen des Äthers (Schwefel-, schweflige Säure, Alkohol, Fuselöl) bei der Fabrikation und des fertigen Präparates besonders durch Einwirkung der ultravioletten Strahlen des Sonnenlichtes: Wasserstoffsuperoxyd, Acetaldehyd, Essigsäure, Vinylalkohol und andere Stoffe (Offergeld). Freilich schrieb schon 1914 Rost (d), daß unter geeigneten Bedingungen alle Personen dem Primelgift erliegen (Separatabdruck S. 18), was allen früheren Erfahrungen, einschließlich denen Blochs, der noch 1925 40% Sensibilisierbare annahm, widersprach. Šamberger findet, daß die rein quantitative Abweichung des Idiosynkrasikers vom Normalen mit seiner Auffassung der Idiosynkrasie in absolutem Einklang steht. *Nach ihm unterscheidet sich der Idiosynkrasiker vom Normalen dadurch, daß der lymphbildende Apparat, d. h. die lymphbildenden Capillaren und die lymphosekretorischen Nerven ganz oder nur in einer Komponente empfindlicher, d. h. reizbarer ist.* „Der toxische Saft der Primel ist eine Substanz, die auf der Haut eines *jeden* Menschen sowohl Entzündung als auch Lymphhypersekretion hervorzurufen vermag. Dafür spricht schon das wechselnde Bild, einmal eine akute, diffuse, erysipeloide, aber juckende Hautentzündung, das andere Mal ein stark nässendes Ekzem. In dem Primelsaft ist eben nicht immer die gleiche Menge der lymphtreibenden Komponente enthalten. Bisher ließ man die Verschiedenheit der Reaktion abhängig sein nicht immer von der Qualität der Noxe, sondern auch von der individuellen Beschaffenheit des Kranken.“ Šamberger sieht nun in den letzten Blochschen Experimenten den „unwiderleglichen Beweis nicht nur davon, daß die Ursache dessen (der Verschiedenheit des klinischen Bildes) in der verschiedenen Zusammensetzung liegt, sondern auch davon, daß der wichtigste Faktor, der die Verschiedenheit des klinischen Bildes bedingt, eine Substanz dieses Saftes ist, die, wenn sie genügend stark ist, auf der Haut auffallend große Blasen erzeugen kann“. Diese könne man aber nicht als den Ausdruck einer höhergradigen Entzündung, man muß sie aber nach Šamberger als die Wirkung einer lymphagogen Substanz auffassen, die verwandt ist in ihren vitalen Wirkungen mit dem brennenden, lymphtreibenden Saft der Nessel. „Daß nicht jede Primel diese Substanz in ihren Blättern in stets gleicher Menge enthält und daß diese Menge, wie wir von anderen analogen Fällen her wissen, auch von einer Reihe äußerer, zufälliger Erscheinungen abhängen kann, von der Beschaffenheit des Bodens, ferner davon, ob die Primel in einem Glashaus oder im Freien gezüchtet wurde usw.“ — Könnte nun bei den Blochschen Experimenten nicht dadurch ein erhebliches Überwiegen dieser stark lymphagogen Substanz zustande gekommen sein, daß durch den heißen

Äther andere Bestandteile, die normalerweise deren Wirkung gewissermaßen dämpfen, im Zaum halten, in Wegfall gerieten, sich verflüchtigten und daß so das „normale" Gleichgewicht in dem Primelsekret geändert und gestört wurde, was gerade die Ursache ist, warum unter gewöhnlichen Verhältnissen nur der in seinem „lymphbildenden Apparat" der Haut reizbarere Idiosynkrasiker den Reizausschlag bekommt und nicht jeder Mensch. Derartige und ähnliche Erwägungen lassen mich die Idiosynkrasie noch immer nicht als eine rein quantitative Abweichung vom Normalzustand auffassen.

Ich glaube, man kann hier *Analogien aus der Pharmakochemie* heranziehen zur Erhellung dieses Punktes. TSCHIRCH sagt (Bd. I, 2, S. 394): „Als eines der wichtigsten Ergebnisse dieser pharmakochemischen Untersuchungen darf die Erkenntnis betrachtet werden, daß die Wirkung einer Droge nur *selten* das Korrelat *eines* Bestandteiles ist, sondern hierbei meist mehrere Substanzen in Frage kommen, die Wirkung also eine *Mischwirkung* ist, bei der die des einen Bestandteiles durch die eines oder mehrerer anderer modifiziert, gesteigert oder abgeschwächt wird." BRÜGEL und PERUTZ fanden bei ihren experimentellen Untersuchungen der *Erlenholzdermatitis*, daß die funktionelle Hautprüfung der Überempfindlichen mit Erlenholz selbst und seinem wässerigen Extrakt positiv, mit dem Destillat des letzteren negativ ausfiel. „Positiv reagierte ferner der alkoholische Holzextrakt, während die Reaktion mit dem ätherischen Auszug negativ ausfiel." Hieraus ergab sich der Schluß, daß eine wasser- und alkohollösliche Substanz die Ursache der Überempfindlichkeit sei, nicht aber eine ätherlösliche und kein Körper von flüchtiger Natur. *Hieraus ergibt sich weiter eklatant, daß diesen scheinbar geringfügigen Differenzen bei der Gewinnung der wirklich wirksamen Substanz das allergrößte Gewicht gerade bei experimentellen Untersuchungen beizulegen ist, indem durch ihre Außerachtlassung die Resultate ins gerade Gegenteil verkehrt werden können.* — Von ähnlichen Gedanken geleitet, wandte RICHTER bei Versuchen mit Pflanzenallergien Preßsäfte der ganzen Pflanze, nicht wässerige Aufgüsse an (BIER). — Schon das einfache Trocknen eines Pflanzenteils kann denselben erheblich verändern. So enthalten z. B. frische Baldrianrhizome ein Alkaloid und ein Glykosid, die beide nicht oder nur in Spuren in den Drogenauszügen aus den getrockneten Rhizomen nachweisbar waren (POUCHET et CHEVALIER). — Manchmal zeigt schon eine Farbenveränderung beim Trocknen den Prozeß an. Chinarinde wird nach wenigen Sekunden rot durch die Spaltung eines Glykosids infolge einer Fermenteinwirkung. Tötet man dieses vor der Loslösung der Rinde ab, so unterbleibt die Rotfärbung (TSCHIRCH I, 1, S. 108 der Pharmakoergasie). Aus diesen Beispielen geht hervor, wie gering äußere Einwirkungen zu sein brauchen, um Pflanzenteile in ihrer chemischen Zusammensetzung erheblich zu verändern. Ob die Behandlung mit heißem oder kochendem Äther und die folgende Verdunstung desselben nur eine Konzentrationsänderung, speziell eine Erhöhung der Konzentration der „wirksamen Substanz" des Primelgiftes bedeutet und nicht auch eine wichtige qualitative Änderung, nicht allein im Sinne einer Gleichgewichtsstörung der verschiedenen Komponenten, soll hier nur angedeutet werden. — TSCHIRCH hält es sogar für fraglich, ob die Substanzen, welche der Pharmakochemiker isoliert, wirklich als solche in der Droge vorkommen, oder erst bei der Darstellung durch Umbildung oder Umlagerung von primären Drogenbestandteilen entstehen.

Der weitere Schritt, den nun BLOCH, diesmal in Gemeinschaft mit KARRER, tat, war die *Isolierung einer Substanz* aus dem ätherischen Extrakt von Primeln und die Darstellung derselben in reiner Krystallform, welcher die Autoren den Namen „*Primin*" beilegten. Es krystallisiert aus Äther oder Petroläther in gelben Nädelchen, die man bei vorsichtiger Sublimation in schiefen Rhomben erhält. Ihr Schmelzpunkt liegt bei 62—63°. Die Substanz „ist in Wasser unlöslich, in Äther, Chloroform und Alkohol sehr leicht, in kaltem Petroläther ziemlich schwer, in warmem besser löslich". „Die Löslichkeitsverhältnisse entsprechen also den von Nestler an seinen mikroskopischen Krystallen beobachteten, *so daß diese sehr wahrscheinlich, wie* Nestler *vermutete, das Primeltoxin darstellen.*" Analyse und Molekulargewichtsbestimmung entsprechen am besten der Formel $C_{14}H_{18}O_3$ oder $C_{14}H_{20}O_3$. Ein Sauerstoffatom scheint als Hydroxyl-, die beiden anderen möglicherweise in Form einer Lactongruppe vorzuliegen. Primin ist stark ungesättigt, entfärbt Permanganat- und reduziert ammoniakalische Silbernitratlösung. Aus 2000 Primeln konnten etwa 0,10 g reines Primin isoliert werden. Das Molekulargewicht beträgt maximal etwa 235. „Beim biologischen Versuch erweist sich die isolierte Substanz für die Haut von Primelidiosynkrasikern als hochgradig toxisch, indem sie selbst in sehr geringer Quantität eine sehr heftige, akute, ekzematöse Dermatitis erzeugt, die klinisch mit der spontanen Primeldermatitis identisch ist. Auf die Haut der Normalen wirkt diese Substanz entweder nicht oder in geringerem Grade, manchmal aber auch kräftig. Dort, wo auch auf der Normalhaut als Reaktion eine papulovesiculöse Dermatitis zustande kommt, erweist sich die Haut nachträglich als sensibilisiert resp. idiosynkrasisch für die Berührung mit Primelblättern, und zwar in der Intensität annähernd proportional zur vorausgegangenen Reaktion.

In der isolierten Substanz haben wir somit den in den Primelblättern enthaltenen Stoff, der für die Dermatitis der Primelidiosynkrasiker in Frage kommt, bzw. *einen* der spezifischen Körper zu sehen."

Auch jetzt, wie auch nach den Experimenten mit Steiner-Wourlisch hält Bloch trotz des scheinbar rein quantitativen Unterschiedes doch an der Trennung der Idiosynkrasiker, als der ungleich leichter Beeinflußbaren, von den Normalen fest. Im allgemeinen ist die Wirkung der Krystalle in der gleichen ($1^0/_0$) Konzentration bei Normalen sehr viel schwächer und inkonstanter als bei schon Idiosynkrasischen, ja seltener ist sie völlig negativ. Dagegen ergaben die Versuche mit konzentrierten Wasserdampfdestillaten auch bei Normalen im allgemeinen zwar weniger intensive, aber doch kräftige Reaktionen auch mit großen Blasen an der Applikationsstelle und meist bleibender Sensibilisierung der ganzen Hautdecke.

Walthard wandte sich bezüglich der Primeldermatitis auch dem *Tierexperiment* zu. Es gelang aus Blättern der Primula obconica durch Ätherextraktion und Wasserdampfdestillation einen Extrakt herzustellen, der auf der Haut *weißer Ratten regelmäßig* eine entzündliche Reaktion erzeugt, die klinisch und histologisch vollkommen dem Bild eines akuten Ekzems auf der Haut des Menschen entspricht.

Es hat sich dann aber weiterhin an der Blochschen Klinik, an der Walthard seine Versuche anstellte, gezeigt, daß der positive Ausfall bei den Ratten doch nur *eine Ausnahme* darstellt. Steiner-Wourlisch wandte sich deshalb dem *Meerschweinchen* als dem „Sensibilisierungstier par excellence" zu. Er benutzte den frisch hergestellten, mit Wasserdampf destillierten Extrakt aus frischen Primelblättern in konzentrierter Form (s. Bloch und Steiner-Wourlisch). Bei 7 von den 36 verwendeten Tieren geschah die Sensibilisierung durch intracutane Injektion (0,1 ccm), bei 27 durch einfache cutane Applikation auf einer 5 : 5 cm großen Fläche, bei 2 Tieren durch ein kombiniertes Verfahren. *„Dreiviertel der Tiere ließen sich auf diese Weise sensibilisieren, und zwar in der Mehrzahl der Fälle schon nach einer Impfung."* Die Sensibilisierung tritt etwa am 7. bis 12. Tag nach der ersten Impfung ein und hält bei einzelnen Tieren über 8 Monate an. Der Entzündungsprozeß entspricht klinisch (ekzematoid) und vor allem histologisch dem akuten Primelekzem beim Menschen. Diese

Versuche wurden mit einem besonders präparierten Extrakt aus Primelpflanzen und mit Primin fortgesetzt (b). Durch die ein- oder mehrmalige cutane Applikation dieses konzentrierten Ätherextraktes sowie durch seine intracutane und intrakardiale Einverleibung auch durch die Applikation von Primin wurden Meerschweinchen gegen das verdünnte, bei Normaltieren unwirksame Antigen sensibilisiert. Reibt man diesen injizierten Tieren den 1—5%igen Extrakt auf die rasierte Haut ein, so entsteht als Reaktion ein sehr akutes, in späteren Stadien ein mehr chronisches Ekzem. Die Inkubation bis zum Eintritt der Sensibilisierung betrug wie bei den ersten Versuchen 7—12 Tage, und die Reaktion nach der Applikation des Testextraktes bei dem sensibilisierten Tier 2—24 Stunden. Diese allergische Entzündung dauert gewöhnlich 2—6 Tage, manchmal aber auch viel länger, und ist meist auf den gepinselten Bezirk beschränkt, überschreitet ihn aber auch weit. Hie und da und selten gibt es nach intrakardialen Injektionen bei sensibilisierten Tieren Allgemeinerscheinungen (Schock) und Exantheme. Auch an früher gepinselten, aber abgeheilten Stellen treten Reaktionen bei erneuter Pinselung und Herdreaktionen an entfernten Bezirken auf. — Mit diesem Ätherextrakt gelingt auch die Sensibilisierung gegen das Primin und umgekehrt. Es gelingt nicht die Meerschwein-Primelallergie zu übertragen und weiter die allergischen Tiere durch wiederholte Injektionen spezifisch zu desensibilisieren.

Ich kann die Besprechung der Primeldermatitis nicht schließen, ohne des originellen, scheinbar ganz einfachen, jedenfalls aber sehr radikalen Vorschlages von PINKUS zu gedenken, der gipfelt in den Sätzen: *,,Die Primeln sollten verboten werden. Fort mit den Primeln!''* Ich persönlich glaube ja nicht, daß der für die Idiosynkrasiker und leicht Sensibilisierbaren sehr wohlgemeinte Wunsch in Erfüllung gehen wird.

Aber zu ähnlichen Forderungen wie PINKUS gelangt auch E. BUFE (Landesheilanstalt Uchtspringe, Altmark), der Hausepidemien von *schwerer Conjunctivitis* aus einem Kinderheim mitteilt, nachdem massenhaft Giftprimeln angeschafft waren, und wo nach deren Wiederentfernung die Erkrankungen aufhörten. Ferner berichtet er noch über 3 ungewöhnlich schwere Fälle von universeller, urticarieller Primeldermatitis mit Delirium und so unerträglichen Beschwerden, daß sich eine Kranke aus dem Fenster stürzte. Ein dritter Fall, ein Anstaltsarzt, erkrankte mit einer hoch fieberhaften, auf das Gesicht beschränkten Primeldermatitis (kein Erysipel!), daß zeitweise sein Leben bedroht schien. BUFE, der seit 20 Jahren der Primelkrankheit seine Aufmerksamkeit zuwandte, hat den Eindruck, als ob sich in der dortigen Gegend seit etwa 1920 die Häufigkeit und Bösartigkeit gesteigert habe. Deshalb sind dort aus sämtlichen Krankenabteilungen, Werkstätten, Büros, aus den Familienpflegequartieren und der Gärtnerei die Primeln beseitigt. Analog der Reichsgesundheitswoche, den Fliegen-, Mücken-, Ratten- und Mäusefeldzügen befürwortet BUFE einen Giftprimelfeldzug. Die ,,Hausepidemien'' und Fälle BUFES sind ja von ganz besonders ungewöhnlicher Art, die ersteren wegen der alleinigen Erkrankung der Conjunctiva ohne Hautaffektion, die 3 zuletzt genannten Fälle wegen der Intensität der Allgemeinerscheinungen. BUFE lehnt aber jeden Zweifel an der Diagnose ab.

In Holland soll, wie mir der Tübinger Prof. der Botanik E. LEHMANN schreibt, die Primelkrankheit in diesem Jahr (1931) ein derartig seuchenartiges Gepräge angenommen haben, daß STORM VAN LEEUWEN ein allgemeines Verbot des Handels mit Primula obconica und sinensis angeregt habe.

NESTLER (e) hat zu dieser Frage auch das Wort ergriffen, und zwar in meinem Sinn. Als Schutz gegen die Gefahren einzelner Primelspecies genügt eine möglichst weitgehende Aufklärung des Publikums, die übrigens schon in ziemlich hohem Maße gediehen ist. Auch EITEL wie DANNENBERG wenden sich *gegen das Primelverbot von* Pinkus, zumal nach Aussage von Gärtnern Waschungen mit einer Lösung von Natrium bicarbonicum (1—2 Eßlöffel auf 1 Liter Wasser) nach der Berührung mit den Primeln genügt, um das Gift zu neutralisieren (s. o.). Eitel konnte tatsächlich in einem Fall das sofortige Aufhören des Juckens und das rasche Abheilen der Dermatitis ohne jede weitere Therapie allein durch die Waschung mit der Natrium-bicarbonicum-Lösung konstatieren. Er tritt sehr für eine weitere Prüfung des einfachen Verfahrens ein.

### 3. Die Rhus- oder Sumachdermatitis

(einschließlich der Lack- und der Mah-Jongg-Spielschachtel-Dermatitis). Rhus Toxicodendron L., venenata DC., diversiloba, vernicifera DC. (Classis LVII Terebinthineae Endl., Ordo 247 Anacardiaceae Endl.)

In der allgemeinen Einleitung ist bei der Frage der Artspezifität bzw. der Sippenreaktion bereits die Bedeutung der zur Klasse der Terebinthineen gehörigen

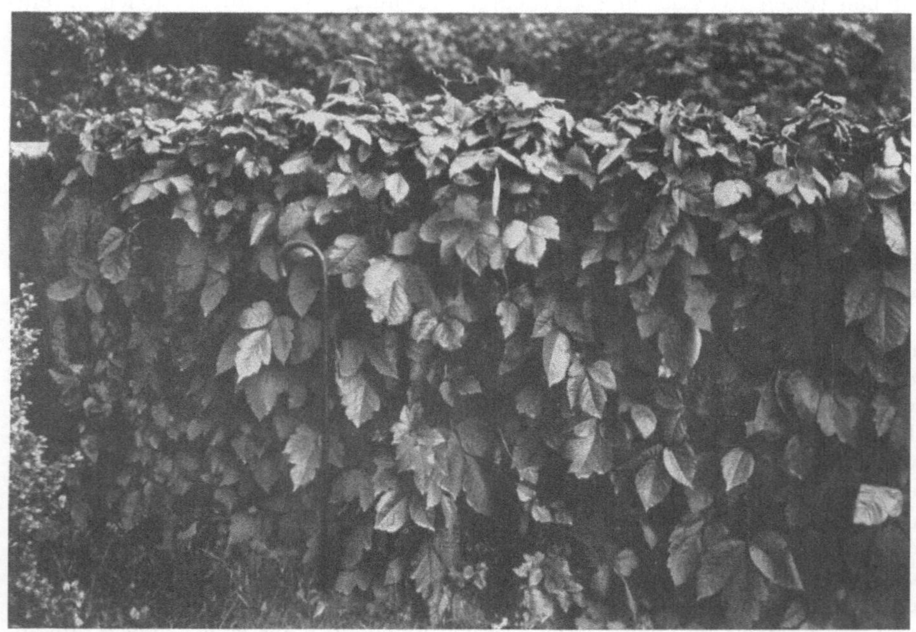

Abb. 8a. Rhus toxicodendron, an einer Mauer wachsend. Die Blättchen des gedreiten Blattes sind gekerbt. [Aus E. Rost: Über die Giftwirkungen von Rhus toxicodendron (Giftsumach) und der Primula obconica nebst Bemerkungen über Rhus vernicifera (Lackbaum). Med. Klin. 1914, Nr 3—5, Abb. 1.]

Ordnung der *Anacardiaceen* für unsere Betrachtungen gewürdigt worden. Allen voran steht hier neben der besonders auf den Antillen eine große Rolle spielenden Gattung Comocladia P.Br., den kleineren Gattungen Pistacia L., Anacardium Rottb., Semecarpus L., *die große artenreiche Gattung Rhus L.* Zwei Arten werden auch bei uns in Anlagen angepflanzt und scheinen keine Hautentzündung hervorzurufen, das ist der *Perückensumach* oder *Perückenbaum, Rhus Cotinus L.*, der in Südeuropa und dem Orient einheimisch ist. Auch sein Saft ist giftig (cf. Kanngiesser bei Lehmann), und das gelbe, seidenartig glänzende Holz, Gelbholz, Fisettholz, dient zum Färben, zur Türkischgerberei, zu Furnieren. Offizinell war früher Cortex Cotini als Chininersatz, die Blätter wurden zu Gurgelwasser benutzt. Ob er in Südtirol, wo ich ihn auf meinen Exkursionen an dem Weg von Blumau nach Tiers fand, wild wächst oder ursprünglich angepflanzt wurde und dann verwilderte, kann ich nicht sagen. *Rhus typhina L., der Essigbaum,* der in Canada und dem östlichen Teil der Vereinigten Staaten einheimisch ist, wird bei uns vielfach als Zierbaum in Anlagen gepflanzt und hebt sich mit seinen großen braunen Kolben auch im Winter wirkungsvoll von seiner Umgebung ab. Sein Saft ist auch scharf und

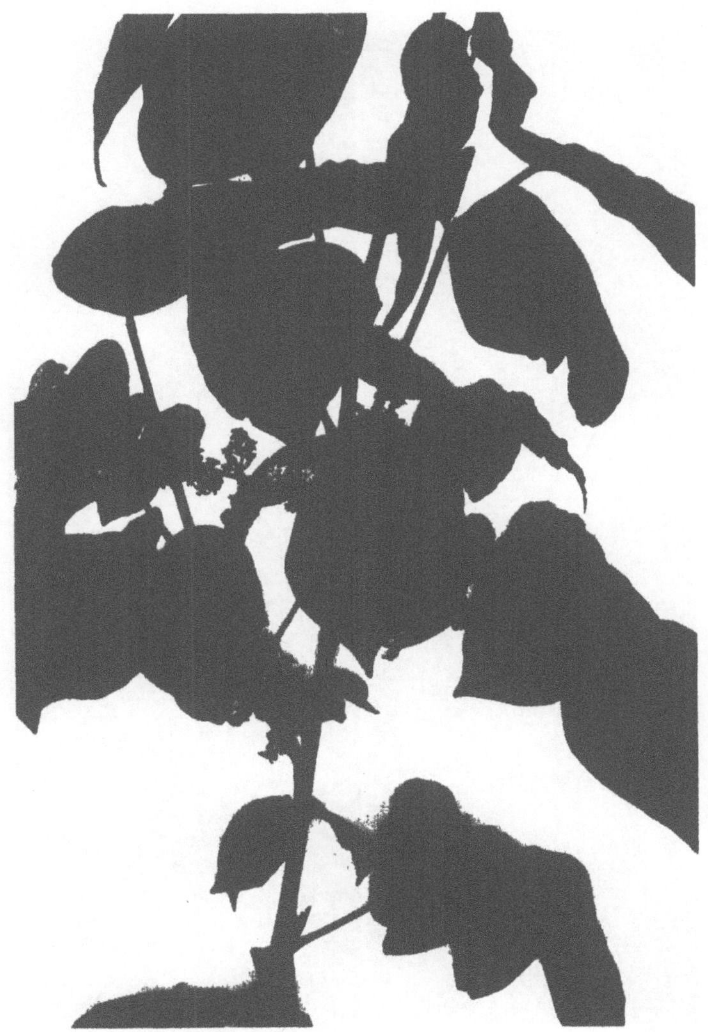

Abb. 8b. Rhus toxicodendron. Bluhender Zweig einer mannlichen Pflanze.
(Aus E. ROST und E. GILG: Der Giftsumach, Rhus toxicodendron L. und seine Giftwirkungen.
Berlin: Borntrager 1912, Abb. 18.)

wird unerlaubterweise zum Schärfen des Essigs verwendet. Außerdem hat er unter der Rinde noch einen kautschukhaltigen Milchsaft. *Rhus Coriaria L., der Gerbersumach,* aus Südeuropa und dem Orient stammend, wird in Spanien und Sizilien vielfach angebaut. Blätter und Rinde kommen zu Pulver verrieben in den Handel, als „Smak" besonders nach England, wo sie zum Färben und Saffiangerben gebraucht werden.

Der Hauptvertreter der *eigentlichen Giftsumache* ist der kletternde oder niederliegende Strauch *Rhus Toxicodendron L.* (Abb. 8a—d), in Amerika (mit der Varietät *Rhus radicans L.* und *Rhus quercifolia* Michx.), *Poison Ivy (Giftefeu)* genannt. Ihm schließt sich an die nach White bei weitem giftigere *Rhus venenata DC.* (Abb. 9), *der Poison Sumac* oder *Dogwood* und *Rhus diversiloba* Torr. *et* Gray (Abb. 10) = *Poison-Oak (Gifteiche)*. Diese Arten sind für *Nordamerika* die wichtigsten, während *Rhus vernicifera DC.* (Abb. 11) und *Rhus succedanea L.*

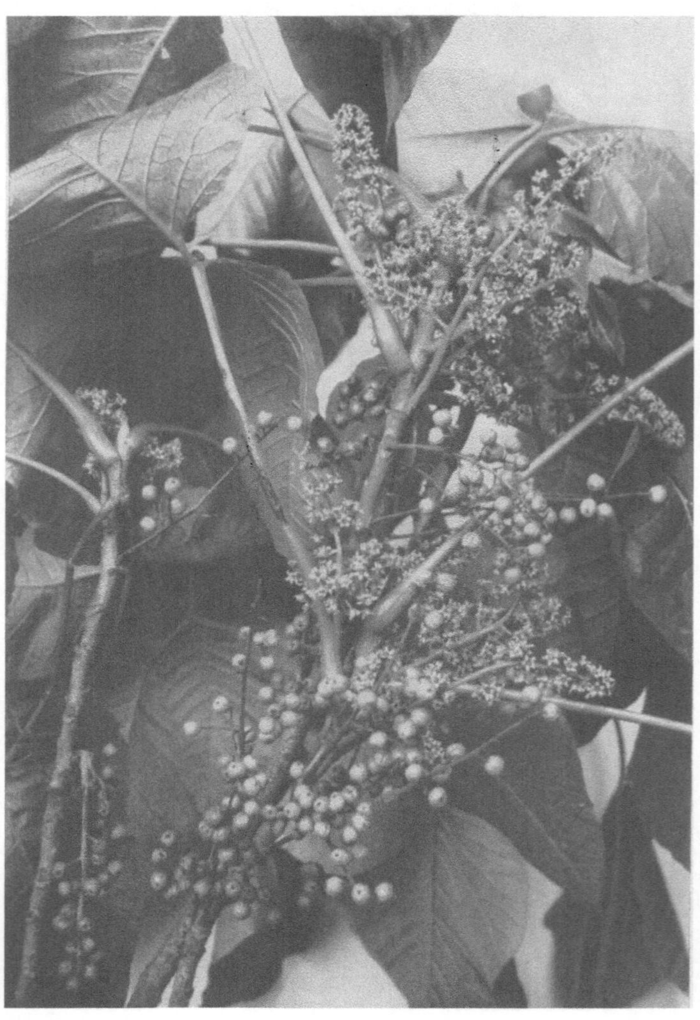

Abb. 8c. Rhus toxicodendron. Zweige einer weiblichen Pflanze mit Bluten und vorjahrigen Fruchten.
[(Aus E. Rost u. E. Gilg: Der Giftsumach Rhus toxicodendron L. und seine Giftwirkungen.
Berlin Borntrager 1912, Abb. 19.)

als *Lackpflanzen* in *Japan* eine große Rolle spielen. Durch den vielfachen Gebrauch der Laienbezeichnung auch in wissenschaftlichen, besonders medizinischen Veröffentlichungen der Amerikaner, die einfach von „Ivy" (unser „Efeu") und von „Oak" (unsere Eiche) sprechen, indem sie der Kürze halber und aus Nonchalance das Wort „Poison" davor weglassen, hat in unserer Literatur gelegentlich Verwirrung gestiftet, indem von einer Efeu- und Eichendermatitis die Rede war, wo es sich um eine Sumachdermatitis handelte.

*Deshalb sollte immer der lateinische, botanische Name — womöglich mit dem Autor — genannt werden, um derartige Mißverständnisse zu verhüten*[1].

*Rhus Toxicodendron, der Giftefeu*, wird auch noch Poison vine, Giftwein, genannt, weil er als Kletterstrauch sich wie der dortige wilde Wein — Virginia creeper —, Ampelopsis quinquefolia oder Hoggii (s. u.) mit seinen wurzelnden Zweigen an Felsen und Baumstämmen in die Höhe rankt. Er stammt aus Nordamerika, wo er sehr verbreitet ist, wurde bei uns auch in Anlagen gepflanzt und ist stellenweise verwildert. Abgesehen von den verschiedenen Parks, z. B. Schönbusch bei Aschaffenburg und den botanischen Gärten wurde er verwildert in Thüringen, bei Jungbunzlau in Böhmen, bei Kottbus und Hoyerswerda von HERMANN WAGNER (S. 160) angegeben, ferner im Tegeler Forst bei Berlin, außerdem im Forstort Gehn (Osnabrück), was KANNGIESSER berichtet. Der Giftefeu hat bei uns schon eine Rolle in Schadenersatzprozessen gespielt, weil er bei sehr Empfindlichen allein durch seine *Ausdünstungen* oder *wenigstens auf dem Luftwege* im Vorbeigehen den Grund zu der qualvollen Dermatitis gelegt haben sollte oder bei solchen, die in seinem Schatten bzw. in seiner Nähe sich hingelegt hatten und schliefen. STEPHAN ENDLICHER sagt 1841 (S. 601): ,,Acredo huic inest summe volatilis, ita ut Iove fervido obtenebratae plantae effluvia juxta cubantis cutem prurire, imo in homine adhuc disposito ruborem tumidum et pustulas, desquamatione tan dem dissipandas, provocare soleant.'' Wie mir Prof. ERNST LEHMANN brieflich mitteilt, wird von den Einwohnern von Columbia auch von Rhus juglandifolia behauptet, daß Empfängliche den Ausschlag bekamen, trotzdem sie sich nur in meterweiter Entfernung von dem Baum befunden haben (Prof. STUHLMANN, Medellin, Columbia). Diese Flüchtigkeit des Rhusgiftes oder die

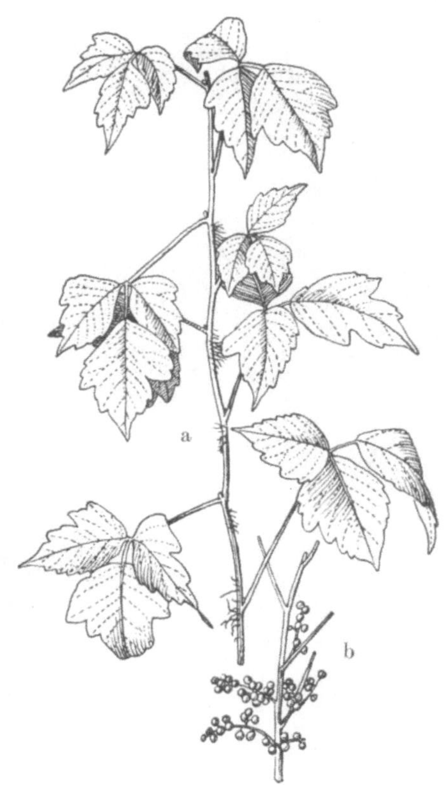

Abb. 8d. Rhus toxicodendron. Zweig (a) Haftwurzeln und Blätter zeigend, sowie Fruchtstand (b) (Nach CHESNUT, principal poisonous plants of the United States 1898, S. 35 aus E. ROST u. E. GILG: Der Giftsumach Rhus toxicodendron und seine Giftwirkungen. Berlin: Borntraeger 1912, Abb. 1.)

Möglichkeit des Anwehens der Haare durch den Wind und einer hierdurch erzeugten Hautaffektion scheint nun aber durch die Experimente von ROST und GILG endgültig widerlegt. Zunächst wurde festgestellt, daß weder die einfachen Gliederhaare noch die Köpfchenhaare der Epidermis der Rhuspflanzen überhaupt ein Sekret enthalten, ferner, daß sie spontan nicht abfallen und selbst bei starkem Abblasen im Experiment nur ganz vereinzelt abfallen. Weitere Versuche am Menschen haben mit Sicherheit ergeben, daß *nur die direkte Einwirkung des Harzsaftes*, wie er nur aus Verletzungen der Pflanze ausfließt, hautreizend wirkt, nicht einmal die einfache Berührung

---

[1] Die Amerikaner z. B. HIGHMAN (siehe unter Efeu) nennen nun wieder unseren gewöhnlichen Efeu (Hedera Helix) englischen Efeu (English Jvy).

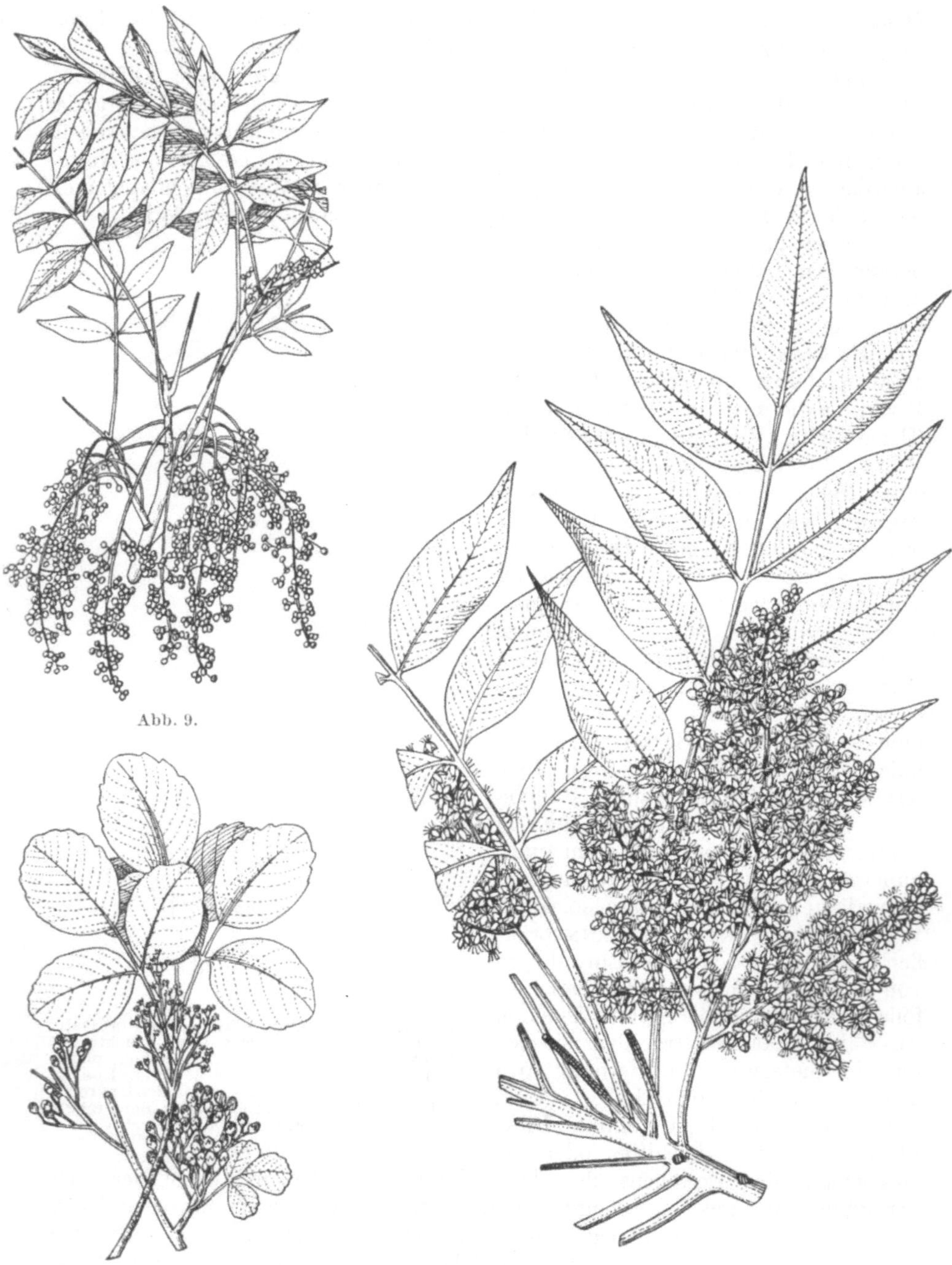

Abb. 9.

Abb. 10.                    Abb. 11.

Abb. 9. Rhus venenata DC. Zweig mit Blättern und Früchten.
(Nach CHESNUT, Principal poisonous plants etc. 1898, Abb. 19, S. 37 aus E. ROST: Über die
Giftwirkungen von Rhus toxicodendron usw. Med. Klin. 1914, Nr. 3—5, Abb. 3.)

Abb. 10. Rhus diversiloba TORR. et GRAY. Zweige mit Blättern, Blüten und Früchten.
(Nach CHESNUT: Principal poisonous plants of the United States 1898, Abb. 18, S. 36 aus E. ROST:
Über die Giftwirkungen von Rhus toxicodendron usw. Med. Klin. 1914, Nr. 3—5, Abb. 2.)

Abb. 11. Rhus vernicifera DC. Zweig mit Blättern und Blüten.
(Nach ARTHUR MEYER: Arch. Pharmaz. 215, 1879 aus E. ROST: Über die Giftwirkungen von Rhus
toxicodendron usw. Med. Klin. 1914, Nr. 3—5, Abb. 6.)

verletzter Pflanzenteile. Die Verfasser machen besonders auf den Mangel einer Analogie zwischen Rhus und Primeln insofern aufmerksam, als von der Unterseite der unverletzten Rhusblätter weder Sekret noch Giftstoff abgestrichen werden kann, wie von den Blättern und Stengeln der Primula obconica. Selbst die direkte Übertragung von Blattstückchen mit Köpfchenhaaren machte nicht die geringste Hautreizung. Diese Arbeit verdient für die ganze Frage ganz besondere Beachtung. Sie hat auch ergeben, daß das Stehen, Photographieren.

Unterstellen von Glasschalen, kurz das Hantieren unmittelbar an den Rhussträuchern nie Reizerscheinungen im Gefolge hatte bei den verschiedensten Windrichtungen im Laufe dreier Jahre. Auch durch Pollen konnten keinerlei örtliche Reizerscheinungen beobachtet werden, selbst beim direkten Auftragen auf die Haut. Mit der sicheren Behauptung Rosts, daß nur an Hautstellen die Dermatitis auftritt, die direkt oder indirekt (verunreinigte Finger oder Gegenstände, Pflaster usw.) mit dem Harzsaft selbst in Berührung kamen, lassen sich schwer die Mitteilungen in Einklang bringen, nach denen beim inneren Gebrauch der Tinctura Rhois der Ausschlag auftrat. Übrigens hat Armuzzi experimentell nachgewiesen, daß die Hautüberempfindlichkeit gegen alle Teile der Pflanze besteht (Wurzel, Stengel, Zweige, Blätter usw.), und zwar sowohl gegen frische als seit kürzerer oder längerer Zeit verdorrte.

Der Nachweis der Überempfindlichkeit gegen Rhus wird nach Spain durch folgende Testmethode geliefert: Feingemahlene frische Blätter werden einige Tage mit 95%igem Alkohol digeriert, dann durch Papier filtriert. Mit dem alkoholischen Extrakt getränktes Fließpapier wird auf die Haut geklebt, oder der harzige Rückstand wird direkt aufgetragen.

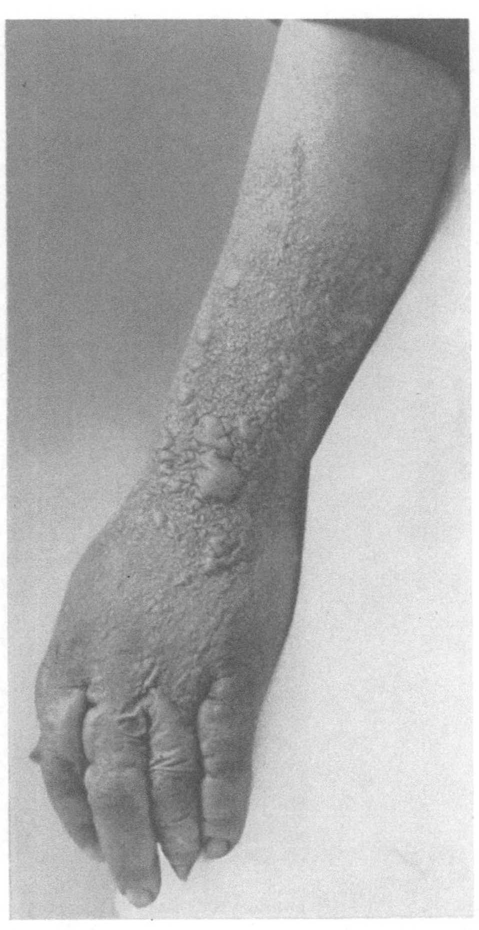

Abb. 12a. Rhusdermatitis. (Nach einer Photographie von Prof. Howard Fox, New York.)

Entfernung nach 3 Tagen. Vor dem 10. Tage sollte kein Urteil abgegeben werden. Eine positive Reaktion muß dem klinischen Krankheitsbild völlig entsprechen. Bei sehr Empfindlichen überschreitet die Reaktion die Reizstelle. Diese Reizprobe war bei allen Erkrankten positiv, von zwei klinisch Gesunden bei einem. Meist ist die Reaktion am Abend des zweiten Tages positiv, in zwei Fällen war sie es erst am dritten Tage, nur einmal am 24. Je länger die Inkubation, um so schwächer die Reaktion. 65% der Menschen sind reizempfindlich, Kinder unter 18 Monaten nicht.

Nach Prosser White wirkt auch der frische Saft von Rhus metopium aus dem tropischen Amerika, dort Jamaica Sumac genannt, stark hautreizend. —

Die *klinischen Erscheinungen der Rhusdermatitis* (Abb. 12 a u. b) sind von
White bereits genau geschildert unter Berücksichtigung der ganzen Stufenleiter von
den leichtesten Fällen, wie z. B. seinem eigenen, der mehr ein Erythem mit etwas
papulovesiculösem Ekzem gemischt darstellte, bis hinauf zu den ganz schweren
mit Fieber und Prostration einhergehenden, wie ein schweres Erysipel aussehenden, mit furchtbar entstelltem, heiß und rot geschwollenem Gesicht, dicht
mit platzenden Bläschen besetzt, nässend, krustig, sehr heftig juckend und

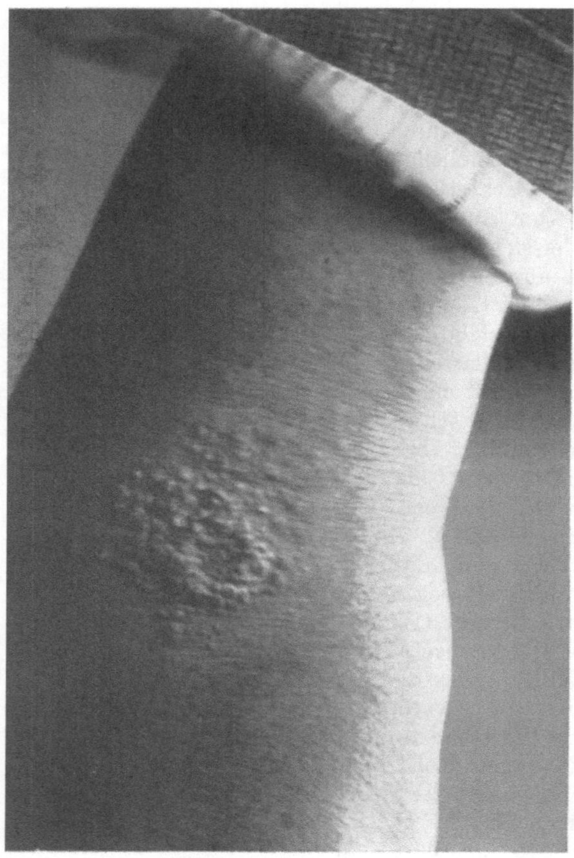

Abb. 12 b. Infektion mit dem Harzsaft von Rhus toxicodendron auf dem Handrucken. Photographische
Aufnahme 6 Tage spater. (Aus E. Rost u. E. Gilg: Der Giftsumach, Rhus toxicodendron L und seine
Giftwirkungen. Berlin: Borntrager 1912, Abb. 21 b.)

brennend. Er bezeichnet die Erkrankung als Ekzem, meint aber doch einige
Unterschiede von dem „gewöhnlichen" Ekzem feststellen zu können, wie die
düsterrote Farbe, die Gleichmäßigkeit im Entwicklungszustand der dicht ge-
drängten, öfter zu größeren Blasen zusammenfließenden Bläschen, die als solche
oft ohne ein papulöses Durchgangsstadium aufschießen, und deren Inhalt etwas
weniger durchsichtig, etwas getrübt ist. Gesicht, Hände und Genitalien (durch Berührung mit den Händen) sind meist befallen, aber auch jeder andere Körperteil,
besonders bei solchen, die z. B. beim Baden nackt durch ein Ufergehölz gegangen
sind, wo dann die mit dem Körper in Berührung gekommenen Zweige scharf
begrenzte Flecken, lange Streifen oder ganz unregelmäßige Figuren produzieren.
Mc Nair führt von begleitenden Allgemeinerscheinungen an: erhöhte Herz-

tätigkeit, Blutdrucksteigerung durch Vasoconstriction, Kongestion in den Lungen (Stauung, Dyspnoe, Exsudation, Husten mit wässerigem Auswurf), Kongestion nach dem Kopf (Temporalpuls, Ohrensausen, Injektion der Conjunctiven, Sehstörungen, Delirien, Nasenbluten, Halsschmerzen) und in $36,6\%$ der Fälle Albuminurie, Fieber, Durchfall, auch Obstipation, Verminderung der Urinausscheidung durch Verlangsamung des Blutstroms, Lymphdrüsenschwellung. Von Todesfällen seien nur drei in der Literatur berichtet. SIMPSON (l. c.) vergleicht die subjektiven Beschwerden der Primel- mit denen der Rhusüberempfindlichen, welche letzteren trotz des meist stärkeren Juckens der Primeldermatitis viel mehr uber ihre subjektiven Beschwerden klagen als die mit der ersteren Behafteten. Mc NAIR beschreibt als primäre Efflorescenzen auch papulöse Erhebungen bis zu Halberbsengröße, die schließlich in Blasen ubergehen, auch runde blasse Efflorescenzen mit rotem Hof durch plötzliche Reizung und plötzliches Einschießen des Ödems in die gereizten Stellen. Solche Efflorescenzen sind mehr oder minder fluchtig. Diese offenbar primär urticariellen Elemente erinnern an NEISSERs urticarielles Ekzem, von dem ich persönlich nicht den geringsten Zweifel habe, daß es eine Toxicodermie war, fraglich aber, durch welchen Stoff entstanden, nicht unmöglich durch Rhus oder Lackwaren. Das „akute exsudative Ödem" von MARTINOTTI steht ebenfalls nahe, zumal die Biopsie auch eine besondere Beteiligung der Follikel bei der Entzündung ergeben hatte, wie sie Mc NAIR (s. u.) auch für die Schweiß- und Talgdrüsen bei der Rhusdermatitis festgestellt hatte. Die *Talgdrüsen* können sogar wegen ihrer besonderen Infiltration als Zentrum der Erkrankung angesehen werden. Je stärker ihre Sekretion, um so größer ist die Löslichkeit des Lobinols (s. u.) und damit der Grad der Erkrankung. Auch die Schweißdrüsen und Haarfollikel können erkranken. WHITE glaubt, daß der erfahrene Beobachter eine Rhusdermatitis — ausgenommen die ganz leichten Fälle — von einem „idiopathischen" Ekzem wohl unterscheiden kann. Die durchschnittliche Dauer der Affektion beträgt einschließlich der Involution 3—4 (—6) Wochen, ganz leichte Fälle brauchen oft nur 10—14 Tage. Eine überstandene Rhusdermatitis disponiert öfter zu gewöhnlichem Ekzem, nach WHITE auch zu Acne; auch zeitlich getrennte oder regelmaßige, jahreszeitliche Rezidive kommen vor ohne Reinfektion. Hier wird es sich wohl um eine polyvalente Sensibilisierung handeln. SPAIN und COOKE lenken die Aufmerksamkeit auf die chronischen, nicht an die Jahreszeit gebundenen Formen, deren Symptome außerst qualvoll sind, die entweder in Anfallen auftreten oder monate-, ja jahrelang ununterbrochen anhalten, wobei häufig der Patient der Einwirkung der toxischen Substanz nur zur Zeit der ersten Attacke ausgesetzt war. Dieser chronische Zustand kann in der Form eines Pruritus mit oder ohne Erythem, papulöser Dermatitis oder Ekzem auftreten. Das gewöhnlich sehr hartnäckige Jucken geht oft ohne jegliche sichtbare Hautveranderung einher, kann sich auf die Stelle der ursprünglichen Berührung mit der Pflanze beschränken oder allgemein sein. Wenn die Schleimhäute, besonders die der Genitalien und des Anus dem Kontakt mit dem toxischen Agens ausgesetzt waren, ist das Jucken besonders stark und anhaltend. Es scheint, daß das Gift während der Blütezeit im Sommer am kräftigsten wirkt, wo auch gleichzeitig die durch Schweiß macerierte Haut leichter der Reizwirkung zuganglich ist. Aber auch im Herbst, wo die prachtvoll glanzenden Blätter zum Pflücken reizen, kommen zahlreiche Fälle vor. Seltener ist es im Winter, wo die Zweige mit den schönen Blättern unter Weihnachtssträuße kommen oder das Holz zum Heizen benutzt wird oder Hockeystöcke daraus geschnitten werden. Es scheint, als ob die getrockneten Herbariumpflanzen mit der Zeit ihre Reizkraft verlieren. Nach Mc NAIR können aber jahrelang getrocknete Rhusblätter noch Dermatitis hervorrufen.

Je nach der Empfindlichkeit ist die „Inkubationszeit" verschieden lang. Sie wechselt von einigen Stunden bis zu 5 Tagen, meist treten die ersten Erscheinungen nach 48 Stunden auf. Morrow zitiert noch einen ganz merkwürdigen Fall von Lavini, in dem 25 Tage, nachdem 2 Tropfen Rhussaft auf einen Finger gefallen waren, unter heftigem Brennen im Mund und Hals, die linke Backe stark anschwoll, ebenso Oberlippe und Augenlider. Auch die Arme schwollen bis zum doppelten Umfang an. Taylor stellte einen Fall von Rhusvergiftung mit dem Charakter der Dermatitis exfoliativa vor.

Prof. E. Lehmann gibt mir brieflich einen Bericht Prof. Stuhlmanns (Medellin, Columbia) über Rhus juglandifolia, welche die Einwohner „manzanillo" oder auch „Pedro Hermandez", „caspi" oder „cuspicaracto" nennen: „Die Haut schwillt an, der Ausschlag (wie bei den anderen toxischen Rhusarten T.) verbreitet sich ziemlich weit, die Leute leiden an Jucken, sehr oft haben sie beträchtliche Schmerzen, nicht selten Fieber."

Erwähnenswert ist noch ein Fall Whites, in dem die Mutter gegen Ende der Gravidität eine Sumachdermatitis hatte, die vor der Entbindung abheilte. Das Kind bekam am 6. oder 7. Tag nach der Geburt einen gleichen Ausschlag auf dem Bauch. White faßte dies als eine „Übertragung" in utero durch den Placentarkreislauf auf, also gewissermaßen als eine Sensibilisierung des Kindes von innen gegen innen — falls, wie ich meine, nicht überhaupt noch in der Umgebung von Mutter und Kind sich Gegenstände befanden, die etwa vor der Geburt mit der Pflanze und nach derselben mit dem Kind in Berührung gekommen waren. Der Fall scheint mir nicht klar genug, um für das Problem der Vererbung einer Idiosynkrasie oder der „Übertragung" durch das mütterliche Placentarblut im obigen Sinne verwertet werden zu können.

Dauernde Folgeerscheinungen nennenswerter Art auf der Haut sind eigentlich bisher nicht berichtet. Nur ein *Leukoderma* direkt an den Stellen, an denen die Rhusdermatitis saß, ist vor einiger Zeit von Mc Carthy, Lee und Mc Cafferty beschrieben. Sie fassen es als primär ohne Mitwirkung einer stärkeren Besonnung auf. Es besserte sich sogar durch Höhensonne.

„Nach dem innerlichen Gebrauch normaler Dosen der Tinktur von Rhus toxicodendron können ebenfalls Ausschläge von erysipelatöser, bläschen- oder pustelartiger Beschaffenheit auftreten. Auch kleine, öfter verabfolgte Mengen rufen bei empfindlichen Menschen Schmerzen, gastroenteritische Symptome oder große Entkräftung, Schwindel, Betäubung, Delirien, Anästhesie und lähmungsartige Zustände hervor" (Lewin, S. 682 und Piffard, S. 97—100). Hugo Schulz beschreibt die Wirkung nach *innerem* Gebrauch so: Weit verbreitetes, heftiges Jucken, besonders an den behaarten Körperstellen, weiterhin erysipelatöser Ausschlag mit Ödem der Haut und ebenfalls heftigem Jucken, scharlachartiges Exanthem über den ganzen Körper mit gleichzeitiger Schwellung der Hände und Füße, rote Flecken und ausgedehnte Hautrötung mit Bläschenbildung, Petechien, roter papulöser Ausschlag, der sich nach einigen Tagen abschuppte, vesiculöser und bullöser Ausschlag, letzterer wie bei Erysipelas bullosum, blaurot verfärbte Pustelausschläge, Herpes zoster. Das Gesicht war in einzelnen Fällen auffallend blaß und eingefallen, in anderen kam es zur Entwicklung von Erysipelas faciei et capitis.

Diese auffallende Vielgestaltigkeit und etwas merkwürdig anmutende Kombination aller möglichen Hauterscheinungen findet sich natürlich nicht in einem Fall vereinigt. Ob die genaueren Bezeichnungen der Hautbilder einer strengeren Kritik angesichts der klinischen Fälle selbst standgehalten hätten, erscheint zweifelhaft, sicher nicht der „Herpes zoster" und das „Erysipel".

*Eine natürliche Immunität gegen Rhus ist selten absolut.* Tierexperimente können zur Klärung der Frage nicht beitragen wegen Unempfänglichkeit der

Laboratoriumstiere gegen das Rhusgift. Nach Mc Nair (a) existiert beim Menschen eine *relative Immunität*, da unter 18 Menschen nur einer eine erhöhte Empfindlichkeit aufweist. Sie entspricht den Mendelschen Gesetzen (Immunität dominant, Empfindlichkeit gegen Rhus recessiv). James C. White, der sich beim Botanisieren und Präparieren fürs Herbarium wiederholt auch unter besonders für das Auftreten des Ausschlages günstigen Umständen an heißen Sommertagen ohne Vorsichtsmaßregel der Berührung mit Rhus venenata und toxicodendron aussetzte, die Pflanzen sogar längere Zeit in der warmen, oberflächlich verletzten Hand trug, bekam zunächst nicht die geringste Spur einer Entzündung. Als er dann aber nach einigen Wochen den Saft absichtlich in die Hand einrieb und eintroknen ließ, gelang es ihm auch, eine zuerst nur ganz schwache, dann aber im Laufe von 14 Tagen sich heftig steigernde Dermatitis zu erzielen. Er betont ausdrücklich, daß er vorher etwa 30 Jahre ohne Vorsichtsmaßregeln botanisiert habe, speziell ohne Handschuhe, daß er mit den Händen und dem Gesicht immer wieder mit Rhus in Berührung kam. Mc Nair, der sich in fast spezialistischer Weise mit der Sumachdermatitis beschäftigt (siehe Literaturverzeichnis, 10 Publikationen), bestätigt die Seltenheit einer absoluten Immunität gegen Rhus. Eine genügend kräftige Applikation hatte — im Gegensatz zu seiner eben erwähnten neueren Auffassung — immer Erfolg. Rost (d) hält den Beweis für eine besondere Empfindlichkeit einzelner Personen gegen das Rhusgift nicht für erbracht. ,,In allen bisher experimenti causa erfolgten Infektionen an den zum Versuch herangezogenen Personen ließ sich unter geeigneten Bedingungen eine Dermatitis erzielen'' (Separat-Abdruck S. 18). Diesem Ausspruch scheinen Heinbeckers Studien an Eskimos mit konzentriertem Rhusextrakt (nach Spain und Cooke, s. u.) entgegenzustehen. 65 Eskimos an der Südküste von Baffinsland wurden mit dem Extrakt am Unterarm bestrichen. Das Resultat war nach 24, 48 Stunden, einer Woche negativ. Heinbecker faßt dies nicht als Rasseeigentümlichkeit auf, da die ihrer Rasse entsprechenden amerikanischen Indianer etwa so wie die Weißen auf Rhus reagieren, sondern als die Folge des fehlenden früheren Kontaktes mit der Pflanze. Templeton glaubt wie Rost, daß keine absolute Immunität auch gegen starke Konzentrationen besteht, wahrscheinlich aber eine relative. Von 18 Personen scheint ungefähr eine hochempfindlich Auch er schließt sich dem Ausspruch Deiberts und Mengers an, daß die amerikanischen Indianer nicht hochgradig immun sind. Coca betont den hohen Prozentsatz der Überempfindlichkeit gegen Giftefeu. Die ,,natürliche Allergie'' wächst im frühen Lebensalter prozentual am stärksten beim Giftefeu bis zum Erwachsenenalter. Es gibt auch Menschen, die gegen das, wie es scheint, schwächere Gift von Rhus toxicodendron ohne Sensibilisierungsmaßnahmen ,,immun'' zu sein scheinen, während sie durch die Berührung mit Rhus venenata prompt und leicht ihre Dermatitis bekommen. Der Baum scheint erheblich kräftiger als der Kletterstrauch zu sein.

Daß eine scheinbare Immunität nur die Folge eines fehlenden vorausgegangenen Kontaktes ist, beweisen die Versuche von Henry W. Straus an Säuglingen und ganz kleinen Kindern etwa bis zu 3 Jahren. In 119 Fällen verlief die *erste* Läppchenprobe mit einer besonders von Coca präparierten Paste aus Rhus radicans ausnahmslos negativ, die Wiederholung aber in 35 von 48 Fällen positiv. Die Sensibilisierung nach der ersten Probe erstreckte sich auf die ganze Haut. War der vorausgegangene Kontakt genügend, so reagieren diese kleinen Kinder annähernd im gleichen Prozentsatz wie die Erwachsenen.

Von Rhus juglandifolia schreibt Prof. Stuhlmann (s. o.), daß einzelne Menschen immun dagegen seien, und daß das einmalige Überstehen der Krankheit immun mache. Die Landleute behaupten, daß eine Vorbeugungsmaßnahme gegen das Übel darin bestände, eine dort sehr beliebte Maissuppe (masamora) mit einem Löffel aus Manzanilloholz während des Zubereitens zu rühren.

Hier schließen sich experimentelle Resultate von Krause und Weidman an. Sie waren an Katzen, Hunden, Affen, weißen Mäusen, Meerschweinchen, Kaninchen, weißen Ratten und 20 Menschen mit frischer Wurzel- und Zweigrinde, Blättern und einer $95^0/_0$igen alkoholischen Lösung gewonnen. Von bereits bekannten Tatsachen wurde bestätigt, daß die Absonderung der Hautaffektion die Erkrankung nicht übertragen kann, daß das Gift dagegen selbst mit der Haut in Kontakt kommen muß, und daß die Empfänglichen zu jeder Jahreszeit, wenn der Pflanzensaft die Haut trifft, erkranken. Neu gefunden wurde, daß wiederholte Attacken alle Stadien der folgenden Attacken abkürzen und durch sie keine lokale Immunität erzielt wird. Es gibt doch eine absolute (und wahrscheinlich dauernde) Immunität gegen die Rhusvergiftung. Unter den 20 Menschen glaubten $^2/_3$ immun zu sein, ohne daß sie es waren. In $45^0/_0$ der Empfänglichen mußten zur Erzielung der Dermatitis vorher Hautdefekte durch Kratzen gesetzt werden. Die gewöhnlichen Laboratoriumstiere scheinen alle immun zu sein, was Armuzzi bestätigt. — *Die Frage, ob es überhaupt immune Menschen gibt oder nicht, scheint doch zugunsten der ersteren Anschauung entschieden zu werden, wie auch Armuzzi bestätigt.* Jedenfalls erkennt er eine relative Immunität des Menschen an. Selten ist die Hautreizung nach der ersten Berührung.

Hier fügen sich am besten die neuen Experimente Bibersteins (Breslauer Hautklinik) ein, der mit 6 verschiedenen Rhusarten: Toxicodendron, radicans, vernicifera, crenata, semiolata und typhina zunächst Sensibilitätsprüfungen anstellte und dabei fand, daß die einzelnen Rhusarten des gleichen Jahrgangs primär (d. h. bei Leuten, die früher mit Rhus nicht in Berührung kamen) verschieden häufig reizen. Der Reizeffekt derselben Art ist in den verschiedenen Jahren nicht durchgängig gleich. Die Zahl der Reagierer nimmt mit der Vermehrung der Zahl der Rhusarten zu. Rhusöle reizen im allgemeinen häufiger als Blätter. Bei der *Sensibilisierung* und *Desensibilisierung* ergaben die verschiedenen Jahrgänge und Arten analoge Unterschiede wie bei den Sensibilitätsprüfungen. Die Sensibilisierung entwickelt sich verschieden schnell und in einem verschiedenen Prozentsatz der Fälle. Mit manchen Arten gelang sie für einen bestimmten Jahrgang bis zu $100^0/_0$. Primär Überempfindliche konnten gegen die anderen Rhusarten nicht in höherem Prozentsatz als von vornherein nicht Überempfindliche sensibilisiert werden. Die begünstigende Wirkung des Traumas wurde bestätigt. Die Sensibilität verlief mitunter wellenförmig. Es wurde Mono- und Gruppen- (spezifische und unspezifische), örtliche und allgemeine Sensibilisierung und Desensibilisierung und ein Wechsel zwischen beiden beobachtet. In einigen Fällen schien die auffallende Reaktionsstärke in der Testperson begründet. Meist, auch bei den primär Überempfindlichen, gelang die Desensibilisierung (s. u.). — *Ganz besonders wichtig erscheint die verschiedene Reaktion durch die gleiche Art in verschiedenen Jahren*, ein Punkt, der die Bedeutung der sog. Standardextrakte sehr illusorisch macht (s. u.).

Eine *passive Übertragung* auch schwerer Überempfindlichkeiten gegen Giftsumach gelang Coca und Grove nicht.

Armuzzi betont auch, daß die Rhusdermatitis keine Immunität hinterläßt, und daß die Rückfälle wie die Erscheinungen der primären Krankheit verlaufen. Bei den Überempfindlichen hat die Cutireaktion, die epicutane Auflegung von alkoholischen Rhusextrakten oder frischen Pflanzenteilen eine Reaktion von dem gleichen Typus der ausgebildeten Krankheit zur Folge, die spezifisch nur dem Rhusantigen in dem betreffenden Falle zukommt. Die Hautüberempfindlichkeit ist allgemein; quantitative Differenzen an besonderen Hautbezirken hängen von besonderen anatomischen Umständen, z. B. der

Dicke der Hornschicht ab. Die überempfindliche Haut reagiert noch auf Verdünnungen des alkoholischen Extraktes bis 1 : 100 000. Auch ARMUZZI *gelang die passive Übertragung* der Überempfindlichkeit von Mensch zu Mensch und von Mensch zu Tier (Meerschweinchen, Kaninchen) nach PRAUSNITZ und KUSTNER *nicht*. Antikörper im Serum der Überempfindlichen konnten nicht gefunden werden. Eine *Desensibilisierung auf cutanem Weg gelingt nicht*, auf parenteralem oder enteralem ist sie unsicher und langsam (s. unten die Kritik der STRICKLERschen Methode). Es handelt sich um eine rein idiosynkrasische Erscheinung, eine akquirierte oder angeborene Sensibilisierung der Haut, *wahrscheinlich um eine Antigen-Antikörperreaktion innerhalb der Hautzellen*. Es muß keine Vagotonie zugrunde liegen, es kann auch eine Sympathikotonie überwiegen, jedenfalls aber liegt wohl eine gewisse Labilität des vegetativen Nervensystems vor.

Wir wenden uns jetzt der *Art des Rhusgiftes* zu, wie es sicher in dem beim Austritt weißen, danach aber rasch braun und schwarz werdenden Harzsaft enthalten ist.

Bei Rhus soll es sich nun um ein *Glykosid* (SIMPSON) handeln. Von MC NAIR und MAISCH existieren auch Publikationen über das Sumachgift, von letzterem schon aus dem Jahre 1865. Schon vor MAISCH hatte KHITTEL das aktive Prinzip der Rhus in einem „flüchtigen Alkaloid" gefunden zu haben geglaubt, was er durch Destillation eines Infuses der getrockneten Blätter von Rhus toxicodendron gewonnen hatte. MAISCH konnte jedenfalls in der frischen Pflanze diesen Stoff nicht finden, dagegen aber eine „*flüchtige Säure*", die ähnliche Reaktionen gab wie Ameisen- und Essigsäure. Sie neutralisierte Basen, und die Salze der starkeren Basen gaben eine deutlich alkalische Reaktion. Diese „neue organische Säure" nannte MAISCH „*Toxicodendronsäure*". Die Untersuchungen SIMPSONs dagegen stellten, wie schon erwahnt, als das aktive Prinzip ein *Glykosid* dar, kein Protein. TôYAMA betont ganz ausdrücklich, daß die wirksame Substanz nicht flüchtig sei, und glaubt bei den durch die „Ausdünstung" der Pflanze angeblich entstandenen Fällen an einen indirekten Kontakt mit Gegenstanden oder Personen, die mit dem Gift in Berührung gekommen waren, und an denen es haftete. Auch MC NAIR hat nachgewiesen, daß die angeblichen Erkrankungen durch den Rauch der verbrannten Blätter auf feste Partikel in dem Rauch zurückzuführen sind, nach deren Beseitigung mittels Durchsiebens (durch Mousselin) der Rauch allein keinen schädlichen Einfluß mehr auf die Haut hatte. Die Publikationen MC NAIRs sind neueren Datums. MC NAIR erkannte als wirksame Stoffe aus Rhus toxicodendron und Rhus diversiloba PFAFFs *Toxicodendrol* an und das *Lobinol*, beides Polyhydrophenole mit ungesattigten Seitenketten. Nach PFAFF ist das Toxicodendrol in Wasser unlöslich, in Alkohol löslich, aus dem es als Bleiverbindung gefallt werden kann; durch Alkalien wird es verseift. Es ist nicht flüchtig und wirkt wie die Pflanze selbst. Das aus einem zunachst unreinen Öl gewonnene Toxicodendrol ist zwar nicht Cardol, steht demselben aber nahe. TEMPLETON halt das Lobinol fur den Hauptreizfaktor. Das Lobinol passiert wegen seiner Lipoidlöslichkeit die Zellen, es wird aber in seinem Lauf gehemmt durch den Proteinuberzug der Zellen, der es koaguliert. Neben der eigenen Giftwirkung kann das Lobinol noch durch Zellmetabolismus toxische Produkte entstehen lassen. NESTLER schreibt von der an sich selbst erzeugten Primeldermatitis: „Der ganze Verlauf dieser Hautkrankheit zeigt große Ähnlichkeit mit der Wirkung des Toxicodendrols, des giftigen Prinzips von Rhus toxicodendron (PFAFF). SPAIN und COOKE bezeichnen die toxische Substanz als „saures Harz".

Nachdem FORD schon 1907 durch wiederholte intravenose Injektionen des Rhusgiftes eine richtige „antitoxische Immunität" erzeugt zu haben glaubte, griff insbesondere STRICKLER von 1917 an auch die Frage der *Behandlung* der

Rhusdermatitis auf, nachdem er sowie Duncan, Dakins, Schamberg und Wendell Reber eine zeitliche Immunität (für eine Saison) durch Kauen der Blätter und Schlucken des Saftes im Frühling bereits erzielt hatte, übrigens eine populäre Methode. Schamberg gab auch mit gutem Erfolg ein Fluidextrakt der Pflanze in langsam steigenden Dosen während eines Monats. Schamberg legte entsprechend unseren alten Angewöhnungskuren das Hauptgewicht auf den Beginn mit kleinen, aber allmählich steigenden Dosen. Er gab die Tinct. Rhois toxicodendri per os mit regelmäßigem Erfolg bei allen Rhusempfindlichen. Sie blieben durch den vorherigen Gebrauch der Tinktur frei, wenn sie sich später der Pflanze aussetzten — wenigstens in der „Saison". Das Rezept lautete: Tinct. Rhois toxicodendri 1 ccm, Spir. rectificat. 5 ccm, Syrup. aurant. ad 100 ccm, nach dem Essen 1—21 Tropfen, bei jeder Gabe um 1 Tropfen steigend, 3mal täglich. Dann einmal täglich ein Teelöffel in $^1/_2$ Wasserglas Wasser während der ganzen Saison. Bei Rhus-venenata-Ausschlag kein Effekt, ebensowenig wie bei Primeldermatitis oder sonstigen Pflanzendermatitiden. Diese einfache Methode ersetzte nun sein Assistent Strickler durch die Injektionsmethode. Strickler gewann 1921 als wirksames Prinzip durch alkoholische Extraktion, Filtrieren und Präcipitieren das Glykosid. Das Präcipitat wurde 10 Stunden im Soxhletextraktor extrahiert, der Extrakt bei niederer Temperatur getrocknet. Das Toxin wird sorgfältig gewogen, in absolutem Alkohol gelöst, der etwas verdünnt wird mit Wasser. Vor der Behandlung intracutaner Test, ob Rhus toxicodendron oder venenata die Krankheitsursache ist, mit 0,05 ccm der alkoholischen Lösung. Rhus venenata liegt selten vor, noch seltener beide. Ist die Anamnese unmöglich, dann wird das Ivy-Toxin und das Sumac-Toxin 2 : 1 gemischt. Dosis 0,5—2,0 intramuskulär. Strickler, Petch und Alderson injizierten das Toxin des Giftefeus (Rhus toxicodendron) und des Giftsumachs (Rhus venenata) intramuskulär zur Heilung der bereits bestehenden Dermatitis. Zwei Injektionen genügten meist, und schon nach der ersten tritt eine wesentliche Besserung ein. Dieser Erfolg wird als Desensibilisierung, nicht als wahre Immunität bezeichnet, da er nur vorübergehend ist. Um ihn zu verlängern, rät Strickler, während der Attacke intramuskuläre Injektionen zu machen und nachher den Extrakt per os zu nehmen. Er befürwortet überhaupt stets die kombinierte Methode. Er glaubt mit Schamberg und Alderson an eine geschaffene Gewebsimmunität. Alderson stellt einen alkoholischen Extrakt aus frischen Blättern her, der filtriert und gefällt, bei niederer Temperatur getrocknet, vor dem Gebrauch nach Gewicht in Alkohol gelöst und mit sterilem Wasser versetzt wird. Zur internen Verabreichung werden von der Toxinlösung 4,0 auf 90,0 Elixir aromat. gegeben und davon steigend tropfenweise von 10 bis 20 bis 1 Teelöffel täglich verabreicht. Alderson betont, daß die auf Rhus diversiloba (poison oak) beruhenden Fälle die schlimmsten sind. Diffenbach berichtet über die Erzielung der Immunität durch Trinken der Milch von Kühen, die mit Gras und Giftefeu gefüttert waren. Die Desensibilisierung gegen Rhus dauert bestenfalls etwa 2 Jahre. In Amerika vermehren sich die günstigen Berichte über Erfolge mit der Stricklerschen Methode, wie er sie 1923 veröffentlichte. Von seinen über 350 Fällen waren alle außer 10 erfolgreich (9 zweifelhaft). 1—3 Injektionen genügten meist (selten 4—5 nötig). Nach der ersten beginnender Effekt nach 3—48 Stunden. Die 2 ersten Injektionen in eintägigem Intervall, bei den späteren ein Intervall von 48—72 Stunden je nach dem Effekt. Das Jucken schwindet mit wenig Ausnahmen ganz oder fast ganz innerhalb 24 Stunden nach der 1. Injektion. Dann geht auch der Ausschlag zurück. Haut meist normal in 4—5 Tagen nach Beginn der Behandlung. Wenig Ausnahmen bei schwersten Fällen. Desensibilisierung ist von Zeit zu Zeit zu wiederholen, mit 3—4 Injektionen 0,3—0,5, alle 3—4 Tage eine.

*Er hält an einer Gewebsimmunität wie beim Heufieber fest. Im Blut wurden nie Immunsubstanzen gefunden.* Bei den 20 desensibilisierten Fällen wurde Tinct. Rhois toxicod. oder venenatae 5—10 Tropfen nach dem Essen einen Monat lang gegeben. Jede Lokalbehandlung unterblieb. WILLIAMS und MAC GREGOR berichten über die Behandlung von 26 Fällen nach der zuletzt publizierten STRICKLERschen Methode. Das Antigen wurde nur aus Rhus toxicodendron hergestellt, weil Rhus venenata um New York wenig vorkommt. Die Injektion von einer Dosis (0,25—1,5) genügte in 15 von 26 Fällen, die Durchschnittsdosis ist 1 ccm. In 5 Fällen begann die Besserung nach der 2. und nur in einem Fall erst nach der 3. Injektion (Intervall 1—3 Tage). Geringe Schmerzen und sonst keine unangenehmen Nebenerscheinungen nach der Injektion. Manche Patienten erhielten nur Tinct. Rhois toxicodendri per os, was manchmal allein genügte. In einer „Tafelrundendiskussion" (wohl = freie Aussprache) in der Amer. dermat. assoc. Juni 1924, an der sich auch SCHAMBERG lebhaft beteiligte, wobei er seine interne Methode wegen des Fehlens von Schmerzen und einer Lokalreaktion der STRICKLERschen subcutanen vorzieht, wurde die SCHAMBERGsche von WILE lebhaft befürwortet, er hatte nie einen Mißerfolg, ebenso wenig ORMSBY. MORROW dagegen, der selbst seine Rhus für die Tinktur in Kalifornien sammelte, hatte keinen Erfolg. Angeblich sammelte er Rhus toxicodendron und diversiloba. SCHAMBERG glaubt, daß er nicht eine Tinktur von der gleichen Art gab, von der die Vergiftung stammte. Von HIGHMAN und CHIPMAN wurde auch darauf aufmerksam gemacht, daß in Amerika Fälle als Rhusintoxikation betrachtet werden, die gar keine sind. Die werden natürlich nicht auf SCHAMBERGS und STRICKLERS Methode heilen, sondern sich eher verschlimmern. SCHAMBERG meint aber auch, daß man die Anfangsdosis evtl. noch heruntersetzen sollte. Die mittlere Dosis von Rhus ist unschädlich für einen Durchschnittsfall[1].

Besonders lehrreich sind die Resultate, die BIVINGS an den Insassen eines Kinderinstitutes gewann, das inmitten einer Gegend lag, in der Rhus toxicodendron reichlich wuchs, wo die Kinder sich hauptsächlich im Freien aufhielten, spielten und arbeiteten. Hier gab es immerzu Rhusdermatitis, die BIVINGS mit STRICKLERS Methode behandelte. In leichten Fällen war die Tinktur per os genügend, schwere bekamen außerdem noch in 24 stündigen Intervallen, schwerste in 8 stündigen das Antigen subcutan. Das Maximum für dieses war 0,9, für die Tinktur 30 Tropfen. Der Ausschlag war meist papulös und blasig. Die längste Zeit in den schwersten Fällen, bis die Besserung eintrat, war 36 Stunden oder 12 Stunden nach der 2. Injektion. Besonders wenn Rh. toxicod. und venenata in Frage kamen, wurde auch das aus letzterer gewonnene Antigen verwendet, evtl. abwechselnd mit dem aus ersterer gewonnenen. Im Frühjahr, besonders im März wurden bei vorher Befallenen *Desensibilisierungen* mit gutem Erfolg gemacht, so daß die Betreffenden während des kommenden Sommers frei blieben. Von 15 Fällen mißlangen nur zwei. Die Behandlung und Desensibilisierung verlief ohne Unbequemlichkeiten und unangenehme Nebenwirkungen. Die geheilten und desensibilisierten Fälle wiegen um so schwerer, als sie sich täglich den giftigen Pflanzen wieder aussetzten, ohne wieder zu erkranken.

SAYER bestätigt die glänzenden Erfolge der intramuskularen Injektionen und in schweren Fällen der kombinierten Behandlung von SCHAMBERG und STRICKLER. Mitunter sah er ein fleckiges, juckendes Erythem 24—36 Stunden nach der Injektion der Patienten mit Rhusdermatitis, nicht bei anderen, das er als Antikörperreaktion auffaßt.

---

[1] Nach HAGER ist die *Maximaldosis* von Extractum toxicodendri pro dosi 0,05 und **pro die** 0,2, die von Tinct. toxicod. (Pharm. germ. I) pro dosi 1,0 und pro die 3,0.

Im Gegensatz zu dem Vorstehenden wissen Krause und Weidman fast nur Ungünstiges über die Schamberg-Stricklersche Behandlung zu berichten. Die Präventivbehandlung scheine meistens Pruritus ani, seltener Verstärkung von Hämorrhoiden zur Folge zu haben. Die Schmerzen an den Stellen der intramuskulären Injektionen wögen die Gefahr zukünftiger Attacken auf, die gewöhnlich doch nur hypothetisch sind. Es ist möglich, daß der Heilwert dieser Methode gering oder gleich Null ist, und daß die guten Resultate auf das Konto der wechselnden Intensität des Reizmittels, das zu verschiedenen Zeiten in Anwendung kam, zu setzen ist. Die Vorbeugungsbehandlung Stricklers versagte in seinen 20 Fällen.

Clock, der auch die häufig große Schmerzhaftigkeit der Injektionen mit alkoholischer Lösung betont, empfiehlt eine Lösung des „gereinigten aktiven Prinzips" in Mandelöl. Diese intramuskulär in den Deltoides gemachten Injektionen seien schmerzlos und könnten sogar wegen der langsameren Reaktion höher konzentriert werden. Sie sind wirksamer als jeder bisher hergestellte Extrakt.

Nach dem J. amer. med. Assoc. wird das Stricklersche Antigen, welches ohne Patent oder Handelsmarke der U. S. A. durch die „American Chemical Laboratories" in Philadelphia hergestellt wird, durch Extraktion der frischgesammelten Blatter mit Alc. absol.. Zusatz von Zinksulfat und Natriumphosphat zur Fallung des Zinks als Zinkphosphat, Trocknung des Pracipitates, Ätherextraktion, Verdunstung des Äthers und Trocknung des Rückstandes bei niedriger Temperatur gewonnen. Das Antigen, welches zur Feststellung der Empfindlichkeit gegen Rhus toxicodendron, zur Desensibilisierung und zur Linderung der Symptome der Dermatitis angewandt wird, wird in Packungen zu 4 Ampullen à 1 ccm abgegeben, die jede 0,0125 in $40^0/_0$igem Alkohol gelöst enthalt, der „Dermal test" in solchen von 1 ccm mit 0,005 g in einer Lösung von $15^0/_0$ Dextrose, $10^0/_0$ Alkohol und $75^0/_0$ Wasser. Dem Rhus-toxicodendron-Antigen liegt noch eine Ampulle mit dem „Test" für Rhus venenata bei, ebenso wie dem Antigen und Test für diese noch eine für Test auf Rhus toxicodendron beigegeben ist.

Die Angelegenheit erregte in dem Maße das Interesse der amerikanischen Dermatologen, daß Williams eine große *freie Aussprache in der American medical association im Mai 1925* darüber herbeiführte. Auch hier wurde großes Gewicht auf die spontan so wechselnde Intensität als Grund zu allzu günstigen bzw. optimistischen Urteilen über die Behandlungsmethode gelegt. Auch Horatio Wood jr. gehört zu den Zweiflern, wobei er von der Meinung beeinflußt ist, daß nur Proteine Immunitätsreaktionen gäben, und das toxische Prinzip der Rhuspflanze doch kein Protein sei.

Vielen Zweifeln begegneten auch Mitteilungen über günstige Resultate von Venenata-Antitoxin bei Diversilobavergiftung, oder von Toxicodendron-Antitoxin bei Verniciferaerkrankung. Williams (S. 851) hatte nämlich eine Lackdermatitis, also durch Rhus vernicifera entstanden, mit Toxicodendron-Antigen angeblich mit glänzendem Erfolge behandelt, indem die seit Wochen bestehende Dermatitis in 3 Tagen heilte. Williams behauptete, daß das Toxicodendron-Antigen gegen die durch die 4 Rhusarten erzeugten Dermatitiden wirke.

Der gute Erfolg einer *milden Lokalbehandlung* wurde aber auch verschiedentlich betont. Vor dem Zurückdrängen stark sezernierender Ausschläge wurde gewarnt. Fordyce, Oliver, Guy und Cole sprachen sehr zugunsten der Schamberg-Stricklerschen Methode, die jedenfalls eine starke Abkürzung und Erleichterung bringe.

Templeton sah in 5 Fällen, in denen er eine Rhusdiversiloba-Dermatitis mit dem Extrakt der Pflanze intramuskulär behandelte, lokal um die Einstichstelle eine sich rasch vergrößernde Quaddel, die einmal vom Handgelenk bis zur Schulter reichte, dann auch eine weit — oft über die ganze Haut — verbreitete Urticariaeruption aus kleineren Quaddeln zum Teil gemischt mit den papulovesiculösen Elementen der Rhusdermatitis. Er hatte benutzt Broemmels

„poison oak extrakt" und meist CUTTERS „Toxok". Diese als allergisch gedeutete Urticaria begann 1—3 Tage nach Beginn der Injektionsbehandlung. Das Jucken war enorm. TEMPLETON glaubt, daß diese Patienten durch die Krankheit gegen das therapeutische Antigen sensibilisiert sind. Diese Komplikation steht im Gegensatz zu der von CORSON sowie von COOKE und SPAIN beschriebenen. durch die Injektionen verursachten Ausbreitung der spezifischen Rhuserkrankung der Haut. Bei dieser glauben COOKE und SPAIN, daß sie durch eine Fortleitung des aktiven Prinzips auf dem Blut- oder Lymphwege von der Injektionsstelle aus veranlaßt ist. TEMPLETON befurwortet trotz dieser seiner Fälle die spezifische Antigenbehandlung der Rhusdermatitiden, aber sie soll etwa nur um den 10. Teil so stark beginnen, also mit 0,1 anstatt 1,0 ccm Extrakt (s. u.) und langsam steigen um 0,1—0,2 ccm taglich. TEMPLETON macht aber die Injektionen nur in schweren Fällen, sonst begnügt er sich mit SCHAMBERGS peroraler Behandlung.

Ohne die STRICKLERsche Behandlung zu erwähnen, haben nun SPAIN und COOKE dessen Bahnen betreten, nämlich der Rhusidiosynkrasie und der ihr entspringenden Dermatitis durch Injektionen eines das toxische Agens enthaltenden Mittels beizukommen bzw. ihr vorzubeugen. Sie benutzten zur Herstellung ihres in der allgemeinen Einleitung erwähnten Standardextraktes die in Amerika verbreitete kletternde Varietät von Rhus toxicodendron, die *var. radicans L.* Daß sie dabei der starken Veränderlichkeit und der daraus resultierenden Unsicherheit sowohl der diagnostischen als der therapeutischen Ergebnisse Rechnung trugen, welche den auf dem bisherigen Wege hergestellten, rasch veränderlichen Präparaten anhaften, bedeutet zweifellos einen Fortschritt. Wenn man nun aber auch nach den gemachten Mitteilungen annehmen kann, daß tatsächlich der gewonnene „Standardextrakt" und die Tabletten monate-. ja jahrelang unverändert bleiben, so ist doch bei der Herstellung der Kardinalfrage, *der großen Veränderlichkeit des Ausgangsmaterials, namlich der Rhuspflanzen selbst und ihres Gehaltes an toxischer Substanz je nach Standort, Jahreszeit usw. nicht Rechnung getragen.* Wir dürfen daher den von ihnen gewonnenen Resultaten nur insofern Bedeutung beimessen, als sie sich gründen auf eine Pflanzenausbeute an dem bestimmten Standort und zu der bestimmten Jahreszeit gesammelt. Der SPAIN-COOKEsche Extrakt bedeutet also nicht eine allgemeine und überall gleich gültige Test- und Heilsubstanz, sondern nur eine zuverlässige Grundlage zur Vergleichung der von ihnen vorgenommenen Bestimmungen des Grades der Überempfindlichkeit und der prophylaktischen oder therapeutischen Wirksamkeit. Mit anderen Worten: Rhuspflanzen von einem anderen Standort und einer anderen Jahreszeit können einen „Standardextrakt" genau nach der COOKE-SPAINschen Methode hergestellt liefern, der — grob ausgedruckt — doppelt oder halb so gehaltvoll an toxischer Substanz ist. Und mit solchen Extrakten gibt es natürlich entsprechend andere Resultate sowohl bei der Testmethode zur Bestimmung des Grades der Überempfindlichkeit als bei der Feststellung der Dosierung zu prophylaktischen oder therapeutischen Zwecken. *Mit diesem Vorbehalt sind die Mitteilungen der beiden Autoren aufzunehmen.*

Ihre *Testmethode* unterscheidet sich nicht wesentlich in der Technik von der JADASSOHNschen. Es wurden Lösungen des Extraktes von 1 : 5, 1 : 10, 1 : 20. 1 : 50, 1 : 100 und 1 : 500 in Alkohol absolutus verwendet. Je nach der Reaktion werden die geprüften Fälle eingeteilt in sehr empfindliche, die schon auf 1 : 500 reagieren, in mäßig empfindliche mit Reaktion auf 1 : 100—1 : 50, und in schwach empfindliche, die erst auf 1 : 10 reagieren. Gewöhnlich wird mit der Lösung 1 : 100 begonnen, und es werden 3 Flecke aufgelegt, die nach 2, 4 und 8 Stunden entfernt werden. Dann werden die Applikationsstellen mit Wasser und Seife abgewaschen, um eine weitere Einwirkung zu verhindern. Danach ist meistens noch keine Reaktion vorhanden. Die Autoren überlassen es nun den Patienten (!) genau die Zeiten zu notieren, wann eine Reaktion beginnt mit Jucken, Stechen, Rötung, Papeln oder Bläschen. Auf diese Weise wird zunächst die Empfindlichkeit gegen Rhus überhaupt bestimmt, ferner die Verschiedenheiten in der Art der Absorption des Reizmittels und in der Länge der zur vollen Entwicklung der „typischen" Veränderungen nötigen „Inkubationszeit". Diese variiert beträchtlich bei den verschiedenen Individuen. Als positiv wird ein Fall nur angesehen, wenn Erythem mit Bläschenbildung und lokalem Jucken vorliegt. Die verschiedene Anzahl der Pluszeichen gibt bei der Protokollierung die Grade der Reaktion an. Durchschnittlich betrug die Inkubationszeit 24 Stunden, die für das Individuum konstant ist. Wenn dies bedeuten soll, daß diese Zeit bei allen folgenden Versuchen gleich bleibt, so weicht dies prinzipiell ab von unseren Erfahrungen über Sensibilisierung, die mit jeder neuen Einwirkung des Reizmittels auch insofern zuzunehmen pflegt, als die Inkubationszeit immer kürzer wird. Die Dauer der Inkubationszeit ist nicht proportional der klinischen Intensität des Falles, wechselt aber sehr auch unter den Angehörigen der gleichen Empfindlichkeitsstufe. Sie scheint unbeeinflußt zu sein durch Änderungen in der Applikationszeit oder in der Stärke des Extraktes. Ein stärkerer Extrakt verkürzt nicht die Inkubationszeit, obwohl er sehr die Stärke der Hautreaktion erhöht. Die maximale Hautreaktion tritt gewöhnlich auf bei einer Applikationsdauer von 8 Stunden; längere Applikationszeiten verstärken die Reaktion nicht.

Bei der Behandlung wurde nach Schambergs Vorgang auch der *perorale Weg* der Einverleibung gewählt und zu dem Zweck noch nach einem Jahr konstant bleibende *Milchzuckertabletten* mit 0,1 ccm des 1 : 10 alkoholischen Extraktes hergestellt. Wenn diese Behandlungsart wirksam sein soll, muß sie sehr lange fortgesetzt und regelmäßig betrieben werden. Da sie hieran oft scheitert, ist die subcutane Methode vorzuziehen, so in Verbindung mit der peroralen (s. Schamberg-Strickler). *Prophylaktisch* soll man die erste Injektion 3—4 Wochen vor der zu erwartenden ersten Exposition machen und die Behandlung während der ganzen Saison fortsetzen. Zahl und Häufigkeit der Injektionen richtet sich nach der Empfindlichkeit der Patienten, ebenso ihre Stärke. Die erste beträgt gewöhnlich 0,1 ccm der stärksten Verdünnung des Extraktes, die noch eine positive Reaktion beim Testversuch gibt. Wenn der Patient mit der Verdünnung 1 : 500 eine typische vesiculöse Eruption bekam, wird mit 0,1 ccm dieser Lösung angefangen. Gewöhnlich wurde nach folgendem Schema verfahren: Im Anfang 4—5 Wochen wöchentlich je eine, dann 3—4mal alle 2—3 Wochen eine Injektion, dann eine jeden Monat bis zum Eintritt des Frostes. Im ganzen werden von Anfang April an 10—12 Injektionen gegeben. Mit Ausnahme sehr empfindlicher Patienten kann man die Dosis steigern bis etwa zur 5. Injektion, die man dann beibehält. — Bei der *Heilbehandlung* z. B. mitten in einer schweren Attacke sind schwache, häufig wiederholte Injektionen angezeigt, etwa 0,1 ccm der 1 : 1000-Verdünnung, täglich oder alle zwei Tage bis zum Ende der Attacke. Keine Steigerung der Dosierung und große Vorsicht in der Beobachtung der Toleranz! Besonders ist diese nötig bei den chronischen, nicht saisongebundenen Fällen, die oft wochenlang behandelt werden müssen, ehe die ersten Zeichen der Besserung merkbar sind. In diesen und in den Schleimhautfällen verschlimmert eine Überdosierung rasch die Symptome. Schwache wöchentliche Injektionen oder tägliche orale Gaben lange Zeit hindurch geben die besten Chancen.

Zur Milderung der Schmerzen durch die alkoholischen Injektionen dient eine Verdünnung mit 9 Teilen einer sterilen Salzlösung in der Spritze oder auch eine Auflösung der absolut haltbaren Milchzuckertabletten in destilliertem Wasser.

Bei zu rascher Steigerung der Dosierung oder zu kurzen Intervallen zwischen den Injektionen kann es — meist nach 12—48 Stunden — zu einer *Allgemein-reaktion* kommen in Form allgemeinen Juckens oder eines allgemeinen Ausschlages, manchmal nur an den zärteren Stellen. *Es ist also nicht die Berührung der Haut mit dem toxischen Agens erforderlich, sondern der Ausbruch kann auch auf dem Blut- oder Lymphwege erfolgen.* Damit wäre die oben geäußerte Anschauung von ROST widerlegt, daß nur die direkte Beruhrung mit dem Harzsaft den Ausschlag gäbe.

Bei der Beurteilung der Behandlungsresultate haben die Autoren nun gegenübergestellt die Wirkung der Berührung mit der Pflanze und die der Wiederholung der vorausgegangenen Testproben. Dabei hat sich dann ein auffallender Unterschied ergeben in den etwa 100 in Betracht kommenden Fällen. Während nämlich die Reaktionen auf die Testproben auch nach intensiver Behandlung (z. B. 5 Monate peroral, die nächsten 8 Monate wöchentlich eine Injektion) sich völlig gleich blieben, verhielten sich 59% der Fälle gegenüber der Berührung mit der Pflanze negativ (auch mit dem austretenden Harzsaft?).

Die „Immunität" dauert meist nur eine Saison. In milderen Fällen, die 2—3 Jahre hintereinander behandelt waren, wird sie aber wahrscheinlich länger dauern. Die Autoren schließen ihre nach manchen Richtungen hin bemerkenswerte Arbeit mit folgendem Gedankengang. Da das klinische Resultat erfolgreich war, so ist an einer Wirksamkeit nicht zu zweifeln, auch wenn der Grad der durch die Behandlung erreichten „Immunität" nicht durch eine Änderung der Hautreaktion nachzuweisen ist analog dem Verhalten beim Heufieber. Da aber bei der Rhusvergiftung die Haut sowohl die Aufnahme des toxischen Agens besorgt als auch die dadurch bewirkte Reizreaktion produziert, hätte man hier doch eher eine deutliche Änderung des Grades der Immunität erwarten können.

Zu der Immunitätsprobe durch Berühren der Pflanze kommt bei der Beurteilung des Erfolges natürlich wieder die wechselnde Giftigkeit der gleichen Art je nach Standort und Jahreszeit in Betracht, von der uns ja gerade der „Standardextrakt" unabhängig machen sollte. Theoretisch müßten wir jedenfalls dessen Erzeugnissen auf der Haut das größere Vertrauen entgegenbringen. wenn wir auch nicht die nach der beabsichtigten Desensibilisierung erreichten Erfolge gegenüber der Berührung mit der Pflanze vernachlässigen wollen, die aber nach der ROST- und GILGschen Feststellung auch nur dann Beweiskraft haben, wenn dabei der Harzsaft selbst, der z. B. an wenn auch noch so kleinen Knickungen oder Bruchstellen der Stengel und Blätter und wenn auch nur in minimalsten Mengen ausgetreten ist, in Berührung mit der Haut kommt. Bei Berührung mit den intakten Pflanzenteilen bleibt eben der Reizeffekt aus.

Die auf den Prinzipien der Desensibilisierung aufgebaute SCHAMBERG-STRICKLERsche und SPAIN-COOKEsche Methode verheißt doch wohl sicher eine wirkungsvolle Therapie gegen die oft furchtbare Dermatitis mit Fieber, Prostration, dem Zwang zur Aufgabe jeder Beschäftigung, gegen „einen der lästigsten und oft entkräftenden Zufälle" während des Sommers. Sie bedeutet einen vorbildlichen Hinweis, wie man evtl. auch anderen Pflanzenidiosynkrasien beikommen bzw. ihnen vorbeugen kann. Diesem Ziel wird man noch näher kommen, wenn die chemische Darstellung des wirksamen Prinzips dieser Pflanzenhautgifte weiterhin mehr und mehr gelingen wird.

Wie schon einmal oben erwähnt, wurde trotz dieser „immunbiologischen" Versuche der Rhusvergiftung prophylaktisch und therapeutisch beizukommen, gerade auch von den amerikanischen Dermatologen einer *milden Lokalbehand-lung* besonders zur Linderung der subjektiven Beschwerden das Wort geredet. Hier scheint die Anwendung einer gesättigten Bleiacetatlösung in 50—75%igem

Alkohol nach den Erfahrungen von Rost und Gilg an erster Stelle zu stehen auf Grund der früheren Empfehlung von Chesnut. Buchheim hatte Bleiwasserbehandlung empfohlen. Als vorbeugende lokale Maßnahme hatte C. Schwalbe mehrmalige Waschungen am Tage mit $^1/_{10}$ bis $^1/_2\,^0/_0$iger Lösung von Kaliumcarbonat gegen das Gift von Rhus diversiloba empfohlen. Unmittelbar nach der Berührung sollte mit Wasser und Seife gewaschen werden, da es immer einige Zeit dauert, bis der giftige Saft eindringt. Später werden auch Pinselungen mit Jodtinktur empfohlen. *Vorheriges* Einreiben mit einem Öl oder Fett soll auch schützen. Erleichterung der heftigen Beschwerden gibt eine starke Lösung von Magnesiumsulfat in Wasser mit etwas Glycerin. Horatio Wood jr. empfiehlt folgende Lokalbehandlung als beste: Nach dem Abwaschen und sorgfältigen Abtrocknen wird mit einer $5^0/_0$igen Eisenchloridlösung eingepinselt (die gewöhnliche Tinktur mit 2 Teilen Wasser verdünnt). Auch Byram und Harrison empfehlen Eisenchlorid. Wenn nach dem Eintrocknen die Haut entzündet erscheint, wird eine etwa $2^0/_0$ ige Carbollösung das Jucken und Brennen sehr mildern. Schutz vor Licht und Luft ist sehr empfehlenswert z. B. mit „chirurgischem Paraffin" nach Mc Nair. Auch v. Adelung (Flury und Zangger, S. 319) empfiehlt besonders das Abwaschen mit möglichst heißem Wasser (auch gegen das Jucken) und Seife, zur Behandlung der Dermatitis Kaliumpermanganat (wie Harrison), Ichthyolkollodium oder Jodtinktur. Auch er warnt wie fast alle vor Salbenbehandlung. Von Lamson wurde *Benzoylperoxyd* als ausgezeichnetes Heilmittel gegen die Rhusdermatitis (Toxicodendron) empfohlen. Pulverförmig auf die Läsionen gebracht, wirkt es leicht schmerzbetäubend, stillt das Jucken, heilt den oberflächlichen Ausschlag ab, verhindert die Ausbreitung desselben, und „zerstört durch seine oxydierenden Eigenschaften das Toxicodendrol". Macht berichtet einen Fall, wo beim Anzünden einer Zigarette der darüber gelegte Verband Feuer fing, und durch eine Explosion die Haut und ein Teil der Muskeln der rechten Hand zerstört wurden. Die Verletzung heilte aber nach kurzer Zeit. Die Anwendung von Benzoylperoxyd muß mit Vorsicht bei der immer vorhandenen Explosionsgefahr geschehen. — Harrison empfiehlt als Milderungsmittel Umschläge von *verdünntem* Liq. Plumbi subacetici oder alumin. acet., auch eine Lösung von Fluidextrakt der Grindelia. Als Hausmittel rät er Umschläge aus den Blättern von „Jewel weed" (dem Löwenmaul ähnlich ?).

Byram spricht sich für die Beseitigung der Pflanzen durch Hacken des Landes und Bestäuben der Pflanzen mit Calciumchlorat, das sie abtötet, aus.

Bloch sagt zusammenfassend über die Ergebnisse der Versuche mit Primeln und Rhus: „Alle diese Dinge, die ich hier nur vorläufig mitteile, bedürfen gewiß noch einer sehr genauen Revision und Durcharbeitung im einzelnen. Aber man wird doch jetzt schon den Eindruck kaum los, daß hier derselbe oder doch ein sehr ähnlicher biologischer Mechanismus im Spiele ist, wie bei echten immunbiologischen und anaphylaktischen Zuständen."

### Die Lack- und Mah-Jongg-Spielschachtel-Dermatitis.

Der helle Saft, gemischt mit einer sehr weißen, milchigen Substanz, der aus den tiefen Rindeneinschnitten bei *Rhus vernicifera* DC. ausfließt, trocknet an der Luft schnell ein, wird dunkelbraun und fast schwarz. Aus ihm wird der Lack hergestellt, mit dem in Japan, China, Korea usw. die prachtvollen Lackwaren gefirnißt werden. Von ihm sagte schon 1712 Kaempfer („Amoenitatum exoticarum"), daß dieser Lack einen Dunst aushauche, durch den die Lippen anschwöllen und der Kopf schmerze, weshalb die Handwerker sich Mund und Nase zubänden. Allen berichtet 1887 aus Korea, daß zahlreiche Fremde und

Eingeborene an „Firnisvergiftung" leiden, die durch das bloße Durchschreiten eines Lackwarenladens oder durch die Berührung frisch lackierter Waren bei Empfindlichen entsteht. Er gibt ferner an, daß auch ältere Lackwaren zur Regenzeit, wenn alles in Feuchtigkeit gehüllt ist, wieder giftig werden. Da meist das Gesicht in erster Linie und am stärksten beteiligt ist, wird häufig zuerst Erysipel diagnostiziert. Die oben besprochenen Resultate Rosts und Gilgs lassen alle diese Mitteilungen, die sich auf Wirkungen eines flüchtigen Rhusgiftes beziehen, in sehr zweifelhaftem Licht erscheinen. Neuere Veröffentlichungen stammen von Muichi, Pusey, Usuba, Wayson. In dem von Pusey berichteten Fall war 3 Jahre vorher schon eine Rhusdermatitis vorausgegangen. Hauttests mit der alkoholischen Lösung des Lackes waren positiv: breite entzundliche Quaddel von 10-Centstückgröße, nach 4 Minuten aufgeschossen. Pusey teilt noch mit, daß die Dermatitis aus Rhus vernicifera in Japan und China seit mehr als 1000 Jahren bekannt ist (s. auch Buraczynski. Rost, Tôyama). Alter Firnis wirkt wie die frische Pflanze. Der Lack eines vor 1000 Jahren in einer Ruine gefundenen und zum Teil verbrannten „jar" (Krug) enthielt den Reizstoff noch, er kann also kein „flüchtiges Gift" sein. Ähnliche Falle wie Pusey berichtet Wayson aus einer der größten Konservenbüchsenfabriken. Die „Disponierten", die nur mit den erkalteten Büchsen zu tun haben, erkranken nur mild, die aber, welche die heißen zu behandeln haben, sehr heftig wie an Scharlach unter heftigstem Jucken  Heilung mit Schuppung. Die ältesten Arbeiter sind die empfindlichsten, so daß auch fast alle erkranken. Wenn einer nach der ersten Andeutung die Arbeit niederlegt, dann ist der Verlauf mild. Es gibt aber eine kleine Anzahl Menschen, die auf die geringste Exposition mit einer starksten Attacke antworten. Vorbeugungsmittel: Lederhandschuhe und vorherige Einfettung. Little-China glaubt im Gegensatz zu einigen, oben angeführten Tatsachen, daß die toxischen Eigenschaften durch gründliches Austrocknen der Waren im Laufe von 8—14 Tagen schwinden, wahrend solche Gegenstände, die nicht genügend getrocknet exportiert waren, ihre hautreizende Eigenschaft lange behalten können. Die chinesischen Lackierer schützen sich durch Abwischen mit Teeöl, dem ausgepreßten Saft der Samen von Thea sasanqua. Auch Umschläge von Natr. hypophosph. oder einer Sublimatlösung werden empfohlen (und Stricklers Prophylaxe? T.).

Nachdem neuerdings das chinesische *Mah-Jongg-Spiel* sich sehr verbreitet und auch bei uns zahlreiche Anhänger gefunden hat, ließen die Mitteilungen uber heftige Dermatitiden durch die Beruhrung mit den lackierten Schachteln, in die das Spiel verpackt ist, nicht lange auf sich warten. Es liegt natürlich gar kein Bedürfnis vor, eine neue Mah-Jongg-Spielschachtel-Dermatitis zu kreieren, da sie sich mit der Lack- bzw. Rhus-vernicifera-Dermatitis deckt und nichts von ihr spezifisch Abweichendes hat. Es handelt sich auch hier um das flüchtige Glykosid von Rhus vernicifera. Nach Levin (New York) dringt die giftige Substanz entlang den Haarfollikeln und Schweißporen in Epidermis. Corium und die tieferen Gewebslagen und erzeugt mitunter schon nach wenigen Stunden eine Entzündung an Hals, Gesicht, Handen und Genitalien von verschiedener Intensität unter Brennen und Jucken, Schwellung und Rötung der Augenlider, Bläschen und Krusten. E. Zeisler in Chicago beschreibt einen Fall, der in der 2. Woche nach Beginn des Ausschlages Kopfschmerzen, Schlaflosigkeit und allgemeine Mattigkeit bekam. Etwas abgeschabter Lack rief auf der gesunden Haut des Beines nach 24 Stunden eine vesiculöse Dermatitis hervor. Auch Highman beschreibt noch einen Fall, in dem der Testversuch mit dem von den *lackierten* Schachteln Abgekratzten positiv ausfiel. Da das Spiel bei uns in jedem Spielwarenladen zu kaufen ist, haben wir — *echte Schachteln vorausgesetzt* —— vielleicht auch bald Gelegenheit, die Rhusdermatitis aus eigener Anschauung kennenzulernen und die Stricklersche Therapie anzuwenden.

Genauere Untersuchungen über die Lackdermatitis verdanken wir Tôyama und Usuba (a), eine prächtige morphologisch-anatomische Studie des japanischen Lackbaums M. Möbius. Tôyama bespricht die botanische Klassifikation und die Geschichte des „chinesischen" Lackbaums und seine volkswirtschaftliche Bedeutung. Das wirksame Prinzip ist das *Urushiol*, das im japanischen Lack in viel größerer Menge als im chinesischen enthalten ist. Daher sind die Reaktionen aus dem ersteren viel stärker. *Lackierte Gegenstände lösen die gleichen Reaktionen aus:* akute Dermatitis, starkes Ödem, Knötchen- und Bläschenbildung ähnlich wie bei Rhus toxicodendron und verwandten Rhusarten, aber ohne deren Allgemeinwirkungen. Nach zweistündiger Applikation eines verdünnten Lacks oder einer 10%igen Lösung von Urushiol in Olivenöl sind Epidermis und Corium noch relativ frei, während die Talgdrüsen, deren Sekret sich in dem Lack löst (nicht umgekehrt?) die Hauptveränderungen zeigen. Es folgt Erweiterung der Papillarkörper- und der subpapillaren Gefäße. Erst nach 24—48 Stunden klinische Rötung mit intensivem Jucken. Es tritt dann eine Vacuolisierung in der Epidermis auf, die Keratohyalinschicht schwindet, es kommt zu perivasculären Infiltraten aus Lymphocyten und Eosinophilen, letzteren auch im Blaseninhalt. Das Lackgift wird durch die starke Exsudation neutralisiert und unschädlich gemacht. Nach 5 Tagen deutliche Abnahme der entzündlichen Erscheinungen, Beginn einer Parakeratose. Die Infiltration um die Gefäße schwindet nach einiger Zeit. Usuba (b) vertiefte 2 Jahre später die histologischen Untersuchungen. Die untersuchte Haut wurde lebend entnommen. Es wurde mit Rohlack, dem Saft der japanischen Rhus vernicifera und mit Urushiol, seinem giftigen Hauptbestandteil, experimentiert. Die erste Erscheinung der Rhusdermatitis 2 Stunden nach dem Bestreichen der Haut mit Saft oder Urushiolöl (10%ige Olivenöllösung) ist eine seröse Exsudation im untersten Teile der Hornschicht. Nach der Passage der Hornschicht gelangen die giftigen Bestandteile in die reaktionsfähige Körnerschicht und reizen deren Zellen. Hierdurch lockert sich die Verbindung der Epidermiszellen, und das Eindringen des Lacks oder des Zellexsudates in die Epidermisschicht wird erleichtert. Nach 24stündiger Einwirkung ausnahmsweise bedeutende Zerstörung der Epidermiszellen. Gewöhnlich aber ist die seröse Exsudation in der Cutis der Vorbote der mikroskopischen Veränderungen an den Epidermiszellen. Nun folgen Gefäßerweiterung und perivasculäre Infiltration und später die sekundären Veränderungen in der Epidermisschicht: Ödem, Infiltration und Bläschenbildung. *Das Urushiol scheint ein Gefäßgift zu sein.* Das Auftreten der serösen Flüssigkeit, die Gefäßerweiterung und die Zellinfiltration bedeuten Schutzwirkungen für den Organismus. Die Übertragung des Blaseninhaltes ruft beim Überempfindlichen keine Reizung hervor. *Die Verteilung des Fettes in der Haut* ist bestimmend für den Sitz der Veränderungen, weil die giftigen Substanzen in Fett leicht löslich sind. Besonders beweisend dafür ist das frühzeitigste und häufigste Befallensein der Talgdrüsen, deren Zerstörung schon nach 5 Stunden anfängt nachweisbar zu sein. Die Steigerung der Rhusempfindlichkeit in der Pubertätszeit hängt mit der Steigerung der Talgsekretion in derselben zusammen. Die Lieblingsstellen der ersten entzündlichen Erscheinungen sind die Haarbalgmündungen und die Schweißporen; die tieferen Partien der Haarfollikel und Ausführungsgänge der Schweißdrüsen bleiben meist intakt. Die Schweißdrüsen werden nur selten beteiligt.

Tôyama und Hayashi suchten durch Feststellung des Alkaligehaltes in der Kaninchenhaut die größere oder geringere Empfindlichkeit gegen den japanischen Lack zu erklären. Wichtiger als die absolute Menge der in der Haut vorhandenen

Alkalien ist eine Änderung des normalen Mengenverhältnisses der verschiedenen Alkalien untereinander, besonders des Gehaltes von Ca : K. Nach dem Vorgang von LUITHLEN konnten sie diese Änderung durch die Ernährungsart der Kaninchen experimentell erzielen. Sinkt der Kalium-Calciumgehalt, steigt die Neigung zur Lackdermatitis. Auch Beziehungen der Wasserstoffionenkonzentration der Haut zu ihrer Reizbarkeit wurden festgestellt. Wenn die Grenze 6,94—7,01 nach der sauren oder alkalischen Seite überschritten wird, wird die Empfindlichkeit der Haut erhöht.

Von dieser exquisiten Überempfindlichkeit gegen drei Arten von Pflanzen: *Spargel, Primel, Sumach,* können wenigstens die beiden letzteren in gewissem Sinne als Typen gelten. Sie sind am besten gekannt und studiert. Alle drei haben gemeinsam die Möglichkeit — vielleicht sogar die Notwendigkeit einer Sensibilisierung, die Rhusdermatitis ist zugleich ein eklatantes Beispiel für eine Möglichkeit der Desensibilisierung, nicht aber für die Erzielung einer wirklichen Immunität.

## B. Die übrigen Reizpflanzen, ihre Produkte und ihre Wirkung auf die Haut.

Nun haben wir aber noch Hunderte von *hautreizenden Pflanzen,* die alle in den Rahmen dieses Beitrags fallen. Bei der folgenden Besprechung derselben sollte naturgemäß doch eine gewisse Ordnung, eine Gliederung des Stoffes Platz greifen. Aber nach welchen Prinzipien? Ursprünglich schwebte mir eine Dreiteilung vor, die gegründet war auf einer Art quantitativ abgestufter Reizfähigkeit: 1. Pflanzen, gegen die alle Menschen empfindlich sind, 2. solche, gegen die nur bei einer größeren Zahl Überempfindlichkeit besteht, und 3. solche, bei denen dies nur bei einzelnen Ausnahmen der Fall ist. Die Abgrenzung der ersten Gruppe macht kaum Schwierigkeiten. Um so größere aber die der zweiten und dritten; denn durch die gelingende Sensibilisierung ursprünglich nicht reagierender Menschen mit ihnen werden immer mehr aus der dritten Kategorie in die zweite versetzt. Nun könnte man ja gerade diesen Vorgang oder diese Möglichkeit auch zum Einteilungsprinzip machen, so daß alle die Pflanzen in die zweite Klasse kämen, gegen die erst nach vorausgehender Sensibilisierung eine Reaktion zu erzielen wäre. Die dritte würde eingenommen von einer ganz geringen Zahl Pflanzen, gegen die nur wenige Menschen überempfindlich sind, diese aber schon bei der ersten Berührung mit der geringsten Menge, oft nur mit Spuren oder Stäubchen, ohne vorausgehende Sensibilisierung. Diese Einteilung, der ein logisches Prinzip nicht abzusprechen wäre, hätte nur den Nachteil, daß ihre Grundlagen heute noch nicht feststehen, sondern je nach der Ausdehnung unserer Versuche mit der Sensibilisierung schwanken. Denn durch zielbewußte Steigerung der Empfindlichkeit, die wir mit Pflanzen der dritten Klasse vornehmen, ergibt sich, daß sie auch zu Reizpflanzen der zweiten Kategorie werden können. Man hatte früher bei den medikamentösen Eruptionen eine Zweiteilung gemacht, je nachdem die chemischen Stoffe von außen oder von innen einwirkten und demgemäß mehr ekzematöse oder mehr erythematös-urticarielle Folgen hatten, aber auch diese Abgrenzung wurde durchbrochen, indem Mittel, die, wie man meinte, nur von außen wirkten, auch parenteral oder enteral von innen ein Exanthem im Gefolge hatten, genau wie bei unserer Spargeldermatitis. Da auch die Gruppierung nach systematisch-botanischen Klassifikationsprinzipien nichts besonderes Befriedigendes bei diesen biologischen Vorgängen hat, so ziehe ich *vorläufig* die nichts präjudizierende, *alphabetische Reihenfolge* vor. Als ideales zukünftiges Einteilungsprinzip schweben mir aber die in den verschiedenen Pflanzen enthaltenen chemischen Reizstoffe vor bzw. der gewiß manchen von ihnen trotz morphologischer und systematischer Verschiedenheit gemeinsame chemische Aufbau oder eine in ihnen enthaltene, gemeinsame, einfache Atomgruppierung, die sich experimentell als die Trägerin der Reizwirkung oder der idiosynkrasischen Giftwirkung herausstellen wird nach Analogie der Blochschen Aufhellung des Wesens der sog. Jodoformidiosynkrasie, die sich schließlich als eine Methinspezifität entpuppte. Ich sah ab davon, nochmals die Liste von White oder von Morrow (Literaturverzeichnis I) zu reproduzieren, zumal die erstere so zahlreiche, bei uns ganz unbekannte und auch in ihrer Heimat oft keine große Rolle spielenden Pflanzen enthält, die White nur aus den kurzen Bemerkungen der amerikanischen Pharmakopoe oder aus kurzen persönlichen Mitteilungen als *reizverdächtige* Pflanzen kennt und danach anführt. Es existieren noch zwei Aufzählungen, die mir aber nicht zugänglich waren: Bernard Smith: Poisonous plants of all countries, und Sowerby und Johnson: British poisonous plants, London 1861.

Zur leichteren Erkenntnis der *systematischen Verwandtschaft* habe ich die natürliche Klasse und Ordnung nach Stephan Endlichers zwar nicht modernem, mir aber sehr brauchbar erscheinenden und in meinem Besitz befindlichen, also jederzeit zugänglichen System unter den Überschriften jeweils eingefügt.

Daß nicht durchgängig die lateinischen Pflanzennamen für die Überschriften verwendet wurden, rührt daher, daß ich glaubte, die deutschen, bei uns allgemein gebräuchlichen erleichterten das Auffinden, also eine gewollte Inkonsequenz aus praktischen Gründen. Manchmal sind unter einem z. B. dem Namen der Gattung oder einer höheren systematischen Einheit mehrere Pflanzen mit gleicher Wirkung vereinigt. Außer in einer derartigen gemeinsamen Besprechung z. B. der „Hölzer" finden sich einzelne, genauer bekannte auch unter ihrem eigenen Namen (und Anfangsbuchstaben) z. B. Teakholz, Satinholz, Cocoboloholz usw. besonders besprochen. Manche Pflanzenprodukte sind unter dem Anfangsbuchstaben ihres eigenen Namens eingereiht, z. B. „Insektenpulver", nicht unter Pyrethrum oder Chrysanthemum.

### Acacia, spec. divers.
(Australien. Classis LXII Leguminosae, Ordo 279 Mimoseae Endl.)

Nach Maiden machen die Splitter von *Acacia shirleyi* Maiden schmerzhafte Wunden. Der *Acacia harpophylla* sei das „Brigalow-Jucken" zuzuschreiben, das durch ein feines, gelbes, der Rinde entstammendes Pulver entstehe. Besonders werden die Holzarbeiter betroffen. Es laufen aber auch juckende Ausschläge mit unter, die durch die Haare oder die Cocons von Raupen entstehen (auf *Acacia pendula* und *homalophylla*) auch durch andere Insekten (giggles), die also mit der Pflanze direkt nichts zu tun haben. Maiden macht sogar für die meisten Ausschläge der mit Akazien beschäftigten Arbeiter Raupenhaare verantwortlich. Eine größere Zahl, aber nicht alle Bearbeiter des „Schwarzholzes" von Acacia melanoxylon bekommen eine schwere Dermatitis der Rückseiten der Vorderarme, des Nackens, des Gesichts und besonders der Augenbrauen durch das Sägemehl, Jucken, Nässen, Schwellung, Conjunctivalreizung. Besonders tritt sie in der Wärme beim Schwitzen auf. Einzelne Individuen sind sehr sensibel, andere arbeiten jahrelang ungestraft in den Betrieben. Cleland selbst war ganz unempfindlich gegen das Sägemehl, dessen alkoholische Extrakte oder Salbenverreibungen. Er betrachtet den „Schwarzholzausschlag" als das Resultat einer Sensibilisierung. Wohlstein und L. Schmidt erwähnen einen Patienten, der an Heufieber und Acacienidiosynkrasie litt, und dessen Bruder eine ausgesprochene Überempfindlichkeit gegen den Genuß und Geruch von Fischen und gegen Fischleim (Syndetikon) hatte.

**Acajounuss** s. unter Anacardium occidentale et orientale.

## Achillea millefolium L.

(Schafgarbe, Milfoil. Classis XXXI Aggregatae, Ordo 120 Compositae ENDL.)

Low berichtet von einem Farmer, der nach Hantieren mit Hafer und Gerste eine heftige Dermatitis bekam. Einreiben mit Hafer- und Gerstenmehl oder -kleie ergab keine Reizung. Diese aber trat deutlich auf, als er sich mit der das Getreide verunreinigenden Schafgarbe, die ja bei uns vielfach zu einem Tee verwendet und dazu reichlich gesammelt wird, einrieb. Hier handelt es sich jedenfalls um eine ganz seltene Überempfindlichkeit. LEWIN (S. 646) erwähnt, daß nach dem Trinken des beliebten Tees einige Male universelle Ausschläge mit unerträglich juckenden, kleinen bis erbsengroßen Bläschen beobachtet wurden.

Die unten zu besprechende Uferpflanzen- oder Strandbaddermatitis, die von den verschiedenen Autoren auf die scharfrandigen Blätter der Riedgräser zurückgeführt wird, wird von PHILADELPHY (a), der sie auch in 5 Fällen sah, nach einem positiven Versuch mit Blättern und alkoholischem Extrakt aus denselben, der *Achillea millefolium* zugeschoben. Er konnte jetzt (b) noch einen zweiten Fall bei einer Studentin experimentell beweisen. Versuche mit 13 anderen, der gleichen Stelle entnommenen Pflanzen schlugen fehl. Ebenso solche mit Achillea millefolium bei einem zweiten Fall.

In dem Bestreben die unten beschriebene Wiesen- und Uferpflanzendermatitis aufzuklären, untersuchte GANS eine Stelle des Neckarufers bei Heidelberg, an der eine Studentin sich die schon seit 1920 in Heidelberg bekannte Erkrankung geholt hatte, auf die etwaige Reizpflanze. Unter 14 Pflanzen machte die *Schafgarbe* schon nach 10 Minuten bei der Patientin eine Schmerzempfindung.

Nach 24 Stunden war im Bereich des aufgelegten Blattes eine entzündliche Rötung vorhanden, an einzelnen Stellen stecknadelkopf- bis erbsengroße blasige Abhebungen der Epidermis. Die entzündliche Rötung war nach 144 Stunden noch nicht ganz abgeklungen. Noch nach 3 Monaten war eine Pigmentierung wie nach der ursprünglichen Dermatitis vorhanden. 24 Stunden nach Beginn des Versuchs waren auch die bereits abgeklungenen, zuerst erkrankten Hautstellen wieder stark gerötet und schmerzhaft.

*Die Schafgarbendermatitis hinterläßt also eine Allergie,* die bei erneuter Berührung nicht nur zu einer frischen Dermatitis an der Berührungsstelle, sondern auch zu einem Wiederaufflackern an den abgeheilten Krankheitsherden führt. Bei der Studentin ergab die Einreibung in die unveränderte oder oberflächlich scarifizierte Haut mit frischen und gekochten Schafgarbenblättern sowie mit dem Kochsaft nur für die Schafgarbe eine positive Reaktion, die stärker war mit den frischen Blättern und auf der scarifizierten Haut. Die Versuche mit dem etwa noch in Betracht kommenden Wiesenkerbel verliefen, abgesehen von den gleich zu erwähnenden leichten Symptomen negativ. Unter 15 Kontrollpersonen fanden sich 3, die vorher nicht mit der Pflanze in Berührung gekommen waren, die beim Einreiben frischer Blätter in scarifizierte Haut leichtere und stärkere Erytheme mit Andeutung einer Quaddel zeigten. Nach einer $^1/_2$ Stunde aber waren diese Erscheinungen geschwunden. Mit diesen Personen wurden auch an Ort und Stelle durch Liegen in der Schafgarbe ohne Berührung mit Wasser, nach dem Baden, vor und nach Sonnenbestrahlung Versuche gemacht, alle negativ. Dann wurden bei der Studentin die natürlichen Bedingungen nachgeahmt: Aufbinden der Pflanzenblätter nach Sonnenbestrahlung, zuerst Anfeuchten der Haut, dann Aufbinden der Blätter. Am stärksten war die Reaktion, wenn nach Sonnenbestrahlung die Haut angefeuchtet, und dann die Pflanze aufgebunden wurde. Die Durchfeuchtung könnte natürlich auch durch den Schweiß geschehen.  Mit einem Ätherextrakt trat bei zwei auch schon an der Wiesenpflanzendermatitis erkrankt gewesenen Studenten ein bald schwindendes, lichenoides Erythem auf.  — Gans berichtet übrigens gelegentlich dieser Untersuchungen, daß *Anthriscus silvestris* Hoffm., der Kälberkropf oder Wiesenkerbel, diese bei uns außerordentlich verbreitete Umbellifere, auch eine mäßige, aber bald spontan verschwindende Rötung hervorrief.  Dies gibt Gans Anlaß, in seinem  Fall  möglicherweise  eine  polyvalente  |Überempfindlichkeit  anzunehmen.  Auch könnte der Reizstoff in beiden Pflanzen ähnliche Wirkung haben.

## Aconitum Napellus L.

(Eisenhut.  Classis XLII Polycarpicae, Ordo 180 Ranunculaceae Endl.)

Durch Einreiben mit gutem Aconitin oder Tinctura Aconiti Jucken, Prickeln, Stechen, Taubheit und Empfindungslosigkeit, selten Röte, Bläschen, erysipelatöse Entzündung (Dierbach, Piffard, zit. bei Morrow).  Häufig sollen auf den inneren Gebrauch eine reizbare Bläscheneruption, sehr stark juckend, auch Blasen und Pusteln aufgetreten sein.  Hugo Schulz berichtet von einem Schüler von Schroffs, der 0,05 Aconitin genommen hatte, daß unter anderem in der Gesichtshaut sich ein kriebelndes Gefühl mit folgender Abschälung entwickelte.  Die Haut des Körpers erschien durch rote Flecke wie punktiert.

## Allium L.

(Lauch, Zwiebel.  Classis XV Coronariae, Ordo 55 Liliaceae Endl.)

Durch mündliche Mitteilung eines hiesigen Kollegen wurde mir von einer absoluten Idiosynkrasie gegen alle Lauchpflanzen bei einem Professor der Medizin berichtet.  Das Knoblauchöl (Kobert, S. 540) scheint der Reizträger zu sein. — Im Gouvernement Pensa in Rußland kommt eine papulöse, stark juckende Hautaffektion vor durch eine Milbe, die sich in faulenden Zwiebeln entwickelt.  Diese werden dort von den Landleuten auf einem Bettgestell unter der Zimmerdecke aufgehoben, die Milben fallen dann herunter.  Beim Zerkratzen werden sie noch in die gereizte Haut eingerieben.  Mit dieser *Zwiebelmilbe* (Rhizoglyphus hyacinthi, Familie Tyroglyphidae) experimentierten Pawlowsky und Stein unter möglichster Nachahmung der natürlichen Vorgänge.  Die Milben machen mit ihren scharfen Kiefern kleine Verletzungen der Epidermis, in die ihr Magensaft oder Speichel entleert wird.  Als Effekte des Kratzens entwickeln sich sekundäre Pyodermien mit ihren Folgeerscheinungen.

Urbach (m, S. 96) erwähnt eine von Eskuchen berichtete Überempfindlichkeit gegen Zwiebeln aber nur zu einer Zeit, wo Patient Heufieberattacken hatte. Dabei spielten wohl Pollen eine sensibilisierende Rolle  (Auch Castaigne und Gouraud zit. bei Urbach [m, S. 102] und Urbach selbst.) Knoblauch (Ratner zit. bei Urbach [m, S. 102].)

## Aloë Tournef.

(Der eingedickte Saft verschiedener afrikanischer Aloëarten wie ferox Mill., vulgaris Lam., soccotorina DC. u. a.  Classis XV Coronariae, Ordo 55 Liliaceae Endl.)

Werner Jadassohn (b) konnte bei externer Aloëapplikation eine ekzematöse Überempfindlichkeit konstatieren bei fehlender urtikarieller, durch einfache Applikation auf den Scarificationsstrich.  Der Prausnitz-Küstnersche Versuch fiel negativ aus.

## Ampelopsis Hoggii und quinquefolia MICHX.

### (Classis XL Discanthae, Ordo 165 Ampelideae ENDL.)

Dieser „wilde Wein", in den Vereinigten Staaten „Virginia creeper" genannt, hat nach LOW auch hautreizende Eigenschaften. BURD erwähnt ein Ekzem durch Berührung mit den Blüten der Pflanze. Es ist aber auch nicht ausgeschlossen, daß sie manchmal von Laien mit der ebenfalls kletternden Rhus toxicodendron verwechselt wird, deren Blätter auch eine schöne Herbstfärbung annehmen und deren Zweige deshalb für Sträuße gesammelt werden. Die Dermatitis durch Ampelopsis quinquefolia (Syn. Parthenocissus quinquefolia [L.] PLANCH.) behandelt GRINDEN und WHITE, ferner STUART PALM und HARRISON. WHITE nennt auch Ampelopsis japonica.

## Anacardiaceae.

Diese zu der 57. Klasse ENDLICHERs, den Terebinthineae gehörige 247. Ordnung enthält wohl die größte Anzahl und vielleicht auch die am stärksten hautreizenden Pflanzen. Da ist zunächst die Gattung *Pistacia L.* mit P. Lentiscus L. und P. Terebinthus L., aus der das cyprische oder chiische Terpentin gewonnen wird. (Unser Oleum terebinthinae [s. d.] entstammt verschiedenen Coniferen, Pinusarten; das venetianische Terpentin kommt von Larix decidua.) Die Gattung *Comocladia P. BR.* enthält nach PARDO-CASTELLO allein auf den Antillen 17 hautgiftige Arten. Allen voran an giftiger Wirkung steht die Gattung *Rhus L.* mit zahlreichen Arten, der sich in der Wirkung die aus Chile stammende *Lithraea caustica* oder *venenata* MIERS nach MURILLO, HERRERA und MIGUEL anschließt („Halitus Toxicodendro perniciosior", ENDL. S. 601). Es folgt *Metopium P. BR., Anacardium ROTTB., Semecarpus L., Gluta L.* und *Melanorrhoea* WALL. Siehe diese unter den Gattungsnamen im speziellen; hier soll nur ein vorläufiger Überblick über diese wichtigste Ordnung gegeben werden.

Erwähnt sei noch eine sehr hautgiftige Anacardiaceae aus Britisch Nord-Borneo: *Rungus* oder *Ringus* nach HORNSEY, der keinen botanischen Namen kennt. Die sehr heftige Dermatitis, die der Rhusdermatitis sehr ähnlich zu sein scheint, ist oft auch mit hohem Fieber verbunden, manchmal auch von Pneumonie gefolgt. Am heftigsten sind die Hauterscheinungen um die Stellen, wo Haut und Schleimhaut zusammentreffen, z. B. Lippen und Nasenlöcher. LEICHHARDT (zit. bei CLELAND) hatte 1845 eine neue Spezies von Anacardium gefunden, die die Eingeborenen von Australien „Lugula" nannten. Die Hülle der roten, saftigen, sehr erfrischenden Frucht enthielt einen sehr scharfen Saft, der nach innerlichem Genuß die Haut verfärbte und bei der Berührung hohe Blasen hervorrief, die von einer tiefen und schmerzhaften Ulceration gefolgt waren.

Hier können wir auch am besten die südbrasilianische *Aroeirakrankheit* unterbringen, die uns E. v. BASSEWITZ beschreibt. Die Erkrankung soll auf der toxischen Wirkung der *Ausdünstungen* und Säfte eines im Volke als „*Aroeira folhra de salso*" genannten Baumes beruhen. Der botanische Name war von dem Autor nicht festzustellen, es ist aber wahrscheinlich, daß es sich um einen *Schinus* (therebintifol., antiarthriticus oder mollis) oder um eine *Lithraea* handelt. Jedenfalls gehört er in die hautgiftigste Ordnung der *Anacardiaceen,* also neben Rhus. Es gibt immune Menschen, aber auch solche, die schon durch die *Annäherung* an den Baum die Dermatitis bekommen. Dazwischen schwankt die Empfindlichkeit in den weitesten Grenzen. Meistens steigert sich dieselbe gegenüber den weiteren Einwirkungen; einmal wurde eine Desensibilisierung beobachtet. Bei hochgradigster Idiosynkrasie kann schon die Annäherung an *altes trockenes Aroeiraholz* den typischen Symptomenkomplex auslösen.

Dasselbe geschah einmal durch den Aufenthalt unter einem Dach, bei dem Aroeirasparren verwandt wurden, und wiederholt durch den Genuß von Honig, in dem Blütenstaub der Aroeira enthalten war. Auch ein Todesfall nach dem Fällen der fraglichen Bäume wird berichtet. Die abergläubische Furcht der eingeborenen Bevölkerung äußert sich u. a. auch durch den Gebrauch von Sympathiemitteln. Etwa 5—10% der Bevölkerung ist idiosynkrasisch eingestellt, und zwar in verschieden hohem Grade. Keine Rassenimmunität. Ursächlich sind die reizenden Nesselhaare einer Raupe, die der des Prozessionsspinners ähnlich ist (Mabilde), auszuschalten, ebenso die Chrysophansäure (Peckholt). Gewisse meteorologische Bedingungen begünstigen die Empfänglichkeit, das Fallen des Barometers, das Steigen der Feuchtigkeit, die Bedeckung des Himmels, das Frühjahr. v. Bassewitz unterscheidet Inkubation, Invasion, Vesiculation und Desquamation. Die erstere dauert meist 3 bis 24 Stunden und wird bei Wiederholungen immer kürzer. Hände und Gesicht werden tiefrot wie Erysipel, heftiges Jucken und Brennen, Anschwellung folgen. Kribbeln, Ameisenlaufen, Gefühl des Taubseins. Nasenschleimhaut und Conjunctiva sind fast immer mitbeteiligt. Die Augen schwellen zu. Bei Männern sind die Genitalien meist mitbeteiligt. In heftigen Fällen Vesiculation. Im Blut lokale Mononucleose. Selten Temperaturerhöhung, aber fast immer nervöse Übererregbarkeit, Schlafmangel und Appetitlosigkeit. Auf dem Höhepunkt desolate Depression. Manchmal leichter, vorübergehender Eiweißgehalt des Urins. Selten ausgedehnte pustulöse Eruption, die schon mit Variola verwechselt wurde. Nach Ablauf des Blasenstadiums rasche Heilung. Besserung des Allgemeinbefindens, Schuppung. Dauer meist 5—10 Tage. Manchmal bleiben Parästhesien zurück. Eine Behandlung ist in leichten Fällen unnötig, in mittelschweren kühlende Umschläge mit Bor- oder Bleiwasser, Bepinselung mit Linimentum oleosocalcareum (mit Menthol). Indifferente Puder. Bromural oder andere Nervina. Prophylaktisches Einfetten der Haut unsicher. Desensibilisierung mit einem Blätterdestillat und einer 10%igen alkoholischätherischen Tinktur örtlich zu stark reizend. Aber diese Tinktur innerlich, homöopathisch (III. D) scheint vorbeugend zu wirken.

### Anacardium officinale L. (s. o.).

Die Früchte, Elephantenläuse, Fabae s. Fructus Anacardii enthalten das Cardol (Cardoleum vesicans und pruriens) ein etwas milderes Vesicans als die spanischen Fliegen. Das Cardol oder eine ihm nahestehende Substanz soll nach Erich Hoffmann auch die Reizwirkung der Rhusarten, die ja auch zu den Anacardiaceae gehören, verursachen. Heftigste Ekzeme mit erysipeloidem Ödem, die sich weit über den Applikationsort verbreiten, sind nach dem Gebrauch der zum Teil noch volkstümlichen Bohnen nicht selten. Hughes berichtet, daß nach dem innerlichen Gebrauch eine heftige, zum Teil knotige Urticaria auftritt mit starkem Jucken und Brennen. Es kann auch auf diesem Weg zu Eczema vesiculosum und Blasenbildung kommen.

Bei Kobert (S. 511) wird das Cardolum vesicans dem Anacardium occidentale (s. folg.) L., das Cardolum pruriens dem Semecarpus Anacardium L. zugeschrieben, beide aus den sog. *Elefantenläusen* gewonnen, das letztere stärker als das erstere. Die Formel für das Cardol ist $C_{21}H_{30}O_2$ (Staedeler) oder $C_{32}H_{30}O_3 \cdot H_2O$, für die daneben vorkommende, ebenfalls hautreizende Anacardsäure $C_{22}H_{32}O_3$ (Staedeler). Nach Dragendorff u. Bosiner ist die äußere Wirkung auf die Haut seitens beider Cardole fast ebenso stark wie die der Canthariden. Der Sitz ist nur die Fruchtschale, die, sowie ihr Saft, die oft wochenlang dauernde Hautentzündung hervorrufen. Nach Thoms u. Mannich enthält auch Semecarpus venenosa Veks. von den Karolineninseln beide

Reizstoffe. BROERS illustriert nach FORNET die oft außerordentlich plötzliche und heftige Wirkung der Elefantenläuse an dem Fall eines Arztes, der eine zur Demonstration mitgebrachte Frucht zerbrach und ein heftiges Ekzem auch des Gesichts und der Genitalien bekam.

## Anacardium occidentale und orientale L.

### (Oriental cashew nut, Acajou-Nuss.)

Unter den hautgiftigen Pflanzen der Antillen von PARDO-CASTELLO aufgezählt. Das *weiße Mahagoniholz* aus dem tropischen Amerika entstammt dem A. occidentale L. und hat hautreizende Wirkung. H. FOX teilt eine Dermatitis durch Hantieren mit orientalischen Acajounüssen mit. Aus dem Gewerbeaufsichtsamt Eschwege haben wir von NEUBAUER eine eingehende Studie über die Acajounuß und das aus ihr gewonnene Öl, in Brasilien als Speiseöl in Gebrauch. Die Früchte enthalten in großen Sekretbehältern der Fruchtschale *Cardol,* und zwar A. orientale das schärfere Cardolum pruriens. Die blasenziehende Wirkung ist etwas schwächer, aber anhaltender als die der Canthariden. Der Auszug der Fruchtschale wurde als unauslöschliche Waschetinte benutzt, aber wegen der dadurch entstandenen Hautaffektionen teilweise (z. B. in Berlin) verboten. Nach THEOPOLD wurden die Anakardiensamen als *Verfälschungsmittel* von Nüssen und Mandeln zur Bereitung von Marzipanmassen verwendet. Die „*Vanillekrätze*" der Sortierer und Verpacker rührt wahrscheinlich von dem Bestreichen geringwertiger Fruchtsorten mit dem Fruchtsaft von A. occidentale L. her. — Ein Arbeiter in einem Magdeburger Werk, der die Nüsse in eine Mühle geworfen hatte, erkrankte an heftigen Hautentzündungen. Ein Selbstversuch des Autors erzielte von wundgescheuerter Haut aus (die intakte reagierte sehr schwach) nach $2^1/_2$ Wochen eine Dermatitis vom Aussehen einer Verbrennung 1.—3. Grades. Acme nach 3 Wochen. Im Anschluß Darmkatarrh und Leberschwellung „als Folge einer chemischen Sepsis". Die Arbeiter werden also gefährdet, indem sie evtl. einer heftigen Dermatitis von mehreren Wochen Dauer ausgesetzt werden. Verhütungsmaßregeln des Gewerbehygienikers könnten zunächst im Trocknen der Nüsse bestehen, ohne das Speiseöl zu schädigen. Hierdurch würde nur wenig „Sekretstaub", nicht das zähe, festhaftende, schwer entfernbare, schmierenartige Sekret an die Hände kommen. Äther und Spiritus sind zu teuer und feuergefährlich. Die Arbeiter müßten undurchlässige Handschuhe verwenden. Eventuelle Beschmutzungen mit Sekret sind durch Kieselgur, Schlemmkreide, Seesand, Wasser, Bürste und Seife zu entfernen. Sorgfältige Hautpflege mit Vaseline und härteren Paraffinsalben.

## Anemonen.

### (*A. nemorosa L.,* Osterblume, Windröschen, *silvestris L., ranunculoides L.* Classis XLII Polycarpicae, Ordo 180 Ranunculaceae ENDL.)

Sie enthalten wie zahlreiche Vertreter der Ranunculaceen in ganz frischem Zustande den Anemonen- oder Pulsatillenkampfer, einen richtiger als *Anemonol* oder *Ranunculol* zu bezeichnenden, flüchtigen Stoff, der stark lokal reizende und blasenziehende Wirkungen hat. Außerdem innerlich: Gastroenteritis, Konvulsionen und Lähmung besonders durch A. silvestris, nicht durch A. nemorosa. Die Giftwirkung geht beim Trocknen verloren, wobei das Anemonol in Anemonin und Isanemonsäure zerfällt. Die Giftwirkung beruht außer auf dem Anemonol auch auf einer Eiweißsubstanz, welche die Giftigkeit des Anemonols steigert, ohne an sich giftig zu sein (KOBERT, S. 514). DUFKE beschreibt einen hierhergehörigen Fall, in dem der Brei aus Anemone nemorosa — auch experimentell — die heftigste Blasendermatitis hervorrief. Das bloße Aufbinden der Pflanze hat keine Wirkung.

## Angelica L.

### (Classis XL Discanthae, Ordo 163 Umbelliferae Endl.)

Von Kanngiesser (a) angeführt bei Lehmann als Reizpflanze für Gärtner. Bei White *Angelica Archangelica L.* (= *Archangelica officinalis Hoffm.*) als Reizpflanze genannt. Prosser White, der sie „Kuhpetersilie" nennt, berichtet von Leuten, die beim Einsammeln eine Dermatitis bekommen. Die *Angelica-säure* sei das toxische Agens.

In einer Schweizer Konservenfabrik werden die frischen Stengel von Angelica silvestris L., der Brustwurz, gekocht und mit Zucker imprägniert zu Torten-garniermaterial verarbeitet. Von 30 Arbeitern hatten zuletzt etwa 5 leichtere oder schwerere Hautveränderungen. Stauffer konnte 2 Arbeiterinnen genauer untersuchen.

Der erste Fall bekam etwa 4—5 Tage nach Beginn der Arbeit ein sehr stark juckendes Ekzem der Hände und Vorderarme, später des Gesichts und der freiliegenden Hals- und Brustpartien. Auf der Höhe der Erkrankung diffuse Schwellung und Entzündung, fast diffuse Ablösung der Epidermis von der Unterlage. Bald nach Aussetzen hochgradige Besserung. Ekzemproben mit gekochtem Stengel ergeben eine starke Reaktion. Die zweite, früher auch ekzemfreie Frau bekam nach $^1/_4$ Stunde Aufenthalt in dem Raum heftigen Niesreiz, nach $2^1/_2$ Tagen das gleiche akute Ekzem wie die erste. Verlauf und Ekzemproben ebenso.

Stauffer hebt bei dem Ekzem und den Reaktionen die sehr dünnwandigen, aber mit hellgelbem serösen Inhalt prall gefüllten Bläschen, die stark juckten, hervor (vgl. Primel). Die ekzematogene Substanz ist nicht das Angelicalacton Sie wurde nicht eruiert.

## Anthemis Cotula L.

### (Stinkkamille, Mayweed, Dog fennel. Classis XXXI Aggregatae, Ordo 120 Compositae Endl.)

Bei uns ziemlich gemeines Unkraut. Auch als Insektenpulver benutzt. Sequeira beschreibt bei einem Mann, der beim Erbsenbrechen mit dem Un-kraut in Berührung kam, große Blasen auf den Handrücken und am linken Ellbogen, bis 4 Zoll im Durchmesser wahrscheinlich nach oberflächlichen Scheue-rungsdefekten. Sequeira rieb sich selbst den Saft der Blätter und Blüten auf die unverletzte oder die scarifizierte Haut des Vorderarms. Am selben Abend hatten sich leichte Papeln (keine Blasen) entwickelt, die 5 Tage dauerten.

## Apfelsine (Karotten und andere carotinhaltige Gemüse.)

### (Citrus aurantium L. Classis LII Hesperides, Ordo 226 Aurantiaceae Endl.)

Urticaria durch Orangen sah Urbach (f) bei einem 10 jährigen Mädchen. Es gelang auch der experimentelle Beweis. Ralph M. Tyson beobachtete ein Kind, dessen Haut gegen Orangensaft überempfindlich war. Bei jedem Genuß kam es zu einer neuen Dermatitis.

Miyake hat durch reichlichen Apfelsinengenuß beim Menschen Gelbfärbung der Haut durch Ablagerung von Carotin in der Epidermis erzeugt. Entgegen der allgemeinen Ansicht ist für diese *Aurantiasis cutis* Baeltz keine individuelle Disposition nötig, sondern jeder kann nach reichlichem Genuß carotinhaltiger Pflanzen und Früchte früher oder später an Aurantiasis erkranken oder an *Carotinämie.* Eine gewisse persönliche Disposition wird nach Urbach (m, S. 31) von H. STRAUSS aber 1928 doch gefordert, von KLOSE, HESS und MYERS, sowie DOLLINGER auch eine gewisse Lichteinwirkung. FANNY COHN sah bei einer Patientin, die seit 4 Jahren rein vegetarisch lebte, eine starke Gelbfärbung besonders von Handtellern und Fußsohlen. Allgemeinbefinden gut. Blutserum stark gelborange gefärbt mit erhöhtem Phosphat- und Fettsäuregehalt. GRAGGER erwähnt einen Fall nach lange Zeit fortgesetzter Ernährung mit *Kürbis*. Ein Fall von ARATA beschränkte sich auf Handteller und Fußsohlen. Er wurde durch Solarsoninjektionen gebessert. WISE und DIASIO sahen bei einer Diabetikerin, die 2 Monate lang eine streng vegetabilische Kost innegehalten hatte, eine typische Carotinämie, bei der auch das Blutserum durch das Carotinpigment gefärbt war. Nach Aussetzen der carotinhaltigen Gemüsediät ließ die Verfärbung nach. Auch HIRAM E. MILLER erwähnt, daß die Carotinämie bei Diabetikern viel häufiger vorkomme als sonst. LOUNSBERRY nimmt an, daß eine Pankreasstörung auch bei der Entstehung der Carotinämie eine Rolle spielt. MILLER beobachtete aber auch drei nichtdiabetische Frauen, die längere Zeit eine vorwiegend pflanzliche Diät durchgeführt hatten. MANZINI hebt die Beziehungen des Carotins zum Cholesterinhaushalt hervor. Säuglinge, die reichlich Mohrrübensaft aufnahmen, zeigen bisweilen eine gelbe Verfärbung der dem Licht ausgesetzten Hautpartien, besonders bei stark entwickeltem Fettpolster und sehr fettreicher Nahrung. MANZINI nimmt eine ihrem Wesen nach unbekannte Hemmung der Oxydationsvorgänge speziell auf dem Gebiete des Fettstoffwechsels an. In allen Fällen bleibt das Carotin, das normalerweise durch Oxydation schnell zerstört wird, liegen, und häuft sich im Fettgewebe an. Skleren, Urin und Stuhl bleiben normal gefärbt. LEVIN und SILVERS, die auch 2 Fälle von Carotinämie mitteilen, beschäftigen sich hauptsächlich mit der Differentialdiagnose gegen Ikterus, die schon durch die gelbliche bis tieforange Farbe nicht schwierig ist. Die Carotinämie betrifft nie die Sclerae, von den Schleimhäuten höchstens den Gaumen, auf der Haut besonders die Lieblingsstellen der Seborrhöe. Weder Jucken noch Übelbefinden. Serum gelblich bis orangefarben. Urin ohne Gallenfarbstoff, aber mit kleinen Mengen Carotin. Prognose gut. Rasches Schwinden nach Diätänderung, also der Ausschaltung carotinhaltiger Nahrungsmittel.

Ich zitiere hier noch einiges aus URBACHs Angaben über die Xanthodermie, der er den Beinamen lipochromica beilegt. Durch Karotten: KAUPE, KLOSE, STÖLZNER; durch Kürbisse: HASHIMOTO, MIYAKE, ANSCIE; durch Tomaten: STÖLZNER; durch Erbsen: HASHIMOTO; durch Orangen: HERNANDO. Eine Grünfärbung durch Spinat wird nach URBACH von HESS und MYERS, von DOLLINGER, eine Rotfärbung nach roten Karotten von BÖSE, HERNANDO berichtet.

Als *gewerbliche Hautkrankheit* ist die der *Orangenschaler* bereits bekannt. Nun berichtet REINER MÜLLER 2 Fälle, der eine war er selbst, in denen ein ziemlich heftiges *Fingerekzem* seit 1911 regelmäßig von Ende Dezember oder Januar bis Mai — mit Ausnahme der Kriegsjahre — auftrat, das zweifellos auf den aus den Öldrüsen ausspritzenden Saft der Schale zurückzuführen war. Dies wurde auch experimentell bewiesen, während Versuche mit der Feuchtigkeit der gelben Innenseite der Apfelsinenschale und der Apfelsinen-Fruchtsaft sowie mit Ol. cort. aurant. dulc., Ol. aurant. amar., Ol. bergamottae und Ol. citri aethei. (von MERCK) negativ ausfielen. — In diesen Fällen trat die Affektion zum ersten Male auf, nachdem früher jahrelang ungestraft Apfelsinen geschält wurden. MÜLLER glaubt, daß sich diese Beobachtungen wohl in Einklang bringen lassen mit der Theorie DÖRRs von dem Zusammenhang erworbener Idiosynkrasie mit Anaphylaxie.

SIBYL HORNER, geb. OVERTON sah bei Arbeitern aus Marmeladefabriken, die Orangen und Citronen präparierten, zum Teil sehr heftige Ausschläge an den Händen und Armen, die schlimmsten bei den Schälern. Es schien, als ob tatsächlich eine Substanz in der Schale der Früchte heftiger reizte als die Citronensäure im Safte der Frucht selbst. Aus den Orangen wurden drei ätherische Öle gewonnen, davon aus der Fruchtschale das „Orange Oil". Dieses und das Citronenöl bestehen zu über 90% aus Dextrolimonen. Limonen ist ein Terpen. Dieses oder ein anderes Terpen, das Pinen, ist wahrscheinlich verantwortlich für die Reizwirkung auch des Citronenöls. Das Pinen ist mit dem Terpentin sehr nahe verwandt. Der Drüseninhalt der Schale, besonders der bitteren Orangen enthält den Reizstoff. Beim Schälen öffnen sich diese Drüsen und entleeren ihren Inhalt. Durch vorheriges Einölen kann selbst während 2- bis 3 monatlicher Beschäftigung der schädliche Effekt verhindert werden, wahrscheinlich weil dadurch die Hornzellen vor der Einwirkung des Wassers bewahrt bleiben. O'Donovan fand experimentell, daß die Schäler nur auf die Applikation der äußeren Oberfläche der Fruchtschale reagierten.

<h3 style="text-align:center">Arenga saccharifera Labill.</h3>

(Area-Palme. Classis XXI Principes, Ordo 75 Palmae Endl.)

Diese weinliefernde Palme verursacht in Ost-Sumatra durch die Frucht, in deren Schale der Reizstoff enthalten ist, nach einer brieflichen Mitteilung Dr. H. Heinemanns in Tandjong Morawa „ein außerordentlich lästig juckendes Ekzem".

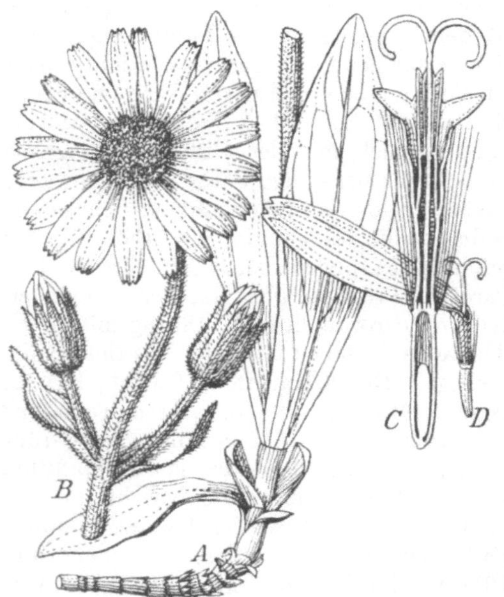

Abb. 13. Arnica montana. A Wurzelstock mit Blättern. B Knospen und Blüte. C Durchschnitt einer Scheibenblüte. D Randblüte.
(Aus Kobert: Lehrbuch der Intoxicat., 2. Aufl., 2. Bd. Stuttgart: Ferdinand Enke 1906, Fig. 91.)

### Arnica montana L. (Abb. 13).

(Classis XXXI Aggregatae, Ordo 120 Compositae Endl.)

Über 2 Fälle von starker Überempfindlichkeit *gegen die Pflanze selbst* berichtet Kanngiesser. Übelkeit, Schüttelfrost begleitete in dem einen den erysipelähnlichen Ausschlag. In dem anderen waren früher schon nach Anwendung der Tinctura Arnicae 2 mal ähnliche Eruptionen vorausgegangen. In diesem entstanden unter heftigstem Jucken auch größere Bläschen auf dem erysipelähnlichen Boden. Die Wirkung der Tinktur ist ja allgemein bekannt und trotzdem ist sie immer noch als Hauptmittel auf unverletzter und verletzter Haut in Gebrauch und in vielen Reiseapotheken enthalten. Über 7 Fälle, darunter 4 eigene und 3 aus White referierte, berichtet Molènes, auch über die früher viel geübte interne Anwendung als „Chinin der armen Leute" (quinquina des pauvres), das seine Wirkung dem Strychnin ähnlich wirkenden Alkaloid, „Arnicin" verdanken sollte, und gelegentlich den Tod herbeiführte. Er wiederholt die energischen Warnungen Hebras und Kaposis, ebenso Koberts (S. 531) gegen die konzentrierte Tinktur, die sogar zu einer Gewebszerstörung führen kann, und betont die Verschiedenheit der Empfindlichkeit der verschiedenen Menschen. *Es gebe auch völlig immune Menschen* selbst gegenüber den starken Lösungen. Bei Ekzematikern wurde in mehr als 60% der Fälle mit Arnicatinktur intensive vesiculöse Lokalreaktion, bei normalen nur in 4% erzielt. HUGO SCHULZ, der übrigens von richtig verdünnter Arnicatinktur die oft verblüffendsten Erfolge bei Sugillationen nach Stoß, Schlag, Subluxationen, Quetschungen des Nagels usw. gesehen hat, gibt an, daß schon die *frischen Blüten* auf der Haut Brennen und Rötung hervorrufen. Nach Umschlägen mit der aus der ganzen, frischen Pflanze hergestellten Tinktur kann sich besonders bei darüber angelegtem Deckverband eine richtige Dermatitis mit Blasenbildung entwickeln. *Innerlich genommen* machte die Tinktur ein Gefühl des Ameisenkriechens, Jucken und Brennen, kleine Bläschen, weiter schmerzhafte furunkulöse (!) Ausschläge, Ödem an Gesicht und Händen. — Das ätherische Öl enthält nach DRAGENDORFF die *Ester dreier Fettsäuren* und das *Arnicin*. — GOUGEROT und LOTTE berichten, daß bei einem Patienten mit Dermatitis am Knie nach Einreibung mit Arnicatinktur, durch Kuti- und Epidermoeinimpfung der Tinktur Herdreaktion am kranken Knie und Lokalreaktion an den Impfstellen hervorgerufen wurde. Deutliche Senkung des arteriellen Blutdrucks und kurzdauernde Leukopenie. 25 Minuten nach der Arnicapinselung begann schon der hämoklasische Schock, dauerte 1 Stunde und war schon etwa 2 Stunden geschwunden, ehe die Hautreizung eintrat. — BIBERSTEIN (c) sah in 2 Fällen nach Anwendung eines Frostmittels aus Arnica, Zitronensaft und Glycerin eine Dermatitis auftreten. Beide Male positive funktionelle Prüfung, in dem stärker betroffenen Fall (nässende Dermatitis und Ödem der Lider) sehr stark, in dem schwächer befallenen (papulosquamöse Dermatitis des Gesichts) schwächer. Nach dem Aussetzen Heilung unter indifferenter Behandlung.

Wie ein Fall von STAUFFER zeigt, kann die Arnicaüberempfindlichkeit der Haut nur lokal sein. Bei Einreiben der Schulterhaut blieb diese intakt, das Gesicht aber reagierte mit einem heftigen Ekzem. Das geschah mehrfach. Fraglich ist, ob das erste Mal die Arnicatinktur vielleicht doch mit dem Gesicht in Berührung kam, oder ob es sich um eine Fernwirkung („Absorption und hämatogene Verbreitung") handelte.

**Aroeira** s. bei Anacardiaceae.

## Aroideae.
(Classis XXI Spadiciflorae, Ordo 72 Aroideae ENDL.)

*Arum maculatum* L., *A. italicum MILLER*, *A. venenatum* (Guayana, als Pfeilgift), *Calla palustris L., Dracunculus vulgaris SCHOLT.* (Syn. *Arum Dracunculus L.*), *Caladium bicolor VENT.* (sehr giftige, aus den Tropen importierte Zierpflanze), *Caladium poecile SCHOLT., Monstera pertusa DE VRIESE, Montrichardia linifera SCHOLT.*, die 4 letzteren aus Brasilien, *Dieffenbachia Seguina SCHOLT., Dieffenbachia Rex.* Aus dem malayischen Archipel kommen noch *Aglaonema picta* und *nitida* in Betracht (Dr. HEES). Die Giftigkeit bei den letzteren besonders ist verschieden. Trocknen und Abkochen entgiftet fast alle Aroideen außer Caladium bicolor. Der frische Saft der Dieffenbachia Seguina macht eine erysipeloide Entzündung. Schwellung von Lippe und Zunge. Der Giftstoff ist zweifelhaft: Alkaloid Aroin, ein unter Freiwerden von Blausäure sich zersetzendes Glykosid, Aroideensaponin, ein „flüchtiges Acre", oxalsaure Salze (Rhaphiden). KOBERT hält zersetzliche Saponinsubstanzen für am wahrscheinlichsten (S. 516). Auch bei LEHMANN und bei OPPENHEIM und NEUGEBAUER (S. 432ff.). Zu den hautreizenden Aroideen gehört nach CLELAND (S. 448) auch *Colocasia macrorhiza* (PATERSON, PETTIGREW, F. H. COX), deren Saft Blasen zieht, die eitrig werden. Auch die Conjunctiva wird stark gereizt.

## Artischocke.

(Cynara Scolymus L. Classis XXXI Aggregatae, Ordo 120 Compositae Endl.)
Davezac, zit. bei Kren.

## Arundo Donax L.

(Schilfrohr, reed. Classis XII Glumaceae, Ordo 42 Gramineae Endl.).

Bei diesem Schilf, auch bei der als „canne de Provence“ bekannten, identischen Form ist wiederholt festgestellt worden, daß die Arbeiter, die sich mit seinem Schälen beschäftigen, an mehr oder weniger heftigen Hautausschlägen erkranken (Timpano, Darier-Zwick, Thibierge [a]), die auch von Allgemeinerscheinungen begleitet sein können (Kopfschmerzen, Fieber usw.). Dauer 12—15 Tage. *Diese Erkrankungen hängen aber mit der Pflanze direkt gar nicht zusammen,* sondern mit *Rostpilzen,* die sich zwischen Holz und Rinde ansiedeln, die als *Puccinia* oder *Ustilago hypodites* bezeichnet werden. Letztere von Sarra, der zu dem Resultat kommt, daß die mit ziemlich schweren Allgemeinerscheinungen verbundene Haut- und Schleimhauterkrankung (lebhafte Conjunctivitis, Lidränder schleimig-eitrig bedeckt, kontinuierlicher Tränenfluß, kopiöser seröser Ausfluß aus der Nase, heftige akute Bronchitis) eine Folge der toxischen Wirkung der Schimmelpilzsporen war. Danach müßte eigentlich diese Erkrankung nicht unter der obigen Überschrift stehen. Es ist hier ähnlich wie mit manchen *Getreidestaubanaphylaxien,* die mit dem Getreide selbst eigentlich gar nichts zu tun haben sollen, sondern auf verschiedene Verunreinigungen durch schmarotzende Milben (Pediculoides ventricosus, Aleurobius farinae, Glycyphagus spinipes) zurückzuführen sind. Die Erkrankung, wie sie Sarra beschreibt, scheint auch hier einen wirklich anaphylaktischen Charakter zu haben.

Das „Mal de canne de Provence“ bei den Rohrschälern ist auch von Lisanti beschrieben. Hier oder auch in einer anderen Publikation wird als der schädliche Pilz Sporotrichum dermatodes genannt (Oppenheim und Neugebauer, S. 432 u. ff.). — Durch Mucor mucedo, Aspergillus glaucus, durch schimmelige Pflanzenteile (Levy-Sirugue) werden ähnliche Hautentzündungen hervorgerufen bei Heubindern und Heueinsammlern, Sesselflechtern und Korbmachern (*Pseudophytogene Gewerbedermatosen,* Touton [I, c]). — Ein Ober- und Unterlippenekzem bei einem *Saxophonbläser,* immer wiederholt bei Wiederaufnahme der beruflichen Tätigkeit, erwies sich, wie Fellner berichtet, als durch eine *Schilfart* entstanden, aus der das Mundstück des Instrumentes verfertigt wird. Desensibilisierung mit Bestrahlungen von Ultraviolettlicht wenigstens für 5 Monate.

## Asparagus officinalis L., Spargel

s. die Einleitung zu diesem speziellen Teil (II A 1).  (S. 503.)

## Atriplex litoralis L. var. angustissima und serrata.

(Die Variet. in China; Ufermelde oder Sodapflanze. Classis XXVII Oleraceae,
Ordo 101 Chenopodeae Endl.).

Die jungen Schößlinge der Var. serrata, die als Unkraut um Peking reichlich wachsen, werden von der armen Bevölkerung, besonders den Bettlern als Salat mit Brot und Pfannkuchen gegessen. Nur wenn die roten Blätter nicht ausgesondert werden, treten *dem Fagopyrismus ähnliche Erscheinungen* auf wegen der mangelhaften Bekleidung und des langen Aufenthaltes unter freiem Himmel. Beginn der Erkrankung 10—20 Stunden nach dem Genuß, wie beim Buchweizen mit Kribbeln in den Fingerspitzen, Schwellung der Handrücken

unter Jucken, Verbreitung des Ödems auch auf die Handflächen und Vorderarme, sowie das Gesicht bis zum Verschluß der Augen. Blasenbildung, seltener
Geschwürsbildung, nur einmal Hautgangrän. Nach 10 Tagen Heilung. Es
liegt keine Prüfung auf einen sensibilisierenden Farbstoff vor. Dieser *„Atri-
plicismus"* ist nach MATIGNON in Nordchina häufig (nach KOBERT, S. 586).

### Atropa Belladonna L. (Abb. 14.)

(Tollkirsche. Classis XXXVI Tubiflorae, Ordo 148 Solanaceae, *Atropin*.)

Jeder Teil der Pflanze, wie jedes aus ihr dargestellte pharmazeutische Präparat kann Nebenwirkungen hervorrufen. „Eine Einträufelung von Atropin
in das Auge kann sie in dem gleichen Umfang bedingen wie das Heranbringen
eines mit Belladonnasalbe beschmierten
Tampons an die Cervix oder das Auflegen
eines Belladonnapflasters auf die Brustdrüse."
„Sie erscheinen nach wenigen Minuten bis
zu mehreren Stunden nach der Anwendung
des Medikamentes und dauern einige Stunden
oder selbst 10 Tage an." Angewöhnung an
alle Präparate findet nicht selten statt, besonders sind oft Kinder auffallend tolerant.
Die Nebenwirkungen auf der Haut treten
sowohl nach äußerer Anwendung, nach Resorption von der Conjunctiva, nach dem
Herunterfließen in den Mund, als nach direkter innerer Darreichung ein. Ein erysipelartiger Ausschlag, öfter als dem Sonnenbrand
ähnlich bezeichnet (Erythema scarlatinosum
LEWIN), befällt oft nur das Gesicht, verbreitet sich aber, wenn auch nicht häufig,
über größere Körperstrecken, nur selten aber
auf den ganzen Körper. Bei einer besonderen
Disposition wird nach Atropineinträufelung
nur das Gesicht rot. Der Ausschlag kann,
muß aber nicht jucken oder brennen. Heilung

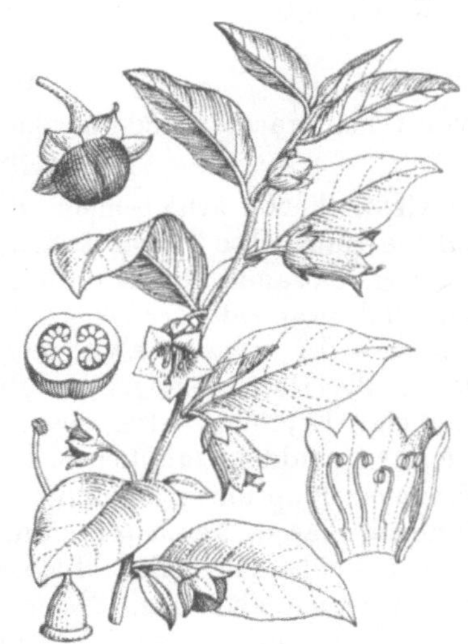

Abb. 14. Atropa Belladonna.
(Aus WAGNER, Illustrierte deutsche Flora.
herausgegeben von GARKE, 2. Aufl.
Stuttgart: Julius Hoffmann 1882,
Fig. 729.)

meist ohne Schuppung. Öfter Rötung und Schwellung des Rachens, meist
ohne Fieber. Auch chronische Urticariazustände werden berichtet, häufiger
aber Ekzem oder sonstige blasige Ausschläge („Herpes" MAKINTOSH) mit
Pusteln untermischt auf erysipelartigem Grunde. Bei den Arbeitern in chemischen Fabriken, in denen der Belladonnasaft ausgepreßt wird und Atropin-
tabletten hergestellt werden, entstehen auch diese Ausschläge. Low (S. 183)
berichtet über 3 Fälle von Dermatitis im Gesicht nach Atropineinträufelungen,
in denen mit $10^0/_0$iger Atropin sulfur.-Lösung jedesmal eine positive Hautprobe (skin test) erzielt wurde. Während WHITE das häufig zu Verwechselungen
mit Scharlach Anlaß gebende Belladonnaexanthem nicht erwähnt, widmet
ihm MORROW eine eingehende Schilderung und beschreibt mehrere Fälle anderer Autoren (S. 76—79). ROBINSON vermehrt die Reihe der Fälle, EHRMANN
(S. 678) macht weitere Literaturangaben.

HUGO SCHULZ sagt vom Atropin, daß es in kleinen Gaben nicht selten Vermehrung der Hautausscheidung macht, die Haut wird feucht. Im Gegensatz
dazu machen größere Gaben die Haut stets trocken, so daß sie sich bei weiterer
Steigerung der Dosis und intensivster Einwirkung pergamentartig anfühlt.
„Bei sehr großen Gaben findet sich auch bisweilen bedeutendes Erythem,

selbst scharlachartige Röte besonders an den oberen Körperteilen. v. Schroff gibt nach 0,005 Atropin Gefühl von Beißen und Kitzel wie von Ungeziefer‘‘ an. Auch Papeln, Bläschen und Pusteln bilden sich weiterhin. Starke Rötung und Gedunsenheit des Gesichts. Biberstein (I, c) berichtet über 3 Fälle von Dermatitis nach Atropineinträufelung. Bei zwei von diesen gelang die Übertragung dieser Überempfindlichkeit mittels ihres Serums stets, bei einem nicht immer. Auch Eumydrin und Apoatropin — letzteres in einem Fall — hatten die gleiche Reizwirkung. R. L. Mayer (I, a) erkannte experimentell, daß für die Überempfindlichkeitserscheinungen durch Atropin nicht seine verschiedenen chemischen Eigenschaften, die ihm seine bekannten pharmakologischen Kennzeichen verleihen, verantwortlich sind. Man kann nur sagen, daß ein vorläufig noch unbekanntes gemeinsames Kennzeichen des Atropins, Apoatropins, Eumydrins, Homatropins und Scopolamins die Schuld daran trägt.

### Balsamum Copaivae

(von Copaiferaarten Südamerikas. Classis LXII Leguminosae, Ordo 277 Papilionaceae Endl.).

Gemisch von ätherischem Öl und Harz. Dem Terpentin ähnliche Wirkung auf die Haut. Die Hautausschläge nach dem inneren Gebrauch sind der Typus der sog. balsamischen Eruptionen, sie treten aber nur bei gewissen Personen auf, und zwar *entweder bei jeder neuen Verabreichung wieder oder auch nur einmal nach der ersten.* Lewin leitet das Exanthem von einer örtlichen Wirkung der in die Haut gelangenden flüchtigen Terpene her. Roseola- oder masernähnliches Erythem, selten scharlachartig, das auch papulös werden kann, auch Urticariaquaddeln mischen sich bei, und schließlich gibt es auch dem Ekzem ähnliche Eruptionen besonders um die Gelenke. Seltener sind pemphigusähnliche Blasen, die auch konfluieren können. Auch eine Art Purpura kann sich dem Ausschlag zugesellen. Fieber und Ödeme können dabei vorkommen, Jucken und Brennen ebenfalls. Nach dem Aussetzen Heilung in 1—2 Tagen ohne oder mit kleienförmiger Schuppung, oder erst nach 1—3 Wochen. Bei Weitergebrauch des Balsams dauert der Ausschlag meist an unter Ausbreitung in der Fläche und der Tiefe.

### Balsamum peruvianum

(von Myroxylon balsamum [L.] Harms, var. Pereirae [Royle] Baillon. Classis XLV Parietales, Ordo 197 Bixaceae Endl., auch Toluifera Pereirae).

Häufig verfälscht, ähnlich wie der vorige, mit Gurjunbalsam, Kolophonium, Terpentin, Ricinusöl, saueren Harzen, von denen zum Teil die Nebenwirkungen abhängen, zum Teil aber auch von einer persönlichen Überempfindlichkeit. Nach äußerer Applikation Bläschenausschlag. Die ekzematösen Veränderungen täuschen öfter den Fortbestand des Grundleidens, also meist der Scabies, vor. Unter Hitzegefühl und Unbehagen auch Urticaria, die solange anhält, als das Mittel noch im Hemd oder den Unterkleidern vorhanden ist (Mögling). Wirksames Prinzip: Zimtsäure-Benzylester (Cinnamein). Siehe auch Thibierge und Stillians.

Cammer teilt neuerdings einen Fall einer heftigen Dermatitis mit bei einem Idiosynkrasischen, bei dem eine Verbrennung 1. Grades mit einer perubalsamhaltigen Salbe behandelt wurde.

### Bambushaare.

(Classis XII Glumaceae, Ordo 42 Gramineae Endl.)

An den Blattscheiden der meisten Bambusarten, am reichlichsten an den breiten Scheiden, die die Knospen- oder Vegetationspunkte bedecken, wachsen

gewöhnlich dunkle, sepiabraune, etwa 1—2 mm lange, sehr dünne, an einem
Ende stumpfe, am anderen scharf zugespitzte Haare. Sie werden leicht von
den Scheiden abgewischt oder abgeschüttelt. Sie werden in Ostindien auf der
malayischen Halbinsel vielfach zu Vergiftungen benutzt. Sie reizen die Haut,
besonders die zärteren Hautstellen zwischen den Fingern. Im Norden der Halbinsel handelt es sich hauptsächlich um Oxytenanthera sinuata, im Süden um
Bambusa Blumeana und vulgaris, um Dendrocalamus strictus und flagellaris.
Ridley (a) selbst, der darüber berichtet, bekam eine Hautreizung über den
ganzen Körper, als er einen Bestand von Gigantochloa scortukinii durchschritt,
ähnlich wie durch Mucunahaare.

Urbach und Steiner haben bei ihren Gerstenstaubidiosynkrasikern (s. u.)
mit den spitzen, 1—2 mm langen, aber stark verkieselten Trichomen der Bambus-
scheidenblätter eine äußerst schmerzhafte, mit Bläschenbildung einhergehende
Reaktion experimentell erzielt.

## Bassia paradoxa F. v. M.

(Australien. Classis XXVII Oleraceae, Ordo 101 Chenopodeae Endl.)

Die scharfdornigen Früchte bohren sich in die Haut ein (White)[1].

## Baumwollsamen

(von Gossypium arboreum L. Classis L Columniferae, Ordo 211 Malvaceae Endl.)

**und Kapok** (Ceiba pentandra Gessner = Eriodendron anfractuosum DC. Java,
Ostindien. Classis L Columniferae, Ordo 212 Sterculiaceae Endl.).

Die Wolle der Samen trägt feinste Zähnchen. In dem Samen, besonders
dessen Kern ist ein schleimig-öliger Stoff enthalten. Als Reizpflanze von Nixon
angegeben, aber nur insofern, als an der Baumwollensaat der ihr fremde Reizträger haftet, nicht aber der Pflanze selbst innewohnt. Es handelte sich um
den heftigen Ausbruch einer Dermatitis unter $^2/_3$ aller Dockarbeiter in Bristol.
Nur die, welche eine Sendung von Alexandria nach Bristol verluden, waren
befallen. Es traten rote Flecke wie nach Moskitobissen auf und „urticarielle
Papeln", zerstreut an Nacken und Vorderarmen besonders, wie Lichen urticatus.
Auch dunkelrote, harte, erhabene, ungefähr erbsengroße, auf denen sich auch
Bläschen entwickelten, die platzten; dann eine Art Ekzem. Die Leute hatten
zum Teil früher ähnliche Attacken gehabt bei der Arbeit mit „Juckgerste"
(„itchy barley"). Die Ladung aus Smyrna machte kein Jucken und keinen
Ausschlag. Die Hautaffektion rührte von einer *Infektion des Baumwollsamens
mit einer Milbe her*, die dem Pediculoides ventricosus aus dem Getreidestaub
sehr nahe steht, was der Bristoler Zoologe Henderson bestätigte. Warburton
zählte sie zu den Tarsonemidae.

Prosser White beschreibt nach Broers (S. 533) als „Openers eruption"
eine Acne mit Furunculose an den Armen der die Baumwollenballen öffnenden
Arbeiter. — Der sog. Baumwollspinnerkrebs ist bedingt durch die dauernde
Einwirkung von Maschinenöl (Southam [1922], Robertson [1927]).

Daß Heufieber und Asthma bei Überempfindlichen durch Baumwollen-
samen ausgelöst werden können, ist berichtet von Duke, fehlt aber bei Balyeat,
bei Coke, bei Walker und Rackemann. Nur Thomas erwähnt nach G. Tyler
Brown in seinem Buch über Asthma die Möglichkeit einer Überempfindlichkeit gegen Baumwollsamen sowohl als Kapok, welch letzterer von den früheren
Autoren sogar als Ersatz bei Federnempfindlichen zum Füllen der Kissen empfohlen wurde. Zur Füllung von Kissen und Matratzen spielen die Fasern beider

---

[1] Hie und da läuft einmal eine rein mechanisch wirkende Pflanze mit unter.

ihre Hauptrolle als Allergen. — Das Baumwollsamenöl wird nicht selten als Ersatz- und Fälschungsmittel benutzt, z. B. für fertig gekaufte Mayonnaisen. Rowe (zit. bei Urbach [m, S. 104]) erwähnt auch die Überempfindlichkeit gegen Baumwollenöl, mit dem in Amerika häufig Salate angemacht werden. Schweineschmalzersatz wird fast immer aus ihm gemacht. Es diente auch zeitweise als Vehikel zu Nasensprays und Salben, gelegentlich auch zur Bereitung von Gin und Seifen. Nach dem Auspressen des Öls bleibt ein Kuchen zurück, der zu Mehl gemahlen und als Dünger benutzt wird, auch als Geflügel-, Vieh- und anderes Haustierfutter. Die Milch von mit Baumwollsamenmehl gefütterten Kühen enthält erhebliche Mengen des *Baumwollsamenproteins*, das bei Empfindlichen zur *Auslösung allergischer Symptome* genügt. Brown fand durch Hauttest unter 530 allergieverdächtigen Personen 13 deutlich gegen letzteres empfindlich, davon 11 mit Bronchialasthma Behaftete, 2 mit Heufieber. Von den ersteren 11 litten 6 noch an Schnupfen, *Ekzem*, *Urticaria* und *angioneurotischem Ödem*. Positive Tests wurden nie mit dem zu sehr gereinigten, kein Protein mehr enthaltendem Öl, sondern nur mit einem Extrakt erzielt, in einer Verdünnung von 1 : 20 000—1 : 1 000 000. Das Blut der Positiven enthielt bis 12% Eosinophile, also doppelt so viel als das anderer Allergiker. Bei einem 10jährigen Jungen mit Asthma und Attacken *von angioneurotischem Ödem* gelang eine *Desensibilisierung* durch subcutane Injektionen eines Baumwollsamenextrakts in allmählich steigenden Dosen. Dabei muß die Anfangsdosis so klein sein, daß sie beim Test noch keine Reaktion gibt, und sie darf nur ganz allmählich gesteigert werden. Jos. W. Smith jr. berichtet: Bei einem Offizier, bei dem der Verdacht vorlag, daß er gegen Baumwolle überempfindlich sei, und sein Asthma daher rühre, ergab der *Hauttest mit Baumwollsamen* zunächst schon nach einigen Minuten eine *schwere Allgemeinwirkung:* Übelbefinden, Erblassen, gedrückte und ängstliche Stimmung, Unruhe, Kurzatmigkeit, kalter Schweiß, sehr schwacher Puls. Typische Attacke von Bronchialasthma, die in 2 Stunden langsam abklang nach Anwendung von Morphium, Adrenalin, Chloroform und Äther. Die *Hautreaktion* trat prompt und kräftig ein: nach 5 Minuten *sehr große Quaddel (30—35 mm) mit langen gewundenen Pseudopodien, die über den halben Vorderarm reichten. Breiter Erythemhof.* Die Impfung war mit einer kleinen Menge des Extrakts gemacht, der auf der Haut mit einem Tropfen N/10 NaOH gemischt wurde, durch welchen hindurch die Haut punktiert wurde (etwa 12 Stiche). — Von 232 allergieverdächtigen Personen wurden nach Brown durch Test fünf überempfindlich gegen *Kapok* gefunden. 113 von diesen waren auch gegen andere Allergene überempfindlich, so daß auf je 23 von diesen ein Kapoküberempfindlicher kam. — Gegen Baumwollsamen Empfindliche sind es auch oft gegen Kapok. Wenn letztere Empfindlichkeit vorliegt, besteht sie auch immer gegen Baumwollsamen. Alle Patienten mit nicht jahreszeitlicher Allergie sollten mit Baumwollsamenprotein getestet werden. Nie sollen Kapokkissen bei Federnempfindlichen als Ersatz für Federkissen genommen werden, ehe nicht die Möglichkeit einer Kapokempfindlichkeit ausgeschlossen wurde.

### Berberis vulgaris L. (vel aliae species).

(Berberitze. Classis XLII Polycarpicae, Ordo 181 Berberideae Endl.)

Mir ist von Gärtnern bekannt, daß sie sich sehr hüten vor den Dornen der Berberitze, die schwer heilende, eiternde Wunden machen sollen. — In der Aussprache zu einer Krankenvorstellung von *Sporotrichose* durch Schamberg (b) in der Philadelphia dermat. soc. vom 3. Dez. 1926 sagt Foerster, daß die Infektionsquellen für die Sporotrichose die *Rinde* und die *Dornen von Berberitzensträuchern* sind; von den letzteren wurde Sporothrix kultiviert. Der Pilz wird wohl auch so auf Pferde und andere Tiere übertragen. WEIDMAN teilt die Meinung CRUTCHFIELDS mit, daß evtl. der *Dünger*, der zum Düngen der Golfplätze verwendet wird, für die Infektion in Frage kommt, da der Darmkanal der Herbivoren voller Pilze ist. Der von SCHAMBERG vorgestellte Patient hat die Affektion möglicherweise beim Golfspiel acquiriert. — Es würde sich also bei der Sporotrichose möglicherweise um eine pseudophytogene Dermatose handeln, da nicht die Berberis selbst oder ein Produkt derselben die Ursache bildet, sondern ein ihren Dornen äußerlich anhaftender Infektionsstoff, die Sporotrichosepilze. — In einem von HOLLANDER in der Pittsburger Dermatologengesellschaft vorgestellten, nicht geklärten Fall von „Dermatitis venenata" betonte MILLER in der Aussprache die Ähnlichkeit mit einer Berberitzendermatitis. Die Herde entsprachen den Rändern der Kleidungsstücke, sie waren akut entzündlich, vesiculös. Im Nacken handelte es sich um eine konfluierte, lichenähnliche Eruption. Der zweimalige Ausbruch schloß sich jedesmal an das Tragen des gleichen Lederanzugs an. Dieser Umstand und die Lokalisation mahnen zu großer Vorsicht gegenüber der MILLERschen Bemerkung. BLAIR und MARIAN berichten auch über 2 Fälle von Sporotrichose nach Verletzung der Hand durch einen Dorn bzw. Messerstich beim Hantieren mit Berberitzen. Einige Tage darauf zahlreiche Knoten an den Extremitäten. Ausstrich und Blutkultur in einem Fall positiv, im anderen negativ. Prompte Heilung durch Jodnatrium bzw. Jodkalium.

## Bryonia L. (Spec. div.).

(Zaunrübe; *Bryonia alba L.* und *B. dioica* JACQ., die südeuropäische *B. cretica L.* Classis XLVI Peponiferae, Ordo 204, Cucurbitaceae ENDL.)

Die Wurzeln der beiden ersteren kommen bei uns als Hautreizmittel in Betracht mit den wirksamen Prinzipien: zwei bitteren Glykosiden, dem Bryonin und Bryonidin, dem letzteren als dem stärksten (MANKOWSKY). Die blasenziehende Wirkung der Bryonia dioica ist schon von ZACCHIAS, der sie Vitis alba nennt, angegeben (s. auch LACASSAGNE und JOLY). Auch HUGO SCHULZ führt Hautröte, schmerzhafte Entzündung, unter Umständen sogar Blasenbildung durch den frischen Saft der Zaunrübe an. Nach Aufnahme einer Tinktur wird Bläschenausschlag an der Glans und den großen Labien mit Schwellung angegeben.

## Buchweizen. (Auch Sudangras.)

(Polygonum Fagopyrum L., Syn. Fagopyrum esculentum MOENCH. Classis XXVII Oleraceae, Ordo 103 Polygoneae ENDL.)

Die Buchweizenkrankheit bei Schafen und Schweinen ist schon lange bekannt H. L. SMITH beschrieb sie auch beim Menschen, bei denen sie durch Genuß von Buchweizenmehl entsteht, aber auch durch Einreiben desselben in die scarifizierte Haut. Symptome: Brennen im Mund und Magen, Rötung und Ödeme des Gesichts, Beklemmungen, Aussetzen des Pulses, Übelkeit und urticariaähnliche Ausschläge. Bei gefleckten Schafen erkranken nur die weißen, pigmentarmen, hellhaarigen Hautstellen. Das Pigment bildet hier ein Schutzorgan zunächst gegen die Lichtstrahlen. „Die Buchweizenkrankheit entsteht, wenn Licht auf die von den schädlichen Stoffen dieser Frucht durchströmte Haut wirkt." Keine Sensibilisierung der Haut für Lichtwirkung, weil die gewöhnlichen Sensibilisatoren gleichgültige Substanzen sind, der Buchweizen aber nicht. Zentrale nervöse Einflüsse scheinen nicht anzunehmen, vielmehr ein direkter Reiz der Noxe auf die Hautgefäße. Ähnlich die Schlempenmauke des Rindes bei zu reichlicher Fütterung mit Trestern oder Schlempe (nach

v. Zumbusch). Howarth beschreibt eine anscheinend epidemisch auftretende Erkrankung bei Schafen, die in einer Periode intensiver Besonnung auf einer mit *Sudangras* bestandenen Wiese 10 Tage lang geweidet hatten. Wie bei der Buchweizenkrankheit traten die Symptome nur an den nicht gefärbten Hautstellen auf: Jucken, Quaddeln, Exsudation, Schwellungen, starke wäßrige Absonderungen. Besonders befallen waren Ohren und Augenlider. Gleichzeitig starker Nasenausfluß und Atemnot. Heilung durch Verbringung auf eine Medicago-Wiese. Man nimmt auch hier an, daß fluorescierende Substanzen direkt sensibilisierend wirken.

Bei Urbach (m, S. 101) werden Schmidt und Peemöller als Autoren für eine Buchweizendermatitis genannt.

### Buchenholz s. unter Eichenholz.

### Buxus sempervirens L.

(Buchsbaum; Classis LVI Tricoccae, Ordo 245 Euphorbiaceae Endl.)

Schon bei White ([a] s. unter Euphorbiaceae) als hautreizend angeführt (auch White [b u. c]). Ferner Oppenheim und Neugebauer, sowie Lehmann (S. 441). Oppenheim sah einen Gärtner, der zweimal bei Arbeiten an dem *Zwergbuchs (B. suffruticosus)* hautkrank wurde. *Der Staub des Holzes*, das für Holzschnitte und Blasinstrumente (Flöten, Klarinetten) sehr geeignet ist, kann nach Oppenheim Hautreizungen machen. Nestler weiß von einem Flötenspieler, der einen Ausschlag auf sein Instrument gründete. Er hatte nur erfolglose Eigenversuche (n, dort auch Oppenheim zit.). — Nach Kobert enthält der Buchs 4 Alkaloide. — Am eingehendsten berichtet Markin über einen Fall von Idiosynkrasie gegen Buchsbaumholz, der einen Uhrmacher betraf. Diese und die Juweliere benutzen das Sägemehl zum Trocknen und Reinigen von Gold, das in verschiedene Flüssigkeiten eingelegt war. Der Patient hatte 15 Jahre seinen Beruf ohne weitere Störung ausgeübt, bis er in den letzten 5 Jahren starke Reizung der oberen Luftwege bekam mit Kitzeln im Halse, andauerndem Husten, Gefühl des Zuschnürens, milden Attacken von Dyspnoe. Nach Aussetzen der Tätigkeit gingen die Erscheinungen prompt zurück. Hauttest positiv: große Quaddel mit Pseudopodien und Erythemrand. Sitzt der Patient nahe bei einer offenen Schale des Sägemehls, treten nach 10—15 Minuten die Schleimhauterscheinungen ein. Die passive Übertragung nach der Prausnitz-Küstnerschen Methode gelang. — In den Blättern wurden 2 Alkaloide gefunden: *Buxin* und *Parabuxin*. — Starke Reaktionen mit einem Extrakt, einer festen, zähen Masse und einem Dialysat. Desensibilisierungsversuche schlugen fehl. Dem Patienten geht es viel besser, seitdem das Sägemehl in einer für gewöhnlich geschlossenen Schale neben ihm steht. Es scheint ein gewisser Grad von *Angewöhnung* eingetreten zu sein. Sehr auffallend ist, daß dem Autor von allen Überempfindlichkeiten gegen Hölzer nur die 2 Arbeiten von Baku und Longin zur Kenntnis gekommen sind, von denen die erstere eine Idiosynkrasie gegen *Kiefern-* und *Fichtenholz*, die letztere eine solche gegen *Eichen-* und *Buchenholz* behandelt (s. „Hölzer" [Sammelabschnitt] und die einzelnen Arten).

### Cacteenstacheln.

(Classis XLVIII Opuntiae, Ordo 206 Cacteae.)

Hautknoten durch den Stich von Warthin und Davis beschrieben. Auch Sutton sah diese „Cactusstacheldermatitis". Die Knoten in dem Warthinschen

Fall auf den Vorderarmen und Oberschenkeln waren leicht schmerzhaft, sie standen mit den Lymphgefäßen in Zusammenhang. Sie waren vor der bioptischen Untersuchung als Lupus vulgaris, Syphilis oder Neubildungen diagnostiziert worden. Es handelte sich um in länglichen Zügen angeordnete *Pseudotuberkel aus Epitheloid- und Fremdkörperriesenzellen*, Fibroblasten, Plasmazellen und Lymphocyten ohne Verkäsung. Die darin liegenden Fremdkörper wurden mit den feinen, haarähnlichen Endspitzen und den derberen Teilen der Cactusstacheln identifiziert. Nach Entfernung der Cactuspflanzen Heilung in 3 Monaten. In einem 2. Fall bei einem Tuberkulösen wurden von einem Pathologen die Querschnitte der Cactushaare für Coccidien, und die Affektion für ein „Coccidien-Granulom" gehalten. WARTHIN betont auch die *Ähnlichkeit der Cactusstachel-Pseudotuberkel mit Granulomen und Neoplasmen.* In einem Fall von BARNEY fanden sich über dem *linken* Unterkiefer *reine Fremdkörper-Pseudotuberkel* in einem Mantel dichten Bindegewebes, aus Fibroblasten und Fremdkörperriesenzellen bestehend, die die eingelagerten feinen Enden der Cactusstacheln allmählich auflösen, sie verdauen. Keine Verkäsung, keine Epitheloidzellen. *Rechts im selben Schnitt echte Tuberkel* (gefäßloses Epitheloidgewebe, wenig peripherkernige Riesenzellen, zentrale Verkäsung) und ein großer Pseudotuberkel mit einer kolossalen Riesenzelle im Zentrum, die im Innern den Cactushaarquerschnitt zeigt. Ein solcher Fremdkörperpseudotuberkel auch inmitten eines Lupusherdes. Miliartuberkulöses Stimmbandgeschwür. LÖWY berichtet über eine starke Deformierung eines Fingers nach dem Eindringen und Abbrechen von 2 Cactusstacheln mit sehr bedeutender Funktionsstörung ohne Nervenaffektion. Er vermutet in den Cacteenextrakten Körper, die auf die Gelenkkapsel und den peripheren Nerv einwirken können. In einem zweiten Falle blieb ein Pigmentfleck und zentralwärts eine deutliche Hyperästhesie gegen Nadelstiche zurück. HAUFFE bestreitet diese toxische Wirkung der Cacteenstacheln, wie sie von LÖWY geschildert wird und führt die Veränderungen eher auf Gicht zurück. Durch klinische Beobachtung zum Teil an sich selbst und durch Experimente an weißen Mäusen kam E. GLASS zu dem Resultat, daß oft weniger die Cacteenstacheln als der gleichzeitig mit der Verletzung durch die kleine Wunde eingeführte *Cacteensaft* das schädigende Agens ist. Es erscheint ihm wahrscheinlich, daß gewisse Cacteenverletzungen Entzündungen hervorrufen, bei denen ähnlich den Tintenstiftverletzungen schwere Allgemeinerscheinungen im Vordergrund stehen, welche den lymphatischen Apparat betreffen, ohne zu Eiterungen zu führen, und chemisch-toxisch bedingt sind. Die klinischen Beobachtungen von GLASS beziehen sich auf Verletzungen durch Dornen oder Haare von Opuntia leucotricha, Cereus flagelliformis und Echinopsis, die experimentellen auf Einlagerungen von Haaren und Stacheln einer Opuntie, Pflanzenstücken eines alten Cereus-Cactus und eines jungen Echinocactus unter die Haut, sowie Einspritzung von Brei und Saft eines Cereusstückes. R. O. STEIN beobachtete ein an der Oberfläche stark hyperkeratotisches Fremdkörpergranulom, linsengroß, sehr schmerzhaft nach dem Eindringen von Cactusstacheln. Dazu gesellten sich erysipelähnliche Attacken an dem verletzten Finger, die STEIN auf ätherische Substanzen aus dem Fremdkörper zurückführt, weil weder Lymphangoitis noch Lymphadenitis damit verbunden war. Ein zweiter Fall verlief ähnlich. Bei der außerordentlichen Verbreitung der Cacteenzucht unter Liebhabern ist dringend zu empfehlen, das Umsetzen der Stecklinge und die Pflege der Pflänzchen nur mit *genügend geschützten* Händen vorzunehmen.

### Calendula tagetes.

(„Marigold", besond. die Variet. „Legion of honour". Classis XXXI Aggregatae,
Ordo 120 Compositae Endl.)

Von Prosser White als von Harrison genannte Reizpflanze erwähnt,
der den Ausschlag nach dem Pflücken der Blätter sah.

### Calotis cuneifolia.

(„Bindi-eye" or „Boganflea", Australien. Classis XXXI Aggregatae, Ordo 120
Compositae Endl.)

Durch die dornigen Früchte eine große Qual für Mensch und Tier (Maiden,
zit. bei Cleland, S. 450)[1].

### Caltha palustris L.

(Sumpfdotterblume. Classis XLII Polycarpicae, Ordo 180 Ranunculaceae
Endl.)

Der in ihr enthaltene „scharfe Stoff" Fröhners, das „nicotinähnliche Alkaloid" Johansons und der „unbekannte lähmende Stoff" Brondgeests sind
alle nach Untersuchungen auf dem Kobertschen Institut in ihren Wirkungen
auf das *Anemonol* zu beziehen (s. die anderen Ranunculaceen, besonders Anemone). Alle Teile der Pflanze wirken reizend auf Haut und Schleimhäute (Kobert, S. 515).

### Campanula isophylla Moretti (cult.).

(Glockenblume; italien. Riviera. Classis XXXII Campanulineae, Ordo 125
Campanulaceae Endl.)

S. in der allgemeinen Einleitung bei Biberstein, S. 500.

### Camphora.

(Campher, ätherisches Öl aus Cinnamomum Camphora Nees; Ostasien.
Classis XXVIII Thymelaceae, Ordo 106 Laurineae Endl.)

Nach Lewin (S. 250) bei Berührung mit Wunden, Brennen, Schmerzen
und Entzündung hervorrufend. Selten Gewebszerfall durch spirituöse Campher-
lösung. Subcutan nicht selten die Umgebung der Einstichstelle rötend. „Knoten"
durch Campheröl bei ungenügender Verreibung.

Lambri berichtete einen Fall von Urticaria nach Campherölinjektionen
bei einem Erwachsenen und einen einer scarlatiniformen Eruption bei einem
Kind. Ein anderes Kind bekam nach Campherätherinjektionen eine ähnliche
Eruption, die nach dem Einnehmen von Tropfen aufhörte. Falkenstein zeigte
in der Kölner dermatol. Ges. eine Campherdermatitis nach Verwendung einer
Schüttelmixtur aus einem Salbentopf mit campherhaltigem Celluloiddeckel.
Infolge des Glyceringehaltes der Mixtur (wohl sog. Trockenpinselung?) war
Campher in Lösung gegangen. Bei einem Fall Kuznitzkys, wo unter den Cellu-
loidspangen einer Schnurrbartbinde eine Hautreizung auftrat, muß man im
Lichte des Falkensteinschen Falles auch an eine Campherwirkung denken.
O'Donovan stellte in der dermatol. Sektion der Royal Soc. of Med. in London
einen Fall vor, in dem Einreibungen mit Campheröl ein acneiformes Syphilid
provoziert hatten. Es sei ja bekannt, daß Campheröl manchmal Comedonen
hervorriefe; hier hätte es aber die Art des Luesausschlages bestimmt. 2 Wochen

---

[1] Hie und da läuft einmal eine rein mechanisch wirkende Pflanze mit unter.

nach einer Campherölinjektion trat eine Dermatitis auf, die nach einer Intracutanprobe wieder aufflackerte. Von LEHNER wurde wegen des scharf umschriebenen Charakters des entzündlichen Herdes dem Vorstellenden LIEBNER der Einwand gemacht, daß möglicherweise keine Campherwirkung, sondern die eines schlecht resorbierbaren Stoffes, etwa des Öles, vorläge.

Allmählich wachsende, schmerzhafte Geschwülste traten 5 Monate nach mehreren subcutanen Injektionen von Campheröl in beide Arme auf ähnlich den durch flüssige Vaseline oder Paraffin erzeugten. Möglicherweise ist der Campher nicht schuld, sondern Art und Säure des Öls (BERTOLOTY).

## Cannabis indica LAM.

(Hanf. Classis XXV Juliflorae, Ordo 95 Cannabineae ENDL.)

Von PORIAS wird bei Seilermeistern eine Erythrodermie an den Händen mit tiefen Rhagaden und Verdickung der Haut ohne Bläschen und Nässen erwähnt, welche nach OPPENHEIM einem Alkaloid Cannabin und einem Harz, die beide im Hanf vorkommen, bei Überempfindlichen ihr Auftreten verdanken kann. HYDE berichtet, daß nach einem Grain des Extraktes *innerlich* am nächsten Morgen der ganze Körper einschließlich des behaarten Kopfes, der Handteller und Fußsohlen bedeckt war von einem dichtstehenden Bläschenausschlag, stecknadelkopf- bis halberbsengroß. Die Bläschen hatten sich auf der Spitze von Papeln entwickelt, flossen nicht zusammen, juckten nur mäßig. Heilung ohne Behandlung in einigen Tagen. Die Bläschen vertrockneten ohne zu platzen zu Krüstchen, die nach dem Abfallen eine vorübergehende Pigmentierung hinterließen. Cannabis indica ist nur eine tropische Kulturform des gemeinen Hanfes (C. sativa L.). Besonders die weibliche Pflanze sondert reichlich ein gelbgrünes Harz ab (Churus, Charras, Tschers), welches der europäischen und nordamerikanischen Pflanze fehlt. In ihm sind auch die stark berauschenden Wirkungen des ,,Haschich'' begründet.

Von MENDINI wurde das sog. *Hanffieber* auf den Hanffeldern von Bologna beobachtet: rascher Temperaturanstieg bis 40°, Kopfschmerz, Atemnot, Rachenkatarrh, *Hautentzündung*, Nasenbluten, Erbrechen und Diarrhöe. Es wurden keine Experimente mit Hanfpollen gemacht (LEHMANN, S. 441).

## Capsicum annuum L.

(Spanischer Pfeffer, Chile. Classis XXXVI Tubiflorae.
Ordo 148 Solanaceae ENDL.)

Die Pflanze oder die Tinktur aus den Früchten rötet die Haut und zieht nach längerer Einwirkung Blasen und Pusteln. Nach dem inneren Gebrauch eines Teelöffels voll einer Lösung ( ?) trat nach ALLEN ein generalisierter, papulovesiculöser Ausschlag unter starkem Brennen und Jucken auf. Wirksame Substanz: Capsicol, Capsaicin oder Capsicin.

## Carica Papaya L.

(Tropisches Amerika [commercial pawpaw], Sumatra. Classis XLV Parietales,
Ordo 202 Papayaceae ENDL.)

CHESNUT führt diese Pflanze als ,,verdächtig'' an. Dr. HEINEMANN, Chefarzt des Hospitals Tandjong Morawa, Ostküste von Sumatra, schreibt mir, daß der Saft des Stammes eine akute Dermatitis verursachen kann, während übermäßiger Genuß der Früchte eine Gelbfärbung der Haut hervorruft. Nach ENDLICHER soll der Milchsaft, der im Stamm reichlich fließt, innerlich genommen eine schwere Entzündung des Magendarmkanals machen, mit Honig oder

Zucker gemischt Eingeweidewürmer töten und äußerlich angewandt Ausschläge
(„impetigines") heilen. Demnach haben wohl die, die durch den Saft eine
Dermatitis bekommen, eine idiosynkrasische Einstellung.

### Carnaubawachs.

(Von Corypha cerifera L., der Wachspalme. Classis XXI Principes, Ordo 75,
Palmae Endl.)

Ausschwitzung an der Oberfläche der Blätter. Es fließt auch aus dem Stamm
aus. Eine seltene Idiosynkrasie gegen dieses Wachs, das den Hauptbestandteil
des „Glättolin" (Mittel zum Glätten rauher Ränder der Stärkewäsche, besonders
der Kragen) bildet, hat D. Kohn beschrieben. Das Glättolin hat folgende
Zusammensetzung: Carnaubawachs, Talcum aa 50,0, Benzaldehyd 0,2, Paraff.
liq. 0,5. Der Patient, den ich auch sah, bekam jedesmal, nachdem er einen
gestärkten Kragen trug, was nur noch bei besonderen Gelegenheiten geschah,
und nachdem derselbe sorgfältig geglättet war zur Vermeidung der Reibung,
am nächsten Tag ein heftiges papulo-vesiculöses Ekzem rund um den Hals,
bis er von einem Freunde auf die Ursache aufmerksam gemacht war. Er hatte
zahlreiche Hautärzte vergeblich konsultiert.

Nach mündlicher Mitteilung Kohns hat auch Dreyer (Köln) einen ähnlichen Fall gesehen, ja sogar, wie er mir sagt, mehrere.

### Carotte.

(Daucus Carota L. Classis XL Discanthae, Ordo 163 Umbelliferae Endl.)
S. unter Apfelsine (Aurantiasis, Carotinämie) und unter Früchte usw. (auch
Gemüse und Gewürze.)

### Cassia-Öl.

(Ol. Cinnamomi, Zimtöl. Classis XXVIII Thymelaceae, Ordo 106 Laurineae
Endl.)

Vgl. Ehrmann (bei Mraček). — Bei Prosser White wird das „Cassiaöl"
von einer Leguminose hergeleitet und als billiger Ersatz des Ol. Cinnamomi
bezeichnet. Von diesem bekam nach J. C. White (c) ein Mädchen, das die
Zahnstocher behufs Geruch- und Geschmackverbesserung in Cassiaöl ein-
tauchte, einen heftigen Reizausschlag an den Händen, im Gesicht und am
Bauch. Dieses Cassia-Öl sei destilliert aus „chinesischer Zimtrinde".

### Chamaecyparis Lawsoniana Parlatore.

(= Cupressus Lawsoniana Murr. Classis XXI Coniferae, Ordo 76 Cupressineae
Endl.)

Gegen diesen schönen Garten- und Kirchhofsbaum hat Rasch eine jedenfalls
sehr seltene Überempfindlichkeit beobachtet, die der gegen die nahe verwandte
Thuja und einige Juniperusarten wohl ziemlich gleichkommt. Es handelte sich
um eine erythematös-vesiculöse Dermatitis bei einer Dame, die sich auf einer
Grabstätte einige Zweige abgepflückt hatte. Rasch dachte beim ersten Anblick
an eine Pelz- (Ursol-) Dermatitis. Er gibt bei der Gelegenheit an, daß Juniperus
Virginiana L., Juniperus Sabina L., Juniperus communis L.[1], Thuja occiden-
talis L., Abies cannadensis Mill. (= Picea alba Link) und Abies excelsa Lam.
et DC. (= Picea excelsa Lk.) die gleiche Wirkung haben können.

---

[1] Stauffer erwähnt den Wacholdergeist, Spiritus Juniperi, als Ursache einer ekzematösen Überempfindlichkeit gleichzeitig mit einer gegen Heftpflaster. Beide waren nicht
passiv übertragbar.

## Cassinia aculeata.

(„Dogwood, australisches." Classis XXXI Aggregatae, Ordo 120 Compositae
ENDL.)

Bei PROSSER WHITE sind zahlreiche Fälle einer verbreiteten Dermatitis mit
heftigem Jucken und schmerzhaftem Brennen erwähnt, die A. W. F. NOYES
beschrieben hat.

## Ceratophyllum

s. unten bei Ufer-, Wiesen- und Wasserpflanzen.

## Chelidonium majus L.

(Schöllkraut. Classis XLIII Rhoeades, Ordo 182 Papaveraceae ENDL.)

Der frische, intensiv gelbe Milchsaft enthält in Wasser unlösliche, harzartige
Körper mit starker lokaler Reizwirkung, die beim Trocknen abnimmt. Der
wichtigste Reizstoff für die Haut, das *Chelerythrin*, $C_{21}H_{17}NO_4$, bedingt auch die
gelbe Farbe. — Der Saft ist ein beliebtes Volksmittel zur Beseitigung von
Warzen. Im Mittelalter und auch später haben die Bettler nach vorheriger
starker Stauung der Arme oder Beine mit dem Saft große Blasen erzeugt, diese
dann angestochen, den roten Inhalt verschmiert, dazu noch mit Mehl verrührtes
Ochsenblut in der Umgebung aufgetragen und so z. B. ein höchst mitleiderregen-
des Bein — jambe de Dieu, das „Gottesbein" hergestellt (LACASSAGNE et JOLY).
Die Franzosen nennen die Pflanze auch: „Grande eclaire" oder „herbe aux
veuves" oder „Grande Chélidoine". — HUGO SCHULZ (S. 130) erwähnt auch
die hautreizende Wirkung des Milchsaftes.

## Chrysanthemum Leucanthemum L.

(Classis XXXI Aggregatae, Ordo 120 Compositae ENDL.)

Unser gewöhnliches Chrysanthemum Leucanthemum L., die Wucherblume,
soll nach J. S. HOWE eine Hautentzündung hervorrufen können, was an sich
nach seinen verwandtschaftlichen Beziehungen zu den das Insektenpulver
liefernden Pyrethrumarten vom Standpunkt der Sippenreaktionen nicht wunder-
nimmt. Es muß dies aber eine ganz seltene Idiosynkrasie sein; denn es gibt
wohl keine Pflanze, die ohne jegliche Nebenwirkung zu schönen Wiesenblumen-
sträußen mehr gepflückt wird als diese. WAUGH berichtet auch über Chrysanthemumdermatitis. Es ist aber unsicher, ob es sich um diese Spezies handelt;
vielleicht eher um die folgende. DAWSON sah eine akute Dermatitis bei einem
Blumenhändler, der nach einigen Stunden Arbeit mit Chrysanthemum (nach
KREN: Leucanthemum) eine Dermatitis des Gesichts mit Rötung und Nässen
zeigte. KREN berichtet von einer Frau, die, wenn sie nur über eine reichlich mit
„Orakelblumen" bestandene Wiese geht, bald heftiges Jucken im Gesicht und
an den Vorderarmen spürt, einige Stunden später mächtige Schwellung. Gleichzeitig Augenjucken und Schnupfen. Diese Empfindlichkeit, die schon im Kindesalter hervortrat, zeigte sich 1924 bei der 34jährigen wieder nach dem Tragen
eines Chrysanthemumstraußes. Nur das Einreiben der Blätter und Stengel,
nicht das der Blüten, provozierte die Dermatitis. KREN glaubt, daß die sich
in die Haut einbohrenden Haare der Blätter und Stengel die Ursache sind,
so daß die unbehaarte Varietat nicht schädlich wäre. Außerdem glaubt er an
einen „Heuschnupfen" ohne Dermatitis durch die Orakelblume. — OPPEN-
HEIM (f) berichtet von einem Lokomotivführer, der in seinem Garten tätig
ist, eine Rötung und Schwellung des Gesichts, der Handrücken und Vorderarme. Die gewöhnlichen Läppchenproben verliefen negativ, die mit den Blüten
der Orakelblume sehr stark positiv, die mit den Blättern schwächer positiv.

Übrigens führt schon WHITE (b) Chrysanthemum L. als Reizpflanze an.

## Chrysanthemum indicum S.

(China, Japan, Ostindien. Classis XXXI Aggregatae, Ordo 120 Compositae Endl.)

Erich Hoffmann berichtet von einer Gärtnersfrau, die zwei Tage vorher 6 Stunden lang Chrysanthemum geschnitten hatte. Bald darauf Jucken und Brennen im Gesicht und an den Händen. Unter Fieber Zunahme der Beschwerden und erhebliche Entzündung der Haut auch an den Armen. Das reizende Prinzip ist vielleicht ein ätherisches Öl, das Kikuöl.

Nach Kobert wirkt auch Chrysanthemum japonicum stark hautreizend.

In zwei Veröffentlichungen — einer von Marvin B. Goldstein, der anderen von G. S. Nightingale über Chrysanthemumdermatitis ist die Spezies nicht genannt. Ich glaube aber sie hierher rechnen zu können.

Der Fall von Goldstein, ein Treibhausarbeiter, zeigte eine verbreitete, erythematöse, schuppende Dermatitis in Herden, besonders im Gesicht, am Hals, an den Armen und am Gesäß. Haut stellenweise ödematös, an der Stirn auch Bläschen und Nässen. Test mit Chrysanthemumblättern in 24 Stunden positiv. Dauer 10 Tage. — In dem Fall von Nightingale traten bei einem Handelsgärtner alljährlich im Oktober sehr reizbare Erytheme mit stecknadelkopfgroßen Bläschen an den Händen, den Vorderarmen und im Gesicht auf, in jeder folgenden Saison schlimmer, nach langem Bestehen auch mit durch Kratzen lichenifizierten Stellen. Besserung nach Röntgenstrahlen und Proteinschock. Stark positive Reaktion durch Auflegen von Chrysanthemumblättern, starker durch die Unterseite, als durch die Oberseite. Ein alkoholischer und durch 24 stündiges Einweichen in Normalsalzwasser gewonnener Extrakt geben keine Hautreaktion, ein ätherischer nach 24 Stunden ein leichtes Erythem. Vorherige Röntgenbestrahlung schwächt die Reaktion und verlängert die Inkubationszeit.

Nach Finnemore enthalten die Blätter ätherische Öle zwischen 0,01 und 0,1%, die die Japaner zu medizinischen Zwecken gebrauchen. Es findet sich auch ein Alkaloid „Chrysanthemin", eine Kombination von Stachydrin und Cholin. Es kommen verschiedene Quellen der Toxizität in Frage, aber nur chemische, keine mechanischen.

## Chrysarobin.

(Von Andira Araroba, Goa-powder. Classis LXII Leguminosae, Ordo 277 Papilionaceae Endl.)

Allgemein ist die Rötung und indianerviolettbraunrote Verfärbung. Bei manchen Personen liegt aber eine mit Recht als Idiosynkrasie zu bezeichnende Überempfindlichkeit selbst gegen die schwächsten Konzentrationen vor, die sich in einer rasch vom Orte der Applikation weiterschreitende, unter bedeutender Schwellung einhergehende Dermatitis mit Papeln, Bläschen (und Pusteln) auch trotz der Sistierung der Medikation äußert. Dabei heftigstes Jucken und Brennen, Schmerzen, Fieber, Schlaflosigkeit, Drüsenanschwellung, Conjunctivitis, letztere in 4—5% aller mit Chrysarobin-Chloroformlösung behandelten Fälle (Trousseau). Lewin (S. 674) betont, daß entgegen anderen Mitteilungen (Müller) auch bei bloß äußerer Anwendung schwere Nierenveränderungen vorkommen können.

## Cinchona Calisaya Wedell. Chinin.

(Auch C. officinalis L., C. Calisaya Wed. var. Ledgeriana, C. succirubra Pav. Classis XXXIII Caprifoliaceae, Ordo 127 Rubiaceae Endl.)

White hat keine Hautentzündung durch direkten Kontakt mit der Rinde der Pflanze gesehen, berichtet aber schon von einem lichenoiden Chininexanthem durch äußere Einwirkung bei den Arbeitern der Chininfabriken, das übrigens Morrow zum Teil auf die Aufnahme durch Chinindämpfe oder -ausdünstungen (emanations) zurückführt. Die „Chininkrätze" beruht aber doch wohl mehr

auf der unmittelbar reizenden Einwirkung der Chinaalkaloide auf die Haut.
Es sollen sich nach einem bei KOBERT (S. 578) angeführten Berichte hessischer
Aufsichtsbeamten für Fabrikbetriebe bei den betreffenden Arbeitern pocken-
artige Efflorescenzen auf der Haut bilden mit starker Infiltration der Umgebung an allen den Stellen, wo der Stoff hinkam. Es handelt sich hauptsächlich um die mit den Extraktions-, Reinigungs- und Krystallisationsarbeiten
beschäftigten Leute. Weiterhin werden Erytheme, Pusteln an den Händen
und im Gesicht sowie Lidödeme beschrieben. LEWIN (S. 412) spricht von einem
„Ekzem", das leicht universell werden kann, was hauptsächlich bei den Arbeitern
in Chininfabriken auftritt und beim Fortsetzen der Beschäftigung einen hohen
Grad annimmt, aber nach dem Aussetzen derselben in wenigen Tagen schwindet.
Dieser Zustand von Überempfindlichkeit macht nur selten einer Gewöhnung
Platz. Nimmt ein solcher Arbeiter lange nach dem Aufgeben der Beschäftigung innerlich Chinin, so bekommt er wieder einen Chininausschlag, und
zwar in Form des Ekzems. Also Sensibilisierung von außen gegen von
innen; s. auch THIBIERGE. Die gewerblichen Chininausschläge sollen übrigens
nach CAZENEUVE zurückgegangen sein dank der Verbesserung der Apparate
und Extraktionsmethoden sowie der Herstellung der pharmazeutischen Ge-
brauchsformen besonders bei der Bereitung der Tabletten. Der wichtigste
Punkt dabei ist die Unterdrückung bzw. die *Beseitigung auch nur geringen
Staubes*, welcher jetzt große Aufmerksamkeit gewidmet wird. Auch DOLD
glaubt wie CAZENEUVE, daß die Hauterscheinungen der Chinin-Idiosynkrasiker
(Urticaria, Ekzem) in Gewerbebetrieben hauptsächlich durch den Chininstaub
und die pulverförmigen Chininpräparate hervorgerufen werden. Wahrscheinlich
liegt eine unmittelbare Reizwirkung des Chinins auf die Haut vor. Die
empfindlichen Arbeiter müssen diese Art Beschäftigung einstellen und aus
dem Chininbetrieb austreten. Über die Chininkrätze vgl. noch BREZINA,
ERBEN, KOELSCH (zit. bei SACHS [b]).

*Chininhaltige Haarwässer oder Pomaden* haben wiederholt auch über das
Gesicht hinziehende, erythematöse, papulöse, vesiculöse und bullöse, heftig
juckende Ausschläge und starke Schwellung, die sich auch über das Gesicht
und weiter verbreitete, zur Folge gehabt. Waschungen mit Chininalkohol-
lösungen können auch universelle Urticaria hervorrufen. BEINHAUER teilt den
Fall eines Friseurs mit, bei dem sowohl durch chininhaltige Haarwässer ein
nässendes Ekzem an den Fingern und Händen, als durch 3 Chinintabletten
(à 5 grains) innerlich gegen „Grippe" eine erythematös-urticarielle Eruption
im Gesicht, am Nacken, in den Weichen, am Abdomen und an den Oberschenkeln
bei gleichzeitigem Bläschenausschlag an den Handrücken und in den Hohlhänden auftrat. Ähnlich liegt ein Fall MUSGERs, der nach zweitägigem Gebrauch
eines Chinin-Haarwassers ein Ekzem des behaarten Kopfes und des Gesichts
bekam. Nun trat nach Einnehmen einer Tablette Chinin muriat. à 0,5 ein
dichtes scarlatiniformes Exanthem auf. Percutane Hautproben mit Chinin-,
Euchinin- und Optochinlösungen positiv. E. ZACHARIAS sah einen Ausschlag
in der Umgebung der Genitalien bei einem Mann, der früher schon am Kopf
durch ein chininhaltiges Haarwasser erkrankt war. Der Genitalausschlag trat
auf nach dem Coitus mit einer Frau, die zum ersten Male das chininhaltige
*Anticoncipiens Contrapan* angewendet hatte. Nach einer Chinineinspritzung ins
Rectum während der Geburt trat, wie RUCKER mitteilt, eine akute Dermatitis
des Gesichts auf, die sich unter Fieber generalisierte. Heilung nach 8 Tagen
unter Schuppung, Hauttest später positiv.

Nach BURGESS und USHER wird in Canada Chinin als denaturierendes
Mittel alkoholischen Lösungen zugesetzt. Nach dem Rasieren werden dort
chininhaltige Waschungen angewendet, die zahlreiche „Ekzeme" verursachen.

Die Sensibilisierung erfolgt nach längerem oder kürzerem Gebrauch der Waschungen. Die erlangte Überempfindlichkeit kann lokal bleiben, kann aber auch die ganze Hautdecke befallen. In manchen Fällen ließ Chinin per os das Gesichtsekzem aufflammen, in anderen nicht. Bei positiver Ekzemprobe an entfernten Stellen flammen hie und da auch die Chininekzeme des Gesichts auf.

Ein innerlich Chininüberempfindlicher bekam, wie M. S. Fink berichtet, durch den gemeinsamen Gebrauch eines Handtuchs mit einem Gefährten, der täglich große Mengen von Chininhaarwasser anwandte, ein heftiges Gesichts- und Halsekzem. In der Aussprache erwähnten Ormsby und Senear noch Fälle von Chininüberempfindlichkeit.

Eine sehr auffallende Folge hatte nach Szabó eine intramuskuläre *Solvochin-injektion* in die Streckseite eines Oberschenkels: anämische Verfärbung der Haut rasch vom Knie bis zur Inguinalgegend reichend, darum ein hyper-ämischer Hof. Sehr große Schmerzen, subfebrile Temperaturen, Nekrose (20 × 10 cm) um die Injektionsstelle. Nach über einem Monat Demarkation. Verf. glaubt, daß die Injektion nicht tief genug gemacht war und empfiehlt bei Chinininjektionen größte Sorgfalt.

Wenn auch im allgemeinen der äußerliche Chiningebrauch mehr ekzematöse, der innere mehr exanthematöse Ausschläge makulöser, papulöser, bullöser und urticarieller Art zur Folge hat, so gibt es auch Abweichungen davon. So bekam nach Steiner-Wourlisch (b) eine Frau durch peroralen Gebrauch chinin-haltiger *„Togaltabletten"* einen fast universellen ekzematoiden Ausschlag. Die Ekzemprobe mit einer Togaltablette auf der Haut verlief stark positiv, ebenso wie die mit einer 1%igen wässrigen Chininlösung. Die ganze von der Chinin-probe bedeckte Stelle bildete eine nässende Fläche. Gleichzeitig setzte eine all-gemeine Reaktion mehr urticariell-toxischer Art auf dem ganzen Stamm ein, die am nächsten Tag schon ganz geschwunden war. Hier löste also *die orale Zufuhr ein ekzematoides, die cutane* — wohl nach Resorption — *ein toxisches Exanthem* aus. Derselbe Autor sah noch einen Fall eines sehr hochgradigen ekzematös-nässenden und eitrigen Zustandes an und um die weiblichen Geni-talien nach Gebrauch *chininhaltiger Suppositorien.* Daneben war die ganze Körper-oberfläche außer Handtellern und Fußsohlen mit einem fleckförmigen, leicht urticariellen Exanthem bedeckt. Ekzemprobe selbst mit einer Chininlösung 1 : 100,000 noch positiv. Der Fall zeigt, daß man bei Exanthemen und Ekzemen unbekannter Ätiologie immer auch an die Resorption von Genitaldesinfizientien und anticonceptionellen Mitteln, die häufig chininhaltig sind, denken soll, wo-durch auch chinindiosynkrasische Männer beim Coitus geschädigt werden können, wie in dem oben erwähnten Fall von Zacharias durch das Anticoncipiens Contrapan.

Morrow hatte schon 1880 60 Fälle von Chininexanthem durch *inneren* Gebrauch veröffentlicht. Pruritus ohne Exanthem kam auch vor, dann Ery-theme, besonders scharlachartige (s. den berühmt gewordenen Fall von Köbner), eine Dermatitis erysipelatoidea, eine Dermatitis gangraenosa, ein dem Ery-thema exsudativum multiforme ähnliches Exanthem, Urticaria, Ekzem, ein bullöses, pemphigoides Exanthem und eine petechiale Form. In einem Fall von Urbach (b) trat zweimal wiederholt nur an der vorher durch eine aus-gedehnte Phlegmone geschädigt gewesenen linken unteren Extremität nach jeder Chiningabe eine heftige, mit handtellergroßen Blasen einhergehende Dermatitis, die später nur milder war, auf. Rasch (d) sah bei einem mit Chinin behandelten Lupus erythematodes exanthematicus eine schwere Dermatitis mit Erythem, Blasen und Purpura. Smitt sah zwei Tage nach dem Einnehmen von Robichinal, einem appetitanregenden Chininpräparat, einen aus confluierenden, linsen- bis pfennigstückgroßen, hellroten, nicht erhabenen Flecken bestehenden Ausschlag am Stamm, den Oberschenkeln und Armen. MGEBROW und ORETSCHKIN beobachteten wiederholt ein scharlachartiges Chininexanthem nach innerem Gebrauch und lokaler Chinintamponwirkung, ebenso nach Injektion von Bijochinol. GRAY beobachtete nach einer Chinin-Urethaninjektion zur Venenverödung Erstickungsgefühl, Hitzegefühl im Rachen, Blässe, Cyanose, Pulslosigkeit, Pupillenerweiterung. Er empfiehlt vor jeder Chinininjektion durch Intracutanprobe festzustellen, ob eine Idiosynkrasie vorliegt oder nicht. RIEHL jr. erzielte durch Auflage einer 10%igen Chinin.-bisulfur.-Lösung bei einer von innen heraus Chininidiosynkrasischen auf scarifizierter Haut leicht Reaktionen, auf intakter nur schwer und nach langer Einwirkung. Er beobachtete auch nach Digitalispillen mit 0,05 Chinin. muriat. nach dem Einnehmen der 3. Pille wenige Stunden später ein stark juckendes, toxisches Exanthem. Hauttest noch gegen $1/_{100}$%ige Lösung positiv. Auf Haarwasser „Quinar" leichte Rötung. Nach der Läppchenauflage allgemeiner Pruritus. Auf 0,02 Chin. muriat. per os nach wenigen Stunden Fieber bis 39,5, Ausbruch eines toxischen Exanthems am ganzen Körper unter heftigem Jucken. BR. BLOCH erzielte in einem Fall durch subcutane Injektion sehr kleiner Mengen Chinin ein fast universelles Ekzem und Asthmaanfälle zugleich. Ekzemprobe auf Chinin stark positiv.

JACOBSON (Riga) erwähnt ausdrücklich *Eosinophilie* beim Chininexanthem in einem eigenen Fall. Sie sei aber auch in anderen Fällen beobachtet.

Nicht ganz eindeutig ist ein von GOUGEROT, BARTHELEMY und J. WEILL berichteter Fall von Psoriasis, der nach Chinidin eine ödematöse und scarlatiniforme schuppende Erythrodermie bekam, die dann plötzlich ohne weitere Chininanwendung einen vesiculös-ekzematösen Charakter zeigte. Hämoklasischer Shock nach Chinin. Die Hauterscheinungen nehmen allmählich das Aussehen einer psoriasiformen Parakeratose an, um zuletzt in typische Psoriasis überzugehen. Hier ist es fraglich, ob wirklich eine toxische oder nicht eher eine psoriatische Erythrodermie vorliegt.

Eine *passive Übertragung* selbst schwerer Überempfindlichkeiten gegen Chinin *gelang* COCA *und* GROVE *nicht, ebensowenig* BLOCH.

Sehr beachtenswert in *therapeutischer* Beziehung ist die Mitteilung eines Falles von HUPPENBAUER, in dem bei völliger Intoleranz gegen Chinin Plasmochin. comp. anstandslos vertragen wurde.

Von GARBADE, der selbst gegen Chinin überempfindlich ist, wurden Hautprüfungen auf dem PIRQUET-Strich vorgenommen, und es zeigte sich, daß die urticarielle Überempfindlichkeitsreaktion auch gegen Cinchonidin, Hydroquinin, Hydrocinchonidin, Cuprein, Ethylquitenin und Ethylhydrocuprein (Optochin) bestand. Dagegen war sie nicht vorhanden gegen die rechtsdrehenden Isomere der genannten Alkaloide. Auch gewisse Stickstoffverbindungen dieser Serie einschließlich einiger linksdrehenden ergaben keine Reaktion. Per os traten die gleichen Überempfindlichkeitsreaktionen auf. Vorausgehende Injektionen von 1%₀ Adrenalin verhinderten nicht die urticarielle Reaktion. Bei festgestellter Chininidiosynkrasie und vorhandener Indikation der Chinintherapie versuche man die rechtsdrehenden Verbindungen, z. B. Chinidin oder Cinchonin. (W. T. DAWSON und FRANCIS A. GARBADE.)

## Citrone.

(Citrus medica L.  Classis LII Hesperides,] Ordo 226 [Aurantiaceae ENDL.)

Nach LANE erzeugte das Öl, prophylaktisch gegen Schnakenstiche gebraucht, bei einem Familienmitglied eine folliculäre, papulöse, stark juckende Dermatitis, während es die anderen Familienmitglieder ungestraft benutzen konnten.

Ein Gewerbeekzem an Händen und Fingern durch Auspressen der Citronen bei der Erzeugung von Limonade berichtet Brezina. Das gewerbliche Citronenschälerekzem von Sibyl Horner geb. Overton siehe unter Apfelsine.

Urbach und Wiethe berichten von einer Patientin, bei der nach dem Schälen von Citronen Jucken in der Nase, Niesen und starke Sekretion auftrat. Körperhaut und Mundschleimhaut bei der Probe nicht überempfindlich. Die gegen Citronenschalen *hochempfindliche Nasenschleimhaut* zeigte eine viel geringere Überempfindlichkeit gegen Citronensaft. Die gleiche Überempfindlichkeit gegen die Schalen von Orangen und Mandarinen. Urbach (h) beobachtete auch einen Helfer beim Sortieren (seit 8 Tagen) von Citronen mit einem Gesichtsausschlag durch den ausspritzenden Saft. Nach dessen Abklingen funktionelle Hautprüfung mit Citronen- und Orangenschalen, sowie mit Fruchtsaft: starke Entzündung mit Blasenbildung. Einlage von Citronenschale in ein Nasenloch macht starke Niesattacken, von Orangenschale nicht. Urbach faßte den Fall als akute Sensibilisierung der Gesichtshaut gegen das ätherische Öl der Citronenschale auf.

Auch Fanburg und Kaufman sahen bei einem Patienten bald nach Beginn des Citronenschälens einen erythematös-vesiculösen Ausschlag auf jedem Handrücken sowie vorne und hinten an den Vorderarmen, am Kinn und Hals. Einige Pustelchen auf den Handrücken. Kontakttests negativ gegen den Saft, aber positiv gegen die Schale.

Ruth Noll sah einen früheren Tischler, der nie Ausschläge hatte, bis er mit *Citronenholz* anfing zu arbeiten. Nach 4 Wochen Ausschlag an Händen, Unterarmen und Nacken. Reizproben mit Citronenholzmehl positiv, an früher erkrankt gewesenen Stellen stark positiv; alle sonstigen Ekzemreizproben negativ. 14 Tage nach Wiederaufnahme der Arbeit (nach vorheriger rascher Abheilung) der gleiche Zustand.

## Clematis Virginiana L.

(Amerika; und zahlreiche andere Spezies, der Blüten wegen kultiviert. Auch
Cl. Vitalba L., flammula L. und erecta All. usw. Classis XLII Polycarpicae,
Ordo 180 Ranunculaceae Endl.)

Der Saft zieht Blasen oder verursacht Geschwüre und die Ausdünstung nach dem Zerquetschen der Pflanze entzündet die Augen und bringt sie zum Tränen. Die frischen Blätter werden in Europa als Vesicans oder von Bettlern zur Erzeugung von mitleiderregenden Geschwüren gebraucht (herbe aux gueux, beggar's weed, Bettlerkraut [White (a) S. 118, Touton (d)]). Lacassagne und Joly nennen in erster Linie die auch bei uns überall verbreitete Cl. Vitalba (Clématite vigne-blanche), die Waldrebe, Herbe aux gueux. Bei Kobert werden Cl. Flammula L. und vielleicht auch Cl. Vitalba genannt. Wirksames Prinzip: *Anemonol,* s. Anemone, Pulsatilla, Caltha, Ranunculus usw. Eine Tinktur aus Cl. Vitalba ließ nach Hugo Schulz bei innerem Gebrauch besonders auf der Haut und an den Drüsen krankhafte Veränderungen auftreten, der frische Saft äußerlich angewandt Entzündung mit Blasenbildung.

## Cnicus benedictus L.

(Benediktenkraut. Classis XXXI Aggregatae, Ordo 120 Compositae Endl.)

Die wissenschaftliche Abteilung von Caesar und Loretz in Halle a. S. macht mir Mitteilung über ein heftiges Hand- und Fingerekzem durch Schneiden der Blätter. Sie führt es zurück auf die stacheligen Haare, die beim Hineingreifen in die Ware wohl immer in einer gewissen Menge in die Haut eindringen.

## Cocoboloholz.

(Zentralamerika, Brasilien. Abstammung s. im Text.)

Eine eingehende Untersuchung hat das amerikanische Edelholz „Cocobolo"
in dem Institut für angewandte Botanik in Hamburg durch MARGARETE RICHTER
erfahren. Dessen hautreizenden Eigenschaften waren schon 1912 von NESTLER
mitgeteilt worden. Es wird besonders zum Wagenbau verwendet. Haupt-
ausfuhrländer sind Nicaragua, Costarica und Panama, wonach die verschiedenen
Marken benannt werden. Es gibt folgende Handelssorten: C. Nicaragua, Panama,
Mexiko, Red Fox, Südamerika, Costarica. Red Fox stammt auch aus Panama,
das südamerikanische aus Brasilien (Red Wood). — Von Stammpflanzen ist
nur Lecythis costaricensis, ein riesiger, zu den Lecythideen (Classis LX Myrtiflorae, Ordo 271 Myrtaceae ENDL.) gehöriger Urwaldbaum sicher festgestellt.
Die übrigen Sorten speziell Panama, Nicaragua und Red Fox stammen von
Leguminosen ab. Nach SAMUEL J. RECORD werden noch als wahrscheinliche
Stammpflanzen angegeben für Panama die Papilionaceen: Dalbergia retusa
HEMSLEY, für Nicaragua: Dalbergia hypoleuca PITTIER, für Redwood: Platy-
miscium dubium PITT., für Red Wood aus Brasilien: das zu Classis XXV Juli-
florae Ordo 93 Artocarpeae gehörige Brosimum paraense HUBER. RECORD
vermutet, daß die Handelsmarke Redwood vielleicht mit dem Satinholz (s. d.)
aus französisch Guyana identisch ist (von der Rosacee Ferolia guyanensis).
Außerdem kommt noch Dalbergia Granadello aus Zentralamerika in Betracht. —
NESTLER machte seine Versuche mit feinem Sägemehl sowie mit wässrigen,
alkoholischen und Benzolextrakten bzw. deren Verdunstungsrückständen.
Nach längerer Einwirkung des Mehles bzw. der Extrakte bildeten sich „rötliche,
pustelartige Ekzeme", die stark an die Wirkung der Primelhautgifte erinnerten.
RICHTER machte an sich selbst die gleichen Reizversuche und fand den alko-
holischen Extrakt am stärksten wirksam. Erst nach 12 Stunden begann die
Wirkung. Bei gleichzeitiger Wärmeeinwirkung waren die Entzündungen stärker.
Im Gegensatz zu NESTLER traten bei ihr nur wenig Bläschen auf. (Die Nicht-
ärzte machen keinen größeren Unterschied zwischen Bläschen und Pusteln).
Nach der Abheilung bleibt leichte Pigmentierung und Juckreiz zurück. Besonders stark wirkte die Marke Red Fox. Die Autorin schließt aus dem gegenüber
NESTLER bei ihr im ganzen milderen Verlauf auf die verschiedene Reizbarkeit
der verschiedenen Häute. Nach GARRAT wirkt der Holzstaub besonders heftig
auf die Atmungsorgane, was RICHTER an sich bestätigen konnte. Neben einem
schwächeren unangenehmen Geruch tritt beim Raspeln und Zermahlen, beim
längeren Macerieren des Holzmehles mit kaltem destillierten Wasser oder sofort
beim Erwärmen der Maceration ein starker Geruch nach Zimtaldehyd auf.
Die genauen Untersuchungen ergaben, daß die hautreizenden Wirkungen hauptsächlich auf den in den Hölzern enthaltenen Flavonen beruhen, und zwar ganz
speziell auf dem *Flavon Haematoxylin*. Außerdem kommt noch ein aus Schwefel-
kohlenstofflösung gewonnener, krystallinischer Körper besonders für die Reizung
der Schleimhäute in Betracht. Diese Reizstoffe sind immer an Gerbstoff und
andere Körper gebunden, aus denen sie erst durch Wärme, Feuchtigkeit und
noch besser und schneller durch chemische Lösungsmittel abgespalten werden.
Der sauer reagierende Hautschweiß besorgt das auch.

MODLMAYR berichtet über eine Cocoboloholzdermatitis bei Industriearbeitern,
die mit der Verarbeitung von Messerschalen und -heften beschäftigt sind.
Die epicutane Hautprüfung mit dem Holzstaub ergab eine stark positive
Reaktion.

## Cocosnuß.

(Von Cocos nucifera L.; Classis XXI Principes, Ordo 75 Palmae Endl.)

Der Sohn eines Tomatenempfindlichen war stark überempfindlich gegen Cocosnuß. S. unter Tomate.

## Colchicum autumnale L. (Abb. 15).

(Herbstzeitlose. Classis XV Coronariae, Ordo 53 Melanthaceae Endl.)

Kollege Napp (Duisburg) teilt mir 2 Fälle brieflich mit, in denen nach dem Ausgraben der Pflanzen ein Ausschlag auftrat. In dem einen Fall schwollen schon nach 1—2 Stunden beide Hände unter starker Rötung an, gegen Abend trat auch ein Erythem und Ödem des Gesichtes auf. Beides war mit furchtbarem Jucken verbunden, hielt ein paar Tage an und verschwand dann ohne weitere Behandlung. Der andere Fall zeigte die gleichen Veränderungen, aber nur an den Händen, erst am folgenden Tag nach dem Ausgraben von Colchicum und heilte ebenfalls spontan. — Hugo Schulz führt anscheinend nach innerem Gebrauch von Tinctura Colchici „Auftreten von Ausschlägen sowie von brennendem Juckgefühl" an.

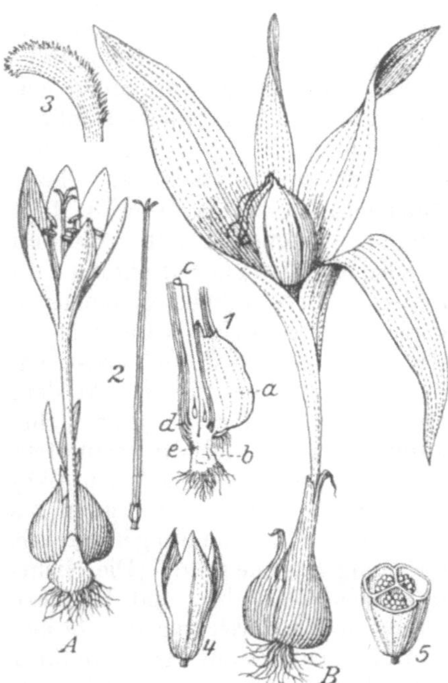

Abb. 15. Colchicum autumnale.
A Blute. B Blätter und Fruchtkapsel.
A u. B 1. Knolle, 2. Pistill, 3. ein Teil der Narbe,
4. u. 5. reife Kapsel mit Samen.
(Aus Kobert: Lehrbuch der Intoxikationen,
2. Aufl. 2. Bd. Stuttgart: Ferdinand Enke 1906,
Fig. 97.)

## Coleus Lour.

(Atropurpureus Bth. und Blumii Bth. Tropen. Classis XXXV Nuculiferae, Ordo 136 Labiatae Endl.)

Diesen bei uns zu Teppichbeeten und zu Einfassungen viel verwendeten schönlaubigen Pflanzen werden auch hautreizende Eigenschaften zugeschrieben, die wahrscheinlich auf ihre Drüsenhaare, d. h. deren Inhalt zurückzuführen sind.

## Colophonium.

(Geigenharz, Destillationsrückstand des Terpentinöls s. u.)

Macht bei Violinspielern manchmal eine follikuläre Dermatitis am Halse, wo die Geige anliegt. Beinhauer berichtet aber — auch bei einem Violinspieler — von einer vesiculösen Dermatitis an dem 2. und 3. Finger links an den Stellen, auf die der Colophoniumstaub direkt auffiel. Die stecknadelkopfgroßen Bläschen saßen tief, hatten eine derbe Decke und neigten nicht zum Platzen. Die ganze Haut in der Umgebung trocken, hart, rauh, verdickt und leicht schuppend. Immer nur im Winter, wo er im Orchester spielte. Der Patient hatte sich sein Colophonium durch Mischung eines roten, weißen und dunklen Harzes bereitet. Der Hauttest war nur positiv gegen das letztere.

Ridder berichtet von besonders gegen Colophonium Empfindlichen, die neben einer Urticaria mit papulösem Erythem eine Nierenreizung hatten (nach Broers).

## Comocladia P. Br.

### (s. auch unter Anacardiaceen.)

Die Comocladien sind für die Antillen, was die Rhusarten für das nord-
amerikanische Festland sind. Pardo-Castello zählt allein 17 verschiedene
hautreizende Comocladien auf, die alle die gleichen Eigenschaften haben, und
von denen die *Comocladia dentata Jacq.* mit ihren drüsenhaarigen und wie
dornigen Blättern am verbreitetsten ist. Der Saft, der in mäßiger Menge die
ganze Pflanze durchsetzt, in den grünen Zweigen und Blättern sehr reichlich
ist, ist eine dicke, gelblichweiße Flüssigkeit, die am Licht schwarz wird (wie
bei Rhus). Er ist der Träger der Reizwirkung, die sehr stark ist. Die Empfindlichsten bekommen den Ausschlag schon ganz rasch bei der Annäherung an die
Pflanze offenbar durch einen flüchtigen Stoff (wie früher vermeintlich bei Rhus),
andere durch Berührung der Blätter und der Rinde. *Manche* — ohne Rücksicht
auf Rasse und Alter — *sind immun.* Bei dem sonst immunen Verfasser zog
ein Tropfen des Saftes über dem Handgelenk eine ,,Brandblase". Gesicht,
Arme, Scrotum werden besonders befallen. Pruritus und Ödem bis zu furcht-
barer Entstellung des Gesichts, Quaddeln, Papeln, Bläschen und Blasen, letztere
aus gesunder Haut aufschießend oder auf der Kuppe von Quaddeln oder Papeln.
Der an sich klare Inhalt durch Sekundärinfektion leicht eitrig werdend. Nach
8—10 Tagen unter starker, lamellöser Schuppung Abheilung. Oft langdauernde
Pigmentierung zurückbleibend. Jucken und Brennen sehr stark. Das Bild
gleicht einer Verbrennung 2. Grades. Durch Sekundärinfektion Ulcerationen
und Narben. In leichteren Fällen keine Störung des Allgemeinbefindens, in
schweren Fieber bis 40°, Schlaflosigkeit, nervöse Erregung, elender Zustand,
vorübergehende Albuminurie. *Keine Immunität nach einer Attacke,* aber die
Bauern glauben, daß das Essen der Früchte immun macht. Ein Negerjunge
versicherte dem Autor, daß das Essen der reifen Samen ihn vor weiteren Attacken
geschützt habe. Pardo-Castello erinnert an Schambergs und Stricklers
erfolgreiche Desensibilisierung durch intramuskuläre Injektionen und innere
Verabreichung von Rhus. Die chemische Untersuchung des Saftes ergab eine
Unmenge Tannin. Das aktive Prinzip, durch Destillation des Alkoholextraktes
der macerierten Rinde und der Blätter in geringer Menge gewonnen, ist ein
,,essential oil", hellbraun, mit eigentümlich stechendem Geruch, das die Haut
reizt.

## Conium maculatum L.

(Schierling. Classis XL Discanthae, Ordo 163 Umbelliferae Endl.) *Coniin.*

Bei direkter Berührung reizt und rötet die freie Base die Haut, z. B. der
Lider; stark juckender papulöser Ausschlag. Auch anhaltender innerer Gebrauch
großer Mengen des Krautes kann einen, selbst erysipeloiden Ausschlag hervorrufen (Lewin, S. 201). Auch bei Morrow berichtet über solche Ausschläge
von Stillé und Maisch und Dierbach. Siehe auch bei Thibierge (a).

Nach längerem Einnehmen alkoholischer Auszüge aus der frischen Pflanze
wird nach Hugo Schulz von homöopathischer Seite über heftiges Jucken und
Brennen berichtet, sowie über die Ausschläge aus Papeln, Vesikeln, erysipelatöser
Rötung und Petechien; Haarausfall. Etwa schon vorhandene Verletzungen
der Haut fingen an starker zu bluten. Neigung zu Nagelbettentzundung.

## Cornus (Tourn.) L.

(mas L. Kornelkirsche, sanguinea L., Hartriegel [wie der deutsche Name des
Liguster, s. d.] Classis XL Discanthae, Ordo 166 Corneae Endl.)

### Cortusa Matthioli L.

(Heilglöckchen. Classis XXXVII Petalanthae, Ordo 156 Primulaceae Endl.)
Von Nestler (d) als stark hautreizend bezeichnet.

### Cotoneaster microphylla.

(Zwergmispel. Classis LXI Rosiflorae, Ordo 272 Pomaceae Endl.)

Bei White (b, S. 441) als Reizpflanze genannt. Auch bei Prosser White, der einen Fall Coopers anführt, einen Gärtner, der beim Heckenschneiden Urticaria bekam wie noch drei andere.

### Crocus sativus L. u. und Cr. vernus Wulf.

(Safran; Ost-Europa und Orient, Mittel-Europa. Classis XVII Ensatae, Ordo 61
Irideae Endl.)

Hugo Schulz weiß von einem mehr oder weniger ausgedehnten Erythem nach innerem Gebrauch von Safrantinktur aus der älteren Literatur zu berichten.

### Crotonöl.

(Von Croton Tiglium L., s. unter Euphorbiaceae.)

Dieses ostindische Pflanzenprodukt spielte früher als Ableitungsmittel auf die Haut („counter irritation", White) eine große Rolle, besonders auch als Einreibung in die scarifizierte Haut beim „Baunscheidismus". Diese Beliebtheit verdankt es der *ausnahmslosen* Sicherheit seiner Reizwirkung. Die Stadien der Entzündung vom Erythem bis zur Pustelbildung, zur oberflächlichen Ver-eiterung, ja sogar bei Fortsetzung der Applikation bis zur oberflächlichen oder tieferen Gangrän werden sehr rasch durchlaufen. An von der Applikation entfernten Stellen auftretende Entzündungen wurden, abgesehen von der Übertragung des Öls durch die Finger sowohl von Morrow (S. 153) als von Lewin (S. 644) wahrscheinlich zum Teil als durch Resorption entstanden auf-gefaßt. Die Versuche Samuels gipfelten in dem Resultat: „*Hat ein Kaninchenohr eine Crotonölentzündung völlig überwunden, so reagiert dieses Ohr gegen erneute Crotonölapplikation wesentlich anders, weit milder als ein gesundes Ohr.*" „Das Endresultat ist so gering, daß, wenn man nur das Endresultat und nicht auch den Verlauf in Betracht zieht, man wohl von einer Immunität sprechen kann." Die Entzündung am vorbehandelten Ohr tritt rascher auf, doch bleibt alles auf einem niedrigeren Grad stehen. Trotz 4—8 Tage dauernder Fortsetzung der Crotonisierung tritt daran nie Gangrän auf, die in diesem Fall an gesunden Ohren nie ausbleibt. „Am vorher gesunden Ohr erhält man Gangrän der Oberhaut bis zur vollen Nekrose der ganzen Ohrpartie, bei dem von der Crotonentzündung geheilten Ohre hingegen einen ganz oberflächlichen, unbedeutenden Substanz-verlust unter voller Erhaltung in Umfang, Gestalt und Behaarung." In 4 bis 5 Wochen wird die frühere *normale Entzündungsfähigkeit* wieder hergestellt. Appliziert man das Crotonöl kontinuierlich immer weiter, Wochen und Monate, so kann man das Ohr immer weiter auf diesem relativen Immunitätsgrade erhalten. Es entsteht dabei eine Tendenz zur Gefäßenge. „Die Entzündungen, auch leichte ohne jede Narbenbildung können Veränderungen hinterlassen, die einer neuen Entzündung *aus derselben Ursache* mehr oder weniger Hindernisse in den Weg legen." Samuel denkt dabei an „verborgene Eigenschaften der geheimnisvollen Gefäßwände". Diese Resultate wurden 1907 von Schaer bestätigt auch für Silbernitrat, Canthariden, Terpentin usw. Es handelt sich also nicht etwa um eine spezifische Eigenschaft des Crotonöls. Daß hier keineswegs wirkliche, etwa antibakterielle Immunisierungsvorgänge im Spiele sind, beweisen auch Frédéric Untersuchungen, der in 10 Fällen (4 auf desinfizierter, 6 auf nichtdesinfizierter Haut) Crotonöldermatitiden ganz charakteristischer Form bis zur Pustulation *steril* fand, speziell auch den eitrigen Pustelinhalt. In 9 Fällen waren in diesem und dem Bläscheninhalt nur wenig Bakterien vorhanden (Staphyl. alb., cereus, pyogenes albus und aureus), in 9 weiteren sehr reichlich (Staphyl. aur. und Streptokokken). „Die bakterienreichen Crotonöl-efflorescenzen unterschieden sich makroskopisch in nicht erkennbarer Weise von den sterilen, nur war bei *ersteren* die follikuläre Anordnung nicht so deutlich erkennbar.“ Auch mikroskopisch unterscheidet sich durch die follikuläre Pustulosis die Crotonöldermatitis von akuten Ekzemefflorescenzen mit ihrem Status spongoides. Kulisch und Unna betonen schon die Impetigoähnlichkeit, und Sabouraud nennt sie geradezu so. Kobert hat mit v. Hirschheydt und Siegel die *Crotonolsäure* $C_{10}H_{18}O_3$, als wirksames Prinzip isoliert. Urquhart sah nach innerlicher Darreichung von zwei Tropfen Crotonöl ein scharlach-ähnliches Exanthem auftreten (Kobert, S. 548).

## Cubeben.

(Fruchte von Cubeba officinalis oder Piper Cubeba L., Java. Classis XXIII Piperitae, Ordo 81 Piperaceae Endl.)

Nach dem inneren Gebrauch Schwellung des Gesichts bis zur Unkennt-lichkeit und der Hände bis zur Unbeweglichkeit der Finger, ebenso der Zunge; die bretthart wird. Daneben polymorphe Arzneiexantheme, die unter starken Allgemeinerscheinungen (anhaltendes hohes Fieber, Benommenheit, Kopf-, Kreuz- und Gliederschmerzen, Erbrechen, Schüttelfrost) auftreten. Bei den Disponierten tritt nach jeder Einnahme des Mittels der oft über den ganzen Körper verbreitete Ausschlag auf: Rubeolaartige Erythemflecke, papulöser Ausschlag öfter mit dazutretendem Fleckenausschlag, so daß er masern- oder scharlachartig (durch Confluenz) aussieht. Ausnahmsweise Urticaria, öfter Mischformen von Quaddeln und Knötchen. Ganz vereinzelt kam ein Bläschen-ausschlag vor.

## Cuphea urens Kaehne.

(Classis LIX Calyciflorae Endl., Ordo 269 Lythrarieae Endl.)

Von Pardo-Castello unter den hautreizenden Pflanzen der Antillen an-gefuhrt.

## Cyclamen Tournef.

(Alpenveilchen; Classis XXXVIII Petalanthae, Ordo 156 Primulaceae Endl).

Siehe allgemeine Einleitung bei Biberstein (S. 500). — Aus homöopathischen Versuchen mit einem alkoholischen Extrakt der Wurzelknollen innerlich (Cyclamin u. a.) teilt Hugo Schulz mit, daß starkes Jucken an der Kopfhaut, an Fingern und Zehen auftrat. Dort auch Pustelchen und Quaddeln und hochrote Flecken an den Oberschenkeln.

## Cypripedium L.

(Frauenschuh. Classis XVIII Gynandrae Endl., Ordo 66 Orchideae Endl.)

Nach Kobert sind einige Arten hautreizend: C. spectabile Salisb., C. pubes-cens R. Br. und C. parviflorum Salisb. Von White (a, S. 113) wird der Fall des Professors der Botanik Babcock berichtet, der durch C. pubescens eine fast ebenso starke Hautaffektion bekam wie durch Rhus Toxicodendron (Hyde). Unser Cypripedium Calceolus L. wird von Lehmann (S. 447) als hautreizend für manche Gärtner angegeben. Eingehender wurde die Frage von A. Nestler (a) studiert, der ja den Einfluß der Reizpflanzen auf die Haut wie eine Spezialität betreibt. Mac Dougals beide Arbeiten, die auch einen Versuch von Jesup enthielten, gaben den Anstoß dazu, ebenso wie die erwähnte Kobertsche Bemerkung. Von Jesup wurde mit der Bruchstelle des Stengels und den Blättern von Cypripedium spectabile leicht über einen Oberarm gestreift, der nach 40 Stunden von der Schulter bis zu den Fingerspitzen stark geschwollen war. Mc Dougal glaubte zuerst, daß ein fadenartiger Pilz, der im Köpfchen der Drüsenhaare sich verzweige, die Reizursache darstelle, später dachte er, der saure Inhalt der neben den Drüsenhaaren vorhandenen konischen Haare, die mit ihrem Spitzchen in die Haut eindringen, sei es. Schließlich aber zeigte sich, daß die *Reizwirkung allein der Sekretion der Drüsenhaare* der Stengel, der Blätter und Samenkapseln zuzuschreiben ist. Nestler arbeitete nur mit C. spectabile, gibt aber die Möglichkeit der Hautreizung auch für C. pubescens und parviflorum zu, da ihre Drüsensekrete mit dem von C. spectabile übereinstimmen. Dasselbe ist der Fall mit C. acaule, montanum und unserem C. Calceolus, dem Frauenschuh. Nestler spricht den einfachen konischen Trichomen von vornherein jegliche etwaige mechanische Reizwirkung ab, da sie zu weich dazu sind. — Im Gegensatz zum Drüsensekret der Reizprimeln ist das der Cypripedien fettartig, ganz homogen und selbst nach vielen Tagen ohne Krystalle. Es ist in Wasser unlöslich, dagegen sehr leicht löslich in Alkohol, Äther, Benzin, Benzol und Schwefelkohlenstoff, nach deren Verdunstung auch keine Krystalle zurückbleiben. Die Hauptsache des von Nestler noch durch mehrere chemische Eigenschaften charakterisierten Sekretes ist seine Eignung zur Bildung von *Myelinformen* bei Anwesenheit von verdünnter Kalilauge oder verdünntem Ammoniak, woraus nach Nestler das *Vorhandensein einer Fettsäure* feststeht (Senft). Nestler hatte an sich mit dem Drüsensekret von Pflanzen aus dem freien Gartenbeet zwei positive Resultate. Es trat nach Einreibung des Drüsensekrets von C. spectabile ein stark juckender, bläschenartiger Hautausschlag auf, der unter Abschuppung in einigen Tagen abheilte. *Die meisten Menschen aber können ungestraft mit Cypripedien hantieren.*

### Dammaraharz (Heftpflaster)

(von Engelhartia spicata Blume, Molukken; nicht von Dammara orientalis Lamb., welcher Baum den Manila- oder ostindischen Kopal liefert und welcher gleichfalls auf den Molukken, aber auch auf Borneo, Java, Sumatra und den Philippinen vorkommt. Classis LVII Terebinthineae, Ordo 246 Juglandeae Endl.).

Die Ordnung der Walnüsse geht bei Endlicher unmittelbar den den Gipfelpunkt der Reizpflanzen bildenden Anacardiaceen in der gleichen Klasse voraus.

H. W. Siemens konnte einen Fall einer ausgesprochenen Idiosynkrasie gegen Leukoplast beobachten und in Berücksichtigung der verschiedenen, einzelnen Bestandteile durch die „funktionelle Prüfung der Haut" nach Jadassohn feststellen, daß die Resina Dammarae, von welchem die gute Klebkraft herrührt, auch die Ursache der erhabenen Rötung, auf der Bläschen und Pusteln auftraten, an allen Stellen war, wo bei dem mit Luesgeschwüren behafteten Arbeiter das Pflaster saß. Diese Dermatitis entsprach genau in Form und Größe den verwendeten Pflasterstücken und heilte im Laufe einer Woche unter Nachlassen der Rötung, Eintrocknen der Pusteln und Schuppung ab. In 15 Kontrollfällen keine Reizung auf Dammarharz. Die Pflaster, die kein Dammarharz, sondern Colophonium, reine Abietinsäure, Ammoniacum und Pinen enthielten, sowie diese Stoffe selbst wurden anstandslos von dem Idiosynkrasiker vertragen. Nur auf das Pinen, aber nur einmal, leichte Reizung. Die reizende Substanz ist wahrscheinlich die Dammarolsäure. Diesem Idiosynkrasiker mit seiner spezifischen und speziellen Überempfindlichkeit wird von SIEMENS noch ein Fall gegenübergestellt mit nicht spezieller Überempfindlichkeit auch auf dem Gebiete der Heftpflaster. Der Kranke, ein Arzt, reagierte auf Dammarharz, Colophonium, Terpentin, Pinen und reine Abietinsäure. Nur Ammoniacum wurde völlig reizlos vertragen. Terpentinöle verschiedener Herkunft reizten verschieden stark. Die Reizung auf eine Colophoniumsorte war sehr schwach, dagegen auf reine Abietinsäure, die in jedem Colophonium doch reichlich vorhanden ist, sehr stark. In diesem Fall also eine mehr oder weniger allgemeine Überempfindlichkeit gegen Harze, deren Säuren und deren ätherische Öle. „So zeigen schon unsere beiden Fälle, daß klinisch einheitlichen Dermatitiden, wie es die Heftpflasterdermatitiden sind, sehr verschiedene Überempfindlichkeiten zugrunde liegen können, und daß es durch die funktionelle Prüfung der Haut gelingt, die Natur dieser Überempfindlichkeiten weitgehend aufzuklären.“

In einer zweiten Publikation teilte SIEMENS (b) mit, daß nicht die Dammarolsäure, sondern die *Dammaroresene*, die beide getrennt in den Versuchen angewandt wurden, bei weitem die stärkere Reizwirkung ausüben, während die Säure nur schwach oder gar nicht wirkte. Es wurden auch Herdreaktionen aber mit einem *ganz anderen Ekzemtypus* als dem der primären Ekzeme erzielt, erstere papulo-pruriginös, letztere erythematös. Nach einem Vierteljahr war in einem Fall die Empfindlichkeit gesteigert bis zum Nässen, in anderen vermindert. Diese Beobachtungen sowie überhaupt das Schwanken der Überempfindlichkeit ohne erkennbare Ursache ist sehr bemerkenswert. Sie tragen dazu bei die Grenzen zwischen idiosynkrasischer „*Konstitution*“ und *nur vorübergehender Idiosynkrasie* zu verwischen. Praktisch geht aus der Arbeit hervor, daß bei der Heftpflasterbereitung *die Harze möglichst zu vermeiden* sind, da es allein etwa $1^0/_0$ gegen Leukoplast Überempfindliche gibt.

BIBERSTEIN (g) fand, daß bei einer heftpflasterüberempfindlichen Frau die Haut gegen Bonnaplast negativ reagierte wie gegen Guttaplast. Leukoplast machte eine Rötung und nach 42 Stunden eine Blase. Helfoplast: zweifelhaft, nach 48 Stunden follikuläre Knötchen. Rosaplast: Blase. Elektroplast: zweifelhaft, nach 48 Stunden Andeutung einer Rötung. Pulverisiertes Dammaraharz: sehr starke Rötung mit Bläschenbildung (nach 48 Stunden Blase).

STAUFFER sah nach Heftpflaster eine Reaktion von kolossaler Stärke wie eine Verätzung durch konzentrierte Lauge. Die Epidermis löste sich in Fetzen ab, und es entstand eine tiefe Nekrose, die zu Narbenbildung führte. Die Art des Heftpflasters ist nicht genannt (2 Fälle).

### Daphne Gnidium L.
(Süd- und Westfrankreich. Classis XXVIII Thymelaceae, Ordo 109
Daphnoideae ENDL.)

GOUIN beschreibt einen Fall von ekzematöser, vesiculöser, sehr stark nässender Dermatitis am Bein eines Soldaten. Durch die Rinde wurde die Erkrankung 4 Jahre unterhalten, und der Träger dienstuntauglich. — Beliebtes Volksmittel „zum Herausziehen böser Säfte“.

### Daphne Laureola L.
(Mittel- und Südeuropa. Classis und Ordo wie oben.)

Wirkt wie die beiden anderen Spezies, die alle drei im Bast, den Blättern, Blüten und Früchten das dem Kantharidin in der Wirkung ähnliche *Mezerein* und das *Mezereinsäureanhydrid* (R. Buchheim) enthalten. Die wirksame Substanz besitzt Harzcharakter; sie verliert nach Springenfeldt und Mitlacher sehr leicht ihre Wirkung.

## Daphne Mezereum L. (Abb. 16.)

(Seidelbast. Classis XXVIII Thymelaceae, Ordo 109 Daphnoideae Endl.)

Die Rinde enthält ein sehr scharfes Harz, welches Blasen auf der Haut zieht (nach 3—4 Tagen), nach deren Platzen schmerzhafte, sehr langsam heilende Geschwüre, öfter von einem Pustelkranz umgeben, zurückbleiben. Durch Resorption schwere Fernwirkungen, Delirien, Kopfschmerzen, Hustenreiz, Fieber, Trockenheit des Schlundes, Nierenreizung, Blutharnen. Länger dauernder innerlicher Gebrauch führt zu unerträglichem Jucken über den ganzen Körper und Ausschlägen (Lewin, S. 679). Die amerikanische Pharmacopoe weist darauf hin, daß die Arbeiter, welche die Rinde zerkleinern, sich gegen die Nebenwirkungen der Ausdünstung schützen müssen, wenn diese sich auch meist nur auf die Schleimhäute erstrecken (White [a], S. 132).

(Von möglicherweise giftig wirkenden, nahestehenden Thymelaceen werden von Kobert noch genannt: Daphne alpina L. und collina Sm. in Südeuropa, Passerina annua Wickstr. im Mosel-, Saar- und Nahegebiet sowie sonst in Mittel- und Südeuropa, auch Dirca palustris in Mitteleuropa).

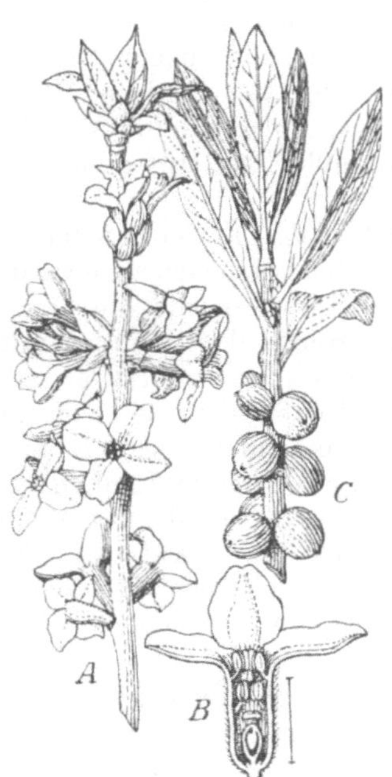

Abb. 16. Daphne Mezereum.
A Bluhender Zweig mit noch kaum entwickelten Blattern.
B Langsschnitt durch die Blute.
C Zweig mit entwickelten Blattern und Beerenfrucht.
(Nach Wossidlo aus Kobert: Lehrbuch der Intoxikationen, 2. Aufl., 2. Bd. Stuttgart: Ferdinand Enke 1906 Fig. 83.)

## Datura Stramonium L.

(Stechapfel. Classis XXXVI Tubiflorae, Ordo 148 Solanaceae Endl.)

Nach großen Dosen des Extraktes ein hellrotes masernartiges oder scharlachähnliches Erythem, selten von erysipelatösem Aussehen, mit Aufschießen von Bläschen, auch Petechien. Die gegen das anaphylaktische Asthma gerauchten Stramoniumzigarren oder -zigaretten können die gleichen Nebenwirkungen haben. Innere Nebenwirkungen ähneln denen der Belladonna (Lewin, S. 190). White kennt keine Hautreizung durch Einreiben einer Stramoniumsalbe (a, S. 132). S. auch Thibierge und Stevens.

## Dictamnus fraxinella Prs.

(Diptam. Classis LVII Terebinthineae, Ordo 253 Diosmeae Endl.)

Baranowsky sah 12 Fälle von Diptamdermatitis, die nach 24 Stunden als Rötung, Bläschen und Blasenbildung auftritt. Diese Erscheinungen schwinden nach 5—6 Tagen unter Pigmentierung. Diese auch bei uns nicht allzu seltene Pflanze (Kreuznach, Algesheimer Berg) mit ihrem scharfen Geruch steht systematisch der an erster Stelle der Reizpflanzen stehenden Ordnung der Anacardiaceen (Rhus) nahe.

## Digitalis purpurea L.

(Roter Fingerhut. Classis XXXVII Personatae, Ordo 149 Scrophularineae Endl.)

Sichere Digitalisexantheme nach *äußerer* Anwendung beschreibt Lewin als „leichtere Entzündung und Eruption eines papulösen Exanthems" durch mehrmaliges Einreiben einer aus dem Extrakt oder den Blättern bereiteten Salbe auf die intakte Haut. Auf der von der Epidermis befreiten Haut werden stärkere Entzündungen veranlaßt. Die subcutane Injektion, z. B. von Digitalin und Digitoxin, macht unter Fieber eine heftige Lokalreaktion bis zur Phlegmone und Vereiterung. Friedheim hält das Digitalisexanthem für eines der seltensten Arzneiexantheme. Was er aber als solches beschreibt, steht wohl ziemlich einzig da, *vorausgesetzt, daß der beschriebene Ausschlag nicht eine andere Ursache hatte:*

„Kreisförmig angeordnete Gruppen kleiner, mattroter, papulöser Efflorescenzen auf dem Rücken, auf den seitlichen Partien der Thoraxgegend und auf der Bauchhaut. Einige dieser Gruppen waren lebhaft rot konturiert. Es fehlte jeglicher Juckreiz." In 2 Wochen Heilung unter Borsalbe. Gleichzeitig reichliche Hautfurunculose ohne Glykosurie. Der Ausschlag trat erst in der 2. Woche nach dem Einnehmen von 3mal taglich 1 Teelöffel Tinctura Digit. 15,0, Tinct. Valer. aeth. 45,0 auf.

Das von *innen* entstehende Digitalisexanthem in einem Fall von Traube trat auch erst mehrere Tage nach dem Beginn der Medikation auf, seine weitere Verbreitung in diesem ersten bekannt gewordenen Fall von Traube erst mehrere Tage *nach dem Aussetzen* des Medikamentes in Form von Infus. fol. Digit. Behrend kann wegen dieses für Arzneiausschläge ganz ungewöhnlichen kumulativen Verhaltens auch einen Zweifel an dem arzneilichen Ursprung dieses auch klinisch ungewöhnlichen (Erythema exsudativum universale Köbner) Ausschlages nicht unterdrücken. Lewin nennt als Ausschlagsformen: Erythem, Dermatitis erysipeloidea, Papeln, Urticaria und Ödem. Ungewöhnlich heftig verlief ein von Morrow berichteter Fall, der von den Angehörigen als Scharlach angesprochen wurde und bald eine universelle Riesenurticaria mit heftigstem Jucken repräsentierte. Daneben Gesichtsödem, heftige Schwellung der Lider, Fieber und schwere Störung des Allgemeinbefindens. 2—3 Tage nach dem Aussetzen des Digitalisinfuses Rückgang unter fetziger Abschuppung, die einige Wochen dauerte. Komplette Alopecie, Abstoßung der Finger- und Zehennägel. Albuminurie, die noch einige Zeit dauerte. Morrow führt unter der Literatur (a, S. 190) auch noch Fälle von Schuchardt und Ferber an.

Hugo Schulz berichtet von einem verbreiteten heftigen Jucken oder Erythem, papulösem Exanthem, Urticaria und ödematöser Schwellung, dieser besonders an den Lippen. Starke Abschilferung folgt dem erwähnten Jucken.

## Dioscorea transversa R. Br.

(„Yams", Brotwurzel; Tropen. Classis XVI Artorrhizae,
Ordo 57 Dioscoreae Endl.)

Maiden (zit. bei Cleland) vermutet, daß die Hautreizungen bei der Beschäftigung mit der Wurzel zur Herstellung von Arrowroot durch die feinen, nadelspitzen Kalkoxalatkrystalle (ähnlich wie bei den Hyacinthenzwiebeln) hervorgerufen würden. Vgl. hierzu das ablehnende Urteil Erich Hoffmanns bei Scilla maritima.

## Doronicum Pardalianches L.

(Gemswurz. Classis XXXI Aggregatae, Ordo 120 Compositae Endl.)

Prosser White erwähnt eine Dame, die nach dem Pflücken der Blumen dieser auch bei uns vorkommenden Pflanze einen heftigen Ausschlag mit quälendem Jucken im Gesicht, an den Händen und Füßen bekam. Der Wurzelstock enthält jedenfalls einen sehr scharfen, giftigen Saft.

## Efeu.

(Hedera Helix L., Lierre, Ivy, common Ivy. Classis XL Discanthae,
Ordo 164 Araliaceae Endl.)

Zinsser und Thibierge berichten im gleichen Jahr über diesen sehr seltenen, vorher unbekannten Reizausschlag. Ein bei Jadassohn (II, 2 [b], S. 1682) zitierter Fall von Brown ist hinreichend verdächtig, sich auf den Giftefeu (Rhus Toxicodendron) zu beziehen, da die amerikanischen Kollegen oft statt „poison ivy" einfach „ivy" sagen, damit aber die erstere in ihrer Heimat sehr verbreitete Giftpflanze meinen. Im Fall Thibierge trat der Ausschlag 48 Stunden nach der Manipulation mit Efeuzweigen zunächst an den damit in Berührung gekommenen Hautstellen auf: Vorderarme, Gesicht und Brust, merkwürdigerweise fast ohne Beteiligung der Hände. Zunächst lebhafte rote Plaques mit urticariellem Einschlag, gegen die Ränder zu mit sehr kleinen Bläschen, die platzen oder eintrocknen. Keine Schuppen oder Krusten. Die verschieden großen Plaques konfluierten zum Teil. Durch besondere Betonung der Ränder wie girlandenförmiges Aussehen. Besonders im Bett und in der Wärme sehr starkes Jucken. Manchmal eine Art Lichenifikation. Heilung nach etwa 14 Tagen ohne Folgen. Manipulationen seitens der Dame mit verschiedenen anderen Pflanzen (darunter Kirschlorbeer, Aucuba, Eucalyptus, Mimose usw.) hatten keinen Ausschlag im Gefolge. Allerdings wurde keine Probe mit Primeln gemacht. Die Attacken traten im Winter auf, wo der Efeu also nicht blüte. Die Dame holte ihn im Walde oder bei verschiedenen Blumenhändlern. Der Zinssersche Fall, der auch über allen Zweifel erhaben ist, weil der Efeu wie bei einem absichtlichen Experiment wirkte, war ein Erythem an Handrücken und Fingern, besonders später auch auf den Beugeseiten beider Vorderarme. Prof. Nestler in Prag, der verdienstvolle Schilderer der Primeldermatitis, bestätigte die Diagnose Hedera Helix. Er konnte experimentell keine Hautreizung (bei sich ?) hervorrufen. „Doch soll derselbe (Efeu) in Blättern, Stengeln und Beeren ein Gift (Glykosid ?) enthalten, das in seiner Wirkung dem der Rhus toxicodendron gleich sein soll, s. auch Kobert (S. 567). Aus einer kürzlich erschienenen Mitteilung Highmans geht zunächst hervor, daß „English Ivy" = Hedera Helix. Ferner teilt Highman mit, daß Munro den ersten Fall von Efeudermatitis veröffentlicht habe. Der Patient Highmans, ein Kellner, war, wie er selbst wußte, gegen Rhus empfindlich, den er ängstlich mied. Als ursächliches Moment seiner jetzigen Dermatitis hatte er Verdacht auf Efeu, den er zu einer Tischdekoration verwendet hatte. Keine Reaktion auf die epidermale Applikation der Blätter. *Der percutane Test mit alkoholischem Extrakt war deutlich positiv:* eine kleine Quaddel mit breiter roter Zone, 24 Stunden andauernd. Kontrollen negativ. Der Munrosche Fall, der nach Berührung mit Efeublättern auftrat, war zosterähnlich (Prosser White, S. 248). Galewsky berichtet mir brieflich von mehreren Damen seiner Praxis mit Handekzem, daß sie dieses durch das Tragen von Efeukränzen bei Beerdigungen bekommen zu haben glaubten. Ob da nicht etwa auch einige mit eingeflochtene Thuja- oder Chamaecypariszweige die Ursache waren, ist jedenfalls nicht auszuschließen.

Turton berichtet folgenden Fall:

Ein $3^1/_2$jähriger Junge bekam Delirien abwechselnd mit Stupor ohne völligen Bewußtseinsverlust, mit Konvulsionen und mit Schreien verbunden. Kein Tetanus. Er konnte nicht stehen, hatte einige Stunden Halluzinationen von Tieren, die ihn verfolgten. Ein intensiver, scharlachartiger Ausschlag, besonders an den Beinen, im Gesicht und auf dem Rücken. Kein Erbrechen, kein Durchfall. Puls rapid, aber voll und hupfend, später schwächer. Temperaturerhöhung. Pupillenerweiterung. Brechmittel versagten. Magenauswaschung brachte Erleichterung, so daß nach 3 Stunden alles vorbei war. *Im folgenden Stuhlgang* (nach Ricinusöl) wurden als Ursache der schweren Erkrankung *Efeublätter* gefunden, und zwar in großer Menge. Er und ein Kamerad bestätigten, daß er sie *gegessen* hatte. Es handelte sich weder um Rhus Toxicodendron, noch um Ampelopsis Hoggii, sondern um den gemeinen Efeu, „der an jeder Mauer rankt", also Hedera Helix.

Es bestand *Ähnlichkeit mit einer Belladonnavergiftung* (Reizung des Zentralnervensystems, gefolgt von Depression, Pupillenerweiterung, Scharlachausschlag), von der sich das Bild aber unterschied durch Abwesenheit der Trockenheit in Mund und Rachen, die bei der Belladonnavergiftung immer vorhanden ist. — MAIDEN und CARXEY (zit. bei CLELAND) teilen mehrere Fälle von Efeudermatitis mit, letzterer einen mit 3—4 Wiederholungen, der letzten nach 8jährigem Intervall. — Auch BROERS sah einen Fall und erwähnt einen von GUTTELING. — NESTLER (n) hatte bei Selbstversuchen mit frischen Efeublättern nur negative Resultate. Kollege WOLFHEIM (Erfurt) schreibt mir: „Ich habe zur Zeit einen Arbeiter der städtischen Friedhofsverwaltung wegen eines interdigitalen Ekzems und einer Dermatitis der Handrücken und des Vorderarmrückens in Behandlung. Der Mann führt alles auf das *Beschneiden von Efeuhecken* zurück, das er hauptsächlich besorgt. Die rechte Hand, die die Schere führt, ist auch viel stärker befallen. Patient gibt an, daß eine ganze Reihe Friedhofsarbeiter, die mit Efeuschneiden beschäftigt sind, dasselbe Leiden nur in geringerem Umfang haben." HUGO SCHULZ erwähnt, auch die Hautentzündung nach Hantieren mit frischen Efeublättern aber nur bei empfindlichen Personen.

## Eichenholz (auch Buchenholz und andere Waldhölzer).

(Quercus Robur L., Lierre. — Fagus silvatica L. Classis XXV Juliflorae, Ordo 89 Cupuliferae ENDL.)

SPILLMANN berichtet über einen Mann, der nach dem Tragen von Eichenholzstämmen (rechte Schulter) Brennen auf der rechten Gesichtsseite, an den Ohren und an den Händen bekam. Rötung und Schwellung der Teile, auch der Genitalien, weiterhin impetiginöses Ekzem. Nach Beschäftigung mit frisch gefälltem Eichenholz hatten der Großvater und der Onkel, sowie mehrere andere Dorfbewohner die gleiche Affektion. SPILLMANN glaubt nicht, daß der Tanningehalt der Rinde die Ursache war, sondern gewisse Brandpilze (Ustilagineae) bzw. deren Sporen. Der sichere Nachweis ist aber nicht gelungen. Der Fall gehörte dann ebensowenig unter diese Überschrift, wie die unter Arundo Donax erwähnten Schilfrohrdermatitiden unter diese, keinesfalls auch unter die gleiche Rubrik wie die anderen Holzstaub- und Holzdermatitiden (Satinholz, Palissanderholz, Teakholz, Grenadillholz, Sandelholz, Rosenholz usw.), sondern zu meinen pseudophytogenen Dermatosen. Zwei mit WEIS später beobachteten Fälle brachten ihn aber zu der Überzeugung, daß Bestandteile des Holzes selbst die Ursache der Dermatitis waren, die schon am folgenden Tag nach Beginn der Arbeit mit Eichen-, Buchen- und Hainbuchenholz (Carpinus Betulus) auftrat. Fraglich blieb, ob die Rinde sie enthielt, oder ob es ein Harz war. Der eine hatte übrigens eine Alkalose, der andere eine Acidose. Auch DUBREUILH sah das Holzfällerekzem, im wesentlichen an den Händen, im Gesicht und in der Genitalregion beim Bearbeiten von *unbehauenem* Holz von Eichen, Buchen, Akazien, Ahorn und Edelkastanien. Von letzteren waren besonders die jungen Schößlinge schädlich. Ein Patient, der gegen Eichen empfindlich war, reagierte auch auf Platanen, nicht aber auf Kiefern, Ulmen und Pappeln. Die Noxen sind wahrscheinlich nur in der Rinde enthalten, da Sägespäne und Bretter der betreffenden Holzarten unschädlich waren. Die Arbeit mit durch Nebel oder Regen feucht gewordenem Holz sei gefährlicher als mit trockenem. Die persönliche Empfindlichkeit ist sehr wichtig, sie wird meist erst durch allmähliche Sensibilisierung erworben, selten ist sie angeboren und vom Vater auf den

Sohn vererbt. Im Gesicht, an den Händen und an den Genitalien trat auch nach Longin bei Leuten, die mit frisch gehauenem oder gesägtem *Eichen-* und *Buchenholz* zu tun hatten, ein ekzematöser, im Gesicht häufig erysipeloider Ausschlag mit heftigem Jucken auf, der unter einer milden Behandlung leicht zurückging und nach Entfernung aus der Tätigkeit nicht wiederkam. Die Abheilung geschieht unter Schuppung. An den verschiedenen Stellen kann die Intensität verschieden sein, an den Händen ekzemartig, im Gesicht „Leontiasis" wie beim Erysipel. Die Überempfindlichkeit entsteht nach kürzerer oder längerer Sensibilisierung. Ob es sich um eine oder mehrere Reizsubstanzen handelt und um welche, wurde nicht entschieden. Die Affektion wurde nur bei Männern beobachtet. Die causa nocens scheint flüchtiger Natur zu sein, da schon das Betreten des Holzschlags oder Zimmerplatzes den Ausschlag hervorruft. Diese „Holzkrätze" oder das Holzekzem war den Bauern eher bekannt als den Ärzten. Bei einem Versuch der Desensibilisierung (cutane Injektion) nur geringe Lokalreaktion, aber ausgesprochene Herdreaktionen.

Stauffer fand, daß bei einem Schreiner die Ekzemprobe auf Eichenholz an der früher intakt gewesenen Rückenhaut wesentlich schwächer ausfiel als im früheren Ekzemgebiet, eine Erfahrung, die er mehrfach auch bei seinen anderen Ekzemproben machte. Das Gegenteil ist viel seltener.

### Erbsen (auch Bohnen und Linsen).

(Pisum sativum L., Phaseolus vulgaris L. [s. d.] und Lens esculenta Mnch.
Classis LXII Leguminosae, Ordo 277 Papilionaceae Endl.)

Coca und Grove sprechen von einer „Urticaria bei *Berührung grüner Erbsen*". Diese Überempfindlichkeit ließ sich nicht passiv übertragen. Es gelang aber in einem Fall von Asthma nach grünen Erbsen, der auch Cutanreaktion gab. Das Grünerbsenatopen habe Proteincharakter.

Brezina berichtet nach O. Sachs (b) von gewerblichen Hand- und Fingerekzemen bei der Erbsenernte für Konservenfabriken.

v. Starck sah einen 1½jährigen Knaben, der nach *Erbsengenuß* eine Schwellung des Gesichts und Hautjucken mit hartnäckigem Ausschlag bekam. Nach 3 Löffeln Erbsenbrei (aus experimentellen Gründen) sofort Schwellung und bläuliche Verfärbung des Gesichts-, Aussetzen der Atmung, Tod nach 10 Minuten im *schweren anaphylaktischen Schock* bei primärer Allergie gegen Erbsen. Hier wird wohl das vegetabilische Eiweißanaphylaktogen (zu den Leguminen gehörig) die Ursache gewesen sein. Er führt auch einen Fall Combys an, einen 7jährigen Jungen mit Idiosynkrasie gegen Linsen und Erbsen mit Urticaria. Kutireaktion für Linsen deutlich, für Erbsen schwach positiv.

Biberstein (e) sah einen Fall (1½jähriger Knabe) von *kombinierter Erbsenund Weißeiüberempfindlichkeit,* dessen Großvater väterlicherseits seit 30 Jahren mit Sicherheit an Asthma leidet, der mütterlicherseits vielleicht ebenfalls seit längerer Zeit. Von zahlreichen Kutireaktionen war nur die auf Erbsenextrakt sehr stark urticariell, die auf Weißei schwächer. Nach Erbsengenuß trat stets eine starke Schwellung des rechten Auges auf. Kontrollen alle negativ, auch die der Angehörigen. Mit dem Serum des Patienten gelang die Übertragung nach Prausnitz-Küstner für Erbsen und Ei. Ohne daß die Desensibilisierungsversuche dafür verantwortlich zu machen waren, trat gleichzeitig für beide Überempfindlichkeiten *Desensibilisierung* ein, welche aber nach einer Erkrankung an Varicellen wieder verlorenging. Eine Fernauslösung gelang nicht. Die durch Nachinjektion in die vorinjizierte Stelle resp. durch Scarification derselben erzielbare Reaktion war für beide sich klinisch verschieden äußernden Überempfindlichkeiten gleich: erythematös-urticarielle Sofortreaktion. Die Besprechung einiger sehr interessanter allgemeiner Allergiefragen fügt BIBERSTEIN an diesen und andere Fälle an.

Für die Allergie gegen Erbsen, Bohnen und Linsen werden als Autoren von URBACH (m, S. 101) noch COKE, BERGER u. a. angeführt. Diese Hülsenfrüchte sollen — sogar *häufig* — allergisch auf die Haut wirken.

### Erdbeere.

(Fragaria vesca L. Classis LXI Rosiflorae, Ordo 274 Rosaceae ENDL.)

Vielleicht die verbreitetste, jedenfalls die bekannteste Idiosynkrasie gegen den Genuß einer beliebten Obstart. Rasches Auftreten einer Urticaria. Nach MEYER und GOTTLIEB „gehört das Erdbeergift zu den Gefäßgiften, welche die Gefäße durchlässiger machen und erweitern (wie Rhus, Primeln, Krebse)‟. Die VOLKschen Versuche mit Erdbeerextrakt, der Meerschweinchen intravenös injiziert wurde und diese in kurzer Zeit tötete, ergaben eine *„primäre Giftwirkung‟*. Der Sektionsbefund widersprach direkt einer Anaphylaxie (keine Lungenblähung, im Gegenteil Lunge ziemlich blutreich, an der Oberfläche mit kleinen Hämorrhagien bedeckt).

Bemerkenswert sind von WERTHER angeführte lokale Schwellungen der Lider und Ohren nach Erdbeergenuß. — In der schlesischen dermatologischen Gesellschaft teilt SPITZER (a) in der Aussprache zu dem in der allgemeinen Einleitung erwähnten Vortrag BIBERSTEINS einen ganz einzigartigen Fall mit: Bei einer Patientin (akute Dermatitis an Gesicht und Hals, zum Teil an den Ohren nässend) verlaufen Reizproben auf Primelüberempfindlichkeit am Vorderarm negativ. Etwa 3—4 Tage später nach *Erdbeeren* starke Verschlimmerung der Gesichtsdermatitis, von der jetzt angegeben wird, daß auch der erste Ausbruch auf Erdbeeren erfolgt war. *An den früher ganz freien Armen* tritt jetzt eine Dermatitis circumscript *an den Stellen der Primelreizproben* auf (auch auf den Klebestellen des Leukoplastes). JADASSOHN hält eine ekzematöse Dermatitis auf Erdbeeren für ganz außergewöhnlich, die unspezifische Sensibilisierung durch Leukoplast für weniger selten. Auch GOUGEROT, COHEN und GANOT sahen nach Erdbeergenuß zunächst ein *Ekzem* im Gesicht auftreten, dann aber auch bei äußerer Berührung aber nicht an der Berührungsstelle, sondern auch im Gesicht. Die Cutanprobe machte eine starke lokale Reaktion und humoralen Shock.

Ich lasse hier eine briefliche Mitteilung über vererbte polyvalente Idiosynkrasien in einer Familie folgen, unter denen die gegen Erdbeeren eine besondere Rolle spielt: „Die Tatsache der Vererbung einer Anlage zur Überempfindlichkeit kann ich bestätigen. Meine Mutter leidet seit ihrer Kindheit an der „Erdbeerkrankheit‟, d. h. Genuß von *Wald*erdbeeren ruft bei ihr einen unangenehmen, juckenden Ausschlag hervor. Allerdings trat diese Überempfindlichkeit erstmalig nach einem stärkeren Genusse auf. Interessant ist vielleicht, daß auch das ärztlich verschriebene Gichtmittel „Atophan‟ bei meiner Mutter einen heftigen und langdauernden Ausschlag verursachte, in der Sache selbst aber von günstiger Wirkung war. Bemerkenswert ist ferner noch die gewiß selten anzutreffende Abneigung gegen Obst im allgemeinen.

Durch Nachforschung erfuhr ich nun, daß auch meine Großmutter mütterlicherseits Erdbeerkrankheit gekannt hatte, außerdem aber an *Heuschnupfen* litt.

Von den beiden Schwestern meiner Mutter ist die eine gegen Erdbeeren ebenfalls empfindlich, während die andere keinerlei Überempfindlichkeit zeigt, ebensowenig wie ihre drei Brüder.

Was mich selbst betrifft, so erinnere ich mich, vor Jahren einen heftigen Nesselausschlag gehabt zu haben, dessen Ursachen aber nicht aufzuklären waren.

Von meiner Schwester ist mir „Erdbeerkrankheit" bekannt und eine, von einem schmerzhaften Ausschlag begleitete Vergiftung nach Genuß eines Vanilleeises, das anderen Personen gut bekommen war.

Mein ältester Bruder hat erst vor kurzer Zeit, nachdem er Erdbeeren stets gerne gegessen hatte, als er einmal zuviel davon aß, den bewußten Ausschlag sich zugezogen.

Von meinem zweiten Bruder ist mir derlei nicht bekannt. Ein, nach einem Sturz vom Fahrrad aufgetretener, hauptsächlich den Nervenbahnen folgender Ausschlag dürfte ja wohl nicht hierher gehören". Schon allein die *spezifische* Vererbung *einer* Idiosynkrasie in 3 Generationen erhebt — abgesehen von den *polyvalenten* Momenten — diese Familiengeschichte zu einer höchst bedeutungsvollen.

Bier zitiert den Fall einer Erdbeeridiosynkrasie, gegen die schon im Anfang dieses Jahrhunderts „unter bewußter Benutzung der isopathisch-homöopathischen Regel" ein „allerdings sehr primitiver Versuch" zu immunisieren gemacht wurde. Der betreffende Autor Brooks teilt mit, daß er mit einer spirituösen Tinktur aus einer Erdbeere, die er bis zur 30. Dezimale verdünnt hatte, eine noch 4 Jahre lang anhaltende „Besserung" der Allergie erzielt habe bei einer Lehrerin und deren Schwester, sowie einer Medizinalstudentin, bei welch letzterer aber die Dosis nach jedem Erdbeergenuß wiederholt werden mußte. Das Zitat schließt mit den Worten: „Dem, welcher Vergiftung mit dem Sumach durch eine Gabe potenzierten Rhus geheilt hat, wird die obige Beobachtung plausibel sein."

## Erica L.

(Heidekraut, heather. Classis XXXIX Bicornes, Ordo 162 Ericaceae Endl.)

Low sah einen Arzt mit ausgesprochener Dermatitis venenata durch „bell Heather", wohl eine großglockige Heide aus dem schottischen Hochland. Es gab bei der Prüfung mit der Pflanze eine heftige Reaktion, während er gegen das gewöhnliche Heidekraut unempfindlich war. Wegen des Mangels des wissenschaftlichen Namens ist die Art nicht festzustellen.

## Erlenholz (Schwarzerle).

(Alnus glutinosa Gaertn. Classis XXV Juliflorae, Ordo 88 Betulaceae Endl.)

Brügel und Perutz beobachteten unter 330 bei 4 mit der Bearbeitung von Schwarzerlenholz beschäftigten Leuten akute, oft erysipeloide Dermatitis im Gesicht, auf den Handrücken besonders in den Interdigitalfalten, am Hals, an den Ellbogenbeugen und von da bis zur Mitte des Oberarmes und zum oberen Drittel des Unterarmes, besonders seiner Beugefläche, reichend. Die Streckseiten, der Nabel und die Kreuzbeingegend waren nur gelegentlich befallen. Starkes Jucken und Brennen. Inkubationsdauer mehrere Monate, in einem Fall aber Rezidiv schon 10 Tage nach erneuter Berührung mit Erlenholz. Von den 4 Patienten waren 2 Bruder und Schwester. Mäßige Eosinophilie (5—6%), wie auch sonst bei Toxicodermien. Auch die Lymphocytenzahl war bei allen 4 Kranken erhöht. Es handelte sich um eine *„Dermatitis professionalis allergica"* mit *Überempfindlichkeit gegen die Gruppe „der kondensierten Gerbstoffe"* (Freudenberg), *„die bei der Kalischmelze Phloroglucin, Protocatechin und Essigsäure liefern".* Das war das Ergebniss der *funktionellen Hautprüfung.* Positiv waren dabei: Erlenholz, alkoholischer Holzextrakt, wässriger Extrakt, dessen Destillat aber ebenso wie ein ätherischer Holzextrakt negativ reagierte. Acidum tannicum reagierte positiv. Von *paraspezifischen Reaktionen* waren Hamamelis, Rheum und Catechu, die bei gesunden Individuen keine Lokalreaktionen erzeugten, von positivem Resultat gefolgt, Drogen, in denen dem Alnusholz chemisch verwandte Gerbstoffe enthalten sind. Von *allgemein allergischen Symptomen* wurden festgestellt: respiratorische Arythmie, Überwiegen des Parasympathicotonus gegenüber dem des Sympathicus (positiverERBENscher Versuch), Überempfindlichkeit gegen kleinste Dosen Pilocarpin, bei alimentärer Hämoklasieprüfung Leukocytensturz um etwa $30^0/_0$, Änderung des Kalium-Calciumquotienten zugunsten des Calcium nach oraler Gabe von Pepton. — Die *therapeutischen* Versuche mit einer etwaigen spezifischen Desensibilisierung durch Erlenholz selbst mußten ausgeschlossen werden. Eine *paraspezifische,* von innen versuchte mit $10^0/_0$igem Ratanhiatinkturspiritus ($3\times1$ Tropfen) hatte ohne Besserung eine gegenteilige Wirkung in Form einer deutlichen Lokalreaktion. Durch *Extr. Rhei* (0,1 : 10,0, 3mal täglich einen Tropfen) *zusehends Besserung* bei 2 Fällen. In einem konnte der Patient, während er noch 14 Tage Rhabarber weiter nahm, wieder arbeiten. Zur *Beeinflussung des autonomen Nervensystems* kommt in Betracht: *Belladonna, Ephetonin* und *Ephedrin.* Bei einer Patientin mit ganz akuten Erscheinungen der Erlendermatitis klangen ohne Lokalbehandlung unter Belladonna und Ephetonin die Erscheinungen ab. Sie setzte sich dann aber der Schädlichkeit nicht mehr aus. In einem Fall wurde in der Absicht, die Lebervenensperre aufzuheben, *Coffein mit scheinbar gutem Erfolg angewandt* (s. auch im allgemeinen Teil).

## Eucalyptus globulus (et aliae species).

(Blaugummibaum. Classis LX Myrtiflorae, Ordo 271 Myrtaceae ENDL.)

GALEWSKY sah zunächst eine kleinpapulöse Dermatitis durch Einreiben mit Ol. Eucalypti, die lebhaft juckte. Ferner bekam eine Dame durch die Beschäftigung mit Eucalyptuspflanzen, die sie zu mehreren in ihrem Zimmer hatte, und ihr ungläubiges Dienstmädchen, das sich zum Beweise des Gegenteils mit den Blättern einrieb, erstere eine heftigere, letzteres eine leichte Dermatitis. Erythematös-urticariell, stark juckend. Große und kleine urticarielle Plaques mit erythematösen Flecken dazwischen an den frei getragenen Körperstellen, aber auch an Nacken und Brust.

Bei CLELAND sind Fälle durch das Abstreifen der Rinde von E. macrorhyncha, hemiphloia, maculata HOOK, marginata bzw. diversicolor („Karri") erwähnt (BLAKELY, MAIDEN, McPHERSON, HALL). MAIDEN vermutet, daß manchmal auch die Präparation der Rinde mit *Arsenik* den Ausschlag bedingt haben könne. Entweder handele es sich um eine Rötung („red rash") oder um einen eitrigen Ausschlag der Hände („festered hands"). Auf Eucalyptus rostrata („red gum") kommt unter der gelockerten Rinde der Kokon einer Mottenlarve vor, dessen Trümmer quälendes Jucken auf der schwitzenden Haut hervorrufen. OPPENHEIM (zit. bei URBACH [m, S. 43]) berichtet uber eine Intoxikation in Form eines toxischen Exanthems nach reichlichem Genuß von Eucalyptus-bonbons.

Schwerste Allgemeinsymptome sind die Folgen großer innerlich genommener Dosen Eucalyptusöl, McPHERSON berichtet sogar einen Todesfall aus England. Als Begleiterscheinungen dieser Vergiftungen werden genannt: Schauern und großes Kältegefühl an den kalten Extremitäten sowie das Gefühl von Klebrigkeit. Haut blaß oder grau. Kalter Schweiß, der nach dem Öl riecht. Manchmal gelblich-grüner Anflug wie bei Chlorose. Ferner wird erwähnt: allgemeines Erythem, stark juckende Urticaria, Bläscheneruption und allgemeine Dermatitis. Buttersäure- und Baldriansäurealdehyd gelten als die giftigen Bestandteile. Die Bronchialschleimhaut soll von dem Phellandren, einem Terpen, oder einem Aldehyd besonders gereizt werden. Ähnlich soll das Myrtol wirken.

## Euphorbiaceae Endl.

### (Classis LVI Tricoccae Endl., Ordo 245.)

Im allgemeinen Teil gelegentlich der Besprechung der „Sippenreaktionen" ist schon darauf hingewiesen, wie nahe auch systematisch diese zahlreiche hautreizende Pflanzen enthaltende Ordnung der alle anderen übertreffenden Ordnung der zu der Klasse Terebinthineae gehörigen Anacardiaceae Endl. steht (s. d.). White zählte außer der Gattung Euphorbia selbst, von der in den Vereinigten Staaten mehr als 100 Arten vorkommen, die alle mehr oder weniger die Haut reizen, noch 6 Angehörige anderer Gattungen auf, die wir zum Teil auch in der Liste Pardo-Castellos von den Antillen wiederfinden, wie Hura crepitans L., Hippomane mancinella L. und Jatropha urens L.  Wenn bei White

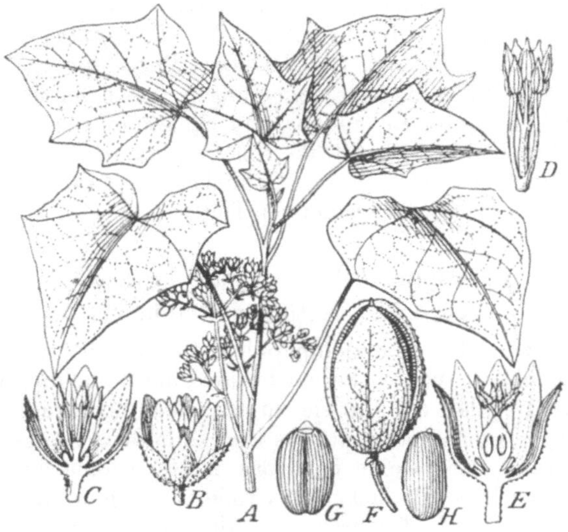

Abb. 17. Jatropha Curcas.
A Blütenstand und Blatter. B—E Bluten und Blutenteile. F Frucht. G u. H Samen.
(Aus Kobert: Lehrbuch der Intoxikationen, 2. Aufl., 2. Bd. Fig. 93. Stuttgart 1906.)

unser gewöhnlicher Buxus sempervirens L., der, abgesehen von seiner Benutzung als Formschnittbaum, vielfach zur Beeteinfassung dient, neben Croton tiglium L. figuriert, so erscheint dies dem Leser auffallend. Von dem *Buchsbaum* könnte höchstens eine ganz *außergewöhnlich seltene* Idiosynkrasie *ganz vereinzelter* Menschen vorliegen, über die ein Herr Cheney an White berichtet hatte: „Die Pflanze verursache *manchen* Reizung und heftiges Jucken". Das Crotonöl (s. d.) dagegen gehört zu den stärksten und in *jedem Fall* sicheren Hautreizmitteln. Der Milchsaft mancher Euphorbiaarten wurde zur Entfernung von Warzen und Sommersprossen sowie als Depilatorium benutzt, machte aber ebenso wie das daraus hergestellte Pulver und der Extrakt nicht nur eine erysipelatöse, vesiculöse, pustulöse und phlegmonöse Entzündung, sondern führte sogar zu Gangrän, wie in einem Fall die ganze Bauchwand gangränös wurde. Die kräftigsten Arten sind Euphorbia corollata, ipecacuanha und die auch bei uns vorkommende Euphorbia Lathyris L. Pardo-Castello unterscheidet die absichtlich angewandten *Euphorbia lactea Haworth, Croton Tiglium* L. und Jatropha curcas L. (Abb. 17). Die unabsichtlich, zufällig an die Haut geratenden teilt er in 2 Gruppen, je nachdem die Reizung 1. durch Dornen oder Harze, 2. durch den scharfen Saft geschieht. Zur ersten gehören *Platygyne pruriens* Baill. (= P. urens L.), *Tragia volubilis* L. und *Jatropha urens* L., zur zweiten *Hippomane mancinella* L. und

*Hura crepitans* L. WHITE erwähnt noch Stillingia silvatica L. aus den sudlichen Vereinigten Staaten. Außer den genannten nennt PARDO-CASTELLO noch Jatropha curcas L., Acidoton urens Sw.E. und Acidoton microphyllus URBAN. Über die *kursiv* Gedruckten wird in laufender alphabetischer Reihenfolge gesondert berichtet. Besonders ist von PARDO-CASTELLO noch genannt: Euphorbia

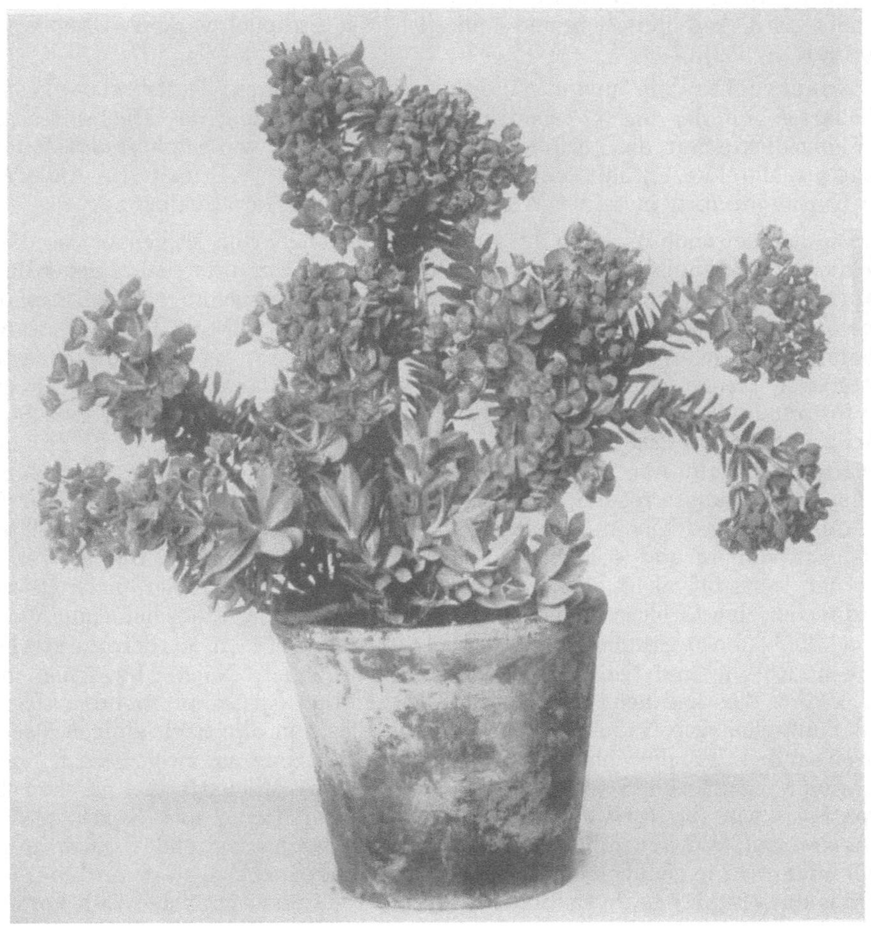

Abb. 18. Euphorbia myrsinites.
(Nach einer Photographie der Universitäts-Hautklinik in Kopenhagen [Prof. RASCH].)

lactea HAWORTH als Reizmittel fur die Conjunctiva und seltene Erregerin eines Hauterythems und einer Bläschendermatitis.

RASCH (b) teilt eine hauptsachlich bei Kranzbindern vorkommende Dermatitis durch Euphorbia Myrsinites L. (Abb. 18) mit und glaubt, daß der Milchsaft bei vielen, wenn nicht bei allen Personen reizend wirkt. — LACASSAGNE und JOLY nennen von französischen reizenden Euphorbiaceen: Euphorbia helioscopia L., E. Characias L. und E. Cyparissias L., die dort réveil-matin heißen, besonders die erste, weil man ihren Saft schläfrigen Kindern auf die Augen streicht, um sie durch das Brennen zu wecken. Der Saft braucht nach BULLIARD 8—9 Stunden, um seine volle Wirkung auszuüben, zunachst leichtes Jucken, Rötung, gesteigertes Brennen und eine Schwellung, die sich in kurzer Zeit über das ganze Gesicht bis zu den Ohrrändern verbreitet. — Von Hugo Schulz wird des Saftes unserer Euphorbia Esula L., der schon zu weit ausgedehnten und sehr intensiven Hautentzündungen Anlaß gab, Erwähnung getan. An das Auge gelangt, hat er im Anschluß an schwerste Conjunctivitis und Keratitis zu dauernder Blindheit geführt.

Das aus dem Samen von Jatropha Curcas L. ausgepreßte Öl — das Höllenöl, Oleum infernale —, das zu Beleuchtungszwecken und zum Seifenkochen verwendet wird, soll innerlich und äußerlich wie Crotonöl wirken (Orfila bei Kobert, S. 552). —

Kobert führt 12 in- und ausländische (Syn. d. ersteren: Tithymalus) Wolfsmilcharten mit der fast gleichen innerlichen Giftwirkung des Milchsaftes an. Der eingedickte Saft, das „Euphorbium“ der Apotheker von Euphorbia resinifera Berg aus Marokko, enthält nach Buchheim als wirksames Prinzip das *Anhydrid der Euphorbinsäure*, in seiner Wirkung der Crotonolsäure analog.

Die hautreizende Wirkung der fremden Wolfsmilcharten ist genauer studiert als die der einheimischen sog. Tithymalusarten. Darum untersuchte neuerdings Nestler (I, a) die letzteren. Die Buchheimschen Untersuchungen des „Euphorbiums“ werden bestätigt. Das scharfe Prinzip (Tschirch und Paul) ist wahrscheinlich ein in Wasser, Alkohol und Äther löslicher, noch nicht isolierter Bitterstoff, ferner ein in Alkohol lösliches Harz. Daneben wurde noch ein phytosterinähnlicher, unwirksamer Körper, das Euphorbon gefunden. *Das Harz scheint mechanisch den Giftstoff mitzuführen.* Das Euphorbium wirkt auf der unverletzten Haut nur in alkoholischer Lösung, wenigstens an zarten Hautstellen entzündungserregend, gekaut macht es stundenlanges Brennen im Munde, verstäubt heftiges Niesen. Nestler untersuchte zunächst den eingetrockneten Milchsaft von im Mai gesammelter (E.) T. Cyparissias Scop. Durch Wasser war der Reizstoff nicht zu extrahieren, wohl aber durch Äther, nach dessen Verdunsten eine farblose, homogene, klebrige, später glasig erscheinende Masse zurückblieb, die 6 Stunden nach dem Auftropfen auf den Vorderarm starkes Jucken, Rötung und Schwellung der Haut hervorrief. Nach Abwaschen mit Äther hörte das die Nacht überdauernde Jucken auf. Später nur mehrere kleine, rote Pünktchen wie Nadelstiche und eitrige Bläschen, die nach einigen Tagen verschwanden. Fraglich blieb, ob auch hier an das Harz ein zweiter Stoff, vielleicht der eigentliche Reizstoff gebunden ist. Der Milchsaft der frischen E. Cyparissias war *im April und Mai wirkungslos, im August und September war er hautreizend*, wahrscheinlich weil im Frühjahr das hautreizende Prinzip noch nicht oder nicht in genügender Menge vorhanden oder noch zu stark verdünnt ist. Tithymalus (Euph.) Lathyris Scop. aus Südeuropa und Westasien wird bei uns vielfach in Gärten kultiviert, aus denen sie verwildert. Der Genuß ihrer Samen hat öfter zu Vergiftungen bei Kindern geführt. Versuche mit Saft vom September und November auf der Haut negativ. T. (E.) Peplus Gärtn. gab einmal im Juni ein positives Resultat, im September und November (beide Male noch blühende Pflanzen) negative Resultate. T. (E.) helioscopius Scop.: Versuch im Herbst positiv, T. (E.) platyphyllos Scop. im Herbst positiv, T. (E.) Esula Scop.: Versuch am 19. Nov. negativ.

Die *Saisonverschiedenheiten der Reizwirkung* hängen nur da wirklich von der Jahreszeit ab, wo sich die Entwicklung der Pflanze vom Frühjahr bis zum Herbst nur einmal vollzieht, wo sich also Entwicklungs*stadium* und Jahreszeit decken. Ganz anders ist dies aber, wenn wie bei dem lästigen Gartenunkraut, der E. Peplus, die sich, wenn sie nicht fortwährend gejätet wird, immerzu neu aussät, so daß eigentlich während des Frühjahrs bis zum Herbst immer junge und alte Pflanzen durcheinander stehen, zumal auch von tiefer in der Erde liegenden

Samen später immer junge Pflanzen geliefert werden. So können dann im November ganz junge Pflanzen da sein, die noch blühen und deren Milchsaft noch keiner Reizwirkung fähig ist.

## Ferula communis L.

(Steckenkraut; westliche Mittelmeerländer. Classis XL Discanthae, Ordo 163 Umbelliferae ENDL.)

Volksarzneimittel, soll häufig Dermatitis erzeugen (nach KOBERT prüfungsbedürftig).

## Ficaria ranunculoides ROTH.

(Synon. Ranunculus Ficaria L, Feigwurz oder Scharbock. Classis XLII Polycarpicae, Ordo 180 Ranunculaceae ENDL.)

In den Blättern und Knöllchen das wirksame Anemonol. Vgl. die anderen Ranunculaceen, besonders Anemone, Ranunculus.

## Ficus TOURN., spec. div.

(Feige. Classis XXV Juliflorae, Ordo 92 Moreae ENDL.).

PROSSER WHITE führt an, daß der scharfe Milchsaft der jungen Sprosse oder Blattstiele der „gewöhnlichen Feige", Ficus carica L., einen Ausschlag provozieren kann, der mit Zurücklassung einer dauernden Bronzefärbung an der Berührungsstelle mit dem Saft abheilt. STRATON gäbe an, daß keine Pigmentierung bliebe, wenn man die Hände sofort wasche. CHAIM BERLIN, dem die PROSSER WHITEsche Mitteilung nicht bekannt war, berichtet aus Palästina von dem häufigen Befallensein besonders der Kinder von 6—12 Jahren mit Feigendermatitis. Sie ziehen sich dieselbe zu beim Erklettern der Bäume (Ficus carica L.), wobei die Blätter und Zweige abgeknickt werden, und der klebrige Milchsaft auf die Haut kommt. An den offen getragenen Hautstellen entwickelt sich dann eine ziemlich stark juckende, hauptsächlich aus oft strichförmig angeordneten, stecknadelkopf- bis bohnengroßen Bläschen und Blasen bestehende Dermatitis und im Anschluß daran öfter eine sekundäre Pyodermie. Manchmal kommt es nur zu leichtem Erythem und urticariellen Papeln, seltener zu sehr stürmischen Erscheinungen mit sehr starker Schwellung, zahlreichen und großen Blasen. — Die Pflücker der Feigen sind besonders exponiert, da gerade die Früchte sehr reich an dem Milchsaft sind. Die Überempfindlichkeit scheint ziemlich verbreitet zu sein, und es scheint keine erworbene Immunität zu bestehen. BERLIN konnte durch Einreibung des Milchsaftes in seinen linken Unterarm nach 48 Stunden eine Gruppe durchsichtiger, kleinerer Bläschen feststellen, die nach weiteren 6 Stunden zu einer bohnengroßen Blase konfluierten. — Die häufig strichförmige Anordnung erklärte BERLIN durch das Kratzen.

Eine andere Art Einwirkung auf die Haut findet man nach CAVALACCI bei den Verkäufern von *Cactusfeigen (Ficus indica L. oder ROXB.?)*. Sie machen besonders in den Interdigitalfalten, aber auch an anderen Körperstellen, auch an den sichtbaren Schleimhäuten einen Ausschlag, der an der Haut auf den ersten Blick mit Scabies verwechselt werden kann. Auf rundliche Erythemflecke folgen bald kleine, von einem roten Hof umgebene Papeln, aus deren Zentrum häufig die kleinen Stacheln der Frucht hervorragen. Entweder folgt Abschuppung mit restierenden Pigmentflecken oder häufiger Umwandlung in Bläschen und Pusteln, die durchbrechen und Krusten bilden. Die Erkrankung tritt zwischen Ende August und Ende Februar, der Verkaufszeit dieser Frucht, auf.

Dr. Hees (aus Wiesbaden) schrieb mir, daß in Guatemala eine mächtige Schlingpflanze „*Mata palo*", die die Bäume umschlingt und erwürgt, in ihrem Milchsaft eine hautreizende Komponente enthält. „Dieser Saft wird sogar therapeutisch verwendet besonders bei Blutergüssen (ähnlich wie Senfpflaster)." Geheimrat M. Möbius (Frankfurt a. M.) hält die Pflanze nach den Photographien unzweifelhaft für eine Ficus, „aber welche von den 600 Arten läßt sich schwerlich sagen".

## Flachs, Lein, Leinöl.

(Linum usitatissimum L.  Classis LVIII Gruinales, Ordo 257 Lineae Endl.)

Was von Purdon auf den Vorderarmen der jungen, in den Belfaster Leinmühlen beschäftigten Mädchen als Acne mit Comedonen, aber auch im Gesicht beschrieben wurde, wohin diese mit ihren stets öligen Händen hinkommen und wischen, wurde von dem Autor zum Teil auf das Konto des Maschinenöls, zum Teil auf das Leinöl im Flachs geschoben. Eine gewisse russische Flachsart rief ein pustulöses, variolaähnliches Exanthem hervor. White weist darauf hin, daß der Ausschlag dem der Fabrikarbeiter (a, S. 104) gleiche, in deren Betrieb teerhaltige Schmieröle verwendet wurden, und hält sie mit Wahrscheinlichkeit für eine „Teeracne". Auch die von Leloir bei den Flachsspinnern beschriebene, acneiforme Hautaffektion ist ziemlich sicher auf das fortwährende Hantieren in Trögen mit schmutzigem Wasser zurückzuführen, das mit einer schleimigen klebrigen Schicht bedeckt ist, nicht aber auf die Pflanze selbst. Thibierge (a, S. 429) schreibt aber besonders dem gerösteten Flachs hautreizende Eigenschaften zu. Eine Enquete, die White unter Besitzern großer Leinmühlen veranstaltete, fiel völlig negativ aus. Keiner hatte unter den Arbeitern Ausschläge in jahrzehntelangen Zeiträumen gesehen, die auf den Flachs selbst hatten zurückgeführt werden können (a, S. 106—109).

Im Gegensatz hierzu teilt der amerikanische Gewerbearzt Vokoun das Resultat einer Rundfrage bei den größeren Leinölfabriken Nordamerikas und seine eigenen Erfahrungen mit. Leichtere Fälle der Leinöldermatitis sind unter den Arbeitern sehr häufig und heilen rasch nach Aussetzen der Arbeit. Schwere Fälle, die das Aufgeben der Arbeit erfordern, sind selten. Indischer und südamerikanischer Leinsamen reizen häufiger als kanadischer und nordamerikanischer. Die genaue Natur der Noxe ist unbekannt. Der Gewerbearzt Kooperman schreibt die Reizwirkung nicht dem Öl, sondern dem Staub aus dem Flachssamen zu. Er glaubt, daß Blondhaarige und Neger empfindlicher sind, als Dunkelhaarige.

Der *Leinsamenbrei* macht als Kataplasma verwendet öfter follikuläre, pustulöse oder furunkulöse Entzündungen, von denen White aber auch im Zweifel ist, ob das Öl der Samen oder der mazerierende Effekt der Hitze und Feuchtigkeit bei den Kataplasmen die größere Schuld trägt.

In neuerer Zeit haben Roch und Saloz eine Idiosynkrasie gegen das Leinmehl beschrieben.

Vaz beschreibt bei einem Kind, das Leinsamenumschläge auf den Bauch bekam, Ödem des Gesichts, Erythem auf der Brust, dem Bauch und Rücken, sowie an den Extremitäten. Unter dem Umschlag bestand eine Bläschendermatitis. Das Präparat entstammte verschiedenen Apotheken.

Nun ist aber aus dem Samen von Lin. usitatiss. ein reines anaphylaktisches Antigen (Anaphylaktogen), das *Edestin*, hergestellt worden, was Doerr als vegetabilischen Eiweißkörper mit anaphylaktischen Eigenschaften anführt.

Daß Fälle von Asthma und Heufieber auf Flachs und Leinsamen hautüberempfindlich sein können, hat Nicholson erwiesen. Bei diesen Patienten wirkte eine Lösung von 1 : 1000, die auf die leicht geritzte Haut gebracht wurde, blasenbildend. Unter 158 Patienten von Asthma und Heufieber war dieses Verhalten 7mal vorhanden (= 4,4%).

In den Vereinigten Staaten wird unter dem Namen „*Roman meal*" eine Mischung aus Weizen, Roggen und Lein zur Bereitung einer Suppe (porridge) verwendet, die in 2 Fällen, wie BLACK berichtet, auf eine sehr erhebliche Überempfindlichkeit gestoßen ist. Diese äußerte sich in dem einen durch heftiges Jucken und Brennen an den Lippen, auf der Zunge und im Pharynx schon nach einem Löffel der Suppe. Dazu trat Schwierigkeit zu sprechen, heftigster Schnupfen und Tränen, Brennen auch in der Nase und in den Augen, Schweregefühl im Unterleib und heftigstes Erbrechen. Das Ganze dauerte etwa 3 Stunden. *Stark positive Hautreaktion auf Roman meal und Leinsamen*, negative auf Weizen, Roggen und die Flachspflanze. Die Reaktion von den ersteren dauerte etwa 12, die vom letzteren etwa 24 Stunden. Patient hatte früher Asthma und Heufieber und schließt sich damit den obigen Fällen von NICHOLSON an. Bei dem zweiten Fall trat nach einer kleinen Schüssel „Roman meal" Übelkeit, Erbrechen, heftige Schmerzen oben im Abdomen, schwere Dyspnoe und Cyanose auf. Ephedrinsulfat per os wirkte prompt. Nachher kam noch ein allgemeines Erythem mit etwas Urticaria. Nach 2 Stunden war alles geschwunden. *Stark positive Reaktion auf Leinsamen, keine auf Flachs selbst.* Dieser Patient litt auch früher an Heufieber und Asthma. Außerdem hatte er nach dem Essen von Buchweizenkeks schon einmal eine ähnliche aber leichtere Attacke wie jetzt nach der „römischen Mahlzeit". BLACK vermißt in der Angabe der Bestandteile dieser „Roman meal", welche Teile der Flachspflanze darin sind, nimmt aber nach dem Ausfall der Hauttests den Leinsamen, und zwar den vom Öl befreiten an. In beiden Fällen denkt er an eine Art Sensibilisierung durch frühere Leinmehlkataplasmen. Er warnt wegen der möglichen schweren Reaktion vor derartigen Präparaten.

## Früchte, frische, getrocknete und eingemachte (auch Gemüse und Gewürze).

Verpacker und Sortierer von getrockneten Feigen (LEGGE, RASCH, O'DONOVAN, PROSSER WHITE) und Prünellen (Katharinenpflaumen, besonders verdorbenen [OPPENHEIM, ERHART]) werden von mehr oder weniger heftigen Dermatitiden befallen, die aber nicht auf Pflanzenbestandteilen, sondern auf *Milben* beruhen. Neuerdings beobachtete SPITZER (b) wieder bei Patientinnen, die milbige Dörrpflaumen waschen und sortieren, im Gesicht und am Handrücken eine papulo-vesiculöse, an den Ober- und Unterarmen eine dem Lichen urticatus ähnliche, stark juckende, akut aufgetretene Hauterkrankung. In dem hellgelblichen, staubigen Belag der Pflaumen sieht man mit bloßem Auge die grauweißlichen Milben sich lebhaft bewegen. SPITZER weist auf seine früheren Beobachtungen bei Zwetschen, auf die OPPENHEIMs bei Datteln, und die FUHSschen bei Prünellen hin. OPPENHEIM bemerkt hierzu, daß die Ursache der Erkrankung bei den Dattelpackerinnen Carpoglyphus passularum, eine Tyroglyphidenart war. In dieser Aussprache werden noch eine ganze Anzahl Milbenerkrankungen besprochen, die durch Lagern im Grase und durch Übertragung von Tieren entstehen. RASCH (c) sah eine starke Dermatitis im Gesicht und an den Händen bei einem Arbeiter, der Feigen sortierte. Sie war durch Tyroglyphus hervorgerufen. ASTA V. MALLINCKRODT-HAUPT (a) gibt auch als Hauptquelle von Milbenerkrankungen der menschlichen Haut das Sortieren und Verpacken von milbigen Früchten an (daneben Käse und Mehl). Nicht alle Menschen erkranken, sondern nur solche, die eine gewisse Disposition haben. Wenn, wie bei der „Getreidekrätze" durch Pediculoides ventricosus außer den Hauterscheinungen ein stark gestörtes Allgemeinbefinden vorliegt, so schreibt die Autorin dieses nicht den Stichen als solchen, sondern einer Toxinwirkung zu. Im gemäßigten Klima handelt es sich hauptsächlich um Milben aus den Gruppen der *Gamasidae, Tarsonemidae* und *Trombidiidae*. Die den Dermatologen auch interessierende Vogelmilbe Dermanyssus gallinae gehört zu den ersteren.

OPPENHEIM und NEUGEBAUER (S. 432 u. ff.) führen bei Konditoren gewerbliche Dermatitiden durch schädliche Pflanzensäuren in *eingemachten* Früchten an, besonders auch *Nagelerkrankungen*, die *Dermite periunguéale* von CHAUSSENDE, ALBERTIN, PONCET, HELLER, besonders häufig beim *Kandieren* der Früchte, vor allem der Edelkastanien in Südfrankreich. O. SACHS (b, S. 252) erwähnt bei Arbeiterinnen, die *Gemüse* einlegen, professionelle Nagelerkrankungen, die von BREZINA und PEYRI beschrieben sind.

MYERS und CLINTON berichteten von einer sehr hartnäckigen, als „Obstvergiftung" bezeichneten Dermatose, die unter den Arbeitern, welche das Obst in den großen Obstanlagen des Nordwestens der Vereinigten Staaten zur Konservierung vorbereiten, auftrat und allen möglichen Behandlungsarten trotzte. Aus einer interdigitalen Affektion wurde eine Art *Hefe* gezüchtet mit keimenden, zu Mycelien auswachsenden Sporen. Während alle Mittel vergeblich angewandt wurden, wurde schließlich die Heilung durch Aufpinseln von $10^0/_0$iger alkoholischer Zimtöllösung oder $5^0/_0$ Thymol mit $2^0/_0$ Zimtöl in alkoholischer Lösung erzielt. Das klinische Bild der besonders während der Birnensaison zahlreichen Fälle ist von KINGERY und THIENES beschrieben. Die Affektion wurde *Moniliosis der Obsthandwerker* genannt.

Die Drogenfabrik von Caesar und Loretz (Halle a. S.) teilt mir mit, daß die Verarbeitung von *getrockneten Hagebutten*, also Rosenfrüchten, durch — wie sie glauben — sich in die Haut einbohrende Haare Hautentzündungen machen können.

Alljährlich zur Obstzeit treten Fälle von Urticaria, Erythema multiforme und Ekzem auf, in denen mit aller Bestimmtheit behauptet wird, die Ausschläge müßten mit dem *Obstgenuß* (außer Erdbeeren) zusammenhängen, eben weil sie regelmäßig nach dem Beginn desselben auftreten. Bei solchen, die sich ihr Obst selbst vom Baume pflücken, bin ich nie über den Verdacht hinausgekommen, daß etwa herabfallende Raupen oder Milben — ganz abgesehen von den Papelquaddeln durch Stiche von Culex pipiens — die Ursache darstellen. Nicht selten richtete sich der Verdacht auf *Ameisen*, die häufig auf dem gepflückten oder aufgelesenen Obst herumlaufen, und bei der Auslese auf die Haut überlaufen. In den anderen Fällen ist es mir im einzelnen nicht gelungen, den Genuß einer bestimmten Obstart als Ursache festzustellen, ebensowenig wie bei Fällen aus der Literatur, abgesehen von den folgenden. WERTHER schreibt: „Schon lange hat z. B. WRIGHT hervorgehoben, daß die *Obstsäuren* Calcium fällen, damit die vasomotorische Erregbarkeit steigern und Urticaria machen". LUITHLEN führt urticarielle Erscheinungen nach Genuß von sauren Äpfeln mit V. KOLLERT nicht auf eine Säurewirkung zurück. Er glaubt übrigens, daß *jedes Gemüse* oder *jede Frucht* eine abnorme Reaktion hervorrufen kann und führt als Beispiele an Überempfindlichkeit gegen *Spinat* (auch STAUFFER), *Tomaten, Buchweizen* u. a., sowie *Pfeffer* und *Paprika*. Bei den Gewürzdermatitiden macht URBACH (m, S. 103) darauf aufmerksam, daß dabei indirekte Wirkungen durch Reizung des Verdauungskanals, also ohne direkte idiosynkrasische Wirkungen auf die Haut vorliegen können.

URBACH (m, S. 101) führt unter anderem aus der Literatur, abgesehen von den von mir genannten, auf innerem Weg Ekzem oder Urticaria erzeugenden Gemüsen noch an Kartoffeln (KERL, PASTEUR, VALLERY-RADOT, HEIMANN, JOLTRAIN), Karotten (WISE und RAMIREZ), Kohl (WISE und RAMIREZ), Rüben (ELLIS), Sauerkraut, Sauerampfer (STICKER), Gurken, Blumenkohl (URBACH), Rhabarberstengel (CASTAIGNE und GOURAUD). Nun kann aber URBACH (m, S. 102) eine ganze Reihe von Obstidiosynkrasien mit Dermatosen anführen, die ich hier mit den Autoren von ihm übernehme: Äpfel (J. C. WHITE, FREEMAN, DE BESCHE, RICHTER, KOLLERT), Birnen und Kürbis (STICKER), Orangen (KÄMMERER, DAVIDSOHN), Citronen (STROUD), Melonen (LAROCHE, RICHET und SAINT GIRONS), Bananen (RAMIREZ, URBACH, RICHTER), Weintrauben (WISE und RAMIREZ), Kirschen (VAUGHAN, URBACH), Zwetschen (LAROCHE, RICHET und SAINT GIRONS), Nüsse (GALLOWAY: Erythema multiforme, J. C. WHITE, G. T. BROWN), Mandeln (SCHLOSS), ferner Himbeeren, Preißelbeeren, Hagebutten usw. GALLOWAY sah nach schwarzen Johannisbeeren Erythema multiforme (URBACH [m. S. 178]). Gekocht verliert das Obst oft, aber nicht immer seine allergischen Eigenschaften.

ARENT DE BESCHE berichtet von einem QUINCKEschen Ödem mit Atembeschwerden nach *Stachelbeergenuß*. Der Fall bot eine positive Cutan- und Ophthalmoreaktion und gestattete die *experimentelle Erzeugung* der Ödeme durch einen Teelöffel Stachelbeermarmelade. Die *passive Übertragung* fiel auch *positiv* aus. OPPENHEIM und NEUGEBAUER erwähnen auch einen Stachelbeermilbenausschlag.

### Gemüse

s. bei Früchte usw.

### Gahnia Psittacorum.

(Australien; „schneidendes Gras"; Classis XII Glumaceae, Ordo 42 Gramineae.)

Nach CLELAND berichten HUME und HOWELL über tiefe Schnittwunden wie von einem Metzgermesser, die von den scharfrandigen, steifen Blättern herrühren und später heftige Beschwerden machen[1].

### Geranium.

(Pelargonium peltatum AIT. und zonale L., Storchschnabel, allgemeine Laienbezeichnung: Geranium. Classis LVII, Gruinales, Ordo 256 Geraniaceae ENDL.)

Die Geraniaceae enthalten hauptsächlich adstringierende Substanzen, Tannin und Gallussäure, dann ein Harz und ätherisches Öl, einige führen auch freie Säuren. Die adstringierenden Stoffe sitzen hauptsächlich in den Wurzeln und den unterirdischen Stengelteilen. Das Laub ist mäßig reizend (nach ENDLICHER, S. 621).

J. W. ANDERSON berichtet, daß ein tuberkulöser Patient, der die welken, trockenen Geraniumblätter entfernte, immer eine Bläscheneruption an den Fingern und Händen bekam, die 10 Tage dauerte und rezidivierte. Die Bläschen waren dickwandig, nicht zum Platzen geneigt, bis zu Erbsengröße, manchmal zu größeren Blasen konfluierend wie Pompholyx, aber nicht in der Hohlhand. Versuchsweise wurde ein vorher gewaschenes Blatt aufgelegt, einmal auf die unversehrte, ein anderes Mal auf die abgekratzte Haut. An ersterer Stelle nach 24 Stunden umschriebenes Erythem, an der letzteren auch beginnende Bläscheneruption, auch in der Umgebung. Die Möglichkeit der Entstehung durch ein auf die Pflanze angewandtes Desinficiens ist ausgeschlossen. Ein Versuch, die Pflanze zu „klassifizieren", wurde nicht gemacht. Es gibt einige hundert Varietäten, es war: „a species of geranium commonly sold by the florists of this section". In der Diskussion (S. 351) wurde von WILLIAMS ein zweiter Fall von Geraniumdermatitis erwähnt.

IMSCHENETZKY (3 Fälle) nimmt an, daß sich eine Geraniumdermatitis nur bei Personen entwickelt, die in ihrer Haut Bestandteile mit chemischer Affinität

---

[1] Hier, wie auch schon früher, läuft einmal eine rein mechanisch, nicht toxisch oder allergisch wirkende Pflanze mit unter.

zu Geranium haben. Die *Drüsenhärchen* sind die Reizträger. Flecke und Bläschen, die zu Borken vertrocknen, bilden den Ausschlag. Starkes Jucken. Heilung ohne Hinterlassung von Veränderungen.

**Getränke,** *verschiedene.*

(Weine s. unter Vitis vinifera.)

Idiosynkrasien gegen *Kaffee* und *Tee* sind sehr selten, kommen aber nach Rowe (zit. bei Urbach [m, S. 103]) vor. Rothmann (ebenda S. 218) bezieht das dadurch ausgelöste Jucken auf einen zentralen Ursprung bei Menschen mit erhöhter zentraler Erregbarkeit. Meyers (ebenda, S. 103) beschreibt Urticaria und Schwindel nach Bärentraubenblättertee. Relativ häufig soll nach Urbach (m, S. 103) eine Überempfindlichkeit gegen *Schokolade* bestehen (Pagniez und Nast, Hazen, Cooke, Joltrain u. a.). Nach Joltrain soll vor allem die Kakaobutter die Schuld tragen. Die allergische Reaktion kann nach Cooke noch nach 24 Stunden auftreten. Eyermann (ebenda, S. 123) sah 15 Fälle. Gougerot und Blamoutier (ebenda, S. 188) sahen eine Dermatitis polymorpha dolorosa nach Schokoladengenuß neue Blaseneruptionen bekommen (wie nach Sekt). Urbach sah Lichen urticatus bei einem Kind, dem ein Ei in Schokoladefüllung zugesteckt war. — Bier macht selten eine Überempfindlichkeitsreaktion (Joltrain: Urticaria aber nur, wenn obergärige Bierhefe benutzt war. Zit. bei Urbach, ebenda S. 103).

Kreibich beschrieb eine jahrelang bestehende Purpura nach reichlichem Biergenuß, die anfangs wahrscheinlich eine Urticaria war (zit. bei Urbach [m, S. 44]). Urbach (m, S. 44) brachte durch Alkoholentzug eine Dermatose mit dem klinischen Bild der Erythrodermie pityriasique en plaques disséminées zum Verschwinden und durch erneute Alkoholgaben zum Wiederauftreten.

### Getreide-[1], Heustaub, Mehlstaub[2], Stroh und andere Milbenträger.

Unter dem Namen „Gerstenjucken" (barley itch), „Müllerjucken", „Kornjucken" sind besonders bei dem Schiffsvolk, den Trägern, die die Verladung von Roggen, Weizen, Hafer und Gerste besorgen (hauptsächlich aus Marokko nach England), vielfach Dermatitiden beschrieben, die aber auf *Milben, nicht auf Pflanzenbestandteilen* beruhen (vgl. z. B. Hudelo und Dumet [auch bei Saaterbsen], Thompson und Legge). — Schamberg beschrieb 1901 als „Kornjucken" eine urticarielle Milbendermatitis als eine in Amerika neue Hautaffektion. — v. Notthafft berichtete über eine sommerliche Juckepidemie bedingt durch Leptus autumnalis bei landwirtschaftlichen Arbeitern und Gärtnern in der Zeit vom Juli bis Oktober. — Blaschko (a) erwähnt einen Ausschlag bei Speicherarbeitern durch die Milbe Sphaerogyna ventriculosa. Auch ähnliche Erkrankungen bei Arbeitern, die mit Stroh zu tun haben, z. B. in Strohhutfabriken, Brezina, Oppenheim, Pierazzini (zit. bei Sachs [b, S. 296]), beim Hantieren mit Packstroh, Strohmatratzen, Getreidesäcken usw. Wills glaubte, daß die heftige Dermatitis auf die Stinkbohne zurückzuführen sei. Es handelte sich aber um die Milbe Sphaerogyna cerealella, die auch Pascal bei einer Epidemie unter den Gerstensiebern einer Bäckerei beobachtete. Freund (Triest) (a) beschreibt eine kleine Epidemie von „Getreidekrätze" durch Pediculoides ventricosus. Eine neben dieser im Getreidestaub dort noch gefundene Milbe, Tyroglyphus farinae, scheint für die menschliche Haut weniger Bedeutung zu haben. Auch Italo Levi berichtet über 40 neue Fälle von Gersten-

---

[1] Haferstaub s. besonders.

[2] S. auch bei Mehl, Brot, Kleie und Kleister, wo sich auch alle durch Getreideprodukte *von innen* entstehenden Überempfindlichkeitszustände erwähnt finden.

und Leinsamendermatitis (s. d.) aus dem Triester Hafen. Die Gerste stammte aus Albanien und enthielt noch Ende Dezember lebenden Pediculoides ventricosus. Die Epidemie begann im November. Unter heftigem Jucken, Schlaflosigkeit und Fieber bis 39⁰ traten Erythemflecke und Papeln zum Teil mit einem Bläschen auf der Kuppe auf, die ersteren mit einem hellroten Punkt im Zentrum, der auf Glasdruck nicht abblaßte. Der Ausschlag befiel den Hals, die Unterkinngegend, den Stamm, das obere Drittel der Oberarme, weniger die Oberschenkel. Spontanheilung in 5—15 Tagen. — Auch SAVINETTI beobachtete epidemisch bei den Schiffsausladern in Triest Getreidekrätze durch Pediculoides ventricosus, der sich von einem anderen Acarus, dem Glycyphagus spinipes nährte. CIARROCCHI beobachtete eine Drogistenfamilie mit Getreidekrätze durch Pediculoides ventriculosus, von dem sich aber im infizierten Getreide fast nur Männchen fanden. Die anderen Acari: Glyciphagus domesticus, Cheyletus eruditus, Cheyletus venustissimus und Laeleps novus (?) ergaben außer einem schwachen Effekt des ersteren negative Resultate beim Experiment. Die Versuche mit Pedicul. ventric. führten nicht zur Desensibilisierung. — Nach HODARA und BEHDJET ist die *Getreidekrätze im Orient* gewissermaßen endemisch. Sie ist auf „Lausmilben" und „Glykophagus" (sic.!) zurückzuführen, die hauptsächlich der Gerste (auch dem Stroh) entstammen. Auch Pferde, die die milbige Gerste fressen, erkranken am Maul. Der Ausschlag bei den Menschen ist erythematös, papulös und pustulös. Daneben lebhafte Entzündung und Ödem. Die Parasiten kommen nie im Inneren der Efflorescenzen vor. — SZÁNTÓ sah unter den Kutschern einer Transportfirma eine Juckendemie mit urticaria- und prurigoartigen Efflorescenzen an den frei getragenen Körperstellen. In dem *Heu*, das sie verladen und transportiert hatten, fand sich im Staub ein Parasit aus der Acarusgruppe, den der Verfasser als Tyroglyphus siro anspricht. Dieser mache auch die „*Gewürzkramerkrätze*", die „gale des épiciers" der Franzosen. Er komme auch bei Leuten vor, die mit verdorbenen Eßwaren und verschiedenen Käsesorten zu tun haben. — Auch ohne Milben war besonders der *angefeuchtete Heustaub* in einem Fall STAUFFERs als Ekzemursache durch die Anamnese und die Reizproben erwiesen. Der Staub von angeschimmeltem Heu hatte eine noch stärkere Reizwirkung. Eine Reizprobe auf Primel ergab nur wenige Knötchen, während der feuchte Heustaub eine sehr starke Reizung mit dichtstehenden, sehr stark juckenden, ziemlich großen Ekzembläschen machte. — MARZOCHI beobachtete eine kleine Familienepidemie (4 Mitglieder) nach Hantieren mit einem Sack türkischen Weizens, der reichlich Pediculoides ventricosus enthielt (Akariasis durch Cerealien nach PICCARDI).

Unter dem Titel „*Die Erntekrätze in Deutschland*" gibt ASTA V. MALLINCKRODT-HAUPT (b) an, daß bisher als Thrombidioseherde bekannt waren: München, Unterfranken und Thüringen im Bereich der Flußgebiete der Unstrut und Saale. E. HOFFMANN beobachtete in Bonn und dem Siebengebirge, *die Verfasserin* seit 4 Jahren in der Eifel neue Fälle. Der letztere Herd liegt auf einer ziemlich sauren Wiese am Rande eines Baches mit häufigen Überschwemmungen. Alljährlich werden *alle* mit der Heuernte beschäftigten Personen befallen. In feuchten Sommern ist die Erkrankung häufiger. Danach scheint mehrere Jahre lang eine *teilweise Immunität* aufzutreten. v. MALLINCKRODT-HAUPT zeigte Photographien von neuen Fällen, von histologischen Präparaten und Milben. Es handelt sich wahrscheinlich um Thrombiculus autumnalis, von dem eine besondere Vorliebe für bestimmte Pflanzen nicht festgestellt werden konnte.

Aber auch ohne Zuhilfenahme der Milben, rein durch den Mehlstaub allein sah ARENT DE BESCHE Asthma entstehen. Der Fall bot eine *starke Cutanreaktion* auf Weizen und Roggen, eine geringe auf Gerste und Hafer, eine undeutliche auf Buchweizen und Reis. Brot spielt dabei keine Rolle. Die *passive Übertragung* gelingt für Weizen und Roggen. Wenn auch hier die Haut nicht direkt allergisch reagiert, so führe ich den Fall doch an wegen der starken Testreaktionen auf der Haut.

BROERS (S. 513) schreibt übrigens auch den *Getreideteilchen selbst* die Urheberschaft der Hautentzündung zu, ebenso wie die urticariellen Eruptionen anaphylaktischer Art dem Inhalieren des Getreidestaubes.

URBACH und STEINER (b) erheben angesichts einer *Gerstenstaubdermatitis* die Frage, ob es nicht auch eine Idiosynkrasie gegen mechanische Momente, also nicht chemische, sondern rein physikalische gäbe. Sie fanden nämlich schon bei schwacher Vergrößerung in dem Getreidestaub zahlreiche, sehr spitze, hochgradig mit *Kieselsäure* inkrustierte Haare, die von der sog. Basalborste der verlängerten Ährchenachse herrühren, auf die die idiosynkrasische Wirkung in 3 Fällen zurückzuführen war nach Ausschluß von Milben und anderen Lebewesen. Der lokale Erfolg der *funktionellen Hautprüfung* war prompt und eindeutig. Alle organischen Bestandteile, vor allem Eiweiße, Lipoide u. a. konnten als Reizträger ausgeschlossen werden. Ein *Modellversuch* mit pulverisierter Glaswolle ergab eine starke vesiculöse, äußerst schmerzhafte Reaktion. Die Haut des Hauptpatienten war nicht etwa polyvalent überempfindlich (Sublimat, Formol, Primeln, Heftpflaster negativ). Die Quarzlampe erzeugte nur ganz geringe Reaktionen. Der Patient war auch ganz unempfindlich gegen Zwicken und starkes Bestreichen. Es gelang den Autoren auch die Gerstenstaubüberempfindlichkeit nach KÖNIGSTEIN und URBACH vermittels einer besonderen Methodik lokal auf vorher ganz Unempfindliche zu *übertragen*. Auch eine beginnende spezifische *Desensibilisierung* wurde nachgewiesen. Es handelte sich also um eine *primär mechanische, nicht chemische Idiosynkrasie* mit Antikörperbildung. Vielleicht verläuft der Vorgang so, daß das auf die allergische Haut reizend wirkende, mechanische Prinzip zunächst, also hier die Kieselzellen, lokale Reaktionen auslöst mit Entstehung histaminähnlicher Eiweißprodukte, gegen die sich spezifische Antikörper bilden.

Eine derartige erhöhte Empfindlichkeit gegenüber mechanischen Reizen beobachtete SZENTKIRÁLYI bei einer Dame, die den Christbaum mit „*Engelhaar*" — fein bereitete Glaswolle — geschmückt hatte.

## Ginkgo biloba L.

(Syn. Salisburia adiantifolia SMITH; Japan, China, bei uns als Zierbaum kultiviert. Classis XXII Coniferae, Ordo 48 Taxineae ENDL.)

J. C. WHITE (b) spricht von den hautreizenden Eigenschaften der Früchte. TABAYASHI erzielte bei Meerschweinchen lokale Entzündungen durch Einreiben von Preßsäften und Extrakten des Fruchtbodens in Alkohol, Äther und Chloroform, besonders in beiden letzteren.

Nach SAITO ruft die Berührung mit dem Fruchtfleisch und dem ausgepreßten Fruchtsaft der *Ginkgo biloba L.* häufig beim Menschen, stets bei Affen und Kaninchen einen stark juckenden Hautausschlag hervor (Erytheme, Ödeme, Papeln, Bläschen u. a.). Die Dermatitis heilt gewöhnlich in 7—10 Tagen mit Abschuppung ab. Manchmal Conjunctivitis. Am meisten befallen sind Gesicht, die bloßliegenden Teile der Extremitäten, ihre Beugeseiten, die innere Oberschenkelfläche, die Genitofemoralgegend. Inkubationszeit 36—48 Stunden. Beim Menschen handelt es sich um eine Idiosynkrasie. Aus dem Alkohol- und Ätherextrakt wurde ein hautreizendes Gift in Krystallform dargestellt. Der Krystall ist weiß, geruch- und geschmacklos und reagiert sauer. Er löst sich in Alkohol, Äther, Petroläther, Alkalilösung und Ölen, nicht in Wasser. Dieses

„Ginkgogift" ruft auf der Haut und Conjunctiva eine starke Entzündung hervor und tötet, in minimalster Menge intraperitoneal injiziert, Mäuse. Von den durch KAWAMURA aus dem Ginkgofleisch dargestellten 6 Substanzen scheint die *Ginkgolsäure* mit SAITOS „Ginkgogift" identisch zu sein und in pharmakologischer Hinsicht dem Cantharidin am nächsten zu stehen. Sein *Bilobol* ist auch hautgiftig. Histologische Veränderungen bei relativ leichter Dermatitis des Menschen sind Ödem, Gefäßerweiterung und Zellinfiltration der oberen Cutisschicht bei fast intakter Epidermis. Beim Kaninchen manchmal nach 5 Stunden partielle Nekrose der Epidermis und Papillen, die sich nach 24 Stunden weiter verbreitet. Die Haarfollikel werden zuerst von der Entzündung befallen, sind aber nicht die einzigen Eingangspforten des Giftes. Es scheint auch eine direkte Ätzwirkung auf die Epidermis zu besitzen.

### Gluta Rhengas L. (Anacardiaceae s. d.)

Gehört zu den Anacardiaceen der Ostküste Sumatras, die das über den ganzen Körper verbreitete, oft mit hohem Fieber verlaufende „Rhengas Eczema" verursachen (briefliche Mitteilung des Herrn Dr. HEINEMANN in Tandjong Morawa, Sumatra. S. auch unter „Hölzer").

### Gras- und andere Pollen
(z. B. Maulbeeren, mehrere Compositen, Chenopodiaceen usw.).
(Classis XII. Glumaceae, Ordo 92 Gramineae.)

*Pollenurticaria ohne Mitbeteiligung der Schleimhäute* ist selten. TAUB und WHITE berichten von einem solchen Fall, bei dem die Hauttestproben mit Graspollen positiv waren, während die konjunktivale und nasale Prüfung negativ ausfiel.

KOBERT (S. 583) führt 22 bei uns vorkommende Gräser (auch Getreidearten) an, deren Pollen außer Heufieber bei Subcutaninjektionen des Pollentoxins von Albumincharakter auch Urticaria am ganzen Körper hervorrufen können. Einreibung des pulverisierten Toxins auf die Haut hatte intensives Jucken und lokalisierte Erytheme, sowie Quaddeln zur Folge. Diese Tatsachen allein schon würden die Aufnahme der Pollen in den Kreis unserer Betrachtungen rechtfertigen. Es kommt aber noch eine andere, vielleicht wichtigere Beziehung dazu. Das ist die *diagnostische Bedeutung des Hautimpfeffektes mit Pollen oder Pollenextrakt für die Erkenntnis* der im einzelnen Falle *speziellen Ursache von Heufieber und Asthma und die therapeutische Beeinflussung dieser Affektionen von der Haut aus.* In erster Linie und mit größter Ausführlichkeit gehört natürlich die Besprechung dieser Fragen in das Gebiet der Erkrankungen der Luftwege. Aber wir Dermatologen sollten meiner Empfindung nach nicht ganz achtlos daran vorbeigehen eben wegen des hier erwiesenen, eklatanten Zusammenhanges der Haut mit den inneren Organen. Daher die Aufnahme wenigstens einiger der neueren Resultate in dieses Kapitel. — Die klinischen Beobachtungen und die Intracutanreaktionen mit den Helisenextrakten (pathogene Pollen) haben A. PEIPERS dazu gebracht, sich der von KÄMMERER u. a. vertretenen Anschauung anzuschließen, daß die Cutanreaktionen trotz sicherer Mängel ein wertvolles Hilfsmittel zur ätiologischen Klärung allergischer Krankheiten sind. — Der Satz, daß der Hauttest überhaupt für Heufieber und Asthma wichtiger ist als für die Hautaffektionen selbst, scheint keinem Zweifel mehr zu unterliegen (HAZEN). Das Frühjahrsheufieber wird durch die Graspollen, „spring [grass] pollens", das Herbstheufieber durch die „fall pollens" verursacht. Unter den letzteren werden in Amerika die von Amaranthus, Ambrosia, Artemisia, Franseria, Xanthium, Atriplex, Cynodon, Chenopodium und Salsola in verschiedenen Spezies verstanden.

Auf der 8. Jahresversammlung der Gesellschaft deutscher Hals-, Nasen- und Ohrenärzte in Düsseldorf gab Benjamis wertvolle Richtlinien, die man so zusammenfassen kann:

Es gibt Gräser, deren Pollen keine oder nur geringe Hautreaktionen hervor- rufen, während bei demselben Heufieberkranken andere Gräser überaus große Quaddeln und rote Flecken verursachen. Dazwischen alle möglichen Über- gänge. Eine bestimmte Konzentration *eines* Pollenextraktes macht bei ver- schiedenen Heufieberkranken sehr verschieden starke Reaktionen. Macht man die Reaktion mit *einer Anzahl verschiedener* Pollenarten, so erfolgen nicht immer die gleichen Unterschiede in der Stärke der Hautreaktionen, sondern es wechseln die verschiedenen Bilder nicht etwa durch die wechselnde Empfind- lichkeit der Versuchspersonen, sondern durch die verschiedene Beschaffenheit der wirksamen Stoffe in den verschiedenen Pollenarten. Man darf also nie nur eine Pollenart im Extrakt verwenden, sondern es müssen immer mehrere sein, nicht allzuviele, um nicht die Wirkung durch Hineinmischen schwach wirken- der Arten zu schwächen. Bei der Auswahl sind maßgebend 1. die Wirksamkeit des Pollens, 2. die Verbreitung der Grasart in der Umgebung des Kranken und 3. die Menge der Pollenabgabe durch die verschiedenen Grasblüten. Das Maß für 1 ist die Größe der Hautreaktion, 2 und 3 müssen mit Hilfe eines Botanikers gelöst werden. Der therapeutische Pollenextrakt wurde am besten gewonnen aus 2 Teilen Festuca rubra und je 1 Teil Arrhenatherum elatius, Holcus lanatus, Secale cereale, Alopecurus und Lolium perenne. Es folgt eine graphische Dar- stellung für die Pollen von 40 Pflanzen, überwiegend Gräsern, aus der Um- gebung von Utrecht. Über Bereitung und Anwendungsweise s. Nederl. Tijdschr. Geneesk. 1923 I, 330; 1924 I, 1838; 1926 I, 936 und 1926 II, 18. Eine voll- ständige Desensiblisierung gelang nicht in allen Fällen. Das lag zum Teil an zu großer Empindlichkeit gegen die Einspritzungen, zum Teil an der Un- fähigkeit, Antiallergene zu bilden. Bei einer Anzahl trat vollständige Desensi- bilisierung ein, bei der großen Mehrzahl fast völlige oder wenigstens genügende Unempfindlichkeit.

Hautreaktion und Hautdesensibilisierung werden von Lamson, Piness und Miller besonders eingehend behandelt:

Die Hautreaktionen bei Asthma- und Heufieberkranken vor der Injektions- behandlung und 2 und 4 Wochen nach Abschluß derselben werden vergleichs- weise beschrieben. Es stellte sich bei den letzteren heraus, daß eine deutliche Verminderung der Hautreaktion eingetreten war, die in zahlreichen Fällen wenigstens 4 Wochen nach der letzten Behandlung andauerte. Eine längere Behandlung würde diese Herabsetzung wahrscheinlich erheblich verlängern bis zu einigen Monaten, zumal zwischen den Pollensaisons. Eine dauernde Be- handlung würde wohl die beste Methode zur Erhaltung dieses Zustandes sein. Die Faktoren, die eine solche Desensibilisierung verhindern, scheinen unabhängig von Alter, Geschlecht, der Diagnose oder vorausgehenden Behandlungen zu sein, sind aber wahrscheinlich begründet in individuellen Verschiedenheiten oder der Stärke der Behandlung, die vorausging. Jeder Patient muß zur Fest- setzung der passenden Behandlung als individuelles Problem betrachtet werden, es müssen mindestens 15 Injektionen gegeben werden, nach denen durch einen Hauttest evtl. die Notwendigkeit weiterer Behandlung ersehen werden kann. Wenn Pollen durch die Hautreaktionen als Antigen nachgewiesen ist, erscheint eine Hautdesensibilisierung logisch und weniger empirisch als die gegenwärtigen Methoden. Dies gilt für Graspollen, das folgende für Herbstpollen:

Desensibilisierung der Haut gegen Herbstpollen tritt meistens nach einer gewöhnlichen Pollenkur ein, ähnlich wie bei den Frühjahrs- (Gras-) Pollen. Meist hält sie mindestens 4 Wochen, manchmal aber monate und jahrelang an.

Nicht selten verschwindet sie kurz nach der 4. auf die Behandlung folgende
Woche. Der Spezifität der Hautreaktion entsprechen: Verdoppelung der Resultate nach einem 2wöchigen Zwischenraum, stets negative Reaktionen bei
einem Patienten, der streng positiv ist gegenüber nahe verwandten Pollen,
ferner die Desensibilisierung gegenüber *einem* Pollen und nicht gegen einige
andere, oder umgekehrt, als Resultat der Behandlungen. Wenn eine Behandlung mit einem polyvalenten Antigen die Hautreaktion ganz und gar abschwächt,
schwächt sie sie auch ab gegenüber nahe verwandten Spezies und häufig auch
gegenüber Pollen, die zu Gattungen gehören, die nicht in dem Behandlungs-
antigen enthalten sind. Es besteht bei der Haut eine gewisse Neigung negativ
zu werden gegen alle Herbstpollen oder gegenüber keinem. Die Unmöglichkeit,
Hautreaktionen gegenüber gewissen Pollen hervorzurufen durch ihre Injektion
in eine Person mit einer gegen andere Pollen überempfindlichen Haut gilt ebenso
für Herbst- wie für Frühjahrspollen.

BERNTON teilt neue Tatsachen über die *Maulbeeren* als Erreger von Heufieber und Asthma mit. Die Gruppe der Maulbeerbäume ist als Erregerin von
Heufieber und Asthma durch ihren Pollen fast unbekannt. Die Moraceen werden
in der Flora von Columbia durch HITCHCOCK und STRADLEY als Gruppe 40 eingeteilt in 1. Toxylon pomiferum = Mock Orange; 2. Papyrius papyrifera =
Paper Mulberry; 3. Morus a) Morus alba = White Mulberry und b) Morus
rubra = Red Mulberry. BERNTON berichtet nun über 3 Fälle von experimentell
festgestellter Allergie gegen die „Papiermaulbeere", aus deren Rinde Papier
gewonnen wird. Unter 32 Pollenextrakten riefen Morus alba und Papyrius
papyrifera bei der Hauttestprobe typische Urticariaquaddeln hervor mit Reiz-
zonen um die Kratzstellen. Übrigens gab in einem Fall auch Toxylon pomiferum eine positive Reaktion, die von Papyrius papyrifera aber war prompter
und anhaltender. Die Reaktion auf subcutane Injektionen war noch stärker.
Die Behandlung während der Attacken in der Pollinationsperiode bestand in
14 Polleneinreibungen in Kratzstellen während $2^1/_2$ Wochen. Diese brachten
prompte Heilung des Anfalls, so daß man sie nicht dem Aufhören der Polli-
nation zuschreiben kann. Durch eine präventive Behandlung vom Februar
bis April (5—1000 Polleneinheiten) wurde der ganze Anfall verhindert, außer
etwas Absonderung aus der Nase an 2 Tagen. Der eine Patient war in seinen
jungen Jahren in der Seidenraupenzucht beschäftigt und offenbar dabei *sensibilisiert* worden *gegen die Familie der Moraceen.* — Der Erfolg mit den Injektionen des Pollenextraktes, die immer eine lokale Reaktion gaben, war auch
in den beiden anderen Fällen eklatant. BERNTON stellte den Baum auch in
der Umgebung der Wohnung des Pat. fest, gibt auch seine sonstige geographische
Verbreitung an. — Es hatten sich noch einige andere Punkte ergeben. Die
Hautempfindlichkeit gegen Pollen bedeutet nicht immer eine Schleimhaut-
empfindlichkeit gegen denselben Pollen. Die subcutane Reaktion gegen das
Pollenprotein ist ein kritischerer und spezifischerer Index der Schleimhaut-
empfindlichkeit. Die Erleichterung der Beschwerden seitens der Nase auch
während der Heufiebersaison durch die Einwirkung auf die Haut, in und unter
dieselbe ist auch begründet auf die Teilnahme anderer Gewebe bei der
Reaktion gegen einen toxischen Reiz. Die Untersuchung der Umgegend
ist von höchstem Wert. „Eine Stunde im Freien ist drei Stunden in der
Bibliothek wert."

HANSEN erklärt die Kutireaktion allerdings nur für *ein* Indizium, wenn
auch für ein gewichtiges speziell für die Diagnose des von ihm genauer studierten Schimmelpilzasthmas. Manche Fälle, die als überempfindlich gegen
Katzen, Schafe, Pferde, Hühnerfedern gelten, sind es nur gegen die den Haaren
und Federn anhaftenden Schimmelpilze.

Ganz sicher können vorher normale Individuen eine lokale, cutane Überempfindlichkeit durch Injektion verschiedener Pollenextrakte bekommen, die als Antigene wirkend Antikörper produziert haben. Dafür ist eben die cutane Reaktion der Beweis (Thomsen und Baagøe).

Über die Natur des wirksamen Prinzipes der Pollen besteht ein Gegensatz. Mit Caulfield, Cohen und Eadie schuldigt Loeb gegenüber Grove, Coca und Walzer einen Eiweißkörper oder einen an einen Eiweißkörper festgebundenen, oder nur in Verbindung mit einem solchen wirksamen Stoff an. Er bestätigte seine Auffassung durch Untersuchungen von *Alopecuruspollen*. Wenn man dessen wäßrigen Extrakt, auf den Heufieberkranke eine positive Hautreaktion gaben, mit konzentriertem Alkohol fällt, so entsteht ein Niederschlag, auf den die Patienten ebenfalls positiv reagieren, während das Filtrat der Alkoholfällung keine Reaktion ergibt. Die tryptische Verdauung des Gesamtextraktes und der Alkoholfällung hebt die positive Hautreaktion auf.

Die früher von Petow und Farmer Loeb schon mitgeteilten Ergebnisse der *desensibilisierenden* Behandlung des Heufiebers im Sommer 1926 werden ergänzt durch die im Sommer 1927 und 1928 gewonnenen Resultate. Außer den bereits 1926 benutzten 5 Gräserpollen wurden 1927 diagnostisch noch verwendet: Roggen-, Klee-, Akazien-, Birken-, Weiden- und Pinuspollen sowie zwei Kompositenpollen: Solidago und Aster, ferner 1928 noch 4 Gräserpollen von Poa trivialis, Lolium perenne, Agropyrum repens, Arrhenatherum elatius und einem Chenopodium. Von 61 Patienten reagierten sehr viele auf Gräserpollen, aber nur 2 auf Baumpollen (Birke und Kiefer) und einer auf Klee. Wahrscheinlich kommen alle durch Insekten transportierte Pollen kaum in Betracht. Die positive Reaktion auf die percutane Applikation äußerte sich durch eine nur selten größere Quaddel als 5 cm. Manchmal auch eine urticarielle Reaktion im weiteren Bereich der Teststelle. In einem Falle war der Verlauf einer Allgemeinreaktion besonders interessant: Prüfung mit Pollenextrakten von sechs Gramineen und 2 Bäumen. 10—15 Minuten nach Beginn der Tests starke Quaddelbildung nur um die Gräserextrakte. Nach etwa $1/_2$ Stunde Hautjucken, starke Conjunctivitis, Jucken im Ohr, herabgesetztes Gehör, Brennen im Hals, starkes allgemeines Hitzegefühl, starke Lidödeme, urticarieller Ausschlag am ganzen Arm, auf den die Extrakte appliziert waren. Nach weiteren 15 Minuten Schwächegefühl, Zittern, leichter Kollaps. Alle Erscheinungen gingen auf subcutane Injektion von 1 ccm Adrenalin (1 : 1000) schnell zurück. Bei 27 von 44 im Jahre 1927 behandelten Patienten wurde die Desensibilisierung mit einer *Grasmischung* vorgenommen (Anthoxanthum odoratum, Agrostis alba, Dactylis glomerata, Poa pratensis und Phleum pratense) und bei 17 auch gegen Roggen überempfindliche Patienten wurde auch dessen Pollen noch hinzugenommen. Letzteres hatte keinen wesentlich anderen Erfolg als die Grasmischung ohne Roggenpollen. 1928 wurden 35 Heufieberpatienten auf Vorschlag Cocas nur mit Extrakt aus Phleum pratense behandelt. Ergebnis weniger gut gerade auch bei den Patienten, die 1926 und 1927 „Grasmischung" erhalten hatten. Bei einigen Patienten reichte aber das eine Gras aus. 1928 wurden auch 5 Patienten unspezifisch mit Peptoninjektionen behandelt, 4 mit befriedigendem Erfolg. — Das Resultat der 3jährigen Erfahrung war, daß die spezifische Behandlung des Heufiebers mit Pollenextrakten wertvolle Dienste leistet. In etwa 65% wurde eine weitgehende Besserung bzw. Linderung der Symptome erzielt.

Daß man bei der Desensibilisierung mit Pollenextrakten in der Dosierung Vorsicht walten lassen muß, zeigt ein Fall von Max Wolf, der das Hansensche *Helisen A* (in 2 Verdünnungen 16 Pollenarten enthaltend) anwandte.

Er stieg nach positiver diagnostischer Prüfung der Heufieberkranken mittels Haut-scarifikationen mit den Injektionen in 3 Wochen von einer Verdünnung 1 : 10000, 1 ccm (3 Pollenarten in einer Mischspritze), die eben eine schwache Reaktion hervorrief, auf 0,1 ccm einer Lösung 1 : 10, wodurch die Vorschriften bezüglich der Zeitintervalle und der Dosierung bei weitem überschritten wurden. Nach 1 Stunde starke Atembeschwerden, Schwellung des Gesichts, heftiges universelles Jucken, Augenlider stark odematos wie bei QUINCKE-schem Ödem. Der Puls war leicht unterdrückbar, etwas beschleunigt. Große Beunruhigung der Patientin durch die Atembeschwerden, die zeitweiligen starkeren Hustenanfälle und durch das Jucken am ganzen Körper. Durch Injektion von Racedrin (Racene-Ephedrin), Ephedrin, intravenösen Kalkinjektionen waren nach 5 Stunden die Beschwerden zum größten Teil geschwunden. Am nächsten Tag Wohlbefinden.

WOLF hält das Krankheitsbild für einen anaphylaktischen Shock durch Überdosierung.

L. FARMER LOEB und H. PETOW halten übrigens die Resultate der „Helisen"-Prüfextrakte für unzureichend, da die selbsthergestellten bzw. Extrakte der Arlington Chem. Co. viel häufiger positive Reaktionen ergeben.

W. W. DUKE gibt zur Vermeidung von Unannehmlichkeiten oder Gefahren nach Pollenextraktinjektionen eine ganze Anzahl beherzigenswerter technischer und anderer Maßregeln, wie Umlegen und häufigere Lockerung und Wiederanziehen einer Schlauchbinde in den ersten 5 Minuten nach der Injektion, Mischung der Pollenlösung mit Epinephrin und Ephedrin zur Verlangsamung der Verbreitung von der Injektionsstelle aus, Zufügen eines bestimmten Quantums physiologischer Kochsalzlösung, subcuticulare Einführung von 0,01 Pollenmixtur vor Einspritzung der Gesamtmischung. Auf diese Gefahren weist auch EDWARD MATZGER im Anschluß an COOKE und WALKER hin. Man muß mit starken Verdünnungen anfangen und darf nicht nach einem starren Schema mit der Dosis steigen. Ein Tourniquet und Adrenalinlösung muß immer bereit sein. Die Einspritzung des Pollenextraktes sollte so oberflächlich wie möglich in die Cutis kommen, so daß die Reaktion sichtbar ist, und die Gefahr einer intravenösen Injektion vermieden wird. Ganz im Gegensatz hierzu zieht LESLIE N. GAY die tiefere Injektion (subcutane oder intramuskuläre) bei der Desensibilisierungstherapie vor, da hierdurch die unangenehmen Entzündungen und allgemeinen Reaktionen vermieden werden können. Die oberflächliche Einspritzung löst immer stärkere Reaktionen aus als die tiefere, weil die gefäßreicheren oberen Cutisschichten eine größere Entzündungsbereitschaft besitzen. Es erhebt sich dabei aber die Frage, ob nicht die stärkere Entzündung auch die stärkere therapeutische Wirkung hat, was PHILIP LEVINE und SULZBERGER glauben. — Bei Versuchen neue Methoden zur Behandlung Pollenkranker zu finden, erbrachte E. URBACH (e) experimentell den Beweis, daß bei allergisch bedingten Schleimhauterkrankungen, hier eine spezifische Kastanienpollenidiosynkrasie, eine artspezifische, perorale Propeptanbehandlung eine völlige, wenn auch zeitlich begrenzte Aufhebung der allergischen Reaktivität erzielt. Die Pollinose des Heuschnupfens wurde durch eine perorale Pollen-Propeptantherapie bekämpft. Das Verfahren ist ungefährlich, völlig schmerzlos und erspart die zeitraubende, intracutane Vorbehandlung.

*Ragweedpollen* (s. unter Ragweed) kann außer zu Heufieber auch zu Dermatiden Anlaß geben. Der wichtigste Ragweed-Distrikt der Vereinigten Staaten liegt östlich der Rocky Mountains (außer des südlichen Florida). Es gibt da bis zu 7 Arten. In diesen $^3/_4$ des Gesamtgebietes leben $^9/_{10}$ der Gesamtbevölkerung. Der größte Ragweeddistrikt der Welt ist das Mississippibecken. Der Verf. DURHAM stellt für alle Teile des Ragweeddistriktes den Beginn, das Klima, den Schluß der Saison und die normalen atmosphärischen Bedingungen fest. Die täglichen Schwankungen der Pollenmenge in der Luft können für alle Gebiete genau bestimmt werden. Nächst der Windbewegung spielt die Temperatur für das Vorkommen der Pollen eine bestimmende Rolle. Die praktischen

Konsequenzen, besonders die Entfernung der vom Heufieber bedrohten Personen aus den Gebieten ergeben sich aus diesen Untersuchungen Durhams.

Die *Ragweedpollendermatitis* entsteht, wie Brown, Milford und Coca nachweisen, nicht durch das Pollenatopen, sondern durch das *Pollenöl*. Beweis auch durch die Tests. In $15\%$ der Heufieberkranken, auch in $15\%$ der atopischen Personen ohne Heufieber und in $15\%$ nichtatopischer Personen zeigte sich die Überempfindlichkeit gegen das Pollenöl. Es handelt sich also um eine Kontaktdermatitis ähnlich der bei Sumach und Primeln. Das geringst wirksame Ölpräparat enthielt am wenigsten Nitrogen. Die absolute Beseitigung der atopischen Reizsubstanz aus dem Öl gelang durch Extraktion mit $CCl_4$ und Zusatz eines gleichen Volums $N/_{10}$ NaOH. Hierdurch wird das Atopen schnell zerstört. — Die Untersuchungen Majorie B. Moores und Edmond E. Moores über die Adsorption allergisch wirksamer Bestandteile von Pollenextrakten, die überwiegend chemischer Natur sind, die experimentellen Versuche Hobart W. Cromwells und Majorie B. Moores über die Hautreaktion auf Pollenextrakte bei Kaninchen, das Bestreben Majorie B. Moores, Hobart W. Cromwells und Edmond E. Moores, den allergisch aktiven Bestandteil im Pollenöl zu finden, sowie deren Feststellungen über Hautreaktionen gegenüber Fraktionen der Pollenextrakte kann ich hier nur erwähnen. Wer sich für diese wissenschaftlich sehr wertvollen Fragen interessiert, muß die Originalien genau studieren.

### Gratiola officinalis L.

(Gottesgnadenkraut. Classis XXXVII Personatae, Ordo 149 Scrophularineae Endl.)

Hugo Schulz weiß aus homöopathischen Schriften zu berichten, daß unter der Anwendung dieser Pflanze die Haut, besonders auf dem Kopf juckte und brannte. Auf der Stirn und der Brust entwickelten sich Pustelchen, die ebenfalls brennend juckten, an Händen und Fingern kleine Bläschen. Abschilferung der Arme, starke Schuppenbildung der Kopfhaut.

### Grenadillholz.

(Von Inga vera. Classis LXII Leguminosae, Ordo 279 Mimoseae Endl.; Couroupita nicaraguensis, Classis LX Myrtiflorae, Ordo 271 Myrtaceae Endl., und Brya Ebenus, Classis LXII Leguminosae, Ordo 277 Papilionaceae Endl. oder von Anthyllis cretica Ascherson, wie vorige.)

Stern beschreibt unter dem Untertitel: „Das Ekzem der Flötenspieler" einen Fall eines seit 3 Jahren bestehenden nässenden Ekzems der Lippen, des Kinnes, der angrenzenden Wangen- und Halspartien bei einem Rentner, der passionierter Flötenspieler war. Stern ließ von einem Instrumentenmacher feststellen, daß die Flöte aus rotem, ostindischen *Ebenholz, Grenadillholz*, gemacht war. Dieser kannte noch einen gleichen Fall eines Musikers. Der Harzgehalt sei wahrscheinlich die Ursache. In dem beschriebenen Fall trat in sechs Wochen Heilung ein und bei Benutzung eines elfenbeinernen Mundstücks in 3 Jahren kein Rezidiv.

White (b) teilt als weitere Bezeichnungen dieses Holzes mit: Green ebony oder Cocos wood, populär „red wood" Crocker führt es an als von Brya oder Amnerimnon Ebenus, einer Leguminose aus Jamaica stammend. Vgl. auch Flesch (zit. bei O. Sachs [b, S. 260]).

## Grevillea robusta A. Cunn.

(Australien. Classis XXVIII Thymelaceae, Ordo 113 Proteaceae Endl.)

Maiden (zit. bei Cleland) berichtet einen ihm vom Kurator der öffentlichen Gärten in Albury mitgeteilten Fall eines Gärtners, der immer und nur, wenn er diesen Baum schneidet, eine Entzündung der Augenlider bekommt. Von dem schwedischen Forscher Mjöberg, der 1910 und 1911 eine wissenschaftliche Expedition nach Nordwestaustralien führte, wurde ihm mitgeteilt, daß die Eingeborenen den Saft von 2 Grevilleaarten in die scarifizierte Haut einreiben zur Erzielung ornamentaler Narben. Leichhardt berichtet von einem heftigen Blasenausschlag durch die schleimige Sekretion der Samengefäße einer hängenden Grevillea.

## Hafer.

(Avena sativa L. Classis XII Glumaceae, Ordo 42 Gramineae Endl.)

Stauffer führt als Beispiel eines gewissen desensibilisierenden Einflusses der Therapie einen 44 jährigen Müller mit einer starken Überempfindlichkeit gegen *Hafer* an, bei dem alle übrigen Getreidearten keine Reizung machten. Daneben hatte er aber *eine* leichte Überempfindlichkeit gegen Terpentin, Chinin, Arnika und Sublimat. Er wurde mit einer an der Züricher Hautklinik hergestellten „Ekzemvaccine" behandelt, die sehr kleine Dosen von all den Stoffen enthielt, die dort zur Prüfung der allgemeinen Ekzemüberempfindlichkeit angewandt wurden, und zwar in löslicher injizierbarer Form. Dieser Vaccine wurde noch ein Haferextrakt zugesetzt. Jedenfalls konnte der Patient nach der Behandlung während Monate wieder die frühere Arbeit ohne Reizung verrichten. Dabei waren aber die Haferproben, die zu Anfang der Vaccinebehandlung kaum noch positiv waren, am Schlusse derselben fast genau gleich positiv wie am Anfang. Immerhin scheint doch die Empfindlichkeit nicht mehr so groß gewesen zu sein wie vor der Behandlung. Aber beim Ekzempatienten kann auch *spontan* ohne jede Desensibilisierungstherapie die Sensibilisierung und die Desensibilisierung innerhalb kurzer Zeit wechseln. — Übrigens hat schon Bloch [I(c)] ein *Hafer*ekzem bei polyvalenter Überempfindlichkeit erwähnt, das jedesmal nach Umladen von Hafer auftrat. Ekzemproben mit Hafer, Chinin, Terpentin, Arnica, Hg und Jodoform stark positiv, mit Formalin, Primel, Heftpflaster schwach positiv, mit verschiedenen Getreidearten negativ.

Schloss (zit. bei Urbach [m, S. 101]) sah Ekzeme und Urticaria nach Genuß von Hafermehl.

## Hamamelis virginica L.

(Nordamerika. Classis XL Discanthae, Ordo 168 Hamamelideae Endl.)

Als Reizpflanze erwähnt von Ehrmann (S. 662) und White (b, S. 441 u. c).

## Heftpflaster s. Dammaraharz.

## Helleborus viridis L.

(Nießwurz. Classis XLII Polycarpicae, Ordo 180 Ranunculaceae Endl.)

Teilt mit fast allen Ranunculaceen die Reizwirkung auf die Haut (s. d.).

## Henna.

(Von Lawsonia alba Lam. s. inermis, auch Alkanna. Ägypten, Orient. Classis LIX Calyciflorae, Ordo 269 Lythrarieae Endl.)

Meirowsky sah bei einem Friseur, der viel mit Hennafärbungen zu tun hatte, ein artifizielles Ekzem der Hände, zweifelt aber selbst daran, daß der reine pflanzliche Farbstoff die Ursache sei, sondern eher ein chemisches Präparat, das von der Industrie nur mit dem Namen „Henna" belegt wurde. Funfack berichtet auch von einer sogenannten Henna-Dermatitis um die Augen nach Färbung der Augenbrauen und Wimpern durch die Hennafarbe „Gora". Damit war eine Conjunctivitis verbunden. Nach Berger und Falkenstein kommen unter der mohammedanischen Bevölkerung, die die echte Henna reichlich gebraucht, keine dadurch erzeugten Hautentzündungen vor. Nach Paschkis ist das gelblich-grüne Pulver aus den Blättern mit dem zu den Phlorogluciden gehörenden Farbstoff ganz unschädlich. Hieran kann auch die Mitteilung von Goldfarb über einen „unzweifelhaften" Fall von Idiosynkrasie gegen Henna nichts ändern, bei dem durch das „richtige französische Haarfärbemittel l'Oréal-Henné" eine heftige erysipeloide Dermatitis im Gesicht entstand. Denn Goldfarb gibt nicht an, daß er sicher weiß, ob in diesem Geheimmittel auch wirklich Henna enthalten ist, oder ob einem beliebigen Färbemittel dieser Industriename beigelegt wurde, ohne daß ein Produkt der Pflanze, und zwar dieses allein in ihm enthalten ist. — Das gleiche gilt für einen in der Aussprache zu Frühwald von Pürckhauer angeführten Fall von heftigem Kopfjucken ohne Hautveränderungen nach Farbay mit „Henna". Levidov, der therapeutisch gerade die besondere Reizlosigkeit der Henna rühmt, spricht sie frei von allen unangenehmen Nebenwirkungen außer bei längerer Anwendung, wo sie die Haut temporär eigenartig verfärbt.

### Heracleum Mantegazzianum Somn. et Lev.
(Classis XL Discanthae, Ordo 163 Umbelliferae Endl.)

Der Direktor des Genfer botanischen Gartens und Museums, Dr. Briquet, machte mich in dankenswerter Weise auf eine Publikation des Lausanner Professors der Botanik E. Wilczek aufmerksam, in dem dieser seinen eigenen Fall beschreibt. Die Pflanze wurde im Sommer 1890 von Somnier und Levier aus dem Kaukasus eingeführt. In mehreren Gärten Genfs, sowie im botanischen Garten von Lausanne und in dessen Alpengarten in Pont de Nant wächst jetzt diese Riesenumbellifere bis zu $3^1/_2$ m heran. Stengel und Blattstiele tragen durch Anthocyan (en rouge-lie) gefärbte Protuberanzen. Auf diesen sitzen ungefärbte, leicht abbrechende Haare auf. Sie brechen bei Berührung wie die Nesselhaare ab und entleeren ihren Inhalt. Die Gärtner bekommen davon an den offen getragenen Stellen „ein Ekzem, was in Pustelform (? Touton) anfängt". Die „Pusteln" wachsen und fließen zusammen. Heilung unter großlamellöser Abschuppung. Lysol mildert das Jucken und begünstigt die Heilung. Durch Berührung anderer Körperteile, z. B. der Genitalien erkranken auch diese. Wilczek hielt sich für immun, bekam aber in den letzten Tagen vor einer Botaniker-Versammlung, nachdem er einem Besucher die schönen Blätter gezeigt hatte, in weniger als 24 Stunden sehr harte „Pusteln" (offenbar urticarielle Knoten, Touton) auf dem Handrücken, auf den Unterlidern (durch Reiben der Augen mit den Händen) und an beiden Seiten des Halses. Charakteristisch ist der violette Ton des „Ekzems". Fast unerträgliches Jucken. Heilung in 10 Tagen.

### Heracleum Sphondylium L.
(Bärenklau, common cow-parsnip. Classis et Ordo wie vorher.)

Von Lehmann (S. 269) als gewerbliche Reizpflanze der Gärtner angeführt. Bei White (b, S. 441) auch H. giganteum oder villosum genannt. Prosser White berichtet von einer papulo-vesiculösen, sehr brennenden und juckenden Eruption durch „common cow-parsnip". Imschenetzky (21 Fälle) sagt, daß jeder, der mit Heracleum in Berührung kommt, einer Dermatitis verfällt. Welche

Spezies er damit meint, kann ich nicht sicher ersehen. Für unseren gemeinen Bärenklau, H. Sphondylium, gilt es keinesfalls. Wahrscheinlich handelt es sich um H. giganteum, von dem in dem russischen Text Haare abgebildet sind. Die Haare sind die Reizträger. Der Ausschlag besteht aus Flecken und Papeln, auf denen meist Bläschen entstehen. Kein Jucken? Langdauernde Pigmentierung nach der Heilung.

## Herniaria glabra et hirsuta L.

(Tausendkorn, Bruchkraut. Classis XLIX, Caryophyllinae, Ordo 209. Caryophylleae ENDL.)

Die in diesen Pflanzen sowie in der Saponaria multiflora und ocymoides enthaltenen Saponine rufen innerlich in Abkochungen der Pflanzen verabreicht bei Lupuskranken Hautreaktionen um die Herde hervor, die der Tuberkulinwirkung ähneln (HANS ROCK [b]).

## Hippomane mancinella L.

(Manzanillenbaum. Ordo Euphorbiaceae, s. d.)

Der allgemeine Glaube auf den Antillen geht nach PARDO-CASTELLO dahin, daß die kleinapfelgroßen Fruchte mit ihren 6 Samen, wenn sie ins Wasser fallen und von Fischen gefressen werden, diese sehr giftig machen, und daß der Aufenthalt im Schatten des Baumes Schwellungen und Fieber verursacht. Die Indianer benutzen den Saft als Pfeilgift. Einige Tiere wie Kuhe, Pferde und gewisse Vögel fressen die Blätter ungestraft. Der Saft, der aus Einschnitten in die Rinde ausfließt, ist eine dicke, milchweise Flüssigkeit, die nach einiger Zeit erstarrt und sich braun verfärbt. Frisch ist er sehr ätzend, ein Tropfen macht in kurzer Zeit eine große, hohe Blase, z. B. auch an den Lippen nach dem Hineinbeißen in den sogenannten Manzanillaapfel (STICKER, zit. bei URBACH [m, S. 42]). Er reagiert sauer, ist leicht löslich in heißem Wasser und Alkohol, enthält keine Alkaloide. Die mit Salzsaure angesäuerte wäßrige Lösung erhitzt, reduziert FEHLINGsche Lösung. Die wäßrige Lösung entfärbt eine $1\%$ige alkalische Safraninlösung. Es wurde ein Glykosid isoliert, welches die giftige Substanz zu sein scheint.

Ein Tropfen des Saftes in eine Wunde beim Kaninchen oder Meerschweinchen gebracht, tötet das Tier in wenigen Minuten. Zufällige oder kriminelle Vergiftungen beim Menschen machen Brennen in den Eingeweiden, Diarrhöe, Erbrechen, Krämpfe, profuse Schweiße, Dyspnöe, Koma, Tod. Erythem mit Jucken bis zu Bläschen- und Blaseneruptionen. Einige Untersucher leugneten die Wirkung des Pflanzensaftes auf die Haut, PARDO-CASTELLO hat sie aber gesehen, und er weiß, daß es immune Personen gibt bis zu hochgradig Empfindlichen.

Zu heftigsten erysipeloiden Entzündungen der Gesichtshaut kam es bei Leuten, die sich während eines Wirbelsturms unter die Bäume geflüchtet hatten, wobei der mit dem ausfließenden Saft aus geknickten Ästen gemischte Regen auf sie niedersprühte (KOBERT, S. 552).

## Hölzer.

Außer den speziell unter ihrem Namen aufgeführten und besprochenen, wichtigeren und bekannten Hölzern (s. Cocobolo-, Eichen-, Satin- und Teakholz, Sandel-, Grenadill-, Mahagoni- und Palissanderholz) werden von NEUGEBAUER und OPPENHEIM, auch von K. HERXHEIMER (nach MATTHES und SCHREIBER) als auch durch den Staub schädlich für Tischler, Drechsler usw.

noch genannt: der südafrikanische Buchsbaum, Gonioma kamassi (Classis XXXIV Contortae, Ordo 133 Apocyneae Endl.), das Borneo-Rosenholz, Rhodorhiza scoparia Webb, das echte afrikanische Ebenholz, Diospyros Ebenum Retz (Classis XXXVIII Petalanthae, Ordo 159 Ebenaceae Endl.) in einer Klasse mit den Primeln zusammen, das Sabicuholz, Lysiloma Sabicu Bernh. aus Kuba, Magentarosen-, Cocos-, Rebhuhn- und Olivenholz (Olea europaea, Classis XXXIV Contortae, Ordo 131 Oleaceae Endl.). Sequeira berichtet von einem ekzematösen Ausschlag bei den Sägern des Cocosholzes (Euphorbiacee), aus dem Flöten und elektrische Bedarfsartikel hergestellt werden.

Bei Blaisdell findet sich noch das oben ausführlicher behandelte „Cocoboloholz“ und bei White das Guajakholz von Gujacum officinale L. (Classis LVII Terebinthineae, Ordo 255 Zygophylleae Endl.) in derselben Klasse wie Rhus.

Weiter sind bei K. Herxheimer noch aufgezählt als afrikanischer Buchsbaum Sarcocephalus Diderichiae (Classis XXXIII Caprifoliaceae, Ordo 127 Rubiaceae), als Marakaibobuchsbaum: Tabebuya pentaphylla (Classis XXXVII Personatae, Ordo 151 Bignoniaceae Endl.) und Maba Ebenus (Classis XXXVIII Petalanthae, Ordo 159 Ebenaceae Endl.) von den Molukken.

Spitzer (c) stellte in der Wiener dermatologischen Gesellschaft eine Gewerbedermatitis bei einem Schreiner durch den Staub von „Okoméholz“ vor. Reizversuche nach Jadassohn-Bloch mit den Sägespänen bei Ekzematikern und Nichtekzematikern blieben negativ. Nestler (e) kennzeichnete auch das Amberholz von Liquidambar styraciflua L., wie das genannte Cocobolo- oder Foxholz als hautreizend, Iwakawa das japanische Nußholz Tagayasan (wahrscheinlich von Cassia siamea Lamk.). E. Rost (e) führt noch an das Mouleholz oder Mwuleholz (Chlorophora excelsa [Welw.] Bth. und Hook, früheres Deutsch-Ostafrika), und nach einem Gutachten des *Kaiserlichen Gesundheitsamtes in Berlin* vom 13. April 1911 als *vermutlich* hautreizend: „Satinholz aus Jamaika von Fagara flava Krug und Urban (= Xanthoxylum cribrosum Sprengel), westindisches Mahagoniholz (Swietenia Mahagoni L.), westafrikanisches Mahagoniholz (Khaya oder Swietenia senegalensis Juss.), Rosenholz (Rhodorhiza scoparia Webb.), afrikanischer Buchbaum (Sarcocephalus sambucinus [Winterb.] K. Schum.), ostindisches Teakholz (Tectona grandis L.), Satin- oder Atlasholz aus Guyana (Ferolia [Parinarium] variegata), afrikanisches Ebenholz von Diospyros-Arten, Ebenholz von den Molukken (Maba Ebenus Sprengl.), Marakaibo-Buchsbaum (Tabebuya pentaphylla Hemsl.“ Westafrikanisches Buchsbaumholz macht nach Kölsch, besonders als Staub, Allgemeinerkrankungen. In dem beim Teakholz (s. d.) erwähnten Bericht der *Reichsarbeitsverwaltung* finden sich noch folgende Mitteilungen: „Auch in einer Bürstenfabrik traten bei der Bearbeitung ausländischer Edelhölzer regelmäßig kleine Schädigungen der Arbeiter auf, die aber ganz vorübergehender Natur waren. Ostindisches Citronenholz, Ebenholz und indisches Foxholz verursachten Reizerscheinungen der Haut und der Schleimhäute (Bayern).“ Schreus berichtet in einer Aussprache zu Modlmayr über eine durch Hautreaktion sichergestellte Citronenholzdermatitis, die übrigens auch Chajes schon beobachtet hatte, und die auch Kölsch (b) erwähnt.

Beim Zersägen von *Makassarholz* wurden die Arbeiter erheblich durch den dabei entstehenden Staub an den Schleimhäuten gereizt. Nach Untersuchungen im *Hamburgischen Institut für angewandte Botanik* dürfte die schleimhautreizende Wirkung des Holzes auf gewisse, in die Poren eingelagerte, harzartige Stoffe von spröder Beschaffenheit zurückzuführen sein. Solche Körper zeigen erfahrungsgemäß in Verbindung mit ungesättigten freien Fettsäuren eine Reizwirkung. Diese dürfte verstärkt werden durch die ebenfalls vorhandene freie Benzoesäure (Hamburg). Buschke erwähnt in der Berliner Dermatologischen Gesellschaft auch eine schwere Dermatitis bei mehreren Tischlern in einem Betriebe nach Arbeiten mit *Makassarholz.* Die allergische Prüfung mit alkoholischem Holzpulverextrakt verlief negativ, vielleicht wegen bereits eingetretener Desensibilisierung. Desgleichen die mit dem einfachen Holzstaub. Dagegen trat bei einem Patienten durch intracutane Injektion einer wäßrigen Aufschwemmung des getrockneten Rückstandes im Gegensatz zu den Kontrollpersonen eine positive Reaktion auf. Nach BUSCHKE und JOSEPH handelt es sich beim Makassarholz um eine Ebenholzvarietät (Gattung Diospyros, Ordo 159 Ebenaceae). Es ist noch nicht sicher, ob die Sensibilisierung durch unmittelbare Einwirkung des schädlichen Stoffs, oder von innen her durch Einatmung vor sich geht.

PROSSER WHITE erwähnt einen Bläschen- und Blasenausschlag durch Splitter oder das verriebene Holz der *„Silbersprossenfichte",* den HEBBLETHWAITE beschrieb. Der Inhalt der großen Blasen bleibt klar. Auch JAMES C. WHITE (f) bringt Beispiele dieser *„Spruce tree Poisoning".* HORAND beschreibt einen Zustand der Haut der Hände von solchen, die das Holz der echten Kastanie (Castanea vesca; Classis XXV Juliflorae, Ordo 89 Cupuliferae ENDL.) sägen, dem er wegen der dem anfänglichen Erythem folgenden sehr starken Verdickung den Namen „Krokodilhand" beilegt.

H. HOFFMANN (b) berichtet nach MATTHES und SCHREIBER über die hautreizenden Eigenschaften des *Edelteakholzes,* im Holzhandel auch „Moahholz" genannt. Es darf nicht mit dem von Tectona grandis stammenden Teakholz (s. d.) verwechselt werden. Es stammt wahrscheinlich von Illipe longifolia oder latifolia und ist nicht identisch mit dem australischen echten Moahholz, aber mit dem in Englisch-Indien sogenannten, der Sapotacee Bassia longifolia und latifolia entstammenden Holz (Moha = Mowa). Es ist sehr stark hautreizend und macht als Holzstaub und mit Vaseline verrieben ein Krankheitsbild wie die Primel- oder wie die Satinholzdermatitis. Hauptsächlich das chloroform- und ätherlösliche Harz, das viel freie ungesättigte Harzsäure enthält, ist dafür verantwortlich. Als neu führt HOFFMANN das schon von E. ROST erwähnte *Mouleholz* von Chlorophora excelsa an. Dieses war als Ersatz für Teakholz in einer Breslauer Eisenbahnwerkstätte und in einem Bremer Betrieb verarbeitet worden (E. FRANCK, L. TELEKY). Der Staub machte heftige scharlachähnliche Hautentzündungen mit starkem Juckreiz, die beim Schwitzen besonders heftig waren (CZIMATIS und HAGEMANN). Weiterhin erwähnt HOFFMANN das stark hautreizende Holz der Tecoma araliacea (Classis XXXVII Personatae, Ordo 151 Bignoniaceae ENDL.) aus Brasilien, bei dem auch wieder besonders die Äther- und Chloroformextrakte mit ihren ungesättigten, sauren Harzen die Reizträger sind (MATTHES und SCHREIBER, OESTERLE, TH. H. LEE). Das gleiche ist der Fall mit dem *„Grünherzholz"* (Greenheart), das MATTHES und SCHREIBER von Nectandra Rodioaei aus Guyana untersuchten, die zu den Laurineen gehört. Es wird in Wien besonders zur Herstellung von Stöcken verwendet. LEWIN leitet es von Tecoma Leucoxylon L. ab. — Der Ätherextrakt des *Padoukholzes,* des „roten Sandelholzes (angeblich von Pterocarpus santalinus L., einer Papilionacee von den großen Sundainseln), das namentlich in München zu Kunstdrechslereien verwendet wird, ruft oft schmerzhafte Gesichtsrötungen und -schwellungen hervor. Sehr auffallend ist, daß NESTLER mit dem Ätherextrakt eine Rötung, heftige schmerzhafte Schwellung und etwas eitrige Dermatitis erzielte, während aufgelegte Holzplättchen und das Sägemehl die Haut nicht reizten. Ähnlich erging es ihm auch bei seinen Versuchen mit dem *Amberholz,* wo nur der Rückstand des Ätherextraktes die Reizwirkung hervorrief. Wenn NESTLER das feine Sägemehl des aus Hamburg bezogenen *Padoukholzes,* welches sich von dem aus München erhaltenen schon für das bloße Auge deutlich unterschied,

24 Stunden lang mit reinstem, wasserfreien Äther extrahierte, so bildete sich eine über dem Bodensatz stehende, klare, orangerote, grün fluorescierende Flüssigkeit, die abgegossen und vollständig verdunstet wurde. Der Rückstand enthielt sehr zahlreiche farblose Krystalle in einer homogenen, roten Masse eingebettet: große Nadeln und lange Prismen einzeln und in sternförmigen Aggregaten. Mit dieser roten Masse einschließlich der Krystalle wurden die Reizerfolge erzielt. Der Rückstand eines wäßrigen Extraktes aus dem Sägemehl enthielt keine Krystalle, nur kleine Körnchen. Die Versuche hiermit verliefen vollständig negativ in puncto Hautreizung. Nestler bestreitet, daß es sich bei dem Hamburger Padoukholz um Pterocarpus santalinus (rotes Sandelholz) handelt, dessen in Alkohol und Äther löslicher, roter Farbstoff (Santalin, Santalinsäure) *rote*, mikroskopische Krystalle bildet im Gegensatz zu den *farblosen* des Hamburger Padoukholzes.

Matthes und Schreiber konnten mit den Äther-, Chloroform- und Alkohollösungen der Harze aus dem *Lapachoholz* (von einer Bignoniacee aus Südamerika, vielleicht Tecoma Ipé Mart.) stärkere Hautreizungen hervorrufen. Über das Okoméholz und das Makassarholz ist oben schon berichtet.

Koelsch (b) erwähnt noch als Schädlinge aus der Bleistiftindustrie rotes Cedernholz (Juniperus Virginiana) und kalifornisches Cedernholz (Libocedrus decurrens).

H. Hoffmann (a) hatte gelegentlich seiner Teakholzversuche (s. d.) eine *Desensibilisierung* durch häufiges Auflegen von Teakmehl, allerdings mit negativem Erfolge, versucht, während die *intracutane Injektion einer öligen Aufschwemmung des Rückstandes vom alkoholischen Extrakt* die Empfindlichkeit herabsetzte. Er empfiehlt diese daher allgemein zu versuchen zur Desensibilisierung von Holzdermatitiden. Er betrachtet diese übrigens als „*Gewerbekrankheiten*" nicht als „*Unfälle*", wozu andererseits L. Lewin neigt, indem er gewerbliche Krankheiten anerkennt, die eben als Unfälle zu bewerten und zu entschädigen sind, ganz in Übereinstimmung mit der Verordnung des Reichsarbeitsministeriums vom 11. Februar 1929 (R.G.Bl. I. S. 27). Durch die Verordnung vom 12. Mai 1925 waren schon einige wichtigere gewerbliche Berufskrankheiten den Unfällen versicherungsrechtlich gleichgestellt. In der neuen Verordnung sind unter 12.: „Chronische und chronisch-rezidivierende Hauterkrankungen durch exotische Holzarten" besonders als dahin gehörig aufgeführt (s. Koelsch [b] S. 11). Zu dieser Frage vgl. auch Chajes.

Zur *Vorbeugung* ist am besten die *planmäßige Entstaubung* der Arbeitsstelle durch kräftige Exhaustoren. Häufiges Waschen von Händen und Gesicht, Wechseln des Anzugs nach beendigter Arbeit empfiehlt sich. Bei starker Überempfindlichkeit bleibt nur ein Berufswechsel oder wenigstens das gänzliche Fernbleiben von dem Reizholze übrig. Die *Therapie* ist nach dem Aufgeben oder Unterbrechen der Tätigkeit einfach, indem unter Trockenpinselungen mit juckstillenden Mitteln die Entzündung rasch aufhört (Literatur s. bei H. Hoffmann).

Nachträglich noch einige Einzelheiten aus der Lewinschen Arbeit. Er bezweifelt die hautreizende Wirkung, die manchen Palmenarten, z. B. der Kokospalme zugeschrieben werden, erwähnt ferner noch die Urticaria nach der Bearbeitung des „Botany" — oder „indischen Rosenholzes" von Dalbergia latifolia Roxb., die Hautverätzung durch den „Blinding tree" (Excoecaria Agallocha L.), die erysipeloide Hautentzündung durch Gluta Rhenghas (s. d.), die Hautreizungen durch das prächtige Amboina- oder Kayabucaholz (Pterospermum indicum und diversifolium). Im übrigen führt er die schon obengenannten hautgiftigen Hölzer wieder an. Lewin, der auch die Steigerung der Überempfindlichkeit bei Wiederholung der Berührung hervorhebt, ebenso wie die nicht bei allen Menschen bestehende Sensibilität, führt an, daß die erworbene Hypersensibilität so weit gehen kann, daß ein durch indisches Satinholz überempfindlich Gewordener später kein Eichenholz mehr vertragen kann.

Ich erwähne noch einen Beitrag zur Allergiefrage bei Holzsägereiarbeitern von K. BAHN. Es handelte sich um *Asthma bei einem Holzsäger*. Intracutanreaktion gegen Extrakt aus Kiefer und Fichte ergab eine *erstaunliche Quaddelbildung* mit Infiltration und mächtiger Rötung auch der Umgebung noch bei einer Verdünnung bis 1 : 100,000. Eichenholz- und Buchenholzextrakt ergaben nur bei 1 : 100 bis 1 : 1000 eine deutliche Reaktion. Bei gesunden Kontrollpersonen war der Extrakt aus Kiefer und Fichte völlig wirkungslos. Bei dem Patienten war auch das starke Jucken an der Quaddel bemerkenswert. BAHN hält es für wahrscheinlich, daß hier „Milben oder Schimmelpilze die Allergenbildner sind", die am Holz und an der Rinde hafteten und bei der Herstellung des Extraktes mit verarbeitet wurden, nicht Bestandteile des Holzes selbst. Deutliche Bluteosinophilie ($7^0/_0$). Promptes Sistieren der Anfälle nach dem Fernbleiben von der Arbeitsstätte, was an sich natürlich das einfachste und beste Heilmittel ist. Der Fall gehört zu den *Gewerbekrankheiten*. Des Falles geschieht hier Erwähnung wegen der *besonders starken Hautreaktion*.

Von LOUIS SCHWARTZ wissen wir, daß das sog. brasilianische Walnußholz von Cordia goldiana (Cl. XXXV Nuculiferae, O. 142 Cordiaceae ENDL.) und von Embuia amarella, Embuia vermelha (zu Nectandra, Cl. XXVIII Thymelaceae, O. 109 Daphnoideae ENDL.) sowie Canella imbuia (Cl. LI Guttiferae, O. 218 Clusiaceae ENDL.) besonders durch das Sägemehl eine heftige Dermatitis an Händen, Armen und im Gesicht machen kann. Von 10 Firmen war es in 9 der Fall und in einer unter 100 Arbeitern 11 mal. Inkubationszeit 2 Tage bis 2 Wochen. Es kann unter Weiterarbeit Gewöhnung eintreten. Mit der Zeit werden die Arbeiter überwiegend immun. Die Gefäße des Holzes enthalten eine dunkle Gummisubstanz. Positive Reaktion mit dem Läppchentest durch Sägemehl auf feuchten Stückchen aufgelegt. In 3 Fällen dauerte die Reaktion 24 Stunden bis über eine Woche.

TOUTON (f) hat das Kapitel „Nutzhölzer und Hautreizung" kurz zusammenfassend behandelt, ebenso wie L. LEWIN, beide in Anlehnung an WIESNER, MATTHES und SCHREIBER, sowie an H. HOFFMANN. Die einleitenden Sätze TOUTONs lauteten: „Die Industrie stellt immer neue Anforderungen an die Lieferung ausländischer Nutzhölzer. Mit deren Erfüllung vermehrt sich auch die Bekanntschaft mit Reizungen der Haut, auch der Schleimhäute der oberen Atmungswege und der Augen, die durch die Bearbeitung dieser Hölzer zutage treten. So kommt es, daß nicht nur der Holzhandel und die Industrie großes Interesse an dieser Frage haben, sondern in ganz besonderem Maße auch die Medizin in den verschiedenen Zweigen der Gewerbehygiene, der Dermatologie, der Rhino-Laryngologie und der Augenheilkunde".

### Hopfen.

(Humulus Lupulus L. Classis XXV, Juliflorae, Ordo 95 Cannabineae ENDL.)

Nach BROERS erwähnte DALE zuerst 1693 eine Hopfendermatitis, und DANLOS berichtete 1900 über 6 Fälle. Eine vorgestellte Frau schreibt die Erkrankung dem während des Pflückens reichlich herumfliegenden Pollen zu.

Von W. J. O'DONOVAN werden 2 Fälle von Hopfenpflückerinnen berichtet, die an den Händen, im Gesicht und an den Genitalien einen heftig juckenden Bläschenausschlag auf geschwollener erythematöser Basis hatten, der zuerst oft für Erysipel gehalten wird. Es erkranken nur Weiber von 12—67 Jahren immer im September. Bei erneuter Einwirkung rascher Rückfall. STREICH teilt mit, daß meist 1 Woche nach Beginn des Pflückens ein papulöser Ausschlag auf erythematöser Basis auftritt, der bald vesiculös und pustulös bis krustig wird. An den Unterschenkeln vorn Purpuraflecken bis $1^1/_2$ Zoll Durchmesser, rund oder mit unregelmäßigen Rändern durch Confluenz; sehr empfindlich. Diese Patientin hatte jahrelang vorher ungestraft Hopfen gepflückt. Auch bei White (b, S. 441) und von Lehmann (S. 447) als Reizpflanze angeführt. Maiden (zit. bei Cleland) erwähnt eine Hautreizung der Hopfenpflücker in Tasmanien. Dieser Hopfenausschlag („Hop-rash") sei auch in England bekannt. Maiden schiebt ihn auf die Drüsenhaare der Fruchtschuppen. Lewith teilt 3 Fälle von Hopfendermatitis bei weiblichen Individuen mit, die alle drei zur Zeit der Hopfenernte im September genau nach der Schilderung O'Donovans erkrankten. Eine 27jährige Pflückerin hatte den gleichen Ausschlag schon einmal mit 13 Jahren. Diese Patientin erscheint 4 Tage nach der Entlassung wieder mit einer universellen Dermatitis, ohne daß sie etwa noch einmal auf dem Hopfenfelde gepflückt hatte, aber sie habe bitter schmeckende Birnen gegessen von Bäumen am Rande desselben. Alles schmecke dort bitter von dem „Hopfenstaub". — Bei den Versuchen den Teil der Pflanze festzustellen, dem die Reizwirkung anhaftet, ergab sich nach der Methode von Jadassohn-Bloch, daß es die dicht mit Hopfendrüsen (Hopfenmehl, Lupulin) besetzten Blütenblätter waren, und zwar das Hopfenmehl allein, aber auch in geringerem Grade die von dem Mehl befreiten Blütenblätter. Es lag eine monovalente Idiosynkrasie vor, in einem Falle wohl eine erworbene, in den beiden anderen Fällen eine angeborene, die übrigens Lewith nicht scharf von einander trennt. Die sensibilisierende chemische Substanz wirkt durch äußeren Kontakt. Lupulin per os hatte keine Wirkung. Auch die universelle Dermatitis muß durch Resorption des Reizstoffes von der Haut aus gedeutet werden. Bemerkenswert ist, daß bei Wiederholung der Testprobe an der Applikationsstelle Bläschenekzem, an anderen Körperpartien Quaddeln mit rotem Hof auftraten. — Wenn die Patientinnen nach dem ersten Auftreten der Reizerscheinungen die Beschäftigung bald aufgeben, vollzieht sich die Heilung rasch, bei Fortsetzung des Pflückens kann sie bis zu 9 Wochen beanspruchen.

Beatrice Smithies konnte bisher wohl das größte Material von Hopfenerkrankung untersuchen. Es handelte sich um 52 Fälle, worunter auch 4 Männer und 9 Kinder waren, während die Dermatitis bisher eigentlich nur an Frauen beschrieben wurde, wahrscheinlich deshalb, weil Männer meistens keinen Hopfen pflücken. Außer den papulösen, vesiculösen und pustulösen Efflorescenzen wurden an den tief dunkelgrün gefärbten Händen zahlreiche Rhagaden von den Rändern der Hopfenbehälter festgestellt, in die der Hopfensaft und -pollen eingeimpft werden. Hierdurch wird eine Sensibilisierung erzeugt. Die grüne Farbe der Hände rührt von Hopfenpollen, Hopfensaft und Hopfenwaschwasser her. Der Ausschlag tritt alljährlich auf. Ein oder zwei der Erwachsenen gaben an, daß sie seit der Kindheit an ihm leiden. Nicht selten ist eine Conjunctivitis mit dem Ausschlag verbunden (*Hopfenauge*) oder auch die von Prosser White beschriebene Gelenkerkrankung, einer roten Anschwellung der Gelenke mit leichter Krepitation. In den schwersten Fällen besteht Kopfschmerz und unwiderstehliche Schläfrigkeit. Die Augen- und Gelenkkomplikation (die *Hopfengicht*) schwindet gewöhnlich rasch mit der Dermatitis.

## Humea elegans.

Low (a, S. 186) führt eine Pflanze dieses Namens an, die gewöhnlich einen Ausschlag mache. Mangels des Autornamens kann ich sie nicht genauer identifizieren, da es 2 Gattungen Humea gibt, eine Papilionacee Humea Smith und eine Tiliacee Humea Roxb., die zu Brownlowia Roxb. gehört. Bei Prosser White wird Humea elegans zu den Compositen gestellt als „eine reizende Hängepflanze mit roten, spitzigen Blüten." Heimat: Australien. Sie macht eine sehr heftige Dermatitis. Auch Hearnden berichtet von einer Dermatitis durch Humea elegans, ebenso wie White (b).

### Hura crepitans L.

(Brasilianischer Sandbüchsenbaum, auch auf den Antillen, s. unter Euphorbiaceae) auch Hura brasiliensis.

Der reichliche Milchsaft enthält ein sehr scharfes, flüchtiges Prinzip. Schon White kennt (a, S. 97) die Reizwirkung einer Abkochung auf die Haut, ebenso Piffard: Starke Schwellung des Gesichts mit Rötung, Bläschenbildung und starkem Jucken, was auch Pardo-Castello bestätigt. Nach diesem beruhen die ätzenden Eigenschaften auf einer krystalloiden Substanz, dem *Hurin*, von dem französischen Botaniker M. Bossingault dargestellt. Es ist löslich in Äther und Alkohol, unlöslich in Wasser. Es schmilzt bei 100⁰ und zersetzt sich bei höheren Temperaturen.

Ein echtes anaphylaktisches Antigen (Anaphylaktogen) wurde aus dem Milchsaft von Richet dargestellt und *Krepitin* genannt. Schon Richet hatte es als „Toxalbumin" bezeichnet.

### Hyacinthus L.

(Classis XV Coronariae, Ordo 55 Liliaceae Endl.)

Von Low (a, S. 186) werden die Hyacinthenzwiebeln „und andere Knollen" als gewöhnliche Hautreize angeführt, ebenso von Erich Hoffmann (b). Siehe auch die Arbeiten von Overton und von Kranenburg unter „Tulpen". Broers bestreitet Freemans Behauptung, daß der Ausschlag durch die Kalkoxalatkrystalle oder durch Milben entstehe; er hält den Saft für das schädigende Agens (zit. bei Prosser White). Dagegen äußert sich Kranenburg so: Der wahnsinnige Juckreiz an der Haut der Hände, Unterarme, des Gesichts der Arbeiter mit Hyacinthenzwiebeln soll allein beim Manipulieren mit *getrockneten* Hyacinthen vorkommen, also keine Einwirkung des Saftes aus den Zwiebeln sein. Hyacinthenschuppen mit warmem Alkohol behandelt zur Tötung evtl. anwesender Acari, verursachten ebenso den Juckreiz wie die ohne Behandlung. Die nadelförmigen Calciumoxalatkrystalle, die in Bündeln in den Schuppen zusammenliegen, torpedieren die Haut, machen Jucken und Hautinfektion (Schouten). Wenn sie in 10⁰/₀ HCl aufgelöst wurden, blieb der Juckreiz aus. Einreiben der Haut mit Vaseline soll die Torpedierung verhindern. 1928 neue Untersuchungen von Kranenburg und Waanders. Resultate: Sortieren nasser Hyacinthen macht keine Beschwerden. Schuppenteile und Staub vom Arbeitstisch machen starkes Jucken. Der Gehalt der Schuppen an Calciumoxalat war 3,4⁰/₀ von dem Schuppengewicht der Hyacinthen, von einer anderen Sorte 2,4⁰/₀. Die Calciumoxalatkrystallnadeln sind vorne scharf zugespitzt, hinten stumpf. Durch Pulvern der Hyacinthenschuppen werden die Nadeln frei. Einige Tropfen 10⁰/₀ige HCl-Lösung lösen die Nadeln völlig auf. Eine stark juckende Haut mit Schuppenresten eingerieben wurde nach Behandlung mit dieser Lösung bald schmerzlos. Prophylaktisch genügt Einreibung mit Ungt. simplex.

### Hyoscyamus niger L.

(Bilsenkraut. Classis XXXVI Tubiflorae, Ordo 148 Solanaceae Endl.)

Ähnlich, aber schwächer wie die verwandten Atropa Belladonna und Datura Stramonium auf die Haut wirkend. Schwellung und Ödeme einzelner Körperteile, ziemlich schnell schwindende Erytheme, scharlachartig mit Jucken und Brennen, Urticaria, meist gemischt mit roten Flecken, Pusteln und purpuraartige Ausschläge (Morrow, Literatur S. 125 und Lewin, S. 186).

Hugo Schulz teilt mit, daß unter dem Einfluß längere Zeit hindurch aufgenommener, geringer Mengen des alkoholischen Auszugs aus dem frischen Bilsenkraut neben zahlreichen allgemeinen Symptomen die Haut mit heftigem Jucken und mit verbreiteter Rötung reagierte. Pustulöse Ausschläge und häufig Furunkel. Diese letztere Neigung liefert nach Schulz ein sehr schönes Beispiel „zu der weitgehenden Bedeutung der Beschaffenheit des Nährbodens für die Entstehung solcher Krankheitserscheinungen, an denen das Vorhandensein und die Entwicklungsmöglichkeit bestimmter Mikroorganismen unmittelbar beteiligt sind" (Chlorose, Diabetes).

### Jatropha urens L.
#### (Euphorbiacee s. d., v. d. Antillen).

Die Blätter und Blattstiele mit weißen, steifen Haaren bedeckt, die sehr scharf und widerstandsfähig sind, bis 1 mm lang. Sie haben eine doppelte Membran, eine ovale oder dreieckige Höhle, in verschieden große Zellen geteilt, mit dünnen Scheidewänden. Die Zellen enthalten eine körnige, reizende Substanz und stark lichtbrechende Öltröpfchen. Die Spitze ist abgerundet und keulenförmig.

Unmittelbar nach dem Einreiben heftiges Brennen und Schmerz. An der Einstichstelle der Haare kleine purpurfarbene Flecken, um welche in kurzer Zeit erhabene, feste Quaddeln verschiedener Größe aufschießen, bis $^1/_2$ Zoll im Durchmesser. Das Brennen dauert einige Stunden, worauf die Veränderungen schwinden außer den Purpurflecken, die einige Tage bestehen. Das Öl scheint wie bei Platygyne und Tragia (s. d.) die Ursache zu sein.

### Insektenpulver.
#### (s. auch Pyrethrum).

Fujitani berichtet besonders über die Resultate seiner chemischen Untersuchungen der insekticiden Stoffe. Die gepulverten Knospen und Blüten verschiedener Pyrethrum- oder Chrysanthemumarten bilden das Insektenpulver, von dem es zwei Arten gibt: 1. Das *dalmatinische I.* von den Blüten des Chrysanthemum cinerariaefolium Vis. (Syn.: Pyrethrum cinerariaefolium Trev., Pyrethrum Willemotti Duch.); 2. das *persische* oder *kaukasische I.* von Chrys. carneum M. (Syn.: Pyrethr. carneum B. oder Marshallii) und Chrys. caucasicum Pers. (Syn.: Pyrethr. caucas. Will.). Durch innerlichen Gebrauch mehrere Vergiftungsfälle bekannt (Boucard, Mendelsohn, Ferrand). „Das käufliche Pulver enthält gewöhnlich verschiedenartige Verfälschungen und Zusätze, worunter manchmal auch sehr starke Gifte wie Chromgelb sind. Nach zu intensivem Einstreuen des Bettes mit dem Pulver hat man zuweilen eine stark juckende Dermatitis beobachtet, von der es nicht sicher ist, ob sie auf dem insekticiden Stoffe oder auf leicht flüchtigen, nebenbei noch vorhandenen Körpern beruht.

Hopkins teilt den Fall einer Frau mit, die ihr Bett mit Insektenpulver „I.-O." einstäubte und eine akute, diffuse Dermatitis mit Ödem der Lider, des Gesichts, des Halses und Oberkörpers bekam. Rasche Heilung nach Trockenpinselung. Hautprüfung mit $10^0/_0$ Paraphenyldiamin: nach 24 Stunden Rötung und Infiltrat, 10 Tage anhaltend. „I.-O." ergab ein Erythem mit Bläschen, Temperaturerhöhung und Schmerzhaftigkeit der Umgebung. Reaktion 2 Wochen anhaltend. Verspätete positive Reaktion auf Kratzprüfung mit „I.-O.". —

Eine schwere, stets rezidivierende, ekzematöse Dermatitis mit starker Störung des Allgemeinbefindens, deren Behandlung erfolglos war (SULZBERGER u. WEINBERG), klärte sich durch die „Läppchenmethode" als durch Insektenpulver, welches Pyrethrum enthielt, veranlaßt auf. Die Patientin war sehr überempfindlich gegen dieses „black flag insect powder", das in ihrem Arbeitsraum verwendet wurde. Rasche Heilung nach Fernhaltung des Pulvers. Der Fall zeigt sehr eklatant den Wert der „Läppchenmethode", ohne die eine große Anzahl von Fällen auf innere Ursachen, wie Nahrungsstoffe, endokrine Störungen, metabolische Produkte oder Herdinfektionen irrtümlich zurückgeführt und erfolglos behandelt werden, während die wirkliche Ursache durch diese Methode als eine äußere erkannt wird.

Ein Ester, das *Pyrethron*, ist der Träger der insekticiden Stoffe. Das *Pyrethrol* ist ein Zersetzungs- und Verseifungsprodukt des Pyrethrons, welches letztere ein Nervenmuskelgift ist, das bei Warmblütern die verschiedenen Zentren des verlängerten Markes erregt: epileptiforme Krämpfe, Blutdruckerhöhung, gesteigerte Atembewegungen sind die Haupterscheinungen der Pyrethronvergiftung. Ferner MC DONELL, REEB. MC DONELL isolierte außer den von FUJITANI schon gefundenen Bestandteilen noch einige andere Säuren, den Pyrethrumcampher, ein scharfes Harz: Pelletorin, essentielle Öle, Alkaloide, Inulin, Tannin und andere harzige Substanzen, REEB noch das Acidum pyrethrotoxicum. MC CORD, CAREY, KILKER und MINSTER berichten, daß die Pyrethrumdermatitis bei den Gärtnern, den Pflückern, Zerkleinerern und Verreibern und den Packern, die sich alle in einer Atmosphäre von Pyrethrumdunst aufhalten, auftritt, besonders reichlich natürlich im Sommer. Klinisch unterscheiden die Verff. 1. *Erythema venenatum* bei 30% aller Beschäftigten, die darauf aber wenig Gewicht legen. Befallen: Gesicht und Vorderarme. Heilung rasch mit Schuppung nach Aussetzen der Beschäftigung, sonst immer Rezidive. Sehr heftiges Jucken. 2. *Dermatitis vesiculosa*, die gewöhnliche Form, nach vorausgegangenen Papeln, gruppiert, auch große Blasen mit umgebender Rötung. Meist Eintrocknen ohne Pustelbildung. Nach dem Aussetzen in 2—3 Tagen Heilung. Hände und Gelenke auch befallen. 3. *Dermatitis papulosa* meist an feuchten Hautstellen: Lider, Hautfalten, auch im Nacken. Jucken sehr heftig, nicht vesiculös werdend. 4. *Typus anaphylacticus:* 1 Fall, ein in der Fabrik beschäftigter Ingenieur. Bald nach dem Betreten des dunstgeschwängerten Raumes wird das Gesicht rot und juckt. Dann rapide Schwellung, erysipeloider Zustand. Außer der Entfernung aus der Beschäftigung milde Salben prophylaktisch und Natriumbicarbonat-Waschungen zum Neutralisieren der Säure. — W. ABRAMOWITZ führt einen lange Zeit als „Ekzem" in verschiedenen Hospitälern erfolglos behandelten Fall einer Dame an, die in ihrem Zimmer gewohnheitsgemäß Insektenpulver zerstäubte, danach nießen mußte und hustete. Es handelte sich um Pyrethrum, gegen das ihre Haut positiv reagierte. — MERCKs *Jahresbericht* teilt mit, daß CHEVALIER aus Chrysanthemum cinerariaefolium, der Stammpflanze des dalmatinischen Insektenpulvers, zwei „Pyrethrine" isoliert habe, die per os oder subcutan Warmblütern nicht schaden, intravenös aber klonische Krämpfe und durch 6 mg pro Kilo den Tod im Gefolge haben. — MARCERON berichtet eine toxische Dermatitis durch ein flüchtiges Insektenmittel, dessen Zusammensetzung nicht ganz bekannt ist, das aber u. a. „savon de pyrèthre" und „essence de thym" enthält. — RAMIREZ berichtet über Fälle von vasomotorischer Rhinitis und Asthma durch die Pollen der Pyrethrumpflanzen. Sie zeigten alle *positive Hautreaktionen* gegenüber den Extrakten von Pyrethrumpollen mit der Kratz- und der intradermalen Methode. Sie konnten *desensibilisiert* werden. In einem seiner Fälle trug das moderne Insecticidum „*Flit*" die Schuld, das hauptsächlich aus *Pyrethrum* besteht. Aus dem Umstand, daß das wirksamste Insektenpulver aus den geschlossenen, das nächst wirksame aus den halbgeschlossenen und das wenigst wirksame aus den offenen Blüten gewonnen wird, schließt Ramirez, daß das „toxische Prinzip" im *Pollen* enthalten ist.

Von McDonnell, Roark, La Forge und Keenan, die die oben genannten zwei Ester Pyrethrin I und II als die wirksamen Stoffe erkannten, wurde ihr *Hauptsitz* in den *Eierstöcken* gefunden. In geringer Menge fanden sie sich in der Blumenkrone, spurweise nur in den Pollen und der Narbe. Stengel und Blätter scheinen frei davon zu sein. Die Differenz erklärt sich vielleicht daraus, daß die insekticiden Bestandteile des Pyrethrum nicht auch zugleich die haut- und schleimhautreizenden sind. Es wäre möglich, daß diese in den Harzen, Ölen, dem Campher usw. zu suchen seien. (Bei Ramirez Literaturangaben: Koch; Frontali; Riley; Boucard; Mc Cord; Kilker und Minster; Schlagendhauffen und Reeb; Bailey's Standard; Saito, Fujitani, Gerard, Yamamoto).

## Inula graveolens.

(„Stinkwort". Classis XXXI Aggregatae, Ordo 120 Compositae Endl.)

Bei Maiden (zit. bei Cleland) finden sich kurze Angaben über heftige Hautentzündungen durch Hantieren mit den Blüten (Helms). Maiden selbst beschuldigt das *aromatische Öl*, das auch *harzigen* Charakter hat, als Irritans, Helms die Pappushaare.

## Ipecacuanha.

(von Cephaelis Ipecacuanha Willd., Syn., Uragoga Ipecacuanha [Willd.] Baill., Brasilien.  Classis XXXIII Caprifoliaceae, Ordo 127 Rubiaceae Endl.)

Die getrocknete Wurzel — Brech- oder Ruhrwurzel — enthält drei Alkaloide: *Emetin*, Cephaelin und Psychrotin, ferner die Ipecacuanhasäure und gerbstoff- ähnliche Substanzen. „Es gibt eine ausgesprochene Idiosynkrasie gegen Ipeca- cuanha. Die geringsten Mengen des Staubes der gepulverten Wurzel, ja selbst der Geruch von Infusen der Droge wird von gewissen Menschen nicht vertragen. Es gibt z. B. Pharmazeuten, die durch Spuren von Ipecacuanha Schwellung des Gesichts usw. bekommen (Lewin, S. 601)." Ipecacuanhapulver oder Emetin in Salbenform auf die Haut eingerieben, erzeugt nach einiger Zeit unter Brennen und Jucken Pusteln, vorher Hyperämie und Papelbildung. Zahl und Größe der letzteren nehmen unter heftigem Jucken zu. Nach dem Aufhören der Ein- reibung Heilung ohne Abschuppung und Narbenbildung wie auch nach dem Verschwinden der gedellten Pusteln (wie von Tartarus stibiatus). Brechneigung und Störungen der Herztätigkeit beweisen die dabei stattfindende Resorption (White [a] S. 122 und Morrow S. 151 und 192). Durch den *inneren* Gebrauch kann ein universelles, erysipeloides Exanthem mit runden Flecken, die erhabene, dicke Ränder haben und intensiv rot gefärbt sind, zustande kommen (Turner, zit. bei Morrow). Benjamin berichtet von einem gürtelartigen, masern- ähnlichen Ausschlag am Abdomen und ein anderes Mal von einem juckenden, kleinknotigen und schuppenden Exanthem, das sich aufwärts bis zum Halse und abwärts bis zu den Knien erstreckte. Conjunctivitis, anaphylaktisches Asthma durch Bronchitis begleiten die Hautaffektion. Sehr bemerkenswert ist ein von Widal, Abrami und Joltrain (a) mitgeteilter Fall. Emetin machte bei der geringsten Berührung erythemato-vesiculöses Ekzem des Gesichts, zuerst 14 Tage nach dem ersten Hantieren mit dem Pulver. Zunehmende Über- empfindlichkeit. Intensive Lokalreaktion nach Applikation von Emetin auf scarifizierte Haut, während Ipecacuanhapulver und Cephaelin unwirksam waren.

Nach subcutaner Injektion von Emetin lokale Hautreaktion, hämoklasische Krise und ekzematöser Schub im Gesicht. In einigen Wochen Desensibilisierung mittels subcutaner Injektion von Emetin (Beginn mit 1%iger Lösung), Verschwinden der Hautüberempfindlichkeit und der hämoklasischen Krise. Es handelt sich also um eine streng spezifische, anaphylaktische Überempfindlichkeit gegen *eines* der Alkaloide der Radix Ipecacuanhae. Im 2. Fall Asthma durch Inhalation von Pulvis rad. Ipecac., Cutanreaktion mit Ipecac. positiv, mit Emetin und Cephaelin negativ. Daran schließt sich noch ein Fall von ROBERT. Vor 6 Jahren die ersten eingespritzten Emetindosen gut vertragen. Später an der Injektionsstelle leichtes Ödem. Jetzt nach jeder Einspritzung von 0,05 Emetin hydrochlor. kolossales juckendes Ödem der ganzen betreffenden Extremität, öfter mit Fieber. Steigerung der Überempfindlichkeit nach jeder neuen Einspritzung; die lokale Hautreaktion wurde bald erythemato-vesiculös. Cutireaktion (Scarification) mit Emetin positiv.

GALEWSKY (b) berichtet über eine gewerbliche Schädigung der Haut durch Emetin an der Hand von 3 Fällen, die mit der Verarbeitung von Radix Ipecacuanha beschäftigte Personen betrafen.

Daß eine *allmähliche Sensibilisierung* durch subcutane Injektionen von Emetin eintreten kann, dafür berichten LORTAT-JAKOB, FLANDRIN und POUMEAU-DELILLE einen Fall.

Der Ausschlag, der erst nach der 5. oder 6. Serie von Emetininjektionen auftrat, erschien — unter hohem Fieber — über die ganze Haut in Form von Flecken und erythematösen Herden, die scharf begrenzt, aber unregelmäßig circinär oder eckig die Größe eines 50 Centimes- bis 5 Francstückes hatten. Sie waren nicht erhaben, schwanden auf Druck, juckten sehr stark und bestanden 4—5 Tage lang. Dazu kommen ödematöse, hellrosa Herde vom Typus des QUINCKEschen Ödems besonders im Gesicht, die morgens auftreten und nach einigen Stunden schwinden. Cutireaktion mit Emetin negativ. Nach 10tägigen intradermalen Injektionen von 2 Tropfen Emetin Verminderung des Juckreizes. Jede Injektion ergab eine lokale erythematöse Reaktion von 2—3 Tagen.

HIRSZFELDOWA und PROKOWICZ-WIERZBOWSKA (I) ist es mit der Methode PRAUSNITZ-KÜSTNER gelungen durch Einspritzung des Serums gegen Ipecacuanha Idiosynkrasischer bei Gesunden, diese ebenfalls überempfindlich zu machen.

## Ipomoea imperialis.

(Italienische Winde, Deutsch-Ostafrika. Classis XXXVI Tubiflorae, Ordo 144 Convolvulaceae ENDL.)

Nach KANNGIESSER macht die Pflanze nur Jucken, keinen Ausschlag. Es ist aber möglich, daß letzterer bei den Schwarzen übersehen wurde.

## Iroco.

(Afrikanische Eiche.)

LORO stellte bei den Holzarbeitern Urticaria an allen behaarten Teilen fest mit Schwellung des Gesichts und der Genitalien. Der Ausschlag sei aber auf Schimmelpilze, die sich auf dem Transport bilden, zurückzuführen (nach BROERS).

## Juniperus Sabina L.

(Sadebaum, Savin. Classis XXII Coniferae, Ordo 76 Cupressineae ENDL.)

Das Pulver der Zweigspitzen, Summitates Sabinae, wurde zum Wegätzen von Warzen, Condylomen und Geschwülsten benutzt, ist aber außerordentlich schmerzhaft. Das Ol. Sabinae zieht Blasen. Das ätherische Öl enthält das wirksame Prinzip, das Sabinol, $C_{10}H_{16}O$, und steht dem Terpentinöl nahe (CROCKER, S. 285).

## Jute.

(Von Corchorusarten aus Indien, besonders C. capsularis und olitorius. Classis L
Columniferae, Ordo 214 Tiliaceae Endl.)

Curjel und Acton kamen zu dem Resultat, daß nicht das bei der Jute-
weberei verwendete Mineralöl die Ursache der nicht eiterigen Folliculitiden ist,
sondern die mechanische Verstopfung der Talgdrüsenausführungsgänge durch
die im Wasser schwimmenden Jutefasern. Meist bei den in der Körperpflege
nachlässigen Hindus (Hüniken). Ähnliche Affektionen in Baumwollen- und
Flachsspinnereien (s. d.).

Mit der Jute selbst scheint die „diffuse allergische Pigmentierung" nur
an den stark schwitzenden Körperpartien, wie sie Urbach (k) beschreibt, nichts
zu tun zu haben. Diese ist dunkelbraun ähnlich der Berlockdermatitis. Das
blauviolett gefärbte Jutegarn ruft bei 48 stündigem Liegen auf der Haut nur
mit Leinwand bedeckt einen schwachen Juckreiz hervor und eine leicht rot-
bläuliche Verfärbung, während das gleiche Produkt unter Gummiabschluß
gehalten zum Zweck starken Schwitzens eine heftig juckende Dermatitis von
rotbrauner, länger anhaltender Farbe erzeugt. (Verschiedene Erklärungen in
der Aussprache.)

## Kamille.

(Matricaria Chamomilla L. Classis XXXI Aggregatae, Ordo 120 Compositae
Endl.)

Von Bloch und Steiner-Wourlisch wird ein Fall einer hochgradigen
ekzematösen Reaktion nach feuchten Kamillenumschlägen als seltene Idiosynkrasie erwähnt. Der gleiche Fall wird von Werner Jadassohn und Margarete Zaruski (b) ausführlicher behandelt zusammen mit der doppelten
Idiosynkrasie der letzteren gegen Kamillen und gegen Sellerie (a). Sie bekam
nach einer Tasse Kamillentee, den sie zum erstenmal in ihrem Leben trank,
genau das gleiche Gefühl, als ob sie eine Urticaria bekommen sollte wie nach
Selleriesalat, völlige Appetitlosigkeit, Jucken in den Ohren, allmählich sich
steigernde Dyspnöe. Eine Stunde nach 0,5 Adrenalin 1 : 1000 subcutan und
10,0 Afenil intravenös waren alle Beschwerden geschwunden. Ein Tropfen
Kamillentee auf einen Scarificationsstrich gebracht, hatte in wenigen Minuten
eine *fast fünffrankstückgroße Quaddel mit rotem Hof* zur Folge. Ebenso wie bei
Sellerie — gelang jetzt die Übertragung der Kamillenidiosynkrasie mit dem
Serum der Patientin auf Normale nach Prausnitz-Küstner bei 4 Testobjekten.
Die üblichen Ekzemproben fielen bei Sellerie- und Kamillenreizung negativ
aus. — In dem schon bei Bloch (d) und Steiner-Wourlisch erwähnten Fall
trat nach Kamillenumschlägen ein Ekzem um das Auge auf, während in der
ersten Kindheit jedenfalls Kamillen vertragen wurden. Hier war die „Ekzem-
probe" mit Terpentin stark, mit Heftpflaster schwach positiv, mit Naphthalin,
Sublimat, Chinin und Primel völlig negativ. Der Prausnitz-Küstnersche
Versuch fiel bei 2 Testobjekten negativ aus, ebenso wie die Prüfung auf urticarielle Reaktion (Kamillentee auf Scarificationsstrich). Über die allgemeine
Bedeutung besonders des ersten Falles s. die allgemeine Einleitung.

Jaeggy berichtet von einer schon von Jugend auf an Urticaria- und Asthmaanfällen leidenden Frau, daß sie solche Anfälle nach *Darmspülungen* mit Kamillen
bekam, und daß subcutane Einspritzungen mit Kamilleninfus starke Hautreaktionen hervorriefen. Diese konnten gemildert werden durch vorausgeschickte
Einspritzung von M. G. Lumière (Magnesiumhyposulfid $10\%$). Dasselbe
wurde erreicht durch Mischung des Kamilleninfuses mit $1\%_{00}$ Perkain-Adrenalin
vor der Einspritzung oder durch Einreiben der Haut mit Panthesinbalsam
vor der Einspritzung.

Hugo Schulz teilt mit, daß die Kamillentinktur in größeren inneren Gaben der Haut eine hochgradige Empfindlichkeit gegen Zugluft und Kälte verleiht. Unter Jucken und Brennen traten kleine rote „Stippchen", Bläschen und Pustelchen auf. Nach Epithelabstoßung an den befallenen Stellen erscheint das darunterliegende Corium entzündlich gerötet. Nässen. Auch an den Lippen stieß sich das Epithel ab, die Mundwinkel wurden wund. Auch die Brustwarzen hatten Neigung zum Wundwerden. Leichte Hautverletzungen heilten schlecht und eiterten leicht. — Die Haut des Kopfes und der Hände schwitzte leicht, doch traten auch allgemeine Schweißausbrüche auf. Die Schleimhaut der Mundhöhle und der Zunge konnte entzündlich verändert sein unter gleichzeitigem Aufschießen kleiner, brennender Bläschen.

**Kapok** (s. unter Baumwolle).

**Karotten** (s. unter Apfelsine [Karotten usw.] und unter Früchte usw. [auch Gemüse und Gewürze]).

### Kautschuk.

(Gummi elasticum, Resina elastica. Geronnener und getrockneter Milchsaft aus Ureola elastica [Borneo und Sumatra], Vahea gummifera [Madagaskar], Hancornia speciosa [Brasilien], Landolfia spec. div. [Afrika], Willughbeia spec. div. [Borneo, Hinterindien]. Classis XXXIV, Contortae, Ordo 133 Apocyneae Endl. — Ficus elastica [Birma, Java, Madagaskar usw.] et spec. div., Cecropia peltata L. [Südamerika], Castilloa elastica [Mexiko u. Südamerika]: Classis XXV Juliflorae, Ordo 93 Artocarpeae oder 92 Moreae [die Ficusarten]. — Siphonia elastica Pers [Syn: Hevea guianensis Aubl.] et spec- div. Classis LVI Tricoccae, Ordo 245 Euphorbiaceae Endl.)

Grete Stern beschrieb einen Fall von schwerer chronischer Urticaria und Oedema Quincke durch eine Kautschukplatte für den Zahnersatz. In der Familie der Patientin bestanden keine allergischen Krankheiten, besonders kein Heufieber und keine Urticaria. Während der halbjährigen Dauer zweimal bedrohliches Glottisödem mit Schwellung einer Gesichtshälfte, eines oder mehrerer Augenlider, dick aufgetriebenen Lippen. Alle Bemühungen die Ursache zu finden, sowie jegliche Therapie waren vergeblich, bis der Verdacht auf das Gebiß gelenkt wurde. „Brachte man ein kleines Stückchen Kautschuk in den Mund, so bildeten sich bereits nach 2 Stunden die ersten Quaddeln und nach 8—10 stündigem Liegenlassen unter der Zunge war das alte schwere Bild der ausgedehnten Urticaria da," die vorher nach dem Weglassen des künstlichen Gebisses in 2—3 Stunden vollkommen geschwunden war und bei erneutem Einsetzen sofort wieder auftrat. Von der unverletzten Haut aus war keine Reaktion auszulösen. Grimm (Reichenhall) berichtet mit Bezugnahme auf diesen Fall von einem asthmatischen Ingenieur, der in der allergischen Klinik von Storm von Leeuwen seine Anfälle erst los wurde, als eine Lampe mit einem beim Brennen warm werdenden Gummischlauch aus dem Zimmer entfernt war. Ein anderer Asthmatiker hatte Grimm mitgeteilt, daß er den Gebrauch der Kuhnschen Saugmaske, die ihm sonst gut half, eingestellt habe, weil er „nach einiger Zeit auf Gummi überempfindlich geworden sei". In der Gewerbehygiene sei die „*Gummikrätze*" wohl bekannt, ihre Ursache werde aber öfter in einer anderen Richtung gesucht. In einem Fall von D. Niles war ein Hühneraugenschützer aus Gummi die Ursache von scharf umschriebenen, etwas nässenden Ekzemherden an der Innenseite der beiden Großzehenballen. Testprobe positiv.

## Klette.

(Arctium Lappa L. Classis XXXI Aggregatae, Ordo 120 Compositae Endl.)

Nach jahrelangem Gebrauch von Klettenwurzelöl (Oleum bardani) sah Dreyer (b) eine Dermatitis.

## Kölnisches Wasser.

(Ätherische Ölspiritusse besonders von Bergamottöl, durch Auspressen der frischen Fruchtschalen von Citrus Aurantium ssp. Bergamia Wight und Arnold gewonnen.)

E. Freund (c) sah 1916 zuerst Pigmentstreifen am Hals, dem oberen Teil der Brust und des Rückens, die nach Waschen mit Kölnischem Wasser im Strandsonnenbad entstanden waren. Er konnte ähnliche Pigmentierungen auch künstlich durch Bergamottöl und intensive Sonnenbestrahlung hervorrufen. 1927 in Bonn erwähnt er (d) auch eine durch Kölnisch Wasser enthaltende Seife entstandene Pigmentierung am Vorderarme. Franz Rosenthal stellte 1924 in der Berliner Dermatologische Gesellschaft solche Patienten auch aus Blaschkos Institut vor. Starke *Sonnenbestrahlung, Schweiß* und *ätherische Öle*, wie sie im Schweiß selbst schon vorkommen, betrachtete er als Ursache. Nicht immer war die Anwendung von Eau de Cologne vorausgegangen. Eine Haarwaschung mit Franzbranntwein allein genügte schon, um die Affektion im Nacken zu provozieren. W. Fischer machte ähnliche Beobachtungen. E. Hoffmanns 1926 veröffentlichten Fälle waren alle auf Kölnisch Wasser zurückzuführen. Da diese Pigmentstreifen und -tropfen an die Berlockanhängsel einer Hals- oder Uhrkette erinnerten, gab Franz Rosenthal der Affektion den Namen Berlock-Dermatitis. Wie Ruegenberg feststellte, entsteht nicht bei allen Personen nach gleicher Sonnenbestrahlung und Anwendung von Eau de Cologne die Dermatitis, so daß man eine *gewisse Überempfindlichkeit* annehmen muß. Diese halten Gross und Robinson nach ihren Versuchen mit Aufspritzen von Parfüm für die Hauptursache. Künstliche Höhensonne kann die natürliche Sonne nicht ersetzen. Franz Rosenthal schreibt auch einem *klimatischen Faktor* eine große Rolle zu, wofür die Häufigkeit in gewissen Jahren und bestimmten Ländern spricht. In Rußland ist z. B. trotz großer Hitze und Körperkultur nichts von der Affektion bekannt. Franz Rosenthal hält indifferente Salben oder Schüttelmixturen für genügend zur Heilung in 3—6 Wochen. 1928 griff nun Zurhelle die Berlock-Dermatitis *experimentell* an und stellte zunächst fest, daß die Wirkung am intensivsten bis zur *Dermatitis escharotica* ist, wenn die ätherischen Ölspiritusse *direkt auf sehr stark geschwitzte Haut* (Malariaschweiß) einwirken. *Bei dem gleichen Kranken blieb ohne vorausgegangenen Schweiß jegliche Wirkung aus.* Zurhelle benutzte übrigens russische Eau de Cologne, 4711, Portugal, Gegenüber, St. Ursula, außerdem noch Bergamottöl, dieses mit 96%igem Alkohol 1 : 10 verdünnt, Zitron, dieses mit 70%igem Alkohol 1 : 10 verdünnt, Linolylacetat, dasselbe mit 70% Alkohol 1 : 10 verdünnt, Melaxmanspiritus, Zimtaldehyd, dieselben mit 70%igem Alkohol 1 : 10 verdünnt. Diese verschiedenen Mittel wurden abwechselnd bei den verschiedenen Versuchen benutzt, manche auch neben- und nacheinander. Die Ergebnisse von Höhensonnen- und Kohlenbogenlichtbestrahlung mit folgender Anwendung der spirituösen Mittel waren ganz unregelmäßig und schwach. Zurhelle hält es für naheliegend, daß die bekannt gewordenen Kölnisch-Wasser-Pigmentierungen auch *die Folge einer verschorfenden Dermatitis* darstellen (s. Fischer 1924). Du Bois nannte die Berlock-Dermatitis: „*Dermite pigmentée*“. Durch vorherige Terpentinölwirkung konnte die Hautreaktion auf Kölnisch Wasser befördert werden. Da auch Seebäder, vielfach in der Vorgeschichte der Kölnisch-Wasser-Pigmentierungen erwähnt werden, machte Zurhelle Versuche mit mehrtägiger Anwendung feuchter Verbände mit physiologischer Kochsalzlösung und nachheriger Auflage von russischer Eau de Cologne während 24 Stunden. Diese vorausgehende Maceration hatte gar keinen Erfolg. Auf der *Naturforscherversammlung in Hamburg* (1928) schloß sich an einen Vortrag Zurhelles eine *Diskussion über die Berlockdermatitis*, in der Eschweiler berichtete, daß er durch Einreibung der Haut mit Lavendelspiritus und nachfolgender Finsenlichtbestrahlung eine starke Pigmentierung erzielte. Urbach sah nach starker Benzinwaschung und nachfolgender starker Sonnenbelichtung eine von ihm als idiosynkrasisch aufgefaßte Pigmentierung. O. Richter bestreitet übrigens, daß durch Waschung mit Kölnischem Wasser oder Äthylalkohol die Ultraviolettbestrahlung unmittelbar pigmenterzeugend wirkt. Das sei höchstens und in geringem Grade bei Verwendung von Bergamottöl der Fall. — In der Aussprache zu einem Vortrag Kindlers über experimentelle Erzeugung einer Berloque-Dermatitis durch ein französisches Parfum mit folgender zweistündiger Belichtung durch natürliche Sonne, während Quarzlicht und die Solarialampe auch nach Schwitzen durch Pilocarpin negativen Erfolg hatte, spricht Urbach (1) die Vermutung aus, daß nicht der kurzwellige Anteil des Sonnenlichts, sondern der langwellige (rotgelbe) hierbei eine Rolle spielt. Holländer sah die B. d. nach Waschungen mit Kalodermaseife und nachfolgendem Strandbad. Rille, der übrigens die schädliche Komponente des Kölnischen Wassers *im Bergamottöl* sieht, beobachtete schon 1905 durch $^1/_2^0/_0$igen Salicylspiritus ähnliche Erscheinungen. Daß das Bergamottöl bei der Berlockdermatitis die Hauptrolle spielt, geht auch aus einer Beobachtung Lanes und Strauss' hervor. Es handelte sich um eine Dermatitis am Rücken und der Brust mit den Bildern des rinnenden Tropfens bei einem Mann, der sich nach einer körperlichen Übung mit „Vervaine", einem Toilettenwasser, das neben anderen Essenzen auch Bergamottöl enthält, gewaschen hatte. Die zurückbleibende Pigmentierung schwand erst nach 1—2 Monaten. Auch Pinard und Peney sehen das Bergamottöl im Kölnischen Wasser als den schädigenden Bestandteil an. Sie beobachteten erythematöse und pigmentierte Läsionen nach Sonnenbestrahlung und Waschungen mit Kölnischen Wasser. — Ritter hat in $^1/_2$ Jahr 10 Fälle nach 4711 gesehen. — Untersuchungen von Szántó (b) ergaben bezüglich der Wirksamkeit der verschiedenen im Kölnisch Wasser enthaltenen ätherischen Öle folgende absteigende Reihenfolge: Ol Bergamotti, „Petit grains" und Citri, Lavendel und Neroli, Limettae, Rosmarini. Sie sind aber *alle* geeignet unter günstigen Verhältnissen die Haut gegen Licht sensibilisieren zu können. Nur seltene Fälle sind refraktär.

Bei den Versuchen Del Vivos, durch Einreiben mit Kölnischem Wasser oder seinen einzelnen Ölen und darauf folgender Sonnenbestrahlung Pigmentierungen zu erzeugen, wurde nur Bergamott- und Zedernöl als wirksam erkannt. Die ätherischen Öle lösen sich im Schweiße und so werden aus ihnen durch Sonnenlichteinwirkung reizende Stoffe, die, ehe sie Pigmentierung hervorrufen, immer zuerst eine nennenswerte Hautentzündung machen müssen. — Pinczower sah einen typischen Fall sonderbarerweise auf dem Bruch lokalisiert, bei dem weder Eau de Cologne noch ein anderes chemisches Agens als Ursache beschuldigt werden kann. Wahrscheinlich ist der Schweiß und starke Hitze schuld gewesen. J. Jadassohn berichtet in der Aussprache über einen Fall von disseminierten Flecken bei Kindern, die von der Mutter beim Baden mit Eau de Cologne angespritzt waren.

Auch aus dem Ausland wird jetzt über die Affektion mehr berichtet. Garzella hält eine individuell verschieden lange Einwirkung der Sonnenbestrahlung für notwendig (Photosensibilisierung). Das Kölnische Wasser wirkt nach Garzella durch seine ätherischen Öle, die vielleicht durch einen positiv chemotaktischen

Vorgang von den durch die Sonnenstrahlen in Freiheit gesetzten Pigmentzellen fixiert werden. Prädisponierend wirken auch brüske, vasomotorische Krisen besonders bei Hysterischen, auch Erkrankungen der Nebennieren allein oder gemeinsam mit solchen anderer Drüsen innerer Sekretion. Es geht nicht immer ein deutlich erythematöses Stadium voraus. Deshalb wäre die Bezeichnung: Pigmentveränderungen „d'emblée" vielleicht richtiger als Dermatitis pigmentosa. — Auch aus Dänemark wird ein Fall berichtet, der Genner Anlaß gibt, vor übermäßigem Gebrauch spiritushaltiger Waschwasser im Sommer zu warnen. — Goodman führt bei einer Patientin, die jahrelang mit dem Glasstöpsel der Parfümflasche den Hals bestrich, eine Verfärbung an beiden Seiten vom Ohrläppchen bis zum Schlüsselbein, immer breiter werdend (bis 1 Zoll) an (24 Literaturangaben). Die Untersuchungen von R. Kurz hatten nach dem Referat über seine Dissertation folgende Ergebnisse: „Durch tägliche Berieselung eines Hautfeldes mit Kölnisch Wasser 4711 und darauffolgende Belichtung mit suberythematösen Dosen der Quecksilberlampe konnte in einem Falle eine Pigmentierung erzielt werden, die stärker ausfiel als durch bloßen Alkohol. Histologisch ergab sich, daß diese Bräunung nicht durch Vermehrung des Basalzellenpigmentes bedingt ist, sondern von vermehrter Hornfarbe herrührt. Unter den geprüften Proben von Kölnisch Wasser zeigte nur das von J. M. Farina eine geringe entzündungsfördernde Wirkung. Die Durchlüftung des Bergamottöls führt zu einer Erhöhung der Viscosität. Im biologischen Versuch ist dieses viscöse Öl in der Kombination mit Licht in einigen Fällen stärker pigmentfördernd als das unvorbehandelte Bergamottöl. Es ist anzunehmen, daß beim Zustandekommen der Berloquekrankheit die Bildung von Peroxyden im Kölnisch Wasser eine Rolle spielt, in dem Sinne, daß diese Peroxyde unter katalytischer Wirkung des Lichtes Sauerstoff abgeben, welcher oxydable Bestandteile der Hornsubstanz oxydiert und damit zur Entstehung von farbigen Produkten führt" (M. Kazarowa).

### Koloquinthen.

(Früchte von Citrullus Colocynthis [L.] Schrader, Orient. Classis XLVI, Peponiferae, Ordo 204 Cucurbitaceae Endl.)

Hatxhausen berichtet von einem Ekzem der linken Hand bei einem Friseurlehrling, der berufsmäßig mit koloquinthenhaltigem Haarwasser zu hantieren hatte. Man kann deshalb auch den Vorschlag von Burgess und Usher, das in Canada als Denaturierungsmittel des Alkohols gebräuchliche Chinin zu ersetzen durch die „harmlosen" Koloquinthen nicht ohne jede Reserve gut heißen.

### Leinsamen s. Flachs.

### Ligustrum vulgare L.

(Hartriegel, Heckenliguster. Classis XXXIV Contortae, Ordo 131 Oleaceae Endl.)

Dieser bei uns weitverbreiteten Heckenpflanze werden auch hautreizende Eigenschaften zugeschrieben.

### Loaseae.

(Brennwinden. Classis XLV Parietales, Ordo 201 Loaseae Endl.)

Alle Vertreter dieser Ordnung, die in Amerika wachsen, sind über und über mit Brennhaaren bedeckt. Nach Kobert (S. 519) erkranken die Gärtner der botanischen Gärten durch ihre Berührung. Er nennt Loasa tricolor Lindl. und L. hispida L. (s. Ign. Urban). Nach Flurys neuen Untersuchungen gehören die Reizstoffe der Brennwinden zur gleichen chemischen und pharmakologischen Gruppe wie die der Brennnesseln (s. unter Urticaceae).

## Lorbeeröl.

(Laurus nobilis L. Classis XXVIII Thymelaceae, Ordo 106 Laurineae ENDL.)

Ol. lauri crudum, „grüne Lore“, aus den Früchten ausgepreßt, als Ableitung gegen neuralgische und rheumatische Schmerzen eingerieben erzeugt nach E. HOFFMANN bei Einzelnen „eine heftige roseartige Entzündung der Haut.“ Siehe auch EHRMANN bei MRAČEK (I, S. 662). BIBERSTEIN berichtet, daß bei einer alten Diabetikerin nach Einreibung mit der „grünen Nervensalbe“ eine heftige Dermatitis des eingeriebenen Beins, der Hände, des Gesichts und des Halses auftrat. Reizproben: Ol. lauri ++, Ol. rosmarini 0, Ol. juniperi (+), Resina pini 0, Paraffin 0, „grüne Nervensalbe“ ++. Ganz kurze Berührung mit der Rückenhaut machte heftige und hartnäckige Dermatitis. In der Aussprache teilt VOGEL ebenfalls einen Fall schwerer Dermatitis des ganzen Armes mit bei einem Kriegsverletzten, der täglich von der Schwester mit der „grünen Salbe“ massiert wurde. Eine Warnung vor der offenbar in Schwesternkreisen sehr beliebten Salbe sei angebracht.

Daß Filzhüte zur Erzeugung höheren Glanzes mit Lorbeersalbe gebügelt werden, erfahren wir durch einen Fall EISNERs, in dem die Direktrice eines Hutgeschäftes durch einen derartig behandelten Hut eine hartnäckige Dermatitis an Hals-, Stirn und linkem Oberlid davontrug. Die Reizproben mit dem Filz waren stark positiv. Die Salbe löste in minimalen Spuren eine heftige lokale Reaktion aus.

## Mahagoniholz.

(Das echte von Swietenia Mahagoni aus Westindien; Singapore-Mahagoni, von Swietenia multijuga M. v. B. Classis LII Hesperides, Ordo 228 Cedrelaceae ENDL.)

Wie RIDLEY mitteilt und wie es auch schon bei DOERR (I, c) zu lesen ist, besteht eine Idiosynkrasie gegen Blätter, Früchte, Zweige und das Stammholz. Nach RIDLEY stammt aber das Singaporemahagoniholz auch von den zwei Anacardiaceengattungen Gluta und Melanorrhoea mit verschiedenen Spezies. DOERR berichtet speziell über die Idiosynkrasie gegen den Holzstaub bei der gewerblichen Verarbeitung. Der wirksame Stoff sei ein alkohollöslicher, alkaloidartiger Körper. Einige Stunden nach der Berührung treten Rötung, Schwellung, Blasen- und Pustelbildung auf, manchmal auch mehr fühl- als sichtbare Papeln. Eine Berührung des ganzen Körpers kann tödlich wirken. Die Säure des Schweißes scheint die Wirkung zu bedingen bzw. zu erleichtern. Nach dem ersten Anfall der Holzstaubdermatitis wird der Idiosynkrasiker entweder refraktär oder zunehmend hypersensibel. Über das weiße Mahagoniholz s. unter Anacardium occidentale L. Siehe auch MANSON Auld. Nach K. HERXHEIMER reizt auch das westafrikanische Mahagoniholz von Swietenia senegalensis (=Khaya senegalensis, Gambia-Mahagoni) die Haut.

## Majoran.

(Origanum Majorana L. Classis XXXV. Nuculiferae, Ordo 136 Labiatae ENDL.)

Die diesem, unserem beliebten Küchenkraut nachgesagte hautreizende Eigenschaft tritt wohl nur selten in Erscheinung.

## Malachra urens Poit.

(Antillen. Classis L Columniferae, Ordo 211 Malvaceae Endl.)

Von Pardo-Castello als hautreizende Pflanze erwähnt. Ebenso

## Malpighia urens L.

(Classis LIII Acera, Ordo 230 Malpighiaceae Endl.)

## Mangobaum.

(Mangifera indica L. Classis LVII Terebinthineae, Ordo 247 Anacardiaceae Endl.)

Der Rhusdermatitis ähnliche Hautaffektion. Der Reizstoff ist im Saft des Stammes enthalten. Er löst sich in Toluol, Äther, Alkohol, Chloroform, Schwefelkohlenstoff, Tetrachlorkohlenstoff und Methylalkohol. Kinder sind am häufigsten befallen (Simmons und Bolin). Nach Sticker (zit. bei Urbach [m, S. 42]) bekommen manche Menschen nach dem Genuß der Frucht einen heftig juckenden Ausschlag, manchmal auch eine Nieren- und Blasenreizung.

## Maulbeere (s. unter Gras- und andere Pollen.)

## Mehl, Kleie, Brot, Kleister und Teig
### (s. auch unter Getreide-, Heustaub, Mehlstaub usw.)

Eher zu den pseudophytogenen Dermatosen können wir die durch Genuß mutterkornhaltigen Brotes im Bilde des chronischen Ergotismus auftretenden Hauterscheinungen rechnen (Secale cornutum durch Claviceps purpurea). Ebenso den ähnlichen Ustilaginismus bei fast ausschließlich mit Maismehl ernährten Kindern (Maisbrand, Ustilago maidis). Näheres bei Urbach (m, S. 43), der Mayerhofer zitiert. Urbach bespricht auch (m, S. 33) die von Czerny beschriebenen „Mehlnährschäden" bei Säuglingen, denen zu lange eine Nahrung gegeben wird, die wesentlich aus Abkochungen von Mehl und Flocken besteht. An der Haut zeigen sich diese in einer hydrämischen Form und in einer atrophischen. Urbach erwähnt einen hierhergehörigen Fall mit einer starken Furunkulose kompliziert (S. 35).

Urbach (m, S. 100) betont auch besonders die nicht nur bei Kindern, sondern auch bei Erwachsenen gar nicht so selten vorkommende, in deutschen Ländern aber fast unbekannte Überempfindlichkeit gegen *Brot*eiweiß. Diese kann gegen alle Brotarten oder nur gegen grobes gemischtes Brot einerseits oder feines, weißes Brot andererseits vorhanden sein (Turretini, Grenet, Clément [s. u.] u. a., Pasteur, Vallery Radot und Mll. Heimann, zit. bei Urbach). Monatelang dauernde Urticaria bei Kindern und Erwachsenen war schließlich zurückzuführen auf reines Weißbrot, was aber vertragen wurde, wenn gleichzeitig grobes Brot gegessen wurde. Vallery Radot nahm als Ursache hiervon eine in den Getreidekornhüllen vorhandenes Vitamin an, das die Anaphylaxie-Komponente des Weißbrots überwiegt. Urbach neigt dagegen mehr zu der Ansicht, daß im Vollbrot wenig des im Weißbrot vorhandenen, idiosynkrasisch wirkenden Stoffes vorhanden sei, was genügt, um das Weißbrot verträglich zu machen. Überempfindlichkeit gegen grobes Brot ist beschrieben bei Flandin, von Joltrain gegen Zwieback, von Chargin gegen Weizenmehl, von Urbach gegen Weißbrot und Schwarzbrot (S. 193), von Turrettini gegen Brot und verschiedene Mehlprodukte, wie Zwieback, Teigwaren und Makkaroni (S. 224). In den letzteren Fällen handelte es sich um Quinckesches Ödem. Überempfindlichkeit gegen Weizen speziell wird durch Urbach von Hopkins erwähnt, von ihm selbst gegen Weizenmehl, 30mal von Eyermann gegen Weizen (S. 123) und Weizenmehl (S. 222 und 223), wo es sich in einigen Fällen (mit ALEXANDER zusammen) um Purpura handelte. Wir wenden uns jetzt zu den Folgen *äußerer Einwirkung*:

Funktionsprüfungen bei Hautgesunden, Ekzemkranken und besonders solchen mit Bäckerekzem ergaben C. STERN weder durch klinische noch durch experimentelle Untersuchungen Anhaltspunkte dafür, daß das Mehl als solches oder mit den in Deutschland üblichen Zusatzstoffen zur Bleichung und Erhöhung der Backfähigkeit für das Ekzem verantwortlich zu machen ist. Im Gegensatz zu STERN fand PAUL SCHMIDT, daß bei ekzemkranken Bäckern eine starke Überempfindlichkeit gegen verschiedene Mehle vorliegt. Es ist noch unentschieden, ob diese sekundärer Natur ist. Jedenfalls kann sie ein Ekzem unterhalten und ausbreiten helfen. In einem Fall wurde eine Überempfindlichkeit gegen den Zusatz „Porit" festgestellt. Auf cutane Proben folgte eine akute universelle Erythrodermie. Mehlextrakt ergab nach VONNO, auch ohne daß Ekzem vorhanden war, bei Leuten, die regelmäßig mit Mehl zu tun hatten, eine deutliche Rötung an der Injektionsstelle. Bei anderen Gesunden oder bei Leuten mit Ekzem und Lupus trat keine Herdreaktion ein. Bei den ekzemkranken Bäckern war immer eine Überempfindlichkeit gegen Mehl vorhanden. Neuere intracutane Injektionen von Mehlextrakten ergaben VONNO nur in etwa $0,7^0/_0$ stark positive Reaktionen bei Nichtbäckern. Bei gesunden Bäckern waren sie mäßig häufig, bei den an Bäckerekzem Leidenden in $80^0/_0$ der Fälle. VONNO hält das Bäckerekzem für eine allergische Erkrankung durch aus dem Kontakt mit Mehl resultierende Sensibilisierung. Nach HERMANS kommt das Hautleiden auch bei Kornschiffarbeiten vor, die nie Bäckerarbeit verrichteten. ROTHMAN sah bei einem Bäcker mit Ekzem eine spezifische Überempfindlichkeit gegenüber *gröberen* Weizenmehlsorten und Roggenmehl. Mit feinen Mehlsorten, mit Hefe, Teig (und Salz) Hautreaktion negativ. — OTTO SACHS (b) erwähnt eine durch Mehlstaub hervorgerufene Acne. Ebenso KRÜGER, GLASER und E. SCHNEIDER (zit. bei SACHS, S. 244). — BERGER gibt an, daß bei Heufieberkranken und Bronchialasthmatikern eine latente Hautallergie häufig und stark durch Weizenkleie manifest werden kann und daß bei im Mehlberuf tätigen Leuten wahrscheinlich infolge von Sensibilisierung häufig eine positive Weizenmehlallergie-Reaktion gefunden wurde. — Stärkste Reaktion der Nasenschleimhaut bei lokaler Applikation von Roggenmehl, schwächer bei der anderer Mehle im Falle eines Bäckers, der an schweren Niesanfällen und reichlicher Sekretion leidet, wenn er mit Roggen- oder Weizenmehl arbeitet. Cutane und intracutane Probe negativ. Densensibilisierungsversuche mit oraler Zufuhr spezifischer Propeptane verschoben die allergische Reaktion nur um etwa 40 Minuten. Gleicher Erfolg durch Applikation des spezifischen Propeptans auf die Nasenschleimhaut. Vollständige Desensibilierung in 4 Wochen durch Injektion von Roggenmehlextrakten in steigender Konzentration in die Nasenschleimhaut, anfangs zwei-, später dreimal die Woche. Der Kranke kann ohne Störung seinem Beruf nachgehen (E. URBACH und K. WIETHE). BLOCH (II A 1 [b]) führt einen Fall von GRENET et CLÉMENT (1923) an, in dem bei einer 63jährigen Frau mit seit 40 Jahren dauerndem, unheilbarem Ekzem eine Intradermoreaktion mit Mehl positiv war. Nach Genuß von 100 g Brot hämoklasische Krise. Durch Desensibilisierung mittels subcutaner Injektionen mit Mehlemulsionen Heilung. Brot wird nun anstandslos ertragen.

Während die Hautproben mit verschiedenen Mehlarten, Öl, Malz usw. negativ verliefen, war bei einem Bäcker, wie WISE mitteilt, die Probe mit *Sauerteig* positiv. Er hatte seit 5 Wochen eine schuppende, juckende Dermatitis der rechten Hand, nachdem er schon 4 Jahre als Bäcker tätig war. FEIT kannte einen Patienten, bei dem regelmäßig Hautentzündungen an beiden Händen auftraten, wenn er mit zuckerhaltigem Teig arbeitete, nicht aber, wenn es mit Brotteig geschah. — Einen komplizierten Fall von allgemeiner Kleisterüberempfindlichkeit mit lokaler Tabaküberempfindlichkeit beschreibt H. Stauffer.

Der von Jugend auf ohne Hautreizungen in der Zigarrenindustrie beschäftigte, 46jährige Patient bekam nach kürzerer Anwendung einer *neuen Kleistersorte* zum Kleben der Tabakblätter ein schweres Ekzem beider Hände und Vorderarme. Nach Aussetzen der Arbeit während 2 Wochen weitgehende Besserung; Rezidiv in gleicher Stärke und Lokalisation nach Wiederaufnahme. Ekzemproben mit dem Kleister, mit trockenem und feuchtem Tabakblatt im intakten und früher ekzematösen Hautgebiet ergaben: mäßige Reaktion auf der früher intakten Haut durch Kleister, wesentlich stärkere auf der früher ekzematösen Haut. Durch das trockene Tabakblatt auf der intakten Haut geringe Rötung, im früheren Ekzemgebiet kaum eine Reaktion, durch das nasse Tabakblatt das gleiche, nur im früheren Ekzemgebiet eine starke Reaktion.

Hier bestand also eine allgemeine Überempfindlichkeit gegen Kleister und eine lokalisierte Tabaküberempfindlichkeit im früheren Ekzemgebiet, die ihren Ursprung wahrscheinlich dem vorausgegangenen Kleisterekzem verdankt.

### Melaleuca linearifolia (et spec. al.)

(Teebaum. Australien. Classis LX Myrtiflorae, Ordo 271 Myrtaceae Endl.)

Dem Eucalyptus verwandt. Die Eingeborenen sprechen nach Maiden (zit. bei Cleland) von einem „Teebaumjucken", von dem es aber fraglich ist, ob es durch die Berührung mit der Rinde oder durch haarige Raupen entsteht, die unter der Rinde sitzen. Leute, die aus den Zweigen und Blättern von *Melaleuca nodosa* Laubhütten errichteten, bekamen „wunde Hände". Auch *Melaleuca stypheloides* soll Hautreizung machen.

### Metopium Brownii Urban.

(Antillen-Küstenpflanze. Syn.: M. toxiferum L. Classis LVII Terebinthineae, Ordo 247 Anacardiaceae Endl.)

Wird von Pardo-Castello als noch giftiger wie die Comocladien (s. d.) bezeichnet.

### Mottenkönig.

(Plectranthus fruticosus l'Hérit. Classis XXXV Nuculiferae, Ordo 136 Labiatae Endl.)

Steiner-Wourlisch (b) sah eine früher nie hautkranke Frau mit einem akuten Ekzem des Gesichts und einer subakuten Ekzemplaque am linken Handgelenk, bei der — sie hat seit Jahren Primula obconica in Pflege — die Ekzemprobe mit einem Primelblatt negativ ausfiel. Dagegen ergab diese Probe mit einem Blatt des „Mottenkönigs", von dem sie seit etwa 20 Jahren mehrere Exemplare in Pflege hat, eine sehr intensive ekzematöse Reaktion mit gleichzeitiger Verstärkung des ursprünglichen Ekzems. Heilung der Reaktion und des letzteren in etwa 18 Tagen. Bemerkenswert ist hier zunächst die 20jährige Sensibilisierungs- oder Inkubationszeit, dann aber die praktische Wichtigkeit, daß diese als Abwehr gegen die Motten vielgebrauchte Pflanze — die Blätter werden auch getrocknet zwischen Kleider und Wäsche gelegt —, deren alleinige Anwesenheit in einem Zimmer die Motten aus diesem fernhalten soll, derartige hautreizenden Eigenschaften hat. Der Verfasser glaubt aus dieser Beobachtung schließen zu können, daß man gelegentlich einmal leicht ein Ekzem heilen kann, wenn man den Mottenkönig aus der Umgebung des Patienten entfernt.

## Mucuna pruriens BAILL.

(= Dolichos pruriens L. = Stizolobium pruriens MEDIC., „cowhage". Classis
LXII Leguminosae, Ordo 277 Papilionaceae ENDL.)

Dieser „Kletterwein" ist in zwei Varietäten sehr häufig auf den Antillen:
M. altissima und M. urens. Die rötlichen Haare der Früchte, die samtig aussehen,
brechen leicht ab und werden vom Wind den Vorübergehenden angeweht.
Die Haare sind konisch, zugespitzt, gerade oder auch an den Enden leicht
gekrümmt, von einer gelblichen Membran überzogen, die gegen die Basis
gekrümmte Haken trägt. Sie sind in kleine Zellen mit öligen, leicht gelblichen
Tröpfchen geteilt. Es ist fettsaures Öl, wahrscheinlich eine Mischung mehrerer
Fettsäuren. Trocken gibt es ein orangerotes Harz. Die Haare machen sofort
unerträgliches Jucken. Bei Enthaltung vom Kratzen nach 5—10 Minuten
Erythem und kleine punktförmige Papeln von ödematösen Charakter, also wie
Lichen urticatus oder Urticaria papulosa ( ? oder NEISSERs „urticarielles Ekzem"
T.). Meist sind aber Kratzeffekte dazwischen. Das Exanthem ist meist lokali-
siert, gelegentlich gibt es ausgebreitetere Eruptionen bei den Arbeitern, die das
Feld für Zuckerrohr präparieren. Dabei treten sie in die Mucuna, und die Haare
brechen in der Haut ab. Der Effekt ist eine Mischung von mechanischer und
chemischer Einwirkung durch das Öl. Die Eruption dauert einige Stunden.
Erleichterung durch alkalische Waschungen oder Reiben mit trockener Asche. —
PUSEY beschreibt den Ausschlag auch. — Ob die bei CLELAND genannte
Mucana gigantea mit ihren „stechenden und reizenden Hülsen" hierher gehört,
vermag ich wegen des möglicherweise verdruckten Namens nicht anzugeben.

## Myrtus communis L.

(Myrthe; Mittelmeerländer. Classis LX Myrtiflorae, Ordo 271 Myrtaceae ENDL.)

Siehe in der allgemeinen Einleitung bei BIBERSTEIN (I, b). Myrtol s. u.
Eucalyptus.

## Narzissen.

(Classis XVII Ensatae, Ordo 64 Amaryllideae.)

Auf den zu Großbritannien gehörigen Scilly-Inseln gibt es einen Spezialzweig
von Blumenkultur und -handel, der sich auf die Gattung Narcissus erstreckt, die
aber in der dortigen Vulgärsprache mit den „Lilien" und zum Teil mit dem
Asphodelos konfundiert wird. Nach WALSH bedeutet „Daffodil" den auch
bei uns sehr beliebten gelben Narcissus pseudo-narcissus, der im Frühjahr
vielfach zur Belebung großer Rasenflächen das Auge erfreut und zum Schnitt
von manchen Gärtnereien im großen spezialistisch kultiviert wird. Der Saft
seines Stengels ist von WILLIAMS als Reizmittel gewürdigt. Unter „Narcissus"
selbst scheint der Beschreibung nach wohl unser Narcissus poeticus, der weiße,
mit der orangerandigen Innenkrone, verstanden zu werden. Aus dem Umstand,
daß SMITH für das Irritans das „oil of jonquil" hält, könnte man daran denken,
daß auch die Jonquille (Narcissus Jonquilla L.) an dem gleich zu besprechenden
sog. „Lilienausschlag" ursächlich beteiligt ist. Dieser befällt die, welche die
Blüten pflücken, bündeln und verpacken, an den Händen, den Armen und im
Gesicht. Auf der vorher geschlossenen Haut entsteht eine erythematöse, papulöse
vesiculöse und pustulöse Eruption. Einige bleiben ganz frei, andere erkranken
nur einmal, wieder andere sind so empfindlich, daß sie die Blüten nicht ungestraft
berühren können. Die schlimmsten Folgen in Form von Geschwüren bilden
sich auf offenen Wunden heraus. Feuchtes Wetter disponiert besonders zu der
Dermatitis, so daß manche *nur einmal* gerade bei solchem erkranken. Vielleicht

begünstigt auch die Sonnenhitze bzw. der Schweiß das Auftreten des Ausschlages. Walsh gibt für die verschiedenen Varietäten eine gewisse Reihenfolge der Gefährlichkeit: 1. „The Campernelle" mit dunkelgelben kleinen Blüten ist die gefährlichste, 2. N. ornatus, 3. N. gloriosus, 4. N. Scilly white, 5. N. grand monarque, 6. die anderen Varietäten. Hunde, die durch die Felder laufen, werden auch befallen, Pferde nicht. Das Allgemeinbefinden ist manchmal durch Kopfweh und Schwindel gestört. Auch die Knollen machen die Dermatitis. Eine Tinktur und der Saft geben positive Resultate auf zerkratzter Haut. Der Reizstoff ist wahrscheinlich chemischer Natur, nicht mechanischer durch die Bündel von Krystallnadeln von Calciumoxalat (s. E. Hoffmann unter Scilla maritima), die aber vielleicht doch mitwirken.

Siehe auch unter „Tulpen" die Arbeit von Overton. Richter, W. beobachtete einen Gärtner, der nach dem Schneiden von Narzissen eine ausgedehnte akute Dermatitis, an Gesicht und Händen beginnend, bekam. Richter injizierte 0,1 ccm Narzissensaft aus der ganzen Pflanze, irrtümlich unverdünnt, intracutan. Schon nach einigen Stunden erhebliche Verschlimmerung und Ausbreitung mit unerträglichem Jucken und sehr schlechtem Allgemeinbefinden (Frösteln, Kopfschmerz, Gliederreißen, Brechreiz usw.). Am Tag darauf an der Injektionsstelle eine etwa einmarkstückgroße, hochrot verfärbte Quaddel. Fünf Tage nach dem Abklingen der Reaktion wurde eine Intracutanquaddel mit Narzissenpreßsaftlösung 1 : 1000 gesetzt. In den nächsten Tagen erhebliche Besserung des Exanthems. Nach einigen weiteren Tagen erneut eine Intracutanquaddel mit Narzissenpreßsaftlösung 1 : 100. Weiterer Rückgang. 12 Tage nach der ersten Behandlung Heilung bis auf eine starke oberflächliche Schuppenbildung. *Bei derartigen Heilversuchen durch spezifische Desensibilisierung ist wegen etwaiger Schockwirkung immer große Vorsicht nötig.*

Ob das *Narcissin* ($C_{17}H_{15}NO_4$) ein Alkaloid oder eine andere nicht alkaloidische Substanz ist (Ehrhardt), die innerlich starke Wirkungen entfaltet und auch die Ursache des Hautreizes darstellt, ist fraglich.

### Nelke.

(Dianthus Caryophyllus L.  Classis XLIX Caryophyllineae, Ordo 209 Caryophylleae Endl.)

Die Patientin Stauffers, die früher hie und da ein Primelekzem hatte, wachte eines Morgens mit einem akuten Ekzem des ganzen Gesichts, des vorderen Halses und des freien Brustausschnittes auf. Vereinzelte Ekzemflecke an den Händen und Vorderarmen. Während der Nacht stand neben dem Bett ein Strauß dunkelroter Nelken. Eine Ekzemprobe auf intakter Haut mit Blumenblättern der Nelke stark positiv mit den gleichen Veränderungen wie im Ekzemgebiet.

### Nelkenöl.

(Ol. Caryophyllorum, a. d. Knospen von Jambosa Caryophyllus [Sprengel] Niedenzu, der Gewürznelke. Classis LX Myrtiflorae, Ordo 271 Myrtaceae Endl., auch Eugenia caryophyllata Thunb. oder Caryophyllus aromaticus L.)

Das Öl (auch im Odol enthalten) besteht hauptsächlich aus Eugenol und wechselnden Mengen eines Terpens Caryophyllen. Als Hautreizmittel genannt bei Ehrmann. Mir ist aus mündlichen Mitteilungen bekannt, daß dieses als Prophylacticum und als Linderungsmittel gegen Schnakenstiche vielfach angewandte Mittel heftig juckende Ausschläge an den damit behandelten Hautstellen hervorrufen kann, die zerkratzt, oberflächlich geschwürig werden.

## Nerium Oleander L.

(Oleander, Mittelmeer bis Orient. Classis XXXIV Contortae, Ordo 133 Apocynaceae Endl.)

Biberstein teilt mir brieflich mit, daß er eine Oleanderüberempfindlichkeit bei einer Dame, die die Pflanze züchtete, sah. Sie ist übrigens auch in Brocqs Précisatlas und bei Prosser White erwähnt.

## Onobrychis sativa Lmck.

(Esparsette. Classis LXII Leguminosae, Ordo 277 Papilionaceae Endl.)

Ein 42jähriger Landmann bekam nach Matras jedes Jahr zur Zeit der Esparsettenernte die gleichen entzündlichen Erscheinungen an den Extremitaten. Im Juni 1930 war das untere Drittel des linken Oberarmes und der ganze Vorderarm sehr stark teigig-weich, ödematös geschwollen, sehr lebhaft entzündlich gerötet, und mit Blasen besetzt. An der Beugeseite des rechten Vorderarms ähnliche, aber geringgradigere Veränderungen. Unter Antiphlogose rasche Heilung. Matras schiebt diese Affektion auf die *Esparsette*, ohne zu bedenken, daß auch ein zwischen derselben stehendes „Unkraut“ die ursächliche Rolle spielen könnte. Denn eine Testprobe war nicht gemacht worden.

## Opium mit Derivaten

(von Papaver somniferum L. (Abb. 19). Classis XLIII Rhoeades, Ordo 182 Papaveraceae Endl.)

Die Opiumdermatitis durch äußeren Gebrauch des Mittels und seiner Derivate kennen wir am besten durch Low aus Edinburgh (a, S. 182), in welcher Stadt es drei große Fabriken von Alkaloiden (Morphium, Strychnin u. a.) gibt. Diese Fabriken haben immer Not mit ihren Arbeitern, welche das Exanthem bekommen. Einige Idiosynkrasiker bekommen es schon einige Wochen nach dem Beginn der Tätigkeit, also nach einer kürzeren oder längeren Sensibilisierungsperiode, andere noch nicht nach 10—20 Jahren. Um den Einwand auszuschalten, es sei die starke Säure, in die die Pflanzen am Anfang der Verarbeitung geworfen werden, hat Low einen Arbeiter mit Morphiumdermatitis mit rohem Opium eingerieben, worauf seine Haut reagierte. Low berichtet auch einen Fall aus der Abteilung Sir Norman Walkers, der 8 Wochen zur Heilung einer den größten Teil des Körpers einnehmenden Opiumdermatitis brauchte. Dann rieb Low den Vorderarm dieses Arbeiters mit einer durch Verrühren mit Wasser aus rohem Opium hergestellten Paste ein, und zwar um 11 Uhr Vormittag. Nach 6 Stunden hatte sich auf der eingeriebenen Stelle eine heftige Dermatitis entwickelt und innerhalb 24 Stunden stellten sich Herdreaktionen auf allen vorher erkrankt gewesenen Stellen, am Kopf, im Gesicht, am Rumpf und den Gliedern ein, ganz ähnlich dem ursprünglichen Zustand. Dieser Ausbruch brauchte wieder 3—4 Wochen zur Heilung. In 2 anderen Fällen von Opiumdermatitis machte Low Testproben mit 10%igen Lösungen von Codein. phosph., Heroin. hydrochlor., Morph. hydrochlor. und Morphin, die ergaben, daß die Patienten auf das Codein (= Methylmorphin) am kräftigsten reagierten, die Substanz, auf die die Leute selbst auch ihre Hautaffektion bzw. die immer wieder einsetzende Verschlimmerung zurückführten. Vgl. hierzu Ehrmann (bei Mraček I, S. 676) und Thibierge. Viel bekannter ist der eigentliche Arzneiausschlag von dem Einnehmen des Mittels, der schon den alten Ärzten bekannt war (Behrend [b]). Über Pruritus opii und den allgemeinen Ausschlag (pseudomorbillär, scharlachartig, frieselähnlich) auch mit Beteiligung der Mund- und Rachenschleimhaut, der mit starker Desquamation abheilt (feinkleiig oder in größeren Fetzen), auch über die seltenere Urticaria s. Lewin (S. 87), Morrow (S. 154 u. 155) und Hugo Schulz.

Fazio berichtet über ein Erythema scarlatiniforme durch Opiumtropfen ohne Fieber und Krankheitsgefühl. 4 Monate vorher hatte der Patient das gleiche Exanthem, das als Scharlach angesehen wurde. Fazio läßt die Möglichkeit offen, daß die bei einer vorhandenen Magendarmstörung durch das Opium eingetretene Koprostase und die hierdurch bedingte Absorption toxischer Fermente aus den stillgelegten Darmabschnitten bei vorhandener individueller Disposition das Exanthem veranlaßt habe. N. Heller beobachtete die Entwicklung eines pruriginösen, papulovesiculösen Exanthems über den ganzen Körper nach äußerlicher Anwendung einer Opiumlösung bei einer Infektion am Scrotum. Derselbe Effekt nach dem innerlichen Gebrauch. Testreaktionen nur gegen Opium positiv.

Von der Wirkung der einzelnen Alkaloide des Opiums sei noch angeführt von Essen: *Über Codeinexanthem.* Nach 0,01—0,03 Codein. phosph. bekam eine Influenzakranke Röte der Hände und Arme, auf dem Rumpf, besonders dem Bauch, den Innenflächen der Schenkel und Knie mit wenig Jucken und ohne Störung des Allgemeinbefindens, Heilung in 2 Tagen. Nach experimenteller Verabreichung trat nach 3 Stunden ein diffuses Erythem des ganzen Körpers mit Ausnahme des Gesichts auf. Einige Zeit später bekam die Pat. Morphin, worauf nach 2 Tagen ohne Exanthem, aber mit allgemeiner Abgeschlagenheit leichte Abschilferung der Haut eintrat. Auch O. Dittrich berichtet über Codeinexantheme. Ciambellotti berichtet von einer erythematös-vesiculösen, stark schuppenden, universellen Dermatitis nach *Codein* innerlich. Sofortreaktionen mit intracutanen Codeininjektionen ergaben bei der Kranken und den Kontrollen annähernd gleichgroße Quaddeln, waren also unverwertbar. Aber positives Resultat 24 Stunden nach intracutaner Injektion und der Läppchenmethode: an der Teststelle eine Dermatitis, Kontrollen negativ. Diese Reaktion war noch zu erzielen mit Verdünnungen von

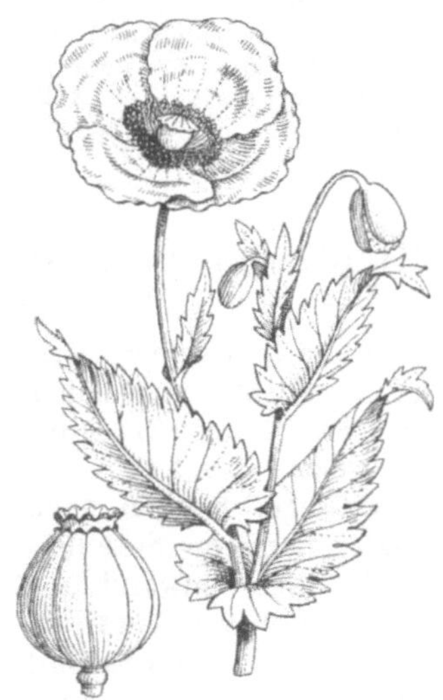

Abb. 19. Papaver somniferum.
(Aus Wagner: Illustrierte deutsche Flora, herausgegeben von Garke. 2. Aufl. Stuttgart: Jul. Hoffmann 1882. Fig. 51.)

1: 15 000 000. Außer Papaverin auch noch mehr oder minder starke allergische Reaktionen mit anderen Opiumderivaten. Intracutane Injektion einer *Mischung* von Allergikerserum und Codeinlösung ergaben größere und rascher entstehende Quaddeln, so daß Ciambellotti auf die Bildung eines stärker toxisch wirkenden Stoffes aus dem Codein durch das Allergikerserum schließt. — Chouppe berichtet über ein *Morphiumexanthem,* das immer 4—6 Minuten nach jeder Injektion unter Prickeln und Jucken an der Innenfläche der Knie und an den Handgelenken, gefolgt von gleichmäßiger Röte mit einigen zum Confluieren neigenden Blasen, auftrat. Die buchtigen Ränder wurden etwa 10—12 Minuten später ödematös. Bei häufigerer Wiederholung auch weitere Ausbreitung. Vollkommene Symmetrie, rapides Auftreten usw. veranlaßten Chouppe, eine Beeinflussung des vasomotorischen Zentrums anzunehmen. Molbini sah nach jeder *Morphium*injektion bei einer an das Mittel gewöhnten Phthisikerin bis markstückgroße Quaddeln, ebenso nach Opiumsuppositorien und 0,03 Morphium per inject. Flecken und talergroße Quaddeln. Comanos teilt einen Fall mit, bei dem gleichgültig, ob nach innerem Gebrauch, oder nach Injektion, oder nach Einreiben mit Morphiumsalbe eine scharlachartige Röte über den ganzen Körper auftrat, die nach mehrtägigem Bestand mit Desquamation endete. Bei der Salbe traten auch Bläschen und Pustelchen in der Rötung auf. Bei der Injektion wurde die Einstichstelle besonders gerötet.

Lästiges, über die ganze Haut verbreitetes Jucken zwingt nach HUGO SCHULZ den Arzt öfter, sich nach einem anderen Mittel umzusehen.

Die chemischen Fabriken Knoll A.G. in Ludwigshafen stellten mir aus ihren Alkaloidbetrieben liebenswürdigerweise folgende Fälle zur Verfügung:

1. Z. war jahrelang (1906—1916) im Opiumbetrieb ohne Nachteile beschäftigt. Er bekam aber 1922, nachdem er wieder in diesen Betrieb gekommen war, einen heftigen Hautausschlag und konnte seitdem da nicht mehr beschäftigt werden, da sich der Ausschlag dann stets wieder prompt einstellte. Er arbeitet jetzt im Digipuratumbetrieb ohne die geringsten Erscheinungen. Herr Dr. SCHUBACH (Mutterstadt) teilt zu dem Fall folgendes mit. Z. bot danach folgendes Bild: „Besonders die freien Hautpartien, Gesicht, Hals und Vorderarme stark gerötet, schuppend, Hautfalten verstrichen, Haut rauh und hart. An den anderen bedeckten Hautstellen dasselbe Bild, doch nicht so stark. Als auffallig habe ich mir nur stärkere Reizung der Scrotalhaut notiert. Das Bild war das eines Ekzems durch fortgesetzte Hautirritation, und ich war geneigt, dasselbe auf die $C_2H_5OH$-Dämpfe zurückzuführen. Gemäß der Duplizität der Falle bekam jedoch eine Patientin nach größeren Opiumgaben eine Dermatitis vom Typus der Z.schen, wenn auch nicht so stark, die nach Aussetzen der Medikation sofort schwand. Ich stand deshalb nicht an, diese Hauterscheinung des Mannes als *Alkaloidwirkung des Opiums* anzusehen. Nach symptomatischer Puderung (sehr starker Juckreiz) und temporärer Ausspannung aus dem Bereich der Schädlichkeit spontanes Abheilen". 2. Laborant B. bekommt beim Arbeiten mit Alkaloiden allgemein, besonders mit *Kodein und Dicodid*, Bläschen an der Nagelwurzel und zwischen den Fingern. Obwohl er von den Causae nocentes möglichst ferngehalten wird, ist z. B. die Haut zwischen den Fingern gerötet, dunn, trocken, abgeschilfert und von vielen Fissuren durchzogen. Lokalisation besonders zwischen Zeige- und Mittelfinger rechts, starker Juckreiz. 3. Dr. B. bekommt regelmaßig beim Arbeiten mit *Paracodin* an der Innenseite des rechten Fußgewölbes stark juckende, nassende Blasen, jedoch nur im Sommer. (Bei diesem Fall erheben sich starke Zweifel an der dortigen Beurteilung T.). 4. Frl. V. weist auf der Dorsalseite des Zeigefingers der rechten Hand zwischen Mittel- und Endphalanx eine tiefe Querfissur auf. Diese wird auf Abfullen von Dicodidlösung in Ampullen zuruckgeführt. Sie ist aber doch wohl überwiegend mechanischer Natur. 5. Frl. Vond. IV bekommt durch den Staub der Tablettenmasse von Codein, Dicodid (angeblich auch von Cardiazol = Pentamethylentetrazol) an Handen und Hals typische Ekzeme bis zum Stadium papulosum und madidans. Starker Juckreiz besonders nach dem Waschen. Zur Zeit noch auf der rechten Halsseite die Haut trocken, derb, gerotet, abschilfernd. Therapie 0; heilt nach Aufhören der Schädigung. 6. Arbeiter Br. bekam, als er im Opiumbetrieb beschäftigt war, sofort einen Hautausschlag, daher wurde er versetzt.

Allgemein lautet die ärztliche Erfahrung: „Hautaffektionen, die meist das typische Bild des Ekzems in seinen verschiedenen Stadien boten, wurden nach fast sämtlichen Alkaloiden, mit denen wir arbeiten, beobachtet. Oftmals sind die Arbeiter jahrelang in einem bestimmten Betrieb beschäftigt, ehe die Erkrankung ganz plötzlich zum Ausbruch kommt. Es hilft dann nur Versetzen in einen anderen Betrieb. Auch Bestrahlung mit Röntgenstrahlen hat bei Fortdauer der Schädigung nur vorübergehenden Erfolg, Salbenbehandlung wirkt nur lindernd. — Bei der Zurückführung von Hautausschlägen auf Beschäftigung mit Alkaloiden als Causa nocens muß man Vorsicht walten lassen, oft mögen Xylol-, Toluol- oder Spiritusdämpfe die eigentliche Ursache sein, oft werden auch spezifische Hautaffektionen auf Alkaloidschädigung zurückgeführt (z. B. in einem Fall spezifische Plaques). Immerhin läßt sich eine Reihe von Fällen herausschälen, die ziemlich sicher durch Alkaloide verursacht sind, was durch das regelmäßige Auftreten nach Beschäftigung mit geringen Spuren des Alkaloids und spontanes Abheilen nach Aussetzen dieser Tätigkeit nahegelegt wird. Zur Auslösung genügen oft schon ganz kleine Mengen (eingeatmeter Staub zu pressender Tabletten, Abwägen von Tabletten). Die Form der auftretenden Hautschädigung scheint nach dem, was mir erzählt wurde und dem, was ich noch selbst sehen konnte, regelmäßig die des Ekzems zu sein. Am häufigsten führt zu solchen Erscheinungen die Beschäftigung mit Codein, Dicodid, Cocain, Chinin, Paracodin, Opium" (Dr. Biehler).

Ich erinnere hier an den aus mehrfachen Gründen sehr bemerkenswerten Fall Steiner-Wourlischs von hochgradiger polyvalenter Idiosynkrasie unter anderem gegen Codein, Opium und Morphium, den ich in der Einleitung (I) ausführlicher mitgeteilt habe.

### Orange, bittere.

(Pomeranzentinktur, bittere Orangentinktur von Citrus aurantium L., var. Aurantia amara. Classis LII Hesperides, Ordo 226 Aurantiacae Endl.)

Thibierge (a, S. 430) erwähnt unter den Gewerbeausschlägen die der Orangenschäler. Auch Murray F. Anderson berichtet darüber. Bei White (a, S. 75) sind von früheren Autoren angeführt: Bazin, schmerzhaftes Erythem mit Schwellung, Bläschen- und Pusteleruptionen im Gesicht, an den oberen Extremitäten, besonders der linken Hand, die die Frucht beim Schneiden hält. Imbert Gourbeyre vergleicht die Wirkung des flüchtigen Prinzips der Orange mit dem des Camphers. Nach der amerikanischen Pharmakopoe enthält das Öl ein Hydrocarbol, das Hesperiden (s. auch unter Apfelsine).

### Ostrya virginica.

(Amerik. Hopfenbuche. Classis XXV Juliflorae, Ordo 89 Cupuliferae Endl.)

Bei Lehmann (S. 447) als Ursache einer Berufskrankheit der Gärtner angeführt (Wechselmann). White (b, S. 441 u. c).

### Oxyria reniformis.

(Classis XXVII Oleraceae, Ordo 103 Polygoneae Endl.)

Dem Rhabarber nahestehend. Macht bei innerlichem Genuß eine Gelbfärbung der Haut, Xanthosis lapponica, die der Aurantiasis cutis Bältz nahesteht (s. unter Apfelsine).

### Palissanderholz

(auch Palyxanderholz, Jacarandaholz, brasilianisches Pockholz, Zuckertannenholz, Sukkador, von Jacaranda brasiliensis Pers. Classis XXXVII Personatae, Ordo 151 Bignoniaceae Endl.)

Gougerot et Blamoutier sahen einen Arbeiter, der seit 2 Jahren unbeschadet Palissanderholz verarbeitete, nach 2wöchentlichen Ferien unmittelbar nach Wiederaufnahme der Arbeit, eine vesiculöse Gesichtsdermatitis bekommen. Experimentelle Cutanapplikation des Holzpulvers und besonders stark eines alkoholischen Extraktes desselben ergab nach $^1/_2$ Stunde eine vorübergehende Leukopenie (von 8400 auf 6200), nach 24 Stunden eine ekzematöse Lokalreaktion. Mahagoni- und Nußbaumholz blieben ohne Reizwirkung. Desensibilisierung wurde durch tägliche Pinselungen mit Palissanderholztinktur in *steigender Konzentration* (von 0,5—10,0 : 10,0 Alkohol) in 10 Tagen erreicht, so daß das Gewerbe am Schluß dieser Kur wieder aufgenommen werden konnte.

### Parthenium hysterophorum Vaill.

(„Mexican birdseed weed", Texas. Classis XXXI Aggregatae, Ordo 120 Compositae Endl.)

Die Hautaffektion, die nach S. W. French ein Arzt durch die Berührung mit dieser Pflanze sich zuzog und die ihn 15 Monate stark belästigte, glich der Rhusdermatitis. Der Anfang war papulovesiculös. Bei heftigstem Jucken und Brennen wurden alle offen getragenen Hautpartien, sowie Unterschenkel und Vorderarme befallen. Durch das Kratzen sekundäre Infektion mit Pustelbildung. Experimentell ergaben sich als *Sitze des Reizstoffs* die *Blätter* und der *Stengel.* Der von dem Patienten vermutete Pollen konnte ausgeschlossen werden. Aus den Blättern wurde nach der Vorschrift von SPAIN und COOKE[1] ein Extrakt in Alc. absol. hergestellt, der in der Verdünnung 1 : 10 direkt auf die Haut aufgetragen bei dem Träger stark reizend wirkte, in der von 1 : 100 schwächer und langsamer. Intradermal appliziert wirkte er erheblich schwächer, ebenso einverleibter Pollenextrakt gar nicht. — Die Pflanze enthält einige Alkaloide, von denen das *Parthenin das Reizprinzip* zu sein scheint, eine amidosaure oder ähnliche Substanz. — Eine *Desensibilisierung gelang* durch 2 wöchentliche subcutane Injektionen einer $5^0/_0$igen Lösung des obigen Extrakts 1 : 10, begonnen mit $^1/_{10}$ ccm und jedesmal um $^1/_{10}$ ccm steigend bis 1 ccm. Die letztere Stärke wurde einmal wöchentlich bis zum Frost fortgesetzt, oder 2mal je halb so stark. Der Arzt konnte dann ungestraft auf seinem Grundstück arbeiten, wo die Pflanze als Unkraut reichlich vorkam. Er desensibilisierte durch die gleiche Behandlung noch einen anderen Patienten.

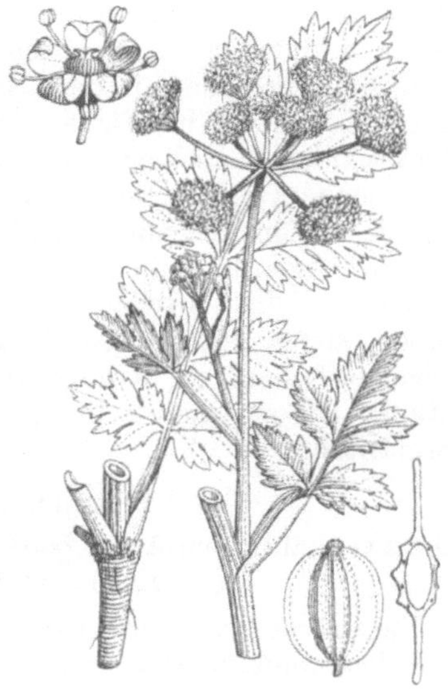

## Pastinaca sativa L. (Abb. 20).

(und mehrere Varietäten, Pastinak. Classis XL Discanthae, Ordo 163 Umbelliferae ENDL.)

Der eßbaren Wurzel wegen als Gemüsepflanze gebaut. EHRMANN erwähnt sie als hautreizend (bei MRAČEK I, S. 662). ZINSSER (s. Efeudermatitis) erfuhr „von Herrn Dr. GILDEMEISTER, dem bekannten Kenner der ätherischen Öle, daß er wiederholt heftige Hautentzündungen beobachtet hat bei Leuten, welche für die Fabrik Pastinakpflanzen einsammelten".

Bei WHITE und LEHMANN angeführt. MAIDEN erwähnt einen Fall von PINN und andere von PANELL. Auch bei BLAISDELL (S. 666),

Abb. 20. Pastinaca sativa.
(Aus WAGNER: Illustrierte deutsche Flora, herausgegeben von GARKE. 2. Aufl., Stuttgart: Jul. Hoffmann 1882. Fig. 443.)

besonders wenn das Laub durch Tau oder Regen naß ist. S. auch FRÊCHE und PLISSOMEAU über Pastinaca silvestris.

EDEL teilt mit, daß von 60 mit dem Jäten eines Pastinakfeldes beschäftigten Soldaten 20 etwa 48 Stunden nach Beginn der Arbeit Rötung der Hände zum Teil mit Blasenbildung bekamen. Selbstversuche und solche an einem anderen Arzt ergaben noch nach 6 Tagen deutliche Entzündung, während das anfangs sehr heftige Jucken nachgelassen hatte. STOVERS und JAMIESON berichteten einen ähnlichen Fall und FAUTL einen von Selbstbeschädigung durch Pastinak. BROERS gibt an, daß die Toxizität des Saftes mit der Jahreszeit wechselt und abhängt von dem Gehalt an *Harzen* und *Säuren,* was JAMIESON zugleich mit dem Wechsel der Empfindlichkeit angeführt hatte. PROSSER WHITE sagt, daß aus der Pflanze ein Gummiharz, Opoponax, gewonnen werde. Auch OPPENHEIM bestätigt nach PROSSER WHITE die Reizeffekte des Saftes. NESTLER teilt einen ihm von Dr. HERBERICH (Gemünden, [Bayern]) zur Verfügung gestellten Fall mit, bei dem die Dorsalfläche der Finger und Hände und etwa die

---

[1] S. in der allgemeinen Einleitung und bei der Rhusdermatitis (I. und II. A 3).

distale Hälfte beider Arme von einem „akuten Ekzem“ ergriffen waren (Rötung, starke Schwellung der Haut, darauf niedrige Papeln und Quaddeln, dann größere Blasen mit serösem Inhalt bei livider Verfärbung der Umgebung). Essigsaure Tonerde brachte den Ausschlag schnell zurück. Dieser Ausschlag war entstanden, nachdem die Patientin an einem heißen Sommernachmittag in einer Wiese unseren *wilden Pastinak* gejätet hatte. Das geschieht dort vor dem Mähen planmäßig, weil bekannt ist, daß die Pflanze *beim Rindvieh einen starken Ausschlag am Maul* hervorruft. Nestler ging auf diese Mitteilung der Sache weiter nach. Er schloß zunächst eine zweite Art, die Pastinaca opaca Bernhardi, speziell ihre var. urens Requien, die gerade im Gegensatz zu Pastinak sativa L. beide stärker behaart sind, wegen der Beschränktheit ihres Vorkommens (Rheinprovinz und Böhmen) von der Untersuchung aus. Er kam *bei sich selbst* zu einem *vollständig negativen Resultat* nach Auflegen frischer Blätter, von Stengelteilen und Früchten während mehrerer Stunden auf empfindliche Hautstellen beider Arme. Energisches Einreiben mit stark behaarten Blättern und Stengeln, Versuche mit dem Saft der Blätter, Stengel und Früchte und mit deren Extrakten (in Wasser, Äther, Chloroform und Alkohol), sowie mit den Rückständen derselben nach dem Verdunsten verliefen völlig ergebnislos. Die genaue Untersuchung der Haare von Pastinaca sativa und opaca ergab, daß sie keinen reizenden Inhalt hatten und daß sie, um etwaige mechanische Reizwirkungen auszuüben, viel zu weich waren. Nestler kommt trotz seiner negativen Selbstversuche zu dem Resultat, daß Pastinak wenigstens bei gewissen, *hierzu disponierten* Personen hautreizend wirken kann, er denkt aber dabei viel mehr an etwaige auf der Pflanze lebende Tiere (Laufmilben und Raupen) als auf diese selbst (s. weiter Heye unter „Ufer- und Wiesenpflanzendermatitis).

## Pelargonium L'Hérit (s. Geranium).

(Die zwei häufigsten Arten peltatum Ait. und zonale L. Classis LVIII Gruinales Endl., Ordo 256 Geraniaceae Endl.)

Freudenthal berichtet in der schles. Ges. f. vaterländ. Kultur über Primel- und Pelargoniumdermatitis.

## Pfeffer.

(Pfefferstrauch, Piper nigrum L. Classis XXIII Piperitae, Ordo 81 Piperaceae Endl.)

Die unreifen Früchte, pulverisiert, können von außen Jucken, Brennen, Rötung und Dermatitis erzeugen. Nach Werther gibt es eine lokale Reizung durch Genuß von Pfeffer in Form von Jucken und Rötung nur an der Stirnhaut oder Pruritus in den Handtellern. Luithlen (zit. bei Urbach [m, S. 103]) beschrieb auch isoliertes Jucken und Rötung der Stirnhaut nach Genuß von Pfeffer. Ein Fall von Lichen urticatus durch den Pfeffer in der Wurst erwähnt Urbach (m, S. 190), auch einen von Kerl beobachteten, in dem immer nach Paprika Schwitzen unter beiden Augen und an einer umschriebenen Stelle des behaarten Kopfes auftrat (S. 103).

## Phaseolus vulgaris L.

(Bohne. Classis LXII Leguminosae, Ordo 277 Papilionaceae Endl.)

Sternthal berichtet gelegentlich seiner Erfahrungen über die „Spargelkrätze“ auch über die ähnliche *„Bohnenkrätze“,* die in dem Gebiete der Braunschweigischen Konservenfabriken bereits 1914 zu einem Einschreiten des Gewerbeaufsichtsamtes geführt hat, welches sagt, daß sie *in der Regel wieder-*

*kehrend* bei schon früher beschäftigten Personen mit überaus empfindlicher Haut vorkommt und den Ausschluß von dieser Tätigkeit erfordert (s. auch unter Erbse).

### Phleum pratense L.

(Timothee Gras. Classis XII Glumaceae, Ordo 42 Gramineae ENDL.)

Low führt den Pollen dieses Grases an als in Amerika festgestellte Ursache einer Dermatitis. Mir ist von einer Idiosynkrasie *der Haut* gegen dieses bei uns gemeine Gras nichts bekannt. Aber mit wäßrigen Extrakten des Pollens, die WALZER und GROVE zur „Präparierung" weiblicher Meerschweinchen verwendeten, reagierten diese nach der intravenösen Reinjektion — nicht mit dem Maximum, dem anaphylaktischen Shock, sondern in der feineren, von DALE gefundenen Form: die freigelegten Uterushörner waren hypersensibel geworden, und zwar streng spezifisch, indem sie sich nur bei Berührung mit der zur Sensibilisierung benutzten Polleneiweißlösung kontrahierten (s. unter Gras- und andere Pollen).

### Phyllodendron consanguineum SCHOTT.

(Antillen. Classis XXI Spadiciflorae, Ordo 72 Aroideae ENDL.)

Von PARDO-CASTELLO unter den Reizpflanzen der Antillen angeführt.

### Platygyne pruriens BAILL.

(Syn. Pl. urens L., Euphorbiacee [s. d.] von den Antillen.)

Als „wilder Wein" nach PARDO-CASTELLO sehr reichlich in den Wäldern wachsend. Blätter mit zahlreichen, geraden oder leicht gekrümmten, kegelförmigen, silberigen Haaren, Früchte auch behaart. Die Haare der Früchte sind braun, äußerst brüchig, die der Blätter beinahe weiß und durchsichtig: mit dünner Membran, sie enthalten eine lange, oblonge oder dreieckige Höhle mit zwei oder mehr Tropfen einer öligen Substanz, die in Alkohol und Äther löslich ist und sauer reagiert. Die Spitze der Haare ist ein mehr oder weniger fester Stachel. Diese Stacheln verursachen bei der leisesten Berührung starkes Jucken, Erythem und Urticaria. Forstleute und Jäger leiden am meisten. Der schlimmste Fall einer toxischen Urticaria kann nicht mit einem gewöhnlichen Fall dieser Affektion verglichen werden. Öfter kommt es auch zu diffusen Eruptionen. Alkalische Waschungen und Bäder erleichtern den Zustand, der nach einigen Stunden Dauer spurlos verschwindet.

### Plumbagineen.

(Classis XXX Plumbagines, Ordo 117 Plumbagineae ENDL.)

Plumbago europaea, europäische Bleiwurz in Südeuropa; Pl. scandens L. (Teufelskraut) aus St. Domingo; Pl. ceylanica L. aus Ostindien; Pl. rosea L. (Syn. Pl. vesicatoria RUMPF), das ostindische Cantharidenkraut enthalten namentlich in Wurzeln und Kraut Anthrachinonderivate, meist *Plumbagin* oder *Ophioxylin,* welches auf der Haut Blasen zieht. Unsere Armeria und Statice sind viel weniger wirksam (KOBERT, S. 518).

**Pollen** s. unter *„Gras-* und *andere Pollen".*

### Polygonum L.

(Knöterich. Classis XXVII Oleraceae, Ordo 103 Polygoneae ENDL.).

PROSSER WHITE spricht von einem Reizausschlag durch P. punctatum (smart weed), ferner von einer englischen Spezies, die an feuchten Stellen wächst

und hautrötende Blätter hat, weshalb sie „Wasser- oder Armermannspfeffer"
heißt. Lloyd habe auch einen Fall von Hautausschlag durch unseren gemeinen
Vogelknöterich, P. aviculare, mitgeteilt.

## Primula s. II, A, 2., Einleit. z. spez. Teil.

### Pulsatilla vulgaris et pratensis Mill. (Abb. 21).

(Syn. Anemone Pulsatilla Gaud., Küchen- oder Kuhschelle und Anemone pratensis L. = Pulsatilla montana Hoppe. Classis XLII Polycarpicae, Ordo 180
Ranunculaceae Endl.)

Vgl. Anemone, Caltha, Ficaria, Clematis, Ranunculus. Sie wirkt durch
das Anemonol, wie alle diese Ranunculaceen. Bei den Homöopathen sehr beliebt. Auch bei Oppenheim und Neugebauer (S. 432) genannt. — Hugo

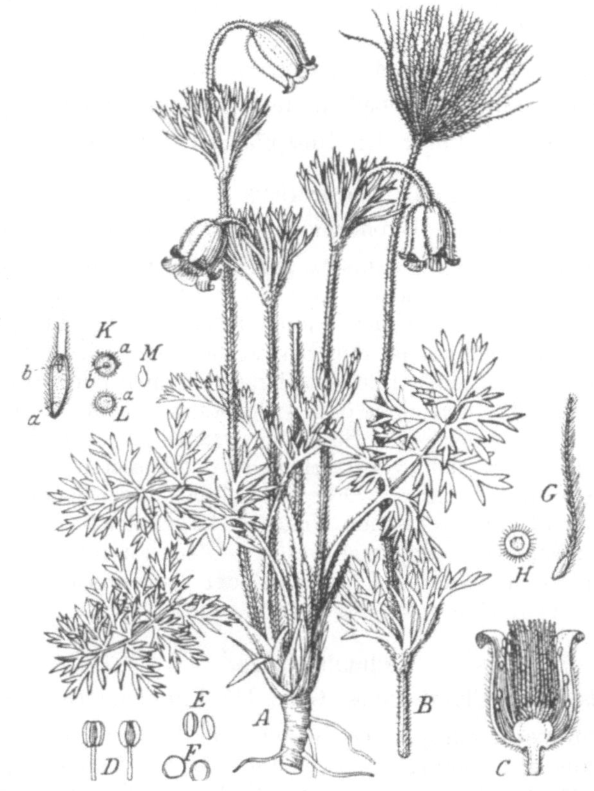

Abb 21. Pulsatilla pratensis. A Zur Blutezeit. B Der Fruchtstand. C Die Blüte im Längsschnitt.
D Die Staubgefäße. E u. F Die Pollenkorner. G Ein Karpell. K Der Fruchtknoten.
(Nach Berg u. Schmidt aus Kobert: Lehrbuch der Intoxikationen, 2. Aufl., 2. Bd.,
Stuttgart 1906. Fig. 85.)

Schulz hebt bei Besprechung der Wirkungen der Pulsatilla vulgaris und pratensis ganz besonders hervor, daß das Anemonin, als welches er die wirksame
Substanz bezeichnet, eine leicht zersetzlicher, flüchtiger Körper ist, und daß
es ohne weiteres verständlich sei, daß eine Tinktur, die aus der frischen Pflanze
mit Alkohol bereitet wurde, notwendig ganz andere Eigenschaften besitzen
muß wie eine solche aus dem getrockneten Kraut, dessen wirkender Faktor
zum größten Teil in alle Winde gegangen ist. Von der Wirkung auf die Haut

sagt er, daß die Einreibung mit frisch zerquetschtem Küchenschellenkraut eine
Entzündung bis zur Blasenbildung im Gefolge haben kann.

## Pyrethrum.

(Anacyclus Pyrethrum DC., officinarum HAYN.  Classis XXXI Aggregatae,
Ordo 120 Compositae) s. „Insektenpulver“.

## Quebracho.

(Schinopsis Lorentzii GRIS.  Quebracho rouge; Indien.  Classis LIII Acera,
Ordo 232 Sapindaceae ENDL.)

LULLO beobachtete in der Provinz Santiago del Estero eine in Indien populär
„Paaj“ genannte Hautaffektion (mal de Quebracho, „oure de Quebracho“ oder
einfach Quebracho).  Manche Personen sind empfindlich gegen die Berührung
mit den Zweigen, Blättern und Sägespänen dieses Baumes, ja sogar gegen das
Verweilen oder das Passieren unter demselben.  Außer Fieber, Schlaflosigkeit,
Kopfschmerzen, Schwäche und Mattigkeit tritt ein lokaler, makulopapulöser
Ausschlag auf, der manchmal auch vesiculös wird, dabei starkes allgemeines
Jucken und Ödem.  Das dauert 5—10 Tage.  Der Anfang ist das *starke Jucken,*
die Haut wird rot und heiß.  Am folgenden Tage ist das Ödem stark entwickelt
und verbreitet sich auf Vorderarme und Gesicht, die Lymphdrüsen schwellen
an, die Allgemeinerscheinungen nehmen zu.  Unter Nachlassen des Juckens
und des Ödems tritt eine kleienförmige Abschuppung ein.  Jedes Alter kann
befallen werden, aber nicht alle Personen erkranken.  Von 4 gelang es, den Ausschlag bei dreien durch Reibung der Haut mit frischen Blättern hervorzurufen.
Mit Äther-, Benzin-, Chloroform- und Alkoholextrakten sowie mit Produkten
der trockenen und wäßrigen Destillation, mit alkoholischen Tinkturen und
Dekokten gelang es nicht an den Augen von Tauben, Kaninchen, Pferden und
Ziegen sowie an den Ohren der Kaninchen eine Veränderung zu erzielen.  Bei
den Empfindlichen wurde durch Reibung mit alkoholischem Extrakt und
dem wäßrigen Extrakt eine leichte Reizung hervorgerufen.  Mit alkoholischer
Tinktur war sie stärker.  Das Holz des roten Quebracho ist äußerst dauerhaft,
sehr tanninhaltig und die wertvollste industrielle Quelle des Gerbstoffs.

## Quitte.

(Cydonia vulgaris Pers.  Classis LXI Rosiflorae, Ordo 272 Pomaceae).

STAUFFER berichtet über eine Patientin, die in einer Konservenfabrik ein
heftiges Handekzem bekam, nicht, wie anfänglich vermutet, durch Angelica
(s. d.), sondern durch den Quittenflaum, den sie abreiben mußte.  Sie mußte
auch die Kessel, die noch mit Lötwasser verunreinigt waren, reinigen.  Die
Ekzemprobe gegen dieses war stark, die gegen angefeuchteten Quittenflaum
aber auch deutlich positiv, gegen trockenen dagegen negativ.

## „Ragweed“.

(Classis XXXI Aggregatae, Ordo 120 Compositae ENDL.)

Unter diesem mystischen Vulgärnamen (zu deutsch etwa „Lumpenunkraut“)
begreift man mit der bekannten Nonchalance auch in wissenschaftlichen amerikanischen Publikationen eine Anzahl Kompositen, die verschiedenen Arten angehören, alle aber der Artemisia (Beifuß) nahestehen.  SUTTON nennt: Common
Ragweed (Ambrosia elatior), Giant Ragweed (Ambrosia trifida), Mugwort
(Artemisia heterophylla), Western Ragweed (Ambrosia psilostachya) und Bur
marsh elder (Iva xanthifolia).  Diese ganze Gesellschaft scheint besonders
auf Wiesen zu wachsen und das Heu zu verunreinigen.  Es besteht eine

nicht ganz seltene Überempfindlichkeit gegen den Pollen (s. unter Gras- und andere Pollen, besonders Durham), wie sie Sutton von früher her schon gegen den Pollen von „goldenrod“, Goldrute (Solidago Virgaurea oder andere Arten von Solidago) her kannte, die sich als Asthma und Dermatitis äußerte. Er sah 4 Fälle der Ragweed-Dermatitis, alle vier Farmer, die mit dem Heu zu tun hatten. 1. *Patient:* Erkrankung immer im August und September, 2—3 Monate lang. Gesicht, Hände, Vorderarme besonders befallen, aber auch Rumpf und Unterschenkel. Auch die Beschäftigung mit trockenem Heu im Winter konnte den Ausschlag bringen: makulös, makulo-papulös und meist vesiculös, manchmal auch Blasen; Jucken, Brennen und Stechen. Direkte Exposition gegen den Pollen machte heftigste Attacken von erysipeloidem Charakter im Gesicht 3—12 Stunden nachher. 2. *Patient:* Deutliche Überempfindlichkeit gegen Ambr. elatior, leichte gegen Ambr. trifida, keine Reaktion gegen Phleum pratense (Timotheegras), „goldenrod“ und Baumwollsamen. Die Ragweed-Pollen-Vaccine brachte lebhafte Besserung. Nach 2 Jahren war durch fortgesetzte, allmählich steigende Behandlung damit fast Unempfindlichkeit erzielt. 3. *Patient:* Milde jährliche Attacken von „rose fever“ (Heufieber), 8—10 Jahre lang, die 6 letzten Jahre frei. Seit 2 Jahren dafür aber die Ragweed-Dermatitis fast ununterbrochen. 4. *Patient:* Erhebliche Besserung mit „Mulford‘s fall pollen extract“. Sutton beschreibt auch die genaue Präparation der Pollen für die Tests und die Behandlung. L. Hannah hatte einen gegen „yellow weed“ (gelbes Unkraut?) empfindlichen Fall, in dem er intracutane Tests mit Ragweed-Pollenextrakt, „corn“ (Korn, Welschkorn, Mais?) und Phleum pratense machte. Positiv gegen ersteren, schwach gegen das zweite, negativ gegen das dritte. Ausgezeichnetes Behandlungsresultat mit Vaccine, Injektion mit „Mulford‘s fall pollen extract“.

Hazen teilt einen Fall von *„Ragweed-Dermatitis mit Heufieber“* mit, in dem durch die Desensibilisierungsbehandlung das *Heufieber heilte,* während die *Dermatitis unbeeinflußt* blieb. Sulzberger und Wise berichten über einen Fall, der regelmäßig Ende August einen Ausschlag bekam, der sich in den September hinzog. Umschriebene gerötete Herde mit Papeln und Bläschen, 18 bis 38 mm groß. Positiv war die Funktionsprüfung nur mit Ambrosia. *Lokale Desensibilisierung* mit „Lederles Ragweed-Pollen-Allergen“ mittelst intradermaler Injektionen in steigenden Dosen *erfolgreich.* Bei Urticaria soll das Allergen durch die Haut eingeführt werden, bei ekzematöser Dermatitis ist längerer Kontakt mit der Hautoberfläche nötig. Besondere Vorsicht erheischen die Allergeninjektionen bei überempfindlichen Personen; vorherige Prüfung nach Pirquet zu empfehlen. Ramirez und Eller konnten den Fall von Sulz berger und Wise für Ambrosia elatior genau bestätigen.


**Ranunculus acer L., bulbosus L., repens L., Flammula L., sceleratus L. (Abb. 22),**
**Lingua L., Thora L., polyanthemus L.**

(Hahnenfuß. Classis XLII Polycarpicae, Ordo 180 Ranunculaceae Endl.)

Nach dem Auflegen von Abkochungen besonders des R. acer, aber auch der Blätter, Blüten, Knospen, der rohen Wurzel und der unterirdischen Stengelteile tritt unter Jucken Röte, Schwellung, Blasenbildung mit einem Bläschenkranz darum auf. Schmerzhafte Furunkel und mehr oder weniger tiefgehende Gewebszerstörungen kommen besonders bei wenig widerstandsfähigen Individuen dazu. Ganze Glieder sehen aus wie nach einer Verbrennung zweiten Grades und können brandig werden. Dabei schwere Allgemeinerscheinungen: Betäubung, Schwindel, Schwere im Kopfe, Ohnmachten, schneller kleiner Puls. Auch zur Entziehung von der Wehrpflicht durch artifizielle Hautgeschwüre wurde

Ranunculus acer in manchen Armeen gebraucht (s. Touton [d]). Ferner von Bettlern zur Erregung von Mitleid. Lacassagne und Joly geben an, daß in Frankreich R. flammula, acer und sceleratus dazu verwendet wurden. van Hasselt bezeichnet diese Ranunkeln als kräftige Caustica (White [a], S. 122). Die Ranunkeln enthalten ein flüchtiges, leicht zersetzliches, sich in Anemonin und Anemonsäure umwandelndes Öl, den Anemonencampher oder das von Beckurts zuerst dargestellte *Anemonol=Ranunculol*. Das Anemonin erzeugte im Laboratorium bei Lloyd Bläschen an den Händen. S. auch Lewin (S. 680) und Thibierge (a, S. 429). Bigelow (bei White [a], S. 121) behauptet, daß es Menschen gibt, die nicht auf Ranunkeln reagieren. Hugo Schulz führt besonders die blasenziehende Wirkung — oft von großer Ausdehnung — des auf der Haut verriebenen, frischen Krautes von R. sceleratus an. Außerdem gibt er an, daß durch den *inneren* Genuß von Hahnenfußkraut oder einer aus dem frischen Kraut hergestellten Tinktur ein *pemphigusartiger Ausschlag* entstehen kann. Die Homöopathen verordnen die Tinktur aus R. bulbosus und acer gegen Pemphigus, herpetische Ausschläge, auch Herpes zoster.

## Ratanhiatinktur.

(Radix Ratanhiae von Krameria triandra Ruiz et Pav. Classis LIV Polygalineae, Ordo 235 Polygaleae Endl.)

Lewith und Langecker berichten von einem perioralen Knötchenekzem, das sich langsam auf die ganze linke Gesichtshälfte ausbreitete, nach Gebrauch eines Mundwassers, eines Tinkturengemisches, aus dem sich durch Cutanprobe mit den einzelnen Bestandteilen ergab, daß die *Ratanhiatinktur die causa nocens* war, und zwar deren Hauptbestandteil die *Ratanhiagerbsäure* und ihr Aglykon, das *Ratanhiarot*. Es lag eine erworbene monovalente Idiosynkrasie vor, die auch als Fernwirkung bei Applikation am Rücken im Gesicht in Erscheinung trat. Der Fall ist um so bemerkenswerter, als das Mittel ja zur Bekämpfung entzündlicher Prozesse der Mundschleimhaut vielfach gebraucht wird. Diese (Skorbut) waren hier auch lebhaft gesteigert. Da bei torpiden Geschwüren von Oppenheim, Fried und Mibelli eine *Ratanhiasalbe* ($10\%$) als gut wirksames Mittel empfohlen wird, muß man bei etwaigen Intoleranzerscheinungen bei deren Anwendung an die Lewith- und Langeckersche Erfahrung denken.

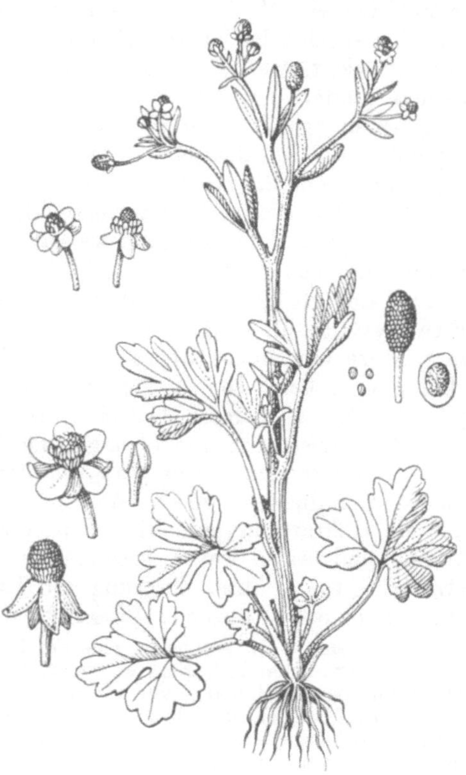

Abb. 22.
Ranunculus sceleratus mit Blute und Frucht.
(Aus Kobert: Lehrbuch der Intoxikationen,
2. Aufl., 2. Bd. Stuttgart 1906. Fig. 84.)

## Reis.

(Oryza sativa L. Classis XII Glumaceae, Ordo 42 Gramineae Endl.)

Alderson und Rawlins beschreiben eine Dermatitis, die als *Reisvergiftung* unter den zahlreichen kalifornischen Reisarbeitern bekannt ist: Erythem mit bald eitriger Folliculitis, Kratzeffekte mit sekundärer Infektion, heftiges Jucken. Sitz: Seiten der Finger, Beugeseiten der Handgelenke, Knöchelgegend, Gesicht, behaarter Kopf, Nacken, obere Brustpartie sind die Hauptstellen; auch Conjunctivitis. — Die Reisfrucht hat ätiologisch nichts mit der „Reisarbeiterdermatitis" zu tun, aber der Reisstaub, ähnlich und noch mehr wie der Gerstenstaub. Es werden zahlreiche (aber sehr harmlos aussehende T.) Pflanzenhaare in diesem nachgewiesen, aber *keine Milben*, wie bei den anderen Getreidestaubdermatitiden („Juckgerste"). Prädisponierend wirken Unsauberkeit, Düngemittel, Wasser, Moskitobisse, seborrhoische Dermatitis. Es handelt sich nicht um eine spezifische Überempfindlichkeit gegen die Proteine des Reises, schon deshalb nicht, weil gar keine Fälle in der sogenannten Polierabteilung vorkamen, sondern nur bei Leuten, die mit der ungereinigten, noch mit der Schale umgebenen Frucht („paddy rice") zu tun haben (vgl. auch unter „Baumwollsamen"). Ein Arbeiter bekam jedesmal, wenn er sich dem Reisstaub aussetzte, *außer der Dermatitis noch Asthma.* Daß aber doch an der Reispflanze selbst eine für Überempfindliche reizende Substanz haftet, scheinen Beobachtungen von Coca und Milford zu beweisen. Sie fanden, daß die Atopene der Reiswurzel zum Teil Proteine sind. Auch Urbach und Steiner schreiben dem Reis speziell den Reisspelzen im Anschluß an die Mitteilungen von Alderson und Rawlins eine idiosynkrasische, aber rein mechanische Reizwirkung durch die ihre ganze Oberfläche überziehenden, feinen, spitzen, verkieselten Haare zu. (Das gleiche vermuten sie von spitzen Spelzenhaaren der Negerhirse, Sorghum [Hoffer]). S. auch unter „Getreidestaub". — Shimoda und Matsumoto berichten über die krebserzeugende Wirkung der Reiskleie bzw. des aus ihr hergestellten Teers. Mantegazza fand, daß die Arbeiter in manchen Reisfeldern schwer litten durch die mechanische Wirkung zahlreicher Dornen einer kleinen Pflanze, die als Unkraut in manchen Jahren reichlich wuchs. Füße, Unterschenkel, Hände und Arme waren besonders befallen. Dem Reis als Nahrungsmittel erkennt Urbach unter Zitierung von Talbot und Rowe doch auch unter Umständen eine hautreizende Wirkung zu (Ekzem oder Urticaria [m, S. 101]).

Ein seltenes Vorkommnis ist eine am Körper weitverbreitete exanthematische Hautaffektion, erythemartig beginnend, vesiculös und borkig werdend, bei *Kühen,* die behufs Steigerung der Milchproduktion mit Reismehl gefüttert wurden. Dieses bestand aus abgebrochenen Keimen der Reiskerne, Mehlstaub, Bruchreis, Spelzen und der vom Reiskorn abgeschälten Silberhaut. Die Erkrankung begann 3—4 Tage nach Beginn der Verfütterung an den Hinterbeinen, dem Euter, weniger an den Vorderextremitäten. In schweren Fällen ging sie auf den ganzen Körper über. Das Allgemeinbefinden war nach Hupka gestört, besonders die Nahrungsaufnahme; die Milchproduktion stark verringert. Erst nach 4—6 Wochen war die Haut wieder normal geworden.

### Rettich.

(Raphanus sativus L., Radieschen. Classis XLIII Rhoeades, Ordo 183 Cruciferae Endl.)

Die Blätter werden als reizverdächtig von Chesnut (Investigation Bureau of the poisonous plants. U. S. Department of Agriculture) bei White angeführt.

Volk (b) führt einen Fall an, bei dem in den letzten Frühjahren nach dem Genuß von frischem Rettich regelmäßig Entzündungen an den Lippen auftraten, was in geringerem Grade auch nach Meerrettich und Zwiebeln geschah. Die geschwollene Oberlippe ist mit Krusten bedeckt, unter denen eine rote nässende Fläche liegt. An den Händen und Fingern Knötchen und Bläschen. Eine Stunde nach Auflegen frischen Rettichs heftiges Jucken im Gesicht, nach 2 Stunden starker Juckreiz an den Fingern, nachts heftiges Jucken im Glied. Bei Wiederholung nach 16 Stunden Wiederaufflammen eines Ekzemherdes am linken Handgelenk mit stark juckenden Knötchen und Bläschen. Unter dem Rettich heftiger Pruritus und Erythem.

## Rhabarber.

(Radix Rhei von Rheum Emodi WALL., Syn.: Rh. australe Don., Rh. Webbianum ROYL, Rh. spiciforme ROYL und RH. Moorkroftianum ROYL, aus der chinesischen Tartarei. Classis XXVII Oleraceae, Ordo 103 Polygoneae ENDL.)

Nach LEWIN bekam ein Idiosynkrasiker auch nach kleinen Mengen jedesmal nach einem Schüttelfrost ein Gemisch eines fleckigen Exanthems mit einem schweren Pemphigus besonders an den Ellenbeugen, Händen und Füßen, Hoden und Penis. Neuerdings wurde ein Fall von Anaphylaxie berichtet von DELCOURT. Bei OPPENHEIM und NEUGEBAUER auch unter den äußeren Reizmitteln genannt (S. 432 und f.). NESTLER (n) hörte von einem Arzt, daß ein Gärtner jedesmal beim Abschneiden der Blattstiele von dem zu Kompot bei uns häufig verwendeten Rheum undulatum einen Ausschlag an den Händen bekam. Er hatte bei allen Versuchen an sich selbst nur negative Resultate (s. auch unter Früchte usw.).

## Rhamnus Frangula L.

(Faulbaum. Classis LV Frangulaceae, Ordo 241 Rhamneae ENDL.)

KLEEBERG berichtet von einer Patientin, die nach Einnehmen eines Eßlöffels *Normacol* eine ausgedehnte Urticaria unter anaphylaktischen Erscheinungen bekam. Normacol ist ein Pflanzenschleim der Bassorinreihe, dem geringe Mengen Rhamnus Frangula zugesetzt sind. Wahrscheinlich besteht Überempfindlichkeit gegen diesen Zusatz. Die Patientin hatte früher schon zweimal Urticaria während der Narkose bekommen.

## Rhus.

s. Einleitung zu diesem speziellen Teil (II, A, 3).

## Ricinusöl, Castor-oil.

(Von Ricinus communis L. Zu den Euphorbiaceen [s. d.], Ostindien.)

Selten nach wiederholtem Gebrauch ein juckender Ausschlag mit Röte an Händen und Kniebeugen (LEWIN, S. 635). Auch THIBIERGE. BROERS (S. 527) zitiert eine Beobachtung von ALLILAIRE, wo nach Ricinusgebrauch eine urticaria-artige Eruption auftrat. A. KOROBOW berichtet, daß unter 50 Arbeitern in einer Fabrik bei 21 eine leichte Dermatitis (Röte, Flecke, Bläschen, Pusteln) auftrat, die in 3—10 Tagen wieder weg war. Als Ursache wurde die Schwängerung der Luft mit den flüchtigen Nebenprodukten des ungereinigten „Kastoröls", die bei hoher Temperatur in die Luft übergehen, angesehen. Die, wie es scheint, ziemlich verbreitete Überempfindlichkeit der Schleimhäute gegenüber dem Ricinussamen bzw. seinem Staub in Form von Heufieber und Asthma interessiert den Dermatologen insofern, als der Hauttest bei diesen Überempfindlichen stets positiv ist, und außerdem die Schleimhautsymptome manchmal mit heftigem Hautjucken verbunden sind. Übrigens kann der wiederholte Genuß der „Bohnen" zu anaphylaktischen Erscheinungen, ja sogar zum Tode führen. Die Sensibilisierung kann auch auf dem Luftwege vor sich gehen (RATNER).

## Rosa L.

(Rose. Classis LXI Rosiflorae, Ordo 274 Rosaceae ENDL.)

Beim Schneiden von mit Kalksalpeter gedüngten Rosen traten heftige eitrige Entzündungen an den Händen der Arbeiter auf, die NIEDZIELLA auf die Düngung zurückführte, Gnau aber auf giftige Spritzstoffe oder Bakterien. Auch Schimmelpilze, speziell Oidium, werden dafür angeführt.

## Ruta graveolens L. (Abb. 23.)

### (Raute. Classis LVII Terebinthineae, Ordo 254 Rutaceae Endl.)

Diese zur gleichen Klasse wie die Anacardiaceae (Rhus, Comocladia usw.) gehörige Pflanze wird auch in ihrer Wirkung auf die Haut von Bigelow (bei White [a], S. 126) mit der der Rhusarten verglichen. Die juckende und brennende Dermatitis (erythematös und vesiculös) heilt oft erst nach mehreren Wochen mit Desquamation ab. Besonders sind die Sammler der Pflanzen der Dermatitis ausgesetzt. Bazin beschreibt auch große Blasen bei einem Drogisten. Bei White (S. 126) sind eine Anzahl Autoren und Fälle angeführt. Lewin scheint das ätherische Rautenöl als den Reizstoff anzusehen (S. 616)., Ehrmann bei Mraček I, 662 und Thibierge (a, S. 429). Bei Lehmann wird ein Fall von „Anaphylaxie" durch Soubeirond angeführt, bei dem die zweite Beschäftigung mit Ruta ein viel heftigeres Exanthem hervorrief als die erste, sogar mit Blasenbildung. Die *Drogenfabrik von Caesar und Loretz* (Halle a. S.) berichtet mir auch von Dermatitiden durch Ruta graveolens. Auch Hugo Schulz erwähnt solche *auch nach dem Einnehmen* einer Tinktur aus frischen Blättern (heftiges Hautjucken und erythematöse Ausschläge). Durch Abmähen der blühenden Ruta graveolens entstanden nach Oppenheim besonders am linken Arm und der vorderen Brustwand schwere bullöse Dermatitiden mit eigentümlichen peripheren Pigmentationen. Zwei von den Patienten mähen seit 2 bzw. 4 Jahren dreimal im Jahre, einer ist erst seit 14 Tagen angestellt. Drei weitere Arbeiter sind ebenfalls aber leichter erkrankt. Die Arbeiter glauben, der Umstand, daß die Pflanzen naß waren, blüten, und daß es sehr heiß war, sei schuld an dem Ausschlag. Das Rutaöl und ein Glykosid in der Pflanze sind die Ursache.

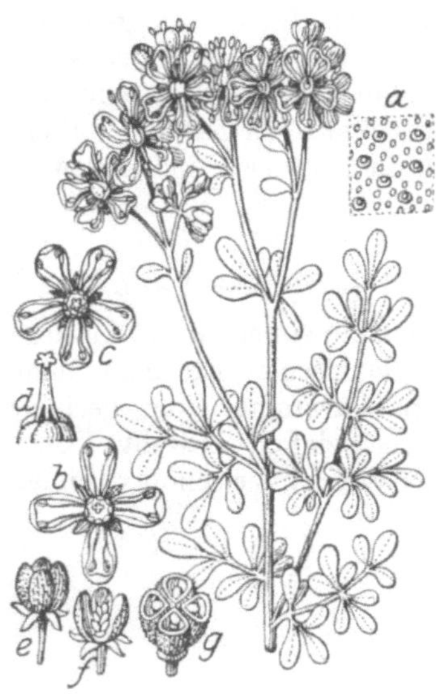

Abb. 23. Ruta graveolens.
a Blattausschnitt mit durchscheinenden Öldrüsen. b 4-, c 5zählige Blute. d Fruchtknoten. e Gelappte Kapsel, in f geöffnet, in g quer durchschnitten. (Aus Garke: Illustrierte Flora von Deutschland, 18. Aufl. Berlin 1898. Fig. 444.)

## Salvia officinalis L.

### (Salbei. Classis XXXV Nuculiferae, Ordo 136 Labiatae Endl.)

Nach Mundspülungen mit Salbeitee Schwellung und Entzündung der Mund- und Lippenschleimhaut. Prüfung mit 2%igem Infus. fol. Salv. ergab Rötung, Schwellung und Juckreiz an den behandelten Stellen. Dasselbe nach Einlegen eines damit getränkten Tampons in ein Nasenloch. Bespülung des Rachens machte unangenehme Sensationen im Rachen und Schluckbeschwerden. Das Tannin in den Blättern war wirkungslos. Die Überempfindlichkeit bestand gegen einen in Petroläther löslichen und bei Wasserdampfdestillation zwischen 65 und 81° C übergehenden Bestandteil des ätherischen Öls (E. Urbach und K. Wiethe).

## Sandelöl.

(Von Santalum album L. Classis XXVIII, Thymelaceae, Ordo 108
Santalaceae ENDL.)

Bei manchen besonders Disponierten entsteht bei innerem Gebrauch eine
Roseola balsamica, häufiger Erythema urticatum evtl. über den ganzen Körper.
Jucken wie Nadelstiche, besonders an der frischen Luft (LEWIN, S. 580). Nach
1—2 Tagen schwindet der Ausschlag unter Schweiß und Schälung. DOERR
führt auch eine anaphylaktoide Holzstaubdermatitis von dem Sandelholz an (I, c).

## Santonin s. unter Zittwerblüten.

## Satinholz.

(= Atlas-, Seiden-, Feroleholz von Ferolia oder Ferreola guianensis und variegata
aus Westindien und Südamerika, Chloroxylon Swietenia aus Ostindien, Xan-
thoxylon cribrosum von Jamaica, Maba guianensis von den Bahamainseln,
Fagara flava aus San Domingo und Portorico. Ferreola und Maba zu Classis
XXXVIII Petalanthae, Ordo 159 Ebenaceae Endl., Chloroxylon zu Classis LII
Hesperides, Ordo 228 Cedrelaceae ENDL., Fagara zu Classis LVII Terebinthineae,
Ordo 52 Zanthoxyleae ENDL.)

An eine Art Sippenreaktion erinnert die systematisch nahe Verwandtschaft
der Ebenaceae mit den Primulaceae, die beide zur selben Klasse gehören, und
die des Chloroxylon Swietenia mit Swietenia Mahagoni, dem Acajouholz, die
beide zur gleichen Ordnung der Cedrelaceae gehören, und endlich Fagara, die
in die gleiche Klasse wie die Anacardiaceae gehört, also eine nahe Verwandte
von Rhus, Comocladia usw. ist.

JONES scheint zuerst bei den Schreinern, die das ostindische Holz besonders
zu Schiffskabinen bearbeiteten, eine fieberlose, erysipelartige, später nässende,
Gesicht, Nacken und Ohren betreffende Dermatitis festgestellt zu haben. Es
erkrankten aber nicht alle an dem Werk beschäftigten Handwerker. Die Idiosynkrasiker bekamen aber bei jeder Wiederaufnahme der Arbeit ein Rezidiv,
das immer schneller und stärker auftrat.

BIDIE beschäftigt sich speziell mit dem Holz von Chloroxylon Swietenia
aus Süd- und Zentralostindien und Ceylon. Die Rinde enthält einen gelben,
in Wasser löslichen Gummi, der nach Fuselöl riecht, das Holz einen gelben
Farbstoff und ein Holzöl. BIDIE hält das ostindische Chloroxylon für harmlos,
die westindische Fagara dagegen für sehr gefährlich. Ihr Stammholz enthält
ein Öl, das wahrscheinlich die Noxe darstellt. Die Bearbeitung dieses Holzes
sollte nach BIDIE verboten werden. WECHSELMANN (b) beschreibt, wie die
Arbeiter nach mehrtägigem Hantieren mit dem Holz Jucken und starke
Schmerzen, eine erysipelartige Rötung und Schwellung der unbedeckten Körperteile bekommen, die bald auch nässen und sich mit honiggelben, dünnen Borken
bedecken. Er vermutet ein Alkaloid als Noxe. Die Sensibilisierung ist so stark,
daß bald ein Stäubchen genügt. Die Erscheinungen gleichen sehr denen der
Anaphylaxie, die aber VOLK (I, c) nicht anerkennt. DOERR bemerkt, daß nach
dem ersten Anfall der Betreffende auch refraktär werden kann. Der wirksame,
alkohollösliche, alkaloidartige Körper ist das *Chloroxylonin* (s. u.). Aus dem
Jahr 1909 liegt noch eine Publikation SIEGHEIMs vor. Gewissermaßen als
Erwiderung auf BIDIEs Beschuldigung des westindischen Satinholzes beschuldigt
umgekehrt CASH das ostindische als das gefährlichere. Der Hauptreizstoff ist
das krystallinische Alkaloid Chloroxylonin ($C_{22}H_{23}O_2N$). Außerdem sind noch
nachgewiesen zwei Harze, ein bestimmtes Öl, ein besonderer Eiweißkörper und
Calciumoxalat. Betreffs der *klinischen Erscheinungen* verweist CASH auf JONES,

Gardiner und Wechselmann. Das Chloroxylonin ist experimentell als die Ursache erwiesen. Kaninchen reagieren nicht auf das Holz und den Holzstaub. Wenn man aber beim Menschen das *Sägemehl* in Musselinbeutelchen auf die Haut aufband, so gab es z. B. bei dem Autor eine heftige Reaktion nach 4 Tagen. Die Empfänglichkeit hielt bei diesem noch nach 3 Jahren an. Das *Alkaloid*, in Salbenform eingerieben, hatte eine Inkubationszeit von 3 Wochen, die Dermatitis dauerte 5 Wochen. Damit war der betreffende Idiosynkrasiker so sensibilisiert, daß später die Reaktion schon nach 4 Stunden anfing. Nach lokaler Applikation des Alkaloids auf die oberen Schleimhäute fing die Nase an stark zu laufen und es trat Husten auf. Der Verfasser machte bei einem anderen Versuche mit Fagara flava, dem westindischen Baum, die außer einigen Papelchen negativ verliefen. Wenn dieser Mensch aber, nachdem er vorher mit ostindischem Chloroxylonin sensibilisiert war, nachher das Harz des westindischen Baumes einrieb, dann gab es nach 36 Stunden eine deutliche Reizung. Es *gibt auch immune Menschen*. Das eine Harz des ostindischen Holzes wirkte ähnlich wie Chloroxylonin, das zweite noch stärker. Das Öl war beim Menschen wirkungslos, aber es wirkte nach vorausgegangener Sensibilisierung mit Chloroxylonin auf einer früher durch letzteres entzündet gewesenen Stelle (s. auch Balban, Graham und nach Sachs noch Franck, Koelsch, Zieler).

### Scilla maritima L.

(Meerzwiebel. Classis XV Coronariae, Ordo 55 Liliaceae Endl.)

Die Blätter dieser Pflanze wurden oder werden auch noch als Volksmittel vielfach zur Heilung auf Hautwunden aufgelegt und rufen gelegentlich eine vesiculöse Dermatitis hervor. Auch bei der Bereitung eines sehr wirksamen Rattengiftes (Herstellung von Fleischkuchen aus zerriebenen Meerzwiebeln und rohem Fleisch) ist diese schon aufgetreten. Die Wurzel wurde frisch in Griechenland als ableitendes und blasenziehendes Mittel gebraucht. Lesser berichtete über eine Scilla-Dermatitis. Erich Hoffmann hat zwei Veröffentlichungen über diese Dermatitis gemacht (a und b) und für das klinische Bild die fast gleichgroßen, stecknadelkopf- bis hanfkorngroßen, ziemlich prallen, wasserhellen Bläschen auf mäßig gerötetem Grunde hervorgehoben, *die sich histologisch durch das Fehlen von Akanthose und Parakeratose, die nekrotisierenden, als Giftwirkung aufzufassenden Erscheinungen an den Retezellen* (homogene Schollen, die kaum noch Kernreste enthalten) *und den reichen Gehalt an eosinophilen Zellen auszeichnen und von Ekzembläschen unterscheiden.* Hoffmann schließt sich L. Lewin in bezug auf die Bedeutung der in „Rhaphiden" liegenden Kalkoxalatkrystallen an, der diese entgegen v. Schroff nicht als die Träger der Reizwirkung auf die Haut, sondern als einfache mechanische Instrumente der Giftübertragung in die Gewebe ansieht. Das Eindringen der Rhaphiden an sich ist ganz belanglos. Nach einigen Versuchen legt Hoffmann dem *frischen Zwiebelsaft*, besonders der rotschaligen Form, *allgemein* eine hautreizende Wirkung bei, den *Blättern aber nur bei Disponierten*. Über das giftige hautreizende Prinzip kam Hoffmann nicht ins Reine, er vermutet einen flüchtigen oder leicht zersetzlichen Stoff, etwa ein ätherisches Öl, also nicht das Glykosid Scillaren, das von Stoll (1921) als die hochwirksame Substanz gegen Hydrops und Herzleiden rein dargestellt wurde. — Die Fabrik vegetabilischer Drogen von *Caesar und Loretz A. G.* in Halle a. S. teilt mir brieflich mit, daß in ihren Betrieben Hauterkrankungen durch frischen Bulbus Scillae vorkamen, die sie auf das Einbohren der Rhaphiden zurückführen. S. auch in der allgemeinen Einleitung die Fälle von polyvalenter Pflanzenüberempfindlichkeit von Biberstein.

Nach Broers (S. 532) wurde von Moritz Mayer ein Todesfall durch Auflegen der Blätter auf eine Wunde bei einem alten Manne mitgeteilt.

## Sedum acre L.

(Mauerpfeffer. Classis XLI Corniculatae, Ordo 170 Crassulaceae Endl.)

Der frisch ausgepreßte Saft führt zu Rötung der Haut, Blasenbildung und Brechdurchfall. Beim Trocknen wird er unwirksamer. Die eigentlich wirksame Substanz ist unbekannt, daneben ein rutinähnlicher Bestandteil (Kobert, S. 517). — Dermatitis durch Sedum spectabile Bor. s. bei Biberstein (I, [b]).

### Sellerie (Abb. 24).

(Apium graveolens L. Classis XL Discanthae, Ordo 163 Umbelliferae Endl.)

Kollege Sternthal (Braunschweig) berichtete mir anfangs September 1925, daß er in B. 5 Fälle von Sellerieschälerinnen und -schneiderinnen mit einer heftigen Dermatitis gesehen hat, ähnlich wie die dort so bekannte Spargel- und Bohnenkrätze. Nach Aussetzen der Beschäftigung rasche Heilung. Starke Rezidive sofort nach Wiederaufnahme der Arbeit. Lehmann führt den Fall einer Frau an, die 4 Tage lang Sellerieknollen bürstete. Legrain und Barthe berichteten von einer sehr heftigen Dermatitis der Hände und Vorderarme bei einem Arbeiter, der Sellerie sammelte. Es handelte sich um ein Erythem mit Ödem und Blasenbildung und um eine Wiederholung der Erkrankung nach der Heilung und Wiederaufnahme der Tätigkeit. Es lag eine Idiosynkrasie vor gegen

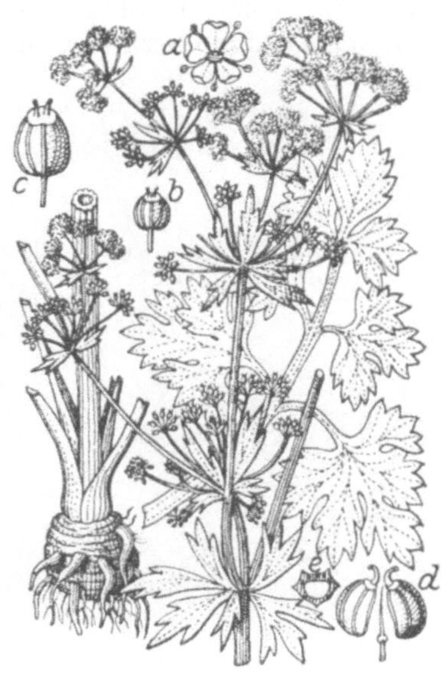

Abb. 24. Apium graveolens.
a Blüte. b Fruchtknoten. c Unreife, d reife Frucht. e Teilfrüchtchen im Querschnitt. (Aus Garke: Illustrierte Flora von Deutschland, 18. Aufl. 1898, Fig. 891.)

das flüchtige aromatische Öl der Sellerie und eine deutliche Sensibilisierung durch die Erkrankung. — Werner Jadassohn (und Margarethe Zaruski) hielt auf dem Deutschen Dermatologenkongreß in Dresden einen Vortrag über eine von innen entstandene Selleriedermatitis. Das Apiol war nicht die urticariogene Substanz. Es handelte sich um eine Idiosynkrasie gegen einen *dialysabeln* Stoff, nicht um eine gegen einen Eiweißkörper. Sie ist nach der Methode von Prausnitz und Küstner auf Gesunde übertragbar. Bei Mischung von Antigen und Antikörper treten diese in Reaktion, wobei der letztere seine sensibilisierende Eigenschaft verliert, das Antigen seine urticariogene Eigenschaft aber behält.

## Semecarpus anacardium L.

(Aus dem tropischen Amerika bzw. den Karolinen und aus Ostsumatra. Auch S. venenosa Viks., heterophylla Bl. Zu den Anacardiaceen [s. d.] gehörig.)

Die Früchte, Fabae anacardii, Anacardiumbohnen oder Elefantenläuse wirken vermittelst des Cardols wie die von Anacardium officinale L. (s. d.).

## Senfpflaster, Senföl.

(Der „schwarze Senfsamen", Semen Sinapis stammt von Brassica nigra Koch
= Sinapis nigra L. (Abb. 25). Classis XLIII Rhoeades, Ordo 183 Cruciferae
Endl.)

Die Wirkung des vielgebrauchten Senfteiges oder Senfpflasters beruht auf
einem ätherischen Öl, dem Senföl, das bei Wasserzusatz durch die Einwirkung
des Myrosin, eines in den Samen enthaltenen Ferments, auf das myronsaure
Kali, dieses in saures schwefelsaures Kali, Zucker und Senföl zersetzt (Schwefel-
cyanallyl). *Bei besonderer Empfindlichkeit* entsteht nach *längerem* Liegen eines
Senfteiges feinste Bläschenbildung (H. Schulz), eine erysipelatöse Entzündung,
auch hartnäckige Geschwüre und selbst Gangrän. Im Anschluß daran zuweilen
ein universelles Ekzem oder ein pustulöser
Ausschlag von monate-, ja jahrelanger Dauer
(Lewin, S. 679). Es kommt aber auch vor,
daß monatelang ein Senfpflaster getragen
werden kann, die Hautreizung sehr bald nach
dem Auflegen eintritt, nach dem Abnehmen
des Pflasters aber schon nach 2 Tagen verschwindet, um nach erneutem Auflegen sofort
wieder aufzutreten (Persky). Nach dem rite
gebrauchten Senfteig bleiben zuweilen länger
dauernde oder überhaupt permanente dunkelbraune Pigmentierungen zurück (White [a],
S. 91). White nennt übrigens noch als gleich
wirkende Rubefacientia: *Lepidium sativum L.,*
*Nasturtium Armoracia Fr.* (Meerrettig) und
*Sisymbrium officinale Scop.*, alles Cruciferen
(Thibierge, S. 429).

Kobert führt auch (S. 536) den in Rußland sehr verbreiteten Sareptasenf, Brassica
juncea Hook und Thoms. und den weißen
Senf, Sinapis alba L. an. Außerdem zählt er
(S. 537—538) noch 27 andere Cruciferenarten

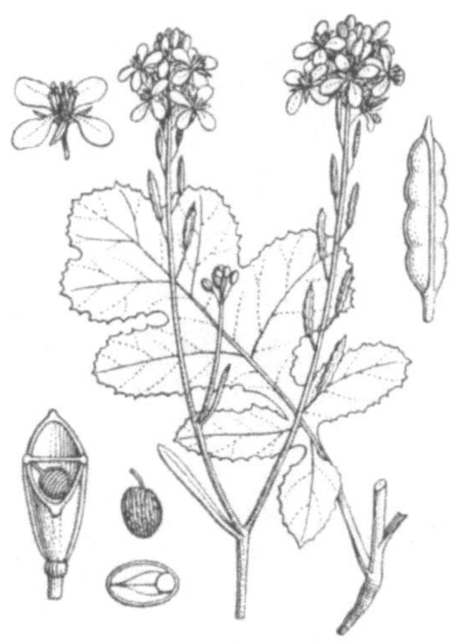

Abb. 25. Sinapis nigra.
(Aus Wagner: Illustrierte deutsche
Flora, herausgegeben von Garke,
2. Aufl., Fig. 95.
Stuttgart: Jul. Hoffmann 1882.)

als Quellen von Senföl an, von denen manche auch noch ein Saponin oder ein
Glykosid enthalten, mit dem das Senföl gebunden sein kann. Lehner und Rajka
(I, [a]) ist es gelungen durch lokale Senföleinreibung (Allylsenföl $C_5H_5NCS$) eine
*allgemeine Sensibilisierung* mit der Intensität nach sich verstärkenden lokalen
und Herdreaktionen zu erzielen. Ferner konnten sie die Senfölüberempfindlichkeit ähnlich der Eiweißanaphylaxie *passiv auf das Meerschweinchen übertragen,*
aber nur auf umgekehrtem Weg, d. h. auf vorherige Antigen- und nachherige
Antikörpergabe. Bei der Patientin war aber wohl schon die Anlage zur Senfölüberempfindlichkeit latent vorhanden (bei der ersten Berührung schon stärkere
Lokalreaktion als bei 8 anderen Versuchspersonen), mußte aber bis zur allgemeinen Sensibilisierung erst durch mehrfache Einreibungen geweckt werden. —
Blumenthal berichtet über einen universellen, masernartigen Ausschlag bei
einem 10 Monate alten Kind nach einem Senfwickel. Daß eine spezifische,
wohl angeborene Überempfindlichkeit vorlag, ergab sich aus dem Erfolg einer
cutanen und intracutanen Einverleibung von Senföl, nach der eine Quaddel
mit einer rasch sich ausbreitenden hyperämischen Zone sich bildete, sowie ein
Aufflackern des universellen Exanthems eintrat. Ein noch frappierenderes
Beispiel außerordentlicher Überempfindlichkeit der Kinderhaut erfahren wir
von Antonio Fucci.

Ein 2¹/₂jähriges Mädchen bekam einen kurzen lauwarmen Senfumschlag um die Brust. Am folgenden Tag Rötung der Haut, einen Tag später Erosionen, dann Nekrosen und schließlich ein das ganze Gebiet einnehmender, dicker, brauner Schorf. Allgemeinbefinden immer schlechter. Am 10. Tag *akute Nephritis,* am folgenden Tag *Exitus* unter Meningitissymptomen.

Wenn auch hier noch andere Ursachen des schweren Verlaufs mitspielen können, so glaubt doch der Verfasser der Senfidiosynkrasie, die die Nekrose und die mit ihr zusammenhängende Nephritis verschuldete, einen wesentlichen Anteil zuschreiben zu können.

Auf Grund von Versuchen fanden KONRICH und MUNTSCH, daß Senföl sogar unverdünnt nur sehr geringe, rasch vorübergehende, hyperämisierende Wirkung auslöst, wenn es unbedeckt bleibt, daß dagegen stärkere Hyperämie, Schwellung und Schmerz hervorgerufen werden, wenn die Applikation unter luftdichtem Abschluß erfolgt und in dieser Form längere Zeit anhält. Dies gilt doch aber wohl nur für Nichtidiosynkrasiker? Die Autoren nehmen an, daß die kräftig hyperämisierende Wirkung der *Senfpackungen* und *Senfpapiere* auf der Kombination einer geringen Reizung durch das Senföl mit einer Hemmung der Ausdünstungsmöglichkeit durch einen luftdichten Abschluß beruht.

Die *Senfpflanze selbst* wird als wahrscheinliche Ursache eines Blasenausschlages bei 2 Kindern, die mit „Blumen" gespielt hatten, von L. SPILLMANN und WEIS beschuldigt. Starkes Schwitzen habe begünstigend gewirkt.

## Sojabohne.

(Soja hispida, Ostasien; in Deutschland als Ölbohne gebaut. Classis LXII
Leguminosae, Ordo 277 Papilionaceae ENDL.)

URBACH berichtet von einem allergischen Ekzem bei einem 35jährigen Mädchen, das als Mischerin in einer Sojabohnenmehlmühle arbeitet. Spezifische Reaktion durch Auflage auf die unverletzte, stärkere durch solche auf scarifizierte Haut. Alle anderen Bohnenmehle, außer dem der Edelsoja, gaben negative Reaktionen. Herausnahme aus dem Betrieb half prompt. Wiedereinstellung rief neue Ekzemschübe hervor. Versuch der Desensibilisierung durch orale spezifische Therapie mittels Soja-Propeptan.

Nach Untersuchungen von REIS enthalten die Sojabohnen einen fluorescierenden Farbstoff, der bei den diese Frucht reichlich genießenden Chinesen die Ursache davon zu sein scheint, daß bei ihnen Röntgenstrahlen oft eine starke Pigmentierung zur Folge haben. So würden die Sojabohnen hier als Sensibilisatoren wirken (URBACH [m, S. 32]).

## Solanum L.

(S. tuberosum L., Kartoffel; S. Dulcamara L., Bittersüß; S. nigrum L., Nachtschatten. Classis XXXVI Tubiflorae, Ordo 148 Solanaceae ENDL.)

Alle drei Arten enthalten eine glukosidische Verbindung, das *Solanin,* oder das aus ihm abspaltbare *Solanidin* als wesentlich wirksames Prinzip. HUGO SCHULZ berichtet, daß v. SCHROFF nach kleinen Gaben gesteigerte Hautempfindlichkeit, Rieselgefühl entlang der Wirkelsäule bei Berührung der Haut, Trockenhaut derselben, Jucken beobachtete. Auch *Hautausschläge* sind nach der Aufnahme von Solanin beobachtet worden. Speziell von S. *Dulcamara,* die außer Solanin noch *Dulcamarin* enthält, berichtet HUGO SCHULZ, daß nach Einnahme einer Tinktur verbreitetes, heftiges Hautjucken mit dem Gefühl von Trockenheit, Hitze und Brennen auftrat. Im weiteren Verlauf traten rote, juckende Flecken, Pustelchen, Bläschen, Urticaria und nässendes Ekzem auf (Kartoffel s. auch unter Früchte usw.).

## Sonnenblume.

(Helianthus annuus L.  Classis XXXI Aggregatae, Ordo 120 Compositae Endl.)

Dreyer (a) sah bei einem Mädchen und anderen Insassen desselben Hauses, die alle Früchte ausgesucht hatten, eine Dermatitis an den Händen und im Gesicht, die nach Aufgabe der Beschäftigung rasch abheilte. S. auch Lehmann (S. 441). Oppenheim führt sie auch als hautreizende Pflanze an. — Nestler (n), der noch alle Teile des Blütenkopfes außer den Früchten anatomisch untersuchte und Versuche an sich selbst und anderen anstellte, hatte nur negative Resultate. Auch mechanische Reizung wie bei Cornus mas und sanguinea mit ihren harzigen Blättern ist ausgeschlossen. Er vermutet, daß Milben der Milbenspinne die Ursache der Hautreizung waren.

## Sorghum Pers.

(Mohrenhirse.  Ostindien und China.  In Deutschland besonders im Süden angebaut. Classis XII Glumaceae, Ordo 42 Gramineae Endl.)

Prosser White zitiert Hoffer, der bei 25 Mitgliedern von 7 Familien eine besondere Form von Dermatitis fand.  Sie hatten die Hirse geschnitten. Es bestanden aber Zweifel, ob nicht ein Parasit die Schuld trug. Urbach und Steiner haben Verdacht auf die verkieselten Spelzen (s. Gerstenstaubdermatitis).

## Spinifex L.

(Australien.  Classis XII  Glumaceae, Ordo 42  Gramineae.)

Whitlock berichtet nach Cleland über Verletzungen an den Händen beim Ausnehmen von Vogelnestern, die aus diesem Gras gebaut sind.  Die runden Blätter, so lang wie Stricknadeln, haben ganz feine Spitzen, die abbrechen und in den sehr schmerzhaft werdenden Wunden stecken bleiben.

## Strychnos nux vomica L.

(Ceylon, Vorder- und Hinterindien, Philippinen.  Semina Strychni.  Classis XXXIV Contortae, Ordo 132 Loganiaceae Endl.) *Strychnin.*

Bei Morrow (S. 151) sind durch den inneren Gebrauch des Alkaloids juckende miliariaartige Exantheme von Dierbach, Piffard und Skinner zitiert, bei Lewin (S. 253) Erythem, bisweilen scharlachartig, und mit Bläschen, auch „Eiterbläschen“, die sich fast universell verbreiteten. Heilung unter Abschuppung. Zweimal Rezidive nach Wiedergebrauch der Strychninpillen. S. auch Thibierge (a).

## Tabak.

(Nicotiana Tabacum L.  Classis XXXVI Tubiflorae, Ordo 148 Solanaceae Endl.)

Hoppe (1868) beschreibt eine Tabakhändlerflechte an den Fingern, die hauptsächlich die Stellen betrifft, die beim Abwiegen des Tabaks in Frage kommen. Blaisdell (S. 664) erwähnt Fälle von Idiosynkrasie gegen Tabaksaft bei Zigarrenrollern und Tabakarbeitern, die auch Schadenersatz von den Berufsgenossenschaften in Massachusetts verlangten. Es handelte sich um eine hartnäckige Dermatitis an den Fingern und Hohlhänden. Listengarten beschreibt professionelle Veränderungen an den *Nägeln* von Tabaksarbeitern, die bei den mit Tabakstaub in Berührung kommenden am stärksten sind. Am freien Rand stoßen sich Nagelstücke ab. Zunehmende Verdünnung gegen den freien Rand hin durch Abschleifung. Bei Verlust größerer Nagelstücke treten die Fortsetzung der Arbeit hindernde Beschwerden auf, die nach deren Aussetzen und nach dem

Wiederwachsen der Nägel ziemlich rasch schwinden, um bei der Wiederaufnahme rasch wiederzukehren. LISTENGARTEN schiebt chemischen Einflüssen die Schuld zu.

KARRENBERG sah eine Frau, bei der kurz nach dem Beginn ihrer Beschäftigung in der Tabakverarbeitung urticarielle Schwellung des ganzen Gesichts mit folgender Dermatitis, zum Teil blasiger Art, auch an den Händen auftrat. Tabaksblätter in die Ellbogenbeuge gebunden riefen innerhalb 12 Stunden hochgradige Rötung und Ekzematisation hervor. Intracutanreaktionen mit Autolysaten aus verschiedenen Tabaken, mit denen die Patientin gearbeitet hatte, waren sehr stark positiv. Es handelte sich nicht um eine polyvalent sensibilisierte Patientin. Die Bakterien und Schimmelpilze der fermentierenden Tabakblätter hatten keine Reizwirkung im Gefolge. Bei einem Versuch, die *Frage des Nicotins als Ursache* zu lösen, bei dem eine wäßrige Lösung desselben 1 : 1000000 auf eine leicht angeschabte Hautstelle aufgeträufelt wurde, trat ein schwerer Kollaps auf (Temperatursturz auf 35,8°, Schweißausbruch und Speichelfluß).

Da die Patientin weitere Versuche ablehnte, blieb *die Frage der Reizstoffe ungelöst*. In Betracht kämen evtl. stickstofffreie Körper aus dem ätherischen Öl der Drüsenhaare oder stickstoffhaltige Alkaloide, flüchtige Säuren, die sich durch die Fermentation sehr vermehren, ferner Butter- und Bernsteinsäure. Die ursprünglichen Herde, die Hände, klangen der Intensität des Hautausschlags nach bei den jeweils folgenden Ausbrüchen immer mehr ab, während die neu auftretenden, entfernteren Herde intensiver erkrankten (Gesicht, Hals) und immer kürzere Inkubationszeit hatten. Möglicherweise liegt an den Primärherden schon eine Desensibilisierung vor. Durch wiederholte Zufuhr von Antigen werden die allergischen Zellen zu anergischen. Ähnlich wie bei BLOCHs und STEINER-WOURLISCHs Primelversuchen ergab sich, daß in den Tabaksblättern das Antigen in hochkonzentriertem Zustand vorhanden ist. *Spontane Empfindlichkeit* der Haut, sowie *Sensibilisierbarkeit gegen Tabak* ist *äußerst selten*. Der Fall KARRENBERGs ist wohl der erste genauer klinisch beobachtete und experimentell untersuchte Fall einer Tabakdermatitis. Aber HUGO SCHULZ spricht schon (S. 154) von einem fleckigen und pustulösen Exanthem sowie lebhaftem Juckgefühl nach längerer Zeit hindurch fortgesetzter Aufnahme der aus den getrockneten, nicht fermentierten Blättern von Havannatabak hergestellten Tinktur (HAHNEMANNsche Schule).

Auch von STAUFFER wird ein Fall von Tabakekzem berichtet, bei einer von Jugend auf in einer Tabakfabrik beschäftigten Frau. Regelmäßiges Wiederauftreten bei Wiederaufnahme der Arbeit nach vorheriger Abheilung. Keine Desensibilisierung mit Tabakinfus.

Die Frage, ob bei den Tabakschädigungen der Haut das Nicotin allein oder andere Bestandteile des Tabaks allein oder mit diesem zusammen ursächlich in Frage kommen, konnte wie von KARRENBERG auch von LICKINT nicht gelöst werden. So drückt er sich z. B. gleich bei der Beeinflussung der wichtigsten einzelnen Organe der Haut und der Haut als Ganzem in ihrer normalen und pathologischen Physiologie so aus, daß sie durch „Nicotin bzw. Tabak und Tabakrauch" geschehen kann. Ich übergehe hier, was LICKINT aus der Literatur in seiner breit angelegten Arbeit über die Einwirkung auf die Funktion der Epidermis, der Schweißdrüsen, der Talgdrüsen, der intracutanen Nerven, der Hautcapillaren, auf die Haare zusammengestellt hat. Es ist meist negativer Natur. Sicher scheint nur die *Steigerung der Schweißsekretion, die Vasokonstriktion der Capillaren,* der *Haarausfall* nach Tabakteereinpinselungen (E. HOFFMANN, SCHREUS und ZURHELLE) und nach subcutanen Injektionen (HOFSTÄTTER). BERNABEI konstatierte diesen auch im Anfang, während später jedoch das Haarwachstum begünstigt wurde, wie auch nach Anwendung der sog. „Tabakpomaden" (CHEVALLIER, DORVAULT). Bei der Besprechung der Funktionen der „Haut als Ganzes" wird deren Rolle als *Resorptions-, Ausscheidungs-* und *Entgiftungsorgan für das Nicotin* geschildert. Die *Resorption* des Nicotins ist sicher gestellt (s. u. Deacon, Foville, Poulsson, dann Karrenberg, weiter Gallavurdin, Martin, Blanchard, Polko, Callas, Hildebrand, Laudahl). Fraglich ist, ob, wie Dixon Mann schreibt, beim Rauchen das Nicotin auch durch die Fingerhaut eindringt. Taenzer und Jadassohn sahen nach Einreibung mit Nicotianaseife Übelkeit und Erbrechen, Jones und Morris eine schwerste Vergiftung nach einer solchen mit Tabakschmergel. Derartige toxische, percutane *Nicotinwirkungen im Tierexperiment* berichten E. Hoffmann, Schreus und Zurhelle, ferner Bergerhoff und Hoffstätter. — Die Frage der Ausscheidung des Nicotins durch die Haut ist noch unentschieden, wenn auch nicht unwahrscheinlich, da es durch den Kreislauf in großen, deutlich nachweisbaren Mengen in die Haut gelangt. Durch einen außerordentlich hohen Gehalt der Haut an *Sulfhydril*gruppen hat sie wahrscheinlich ein entgiftende Wirkung bei der Nicotinvergiftung (*Detoxin* von Jena und Haupt).

Von den *Hautaffektionen durch Tabak und Tabakrauchen* erwähnt Lickint zunächst den ziemlich belanglosen „*Raucherfinger*", die gelbbraune, in schweren Fällen bis schwarze Verfärbung der Fingerspitzen des 1. bis 3. Fingers der Zigarettenraucher. Sie entsteht hauptsächlich durch die ätherischen Brenzöle und teerartigen Verbrennungsprodukte. Vom Halten der Zigarette kann an der Innenseite des 2. und 3. Fingers ein juckendes Ekzem entstehen (Fall von Lickint). Die *Tabakhändlerflechte, das chronische Tabakekzem* ist eingangs schon erwähnt (Hoppe, Blaisdell). — Durch Tabaksaft bzw. -teer können atypische Epithelwucherungen hervorgerufen werden. Echte Carcinome konnten aber noch niemals erzeugt werden (s. Cheatle, Bloch, Ploeger, Dittel, bei letzteren beiden auf einer Verbrennungsnarbe, Freund und Kaminer, Wacker und Schmineke, E. Hoffmann, Schreus und Zurhelle, Bergerhoff, Helwig). Auch hier blieb es zweifelhaft, ob die Teerbestandteile oder doch das Nicotin die Epithelwucherungen provozierte (Vorlaender, Opitz, Jung).

Über die *auf indirektem Weg pulmonal oder enteral entstehenden Allgemeinerkrankungen der Haut* bei Rauchern und Tabakarbeitern, die entweder als Gefäßreaktionen oder -schädigungen oder allergische Reaktionen oder auch vielleicht als durch Schädigung der Widerstandskraft der Haut gegenüber Infektionen zustande gekommen, aufgefaßt werden müssen, führt Lickint zunächst die allmählich *zunehmende Gelbfärbung der Haut namentlich im Gesicht* an, wie sie Bresler, Sch. v. Waldheim, Erlenmeyer u. a. beschreiben, der „schmutziggelbe Teint" Uhthoffs, das „blaßgelb kachektische Aussehen" Meliers, das nach Merril bei Tabakarbeitern bis ins Bräunliche gehen kann. Hofstätter konnte aus der Physiognomie der Frau häufig die Diagnose „starke Raucherin" stellen. Über die Ursache dieser Veränderung existieren mehrere verschiedene Hypothesen (anhaltende Gefäßspasmen, mangelhaft gewordene Blutversorgung mit degenerativen Veränderungen, Deponierung von Cholesterinen, Störung des Pigmentstoffwechsels durch Einwirkung des Nicotins auf die Nebennieren, Dysfunktion der Schilddrüse). Daß Erythromelalgie, eine „echte vasomotorische Neurose", dem Tabak zuzuschreiden ist, hat Jacoby zuerst angegeben, später Cavazzini, Bracci, Bikeles u. a. Bei den allergischen Reaktionen kommen als Sitz die Endothelien der Hautcapillaren für Erythem (Treymann, Deacon [s. u.]), Urticaria (fraglicher Fall von Näcke, Külz, Hofstätter, Karrenberg [s. o.]) und Oedema Quincke (Steiner, Valobra, Drysdale, Morawitz, Külbs, Lickint) in Betracht. Morawitz schuldigt hierfür nicht das Nicotin an, sondern „die sich bei der Verbrennung von Tabak entwickelnden ketonähnlichen Dämpfe". Nach Bottstein sind bei Rauchern auch manche Formen von Prurigo und Pruritus gesehen worden. Nach Rolleston soll auch der Pruritus ani durch Rauchen entstehen. Tabakabkochungen aber wurden früher gegen Prurigo pudendi empfohlen (French, Altschul, Osborne) ebenso wie neuerdings die TAENZERsche Nicotianaseife (JADASSOHN). Die Ekzeme durch Tabak, die, wenn allergisch, als Angriffspunkt des Giftes die Epidermiszellen hätten, sind fraglich betreffs ihrer Qualifikationen als Überempfindlichkeitsreaktionen.

Die Wirkung des *Tabaks* auf die *Mundschleimhaut* hat wegen der Leukoplakie für den Dermatologen besondere Bedeutung. Dieser Frage ging ROFFO (a) experimentell nach. Bei Kaninchen mißlangen Versuche, durch Aufpinseln von Nicotin oder Totalextrakten von Tabak auf das Zahnfleisch Leukoplakie hervorzurufen. Dagegen bildeten sich weißliche erhabene Flecke durch tägliches Aufblasen von Tabakrauch während 5 Minuten an 25 Tagen mittels eines Wasserstrahles. In 120—150 Tagen entstanden *ausgesprochene, auch histologisch bestätigte leukoplakische Bildungen*. Bei den 10 von 30 Tieren, bei denen jeden 2. Tag $^1/_2$ ccm einer kolloidalen Cholesterinlösung intravenös injiziert wurde, traten die leukoplakischen Veränderungen früher auf und entwickelten sich schneller. GANZONI sah rhagadische Formen von Tabakekzem an den Lippen.

Die *Abwehr von Infektionen* könnte insofern durch Tabak *geschädigt* werden, als durch mangelnde Durchblutung der Haut oder durch toxische Schädigung der Immunkörper die Widerstandskraft herabgesetzt wird. Nach KELLOG und HOLY WRIT wird das Phagocytierungsvermögen der Leukocyten herabgesetzt. Nach HABERLAND soll bei schweren Phlegmonen sehr oft schlagartig eine Besserung durch Rauchverbot eintreten. WEINBRENNER berichtet, daß 8 Fälle von hartnäckiger Acne necrotica erst nach Tabakabstinenz abheilten. Ebenso sah HOFSTÄTTER eine schwere Furunkulose erst dadurch verschwinden. LICKINT ist geneigt auch eine Acne artificialis, eine *Tabakacne,* ähnlich der Teer- oder Petroleumacne anzunehmen, zumal hier stark irritierende Stoffe sowohl chemischer als auch mechanischer Natur (Stachelzellen des Tabaks) in die Follikel geraten können. — Ich habe diese Arbeit eines inneren Mediziners besonders wegen seines eingehenden Literaturstudiums ausführlicher wiedergegeben. Ich unterlasse in meinem Literaturverzeichnis die Kopierung des seinigen, was im Original einzusehen ist.

Einen interessanten Beitrag zur Erfolglosigkeit der Desensibilisierungsversuche gegen Tabaküberempfindlichkeit liefert MONCORPS.

Intracutane Injektionen eines wäßrigen Deckblattextraktes in fallenden Verdünnungen beginnend mit 1 : 1 Million hatten das Ergebnis, daß bei Injektionen einer Verdünnung von 1 : 300 die Haut ganz wie im Beginn der Kur mit einem vesiculösen Ekzem auf einstündiges Auflegen von Deckblättern reagiert. Nach der letzten Injektion trat unter Temperatursteigerung ein universelles, papulöses und an den Stellen, wo 14 Tage vorher das Tabakdeckblatt gelegen hatte, ein lokales vesiculöses Ekzem auf.

Das sieht ja nach einer Art Anaphylaxie aus.

Der Tabakrauch löste in einem Fall, „mit fast mathematischer Sicherheit", wenn der Patient selbst rauchte oder angeraucht wurde, ein QUINCKEsches Ödem aus. Wahrscheinlich trägt nicht das Nicotin, sondern die Verbrennungsprodukte des Tabaks die Schuld. Schwächer wurden in diesem Falle von Allergie die Anfälle auch durch große Mengen Pferdeserum, durch Käse, durch Ketone und Acetyl-Salicylsäure ausgelöst (MORAWITZ).

Wie intensiv der Tabak von der Haut aus wirken kann, geht aus einer Mitteilung von J. DEACON hervor. Zwecks Befreiung vom Militärdienst legten sich italienische Soldaten mehrere Stunden lang in Wasser aufgeweichte Zigarren („Toscani") über Nacht in die Achselhöhlen. Einer hatte am nächsten Morgen 40° C, war soporös, hatte eine gerötete Rachenschleimhaut und diffuses Erythem am Rumpf und den Extremitäten. RITCHIE weist auf eine Veröffentlichung FOVILLES aus 1834 hin, der Nicotinvergiftungen bei Soldaten erwähnt, die ihren Tabak auf dem Kopf unter ihrem schweren, dicht schließenden Tschako aufhoben. Hierher gehören auch die von POULSSON erwähnten Schmuggler, die sich Tabakblätter auf die Haut banden und danach Vergiftungserscheinungen bekamen. Abramowitz fand bei einem Mann mit einem rhagadiformen Ekzem der Fingerspitzen, das er schon 2 Jahre hatte, daß er immer offenen Kautabak in seinen Taschen trug. Das Ekzem heilte nach dieser Entdeckung und nach Entfernung der Ursache rasch unter einer vorher nutzlos gewesenen Lokalbehandlung.

Zu erwähnen bliebe noch, daß es Roffo (b) gelang durch verschiedene Tabakpräparationen bei Kaninchen Reiztumoren zu erzeugen, die er wegen der epithelialen Neubildung mit Hyperplasie, wegen des vegetativen und infiltrativen Wachstums mit Metatypie und diskontinuierlichem Wachstum als Carcinome auspricht. Auch hier wird nicht das Nicotin, sondern es werden die ätherischen Öle, die Pepsidine und die Brenzprodukte in erster Linie verantwortlich gemacht.

Zu der Tabakfrage führt O. Sachs in diesem Handbuch XIV,2, S. 295 und 402 noch an: Rosenfeld zit. nach E. Herrmann, Brezina, Fischer-Sontra, Koelsch u. a., Unbehaun. Naegeli (Bern, b) stellte einen Fall von Nicotinulcus vor.

## Tabernaemontana citrifolia L.
### (Classis XXXIV Contortae, Ordo 133 Apocynaceae Endl.)
Von Pardo-Castello (d) unter den hautreizenden Antillenpflanzen genannt.

## Tanacetum vulgare L.
### (Unser verbreiteter Rainfarn. Classis XXXI Aggregatae, Ordo 120 Compositae Endl.)

Das ätherische, an der Luft sich bald bräunende Öl besteht aus einem Terpen und dem Tanacetylhydrür, einer isomeren Modifikation des Camphers. Abgesehen von den schweren inneren Nebenwirkungen beim Gebrauch zum Abort, soll das Mittel auch einen pustulösen Ausschlag hervorgerufen haben.

## Teakholz.
### (Von Tectona L. fil., drei tropisch asiatische Bäume, Tectona grandis L. f. aus Ostindien. Classis XXXV Nuculiferae, Ordo 137 Verbenaceae Endl.)

Evans beschrieb 1905 6 Fälle von Teakholzstaub-Dermatitis der erysipeloiden Form. Matthes und Schreiber stellten 1914 Hautprüfungen „auf chemischem und biochemischem Wege" (Broers) an. Wiener fand bei seinen Versuchen mit wäßrigem Teakholzextrakt als wichtigste Reizstoffe „freie ungesättigte Harzsäuren"; bei Überempfindlichkeit diente auch der feine Holzstaub als Reizursache.

Gegen die Mitte der zwanziger Jahre hatte Pick von einer ekzematiformen Dermatitis an Händen, Gesicht und Genitale nach Arbeiten mit amerikanischem (!) Teakholz gesprochen. Die Cutanprobe mit aufgelegtem Holzstaub war positiv. H. Hoffmann (a) konnte schon 1926 über 6 neue Fälle aus einem Breslauer Betrieb berichten, der *bestes indisches Teakholz von Tectona grandis* verarbeitet. Stellmacher, Bandsäger und Tischler, die mit dem Holzstaub in Berührung kamen, wurden 5 von einer akuten Dermatitis der Hände, Vorderarme, des Gesichts und der Genitalien, der 6. von einer Urticaria befallen 6—10 Tage nach der ersten Beschäftigung. Bei den 5 ersteren waren die Hauttests positiv. Bei 100 Hautgesunden 27 positive und 35 schwach positive Reaktionen auf Teakholzmehl ohne polyvalente Überempfindlichkeit. Keine deutliche Sensibilisierung von innen mit alkoholischem Teakholzextrakt. Wenger führte noch einen Fall aus einer Breslauer Waggonfabrik an, der 8 Tage nach Beginn der Arbeit anfing. Positive Reizproben mit dem Holz selbst, seinem Staub

und einer Salbe aus letzterem. H. HOFFMANN bemerkte, daß die hautreizende
Wirkung der freien, ungesättigten Harzsäuren des Teakholzes mit dem Alter
des Holzes bzw. des Holzstaubes abnimmt. Seine zahlreichen, nach verschiedenen
Methoden durchgeführten *Desensibilisierungsversuche* sind *alle negativ* verlaufen
(s. u.). HOFFMANN bespricht auch die *verschiedenen Sorten Teakholz* aus Vorder-
und Hinterindien, von einigen malaiischen Inseln, von Java, Sumatra und die
fälschlich als Teakholz bezeichneten afrikanischen, australischen, brasilianischen
Hölzer, sowie das Moahholz (native Teak). Außerdem stellt er die *altere Literatur*
über die hautreizende Wirkung des Teakholzes zusammen (EVANS 1905, JOHN
1913, WIENER 1921), sowie die chemischen Untersuchungen von MATTHES und
SCHREIBER, die auch den mikroskopischen Bau des Holzes beschreiben. —
REUSCHER teilt aus Hamburg eine eigentümlich lokalisierte Teakholz-Dermatitis mit. Ein Tischler, der das Holz zum ersten Mal bearbeitete, bekam nach
wenigen Stunden heftiges Jucken an den Augenlidern, die stark anschwollen
und sehr entzündet waren. Der Prozeß ging auch auf Stirn und Wangen über.
Die Conjunctiva blieb vollständig frei. Nach einigen Tagen völliger Rückgang
der Erscheinungen. Da später der Patient wieder ungestraft Teakholz verarbeiten
konnte, und dann funktionelle Hautprüfungen nur eine sehr schwache Reaktion
ergaben, nimmt REUSCHER an, daß durch das Überstehen der ersten Hautentzündung schon eine *Desensibilisierung* eingetreten war. Das wäre natürlich
eine große Ausnahme, da in solchen Fällen sich die Empfindlichkeit jedenfalls
zunächst einmal zu steigern pflegt (s. u.).

Der hiesige Gewerberat, Herr Dr. SIEMONSEN machte mich dankenswerter-
weise aufmerksam auf eine Veröffentlichung der *Reichsarbeitsverwaltung*, die über
Erkrankungen bei der Verarbeitung giftiger Hölzer bemerkt: „Wie in den Vor-
jahren verursachte der *Staub ausländischer Gifthölzer* verschiedentlich Hauterkrankungen, die aber sämtlich leichter Art waren. Bei der Verwendung
von *Teakholz* zum Bau von Straßenbahnwagen erkrankten von 616 Arbeitern,
die mit dem Holz in Berührung gekommen waren, 16 an *Hautausschlägen*.
Die Ausschläge zeigten sich an den Armen und Händen, an Gesicht und Hals
und waren mit starkem Jucken und Anschwellen der befallenen Körperteile
verbunden. Vom Fabrikarzt in engster Verbindung mit der Breslauer Universitätshautklinik vorgenommene Untersuchungen ergaben, daß nur einzelne
besonders veranlagte und empfindliche Arbeiter von den Ausschlägen befallen
werden, und daß diese immer nur an schwitzenden Körperteilen auftraten,
an die der Staub des Teakholzes, das starkreizende Stoffe enthält, herangekommen
war (Breslau)." Das betrifft wohl die gleichen Fälle, die HOFFMANNs Arbeit
zugrunde liegen. ELIZABETH HUNT machte in einem Fall von Teakholzderma-
titis Testversuche, die eine kurze Inkubationszeit ergaben. Der Patient bekam
ein Stück frisch gesägtes Rangoonteak für 1 Stunde in die Hand.

Nach 6 Stunden Reizung auf den Handrücken. Am folgenden Tag Erythem auf den
Handrücken und im Gesicht, Ödem der Augenlider. 3 Tage später unter standiger Steigerung eine erythemato-vesiculöse Eruption auf dem Handrücken, dem unteren Drittel
der Vorderarme, im Gesicht und Nacken (Herdreaktionen auf die früheren Attacken? Ref.).

Die Testmethode sollte in allen strittigen Fällen mit Schadenersatzansprüchen
gemacht werden.

Im Gegensatz zu den früher von anderer Seite unternommenen und negativ
verlaufenen Desensibilisierungsversuchen konnte VONKENNEL in einem Fall von
Teakholz-Dermatitis, der lokal stark reagierte, während der *Desensibilisierung*
ein fast vollständiges Abklingen der klinischen Symptome und des Juckreizes
feststellen. Die durch das Auflegen der Extrakte besonders sensibilisierten
Stellen wurden aber viel langsamer desensibilisiert, indem am 2. Tag nach jeder
Injektion immer noch ein fixes Erythem auftrat. BLOCHs Vermutung wurde

bestätigt, daß hauptsächlich die *Konzentration der Extrakte* dafür bestimmend ist, ob die Reaktion *erythematös oder ekzematös* verläuft. Da die Allergie erst nach längerem Kontakt auftritt, ist die Teakholz-Dermatitis als eine *Berufskrankheit* aufzufassen. Die *spezifische Desensibilisierung ist für sie von größter Bedeutung*.

## Teer.

Ich bin mir wohl bewußt, daß auch der Teer, gleichgültig ob er aus frischem Buchen-, Birken-, Wacholderholz oder aus Steinkohle gewonnen wird, genau genommen in diese Besprechung hineingehört und mit ihm alle Teerderivate und Teerprodukte auch, wie Ruß, Mineralöle, Pech, Paraffin, Anthracenöl, Carbolineum und die gesamten aromatischen Verbindungen als Teerabkömmlinge, besonders auch die höher siedenden Teerdestillate.

Das unverhältnismäßige Überwiegen der durch diese Stoffe an ihrer Haut Gefährdeten unter den in ungezählten *technischen Betrieben* tätigen Arbeitern über die durch die *therapeutische* Anwendung von Teer und seinen Derivaten gefährdeten Hautkranken und Hautempfindlichen veranlaßte mich aber aus räumlichen Gründen und aus der Erwägung heraus, daß eine vollständige Erschöpfung dieses Gegenstandes einschließlich des Teerkrebses eher in das spezielle Gebiet der gewerblichen Hautkrankheiten gehört, zuungunsten des Reizekzems auf die Besprechung ganz zu verzichten. Dies ganz besonders auch deshalb, weil ja bei der Besprechung der Teerbehandlung des Ekzems den Reizeigenschaften dieses wichtigen Heilstoffes genügend Rechnung getragen werden muß.

## Tephrosia toxicaria Pers. und piscatoria Pers.

(Erstere aus Westindien, letztere aus Indien. Classis LXII Leguminosae, Ordo 277 Papilionaceae Endl.)

Lokal stark reizend und innerlich drastisch. Seit alten Zeiten als Pfeilgift, Fischgift, Abführ- und Hautreizmittel benutzt (Kobert, S. 567).

## Terpentinöl.

(Durch Destillation der Terpentine verschiedener Pinusarten gewonnenes ätherisches Öl. Classis XXII Coniferae, Ordo 127 Abietineae Endl.)

Bei *äußerer* Applikation, die von den meisten Menschen ungestraft vertragen wird, kann bei Empfindlicheren Rötung (evtl. scharlachähnliche) entstehen, die aber nach dem Aussetzen schnell schwindet. Blackwood führt ein universelles, scarlatiniformes Erythem an, das mit Schuppung abheilte. Letztere kann nach Angus auch fehlen. Broers sah scabiesähnliche Terpentinausschläge an den Innenseiten der Finger. Vesiculöse, pustulöse und bullöse Eruptionen treten nur bei besonders disponierter Haut, aber auch schon durch die Dämpfe auf. Bei *innerem* Gebrauch wurde außer Erythema (evtl. auch papulatum) noch Urticaria und durch venetianisches Terpentin aus Larix decidua Mill. (Lärche) nach Angus hervorgerufenes scarlatiniformes Exanthem registriert. Der Juckreiz kann den Ausschlag und die Abschälung überdauern. Oleum Pini silvestris, Pumilionis und strobilorum Pini wirkt ebenso. Als Ursache von Gewerbeausschlägen spielt das T. zumal bei Tünchern, Malern, Lackierern und Firnissern eine besondere Rolle (Thibierge [a], S. 249). Besonders instruktiv ist die Schilderung der *Poliererekzeme* durch Fritz Veiel in einem Betrieb, wo der zur Politur verwandte, gebleichte Schellack und Spiritus mit $^1/_2 \, {}^0/_0$ Terpentinöl denaturiert wurde. Besonders Jugendliche, die den ganzen Tag polierten, litten unter dem quälenden Ausschlag an den Händen, während die älteren Arbeiter, die nur einen Teil des Tages polierten, nicht Not litten. Das Terpentinöl war absolut rein und frei von Mineral- und Harzölen. Seitdem auf den Rat Veiels zum Denaturieren $5 \, {}^0/_0$ Holzgeist verwendet wurde, blieben neue Ekzeme aus; die noch bestehenden heilten spontan in kurzer Zeit ab. Der eindringlichen Empfehlung der terpentinhaltigen Terpestrolsalbe (nach Prof. Heinz) für die

Behandlung schlecht heilender, eitriger Wunden durch PLATZ wurde die Bemerkung beigegeben, daß niemals eine Reizung der umgebenden Haut beobachtet wurde. — Attacken rezidivierender Dermatitis besonders im Gesicht, am Nacken und an den Händen traten nach einem Bericht der Mayo-Klinik auf, wenn sich eine 24jährige Pflegerin dem *Geruch frischer Ölfarbe* aussetzte, die bei Vermeidung dieser Reizung dann leicht abheilten. Hauttest mit Terpentinöl in 5 Minuten sehr lebhaft positiv. Akute Verschlimmerung der Dermatitis schon beim Betreten frisch gestrichener Räume. Wie STAUFFER mitteilt, machte bei einer Ekzemprobe eine Terpentinfarbe auf dem früher ekzemfreien Rücken eines Malers eine ziemlich starke Reaktion, während sie im früheren Ekzemgebiet auf dem Handrücken negativ verlief (vgl. unter EICHENHOLZ).

Die *Gewinnung* des Terpentins und ihre *Technik* scheint, wie aus einer neueren Veröffentlichung MC CORDS hervorgeht, sehr wesentlich für seine hautreizenden Wirkungen zu sein. Das *beste Terpentin* wird durch *Anzapfung der lebenden Fichten* gewonnen und heißt „Harzölgeist des Terpentin (gum spirits of turpentine)". Es reizt am wenigsten die Haut. Das Dampfdestillat desselben, das Destillat aus dem zerkleinerten Holz und das „Holzterpentin", eine Mischung der beiden, sind billiger, reizen aber ungleich mehr die Haut der Arbeiter, das aus zerkleinertem Holz mehr als das Dampfdestillat. Bei dem Destillationsprozeß wird zunächst der rohe Holzessig („crude pyroligneous liquor", „roher brenzlicher Holzliquor") gewonnen, der Essigsäure, Ameisensäure, Methylalkohol, Formaldehyd, Acetaldehyd, Aceton, Acrolein, Methylamin, „Furfuraldehyd", Phenole, Benzine, Pyridine, Isoprene, Methyläthylketone und einige andere Körper enthält, die ja zum Teil als Hautreizmittel bekannt sind und auch in dem Holzessig („pyroligneous acid", „brenzliche Säure"), einer Fraktion des rohen Liquors in verschieden hohem Prozentsatz enthalten sind. Dermatitis durch die Beschäftigung damit ist unvermeidbar. In einem Betrieb von 50 Arbeitern kamen in 12 Jahren jährlich 3 Fälle vor, so lange der durch Anzapfen gewonnene Harzölgeist des Terpentins als Lösungsmittel für Farben benutzt wurde. Jetzt aber bei den neueren Präparaten, besonders dem „Holzterpentin" wurden innerhalb zweier Monate 35 Fälle von Dermatitis gemeldet; diese ist nicht charakteristisch, sondern gleich der durch Naphtha und Benzene erzeugten. Es müßten eben diese reizenden Verunreinigungen von den relativ harmlosen Terpenen getrennt werden. — Auch BIRNBAUM schildert die *verschiedene Wirkung verschiedener Terpentine* an der Hand von 3 Fällen bei Druckereiarbeitern, die dauernd mit Terpentin und Putzpulver arbeiten müssen. Die Reizproben mit dem eigenen Terpentin waren stark positiv, während gereinigtes Terpentin nur eine leichte Reizung machte. Kontrollproben mit beiden Sorten und ähnlich verschiedener Wirkung bei anderen Patienten. In einem 3. Fall, einem Klempner war die Reizprobe stark positiv. Außerdem aber trat ebenso wie bei dem einen Druckereiarbeiter im Anschluß an die Terpentinreizproben ein Aufflackern peripherer, bereits in Abheilung begriffener kranker Hautstellen auf. — MITCHELL sah mehrere Fälle von Empfindlichkeit gegen das bei der Färbung heute gebrauchte künstliche Terpentin; aber diese Patienten waren gegen das wahre Terpentin nicht empfindlich. Stärkere, universelle, stark juckende Hautreizungen mit Bläschen wurden auch nach Bädern mit terpenhaltigen Zusätzen (Kiefernadelextrakten) bei Idiosynkrasikern gesehen. So berichtet z. B. HAROLD BORCHARDT von einem Mann, der nach einem viertelstündigen Bad mit Zusatz von Siccozenbadetabletten die Terpinylacetat enthalten, einen solchen Reizausschlag bekam. Dieser Patient hatte 25 Jahre vorher bei Beseitigung eines Fleckes in der Hose mit Terpentinöl eine starke Hautentzündung an der entsprechenden Stelle bekommen.

PERUTZ unterzieht die Terpentin-Dermatitis einer sehr gründlichen Untersuchung besonders in der Richtung ihrer *allergischen* Eigenschaften. Natürlich leuchtet diese Arbeit auch vielfach in die Frage der Pflasterdermatitiden hinein. Perutz bezeichnet sie direkt als die Berufskrankheit der Maler, Anstreicher, Polierer usw. Er unterscheidet 3 Stadien, das akute, subakute und chronische. Hauptsächlich das erstere ist als allergische Erscheinung der Haut aufzufassen, während die beiden anderen eine Kombination dieser spezifisch bedingten Veränderungen mit ekzematösen Symptomen darstellen. Im chronischen Stadium treten die allergischen Erscheinungen ganz in den Hintergrund. Das veränderte Bild in den 3 Stadien ist die Folge einer langsamen *Selbstdesensibilisierung* bzw. *Angewöhnung* an die Noxe. *Inkubation* 10—20 Tage. Der *Erbfaktor* spielt eine wesentliche Rolle. Die Zurechnung der Terpentin-Dermatitis zu einer *Dermatitis professionalis allergica* basiert unter anderen Momenten auch auf dem Nachweis von Störungen im vagosympathischen Gleichgewicht, die in *enge Beziehungen zur Anaphylaxie* zu bringen sind. Fraglich ist, ob diese a priori gewissermaßen als „allergische Diathese" oder „prädisponierender Faktor" schon vorhanden waren, oder erst die Folgen der cutanen Überempfindlichkeit sind. In einem Fall gelang die *passive Übertragung der Terpentinüberempfindlichkeit* nach der *Methode von* Prausnitz-Küstner. Eine *Desensibilisierung ist möglich*, wie auch ein Fall von Hajos zeigt, in dem allerdings zunächst nach 10—80%iger Terpentinöldesensibilisierung bei Wiederaufnahme der Beschäftigung noch Rezidive auftraten, nach einer weiteren Behandlung sei die Pat. aber freigeblieben. Die Idiosynkrasie bestand hier gegen *Persil*, aber bei der Prüfung ergab sich eine *polyvalente* Idiosynkrasie auch gegen *Arnica* und *Terpentin*. *Therapeutisch* kommt in Frage außer dem *Desensibilisierungsverfahren* die *Blockierung* des *Parasympathicus* mit *Atropin* oder die *Hebung* der *Erregbarkeit des Sympathicus* durch *Adrenalin* und *Ephedrin*. In dem „Nachtrag" weist Perutz darauf hin, daß nach der Prausnitz-Küstnerschen Methode die humoralen, nach der Königstein-Urbachschen und *seiner* Methode die cellulären Reagine bei der biologischen Untersuchung nachgewiesen werden.

### Thapsia garganica.

(Resina Thapsiae, Algier. Classis XL Discanthae, Ordo 163 Umbelliferae Endl.)

Aus der Wurzelrinde gewonnen. Hauptsächlich in Frankreich als Ableitungsmittel, z. B. bei Bronchitis, in Pflasterform in Gebrauch. Es wirkt ähnlich wie Crotonöl, der Ausschlag macht aber den Eindruck größerer Regelmäßigkeit und Einheitlichkeit: erysipeloide Rötung und Schwellung mit rasch sich in Pusteln umwandelnden Bläschen. Durch übertriebene Wirkung entstehen Geschwüre. Das Thapsiaharz enthält einen krystallinischen, auf der Haut blasenziehenden Stoff. Nach Thibierge (a, S. 429), der besonders den springenden Charakter des Thapsiaausschlages hervorhebt und die große Ähnlichkeit mit Erysipel (Lidödem), rühren die heftigsten Reizerscheinungen von einer Verfälschung mit Euphorbiaharz her. Zur künstlichen Erzeugung schwerer Hautaffektionen zwecks Befreiung vom Wehrdienst wurde es in der französischen Armee zeitweise so intensiv benutzt, daß es wahre Epidemien des Thapsiaausschlages gab durch „contagion morale" und „enseignement mutuel". Vgl. auch Touton (d), Lacassagne et Joly und Ehrmann (bei Mraček I, S. 662). Sabouraud stand auf dem Standpunkt, daß diese artifiziellen Dermatiden, ebenso wie die Crotonöl- und Terpentinpusteln, so auch die Thapsiapusteln eigentlich Mikrobenkrankheiten sind, während Frédéric z. B. bei der Crotonöldermatitis (s. d.) auch ganz sterile Pusteln fand. Nach Kobert (S. 510) wird die übrigens auch in Südeuropa heimische Pflanze auch „falscher oder spanischer Turpith" genannt. Martin fand als das blasenziehende Agens ein dem Mezereinsäureanhydrid nicht unähnliches Harz (durch weitere Analysen bestätigt von

Yvon, Blanchet, Beslier und Nielli). Die Arbeiter, die die Droge pulverisieren, erkranken regelmäßig an heftiger Entzündung des Gesichts und der Hände. Ähnlich wirken Thapsia Silptinea, villosa und maxima (Dragendorff).

## Thuja occidentalis L. und orientalis L.
(Lebensbaum. Classis XXII Coniferae, Ordo 76 Cupressineae Endl.).

Erich Hoffmann berichtet über einen Kellner, der die Blätter mit den Fingern zerdrückte und damit in das Gesicht kam. Kurz darauf „eine heftige, ihn sehr peinigende, roseähnliche, von leichtem Fieber begleitete Hautentzündung des Gesichtes und der Hände." Auch Galewsky sah nach brieflicher Mitteilung eine Thujadermatitis.

O. Sachs (a) teilt mit: Ein Schreinermeister erkrankt regelmäßig, wenn er das Holz der Th. occid. verarbeitet, an heftiger Pharyngitis und Bronchitis, mehrere Gesellen an einem beiderseitigen Handekzem. Der Meister im gleichem Raum mit den Gesellen bekam nie Ekzem, die letzteren nie Bronchitis, d. h. beim Meister sind die Zellen der oberen Schleimhäute, bei den Gesellen die der Epidermis der Sitz der Überempfindlichkeit. — Hugo Schulz berichtet über Hauterscheinungen nach innerlichem Gebrauch von Thujatinktur in fortgesetzter Aufnahme kleiner Mengen nach homöopathischen Berichten. „Über die ganze Haut kann sich eine eigentümliche, schmerzhafte Überempfindlichkeit gegen jede Berührung entwickeln, verbunden mit Jucken und Brennen an verschiedenen Körperstellen. Reibt man irgend eine, äußerlich ganz normal erscheinende Hautstelle, so erregt das ein brennendes Schmerzgefühl. Unter lebhaftem Jucken bilden sich glatte rote Flecken, die nach dem Kratzen brennend schmerzen und dann nach einiger Zeit spurlos wieder verschwinden. Weiterhin können sich an der Haut allerlei bläschenförmige und auch nässende Ausschläge entwickeln, die mit brennenden Schmerzen einhergehen. Auch ist Warzenbildung an den Händen und das Auftreten von kondylomähnlichen Wucherungen in der Nähe der Genitalien und des Anus beobachtet worden." Nach Kobert (S. 526) ist das *Thujon* oder *Tanaceton* der Reizstoff. —Th. *orientalis* wird von Lehmann als Reizpflanze der Gärtner angeführt.

## Tomate
(Lycopersicum esculentum Mill. Classis XXXVI Tubiflorae, Ordo 148
Solanaceae Endl.).

In der kurzen Mitteilung über Eucalyptusdermatitiden erwähnt Galewsky (a), daß Hopf bei einem Gärtner einen Fall von Dermatitis „hervorgerufen durch Tomaten" sah. Es ist dabei nicht gesagt, ob durch äußerliche Einwirkung der drüsenhaarigen Pflanze oder durch den Genuß der Früchte. Erich Hoffmann stellte mir die Aufzeichnungen eines Patienten zur Verfügung, der nach wiederholtem Genuß von Tomatensalat, einmal nach etwa 24 Stunden, das andere Mal schon nach etwa $1/_2$ Tag ein Exanthem von der Art des Quinckeschen Ödems bekam, was sich in verschiedenen Schüben über einige Tage hinzog. Die Schwellungen juckten heftig, schwanden an manchen Stellen, um wieder an anderen aufzutreten. Von einer hautreizenden Wirkung dieses beliebten Nahrungsmittels handelt E. S. Lain und R. G. Washburn sowie F. Waugh in der Diskussion hierzu. Lain gibt zunächst an, daß durch die *äußere* Berührung mit der Pflanze der Reizausschlag entstanden war und zwar bei den Gärtnern durch das Brechen der Früchte und das Abranken der überflüssigen Seitentriebe. Er zitiert Bailey, der für fast alle Solaneen ein narkotisches giftiges Alkaloid oder Glykosid, was zum Teil in Hydrocyansäure übergeht, erwähnt. Nach

Pammel enthält die Tomate unter anderen „aktiven Elementen“ *Saponin,* ein giftiges Glykosid, das in wäßriger Lösung Schleimhäute und empfindliche Haut reizt. Lain sah in etwa 12 Fällen Handrücken, Handgelenke, Vorderarme nach wenigen Stunden mit Erythem, miliären Papeln und Bläschen befallen an den Stellen, welche von den Haaren gerieben wurden, speziell von Blättern und Stengeln, besonders wenn sie betaut waren. Versuche ergaben „Immunität“ der meisten Menschen. Washburn sah auch einen Fall durch den Saft der Zweige und Blattstiele. Auch Hannah berichtet von einem Fall mit Überempfindlichkeit gegen Tomatenblätter.

Galewsky sah noch eine schwere Erkrankung durch Pflücken von Tomaten. S. auch bei Blaisdell (S. 666). — Ein 60jähriger schreibt mir, daß er in den letzten Jahren empfindlicher geworden ist gegen Tomaten in größerer Menge. Er bekommt dann Hautjucken, und Schnakenstiche machen viel mehr Beschwerden, verschwinden auch erst nach längerer Zeit als ohne Tomatengenuß. Der zweite Sohn ist außerordentlich empfindlich gegen alles, was mit der Kokosnuß zusammenhängt. Spuren von solchem Backwerk verursachen schon starkes Unbehagen, Jucken, Fiebererscheinungen usw. Als Kind, ehe diese Überempfindlichkeit festgestellt war, gab es „geradezu katastrophale Erscheinungen“. Früher war derselbe Sohn auch empfindlich gegen Hühnereiweiß (Kratzen im Halse, Ausschlag usw.). Dagegen ist noch eine starke Überempfindlichkeit gegen Fischeiweiß vorhanden. Der Vater des Tomatenempfindlichen war zeitlebens empfindlich gegen rohes Obst (s. auch unter Früchte usw.).

### Tradescantia L.

(Brasilien. Classis XIII Enantioblastae, Ordo 48 Commelinaceae Endl.). S. Biberstein (I, [b]).

### Tragia volubilis L.

(Antillen, Euphorbiaceae s. d.)

Nach Pardo-Castello im wesentlichen analog der Platygyne pruriens (s. d.).

### Tribulus terrestris Tournef.

(Centralaustralien. Classis LVII Terebinthineae, Ordo 255 Zygophylleae Endl.)

Die sehr scharf gekrümmten Stacheln der Früchte dringen leicht und tief ins Fleisch ein (Spencer und Gillen, zit. bei Cleland). Vor allem aber ist der Trib. terr. während der Blütezeit für die Weidetiere giftig. Es entsteht eine Hautsensibilisierung gegen die Wirkung des direkten Sonnenlichtes „*Tribulosis*“ (s. Andrews I).

### Trifolium hybridum L.

(Schwedischer oder Bastardklee. Classis LXII Leguminosae, Ordo 277 Papilionaceae Endl.)

Der sogenannte „*Trifoliismus*“ hat in Ostpreußen und Schlesien zu *Vergiftungen der Tiere* geführt, die nach Pilz sich in lokalisierten, pigmentlosen Stellen der Weidetiere (s. Buchweizen), die sich bis zur Hautnekrose steigern können, äußerten (s. auch Andrews, I). — Nach dem deutschen Referat muß es ungewiß bleiben, welche Kleeart den massenhaften Erkrankungen von Bäuerinnen, welche Klee ausjäteten, an Dermatitis, die Promachin beschreibt, zugrunde liegt. Es handelte sich um Röte, Schwellung und Bläschenbildung der Unterschenkel. Sie verlief gutartig und ging unter indifferenter Behandlung in etwa zwei Tagen zurück. Promachin nimmt an, es handele sich um eine toxische Substanz, die in dem vorausgehenden Tau zur Auflösung gekommen sein müsse.

## Tulpen.

(Tulipa TOURN. Classis XV Coronariae, Ordo 55 Liliaceae ENDL.)

Schon ENDLICHER (1841) sagt, daß die Tulpenzwiebeln eine „bittere Schärfe" enthalten, und daß ihre Eigenschaften denen der Scillazwiebeln vergleichbar sind. Neuerdings beschäftigte sich SIBYL OVERTON mit den hautreizenden Eigenschaften der *Narzissen-, Hyazinthen-* und *Tulpenzwiebeln.*

Der „Lily rash" (Lilienausschlag) in Jersey und auf den Scilly-Inseln bei den Arbeitern, die die Blüten, hauptsächlich von *Narzissen,* abschneiden, ist bekannt, auch der vom Hantieren mit den Zwiebeln von *Hyacinthen,* „*Aspho-deloslilien*" (der in England vulgäre Name „Daffodil" bedeutet den auch bei uns sehr verbreiteten Narcissus pseudo-narcissus), *Narzissen* (s. d.) und *Tulpen* herrührende. Man schob ihn auf den scharfen Saft der Blütenstiele oder die Kalkoxalatkrystalle (Rhaphiden) der Knollen.

Bei der Revision zweier großer Betriebe wurde eine Anzahl Packer und Sortierer gefunden, die an einer genau unter den Nägeln lokalisierten Dermatitis litten, welche durch das Platzen der Haut heftige Schmerzen und Arbeitsstörung verursachte. Der Zustand war um so schlimmer, je mehr die Nägel abgenutzt waren, die übrigens mit ihrer Substanz nicht beteiligt waren. Er trat in den gesehenen Fällen schon einige Tage nach dem Beginn der Beschäftigung auf und verschlimmerte sich, bis die Arbeiter Fingerlinge anzogen. Von allen Arbeitern wurden die *Tulpenzwiebeln* als Ursache angegeben. Die mit *Narzissen-* knollen arbeiteten, boten ein ganz anderes Bild. Bei ihnen war die Haut der Endphalange auf der Streckseite abgenutzt und löste sich bei leichtem Schaben und Reiben weiter ab. Ganz ohne Hautveränderungen waren die, die nur *Hyacinthenzwiebeln* aussuchten, bürsteten und packten. Die Erscheinungen lassen sich nicht allein durch Reibung erklären, wogegen schon die einmütige Beschuldigung der Arbeiter gegenüber den *Tulpenzwiebeln* spricht. Während die Hyacinthen- und Narzissenzwiebeln von mehreren Deckschichten umgeben sind, hat die Tulpenzwiebel nur eine einfache, ziemlich derbe Schutzhülle, die beim Hantieren leicht aufspaltet, so die Substanz der Zwiebel freilegt und hervortreten läßt. Da die Chemie derselben noch wenig bekannt ist, kann der eigentlich schädliche Stoff nicht angegeben werden, aber es gelang, experimentell in kurzer Zeit mit dem scharfen Saft einer Tulpenzwiebel eine subunguale Reizung ohne irgendein vorausgegangenes Trauma hervorzurufen. OVERTON verhält sich ablehnend gegen die Annahme, daß *Leptus autumnalis,* die Ernte-milbe, die für das Erythem und die Conjunctivalreizung der Hyacinthenarbeiter von anderer Seite verantwortlich gemacht wurde (internationales Arbeits-bureau), auch hier die ursächliche Rolle spiele. Gelegentlich der mikroskopischen Untersuchung der Hüllen verschiedener Knollen fand die Verf., daß die der „römischen Hyacinthe", die fein und locker ist, rasch eine ganz intensive Reizung der Nackenhaut hervorrief, was von BRIDGE bestätigt wurde. *Sie vergleicht dieselbe mit der Primel- und Rhus-Dermatitis.* Sie faßt das Resultat ihrer Beobachtungen zusammen: *Eine chronische peri- und hyponychiale Dermatitis wird durch das Hantieren mit Tulpenzwiebeln erzeugt und stellt ein neues Beispiel von Gewerbestigma dar, dessen Kenntnis für den Arzt große Bedeutung haben kann. Durch keine andere Beschäftigung wird ein ähnlicher Zustand geschaffen.*

KRANENBURG gibt gelegentlich seiner Mitteilung über den Reizausschlag durch Hyacinthen (s. d.) an, daß beim Sieben von *Darwin-Tulpen* (le Notre) ein *brennender Juckreiz im Gesicht,* nicht an den Händen, die das Sieb fest-hielten, entstand. An der Innenseite der Schuppen und am Fuß unzählige feine, *parallel* gestellte *Härchen,* vorne scharf zugespitzt, mit homogener Spitze; nach der Spitze zu gekrümmt. Diese fliegen beim Schütteln massenhaft herum.

Dieselbe Prophylaxe genügt wie bei den Hyacinthen. Bei einem Gärtner aus W. Richters Klientel, der bisher immer hautgesund war, entwickelte sich, seitdem er in einer Tulpenkultur beschäftigt war, eine *ausgedehnte akute Dermatitis*. *Therapeutisch* wurden 0,1 ccm einer *Tulpenpreßsaftlösung* 1 : 1000 *intracutan* injiziert. Nach 48 Stunden etwa linsengroße, hochrote Quaddel. In den nächsten Tagen deutliche *Besserung* des Hautausschlags. 6 Tage nach der ersten eine zweite Injektion von 0,1 ccm einer $1^0/_{00}$igen Lösung von Tulpenpreßsaft. Ohne lokale Reaktion weitere rasche Besserung des Ausschlags. *Heilung* nach 14 Tagen. Nur noch starke Schuppung.

### Ufer-, Wiesen- und Wasserpflanzen.

In den letzten Jahren sind noch einige z. T. wohl sicher auf Reizpflanzen beruhende Hautaffektionen bekannt geworden, bei denen aber die Reizpflanze oder die Reizpflanzen zunächst noch unbekannt, oder auch die Art der Einwirkung noch unklar blieb.

So schrieb mir im Sommer 1927 Werner Siemens und belegte seine Mitteilungen mit einer ausgezeichneten Photographie (Abb 26), daß im Frühjahr bei München eine *streifenförmige Blasendermatitis* vorkommt, die durch ein „Schilf" oder „Riedgras" entsteht. Dieses soll an der Amper und in der Umgebung von Dachau wachsen (c). E. Hartmann und J. Briel veröffentlichten dann aus der Frankfurter Hautklinik etwa 40 Fälle, die alle angeben, am Tage vorher im Strandbad gewesen zu sein und nach dem Bad sich in eine Uferwiese gelegt zu haben. An den mit dem Gras in Berührung gekommenen Stellen traten *unter starkem Jucken Blasen und Bläschen mit geröteter Randzone sowie verschieden große Erythemflecke auf. Heilung in etwa 8 Tagen mit mäßiger Pigmentierung* unter indifferenter Puderbehandlung. Durch die charakteristische Anordnung dieser Pigmentierungen (büschel-, strichförmig mit besonderer Betonung des Randes) war nach Siemens (d) noch 5 Monate später die Diagnose zu stellen.

Versuche, die Hartmann [und Briel] mit Blättern von Pastinak, Wegerich, „behaartem und unbehaartem" Löwenzahn, die einfach aufgelegt oder zuerst eingerieben und dann aufgebunden wurden, auch mit Pinselungen des Preßsaftes oder mit alkoholischem oder ätherischem Extrakt an etwa 60 Patienten anstellte, hatten wohl gelegentlich eine Rötung im Gefolge, nie aber Jucken, Bläschen oder Blasen. — Es war bisher unmöglich die Ursache dieser „Bade"- Erkrankungen festzustellen. Naegeli hatte in ähnlichen Fällen an ein „tierisches Plankton" gedacht. Ob Benetzung und Sonnenbestrahlung eine Rolle beim Auftreten des Ausschlages spielten, konnte auch noch nicht festgestellt werden.

Philadelphy (a) ist geneigt nach 5 Fällen, die ebenfalls entstanden waren nach dem Liegen mit nacktem Körper im Gras nach einem Bad, die klinisch mit den übrigen Fällen konforme, streifen- und büschelförmige Blasendermatitis auf die *Schafgarbe, Achillea millefolium* (s. o.) zurückzuführen. Die Versuche mit 13 anderen, derselben Stelle entnommenen Pflanzen verliefen negativ. In *einem* Falle von den 5 *gelang aber die Erzeugung der Dermatitis* mit den Blättern und dem alkoholischen Blattextrakt, während der Versuch in einem zweiten Fall mehr oder weniger mißlang. Doch konnte er jetzt (b) noch in einem Fall den Nachweis der Entstehung durch Achillea experimentell erbringen. Ein anderer, in dem die Dermatitis eine Art Pflanzenabdruck bildet, zeigt, daß die Ursache „kein Gras, sondern nur eine andere blütentragende Pflanze". die mit ihrem Stengel, ihren Blättern und Blüten mit der Haut in Berührung kam, gewesen war. Die funktionelle Hautprüfung der 16 Pflanzen dieses neuen Standortes verlief ergebnislos. Philadelphy betont, daß es sich um sonst völlig normale Leute, keine Allergiker handelt, da derselbe Mensch auf derselben Wiese nur einmal plötzlich erkrankt, die anderen Male nicht. Neben der Pflanze müßten auch noch andere Momente für die Entstehung des Ausschlags maßgebend sein (Wetter, Tau, Sonne, Schweiß, pflanzliche Parasiten, Harn und andere tierische Extrakte). Danach scheint die Angelegenheit doch nicht geklärt. In den zwei Fällen könnte auch eine polyvalente Überempfindlichkeit vorgelegen haben, und evtl. auch durch andere Pflanzen, die sich nicht unter den 13 (bzw. 16) befanden, die gleiche Reizwirkung möglich gewesen sein.

Wie oben unter *Achillea millefolium* ausführlich berichtet ist, hat auch GANS sicher nachgewiesen, daß in manchen Fällen die Schafgarbe die Ufer- und Wiesenpflanzendermatitis erzeugen kann. Wenn er dabei meint, ich hätte in diesen Fällen an eine „physikalische Allergie" durch verkieselte Oberhautzellen gedacht, so ist er im Irrtum. Bezüglich der *Schafgarbe* habe ich nur gesagt, daß *ich sie nicht für die einzige Ursache der fraglichen Dermatitis halte*, sondern wie die anderen Autoren besonders an *Gräser und Riedgräser* usw. denke, *bei diesen allerdings die „physikalische Allergie" für möglich halte.* Von den chemischen Bestandteilen der Achillea: einem stickstoffhaltigen bitteren Glykosid, dem Achillein (Akonitsäure) als Kaliumsalz, Gerbstoffen, Harz, Inulin, ätherischen Ölen (darin Cineol und Essigsäure), Nitraten, in den Blüten Propionsäure und den zahlreichen Aschenbestandteilen (nach WEHNER zitiert) hat GANS keinem einen, nach seiner Ansicht besonderen Reizwert zugeschrieben.

G. H. HEYE sah seit 1919 in Rodenkirchen (Oldenburg) in jedem Hochsommer strichförmige, bullöse Dermatitiden besonders an den Händen und Unterarmen. Die Blasen waren erbsen- bis walnußgroß, prall mit klarem Serum gefüllt, scharf abgegrenzt. Sie verursachten einen heftigen, brennenden Schmerz. (3 Geschwister, die an einem Deich

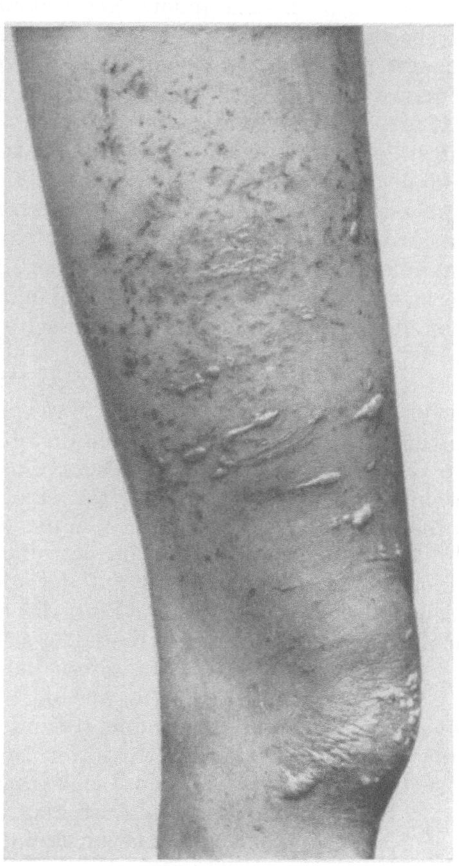

Abb. 26. Streifenformige Blasendermatitis durch Uferpflanzen (?).
(Photographie von WERNER SIEMENS.)

auf behördliche Anordnung „Unkraut", und zwar Pastinaca sativa ausgezogen hatten.) Unter 50 Fällen saß der Ausschlag nur zweimal am Körper bei Kindern, die längere Zeit nach dem Flußbad im abgemähten Gras gelegen hatten. Dasselbe „Unkraut", was die anderen ausgezogen hatten, war reichlich in diesem „Gras", nämlich der Pastinak, Pastinaca sativa. HEYE hält den *Saft* der Pflanze für verantwortlich. Bei NESTLER (s. unter Pastinak) wird ein ebenfalls nach dem Jäten von Pastinak entstandener Ausschlag erwähnt, den HERBERICH (Gemünden) beobachtet hatte. NESTLER selbst äußert gewisse Zweifel (s. o.).

So können wir vorläufig einmal diese beiden ganz verschieden im System stehenden Pflanzen, die Achillea millefolium und die Pastinaca sativa für diese

Ufer- und Wiesenpflanzendermatitis mit verantwortlich machen, vorausgesetzt, daß das so auffallende klinische Bild auch stimmt. Wir dürfen aber nicht die Nachforschungen in der Richtung der *Gräser* und *Riedgräser* aufgeben, deren wesentliche Beteiligung an diesem Hautausschlag immer noch sehr wahrscheinlich ist. Ebenso müssen wir immer noch an etwaige Parasiten auf diesen denken, an Raupen oder Milben, welche letzteren besonders Asta von Mallinckrodt-Haupt stark in Verdacht hat, wenn mir auch die Form der Hauteruption nicht sehr dafür zu sprechen scheint.

Aber auch an eine andere Möglichkeit muß man noch denken, nämlich an die eben schon erwähnte „*physikalische oder mechanische Idiosynkrasie*", wie sie Urbach und Steiner gegen die stark verkieselten Haare der Gerste bei der Gerstenstaubdermatitis beobachtet und beschrieben haben. Nun sind ja die Blätter — besonders aber ihre scharfen Ränder — des Schilfes (Arundo Phragmites), auch anderer Gräser und der Carices durch Kieselsäuregehalt sehr rauh, so daß man sich daran reißen und schneiden kann. Diese Möglichkeit würde dann eine starke Annäherung an Siemens Auffassung bieten und am besten im Einklang stehen mit der schmalstreifigen Anordnung der Blasen. Wie Urbach und Steiner auch hervorheben, liegt ja bei der von Kulp beschriebenen Dermatitis durch *Schachtelhalme* (Zinnkraut, s. d. u.) die gleiche Wahrscheinlichkeit der Entstehung durch verkieselte Oberhautzellen vor, eine Anschauung, die Kulp aber nicht hat.

Inzwischen erschienen noch einige Publikationen über den Gegenstand von Oppenheim und Fessler, von O. Marx und Rock. Alle führen die Erkrankung auf die Gräser zurück, die beiden ersteren und der letztere wahrscheinlich auf die Kieselsäureverbindungen. Oppenheim und Fessler konnten experimentell zweimal mit krystallisiertem Natr. silicicum Rötung und streifenförmig angeordnete Bläschen hervorrufen. Von den 3 zuletzt genannten war der eine Autor Marx selbst von der Affektion betroffen. Bekannte, die gleichzeitig mit ihm badeten und darauf folgend auf der gleichen Wiese ein Sonnenbad nahmen, blieben absolut verschont. Er führt das auf seine in der Jugend starke Neigung zu Ekzemen zurück und glaubt, daß es sich bei diesem Ausschlag immer um Leute mit einer gewissen *Ekzembereitschaft* handelt.

Drei Fälle von H. Förtig aus der Würzburger Hautklinik sind deshalb bemerkenswert, weil 3 zusammen wandernde Handwerksburschen zu gleicher Zeit 4 Tage vor dem Eintritt, in der Tauber bei Rothenburg ein Bad und im Anschluß daran am Ufer ein Licht- und Sonnenbad nahmen, dann nach 24 bis 36 Stunden *alle drei* den Ausschlag bekamen, wie ihn Siemens beschrieb. Daraus geht mit Sicherheit hervor, daß die Reizwirkung der noch unbekannten Pflanze eine ganz verbreitete sein muß. Ferner kann man aus dem Umstand, daß seit dieser Zeit, d. h. Juli 1926 kein weiterer Fall mehr zur Beobachtung kam, obwohl in Würzburg und Umgegend selbst sehr viel im Freien gebadet wird, schließen, daß die supponierte Reizpflanze nicht an allen Ufern oder Wasserrändern vorkommt. Die *Verschiedenheit der Inkubationszeit und der Intensität* tritt auch in diesen Fällen deutlich hervor. Bei geringer Extensität war in einem Fall der Reizausschlag besonders intensiv, so daß inmitten des befallenen Areales eine taubeneigroße Blase aufgeschossen war. Rasche Heilung unter Lotio Zinci mit der üblichen bräunlichen Verfärbung. Förtig zweifelt auch nicht an der phytogenen Natur dieser Dermatitis, denkt aber dabei *nur* an „*Gräser*", wie alle anderen Autoren, auch Rock, dessen Mitteilung Förtig nicht anführt, *außer* Philadelphy, dessen Anschauung über die Schafgarbe als ursächliches Moment ihm auch noch nicht bekannt war.

Siemens (e) setzte im vergangenen Sommer an 4 neuen und den wieder untersuchten früheren Fällen die Nachforschungen nach dem eigentlichen Reizträger der „strichförmigen bullösen Wiesenpflanzendermatitis der Badenden" fort, indem er zunächst die an den Lagerstellen wachsenden Pflanzen feststellte und mit den verdächtigsten versuchte, den Reizausschlag zu provozieren. Es ließ sich aber in SIEMENS Fällen, wie er ursprünglich glaubte, *keine bestimmte Pflanze* für den Ausschlag bei allen Fällen verantwortlich machen. Mehrere der Kranken hatten an genau derselben Stelle im Grase gelegen, ohne daß ein Hautausschlag folgte. Von den Körperteilen, die mit dem Gras in Berührung gestanden hatten, erkrankte manchmal nur ein Teil, während andere exponiert gewesenen Regionen frei blieben. Experimente mit Schafgarbe, Kieselsäure und mechanischen Reizen (Glaswolle, Gerstenstaub), die bisher bei diesem Ausschlag als Ursachen bezeichnet oder vermutet wurden, fielen negativ aus. SIEMENS ist jetzt zu der Ansicht gekommen, daß trotz der auffallenden klinischen Übereinstimmung der Fälle der Ausschlag *„nicht durch eine bestimmte, sondern durch verschiedene Wiesenpflanzen" bedingt* werden kann, und daß diese als entzündungserregendes Agens nur zu wirken vermögen, wenn gleichzeitig gewisse, uns bisher noch unbekannte, obligate Nebenbedingungen (Durchfeuchtung der Haut? Schweiß? Insolation?) gegeben sind. Es liegt hier also keine gewöhnliche Überempfindlichkeit gegen die betreffenden Pflanzen vor, wie man sie bisher immer bei der pathogenetischen Ekzemforschung studiert hat, sondern „eine in eigentümlicher Weise komplizierte, *bedingte Überempfindlichkeit"*. Damit ergibt sich eine Analogie mit der von ZURHELLE aufgestellten kombinierten Ursache der Berlockdermatitis, mit der übrigens auch die starke und frühzeitig auftretende Neigung zur Pigmentierung gemeinsam ist. Diese besonders konfigurierte Pigmentierung die nach vielen Monaten noch die Diagnose stellen läßt, wie SIEMENS (g) hervorhebt, zeichnet sich sowohl an den büschelförmigen wie strichförmigen Herden durch die *starke Betonung des Randes* gegenüber dem nicht hyperpigmentierten Zentrum aus.

In der Wiener dermatologischen Gesellschaft teilt SPITZER mit (d), daß die strichförmigen Eruptionen von Blasen (bis über Hühnereigröße), welche das Charakteristische der „Wiesendermatitis" ausmachen, jetzt zahlreich beobachtet werden. Er glaubt, daß die Ursache für ihr Zustandekommen *neben mechanischen Verletzungen durch gewisse Gräser eine Einwirkung des Saftes bestimmter Pflanzen ist.*

OPPENHEIM (e) berichtet von einem 15 jährigen Mädchen, das vor 4 Tagen badete, in der Sonne lag und eine Viertelstunde durch die Wiesen ging. Nach 24 Stunden Jucken, streifenförmig angeordnete Bläschen und Blasen bis Kleinhaselnußgröße besonders am linken Bein. Zum Teil ebenso angeordnete Papeln spärlicher am Rumpf und den Armen. OPPENHEIM verlangt jetzt wie PHILADELPHY (s. o.) zur Entstehung der Wiesendermatitis eine Exposition gegen Sonne, Wasser, Schweiß und Verletzungen durch scharfkantige Gräser. Dann wird erst die Überempfindlichkeit gegen chemische, vielleicht auch mechanische Einflüsse (URBACH) ausgelöst, wobei die Kieselsäureverbindungen die Hauptrolle spielen. Auch aus der Lemberger dermatologischen Gesellschaft kommen Nachrichten über die „Wiesendermatitis" von KWIATOWSKI. Es handelte sich um einen 10 jährigen Knaben mit urticariellen, streifenförmig angeordneten Efflorescenzen an den unteren Extremitäten.

Anhangsweise teile ich einen Brief mit, der auf die Fälle von NAEGELI (Bern [a]), ein klärendes Licht zu werfen schien. Der Patient selbst, dessen Beobachtungen klar und eindeutig erscheinen, und der bei seiner *Ceratophyllum-Idiosynkrasie* die Kieselsäure-Inkrustierung der Pflanze als sehr mögliche Ursache des Ausschlags ansieht, hat allem Anschein nach das Richtige getroffen. Dann hätte sich das vermutete „tierische Plankton" NAEGELIS in den *Kieselsäureüberzug* der *Wasserpflanzen* aufgelöst, und die Uferpflanzen- oder Riedgrasdermatitis hätte mit einer solchen durch Wasserpflanzen mit kieseligem Überzug eine *einheit-liche, physikalisch-allergische Ursache* (s. aber u.). Der Brief lautet: „Im Anschluß an Ihren interessanten, in Nr. 31 der Umschau erschienenen Artikel möchte ich Ihnen über einen merkwürdigen Fall von Ceratophyllum- (Hornblatt-) Idio-synkrasie, den ich an mir selbst beobachten konnte, berichten. Wenn ich beim Schwimmen in unserem Badeteich mit meinem Körper an eine im Wasser schwimmende Ceratophyllumpflanze stoße oder sie nur leise berühre, bekomme ich kurze Zeit danach ein nesselartiges Jucken, verbunden mit rotem, aus vielen kleinen Pünktchen bestehenden Ausschlag, der nach $^1/_4$ Stunde wieder ver-schwindet. Nur das Hornblatt bewirkt diese Erscheinung, andere Wasser-pflanzen wie Elodea usw. nicht, wie ich durch wiederholte einwandfreie Versuche feststellen konnte. Ich habe die Pflanze an das Institut für Wasserhygiene Dahlem eingesandt, um feststellen zu lassen, ob vielleicht irgendwelche niedrige Lebewesen mit Nesselorganen oder dgl. an den Pflanzen sitzen, oder die letzteren vielleicht Kieselsäurenadeln besitzen, man konnte jedoch nichts außergewöhn-liches daran beobachten. Das Hornblatt ist allerdings, wie schon der Name sagt, eine sehr harte, wohl mit Kieselsäure inkrustierte, starre Pflanze. — Zwei bekannte Herren haben dieselbe Erscheinung des Juckreizes und Ausschlags beim Baden in diesem See sowie im Plötzensee (Berlin) öfter beobachtet. Andere Leute, z. B. meine Kinder, sind dagegen ganz unempfindlich."

Es ist mir nun noch ein Schreiben aus demselben Anlaß zugegangen von Prof. K. Hansen (Heidelberg), der 3 Fälle beobachtete, die den Naegelischen analog waren: Universelle Urticaria mit ekzematösen und bullösen Kompli-kationen. Sie erkrankten nach Baden im Rhein und Main. Ein „auslösendes Allergen" hat Hansen ebensowenig identifizieren können wie Naegeli. Es ist nur natürlich, dabei auch an die obige Ceratophyllum-Dermatitis oder an eine von einer anderen oberflächlich verkieselten Wasserpflanze herrührende Hautaffektion zu denken.

Über die idiosynkrasische Überempfindlichkeit gegen *physikalische* Agentien, wie Licht, Hitze, Kälte und mechanische Traumen gibt es schon ältere Be-obachtungen. Sequeira kannte schon 1911 eine Dermatitis bei Leuten, die Kälte- und Wärmeapparate in „Kieselwolle" (? = Glaswolle) einhüllen, ebenso wie Collis Kieselbaumwolle, Mineralbaumwolle, den Staub von Wollresten als Ursache einer Reizung der Nasen- und Augenschleimhaut sowie der expo-nierten Hautpartien. Urbach und Steiner konnten bei ihren Idiosynkrasikern gegen Gerstenstaub experimentell durch pulverisierte „Glaswolle", die von normaler Haut anstandslos vertragen wird, zweimal wiederholt eine *starke*, mit Bläschenbildung einhergehende, äußerst schmerzhafte Reaktion erzielen. Hierher gehören auch verschiedene englische und amerikanische Publikationen von W. W. Duke, Sir Thomas Lewis und seinen Mitarbeitern, Sir Humphry Rolleston und F. Parkes-Weber. Diese Agentien geben zunächst Anlaß zum Auftreten eines *histaminähnlichen Körpers,* der wie ein fremdes Eiweiß die krankhafte Hautreaktion provoziert. Urbach (c) verteidigt gegen Oppen-heim und Fessler seinen Standpunkt betr. dieser physikalischen Allergie durch verkieselte Oberhautzellen der Ufer- und Wiesenpflanzen gegenüber der chemi-schen Auffassung der beiden Autoren, welche die gelöste Kieselsäure bzw. ihre Salze für die Dermatitis verantwortlich machen. Grade der Umstand, daß es ihnen erst gelang nach einer Scarification in einem Fall mit Kieselsäure eine positive Reaktion zu erzielen, spräche eher für die chemische Natur der Über-empfindlichkeit in den vorliegenden Fällen (Fessler).

Nun hat aber jedenfalls das *Badeexanthem* (Exanthema caniculare) von Naegeli noch ein ganz neues Gesicht gewonnen nach Untersuchungen von Vogel (und früher schon von Cort und Szidat).

Das Exanthema caniculare von NAEGELI, also ein Hautausschlag im Anschluß an Freibäder, beruht nach VOGEL nämlich auf einer Gabelschwanz-Cercarie,
Cercaria ocellata (Larvenzustand einer Bluttrematode, besonders Bilharziella),
die in der Spitzhornschnecke Limnaea stagnalis und im Venensystem von
Wasservögeln, wahrscheinlich Möven, heranreift. Die Larve strebt infolge
einer positiven Phototaxis der Wasseroberfläche zu und heftet sich blitzschnell
an Gegenstände, die sie berührt, also auch *badende Menschen, auf deren Haut
sie eine urticariell-papulöse Dermatitis* hervorruft. Im Gebiete der Holsteinschen
Seen sind diese Badeausschläge nicht selten und *identisch mit den NAEGELIschen.*
VOGEL bestätigte experimentell die neugewonnene Erkenntnis und gibt auch
das histologische Bild um die in den Bohrgängen liegenden Cercarien wieder. —
Schon 1928 hatte CORT die Cercaria elvae MILLER als Ursache einer Bade-
dermatitis in Amerika erkannt. Er hielt aber die Haarfollikel für die Ein-
trittsstellen, was VOGEL nicht bestätigen konnte. TAYLOR und BAYLIS machen
genaue Angaben über die nach MATHESON bei Badenden eine Dermatitis her-
vorrufende Cercarie, die sie für identisch halten mit C. ocellata und vielleicht
auch mit C. elvae. Sie besitzt nicht nur positive Phototaxis, sondern wahrscheinlich auch negative Geotaxis, so daß sie sich an der Wasseroberfläche
ansammelt. Sie bohrt sich in 5 Minuten in die Haut ein, macht Jucken, Prickeln,
Rötung und Papeln. Zunahme der Erscheinungen bis zum 4. Tag. Sie waren
nach 4 Wochen noch sehr deutlich und nach 7 Wochen noch nicht ganz geschwunden.

## Urticaceae.

(Brennesselgewächse. Classis XXV Juliflorae, Ordo 94 Urticaceae ENDL.)

Die bekannte, bei jedem Menschen nach der Berührung unserer Nesseln
(Urtica urens L., dioica L. und pilulifera L.) auftretende Quaddel des Nesselstiches wurde neuerdings von Low experimentell studiert. Low kam zu dem
Schluß, daß dies kein Überempfindlichkeitsphänomen, sondern die Antwort
auf eine chemische Reizung darstellt, was ja der gewöhnliche Verlauf auch
nahelegt. Der Direktor des Staatsinstitutes für angewandte Botanik in Hamburg, Prof. BREDEMANN schreibt mir: „Bei unseren umfangreichen Arbeiten
mit der Züchtung der großen Brennessel (Urtica dioica) als Faserpflanzen haben
wir praktisch mit der durch sie hervorgerufenen Hautreizung viel zu tun. Sie
ist ja allerdings harmlos, aber es scheint doch, als ob verschiedene Menschen
auch hier recht verschieden empfindlich sind, zum Teil dürfte das allerdings
auf die verschiedene Dicke der Haut (Arbeitshände, zarte Hände) zurückzuführen sein. Auch die verschiedenen Nesselvarietäten verhalten sich sehr verschieden, es gibt fraglos stark brennende und so gut wie nicht brennende, worauf
ja in der Literatur schon hingewiesen ist“. Eine sehr detaillierte Beschreibung
der Anatomie der Nesselhaare (Abb. 27) und des Mechanismus des Nesselstiches
besitzen wir von J. DUVAL-JOUVE. Diese ist bei WHITE (a, S. 139) ausführlich
reproduziert, der übrigens die gewöhnlich als das Reizgift betrachtete Ameisensäure, die eben keine Quaddeln mache beim Hineinstechen in die Haut, anzweifelt, wie HABERLANDT entgegen DRAGENDORFF. WHITE führt noch als in
Amerika einheimische stechende Arten an: U. gracilis in Neu-England und Kanada,
U. chamaedryoides, von Kentucky südlich und schließlich *Laportea cannadensis,*
die Waldnessel, in den feuchtesten Wäldern Canadas und der Vereinigten
Staaten, wie auch *Laportea gigas, moroides* und *peltata* GAUD. (CLELAND). An
dieser letzteren hatte sich WHITE beim Botanisieren eine kolossale Schwellung,
die sich sehr rasch an der Hand ausbreitete und zahlreiche Quaddeln trug,
die er genau beschreibt, zugezogen. Als man die „Urtication“ therapeutisch noch
gegen Paralyse, Impotenz, Lethargie usw. anwandte mit starker Entwicklung

eines Erythems und sehr reichlicher Quaddelentwicklung, hatte sich herausgestellt, daß nach der 3. bis 4. Applikation die Haut *aufhört*, auf neues Peitschen mit den Nesselbündeln zu reagieren. Daß aber auch eine *außergewöhnliche Empfindlichkeit* gegen Nesseln vorkommt, beweist ein Fall Kanngiessers: Ein Handelsgärtner hatte seit dem 10. Lebensjahre Urticariaeruptionen unbekannter Ursache. Nach der geringsten Berührung mit Nesseln hatte er tagelang dauernde, sehr schmerzhafte Anschwellungen. Dabei war er gegen Primeln unempfindlich. Jakowlewa führt den Tod eines 6jährigen, plötzlich verstorbenen, stark unterernährten, ausgemergelten, blutarmen Kindes auf eine barbarische

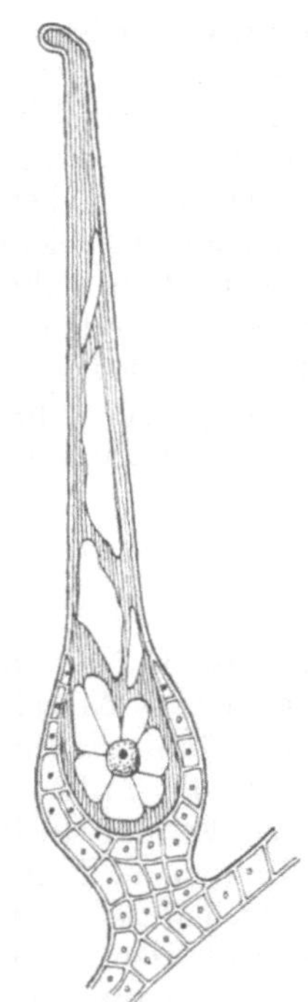

Abb. 27. Brennhaar von Urtica dioica. (Aus E. Rost und E. Gilg: Der Giftsumach, Rhus toxicodendron L., und seine Giftwirkungen, Abb. 6. Berlin: Gebrüder Bornträger 1912.

Züchtigung mit Bündeln von Brennesseln zurück. Pardo-Castello führt von den Antillen noch als giftige Urticaceen an: Fleurya umbellata Wedell, Fleurya aestuans Gaudichard-Beaupré, Urera baccifera Gaudichard-Beaupré und Urera dominguensis Urban. Fleurya umbellata hat an den Blättern silberige, 4—5 kämmerige Haare mit einer körnigen Substanz. Die maculopapulöse Dermatitis juckt sehr. Sie ist gewöhnlich begrenzt auf die exponiert gewesenen Teile bei barfuß Gehenden. Nach Collie sollen die Bläschen an den Fingern, die durch *Laportea gigas* entstanden sind, bis zu 4 Wochen nach der Berührung bestehen bleiben. — Eine äußerst schmerzhafte „Verbrennung" (wie 2. Grades) durch eine Nesselart wird nach einer brieflichen Mitteilung von Dr. H. Hees (aus Wiesbaden) in Guatemala durch „Chichikaste" hervorgerufen. Nach seinen Zeichnungen, Photographien und einer Beschreibung glaubt Geheimrat Möbius (Frankfurt a. M.), daß unter diesem populären Namen Urera Jacquinii Wedell (= U. caracasana Jacq.) zu verstehen ist. — Eine weitere Nesselart aus Guatemala, die unseren Nesseln näher steht, aber als Schlingpflanze wächst, ist Ortiga.

Imschenetzky machte genauere, auch experimentelle Untersuchungen der *Laportea moroides*:

Von dreierlei verschiedenen Härchen enthält nur eine Art, die großen geraden mit umgebogener Spitze, die toxische Substanz, *die gleich toxisch ist für jedermann*. Sie macht, wie wahrscheinlich immer in diesem Fall, kein Jucken, sondern heftiges *Brennen*, das in starken, ausstrahlenden Schmerz übergeht. Dies scheint im Gegensatz zu stehen zu den idiosynkrasisch wirkenden, phytogenen Giften, bei denen der Dermatitis starkes *Jucken* voranzugehen pflegt. Es entsteht zunächst eine Quaddel, die sich rasch vergrößert und in Ödem übergeht. Auch nach überstandener Dermatitis behält die Haut ihre Reaktionsfähigkeit bei, während diese nach dem früher üblichen Peitschen mit unseren Nesseln gegen verschiedene Leiden bald nachließ und aufhörte. Der in die beschädigte Haut eindringende Giftstoff wirkt zuerst auf die Nervenfasern, dann auf die Capillarwände der Haut. Er scheint aber nicht nur auf die Haut einzuwirken, wofür die längs der Nerven auftretenden Schmerzen sprechen.

Die Zweifel, die Haberlandt bereits 1886 an der Ameisensäure als Nesselgift geäußert hatte, wurden vollauf bestätigt durch die neuen Untersuchungen von Flury, deren Resultate er so zusammenfaßt: „Die Haare der Brennesseln enthalten im alkalisch reagierenden Protoplasma einen sauren Zellsaft, der neben geringen Mengen von Ameisensäure und anderen flüchtigen Fettsäuren wie Essigsäure, Buttersäure u. dgl. das eigentliche Nesselgift enthält. Die Nesselwirkung wird durch eine *nicht flüchtige, ungesättigte, stickstofffreie* Verbindung von saurer Natur hervorgerufen, die nach ihren Eigenschaften den *Harzsäuren* nahesteht. *Das Brennesselgift ist also weder Ameisensäure noch ein Enzym, noch ein Toxalbumin.* Es schließt sich zwanglos den entzündungserregenden Stoffen der hautreizenden Primeln, des Giftsumachs und verwandter Pflanzen an. Zur Hervorbringung der Nesselwirkung an der menschlichen Haut genügt weniger als $^1/_{10\,000}$ Milligramm des ursprünglichen Zellinhaltes". „Wie es scheint, gehören auch die entzündungserregenden Stoffe der *Loaseen* (Brennwinden, s. d.) zur gleichen chemischen und pharmakologischen Gruppe".

HUGO SCHULZ teilt den Fall einer Frau mit, die zur Steigerung ihrer Milchproduktion eine Abkochung von etwa 50 g frischer Nesselblätter *getrunken* hatte und unter anderen Symptomen Jucken, Brennen, Ameisenkriechen in der Haut, sowie einen vom Gesicht bis zur Nabelgegend reichenden, besonders lange an den Brüsten bestehenbleibenden *Blasenausschlag* mit ödematöser Schwellung der Lippen, Nase und Ohren bekam.

## Vanilla planifolia ANDREWS.

(Östliches Mexiko. Classis XVIII Gynandrae, Ordo 66 Orchideae ENDL.)

Schon 1899 hat BUSSE über die Hauterkrankung durch Vanille — *Vanillisme* — der Dockarbeiter in den europäischen Hafenstädten, z. B. in Marseille berichtet, die mit der Auslese, Reinigung und Wiederverpackung der Früchte beschäftigt sind. Fast alle diese Arbeiter klagen von Anfang an über Jucken besonders im Gesicht und an den Händen. Andere bekommen sehr heftige Allgemeinerscheinungen (Kopfschmerzen, Betäubung, Schwindel, Steifheit, Muskelschmerzen usw.). Auch von den Vanillearbeitern Mexikos und Westindiens wird eine besondere Hautaffektion mitgeteilt. M. MURRAY PESHKIN berichtet, daß bei Apothekern, die mit den *ganzen* Vanilleschoten zu tun haben, *heftig juckende Bläschen* an Händen und Unterarmen auftreten (BUSSE und PESHKIN, zit. bei NESTLER [n]). NESTLER (n) hatte bei seinen Versuchen nur negative Resultate.

THIBIERGE (S. 429) erwähnt eine Idiosynkrasie bei Apothekern, Drogisten und Gärtnern, gegen die Hülsen speziell ARNING und LAYET. Die amerikanische Pharmakopöe (WHITE [a] S. 113 und 114) gibt an, daß die Arbeiter, die mit den „Vanillebohnen" zu tun haben, oft an Jucken der Hände und des Gesichts leiden, daß die Haut mit einem pruriginösen Ausschlag bedeckt ist, anschwillt, sich rötet und abschuppt. Diese Folgen sollen aber von einer Milbe herrühren und von Cardol, das zur Erzielung der erwunschten schwarzbraunen Färbung der Schoten verwendet wird. Dies trifft aber nur für die geringeren Sorten zu. Die besten werden nicht gefärbt und machen nach einem Kenner, Mr. BURNETT, keine Gesundheitsstörungen (auch bei LEHMANN [S. 441]).

PROSSER WHITE führt mehrere Autoren an (BROCK and FAYE, R. F. HILEY), die über Hautreizungen durch Beschäftigung mit Vanille berichten, z. B. bei solchen, die Vanillepulver in Pakete packen. Die Dermatitis wird aber hier *Milben, Schimmelpilzen,* zum Färben benutzter *Catechutinktur* zur Last gelegt. LEGGETT sah einen schweren Fall durch eine alkoholische Haarwaschung, der Vanille zugesetzt war, die auch auf dem Vorderarm des Patienten einen Ausschlag hervorrief. PAWLOWSKY und STEIN schreiben, daß die *Milbe Tyroglyphus* die Ursache des Berufsvanillismus ist. Immer wieder werden aber doch die Ausschläge der Vanillearbeiter *auf die Vanille selbst zurückgeführt,* so von LORTAT-JACOB und SOLENTE, die bei einer in einer Schokoladefabrik ausnahmsweise mit Vanille beschäftigten, graviden Arbeiterin 4 Tage später ein Erythem an allen unbedeckten Körperstellen sahen, ferner Ödem der Nase, der Augenlider und heftiges Jucken. Diese Erscheinungen heilten nach Einstellung der Arbeit in etwa 14 Tagen ab, um bei erneuter Beschäftigung mit Vanille erneut und verstärkt zusammen mit Leukocytose aufzutreten. Hauttests mit Extrakten immer negativ. Die Autoren denken daran, daß es sich nicht um das Vanillin selbst, sondern wahrscheinlich um andere, aber *in der Vanille enthaltene, proteinartige Reizkörper* handle. Einen ähnlichen Fall berichtet Sezary. Lortet-Jacob schreibt die Erytheme dem Kontakt mit Vanillestaub, das Lidödem, den Tränenfluß, die Nasenreizung der Inhalation dieser Substanzen zu. Für diese Art kombinierter Erkrankung schlägt er den Namen „*Dermanaphylatrosen*" vor. Des Cardols als Färbemittel geschieht hier keine Erwähnung.

## Vegetabilische Fette und Öle.

O. Sachs (b, S. 296) gibt an, daß durch berufliche und gewerbliche Beschäftigung mit Olivenöl, Rübsamen-, Palm-, Baumwollsamen-, Erdnuß-, Lein-, Hanf-, Mohnöl, Cocosfett usw. (s. zum Teil oben) Dermatitiden und Ekzeme entstehen, im allgemeinen aber *nicht bei reinen* Fetten und Ölen. Es gehören noch dazu *mechanische* und *chemische* der *Verarbeitung anhaftende Schädlichkeiten*, auch *bakterielle*, sowie eine gewisse *Überempfindlichkeit*. Hautpusteln bei Arbeitern in Ölmühlen besonders beim Schlagen unreiner Rapssaat, Handekzeme in Kunerolfabriken.

## Veilchenwurzel.

(Radix Iridis florentinae L., Irid. german. L. und Irid. pallid. Lmk. Classis XVII Ensatae, Ordo 61 Irideae Endl.)

Gegen den beliebten Puder aus diesen durch das Keton Iron $C_{13}H_{20}O$ wohlriechenden Wurzeln besteht eine weitverbreitete, allergische Überempfindlichkeit, die sich nach Hazen leicht durch Hauttest nachweisen läßt.

**Veratrum album L., nigrum L., viride Ait., parviflorum Michx.,V, Sabadilla Retz.**
(Album und nigrum in Europa, viride und parviflorum in Amerika, Sabadilla auf den Antillen. Germer. Classis XV Coronariae, Ordo 53 Melanthaceae Endl.)

Das krystallinische Alkaloid Veratrin, das nach Binz aus Sabadillsamen gewonnen wird, ist der Träger der Überempfindlichkeitsreaktionen. Alkoholische Lösungen oder Salben machen Wärmegefühl, Prickeln, Brennen, stechende Schmerzen, selten Rötung oder einen fleckigen Ausschlag oder an zarter Haut eine erysipelatöse Entzündung, ersteren manchmal mit petechialem Anstrich. Noch seltener ein varicellenähnliches Exanthem. Auf ödematösen Stellen eingerieben macht Veratrin schnell einen pustulösen Ausschlag mit entzündeter Basis. An dieses „Erysipelas pustulosum", das heftig brennt, kann sich Schorfbildung anschließen, und länger dauernde, nässende, oberflächliche Geschwüre können zurückbleiben. Nach der Injektion von alkoholischer Veratrintinktur gewöhnlich um die Einstichstelle herum eine leichte, zuweilen fleckige Rötung und Anschwellung (Lewin, S. 199). Morrow (S. 179) erwähnt auch beim inneren Gebrauch von Veratr. viride Erythem mit Brennen. Der Sabadillessig als Läusevertilgungsmittel ist wohl nur noch wenig in Gebrauch, aber E. Freund, Triest (b), beschreibt neuerdings noch zahlreiche über den ganzen Körper zerstreute *Hautverätzungen* bei einem wegen Läusen mit Sabadillsalbe behandelten Kinde.

Hugo Schulz schreibt: „Die Haut reagiert auch nach innerer Aufnahme von Veratrum durch verbreitetes Kriebeln und Jucken. Frieselartige, stark juckende Hautausschläge, kleine schmerzhafte Pustelchen treten auf. Wenn man versucht, das Jucken durch Kratzen zu beseitigen, so stellen sich der Urticaria ähnliche Ausschläge an den gekratzten Hautstellen ein."

## Viola tricolor L.

(Ackerstiefmütterchen, ganz Europa. Classis XIV Parietales, Ordo 192 Violarieae ENDL.)

HUGO SCHULZ, der übrigens die hohe Bewertung des Stiefmütterchentees seitens der Volksmedizin als gutes Mittel gegen chronisches Ekzem teilt und mit selbst erlebten Beispielen (S. 116) belegt, führt an, daß der längere Gebrauch einer aus frischem Kraut bereiteten alkoholischen Tinktur bei ganz gesunden Menschen zu „frieselartigem Ausschlag über den ganzen Körper, sogar zum Ausbruch impetiginösen und borkigen Ekzems führen kann, letzteres besonders im Gesicht und an den Ohren". „Gleichzeitig entwickelt sich starker Harndrang mit in der Regel vermehrter Diurese und brennendem Gefühl in der Urethra." — LECLERC beschäftigt sich auch mit dem Heilwert der Stiefmütterchen.

## Vitis vinifera L.

(Weintraube. Classis XL Discanthae, Ordo 165 Ampelideae ENDL.)

SPILLMANN und DE LAVERGNE behandeln die sogenannte *Anaphylaxie gegen Weißwein*, kommen aber dabei zu dem Resultat, daß sie von den sogenannten *Schönungsmitteln* (Hausenblase, Gelatine, Hühnereiweiß, Blutsubstanz in willkürlichen Mengen) herrührt, die beim Rotwein wegfallen und bei Sekt und feinen Weißweinen genau abgestuft werden. Der betreffende Patient reagierte auch mit Urticaria auf Erdbeeren, Eier, gewisse Fischsorten und Schmalz. — *Mit diesen Klärungsmitteln gelang die experimentelle Sensibilisierung von Meerschweinchen.* — WIDAL, ABRAMI und JOLTRAIN (b) machten bei 19 Gichtikern Cutireaktionen mit Wein, die bei 3 so stark positiv ausfielen, wie Pollenimpfungen bei Heufieberkranken, in 13 Fällen nur schwach und in 3 negativ verliefen. Bei den Positiven machte ein Tropfen Wein in die scarifizierte Hautstelle gerieben in 10—20 Minuten eine teigige Quaddel. Gichtfreie reagierten meist negativ. Am stärksten wirkte roter Burgunder, St. Emilion, Château neuf du Pape, Bourqueil und einige Juraweine. Weißweine (einschließlich Burgunder, Champagner, Asti) leichte Rotweine (wie Médoc) und Portwein waren indifferent. In einem Fall von Dermatitis herpetiformis wurden neue Blasen durch Burgunderwein provoziert, der Jod in minimalster Menge enthielt (WERTHER [b]). — Mir ist ein Kollege bekannt, der regelmäßig nach dem Trinken von Sekt eine Urticaria bekam, ausgenommen nach einer Sorte einer rheinischen Firma.

## Weiß- oder Edeltanne.

(Abies alba MILLER. Syn. Pinus Picea L., Abies pectinata DC. Classis XXII Coniferae, Ordo 77 Abietineae ENDL.)

Ein 41jähriger hatte sich, wie SIEMENS (f) berichtet, mit dem *Schneiden von Weißtannen* beschäftigt.

Nach einigen Tagen trat eine *vorwiegend vesiculöse akute Dermatitis* an den Händen und Unterarmen auf, die strichförmig angeordnet war. 3 Wochen später war der Ausschlag in ein squamöses Stadium getreten. Die squamösen Herde an den Armen schwanden allmählich, nachdem sie ein mehr seborrhoisches Aussehen angenommen hatten. Sie näßten auch noch stellenweise und hatten am rechten Arm ein trichophytieartiges Aussehen. Die lineäre Anordnung war, obwohl etwas verwischt, immer noch deutlich erkennbar. Während diese Herde ganz verschwanden, ergriff die Nackendermatitis den ganzen

Kopf und das Gesicht. Hier dauerte sie noch monatelang, therapeutisch schwer beeinflußbar, als typisches, stellenweise nässendes und stellenweise impetiginisiertes seborrhoisches Ekzem.

Der Zusammenhang mit der Beschäftigung bzw. mit der Weißtanne erscheint nicht so absolut zwingend, zumal kein Versuch gemacht worden zu sein scheint, experimentell die Überempfindlichkeit festzustellen.

### Xanthium Strumarium L.

(„Noogoora Burr“, unsere „gemeine Spitzklette“. Classis XXXI Aggregatae,
Ordo 120 Compositae Endl.)

Cleland berichtet auf Grund von Mitteilungen Dr. Hittmanns über mehrere Fälle von nässendem Ekzem oder Dermatitis bei Leuten, die diese großen Pflanzen mit den stacheligen Früchten an überschwemmt gewesenen Flußufern beseitigten. Nach Aussetzen der Beschäftigung heilte der Ausschlag ab, um nach Wiederaufnahme derselben wieder aufzutreten.

### Yohimbin.

(Alkaloid der Rinde von Corynanthe Yohimbe aus Kamerun.)

Briefliche Mitteilung der *I. G. Farbenindustrie A. G.,* vorm. *Fr. Bayer und Co.*: Ein Chemiker bemerkt beim Verarbeiten von Yohimbe und Chinarinde keine Einwirkung auf die Haut. „Hingegen erzeugt das extrahierte Yohimbin, auch schon in Form der ersten unreinen Auszüge starkes Hautjucken am Arm und auf dem Rücken“, wenn er etwas von der Lösung an die Finger bekommen hat. Nach dem Baden verschwindet der Reiz wieder vollkommen.

### Zinnkraut [1].

(Equisetum L., spec. divers. impr. hiemale L. Classis VI Calamariae,
Ordo 25 Equisetaceae Endl.)

Kulp berichtet über einen Ausschlag, der entstanden war nach Reinigung von Zinngeschirr mit einer Flüssigkeit, die durch Übergießen von Zinnkraut, Soda und etwas Tiergalle mit kochendem Wasser gewonnen war. Dabei wurden auch die heißen, ziemlich scharfen Dämpfe eingeatmet.

Zuerst Druck im Hals und trockener Husten, bald darauf Heiserkeit, Schluckbeschwerden und Kopfschmerzen, Hitze und Frost, Leibschmerzen und Harndrang. Schlechter Appetit, Obstipation. 2—3 Tage nach Beginn der Heiserkeit plötzlich *Ausschlag am rechten Unterarm (Quaddeln mit Bläschen),* dann am linken Unterarm und am Hals. Es handelte sich um große, hohe Quaddeln, die kleineren halbkugelig, die größeren plateauartig, die größten im Zentrum gedellt, Umrandung rund oder zackig. Auf einigen prall gespannte Blasen. Farbe hellrot, im eingesunkenen Zentrum bläulich. Die größte Efflorescenz mit herpesähnlichen, prall gespannten, klaren Bläschen besetzt. Im ganzen etwa 12 solche Efflorescenzen bis 5 Markstückgröße, alle bei Berührung schmerzhaft. Dauer etwa 4 Wochen. Noch nach 2 Monaten ziemlich diffuse braunrötliche Verfärbung der Unterarme, einzelne solche Flecke auch an der rechten Halsseite.

Kulp berichtet über die schweren Erscheinungen bei Tieren durch Verfütterung von Heu, das größtenteils aus Schachtelhalmen besteht (Taumelkrankheit bei Pferden, Rindern und Schafen). J. Lohmann sprach als das wirksame Nerven- und Muskelgift das Alkaloid *Equisetin* an. Es wird ein Fall erwähnt, in dem nach Genuß von Tee aus Equisetum limosum Hämoglobinurie auftrat. In der Volksmedizin werden verschiedene Schachtelhalmarten wahrscheinlich wegen

---

[1] Trotzdem es sich hier nicht um eine Phanerogame, sondern um eine Gefäßkryptogame handelt, führe ich den Kulpschen Fall wegen seiner Isoliertheit und seines großen praktischen Interesses mit auf. Ganz besonders aber auch wegen der höchst wahrscheinlichen physikalischen Allergie gegen die verkieselten Oberhautzellen.

ihres Kieselsäuregehaltes als Diuretica gebraucht. Abkochungen von Equiseten wurden auch als Umschläge auf schlecht heilende Wunden, carcinomatöse Geschwüre und Caries aufgelegt. KULP sieht in seinem Fall keinen anaphylaktischen Vorgang, sondern nur eine gewisse Überempfindlichkeit gegen Equisetin, die, da die Patientin sich früher schon ungestraft der gleichen Schädlichkeit ausgesetzt hatte, „erst vor der letzten, die Hautreaktion auslösenden Tätigkeit eingetreten ist." „Für die Pathogenese des Zinnkrautexanthems kommt wohl in erster Linie die Annahme einer direkten und unmittelbaren peripheren Hautläsion in Betracht[1]. Daneben ist an eine nach der Resorption erfolgten Verbreitung des Toxins auf dem Blutwege zu denken", die KULP wegen stärkerer phychischer Symtome, d. h. übermäßige Klagen über ihre Beschwerden vermutet. v. ZUM-BUSCH, unter dessen Ägide die Dissertation geschrieben wurde, hat mir mundlich bestätigt, daß es sich in dem Falle sicher um eine toxische Schachtelhalmdermatitis gehandelt habe.

## Zittwerblüten.

(Flores Cinae von einer nicht genau gekannten Artemisiaart, s. bei „Ragweed", aus dem westl. Orient, Turkestan, auch Algier. In Turkestan Artemisia Cina BERG oder A. maritima L. var. Stechmanniana BESSER. Classis XXXI Aggregatae, Ordo 120 Compositae ENDL.)

*Santonin* ($H_{15}H_{18}O_3$), neben einem widerlich riechenden ätherischen Öl darin enthalten. Schwellung und Ödem der Haut, z. B. des Gesichts und der Lippen (DUCLAUX). Scharlachartiges Exanthem mit Nasenbluten und Fieber. Urticaria bei wiederholter Gabe bei einem Kinde wiederholt auftretend, mit kolossaler Schwellung des Gesichts bis zum Unkenntlichwerden. Mehrfach an Rumpf und Gliedern stecknadelkopfgroße, nicht konfluierende, allmählich einschrumpfende Bläschen, die unter Schuppung heilten (LEWIN, S. 618).


Außer den hier aufgeführten Reizpflanzen sind in dem Verzeichnis BROCQs im Précis-Atlas noch genannt: Ailanthus glandulosa DESF., Alisma plantago L., die Mandel Amygdalus communis L, der Borasch Borago officinalis L., die Kapuzinerkresse Tropaeolum majus L., Delphinium L. spec. div., Rittersporn, Drosera rotundifolia L., der Sonnentau, Eugenia pimenta DC., Gelsemium sempervirens oder nitidum MICHX., Lappa officinalis ALL., Lobelia L. spec. div., Myrcia acris, Phytolacca decandra L., Pilocarpus pinnatifolius, Podophyllum peltatum L., Populus candicans AIT., Verbascum Thapsus L.

Von BROERS, dessen Arbeit „Beruflich erworbene Hautveränderungen durch Stoffe vorwiegend vegetabilischen Ursprungs" nach meinen 3 (a, b, c) hauptsächlichen Veröffentlichungen dem „Ergebnisbericht", den „Nachträgen" hierzu und den „pseudophytogenen und phytogenen Berufs- und Gewerbedermatosen" erschien, und in der besonders dem ersten weitgehend Rechnung getragen wurde, sind noch einige Reizpflanzen genannt, die in meinen Arbeiten fehlen. Es sind dies: Kastanie (fraglich, ob die eßbare Castanea vesca, die oben unter „Hölzer" von HORAND erwähnt ist, oder die Roßkastanie Aesculus Hippocastanum), „Senecio cruentus = Cinerarie" (etwa Cineraria sibirica WALDST. et KIT. ?), Cassia acutifolia DELISLE (Sennesblätter), die auch oben bei BROCQ genannte Mandel, Amygdalus communis L. (Wirkung durch Amygdalin und Blausäure ?) und Hydrangea L.

---

[1] Im Lichte der Einwirkung *verkieselter* Oberhautzellen kommt hier in erster Linie eine „physikalische Allergie" in Betracht wie bei der *Gerstenstaubdermatitis,* der *Reisspelzendermatitis* und der *Wirkung* der *Bambusscheidenhaare.*

Ich unterlasse es die im Anfang der Einleitung erwähnten Pflanzen aus der Liste Leonard F. Webers (Chicago) zu nennen, soweit sie etwa in meiner Arbeit nicht enthalten sind. Bei weitem die meisten sind es. Von den anderen gibt Weber nur die Namen ohne jeden anderen Zusatz, etwa der Reizform oder sonstiger spezieller Eigenschaften. Außerdem entfalten sie ihre etwaige hautreizende Wirkung wohl nur ganz selten.

Ich schließe noch einzelne kurze Notizen an, die sich z. T. auf briefliche Mitteilungen gründen. Bonnamour, A. Chapuy und Thorens berichten von einer ausgedehnten Verbrennung auf der Brust durch ein selbstbereitetes Encensmâle-Pflaster, nachdem es 3 Tage gelegen hatte. Außerdem trat ein pemphigusähnliches Exanthem am ganzen Körper auf und eine positive Cutireaktion. Encens mâle ist ein Gummiharz aus Boswellia Carterii (Classis LVII Terebinthineae, Ordo 248 Burseraceae Endl., die den Anacardiaceen mit Rhus nebengeordnet ist). Das Harz soll in der Volksmedizin zu allen möglichen Zwecken sehr häufig gebraucht werden.

Der Professor der Botanik, H. Schinz (Zürich) hat starken Verdacht, daß die Malvacee (Classis L Columniferae Endl., Ordo 211) Hibiscus urens L. aus Südafrika mit ihrer dichten schwarzen Behaarung hautreizende Eigenschaften habe. Ihre Berührung rufe geradezu schmerzhaftes Brennen hervor. Außerdem berichtet er, daß ein Student sich zweimal bei der Beschäftigung mit der Malvacee Althaea rosea Cav. eine Hautentzündung geholt hat. Schinz weist mich auch auf eine Artikelserie in „The Gardeners Chronicle" XC (1931), 24 X. mit dem Titel „Plants causing skin irritation" hin, die ich noch nicht erhalten konnte [1]. — In der Klinik Prof. Siemens (Leiden) ist eine Überempfindlichkeit gegen Dahlienknollen (Dahlia Cav. Georgina variabilis hort., Classis XXXI Aggregatae, Ordo 120 Compositae Endl.) nicht Blätter und Blüten festgestellt. (Briefliche Mitteilung von Prof. Siemens.)

---

[1] *Während der Korrektur geschehen.* Der Autor Chittenden erkennt dreierlei hauptsächliche pflanzliche Hautreizstoffe an: eine Saure im Zellsaft, ein flüchtiges oder nichtflüchtiges Öl aus den Epidermisdrüsen und nadelspitze Krystalle von Kalkoxalat im Zellsaft. Er hält noch die Ameisensäure für das eigentliche Nesselgift (s. unter Urticaceae). Außer den bei mir genannten Nesseln nennt er noch Wigandia urens, eine Hydrophyllacee. Dann bespricht oder nennt er die Ranunculaceen; Anthemis Cotula, Heralceum lanatum und giganteum, Hopfen, Lactuca virosa, Sinapis alba, einige Sedumarten, Aconitum Napellus, einige Anemonenspezies, Caltha palustris, Clematis Vitalba, Rhus, Ampelopsis Hoggii. An die Reizwirkung von flüchtigen Stoffen bei Rhus glaubt Chittenden nicht. Weiter wendet er sich zur Primel. Er berichtet von Leuten, die durch Hantieren mit Primelsamen (obconica) auch Ausschlag bekommen. Der Wurzelstock von Veratrum nigrum wirkt fast ebenso wie die Primeln. Die Dermatitis der Vanillepacker wird erwähnt, ferner Olearia viscidula (Australien), die Tomate, Solanum Xanti, Euphorbia corollata, resinifera und pilosa ( ?), Feige, Narzisse, Hyacinthe, Agave, Richardia. Am Schluß in einer Supplementliste noch 52 Pflanzen, von denen ich wie von den vorgenannten die meisten wohl angeführt habe: Phebolium argenteum, Dysoxylum Richii und Muelleri, Castanospermum australe, Eucalyptus maculata und Globulus, Anacardium occidentale, Bignonia sp., Citrus vulgaris, Cyclamen europaeum, Cypripedium hirsutum, parviflorum, pubescens und spectabile, Daphne, Drosera rotundifolia, Juniperus Sabina, Lepidium, Mentha, Allium, Capparis, Pseudotsuga Douglasii, Ginkgo biloba, Cassinia aculeata, Pyrethrum Parthenium, Erigeron linifolium, Helenium autumnale, Centipeda orbiculensis und minuta, Erigeron cannadense, Clematis virginiana, Bidens frondosa, Ananas, Erdbeere, Helianthus rigidus, Cryptomeria japonica, Arisaema triphyllum, Alisma Plantago, Arum Dracontium, Symptocarpus foetidus, Phytolacca decandra, Actaea rubra, Anemone quinquefolia, Sanguinaria cannadensis, Euphorbia maculata, humistrata, nutans, commutata, Lobelia inflata, Solidago odora. Als schleimhautreizend: Polygonum hydropiper und Podophyllum peltatum.

## Literatur[1].

### I. Allgemeine Einleitung.

ANDREWS, W. H.: Some recent advances in our knowledge of plant poisoning. Proc. roy. Soc. Med. **19**, Nr 4, sect. comp. med., 28. Okt. 1925, 2—13 (1926). Kürzerer Auszug in Brit. med. J. **1925**, Nr 3384, 847.

BEHREND, G.: (a) Lehrbuch der Hautkrankheiten, 2. Aufl., 1883, S. 306. — BIBERSTEIN, H.: (a) Beiträge zur passiven Übertragung der Überempfindlichkeit gegen chemisch bekannte Stoffe. Z. Immun.forschg 48, 297—368, spez. 356 (1926). (b) Überempfindlichkeit gegen Pflanzen (Sedum, Tradescantia, Campanula, Meerzwiebel, Myrthe, Alpenveilchen, Buntnessel). Zbl. Hautkrkh. **22**, H. 1/2, 19 (1927). (c) Zur Atropinüberempfindlichkeit. 1. Mitt.: Immunbiologisches mit Bemerkungen über die bei der Übertragung der Überempfindlichkeit auftretenden Reaktionsphänomene. Arch. f. Dermat. **154**, H. 3, 555 (1928). — BIRCHER, WILLY: Experimenteller Beitrag zur Frage des Primelekzems. Inaug.-Diss. Zürich 1925; Dermat. Z. **45**, H. 5/6, 271—288 (1925). — BLOCH, BRUNO: (a) Experimentelle Studien über das Wesen der Jodoformidiosynkrasie. Z. exper. Path. **9** (1911). (b) Pathogenese des Ekzems. Arch. f. Dermat. **145**, 34—82 (1924). (c) Haferekzem bei polyvalenter Überempfindlichkeit. Schweiz. med. Wschr. **58**, Nr 14, 367 (1928). Ref. Zbl. Hautkrkh. **28**, H. 1/2, 49 (1928). — BOSHART, K.: Arzneipflanzenbau und Medizin. KNOLLS Mitteilungen für Ärzte. Jan. 1930. — BROCHER, W.: Über Versuche zur kunstlichen Erzeugung von Primelidiosynkrasie. Inaug.-Diss. Zürich 1926.

COCA: Hypersensitiveness: anaphylaxis and allergy. J. of Immun. **5**, 363. Hypersensitiveness. Tices practice of med. New York.

DOERR, R.: (a) Die Idiosynkrasien. Schweiz. med. Wschr. **51**, Nr 41 (1921). (b) Die Idiosynkrasien. Naturwiss. **12**, H. 47 (1924). (c) Allergie und Anaphylaxie. KOLLE-WASSERMANN: Handbuch der pathogenen Mikroorganismen, 2. Aufl., Bd. 2. 1913. (d) Neuere Ergebnisse der Anaphylaxieforschung. Erg. Hyg. **1**, 257 (1914). (e) Die Anaphylaxieforschung im Zeitraume von 1914—1921. Erg. Hyg. **5**, 71 (1922). (f) Über Allergie und allergische Hauterkrankungen. Arch. f. Dermat. **151**, 7—37 (1926). (g) Unterempfindlichkeit und Überempfindlichkeit. Arch. f. Dermat. **150**, H. 3, 509—528 (1926). (h) Allergische Phänomene. Handbuch der normalen und pathologischen Physiologie, Bd. 13, S. 650. Berlin: Julius Springer 1929. — DRAGENDORFF: Über die Beziehungen zwischen den chemischen Bestandteilen und botanischen Eigentümlichkeiten der Pflanzen. Petersburg 1879.

ESSER, P.: Die Giftpflanzen Deutschlands. Braunschweig 1910 (mit schönen Farbentafeln).

FLURY u. ZANGGER: Lehrbuch der Toxikologie. Berlin 1928. — FREI, W., H. BIBERSTEIN u. H. FRÖHLICH: Biologischer Nachweis verwandtschaftlicher Beziehungen im Tierreich auf dem Wege der Hautsensibilisierung. Klin. Wschr. **7**, Nr 2, 71 (1928).

HIRSCH: PENZOLDT u. STINZING: Handbuch der gesamten Therapie, Bd. 3, S. 473 f. 1914. — HIRSZFELDOWA u. PROKOPOWICZ-WIERZBOWSKA: Über das Wesen der Idiosynkrasie bei Kindern. Pedjatr. polska 4, H. 5, 360—363 (1924). Ref. Zbl. Hautkrkh. **19**, H. 5/6, 209 (1926); C. r. Soc. Biol. Paris **91**, No 35, 1295 (1924). *(Ipecacuanha.)*

IWANOFF, N.: Über die Stabilität der chemischen Zusammensetzung der Pflanzen. Biochem. Z. **182**, H. 1/4, 88 (1927). Ref. Med. Welt 1, Nr 17, 607 (1927).

JADASSOHN, J.: (a) Die Toxicodermien. Die deutsche Klinik am Eingang des 20. Jahrhunderts, 1902. S. 121. — JADASSOHN, WERNER u. MARGARETHE ZARUSKI: (a) Idiosynkrasie gegen Sellerie. Arch. f. Dermat. **151**, 93 (1926). (b) Beiträge zum Idiosynkrasieproblem. Klin. Wsch. **1926**, Nr 42, 12 (Sep.-Abdr.). — JARISCH: Die Hautkrankheiten. Wien 1900. *(Sellerie.)*

KESTEN, BEATRICE and ELISABETH LASZLO: Dermatitis due to sensitization to contact substances. Dermatitis venenata, occupational dermatitis. Arch. of Dermat. **23**, 221 (1913). Ref. Zbl. Hautkrkh. **38**, H. 1/2, 76 (1931). — KÖNIGSTEIN u. URBACH: Über passive Übertragung von Überempfindlichkeit. Arch. f. Dermat. 148, 149; Zbl. Hautkrkh. **23**, H. 7/8, 524 (1927). — KRAUSE, G. L. and F. D. WEIDMAN: Ivy poisoning. J. amer. med. Assoc. **84**, Nr 26, 1996—99 (1925). *(Primel, Rhus, Pyrethrum. Sumach.)*

---

[1] Hier finden sich auch Angaben von Arbeiten, die im Text dieses Beitrages nicht ausdrücklich erwähnt oder besprochen sind, die aber in meinen früheren Publikationen zu dem gleichen Thema, speziell zu den allgemeinen Fragen angeführt sind, und von denen ich glaubte, daß sie zur Abrundung des Gesamtbildes manchem Leser willkommen waren. Wenn in den hier zitierten Arbeiten ausfuhrliche Literaturverzeichnisse der ihnen vorausgehenden Zeit vorhanden sind, sind sie meist hier nicht noch einmal reproduziert. — Wenn einzelne Arbeiten zu den verschiedenen Abschnitten herangezogen sind, so sind sie manchmal nur in einem Abschnitt des Literaturverzeichnisses aufgeführt, und es wird dann bei den anderen auf diesen hingewiesen durch Hinzufügung in Parenthese, z. B. (s. II, A, 3), d. h.: s. Spezieller Teil, Sumachdermatitis.

Lang, M. u. O. Dér: Gelungene passive Übertragungsversuche bei Arzneiidiosynkrasien.
Senföl.  Münch. med. Wschr. 1927, Nr 2, 59. — Lehner, E. u. E. Rajka: (a) Gelungener Übertragungsversuch einer experimentell hervorgerufenen Senfölüberempfindlichkeit. Dtsch.
med. Wschr. 51, Nr 20, 825 (1925). (b) Übertragung der Überempfindlichkeit der menschlichen Haut auf das Kaninchenohr. Z. exper. Med. 53, H. 5/6, 855—866 (1927). (c) Arch.
f. Dermat. 146, 268 (1924). — Lewin, L.: Die Nebenwirkungen der Arzneimittel, 3. Aufl.,
S. 5 u. 573. Berlin 1899.

Mayer, Rudolf L.: (a) Zur Atropinüberempfindlichkeit. 2. Mitt.: Besteht ein
Zusammenhang zwischen den pharmakologischen Eigenschaften des Atropins und der
Reizwirkung beim Hautüberempfindlichen? Arch. f. Dermat. 154, H. 3, 574 (1928). (b) Über
Gruppenüberempfindlichkeit. Zbl. Gewerbehyg., N. F. 5, 299—301 (1928). (c) Die Über-
empfindlichkeit gegen Körper von Chinonstruktur (Pellidol-, Ursol- und Entwicklerüber-
empfindlichkeit). Arch. f. Dermat. 156, H. 2, 331 (1928). (d) Hautüberempfindlichkeit
gegen Körper von Chinonstruktur. Klin. Wschr. 7, H. 41, 1958 (1928). — Morrow, Prince
A.: (a) Drug eruptions. New York 1887.

Wolfsmilch.  Nestler, A.: (a) Die hautreizende Wirkung der einheimischen Wolfsmilcharten. Pharmaz. Z.halle Dtschl. 67, Nr 11, 161 (1926).

Oppenheim, M.: Beitrag zur Kenntnis des Berufsekzems. Kopenhagen. Kongr. Zbl.
Hautkrkh. 37, H. 11/12, 659 (1931). — Osborne, s. Wells u. Osborne.

Pardo-Castello: „Dermatitis venenata". A study of the tropical plants producing
dermatitis. Arch. of Dermat. 1923, 81. — Perutz, Alfred: Über Toxikodermien und
Allergodermien. Dermat. Wschr. 91, Nr 51, 1860 (1930). — Pusey: Our changing knowledge
of eczema. Pennsylvania med. J. 32, Nr 3 (1928).

Rosenthaler: Beziehungen zwischen Pflanzenchemie und -systematik. Verh. Verslg
Naturforsch. Stuttgart 1906, 211. Leipzig 1907.

Sumach.  Spain, W. C. and A. Cooke: Studies in specific hypersensitiveness. XXVII. Dermatitis
venenata: Observations upon the use of a modified extract from Toxicodendron radicans L.
J. of Immun. 13, Nr 2, 93—112 (1927). — Steiner: Arch. f. Dermat. 157, 600 (1929). —
Strickler, A.: (a) Treatment of dermatitis venenata by vaccines. J. amer. med. Assoc. 68,
Nr 20, 20 u. 1503 (1917). (Folgende Publik. s. unter Rhus.)

Touton, Karl: (a) Die Hauterkrankungen durch Pflanzen und Pflanzenprodukte. Ein
Ergebnisbericht mit besonderer Berücksichtigung der Idiosynkrasiefrage. Zbl. Hautkrkh. 17,
H. 13/14, 713 (1925). (b) Nachträge zu dem Ergebnisbericht: „Die Hautkrankheiten durch
Pflanzen und Pflanzenprodukte". Zbl. Hautkrkh. 20, H. 15/16, 833—854 (1926). (c) Pseudo-
phytogene und phytogene Berufs- und Gewerbedermatosen. Dermat. Z. 49, H. 6, 385 (1927).
(d) Besonderheiten der Toxicodermia phytogenes. Dermat. Z. 53, 636 (1928). — Tschirch,
A.: Handbuch der Pharmakognosie. Leipzig 1909—1925; besonders Bd. 1, Abt. 2: Pharmakophysiologie und Pharmakochemie.

Urbach, Erich: (a) Zur Pathogenese der cutanen Idiosynkrasie. Arch. f. Dermat.
148, H. 1, 140 (1924). (b) Zur passiven Übertragung der Überempfindlichkeit und zur
Desensibilisierung allergischer Hautkrankheiten. Arch. f. Dermat. 154, H. 3, 550 (1928).

Vaughan, Warren T.: Food allergens I. A genetic classification, with results of group
testing. J. Allergy 1, Nr 5, 385—402 u. 455—456 (1930). Ref. Zbl. Hautkrkh. 36, H. 3/4,
177 (1931). — Volk: Das Überempfindlichkeitsproblem in der Dermatologie. Arch. f.
Dermat. 109 (1911).

Weber, Leonard F.: A list of cutaneous irritants. Arch. of Dermat. 21, 761 (1930). —
Wells u. Osborne: J. inf. Dis. 8, Nr 1 (1911). — White, James C.: (a) Dermatitis venenata.
Boston 1887. — Widal, Abrami et Lermoyez: Anaphylaxie et Idiosynkrasie. Presse méd.
30, No 18, 189.

Zaruski, Margarethe s. Jadassohn, Werner (a). — Zieler: Ist die Idiosynkrasie
gegen Arzneistoffe als echte Anaphylaxie aufzufassen? Münch. med. Wschr. 1912, Nr 8. —
Zumbusch, Leo v.: (a) Die toxischen (Arznei-) Exantheme. Praktische Ergebnisse auf dem
Gebiete der Hautkrankheiten von A. Jesionek, Jg. 1. Wiesbaden 1910.

## II. Spezieller Teil.

### A. Die Spargel-, Primel- und Sumachdermatitis.

### 1. Die Spargeldermatitis.

Bloch, Bruno: (b) Die Pathogenese des Ekzems. Arch. f. Dermat. 145, 34—82
(1924). — Brenning: Ein Fall von Dermatitis durch Spargelsaft. Dermat. Wschr. 71,
Nr 42, 851 (1920). — Brezina, E.: Zit. bei O. Sachs: Handbuch der Haut- und Geschlechtskrankheiten, Bd. 14, H. 1, S. 245. 1930.

Courmont, Paul: Anaphylaxie cutanée au suc d'asperges. Lyon méd. 1930 I, 184.
Ref. Zbl. Hautkrkh. 34, H. 9/10, 569 (1930).

GIBSON, R. S. HARVEY: Report of the Depart. Commit on Comp. for industr. Diseases 1907, p. 646. — GÜNTZ, EDM.: Miliariaausschlag infolge von Berührung mit dem rohen Spargel (Asparagus officinalis). Vjschr. Dermat. 12, 65.

HAJOS: Bericht über Desensibilisierungsversuche bei beruflichen Erkrankungen der Haut. Dermat. Wschr. 91, Nr 36, 1342 (1930). — HAJOS, BELA u. BERNWARD H. U. MOHRMANN: Spargelidiosynkrasie. Gleichzeitig ein Beitrag zur cutanen Allergieforschung. Klin. Wschr. 8, Nr 22, 1024 (1929).

LEWIN, L.: Die Nebenwirkungen der Arzneimittel, 3. Aufl. Berlin 1899.

SCHOENHOF, S.: Spargeldermatitis. Dermat. Wschr. 79, Nr 24a, 1221 (1924). — STERNTHAL, A.: Spargeldermatitis. Dermat. Wschr. 80, Nr 7, 254 (1925).

URBACH: (c) Epidermidale und epimucöse Spargeldermatitis. Zbl. Hautkrkh. 32, H. 1/2, 35 (1929).

## 2. Die Primeldermatitis.

ACKLAND: Poisoning by Primula obconica. Lancet 1893, 289.

BIRCHER: Siehe I. — BLOCH, BRUNO: (d) Der funktionell experimentelle Gedanke in der Dermatologie. Wien. med. Wschr. 75, Nr 6, 333 (1925). (e) Experimentelle Erzeugung des Primelekzems bei Meerschweinchen. Schweiz. med. Wschr. 1930 II, 831. Ref. Zbl. Hautkrkh. 36, H. 3/4, 176 (1931). — BLOCH, BRUNO u. P. KARRER: Chemische und biologische Untersuchungen über die Primelidiosynkrasie. Vjschr. naturforsch. Ges. Zürich 72, Nr 13, Beiblatt (1927). — BLOCH, BRUNO u. A. STEINER-WOURLISCH: (a) Die willkürliche Erzeugung der Primelüberempfindlichkeit beim Menschen und ihre Bedeutung fur das Idiosynkrasieproblem. Arch. f. Dermat. 152, H. 2, 283—303 (1927). (b) Die Sensibilisierung des Meerschweinchens gegen Primeln. Arch. f. Dermat. 162, H. 2, 349 (1931). — BROCHER: Siehe I. — BROWN, W. H.: Fatal blood poisoning following a wound by the Primula obconica. Lancet 1906 I, 861. — BUFE, E.: Cavete Giftprimeln! Psychiatr.-neur. Wschr. 1929 I, 123. — BURGERSTEIN: Wien. illustr. Gartenbauztg 1899, H. 11.

CLARKE, F. H.: Eczema caused by Primula obconica. Brit. med. J. 1890, H. 2, 789.

DAHMEN: Primeldermatitis. Zbl. Hautkrkh. 38, H. 11/12, 725 (1931). — DANNENBERG, HERMANN: Experimentelle Untersuchungen über die Empfindlichkeit der menschlichen Haut gegen das Drüsenhärchensekret der Primula obconica. (Beitrag zur Frage eines medizinalpolizeilichen Verkaufsverbots dieser Primelart.) Diss. Berlin 1927. — DUBREUILH: De la dermatite des primevères causée par la Primula cortusoides. J. Méd. Bordeaux 1904, Sep.-Abdr., 11—13. Literatur von 1889—1904.

EITEL, W.: Zur Frage der Primeldermatitis. Med. Klin. 1927, H. 22, 837. — ESCHBACH, H.: Intolerance cutanée aux primevères. Bull. Soc. méd. Hôp. Paris 43, No 5, 185 bis 188 (1927).

FERGUSON, J.: The primula obconica. Brit. med. J. 1890, H. 2, 954. — FERNET, B. u. R. GIRARD: Dermatite primulaire. Gaz. Hôp. 1931, No 13, 245. Ref. Dermat. Wschr. 92, Nr 22, 827 (1931). — FOERSTER, O. H.: Primula dermatitis. J. amer. med. Assoc. 53, 8 (1909). — FREUDENTHAL, W.: Primula- und Pelargoniumdermatitis. Zbl. Hautkrkh. 13, H. 5/6, 240 (1924).

GIACARDY, P.: Dermatite primulaire à forme bulleuse. Ann. de Dermat. 8, No 8/9, 485 (1927). — GILLET and SCOTT: The poison of the primula. Lancet 1896 I, 1040.

HALL: The skin and its reactions. Lancet 1921 I, 426. — HOFFMANN, ERICH: (a) Über die Primelkrankheit und andere durch Pflanzen verursachte Hautentzündungen. Münch. med. Wschr. 51, 1966 (1904).

JADASSOHN, J.: (a) Die Toxicodermien. Die deutsche Klinik am Eingang des 20. Jahrhunderts, 1902. (b) Bemerkungen zur Sensibilisierung und Desensibilisierung bei den Ekzemen im Anschluß an einen Fall von Odolekzem. Klin. Wschr. 2, Nr 36—38. — JARISCH: Die Hautkrankheiten. Wien 1900.

KANNGIESSER, F.: (a) Beiträge zur Kenntnis der Primeldermatitis. Korresp.bl. Schweiz. Ärzte 41, 1041 (1911). — KERL: Primeldermatitis. Zbl. Hautkrkh. 28, H. 13/14, 761 (1929). — KIRK: On acute affections of the skin and mucous membrane of the mouth in an early stage of Myxoedema. Primula obconica an alleged exciting cause in one case. Lancet 1899, 579. On the effects of Primula obconica in the skin. Lancet 1899, 1630. — KOBERT: Lehrbuch der Intoxikationen, 2. Aufl., Bd. 2.

LANZ: Über die durch einige Primelarten hervorgerufenen Hautentzündungen. Russk. Wratsch 1902, 618. Ref. Mh. prakt. Dermat. 35, 390 (1902). — LEE: Eczema caused by Primula obconica. Brit. med. J. 1890 II, 270. — LEHNER u. RAJKA: (d) Über die Entstehung ekzematöser Hautentzündung auf hämatogenem Weg. Dermat. Wschr. 79, Nr 51, 1683 (1924). — LOW, R. C.: (a) Anaphylaxis and Sensitisation, p. 347. Edinburgh 1924. *Literatur der Primeldermatitis* unter „Dermatitis venenata.".

MONTGOMERY, D. W. and G. D. COLVER: Dermatitis caused by Primula poisoning. California State J. Med. 1924.

43*

Nestler, A.: Die hautreizende Wirkung der Primula obconica und Primula sinensis. Ber. dtsch. bot. Ges. 18, 189 (1900). — Zur Kenntnis der hautreizenden Wirkung der Primula obconica. Ber. dtsch. bot. Ges. 18, 189 (1900). — Das Sekret der Drüsenhaare der Gattung Primula. Sitzgsber. ksl. Akad. Wiss. Wien 1902. — Hautreizende Primeln, Untersuchungen über Entstehung, Eigenschaften und Wirkungen des Primelhautgiftes. Berlin: Gebrüder Bornträger 1904. — Giftige Zimmerpflanzen. Slg gemeinverst. Vortr. 1907. — Die hautreizende Wirkung der Primula mollis Hock und Primula Arendsii Pax. Ber. dtsch. bot. Ges. 1908 XXVIa, 468. — Indirekte Infektion durch Primelgift. Umsch. 1914. — Zur Kenntnis der Primeldermatitis. Med. Klin. 23, Nr 9, 315 (1927). — Hautreizende Primeln. Deutsche Arbeit. Prag 1902.

Offergeld, Hrch.: Chemische Reaktionen im Äther und Narkose. Autoreferat nach Arch. klin. Chir. 161, 172 (1930) in Med. Mitt. v. Schering, Kahlbaum A.G. Berlin, Bd. 3, H. 3, S. 64. 1931.

Perutz, Alfred u. Rudolf Rosner: Zur Frage der Allergie bei der Primeldermatitis. Arch. f. Dermat. 156, H. 3, 509 (1928). — Pinkus, Felix: Gesichtsekzem I. Teil. Die Primeln sollen verboten werden. Med. Klin. 1926, Nr 37. — Piza: Dtsch. med. Wschr. 1900, Nr 45. — Pooley: Poisoning by Primula obconica. Lancet 1893, 195. — Pouchet et Chevalier: Bull. Soc. Pharmacol. 1907.

Rost, E.: (a) Primelgifte. Realencyclopädie der gesamten Heilkunde von A. Eulenburg, 4. Aufl., Bd. 12, S. 22. Berlin u. Wien. (s. auch unter II, A, 3). (b) Zur Kenntnis der hautreizenden Wirkung der Primula obconica. Arb. ksl. Gesdh.amt 47 (Mikrophotogramme der Drüsenhärchen).

Sabouraud, R.: Sur l'eruption artificielle due an contact de certaines espèces de primevères. Clinique 1908. — Un fait à propos des eczémas de cause externe. Bull. Soc. franç. Dermat. 37, No 4, 472—475 (1930). — Šamberger, F.: Über Idiosynkrasie der Haut. Dermat. Wschr. 84, Nr 23/24, 765 u. 797 (1927). — Schamberg, A.: (a) „Primellösung", allergische Reaktionen mit einer solchen. Aussprache: Amer. med. Assoc., Mai 1925. Arch. of Dermat. 12, Nr 6, 888 (1925). — Simpson, C. A.: Primrose dermatitis and its relation to anaphylaxis. J. amer. med. Assoc. 69, 95 (1917). — Southern: Urticaria due to primula obconica. Lancet 1891, 112. — Steiner-Wourlisch, A.: (a) Experimentelle Erzeugung des Primelekzems bei Meerschweinchen. Klin. Wschr. 9, Nr 7, 302 (1930).

Thibierge, G.: La dermite primulaire. Bull. méd. 1911, No 33.

Urbach: (a) s. I. (m₁) Primelidiosynkrasie unter dem Bilde einer Gräserdermatitis. Dermat. Wschr. 93, Nr 44, 1708 (1931). (n) Gefahr der Sensibilisierung durch die Praussnitz-Küstnersche Übertragungsmethode. Dermat. Wschr. 93, Nr 44, 1708 (1931).

Walter, O. u. A. Stein: Primula Dermatitis. Klin. Med. (russ.) 5, Nr 1 (1927). — Walthard, B.: Über die experimentelle Erzeugung des Primelekzems beim Tier. Arch. f. Dermat. 156, H. 173 (1928). — Wechselmann: (a) Über die durch Primelgift hervorgerufene Entzündung. Mh. Dermat. 35, Nr 1, 1 (1902). (Ausführliches Literaturverzeichnis.) Wermann: Dermat. Z. 5, 786 (1898). — White, J. C.: (b) Garden and Forests, 5. Mai 1888. — Woldo: The poisoning by the primula. Lancet 1897 I, 1539.

Zumbusch, Leo v.: (a) s. I.

## 3. Die Sumachdermatitis.

Stand der Frage bis 1887 bei White, James C., N. Y. med. J. a. med. Rec. 1873 und Dermatitis venenata, p. 31—71. Boston 1887. Ferner bei Morrow, Prince A.: Drug eruptions New York, 1887. S. 167—174 und Bibliography, S. 195. — Spätere Literatur bei Low, Anaphylaxis and Sensitisation. Edinburgh 1924. S. 347 unter „Dermatitis venenata".

Adelung, E. v.: An experimental study of poison oak. M.A.-Thesis Univ. of California 1912. Arch. internat. Med. 1913, 148. — Alderson: Treatment of oak dermatitis caused bei rhus diversiloba. California State J. Med. 20, Nr 5, 153 (1922). — Amer. Dermat. Association: Informat. round table discussion on therapeutics. Arch. of Dermat. 11, Nr 2, 265 (1925). — Armuzzi, Giuseppe: Sulla patogenesi della dermatite da Rhus toxicodendron. Riforma med. 1928 II, 1344.

Biberstein, H.: Über Hautreaktionen bei Applikation verschiedener Rhusarten. Klin. Wschr. 8, Nr 3, 99 (1929). — Bivings, F. L.: Successful Desensitization and treatment of poison ivy and poison oak poisoning. Arch. of Dermat. 9, Nr 5, 602 (1924). — Blackwood, W. R. D.: Some thoughts on rhus poisoning. Philadelphia med. Tim. 19, 618 (1880). — Bloch, Bruno: (b) S. I., betr. Rhus S. 68—70. — Brown, J. D.: Experiments on the variability in suceptibility to poison ivy. Arch. of Dermat. 1922, 714. — Buchheim: Über die scharfen Stoffe, Folia Toxicodendri. Arch. Heilk. 14, 31 (1873). — Buraczynski: Wien. klin. Rdsch. Nr 50, 955. — Byram, A. T.: Poison ivy control. Canad. publ. Health J. 22, 291 (1931).

McCarthy, Lee and Lawrence K. Mc Cafferty: Leucoderma following dermatitis venenata (Rhus Toxicodendron). Arch. of Dermat. 12, Nr 3, 356—359 (1925). — Chesnut:

Principal poisonous plants of the United States. Yb. **1896** und U. S. Departement of Agriculture. Bull. Nr 20, Divis. of botany 1898 (Washington). — CLOCK, ROLPH OAKLEY: Rhus dermatitis: Its treatment with poison ivy extract. Med. J. a. Rec. **122**, Nr 2, 93 (1925). — COCA: Studies in specific hypersensitiveness VII. The age incidente of serum disease and of dermatitis venenata, as compared with that of natural allergies. J. of Immun. **7**, Nr 2, 193 (1922).

DEIBERT, MENGER and WIGGLESWORTH: Studies in specific hypersensitiveness. Relative susceptibility of the american indian race and the white race to poison ivy. J. of Immun. **8**, Nr 4, 287 (1923). — DIFFENBACH: Treatment of ivy poisoning. California pract. **32**, 91 (1917). DUNCAN, C. H.: Autotherapy in poison ivy. N. Y. med. J. a. Rec. **54**, 901 (1916).

ENDLICHER, STEPHAN: Enchiridion botanicum. Leipzig und Wien 1841.

FORD, W. W.: Antibodies to glucosides with special reference to Rhus Toxicodendron. J. inf. Dis. **4**, 541 (1907). — FROST, L. C.: The bacterial etiology of poison oak dermatitis (rhus poisoning). Med. Rec. **90**, 121 (1916).

HAGER: Handbuch der pharmazeutischen Praxis, Bd. 2. Berlin 1920. — HARRISON, FREDERICK C.: Summer problems in dermatology. Canad. publ. Health J. **22**, 288 (1931). — HAYASHI, HIROKICHI: Experimentelle Studien über die Empfindlichkeit der Haut gegen den Japanlack. Jap. med. Sci., Trans. Dermat. **1**, 111 (1927). Ref. Zbl. Hautkrkh. **29**. H. 11/12, 627 (1929). — HEINBECKER, PETER: Studies in hypersensitiveness XXXIV. The susceptibility of Eskimos to an extract from Toxicodendron radicans L. J. of Immun. **15**, 365 (1928). Ref. Zbl. Hautkrkh. **30**, H. 11/12, 708 (1929). — HIGHMAN, W. J.: The pathogenesis of dermatitis including eczema. A case of English ivy poisoning. Arch. of Dermat. **9**, Nr 3, 344—354 (1924). — Dermatitis venenata. Arch. of Dermat. **9**, Nr 6, 778 (1924). (Lack- und Mah-Jongg-Spielschachtel-Dermatitis.) — HUBBARD: Poison ivy. Med. Brief 1904, S. 884.

KANNGIESSER, F.: (b) Über einige Phytonosen. Arch. f. Dermat. **109**, 521. Zit. bei LEHMANN, Gewerbehygiene (c). — KHITTEL: Amer. J. Pharmacy 1858. — KRAUSE and WEIDMAN: S. I.

LAMSON, PAUL D.: Benzoyl peroxide in the treatment of poison ivy intoxication. J. amer. med. Assoc. **95**, 663 (1930). — LEHMANN: Gewerbehygiene in RUBNER. Handbuch der Hygiene, Bd. 4, S. 2. 1919. — LEVIN, O. L.: Dermatitis venenata from the lacquer on the boxes of mah jongg sets. J. amer. med. Assoc. **82**, Nr 6, 465 (1924). — LITTLE-CHINA: Dermatitis produced by chinese lacquer. Brit. med. J. **1924**, Nr 3312, 1112.

MACHT, DAVID J.: Unglückliche Nebenwirkung nach dem therapeutischen Gebrauch von Benzoylperoxyd. Dtsch. med. Wschr. **1931 I**, 678. — MAISCH, J. M.: On the active principle of Rhus toxicodendron. Proc. amer. pharmacol. Assoc. **1865**. — MARTINOTTI: Giorn. ital. Mal. vener. Pelle **1913**, 146; 1914, 865. — MÖBIUS, M.: Der japanische Lackbaum, Rhus vernicifera DC. Abh. senckenb. naturforsch. Ges. **20**, H. 2, 203 (1899). — MUICHI: Jap. Z. Dermat. **1915**, 888.

McNAIR, J. B.: (a) Pathol. of dermatitis venenata from Rhus diversiloba. J. inf. Dis. **1916**, 419. — The transmission of rhus poison from plant to person. J. inf. Dis. **19**, 429 (1916). — The poisonous principle of poison oak. J. amer. chem. Soc. **38**, 1417 (1916). — The oxidase of Rhus diversiloba. J. inf. Dis. **20**, 485 (1917). — The poisonous principle of poison oak, nonbacterial. Med. Rec. **91**, 1042 (1917). — Pathology of Rhus Dermatitis. Arch. of Dermat. **3 I**, Nr 4, 383—404 (1921). — Lobinol, a determinant from Rhus diversiloba (poison oak). J. amer. chem. Soc., Jan. **1921**. — Susceptibility to dermatitis from Rhus diversiloba. Arch. of Dermat. **1921**, 625. — A contribution to the chemiotherapy of rhus dermatitis and a tentative method of treatment. Arch. of Dermat. **3**, 802 (1921). — Hereditary immunity to Rhus dermatitis. Med. J. a. Rec. **119**, Nr 11, 129 (1924). — NEISSER, ALBERT: Über das urticarielle Ekzem. Arch. f. Dermat. **121**, H. 3, 319. — NESTLER, A.: Der Giftsumach und seine Wirkungen. Umsch. **1913**.

PARDO-CASTELLO: s. I. — PFAFF, F.: On the active principle of Rhus Toxicodendron and Rhus venenata. J. of exper. Med. **2**, 181 (1897). — PIFFARD: Mat. med. and therap. of the skin. New York 1881. — PUSEY, W. A.: Lacquer dermatitis. Arch. of Dermat. **1923**, 91.

*Rhus-Toxicodendron-antigen* STRICKLER — *Rhus-venenata-antigen* STRICKLER. J. amer. med Assoc. **84**, Nr 26, 1996 (1925). — ROST, E.: (c) Wien. med. Wschr. **27**, 201 (1914). (d) Über die Giftwirkungen von Rhus toxicodendron (Giftsumach) und der Primula obconica, nebst Bemerkungen über Rhus vernicifera (Lackbaum). Med. Klin. **1914**, Nr 3/5. Mit Literatur. (e) Sumach; Eulenburgs Real-Encyclopädie der gesamten Heilkunde, 4. Aufl., Bd. 14, S. 182. 1913. — ROST, E. u. GILG: Der Giftsumach (Rhus Toxicodendron) und seine Giftwirkungen. Arch. Pharmaz. u. Ber. dtsch. pharmaz. Ges. **22**, H. 6, 296. Berlin 1912. *Literatur:* von 1882—1910, auch von 1609, 1787, 1839. 35 Abbildungen.

SAYER: Specific treatment of dermatitis venenata (rhus toxicodendron). Med. Rec. **100**, Nr 17, 717 (1921). — SCHAMBERG, J. F.: The desensitisation of persons against ivy poison. J. amer. med. Assoc. **73**, 1213. — SCHWALBE: On the active principle of Rhus diversiloba (poison oak). Med. Rec. **1903**, 855. — SPAIN, W. C.: Studies in specific hypersensitiveness. VI. Dermatitis venenata. J. Immun. 7, Nr 2, 179 (1922). — Spain, W. C. and Robert A. Cooke: s. I. — Straus, Henry, W.: Artificial sensitisation of infants to poison ivy. J. Allergy 2, 137 (1931). — Strickler, A.: Treatment of dermatitis venenata by vaccines. J. amer. med. Assoc 68, Nr 20, 1503 (1917).—The treatment of dermatitis venenata by vegetable toxins. J. of cutan. Dis. 36, 327 (1918). — The Toxin treatment of dermatitis venenata. J. amer. med. Assoc. 1921, 910. — The value of the toxin (antigen) of Rhus toxicodendron and Rhus venenata in the treatment and desensitisation of patients with dermatitis venenata. J. amer. med. Assoc. 80, Nr 22, 1588—1590 (1923). — Syme, W. A.: Some constituents of the poison ivy (Rhus toxicodendron). John Hopkins Thesis 1906. Some constituents of the poison ivy plant. Bull. Hopkins Univ. 1906.

Templeton, H. J.: Untoward reactions following toxin treatment for Dermatitis venenata. Arch. of Dermat. 20, 83 (1929). — Tôyama, Ikurô: Rhus dermatitis. J. of cutan. Dis. 36, 156 (1918). — Studies on lacquer dermatitis. III. Dermatitis produced bei chinese lacquer. Jap. J. of Dermat. 26, Nr 10, 927—936 und englische Zusammenfassung 1926, S. 51—55. Ref. Zbl. Hautkrkh. 23, H. 9/10, 680 (1927). — Tôyama, Ikurô u. H. Hayashi: Studies on lacquer dermatitis. V. Susceptibility to Lacquer and distribution of fixed Alkali in the skin of the rabbits. Jap. J. of Dermat. 26, Nr 12, 72 (1926). Ref. Dermat. Wschr. 85, Nr 42, 1471 (1927). — Tôyama, Ikurô u. Takeshi Usuba: Studies on lacquer dermatitis IV. Die Histopathologie der Lackdermatitis. Jap. of Dermat. 937—946 und englische Zusammenfassung S. 56—57. Ref. Zbl. Hautkrkh. 23, H. 9/10, 680 (1927).

Usuba, Takeshi: (a) Über Lackdermatitis. Jap. Z. Dermat. 22, Nr 5, 445. (b) Zur Histologie und Pathologie der Rhusdermatitis. Mitt. Path. (Sendai) 5, 193—216 (1929).

Wagner, Hermann: Illustrierte deutsche Flora, 2. Aufl.; bearbeitet von August Garke. Stuttgart 1882. — Warren, L. E.: The poisonous principle of Rhus. Amer. J. Pharmacy 1923, 85; Pharmac. J. Lond. 29, 531 u. 562 (1909). — Wayson, J. T.: Lacquer dermatitis or dermatitis industrialis. Arch. of Dermat. 8, Nr 1, 77—78 (1923). — Williams, Ch. M.: Freie Aussprache. Arch. of Dermat. 12, 888—891, Nr 6 (1925). — Williams, Ch. M. and J. A. Mc Gregor: Treatment of ivy poisoning by rhus tincture and antigen. Arch. of Dermat. 10, Nr 4, 515—517 (1924). — Wood, Horatio C. jr.: Sumac and poison ivy. Amer. J. Pharmacy 100, 663 (1928).

Zeisler, E. P.: Dermatitis venenata from the lacquer on the boxes of mah jongg sets. J. amer. med. Assoc. 82, Nr 6, 466 (1924).

### B. Die übrigen Reizpflanzen und ihre Produkte.

**Insekten-pulver, Pyrethrum.**  Abramowitz, E. W.: The systemic treatment of skin diseases. N. Y. State J. Med. 27, Nr 16, 877 (1927).

**Einge-machte und getrocknete Früchte.**  Albertin: Note sur le mal des confiseurs. Gaz. hebdom., 15. März 1889.

**Reis.**  Alderson, Harry E. and Aubrey G. Rawlins: Riceworkers dermatitis. California Med. 33, Nr 1, 42 (1925).

**Capsicum annuum.**  Allen: Hughes Manual of Pharmadynamics, p. 247. London 1876.

**Ricinusöl.**  Allilaire, M.: Ann. Inst. Pasteur 38, 605 (1914).

**Geranium.**  Anderson, J. W.: Arch. of Dermat. 7, Nr 4, 510 (1923).

**Bittere Orangen.**  Anderson, Murray: Dermatitis caused by bitter oranges. Brit. med. J. 1, 739 (1921).

**Terpentin.**  Angus, William: Brit. med. J. 1, 712 (1913).

**Apfelsine.**  Arata, J.: Über Aurantiasis cutis (Baeltz). Jap. J. of Dermat. 29, 25 (1929).

**Vanille.**  Arning, Ed.: Dtsch. med. Wschr. 23, 435 (1897).

**Satinholz.**  Auld, Manson: J. of dermat. Soc., Mai 1909 u. J. of chem. Soc., Mai 1909.

**Hölzer, Kiefer u. Fichte.**  Bahn, Karl: Beitrag zur Frage der Allergie bei Holzsägereiarbeiten. Klin. Wschr. 1928 II, 1963—64.

**Tomate.**  Bailey: Encyclopaedie of Horticulture, Vol. 4. 1921.

**Satinholz.**  Balban: Über Satinholzdermatitis. Wiener Arbeiten auf dem Gebiete der sozialen Medizin, herausgegeben von Telecky 1910. Sitzgsber. wiss. Ges. dtsch. Ärzte. Prag. med. Wschr. 1907, Nr 32, 424. — Berichte der k. k. Gewerbeinspektion 1902—1910. Sitzgsber. Wien. dermat. Ges., 15. Jan., 29. Jan., 27. Mai 1908, 2. Sept. 1909, 18. Jan. 1911. Sitzgsber. Wien. Ges. Ärzte. Wien. klin. Wschr. 1903, 13.

**Cactus.**  Barney: Cactus spine pseudotubercle, report of a case associated with lupus vulgaris, pulmonary and laryngeal tuberculosis. Arch. of Dermat. 11, H. 3, 331.

**Aroeira.**  Bassewitz, E. v.: Die südbrasilianische Aroeirakrankheit (Dermatitis venenata phytogenes). Arch. Schiffs- u. Tropenhyg. 32, 494—500 (1928).

BEHREND, G.: (b) Über ein diffus entzündliches Opiumexanthem nebst Bemerkungen über Opium. die Pathogenese der Arzneiausschlage. Berl. klin. Wschr. **1879**, 42. Ref. Arch. f. Dermat. **1880**, 329.

BEINHAUER: (a) Resin dermatitis. J. amer. med. Assoc. **81** (2) Nr 1, 13—15 (1923). — Uro- Colopho- logic. Rev. **30**, Nr 1, 5—6 (1926). nium. Chinin.

BENJAMIN: Schmidts Jb. **278**, 133 (1903). Zit. bei KOBERT l. c. S. 576. Ipecacu- anha.

BENJAMIS: Die biologische Artspezifität der Graser und ihre Bedeutung für die Behandlung Graspollen. des Heufiebers. Z. Hals- usw. Heilk. **20**, 224—226 u. 291—301 (1928).

BERGER, W.: Die Beteiligung der Haut an der Allergie der inneren Organe. Wien. klin. Wschr. **1930**, Nr 17, 513 u. Nr 18, 548.

BERLIN, CHAIM: Feigenbaumdermatitis. Dermat. Wschr. **90**, Nr 22, 733 (1930). Feige.

BERNTON, HARRY S.: Hay fever and asthma caused by the pollen of the paper mulberry Pollen (Papyrius papyrifera KUNTZE). J. Labor. a. clin. Med. **13**, H. 9, 829 (1928). (Maulbeere).

BERTOLOTI, RICARDO: Neubildungen nach Injektionen von Campheröl. Actas dermo- Campher. sifilogr. **23**, 432 (1931). Ref. Zbl. Hautkrkh. **38**, H. 7/8, 509 (1931).

BESCHE, ARENT DE: Serologische Untersuchungen über „Allergische Krankheiten" beim Stachel- Menschen. Acta path. scand. (Københ.) **6**, 115 (1929). beere. Mehlstaub.

BIBERSTEIN, H.: (d) Zwei Falle von Arnicadermatitis. Zbl. Hautkrkh. **24**, H. 9/10, 586 Arnica. (1927). (e) Lorbeeröldermatitis. Zbl. Hautkrkh. **24**, H. 9/10. 586 (1927). (f) Zur Kenntnis Lorbeerol. der allergischen Dermatosen (Überempfindlichkeit gegen Erbsen-, Ei- und Ziegenantigen). Erbse. Arch. f. Dermat. **157**, 555 (1929). (g) Heftpflasterdermatitis. Zbl. Hautkrkh. **29**, Heftpflaster H. 13/14, 768 (1930). (s. Dam- maraharz). Pollen.

BIDIE: Satinwoods and Dermatitis. Brit. med. J. **1**, 74 (1905. Satinholz.

BIER, AUGUST: Beiträge zur Heilkunde aus der chirurgischen Universitätsklinik in Berlin, Erdbeere. III. Abhandlung: Isopathie nach der hippokratischen Definition: „Dasselbe, was eine Krankheit hervorruft, heilt sie." Münch. med. Wschr. **77**, H. 17, 722 (1930).

BINZ: Arzneimittellehre, 6. Aufl., S. 21. Veratrum.

BIRNBAUM: Terpentin- und Pellidoldermatitis. Zbl. Hautkrkh. **24**, H. 9/10, 588 (1927). Terpentin.

BLACK, WILLIAM C.: Flax hypersensitiveness. J. amer. med. Assoc. **94**, 1064 (1930). Flachs,Lein.

BLACKWOOD, J. DOUGLAS: J. amer. med. Assoc. **61**, 1048 (1913). Terpentin.

BLAIR, J. and N. C. MARIAN: Two cases of sporotrichosis infection due to barberry. Cleve- Berberitze. land. J. amer. med. Assoc. **91**, 2 (1928).

BLAISDELL: Cases history in dermatology. Urologic. Rev. **1924**, Nr 11, 664 u. 665. Tabak, Hölzer.

BLASCHKO: (a) WEILS Handbuch der Arbeiterkrankheiten. (b) Ekzem der Möbelpolierer. Einge- Dtsch. med. Wschr. **1890**, Nr 25. Ätiologie und Pathologie des Gewerbeekzems. Dermat. machte und Wschr. **1892**, 7. getrocknete Fruchte. Terpentin

BLOCH, BRUNO: Chininekzem. Schweiz. med. Wschr. **58**, Nr 14, 367 (1928). Ref. Zbl. Chinin. Hautkrkh. **28**, H. 1/2, 48 (1928). — Chininekzem und Chininasthma bei demselben Patienten. Schweiz. med. Wschr. **58**, Nr 14, 367 (1928).

BLOCH, BRUNO u. STEINER-WOURLISCH: s. II, A, 2. (Willkürliche Erzeugung der Primel- Kamille. überempfindlichkeit.)

BLUMENTHAL: Z. Kinderheilk. **38**, H. 2, 158—160 (1924). Senfpflaster

BONNAMOUR, A. CHAPUY et THORENS: Eruption à la suite de l'application d'un emplâtre d'encens mâle. Lyon méd. **1931** I, 723.

BORCHARDT, HAROLD: Terpenhaltige Badezusätze (Kiefernadelextrakte) und Idiosynkrasie. Terpentin. Klin. Wschr. **1928** II, 1915.

BREZINA, ERNST: 12 Arbeiten von OTTO SACHS, Handbuch der Haut- und Geschlechts- Holzer. krankheiten, Bd. 14, H. 1, S. 372 1930, in der Einleitung zitiert, dazu noch weitere z. B. Pflanzen, unter IV, 10, S. 393, Toxicodermien durch Holzarten, ferner unter V, 15, S. 402: Derma- Früchte, titis arteficialis und Gewerbeekzem durch Pflanzen, pflanzliche Stoffe, Früchte, Stroh Stroh, Jute, u. a. — Jute, Hanf, Flachs unter V, 15, S. 295. Hanf, Flachs.

BROCQ, L.: Précis-Atlas de pratique dermatologique. Paris: Doin 1921.

BROERS, J. H.: Beruflich erworbene Hautveränderungen durch Stoffe vorwiegend vege- Efeu. tabilischen Ursprungs. Dermatitis venenata phytogenes. In „Die Schädigungen der Terpentin. Haut durch Beruf und gewerbliche Arbeit" von K. ULLMANN in Gemeinschaft mit M. OPPENHEIM und J. R. RILLE, Bd. 2, S. 509—548. Leipzig 1926. — Nederl. Tijdschr. Geneesk. **69** I. Nr 16, 1824 (1925).

BROWN, AARON, E. L. MILFORD and A. F. COCA: Studies in contact dermatitis I. The nature Pollen. and etiology of pollen dermatitis. J. Allergy **2**, 301—309 (1931).

BROWN, GRAFTON TYLER: Cottonseed and Kapok sensitisation. J. amer. med. Assoc. **93**, Baumwoll- 370 (1920). Hier auch Literatur: BULYAT, R. M., F. COKE, W. W. DUKE, W. S. THOMAS samen und (über Asthma, Heufieber, Urticaria und verwandte Reaktionen). Kapok.

Erlenholz.   Brügel, Siegmund u. Alfred Perutz: Über Klinik und Pathogenese der Erlenholzdermatitis. (Nebst Beiträgen zur Disposition der allergischen Gewerbedermatosen.)
Arch. f. Dermat. 153, H. 3, 661—691 (1927).

Euphor-   Buchheim: Arch. Heilk. 14, 8. Virchows Arch. 12, 1 (1857).
biaceen.

Euphor-   Bulliard: Histoire des plantes vénéneuses et suspectes de la France, p. 5 et 59. Paris 1780.
biaceen.

Ampelopsis   Burd, L.: Diskussion zu Southern: Urticaria due to Primula obconica. Lancet 1891, 112.
Hoggii.

Chinin.   Burgess, J. F. and B. Usher: On hypersensitiveness to quinine. Canad. med. Assoc. J.
23, 45 (1930). Ref. Zbl. Hautkrkh. 36, H. 11/12, 784 (1931).

Makassar-   Buschke, A.: Gewerbedermatitis. Dermat. Wschr. 85, Nr 45, 1563 (1927). Zbl. Hautkrkh.
holz.   25, H. 9/10, 514 (1928).

Hölzer,   Buschke, A. u. A. Joseph: Über Hautentzündung, hervorgerufen durch Makassarholz
Makassar-   mit Berücksichtigung gewerbehygienischer Fragen. Dtsch. med. Wschr. 53, Nr 39, 1641
holz.   (1927).


Pfeffer.   Carlan: Schimmel: Halbjahresbericht, Ostern 1904.

Efeu.   Carrey: Zit. bei Cleland, Med. J. Austral. 12 II, Nr 15, 10. Okt. 1925.

Satinholz.   Cash: The dermatitis produced by East-Indian Satinwood („Chloroxylon Swietenia").
Brit. med J. 1911, 784. Literatur von 1904—1908.

Feige.   Cavallucci, Ugo: Di una dermatite professionale da spine di fico d'India. Rinasc. med. 7,
90 (1930). Ref. Zbl. Hautkrkh. 34, H. 7/8, 465 (1930).

Chinin.   Cazeneuve, P.: A propos des éruptions quiniques. Lyon méd. 1930 I, 473.

Hölzer.   Chajes: Die zweite Verordnung über die Ausdehnung der Unfallversicherung auf Berufskrankheiten in ihrer Bedeutung für die Dermatologie (chronische und chronisch-rezidivierende Hauterkrankungen durch exotische Holzarten). Dermat. Wschr. 90, Nr 12,
408 (1930). Auch Zbl. Hautkrkh. 33, 19 (1930), 304 (1930) u. 34, 327 (1930). Ferner in:
Ärztl. Merkblätter über berufliche Erkrankungen unter besonderer Berücksichtigung
der Verordnung des Reichsarbeitsministeriums vom 11. Februar 1929 über Ausdehnung
der Unfallversicherung auf Berufskrankheiten, 3. Aufl. Herausgeg. von den Fabrik-
ärzten der chemischen Industrie. Berlin: Julius Springer 1930.

Carica   Chesnut: Zusätze zu White: Dermatitis venenata l. c. S. 451 and Principal poisonous
Papaya.   plants, 1898.

Insekten-   Chevalier, J.: Chrysanthemum cinerariaefolium. Bull. Acad. Méd. Paris 109, 446 (1928).
pulver,   Ref. Mercks Jber. 1928, 91.
Chrysan-
themum.


Chittenden, F. J.: Plants causing skin irritation. The gardeners chronicle, 24. Okt. 1931,
S. 332 u. 353.

Morphium.   Chouppe: Ref. Mh. Dermat. 1887, 327.

Ciambellotti, E.: Interno a un caso di dermatosi allergica. Giorn. ital. Dermat. 71, 1917
(1930). Ref. Zbl. Hautkrkh. 37, H. 5/6, 386 (1931).

Getreide-   Ciarrocchi, L.: Scabbia dei droghieri ed acariasi da cereali. Insolito reporto di acariasi.
staub.   Arch. ital. Dermat. 5, Nr 6, 566. Ref. Dermat. Wschr. 93, Nr 33, 1325 (1931).

Aroideae,   Cleland: Plants includ. fungi poisonous or otherwise injurious to man in Australia. Med.
Eucalyptus,   J. Austral. 12 (2) Nr 15, 10. Okt. 1925. Hier zitiert: Shirley: Proc. Austral. Assoc.
Buxus sem-   13 (1912). Ferner angeführt die Literatur über Laportea gigas.
pervirens.—
Mucuna
pruriens,
Laportea
gigas.


Erbse.   Coca, Arthur F. and Ella F. Grove: Studies in hypersensitiveness XIII. A study of the
atopic reagins. J. of Immun. 10, Nr 2, 445—464 (1925).

Reis.   Coca, Arthur F. and Edgar L. Milford: Studies in specific hypersensitiveness. XVII. The
preparation of fluid extracts and solutions for use in the diagnosis and treatment of
atopic conditions. J. of Immun. 10, Nr 2, 555—566 (1925).

Apfelsine   Cohn, Fanny: Carotinämie. Zbl. Dermat. 38, H. 7/8, 446 (1931).
(Karotte
etc.).


Laportea   Collie: Lancet 1926 II, 1010.
gigas.

Morph.mur.   Comanos: Über eine merkwürdige, toxische Nebenwirkung des Morph. muriat. Berl. klin.
Wschr. 1882, Nr 42.

Pyrethrum.   McCord, Kilker and Minster: Pyrethrum Dermatitis. J. amer. med. Assoc. 77, 448
Insekten-   (1921).
pulver.

Terpentin.   McCords, Carey P.: Occupational dermatitis from wood turpentine. J. amer. med.
Assoc. 86, Nr 26, 1979 (1926).

CROCKER, RATCLIFF: Diseases of the skin. II. Ed. London 1893. Dermatitis venenata, Grenadill-
p. 285—288. holz u. a.

CROMWELL, HOBART W., and MAJORIE B. MOORE: Studies on pollen and pollen extracts. Pollen.
III. Skin reactions to pollen extracts in rabbits. J. of Immun. **20**, 161 (1931). Ref.
Zbl. Hautkrkh. **39**, H. 1/2, 41 (1931).

CUMMER, CLYDE L.: Dermatitis produced by balsam of Peru. Arch. of Dermat. **16**, H. 1, Perubalsam
44—50 (1927).

CURJEL, D. F. and H. W. ACTON: Jutedermatitis. Indian J. med. Res. **12**, Nr 2, 257 (1924). Jute.

DALE, A. SAMUEL: Pharmacologia Londini, 1693. p. 133. Hopfen.

DANLOS, M.: Eczéma artificiel provoqué par le houblon. Ann. de Dermat., IV. s. 1, 392—393 Hopfen.
(1900).

DARIER-ZWICK: Grundriß der Dermatologie. Berlin 1913. Arundo
Donax.

DAVEZAC: zit. bei KREN: Ein Beitrag zur Pflanzendermatitis. Arch. f. Dermat. **149**, H. 1, Artischocke
96 (1925).

DAWSON: Brit. J. Dermat. **1906**, 439. Chrysanth.
Leucanth.

DAWSON, W. T. and FRANCIS A. GARBADE: Idiosyncrasy to quinine, cinchonidine and ethyl- Chinin.
hydrocupreine and other levoratatory alkaloids of the cinchona series. J. amer. med.
Assoc. **94**, 704 (1930). Ref. Zbl. Hautkrkh. **35**, H. 1/2, 744 (1931).

DEACON, J.: Poisoning by Tobacco applied to the skin. Brit. med. J. **1926**, Nr 3418, 61. Tabak.

DELCOURT: Un cas d'anaphylaxie pour la rhubarbe. Le Scalpel 77, No 19, 594—595 (1924). Rhabarber.

DIERBACH: PIFFARDS Mat. med. and ther. of the skin., 1881. p. 47. (Zit. bei MORROW l. c. Conium
S. 55 u. 183). maculatum,
Aconitin u.
Praep.

DITTRICH, O.: Arch. f. Dermat. **150**, 1 (1926). Codein.

DOERR: (c) in KOLLE-WASSERMANN; Handbuch der pathogenen Mikroorganismen, 2. Aufl., Hura crepi-
Bd. 2. 1913. tans, Satin-
Mahagoni-
holz,Sandel-
ol, Flachs.

DOLD: Die Chinin-Idiosynkrasie der Haut bei gewerblichen Arbeitern. Arch. f. Hyg. **96**, Chinin.
H. 2/4, 167—171 (1925). Ref. Zbl. Hautkrkh. **19**, H. 7/8, 403 (1925).

Mc DONELL: Bull. 824 U.St.Dep. of agriculture, 3. Juni 1920. Insektenpulver.

O'DONOVAN, W. J.: (a) Hop Dermatitis. Lancet **207**, Nr 5273, 597 (1924). (b) Dermat. Z. Hopfen.
**46**, 324 (1926). Campher.

Mc DOUGAL, D. T.: I. On the poisonous influence of Cypripedium spectabile und C. pubescens. Cypri-
Minnesota bot. stud. **1894**, Nr 9. II. Poisonous influence of various species of Cypri- pedium.
pedium. Minnesota bot. stud. **1895**, Nr 9. Zit. bei NESTLER.

DRAGENDORFF: Die Heilpflanzen der verschiedenen Völker und Zeiten, S. 501 (mit voll- Urticaceae.
ständiger Literatur). Stuttgart 1898. Thapsia
garganica.

DRAGENDORFF u. BASINER: Inaug.-Diss. Dorpat 1881 (mit Literatur). Cardol.

DREYER: (a) Eine neue Pflanzendermatitis. Dermat. Zbl., Febr. **1906**. (b) Dermatitis Sonnen-
durch Ol. Bardani. Dermat. Z. **54**, H. 1, 44 (1928). blume.
Kletten-
wurzelol.

DU BOIS, CH.: Ann. de Dermat. **1927**, No 10, 539.

DUBREUILH, W.: L'ekzéma des boucherons. Ann. de Dermat. 2, No 2, 199 (1931). Ref. Eichenholz.
Dermat. Wschr. **93**, Nr 31, 1249 (1931) u. Zbl. Hautkrkh. **38**, H. 1/2, 76 (1931).

DUCLAUX: J. Thér. **5**, 850 (1878). Zittwer-
bluten.

DUFKE: Dermatitis externa nach Buschwindröschen. Med. Klin. **1930 II**, 1060. Anemone
nemorosa.

DUKE, W. W.: New Method of administering Pollen-Extract for purpose of preventing Pollen.
reactions: A subcuticular method. J. amer. med. Assoc. **94**, Nr 11, 767 (1930). Ref.
Dermat. Wschr. **91**, Nr 37, 1394—1395 (1930).

DURHAM, O. C.: Incidence of Ragweed Pollen in United States during 1929. J. amer. med. Pollen.
Assoc. **94**, Nr 24, 1907 (1930). Ref. Dermat. Wschr. **91**, Nr 43, 1611 (1930). (Ragweed)

DUVAL-JOUVE J.: Etude sur les stimules d'ortie. Bull. Soc. Bot. France 14, 36. Urticaceen.

EDEL: Nederl. Tijdschr. Geneesk. **2**, 1024 (1916). Pastinak.

EHRHARDT: Chemische Untersuchung der wesentlichen Bestandteile des Leucojum vernum Narzissen
und des Narcissus poeticus. Inaug.-Diss. Dorpat 1893.

EHRMANN, S.: Toxische und infektiöse Erytheme chemischen und mikrobiotischen Ursprungs Cassiaöl u.a.
symptomatische, autotoxische, medikamentöse Erytheme, Erythema venenatum ab
acribus). Handbuch der Hautkrankheiten, herausgegeben von FRANZ MRAČEK, Bd. 1,
S. 623—676. Wien 1902.

Lorbeerol.   Eisner: Lorbeeröldermatitis. Zbl. Hautkrkh. **29**, H. 11/12, 603 (1929).
Carica   Endlicher, Stephan: s. II, A, 3.
Papaya.
Getrocknete Erhart: Über eine akute Gewerbedermatitis. Arch. f. Dermat. **148**, H. 3, 516 (1925).
Früchte.
Codein.   Essen: Ther. Mschr. **1894**, Nr 8.
Teakholz.   Evans: Brit. J. Dermat. **1905**, 447.


Campher.   Falkenstein: Dermat. Z. **45**, 60 (1925).
Citrone.   Fanburg, S. J. and J. G. Kaufman: Eczema due to lemon peel. J. amer. med. Assoc. **97**,
       390 (1931).
Pastinak.   Fantl, Gustav: Feldärztliche Blätter der k. k. 2. Armee, 1917. Nr 5. Ref. Dermat. Wschr.
       **67**, 347.
Opium.   Fazio, Gaetano: Contributo clinico allo studio dell'eritema scarlatiniforme desquamativo
       recidivante. Riforma med. **44**, No 17, 483 (1928). Ref. Zbl. Hautkrkh. **28**, H. 7/8, 461
       (1928).
Mehl,   Feit, Hermann: Dermatitis venenata (cake dough). Arch. of Dermat. **22**, 1148 (1930).
Kuchenteig.   Ref. Zbl. Hautkrkh. **39**, H. 1/2, 77 (1931).
Arundo.   Fellner, M.: Die desensibilisierende Wirkung der Höhensonne als Heilfaktor bei einem
       Berufsekzem (Saxophondermatitis). Dermat. Wschr. **90**, Nr 14, 480 (1930).
Ufer- und   Fessler, A.: Die bullöse Freibad- und Wiesendermatitis. Bemerkung zu E. Urbachs
Wiesen-   „Physikalische Allergie der Haut". Dermat. Z. **56**, H. 4, 260 (1929).
pflanzen.
Chinin.   Fink, M. S.: Dermatitis medicamentosa (quinine). Arch. of Dermat. **22**, 336 (1930). Ref.
       Zbl. Hautkrkh. **37**, H. 5/6, 369 (1931).
Urticaceen.   Flury, Ferdinand: Über die chemische Natur des Nesselgiftes. Z. exper. Med. **56**, H. 3/4,
       402 (1927).
Cardol.   Fornet, W.: Kardoldermatitis. Inaug.-Diss. Berlin 1903.
Tabak.   Foville: Influence des vêtements sur nos organs. Paris 1834.
Acajounuß.   Fox, H.: Dermatitis venenata from oriental cashew-nut. New York dermat. Soc., Arch.
       of Dermat. **3**, H. 2, 202 (1921). — Further report of dermatitis venenata from cashew
       nut. Arch. of Dermat. **3**, H. 6 856 (1921).
Pastinaca   Frêche et Plissomeau: J. Méd. Bordeaux **1906**, 791. Zit. bei Kren l. c.
silv.
Crotonöl.   Frédéric: Zur Ekzemfrage. Münch. med. Wschr. **1901**, Nr 38, Sep.abdr., 9.
Hyazinthe.   Freeman: Brit. J. Dermat. **1907**, 66.
Parthenium Fbench, S. W.: A case of skin sensitivity to Parthenium Hysterophorus. Mil. Surgeon,
Hystero-   Mai **1930**, 673.
phorus.
Pelar-   Freudenthal: Zbl. Hautkrkh. **13**, H. 5/6, 270.
gonium.
Getreide-   Freund, E. (Triest): (a) Su alcuni casi di Acariasi da grano. Giorn. ital. Dermat. **2** (1925).
staub.   Ref. Dermat. Wschr. 81, Nr 48, 1755 (1925). (b) Su alcuni alterazioni cutanee artificiale
Veratrum.   e altre di rara osservazione. Arch. ital. Dermat. **2**, H. 1 (1926—27). (c) Dermat. Wschr.
Kölnisches   **63**, 931 (1916). (d) Arch. f. Dermat. **155**, 261 (1928). (e) Arch. ital. Dermat. **2**, H. 3, 234.
Wasser
(Berlock-
dermatitis).
Digitalis.   Friedheim: Einige Bemerkungen über Veränderungen der Haut nach Quecksilbergebrauch
       und über einen Fall von Digitalisexanthem. Dtsch. med. Wschr. **1895**, 11.
Senfpflaster Fucci, Antonio: Sopra un caso di grave cancrena cutanea con esito letale in una bambina
       per l'applicazione di un cataplasma lievemente senapizzato. Prat. pediatr. **6**, 293
       (1928). Ref. Zbl. Hautkrkh. **29**, H. 7/8, 451 (1929).
Insekten-   Fujitani: Beiträge zur Chemie und Pharmakologie des Insektenpulvers. Arch. f. exper.
pulver.   Path. **61**, H. 1, 47 (1919).
Pyrethrum
und Chry-
santhemum.
Henna.   Funfack: Henna-Dermatitis. Zbl. Hautkrkh. **22**, H. 7/8, 472 (1927).


Eucalyptus. Galewsky: (a) Über Eucalyptus-Dermatitiden. Dermat. Z. **12**, 1 (1905). (b) Über die
Emetin.   gewerbliche Schädigung durch Emetin. Wien. med. Wschr. **76**, 17, 10. Juli 1926.
Ipe-
cacuanha.
Achillea   Gans, Oscar: Über die Dermatitis durch Achillea millefolium. Ein Beitrag zur Ätiologie
millefolium.   der beim Freibaden entstehenden Hautausschläge. Dtsch. med. Wschr. **29**, 1213 (1929).
Ufer- und
Wiesen-
pflanzen.
Tabak,   Ganzoni: Rhagadische Formen von Tabakekzem an den Lippen. Ekzem bei Waldarbeitern
Tannen-   durch das Tannenharz. Ekzem bei Arbeiterinnen in Konservenfabriken durch das
harz,   Putzen von Karotten. Zbl. Hautkrkh. **35**, H. 1/2, 46 (1930).
Karotten.

GARRAT, G. A.: Poisonous woods. J. Foresty **20**, Nr 5, 479 (1922). Cocoboloholz.

GARZELLA, N.: A proposito della dermite pigmentosa „en coulées“ in seguito ad applicazioni Kölnisches
di acqua di Colonia. Giorn. ital. Dermat. **70**, 165 (1929). Ref. Zbl. Hautkrkh. **30**, H. 9/10, Wasser
627 (1929). (Berlock-
dermatitis)

GAY, LESLIE N.: The significance of local reaction in the skin following deep and superficial Pollen.
injections of pollen extracts. J. Allergy **1**, 403 u. 475 (1930). Ref. Zbl. Hautkrkh. **36**,
H. 9/10, 563 (1930).

GENNER, V.: Über eine eigentümliche Pigmentierung (Berloque-Dermatitis) nach Ein- Kolnisches
wirkung von Kölnischem Wasser und nachfolgender Sonnenbestrahlung. Ugeskr. Wasser
Laeg. (dàn.) **1929 I**, 85. Ref. Zbl. Hautkrkh. **30**, H. 9/10, 628 (1929). (Berlockdermatitis).

GIESELER: Inaug.-Diss. Bonn 1896. Anacardium
Cardol.

GLASS, E.: Klinisch-experimenteller Beitrag zu den Verletzungen durch Cacteenstacheln. Cactus-
Arch. klin. Chir. **145**, 658 (1927). stacheln.

GOLDFARB, M.: Ein Fall von Idiosynkrasie gegen das Haarfarbemittel Henna. Dermat. Z. Henna.
**50**, 440 (1927).

GOLDSTEIN, MARWIN B.: Dermatitis venenata due to chrysanthemum leaves. J. amer. med. Chrysan-
Assoc. **96**, 1680 (1931). themum

GOODMAN, H.: Perfume Dermatitis: Case-Report with a Review of the Literature and Kölnisches
Bibliographie. Brit. J. Dermat., April **1931**. Ref. Dermat. Wschr. **93**, H. 30, 1211 (1931). Wasser
(Berlock-
dermatitis)

GOUGEROT, BARTHÉLEMY u. J. WEILL: Erythrodermie quinidinique anaphylactique chez Chinin.
une ancienne psoriasique: Transformation des lésions érythémateuses en parakératose
psoriasiforme, puis développement du psoriasis. Bull. Soc. franç. Dermat. **1930**, No 7,
1121. Ref. Dermat. Wschr. **92**, Nr 16, 608 (1931).

GOUGEROT, BARTHÉLEMY, RAGU et JEAN WEILL: Erythrodermie anaphylactique quinidinique chez une ancienne psoriasique; Transformation des lésions érythémateuses en
parakératoses psoriasiformes, puis en psoriasis typique. Arch. dermatosyphiligr. Hôp.
St. Louis **3**, 300 (1931). Ref. Zbl. Hautkrkh. **39**, H. 3/4, 198 (1931).

GOUGEROT, R. COHEN et GANOT: Eczéma externe et interne dû aux fraises par sensibilisation. Erdbeere.
Bull. Soc. franç. Dermat. **1931**, Nr 7, 1136. Ref. Dermat. Wschr. **93**, Nr 49, 1915 (1931).

GOUGEROT, H. et BLAMOUTIER: Dermite éczémateuse profess. due à la poudre de palis- Palissander-
sandre. Crise hémoclasique par application externe. Bull. Soc. méd. Hôp. Paris **38**, holz.
No 15, 729—733 (1922). Ref. Zbl. Hautkrkh. **5**, 477 (1922).

GOUGEROT, H. et F. LOTTE: Anaphylaxie à l'arnica. Dermite artificielle vésico-bulleuse Arnica.
par la teinture d'arnica. Choc hémoclasique déclenché par cutiréacticn. Rev. franç.
Dermat. **2**, No 11, 554 (1926).

GOUIN: Les simulateurs en dermatologie ..... Dermites par l'écorce de garou (Daphne Daphne
Gnidium). Arch. Méd. et mil. **75**, No 1, 71 (1921). Gnidium.

GRAGGER, JENÖ: Ein Fall von Aurantiasis cutis (BAELZ). Börgyógy. Szemle (ung.) **7**, 77 Apfelsine.
(1929). Ref. Zbl. Hautkrkh. **31**, H. 11/12, 714 (1929).

GRAHAM: Atlas wood and dermatitis. Brit. med. J., 15. April **1905**. Satinholz

GRAY, ST. GEORGE and B. DELISLE: Idiosynkrasy to quinine injections. Brit. med. J. Chinin.
**1929**, Nr 3552, 200. Ref. Zbl. Hautkrkh. **30**, H. 9/10, 627 (1929).

GRIMM: Überempfindlichkeit gegen Kautschuk als Ursache von Urticaria und QUINCKE- Kautschuk.
schem Ödem. Klin. Wschr. **6**, Nr. 31, 1479 (1927).

GRINDEN: J. of cutan.-Dis., April **1895**. Ampelopis
quinquefolia

GROSS, P. u. L. ROBINSON: Berlock Dermatitis. Arch. of Dermat. **21**, Nr 4, 1762 (1930). Berlockdermatitis

GROVE, ELLA F. and ARTHUR F. COCA: Studies in specific hypersensitiveness XV. On the Erbse.
nature of the atopens of pollens, house dust, horse dander and gr en pea. J. of Immun.
**10**, Nr 2, 471—481 (1925).

GUTTELING: Tijdschr. Geneesk. **3**, 306 (1922). Efeu.

HABERLANDT: Wien. akad. Sitzgsber. **93**, 130 (1886). Urticaceen.

HAJOS, B.: s. II, A, 1.

HANNAH, L.: Ragweed dermatitis. J. amer. med. Assoc. **72 I**, 1, Nr 853 (1919). „Ragweed“,
Tomate.

HARRISON, A. J.: Bristol med.-chir. J. **1916**, 326. Ampelopsis
quinquefolia

HANSEN: Über Schimmelpilzasthma. Verh. 40. Kongr. inn. Med. Wiesbaden **1928**, 204.

HARTMANN, E. u. J. BRIEL: Über gehäuftes Auftreten einer bullösen Hauterkrankung in Ufer- und
Strandbädern. Dermat. Z. **50**, 3 (1927). Wiesen-
pflanzen

HAUFFE: Med. Klin. **22**, 16, 16. April 1926. Cactusstacheln.

Kolo-
quinthen.
HAXTHAUSEN, H.: Fall von Koloquinthenekzem. Dermat. Wschr. **91**, Nr 37, 1391 (1930).

Ragweed,
Veilchen-
wurzel.
HAZEN, H. H.: Allergic dermatoses. Arch. of Dermat. **18**, 121 (1928).

Humea
elegans.
HEARNDEN: Zit. bei OPPENHEIM u. NEUGEBAUER, l. c. S. 443.

Opium.
HELLER, N.: Acute Dermatitis due to Opium preparations. Arch. of Dermat. **24**, Nr 3, 417
(1931). Ref. Dermat. Wschr. **93**, Nr 51, 1978 (1913).

Inula
graveolens.
HELMS: J. Bureau Agricult. W. Austral., 30. Juni 1897, 1312.

Hölzer.
HERXHEIMER, KARL: Über die gewerblichen Erkrankungen der Haut. Dtsch. med. Wschr.
**1912**, Nr 1.

Ufer- und
Wiesen-
pflanzen.
Pastinak.
HEYE, RICH. G. H.: Über die Dermatitis durch Pastinaca sativa, Beitrag zur Ätiologie
der beim Freibaden entstehenden Hautausschläge. Dtsch. med. Wschr. **1929**, Nr 41
(Sep.abdr.).

Efeu.
HIGHMAN: The pathogenesis of dermatitis, including Eczema. A case of English ivy poisoning.
Arch. of Dermat. **9**, H. 3, 344—354 (1924).

Getreide-
staub.
HODARA, MENAHEM: Epidemie einer durch Gerstenstaub hervorgerufenen erythemato-
vesiculösen Hauterkrankung. Arch. f. Dermat. **130**, 325—326 (1921).

Getreide-
staub.
HODARA, MENAHEM u. HOULOUSSI BEHDJET: Juckende, durch Getreide hervorgerufene
Dermatosen im Orient. Dermat. Wschr. **84**, Nr 9, 296—298 (1927).

Sorghum.
HOFFER: J. amer. med. Assoc. **120**, 1801 (1918).

Lorbeeröl,
Scilla
marit..
Chrysanth.
indic.,
Hyacinthe.
Kölnisches
Wasser
(Berlock-
dermatitis).
HOFFMANN, ERICH: (a) s. II, A, 2 (unter Primeln). (b) Berl. klin. Wschr. **1904**, Nr 36.
(c) Diskussion Bonner Kongr. Arch. f. Dermat. **155**, 266 (1928). (d) Disk. Hamburg.
Naturforsch.verslg Zbl. Hautkrkh. **28**, H. 7/8, 404 (1928).

HOFFMANN, E. u. H. SCHMITZ: Münch. med. Wschr. **1925**, 1414.

Teakholz.
Hölzer.
HOFFMANN, HEINRICH: (a) Med. Klin. **22**, Nr 9, 352 (1926); Zbl. Hautkrkh. **20**, 463; ferner
Ausspr. zu WENGER. Zbl. Hautkrkh. **22**, H. 9/10, 607. — Über Hautentzündungen nach
Teakholzbearbeitung. Zbl. Gewerbehyg., N. F. **3** (1926). (b) Über hautreizende Nutz-
hölzer. Dermat. Z. **53**, 293—300 (1928).

Berberis.
HOLLANDER: Dermatitis venenata. Arch. of Dermat. **15**, H. 5, 620 (1927).

Spargel,
Primel,
Terpentin,
Insekten-
pulver.
HOPKINS: Dermatitis venenata (insect powder). Arch. of Dermat. **21**, 863 (1930). Ref.
Zbl. Hautkrkh. **35**, H. 5/6, 391 (1930).

Tabak.
HOPPE: Memorabil. XIII, Aug. 1868. Ref. Arch. f. Dermat. **1869**, 289.

Castanea.
HORAND: Skin disease caused by Chestnut-Tree-Wood. Gaz. Hôp. **1907**, 255.

Apfelsine
und Citrone
HORNER, SIBYL (geb. OVERTON): Dermatitis from oranges and lemones. Lancet **1931** II, 96.

Rungus
(s. Gluta
Rhengas).
HORNSEY, J. F.: Rungusdermatitis. Brit. med. J. **1914** I, 759.

Buchweizen
(u. Sudan-
gras).
HOWARTH, J. A.: Sudan grass as a photosensitizing agent causing dermatitis in sheep. (Fago-
pyrism, white skin disease). N. amer. Veterinarian **12**, Nr 1, 29 (1931). Ref. Zbl. Hautkrkh.
**37**, H. 5/6, 346 (1931).

Chrysanth.
Leucanth.
HOWE: Dermatitis venenata durch Leucanth. vulgare LMCX. Boston med. J. 1887.

Getreide-
staub.
HUDELO et DUMET: Bull. Soc. franç. Dermat., 13. Nov. 1924.

Gahnia
Psittacorum
HUME and HOWELL: J. a. Proc. roy. Austral. histor. Soc. **7** VI.

Teakholz.
HUNT, ELIZABETH: A case of teakwood dermatitis. Lancet **1931** I, 75—76.

Reismehl.
HUPKA, E.: Über gehäufte exanthematische Hauterkrankungen nach Verfütterung von
Reismehl bei Kühen. Dtsch. tierärztl. Wschr. **1929** I, 183. Ref. Zbl. Hautkrkh. **30**,
H. 9/10, 591 (1929).

Chinin.
HUPPENBAUER, C.: Chininüberempfindlichkeit und Plasmochin. Münch. med. Wschr. **77**,
Nr 27, 1173 (1930).

Cannabis
indica.
HYDE: Med. Rec. 1878, 364.

Heracleum.
Geranium.
Laportea.
IMSCHENETZKY, A.: (a) Dermatitis durch Heracleum und Geranium. Russk. Vestn. Dermat.
**6**, 3 (1928). Ref. Dermat. Wschr. **86**, Nr 25, 837 (1928). (b) Laporteadermatitis. Dermat.
Wschr. **89**, Nr 30, 1087 (1929).

IwAKAWA: Über das entzündungserregende Pulver des japanischen Nutzholzes Tagayasan. (Tagayasan)
Arch. f. exper. Path. **65**, 315 (1911).  Hölzer.

JACOBSON, EDUARD (Riga): Ein Beitrag zur Chininidiosynkrasie. Dtsch. med. Wschr. Chinin.
**1931**, Nr 32.
JADASSOHN, WERNER: Beiträge zum Idiosynkrasieproblem. Klin. Wschr. **5**, 42 (1926). Aloe.
JADASSOHN, WERNER und MARGARETHE ZARUSKI: (a) s. I. (b) Idiosynkrasie gegen Kamillen. Sellerie.
Schweiz. med. Wschr. **57**, Nr 36, 868 (1927).  Kamille.
JAEGER: Hypersensibilité et idiosyncrasie epidermique chez les éczematiques. Schweiz. Arnica.
med. Wschr. **52**, 575 (1922).
JAEGGY, E.: Crises d'urticaire et d'asthme provoquées par des lavements à la camomille; Kamille.
dermoreactions: effets de M. G. Lumière, des anesthésiques locaux, percaine et pan-
thésine sur les foyers inflammatoires. Schweiz. med. Wschr. **1931**, Nr 24, 572. Ref.
Dermat. Wschr. **93**, Nr 41, 1619 (1931).
JAKOWLEWA, E. A.: Todesfall eines 6jahrigen Mädchens durch Verbrennung mit Brenn- Urticaceae.
nesseln. Dtsch. Z. gerichtl. Med. **16**, H. 3, 180 (1930).
JAMIESON: Edinburgh med. J. Dermat. **1897**, 601.  Pastinak.
JARISCH: Die Hautkrankheiten, S. 119. Wien 1900.
JOHN: Ärztl. Sachverst.ztg **1913**, 170.  Teakholz.
JONES: Acute dermatitis produced by satinwood irrition. Brit. med. J. **1904 I**, 25. Juni Satinholz.
1904.

KANNGIESSER: (b) Über einige Phytonosen. Arch. f. Dermat. **109**, 521 (1911); Naturwiss. Arnica
Wschr. **1910**. (c) bei LEHMANN, Gewerbehyg. in RUBNER, Handbuch der Hygiene, mont.,
Bd. 4, 2, S. 447. 1919.  Ipomoea
imper.,
Urticacea.
Angelica.
KARRENBERG: Fall von Tabakdermatitis. Zbl. Hautkrkh. **24**, H. 9/10, 594 (1927). — Tabak.
Zur Kasuistik der phytogenen Berufsdermatosen; Hauterkrankung durch Tabaksblätter.
Dermat. Z. **52**, H. 1, 30 (1928). — Nicotinüberempfindlichkeit der Haut bei einer
Tabakarbeiterin. Sammlung von Vergiftungsfällen, herausgegeben von H. FÜHNER,
Bd.1, S. 55.
KINDLER s. bei URBACH (l).
KINGERY, L. B. and CL. H. THIENES: Mycotic Paronychia and Dermatitis: hitherto undes- Ein-
cribed condition apparently peculiar to fruit canners. Arch. of Dermat. **11**, H. 2, 186—202 gemachte
(1925).  Fruchte.
KLEEBERG: Urticaria nach Normacol. Zbl. Dermat. **26**, H. 3/4, 115 (1928).  Faulbaum
KOBERT: s. II, A,2.
KOELSCH, FR.: (a) Die 40—50 von OTTO SACHS (Handbuch der Haut- und Geschlechtskrank- Jute, Hanf,
heiten, Bd. 14, 1, besonders S. 373) zitierten Arbeiten meist über Gewerbepathologie Flachs
und Hygiene enthalten hie und da auch hierher Gehöriges, z. B. Staub und Beruf
in GROTJAHN und KAUP: Handwörterbuch der sozialen Hygiene, Bd. 2, S. 512. 1912.
Jute, Hanf, Flachs, zit. Bd. 5, 15, S. 295. (b) Die Begutachtung der gewerblichen
Dermatosen im Sinne der Verordnung vom 11. Februar 1929. Zbl. Hautkrkh. **37**,
H. 1/2, 1 (1931).
KOHN, D.: Glättolin als Ursache einer hartnäckigen Dermatitis colli. Münch. med. Wschr. Carnau-
**1913**, Nr 22.  bawachs.
KONRICH u. MAUTSCH: Zur biologischen Wirkung des Senföls. Klin. Wschr. **1931**, Nr 25. Senföl.
KOROBOW, A.: Zur Frage der professionellen Hauterkrankungen bei Personen, welche sich Ricinusol.
mit der Produktion von Ol. Ricini beschäftigen. Moskov. med. Ž. **1927**, Nr 12. Ref.
Dermat. Z. **54**, H. 4/5, 301 (1928).
KRANENBURG, W. R. H.: Juckreiz und Dermatitis nach Verarbeitung von Hyacinthen und Hyacinthen,
Tulpen. Zbl. Gewerbehyg., N. F. 7, 73—74 (1930).  Tulpen.
KREN: Ein Beitrag zur Pflanzendermatitis. Arch. f. Dermat. **149**, H. 1, 96.  Chrysanth.
Leucanth
KULISCH: Sind die durch Canthariden und Crotonöl hervorgerufenen Entzündungen Ek- Crotonol.
zeme? Mh. Dormat. **17**, Nr 1, 26 u. 65.
KULP: Zur Ätiologie und Pathologie toxischer Exantheme unter besonderer Berücksichtigung Zinnkraut
eines Falles von Erythema exsudativum multiforme toxicum nach Zinnkraut. Inaug.- (Equise-
Diss. München 1922.  tum).
KURZ, R.: Untersuchungen über die Kölnisch-Wasser-Pigmentationen. Inaug.-Diss. Gießen Kölnisches
1929. Ref. Dermat. Wschr. **91**, Nr 43, 1614 (1930).  Wasser
(Berlock-
dermatitis)
KUZNITZKY: Zbl. Hautkrkh. **19**, H. 7/8, 357 (1926).  Campher.
KWIATKOWSKI: Wiesendermatitis. Zbl. Hautkrkh. **32**, H. 13, 793 (1930).  Ufer- und
Wiesen-
pflanzen.

Thapsia garganica, Ranunculaceen, Euphorbiaceen und Papaveraceen.
Lacassagne, Jean et Henry Joly: La Jambe de Dieu. — Les ulcères des gueux au XVI. siècle. J. Méd. Lyon 8, 177, 297 (1927).

Chrysanth. Leucanth., Tomate.
Lain: Dermatitis venenata: Discuss. on Lains paper. J. amer. med. Assoc. 71, 1914; 1918, 1116.

Campher.
Lambri: Policlinico 32, 941, 6. Juli 1925. Ref. Arch. of Dermat. 12, 555, 4.

Pollen.
Lamson, Robert W., George Piness and Hyman Miller: Pollen allergy. Skin reactions of patient before and after treatment with spring (grass) pollens. Amer. J. med. Sci. 175, Nr 6, 741—799 (1928).

Pollen.
Lamson, R. W., George Piness and Hyman Miller: Pollen allergy IV. With special reference to skin reactions before and after treatment with fall pollens. Amer. J. med. Sci. 175, Nr 6, 799—807 (1928).

Citronenöl.
Lane: Dermatitis caused by oil of citronella. Arch. of Dermat. 5, H. 5, 589—590 (1922).

Berlockdermatitis.
Lane, J. E. and M. J. Strauss: Toilet Water Dermatitis, with Especial Reference to „Berlock“-Dermatitis. J. amer. med. Assoc. 95, Nr 10, 717 (1930). Ref. Dermat. Wschr. 91, Nr 50, 1839 (1930).

Vanille.
Layet: Etude sur le vanilliome. Rev. d'Hyg. 5, 711 (1883).

Viola tricolor.
Leclerc, H.: La pensée sauvage (Viola tricolor L) dans le traitment des dermatoses. Presse méd. 1930, No 76, 1284. Ref. Dermat. Wschr. 92, Nr 4, 162 (1931).

Getreidestaub.
Legge: Occupational diseases of the skin and hands in California industry. California State J. Med. 19, Nr 12, 461 (1921).

Vanille.
Leggett, W.: Vanilleausschlag. Brit. med. J. 1914 I, 1351. Zit. bei Prosser White.

Sellerie.
Legrain et R. Barthe: Dermite professionelle des mains et des avantbras chez un ramasseur de céleris. Bull. Soc. franç. Dermat. 8, 662 (1926).

Angelica.
Lehmann: Gewerbehygiene in Rubner, Handbuch der Hygiene, Bd. 4, 2. 1919.

Grevillea robusta. Anacardiaceen.
Leichhardt: Journ. of an overland expedit. in Australia, zit. bei Cleland (s. d.). Med. J. Austral. 12 II, Nr 15, 10. Okt. 1925.

Flachs.
Leloir: Dermite profess. spéc. Eczéma des fileurs et varouleurs du lin. Ann. de Dermat. 6, 129 (1885).

Scilla maritima.
Lesser, E.: Dtsch. med. Wschr. 1904, 1257 (Scilla maritima.)

Getreide- und Leinsamenstaub.
Levi. Italo: Sopra la dermatite pruriginosa prodotta dall' acaro „pediculoides ventricosus“ manifestatasi in forma epidemica tra gli scaricatori die orzo e di semi di lino nel porto di Trieste. Arch. ital. Dermat. 2, H. 2, 111—130 (1926). Ref. Zbl. Hautkrkh. 24, H. 5/6, 392 (1927).

Lawsonia inermis. Henna.
Levidov, S.: Über Lawsonia inermis und ihre therapeutische Wirkung bei einigen Hauterkrankungen. Zbl. Hautkrkh. 24, H. 11/12, 756 (1927).

Apfelsine (Carotinamie).
Levin, L. u. H. Silvers: Carotinemia resulting from restricted diet as observed in dermatologic practice. J. amer. med. Assoc. 96, Nr 26, 2190 (1931). Ref. Dermat. Wschr. 93, Nr 43, 1689 (1931).

Arundo Donax.
Levy-Sirugue: Les dermatoses professionelles. Gaz. Hôp. 1906, 195.

Achillea millefol.
Lewin, L.: Die Nebenwirkungen der Arzneimittel, 3. Aufl. Berlin 1899.

Hölzer.
Lewin, Louis: Gifte im Holzgewerbe. Beitr. Giftkde 1, 5 (1928).

Hopfen.
Lewith, R.: Über Hopfendermatitis. Arch. f. Dermat. 154, H. 2, 345 (1928).

Ratanhia.
Lewith, R. u. H. Langecker: Über einen Fall von Ratanhiadermatitis (Idiosynkrasie gegen Ratanhiagerbsäure). Dermat. Wschr. 90, Nr 14, 477 (1430).

Tabak.
Lickint, Fritz: Über Hautschädigungen durch Tabak und Tabakrauchen. Dermat. Wschr. 89, Erg.-H., 1596 (1929).

Campher.
Liebner: Zbl. Hautkrkh. 17, H. 11/12, 627 (1925). Ausspr. Lehner.

Arundo Donax.
Lisanti: Riforma med. 2, 23 (1901).

Tabak.
Listengarten, A. M.: Professionelle Veränderungen an den Nägeln von Tabakarbeitern. Med. Mysl' (russ.) 1929, 2—3. Ref. Münch. med. Wschr. 77, Nr 26, 1119 (1930).

Polygon. aviculare.
Lloyd: Brit. med. J. 2, 837 (1914).

Graspollen. Pollen.
Loeb, L. Farmer: Über die chemische Natur der Allergene III. Pollen von Alopecurus (Fuchsschwanzgras). Klin. Wschr. 8, Nr 20, 926 (1929).

Loeb, L. Farmer u. H. Petow: Zur Frage der Hautüberempfindlichkeit beim Heufieber. Klin. Wschr. 10, Nr 29, 1350 (1931).

Löwy: Med. Klin. **22**, H. 8, 290—291 (1926). — Cactusstacheln.

Lohmann, J.: Die Schachtelhalme als Giftpflanzen. Fortschr. Veterinärhyg. **1** (1903/04). — Equisetum. Zinnkraut.

Loir et Legagneur: Presse méd., **23**. Nov. **1919** (zit. bei Hodara, s. d.). — Getreidestaub.

Longin, L. A.: Une triade éruptive provoquée par les essences forestières. Ann. de Dermat. **10**, 178—185 (1929). — Les éruptions provoquée par essences forestières. Bull. Soc. franç. Dermat. **37**, No 7, 741 (1930). — Eichenholz. Eichen- u. Buchenholz.

Loro, H. A. M.: Arch. Méd. nav. **114**, H. 2, 136 (1924). — Iroco-Eiche.

Lortat-Jacob, Flandrin et Poumeau-Delille: Un cas d'anaphylaxie cutanée à l'émétine. Bull. Soc. franç. Dermat. **36**, No 8, 1088 (1929). Ref. Z. Hautkrkh. **33**, H. 13, 807 (1930). — Ipecacuanha (Emetin).

Lortat-Jacob et Solente: Erythematöse Eruption durch Vanille. Soc. franç. Dermat., 10. Jan. 1929. Ref. Dermat. Z. **57**, H. 1/2, 104 (1929). — Vanille.

Low, R. C.: (a) Anaphylaxis and sensitisation, p. 190. Edinburgh 1924. (b) Skin sensitiveness to non bacterial proteins and toxins. Brit. J. Dermat. **36**, Nr 7, 292—311 (1924). — Achillea millefol. Urticaceen.

Luithlen: Ernahrung und Haut. Zbl. Hautkrkh. **7**, H. 1, 1. — Früchte.

Lullo, O. di: Le „paaj", dermite provoquée par le quebracho rouge (Schinopsis lorentzii). C. r. Soc. Biol. Paris **99**, 1000—1001 (1928). — Quebracho.

Mackintosh, A.: Zwei Fälle vcn Herpes nach äußerem Gebrauch von Belladonna und Atropin. Brit. med. J. 1885. — Atropa Bellad. u. Atropin.

Maiden: Die 7 folgenden Publikationen sind alle zitiert bei Cleland (s. d.), Med. J. Austral. **12 II**, 15, 10. Okt. 1925. — Agricult. Gaz. New South Wales, Dez. **1911**, 1069. 3. Okt. **1921**, 704 u. Sept. 657. — Agricult. Gaz. New South Wales, Juli **1914**, 612. — Agricult. Gaz. New South Wales, Jan. **1916**, 29 u. März **1916**, 212. — Agricult. Gaz. New South Wales, April **1916**, 236. — Agricult. Gaz. New South Wales, 2. Mai **1918**, 344. — Forest flora New South Wales 5 X, 187. — Proc. roy. Soc. New South Wales **53**, 219 (1920). — Pastinaca sativa. Diascorea transversa. Melaleuca linearifol. Hopfen, Inula graveolens. Grevillea robusta. Acacia.

Mallinckrodt-Haupt, Asta v.: (a) Milbenerkrankungen beim Menschen. Dermat. Z. **56**, H. 2/3, 98 (1929); 57, H. 3, 191 (1929). (b) Die Erntekrätze in Deutschland. Zbl. Hautkrkh. **31**, 451 (1929); Arch. f. Dermat. **160**, 297 (1930). — (Erntekratze) Getreidestaub.

Mankowsky: Über Bryonia alba. Histor. Studien aus dem pharm. Institut zu Dorpat, herausgegeben von R. Kobert, Bd. 2, S. 143, mit Literatur. Halle 1890. — Bryonia alba.

Manson, Auld: J. of dermat. Scc., Mai **1909**; J. of chem. Soc., Mai **1909** (s. Auld). — Mahagoniholz.

Mantegazza: Arch. f. Dermat. **1911**, 108. — Reis.

Manzini, Cesare: Sulla carotinemia. Revista generale e illustrazione casuistica. Arch. Pat. e Clin. med. **9**, 449 (1930). Ref. Zbl. Hautkrkh. **36**, H. 9/10, 610 (1930). — Apfelsine (Carotinamie).

Marceron: Toxische Dermatitis durch ein flüchtiges Insektenmittel. Soc. franç. Dermat., 8. Nov. 1928. Ref. Dermat. Z. **57**, H. 1/2, 102 (1929). — Pyrethrum.

Markin, L. E.: Boxwood sensitiveness. J. Allergy 1, 346 (1930). — Buchsbaum.

Marx, O.: Über bullöse Hauterkrankungen in Strombädern. Dermat. Z. **51**, H. 5, 345 (1927). — Ufer-, Wiesen- und Wasserpflanzen.

Marzocchi: Eine kleine Familienepidemie durch Pediculoides ventricosus. Giorn. ital. Dermat. **2**, 884 (1927). Ref. Dermat. Z. **52**, 134 (1928). — Getreidestaub.

Matignon: Janus (Leyde) **2**, 499 (1897); 5, 250 (1900). Bei Kobert S. 586. — Atriplex litoralis.

Matras: Phytogene Dermatitis durch Esparsetteklee (Onobrychis). Zbl. Hautkrkh. **36**, H. 3/4, 163 (1931). — Onobrychis sativa.

Matsumoto, S.: Nachtrag zur Arbeit von Dr. Shimoda über die krebserzeugenden Bestandteile des Teeres aus Reiskleie. Monogr. actor. dermat. A., ser. dermat. **1927**, Nr 1, 82 und deutsche Zusammenfassung, S. 97. — Reis.

Matthes u. Schreiber: Ber. dtsch. pharm. Ges. **24**, H. 7/8 (1924). — Teakholz.

Matzger, Edward: Diseases of human hypersensitiveness. The importance of proper dosage in their specific treatment. California Med. **32**, 499 (1930). Ref. Zbl. Hautkrkh. **36**, H. 9/10, 560 (1930). — Pollen.

Mayer, Moritz: Vjschr. gerichtl. Med. **31**, 1. — Scilla maritima.

Mayo-Klinik, Rochester: Dermatitis venenata (Terpentin). Arch. of Dermat. **22**, 159 (1930). Ref. Dermat. Wschr. **35**, Nr 7/8, 516 (1930). — Terpentin.

Meirowsky: Hennaekzem. Zbl. Hautkrkh. **19**, H. 3/4, 104 (1926). — Henna.

Chrysanthe- Merck, E., Jb. **42**, 91 (1928).
mum cinera-
riaefolium.

Erdbeere.   Meyer u. Gottlieb: Experimentelle Pharmakologie. Wien, 1910.

Chinin.   Mgebrow u. Oretschkin: Scharlachartiges Chininexanthem. Vrač. Delo (russ.) **1927**,
        Nr 12. Ref. Dermat. Z. **54**, H. 4/5, 303 (1928).

Ratanhia.   Mibelli, A.: Sull'impiego dell'estratto di ratania in dermatol. Arch. ital. Dermat. **4**, H. 2.
        281 (1929). Ref. Dermat. Wschr. **90**, Nr 14, 494 (1930).

Apfelsine   Miller, Hiram E.: Carotinaemia. Report of cases. California Med. **33**, 662 (1930). Ref.
(Carotin-       Zbl. Hautkrkh. **36**, H. 9/10, 609 (1930).
ámie).

Daphne   Mitlacher: Toxisch und forensisch wichtige Pflanzen. Wien 1904.
Laureola.

Apfelsine.   Miyake: Arch. f. Dermat. **147**, 2 (1924).

Palissander- Modlmayr: Palissander- bzw. Cocoboloholz-Dermatitis. Zbl. Hautkrkh. **36**, H. 11/12, 728
Cocobolo-       (1931).
holz.

Perubalsam. Mögling: Berl. klin. Wschr. **1880**, 557.

Morphium.   Molbini: Zuschrift an die Redaktion der Berl. klin. Wschr. **1882**, Nr 46. Ref. Arch. f.
        Dermat. **1883**, 133.

Arnica   Molènes: Ann. de Dermat. **7**, No 2, 65 (1886).
mont.

Tabak.   Moncorps: Eczema professionale bei einer Tabakarbeiterin. Zbl. Hautkrkh. **30**, H. 13/14,
        804 (1929).

Pollen.   Moore, Majorie B. and Edmond E. Moore: Studies on pollen and pollen extracts. II. The
        adsorption of allergically active constituents from pollen extracts. J. Allergy **2**, 168
        1931). Ref. Zbl. Hautkrkh. **39**, H. 1/2, 40 (1931).

        Moore Majorie B., Hobart W. Cromwell and Edmond E. Moore: Studies on pollen and
        pollen extracts. IV. The allergically active constituent in pollen oil. J. Allergy **2**, 6
        (1930) und V. Skin reactions to pollen fractions. J. Allergy **2**, 85 (1931). Ref. Zbl.
        Hautkrkh. **39**, H. 1/2, 41 (1931).

Tabak.   Morawitz: Zur Ätiologie und Therapie der angioneurotischen Ödeme (Quincke). Fortschr.
        Ther. **1926**, H. 13, 417.

Zahlreiche   Morrow, Prince A.: (a) s. I. (b) N. Y. med. J. a. med. Rec. **1880**.
Pflanzen.
Chinin.

Chrysarobin Müller: Münch. med. Wschr. **1896**, Nr 49.

Apfelsine.   Müller, Reiner: Fingerdermatitis durch Apfelsinenschälen. Münch. med. Wschr. **1926**,
        Nr 21, 864.

Rannuculus Münch, W. A.: Dermatitis bullosa durch Hahnenfußgift. Schweiz. Korresp.bl. **1917**, Nr 8.

Efeu   Munro: Austral. med. Gaz. **1900**; s. auch bei Prosser White: Occupational affections of the
und ver-       skin, p. 248. New York 1920.
schiedene
Pflanzen.

Chinin.   Musger: Chininüberempfindlichkeit. Zbl. Hautkrkh. **37**, H. 1/2, 39 (1931).

Früchte.   Myers and Clinton: The fungicidal activity of certain volatile oils and stearoptens, their
        comparative toxicity on a pathogenic yeastlike organism. Report of clinical utilization
        in related infectious. J. amer. med. Assoc. **84**, Nr 26, 1985 (1925).


Ufer-,   Naegeli: (a) Über einen beim Baden entstehenden Hautausschlag, die sog. „Hundsblattern"
Wiesen- und       (Exanthema caniculare). Schweiz. med. Wschr. **53**, Nr 49, 1121 (1923). (b) Nicotin-
Wasser-       ulcus. Dermat. Wschr. **90**, Nr 21, 724 (1930).
pflanzen.
Tabak.

Cypri-   Nestler, A.: Das Sekret der Drüsenhaare der Gattung Cypripedium mit besonderer Berück-
pedium.       sichtigung seiner hautreizenden Wirkung. Ber. dtsch. bot. Ges. **1907**. — Das Hautgift
Amberholz.       der Cypripedien. Wiesner-Festschrift, 1908. S. 200. — Über hautreizende Pflanzen.
Cocobolo-       Lotos, Prag 1908. — Die hautreizende Wirkung des Amberholzes. Ber. dtsch. bot.
holz.       Ges. **29**, 672 (1911). — Die hautreizende Wirkung des Cocoboloholzes. Ber. dtsch. bot.
Cortusa       Ges. **30**, 120 (1912). — Cortusa Matthioli L., eine stark hautreizende Pflanze. Ber.
Matthioli.       dtsch. bot. Ges. **30**, 330 (1912). — Hautreizende Pflanzen. Umsch. **1912**. — Ist Pastinak
Pastinak.       hautreizend? Ber. dtsch. bot. Ges. **1912**. — Die hautreizende Wirkung des roten Hart-
Cornus       riegels und der Kornelkirsche. Umsch. **1913**, 41. — Hautreizende Hölzer. Umsch. **1924**. —
sanguinea       Die hautreizende Wirkung der einheimischen Wolfsmilcharten. Pharmaz. Z.-halle
L. u. C.       Dtschl. **67**, Nr 11, 161 (1926). — Die hautreizende Wirkung des sogenannten Padouk-
mas L.       holzes. Planta, Arch. wiss. Bot. **1926**. — Warum brennt unsere Brennessel? Umsch.
Hölzer.       **1927**. — (n) Hautreizende Pflanzen. Umsch. **33**, H. 31, 611 (1929).
Wolfsmilch.
Padoukholz.
Brennessel.
Vanille.

Acajounuß.  Neubauer: Acajounüsse und Gefahren bei ihrer Verwendung. Zbl. Gewerbehyg., N. F. **3**,
        H. 7, 189 (1926).

NICHOLSON, DANIEL: Cutaneous reactions to flax and linen in five cases of bronchial asthma and two of hay-fever with poor results from specific treatment. Canad. med. Assoc. J. 17, Nr 5, 552—554 (1927).   Flachs, Lein.

NIGHTINGALE, G. S.: Chrysanthemum dermatitis. Lancet 1931 I, 1132.   Chrystanthemum.

NIEDZIELLA, FRITZ: Mißliches über Kunstdünger in der Rosenschule. Rosen-Ztg. 45, Nr 4, 85 (1930).   Rose.

NILES, D.: Dermatitis due to rubber bunion protector. J. amer. med. Assoc. 97, Nr 11, 778 (1931).   Kautschuk.

NIXON: Proc. roy. Soc. Med. Lond., sect. dermat. 1915, 112.   Baumwollsamen.

NOLL, RUTH: Citronenholzmehl-Überempfindlichkeit. Zbl. Dermat. 38, H. 7/8, 437 (1931).   Citrone und Hölzer.

NOTTHAFFT, V.: Über eine sommerliche Juckepidemie, bedingt durch Leptus autumnalis. Münch. med. Wschr. 1908, 848.   Milbenträger.

OPPENHEIM, M.: (a) Zbl. Hautkrkh. 6, 500.   (b) Wien. klin. Wschr. 27, 63 (1914).   (c) Welche Hautkrankheiten kommen in Strandbädern vor? Wien. klin. Wschr. 41, Nr 13, 471 (1928).   (d) Toxicodermie in 3 Fällen durch Ruta graveolens. Zbl. Hautkrkh. 35, H. 11/12, 725 (1931).   (e) Streifenförmige Wiesendermatitis. Dermat. Wschr. 93, Nr 42, 1636 (1931) und Dermatitis striata pratensis bullosa (streifenförmige Wiesendermatitis). Zbl. Hautkrkh. 39, H. 1/2, 34 (1931).   (f) Berufliches Kennzeichen der Lokomotivführer und Heizer. — Überempfindlichkeit gegen die Orakelblume. Dermat. Wschr. 93, Nr 44, 1706 (1931).   Cannabis indica. Sonnenblume und Ruta graveolens. Pastinak. Ufer-, Wiesen- und Wasserpflanzen. Chrysanthemum.

OPPENHEIM, M. u. A. FESSLER: Über eine streifenförmige bullöse Dermatitis (Freibad- und Wiesendermatitis). Dermat. Wschr. 86, Nr 5, 183 (1928). — Die bullöse Freibad- und Wiesendermatitis. Dermat. Z. 55, H. 3, 191 (1929).   Wiesen-, Ufer- und Wasserpflanzen.

OPPENHEIM, M. u. NEUGEBAUER: Gewerbliche Hautkrankheiten in GROTJAHN und KAUP: Handwörterbuch der sozialen Hygiene, Bd. 1, A—K, S. 432 f. Leipzig 1912.   Aroideen, Chelidon. majus.

OPPENHEIM, M. u. TAGLICHT: Wien. med. Wschr. 1925, Nr 6.   Getrocknete milbige Früchte.

OVERTON, SIBYL G.: Dermatitis from handling flower bulbs. Lancet 211, Nr 20, 1003 (1926).   Tulpenzwiebeln.

PALM, STUART: Eczema by Virginia creeper. Lancet 1891, 142.   Ampelopsis Hoggii.

PAMMEL: Manual of poisonous plants 1, 62.   Tomate.

PARDO-CASTELLO: s. I.   Anacardium

PASCAL: Brit. J. Dermat. 11, 287 (1899).   Getreidestaub.

PASCHKIS: Kosmetik f. Ärzte. Wien 1890.   Henna.

PAWLOWSKY, E. N. u. A. K. STEIN: Experimentelle Untersuchung über die Wirkung der eine eigenartige Dermatitis beim Menschen hervorrufenden Milbe Rhizoglyphus hyacinthi (Fam. Tyroglyphidae). Arch. f. Dermat. 158, H. 2, 443 (1929).   Faulende Zwiebeln (Allium).

PEIPERS, A.: Über die Verbreitung der Pollenallergie unter den Asthmatikern. Munch. med. Wschr. 78, Nr 7, 298 (1931).   Pollen.

PERSKY: Dermatitis venenata (Plaster of Paris). Arch. of Dermat. 19, 981 (1929). Ref. Zbl. Hautkrkh. 32, H. 1/2, 85 (1929).   Senfpflaster.

PERUTZ, A.: Beiträge zur Klinik, Pathogenese und Therapie der Terpentindermatitis. Arch. f. Dermat. 152, H. 3, 617 (1926) und Nachtrag dazu Arch. f. Dermat. 153, H. 1, 256 (1927).   Terpentin.

PETOW, H. u. L. FARMER LOEB: Erfahrungen über die desensibilisierende Behandlung des Heufiebers, II. Mitt. Bericht über die Jahre 1927/28. Klin. Wschr. 1929 I, 968.   Pollen, Heufieber.

McPHERSON: Med. J. Austral. 2, Nr 4, 108 (1925).   Eucalyptus.

PHILADELPHY, ANDREAS: (a) Eine bullöse Hauterkrankung, hervorgerufen durch Achillea millefol. Wien. klin. Wschr. 1928, Nr 3, 88.   (b) Zur Ätiologie der Wiesenpflanzen-(Bade-)Dermatitis. Dermat. Wschr. 92, 713 (1931).   Achill. millefol. (s. auch Ufer- usw. Pflanzen).

PHILLIPS: Mat. med. and therap., p. 49. New York 1879.   Capsicum annuum.

PINCZOWER: Berlocque Dermatitis. Zbl. Hautkrkh. 29, H. 13/14, 766 (1930).   Berlockdermatitis.

PICK: Zbl. Hautkrkh. 15, H. 7, 407.   Teakholz.

PINARD, M. u. M. PENEY: Lésions erythémateuses et pigmentées consécutives à des coups de soleil aidés par des lotiones d'Eau de Cologne. Bull. Soc. franç. Dermat. 1931, Nr 7, 1152. Ref. Dermat. Wschr. 93, Nr 49, 1916 (1931).   Kölnisches Wasser (Berlockdermatitis).

690  K. Touton: Hauterkrankungen durch phanerogamische Pflanzen und ihre Produkte.

Terpentin.  Platz: Kurze Bemerkungen über die therapeutische Verwendung ätherischer Öle, besonders
über Terpestrol. Münch. med. Wschr. 1923, Nr 16, 504—505.

Hanf.  Porias: Zbl. Hautkrkh. 6, 500.

Tabak.  Poulsson: Lehrbuch der Pharmakologie, 4. Aufl. Leipzig 1919.

Trifolium.  Promachin (Kasan): Massenhafte Erkrankung von Bäuerinnen, welche Klee ausjateten.
an Dermatitis. Kazan. med. Ž. 1930, Nr 3. Ref. Dermat. Wschr. 91, Nr 37, 1397 (1930).

Baumwolle.  Prosser White, R.: Occupational affections of the skin. New York 1920, Vol. 2, p. 296
u. London 1920, 2. Aufl., p. 233. — The Dermatergoses or occupational affections of
the skin, 3. Aufl. London: Lewis u. Co. 1928.

Flachs.  Purdon: Treat. on cut. med. 1875.

Mucuna pruriens.  Pusey: Principles and Practice of Dermatol., 1907. p. 344.

Ragweed, Henna.  Pürckhauer, Aussprache Frühwald: Einfluß der Frauenmode auf die Haut. Dermat.
Wschr. 93, Nr 40, 1563 (1931).

Pyrethrum.  Ramirez: Pyrethrum: An etiologic factor in vasomotor rhinitis and asthma. J. Allergy 1,
149 (1930).

Ramirez, Maximilian A., and Joseph Jordan Eller: The „patch“ test in „contact
dermatitis“ (Dermatitis venenata). J. Allergy 1, 489 (1930). Ref. Zbl. Hautkrkh. 37,
H. 13, 802 (1931).

Chamaecyparis Lawsoniana. Euphorbia Myrsinites. Milbenträger. Chinin  Rasch: (a) Cypresdermatitis. Verh. dän. dermat. Ges. 1923/24, 42. (b) Verh. dän. dermat.
Ges. 1924/25. Ref. Dermat. Wschr. 82, Nr 16, 561 (1926). (c) Milbendermatitis. Zbl.
Hautkrkh. 33, H. 1/2, 28 (1930) und Verh. dän. dermat. Ges., 24. Sept. bis 30. Mai,
Sitzg 6. Nov. 1929. Kopenhagen 1930. (d) Chinindermatitis. Zbl. Hautkrkh. 36,
H. 11/12, 730 (1931).

Ricinusöl.  Ratner, Bret: Dust hypersensitiveness with special reference to castor bean. J. Allergy
2, Nr 1 (1930).

Hölzer.  Record, Samuel J.: Notes on woods. Botan. abstracts 12, Nr 4, 393. Refer. Nr 2392.

Insektenpulver.  Reeb: Principles actifs de la poudre insecticide. J. pharmac. Elsass-Lothringen 35 (1909).

Hölzer.  *Reichsarbeitsverwaltung:* Sonderfragen des Arbeiterschutzes und Beobachtungen aus Unfall-
verhütung und Gewerbehygiene im Jahre 1925. Sonderband (Bd. 5, S. 127). Berlin
1927.

Teakholz.  Reuscher, B.: Liderkrankung nach Teakholzverarbeitung. Klin. Mbl. Augenheilk. 82,
802. Ref. Dermat. Wschr. 89, Nr 43a, Erg.-H., 1665 (1929); Zbl. Hautkrkh. 32, H. 1/2,
89 (1929).

Hura crepitans.  Richet: Ann. Inst. Pasteur 23, No 10 (1909); 24, 8 (1910).

Cocoboloholz.  Richter, Margarete: Untersuchungen über das Cocoboloholz und seine Inhaltsstoffe
in bezug auf ihre hautreizende Wirkung. Diss. Hamburg 1925.

Köln. Wasser  Richter, O.: Ein kleiner Beitrag zur Frage der „Eau de Cologne-Melanodermie“, der
früheren „Berlock“-(Schmuck)-Krankheit. Med. Klin. 1931, H. 9. Ref. Münch. med.
Wschr. 78, Nr 13, 549 (1931).

Primeln, Narzissen, Tulpen.  Richter, W.: Über allergische Erkrankungen der Haut unter besonderer Berücksichtigung
der spezifischen Behandlung. Dermat. Wschr. 91, Nr 36, 1332 (1930).

Colophonium.  Ridder: Dtsch. med. Wschr. 43, 1369.

Weißes Mahagoni (Anacard. occident.). Gluta u. Melanorrhoea.  Ridley: (a) J. trop. Med. 27, Nr 20, 278 (1924). (b) Plant dermatitis. J. trop. Med. 25,
Nr 14, 225. Ref. Zbl. Hautkrkh. 6, 361.

Chinin.  Riehl, jr.: Chininidiosynkrasie. Zbl. Hautkrkh. 28, H. 9/10, 524 (1928) u. Chininüberempfindlichkeit. Zbl. Hautkrkh. 34, H. 1/2, 30 (1930).

Tabak.  Ritchie, J.: Poisoning by Tobacco to the skin. Brit. med. J. 1926, Nr 3419, 116.

Ipecacuanha (Emetin).  Robert: Un cas d'anaphylaxie locale à l'émétine. Oedeme envahissant, prurit intense,
puis érythème vésiculeux consécutifs à des injections d'émétine. Bull. Soc. Path. exot.
Paris 15, No 8, 680 (1922).

Atropin.  Robinson: A case of cutan. antipathy to atropin. Lancet 1896, 884.

Leinmehl (Flachs).  Roch et Saloz: Idiosyncrasie à l'égard de la farine de lin. Hämoklasie und Hautreaktion.
Bull. Soc. méd. Hôp. Paris 37, No 20, 888.

Ufer-, Wiesen- u. Wasserpflanzen. Herniaria.  Rock, H.: (a) Über 2 Fälle von Dermatitis bullosa systemisata phytogenes. Dermat. Wschr.
86, Nr 5, 188 (1928). (b) Untersuchungen über die Saponine der Herniaria glabra
et hirsuta und ihre Wirkung bei Lupus vulgaris-Kranken. Arch. f. Dermat. 163, 187
(1931).

Roffo, A. H.: (a) Leucoplasie expérimentale produite par le tabac. Rev. Sud.-amér. Méd. (Paris) 1, 321 (1930). Ref. Zbl. Hautkrkh. 35, H. 3/4, 234 (1930). (b) Durch Tabak bei Kaninchen entwickeltes Carcinom. Z. Krebsforschg 33, 321 (1931) und Entwicklung eines Carcinoms beim Kaninchen durch Tabak. Bol. Inst. Med. expér. Canc. Buenos Aires 7, 501 u. 508 (1930). Ref. Zbl. Hautkrkh. 37, H. 13, 817 (1931).   *Tabak.*
Rosenthal, Franz: (a) Dermat. Wschr. 42, 295 (1924). (b) Die Berlockdermatitis. Dermat. Wschr. 86, Nr 7, 242 (1928).   *Kölnisches Wasser (Berlockdermatitis).*

Rost, E.: Hautreizende Pflanzen und Hölzer. Kraus-Brugsch: Handbuch der speziellen Pathologie und Therapie der inneren Krankheiten, Bd. 9, 1. Teil, 2. Hälfte, S. 1272. 1923.   *Holzer.*
Rothmann: Bäckerekzem. Dermat. Wschr. 93, Nr 50, 1937 (1931).   *Mehl.*
Rucker, M. Piera: Allergy. Following rectal administration of quinine-alcohol-ether in labor. Amer. J. Surg., N. s. 10, 53 (1930). Ref. Zbl. Hautkrkh. 37, H. 5/6, 369 (1931).   *Chinin.*
Ruegenberg, W.: Münch. med. Wschr. 1925, 1582.   *Berlockdermatitis.*

Sabouraud: Etude clinique et bacteriol. de l'impétigo. Ann. de Dermat. 1900.   *Crotonol. Thapsia garganica.*

Sachs, O.: (a) Beitrag zur Frage der Überempfindlichkeit der Haut. Wien. med. Wschr., 10. Juli 1926, 27. (b) Gewerbliche Hautkrankheiten. Handbuch der Haut- und Geschlechtskrankheiten, Bd. 14, S. 1. 1930, besonders auch Literatur S. 392—394 u. S. 402—404.   *Thuja. Verschiedene Pflanzen.*
Saito, Junsaku: (a) Klinische und experimentelle Untersuchungen der durch Ginkgofrucht verursachten Dermatitis und ihrer hautreizenden Bestandteile. Jap. J. of Dermat. 29, 105—129 u. deutsche Zusammenfassung 1929. S. 11—13. Auch Tohoku J. exper. Med. 16, 385 (1930). Ref. Zbl. Hautkrkh. 37, H. 13, 800 (1931). (b) Pharmakologische Untersuchung des Ginkgogiftes, des Dermatitiserregers der Ginkgo biloba L. Tohoku J. exper. Med. 16, 413 (1930). Ref. Zbl. Hautkrkh. 37, H. 13, 801 (1931).   *Ginkgo biloba.*
Samuel: Über eine Art von Immunität nach überstandener Crotonolentzündung. Virchows Arch. 127, 467 (1892).   *Crotonöl.*
Sarra: Dermatite causata dalle spore di una ustilaginee. Ref. Arch. f. Dermat. 22, 248 (1890).   *Arundo Donax.*
Savinetti, A.: Contributo allo studio del „pediculoides ventricosus" causa di una dermatite eritemato-papulosa manifestasi in forma epidemica tra gli scaricatori del Porto di Trieste. Arch. ital. Dermat. 4, H. 2, 224 (1929). Ref. Dermat. Wschr. 90, 14, 494 (1930).   *Getreidestaub, Getreidekratze*
Schaer: Versuch über die Gewöhnung des Kaninchenohres an entzündungserregende Mittel. Inaug.-Diss. Bern 1907.   *Crotonol.*
Schamberg: (a) Arch. f. Dermat. 104, 146. Ref. (b) Sporotrichosis. Arch. of Dermat. 15, H. 6, 726 (1927).   *Berberis.*
Schmitt, Paul W.: Allergische Hautproben beim Bäckerekzem. Münch. med. Wschr. 74, Nr 29, 1257 (1927); Arch. f. Dermat. 156, 247.   *Mehl.*
Schulz, Hugo: Vorlesungen über Wirkung und Anwendung der deutschen Arzneipflanzen, 2. Aufl. Leipzig 1929.   *Zahlreiche Pflanzenprodukte.*

Schwartz, Louis: Dermatitis venenata due to contact with Brazilian walnut wood. Publ. Health Rep. 1931 II (1928).   *Holzer.*
Sequeira: Diseases of the skin, 1911. p. 78. — A case of bullous eruption of may weed. Lancet 99 II, 560 (1921).   *Cocosholz, Kieselbaumwolle und Kieselwolle. Anthemis Cotula.*

Shimoda, T.: Study of the tar from rice polishings, with special regard to its epitheliom-producing constituants. Moncgr. actorum dermat. A. Ser dermat. 1927, Nr 1, 1 u. deutsche Zusammenfassung, S. 91.   *Reis.*
Siegheim: Berl. klin. Wschr. 1909, Nr 45, 2020.   *Satinholz.*
Siemens, H. Werner: (a) Über Heftpflasterdermatitis. Münch. med. Wschr. 1922, Nr 4, 506. (b) Dasselbe. Münch. med. Wschr. 1925, Nr 32, 1323. (c) Über eine systematisierte bullöse Dermatitis durch Uferpflanzen. Dermat. Wschr. 85, Nr 46, 1577 (1927). (d) Über systematisierte Pigmentierungen nach der bullösen Wiesenpflanzendermatitis. Dermat. Wschr. 86, Nr 19, 627 (1928). (e) Die strichförmige bullöse Wiesenpflanzendermatitis der Badenden. Münch. med. Wschr. 76, Nr 11, 449 (1929). (f) Strichförmige akute Dermatitis. Dermat. Z. 55, H. 4, 257 (1929).   *Heftpflaster Uferpflanzen. Ufer- und Wiesenpflanzen.*
Simmons and Bolin: Dermatitis venenata produced by an irritant in the stem sap of the mango (Mangifera indica). Amer. J. trop. Med. 1, Nr 6, 351 (1921).   *Mangobaum*
Smith jr., W. Joseph: A case of hypersensitiveness to cotton. Mil. Surgeon 67, 317—320 (1930). Ref. Zbl. Hautkrkh. 36, H. 3/4, 176 (1931).   *Baumwolle.*

Hopfen.   Smithies, Beatrice M.: The occupational diseases of hop-picking. Lancet **1929 II**, 494. Ref. Zbl. Hautkrkh. **32**, H. 13, 817 (1930).

Chinin.   Smitt: Chininexanthem. Zbl. Hautkrkh. **25**, H. 9/10, 525 (1928).

Tribulus terrestris.   Spencer and Gillen: „Across Australia", Bd. 1, zit. bei Cleland, S. 450.

Eichenholz.   Spillmann: Dermite artificielle due à l'action du chêne. Bull. Soc. franç. Dermat. **1921**, No 6, 33.

Vitis vinifera.   Spillmann et de Lavergne: Presse méd. 81, 1345. Ref. Dermat. Wschr. **82**, Nr 18, 628 (1926).

Eiche, Buche, Hainbuche. Senf.   Spillmann, L. et Weis: Deux cas de dermites artificielles dues vraisemblablement à l'action de substances végétales chez des bûcherons. Bull. Soc. franç. Dermat. **38**, No 3, 339 (1931). — Dermites vésicantes d'origine végétale. Bull. Soc. franç. Dermat. **38**, Nr 7, 1095 (1931).

Erdbeere. Früchte, getrocknete. Okoméholz. Ufer- und Wiesenpflanzen.   Spitzer, E.: (a) Aussprache zu Biberstein (b): Überempfindlichkeit gegen Pflanzen s. I. (b) Dermatitis papulovesiculosa durch Beschäftigung mit milbigen Dörrpflaumen. Zbl. Hautkrkh. **22**, H. 5/6, 310 (1927). (c) Gewerbedermatitis nach Okoméholz. Zbl. Hautkrkh. **22**, H. 9/10, 615 (1927). (d) Wiesendermatitis. Zbl. Hautkrkh. **32**, H. 3/4, 175 (1929).

Daphne Mezereum.   Springenfeldt: Beitrag zur Geschichte des Seidelbastes. Inaug.-Diss. Dorpat 1890. Zit. bei Kobert, l. c. S. 510.

Erbse.   Stark, V.: Primäre spezifische Allergie und idiosynkrasischer Shock. Mschr. Kinderheilk. **32**, Nr 2, 119 (1926).

Tabak. Zahlreiche Pflanzen u. -produkte.   Stauffer, Hans: Über einen Fall von Tabakekzem. Schweiz. med. Wschr. **1929 II**, 1203. — Die Ekzemproben. Arch. f. Dermat. **162**, 517 (1931).

Cacteenstacheln.   Stein, R. O.: Eigentümlich verlaufende Krankheitsbilder nach dem Eindringen von Cacteenstacheln in die Haut der Finger. Wien. klin. Wschr. **1928 II**, 1729.

Mottenkönig, Chinin, Primel (Polyvalenz).   Steiner-Wourlisch, A.: (b) Über einige ungewöhnliche Fälle von Idiosynkrasien. Klin. Wschr. 9, Nr 5, 205 (1930).

Grenadillholz.   Stern: Über einige Hautkrankheiten der Musiker. Münch. med. Wschr. 1891, 42.

Mehl.   Stern, C.: Untersuchung zur Entstehung des Bäckerekzems, zugleich Beitrag zur Frage der Funktionsprüfung der Haut. Arch. f. Dermat. **153**, H. 2, 286 (1927).

Kautschuk.   Stern, Grete: Überempfindlichkeit gegen Kautschuk als Ursache von Urticaria und Quinckeschem Ödem. Klin. Wschr. **6**, Nr 23, 1096 (1927).

Datura Stramonium.   Stevens: Boston med. J. 1871.

Conium maculat.   Stillé and Maisch: The Nat. Dispens, p. 456. Philadelphia 1880.

Perubalsam.   Stillians: Arch. of Dermat. 5, H. 4, 537.

Hopfen.   Streich: Lancet, 4. Okt. **1924**, 727.

Insektenpulver.   Sulzberger, M. B. u. C. B. Weinberg: Dermatitis due to Insect Powder. J. amer. med. Assoc. **1930**, Nr 2, 111. Ref. Dermat. Wschr. **91**, Nr 50, 1839 (1930) u. Zbl. Hautkrkh. **35**, H. 11/12, 794 (1931).

Ragweed.   Sulzberger, M. B. and F. Wise: Ragweed dermatitis: with sensitization and desensitization phenomena. J. amer. med. Assoc. **94**, 93 (1930).

Tomate. Ragweed.   Sutton: Discuss. zu Lane: Dermat. lycopers. escul. J. amer. med. Assoc. **71**, 1114 (1918). (a) Ragweed dermatitis. J. amer. med. Assoc. **73** (II, 2), 1433 (1919).

Chinin.   Szabó, Zoltán: Die Folgen einer „Chinin"-Injektion. Orv. Hetil. (ung.) **1930 II**, 1243. Ref. Zbl. Hautkrkh. **36**, H. 11/12, 785 (1931).

Heustaub. Kölnisches Wasser.   Szántó, Jenö: (a) Fall von Hauterkrankung durch Tyroglyphus siro. Gyógyászat (ung.) 67, Nr 12, 276 (1927); Arch. f. Dermat. **157**, 434 (1929). Ref. Zbl. Hautkrkh. **24**, H. 5/6) 393 (1927). (b) Pigmentationen der Haut, entstanden durch die sensibilisierende Wirkung aromatischer Öle. Arch. f. Dermat. **157**, 429 (1929).

Szentkiralyi, S. v.: Dermatitis artificialis durch Engelhaar. Dermat. Wschr. **93**, Nr 33, 1302 (1931).

Ufer-, Wiesen-und Wasserpflanzen.   Szidat, Lothar (Rossitten): Über Hautinfektionen bei Bluttrematoden insbesondere bei Bilharziella polonica Kow. Arch. f. Dermat. **160**, Kongreßber., 304 (1930).

Ginkgo biloba.   Tabuyashi, Tsunata: Experimentelle Studien über Dermatitis durch die Ginkgobaum-Frucht. Jap. J. of Dermat. **28**, Nr 11, 22 (1928). Ref. Zbl. Hautkrkh. **30**, H. 11/12, 747 (1929).

TAUB, SAMUEL J. and CLEVELAND WHITE: Urticaria due to grass pollen. J. Allergy 2, 186   Pollen.
(1931). Ref. Zbl. Hautkrkh. 38, H. 7/8, 482 (1931).

TAYLOR, E. L. and H. A. BAYLIS: Observations and experiments on a dermatitis-producing   Ufer-,
and another cercaria from Limnaea stagnalis in Great Britain. Trans. roy. Soc. trop.   Wiesen- und
Med. Lond. 24, 219 (1930). Ref. Zbl. Hautkrkh. 36, H. 11/12, 795 (1931).   Wasserpflanzen.

THIBIERGE: (a) Eruptions professionelles, médicamenteuses et simulées. La prat. Dermat. 2,   Arundo
426—503. Paris 1901. (b) Eruption erythemato-ortiée à petites vesicules provoquée   Donax,
par le contact du Lierre. Ann. de Dermat. 1909, 112.   Chinin,
  Perubalsam
  Efeu.

THOMPSON: Barley itch. Brit. med. J. 1925, Nr 3341, 71.   Getreidestaub.

THOMS u. MANNICH: Notizbl. bot. Garten Berlin 27, 136 (1901).   Cardol.

THOMSEN, OLUF u. KAJ BAAGØE: Experimentelle Untersuchungen über die antigene Wirkung   Pollen.
verschiedener Pollenarten. Acta med. scand. (Stockh.), Suppl.-Bd. 26, 21—30 u. 39—43
(1928).

TIMPANO: Policlinico 1921, 6.   Arundo
  Donax.

TOUTON, KARL: (e) Über die willkürliche Erzeugung von Hautkrankheiten, besonders bei   Ranunculus
Wehrpflichtigen. Berl. klin. Wschr. 1918, 16 u. 17. (f) Eine Ursache beim Baden ent-   Clematis
stehender Hautausschläge. Dermat. Wschr. 87, Nr 51, 1931 (1928). (g) Nutzhölzer und   virgin.
Hautreizung. Naturwiss. 1929 I, 371[1].   Cerato-
  phyllum,
  Ufer-,
  Wiesen- und
  Wasser-
  pflanzen.
  Hölzer.

TRAUBE: Beitr. Path. u. Physiol. I 2, 130, 156 u. 164.   Digitalis.
TROUSSEAU: Ann. de Dermat., II s. 7, 275.   Chrysarobin
TÜRK: Journ. des connaisances médico-chirurgicales, 1853.   Arnica
  montana.

TURTON: Brit. med. J. 1925, Nr 3372, 294.   Efeu.
TYSON, RALPH M.: Aussprache zu HILL, LEWIS WEBB: Amer. J. Dis. Childr. 41, 733 (1931).
Ref. Zbl. Hautkrkh. 38, H. 1/2, 43 (1931).

UNNA, P. G.: Histopathologie der Hautkrankheiten. Berlin 1894.   Crotonöl.
URBACH, E.: (b) Fixes Chininexanthem. Dermat. Wschr. 1925, Nr 4, 139. (c) Die physi-   Chinin.
kalische Allergie der Haut. Bemerkungen zur Arbeit von OPPENHEIM u. FESSLER:   Ufer-,
„Die bullöse Freibad- und Wiesendermatitis" in Band 55 dieser Zeitschrift. Dermat. Z.   Wiesen- und
56, H. 4, 256 (1929). (d) Allergisches Ekzem, bedingt durch Sojabohnenmehl (Edel-   Wasserpflanzen.
soja). Zbl. Hautkrkh. 35, H. 5/6, 345 (1930). (e) Desensibilisierung pollenallergischer   Sojabohne.
Individuen auf oralem Wege mittels artspezifischer Pollenpeptone. Klin. Wschr.   Pollen.
1931, Nr 12. Ref. Münch. med. Wschr. 78, Nr 16, 686 (1931) u. Dermat. Wschr. 92 Nr 18,
662 (1931). (f) Nutritive Allergien. Dermat. Wschr. 92, Nr 18, 671 (1931). (g) Ätherische   Orange.
Öle als Ursache von Rhinopathia allergica. Zbl. Hautkrkh. 37, H. 13, 787 (1931).
(h) Citronendermatitis. Zbl. Hautkrkh. 37, H. 13, 787 (1931). (i) Nasale Überempfind-   Citrone,
lichkeit eines Bäckers gegen Mehle. Primär epitheliale Idiosynkrasie der Nasenschleim-   Mehl.
haut. Temporäre Desensibilisierung. Zbl. Hautkrkh. 37, H. 13, 787 (1931). (k) Diffuse
allergische Pigmentierung durch gefärbte Jute nur an den stark schwitzenden Körperpartien. Zbl. Hautkrkh. 38, H. 9/10, 580 (1931). (l) Aussprache zu KINDLER: Experimentelle Erzeugung einer Berloquedermatitis. Dermat. Wschr. 93, Nr 44, 1706 (1931).
(m) Hautkrankheiten und Ernährung. Wien: Wilhelm Maudrich 1932.
URBACH u. STEINER: (a) Gibt es eine mechanische Idiosynkrasie? Wien. klin. Wschr.   Getreide-
1927, Nr 6, 188. (b) Gerstenstaubidiosynkrasie, ein Beitrag zur physikalischen Allergie   staub,
der Haut. Arch. f. Dermat. 153, H. 3, 772—792 (1927).   Bambus-
  haare
  (Glaswolle).

---

[1] Ich führe hier noch einige, sich auf I; II. A, 2 und 3 sowie B verteilende, *eigene* Publikationen an, die auch für gebildete Laien gedacht waren (chronologisch): Die Sumachdermatitis. Sensibilisierung, Desensibilisierung und Behandlung [RIEDEL-Arch. 14, 3
(1925). — Idiosynkrasie gegen Pflanzen und Pflanzenprodukte (Umsch. 1926, H. 19). —
Das Primelekzem und die modernen Heilversuche (KNOLLs Mitt. f. Ärzte 1926, 2). —
Die Beziehungen der phanerogamischen Pflanzen zur Haut. Übersicht über meine
seit September 1925 erschienenen Arbeiten (Dermat. Wschr. 84, Nr 4, 22. Jan. 1927). —
Moderne Anschauungen über Idiosynkrasie und einiges über hautreizende Pflanzen. (E mundo
medici 1927, H. 2, 43.) — Nachtrag dazu (E mundo medici 1928, H. 1/2, 59). — Legt Euch
nicht nackt auf Uferwiesen [Umsch. 31 (1928)]. — Zur Toxicodermia phytogenes [Beitr.
Biol. Pflanzen 17, H. 2, 200 (1929). Festschrift NESTLER.] — Hautschädigungen durch
pflanzliche Nahrungs- und Genußmittel (Naturwiss. 1930, H. 6, 121). — Die Hautreizungen
durch Primeln und Sumache (Rhus). (Naturwiss. 1930, H. 39, 828.)

<table>
<tr><td>Mehl, Salvia<br>Citrone.</td><td>Urbach, E. u. K. Wiethe: Allergische Schleimhaut- und Hautveränderungen durch Einwirkung von Mehl und Bestandteilen ätherischer Öle. Münch. med. Wschr. 78, Nr 21, 899 (1931) und Experimentelle Untersuchungen bei einem nasal gegen verschiedene Mehlarten überempfindlichen Bäcker. Münch. med. Wschr. 78, Nr 35, 1470 (1931) und: Ätherische Öle und Pflanzenmehle als Ursache von allergischen Haut- und Schleimhauterkrankungen. Wien. klin. Wschr. 1931 I, 590.</td></tr>
<tr><td>Loasaceen.</td><td>Urban, Ign.: Monogr. Loasearum. Nova acta Leopoldina 76 (1900).</td></tr>
<tr><td>Crotonöl.</td><td>Urquhart: Brit. med. J. 1, 17. März 1900.</td></tr>
<tr><td>Flachs,<br>Leinmehl.</td><td>Vaz: Un cas d'anaphylaxie médicamenteuse. Arch. Méd. Enf. 27, H. 11, 674 (1924).</td></tr>
<tr><td>Terpentin.</td><td>Veiel, F.: Württemberg. med. Korresp.bl. 1905.</td></tr>
<tr><td>Kölnisches<br>Wasser<br>(Berlock-<br>dermatitis)</td><td>Del Vivo, G.: A proposito di alcuni olei essenziali sulla pigmentatione. Giorn. ital. Dermat. 71, 2. Ref. Dermat. Wschr. 91, Nr 51, 1887 (1930).</td></tr>
<tr><td>Ufer-,<br>Wiesen- und<br>Wasser-<br>pflanzen.</td><td>Vogel, Hans: Cercarien-Dermatitis in Deutschland. Klin. Wschr. 1930 I, 883. — Hautveränderungen durch Cercaria ocellata. Dermat. Wschr. 90, Nr 17, 577 (1930). Hier auch Literatur, besonders Cort, W. W. und Naegeli.</td></tr>
<tr><td>Flachs,<br>Leinöl.</td><td>Vokonn, F. J.: Linseed-Oil-Dermatitis. J. amer. med. Assoc. 89, Nr 1, 20 (1927).</td></tr>
<tr><td>Erdbeere,<br>Satinholz,<br>Rettich.</td><td>Volk: (a) Das Überempfindlichkeitsproblem in der Dermatologie. Arch. f. Dermat. 109, 166. (b) Rettichüberempfindlichkeit. Dermat. Wschr. 93, Nr 42, 1636 (1931).</td></tr>
<tr><td>Teakholz.</td><td>Vonkennel: Teakholzdermatitis. Zbl. Hautkrkh. 30, H. 11/12, 691 (1929).</td></tr>
<tr><td>Mehl.</td><td>Vonno, N., C. van: Ekzem der Bäcker. Neederl. Tijdschr. Geneesk. 1930 II, 4388. Ref. Zbl. Hautkrkh. 35, H. 11/12, 798 (1931) und Contribution to the knowledge of „Bakers' Eczema" („Bakers' Itch"). Acta dermato-vener. (Stockh.) 12, 1 (1931). Ref. Zbl. Hautkrkh. 39, H. 1/2, 77 (1931).</td></tr>
<tr><td>Narzissen.</td><td>Walsh: Investigation of a dermatitis amongst flower-pickers in the Scilly islands, the so called „Lily rash". Brit. med. J. 2, 854 (1910).</td></tr>
<tr><td>Cactus.</td><td>Warthin and Davis: Cactus-spine pseudotubercles. Ann. of Clin. med. 2, Nr 4, 248 (1924).</td></tr>
<tr><td>Tomate und<br>Chrysanth.<br>Leucanth.</td><td>Washburn: J. amer. med. Assoc. 71, 1116 (1918).</td></tr>
<tr><td></td><td>Waugh: Zit. bei Low, S. 186; s. auch Washburn u. Lain.<br>Weber, F. Parkes: Note on idiosyncrasies and abnormalities in human beings. Proc. roy. Soc. Med. 21, Nr 7, 1211 (1928). Hier auch Literatur über physikalische Allergie von W. W. Duke, Sir Thomas Lewis u. Sir Humphry Rolleston.<br>Weber, Leonard F.: A list of cutaneous irritants. Arch. of Dermat. 1930.</td></tr>
<tr><td>Satinholz.</td><td>Wechselmann: (b) Über Satinholzdermatitis, eine Anaphylaxie der Haut. Dtsch. med. Wschr. 1909, Nr 32.</td></tr>
<tr><td>Teakholz.</td><td>Wenger: Teakholzdermatitis. Zbl. Hautkrkh. 22, H. 9/10, 607 (1927).</td></tr>
<tr><td>Erdbeere,<br>Pfeffer,<br>Früchte.<br>Wein.</td><td>Werther: (a) Endokrine Zusammenhänge bei Hautkrankheiten. Arch. f. Dermat. 151, 181 (1926). (b) Dermatitis herpetiformis. Zbl. Hautkrkh. 34, H. 3/4, 138 (1930).</td></tr>
<tr><td>Bassia<br>parodoxa.</td><td>White: Transact. roy. Soc. Austral. 39 (1915). Zit. bei Cleland.</td></tr>
<tr><td>Ampelopsis<br>Hoggii.<br>u. quinque-<br>folia. Carica<br>Papaya.<br>Ostrya<br>virginica.</td><td>White, James C.: (a) s. I. (b) s. II, A, 2. (c) Dermatitis venenata. A supplement list. J. of cutan. Dis. 21, 10, 449 (1903, Okt.). Zusätze von Chesnut.</td></tr>
<tr><td>Buxus<br>semper-<br>virens.<br>Hamamel<br>virginica.<br>Heracleum<br>Sphon-<br>dylium.<br>Angelica Ar-<br>changelica.<br>Chrysanth.<br>Leucanth.<br>Humea<br>elegans.<br>Grenadill-<br>und Guajac-<br>holz.<br>Ginkgo<br>biloba.<br>Rettich.</td><td>(d) Boston med. J., 12. Dez. 1889. (e) Boston med. J., 28. Jan. 1897.</td></tr>
<tr><td>Sprossen-<br>fichte.</td><td>(f) „Spruce-tree" poisoning. J. amer. med. Assoc. 1917 I, 89.</td></tr>
</table>

PROSSER WHITE s. unter P.

WHITLOCK: The Emu 18 (1919). Zit bei CLELAND l. c. — *Spinifex.*

WIDAL, ABRAMI et JOLTRAIN: (a) Anaphylaxie à l'ipéca; un cas d'asthme par inhalation de poudre d'ipéca. Desensibilation par voie sous-cutanée. Presse méd. 30, No 32, 341 (1922). (b) Presse méd. 1925, No 86, 1425. Ref. Dermat. Wschr. 82, Nr 18, 628. — *Jpecacuanha. Wein.*

WIENER: Arch. Dermat. 137, 139. — *Teakholz.*

WILCZEK: Actes de la soc. helvet. des sciences natur. Verh. schweiz. naturforsch. Ges. Bern 1922. — *Heracleum Mantegazzianum.*

WILLIAMS: Lancet 1910 II, 1769. — *Narzisse.*

WILLS, W. K.: Lancet 1908 II, 1879. Ref. Arch. f. Dermat. 103, 158. — *Getreidestaub.*

WISE: Dermatitis venenata (sour dough). Arch. of Dermat. 21, 893 (1930). Ref. Zbl. Hautkrkh. 35, H. 5/6, 391 (1930). — *Mehl. (Sauerteig.)*

WISE, FRED and F. A. DIASIO: Carotinaemia associated with diabetes. Report of a case. Arch. of Dermat. 20, 862 (1929). — *Carotinhaltiges Gemüse.*

WOHLSTEIN EMANUEL u. LADISLAUS SCHMIDT: Über ein fixes Erythem. Dermat. Wschr. 89, Nr 44, 1766 (1929). — *Akazie.*

WOLF, MAX: Über eine Überdosierung bei der Pollendesensibilisierung bei einer Heufieberkranken. Ther. Ber. 7, H. 4, 127 (1930). — *Pollen.*

YVON: Pharmaz. J. (3) 8, 162 (1877). — *Thapsia garganica.*

ZACCHIAS, P.: Quaestorum medico-legalium tomi tres. Lugduni 1674. Zit. bei LACASSAGNE et JOLY (s. d.) — *Thapsia garganica, Clematis sp. div. Bryonia dioica.*

ZACHARIAS, E.: Med. Klin. 1926, Nr 10, 373. — *Chinin,*

ZINSSER, FERDIN.: Hautreizende Wirkung von Efeu. Münch. med. Wschr. 1909, Nr 52. — *Efeu.*

ZUMBUSCH, LEO v.: Die toxischen (Arznei-) Exantheme. In „Prakt. Erg. a. d. Geb. der Hautkrankh., herausgeg. v. A. JESIONEK, Bd. 1. Wiesbaden 1910. — *Buchweizen.*

ZURHELLE, EMIL: Experimentelle Untersuchungen über die Einwirkung von Kölnischem Wasser auf die menschliche Haut. Münch. med. Wschr. 75, Nr 17, 723 (1928). — *Kölnisches Wasser.*

# Nachträge bei der Korrektur.

**Zu S. 491 unten.** URBACH und WIETHE [Münch. med. Wschr. 78, Nr 48, 2031 (1931)] sind auf Grund mehrerer Beobachtungen und experimenteller Untersuchungen zu der Überzeugung gekommen, daß gerade *ätherische Öle* bei dazu disponierten Personen allergische Wirkungen entfalten können, so z. B. ein wasserdampfflüchtiger und petrolàtherlöslicher Bestandteil der Salbei (Duftstoff der Droge?). 3 Patienten reagierten auf das ätherische Öl der Zitronenschale mit heufieberähnlichen Erscheinungen und Hautreizungen. Auch M. J. GUTMANN [Ätherische Öle als Allergene (zugleich ein Beitrag zur Spezifität der Pollenallergie). Münch. med. Wschr. 79, Nr 4, 149 (1932)] fuhrt als Pflanzen, deren *ätherische Öle* die Ursache allergischer Reizungen sein können noch die Kamille, Pfefferminze, Eukalyptus, Baldrian, Hopfen u. a. an. Daß solche Öle, wie z. B. das Salbeiöl, im ganzen nicht wirken, sondern nur ihre unteren Fraktionen, ruhrt wohl daher, daß die flüchtigen Reizsubstanzen in den Ölen, wie auch URBACH und WIETHE glauben, durch andere Stoffe im Öl paralysiert werden.

**Zu S. 496.** STUMPKE [Über willkürliche Sensibilisierungen gegen chemisch definierte Substanzen und Pflanzenstoffe beim Tier. Klin. Wschr. 2, Nr 2, 58 (1932)] versuchte Meerschweinchen gegen verschiedene Pflanzen zu sensibilisieren: Primeln (Primula obconica), Alpenveilchen (Cyclamen europaeum), Chrysanthemum indicum, Tulpen (Tulipa Gessneriana), Fuchsien (Fuchsia coccinea), Rosen (Rosa centifolia), Jasmin (Philadelphus coronarius), Nelken (Dianthus caryophyllus), Holunder (Sambucus nigra), Cactus (Mamillaria), Flieder (Syringa vulgaris), Goldregen (Cytisus Laburnum), Schafgarbe (Achillea millefolium), Geranien (Pelargonium zonale), kriechenden Hahnenfuß (Ranunculus repens), Gundermann (Glechoma hederacea) und 6 Grasersorten. Einwandfreie Sensibilisierungen wurden erzielt bei Primeln, Chrysanthemum, Tulpen, Jasmin, Holunder, Cactus, Schafgarbe, Goldregen?, bei den ersten 5 besonders stark und absolut typisch, bei Goldregen am schwächsten und uncharakteristischsten, zweifelhaft bei Nelken. Es ergab sich, „1. daß bei der ersten Impfung keinerlei sichere Vorgange der Überempfindlichkeit zu verzeichnen sind; 2. daß die Sensibilisierung eintritt im Anschluß an die 2. oder 3. Impfung, meistens nach Ablauf von 10—12 Tagen, gelegentlich auch etwas früher; 3. daß die Sensibilisierungsreaktionen nicht immer gleich zu sein brauchen, z. B. der Fall vorkommen kann, daß die erste Sensibilisierungsreaktion hochgradig (diffus), die zweite umschrieben sein kann, die dritte wieder stark; 4. meistens tritt bei erfolgter Sensibilisierung die starke Reaktion zuerst ein, später die umschriebene, aber auch das umgekehrte kann der Fall sein (Schafgarbe); 5. daß im Verlauf der verschiedenen Sensibilisierungsreaktionen negative Phasen vorkommen; 6. daß nach einer gewissen Zeit, die sehr weitspannig ist — 1—4 Monate — eine Desensibilisierung zu erzielen ist; 7. die intracutane Methode ist bezuglich der Erzielung der Sensibilisierung der cutanen überlegen; 8. einwandfreie Aufflammungsphänomene wurden nicht verzeichnet."

**Zu S. 494 Fußnote.** Auch die Arbeit von Ralph V. Ellis [A rational grouping of food allergens. J. Allergy **2**, 246 (1931)] betont die Wichtigkeit der Kenntnis der biologischen Verwandtschaft speziell der Nahrungsmittelallergene und gibt ausfuhrliche Tafeln.

**Zu S. 541 unten.** Grimes, Eli [The autohemic treatment of Rhus toxicodendron dermatitis. Arch. of. Dermat **24**, 725—726 (1931)] berichtet: Ein Patient mit einer ausgedehnten Rhus-Dermatitis, die er schon im 3. Sommer hatte, brach einen Oberschenkel. Sehr großer Bluterguß um die Bruchstelle. In 36 Stunden war der Hautausschlag geschwunden. Hieraus leitete der Verfasser die Berechtigung ab, die *Rhusdermatitis mit Eigenblutinjektionen zu behandeln.* In über 20 Fällen geschah dies. Aus einer geeigneten Vene wurden 10 ccm Blut entnommen und unmittelbar tief in die Glutealmuskeln injiziert. Deutliche Besserung schon in den ersten 24 Stunden. Wo dies nicht der Fall war, wurde eine 2. Injektion gemacht evtl. nach 48 Stunden. Kein Patient bedurfte einer weiteren Behandlung. Schmerzen und Brennen dauerten selten bis zum 3. Tag. In 2 Fällen wurde die Methode prophylaktisch geübt. Sie wurden während der ersten 24 Stunden nach dem Beginn der sonst sehr schweren Attacken injiziert. Der Prozeß hielt sofort inne. 3 Farmer, die seit Jahren im Beginn der Heusaison ihre Rhusattacken bekamen, wurden zu Beginn ihrer Tätigkeit in den Heugebieten prophylaktisch behandelt. Die Attacken blieben aus. Die Dauer der „Immunität" bleibt noch festzustellen. In keinem der behandelten Fälle trat ein Folgeekzem auf. Wenn nicht durch beschmutzte Wäsche oder Kleider ein Rückfall auftrat, gab es keine Rückfälle.

**Zu S. 599—604.** Gutmann (s. o.) behandelt die Frage der zeitlich bedingten, besonderen Überempfindlichkeit *während der Heufieberzeit.* Eine Kranke, die gegen Roggenpollen überempfindlich war, bekam während der Heufieberzeit auf den Genuß von Roggenbrot, *das sie sonst bevorzugt,* schwere urticarielle und Darmerscheinungen. Ein Fachbotaniker reagiert regelmäßig wahrend der Heufieberzeit auf kleine Mengen alkoholischer Getränke — und zwar nur während dieser Zeit — mit schweren Heufieberanfällen. Auch andere Stoffe als Pflanzenpollen und dabei wieder andere als Proteine können Heufieber auslösen, besonders Stoffe in Früchten, Blättern, im Saft der Bäume usw. Extrakte daraus geben positive Hautreaktionen. Solche „Heufieberanfälle" können nach dem Genuß von Orangen, Zwetschen oder Kirschen zur Heufieberzeit auftreten, wahrend diese Früchte zu anderen Zeiten ohne alle Störungen vertragen werden. Die Hautproben mit Extrakten aus diesen Früchten sind während der Heufieberzeit stark positiv, spater vollkommen negativ. Es handelt sich also um eine *Sensibilisierung gegen andere Stoffe während der Heufieberzeit.* Nicht etwa erregen Zwetschen, Orangen usw. Heufieber. *Echtes allergisches Heufieber ohne Pollen ist bisher nicht nachgewiesen.* Es sind nicht nur Pollenproteine, an die die allergischen Erscheinungen gebunden sind.

**Zu S. 599—604.** Peipers, Albrecht [Über die Verbreitung der Pollenallergie unter den Asthmatikern. (Zugleich ein Beitrag zur Frage der diagnostischen Bedeutung der Hautreaktionen.) Z. physik. Ther. **41**, 215—224 (1931)] benutzte Intracutaninjektionen von *Helisen*extrakten nach Hansen. Zunächst Gruppen-, dann Einzelreaktionen, welche letzteren immer negativ waren. Unter 205 Asthmakranken ergaben sich 28 positive Hautreaktionen. Um eine positive Hautreaktion als Beweis einer allergischen Erkrankung anzusehen, müssen in jedem einzelnen Falle noch andere Anzeichen für eine Pollenkrankheit gesucht werden, z. B. Asthmaanfälle oder solche einer Rhinitis vasomotorica bei Kontakt mit dem fraglichen Stoff, der therapeutische Erfolg des Ausschlusses des verwerteten Allergens, die passive Übertragung nach Prausnitz-Küstner. In 4 Tabellen werden bei 14 Fällen außer der Testreaktion die Momente angeführt, die schon für eine klinische Allergie dieser pollenempfindlichen Kranken sprechen. Ein auf die Heufiebersaison beschränktes Pollenasthma wurde nur einmal gefunden. 6 Kranke litten — schon nach ihren Beobachtungen — an sicher durch Pollen bedingten Asthmaanfällen, bei 7 anderen legte das Zusammentreffen von Grasblütezeit mit der Verschlimmerung des Leidens den Verdacht einer klinischen Pollenallergie nahe. Die bekannte Gesetzmäßigkeit frühen Beginnes und häufiger familiärer Belastung bei polyvalent reagierenden Asthmatikern.

**Zu S. 603.** Loeb, L. Farmer u. H. Petow [Zur Frage der Hautüberempfindlichkeit beim Heufieber. Klin. Wschr. **1931 II**, 1350.] Die Verfasser hatten schon früher (Klin. Wschr. **1930**, 987) erklärt, daß die Hansenschen „Helisen"-Prüfextrakte unzureichend wären, weil sie häufig negative Hautreaktionen ergaben, wo mit anderen Pollenextrakten (selbsthergestellten bzw. solchen der Arlington Chem. Co.) positive Resultate erzielt wurden.

Eine erneute Nachprufung bei denselben Patienten mit Helisen- und Arlingtonprufextrakten hatte, wie aus 2 Tabellen, die beide Male je 10 gleiche Patienten betraf, unzweideutig hervorgeht, das gleiche Resultat In den beiden Tabellen sind die 10 verschiedenen Pollen auseinandergehalten und die Resultate nach den einzelnen Gräsern getrennt angegeben.

**Zu S. 585.** In dem Fall von GOUGEROT, COHEN und GANOT trat noch ein drittes Rezidiv auf ohne Berührung, *nur nach Aufnahme der Arbeit in einem Lokal, in dem sich Erdbeeren befanden.*

**Zu S. 620 und 622.** Eine Patientin von GELBJERG-HANSEN [Bullöse Dermatitis nach Kölnischwasser. Zbl. Hautkrkh. **39**, H. 11/12, 620 (1932)] wurde mit 4711 gewaschen, worauf große Blasen auf beiden Mammae auftraten. KISSMEYER bemerkt, daß alle in Dänemark verkauften Parfüms Koloquinten enthalten.

**Zu S. 649 und 650.** Nach H. ABELS (Sichtbare Nicotinschaden. Med. Klin. **1932**, H. 3) ist ein Zusammenhang zwischen dem frühen Ergrauen und dem Grade der Rauchgewohnheiten [Ref. Münch. med. Wschr. **79**, Nr 7, 283 (1932)].

**Zu S. 629.** HELLER, N.B. [Acute dermatitis due to opium preparations. Arch. f. Dermat. **24**, 417 (1931); Ref. Zbl. Hautkrkh. **39**, H. 11/12, 652 (1932)] behandelte wegen oberflachlicher Infektion am Scrotum einen Patienten mit lokalen Opiumwaschungen. Nach 6 Tagen akuter Bläschenausschlag fast am ganzen Körper. Nach Weglassen Heilung. Nach 4 Wochen nach einer opiumhaltigen Medizin wegen Erkältung der gleiche allgemeine Ausschlag. Ekzemproben mit Opium stark positiv. Auf Opium per os pruriginöses Exanthem.

**Zu S. 659.** KADISCH. Tulpenallergie [Dermat. Wschr. **94**, Nr 1, 27 (1932)]. Bei einem Gärtner, der angeblich nach Beruhrung mit Narzissen Ekzem bekam, ergeben nur Tulpen eine Reizung. Desensibilisierung mit Tulpen 1 : 1 000 000 beginnend als *Schmierkur*. Bei 1 : 100 000 und Übergang von 1 : 100 auf 1 : 10 Herdreaktionen. Während dieser Reaktion auch Überempfindlichkeit gegen Narzissen. Die Salbenkur hat die Empfindlichkeit gegen Tulpen sehr herabgesetzt.

**Zu S. 652.** FREI [Dermatitis durch afrikanisches Teakholz. Dermat. Wschr. **94**, Nr 1, 27 (1932)] führt mehrere Tischler an, die nach Bearbeitung von Kamala-Teak akute zum Teil ausgebreitete Dermatitis bekamen. Reizprobe mit Splittern und Holzstaub stark positiv. Bei Aussetzen sofortiger Rückgang, Wiederaufflammen nach Wiederaufnahme der Arbeit. Es finden sich auch Arbeiter, die neben den Dermatitiden eine leichte Reizung der Mund- und Rachenschleimhaut hatten.

**Zu S. 661.** VORSLUND-KIOR [Wiesendermatitis. Zbl. Hautkrkh. **39**, H. 11/12, 620 (1932)] fand, daß im Militarhospital Kopenhagen mehrere Fälle durch Pastinaca sativa hervorgerufen wurden. Er selbst bekam durch diese Pflanze große Blasen auf der Hand. In der Aussprache betont KRISTJANSEN, daß der Ausschlag bei den Deutschen sehr oft strichförmig ist. BRUN-PEDERSEN glaubt, daß auch andere Pflanzen die Ursache sein können. HAXTHAUSEN halt die Unterscheidung zwischen einer direkten Ätzwirkung und einer Sensibilisierung für wichtig.

**Zu S. 660—665.** WIRZ [Dermat. Wschr. **94**, Nr 1, 30 (1932)] gibt für 1931 an, daß in München die Wiesendermatitis früher und gehäufter aufträte. Letzter Fall bei einem Jungen, der nur im Garten mit Gemusen und Zierblumen nackt herumgelaufen war. WIRZ glaubt, daß vielfach tierische Produkte die Erkrankung verursachen und macht Versuche mit Schneckenschleim. MONCORPS glaubt, daß, wenn diese positiv ausfallen, die hautreizende Wirkung des Schneckenschleims durch das Fressen bestimmter Pflanzen, welche bisher fur die Wiesendermatitis verantwortlich gemacht wurden, in ihrer Intensität verstärkt wird.

**Zu S. 588.** SAITO J. (Ginkgodermatitis; Samml. von Vergiftungsfällen 1931, **2**, 145).

# Namenverzeichnis.

(Die schrägen Zahlen verweisen auf die Literaturverzeichnisse.)

# Sachverzeichnis.

Anacardiaceae:
— hautreizende Pflanzen 549.
Anacardium:
— occidentale: hautreizende Wirkung 551.
— officinale: Hautentzündung durch 550.
— orientale: hautreizende Wirkung 551.
Anacyclus Pyrethrum 637.
Anaemia pseudoleucaemica infantum: Exanthem bei 478.
Anämie:
— Dermatosen bei 477.
— Nierenerkrankungen und 471.
— perniziöse:
— — Dermatosen bei 477.
— — Pigmentierungen bei 477.
— — Schleimhautveränderungen bei 478; s. Glossitis.
Anästhetische Zonen durch Arbeiten in kaltem Wasser bei Wäschewindern, Farbern und in anderen Berufen 287.
Analschleimhaut:
— leukoplakieartige Veranderungen durch Oxyuris vermicularis 466.
Anaphylaktogene, pflanzliche 494.
Anaphylaxie:
— Idiosynkrasie und 494.
Anasarca 458.
Anastomosen, arteriovenöse 332.
Andira Araroba 568.
Anemone:
— pratensis 636.
— Pulsatilla 636.
Anemonen:
— Giftwirkung 551.
Anemonol 564, 572, 591, 636, 639.
Angelica:
— Dermatitis durch 552.
Angina pectoris:
— Herpes zoster und 459.
— Wachstumshemmung, streifenförmige der Kopfhaare bei 459.
Angiokeratoma:
— acroasphycticum 398, 400.
— asphycticum (FABRY) 397.
— Histologie 399.
— Kältetrauma und 397.
— naeviforme: Capillarmikroskopische Befunde 400.
— Pernionen und 277; A. der Zehen und Frostbeulen der Hände 314.
— Tuberkulide und 399.

Angiome:
— Kombination mit Augenfehlbildungen 28.
— punktförmige an den Schleimhäuten 314.
— Zustandekommen durch Druckwirkung des mütterlichen Beckens 17.
Anidrosis hypotrichotica mit Hypodontie (SIEMENS) 21, 22, 28, 29, 40.
— Kasuistik 43.
— kausale Genese 43.
— Keimblattfehlbildung 41.
— Syngenese bei 41.
— teratogenetische Terminationsperiode 41.
— Vererbbarkeit 43; recessiv-geschlechtsgebundener Erbgang 43.
Anomalien:
— Beschränkung mehrerer, auf ein Keimblatt 21.
— endogene Ursachen 2.
— exogene Ursachen 2.
— Veränderung der äußeren Körperform 2.
Anonychie, kongenitale 46.
Anpassungsvermögen an Temperaturexzesse 172.
Anthemis Cotula:
— Dermatitis durch 552.
Anthriscus silvestris:
— Hautreizung durch 548.
Anthyllis cretica s. Grenadillholz.
Anticoncipiens, chininhaltiges (Contrapan): Genitalausschlag beim Manne durch 569.
Antikörpervergiftung durch kleine Verbrennungen 224.
Antipyros:
— Anwendung bei Verbrennungen 247.
Anurie:
— Verbrennungen und 221.
Aorta:
— Vasomotorische Zonen bei Erkrankungen der 460.
Aortenaneurysma:
— Hautveränderungen bei 460.
Aortenklappen, Insuffizienz der 459.
Aortenverengerungen:
— Hautveränderungen bei 460.
Äpfel:
— Idiosynkrasie gegen 595.
Apfelsinen:
— Gelbfärbung der Haut nach reichlichem Genuß von 552.
Apfelsinenschälen, Fingerekzem durch 553.

Aphthen 462.
Apiol 645.
Apium graveolens s. Sellerie.
Aplasia cutis congenita 61.
Aplasien, universelle, und Hypoplasien des Hautpigments, der Haare und der Nägel 44.
Apoplexie:
— Komplikation bei Verbrennungen 235.
Appendicitis:
— chronica recidivans: Hautanomalien bei 465; abnorme Schweißsekretion auf der rechten Gesichtshälfte während jeden Rezidivs 465.
— Urticaria bei 465.
Aqua plumbica zu Umschlägen bei Frostbeulen 316.
Arctium Lappa s. Klette.
Arenga saccharifera:
— Hautreizung durch 554.
Argyrollösung:
— Anwendung bei Verbrennungen 240.
Arnica montana:
— Überempfindlichkeit gegen die Pflanze 554.
Arnicatinktur:
— Dermatitis durch 554.
Arnicin 554, 555.
Aroeirakrankheit 549.
Aroideae:
— hautreizende Wirkung 555.
Arsenbehandlung:
— Kälteschädigungen 316.
Artemisia heterophylla 637.
Arteriosklerose:
— Hautveränderungen bei 460.
Arthritis:
— chronische: Haut- und Nagelveränderungen bei 476.
— deformans: Atrophia cutis und 476, 480.
Artischocke:
— Hauterkrankung durch 556.
Arum:
— italicum 555.
— maculatum 555.
— venenatum 555.
Arundo Donax:
— Hauterkrankungen durch 556.
Ascariden:
— Dermatosen bei 466.
— Prurigo bei 466.
— QUINCKEsches Ödem bei 466.
— Urticaria bei 466.

Cutis:
— laxa:
— — Muskelschlaffheit und Hyperflexibilität der Gelenke bei 81.
— — Nebenbefunde 80.
— — Nomenklatur 81.
— — Teil einer allgemeinen Erkrankung 82.
— — Ulcerationen bei; atrophische Narben 81.
— — Verletzlichkeit, erhöhte der Haut bei 81.
— marmorata 280, 330.
— — capillaroskopische Bilder 383.
— — Entstehung durch Kältereiz 185.
— — Erythrocyanosis und 381.
— marmorata maculosa: Umwandlung in C. m. cum pigmentatione 337.
— racemosa (EHRMANN) 337.
— reticulata 201.
— symmetrica solida diffusa 277.
— verticis gyrata (JADASSOHN-UNNA) 16, 90.
— — Akromegalie und 93.
— — angeborene Grundlage 93.
— — Atavismus 94.
— — endokrine Drüsen und 93.
— — Entstehung 93, 94, 95; auf angeborener Grundlage 90; durch Krankheit erworben 90.
— — Erblichkeit 91, 95.
— — Genese, chronisch-entzündliche 93.
— — Kasuistik 90.
— — Kopfform, abnorme und 93; Mißverhältnis zwischen Haut und Kopfgröße 94.
— — latens 93.
— — Leukämie und 93.
— — Lokalisation 95.
— verticis plicata sulcata 90.
— verticis striata (V. VERRES) 90.
Cutisdefekt, kongenitaler 47.
Cyanose 330, 441.
— Asthma bronchiale s. d.
— Herzfehler, kongenitale und 457.
— Herzklappenfehler und 456.
— Pankreasnekrose s. d.
Cyclamen TOURNEF:
— Hautreizung durch 500, 577.

Cydonia vulgaris 671.
— Handekzem durch 637.
Cynara Scolymus:
— hautreizende Wirkung 556.
Cypripedium:
— Calceolus 577, 578.
— Drüsensekret 578.
— Hautreizung durch 577; Reizwirkung der Drüsensekrete 578.
— parviflorum 577, 578.
— pubescens 577, 578.
— spectabile 577, 578.
Cysten:
— angeborene 106.
— sacrococcygeale 108.

Dahlienknollen:
— Überempfindlichkeit gegen 672.
DAKINsche Lösung:
— Anwendung bei Brandwunden 238.
Dammara orientalis 578.
Dammarharz:
— Dermatitis durch 578.
Dammarolsaure 579.
Dammaroresene 579.
Dampfstrahl:
— Einwirkung auf die Haut 184.
Daphne:
— Gnidium: Dermatitis durch 579.
— Laureola: Reizwirkung durch 579.
— Mezereum: hautreizende Eigenschaften 580.
Darmerkrankungen:
— Hautanomalien bei 464.
Darmkatarrh:
— Hauterytheme bei 465.
Darmkatarrhe, chronische, als Komplikation bei Erfrierungen 311.
Darmtuberkulose:
— Hautanomalien bei 466.
Datteln:
— Dermatitis bei Packerinnen von 593; Milben als Ursache der Erkrankung 593.
Datura Stramonium:
— Erythem nach großen Dosen des Extraktes 580.
Daucus s. Mohrrübe.
Dauerschlaf der Tiere oder eingegrabener Fakire 301.
Dauerverbände bei Brandwunden 238.
Decubitus:
— Komplikation bei Verbrennungen 235.

Defekt des elastischen Gewebes der gesamten Haut, speziell der Gefäßelastica 46.
Demarkationsgrenzen bei Erfrierung 283.
Dermaphorine:
— Anwendung bei Brandwunden 359.
Dermatitis:
— ab igne 174, 175.
— ab igne (reticularis erythematosa et pigmentosa): Histopathologie 201; Pigmentansammlungen 202.
— ambustionis 175.
— — bullosa 175; Histopathologie 202.
— — erythematosa: Histopathologie 202.
— — escharotica seu gangraenosa 185.
— atrophicans (HERXHEIMER) 313.
— calorica:
— — bullosa 175.
— — cum carbonisatione 175.
— — Dermatitis photoelectrica und 212.
— — erythematosa 174, 175.
— — erythematosa et pigmentosa 182.
— combustionis:
— — Abgrenzung von der Dermatitis photoelectrica 211.
— — bullosa 187.
— — erythematosa 187.
— — escharotica 189.
— congelationis 174, 175.
— — erythematosa 275.
— escharotica 175.
— herpetiformis: Uteruscarcinom und 474.
— hiemalis 401.
— photoelectrica 211, 212.
— venenata 487.
Dermatochalasis 21, 67, 83.
— Begriffsfassung und Nomenklatur 86.
— Cutis gyrata und 88.
— Cutis laxa und: Unterscheidung 83, 84.
— diffuse und circumscripte Form 88.
— Entstehung ohne erkennbare Ursache 87; als Folge oder Residuum akut-exanthematischer und ödematöser Zustände 87.
— Genese 88, 89.
— Gesichtsausdruck 86.
— Histologie 84, 87.

Druck der Universitätsdruckerei H. Stürtz A. G., Wurzburg.